HANDBUCH DER HALS= NASEN= OHREN= HEILKUNDE

MIT EINSCHLUSS DER GRENZGEBIETE

BEARBEITET VON

W. ADRION · W. ALBRECHT · G. ALEXANDER · K. AMERSBACH · G. ANTON · J. BECK · K. BECK
O. BECK† · R. BENEKE · C. E. BENJAMINS · E. BENTELE · G. BEVER · H. BIRKHOLZ · A. BLOHMKE
F. BLUMENFELD · W. BROCK · A. BRÜGGEMANN · G. BRÜHL · H. BRUNNER · J. BUMBA · H. BURGER
A. J. CEMACH · W. CLAUSEN · A. DENKER · R. DÖLGER · A. ECKERT=MÖBIUS · R. EDEN† · C. v.
EICKEN · C. ELZE · R. ESCHWEILER · G. FINDER · TH. S. FLATAU · O. FLEISCHMANN
F. FREMEL · O. FRESE · V. FRÜHWALD · M. GIESSWEIN · E. GLAS · M. GOERKE · K. GRAUPNER
K. GRÜNBERG · L. GRÜNWALD † · M. HAJEK · L. HARMER · F. HASLINGER · L. HAYMANN
J. HEGENER · P. HEIMS-HEYMANN · B. HEINE† · K. HELLMANN · V. HINSBERG · G. HOFER
TH. HÜNERMANN · R. IMHOFER · A. JESIONEK · O. KAHLER · W. KLESTADT · A. KNICK
H. KOENIGSFELD · O. KÖRNER · O. KREN · L. KÜPFERLE · A. KUTTNER · A. LAUTENSCHLÄ=
GER · L. LEDERER · E. LEXER · A. LINCK · E. MANGOLD · M. MANN · H. MARSCHIK · H. MARX
K. M. MENZEL · EDMUND MEYER · MAX MEYER · W. MINNIGERODE · R. MITTERMAIER
O. MUCK · GEORG C. MÜLLER · M. NADOLECZNY · F. R. NAGER · H. NEUMANN · TH. NÜHS=
MANN · B. OERTEL · A. PASSOW† · K. PETER · A. PEYSER · W. PFEIFFER · E. RANZI · E. REHN
C. ROHDE · C. RUF · E. RUTTIN · M. SCHACHERL · K. L. SCHAEFER · A. SCHEIBE · R. SCHIL=
LING · E. SCHLANDER · F. SCHLEMMER† · E. SCHLITTLER · P. SCHNEIDER · S. SCHUMACHER
O. SEIFERT · A. SEIFFERT · E. v. SKRAMLIK · R. SOKOLOWSKY · V. SONNENKALB · F. SPECHT
P. STENGER · H. STERN · O. STEURER · A. STIEDA · H. STREIT · W. STUPKA · A. THOST · W. UFFEN=
ORDE · E. URBANTSCHITSCH · C. VOGEL · O. WAGENER · R. WALDAPFEL · F. WANNER
J. WATJEN · E. WESSELY · G. WETZEL · C. ZARNIKO · F. ZAUSCH · H. ZWAARDEMAKER

HERAUSGEGEBEN VON

A. DENKER UND O. KAHLER
MÜNCHEN   FREIBURG I. BR.

NEUNTER BAND

DIE KRANKHEITEN DER SPEISERÖHRE UND DES ÄUSSEREN HALSES

JULIUS SPRINGER   1929   J. F. BERGMANN
BERLIN   MÜNCHEN

DIE KRANKHEITEN DER SPEISERÖHRE UND DES ÄUSSEREN HALSES

BEARBEITET VON

C. ELZE-Rostock · E. GLAS-Wien · F. HASLINGER-Wien · L. KÜPFERLE-Freiburg · E. MANGOLD-Berlin · E. RANZI-Innsbruck · E. REHN-Freiburg · C. ROHDE - Nordhausen (FRÜHER DÜSSELDORF) · F. SCHLEMMER†-Wien · R. WALDAPFEL-Wien · E. WESSELY-Wien

MIT 297 ZUM TEIL FARBIGEN ABBILDUNGEN

JULIUS SPRINGER · 1929 · J. F. BERGMANN
BERLIN · MÜNCHEN

ISBN-13: 978-3-540-01086-9   e-ISBN-13: 978-3-642-92492-7
DOI: 10.1007/978-3-642-92492-7

Inhaltsverzeichnis.

Die Krankheiten der Speiseröhre.

Inhaltsverzeichnis.

Die Krankheiten des äußeren Halses.

Inhaltsverzeichnis. XI

Die Krankheiten der Speiseröhre.

I. Anatomie der Speiseröhre[1].

Von

CURT ELZE - Rostock.

Mit 7 Abbildungen.

Das anatomische Verhalten der Speiseröhre beim lebenden Menschen — und das allein kommt hier in Frage — ist bei dem heutigen Stande unserer Kenntnisse nur schwer zu beurteilen. Die Befunde an der Leiche auf den Lebenden zu übertragen, hat sich hier wie bei vielen anderen Organen als unzulässig erwiesen. Für die Untersuchung am Lebenden stehen fast nur die Methoden der Oesophagoskopie und des Röntgenverfahrens zur Verfügung, welche jede in ihrer Art wesentliche, aber doch immer nur lückenhafte Aufschlüsse gewähren. Erst die vorsichtige gegenseitige Abwägung ihrer Ergebnisse im Verein mit den Beobachtungen an der Leiche kann zu einigermaßen sicheren Schlüssen führen. Die unmittelbare Betrachtung ist versagt.

Soviele Erfahrungen über die Speiseröhre schon angesammelt sind, sie genügen noch nicht, um ein klares und festes Bild zu gewinnen, auch die mühevollen Untersuchungen nicht, welche in neuester Zeit PRATJE im Erlanger Anatomischen Institut mit Hilfe stereoskopischer Röntgenaufnahmen durchgeführt hat. Ich sehe mich deshalb auch außerstande, eine bildliche Darstellung von dem anatomischen Verhalten der Speiseröhre beim Lebenden zu geben, füge aber einige Röntgenbilder bei, deren Betrachtung für die Beurteilung von Form und Verlauf der Speiseröhre mancherlei Anhaltspunkte gewähren.

Im ganzen betrachte ich die nachstehende Schilderung als einen in vielen Punkten der Berichtigung und Ergänzung bedürftigen Versuch. Jedoch hoffe ich trotzdem in mancher Hinsicht über die Darstellungen der Anatomie der Speiseröhre selbst in den neuesten Lehrbüchern auch der Röntgendiagnostik (z. B. SCHLESINGER) hinausgekommen zu sein.

Zwei Verdauungsstationen des Nahrungskanals, Mundhöhle und Magenhöhle, verbindend, hat die Speiseröhre keine andere Aufgabe als den Speiseinhalt

---

[1] Das Manuskript dieses Beitrages wurde am 31. Dezember 1923 abgeliefert, im Februar 1925 in den Fahnen korrigiert, im Mai 1928 überarbeitet und ergänzt. Der Leser wolle damit mancherlei Unebenheiten der Darstellung entschuldigen. Die jetzt beigefügten Röntgenbilder stammen aus der Röntgenabteilung der Medizinischen Klinik in Rostock, deren Leiter, Herrn Privatdozenten Dr. AUGUST MÜLLER mit seinem Assistenten, Herrn Dr. BÖHME, ich zu großem Danke verpflichtet bin. Sie sind auf meine Anregungen bereitwilligst eingegangen, haben mir die Möglichkeit verschafft, eine große Anzahl von verschiedenartigsten Röntgenaufnahmen der Speiseröhre zu sehen, und haben mir ihre Erfahrungen der letzten Jahre, in denen sie dem Bilde der Speiseröhre auf Schirm und Platte besondere Aufmerksamkeit gewidmet haben, zur Verfügung gestellt. Daß ich dem ursprünglichen Manuskript bei der Überarbeitung manches Neue habe hinzufügen können, verdanke ich zum großen Teile der Hilfe der genannten Herren. Auch Herrn Dozenten PALUGYAY habe ich sehr zu danken, welcher mir bei einem Aufenthalt in Wien seine große Sammlung von Röntgenbildern der Speiseröhre vorgeführt und manche Anregung gegeben hat, — und nicht zuletzt Herrn Prof. GANTER, Direktor der medizinischen Poliklinik in Rostock.

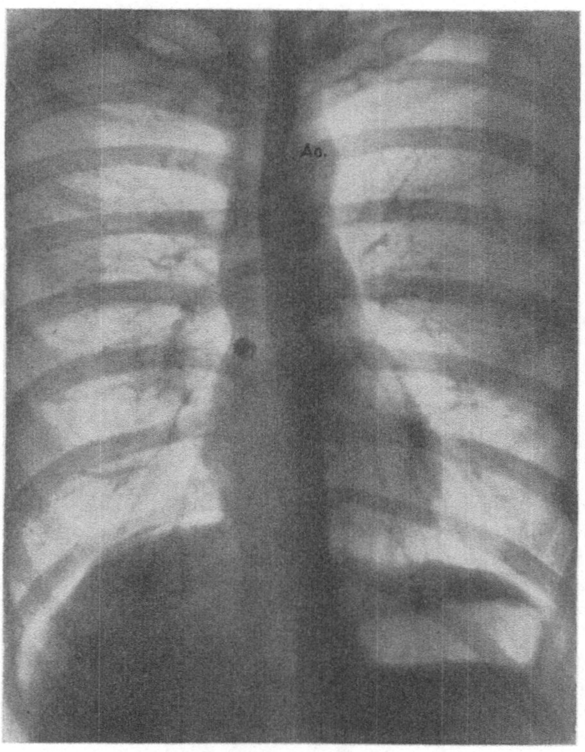

Abb. 1[1]. 37 jähriger Mann. Ventro-dorsale Aufnahme. Ao. Arcus aortae.

der Mundhöhle in den Magen zu führen. Anatomisch ist sie das biegsame und dehnbare Rohr eines Trichters, dessen Kegel vom Pharynx gebildet wird. Sie beginnt am unteren Ende des Pharynx, d. h. in der Höhe des unteren Ring-knorpelrandes, mit der von Killian als *Mund* der *Speiseröhre* bezeichneten Stelle, gekennzeichnet durch sternförmig verschlossenes Lumen (Näheres s. S. 8), liegt im Halsbereich der Wirbelsäule an, entfernt sich in Höhe des 1. oder 2. Brust-wirbels von ihr und verläuft von der oberen Thoraxapertur an einige Zentimeter ventral von den Wirbelkörpern abwärts in einem leichten dorsal konvexen Bogen, der etwas flacher zu sein pflegt als die kyphotische Biegung der Brustwirbel-säule (Abb. 2). Bei flachem Thorax mit wenig gebogener Wirbelsäule kehrt sich das Verhältnis um (Abb. 4). Ventro-dorsale Röntgenaufnahmen lehren, daß die Speiseröhre bis zur Höhe des 6. oder 7. Brustwirbels, das ist bis zur Stelle der Anlagerung des Arcus aortae, gewöhnlich in der Längsrichtung der Wirbelsäule verläuft, von dort an ganz wenig schräg nach links (Abb. 1 u. 3). Sie verläuft also bei der Ventrodorsal-Ansicht nicht ganz gerade gestreckt, sondern bildet einen sehr stumpfen Winkel, dessen Scheitel etwa der An-lagerungsstelle der Aorta entspricht. Dicht oberhalb des Zwerchfelles biegt sie in kurzem Bogen nach ventral und links ab, durchläuft, wieder gerade gestreckt, den Canalis oesophageus des Zwerchfells in der Richtung nach ven-tral und links und senkt sich, nach kurzem geradem Verlauf in der Bauchhöhle,

---

[1] Die hier wiedergegebenen Röntgenbilder, harte Fernaufnahmen (1,50 m, mit Kreisel-blende außer Abb. 7) der Röntgenabteilung der Medizinischen Klinik Rostock, sind nach-träglich partiell abgeschwächt und auf etwa $^1/_3$ verkleinert. Der schwarze Kreis auf den Bildern entspricht dem Zentrum der Kreiselblende. Alle Aufnahmen in Inspirationsstellung.

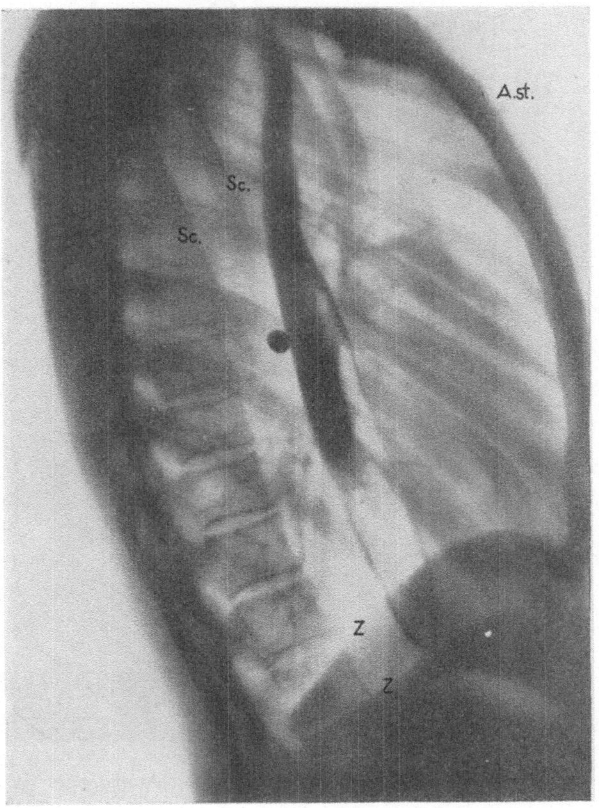

Abb. 2 (wie Abb. 1). Profilaufnahme von rechts nach links (Arme auf den Kopf gelegt).
Unterer Abschnitt des Oesophagus Luft enthaltend.
A. st. Angulus sternalis. Sc. Scapulae. Z. Zwerchfellkuppeln.

von dorsal und rechts her in den Magen ein, dessen oberer Abschnitt bei aufrechter Körperhaltung ungefähr parallel dem 2. schrägen Durchmesser, jedenfalls nicht in der Frontalebene steht, so daß die kleine Kurvatur mehr dorsal als die große liegt (erst der untere Abschnitt des Magenkörpers steht frontal). Der kurze Bogen am Eintritt in den Canalis oesophageus scheint in der Exspirationsstellung des Zwerchfells etwas ausgeprägter zu sein als in der Inspirationsstellung. Im ganzen ist er abhängig auch vom vorherigen Verlauf der Speiseröhre: er ist um so weniger ausgeprägt, je mehr sich schon vorher die Speiseröhre nach ventral und links gewendet hat.

Die in den anatomischen Lehr- und Handbüchern beschriebenen Abweichungen des Verlaufes in der frontalen Ebene nach links und rechts im Hals- und Brustabschnitte sind, wie schon MEHNERT erkannt hat, im wesentlichen Leichenerscheinungen, bedingt durch die gegenseitige Annäherung der beiden Speiseröhrenenden infolge Senkung des Kehlkopfes und Hochstand des Zwerchfells nach dem Tode. Praktisch spielen diese Biegungen, soweit sie wirklich in geringem Maße auch beim Lebenden vorhanden sind (vielleicht im höheren Alter etwas ausgesprochener infolge der Alterssenkung des Kehlkopfes, mit der wohl die des Magens nicht völlig Schritt hält), keine Rolle, da das Endoskopierrohr sie völlig ausgleicht. v. MIKULICZ gibt an, daß man von der Höhe der Incisura jugularis sterni an mindestens 10 cm tief ohne Vorschieben des Rohres das Lumen

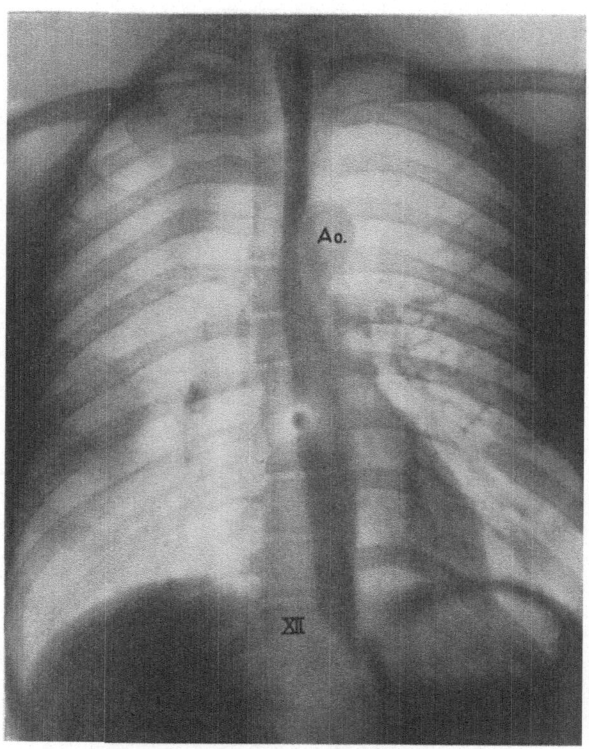

Abb. 3. 23 jähriger Mann. Ventro-dorsale Aufnahme.
Ao. Arcus aortae. XII: Vertebra thoracalis XII.

der Speiseröhre übersehen kann. Trifft dies auch kaum für alle Fälle zu, so beweist es doch, daß gerade an der Stelle, wo die übliche anatomische Darstellung die ausgesprochenste Biegung liegen läßt, nämlich den Übergang von einer Biegung nach links zu einer Biegung nach rechts ungefähr in der Höhe der Luftröhrenteilung, eine solche Biegung durchaus nicht typisch ist. In dieser Höhe bedingt nur der Arcus aortae durch seine Anlagerung von links und ventral her eine leichte Eindellung der Speiseröhrenwand, ausnahmsweise auch eine sanfte Ausbiegung des ganzen Rohres nach rechts. Von dieser Impressio aortica abgesehen zeigt die Wand der Speiseröhre nirgends eine Ein- oder Ausbuchtung, außer wenn die Tätigkeit der Muskulatur solche erzeugt.

Der im wesentlichen gestreckte Verlauf wird, wie die Röntgenuntersuchung lehrt, bei den mit Rumpfbewegungen einhergehenden geringen Verbiegungen der unteren Hals- und oberen Brustwirbelsäule beibehalten. Dies gilt aber auch bei dauernden Wirbelsäulenverbiegungen krankhaften Ursprungs, außer bei den sehr hochgradigen (v. Hacker; Pratje, Abb. 31).

Da die Speiseröhre in den Eingeweideraum des Halses und in den der Brusthöhle (Mediastinum), hier zwischen die beiden Pleurahöhlen eingelagert ist, ist sie den Wirkungen der respiratorischen Druckschwankungen ebenso unterworfen wie die Luftröhre. Da ihr aber die Versteifung der Wand fehlt, so liegen im suprapleuralen Halsteil die dorsale und ventrale Wand platt aneinander, während der interpleurale Brustteil durch den negativen Druck im Brustraum offen gehalten wird. Die tatsächlichen Beobachtungen hat schon v. Mikulicz gemacht, der letzte Zweifel an dem Offenstehen des Brustteiles ist durch

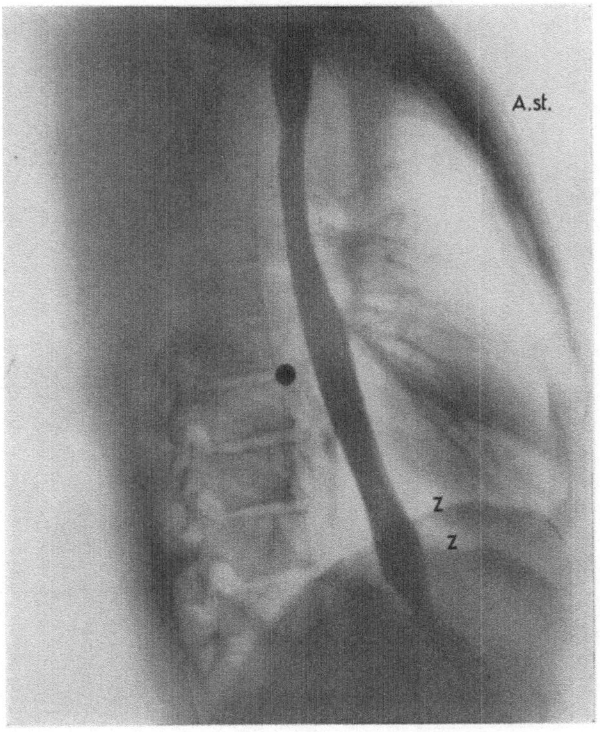

Abb. 4. (wie Abb. 3). Profilaufnahme. Wenig gebogene Wirbelsäule, flacher Thorax.
A. st. Angulus sternalis. Z Zwerchfellkuppeln.

die Untersuchungen von Brünings und besonders von Ganter behoben
worden. Die respiratorischen Druckschwankungen hatte früher schon Schlippe
nachgewiesen. Er hat auch die bei der Atmung in die Speiseröhre auf-
genommene Luftmenge bestimmt. Für den Halsteil einen aktiven muskulösen
Verschluß anzunehmen (Schreiber), scheint mir nicht begründet.

Die Röntgenbilder (z. B. F. Kraus, Pratje) zeigen vielleicht, daß die Weite
der Speiseröhre im Brustabschnitt bis gegen das Zwerchfell hin zunimmt. Die
Dehnungsfähigkeit scheint jedoch, nach den Bildern von chronischen Erweiterungen, wie sie im Alter normalerweise gegeben sind (Abb. 5 u. 6), zu schließen,
im ganzen Brust- und vielleicht auch Halsabschnitt gleichmäßig zu sein. In
der queren Richtung soll sie aber größer sein als in der sagittalen. Die typische
geringe Erweiterung oberhalb des Zwerchfells hängt wohl damit zusammen,
daß hier an der Stelle der unteren Enge (s. S. 10) die Speisen ein wenig verweilen (v. Hacker und Röntgenbilder). Unterhalb dieser Erweiterung ist
das Rohr durch sphinkterartige Wirkung seiner Muskulatur geschlossen (untere
Enge), wie weit, ist nicht sicher bekannt. Den Bauchabschnitt jenseits des
Zwerchfells möchte ich ebenfalls für geschlossen halten, aber nur eine Strecke
weit durch Muskelwirkung, in der Hauptsache durch den intraabdominellen
Druck. Er würde sich also ähnlich verhalten wie der Halsabschnitt. Seine
Darstellung durch Röntgenstrahlen geschieht am besten in Beckenhochlage
nach Palugyay (1920).

Die *Länge* der Speiseröhre wechselt beim gleichen Menschen mit der Stellung
ihres Anfanges und ihres Endes. Bei Beugung und Streckung des Kopfes kann
sich mit dem Kehlkopf ein Lageunterschied des Anfangsteiles von fast 4 cm

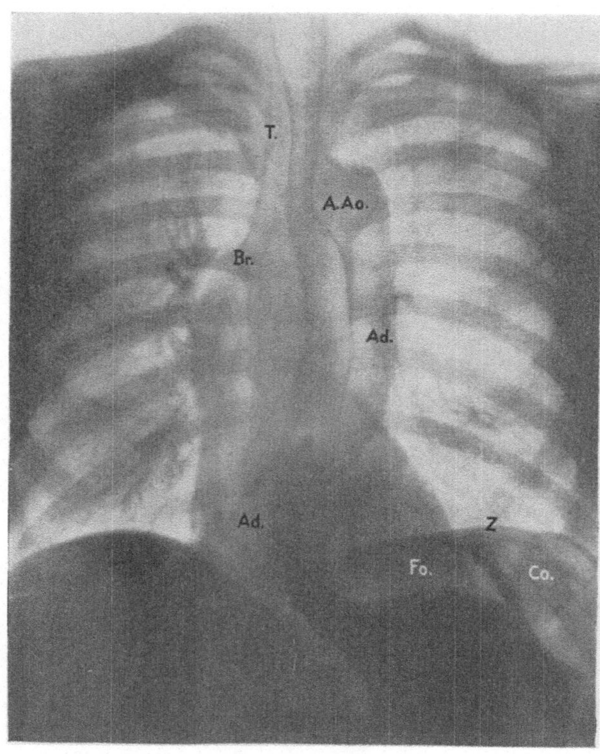

Abb. 5. 71 jähriger Mann. Ventro-dorsale Aufnahme. Die erweiterte und stark verlängerte Aorta descendens zieht zunächst links vom Oesophagus nach abwärts, überschreitet dann (in Höhe der Kreiselblendenmarke) die Mittellinie und ist rechts vom Oesophagus sichtbar. Oesophagus größtenteils Luft enthaltend. Fornix des Magens (Fo.) durch Gasblase in der Flexura lienalis coli (Co.) etwas nach rechts verdrängt. A.Ao. Arcus aortae. A. d. Aorta descendens. Br. Bronchus dexter. Co. Gasblase in der Flexura coli sinistra. Fo. Gasblase im Fornix des Magens. T. Rechter Rand der Trachea. Z Linke Zwerchfellkuppel.

ergeben (v. HACKER nach TROUSSEAU). Der unterste Abschnitt folgt den Bewegungen des Zwerchfellursprunges, an dem er befestigt ist, steht daher bei der Einatmung am tiefsten. Die größte Länge des Oesophagus ergibt sich also bei Rückwärtsbeugung des Kopfes und Inspiration.

Die durchschnittliche Länge gibt v. HACKER auf Grund von Messungen an Leichen mit etwa 25 cm für den erwachsenen Mann, mit 23,3 cm für die Frau an, in Rückenlage bei nicht zurückgeneigtem Kopf, vom unteren Rande des Ringknorpels an gemessen. Für die Längen der verschiedenen Abschnitte gibt er folgende Übersichten nach 40 Messungen in situ:

	Mann bei einer Körperlänge von 159—177 cm		*Weib* bei einer Körperlänge von 142—167 cm	
	Variations-breite cm	Durch-schnitt cm	Variations-breite cm	Durch-schnitt cm
Gesamtlänge des Oesophagus	23—30	25	20—26	23,2
Länge des suprabifurkalen Teiles (Cart. cric.-Bifurkation)	9—13	10,4	8,5—13	10,1
a) des Halsteiles (Cart. cric.-Manubr. sterni)	4—7	5,5	4,7—7,5	5,4

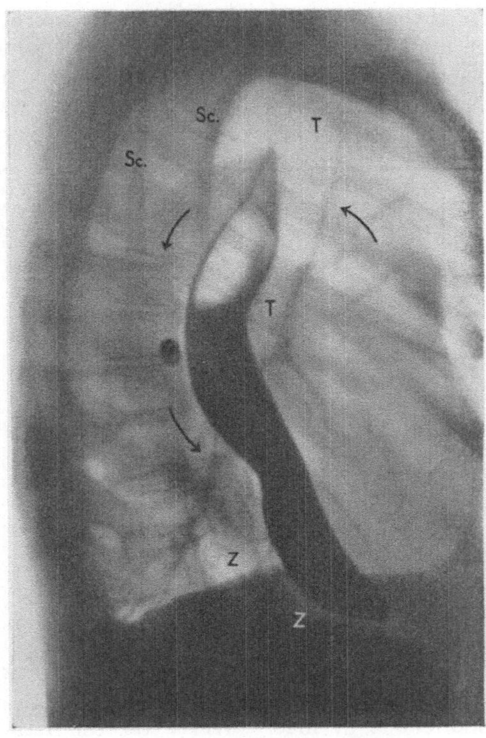

Abb. 6 (wie Abb. 5). Profilaufnahme. Der sehr große Arcus aortae und die Aorta descendens als bogenförmiger Schatten im oberen Thoraxraum bzw. auf die Wirbelsäule projiziert erkennbar (Pfeile). Die Eindellung an der Dorsalwand des Oesophagus rührt von der Aorta her, die hier vor der Wirbelsäule nach rechts hinüberläuft (vgl. Abb. 5). Sc. Scapulae. T Trachea. Z Zwerchfellkuppeln.

(Fortsetzung von Seite 6.)

	Mann bei einer Körperlänge von 159—177 cm		Weib bei einer Körperlänge von 142—167 cm	
	Variations- breite cm	Durch- schnitt cm	Variations- breite cm	Durch- schnitt cm
b) des suprabifurkalen Brustteiles (Manubr. sterni-Bifurkation) .	4—8	4,9	3—6	4,6
Länge des infra-bifurkalen Teiles (Bifur-kation-Kardia)	12—17	14,6	11—15	13,2

	Mann			Weib		
	Variations- breite cm	Durch- schnitt cm	Häufigster Befund cm	Variations- breite cm	Durch- schnitt cm	Häufigster Befund cm
Abstand des Oeso-phagus-Anfanges von der Zahnreihe . .	14—16	14,9	15	12—15	13,9	14
Abstand der Bifurkation von der Zahnreihe .	23—29	26	26	22—27	23,9	24
Abstand der Kardia von der Zahnreihe . .	36—50	39,9	40 u. 41	32—41	37,3	38 u. 39

Die Maße, die v. Hacker von der kindlichen Speiseröhre gibt, stammen von Einzelmessungen an Leichen, haben also nur sehr bedingten Wert. Trotzdem gebe ich sie der Vollständigkeit halber hier wieder, mit dem Wunsche, es mögen auch hierfür wie für den Erwachsenen recht bald die nötigen Messungen an Lebenden und nicht bloß an Leichen vorgenommen und veröffentlicht werden.

| Alter | Distanz von der Zahnreihe | | | Länge des ganzen Oesophagus cm | Länge des suprabifurkalen Teiles (Cric.-Bifurk.) cm | Länge des infrabifurkalen Teiles (Bifurk.-Kardia) cm |
	zum unteren Rande der Cart. cric. cm	zur Bifurkation cm	zur Kardia cm			
9 Tage	7	12	17	10	5	5
3½ Monate	8	13	20	12	5	7
14 ,,	10	14	22	12	4	8
21 ,,	10	15	23	13	5	8
2 Jahre	—	—	—	13,5	5	8,5
3 ,,	—	—	—	14	6	8
4 ,,	—	—	—	15	6	9
5 ,,	10	17	26	16	7	9
6 ,,	11	19	28	17	8	9
9 ,,	—	—	—	16	7	9
11 ,,	10	18	28	18	8	10
12 ,,	10	18	28	18	8	10
14 ,,	11	19	21 [1]	20	8	12
15 ,,	14	23	33	19	9	10

Die Hackerschen Angaben sind immer wieder abgedruckt worden, am ausführlichsten von Starck.

Bei Japanern sind etwas geringere Werte für die Länge der Speiseröhre gefunden worden (Yokoyama).

Die Länge der Speiseröhre steht im geraden Verhältnis zur Länge des Oberkörpers (Scheitel-Symphyse), nicht zur ganzen Körpergröße (Näheres bei v. Hacker).

Die Engen der Speiseröhre.

Die Speiseröhre zeigt normalerweise 3 an typischen Stellen belegene Verengerungen ihrer Lichtung. Zwei davon, am Beginn und oberhalb des Zwerchfells, sind rein funktionelle Bildungen, die 3., im oberen Brustabschnitt, ist teils anatomisch, teils funktionell bedingt. Die Frage einer 4. Enge, an der Einmündung in den Magen, ist noch nicht entschieden. Alle übrigen in der Literatur beschriebenen Engen sind Zufallsbefunde und haben hier auszuscheiden.

1. Obere Enge.

Die *erste Enge* liegt an der Stelle des *Speiseröhrenmundes.* So hat Killian den durch sphincterartige Muskelwirkung geschlossenen Anfang der Speiseröhre mit seinem sternförmigen Lumen bezeichnet. Es kann kein Zweifel sein, daß Verschluß wie Sternform der Lichtung auf Muskelwirkung beruht, ebenso wie die ständigen rhythmischen Bewegungen an dieser Stelle. Zu erörtern ist nur die Frage, welcher Muskel der Sphincter ist. Killian spricht den caudalsten Teil des Constrictor pharyngis inferior, des Laryngo-pharyngeus, dafür an, jene letzten, vom Ringknorpel entspringenden und ohne Raphe durchlaufenden Fasern, welche sich durch ihren Verlauf auffällig von den übrigen Teilen des Crico-pharyngeus unterscheiden und von Killian mit dem besonderen Namen der

---

[1] Wohl verdruckt aus **31** (in der neuen Bearbeitung [1926] steht 31).

Schleuderfasern, Pars fundiformis, bezeichnet worden sind. Ist diese Annahme richtig — die anatomische Untersuchung allein kann hier nicht entscheiden —, so liegt der Oesophagusmund und damit der Beginn des Oesophagus selber im Bereiche des caudalsten Teiles des Ringknorpels, also oberhalb des caudalen Ringknorpelrandes. — KILLIANs Ansicht hat zur Voraussetzung, daß die Sternform des Lumens auch dann zustande kommen kann, wenn der schnürende Muskel das Schleimhautrohr nicht ringsherum umfaßt, sondern nur zu etwa zwei Dritteln des Umfanges, während das dritte Drittel von dem starren Ringknorpel gebildet wird. Da diese Voraussetzung aber nicht zutrifft — die Pars fundiformis würde das Schleimhautrohr nur zu einem gefalteten queren Spalt gestalten —, so kann nur die eigene Ringmuskelschicht des Oesophagus in ihrem obersten Abschnitte den Sphincter bilden. Dafür spricht auch, obgleich nicht ohne weiteres beweisend, der Umstand, daß in der Leiche die engste Schnürung am Speiseröhrenanfang sich nicht eigentlich im Bereiche der Pars fundiformis zu finden pflegt, sondern caudal von ihr, nur ihren unteren Rand mit einbegreifend. KILLIAN hat, wie aus seinen Worten (S. 19) hervorgeht, die Meinung vertreten, daß, wo eine sphincterartige Wirkung, da auch ein besonderer Muskel vorhanden sein müsse. So deckte sich für ihn die anatomische Anordnung der Pars fundiformis „in exaktester Weise" mit dem Ergebnisse seiner klinischen Untersuchung. Aber so selbstverständlich diese Grundanschauung scheinen mag, so ist sie dennoch irrig. Selbst ein so allgemein anerkannter Muskel wie der Sphincter pylori des Magens hält einer strengen morphologischen Kritik nicht Stand, und die Suche nach einem morphologisch faßbaren „Sphincter antri pylori" jagt einem Phantom nach. Mit wenigen Ausnahmen sind also diese Sphincteren keine morphologischen, sondern lediglich funktionelle Bildungen. Mit anderen Worten: Wo eine sphincterartige Wirkung, da *kann* wohl ein besonderer anatomischer Sphincter vorhanden sein (wie am Anus), *muß* es aber nicht, es ist sogar unwahrscheinlich, daß etwas anderes als eine rein funktionelle Bildung vorhanden ist.

Betrachtet man mit dieser weniger voreingenommenen Meinung die Gegend des Oesophagusmundes, so kommt man zu der Überzeugung, daß nicht die Pars fundiformis des Constrictor pharyngis inferior einen anatomischen, sondern die obersten Bündel der Ringfaserschicht der Speiseröhre einen funktionellen Schließmuskel des Oesophagusmundes bilden. So wenigstens würde ich nach den Präparaten die Sachlage beurteilen, und das Bild des rundherum geschnürten Schleimhautrohres beim Lebenden spricht in gleichem Sinne.

Die obersten Ringfasern des Oesophagus entspringen an der Vorderwand von der auf der Ringknorpelplatte zwischen den Musculi crico-arytaenoidei posteriores und auf ihnen selbst angehefteten schmalen Ursprungsfascie der Levatores oesophagi, bilden zunächst einen ganz scharfen Rand, der nach der Seitenwand zu allmählich verstreicht, so daß die an der Vorderwand völlig scharfe Grenze gegen die Pars fundiformis in der Seiten- und Rückenwand einem allmählichen Übergange ohne Begrenzungsmöglichkeit weicht. KILLIAN hat in Abb. 15, Taf. 4 seiner Arbeit ein gutes Bild davon gegeben, ein ähnliches findet man bei BIRMINGHAM und bei ABEL. KILLIAN hat auch richtig darauf hingewiesen, daß durch den Schlitz zwischen Pars fundiformis und obersten Ringfasern an der Vorderseitenfläche der Nervus laryngeus inferior hindurchtritt.

Über die Innervation der Muskulatur dieser Gegend sind mir keine näheren Angaben bekannt geworden. Die Ringfasern werden sicherlich vom N. recurrens innerviert. Ob auch die Pars fundiformis, wie mehrfach angegeben, ist mir nicht gewiß. Ich kann zwar bestätigen, daß regelmäßig feine Ästchen des N. recurrens sich zwischen die Bündel der Pars fundiformis begeben. Ob sie aber wirklich die Muskelfasern versorgen und nicht reine Schleimhautäste sind, habe ich präparatorisch nicht entscheiden können. Durchschneidung des Recurrens hebt den Verschluß des Oesophagusmundes beim Hunde *nicht* auf (Schreiber nach Meltzer und Stark), und auch beim Menschen sind wohl bei doppelseitiger Recurrenslähmung keine Störungen am Oesophagusmunde beobachtet worden. Das würde aber nichts beweisen, da wie allenthalben im Darmrohr, so auch hier lokale Automatismen für die Bewegungen gegeben sind, unabhängig von der äußeren Innervation.

Außer dem Oesophagusmunde hat Killian noch eine *Lippe* des *Oesophagus-mundes* beschrieben. So bezeichnet er jene sichelförmige Falte an der Hinterwand des Hypopharynx, welche den Einblick in dessen Grund, auch bei der v. Eickenschen Hypopharyngoskopie, verwehrt und dem Einführen des Oesophagoskopierrohres ohne Mandrin erhebliche Schwierigkeiten bereiten kann. Dieser halbmondförmige Wulst bezeichnet nun keineswegs, wie Killian schreibt (S. 14), den Anfang des Oesophagusmundes und verdient daher auch nicht die Benennung „Lippe des Mundes". Als Oesophagusmund kann doch nur, mit Killian (S. 11), die Stelle bezeichnet werden, welche durch die Wirkung des Sphincters geschlossen ist und ein sternförmig zusammengeschobenes Schleimhautrohr zeigt. Dieser so gekennzeichnete „Mund" liegt aber, wie auch Killian beschreibt, ein Stück unterhalb des Wulstes. Dessen Benennung als „Lippe" ruft also eine falsche Vorstellung hervor, an der Begrenzung des Oesophagusmundes hat diese Lippe nicht den geringsten Anteil, sie liegt 2—3 cm (Beck in Elze und Beck) oberhalb des Mundes. Ich halte es deshalb für ratsam, die irreführende Bezeichnung „Lippe des Oesophagusmundes" fallen zu lassen und einfach von dem „Hypopharynxwulst" zu sprechen, um so mehr, als damit auch die irrige Neigung fallen würde, nach einer muskulösen Grundlage für diese Lippe zu fahnden. Auch in dieser Hinsicht ist Killian meiner Ansicht nach fehlgegangen, und ich halte mich zu der Beschreibung von Beck, der auf Grund von gemeinsam mit mir ausgeführten Untersuchungen als die Grundlage des Hypopharynxwulstes das mächtige submuköse Venengeflecht anspricht, welches ich in dieser gemeinsamen Arbeit genauer beschrieben und abgebildet habe, das sich am toten Präparat freilich erst nach Injektion bemerkbar macht und deshalb gewöhnlich übersehen wird.

Nach alledem würde ich also kurz sagen: Der Anfang der Speiseröhre wird durch sphincterartige Muskelwirkung geschlossen gehalten, das Schleimhautrohr in sternförmige Falten gelegt: Speiseröhrenmund (Killian), obere Enge. Der schnürende Muskel wird, und zwar in wechselnder Ausdehnung, von dem obersten Abschnitt der Ringfaserschicht der Speiseröhre, nicht von der Pars fundiformis des Constrictor pharyngis inferior, gebildet, ist nur funktionell, nicht aber morphologisch abgrenzbar. Der Anblick des Speiseröhrenmundes vom Hypopharynx her wird verwehrt durch ein in der Hinterwand des Hypopharynx gelegenes, von einem Geflecht varikös erweiterter Venen bedingtes Schleimhautpolster mit halbmondförmigem oberen Rande, der etwa 2—3 cm vom Speiseröhrenmunde entfernt ist (Hypopharynxwulst). Der Speiseröhrenmund, nicht aber der Hypopharynxwulst, zeigt Bewegungserscheinungen, die auf Muskelwirkung (Tonusschwankungen) beruhen.

Der Meinung, die obere Enge werde bedingt oder mindestens verstärkt dadurch, daß der Kehlkopf gegen die Wirbelsäule gedrückt oder gestemmt würde, vermag ich nicht beizupflichten. Ich sehe keine Möglichkeit für das Zustandekommen solch kräftiger Kehlkopfbewegung nach rückwärts.

2. Untere Enge.

Eine weitere typische *Enge* ebenfalls rein funktioneller Natur liegt in der Gegend des *Zwerchfelldurchtritts*. Die geläufige Darstellung, daß sie durch den Hiatus oesophageus bedingt sei, trifft nicht das Richtige; mindestens ist sie nicht auf den Bereich des Hiatus beschränkt, sondern erstreckt sich, wie die Röntgenbilder lehren, noch ein Stück weit mundwärts, kann andererseits vielleicht auch den Bauchabschnitt bis zur Kardia betreffen. Daß die Muskelpfeiler des Hiatus oder Canalis oesophageus dem bis dahin etwa kreisförmigen Lumen der Speiseröhre die Form einer schief liegenden schmalen Ellipse geben, scheint mir durch die Beobachtungen mit dem Ösophagoskop sichergestellt zu sein (v. Hacker, zit. bei Gottstein; Brünings u. a.). Eine wirkliche Enge oder gar einen Verschluß brauchen sie deswegen nicht zu bedingen. Da im allgemeinen nach vorausgegangener Inspiration, also bei kontrahiertem Zwerchfell geschluckt wird, müßte man sonst auch annehmen, daß für den Durchtritt der Speisen eine Erweiterung einträte auf dem Wege eines sehr komplizierten Reflexes über den Nervus phrenicus, wofür keinerlei Anhaltspunkte gegeben sind. Auch in der Inspirationsstellung, also bei kontrahiertem Zwerchfell, sieht man vor dem Durchleuchtungsschirm nach Eröffnung der vorübergehend geschlossenen Enge den Speiseröhreninhalt als gleichmäßig breites Schattenband in den Magen eintreten.

Die respiratorischen Formänderungen des Kanals, etwa eine inspiratorische Verengerung kommen nicht in Frage, da sowohl in der Exspirations- wie in der Inspirationsstellung geschluckt werden kann. Der Kanal, über dessen Bau man bei v. Gubaroff und Eisler genaue Auskunft findet, ist so weit, daß er gar nicht völlig vom Oesophagus ausgefüllt wird, wovon Sauerbruch für seine Operationsverfahren Anwendung machte. Der Oesophagus ist trotz der zeltartig gestalteten bindegewebigen und muskulösen Verbindung mit dem kranialen Rande des Kanals (Näheres bei Laimer) in ihm leicht um mehrere Zentimeter in jeder Richtung verschieblich.

Wird durch den Canalis oesophageus selbst nur eine Formänderung des Lumens aber keine Enge bedingt, so liegt doch in dieser Gegend eine wirkliche Enge, wenngleich nur eine funktionelle. Laimer hat wohl zuerst darauf aufmerksam gemacht, daß in der Leiche die engste Stelle der Speiseröhre am häufigsten etwa 2 cm oberhalb des Zwerchfelles gefunden wird. An der gleichen Stelle, und nicht im Hiatus oesophageus, liegen die typischen Verätzungen und Strikturen dieser Gegend (v. Hacker). Nach Hohlweg zeigt sich Widerstand bei dem Einführen des Gastroskopes am häufigsten, außer im Bereich des Constrictor pharyngis inferior, „unmittelbar oberhalb des Hiatus oesophageus". Alle Röntgenbilder (Abb. 2 u. 6, s. z. B. auch Kraus) bestätigen, daß hier in der Tat eine Art Sphincters besteht, am deutlichsten sichtbar beim sog. „Kardiospasmus", der sich fast stets bis oberhalb des Zwerchfelles erstreckt. Die genaue Betrachtung der Röntgenbilder führt unbedingt zu dem Schlusse, daß dieser Sphincter, an welchem die peristaltischen Wellen Halt machen, der sich also an der Peristaltik nicht beteiligt, oberhalb des Hiatus oesophageus liegen, und daß es die Eigenmuskulatur der Speiseröhre sein muß. welche ihn bildet und nicht die Muskulatur des Zwerchfells. Eine besondere anatomische Struktur findet sich nicht, es handelt sich um eine rein funktionelle, aber ganz typische Bildung. Welche Ausdehnung dieser Sphincter inferior besitzt, vermag ich nicht zu sagen. Sicher ist es nicht ein einfacher Muskelring, sondern ein Muskelzylinder. Sein ösophagoskopisches Bild ist von v. Hacker (zit. bei Gottstein) „in Form einer Rosette oder einer Sternfigur" beobachtet worden. Wie sich der magenwärts anschließende Teil der Speiseröhre verhält, ist nicht einwandfrei festgestellt worden (vgl. Gottstein). Die Röntgenbilder haben darüber noch keine sichere Auskunft gegeben.

An der Auffassung, daß die untere Enge lediglich durch ring- oder zylinderförmige Kontraktion der Eigenmuskulatur des Oesophagus und nicht durch die Kontraktion des Zwerchfells erzeugt wird, möchte ich festhalten trotz der

Beobachtung meiner röntgenologischen Helfer vor dem Durchleuchtungsschirm, daß an der gefüllten Speiseröhre jedesmal die Sphinkterwirkung eintritt, wenn auf Kommando eine tiefe Inspirationsbewegung gemacht wird, und daß sie ausblieb bei einem Kranken mit linksseitiger Zwerchfellähmung nach Phrenicusexhairese. Diese Erscheinungen bedürfen noch der näheren Untersuchung. Vorerst möchte ich glauben, daß sie sich erklären lassen mit den Ergebnissen der Untersuchungen Ganters, nach welchen die Dehnung der Speiseröhrenwand über einen kritischen Punkt hinaus, z. B. bei tiefer Inspiration, Kontraktion der Muskulatur auslöst.

3. Mittlere Enge.

Die *mittlere Enge,* wenn man von einer solchen überhaupt sprechen darf, wird anatomisch bedingt durch außerhalb der Wand gelegene Nachbarorgane: den Aortenbogen oder den linken Luftröhrenast oder durch beide. Sie liegt also dort, wo sich der Aortenbogen von ventral und links her der Speiseröhre anlegt, gewöhnlich so dicht, daß er eine leichte Delle an der Speiseröhrenwand bedingt. Die Enge liegt also ungefähr in der Höhe der Luftröhrenteilung am Brustabschnitt der Speiseröhre und stellt sich anatomisch als eine Abflachung der Seiten- bzw. Vorderwand dar, wenn das Rohr durch vorrückende Speisen erweitert wird (siehe Abb. 1 u. 3, und z. B. die Röntgenbilder Abb. 14, 15, 28 von Eisenstein). Bei leerer enger Speiseröhre ist sie wohl kaum regelmäßig vorhanden, auch bei erweiterter Speiseröhre ist sie ihrer Lage und Ausdehnung nach abhängig von den individuellen Variationen in der gegenseitigen Lage des Aortenbogens und des Luftröhrenastes zur Speiseröhre. Sie kann auch durch die Bifurkation selbst bedingt sein und gewiß spielen auch die Altersveränderungen in der Lage der in Frage kommenden Gebilde eine Rolle, worüber mir allerdings keine Untersuchungen bekannt geworden sind. Bei allem habe ich nach den Röntgenbildern der Literatur und nach eigenen Erfahrungen am Durchleuchtungsschirm den Eindruck, daß zu der anatomischen Grundlage dieser Enge eine funktionelle hinzukommt. Es scheint mir, daß ungefähr in der Höhe der Luftröhrenteilung sich eine Indifferenzzone für die Bewegungen der Muskulatur findet. Die erste Welle läuft ab in der oberen Hälfte der Speiseröhre, in dem Gebiete vom Pharynx bzw. vom Oesophagusmunde bis etwa zur Höhe der Bifurkation (buccopharyngealer Schluckakt). Hier beginnt eine zweite peristaltische Welle, die sich über das Gebiet bis gegen den Zwerchfelldurchtritt erstreckt. Jedenfalls beginnt die von Kraus beschriebene peristaltische Welle nicht, wie er irrtümlich angibt (Erklärung zu Abb. 1b), am Oesophagusmunde, sondern, auch nach seinen Röntgenbildern, ungefähr in Höhe des Aortenbogens bzw. der Bifurkation. Mit der Vorstellung einer Unterbrechung der Peristaltik in 2 Wellengebiete stimmen die Beobachtungen von Palugyay (1923) überein, besonders diejenige, daß bei auf den Kopf gestellten Versuchspersonen Flüssigkeit und Paste durch einen Einzelschluck nur bis in die Höhe des Aortenbogens gebracht werden. Vor allem aber steht damit in Einklang, daß die Muskelschicht der Speiseröhre im oberen Viertel nur aus quergestreiften Skelettmuskelfasern, in der unteren Hälfte aber aus glatten Muskelzellen aufgebaut ist, welche allmählich im zweiten Viertel, also im unteren Halsteil bis gegen die Bifurcatio tracheae hin, in individuell wechselnder Art die quergestreiften Muskelfasern ersetzen, meistens zunächst in der Ringschicht und erst weiter abwärts auch in der Längsschicht (vgl. die Übersicht von Welcker und Schweigger-Seidel, auch Oppel, Goetsch). Die „Enge" würde also dort liegen, wo zwei Abschnitte mit verschiedenem Muskelbau und verschiedener Kontraktionsart sich scheiden.

So beim Menschen und ähnlich bei der Katze. Bei Hund, Kaninchen, Meerschweinchen und vielen anderen Säugern besteht die Muskelschicht der Speiseröhre bis zum Magen lediglich aus quergestreifter Skelettmuskulatur.

Mit dem Bau der Muskelwand hängt offenbar die Verschiedenheit in der Fortbewegung der Speisen im Oesophagus bei den verschiedenen Tieren zusammen. Den Mitteilungen von RANVIER sowie von CANNON and MOSER und INAOKA ist zu entnehmen, daß sie nur bei der Katze sehr ähnlich wie beim Menschen erfolgt, entsprechend der Übereinstimmung im Muskelbau.

Bemerkenswert ist, daß an der menschlichen Speiseröhre, gegenüber dem übrigen Darmkanal, die Längsmuskelschicht sehr mächtig ist: im Bereiche der quergestreiften Muskulatur überwiegt sie sogar über die Ringschicht, in dem glattmuskeligen Abschnitte sind beide Schichten fast gleich mächtig.

Die charakteristisch verschiedenen Kontraktionskurven in den Abschnitten mit quergestreifter und mit glatter Muskulatur hat SCHREIBER registriert.

Ich möchte also annehmen, daß für das Zustandekommen der mittleren Enge morphologische und funktionelle Momente sich vereinigen. Daraus erklärt sich auch, daß sie nach Form und Umfang von den beiden anderen Engen abweicht.

Viele Autoren (Näheres siehe bei PRATJE) nehmen statt *einer* mittleren Enge deren zwei an: eine Aorten- und eine Bronchialenge, von denen allerdings die letztere nicht regelmäßig vorkommen bzw. praktisch mit der Aortenenge zusammenfallen soll. Daß der Speiseröhre der linke Luftröhrenast oder die Luftröhrengabel unmittelbar anliegen oder jedenfalls anliegen können, ist kein Zweifel. Ebensowenig aber, daß dies nur von ventral her geschehen kann. Eine Eindellung der Speiseröhre von links her kann nicht durch den Bronchus bedingt sein, wie z. B. PRATJE irrtümlich annimmt.

Verschluß der Kardia.

Die Frage, wo und wodurch an der *Kardia* der Verschluß gebildet wird, ist noch nicht entschieden (Näheres bei v. MIKULICZ, GOTTSTEIN, SCHLIPPE, BRÜNINGS, COHNHEIM). Sicher ist, daß ein Sphincter im anatomischen Sinne als besonderer Muskel nicht besteht, wie aus allen Schilderungen der Magenmuskulatur hervorgeht (BIRMINGHAM, v. AUFSCHNAITER u. a.). Es kann sich also am Magenmund nur um einen funktionellen Verschluß handeln wie am Speiseröhrenmund. Die Bildung eines Ventilverschlusses bei Füllung des Magens (HASSE und STRECKER, STRECKER, v. GUBAROFF) ist am Lebenden nicht nachgewiesen.

Die Beobachtungen von PALUGYAY (1921) über den Durchtritt der Kontrastmasse aus dem Oesophagus in den Magen vermag ich anatomisch nicht sicher auszuwerten. Es scheint aber, daß der Verschluß im Endstück des Oesophagus liegt, also unmittelbar vor der Kardia. Die ganze Frage des sog. Kardiaverschlusses bedarf noch der genauen Untersuchung.

Auch die Darstellung von SAUERBRUCH (1925) ist nicht befriedigend. Nach ihm ist der Abschluß zwischen Speiseröhre und Magen auf dreierlei Weise bedingt: durch den Kardiaringmuskel, mechanischen Ventilverschluß und rhythmisches respiratorisches Muskelspiel der Zwerchfellzwinge. Den Kardiaringmuskel gibt es nicht, der mechanische Ventilverschluß ist nur an der Leiche erschlossen, nicht beim Lebenden beobachtet, und rhythmisches Muskelspiel kann keinen dauernden Verschluß erzeugen.

In der Leiche kann die Speiseröhrenmuskulatur an den verschiedensten Stellen lokal kontrahiert gefunden werden (Zusammenstellung bei MEHNERT). Irrtümlich sind diese Stellen den typischen Engen gleichgesetzt und gelegentlich (MEHNERT) zu einem auch damals schon ganz unhaltbaren Gesamtbilde vereinigt worden.

In dem Bauchabschnitt der Speiseröhre hat man einen „Vormagen" sehen wollen (STRECKER), wie ihn manche Säuger haben. Solche Meinung konnte nur durch alleinige Berücksichtigung von Leichenpräparaten ohne Kenntnis von Röntgenbildern und ösophagoskopischen Befunden aufkommen.

Nachbarliche Beziehungen der Speiseröhre.

Der Anfangsteil der Speiseröhre ist mit dem Ringknorpel fest verbunden, macht daher alle Bewegungen des ganzen Kehlkopfes mit und wechselt mit diesem die Höhenlage zur Wirbelsäule, wird also auch von der Alterssenkung des Kehlkopfes betroffen.

Der Halsteil, zu dessen Seiten sich unterhalb des Kehlkopfes die Lappen der Schilddrüse, öfters auch die Epithelkörperchen unmittelbar anlagern, liegt im Eingeweideraum des Halses (s. Artikel Kehlkopf Bd. 1, S. 236) dorsal von der Luftröhre, jedoch so, daß der linke Speiseröhrenrand unbedeckt bleibt. Etwa in der

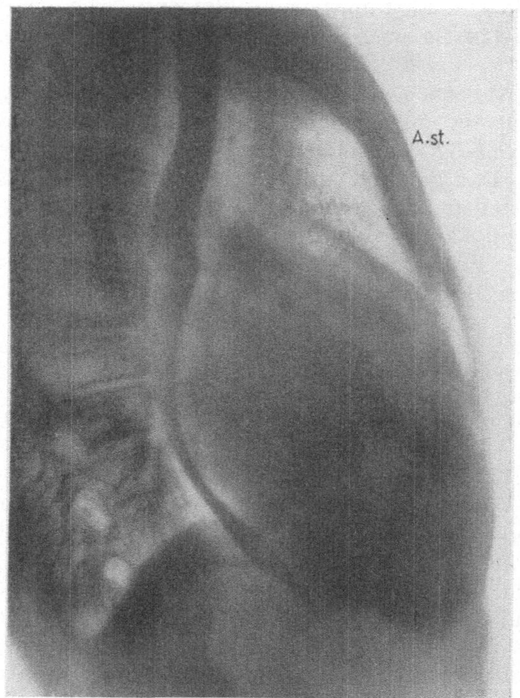

Abb. 7. 25jähriger Mann. Abgelaufene Perikarditis, Herzhypertrophie nach Gelenkrheumatismus Profilaufnahme. A. st. Angulus sternalis.

Furche zwischen Luft- und Speiseröhre läuft jederseits der Nervus recurrens aufwärts. Das Bündel der großen Halsgefäße und -nerven liegt der Speiseröhre nicht unmittelbar benachbart, nach dem Gesagten jedoch links näher als rechts. — Dem Brustabschnitt, welcher im dorsalen Teile des Mittelfellraumes verläuft, ist unterhalb der oberen Thoraxapertur der Aortenbogen von links und ventral her angelagert, unmittelbar caudal davon der linke Bronchus oder die Bifurcatio tracheae von ventral her. Hier liegen ihr auch die an der Bifurcatio tracheae befindlichen Lymphknoten an. Weiter berührt sie den Teil des Herzbeutels, welcher den linken Vorhof bedeckt. Dem Perikard des abnorm vergrößerten Herzens liegt sie, nach dorsal verdrängt, in größerer Ausdehnung an (Abb. 7).

Mit der Aorta thoracica, welche unmittelbar an der Wirbelsäule verläuft, kommt sie wohl kaum in eigentliche Berührung, da sie von der Wirbelsäule zu weit entfernt ist. Die Aorta thoracica läuft, wie Mehnert gezeigt hat, im frühen Kindesalter nahe der Mittellinie, mit zunehmendem Alter immer mehr seitlich, so daß sie schließlich im Greisenalter neben die Wirbelsäule zu liegen kommt. Die Ursache liegt in der zunehmenden Verlängerung des Aortenrohres infolge Abnahme der Elastizität der Wand und der Längsspannung. Die Speiseröhre nimmt an dieser Altersverlagerung der Aorta descendens keinen Teil. Nimmt aber diese Altersverlängerung so hohen Grad an, daß die Aorta thoracica in einer großen fragezeichenartigen Biegung nach rechts über die Wirbelsäule hinüberläuft, womit zugleich eine starke Erweiterung einhergeht, so kann sie bei dieser Überschreitung der Mittellinie an der dorsalen Speiseröhrenwand eine Eindellung erzeugen (Abb. 5 u. 6).

Den Brustteil der Speiseröhre begleiten als Chordae oesophageae die beiden Nervi vagi mit ihren gegenseitigen Verbindungen, dorsal von ihm zieht mitten vor der Wirbelsäule der Ductus thoracicus aufwärts, erst in der Höhe etwa des Aortenbogens schräg nach links abbiegend.

Die in situ gehärtete rechte Lunge zeigt häufig an der Medialfläche des Unterlappens dorsal und unterhalb des Hilus einen länglichen flachen Abdruck der Speiseröhre.

Die beiden Seitenwände der Speiseröhre sind im Brustraum von der Pleura mediastinalis überzogen. In der Höhe des 5.—10. Brustwirbels erstreckt sich in der Leiche die rechte Pleurahöhle mit einem flachen Spalt (Recessus mediastino-vertebralis) dorsal vom Oesophagus bis über die Mittellinie nach links (HEISS). Er trennt Ductus thoracicus und Vena azygos vom Oesophagus. Im 3.—6. Fetalmonat stoßen regelmäßig hinter den kaudalen zwei Dritteln des Brustabschnitts der Speiseröhre die beiden Pleurahöhlen zusammen, so daß eine Art Gekröse zustande kommt (HEISS). Auch beim Erwachsenen muß im Leben offenbar eine solche Art Gekröseplatte vorhanden sein, da die Entfernung der Speiseröhre von der Wirbelsäule in Höhe des 9.—11. Brustwirbels 5—$6^{1}/_{2}$ cm betragen kann (PRATJE, vgl. auch Abb. 2, 4 u. 6).

Bei Kindern findet sich regelmäßig ein kleiner durch das Zwerchfell abgeschnürter Fortsatz der Bursa omentalis am rechten Umfang des Oesophagus dicht oberhalb des Zwerchfells in Gestalt der *Bursa infracardiaca*, dem Reste des embryonalen Recessus superior bursae omentalis (BROMAN, FAVARO). Beim Erwachsenen habe ich ihn nur selten gefunden.

Im unteren Halsteil kann in nicht allzu seltenen Fällen eine abnormerweise als letzter Ast des Aortenbogens entspringende Arteria subclavia dextra zwischen Wirbelsäule und dorsaler Wand der Speiseröhre quer herüberziehen: „Dysphagia lusoria" (Literatur bei MOUTON, vgl. auch Kapitel Kehlkopf (Bd. 1, S. 257, und besonders die dort zitierte Arbeit von BRENNER).

Hals- und Brustteil der Speiseröhre sind in lockeres Bindegewebe gehüllt, das die Bewegungsfreiheit nicht behindert. Dies tun auch nicht die zarten Muskelbündelchen, welche von der vorderen Speiseröhrenwand zur knorpelfreien hinteren Luftröhrenwand ziehen (LAIMER) und in etwas mächtigerer Entwicklung als Musculus broncho- und pleurooesophageus bekannt sind. Jedenfalls ist die Beweglichkeit der Speiseröhre so groß, daß sie den Bewegungen der Wirbelsäule nicht zu folgen braucht (S. 4) und daß Degenschlucker auch einen gekrümmten Degen durchzuführen vermögen (H. VIRCHOW).

Wirklich fest mit der Umgebung verbunden ist die Speiseröhre nur an ihrem Beginn und Ende. Der Beginn ist durch den Ursprung der Muskulatur an den Ringknorpel geheftet. Der Bauchteil ist bis zum Magen in der Umgebung der Kardia an der Dorsalfläche durch ziemlich straffes Bindegewebe am linken Zwerchfellschenkel befestigt, während die Ventralfläche vom Bauchfell überzogen ist. Ferner überzieht auch noch der Bauchfellüberzug des Recessus diaphragmaticus der Bursa omentalis den caudalen rechten Umfang. Den Atembewegungen des Zwerchfells folgt der Bauchteil der Speiseröhre sehr deutlich.

Daher findet sich auch in der Leiche infolge des Zwerchfellhochstandes die Kardia höher als im Lebenden. Gottstein hat alle Angaben der anatomischen Literatur darüber zusammengestellt, die Arbeit von Maksimowitsch (Arch. f. klin. Chir. 174. 1927) bringt nichts wesentlich Neues. Danach wird die Kardia in die Höhe des 8.—12., am häufigsten des 9.—11. Brustwirbels verlegt. Auf Röntgenaufnahmen vom Lebenden (bei aufrechter Haltung) finde ich sie, unabhängig vom Füllungsgrad des Magens, meist in Höhe des letzten Brust- oder des 1. Lendenwirbels (vgl. z. B. Abb. 3, auch Groedel, Taf. 1, Abb. 5, Exspirationsstellung). Für die Feststellung etwaiger Altersverschiebungen war das mir zur Verfügung stehende Material nicht ausreichend. Bei der Frau steht sie vielleicht etwas tiefer als beim Manne.

Muskeln, Gefäße und Nerven der Speiseröhre.

Von der *Muskulatur* der Speiseröhre, welche am eingehendsten von Laimer dargestellt worden ist, wäre noch nachzutragen, daß die quergestreiften Längsmuskeln von der bereits erwähnten Sehnenplatte auf der Rückfläche des Ringknorpels ihren Ursprung nehmen. Als „Levatores oesophagi" wenden sie sich, gelegentlich von dem lateralen Teile des Ringknorpels einen Zuschuß an Fasern erhaltend, hauptsächlich zur Seitenfläche der Speiseröhre und schließen sich erst allmählich zu einem vollkommenen Längsmuskelmantel zusammen. Im obersten Abschnitt besteht daher an der Ventral- wie an der Dorsalfläche ein längsmuskelfreier mittlerer V-förmiger Streifen von variabler Ausdehnung, welcher höchstens von spärlichen Einzelfasern, die sich aus den Levatoren loslösen, überzogen wird (Luschka, Laimer, Birmingham, Abel).

Der Muskelschlauch ist in seiner ganzen Ausdehnung in eine Bindegewebsröhre, eine Art Fascie, verschieblich eingelagert, die ihrerseits mit der Umgebung auch nur durch ganz lockeres Bindegewebe verbunden ist.

Die *Arterien* der Speiseröhre gehen nach Luschka aus den benachbarten Stämmen hervor: am Halse aus den A. thyreoideae inferiores, in der Brust aus der Aorta selbst und aus den Arteriae bronchiales, im Bauch aus den A. phrenicae inferiores und der A. coronaria ventriculi sinistra. Sie stehen untereinander vielfach in Verbindung. Die *Venen* (Friedrich) ergießen sich in die Venae thyreoideae inferiores, pericardiacae, mediastinales posteriores, intercostales, phrenicae, somit in die V. azygos und hemiazygos und in die obere Hohlvene. Die Venen des untersten Abschnittes wenden sich zur V. coronaria ventriculi sinistra und also zur Pfortader. Es besteht demnach am unteren Ende der Speiseröhre eine Verbindung zwischen Körpervenen und Pfortader ähnlich wie am Rektum.

Die *Lymphgefäße*, aus zwei in der Schleimhaut und in der Muscularis gelegenen, angeblich (Sakata) nicht miteinander kommunizierenden Netzen entspringend, ergießen sich in zervikale Lymphknoten im Teilungswinkel der Arteria carotis communis und am Zusammenfluß von Vena jugularis interna und subclavia, ferner in paratracheale, bronchiale, mediastinale und kardiale Knoten (vgl. auch Most). Der Eintritt erfolgt jedoch keineswegs nur in die gerade benachbarten von diesen Knoten, sondern die Lymphgefäße, besonders des Brustteiles, ziehen zum großen Teile in der Submucosa weite Strecken nach auf- und abwärts und münden nach Durchsetzung der Muskulatur in von ihrem Ursprungsgebiet weit entfernte Knoten ein, und zwar vom oberen Teil des Brustabschnittes in die supraclavicularen Knoten im Venenwinkel, vom unteren Teil in die Knoten in der Umgebung der Kardia (Sakata).

Die *Nerven*, neuerlich von Greving eingehend untersucht, entstammen den beiden Abteilungen des vegetativen Nervensystems, dem Sympathicus und Parasympathicus. Die parasympathischen Fasern gehören dem Vagus an und erscheinen als Äste des N. recurrens, weiter abwärts als Äste der Chordae oesophageae (vgl. auch die Abbildungen bei Braeucker). Geht bei Ursprung der Arteria subclavia dextra als letztem Aste des Aortenbogens (vgl. S. 15) der Nervus laryngeus inf. dexter unmittelbar, ohne rückläufig zu sein, zum Kehlkopf, so entspringen die Speiseröhrenäste, welche sonst in den Recurrens einbezogen werden, aus dem Stamme des rechten Vagus. — Die Sympathicusfasern ziehen teils unmittelbar vom Grenzstrang zur Speiseröhre, teils. schließen sie sich dem Vagus und Recurrens (Drobnik) oder dem Aortengeflecht an. — Zwischen den beiden Muskelschichten, auch im Bereiche der quergestreiften Muskulatur, finden sich zahlreiche mikroskopisch kleine Ganglien.

Literatur.

An *zusammenfassenden Darstellungen* seien außer den Lehr- und Handbüchern der Anatomie besonders genannt:

Merkel, Fr.: Handb. d. topograph. Anat. Bd. 2. Braunschweig 1899. — Fischer, Walther: Speiseröhre. Handb. d. spez. Pathol. u. pathol. Hist. von Henke u. Lubarsch. Bd. 4. Berlin: Julius Springer 1925. (Die letztere, damals noch nicht im Drucke erschienene Arbeit, wurde mir von dem Herrn Verfasser freundlicherweise in den Korrekturbögen zur Verfügung gestellt.)

Abel, Williamina: The arrangement of the longitudinal and circular musculature at the upper end of the oesophagus. Journ. of anat. a. physiol. Vol. 47. 1913. — v. Aufschnaiter, O.: Die Muskelhaut des menschlichen Magens. Sitzungsber. d. Akad. Wien, Mathem.-naturw. Kl. Bd. 103, Abt. 3. 1894. — Birmingham, A. (1): A study of the arrangement of the muscular fibres at the upper end of the oesophagus. Journ. of anat. a. physiol. Vol. 33, 1899. — Derselbe (2 : The arrangement of the muscular fibres of the stomach. Ebenda. — Braeucker, W.: Der Brustteil des vegetativen Nervensystems und seine klinisch-chirurgische Bedeutung. Beitr. z. Klin. d. Tuberkul. Bd. 66. 1927. (Zwei der Tafeln finden sich auch bei Sauerbruch 1925). — Broman, I. (1): Die Entwicklungsgeschichte der Bursa omentalis. Wiesbaden 1904. — Derselbe (2): Normale und abnorme Entwicklung des Menschen. Wiesbaden 1911. — Brünings, W.: Die direkte Laryngoskopie, Bronchoskopie und Ösophagoskopie, Wiesbaden 1910. — Cannon, W. B. and A. Moser: The movements of the food in the oesophagus. Americ. journ. of physiol. Vol. 1. 1898. — Cohnheim, O.: Physiologie der Verdauung und Aufsaugung. Nagels Handb. d. Physiol. d. Menschen. Bd. 2. 1906. — Drobnik, T.: Topographisch-anatomische Studien über den Halssympathicus. Arch. f. Anat. (u. Phys.) 1887. — Eisenstein, A.: Beiträge zur Radiologie des Oesophagus. Fortschr. a. d. Geb. d. Röntgenstr. Bd. 21. 1914. — Eisler, P.: Muskeln des Stammes. Bardelebens Handb. d. Anat. Jena 1912. — Favaro, G.: La bursa pleuralis retrocardiaca (b. infracardiaca) nell' uomo. Arch. ital. di anat. e di embriol. Vol. 8. 1909. (Ref.: Schwalbes Jahresber. über d. Fortschr. d. Anat. u. Entw. 1909. Teil 3, S. 493.) — Friedrich, P.: Über Varicen des Oesophagus. Dtsch. Arch. f. klin. Med. Bd. 53. 1894. — Ganter, G.: Über die vom Schluckakt unabhängige Peristaltik der menschlichen Speiseröhre. Zeitschr. f. Biol. Bd. 83. 1925. — Goetsch, E.: The structure of the mammalian oesophagus. Americ. journ. of anat. Vol. 10. 1910. — Gottstein, G.: Technik und Klinik der Ösophagoskopie. 1. Teil. Mitt. a. d. Grenzgeb. d. Med. u. Chirurg. Bd. 6. 1900. — Greving, R.: Die Innervation der Speiseröhre. Zeitschr. f. angew. Anat. u. Konstitutionslehre. Bd. 5. 1920. — Groedel, Franz M.: Die Magenbewegungen. Fortschr. a. d. Geb. d. Röntgenstr. Ergänzungsbd. 27. 1912. — v. Gubaroff, A.: Über den Verschluß des menschlichen Magens an der Kardia. Arch. f. Anat. (u. Physiol.). 1886. — v. Hacker, V.: Über die nach Verätzungen entstehenden Speiseröhreverengerungen. Wien 1889. — v. Hacker, V. und G. Lotheissen: Chirurgie der Speiseröhre. Handb. d. prakt. Chirurg. v. Bruns, Garré, Küttner. Bd. 2, 4. Aufl. 1913. — Dieselben: Chirurgie der Speiseröhre. Neue Dtsch. Chir. Bd. 34. 1926. — Heiss, R.: Über die hinteren Pleuragrenzen. Arch. f. Anat. (u. Physiol.) 1919. — Hohlweg, H.: Beobachtungen und Betrachtungen auf Grund von 100 Gastroskopien. Münch. med. Wochenschrift 71, Nr. 16. 1924. — Inaoka, Tomitaro: Weitere Studien zur Physiologie des Oesophagus. Pflügers Arch. Bd. 204. 1924. — Killian G.: Über den Mund der Speiseröhre. Zeitschr. f. Ohrenheilk. u. f. Krankh. d. Luftwege. Bd. 55. 1908. — Hasse, C. und Fr. Strecker: Der menschliche Magen. Arch. f. Anat. (u. Physiol.). 1905. — Kraus, F.: Die Bewegungen der Speiseröhre unter normalen und pathologischen Verhältnissen. Zeitschr. f. exp. Pathol. u. Therapie. Bd. 10. 1912. — Laimer, E.: Beitrag zur Anatomie des Oesophagus. Med. Jahrb. Wien. 1883. — v. Luschka, H. (1): Anatomie des Menschen. Bd. 1, Tl. 2. Brust: Tübingen 1863. —

Derselbe (2): Der Schlundkopf des Menschen. Tübingen 1868. — Mehnert, E.: Über die klinische Bedeutung der Oesophagus- und Aortenvariationen. Arch. f. klin. Chirurg. Bd. 58. 1899. — v. Mikulicz, J. (1): Über Gastroskopie und Ösophagoskopie. Wien. med. Presse. 1881. — Derselbe (2): Beiträge zur Physiologie der Speiseröhre. Mitt. a. d. Grenzgeb. d. Med. u. Chirurg. Bd. 12. 1903. — Most, A.: Chirurgie der Lymphgefäße und der Lymphdrüsen. Neue dtsch. Chirurg. Bd. 24. 1917. — Mouton, Chr.: Über Anomalien der Arteria subclavia dextra und ihre Folgezustände (Dysphagia lusoria). Bruns Beitr. z. klin. Chirurg. Bd. 115. 1919. — Oppel, A.: Lehrb. d. vergl. mikroskop. Anat. d. Wirbeltiere. 2. Teil: Schlund und Darm. Jena 1897. — Palugyay, J. (1): Zur Technik der Darstellung der Kardia und des unteren Oesophagusabschnittes im Röntgenbilde. Med. Klin. 1920. Nr. 46. — Derselbe (2): Röntgenologische Beobachtungen über Anatomie und Physiologie der Kardia. Pflügers Arch. Bd. 187. 1921. — Derselbe (3): Röntgenuntersuchungen über den oesophagealen Schluckakt. Pflügers Arch. Bd. 200. 1923 (s. a. Handb. d. norm. u. pathol. Physiol. Bd. 3). — Pratje: Form und Lage der Speiseröhre des lebenden Menschen. I. Die Form der Speiseröhre. Zeitschr. f. Anat. u. Entwicklungsgesch. Bd. 81. 1926. — Ranvier, L.: Leçons d'anatomie générale. Année 1877—1878. Paris 1880. — Sakata, K.: Über die Lymphgefäße des Oesophagus und über seine regionären Lymphdrüsen. Mitt. a. d. Grenzgeb. d. Med. u. Chirurg. Bd. 11. 1903. — Sauerbruch, F. (1): Die Chirurgie des Brustteils der Speiseröhre. Bruns Beitr. z. klin. Chirurg. Bd. 64. 1905. — Derselbe (2): Chirurgie der Brustorgane. Bd. 2. 1925. — Schlesinger, Emmo u. Rachwalski, E.: Röntgendiagnostik der Magen- und Darmkrankheiten. 3. Aufl. 1927. — Schlippe, P.: Physikalische Untersuchungen bei der Anwendung des Magenschlauches. Dtsch. Arch. f. klin. Med. Bd. 76. 1903. — Schreiber, Jul. (1): Über den Schluckmechanismus. Arch. f. exp. Pathol. u. Therapie. Bd. 46. 1901. — Derselbe (2): Über den bewegenden Einfluß der Schwerkraft beim Trinken in aufrechter und Kopfstellung. Arch. f. Verdauungskrankh. Bd. 21. 1915. — Derselbe (3): Die Verschlußvorrichtung am Beginn der Speiseröhre. Arch. f. Verdauungskrankh. Bd. 21. 1915. — Sinnhuber, Fr.: Beiträge zur Lehre vom muskulären Kardiaverschluß. Zeitschr. f. klin. Med. Bd. 50. 1903. — Starck, Hugo: Die direkte Besichtigung der Speiseröhre. Ösophagoskopie. Würzburg 1905. — Strecker, Fr. (1): Über den Verschluß der Kardia. Arch. f. Anat. (u. Physiol.) 1905. — Derselbe (2): Der Vormagen des Menschen. Arch. f. Anat. (u. Physiol.). 1908. — Virchow, H.: Degenschlucker Eugen Heinicke. Verhandl. d. Berl. anthropol. Ges. 17. Juli 1886 u. 18. April 1891. — Welcker und Schweigger-Seidel: Verbreitungsgrenzen der quergestreiften und glatten Muskulatur im menschlichen Schlunde. Virchows Arch. f. pathol. Anat. u. Physiol. Bd. 21. 1861. — Yokoyama: Über die Länge des Oesophagus bei den Japanern. Chugai-Jji-Shimpo. 1911. Nr. 756. Ref. i. Schwalbes Jahresber. über d. Fortschr. d. Anat. u. Entw. 1911. Teil 3, S. 366.

II. Physiologie der Speiseröhre.

Von

Ernst Mangold - Berlin.

I. Methodische und anatomische Vorbemerkungen.

Eine Darstellung der Physiologie des Oesophagus muß sich vorwiegend auf die experimentellen Untersuchungen an Säugern stützen. Am Menschen selbst bieten nur das Röntgenverfahren und die Ösophagoskopie, ferner die graphische Registrierung bei eingeführter Ballonsonde, die Möglichkeit, über die Bewegungen und die Speisebeförderung im Schlundrohre physiologische Befunde zu erheben. Die Ergebnisse der Tierversuche können aber nicht ohne weiteres in vollem Umfange auf den Menschen übertragen werden; dies geht schon aus dem sehr verschiedenen anatomischen Aufbau des Oesophagus verschiedener Säugerarten aus quergestreifter und glatter Muskulatur und aus den, bei diesen und auch individuell bei Tier und Mensch, außerordentlich stark wechselnden Innervationsverhältnissen des visceralen Nervensystems im allgemeinen und am Oesophagus im besonderen hervor.

1. Muskulatur.

Isolierte Oesophagusmuskulatur. Zuckungskurve. Aktionsströme.

Je nach der Tierart hat man es mit verschiedenen Verhältnissen von quergestreifter und glatter Muskulatur zu tun. Die Speiseröhre des Hundes besteht in allen Teilen nur aus quergestreiften Elementen (Gilette, Ellenberger und Baum, Kahn); fast ausschließlich auch die des Kaninchens, bei dem sich eine äußere und innere, diskontinuierliche Längs- und eine mittlere Ringfaserschicht unterscheiden läßt (Krause) und im unteren Viertel auch zahlreiche glatte Muskelzellen vorfinden (Brücke und Inouye), wie sie auch die nur im caudalen Drittel entwickelte Muscularis mucosae als Längsfasern zusammensetzen (Krause). Beim Affen und der Katze wird dagegen die quergestreifte Muskulatur im unteren Teile des Brustoesophagus durch glatte Muskulatur abgelöst [1].

Diesen anatomischen Unterschieden entspricht auch in manchen Punkten das physiologische Verhalten. Besonders bemerkenswert erscheint es aber, daß bei diesem einzigen röhrenförmigen Visceralorgan mit echter quergestreifter Muskulatur, die dieser sonst eigene Art der Bewegung durch einen ganz besonderen Innervationsmechanismus zugunsten der Funktion derart abgeändert und reguliert ist, daß sie bei oberflächlicher Betrachtung derjenigen des glattmuskligen, peristaltisch sich bewegenden Darmrohres ähnelt. Wie von diesem so zeigen auch *isoliert überlebende Teile des Oesophagus* von Hund und Katze die von Mosso 2 bzw. 30 Stunden nach dem Tode noch beobachteten, spontanen Bewegungen, deren neurogene oder myogene Automatie noch nicht untersucht wurde (s. auch Hooker und Prakken).

---

[1] Über die anatomischen Verhältnisse beim Menschen siehe den vorhergehenden Beitrag von Elze in diesem Bande, S. 1 f.

Die *Zuckungskurve* von Oesophagusstücken entspricht je nach der Beteiligung quergestreifter und glatter Muskulatur einer flinken oder trägen Kontraktion oder, wie am unteren Teil des Katzenoesophagus einer Kombination von beiden [Waller, Inaoka (2)]. Ebenso zeigt der Charakter der elektrischen *Aktionsströme* nach Versuchen am Kaninchenoesophagus bei Vagusreizen ganz den der quergestreiften Muskulatur, es tritt aber auch hier noch eine zweite langsam ablaufende Schwankung hinzu, die offenbar auf glatte Muskelelemente zurückzuführen ist (Brücke und Inouye). Beim Ablaufe einer Schluckwelle entsprechen die Aktionsströme einer fortschreitenden tetanischen Kontraktion (Brücke und Satake).

2. Registrierung der Druckänderungen im Oesophagus.

Für das Studium der ösophagealen Periode des Schluckaktes haben Kronecker und Meltzer (1, 2), wie auch Schreiber (1, 4) eine am Menschen verwendbare Methodik ausgearbeitet, die mittels einer eingeführten, mit Gummiballon armierten Sonde und deren Verbindung mit einer graphischen Vorrichtung die Aufzeichnung des Ösophagogramms und auch gleichzeitig der Pharynxbewegungen gestattet. Druckmessungen in der Speiseröhre hat am Menschen besonders auch v. Mikulicz vorgenommen. Danielopulo registrierte mit Ballonsonde und Wassermanometer. Ganter wandte die gleiche Methodik wie am Dünndarm an, indem er einen aufblasbaren Gummikranz verschlucken ließ. Bei Tieren lassen sich die Druckänderungen auch von einer in den Oesophagus eingebundenen Glasröhre aus manometrisch registrieren [Langley (1)]. Außer den durch Kontraktions- und Erschlaffungsvorgänge der Oesophagusmuskulatur selbst bedingten Druckänderungen machen sich auch *passive Beeinflussungen durch Herz- und Atemtätigkeit geltend*, deren erstere zur *Ösophagokardiographie* verwendet werden können. Dahmann konnte mit der Ballonsonde die pulsatorischen Oesophagusbewegungen registrieren.

3. Oesophagus und Atmung.

Die Atmung bringt *passive Bewegungen* der Speiseröhre mit sich. Zunächst kann diese bei jeder Abwärtsbewegung des Zwerchfells mit herabgezogen werden (Cannon und Moser), wie auch umgekehrt das Zwerchfell durch den Ablauf der Oesophagusbewegung herabgezogen werden kann [Kronecker und Meltzer (1, 2), Steiner, Marckwald]. Zugleich werden *Lumenveränderungen des Oesophagus* durch die Atmung bedingt, die als inspiratorische Erweiterung und exspiratorische Verengerung ösophagoskopisch sichtbar werden (Brünings, S. 340) und den intrathorakalen Druckschwankungen entsprechen. Plötzliche oder erschwerte Atembewegungen können zur maximalen Erweiterung oder zu einem Verschluß des thorakalen Oesophagus führen (Brünings), der erst bei starkem intrathorakalem Überdruck ein vollständiger wird (v. Mikulicz).

Das erweiterte Schlundrohr ist mit Luft gefüllt (v. Mikulicz), die, mit der Nahrung verschluckt, bei positivem Magendruck, bei Pressen durch Zwerchfell und Bauchdecken, so beim Ructus, in die Speiseröhre zurücktritt (Brünings, S. 339).

Der Halsteil des Oesophagus kann sich bei forcierter Ausatmung und bei exspiratorischem Atmungsstillstand bei Vagusreizung im Tierexperimente vom thorakalen Teil her mehr oder minder prall mit Luft füllen und dadurch stark dilatieren [Mangold und Inaoka (1)].

Die von verschiedenen Autoren bei verschiedenen Tierarten beobachteten, gleichzeitig mit jeder Schluckbewegung auftretenden Zwerchfellbewegungen, die sog. *Schluckatmung*, bleibt nach Marckwald auch nach Ausschaltung der Phrenici sichtbar und solange bestehen, als das Schluck- und Atemzentrum miteinander in Verbindung stehen. Es irradiert vom Schluckzentrum auf das Atemzentrum nicht nur die Schluck*bewegung,* sondern auch die Hemmung, und das Wesentliche bei der Schluckatmung ist die *Hemmung* der natürlichen Atmung, der meist eine kurze inspiratorische Bewegung vorangeht. MARCKWALD sieht in dieser Atemhemmung einen wirksamen Schutz gegen die Gefahr des „Verschluckens". Derartige *zentrale Beziehungen* fand DUCCESCHI konstant beim Hunde in den bei Dyspnoe jede Atembewegung begleitenden Oesophaguskontraktionen ausgeprägt, die teils peristaltisch, teils spastisch verliefen, weniger regelmäßig bei der Katze und gar nicht beim Kaninchen auftraten. Beim Menschen zeigt sich die *gegenseitige Beeinflussung von Atem- und Schluckzentrum* in den bei Dyspnoe auftretenden Schluckreizen, wie in der von Tauchern angewendeten Möglichkeit, den willkürlichen Atemstillstand durch Schlucken zu verlängern (SCHWARZ).

Die *respiratorischen Druckschwankungen im Oesophagus,* Senkung bei der Inspiration [ROSENTHAL (1, 2) s. auch BERNSTEIN], Steigerung bei der Exspiration, die mit Erweiterung bzw. Verengerung des Oesophaguslumens einhergehen (s STUPKA), verlaufen meist gleichsinnig wie die respiratorischen Änderungen des Druckes im Magen, in der Narkose jedoch entgegengesetzt [SCHREIBER (1)]. Beim Schluckreflex tritt ebenso wie in der Trachea im Oesophagus eine initiale negative Druckschwankung ein [SCHREIBER (2)].

Anschließend sei darauf hingewiesen, daß beim Menschen bei der *Phonation* auch *aktive Lumenveränderungen* durch synergische Kontraktion besonders am Oesophagusmunde, in manchen Fällen auch in tieferen Abschnitten der Speiseröhre beobachtet werden können (DREYFUSS, STUPKA).

DAHMANN registrierte mit der Ballonsonde die respiratorischen Oesophagus-bewegungen.

II. Beteiligung des Oesophagus am Schluckakt.

Passive und aktive Funktion. Dauer und Geschwindigkeiten. Kraft der oesophagealen Schluckbewegung.

Die Art der Beteiligung des Oesophagus am Schluckakt steht im Vordergrund der physiologischen Fragen; sie beginnt schon in der *buccopharyngealen Phase des Schluckaktes,* nachdem dieser willkürlich eingeleitet ist und der durch die mechanische Reizung der Haupt- und Nebenschluckstellen an der Zungenwurzel und Rachenwand ausgelöste Reflexvorgang zunächst zur Anspannung und Erhebung des Gaumensegels, zum Abschluß des Nasenrachenraumes und Erhebung des Kehlkopfes und Zungenbeines geführt hat, mit der Heranziehung des KILLIANschen Oesophagusmundes und dessen reflektorisch, durch Hemmung seiner tonischen Verschlußkontraktion erfolgenden Öffnung. Der Grad dieser Öffnung, die beim Leerschlucken ausbleibt, steht in Beziehung zur Größe des zu verschluckenden Bissens (BRÜNINGS, S. 331), der nun in die Speiseröhre eintritt.

Über die Art seiner Weiterbeförderung haben die Anschauungen hinsichtlich des aktiven oder passiven Verhaltens des Oesophagus mehrfach gewechselt. Während sie in früherer Zeit auf einen nach Analogie der Darmbewegung peristaltisch und kontinuierlich fortschreitenden Kontraktionsvorgang des Schlundrohres zurückgeführt wurde, der die Aufgabe hat, den Bissen bis in den Magen zu treiben, wurde der Oesophagus durch die Versuche von KRONECKER und MELTZER am Menschen mehr in die Rolle eines sich größtenteils passiv verhaltenden Rohres gedrängt, durch das Flüssigkeit und Brei momentan tief hinabgespritzt werden, um dann durch die erst etwa 6 Sek. nach Schluckbeginn dort eintreffende Peristaltik durch die Kardia hindurchgepreßt und in den Magen befördert zu werden [Kronecker und Falk, S. 299, Kronecker und Meltzer (1, 2), S. 351]. Nach diesen Untersuchungen lassen sich im Oesophagus drei einzelne Abschnitte der Schluckbahn unterscheiden, innerhalb deren jedem die Kontraktion fast gleichzeitig erfolgt und im ersten etwa 1,2 Sek., im nächsten etwa 1,8 Sek., im dritten etwa 3 Sek. nach dem Anfang des Schluckaktes beginnt. Da hierbei auch die Pharynxkonstriktoren nur als Reservemotoren für den Schluckakt betrachtet werden, blieb die Art des schnellen, von der Mundrachenhöhle ausgehenden Spritzenmechanismus zunächst ziemlich ungeklärt.

Durch die Arbeiten von Schreiber (1—3) wurde dem Oesophagus wieder die frühere aktive Beteiligung am Schluckakte eingeräumt und das Hinabspritzen von Flüssigkeit in den Magen, wie überhaupt die Fortbewegung innerhalb der Speiseröhre, auf peristaltische Schnürungen ihrer Muskulatur bezogen. Maßgebend hierfür waren besonders die von Schreiber mit der gleichzeitigen Pharyngo- und Oesophagographie registrierten Geschwindigkeiten der Fortbewegung der Nahrungsbissen. Für diese spielen Form, Größe, Konsistenz, Oberflächenbeschaffenheit, Temperatur, Schmackhaftigkeit eine wesentlich beeinflussende Rolle. Alle Ingesta werden durch den bei der buccopharyngealen Periode des Schluckaktes im abgeschlossenen Mundrachenraume bewirkten Schluckdruck und weiter durch den der Pharynxkonstriktoren in den Anfangsteil der Speiseröhre, nach Schreiber jedoch nur etwa 4 cm weit, hineingepreßt. Von hier aus gelangen sie vermöge der im Halsteile (20—25 cm/sek.) und Brustteile (5 cm/sek.) verschieden geschwinden Peristaltik in ca. 5 Sek. nach Schluckbeginn bis zur Epikardia, die sich nach einer Pause von 0,3—0,5 Sek., innerhalb weiterer 2—4 Sek. in den Magen hineinbefördert (Schreiber). Weiche Bissen gelangen beim Menschen etwa in 3,8 Sek. bis zur Epikardia, Flüssigkeit wird ebenso in den Brustteil hineingetrieben und weiter geschoben, so daß sie, unterstützt durch das leichtere Fließen, in 2—3 Sek. zur Epikardia gelangt. Auch aus einer Öffnung oberhalb der Kardia kommt verschlucktes Wasser im Tierversuch erst 0,8—1,4 Sek. nach Schluckbeginn hervor. Die *Epikardia* vermittelt sphincterartig den Abschluß gegen den Magen und wirkt als Expressor ingestorum zur Beförderung in den Magen. Die von Schreiber ermittelten Zeiten für die Dauer der ösophagealen Schluckphase stimmen mit den Ergebnissen der Röntgenaufnahmen von Küpferle gut überein.

Gerade die *Röntgenbeobachtung* hat aber durch die Untersuchungen von Kraus (1—3) dann wieder zu einer Auffassung geführt, die sich derjenigen von Kronecker und Meltzer weitgehend nähert. Nach Kraus kann eine genügend groß gewählte, weiche oder flüssige Schluckmasse bei der die buccopharyngeale Phase des Schluckaktes abschließenden Austreibung nach Erschlaffung des Killianschen Sphincters unter dem Stempeldruck der Mylohyoidei und Hyoglossi in einem Zuge soweit hinabschießen oder gespritzt werden, daß sich der Oesophagus ohne aktive Beteiligung seiner eigenen Muskulatur sofort bis zur Kardia füllt. Selbst bis in den Magen kann hierbei ein kleiner Teil der Schluckmasse schon durch die muskuläre Aktion der buccopharyngealen Periode gelangen. Erst hiernach würde dann die Kontraktion der Pharynx- und Oesophagusmuskeln einsetzen [Kraus (2)]. Offenbar bestehen für die Beförderung durch den Oesophagus verschiedene Möglichkeiten des Mechanismus, die vor allem von der Konsistenz der Schluckmasse abhängig sind. Daß Flüssigkeit bei offenem Oesophagusmunde und Kardia durch die Speiseröhre wie durch ein starres Rohr in den Magen hinabgegossen werden kann, ist eine besonders früher aus studentischen Erfahrungen geläufige Tatsache. Auch auf dem Kopfe stehend kann Festes und Flüssiges geschluckt werden, wobei wohl

eine fortlaufende wasserdichte Schnürung der Ringmuskulatur erfolgt (Brü-
nings); nach einem Meltzerschen Versuche konnte aber ein Hund auch nach
Entfernung der Muscularis des größten Teiles des Oesophagus die getrunkene
Milch gegen die Schwerkraft in den Magen befördern, so daß hier ein vollwertiger
„Ersatz für physiologisches Schlucken" [Kraus (3)] eintrat. Feste und halbfeste Bissen werden aber auch nach Röntgenbeobachtungen am Menschen
(Cannon und Moser, Cannon) im Oesophagus von oben bis unten allein durch
Peristaltik fortbewegt, Flüssigkeiten werden indessen auch nach diesen Autoren,
wenn auch langsamer als beim Pferd, wo feste und halbfeste Bissen mit 35
bis 40 cm/sek. befördert werden, Flüssigkeiten aber hinabschießen, mit beträcht-
licherer Gsechwindigkeit tief hinabgeschleudert, während ihre Beförderung
bis in den Magen beim Hunde etwa ebenso 4—5 Sek. erfordert wie die festen
Bissen. Bei der Katze beträgt die ganze Schluckzeit 9—12 Sek., wovon 6 bis
10 Sek. auf die Fortbewegung im Brustteile entfallen, in dem die Geschwindigkeit für feste und flüssige Nahrung gleich ist, während im oberen Teil der Speiseröhre Flüssigkeit schneller bewegt wird (Cannon und Moser). Beim Hunde
fand Kahn (3) mittels einer auch für den Menschen verwendbaren tachymetri-
schen Methode eine Schluckdauer von 6—7 Sek. und konnte eine Verlangsamung der Beförderung in der Mitte des Halsteils und am Übergange zum
Brustteil feststellen. Nach Kindermann (s. Brünings, S. 332) dauert die
ösophageale Periode beim Menschen etwa 6 Sek., wovon auf den Halsteil etwa
1,75 und auf den Brustteil 4,5 Sek. entfallen.

Die *buccopharyngeale Phase* erfüllt nach Palugyays Röntgenbeobachtungen
am Menschen eine dreifache Aufgabe, indem sie erstens den Bissen in den
Oesophagus übertreten läßt, ihn zweitens durch den Halsteil befördert, und
drittens die magenwärts gerichtete Peristaltik der Speiseröhre auslöst. Für den
Transport der Ingesta wirkt dabei, besonders bei Flüssigkeiten, auch die Schwerkraft mit; in solchen Körperstellungen, in denen diese Wirkung nicht zur Geltung
kommt, kann sie unter normalen Verhältnissen aber auch entbehrt werden.

Die *Kraft der ösophagealen Schluckbewegung*, die schon Mosso beim Hunde
maß, bei dem noch ein Gewicht von 250 g in den Magen gezogen wird und durch
die sogar 450 g auf einen Augenblick 3—4 cm hochgehoben werden können,
ist beim Menschen nach Schreiber (3) in verschiedenen Abschnitten verschieden. Schon bei Belastung mit 10 g kommt ein Bissen nur bis 9 cm weit,
bei 1—5 g kommt er noch in Absätzen durch. Viel größer ist die Haltekraft des
Oesophagus beim Menschen; vom Anfangs- und Endteile aus können bis 350 g
minutenlang schwebend erhalten werden, vom Brustteil aus nur 50—60 g.

Aus allem ergibt sich, daß die *ösophageale Phase des Schluckaktes*, wenn wir
diese von der Öffnung des Oesophagusmundes und dem Übertritt der Schluckmasse in die Speiseröhre an bis zum Übertritt in den Magen rechnen, teils unter
passiver, teils aktiver Beteiligung der Oesophaguswandung ablaufen kann.

Die aktive Beteiligung des Oesophagus am Schluckvorgange in seiner ösophagealen Phase besteht in der sog. Peristaltik des Oesophagus.

III. Peristaltik des Oesophagus.

1. Schluckperistaltik.

Diese setzt an dem nach Durchtritt der Schluckmasse wieder geschlossenen
Killianschen Oesophagusmunde ein und läuft nach den Röntgenbeobachtungen am Menschen [Kraus (2, 3)] in Gestalt von typischen, jedesmal von
derselben Stelle ausgehenden Kontraktionswellen (Peristolen) das Schlundrohr

hinab. Hierbei wird auch immer Luft mitgeführt. Auch im Ösophagoskop läßt es sich beim Menschen beobachten, wie ein vollständiger sphincterartiger Verschluß in träger Bewegung über das klaffende Lumen abläuft, so daß dieses in jedem Querschnitt für die Dauer von mehreren Sekunden verschwindet und der ganze Vorgang durchaus als eine fortschreitende peristaltische Schnürung der Wandmuskulatur erscheint (Brünings).

Diese sog. Peristaltik des Oesophagus, die nach der Anschauung von Kronecker und Meltzer nur für das Nachfegen des Rohres und Durchpressen der Massen durch die Kardia eine Bedeutung besitzen sollte, nach Schreibers Untersuchungen und überhaupt bei festeren Schluckmassen dagegen die ganze Fortbewegung der Ingesta durch die Speiseröhre besorgt, ist aber doch physiologisch von anderer Art als die von den muralen Plexus abhängige Peristaltik der rein glattmuskeligen Hohlorgane, insbesondere des Darmes, bei dem die äußere Innervation nur eine verhältnismäßig geringe Rolle spielt. Entsprechend ihrem ganz oder größtenteils aus quergestreifter Muskulatur bestehenden Aufbau ist die Speiseröhre der Säuger in ihrer „Peristaltik" fast völlig abhängig von äußeren Einflüssen und verwickelten Verknüpfungen reflektorischer Mechanismen, deren Ineinandergreifen heute noch keineswegs klar durchschaut wird.

Die Peristaltik des Oesophagus läßt sich nur in nächster Bezugnahme auf seine direkte und reflektorische Innervation verstehen. Ihre Hauptbedeutung besitzt sie als *Teilerscheinung des Schluckreflexes*, der bei der willkürlichen Schluckbewegung durch Reizung der sog. Schluckstellen oder experimentell durch zentripetale Reizung bestimmter Nerven ausgelöst wird. Doch kann sich der Schluckreflex auch auf die buccopharyngeale Phase beschränken, ohne überhaupt auf den Oesophagus überzugehen, oder er greift nur auf die oberen Abschnitte desselben über. Experimentell kann der *vollkommene Schluckreflex* beim Kaninchen durch mechanische Reizung des weichen Gaumens in unermüdlicher Reihenfolge selbst 50mal ausgelöst werden (Wassilieff, Lüscher), ferner durch Streichen der Haut in der Regio submentalis (Brücke und Satake) oder auch von der seitlichen Pharynxwand oder Epiglottis her [Kahn (1)], leichter jedoch durch tetanisierende zentripetale Reizung des Laryngeus sup., die zuerst von Bidder bei der Katze angewendet wurde und zu periodischen Schluckakten mit spontanen Schluckreihen als Nachwirkung führt [Langendorff (1)]. Auch beim Hunde gelang es Meltzer (1) im Gegensatze zu Uhle, durch einseitige Reizung des Laryngeus sup. einen vollkommenen Schluckablauf bis zur Kardia zu erzielen, in Narkose auch einzelne oder periodische Schluckreflexe ohne Oesophaguswellen. Schluckbewegungen mit oder ohne Oesophagusperistaltik können bei Hund und Kaninchen auch durch zentripetale Reizung des Recurrens herbeigeführt werden [Waller und Prevost, Steiner, Kahn (2), Lüscher], ferner bei Hund und Katze auch durch zentripetale Glossopharyngeusreizung [Kahn (1)], während die zentripetale Vagusreizung bei erhaltenem zweiten Vagus beim Hunde eher eine tetanische Kontraktion des ganzen Oesophagus [Meltzer (2)] oder einzelner Abschnitte, hiernach aber bei längerer Einwirkung faradischer Ströme gelegentlich noch eine Reihe von Schluckbewegungen auslöst (Mangold und Inaoka). Nach Durchschneidung auch des anderen Vagus scheinen diese Wirkungen auszubleiben, woraus sich dieser hierfür als efferente Bahn erweist. Doch konnte an Hunden wiederholt bei Reizung der zentralen Stümpfe des Laryngeus sup. auch nach beiderseitiger Durchschneidung des Vagus und Recurrens noch ein abortiver Schluckreflex mit Kehlkopfbewegung und Kontraktion des obersten Halsoesophagus beobachtet werden (Mangold und Inaoka), so daß offenbar noch andere efferente Bahnen in Betracht kommen.

Als *Zentrum für die Oesophagusbewegungen* hat bereits Goltz in seinen Studien am Frosche aus dem damals neu begründeten Straßburger physiologischen Institute die Medulla oblongata erkannt. Auch das *Zentrum für die Schluckbewegung des Oesophagus* liegt in der Medulla oblongata; MILLER und SHERRINGTON konnten durch elektrische Reizung am Boden der Rautengrube typische Schluckbewegungen auslösen. Bei afferenter Reizung dieses Zentrums geht von diesem eine Reihe von Erregungen aus, die erst die Nerven des oberen Teiles des Oesophagus und hiernach die der unteren Abschnitte in Aktion versetzen, ohne daß diese Reihenfolge durch die verschiedene Entfernung der Nerven vom Zentrum erklärt werden könnte. In dieser Weise hat bereits Mosso den Mechanismus des Ablaufes der reflektorischen Schluckperistaltik des Oesophagus gedeutet und durch die, von KRONECKER und MELTZER und KOLMER bestätigte, Fortleitung des Vorganges auch nach teilweiser Resektion des Oesophagus bei erhaltenem Nervensystem bewiesen, daß diese Fortleitung der Erregung nicht durch die Muskulatur oder den Plexus, sondern durch äußere Innervation erfolgt. Bei tieferer Narkose versagt indessen diese Fortleitung [WILD, MELTZER (2)].

Für diesen kettenartigen Ablauf der reflektorisch regulierten Erregungsleitung nehmen KRONECKER und MELTZER entsprechend den von ihnen unterschiedenen nacheinander in Aktion tretenden Abschnitten der Schluckbahn eine Reihe von Ganglienzellhaufen in Anspruch, deren jeder mit dem entsprechenden Abschnitte der Schluckbahn durch motorische Nerven verbunden ist. LANGLEY hält eine Fortleitung durch Ineinandergreifen der postganglionären Fasern für möglich [LANGLEY (2)]. Diese einzelnen Anschauungen entbehren zur Zeit der experimentellen Begründung. Aus eigenen Versuchen an Hunden und Katzen geht hervor, daß die durch elektrische Reizung des Vagus oder Recurrens und ihrer Äste dem Oesophagus als Erfolgsorgan zugesandte Erregung jeweils nur tetanische Kontraktionen bestimmter Abschnitte hervorruft, ohne daß diese lokale Wirkung auf die folgenden Innervationsgebiete übergreift und daß es zu einer peristaltischen Fortleitung käme. Hieraus geht hervor, daß die Erregungsleitung jedenfalls nicht myogen durch die Wandmuskulatur, aber auch nicht neurogen durch Vermittlung eines muralen Plexus vor sich geht (MANGOLD und INAOKA), dessen Existenz im quergestreiften Oesophagus auch noch umstritten ist (siehe weiter unten). Die *Oesophagusperistaltik* muß also durch *eine Kette von Reflexen* zustande kommen, die alle über das bulbäre Schluckzentrum gehen.

Das Schluckzentrum befindet sich nach Ablauf eines Schluckreflexes nach einem kurzen Refraktärstadium in einem Zustande erhöhter Erregbarkeit, einer „übernormalen Phase" (ISAYAMA). Diese erleichtert und beschleunigt den intrazentralen Ablauf der Erregungen, da während derselben beim Kaninchen eine reflektorisch ausgelöste Schluckwelle meist kräftiger, rascher und weiter über den Oesophagus abläuft (REISCH). Experimentell gelang es UHLE beim Hunde auch das Schluckzentrum negativ zu beeinflussen, indem er durch Kühlung des Carotisblutes die Schluckperistaltik zur Verlangsamung brachte.

Ob hierbei der kontinuierliche Ablauf des Vorganges durch eine im Zentrum innerhalb des Kernes fortkriechende Ausbreitung der einmaligen Erregung bedingt wird (KOLMER) oder dadurch, daß von jedem erregten Abschnitt des Oesophagus neue afferente Erregungen zum Zentrum laufen, die neue Reflexe auf die folgenden Teile hervorrufen, ist noch nicht geklärt. Vielleicht ist beides unter verschiedenen Bedingungen bei der normalen Schluckperistaltik beteiligt. Von der Schleimhaut selbst ausgehende afferente Erregungen scheinen dabei nicht in Betracht zu kommen, da auch nach Cocainisierung derselben beim Kaninchen der Ablauf der Schluckwelle ungestört verläuft (KOLMER). Nach MELTZER könnte doch eine Kette lokaler, durch die jeweilige mechanische

Reizung der einzelnen Abschnitte infolge der Erweiterung durch die Schluckmasse bedingter Reflexe beteiligt sein, da eine Ligatur dem Fortschreiten Halt gebietet [Meltzer (3)].

Anhangsweise sei hier noch auf eine neue Zusammenfassung von Palugyay (2) über das Schlucken bei Mensch und Tieren und über die Pathologie des Schluckaktes hingewiesen.

2. Peristaltik ohne Schluckakt.

In der Tat lassen sich durch den örtlichen Dehnungsreiz der Aufblasung eines an der Sonde eingeführten Ballons kurze oder lange tetanische Kontraktionen auslösen (Carlson und Luckhardt), von denen es L. R. Müller und Greving (S. 125) noch für unentschieden halten, ob es sich um murale oder spinale Reflexe handelt. Ferner fand Brünings durch ösophagoskopische Untersuchungen am Menschen, daß Reizungen chemischer, thermischer, elektrischer und mechanischer Natur von der Oesophagusschleimhaut aus zwar im Vergleich zum übrigen Darmtraktus nur schwer ansprechen, daß aber doch die mechanische Dehnung der Speiseröhrenwand eine mächtige ununterbrochene „Dehnungsperistaltik" auszulösen vermag (S. 334). Die Kontraktionsringe folgen einander dabei oft in Bruchteilen einer Sekunde, so daß man durch ihr Lumen hindurch mehrere von ihnen gleichzeitig übersehen kann.

Danielopulo gelang es, die Oesophaguskontraktionen zu registrieren, die durch den mechanischen Reiz der Dehnung, gleichgültig an welcher Stelle diese erfolgt, hervorgerufen werden. Er unterscheidet hierbei zwei Arten von Reflexen, einfache Oesophagusreflexe und Schluckreflexe. Mit dem Verlegen der Reizstelle nach unten nehmen erstere zu und letztere ab. Diese *Oesophagusreflexe* schienen ausschließlich über extraösophageale Bahnen zu verlaufen. *Peristaltik ohne Schluckakt* beobachtete Danielopulo, wenn er Fremdkörper durch eine seitliche Öffnung in den Oesophagus brachte, wo sie dann ohne Schluckbewegung magenwärts glitten.

Ganter sah mit seiner oben erwähnten Methodik den menschlichen Oesophagus ähnlich wie den Darm auf einen Dehnungsreiz mit mehr oder weniger regelmäßigen Kontraktionen reagieren. Er fand dabei den *kritischen Grenzdruck,* der auslösend wirkt, niedriger und weniger konstant als am Dünndarm. Die erste Kontraktion, die auftritt, zeigt meistens schon die volle Höhe, nach Art des Alles- oder Nichtsgesetzes; die Frequenz betrug 8—12 pro Minute und erwies sich als unabhängig von der Druckhöhe. Die Spannung wirkt also nur auslösend, nicht regulierend. Daß nicht der Druck an sich, sondern auch die Dehnung auslösend wirkt, ging daraus hervor, daß auch bei maximaler Inspiration die kritische Dehnung überschritten und Oesophaguskontraktionen hervorgerufen werden können. Im Halsteile ließen sich nicht bei allen V. p. Kontraktionen erzielen.

Caballero fand auch beim Hunde den unteren Abschnitt direkt stärker erregbar, konnte aber von allen Teilen des Oesophagus aus durch seitliches Einführen eines Korkkügelchens Peristaltik auslösen, die den Fremdkörper in den Magen beförderte.

Auch Weitz und Vollers konnten beim Menschen unabhängig vom Schluckakt ziemlich regelmäßig 6—7mal pro Minute ablaufende peristaltische Wellen der Speiseröhre registrieren.

Auch ohne sichtbare Ursache und ohne vorangehenden Schluckakt konnte Brünings ösophagoskopisch spontane autochthon entstehende Speiseröhrekontraktionen beobachten; vielleicht wirkte dabei doch das eingeführte Instrument mechanisch reizend. Besonders für eine derartige Oesophagusperistaltik, wie sie ohne einleitenden buccopharyngealen Schluckreflex durch Dehnung, Einspritzung von Flüssigkeit oder direkte Einführung von Schluckmassen ausgelöst wird [CANNON (1), MELTZER (1, 6, 8, KAHN (3)], kommt wohl die Fortleitung der Bewegung durch lokal bedingte Reflexketten in Betracht. Hierbei erwies sich die Reizbarkeit durch die unmittelbare Berührung und Dehnung durch die eingeführte Masse am Brustteil größer als am Halsteil der Speiseröhre, und besonders der unterste Teil zeigt beim Hunde ein beständiges Bestreben, Fremdkörper in den Magen zu ziehen [KAHN (3)]. Nach VEACH (4) bestehen zwischen dem Oesophagusende und dem Magen besondere funktionelle Beziehungen, indem nach Versuchen an Katzen den Oesophaguswellen Magenbewegungen folgen und Aufblasen eines Ballons innerhalb der Speiseröhre Kontraktion am Oesophagusende und zugleich Erschlaffung im Magen hervorruft.

Die Bewegung bei direkter Einführung von Schluckmassen bezeichnet MELTZER im Gegensatze zu der „primären", einen begonnenen Schluckakt fortsetzenden Peristaltik als „sekundäre Peristaltik" des Oesophagus; diese Bezeichnungen könnte man ebensogut umgekehrt anwenden. Besser charakterisiert man vielleicht die *durch Reizung* des *Oesophagus selbst ausgelöste als eine* „*direkte*", *die einem Schluckakte folgende als* „*indirekte Peristaltik*" *des Oesophagus.*

Die direkte Peristaltik wird durch einseitige Zerstörung der Innervation oder Vagotomie aufgehoben (MELTZER (6, 8)]. Offenbar liegt dabei also kein rein muraler Reflex vor (L. R. MÜLLER, S. 125); die zentripetale und -fugale Erregung müssen vielmehr auch hierbei über Vagus und Recurrens verlaufen. Reflektorische Oesophaguskontraktionen ohne Schluckakt und anscheinend auch ohne eigentlich peristaltischen Charakter treten schon beim Sehen oder Riechen des Futters beim Hunde auf (CARLSON und LUCKHARDT); ferner beim Menschen in Gestalt der zugleich mit den Hungerkontraktionen des Magens und den paroxysmalen Steigerungen des Hungergefühls nachweisbaren Hungerkontraktionen des Oesophagus (CANNON und WASHBURN, CARLSON und LUCKHARDT, BOLDIREFF), ebenso in den die Durstempfindungen als Kontraktionsempfindungen bedingenden Bewegungen der Speiseröhre (L. R. MÜLLER mit HEISS u. a., S. 294).

3. Autonome Peristaltik.

Als dritte Art der Oesophagusperistaltik tritt zu der Peristaltik mit und ohne Schluckakt die anscheinend autonome Peristaltik des unteren Brustteils hinzu, wie sie nach beiderseitiger Ligatur der Vagi bei Affen und Katzen, bei letzteren auch nach völliger Degeneration der durchschnittenen Vagi, bis 34 Tage nach dieser Operation, von CANNON (1, 2) mittels der Röntgenbeobachtung festgestellt werden konnte, beim Kaninchen dagegen bei 2 Wochen langen Beobachtungen ausblieb. Ebenso sah JURICA bei Katzen nach beiderseitiger Vagotomie, während der quergestreifte orale Abschnitt gelähmt blieb bzw. erst in 3 Monaten wieder teilweise beweglich wurde, das distale glattmuskelige Ende schon nach 24 Stunden seine Motilität wieder gewinnen. Und auch in HOFERs (1) Versuchen an verschiedenen Säugern trat nach diesem Eingriff eine gewisse Automatie wieder ein. Offenbar handelt es sich hierbei um eine auf den bei erstgenannten Tieren mit glatter Muskulatur versehenen unteren Abschnitt des Brustoesophagus beschränkte spontane Bewegung, wie sie zuerst von MAGENDIE beschrieben, von J. MÜLLER und LONGET bestätigt, am Hunde mit seinem bis zum Ende quergestreiften Oesophagus dagegen von MOSSO und auch von uns nicht beobachtet werden konnte und anscheinend auch beim Menschen und Kaninchen vermißt wird. Da bei den letzteren ein intramuraler Plexus zwischen

Längs- und Ringsmuskulatur zu bestehen scheint (L. R. Müller, S. 120, Glaser, Greving) und beim Menschen die glatte Muskulatur schon ziemlich weit oben am Oesophagus beginnt, so scheint auch hier für den unteren Teil des Oesophagus die Möglichkeit autonomer Peristaltik gegeben, die wohl nur bei glatter und mit Nervenplexus versehener Muskulatur auftreten kann. L. R. Müller vermutet für den Plexus auch eine Bedeutung für den Tonus und die einzelnen Kontraktionen der Speiseröhre (S. 126).

IV. Innervation des Oesophagus.

1. Vagus.

Die wichtigste nervöse Beeinflussung erfährt der Oesophagus durch die parasympathische Innervation von seiten des an ihm reichlich entwickelten Vagussystems. Seit Reid und Volkmann (1844) ist die Lähmung der Speiseröhre durch beiderseitige

a) Vagotomie.

von zahlreichen Forschern bestätigt worden (s. u. a. Starck). Wie schon erwähnt, braucht die Lähmung keine vollkommene zu sein und erstreckt sich z. B. nicht auf die autonome Bewegung des unteren Brustteils bei der Katze; doch ist auch bei dieser zunächst ein Stagnieren des Futters im Oesophagus die Folge [Cannon (1), Jurica]. Es müssen daher bei der Vagusdurchschneidung die unmittelbaren Folgen, die meist in einer primären Lähmung des ganzen Oesophagus bestehen, von dem späteren Verhalten mit teilweiser Wiederherstellung der Funktion unterschieden werden.

Nach Vagotomie treten beim Frosch dauernde Krampfzustände im Oesophagus auf (Goltz), auch bei der Schildkröte viele Stunden lang ein Hypertonus [Carlson und Luckhardt (2)], der durch periphere Vagusreizung wieder aufgehoben werden kann.

Bezüglich der Wirkung bei den Säugern stehen die Angaben der Autoren nicht alle miteinander im Einklang. Teils wird beim Hunde als Folge der Vagotomie am Halse von völliger Lähmung eines Teils des Oesophagus (Mosso), teils völliger Lähmung überhaupt (Krehl, Steiner) berichtet, während Kahn bei Katze und Hund keine Lähmung des Halsoesophagus erhielt [Kahn (2)]. Pawlow und Katschkowsky sahen beim Hunde nach Durchschneidung der Halsvagi das untere Drittel des Oesophagus paralysiert, die Kardia halb geschlossen, infolgedessen Anhäufung der Nahrung im unteren Teil der Speiseröhre und Erbrechen. Letzteres haben wir selbst auch bei zweizeitiger Operation in den der zweiten folgenden Tagen beobachtet. Krehl fand, daß nur die Durchschneidung der Oesophagusäste des Vagus *oberhalb* seiner Lungenäste zum Tode führt, nicht aber unterhalb.

Einseitige Vagotomie verursacht keine nachhaltigen Störungen.

Der angeblich von Cl. Bernard beobachtete und von Schiff bestätigte (s. S. Mayer, S. 425), der beiderseitigen Vagotomie am Halse folgende krampfhafte Kontraktionszustand des unteren Oesophagus, der im Sinne einer dauernden zentralen Hemmung der Oesophagusmuskulatur gedeutet wurde, hat anscheinend keine definitive Bestätigung erfahren und konnte auch von uns bei Hunden und Katzen nie beobachtet werden (Mangold und Inaoka). Hofer (2) erklärt hauptsächlich die Dilatationen als Folge einer Vagusparalyse, betont aber, daß auch nach Ausschaltung der Vagi noch Spasmen beobachtet werden.

b) Vagusreizung.

Die faradische Reizung des peripheren Stumpfes vom durchschnittenen Vagus kann tetanische Kontraktion des ganzen Oesophagus zur Folge haben (MOSSO, ESPEZEL, KRONECKER und MELTZER, LANGLEY, BRÜCKE). Dabei läßt sich eine auffallend lange Reizbarkeit des Vagus nach Aufhören der künstlichen Atmung oder Verbluten der Tiere feststellen (MOSSO, MANGOLD und INAOKA), und zwar erlischt die Reizbarkeit des Vagus oberhalb des Ganglion cerv. inf. viel früher als unterhalb (MANGOLD und INAOKA), wodurch in Analogie mit dem früheren Absterben der sympathischen Nervenzellen im Vergleich zu den efferenten Nervenfasern [LANGLEY (2), LANGENDORFF (2, 3)], das Ganglion cerv. inf. sich nicht einfach als Durchgangsstation der Vagusfasern, sondern als Stätte der Ursprungszellen für die letzten, unmittelbar an den Oesophagus tretenden motorischen Fasern erweist. Wenn man eine gleiche Überlebensdauer der Nervenzellen des Ganglion cerv. inf. und des intramuralen Plexus annimmt, wird dadurch zugleich wahrscheinlich, daß die motorischen Vagusfasern unmittelbar an der Muskulatur und nicht erst an Plexuszellen angreifen. Schon LANGLEY äußerte Bedenken gegen das Bestehen einer Verbindung von Vagusfasern und Plexuszellen [LANGLEY (2)].

Bei Kaltblütern (Schildkröte) gelangten CARLSON und LUCKHARDT (2) und BERCOVITZ, da sie bei Vagusreizung Hemmung in den oberen zwei Dritteln und Kontraktion im unteren Oesophagus, Kardia und Magen beobachteten, zur Annahme getrennter Innervation beider Abschnitte. Beim Frosche sahen sie den Oesophagus bei tetanisierender Vagusreizung in vollkommenen Tetanus geraten.

Eigene Versuche an Hunden und Katzen in leichter Äthernarkose ergaben zur Vagusinnervation des Oesophagus folgendes [MANGOLD, INAOKA (1), S. 320, Abbildung]:

Reizung des cervicalen Stammes des Vagus (Katze) oder Vagosympathicus (Hund) verursacht nur selten lokale, durch den Recurrens oder reflektorisch vermittelte tetanische Kontraktionen des Halsoesophagus oder gelegentlich auch reflektorische Peristaltik in demselben. Meist erstreckt sich die Wirkung vielmehr nur auf den Brustteil, in dem während der Reizdauer eine totale tetanische Ringkontraktion eintritt, zugleich abschnittsweise Längskontraktionen mit 1—3 auf den Brustoesophagus verteilten Kontraktionszentren, nach denen hin sich die nächstgelegenen Partien des Oesophagus von oben und unten her verkürzen. Besonders auf ein im obersten Brustoesophagus konstant auftretendes Kontraktionszentrum hin wird dabei der ganze Halsteil der Speiseröhre passiv herangezogen.

Die gleiche Wirkung, außer der reflektorischen, zeigt sich bei peripherer Reizung eines durchschnittenen Vagus. Normalerweise geht die Erregung vom Halsvagus offenbar glatt auf den Brustvagus über; die dann auftretende Blockierung dieses Überganges läßt sich unter Entlangführen der Elektroden am Vagus örtlich genau begrenzen, auch wenn das Ganglion cerv. inf. kaum als Anschwellung des Nervenstammes erkennbar ist. In ihm beginnen offenbar die Vagusfasern, die im Brustvagus mit seinen zahlreichen Einzelästen, dem sog. Plexus oesophageus, und dem an jeder Seite herabziehenden Hauptstamm, in einer nach Zahl und Verlauf individuell äußerst variablen Weise, zum Oesophagus gehen. Die Reizung einzelner Äste hat örtlich beschränkte Kontraktionen zur Folge, bei manchen beträchtlich tiefer, als der makroskopisch sichtbare Eintritt der Äste in die Oesophaguswandung liegt. Die Kontraktion bezieht sich meist symmetrisch auf die innervierte Stelle. Nur an den Endteilen der thorakalen Vagusstämme, die meist für die dorsale Seite des untersten Oesophagus einen gemeinsam gebildeten starken Ast abgeben und sich, ebenso wie schon in Herzhöhe, durch Astomosen verbinden, hat die Reizung ausgesprochen asymmetrische, nach der gereizten Seite hin drehende Kontraktion des Organs zur Folge.

Veach (1) beobachtete bei Katzen eine *Umkehr der Vaguswirkung* je nach der zur peripheren Vagusreizung verwandten Reizstärke; bei schwächeren Strömen erhielt er am unteren Oesophagusende und der Kardia Kontraktionen mit kontraktorischer Nachwirkung, bei stärkeren und frequenteren Strömen eine Anfangskontraktion, hiernach aber Erschlaffung, oder auch nur letztere als eine *primäre* Hemmungserscheinung.

Im allgemeinen können wohl die bei Hunden und Katzen erhobenen Befunde auch auf den Oesophagus beim Menschen übertragen werden, da die Innervation weitgehend übereinstimmt (Mac Crea).

Über den *zentralen Ursprung der motorischen Vagusfasern für den Oesophagus* fand Kreidl in Versuchen am Kaninchen, daß diese Fasern hier dem oberen Wurzelbündel, also dem Glossopharyngeus entstammen, von wo sie in den Vagusstamm übertreten. Hierbei läßt sich natürlich nicht sagen, wieweit dieses Ergebnis sich auf die Verhältnisse beim Menschen übertragen läßt. Am *Halsteile* erfolgt die Innervation nur selten teilweise auch durch direkt vom Vagus abgehende Äste, die Hauptbedeutung kommt hierbei vielmehr dem

c) Nervus recurrens

zu, der den motorischen Nerven des Halsoesophagus und auch die Bahn für die vom Halsvagus kommenden Erregungen darstellt, gegen die er sich wie erwähnt, im Tierversuch oft blockiert erweist. Nach Durchschneidung seiner Äste kommt, soweit bisher Untersuchungen vorliegen, im allgemeinen keine Peristaltik des Halsoesophagus bei zentripetaler Reizung des Laryngeus sup. oder Vagus zur Herbeiführung des Schluckreflexes mehr zustande (Lüscher); nach Steiner aber doch noch beim Kaninchen und Meerschweinchen, anscheinend infolge einer besonderen Nervenversorgung, die hier angeblich in einem, als Ramus oesophageus magnus bezeichneten, vom Thorax her aufsteigenden Nerven vorliegen soll. Wir erhielten beim Hunde mehrfach durch Reizung des Laryngeus sup. auch nach beiderseitiger Durchschneidung des Vagus und Recurrens Kehlkopfbewegung und im obersten Halsoesophagus mehr oder minder weit fortschreitende Kontraktion, genau wie sonst im Beginn einer reflektorischen Schluckperistaltik. Die Reizung des mehr lateral verlaufenden Hauptstammes des Recurrenssystems (Recurrens lateralis) wie des von ihm in Höhe der Thoraxapertur abzweigenden und unterhalb des Kehlkopfs sich wieder mit ihm vereinigenden Parallelzweigs (Recurrens medialis, Mangold und Inaoka), sowie auch der zwischen diesen bestehenden Verbindungen und der von ihnen zum Oesophagus tretenden Ästchen führt zu tetanischen Kontraktionen im Halsoesophagus, wobei sich einzelne Äste als zu einzelnen, etwas übereinander greifenden Abschnitten gehörig erweisen (Lüscher, Mangold und Inaoka). Meist gehen 3—4 Endäste vom Recurrens med. in verschiedener Höhe zum Halsteil des Oesophagus heran, die manchmal ein weiter abwärts von ihrer Eintrittsstelle gelegenes Kontraktionsgebiet innervieren. Reizung des Recurrens oder einzelner Äste kann daher eine auf einen oder mehrere Querschnitte des Oesophagus beschränkte örtliche Ringkontraktion oder totale tetanische Ringkontraktion des ganzen Halsoesophagus, bei erhaltener zentripetaler Leitung auch Schluckakt mit Peristaltik oder Peristaltik ohne vorhergehenden Schluckakt, zur Folge haben; bei Reizung des Recurrensstammes nahe dem Abgang vom Vagus auch passives Herabziehen des Halsoesophagus durch Kontraktion im obersten Brustteil infolge Übergang der Erregung auf den Vagus.

2. Sympathicus.

Von einer sympathischen Innervation des Oesophagus liegen bisher nur wenige positive Versuchsergebnisse vor. Schon anatomisch erscheint die Beteiligung des Sympathicus nicht so eindeutig wie an anderen Organen [vgl. L. R. MÜLLER (2), S. 232]. Ein Antagonismus zwischen sympathischer und parasympathischer Innervation ist unseres Erachtens am Oesophagus daher noch nicht mit Bestimmtheit nachgewiesen. Zerstörung des Halssympathicus hat auf die Vaguswirkungen bei der Katze keinen Einfluß [VEACH (1)]. Von dem Ganglion cervicale (MOSSO), ebenso vom Ganglion stellatum oder Ganglion nodosum vagi erhält man bei faradischer Reizung keine motorische oder hemmende Wirkung auf den Oesophagus (MANGOLD und INAOKA). Reizung der beiden Verbindungsäste zwischen Gangl. stellat. und cerv. inf. gibt Kontraktionen im Brustteil, wobei diese Erregung auch nach Versagen der präganglionären Vagusreizung ungehindert durch das Gangl. cerv. inf. hindurchgeht. Noch am Austritt aus dem Gangl. stell. aber erweisen sie sich ebenso wie die Reizung des Gangl. selbst oder des präganglionären Sympathicus im Experiment ohne Wirkung (MANGOLD, INAOKA). Auch von dem bei der Katze isoliert verlaufenden Halssympathicus erhielten wir keine Oesophaguswirkung. CARLSON (1, 2) bekam bei Katze und Hund durch zentripetale Reizung der Splanchnici Kontraktion selten auch Hemmung im unteren Oesophagusgebiet. Auch VEACH (3) erhielt bei *Splanchnicusreizung* Kontraktionen im unteren Oesophagusabschnitte; da die gleichzeitig am Magen auftretende Erschlaffung indessen der Vasokonstriktion der Magengefäße parallel ging und ebenso auch durch Abklemmung der Magengefäße herbeigeführt werden konnte, so liegt die Möglichkeit vor, daß auch die Oesophaguswirkung vom Splanchnicus her nur eine indirekte war.

Splanchnicotomie erwies sich ohne Einfluß auf die Motilität des Oesophagus bei der Katze (JURICA). Nach HOFER (1, 2) hat der Sympathicus überhaupt keinen Anteil an der Innervation der Speiseröhre.

Auch bei Kaltblütern (Frosch, Schildkröte) blieben Reizungen und Durchschneidungen der Halssympathici und Splanchnici erfolglos (CARLSON und LUCKHART (2)].

ESPEZEL und KAHN beobachteten beim Hunde bei Reizung der sympathischen Wurzel des N. pharyngeus inf. (= N. oesophagus) schwache Kontraktionen im obersten Halsoesophagus, so daß das Gangl. cerv. supr. schwach motorisch beteiligt zu sein scheint [KAHN (2), S. 359], wie auch wir bei dessen Reizung gelegentlich Schluckakt und Kontraktion im obersten Halsteil beobachteten.

Alles in allem überwiegen jedenfalls hinsichtlich der *Sympathicuswirkung auf den Oesophagus* bei weitem die negativen Ergebnisse und lassen sich im positiven Sinne nur jene vereinzelten und unbestimmten Angaben heranziehen. Auch SCHILF schließt sich im Gegensatze zu L. R. MÜLLER in seinem wichtigen Werke über das autonome Nervensystem unserer Auffassung an, daß eine motorische Doppelinnervation der Speiseröhre nicht erwiesen sei.

3. Hemmungswirkungen auf den Oesophagus

sind nur wenige bekannt. Schmerzreize oder zentripetale Reizung des Glossopharyngeus sollen die Oesophagusperistaltik in jeder Phase hemmen (KRONECKER und MELTZER, KAHN (3)]. Nach KITAJEW soll schwache Reizung dieser Nerven hemmend, starke erregend auf die Schluckbewegungen wirken. Bei Reizung der Splanchnici beobachtete CARLSON beim Kaninchen in der Regel, bei der Katze selten, beim Hunde niemals Hemmung der Kardia und des untersten Oesophagus. Auch spricht sich CARLSON für eine sowohl hemmende wie motorische Innervation der Kardia und des unteren Oesophagus durch Vagi und Splanchnici aus. An dem gleichen Gebiete konnte Langley (1) am Kaninchen nach Injektion von Curare und Atropin mittels der ösophagomanometrischen Methode bei Vagusreizung Erschlaffung feststellen und aus der folgenden Nachkontraktion auf die während der Reizung bestehende Hemmung schließen. Bei allen diesen Versuchen scheint es schwer zu unterscheiden, ob die am untersten Oesophagusteil beobachteten Erscheinungen nicht selbst noch mehr passiver Ausdruck der Kardiafunktion sind und wieweit sie sich wirklich auf anatomisches Oesophagusgebiet beziehen. Eine reflektorische Hemmung stellt wohl weiter die Dilatation der Speiseröhre beim Brechakte dar (s. weiter unten). Ferner soll nach Jacobsons Versuchen am Menschen mit Ballonsondenregistrierung eine Erschlaffung des Oesophagus auch bei willkürlicher Erschlaffung der Skelettmuskulatur eintreten.

Nach unseren Erfahrungen gelingt es im Tierversuche, auch bei gleichzeitiger Reizung von Vagus, Sympathikus oder der Ganglien, in verschiedener Kombination, nicht, deutliche Hemmungen eines durch Reiz hervorgerufenen oder eines mittleren spontanen Tonus der Oesophagusmuskulatur zu beobachten.

Die ganze *Frage einer motorischen und hemmenden Doppelinnervation*, die für die vegetativen Organe im allgemeinen bejaht werden kann (s. L. R. Müller), muß für den Oesophagus, abgesehen von jenen Hemmungen am Oesophagusmunde und im Kardiagebiete, einstweilen noch verneint werden. Es ist dabei ja noch zu berücksichtigen, daß die Speiseröhre unter den vegetativen Organen durch ihren Aufbau aus quergestreifter, der Skelettmuskulatur gleichenden Muskulatur eine Sonderstellung einnimmt. Jedenfalls hat Brünings offenbar eine irrtümliche Angabe vorgelegen, wenn er in seinem grundlegenden Werke schreibt, daß „im allgemeinen der Sympathicus als Verengerer, der Vagus als Erweiterer der Speiseröhre gilt" (S. 336). Eher könnte das Umgekehrte der Fall sein, wenn man überhaupt einen motorischen Einfluß des Sympathicus auf den Oesophagus anerkennen will.

V. Giftwirkungen auf den Oesophagus.

Bei dem vorhin erwähnten Versuche wirkt das *Atropin* schwächend auf die ösophagomotorischen Erregungen [Langley (1)], auch *Curare* lähmend auf die Nervenendigungen der quergestreiften Oesophagusmuskulatur [Langley (1), Brücke und Inouye, Mangold und Inaoka], während Curare die Kontraktionen im glattmuskeligen Oesophagusabschnitt nicht beeinträchtigt [Langley (1)].

Nach Danielopulo (2) erhöhen Atropin und Adrenalin in kleinen Dosen und vermindern bei großen Gaben die Kontraktilität des Oesophagus. Bei Kaltblütern hat Bercovitz die verschiedenen Wirkungen dieser Pharmaka genauer untersucht.

Die Narkotica wirken verringernd oder in größeren Dosen beseitigend auf die Auslösung der reflektorischen Schluck- und Oesophagusbewegungen wie auch auf die Wirkungen der Vagusreizungen. So erhielt Wild infolge zu tiefer Narkose im Gegensatz zu Mosso keine Fortleitung der Peristaltik über durchschnittene Stellen des Oesophagus hinüber.

VI. Verhalten der Speiseröhre beim Brechakt.

Der Oesophagus ist, wie aus den Untersuchungen von Hesse und Klee hervorgeht, beim Erbrechen im wesentlichen nur passiv beteiligt. Mit der Öffnung der Kardia wird er zugleich weit dilatiert. Kardiaöffnung und Erschlaffung der Speiseröhre erfolgen durch einen über den Vagus verlaufenden Reflex infolge der Steigerung des Mageninnendrucks (KLEE, S. 238). Im Röntgenbild gewinnt man den Eindruck, als ob der Magen dann förmlich in den verkürzten Oesophagus hinaufgezogen würde. Ob aber in der Tat eine Kontraktion der Längsmuskelzüge der Speiseröhre stattfindet, hält KLEE (S. 214) noch nicht für entschieden; es würde dies übrigens auch eine ganz besondere, physiologisch sonst nicht bestätigte und experimentell nie beobachtete Form der Oesophagusbewegung sein.

Die Füllung des Oesophagus geschieht infolge des Druckgefälles vom Magen her, das durch die inspiratorische Einstellung des Zwerchfells und den dadurch im Oesophagus erniedrigten Druck noch vergrößert wird. Die Herausbeförderung des Oesophagusinhaltes ist wohl hauptsächlich durch die Druckerhöhungen im Oesophagus während der ruckartigen Exspirationen bedingt. Der Inhalt kann dabei zunächst verschieden lange im Oesophagus liegen und durch die respiratorischen Druckschwankungen erst noch auf- und abgeschoben werden, bis die Entleerung nach außen erfolgt (KLEE, HESSE).

Eine aktive *Antiperistaltik* ist jedenfalls beim Brechakt nicht beteiligt, wie eine solche bis jetzt von allen Autoren (KRONECKER, MOSSO, WILD, BRÜNINGS, KOLMER, MANGOLD und INAOKA) für den Oesophagus überhaupt abgelehnt wird. Allerdings kann eine solche unter pathologischen Verhältnissen offenbar doch vorkommen; denn CARLSON (1) konnte röntgenologisch an einem 13jährigen Kinde mit Säurestenose der Speiseröhre, das durch Magenfistel ernährt werden mußte, neben Segmentierung und Peristaltik auch sehr kräftige antiperistaltische Bewegungen beobachten, die den Inhalt oberhalb der verengten Stelle in den Mund zurückbrachten und die ihm den Eindruck einer reflektorisch und zentral regulierten Antiperistaltik machten.

Literatur.

BERCOVITZ: Studies on the visceral sensory nervous system. XII. The response of the isolated oesophagus of the frog and the turtle to certain drugs. Americ. journ. of physiol. Vol. 60, p. 219. 1922. — BERNSTEIN: Über die Einwirkung der Kohlensäure des Blutes auf das Atemzentrum. Arch. f. (Anat. u.) Physiol. 1882. S. 315. — BIDDER: Beiträge zur Kenntnis der Wirkungen des Nervus laryngeus superior. Arch. f. (Anat. u.) Physiol. 1865. S. 492. — BOLDIREFF: Einige neue Seiten der Tätigkeit des Pankreas. Ergebn. d. Physiol. Bd. 11, S. 183. 1911. — v. BRÜCKE und INOUYE: Die Aktionsströme der Muskulatur des Kaninchenoesophagus bei Reizung des Nervus vagus mit Einzelreizen. Pflügers Arch. f. d. ges. Physiol. Bd. 145, S. 152. 1912. — v. BRÜCKE und SATAKE: Über die Aktionsströme des Kaninchenoesophagus während des Ablaufes einer Schluckwelle. Pflügers Arch. f. d. ges. Physiol. Bd. 150, S. 208. 1913. — BRÜNINGS, W.: Die direkte Laryngoskopie, Bronchoskopie und Ösophagoskopie. Wiesbaden: J. F. Bergmann 1910. — CABALLERO: Etude expérimentale de la déglutition oesophagienne. Cpt. rend. des séances de la soc. biol. Tome 90, p. 927. 1924. — CANNON (1): Oesophageal peristalsis after bilateral vagotomy. Americ. journ. of physiol. Vol. 19, p. 436. 1907. — DERSELBE (2): The movements of the intestines studie by means of the Röntgen rays. Americ. journ. of physiol. Vol. 6, p. 251. 1902. — CANNON und MOSER: The movements of food in the oesophagus. Americ. journ. of physiol. Vol. 1, p. 435. 1898. — CANNON and WASHBURNE: An explanation of hunger. Americ. journ. of physiol. Vol. 29, p. 441. 1912. — CARLSON, A. J.: Proc. of the soc. f. exp. biol. a. med. Vol. 23, p. 771. 1926. — CARLSON, BOYD and PEARCY (1): Studies on the visceral sensory nervous system 13. The innervation of the cardia and the lower end of the oesophagus in mammals. Americ. journ. of physiol. Vol. 61, p. 14—41. 1922. — DIESELBEN (2): Arch. of intern. med. Vol. 30, p. 409. 1922. — CARLSON and LUCKHARDT (1): The condition of the oesophagus during the periods of gastric hunger contractions. Americ. journ. of physiol. Vol. 33, p. 126. 1914. — CARLSON und LUCKHARDT (2): Americ. journ. of physiol. Vol. 57, p. 299. 1921. — DAHMANN: Über die Lumen- und Druckverhältnisse in der Speiseröhre. Zeitschr. f. Hals-, Nasen- u. Ohrenheilk. Bd. 7, S. 329. 1924. — DANIELOPOLU: Recherches sur la motilité de l'oesophage chez l'homme. I., II. Journ. de physiol. et de path. gén. Tome 22, S. 595 u. 612. 1924. — DUCCESCHI: Atmungszentrum und Schluckzentrum. Zentralbl. f. Physiol. Bd. 19, S. 889. 1905. — ELLENBERGER und

Baum: Systematische und topographische Anatomie des Hundes. Berlin: Parey 1891. — Elze: Anatomie der Speiseröhre. In dies. Handb. — Espezel: Contribution a l'étude de l'innervation de l'oesophage. Journ. de physiol. et de pathol. gén. Tome 3, p. 555. 1901. — Ganter: Über die vom Schluckakt unabhängige Peristaltik des menschlichen Oesophagus. Zeitschr. f. Biol. Bd. 83, S. 309. 1925. — Goltz, Fr.: Studien über die Bewegungen der Speiseröhre und des Magens des Frosches. Pflügers Arch. f. d. ges. Physiol. Bd. 6, S. 588 u. 616. 1872. — Hesse, O.: Zur Kenntnis des Brechaktes. Pflügers Arch. f. d. ges. Physiol. Bd. 152, S. 1. 1913. — Hofer, Gustav (1): Zur Innervation des Oesophagus. Monatsschr. f. Ohrenheilk. u. Laryngo-Rhinol. Bd. 58, S. 679. 1924. — Derselbe (2): Das Problem des Ösophagospasmus. Arch. f. klin. Chirurg. Bd. 140, S. 326. 1926. — Hooker: The effect of carbon dioxide and of oxygen upon muscular tone in the blood vessels and alimentary canal. Americ. journ. of physiol. Vol. 31, p. 47. 1912/13. — Inaoka, T. (1): Studien über die Innervation und Peristaltik des Oesophagus beim Säuger. Pflügers Arch. f. d. ges. Physiol. Bd. 203, S. 319. 1924. — Derselbe (2): Weitere Studien zur Physiologie des Oesophagus, insbesondere zur funktionellen Differenzierung seiner quergestreiften und glatten Muskulatur. Pflügers Arch. f. d. ges. Physiol. Bd. 204, S. 368. 1924. — Isayama: Nachweis einer übernormalen Phase des Schluckzentrums. Zeitschr. f. Biol. Bd. 82, S. 339. 1925. — Jacobson: Americ. journ. of physiol. Vol. 72, p. 387. 1925. — Jurica: Americ. journ. of physiol. Vol. 77, p. 371. 1926. — Kahn (1): Studien über den Schluckreflex. I. Die sensible Innervation. Arch. f. (Anat. u.) Physiol. 1903. Supl. S. 386. — Derselbe (2): Studien über den Schluckreflex. II. Die motorische Innervation der Speiseröhre. Arch. f. (Anat. u.) Physiol. 1906. S. 355. — Derselbe (3): III. Zur Physiologie der Speiseröhre. Arch. f. (Anat. u.) Physiol. 1906. S. 362. — Katschkowsky: Das Überleben der Hunde nach einer gleichzeitigen doppelten Vagotomie am Halse. Pfügers Arch. f. d. ges. Physiol. Bd. 84, S. 6. 1901. — Killian: Über den Mund der Speiseröhre. Zeitschr. f. Ohrenheilk. u. f. Krankh. d. Luftwege. Bd. 55. 1908. — Klee (1): Der Brechakt. Handbuch der normalen und patholog. Physiol. Bd. 3. 1927. — Klee (2): Beiträge zur pathol. Physiologie der Mageninnervation. I. Der Brechreflex. Dtsch. Arch. f. klin. Med. Bd. 128, H. 3/4. 1918/19. — Kolmer: Zur Kenntnis des Ablaufes des Schluckaktes. Zentralbl. f. Physiol. 1903. S. 692. — Kraus, F. (1): Die Bewegungen der Speiseröhre unter normalen und pathologischen Verhältnissen. Dtsch. med. Klinik 1912. S. 393. — Derselbe (2): Die Bewegungen des Oesophagus unter normalen und pathologischen Bedingungen. Zentralbl. f. Physiol. Bd. 26, S. 718. 1912. — Derselbe (3): Zeitschr. f. exp. Pathol. u. Therapie. Bd. 10. 1912. — Kraus, F. und Ridder: Die Erkrankungen der Mundhöhle und der Speiseröhre. Wien, Leipzig: A. Hölder 1913. — Krause, R.: Mikroskopische Anatomie der Wirbeltiere. I. Säugetiere. Berlin, Leipzig: Vereinig. wiss. Verleger 1921. — Krehl, L.: Über die Folgen der Vagusdurchschneidung. Arch. f. (Anat. u.) Physiol. 1892. Suppl. S. 278. — Kreidl: Die Wurzelfasern der motorischen Nerven des Oesophagus. Pflügers Arch. f. d. ges. Physiol. Bd. 59. S. 9. 1895. — Kronecker: Die Schluckbewegung. Dtsch. med. Wochenschr. 1884. Nr. 16 bis 24. — Kronecker und Meltzer (1): Der Schluckmechanismus, seine Erregung und seine Hemmung. Arch. f. Physiol. 1883. Suppl. S. 328. — Dieselben (2): Über die Vorgänge beim Schlucken. Arch. f. Physiol. 1880. S. 446. — Kronecker und Falck: Über den Mechanismus der Schluckbewegung. Arch. f. Physiol. 1880. S. 296. — Küpferle: Zur Physiologie des Schluckmechanismus nach Röntgenkinematographischen Aufnahmen. Pflügers Arch. f. d. ges. Physiol. Bd. 152. S. 579. 1913. — Langendorff (1): Untersuchungen über den Schluckreflex. Beitr. z. Physiol. u. Pathol. Stuttgart: Ferd. Enke. — Derselbe (2): Ciliarganglien und Oculomotorius. Pflügers Arch. f. d. ges. Physiol. Bd. 56, S. 522. 1894. — Derselbe (3): Die Beziehungen der Nervenfasern des Halssympathicus zu den Ganglienzellen des oberen Halsknotens. Zentralbl. f. Physiol. Bd. 5, S. 130. 1891. — Langley (1): On inhibitory fibres in the vagus for the end of the oesophagus and the stomach. Journ. of physiol. Vol. 23, p. 407. 1898. — Derselbe (2): Das sympathische und verwandte nervöse System der Wirbeltiere. Ergebn. d. Physiol. II. Bd. 2, S. 818. 1900. — Derselbe (3): The arrangement of the sympathetic nervous system. Journ. of physiol. Vol. 15, p. 181. 1893. — Lüscher: Über die Innervation des Schluckaktes. Zeitschr. f. Biol. Bd. 35, S. 192. 1897. — Magendie: Mémoire sur l'oesophage. 1813. Siehe S. Mayer. Mangold, E.: Innervation und Peristaltik des Oesophagus beim Säuger. Klin. Wochenschr. 1924. Nr. 15. — Marckwald (1): Die Atembewegungen und deren Innervation bei Kaninchen. Zeitschr. f. Biol. Bd. 23, S. 149. 1887. — Derselbe (2): Über die Ausbreitung der Erregung und Hemmung vom Schluckzentrum auf das Atemzentrum. Zeitschr. f. Biol. Bd. 25, S. 1. 1889. — Mayer, S.: Bewegungen des Verdauungsapparates. Hermanns Handb. d. Physiol. Bd. 5, 2, 422. — Mc Crea: Journ. of anat. Vol. 59, p. 18. 1924. — Meltzer (1): Die Irradiationen des Schluckzentrums und ihre allgemeine Bedeutung. Arch. f. (Anat. u.) Physiol. 1883. S. 209. — Derselbe (2): On the causes of the orderly progress of the peristaltic movements in the oesophagus. Americ. journ. of physiol. Vol. 2, p. 266. 1899. — Derselbe (3): Ein Beitrag zur Kenntnis der Reflexvorgänge, welche den Ablauf der Peristaltik des Oesophagus kontrollieren. Zentralbl. f. Physiol. Bd. 19, S. 993. 1905. —

Derselbe (4): Schlucken durch eine Speiseröhre ohne Muskelschicht. Zentralbl. f. Physiol. Bd. 21, S. 70. 1907. — Derselbe (5): Proc. of the soc. f. exp. biol. a. med. Vol. 4, p. 40. 1907. — Derselbe (6): Die sekundäre Peristaltik des Oesophagus. Zentralbl. f. Physiol. Bd. 21, S. 94. 1907. — Derselbe (7): Mechanism of deglutition. Journ. of exp. med. Vol. 2, p. 453. 1897. — Derselbe (8): Secondary peristalsis of the oesophagus. Proc. of the soc. f. exper. biol. a. med. Vol. 4, p. 35. 1907. — Meltzer and Auer (1): The effect of section of one vagus upon the secondary peristalsis of the oesophagus. Americ. journ. of physiol. Vol. 18, p. 14. 1907. — Dieselben (2): Über einen Vagusreflex für den Oesophagus. Zentralbl. f. Physiol. Bd. 20, S. 338. 1906. — v. Mikulicz: Beiträge zur Physiologie der Speiseröhre und der Kardia. Mitt. a. d. Grenzgeb. d. Med. u. Chirurg. Bd. 12, S. 569. 1903. — Mosso: Moleschotts Untersuchungen zur Naturlehre. Bd. 11, S. 327, 331. 1876. — Müller, L. R. (1): Das vegetative Nervensystem. Berlin: Julius Springer 1920. — Derselbe (2): Die Lebensnerven. 2. Aufl. Berlin: Jul. Springer 1924. — Palugyay (1): Röntgenstudien über den ösophagealen Schluckakt. Ein Beitrag zur Speiseröhrenphysiologie. Pflügers Arch. f. d. ges. Physiol. Bd. 200, S. 620. 1923. — Derselbe (2): Schlucken. Handbuch der normal. u. pathol. Physiol. Bd. 3. Berlin: Jul. Springer 1927. — Prakken: Arch. Néerl. Bd. 4, S. 487—493. 1920. — Reid: Edinburgh med. journ. Vol. 51, p. 274. 1839. — Reisch: Zur Kenntnis der übernormalen Phase des Schluckzentrums nach Ablauf einer Schluckwelle. Zeitschr. f. Biol. Bd. 83, S. 561. 1925. — Rosenthal (1): Neue Studien über Atembewegungen. Arch. f. (Anat. u.) Physiol. 1880. Suppl. S. 34. — Derselbe (2): Über den intrathorakalen Druck. Arch. f. (Anat. u.) Physiol. 1882. S. 152. — Schiff: Leçon sur la physiologie de la digestion. Paris 1867/1868. — Schilf, E.: Das autonome Nervensystem. Leipzig: Gg. Thieme 1926. — Schreiber (1): Zur physikalischen Untersuchung des Oesophagus und des Magens. Dtsch. Arch. f. klin. Med. Bd. 33. Leipzig 1883. — Derselbe (2): Über den Schluckmechanismus. Arch. f. exp. Pathol. u. Pharmakol. Bd. 46, S. 1. 1901. — Derselbe (3): Über den Schluckmechanismus. Berlin: Aug. Hirschwald 1904. — Derselbe (4): Arch. f. exp. Pathol. u. Pharmakol. Bd. 67, S. 72. 1911. — Schwarz, G.: Zentralbl. f. Physiol. Bd. 19, S. 995. 1905. — Starck: Münch. med. Wochenschr. 1904. S. 1514. — Steiner, J.: Die Laryngoskopie der Tiere und Innervation des Schluckapparates. Verhandl. d. naturhistor. med. Vereins. Heidelberg. Bd. 2, H. 4. — Stupka: Über ein Phonationsphänomen in den Speisewegen. Monatsschr. f. Ohrenheilk. u. Laryngo-Rhinol. Bd. 55. 1921. — Uhle: Über den Einfluß der Carotiskühlung auf die Tätigkeit des Schluckzentrums. Zeitschr. f. Biol. Bd. 79, S. 277. 1923. — Veach, H. O. (1): Studies on the innervation of smooth muscle. I. Americ. journ. of physiol. Vol. 71, p. 229. 1925. — Derselbe (2): III. Splanchnic effects on the lower end of the oesophagus. Journ. of physiol. Vol. 60, p. 457. 1925. — Derselbe (3): IV. Functional relations between the lower end of the oesophagus and stomach of the cat. Americ. journ. of physiol. Vol. 76. 1926. — Waller: Utilisation of the oesophageal muscle of the cat for purposes of class-demonstration. Journ. of physiol. Vol. 32, p. XXXI. 1905. — Waller et Prevost: Cpt. rend. de l'acad. des sciences Paris. p. 480. 1869, II. — Wassilieff: Wo wird der Schluckreflex ausgelöst? Mitt. a. d. Naturf.-Ges. Bern 1888. S. 170. — Weitz und Vollers (1): Über peristaltische Bewegungen des Oesophagus. Zeitschr. f. d. ges. exp. Med. Bd. 48, S. 185. 1925. — Dieselben (2): Über Bewegungsvorgänge an verschiedenen Organen mit glatter Muskulatur. Klin. Wochenschr. 1926. Nr. 47, S. 2236. — Wild: Zeitschr. f. rat. Med. 1847. S. 76.

III. Untersuchungsmethoden.

1. Ösophagoskopie.

Von

FRITZ SCHLEMMER †-Wien.

Überarbeitet und ergänzt von RICHARD WALDAPFEL-Wien.

Mit 28 Abbildungen.

I. Historische Einleitung[1].
Die Entwicklung der Ösophagoskopie bis MIKULICZ 1881.

KILLIAN betont 1901, daß BOZZINI 1807 als derjenige an erster Stelle genannt zu werden verdient, der an die Möglichkeit der endoskopischen Untersuchung der Speiseröhre dachte und zur Betrachtung der oberen Oesophaguspartien seine sogenannten Winkelleitungen für geeignet hielt.

Nach Entdeckung des Kehlkopfspiegels 1865 bemühten sich alsbald verschiedene Autoren auf die von BOZZINI angegebene Weise zum Ziele zu kommen. 1860 stellten VOLTOLINI, 1862 SEMELEDER und 1866 STOERK Versuche an sich selber an, nach instrumenteller Erweiterung des Oesophaguseinganges mit verschiedenen Zangen und unter Zuhilfenahme des Kehlkopfspiegels in den Oesophagus schauen zu können. Ihre Bemühungen mißlangen aber, weil es selbst nach der Verwendung von Zangen mit breiten Branchen nicht gelang, einen Zoll tief Licht in die Speiseröhre zu werfen. In dieser Zeit kannte man überdies auch das Cocain noch nicht. So gaben SEMELEDER und STOERK ihre Versuche zunächst wieder auf.

BEVAN konstruierte 1868 einen geraden Tubus von 4 Zoll Länge und $^3/_4$ Zoll Durchmesser, an dem oben ein Ring zur leichteren Einführung des Instrumentes angebracht war, doch scheint er weder dieses Instrument noch die von ihm eine Woche später angegebene Modifikation (ein skelettiertes Rohr) je praktisch angewendet zu haben.

Von BEVAN unabhängig ließ sich WALDENBURG in Berlin 1870 ebenfalls einen Tubus herstellen, den er bequem in den Oesophagus einführen und so die erste ösophagoskopische Diagnose: „ZENKERsches Pulsionsdivertikel" stellen konnte. Das WALDENBURGsche Ösophagoskop bestand aus einem gewöhnlichen konisch zulaufenden Rohre und war mittels einer Gabel an einem entsprechenden Stiel beweglich befestigt. Später fügte WALDENBURG in den Tubus noch ein Verlängerungsrohr ein (Abb. 1), mit dem aber wegen seiner Enge (7 mm) und des schlechten Lichtes (mit dem Kehlkopfspiegel reflektiert) nicht viel gesehen werden konnte.

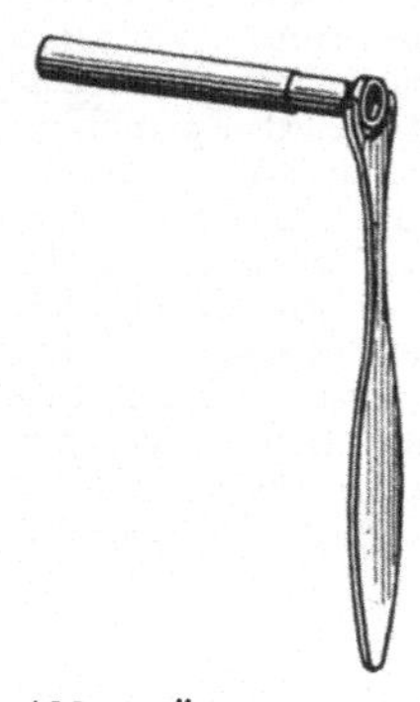

Abb. 1. Ösophagoskop nach WALDENBURG. Besteht aus 2 ineinander gleitenden Röhrchen, deren stärkeres 7 mm im Durchmesser hat. (Nach STARCK, Lehrb. d. Ösophagoskopie, II. Aufl.)

---

[1] Unter Benützung der Arbeiten von GOTTSTEIN 1901 und 1911, KILLIAN 1901 und 1911, BRÜNINGS 1910, BRÜNINGS-ALBRECHT 1915 und STARCK 1914.

Als 1869 das aus einzelnen Gliedern bestehende Trachealrohr von Durham bekannt wurde, nahm Stoerk seine früheren ösophagoskopischen Versuche wieder auf und ließ sich zu diesem Zwecke ein dem Waldenburgschen ähnliches Ösophagoskop konstruieren, welches sich von diesem bloß durch seine „Hummerschwanzgliederung" unterschied (Abb. 2). Die Gliederung sollte die Einführung des Instrumentes wesentlich erleichtern. Eine zweite Konstruktion Stoerks — ein dreiteiliges, teleskopartig verlängerbares Rohr — entsprach dem Bedürfnis, in größere Tiefen blicken zu können. Mit seinen flexiblen Rohren, die zur Vermeidung von Nebenverletzungen mit einem Gummischlauch umkleidet wurden, glaubte Stoerk das Ideal eines Ösophagoskops erreicht zu haben. Wenigstens war, soweit das Rohr reichte, die Inspektion leicht ausführbar. Erst viel später sah sich Stoerk — um die tieferen Partien des Oesophagus dem Auge zugänglich zu machen — genötigt, das Prinzip der Flexierbarkeit zunächst wenigstens teilweise aufzugeben und er gelangte so zur Einführung eines langen, starren, anfänglich noch mit dem Hummerschwanzende versehenen Tubus (publiziert 1896) und damit zur *direkten Ösophagoskopie* (Abb. 3). Bei der früheren Untersuchungsart erfolgte nämlich die Beleuchtung und Inspektion indirekt mit dem Reflektor, während nun an Stelle des unvollkommenen laryngoskopischen Verfahrens die direkte Beleuchtung und Inspektion trat, wobei Stoerk jetzt den langen Tubus unter Streckung der Halswirbelsäule aus dem Munde des Patienten herausragen ließ.

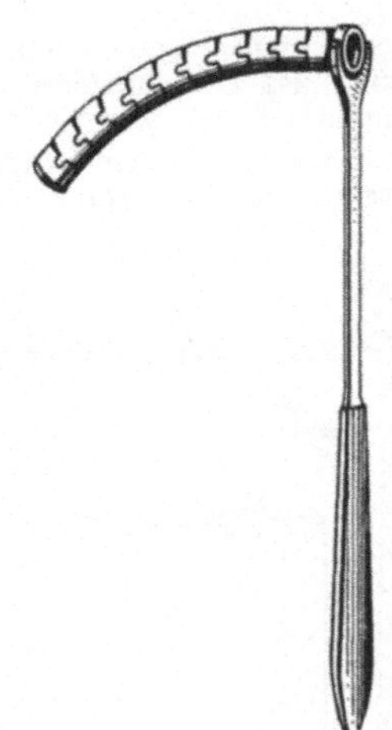

Abb. 2. Ösophagoskop
nach Stoerk (ältestes Modell).
(Nach Brünings-Albrecht.)

In dieser Zeit fehlte es aber nicht an weiteren Versuchen anderer Autoren die indirekte Spiegeluntersuchung beizubehalten. Mackenzie 1881 und 1884 (Abb. 4), sowie später Loewe 1893 (Abb. 5) haben mit skelettierten, im Pharynx endigenden Ösophagoskopen eine Besichtigung des obersten Speiseröhrenabschnittes versucht. 1881 konnte Mackenzie als Erster über therapeutische Erfolge berichten und die erste in der Literatur bekannt gewordene Fremdkörperextraktion ausführen (vgl. die historische Einleitung zum Kapitel Oesophagusfremdkörper). Derselbe Autor konnte außerdem ein kirschkerngroßes Carcinomstück sowie einen Schleimhautpolypen mit Hilfe seines Instrumentes aus dem Oesophagus entfernen.

Während nun die bisher genannten Autoren den Ausgangspunkt ihrer Bemühungen zur endoskopischen Besichtigung der Speiseröhre von der laryngoskopischen Methode nahmen, kam Kussmaul zur Ösophagoskopie auf dem Wege der von ihm erfundenen Magen

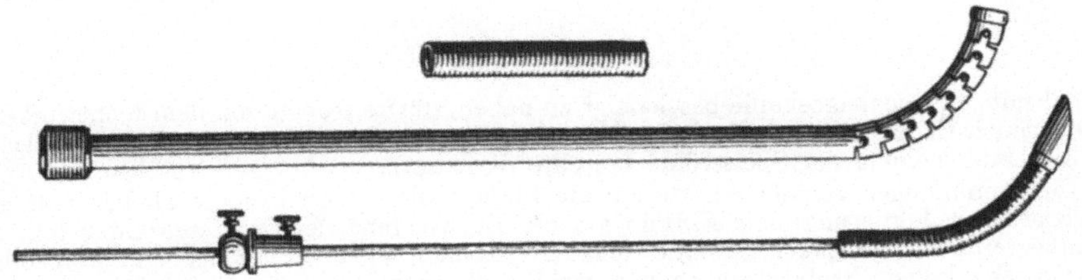

Abb. 3. Ösophagoskop nach Stoerk. (Mit Mandrin und Gummischutzhülle.)
(Nach Brünings-Albrecht.)

schlauchuntersuchung. Wie Killian hervorhob, geht aus den Berichten der naturforschenden Gesellschaft zu Freiburg i. Br. Bd. 5, 21. Juli 1868, Seite 112, klar hervor, daß der Erste, der das *grundlegende Prinzip der geraden Röhren erkannt* und am Lebenden mit Erfolg zur Anwendung gebracht hat, Kussmaul war. Seine Untersuchungen sowie die seines Schülers R. Müller führten zu dem wichtigen Ergebnis, daß ein *13 mm dickes, starres Rohr bei „allen normal gebauten Personen" in die Speiseröhre und selbst in den Magen eingeführt werden kann.*

Leider hat Kussmaul seine Methode und seine Erfolge ebensowenig wie Stoerk rechtzeitig publizistisch verwertet, so daß sie weder nachgeahmt noch verbessert werden konnten. Es ist überhaupt Killian zu danken, daß der Name Kussmaul in der Entwicklungsgeschichte der Ösophagoskopie der Vergessenheit entrissen wurde. „Kussmaul brachte das Endoskop bei einem Falle von Ca. oesophagi zur Anwendung und es gelang ihm, den in der Höhe der

Bifurkation befindlichen Tumor mittels einer der vorhandenen Röhren mit aller Deutlichkeit zu sehen. *Das war die erste direkte Ösophagoskopie, welche mit Erfolg ausgeführt wurde.* Aber die Frage der Ösophagoskopie war erst halb gelöst, denn noch wußte Kussmaul nicht, ob er anstatt der kurzen auch lange, gerade Röhren in die Speiseröhre würde einführen können" (Killian).

Der Zufall fügte es nun, daß an einem in Freiburg sich zeigenden Schwertschlucker Versuche mit zwei 47 cm langen Rohren, das eine von ovalem, das andere von rundem Querschnitt und 13 mm Durchmesser angestellt werden konnten. Kussmaul scheint jedoch von diesen langen Rohren deshalb nicht befriedigt gewesen zu sein, weil „die Beleuchtung des Gesichtsfeldes wegen der großen Entfernung von der Lichtquelle 56 cm eine unzureichende war".

Als der Wiener Instrumentenmacher Leiter 1881 mit dem von Leiter-Nietze konstruierten Endoskopen die Straßburger Klinik aufsuchte, scheint sich Kussmaul noch

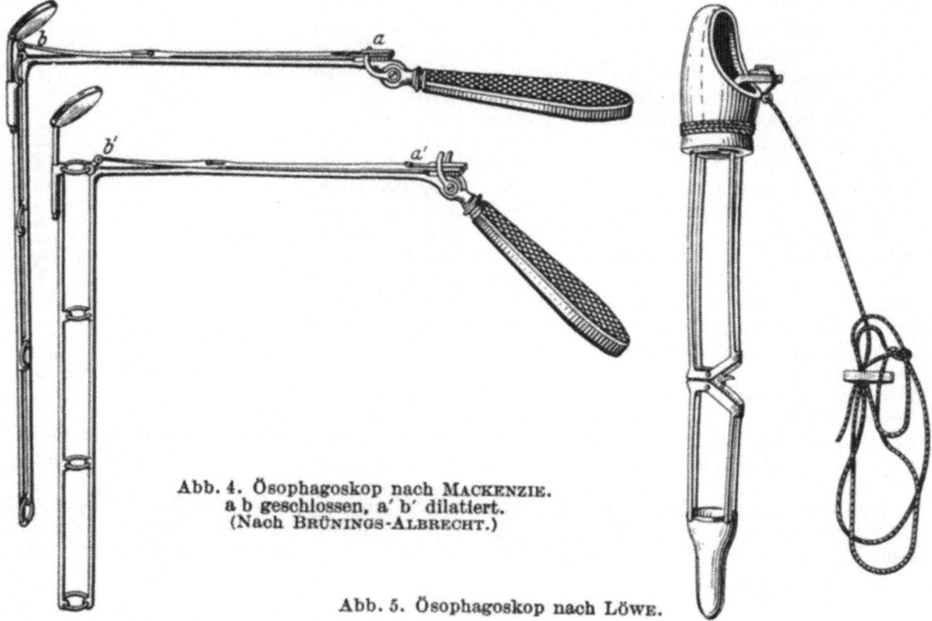

Abb. 4. Ösophagoskop nach Mackenzie.
a b geschlossen, a′ b′ dilatiert.
(Nach Brünings-Albrecht.)

Abb. 5. Ösophagoskop nach Löwe.

einmal mit der Ösophagoskopie beschäftigt zu haben, dürfte jedoch von dem rechtwinkelig abgebogenen Ösophagoskop offenbar nicht befriedigt gewesen sein, weil er kein solches für die Untersuchung der Speiseröhre bestellte (Killian).

Die Bemühungen von Kussmaul um die Endoskopie der Speiseröhre blieben mangels publizistischer Förderung *ohne Einfluß* auf die Entwicklung der Ösophagoskopie und da es unbegreiflicherweise auch Stoerk versäumte, seinen gewiß zahlreichen und wertvollen ösophagoskopischen Beobachtungen und wohl auch Fremdkörperextraktionen rechtzeitig literarische Geltung zu verschaffen (vgl. das Kapitel „Oesophagusfremdkörper"), kommt das große *Verdienst, die Ösophagoskopie als klinische Methode begründet zu haben, fast ausschließlich* Mikulicz *zu.*

Mikulicz hebt im Vorworte zu Gottstein 1901 mit bezug auf die Auffassung von Killian 1901 ganz besonders hervor, daß *seine Idee,* gerade Röhren zur Besichtigung der Speiseröhre zu verwenden, *durchaus nicht auf die* Kussmaul*schen Versuche zurückzuführen, sondern bei ihm einem selbständigen Gedankengang entsprungen ist,* der erst nach vielfachen mühsamen Studien an der Leiche, sowie am Lebenden in die Tat umgesetzt wurde.

Ein Überblick über die ganze historische Entwicklung der Ösophagoskopie läßt tatsächlich ohne weiteres erkennen, daß, obwohl Stoerk, Mackenzie und Kussmaul schöne Resultate mit ihren Instrumenten erzielen konnten und wiewohl Kussmaul ebenso wie Stoerk die Möglichkeit einer Untersuchung des Oesophagus mit langen, starren Röhren dargelegt und mit Erfolg angewendet haben, *die Ösophagoskopie erst vom Zeitpunkte an eine praktisch brauchbare Methode wurde, seitdem* Mikulicz *den Nachweis geführt hat, daß wir die Wirbelsäule derart strecken können, um mittels gerader, starrer Rohre und einer entsprechenden Beleuchtungsvorrichtung bis zur Kardia zu sehen.* Für Mikulicz war es klar, daß man dieses Ziel nur auf diese Weise und nur durch die direkte Beleuchtung erreichen könne.

Das erste Ösophagoskop von Mikulicz bestand demnach aus einem einfachen, geraden, runden Metallrohr von 12—13 mm Durchmessser, das mit Hilfe eines Mandrins palpatorisch eingeführt wurde. Nach der palpatorischen Rohreinführung wurde der Mandrin wieder entfernt und an seine Stelle der damals noch recht primitive und umständliche Beleuchtungsapparat eingeschoben. Derselbe bestand aus einem an einem platten Stabe armierten Innenlämpchen aus Platindraht mit einer Wasserkühlung. Als später durch Edison die kleinen elektrischen Mignonlämpchen in den Handel gebracht wurden, benutzte sie Mikulicz auch zur Ösophagoskopie. Zum Instrumentarium gehörte ein kurzes Rohr für die oberen und ein langes für die unteren Partien der Speiseröhre (Abb. 6). Um dem Patienten die unangenehme Untersuchung zu erleichtern, wurde vorher eine stärkere Morphininjektion gegeben. Die Untersuchung erfolgte in rechter Seitenlage des auf einen Tisch gelagerten Patienten.

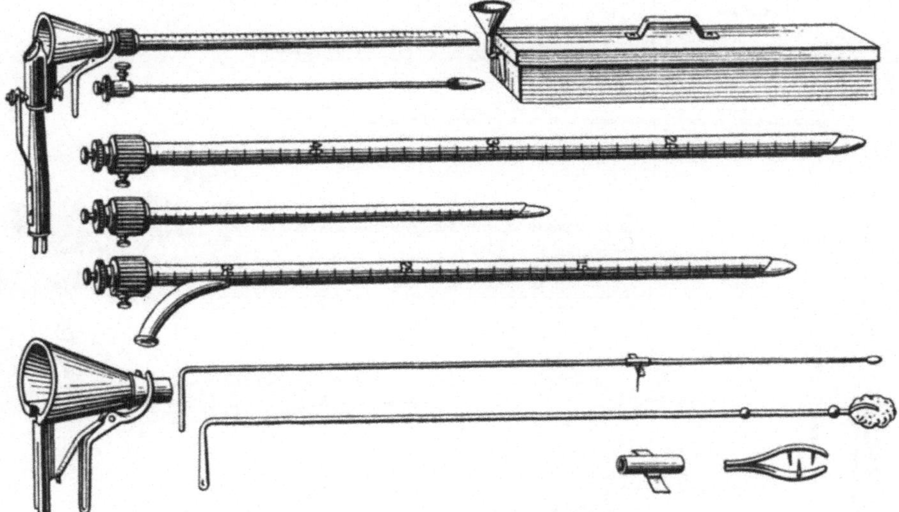

Abb. 6. Instrumentarium von Mikulicz.

Es war ein weiter und schwieriger Weg zu gehen, bis die Ösophagoskopie aus ihren erst primitiven Anfängen ihre heutige Vollendung erreicht hatte. Bereits im November 1881 konnte Mikulicz seine Beobachtungen am gesunden und kranken Menschen in einer größeren Abhandlung „Über Gastroskopie und Ösophagoskopie" mitteilen und was er in dieser grundlegenden Arbeit ausgesprochen hat, wurde auch durch die späteren Untersucher um nichts Wesentliches mehr bereichert.

An dieser Stelle sei mit besonderer Betonung festgestellt, daß die *allerersten,* wenn auch zunächst noch ergebnislosen ösophagoskopischen *Versuche* in *Wien* stattgefunden haben, und daß die weitere Entwicklung der Ösophagoskopie vor allem und fast ausschließlich von österreichischen und deutschen Hochschulen ihren Ausgang nahm. Diese Feststellung ist deshalb wichtig, weil Guisez in seinem Lehrbuch die Priorität bezüglich der Ösophagoskopie für Frankreich deshalb beanspruchen zu können glaubt, weil vor dem Jahre 1868 außerhalb Frankreich niemand etwas Positives leistete, jedoch Ségalas schon 1826 und Désormeaux 1853 ihre Ureteroendoskopie als geeignet für direkte Untersuchungen der Speisewege angaben. Aus der vorstehenden historischen Einleitung geht nun hervor, daß die ersten tastenden Versuche, den Oesophagus der direkten Besichtigung zugänglich zu machen, auf den Anfang der 60er Jahre des vorigen Jahrhunderts zurückgreifen, daß diese Versuche zunächst zu keinem Ziele führten und bloß von einzelnen Forschern allein geübt wurden. *Zielbewußt als klinische Methode hat* Mikulicz *1881 in Wien die Ösophagoskopie ausgebaut und auch ihre Weiterentwicklung wurde bereits oben erörtert. In Frankreich wurde erst seit dem Jahre 1902/1903 systematisch ösophagoskopiert.*

II. Über die weitere Entwicklung der Ösophagoskopie.

1. Fortsetzung der historischen Einleitung.

Wenn auch bereits 1881 durch MIKULICZ die Ösophagoskopie als klinische Methode in ihren Grundprinzipien festgelegt war, dauerte es doch sehr lange, bis ihr Wert und ihre Bedeutung auch von weiteren ärztlichen Kreisen anerkannt und geschätzt wurde. Die zahlreichen Veränderungen, die das Instrumentarium im Laufe der Jahre durchmachte, betrafen alle seine wesentlichen Teile, sowie deren Handhabung: Die Rohre, den Mandrin,

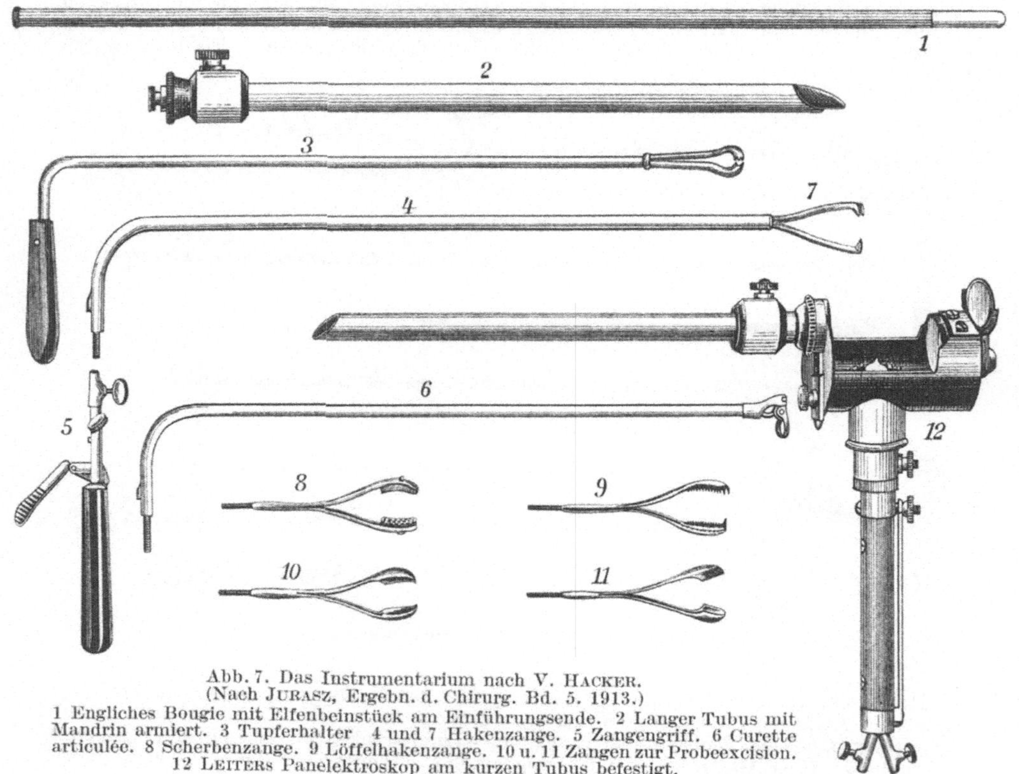

Abb. 7. Das Instrumentarium nach V. HACKER.
(Nach JURASZ, Ergebn. d. Chirurg. Bd. 5. 1913.)
1 Englisches Bougie mit Elfenbeinstück am Einführungsende. 2 Langer Tubus mit Mandrin armiert. 3 Tupferhalter 4 und 7 Hakenzange. 5 Zangengriff. 6 Curette articulée. 8 Scherbenzange. 9 Löffelhakenzange. 10 u. 11 Zangen zur Probeexcision. 12 LEITERs Panelektroskop am kurzen Tubus befestigt.

die Art der Rohreinführung, den Beleuchtungsapparat und die Stromquellen; endlich auch die Vorbereitung der Patienten (Lagerung und Anästhesie). Außerdem entstanden einige Instrumente, die lediglich diagnostischen Zwecken dienen konnten und sich daher nicht einbürgerten, sowie eine große Anzahl von operativen Behelfen und Nebenapparaten.

Zu Anfang der 80er Jahre des vorigen Jahrhunderts hat außer MIKULICZ und STOERK noch niemand systematisch ösophagoskopiert. Nachdem ersterer die BILLROTHsche Klinik verließ, beschäftigte sich VIKTOR HACKER, der als Assistent BILLROTHs von MIKULICZ die Ösophagoskopie erlernte, vom Jahre 1887 an mit dem größten Eifer mit der endoskopischen Untersuchung der Speiseröhre und war unablässig bemüht, dieselbe hinsichtlich ihrer Technik und ihres Instrumentariums zu verbessern. Außerdem gebührt ihm das große Verdienst, durch zahlreiche Demonstrationen, Vorträge und Publikationen für das neue Verfahren immer wieder eingetreten zu sein.

MIKULICZ war durch seine klinische Tätigkeit in Krakau sowie durch andere Arbeiten daran gehindert, sich in dieser Zeit im Interesse der Ösophagoskopie publizistisch zu betätigen. Dafür widmete sich HACKER mit besonderer Energie der Sache und teilte bereits 1889 seine Erfahrungen über eine größere Anzahl ösophagoskopisch untersuchter Speiseröhrenkrankheiten, sowie seine ersten erfolgreichen Fremdkörperextraktionen aus der Speiseröhre mit. HACKER konnte alsbald auf die Ösophagotomie zur blutigen Entfernung eingeklemmter

Speiseröhrenfremdkörper verzichten, legte 1894 seine an über 200 untersuchten Speise-
röhrenfällen gesammelten Erfahrungen nieder und nannte im Handbuche der praktischen
Chirurgie unter den Untersuchungsmethoden der Speiseröhre die Ösophagoskopie an erster
Stelle.

Das Instrumentarium blieb im Prinzip das gleiche, wie MIKULICZ es angegeben hatte.
HACKER verwendete gerade Metallrohre, deren jeweilige Länge sich nach dem Sitz des
Leidens richtete. Dieser mußte durch eine vorhergehende Sondierung
(bei Fremdkörpern mittels einer feinen Bougie mit Silberkappe) ermittelt werden. Die Rohre, deren Durchmesser zwischen 10 und 15 mm
schwankte, hatten ein schräg abgeschnittenes, stumpfes Einführungsende und wurden mit Hilfe eines im Rohre liegenden, konisch zu-
geschnittenen Mandrins aus Metall oder Hartgummi palpatorisch eingeführt.

Bei schwierigen Fällen empfahl HACKER sich zuerst eines biegsamen
Mandrins zu bedienen, diesen in den Oesophagus einzuschieben und dann
das Rohr darüber zu stülpen. Auch der ursprüngliche primitive Beleuchtungsapparat wurde verbessert, indem HACKER das LEITERsche Panelektroskop als Lichtquelle einführte (siehe Abb. 7).

Von nun an sind *zwei prinzipiell verschiedene Beleuchtungs-
methoden* zu unterscheiden: die *Außen-* und die *Innenbeleuchtung*.
Durch HACKER wurde zuerst die Außenbeleuchtung wesentlich
verbessert, indem er gemeinschaftlich mit LEITER das erste
brauchbare Panelektroskop konstruierte, dessen Einrichtung
darin bestand, daß durch einen kleinen, hinter der Lampe
unterhalb der Sehachse angebrachten Spiegel möglichst parallele Strahlen durch das lange Ösophagoskopierohr hindurch
geworfen wurden. Ohne Zweifel bedeutete das neue Panelektroskop einen außerordentlichen Fortschritt in der Beleuchtungs-
technik. Das Licht war aber immer noch relativ schwach und
konnte daher kaum befriedigen.

Was die Untersuchung als solche anlangt, verdanken wir
den gemeinsamen Bemühungen von STOERK und HACKER eine
wesentliche und wichtige Neuerung (1887): Die Einführung
der Lokalanästhesie, *Cocainisierung des Pharynxtrichters*, an
Stelle der vorher oft notwendigen Allgemeinnarkose.

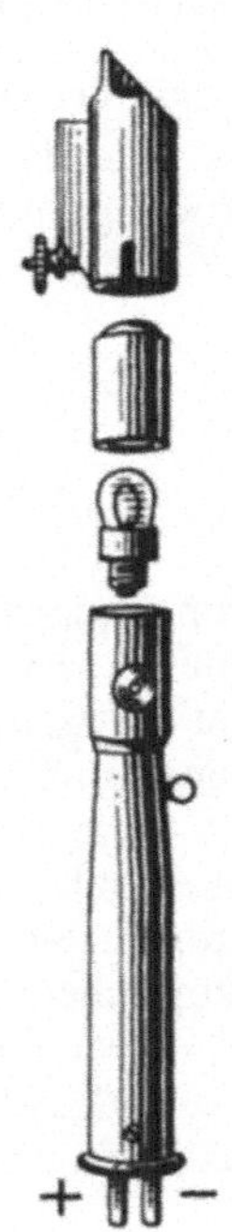

Abb. 8.
CASPERS
Panelektroskop.

Bis Mitte der 90er Jahre des vorigen Jahrhunderts wurde die Ösophagoskopie zur
Erkennung und Behandlung der Speiseröhrenerkrankungen ausschließlich von der Wiener
Schule geübt und es bleibt merkwürdig, daß sich diese so wertvolle Methode trotz der
unablässigen Bemühungen HACKERs nicht auch außerhalb Wiens einbürgern konnte. Was
nun die unermüdliche literarische Tätigkeit HACKERs nicht erreichen konnte, war 1895
einem Vortrag über Ösophagoskopie von TH. ROSENHEIM beschieden.
Das Aufsehen, das dieser Autor in der Berliner medizinischen Gesellschaft erregte, war ein derartig großes, daß manche Autoren
(G. MEYER) von einer ROSENHEIMschen Ösophagoskopie sprachen,
wiewohl die kleinen Veränderungen, die er am Instrumentarium von
MIKULICZ anbrachte, von ROSENHEIM selbst als Kleinigkeiten bezeichnet wurden (GOTTSTEIN, 1901).

Trotzdem gebührt ROSENHEIM das große Verdienst, durch seine Mit-
teilungen und Arbeiten sehr wesentlich zur Verbreitung der Ösophago-
skopie beigetragen und ihr eine dauernde Existenz gesichert zu haben.
Er führte vor allem als handlicheren Beleuchtungsapparat das von
CASPER für die Urethra konstruierte lichtstärkere Panelektroskop (siehe
Bd. I 1, S. 803 und 923 und Abb. 8) auch für die Ösophagoskopie ein,

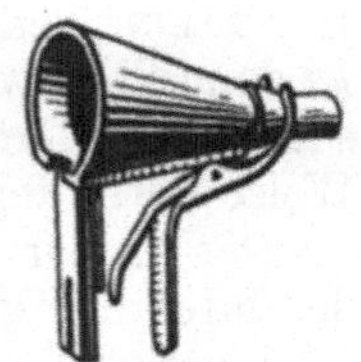

Abb. 9.
Trichterstück zum
Panelektroskop.

dessen Prinzip darauf beruhte, daß durch ein Prisma, welches allerdings die Hälfte der
Außenöffnung des Panelektroskops verlegte, Licht von einer verdeckten Lichtquelle aus in
die Tiefe des endoskopischen Rohres geworfen wurde. Die Beleuchtung war mit diesem
Instrument eine wesentlich bessere, hatte aber den Nachteil, daß operative Eingriffe,
sowie die Reinigung des Gesichtsfeldes auf Schwierigkeiten stießen. Durch Einschaltung
eines Trichterstückes (Abb. 9) zwischen Beleuchtungsapparat und Rohr haben MIKULICZ
und GOTTSTEIN diese Schwierigkeiten zu umgehen versucht.

ROSENHEIM führte, wie dies HACKER schon früher für schwierige Fälle angegeben hatte, eine halbweiche Schlundsonde in die Speiseröhre ein und schob das starre Metallrohr darüber. Später ließ er sich einen eigenen Mandrin konstruieren (1897—1898), indem er an diesem statt der abgeschrägten Hartgummikappe nach Mikulicz ein wesentlich längeres, weiches Gummistück anbringen ließ, wie ein solches in ähnlicher Weise auch Schreiber und Sargnon benützten (siehe Abb. 10). Endlich ließ Rosenheim seine Rohre, um die Gefahr einer Verletzung zu verringern, am Einführungsende mit einer kleinen Randauftreibung versehen. Zur Anästhesierung des Oesophagus benützte er eine eigene Oesophagusspritze. Wir verdanken ihm eine Reihe von Arbeiten, durch die die Klinik der Ösophagoskopie eine wesentliche Förderung erfuhr.

Um die Verbreitung der Ösophagoskopie erwarb sich ferner Kirstein durch Vorträge und Demonstrationen (1897) besondere Verdienste und wir verdanken

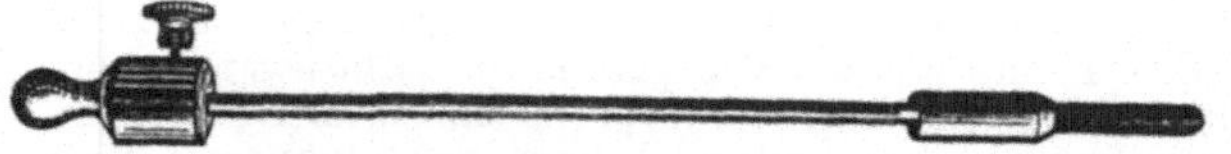

Abb. 10. Mandrin nach Rosenheim. (Aus Starck, Lehrb. d. Ösophagoskopie.)

ihm in der Kirsteinschen Lampe eine ganz wesentlich verbesserte Beleuchtungsquelle. Er regte im Gegensatz zu der üblichen palpatorischen Einführung der Autoskope die okulare Rohreinführung an und konstruierte den nach ihm benannten Universalspatel zur direkten Untersuchung. (Siehe Bd. I, S. 803.)

Ende der 80er Jahre des vorigen Jahrhunderts fand Mikulicz in seinem Assistenten G. Gottstein einen eifrigen Anhänger und Förderer der Ösophagoskopie, der 1901 in seiner „Technik und Klinik der Ösophagoskopie" die endoskopischen Erfahrungen der Mikuliczschen Klinik in ausgezeichneter Weise in einer Monographie bearbeitete.

1907 gab Gottstein seine Methode der Rohreinführung mit der Leitsonde an (Abb. 11). Er führte in den Oesophagus zunächst eine 3 mm dicke, doppelt-

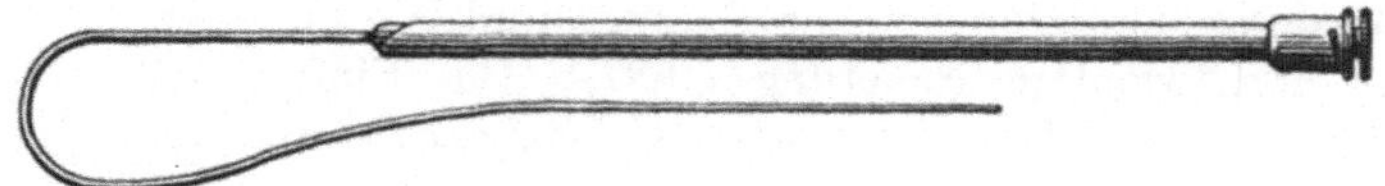

Abb. 11. Gottsteins Ösophagoskop mit Leitsonde. (Nach Starck.)

lange Schlundsonde ein und schob das Rohr mit doppeltgebohrtem Metallmandrin darüber.

Ein weiterer hochverdienter Vorkämpfer der Ösophagoskopie seit 1902 ist H. Starck, dessen Lehrbuch der Ösophagoskopie 1905 in erster Auflage erschien. In demselben war auf Grund von mehreren hundert ösophagoskopischen Untersuchungen bereits eine Klinik der Oesophaguskrankheiten in mustergültiger Weise enthalten.

Der anatomischen Konfiguration des Oesophagusmundes Rechnung tragend, der durch den Ringknorpel zu einem queren, schmalen Spalt zusammengedrückt wird, verwendete Starck neben kreisrunden, auch Ovalrohre zur Ösophagoskopie, wie sie vorher schon von Kussmaul angegeben waren. Auch Starck bevorzugt die palpatorische Rohreinführung und zwar wird der Tubus, mit einem elastischen, mittelfesten, aber doch noch leicht biegsamen, geknöpften oder konisch verlaufenden Mandrin armiert, in die Speiseröhre eingeführt (siehe Abb. 12 bzw. 23 und 24). Von der Starckschen Methodik wird noch später ausführlich die Rede sein.

Während sich bisher nur wenige Vertreter der medizinischen Disziplinen mit der Ösophagoskopie beschäftigten, wurde nunmehr die weitere Entwicklung der ösophagoskopischen Methode in außerordentlicher Weise gefördert, als sich die Laryngologen unter der Führung Killians um sie annahmen. Killian schreibt 1911: „Es ist klar, daß die Ösophagoskopie diese Entwicklung den Laryngologen zu verdanken hat. So lange sie sich noch in den Händen einzelner Chirurgen und innerer Mediziner befand und von den Laryngologen nur wenige mitarbeiteten, führte sie ein bescheidenes Dasein. Erst als diese sich der Methode annahmen, wurde sie rasch der Allgemeinheit dienstbar gemacht und konnte so in breiten Schichten der Völker segensreich wirken." Um die Verbreitung und die Entwicklung der Ösophagoskopie haben sich außer Killian seine

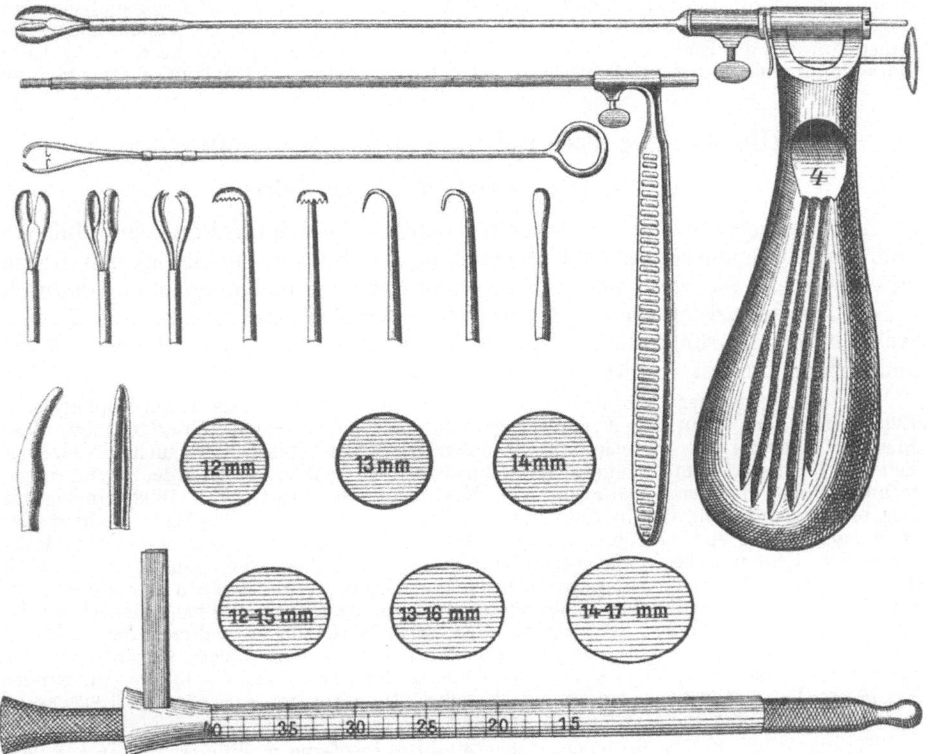

Abb. 12. Das Instrumentarium nach Starck. (Aus Starck, Ösophagoskopie.)

Schüler Eicken und Brünings große Verdienste erworben. Besonders Brünings hat das Instrumentarium in außerordentlich vollkommener Weise verbessert und so an der raschen Verbreitung der Ösophagoskopie einen hervorragenden Anteil. Nach Killian (1911) und Starck (1914) seien außer den bisher genannten Autoren als Vorkämpfer der Ösophagoskopie genannt:

In Deutschland: Ehrlich 1905, Ewald 1902, 1908, Glücksmann 1907, Kelling 1896, Kraus 1912, Reizenstein 1900, Schreiber 1902.

In Österreich: Chiari 1900, Ebstein 1898, Harmer 1902, Kahler 1909, Lotheissen 1905, Schrötter 1904.

In Amerika: Einhorn 1897, Fletscher Ingals 1903, Chevalier Jackson 1910, Jankauer, Gordon King 1899, Large, E. Mayer, Mosher und Stillmann.

In England: Paterson.

In Frankreich: Brindel 1905, Beze, Jaques Garel, Guisez 1903, Moure, Texier, Vallas und Duperon 1902, Valentin.

In Spanien: Botella 1904, Botey 1902, Tapia 1903.

In Belgien: Delsaux 1905.

In der Schweiz: Siebenmann 1905.

In Dänemark: Schmiegelow 1906.
In Schweden und Norwegen: Holmgren, Kayser, Tetens Hald, Waller.
In Rußland: Weglowski, Rewidzoff.
In Holland: Burger 1908.
In Italien: Adjello, Canalejo, de Cigna 1909, Lozano, Massei, Tanturri.
In Japan: Kubo 1907.

Eine Anzahl der eben angeführten Autoren hat das ösophagoskopische Instrumentarium von verschiedenen Gesichtspunkten aus zu modifizieren versucht, wobei zunächst wohl der Gedanke maßgebend war, die Unannehmlichkeiten der Untersuchungsmethode an sich, sowie deren Gefahren für die Patienten nach Möglichkeit abzuschwächen bzw. auszuschalten. Es hat sich nun gezeigt, daß nur jenes System sich einen dauernden Anwert verschaffen konnte, das den grundlegenden Prinzipien von Mikulicz treu bleibend, sich der geraden, starren Einführungsrohre bediente. Im folgenden werden die Versuche der einzelnen Autoren der Reihe nach kurz erwähnt werden; eine ausführliche Besprechung kann indessen nur jenem System zuteil werden, das sich eine dauernde Geltung verschaffen konnte.

2. Die weitere Entwicklung des Instrumentariums.

a) Die Verwendung flexibler Rohre.

Zunächst möchte ich jener Autoren gedenken, die sich nicht dazu entschließen konnten, zur endoskopischen Untersuchung der Speiseröhre die starren Rohre zu verwenden. Sie waren der Meinung, dem Kranken die Untersuchung dadurch wesentlich zu erleichtern, daß sie unter Berücksichtigung des natürlichen, rechtwinklig gekrümmten Verlaufes der oberen Speisewege flexible Rohre einführten, die erst in situ gestreckt wurden.

Die diesbezüglichen Versuche Stoerks mit seinem Hummerschwanzösophagoskop 1896 wurden bereits in der Einleitung erwähnt und hat Kelling (Dresden 1896) diese Idee weiter ausgebaut. Er machte seine ersten ösophagoskopischen Versuche zu gleicher Zeit wie Rosenheim und benützte unter unwesentlichen Abänderungen der Einführungstechnik zuerst das Instrumentarium von Mikulicz, um später (1897, 1898) ein eigenes Instrument anzugeben, das in Anlehnung an den von den ersten Ösophagoskopikern eingeschlagenen Weg ein aus röhrenförmigen Gliedern zusammengesetztes, bewegliches Rohr hatte. Das Kellingsche Ösophagoskop wurde im flexiblen Zustand eingeführt und hernach durch besondere Mechanismen gestreckt (siehe Abb. 13a u. b). Als Mandrin diente ein Stahlstäbchen, welches am distalen Ende einen Schwamm trug, der jedesmal erneuert wurde. In den gestreckten Tubus, der zum Schutze gegen Verletzungen während der Rohreinführung zur Gänze mit Gummi überzogen war, wurden nun zwecks Besichtigung der Speiseröhre verschieden lange Rohre eingeschoben; für Erwachsene ein 13 mm, für Kinder ein 10 mm Rohr. Kelling gebrauchte als Beleuchtungsapparat entweder das Leitersche Panelektroskop oder die Caspersche Stirnlampe.

Kölliker hat 1907/8 die Kellingsche Methode insoferne modifiziert, als er aus dem elastischen Material, aus welchem die Schlundsonden hergestellt sind, ein Rohr anfertigen ließ. Er führte zuerst das biegsame Rohr gleichzeitig mit einem flexiblen Mandrin ein, entfernte dann den letzteren, um in das biegsame Rohr zur Geradestreckung ein starres Metallrohr einzuführen.

Auch de Cigna 1909 benützte ein dem Killianschen Röhrenspatel ähnliches Einführungsrohr, das am distalen Ende biegsam und gegliedert war und erst nach vollzogener Einführung durch ein besonderes Instrument, welches als Mandrin figurierte, gestreckt wurde. Flexible Rohre aus Gummi benützte auch Löhning, eine Metallspirale mit geeigneter Leitbougie Ingals (zit. nach Brünings-Albrecht).

Rewidzoff gab 1908 einen Tubus an, der unten behufs leichterer Einführung in eine 8 cm lange, biegsame Spirale endigte. Diese konnte dann in situ völlig gestreckt und auf diese Weise die Speiseröhre untersucht werden. Selbstverständlich endete auch der Mandrin in eine Spirale.

Nach Brünings-Albrecht 1915 bedeutet das Prinzip der Flexibilität eine mit einem unvermeidlichen Gesichtsfeldverlust verknüpfte Komplikation. *Bezüglich der Rohreinführung widerspricht es einer Hauptregel der Endoskopie, nach welcher in kein Organ und in keinen Teil desselben mit Instrumenten eingegangen werden soll, dessen Beschaffenheit sich nicht gleichzeitig mit dem Auge kontrollieren läßt.*

Noch im Jahre 1912 konstruierte LEWISOHN in völliger Außerachtlassung des bisherigen Entwicklungsganges der Ösophagoskopie das in Abb. 14a u. b abgebildete Ösophagoskop. Dieses nach dem Prinzip der rechtwinkeligen Bildübertragung in einem teleskopischen Röhrenapparat konstruierte Instrument wird im ineinandergeschobenen Zustand (Abb. 14a) genau median eingeführt und gleitet, wenn die Federspannung mittels einer Feder aufgehoben wird, „spielend leicht" über Epiglottis und Aryknorpel in die Speiseröhre (Abb. 14b). Nach vollendeter Untersuchung werden die Rohre durch Zug an der Feder wieder ineinandergeschoben und der Apparat aus dem Munde entfernt.

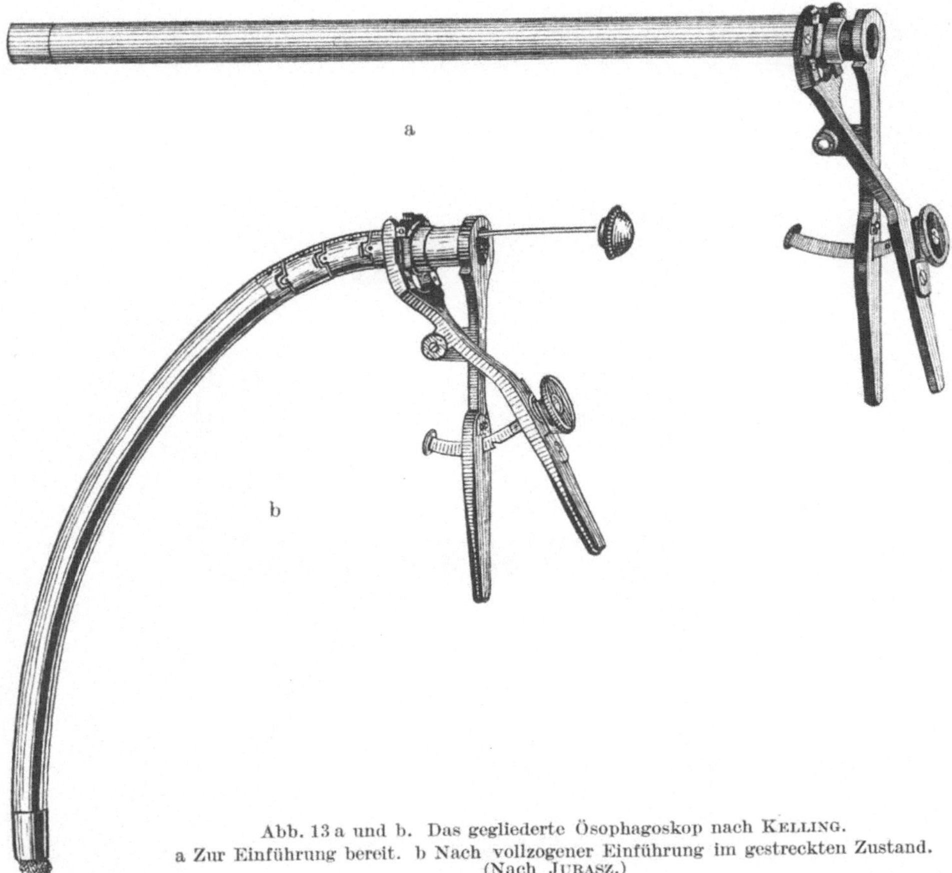

Abb. 13 a und b. Das gegliederte Ösophagoskop nach KELLING.
a Zur Einführung bereit. b Nach vollzogener Einführung im gestreckten Zustand.
(Nach JURASZ.)

b) Über die verschiedenen Arten der Beleuchtung.

Wir haben bisher, abgesehen von der Verwendung des indirekten Lichtes mit dem Stirnreflektor, schon drei Arten der möglichen Beleuchtung kennen gelernt.

MIKULICZ und HACKER benützten im Anfang ein an einem platten Stabe armiertes Lämpchen aus Platindraht zur *Rohrinnenbeleuchtung*.

Der nächste bedeutende Fortschritt war die Einführung des LEITERschen Panelektroskops durch HACKER, also eine am Tubus befestigte *Außenbeleuchtung*. Diese Art der Lichtquelle wurde, wie erwähnt, später von ROSENHEIM durch den CASPERschen Beleuchtungsapparat verbessert. Schließlich konstruierte KIRSTEIN die nach ihm benannte Stirnlampe, womit er die *zweite Art der Außenbeleuchtung mit der Stirnlampe* inaugurierte.

1906 gab H. Schrötter eine vierte Art der Beleuchtung — *ein Rohr mit verdeckter Innenbeleuchtung* — an.

In den Schrötterschen Metalltubus (siehe dieses Handbuch Bd. I 1, S. 326) ist ein auf der Innenfläche versilbertes (geschwärztes) Glasrohr mit konisch verdickten distalen Enden eingeführt, in dessen Wand die diffuse Strahlung von 4, am proximalen Rohrende eingebauten, starken Glühlampen distalwärts geleitet wird und hier als eine leuchtende Scheibe gesehen werden kann. Dem sinnreichen Instrument haftet neben seiner Kostspieligkeit (es sind ja verschiedene Größen notwendig) auch der Nachteil einer erheblichen Gesichtsfeldeinschränkung durch das Glasrohr an. Ferner kann das leuchtende untere

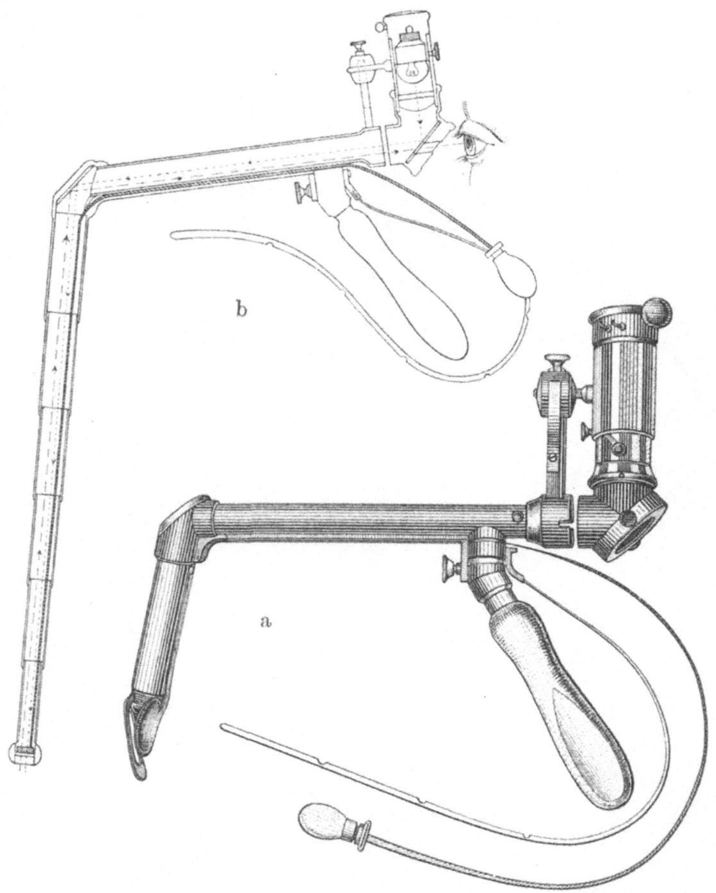

Abb. 14 a und b. Das Ösophagoskop nach Lewisohn (1912). (Nach Jurasz.)

Rohrende jederzeit leicht in situ beschmutzt werden, wodurch das genaue Sehen eine sehr störende Einbuße erleidet. Versuche nach dieser Richtung waren schon früher durch J. Gottstein und G. Härtel (zit. nach G. Gottstein 1901) gemacht worden, haben jedoch zu keinem Ziel geführt. Wegen seiner Lichtschwäche konnte sich dieses Beleuchtungsprinzip keine Anhänger verschaffen.

Was nun die *Rohrinnenbeleuchtung* (Prinzip des Cystoskops) betrifft, wird sie hauptsächlich von den amerikanischen Autoren (Einhorn 1902, Ingals 1909, Jackson 1909, Mosher 1906) mit Vorliebe verwendet (Abb. 15 und 16). Einhorn führte ein Miniaturlämpchen an einem dünnen Stäbchen ein, wie Tuttle und Strauss es für die Rektoskopie benützten. Auch Gauzard (1907), Lerche, Moure und Munch (1909) bedienten sich mit unwesentlichen Modifikationen dieser Beleuchtungsart. Erwähnen möchte ich noch, daß sich TILLEY stets der MOSHERschen Röhren mit distaler Beleuchtung und niemals des BRÜNINGschen Instrumentariums bedient. Er sieht bei dem von JACKSON eingeführten Apparaten die Vorteile in der distalen Beleuchtung im freien Beobachtungsfeld, sowie in der leichteren Handhabung der Instrumente.

1908 hat ACH (München) sein eigenes Ösophagoskop nach dem Vorbilde der Rektoskope (Prinzip der Aufblähung und Innenbeleuchtung) mit besonderem Nachdrucke empfohlen. Er rühmt die großen Vorzüge insbesondere das Licht seines Instrumentes gegenüber den anderen Beleuchtungsarten.

BRÜNINGS-ALBRECHT führen 1915 (S. 12, Anmerkung) den Nachweis, daß die vermeintlichen Vorteile des ACHschen Instrumentes auf einigen prinzipiellen Irrtümern dieses Autors beruhen.

Der ACHsche Tubus ist kreisrund, der Beleuchtungsstab liegt nur dem Tubus innen an und das Lämpchen befindet sich 5 cm vor dem Tubusende. Im Anfangsteil des Ösophagoskops ist ein durch einen Hahn verschließbarer Ansatz für die Luftzuführung angebracht.

Die *Innenbeleuchtung*, wenn auch in ganz *anderer Form*, als wie bisher benützt, verwendete GLÜCKSMANN 1903 und 1910 bei seinem Ösophagoskop (Abb. 17). Mit Hilfe dieses kompliziert gebauten Instrumentes kann der unterste Teil der Speiseröhre durch einen am Tubusende angebrachten, mit Wasser aufblähbaren Gummiring entsprechend erweitert werden.

Ferner kann durch einen fein konstruierten Mechanismus das sonst hermetisch geschlossene distale Tubusende gespreizt werden. Dieses enthält zwei in Kuppelschalen eingeschlossene starke Glühlampen. Durch einen mit der Optik auswechelbaren Spülapparat ist man imstande, das Gesichtsfeld, wenn es durch Blut oder Schleim beschmutzt wird, zu reinigen. GLÜCKSMANN, der auf dem Chirurgenkongreß 1910 sein verbessertes Instrument zeigen konnte, sah die Vorteile desselben darin, daß die erkrankten Speiseröhrenpartien infolge der Aufblähung des Ringkissens durch Wasser mit dem Mandrin nicht berührt werden, daß sich das Gesichtsfeld mit dem Quadrate des Durchmessers vergrößert und daß wegen des Kissens störende Blutungen selten sind. KILLIAN fand das Instrument zu kompliziert. Die Innenbeleuchtung ist nach BRÜNINGS ein weiterer Nachteil, da das Licht durch Blut und Schleim außerordentlich verdunkelt werden kann. Überdies bezeichnete GLÜCKSMANN selbst die Reinigung seines Instrumentes als besonders schwierig. Ferner sind nach mehrmaliger Anwendung oft recht kostspielige Reparaturen nötig und ist das Instrument für den Anfangsteil der Speiseröhre, an welcher sich die allermeisten pathologischen Veränderungen finden, kaum brauchbar.

Nach BRÜNINGS ist die Innenbeleuchtung immer dann am Platze, wenn große, mit dem optischen Gesichtsfeld zusammenfallende und senkrecht zur Blickrichtung stehende Flächen zu beleuchten sind, wie bei der Cystoskopie und bei der Gastroskopie am aufgeblähten Magen.

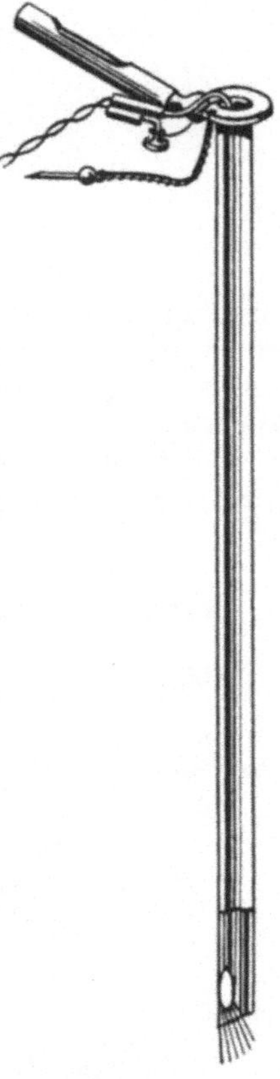

Abb. 15.
Ösophagoskop
nach EINHORN.

Handelt es sich dagegen um mehr röhrenförmige Organe wie bei den Luft- und Speisewegen, so ist eine Außenlampe von geeigneter Konstruktion aus verschiedenen Gründen vorzuziehen. Vor allem ist eine entsprechende „*Tiefenhelligkeit*" *bei der Innenbeleuchtung nicht zu erreichen;* ferner verursachen Beschmutzungen der Lämpchen oder Dampfbildung während der Untersuchung lästige und schwer zu beseitigende Störungen in der erwünschten guten Beleuchtung. Bei engen Rohren wird das Gesichtsfeld wesentlich eingeengt und haben notwendige eventuelle instrumentelle Eingriffe schon zu Komplikationen geführt. Endlich ist beim Gebrauch der Rohrinnenbeleuchtung die Anwendung der verlängerbaren Doppelrohre nach BRÜNINGS unmöglich.

Was die äußere Lichtquelle anlangt, die von der deutschen und österreichischen Schule jetzt wohl ausschließlich bevorzugt wird, kann sie entweder in der Form eines Panelektroskops oder einer Stirnlampe verwendet werden. Von den zahlreichen Stirnlampenmodellen scheint die auch von Killian bevorzugte Kirsteinsche Lampe das Beste darzustellen. Das mit derselben erzielte Licht ist wesentlich intensiver, wie das der Klaarschen Stirnlampe, welche

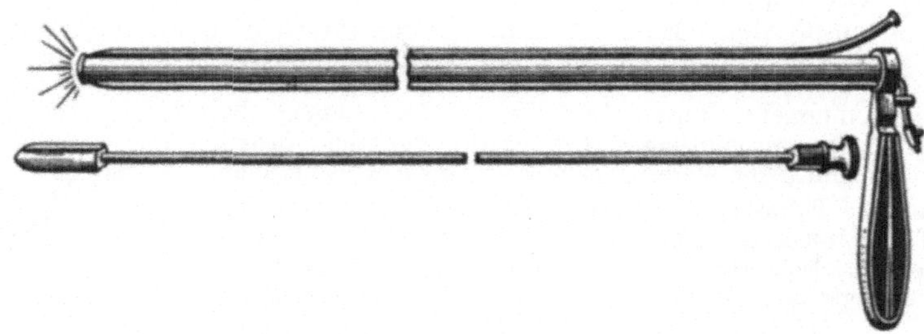

Abb. 16. Das Ösophagoskop nach Ch. Jackson. (Nach Starck.)

seinerzeit Schrötter mit Vorliebe verwendete. Auch Starck, der die Beleuchtungsfrage mit der Kirsteinschen Lampe als gelöst betrachtet, bedient sich sehr gerne derselben und hält sie deshalb für die zweckmäßigste Beleuchtungsart, weil sie dem Untersucher beide Hände freiläßt. Außerdem wird bei ihrer Verwendung die Untersuchung dadurch vereinfacht und verkürzt, daß wir ohne weiteres Instrumente einführen können und keine Zeit

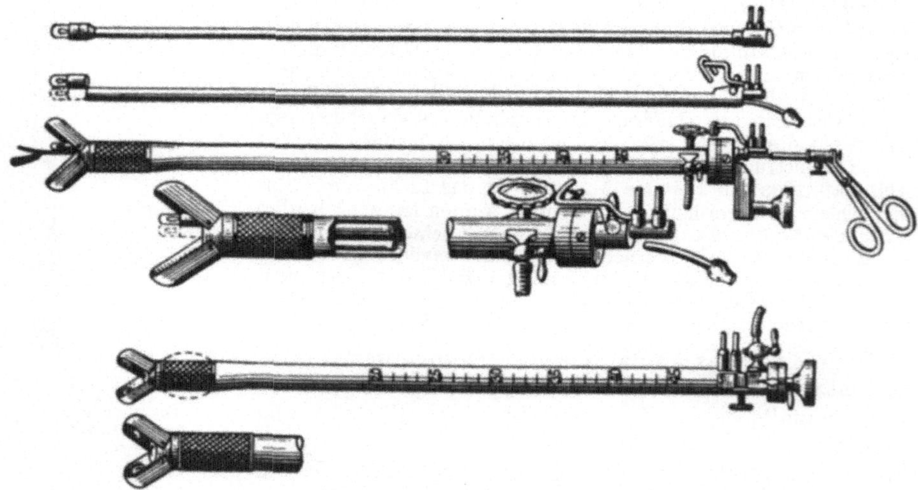

Abb. 17. Das Glückmannsche Ösophagoskop. (Nach Starck.)

mit dem Anschrauben des Beleuchtungsapparates verlieren; letzteres gilt allerdings nur für die palpatorische Rohreinführung (siehe später). Mit einer 16kerzigen Voltlampe ist die Helligkeit bis zur Kardia eine genügende, doch wäre nach Starck eine Verbesserung der Stirnlampen sehr zu begrüßen. Für Demonstrationszwecke, wo sie ihm gute Dienste leistet, verwendet Starck auch den Brüningschen Beleuchtungshandgriff (siehe später). Das Licht desselben ist entschieden besser und heller wie das der Stirnlampen. Guisez hat die Kirsteinsche Lampe modifiziert, indem er statt einer drei Glühlampen, in einer bestimmten Weise angeordnet, vor dem Spiegel anbrachte. GUISEZ führt alle seine Untersuchungen mit Hilfe dieser Beleuchtung aus. Auch die jüngst von HASLINGER für indirekte und direkte Untersuchungen angegebene Stirnlampe, die in ihrer Konstruktion wesentlich einfacher und speziell für Tiefenbeleuchtung berechnet ist, läßt sich für diesen Zweck verwenden.

Das *Panelektroskop.* GOTTSTEIN modifizierte den CASPERschen Beleuchtungshandgriff (siehe S. 41) derart, daß er zugleich mit BRÜNINGS die Dreifadenlampe einführte, das Panelektroskop für die verschieden weiten Rohre ausziehbar machte und eine Irisblende einschaltete. So wurde es möglich, die Seitenstrahlen, die auf das Rohr treffen, auszuschalten und nur die parallelen Strahlen in die Tiefe zu leiten. GOTTSTEIN nannte seinen Beleuchtungsapparat „*Universallichtkonzentrator*" und ist bei dessen Anwendung die Einführung der Hilfsinstrumente leichter wie beim CASPERschen Panelektroskop.

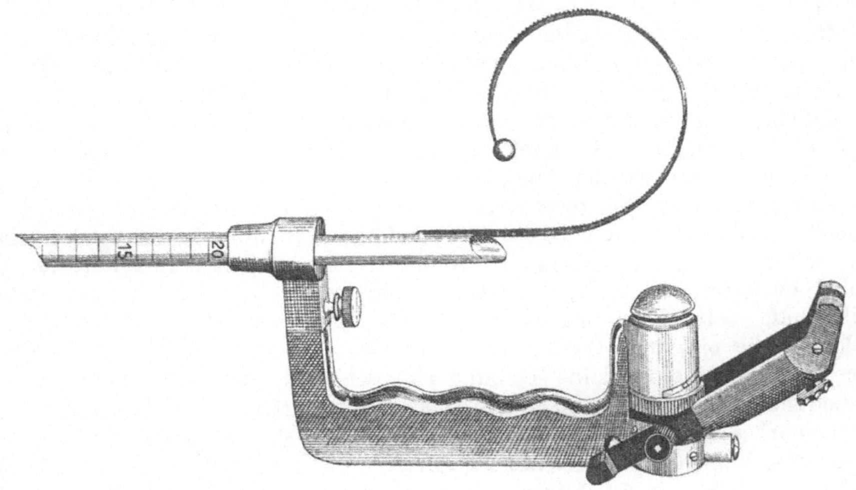

Abb. 18. Universalelektroskop nach BRÜNINGS.

1908 konstruierte BRÜNINGS sein Universalelektroskop (Abb. 18), das eine Kombination des LEITERschen und des CASPERschen Panelektroskops darstellt. Durch die Konstruktion der Dreifadenlampe und die Einschaltung eines geeigneten Kondensators erreichte er eine große Lichtstärke.

Die ursprünglichen Nachteile, die dem BRÜNINGSschen Universalelektroskop anhafteten, wurden zum Teil dadurch beseitigt, daß BRÜNINGS in dessen Spiegel einen Schlitz anbrachte, durch welchen nunmehr Instrumente leicht und bequem hindurchgeführt werden konnten. Auf diese Weise wurde die operative Technik durch das ösophagoskopische Rohr wesentlich verbessert. Die Griffform des BRÜNINGSschen Beleuchtungsapparates ist seinem häufigsten Zweck, i. e. die bequeme Haltung des Instrumentes bei der Untersuchung eines sitzenden Patienten, angepaßt. Der Spiegelträger ist hochklappbar und fährt nach dem Loslassen von selbst in seine ursprüngliche Lage zurück.

Nach der Ansicht KAHLERS 1910 ist der rechtwinklig gebogene Handgriff des BRÜNINGSschen Beleuchtungsapparates ein Nachteil. Ein derartiger Handgriff ist wohl für die Untersuchung am sitzenden Patienten außerordentlich wertvoll, jedoch mit Rücksicht auf die weitaus häufigeren Untersuchungen bei liegender Körperhaltung des Patienten für den Untersucher sehr ermüdend. (Der über der Rohrmündung stehende Spiegel, der die freie Einführung von Instrumenten recht behinderte, wurde, wie erwähnt, seither mit einem Schlitz versehen, so daß dieser Nachteil nun in Wegfall kommt.) Diesen beiden Übelständen wollte KAHLER durch die Konstruktion eines neuen Panelektroskops abhelfen und so entstand 1910 das neue KAHLER-LEITERsche Panelektroskop (siehe dieses Handbuch, Bd. I, S. 924). Gegenüber dem alten LEITERschen Beleuchtungshandgriff zeigt es folgende Verbesserungen: Durch Einschaltung einer Linse zwischen Lichtquelle und Spiegel wird die Lichtquelle weitgehend ausgenützt, auf einen Punkt des Spiegels konzentriert, von wo nun die Strahlen annähernd parallel direkt in das Rohr geworfen werden. Vor allem aber ist *der Rohrgriff verstellbar*, denn es kann durch einfaches Umstecken sowohl die rechtwinklige Stellung beibehalten werden, um wie mit dem BRÜNINGSschen Instrument Patienten in sitzender Position endoskopieren zu können, als auch in höchst zweckmäßiger Weise für die Untersuchung am liegenden Kranken *der gerade Griff* benützt werden. Aus der Abbildung sind die geänderten Verhältnisse beim Griffwechsel leicht zu erkennen. Die Schraube wird bei a gelüftet, der Handgriff abgenommen und bei b wieder fixiert (punktierte Linie). Indessen werden jetzt Instrumente hergestellt, bei welchen ein fixierbares Scharniergelenk die Umstellung leicht mit einem Fingerdruck augenblicklich ermöglicht. Eine Schraube am Spiegel gestattet es, das Licht in der jeweiligen besten Konzentration einzustellen. Zur Einführung der BRÜNINGSschen verlängerbaren Rohre ist der Spiegel mit dem Daumen der linken Hand rückklappbar, während die rechte gleichzeitig das Verschieberohr einführt. Ist dasselbe vollkommen im Tubus verschwunden, kehrt durch Federzug der Spiegel von selbst in seine Lage zurück, wenn der Daumen der linken Hand vom Hebel entfernt wird. Gegen störende Lichtreflexe schützt der am distalen Tubusende befindliche, scharf eingekerbte, schwarze Hartgummiring d, an welchem die einzelnen Größen der Rohre leicht anschraubbar sind. Im oberen Spiegelrande ist eine kleine Kerbung eingeschliffen, die ein vollkommen freies Gesichtsfeld ermöglicht. Nach KAHLERs eigenem Urteil ist das Licht seines Instrumentes nicht ganz so stark wie das des BRÜNINGSschen Beleuchtungsapparates, jedoch für alle Untersuchungen vollkommen hinreichend, eine Tatsache, die sich seit 1910 immer wieder bestätigte. An der Wiener Klinik wird ausschließlich mit dem KAHLER-LEITERschen Beleuchtungsapparat gearbeitet, der sich immer, auch in den schwierigsten Situationen, durchaus bewährte. Es kann kein Zweifel darüber bestehen, daß beide Typen der Beleuchtungshandgriffe vollkommene und ausgezeichnete Instrumente sind. Es ist daher gänzlich gleichgültig, welche Type von einem Untersucher benützt wird. Die Gewohnheit, die manuelle Veranlagung, die Schulung usw. wird bei der Auswahl ausschlaggebend sein. Daher habe auch ich, weil ich es seinerzeit so gelernt habe, mit ganz geringen Ausnahmen immer das KAHLERsche Instrument bevorzugt und bloß einige Male des Interesses halber mit dem BRÜNINGSschen Handgriff untersucht.

Da wir nun fast ausschließlich am liegenden Kranken endoskopieren, schien auch mir die natürliche Handstellung bei der Verwendung des KAHLERschen Beleuchtungsapparates angenehmer, wie die etwas gezwungene bei dem winklig gebogenen BRÜNINGSschen Instrument. Besonders gilt dies für länger dauernde Untersuchungen.

c) Die Stromquellen.

Als solche kommen Tauchbatterien, Akkumulatoren und Starkstromanschlußapparate in Betracht. Anfangs der 80er Jahre des vorigen Jahrhunderts mußten sich MIKULICZ, STOERK und HACKER noch mit den Tauchbatterien begnügen. In den 90er Jahren ging man dann zu den Akkumulatoren und Anschlußapparaten über; die ersteren kommen insbesondere an Orten in Frage, in welchen kein elektrischer Zentralanschluß vorhanden ist. Allerdings verlangen die Akkumulatoren eine sachgemäße Behandlung und Überwachung der Spannung, außerdem erfordern sie die regelmäßige Aufladung, für welche eine Gleichstromanlage vorhanden sein muß. Auch Trockenelemente, die sich in recht kompendiöser Form herstellen lassen, eignen sich, da sie vom Untersuchungsort völlig unabhängig sind, besonders für die Reise. Die allgemein verbreiteten einfachen Rheostaten können an Gleich- oder Wechselstromleitungen verschiedener Spannung angeschlossen werden, bergen indessen, weil sie nicht erdschlußfrei sind, gewisse Gefahren in sich. Um sich, namentlich aber die Kranken vor unangenehmen Schlägen zu bewahren, muß man deshalb die Untersuchung, falls es sich um einen Steinboden handeln sollte, immer auf einer entsprechend großen und trockenen Linoleumunterlage vornehmen.

Ist jedoch ein elektrischer Zentralanschluß vorhanden, werden erdschlußfreie Anschlußapparate stets die vorteilhafteste Form der Stromquelle darstellen, wobei allerdings die mit Gleichstrom betriebenen den großen Nachteil des störenden Motorgeräusches haben, das bei längerdauernden Untersuchungen dem Kranken wie dem Arzt in gleicher Weise unerträglich wird. Steht aber Wechselstrom zur Verfügung, so entfällt durch die Verwendung eines Transformers der eben erwähnte Übelstand. Demnach stellt ein mit Wechselstrom gespeister erdschlußfreier Anschlußapparat zweifellos die beste und angenehmste Art der Stromquelle dar.

Mit der Frage der Stromquellen hat sich 1910 BRÜNINGS in sehr ausführlicher Weise beschäftigt, so daß ich zur weiteren Orientierung auf sein ausgezeichnetes Handbuch verweise.

d) Das Beobachtungsrohr von BRÜNINGS, sowie Rohre für besondere Zwecke.

In weiterer Ergänzung des bisher Gesagten möchte ich nun bezüglich der starren geraden Röhren, die im Sinne von MIKULICZ einzig und allein für die endoskopische Untersuchung in Frage kommen, betonen, daß die Konstruktion des verlängerbaren Doppelrohres durch BRÜNINGS einen wesentlichen Fortschritt, sowie eine bedeutende Erleichterung der ösophagoskopischen Untersuchungstechnik bedeutet.

Das BRÜNINGSsche Doppelrohr besteht aus einem Spatel- und aus dem Verlängerungsrohr. Der Hauptvorteil des Spatelrohres liegt ohne Zweifel in seiner sehr leichten Einführbarkeit, sowie in der Möglichkeit, sich rasch zu orientieren.

MIKULICZ benützte vier verschiedene Rohrlängen von 26, 36, 46 und 50 cm. Der Durchmesser betrug im allgemeinen 14 mm bei Erwachsenen und 12 mm bei Kindern. STARCKs Röhren sind ebenfalls 25, 30 und 50 cm lang und haben entweder einen runden (12—13 mm) oder einen ovalen 12 : 15 bzw. 13 : 16 mm Durchmesser.

Dagegen hat das Spatelrohr von BRÜNINGS bloß eine Länge von 25 cm; ebenso lang ist das Einschieberohr. Für die Ösophagoskopie werden nun die Spatelrohre von 10, 12 und 14 mm Durchmesser verwendet. Der Durchmesser der Innenrohre beträgt jeweilig 9, 11 und 13 mm.

Mit Rücksicht auf die Tatsache, daß sich die allermeisten pathologischen Veränderungen der Speiseröhre bis zur Bifurkationshöhe abspielen (insbesonders Fremdkörper und Tumoren) ist es nicht vorteilhaft, für eine ösophagoskopische Untersuchung von allem Anfange an übermäßig lange Rohre zu benützen, die nicht nur die Einführung, sondern auch den Gang der Untersuchung erheblich erschweren; speziell für Kinder reichen überhaupt 15 cm lange Spatelrohre vollkommen aus und erleichtern sowohl die Untersuchung (Einführung) als auch therapeutische Eingriffe ganz außerordentlich. Selbstverständlich ist in solchen Fällen auch das Einschieberohr bloß 15 cm lang.

Für die Ösophagoskopie besonders wertvoll und wichtig ist die Verwendung der *Ovalrohre*, die in *einem* Durchmesser wesentlich weiter hergestellt werden können und daher ein viel helleres und besseres Gesichtsfeld ermöglichen. KUSSMAUL hat zuerst ovale Rohre für die Untersuchung angegeben und benützten dieselben auch MIKULICZ, SCHREIBER, STARCK u. a.

CHIARI richtete sein besonderes Augenmerk auf die Konstruktion und Anwendung ovaler Rohre und teilte seine guten Erfahrungen 1914 in Kiel mit.

In vielen Fällen ließ sich nach diesem Autor das elliptische Spatelrohr Nr. 12 viel leichter einführen als das runde Spatelrohr Nr. 10, wodurch ein Gesichtsfeldgewinn von 31,4 qmm erzielt wurde. Die Passage des Oesophaguseinganges ist mit dem elliptischen Rohr Nr. 12

ebenso leicht wie mit dem runden Rohr Nr. 10. Dieser große Vorteil der Ovalrohre ist gerade bei der Benützung der verschiedenen Operationsinstrumente in die Augen springend: So läßt sich die Kahlersche Gebißzertrümmerungszange, deren Branchen die Maße 9,5 : 4,5 haben, durch das runde Spatelrohr Nr. 10 nicht, dagegen sehr gut durch das Ovalrohr Nr. 10 hindurchführen. Haslinger hat das distale Ende der ovalen Rohre mit Gleitflächen versehen; durch diese „Schlittenrohre" (Abb. 23a) wird einerseits bei Passage der Ringknorpelenge auch in schwierigen Fällen eine Verletzung der Schleimhaut vermieden, andererseits die Wahl größerkalibriger Rohre ermöglicht. Die sichere Einführung gestattet es auch, bei der Ösophagoskopie von kleinen Kindern ein Ovalrohr Nr. 10 zu verwenden, was besonders bei der Extraktion von Fremdkörpern von großem Vorteil ist.

Für besondere Zwecke hat Gottstein Rohre mit seitlichem Ablauf für den Speichel konstruiert, während Schreiber den seitlichen Ablauf zugleich mit einer Saugung verbunden hat, die er an allen seinen Rohren anbrachte.

e) Der Mandrin.

Bisher wurde schon wiederholt vom Mandrin gesprochen. Die zahlreichen Veränderungen, die derselbe im Laufe der Entwicklung und der Vervollkommnung des ösophagoskopischen Instrumentariums durchmachte, liegen in der

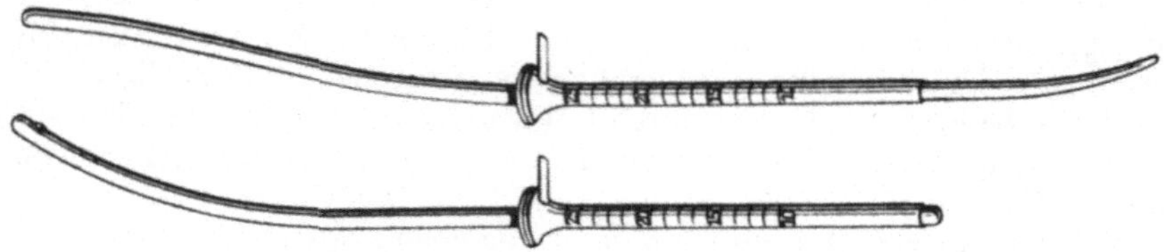

Abb. 19. Zylindrische Bougie für hochsitzende Stenosen.
Abb. 20. Biegsame Bougie zur Untersuchung von Stenosen des mittleren und unteren Speiseröhrenabschnittes.
(Nach Starck, Lehrb. d. Ösophagoskopie, 2. Aufl.)

Tatsache begründet, daß man bestrebt war, die Hauptschwierigkeit, bzw. Hauptgefahr der endoskopischen Speiseröhrenuntersuchung, die zweifellos in der Passage der Ringknorpelenge liegt, erfolgreich zu bekämpfen, weshalb der Mandrin im Laufe der Jahre weit mehr Veränderungen erlebte wie der ösophagoskopische Tubus selbst.

Die kleine Modifikation, die Rosenheim 1895 dem Mandrin gab, wurde bereits oben erwähnt. Auch Schreiber und Sargnon waren bestrebt, denselben zu verbessern; ersterer ersetzte den weichen Gummiansatz Rosenheims durch ein gewebtes Sondenstück, welches sich im Rachen nicht so leicht umlegen und die Einführung stören konnte, wie der Mandrin aus Gummi. Starck benützt für seine einfachen geraden starren Rohre verschiedene Schlundsonden als Mandrin und führt den Tubus mit einem elastischen, mittelfesten, aber doch noch leicht biegsamen Mandrin armiert, in den Oesophagus ein. Er verwendet für hochsitzende Stenosen entweder eine geknöpfte Bougie (Abb. 12) oder eine zylindrisch gebaute Schlundsonde (Abb. 19), während er die konisch verlaufenden Bougies bei den Erkrankungen des mittleren und unteren Speiseröhrenabschnittes bevorzugt (Abb. 20). Die biegsamen Mandrins bieten nach Starck den großen Vorteil, daß man sie bei tieferliegenden Erkrankungen der Speiseröhre im gebogenen Zustande einführen kann, indem man das untere Ende 6—10 cm vor das Tubusende vorstehen läßt. Der starre Tubus folgt dann spielend leicht. Dagegen überragen die zylindrischen Bougies das distale Tubusende höchstens 1 cm weit. Der elastische Mandrin wird auch von Guisez besonders geschätzt.

Ich erinnere hier neuerdings daran, daß andere Autoren zur Erleichterung der Schwierigkeiten der Rohreinführung flexible Rohre mit einem biegsamen Mandrin vorgeschlagen haben (DE CIGNA, KELLING, KÖLLICKER, MORELLI, REWIDZOFF, STOERK), bzw. Spiralmandrins (STOERK, ROSENHEIM und SARGNON) verwendeten. Andere Autoren wieder empfahlen, zuerst einen biegsamen Mandrin einzuführen und erst dann einen genau zu ihm passenden Tubus darüber zu stülpen (HACKER, KELLING). Wie erwähnt, benützte GOTTSTEIN zur leichteren Einführung das Ösophagoskop mit Leitsonde (Abb. 11).

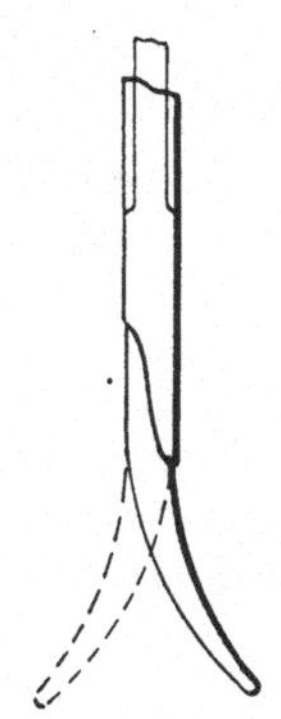

Abb. 21. Bougie im BRÜNINGSschen Spatelrohr.

BRÜNINGS hat die Bougies für das Spatelrohr seiner Ösophagoskope so konstruiert, daß ihr Ende nur in frontaler Richtung meißelartig abgeplattet ist (Abb. 21). Sie passen sich so der natürlichen Form des Speiseröhrenmundes an und erhalten bei ausreichender Festigkeit in lateraler Richtung eine gut abgestufte dorsoventrale Flexibilität, so daß man leicht die Medianlinie einhalten kann (BRÜNINGS-ALBRECHT 1915). Es ist selbstverständlich, daß die Richtung der Abplattung mit derjenigen des schrägen Rohrendes zusammenfallen muß und daß man das Instrument nicht etwa in der durch die punktierte Linie (Abb. 21) gekennzeichneten Stellung einführen darf.

Den besonderen Nachteil der palpatorischen Rohreinführung, der ohne Zweifel in der mangelnden Gesichtskontrolle liegt, suchte BOTEY dadurch auszuschalten, daß er einen Glasmandrin verwendet, um mit Hilfe desselben *sehend* das Ösophagoskop in den Anfangsteil der Speiseröhre einführen zu können.

III. Das am meisten verbreitete Instrumentarium und die notwendigen Behelfe zur Ösophagoskopie.

In Deutschland und Österreich hat das Instrumentarium von BRÜNINGS, bzw. das KAHLER-LEITERsche Panelektroskop mit den Beobachtungsrohren von BRÜNINGS die weitaus größte Verbreitung gefunden. Diese Tatsache beweist wohl zur Genüge, daß dieses Instrumentarium allen anderen *prinzipiell* darin *überlegen* ist, daß es *ohne Mandrin eingeführt werden kann, daß es das Arbeiten mit optimaler, i. e. kürzester Rohrlänge gestattet und außerdem alle Gefahren, die der blinden Handhabung von Instrumenten anhaften, ausschaltet.* Außerdem ist bei der Verwendung der BRÜNINGSschen Doppelrohre sowohl eine vorhergehende explorative Sondenuntersuchung, die bei den anderen Rohren wegen der Auswahl der jeweilig notwendigen Rohrlänge kaum vermieden werden kann, als auch eine mehrmalige Rohreinführung (Rohrwechsel) völlig überflüssig. Diese großen Vorteile sind namentlich bei der Therapie eingeklemmter Speiseröhrenfremdkörper von weittragendster Bedeutung und es ist daher nur zu begreiflich, wenn sich bei den besonderen Vorzügen der BRÜNINGSschen Instrumente neben diesen die ursprünglich angegebenen nicht behaupten konnten. Im folgenden soll nun kurz auseinandergesetzt werden, welche Nebeninstrumente bzw. Behelfe außer den schon beschriebenen Rohren und Beleuchtungshandgriffen zur endoskopischen Untersuchung der Speiseröhre notwendig sind. Das Instrumentarium ist so zusammengestellt, wie es der Facharzt, der sich mit der Diagnose und Therapie der Speiseröhre abzugeben hat, besitzen soll. Seltene und komplizierte Instrumente, über die in der Regel nur große Spezialkliniken verfügen, sind nicht angeführt.

1. *Beleuchtungsapparat.*

a) Entweder das KAHLER-LEITERsche Panelektroskop oder

b) das Universalelektroskop von Brünings, sowie einige Reservelämpchen und ein Leitungskabel.

2. Verschieden starke *Beobachtungsrohre*. (Die verlängerbaren Doppelrohre

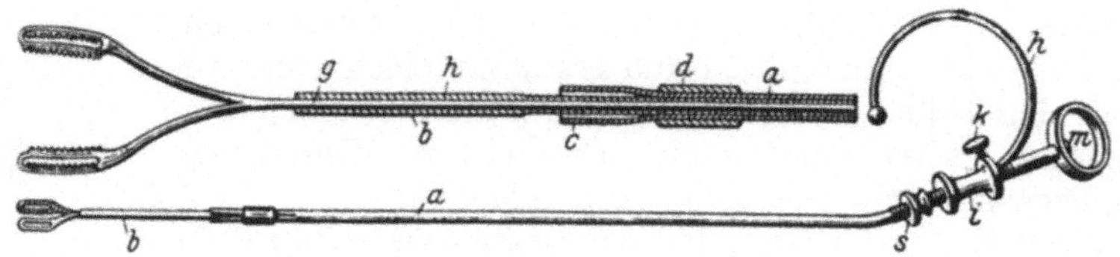

Abb. 22. Verlängerbare Zange nach Brünings.

nach Brünings sind, je nachdem sie für den einen oder den anderen Beleuchtungshandgriff benützt werden sollen, wegen der etwas differenten Befestigung an demselben anders konstruiert.

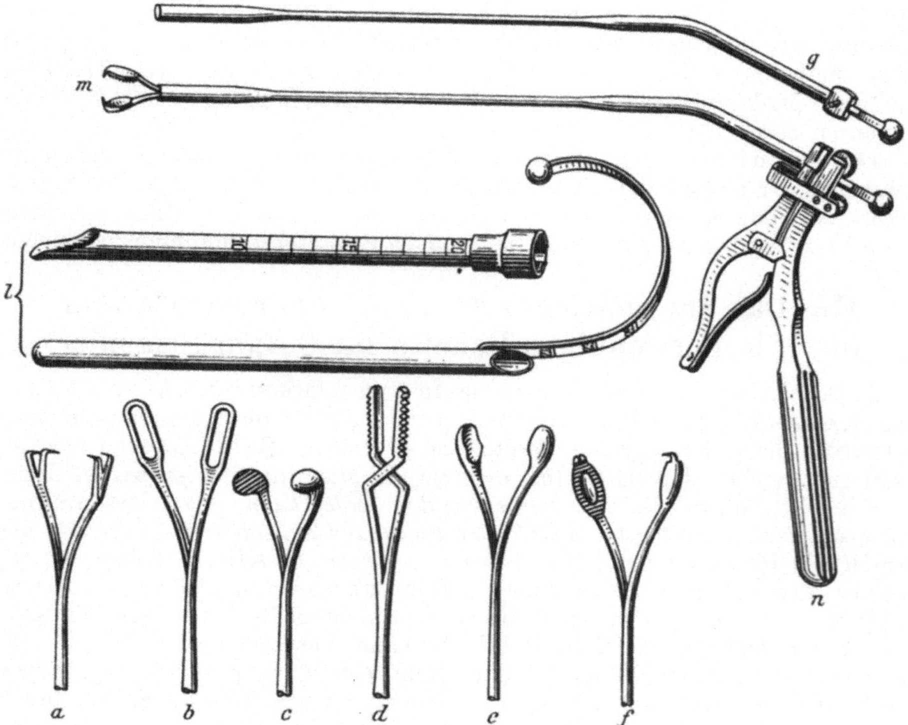

Abb. 23. Instrumentarium zur Ösophagoskopie nach Brünings.
a Krallenzange. b Bohnenzange. c Nadelzange. d Hohlkörperzange. e Scharfe Doppellöffelzange,
f Fremdkörperfaßzange. g Führungsrohr. l Brüningssches Spatelrohr mit Einschieberohr.
m Fremdkörperfaßzange am Instrument angeschraubt. n Handgriff nach Chiari.

a) Für *Kinder* ist ein 15 cm langes, 10 mm Ovalrohr sehr empfehlenswert. Das dazugehörige Einschieberohr ist von gleicher Länge.

b) Für *Erwachsene* ist je ein 10, 12 und 14 mm weites, 25 cm langes Spatelrohr (am besten ein Ovalrohr) mit ebenso langen Einschieberohren notwendig.

3. Zwei *Handgriffe* für die verschiedenen auswechselbaren endoskopischen Operationsinstrumente und drei verschieden lange Führungsrohre. (Das Führungsrohr ist in Abb. 23g abgebildet).

Einen endoskopischen Zangenhandgriff hat BRÜNINGS konstruiert (Abb. 22). Außerdem wird der von CHIARI angegebene Zangengriff (Abb. 23n) vielfach verwendet. Die Handgriffe von HACKER und STARCK sind aus den Abb. 7 bzw. 12 ersichtlich. Für alle diese Handgriffe sind verschieden lange Führungsrohre notwendig und können die einzelnen Ansätze (Abb. 23a—f) an den im Führungsrohr laufenden Stahlmandrin fest und sicher angeschraubt werden.

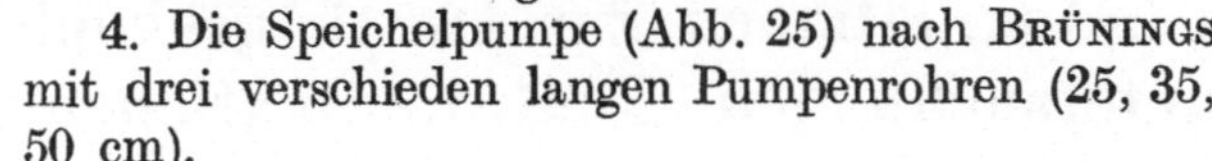

4. Die Speichelpumpe (Abb. 25) nach BRÜNINGS mit drei verschieden langen Pumpenrohren (25, 35, 50 cm).

5. Fremdkörperhäkchen und verschieden lange Metallsonden (Abb. 26).

6. Ein Dutzend 50 cm langer Watteträger.

Will man den Kranken im Sitzen untersuchen,

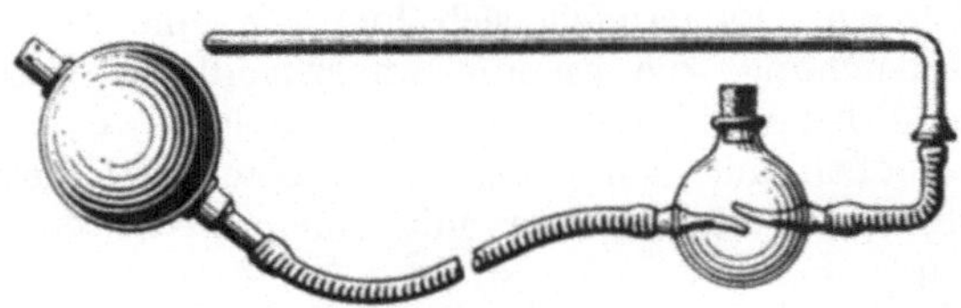

Abb. 24.
HASLINGERS Schlittenrohr.

Abb. 25. Speicheldrüsenpumpe. (Nach BRÜNINGS.)

so kann derselbe, wenn kein entsprechender Autoskopiestuhl vorhanden ist (der Autoskopiestuhl von BRÜNINGS ist 25 cm hoch), auch auf einem gewöhnlichen Stuhl rittlings sitzen, seine Arme beiderseits neben der Lehne herabhängen lassen während die Brust an der Stuhllehne ruht. Der Untersucher muß aber dann, weil die gewöhnlichen Stühle zu hoch sind, auf einem entsprechend hohen Schemel vor dem Kranken stehen. In liegender Körperhaltung kann man Kranke auf

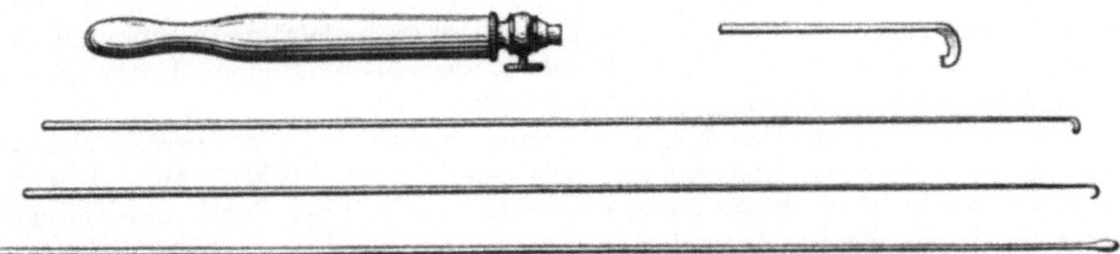

Abb. 26. Knopfsonde, scharfes und gezähntes Häkchen. (Nach BRÜNINGS.)

jedem geraden und nicht zu niederen Tisch untersuchen. Schlimmstenfalls muß der untersuchende Arzt dabei am Erdboden sitzen. Die gewöhnlichen Operationstische sind ebenfalls geeignet, wenn sie kein erhöhtes Kopfende haben. Für gewisse Fälle ist allerdings ein spezieller Untersuchungstisch sehr wünschenswert, insbesondere wenn bei starker Verunreinigung der Speiseröhre während der Endoskopie gespült werden muß. Hierzu ist es unerläßlich notwendig, den Kranken in eine entsprechende Kopftieflage zu bringen, wobei derselbe aber bequem und sicher liegen muß. Der Untersuchungstisch von STARCK ist ohne Zweifel für solche Fälle ganz vorzüglich geeignet. An der Wiener Klinik ist seit 1912 ein Untersuchungstisch von der Firma SCHAERER, Bern, in Verwendung, der sich mit einer Öldruckpumpe auf eine Höhe von 120 cm bringen läßt. Außerdem kann man ihn nach allen gewünschten Richtungen neigen, so daß jede beabsichtigte Stellung während einer Untersuchung leicht erreicht werden kann.

Man wird aber stets auch ohne diese vollkommenen Behelfe, wenn auch mit einigen körperlichen Anstrengungen und Unbequemlichkeiten, zum Ziele kommen können. Ich will damit nur sagen, daß *eine Ösophagoskopie nicht an das Vorhandensein eines speziellen Untersuchungstisches gebunden ist.*

IV. Indikationen zur Ösophagoskopie. Allgemeine Voruntersuchungen. Kontraindikationen der Ösophagoskopie. Über das Erlernen der Ösophagoskopie. Ösophagoskopierbarkeit.

Die Ösophagoskopie ist ohne Zweifel ein diagnostisches Verfahren, das an die Patienten höhere Anforderungen stellt, wie viele andere Untersuchungsmethoden. Es handelt sich hier um eine mit einem „Eingriff" verbundene Untersuchung, die an die unvermeidliche Unannehmlichkeit gebunden ist, welche das Einführen und längere Belassen eines starren Rohres in die Speiseröhre eben mit sich bringt. Der eine wird diese unvermeidliche Belästigung leichter, der andere nur mit einem bedeutenden Aufwand an Willenskraft ertragen können.

Mit Rücksicht darauf soll daher eine Ösophagoskopie *nur dann* vorgenommen werden, wenn die *Inanspruchnahme des Patienten, sowie die Unannehmlichkeit der Rohreinführung in einem entsprechenden Verhältnis zum Nutzen steht, der dem Kranken aus der Endoskopie erwächst.* Wir werden demnach nicht alle Speiseröhrenkranke wahllos aus diagnostischen Überlegungen endoskopieren, sondern nur dann, wenn

1. das Ergebnis der jedesmal vorher vorzunehmenden sorgfältigen Voruntersuchungen entweder kein sicheres Urteil über das Wesen und die Art der Speiseröhrenerkrankung zuläßt oder wenn durch dieselben die Ösophagoskopie geradezu strikte indiziert wird (Fremdkörper).

2. die Wahrscheinlichkeit einer schweren Erkrankung (Oesophaguscarcinom) vorliegt, die sichere Erkennung des Leidens aber in letzter Instanz von der Okularinspektion bzw. von dem Ergebnis der histologischen Untersuchung einer Probeexcision abhängig gemacht werden muß.

Bekanntlich geben Oesophaguscarcinome, selbst wenn sie bereits zirkulär sind, kein eindeutiges und sicheres röntgenologisches Bild, während nichtzirkuläre Geschwülste, da sie einen beträchtlichen Teil der Speiseröhrencircumferenz frei lassen, bei der Durchleuchtung bzw. bei der Wismutprobe (siehe auch das Kapitel Speiseröhrenfremdkörper) manchmal kaum andeutungsweise eine Funktionshemmung erkennen lassen.

3. eine plötzliche Behinderung in der Durchgängigkeit der Speiseröhre auftritt, deren Ursache durch eine entsprechende Voruntersuchung (Röntgen) geklärt oder auch nicht geklärt werden kann. Für den letzteren Fall ist die diagnostische Ösophagoskopie entscheidend, während sonst die therapeutische Ösophagoskopie das Übel rasch und sicher beseitigen kann.

4. beispielsweise auch die Diagnose Speiseröhrenstriktur sichergestellt ist; denn *es empfiehlt sich immer vor dem Beginn einer dilatierenden Sondenbehandlung die lokalen Verhältnisse durch die Ösophagoskopie restlos zu erklären.* Nur die Endoskopie kann die Anzahl und die Topographie der Narbenzüge sehen, das Vorhandensein einer zentral gelegenen oder exzentrischen Stenose richtig beurteilen und endlich gleichzeitig zwischen einer permeablen und impermeablen Striktur unterscheiden (vgl. das Kapitel Sondierung).

5. keine Gegenanzeigen vorhanden sind (siehe später).

Was zunächst die Voruntersuchung der Patienten betrifft, werden wir vor allem eine ausreichende Anamnese erheben (vgl. das Kapitel „Anamnese" in der Abhandlung über Speiseröhrenfremdkörper), wobei wir unser Augenmerk insbesondere auf *solche* Momente richten müssen, welche eine später vorzunehmende diagnostische Endoskopie möglicherweise strikte kontraindizieren, bzw. nur unter größter Vorsicht durchführbar erscheinen lassen. Daher soll stets nach den Anzeichen einer bestehenden oder überstandenen Tuberkulose geforscht (Hämoptöe), desgleichen nach einer etwa stattgehabten Magenblutung gefragt werden. Ferner muß man sich nach Symptomen erkundigen, die auf Erkrankungen hinweisen, die mit beträchtlichen Zirkulations- resp. Respirationsstörungen einherzugehen pflegen (Vitium, Emphysem, chronische Bronchitis, Lebercirrhose, Aneurysma usw.).

Auf die Anamnese folgt das Erheben eines orientierenden Status praesens, der den aufgetauchten Verdacht einer bestehenden Gegenanzeige entweder bestätigen oder ausschließen muß. Endlich soll, wenn irgend möglich — *bei Fremdkörperverdacht jedoch in jedem Falle* — eine *Röntgenaufnahme* gemacht werden. Wenn man es sich zur Gewohnheit macht, nach diesem Schema vorzugehen, kann man einer nicht geringen Anzahl von Patienten die Unannehmlichkeit der Rohreinführung ersparen, während man in jenen Fällen, bei welchen die Endoskopie nicht umgangen werden kann, durch die exakten Voruntersuchungen den diagnostischen Wert und den Nutzen der Ösophagoskopie um ein Beträchtliches erhöht. *Sie bildet dann gleichsam den Abschluß aller diagnostischer Überlegungen und zeigt in einwandfreier Weise dem verläßlichsten Sinnesorgan — dem Auge — die Art und den Sitz der Speiseröhrenerkrankung an.*

1901 hat schon MIKULICZ im Vorwort zu GOTTSTEIN den großen Wert betont, der dem Ösophagoskop bei der Diagnose und der Therapie der einzelnen Speiseröhrenerkrankungen zukommt: „Die Bedeutung dieser Untersuchungsmethode für die Krankheiten der Speiseröhre wird niemand unterschätzen, der überlegt, daß sie allein die Speiseröhre unserem feinsten Sinnesorgan zugänglich macht. Auch setzt sie uns in die Lage, durch die Probeexcision eine zweifelhafte Diagnose auf mikroskopischem Wege sicherzustellen."

Die Ösophagoskopie bietet bei einer Reihe von Speiseröhrenerkrankungen den unschätzbaren Vorteil, daß sich an die sichere Diagnosenstellung auch sofort die beste und zweckmäßigste Therapie anschließen kann.

Bei der Besprechung der Voruntersuchungen muß auch die *diagnostische Sondierung der Speiseröhre* Erwähnung finden; um Wiederholungen zu vermeiden, sei aber gleich betont, daß das Wesentliche über die Sondenuntersuchung der Speiseröhre erst im nächstfolgenden Kapitel auseinandergesetzt wird. Hier sei daher bloß hervorgehoben, daß man sich bei der Wahl eines diagnostischen Behelfes zur sicheren Erkennung einer Speiseröhrenerkrankung immer darüber im klaren sein soll, *was* man von ihm zur Stützung seiner Diagnose erwarten darf, bzw. inwieweit die Anhaltspunkte, die durch ihn gewonnen werden können, verläßliche und verwertbare Schlüsse zulassen oder nicht.

Bei der diagnostischen Sondenuntersuchung der Speiseröhre handelt es sich fast immer um folgende drei Fragen:

1. Ob und wodurch die Durchgängigkeit des Oesophagus behindert oder aufgehoben ist (Fremdkörper, Tumor, Narbenstriktur, Spasmus, Divertikel).

2. Welchen Grad die Veränderung hat und

3. wo sie sitzt, bzw. ob nicht multiple Strikturen vorhanden sind.

Was die Sonde zur Beantwortung dieser drei Fragen Positives zu leisten imstande ist, findet sich ebenfalls im folgenden bzw. im Kapitel „Speiseröhrenfremdkörper" besprochen. Aus den dortigen Ausführungen *ergibt sich nicht nur der recht problematische Wert der explorativen Sondierung der Speiseröhre, sondern auch eine Reihe von Gefahren, die die blinde Sondenanwendung nach sich ziehen kann.* Um die Höhe des Sitzes eines Hindernisses in der Speiseröhre festzustellen, ist es völlig überflüssig, vorher eine Sonde einzuführen, da man bei Anwendung der verlängerbaren Brüningsschen Rohre vom Sitze einer Speiseröhrenerkrankung gänzlich unabhängig ist.

Einige Ärzte sind der Meinung, daß eine vorherige Sondeneinführung den Kranken auf die Unannehmlichkeit einer später nötigen Rohreinführung „vorbereitet", ferner, daß durch dieselbe der Arzt ein gewisses Urteil und einen gewissen Aufschluß über die bei der Endoskopie zu erwartenden Schwierigkeiten erhält. Letzteres möchte ich auf Grund meiner Erfahrungen als völlig unrichtig bezeichnen, da es gänzlich willkürlich wäre, aus etwaigen Schwierigkeiten während einer Sondierung der Speiseröhre auf ähnliche oder gesteigerte Erschwernisse während der Endoskopie zu schließen. Genau das Gegenteil kann tatsächlich der Fall sein. Was den anderen Punkt betrifft, so sei erwähnt, daß es auch sonst nicht üblich ist, Patienten, denen ein nicht gerade angenehmer Eingriff bevorsteht, auf diesen durch einen weniger unangenehmen vorzubereiten; man soll dem Kranken meiner Meinung nach alles, was nicht unbedingt zur Sache gehört, ersparen. Und ich sehe in einer Sondierung, bei welcher es von vorneherein feststeht, daß sie zu keinem Ergebnis führen wird oder führen kann, nur eine überflüssige Belästigung des Patienten. Es sei aber schon jetzt nachdrücklichst hervorgehoben, daß bei *bestehendem Fremdkörperverdacht in der Speiseröhre vor jedweder explorativen Sondenanwendung nachhaltigst gewarnt werden muß,* und daß auch beim Vorhandensein eines Oesophaguscarcinoms die diagnostische Sondierung eine recht bedenkliche Sache ist (siehe das folgende Kapitel).

Zusammenfassend sei also betont, daß *der Sondierung der Speiseröhre als Voruntersuchung für eine nachzufolgende Endoskopie ein außerordentlich beschränkter Wert und eine ganz untergeordnete Bedeutung zukommt.* Die endoskopische Untersuchung der Speiseröhre leistet dagegen sowohl zur Erkennung wie auch zur Behandlung der Speiseröhrenerkrankung gleich vorzügliche und unschätzbare Dienste. Wir müssen daher von diesen zwei Gesichtspunkten aus zwischen einer diagnostischen und einer therapeutischen Ösophagoskopie unterscheiden. Die besondere Wichtigkeit einer solchen strikten Trennung ist bei der Behandlung eingeklemmter Speiseröhrenfremdkörper (siehe dort) eingehend besprochen.

Als *Gegenanzeigen einer rein diagnostischen Endoskopie der Speiseröhre* wären anzuführen:

1. Akut entzündliche Erkrankungen des Oesophagus (frische Verätzungen durch Chemikalien).

2. Vorgeschrittene Aneurysmen der Aorta bzw. der großen Halsgefäße.

3. Dekompensierte Vitien (Insuffizienz des Myokards, Klappenfehler aller Art, Perikarditis).

4. Arteriosklerose höheren Grades, insbesondere bei fettleibigen, etwas zyanotischen Menschen mit einem apoplektischen Habitus.

5. Allgemein- und Lokalerkrankungen, die mit bedeutenden Störungen der Respiration oder der Zirkulation einhergehen: Strumen oder andere Geschwülste des Halses und des Thorax mit höhergradiger Kompression der Trachea bzw. der Bronchien, kavernöse Phthisen, putride Bronchitiden, Emphysem höheren Grades. Diese Zustände erfordern deshalb eine besondere Aufmerksamkeit bei der endoskopischen Untersuchung, weil durch die Unannehmlichkeiten derselben (die ungewohnte Lagerung, die Angst und Aufregung des Patienten, die erhöhte Speichelaspiration, vor allem aber der Rohrdruck auf den Larynx und auf die Trachea) eine schon bestehende Atemnot plötzlich eine erhebliche Steigerung erfahren und namentlich bei vorhandenen Gefäßveränderungen

im Sinne einer peripheren Arteriosklerose äußerst unangenehme Folgen entstehen könnten.

6. Lebercirrhose. Bei dieser Erkrankung kann eine Stauung im Bereiche des Pfortadersystems auf dem Wege der Vena coronaria sin. ventriculi zu hochgradigen Ektasien der Venen des unteren Oesophagusabschnittes führen, die bei der Ösophagoskopie verletzt oder während des Würgens oder Pressens spontan zu bluten anfangen können; hieraus ist offenkundig eine besondere Gefährdung des Kranken möglich.

7. Eine weitgehende Berücksichtigung erfordert auch der psychische Zustand des Patienten. Aufgeregte oder überängstliche Kranke sind von einer diagnostischen Endoskopie von vorneherein auszuschließen und soll eine therapeutische Endoskopie nur in Allgemeinnarkose bzw. nur nach entsprechender Vorbereitung (höhere Morphindosis usw.) vorgenommen werden.

Ich habe stets die Ansicht vertreten, daß die Ösophagoskopie eine technisch schwierige Methode ist. Daß diese Tatsache dem geübten Endoskopiker bei einer jeweiligen Untersuchung kaum jemals zum Bewußtsein kommt, liegt lediglich in der restlosen Beherrschung der subtilen ösophagoskopischen Technik, durch welche der Erfahrene alle Hindernisse unschwer und meist unbewußt überwinden kann. Er wird automatisch das Richtige machen, ohne erst viel darüber nachdenken zu müssen und ohne sich über die einzelnen Handgriffe Rechenschaft zu geben, während dem Ungeübten diese Sicherheit selbstverständlich mangelt.

Wer nun jahrelang in ösophagoskopischen Kursen anderen die Technik zu zeigen und beizubringen bemüht war, wird wissen, daß Anfänger fast immer mit kleineren und größeren Hindernissen zu kämpfen haben, die sich nur durch fortgesetzte Übung beherrschen und vermeiden lassen.

An dieser Stelle möchte ich nun bezüglich der Erlernung der Ösophagoskopie meine Ansicht dahin zusammenfassen, daß diese Untersuchungsmethode weder aus einem Buche noch durch Phantom- oder Leichenübungen erlernt werden kann. STARCK läßt zu Unterrichtszwecken Vorübungen an Hunden vornehmen. Da ich Hunde nie ösophagoskopiert habe, mangelt es mir an eigenen Erfahrungen, weshalb ich darüber nicht sprechen kann.

Im Laufe der zahlreichen, von mir gehaltenen Kurse konnte ich mich indessen immer wieder davon überzeugen, daß die *Endoskopie am Menschen erlernt werden muß* und daß man, wenn man sich bloß die entsprechende Mühe gibt, diese Kunst jedem beibringen kann, der in der Nase, im Rachen und im Larynx zu spiegeln und Instrumente zu handhaben versteht. Nach meinem Dafürhalten ist es daher unerläßlich notwendig, daß sich derjenige, der das Ösophagoskopieren erlernen will, vorerst mit der sicheren Handhabung des Reflektors, der Anästhesierung des Pharynx bzw. des Larynx vertraut macht, daß er lernt, mit einer Sonde die Stimmbänder zu berühren und den Hypopharynx sowie die Recessus piriformes abzutasten, wodurch er eine wirklich plastische Vorstellung von der Anatomie dieser Region erhält. Diese Vorübungen können auch dem Chirurgen, der die Endoskopie der Speiseröhre erlernen will, nicht erspart werden, weil ihm sein sonstiges technisches Können die richtige anatomische Vorstellung jener Gegend, in der er zu arbeiten wünscht, keineswegs ersetzen kann. Jeder, der nun in dieser Weise vorgeübt ist, wird, wenn man ihm den Gang der Untersuchung einige Male schrittweise und sehr langsam derart vorführt, daß er jede einzelne Phase der Rohreinführung sehen und sich dabei den autoskopischen Befund gründlich einprägen kann, alsbald selbst imstande sein, diese primitiven Handgriffe so nachzumachen, daß daraus dem Patienten kein Schaden erwächst. Übrigens wird man den Anfänger zuerst keine schwierigen, sondern ganz einfache Fälle untersuchen lassen. Er erreicht so in Kürze eine hinlängliche Sicherheit, daß er auch schwierigeren Situationen gewachsen ist. Demnach sind nach meiner Ansicht alle Phantom- oder Leichenübungen zur Erlernung der Ösophagoskopie wertlos, weil sie den tatsächlichen Verhältnissen niemals und in keiner Form auch nur annähernd gerecht werden können.

Ganz besonders möchte ich betonen, daß die *Ösophagoskopie bei Kindern nur von wirklich verläßlichen Untersuchern ausgeführt werden sollte*, um so mehr, als es sich bei endoskopischen Speiseröhrenuntersuchungen im Kindesalter fast ausschließlich um eingeklemmte Speiseröhrenfremdkörper und um Endoskopien in Narkose handelt. Brünings stellt mit Recht die Forderung auf,

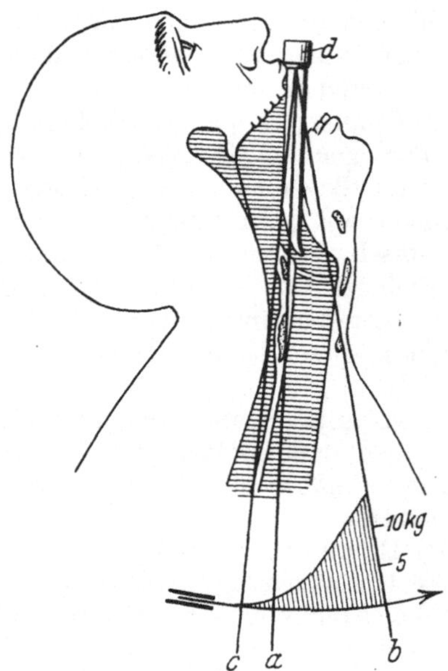

Abb. 27. Autoskopische Druckkurve.
(Nach Brünings.)

daß nur *der* in Narkose ösophagoskopieren dürfe, der *auch ohne sie* die Untersuchung versteht. Für den Anfänger sind die *Empfindungen* des Patienten ein wichtiger Wegweiser für die Ungefährlichkeit und Richtigkeit seines Vorgehens. Überhaupt erfordert wegen der Vulnerabilität und Kleinheit der Verhältnisse die Ösophagoskopie bei Kindern besondere Sorgfalt, Zartheit und Erfahrung, die man sich natürlich nicht durch einige wenige Ösophagoskopien erwerben kann. *Ein brüskes, namentlich ruckweises Vordringen kann die schwersten Folgen zeitigen.*

Was nun die Ösophagoskopierbarkeit anlangt, muß ich die Ansicht von Starck vollkommen bestätigen, daß jeder normal gebaute und sonst gesunde Mensch ohne jegliche Gewaltanwendung zu ösophagoskopieren ist und daß dem gewandten Untersucher keine Endoskopie der Speiseröhre mißlingen wird.

Brünings hat 1915 in sehr instruktiver Weise gezeigt, daß die mechanischen Vorbedingungen der Tracheobronchoskopie durchaus andere sind, wie die der Ösophagoskopie und daß Autoskopierbarkeit und Ösophagoskopierbarkeit voneinander völlig unabhängige und verschiedene Dinge sind, woraus sich ein wesentlicher Unterschied bei der Technik beider Untersuchungsmethoden ergibt. Die Grenze der Autoskopierbarkeit liegt immer im Bereiche der Strecke a—b (siehe Abb. 27), auf welcher der Druckanstieg auf den Zungengrund in Form einer schraffierten Kurve graphisch eingezeichnet ist. Aus der genannten Abbildung ist aber ohne Schwierigkeit sofort zu ersehen, daß die ösophagoskopische Rohrrichtung c—d normalerweise überhaupt nicht in die autoskopische Druckkurve hineinreicht. Es kommt bei der Rohreinführung in den Oesophagus lediglich und einzig darauf an, die obere Zahnreihe in die gerade Verlängerung der Speiseröhrenachse nach oben zu bringen. Wenn es sich also um eine erschwerte Rohreinführung handelt, werden ihre Gründe zunächst in einer kurzen oder nicht gut beweglichen Halswirbelsäule liegen. Erschwerende Momente bilden außerdem Oberkieferdeformitäten (stärkeres Vorspringen der oberen Zahnreihe), straffe Fixation des Speiseröhreneinganges, erheblich gesteigerte Rachenreflexe und die Neigung zu Brechbewegungen oder zu spastischen Kontraktionen des Speiseröhrenmundes.

Dagegen behindert eine dicke massige Zunge oder eine besondere Rigidität des Zungengrundes die endoskopische Speiseröhrenuntersuchung nicht nennenswert. Während uns nun für die Ausführbarkeit einer direkten Besichtigung der Trachea und des Bronchialbaumes in der Zungenspatelprobe ein wichtiges Orientierungsmittel zur Verfügung steht, dessen positiver Ausfall ein verläßliches Urteil über die Möglichkeit einer beabsichtigten Untersuchung zuläßt, besitzen wir keinen ähnlichen orientierenden Behelf für eine vorzunehmende endoskopische Untersuchung der Speiseröhre. Wir müssen uns daher auf die Feststellung der Beweglichkeit der Halswirbelsäule beschränken und werden insbesondere die Zahnreihe des Oberkiefers sowie die Stellung der Zähne untersuchen. Wenn Zahnlücken vorhanden sind — ob vorne oder mehr seitlich, ist gleichgültig —, werden bei der endoskopischen Untersuchung keine nennenswerten Schwierigkeiten zu erwarten sein. Eine intakte Zahnreihe des Oberkiefers bildet aber keineswegs ein Hindernis für die Ösophagoskopie. Sie wird nur in dem Fall wesentlich erschwert, wenn gleichzeitig ein kurzer, dicker Hals, eine nur ungenügend bewegliche Wirbelsäule und überdies noch eine straffe Verbindung des Oesophagus mit der Fascia praevertebralis vorhanden ist. Unter solchen Voraussetzungen wird man trachten, bei der Endoskopie mit dünneren Rohren sein Auskommen zu finden, da jedes Millimeter eines geringeren Rohrdurchmessers eine wesentliche Erleichterung der Untersuchung bedeutet. Die Schwierigkeit bei derartigen Fällen liegt, wie Brünings betont, keineswegs in einer abnormen Enge des Speiseröhrenmundes, sondern in der verminderten Verschieblichkeit des Oesophagus zur Wirbelsäule, weil hier das untere Ende des eingeführten Rohres nur in recht beschränktem Maße nach hinten ausweichen kann, so daß sich der ganze unvermeidliche Druck des Oberkiefers nach vorne als schmerzhafte Zerrung auf den Oesophaguseingang überträgt.

Nach den übereinstimmenden Erfahrungen aller Autoren, die ein großes ösophagoskopisches Material beobachten konnten, geht hervor, daß es tatsächlich äußerst selten vorkommt, daß die Rohreinführung wegen ungenügender Ösophagoskopierbarkeit völlig mißlingt; wohl aber lehnen gelegentlich ängstliche Kranke die Untersuchung in Lokalanästhesie ab, die dann in Allgemeinnarkose (siehe später) ohne Schwierigkeit und ohne weitere Komplikationen durchgeführt werden kann. Von praktischer Bedeutung ist das Festhalten der Grenze, bis zu welcher, statt in Lokalanästhesie zu untersuchen, die Allgemeinnarkose in ihre Rechte zu treten hat. Es geht aus der Mechanik der erschwerten Ösophagoskopierbarkeit ohne weiteres hervor, daß sie durch die Schleimhautanästhesie nicht nennenswert erleichtert werden kann (Brünings).

Technik der Ösophagoskopie.

1. Über die Arten der Anästhesie.

Ebenso wie sich im Laufe der Jahre die Technik und das Instrumentarium der Ösophagoskopie sehr wesentlich verändert haben, wurde auch die Art der Anästhesie eine andere.

Mikulicz nahm seine ersten Untersuchungen in Chloroformnarkose vor, machte jedoch bald die Erfahrung, daß es ohne schwere Gefahren für die Patienten unmöglich ist, sie bis zum notwendigen völligen Erlöschen der Würg- und Brechreflexe fortzusetzen. Er verzichtete daher bald nach seinen ersten endoskopischen Untersuchungen auf die Allgemeinanästhesie und wählte stärkere Morphininjektionen (0,04), durch welche er eine befriedigende Reflexlosigkeit erreichte. Auch Rosenheim hatte beim ersten Male, als er zur Ösophagoskopie die Chloroformnarkose verwendete, das Unglück, den Oesophagus zu perforieren, meidete sie daher von nun an ängstlich und warnte eindringlich vor der Befolgung des Kellingschen Vorschlages: Ösophagoskopie in Narkose. Als 1887 von Stoerk und Hacker die Cocainisierung des Pharynxtrichters eingeführt wurde, wandten sich fast alle Autoren diesem Verfahren zu, welches aber von den einzelnen Endoskopikern auch in recht verschiedener Weise angewendet wird. Die einen begannen mit der Cocainbepinselung der

Schleimhaut bereits in Oro- und Mesopharynx (Gottstein), während andere die Lösung mit besonderen Spritzen (Rosenheim) in den Oesophagus träufelten.

Man muß sich bei der Vornahme einer oberflächlichen Schleimhautanästhesie stets vergegenwärtigen, was man durch sie überhaupt erreichen kann und darf nicht glauben, daß durch eine Cocain-Adrenalinapplikation alle Unannehmlichkeiten der Rohreinführung, insbesonders aber das eigene mangelhafte technische Können zu beseitigen sind.

Brünings teilt die Schwierigkeiten, welche die Patienten einer Endoskopie der Speiseröhre in der Regel entgegensetzen, zweckmäßigerweise in drei Gruppen:

1. In reflektorische Abwehrbewegungen,
2. in Reaktionen auf den Druck- und auf den Zerrungsschmerz und
3. in psychische Reaktionen (Angst usw.).

Die Schleimhautanästhesie kann wohl eine gesteigerte Reflexerregbarkeit mehr oder minder erfolgreich beseitigen, nicht aber Sensationen, die möglicherweise durch den Druck auf die zwei oberen Schneidezähne oder durch die Zerrung der Gewebe verursacht werden. Ebenso machtlos ist die oberflächliche Cocainanästhesie gegen die Angst- und Aufregungszustände seitens der Kranken. Wir müssen dieselben durch andere Gegenmittel wirksam und in richtiger Weise zu bekämpfen trachen. Im Bedarfsfall soll man daher mit Morphin-, Skopolamin-, Pantopon- oder Atrinalinjektionen nicht allzu lange zögern. Das letztgenannte Mittel ist besonders wegen der gleichzeitigen Hemmung der Speichel- und Schleimsekretion (es enthält Atropin) sehr beliebt. Eine vorhandene Angst läßt sich durch subcutane Injektion der genannten Alkaloide in kurzer Zeit zum Schwinden bringen, außerdem ist es, falls es sich nicht um eine dringliche Ösophagoskopie handelt oder falls subcutane Injektionen aus irgendwelchen Gründen vermieden werden müssen, möglich, durch interne Bromdarreichung einige Stunden vor der beabsichtigten Untersuchung den psychischen Zustand des Patienten wirksam zu beeinflussen. Es empfiehlt sich ferner, die *endoskopischen Rohre derart vorbereitet zu halten, daß sie der Kranke niemals sehen kann.*

Ich erlebte es zuweilen, daß mir nach vollendeter Untersuchung die Patienten nicht glauben wollten, daß sie dieses lange und dicke Rohr in ihrer Speiseröhre ausgehalten haben und mir versicherten, daß sie kaum ruhig geblieben wären, würden sie dasselbe vorher gesehen haben.

Die Lokalanästhesie ist also bloß imstande, die Reflexe und den Oberflächenschmerz erfolgreich auszuschalten. Die psychische Reaktion sowie den Zerrungsschmerz in den Geweben können wir nur durch eine Allgemeinnarkose beseitigen, weshalb man, sofern man erfolgreich untersuchen will, in einzelnen Fällen beide Verfahren kombinieren muß. Aus dem Gesagten geht daher ohne weiteres hervor, daß man auch bei einer Untersuchung in Narkose auf die Schleimhautanästhesie durch Cocain-Adrenalin nicht verzichten kann, weil die Reflexe und Spasmen des Oesophagusmundes nur in tiefster Narkose zum Schwinden zu bringen wären. Ganz besonders wird man, abgesehen von der Alkaloiddarreichung trachten, durch freundlichen, wenn auch dezidierten Zuspruch beruhigend auf überängstliche Kranke einzuwirken und bestrebt sein, ihnen Vertrauen einzuflößen. Wenn man außerdem verspricht, die Untersuchung augenblicklich abzubrechen, sobald sie durch ein gegebenes Zeichen mit der Hand dazu auffordern und dieses Versprechen dann unter allen Umständen einhält, gelingt es fast immer nach neuerlichem, eindringlichem Zuspruch selbst die nervösesten und ängstlichen Leute so weit zu bringen, daß sie den Gang der Untersuchung nun nicht mehr stören, sondern völlig ruhig bleiben.

Was den *Druck auf die Vorderzähne des Oberkiefers* anlangt, so ist dieser bei intakter Zahnreihe oder bei etwas langen, vorspringenden Zähnen in der Tat bisweilen derart schmerzhaft und unerträglich, daß, selbst wenn die Kranken auch noch ruhig halten wollten, eine Abwehrbewegung unvermeidlich ist. In solchen seltenen Fällen kann man sich aber leicht durch Novocaininjektionen in die Processus alveolares helfen, wie man sie zur Extraktion dieser Zähne applizieren würde. Ich erinnere mich gelegentlich durch solche Injektionen zum erwünschten Ziele gekommen zu sein.

Der Zerrungsschmerz ist bei der Ösophagoskopie viel seltener als wie bei der Tracheobronchoskopie hinderlich (siehe Abb. 26), wohl aber können entzündliche Prozesse im Ringknorpelbereiche bei Fremdkörpereinklemmung eine Rohreinführung außerordentlich schmerzhaft gestalten. In solchen Fällen ist nach entsprechender Vorbereitung (Morphininjektionen, Schleimhautanästhesie) eine oberflächliche Narkose kaum zu umgehen.

Welche Art der Anästhesie man bei Kindern wählen soll, läßt sich nur fallweise entscheiden. Manchmal lassen sich auch 8—10jährige Kinder, ebenso wie Erwachsene, in Lokalanästhesie — ohne die Untersuchung in irgendeiner Weise zu stören — ösophagoskopieren, insbesonders Kinder mit Ätzstrikturen. Im allgemeinen kann es aber als Regel gelten, daß Kinder in den ersten Lebensjahren immer in kombinierter Anästhesie zu endoskopieren sind, wobei man allerdings bei der Schleimhautbepinselung mit Cocain (für Kinder genügt eine $10^0/_0$ige Lösung vollkommen) sehr sparsam und vorsichtig sein soll; auch wird es sich empfehlen, die Schleimhautanästhesie erst *nach* eingeleiteter Allgemeinnarkose vorzunehmen. Kinder lassen sich überdies durch höhere Bromdosen ausgezeichnet vorbereiten und bedarf es nach einer solchen Medikation bloß ganz geringer Narkosemengen. Morphium ist grundsätzlich zu vermeiden.

Bei Säuglingen nun werden wir, „da bei ihnen auch die Frage nach der Berechtigung einer psychischen und körperlichen Vergewaltigung nicht in Betracht kommt, stets ohne Narkose arbeiten" (BRÜNINGS).

Ich weiß, daß diese Art der Untersuchung und Behandlung bei Säuglingen und jugendlichen Kindern namentlich in Amerika recht verbreitet ist, möchte aber doch die Frage aufwerfen, ob wir zu dieser „Vergewaltigung" tatsächlich irgendwie berechtigt sind. Es ist freilich ganz wertlos, darüber zu diskutieren, *ob* und *wie große* Schmerzen ein gefesselter Säugling bei einer so erzwungenen Ösophagoskopie hat. Tatsache ist bloß, daß der gesetzte Chok hinreicht, um schwerste Folgen zu zeitigen.

MURPHY versuchte 1920 bei einem 21 Monate alten Kinde eine Nickelmünze, die fünf Tage vorher verschluckt wurde, ohne Anästhesie auf ösophagoskopischem Wege zu extrahieren, doch verschwand die Münze beim Versuche sie anzufassen im Magen. Exitus nach neun Stunden. Todesursache: Shock, möglicherweise auch Schwäche infolge längeren Nahrungsmangels.

Ob so oder so, ist ja am Ende unwesentlich. Sicher ist das eine, daß man so kleine Geschöpfe mit wenigen Tropfen Chloräthyl sehr leicht in einen schlafartigen Zustand zu bringen imstande ist, welchen der Geübte immer rasch ausnützen kann, um festsitzende Münzen usw. zu entfernen. Fängt das Kind jedoch noch vor Beendigung der Untersuchung mit irgendwelchen Bewegungen an, so genügen weitere wenige Tropfen, um zum gewünschten Ziele zu kommen.

Nach meiner Auffassung ist eine Untersuchung bei vollem Bewußtsein auch bei Säuglingen vollkommen unzulässig.

Technik der Schleimhautanästhesie. Wir verwenden für Erwachsene fast ausschließlich eine $20^0/_0$ige wäßrige und nur in ganz seltenen Fällen höherkonzentrierte ($30^0/_0$ige) Lösung, die im Verhältnis von 1 : 3 (EPHRAIM) mit Adrenalin (Lösung 1 : 1000) vermengt wird. Also z. B. 6 Tropfen $20^0/_0$iger Cocainlösung und 18 Tropfen Adrenalin 1 : 1000. Für Kinder 6 Tropfen einer $10^0/_0$igen Cocainlösung und 18 Tropfen Adrenalin. Kommt man mit wäßrigen Cocainlösungen nicht zum Ziele, so kann man alkoholische Cocainlösungen versuchen. Ich habe solche nie benützen müssen.

Seitdem wir die Ephraimsche Mischung verwenden, sahen wir nie wieder Cocainintoxikationserscheinungen, die früher recht häufig zu beobachten waren. Die anästhesierende Lösung wird mittels eines Haarpinsels, der auf einem entsprechend gebogenen Stiel mit Griff anschraubbar ist, derart aufgetragen, daß die Flüssigkeit nicht abtropft. Der Pinsel wird also nach dem Eintauchen in die Lösung entsprechend abgestrichen und unter Leitung des Larynxspiegels direkt in den Hypopharynx eingebracht. Wenn der Patient Abwehrbewegungen macht, wird der Pinsel sofort wieder entfernt. In der Regel würgen und husten die Kranken bei der ersten Bepinselung mehrere Male; das ist gerade erwünscht, weil dadurch das Cocain-Adrenalin diffus auf die Schleimhaut zerstäubt und verteilt wird.

Man wartet nun 2—3 Minuten — eher länger als kürzer. Indessen wird der Pinsel gereinigt und wieder völlig trocken abgewischt. Man wird die verstreichende Zeit nun am besten dazu benützen, den Kranken über den Zweck und die Wirkung dieser Prozedur aufzuklären. Wenn man ihn im voraus über das eigenartige, alsbald sich einstellende Vertötungsgefühl im Rachen, auf die eintretende Schlinghemmung und auf das zu erwartende Gefühl des Verschwollenseins rechtzeitig aufmerksam macht, regt sich der Kranke weder auf, noch wird er durch das gewiß lästige Gefühl sonderlich beunruhigt.

Mit dem zweiten Pinsel geht man unter Leitung des Auges direkt in einen Recessus piriformis ein und fährt nun quer über die Hypopharynxvorderwand in den Recessus der anderen Seite hinüber. Diese Bewegung kann mehrmals wiederholt werden. Außerdem soll unter Leitung des Larynxspiegels auch über die laryngeale Epiglottisfläche und den Zungengrund gestrichen werden.

Es ist nach meiner Erfahrung in der Regel überflüssig, den Mesopharynx und die Gaumenbögen speziell zu bepinseln, dagegen soll der Zungengrund und die laryngeale Kehldeckelfläche selbst, wiewohl sie durch das Husten bei der ersten Pinselung mit Cocain immer in Berührung kommen wird, noch speziell unempfindlich gemacht werden.

Nach weiterem Zuwarten kann ein dritter Pinsel in die Tiefe eingeführt werden, der dann meist anstandslos in den obersten Oesophagusabschnitt einschiebbar ist, wo er für kurze Zeit verweilt. Statt des Haarpinsels kann man Watteträger oder die Pinselspritze von Brünings verwenden. Das ist natürlich Geschmackssache. Nach dem dritten Pinsel ist der Kranke für eine vorzunehmende Endoskopie der Speiseröhre in der größten Mehrzahl der Fälle ausreichend und gut anästhetisch.

2. Über die Arten der Stellung oder Lagerung des Patienten zur endoskopischen Untersuchung der Speiseröhre.

Theoretisch sind zwei Haupttypen der Körperstellung des Kranken möglich:
1. Die sitzende und
2. die liegende.
Die letztere kann sein
a) die horizontale Rückenlage,
b) die rechte oder die linke Seitenlage,
c) die Rückenlage in einer Mittelstellung bei halbsitzender, halbliegender Körperhaltung (Botella) und
d) die Bauchlage (Shukoff 1922).
Da man sich vor jeder endoskopischen Speiseröhrenuntersuchung darüber klar sein soll, *was* man durch dieselbe erreichen möchte, muß man von diesem Gesichtspunkte aus, die Art der Lagerung des zu untersuchenden Kranken stets *im voraus* bestimmen. Für kurzdauernde diagnostische Ösophagoskopien kann sowohl die liegende wie auch die sitzende Körperhaltung des Kranken

Anwendung finden, während für längerdauernde diagnostische, namentlich aber für therapeutische Endoskopien der Speiseröhre aus den gleich zu beschreibenden Momenten grundsätzlich nur die Untersuchung am liegenden Patienten in Frage kommt.

Bekanntlich ist sowohl die Rohreinführung in die Speiseröhre als auch das längere Verweilen des Ösophagoskops in derselben nicht nur mit einer beträchtlich vermehrten Absonderung der Schleimdrüsen der Speiseröhre, sondern auch mit einer oft beträchtlich gesteigerten Salivation verbunden. Demnach wird bei der *Untersuchung am sitzenden Kranken* der sich bildende Oesophagusschleim, weil er immer gerade innerhalb des Gesichtsfeldes zusammenläuft, die Orientierung und die Übersicht außerordentlich stören und ein fortwährendes Betätigen der Speichelpumpe notwendig machen. Davon aber abgesehen, behindert der stets im Hypopharynx sich ansammelnde Mundspeichel die Untersuchung oft in ausschlaggebender Weise, weil kaum ein Patient imstande ist, die beträchtlichen Speichelmengen neben dem eingeführten Rohr zu verschlucken. Da es aber andererseits kaum möglich ist, den ununterbrochen neu zufließenden Speichel abzusaugen, wird dieser entlang des starren Rohres direkt in die Trachea laufen und einen durch keinen Zuspruch und durch kein Mittel zu beseitigenden, die Untersuchung aber gänzlich behindernden Hustenreiz verursachen. Trifft man aber auf Kranke, die den Speichel neben dem Rohr schlucken können, dann wird der eben früher erwähnte Übelstand noch verschärft, wodurch eine ergebnisvolle Untersuchung, wenn nicht vereitelt, so doch über Gebühr verzögert wird.

Wenn auch nicht alle Menschen auf die endoskopische Untersuchung der Speiseröhre gleich heftig mit einer Funktionssteigerung ihrer Schleim- bzw. Speicheldrüsen reagieren, gibt es manchmal Voraussetzungen, die eine, wenn auch noch so kurzdauernde Untersuchung im Sitzen von allem Anfange an als unmöglich erscheinen lassen: Wenn es sich nämlich um eine erhebliche Abflußbehinderung der geschluckten Nahrung in den Magen bei Kardiospasmus oder anderen gut- oder bösartigen Stenosen des Oesophagus handelt, die mit einer diffusen Dilatation der Speiseröhre über der Stenose einherzugehen pflegen, findet sich bisweilen im überdehnten Oesophagus teils flüssiger, teils bröckeliger, mehr weniger zersetzter Inhalt angesammelt, der nur am liegenden Kranken sofort und ohne Schwierigkeit aus dem eingeführten ösophagoskopischen Rohre ausfließen kann. Man ist außerdem in der Lage, die Speiseröhre augenblicklich rein zu spülen und ordentlich trocken zu saugen, welche Manipulationen beim sitzenden Kranken gänzlich ausgeschlossen wären.

Die Untersuchung in sitzender Position ist demnach nur für recht seltene Fälle wirklich erfolgreich durchführbar und werden von den verschiedenen Autoren (BRÜNINGS, KILLIAN, KIRSTEIN, KRAUS, SCHREIBER, SCHRÖTTER u. a.) folgende Vorteile angeführt.

Für den Kranken: 1. Eine wesentlich geringere Belästigung gegenüber der Untersuchung im Liegen.

2. Größere Bewegungsfreiheit des Patienten, welchem überdies die Lagerung auf einem Operationstisch erspart bleibt. Derselbe sitzt auf einem ca. 25 cm hohen Schemel ohne Lehne.

3. In sitzender Stellung soll das Rohr länger ausgehalten werden und

4. ist besonders zu berücksichtigen, daß für ältere und namentlich für korpulente Kranke die Rückenlage mit hängendem Kopf an sich schon erhebliche Beschwerden verursachen kann, zumal eine vorhandene Kurzatmigkeit durch die Rohreinführung stets gesteigert wird (BRÜNINGS-ALBRECHT, S. 238). Der letztere Grund kann tatsächlich manchmal eine besondere Rücksichtnahme erheischen und eine Ösophagoskopie in halbsitzender, halbliegender Stellung

im Sinne von Botella notwendig und zweckmäßig machen, wobei der Kranke auf einem Sessel liegt, dessen Lehne einen Winkel von 120⁰ bildet. Da hierbei aber die eben erwähnten Nachteile nicht vollkommen auszuschalten sind, wird sich für voraussichtlich länger dauernde ösophagoskopische Untersuchungen eine Endoskopie im Liegen, eventuell Seitenlage kaum umgehen lassen.

Für den Arzt: 1. Die leichtere Art der Rohreinführung.

2. Die größere Flexibilität des Patienten und

3. eine ungezwungenere Beobachtungsstellung.

Wie oben bereits erwähnt, kommt der letztgenannte Punkt bei der Benützung des Kahler-Leiterschen Beleuchtungsapparates nicht in Betracht, weil derselbe eine vollkommen ungezwungene Handhabung (Handstellung) sowohl beim sitzenden, wie insbesondere auch beim liegenden Kranken ermöglicht.

Da einigen Autoren die Rohreinführung am sitzenden Kranken weitaus leichter erschien, haben sie (Hacker, Rosenheim) das *Verfahren mit Stellungswechsel* empfohlen, welches darin besteht, daß dem am Untersuchungstisch sitzenden Kranken zunächst das Rohr eingeführt und dieser hernach vorsichtig in Rückenlage gebracht wird. Der Kranke ist derart auf den Tisch zu setzen, daß dann beim Lagewechsel sein Kopf über das Kopfende des Untersuchungstisches hinausragt.

Bekanntlich beschrieb Kahler 1910 eine unglücklich verlaufene ösophagoskopische Fremdkörperextraktion bei einem älteren Kollegen, bei dem gerade während des Stellungswechsels der Oesophagus in erheblicherem Grade verletzt wurde, so daß es hernach zu einer tödlichen Mediastinitis kam (siehe das Kapitel Oesophagusfremdkörper).

An der Wiener Klinik wird seither (1909) fast ausschließlich am liegenden Kranken untersucht (die Methode des Lagewechsels ist dort vollkommen aufgegeben), während die Untersuchung am sitzenden Patienten nur ausnahmsweise für kurzdauernde diagnostische Ösophagoskopien Verwendung findet.

Wir endoskopieren die Kranken in horizontaler Rückenlage, kaum jemals in Seitenlage und sind mit dieser Stellung bei der übergroßen Anzahl unserer Untersuchungen immer ausgekommen.

Was zunächst noch die *Untersuchung in Seitenlage* anlangt, die besonders von französischen Autoren zur Vermeidung des Hinüberfließens von Sekret über das Gesicht vorgezogen wird, bietet die rechte Seitenlage, sofern man die Absicht hat, bis in den Magen vorzudringen, den größeren Vorteil, weil man in dieser Stellung die Kardia am leichtesten passieren kann (Starck). Für Untersucher, die mit dem Brüningschen Beleuchtungshandgriff zu arbeiten gewohnt sind, ist allerdings die linke Seitenlage die günstigere, weil sie dem rechtshändigen Untersucher die Möglichkeit gibt, dieselbe natürliche Stellung zum Patienten einzunehmen wie bei der Untersuchung im Sitzen (Brünings). Bei der Benützung des Kahler-Leiterschen Panelektroskops braucht, wie wiederholt schon betont, darauf keine Rücksicht genommen zu werden.

Man muß, ob nun in rechter oder linker Seitenlage untersucht wird, den Patienten anweisen, zur Entspannung seiner Bauchdecken die Beine nach oben abzubiegen, und überdies dafür Sorge tragen, daß er auf einem entsprechenden hohen Kopfkissen (Schulterrolle) gelagert wird, wobei nach Hautant und Moulonguet ein Assistent den Kopf des Patienten halten und ihn nur im Atlanto-Occipitalgelenk strecken soll. Das Hochziehen der Beine schaltet auch bei der Untersuchung in horizontaler Rückenlage die Bauchdeckenspannung aus und es ist daher stets vorteilhaft, die Kranken *vor* jeder Untersuchung so zu lagern (Keilkissen unter beide Kniekehlen), daß sie ohne erst daran erinnert werden zu müssen, auch für längere Zeit spontan und ohne jede Anstrengung in der gewünschten Stellung verharren können.

Die Untersuchung in Rückenlage. Viele Autoren bevorzugen die sogenannte RosEsche Lage, bei welcher der Patient derart am Untersuchungstisch liegt, daß sein über das obere Tischende frei herausragender Kopf von einem Assistenten sicher und leicht gehalten und über Wunsch des Untersuchers nach allen Richtungen bequem gedreht werden kann. Dieser Assistent steht links vom Operateur, also auch links vom Untersuchungstisch und stützt mit seiner linken Hand das Hinterhaupt und den Nacken des Patienten, während die rechte Hand die Stirne des Kranken festhält. Brünings und Starck betonen besonders, daß die nötige Flexibilität auf diese Weise vollkommen erreicht wird. Ich bestätige diese Tatsache auf Grund zahlreicher Erfahrungen, muß jedoch darauf aufmerksam machen, daß in einer beträchtlichen Anzahl von Fällen die Untersuchung auch dann leicht möglich ist, wenn der Kranke mit etwas nach rückwärts gestrecktem Kopfe, *ohne* daß letzterer über den Operationstisch frei vorragt und von einer Hilfskraft dirigiert und gehalten wird, flach am Rücken liegt. Ich denke dabei an jene Untersuchungstische, die ein umkippbares (verstellbares), eventuell halbkugelig vertieftes Kopfende haben, in welches der Kopf des Patienten bequem und sicher gebettet werden kann. In vielen Fällen ist mir diese Art der Untersuchung deshalb lieber gewesen, weil von den assistierenden Händen meist des Guten zu viel getan und der gehaltene Kopf oft zu stark nach rückwärts überstreckt wird. Trifft man dabei nun auf Kranke mit stärker nach vorne konvexer Wirbelsäule, so wird bei diesen durch die allzu kräftige Retroflexion des Kopfes die gerade im Bereiche der Ringknorpelenge kaum bewegliche Speiseröhre über die Konvexität der Wirbelkörper ausgespannt, völlig unnachgiebig und außerordentlich eng. Die erschwerte Rohreinführung liegt demnach oft nur in einer schlechten, d. h. übermäßig retroflektierten Kopfhaltung, und ich möchte aus diesem Grunde die vielfach zu lesende Unentbehrlichkeit jenes Assistenten, der den überhängenden Kopf zu halten und nach Wunsch zu dirigieren hat, keinesfalls für alle Fälle bestätigen; vielmehr glaube ich, daß ein solcher für eine recht beträchtliche Anzahl von Untersuchungen durchaus entbehrlich ist. An der Klinik Prof. Hajeks in Wien wird eine von Haslinger angegebene Kopfstütze verwendet, die sich von den bisherigen dadurch unterscheidet, daß sie den während der Endoskopie sich ergebenden Stellungsänderungen des Kopfes des Patienten weitgehend Rechnung trägt und eine spezielle Assistenz zur Fixation des Kopfes überflüssig macht.

Da man indessen niemals schematisch, sondern immer individualisierend ösophagoskopieren wird, wird man es fallweise an der erforderlichen Assistenz nicht fehlen lassen. *Eine* Hilfskraft ist auf alle Fälle unentbehrlich, und zwar zur Bedienung der Speichelpumpe sowie zum Reichen der verschiedenen Instrumente (Stieltupfer, Zangen u. dgl.).

Die Untersuchung in Bauchlage. Auf Grund von Leichenuntersuchungen und Beobachtungen an Gefrierschnitten kam Shukoff zur Überzeugung, daß die vorteilhafteste Lage der Kranken zur Ösophagoskopie und Bronchoskopie die Bauchlage sei. Der Patient liegt während der Untersuchung auf einem Tisch, dessen Höhe mit der Kinnhöhe des untersuchenden Arztes übereinstimmt. Ein Assistent steht links vom Patienten und umfaßt im Bereiche der Stirn dessen Kopf, der vollkommen frei über das Tischende herausragt und stützt oder dreht ihn über Wunsch nach allen Richtungen. Während der Kranke die linke Hand neben seinem Körper angelegt hält, faßt er mit der rechten, die sonst vom Tisch herabhängt, seine Zunge und zieht sie vor. Die Einführung des Brüningsschen Spatelrohres erfolgt nun in der von Brünings in seinem Lehrbuch beschriebenen Weise. Nach Shukoff gewährt die Bauchlage des Patienten folgende Vorteile:

1. Der Kranke kann sich nicht bewegen.
2. Der Kopf wird nicht zurückgeworfen, wie in der Sitz- oder Liegestellung.

3. Die Kopfwendungen sind nur durch Bewegungen der oberen Halswirbel möglich.

4. Die Einführung des Instrumentes ist leicht.

Die Bauchlage ist manchmal wegen Herzklopfen, Atembeschwerden oder Gravidität nicht anwendbar. Von diesen seltenen Hindernissen abgesehen konnte Shukoff die Ösophagoskopie in Bauchlage (drei gelungene Fremdkörperextraktionen) stets mit Erfolg ausführen. Andere Erfahrungen liegen bisher über diese Art der Untersuchung nicht vor.

Durch die Bauchlage können die Schwierigkeiten der Rohreinführung für Anhänger möglicherweise leichter überwunden werden. Es handelt sich aber hier nicht um die Wahl einer Untersuchungsstellung, die *für den Endoskopiker bequemer* ist, sondern um die *Art der besten und am wenigsten beschwerlichen Lagerung für den Kranken.* Der *Patient* muß zunächst berücksichtigt werden, denn er darf vor allem durch eine länger dauernde Untersuchung bzw. während therapeutischer Eingriffe durch eine ungünstige Lagerung nicht gequält werden. Ob nun die Bauchlage für solche längere Untersuchungen verwendbar ist, scheint mir nicht sehr wahrscheinlich und werden Nachprüfungen dieser Untersuchungsstellung darüber Aufschluß geben.

Es braucht ja nicht erst besonders betont zu werden, daß, in welcher Körperstellung immer ein Kranker untersucht werden soll, alle beengenden, die freie Atmung behindernden Kleidungsstücke (Kragen, Korsett, Leibchen, Röcke usw.) abzulegen, aufzuknöpfeln oder zu lockern sind.

3. Über die zwei verschiedenen Arten der Rohreinführung.

a) Die palpatorische.

Die älteren Ösophagoskopiker (Mikulicz, Gottstein, Stoerk, Ebstein, Hacker, Rosenheim, Starck u. a.) kannten nur eine einheitliche Technik der Rohreinführung, nämlich die palpatorische mit Hilfe eines Mandrins. Die Erfindung des Killianschen Röhrenspatels (Abb. 28) führte nun im Gegensatz dazu zur okularen Rohreinführung, welche auf den Mandrin völlig verzichtet und von allem Anfang an unter steter Kontrolle der Augen untersucht. Über beide Arten der Untersuchungstechnik ist schon viel geschrieben und diskutiert worden, doch scheint von der jüngeren Generation der Ösophagoskopiker der okularen Methode der Vorzug gegeben zu werden.

Was zunächst die alte palpatorische Art der Rohreinführung anlangt, wird, sofern man nicht die Kirsteinsche Lampe als Lichtquelle benützt, zunächst das Licht des Beleuchtungshandgriffes für den gewählten Tubus entsprechend zentriert, dann der Handgriff vom Tubus wieder abgeschraubt, um das Rohr nun mit dem Mandrin versehen zu können.

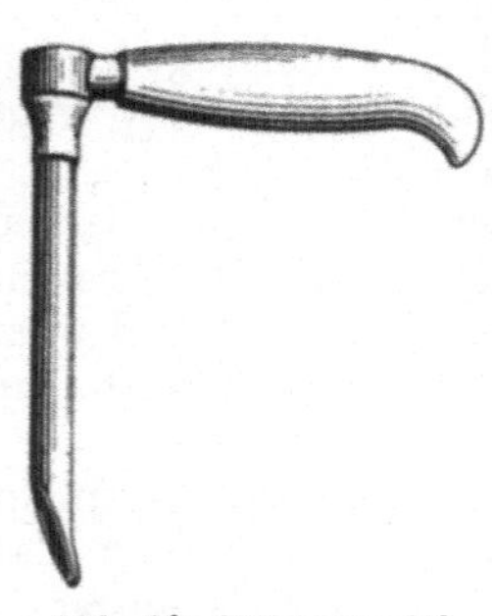

Abb. 28. Röhrenspatel.
(Nach Killian.)

Der regelrecht vorbereitete (voruntersuchte, cocainisierte und von allen beengenden Kleidungsstücken befreite) Patient wird angewiesen, während der Untersuchung nicht zu pressen, alle plötzlichen Bewegungen zu vermeiden und andauernd ruhig und leicht zu atmen. Es wird ihm ferner die Versicherung gegeben, daß die Untersuchung, falls sie Schmerzen verursachen sollte, auf sein gegebenes Zeichen sofort abgebrochen wird (siehe oben) und endlich dafür Sorge getragen, daß vorhandene Zahnprothesen abgelegt werden.

Je nach den vorhandenen Zahnlücken wählt man für die Einführung des Instrumentes entweder eine streng mediane, eine mehr laterale oder eine Rohrstellung vom Mundwinkel her. Wird am sitzenden Patienten untersucht, so hält dieser zu Beginn der Untersuchung seinen von einer hinter ihm stehenden Hilfskraft gestützten Kopf nur ganz leicht nach rückwärts geneigt. Der mit dem Mandrin armierte Tubus (siehe Abb. 19, 20 und 21) wird nun an seinem distalen Ende mit Paraffin oder Olivenöl befeuchtet, nach Art einer Schreibfeder gefaßt und über der Mitte des Zungengrundes oder seitlich von demselben nach abwärts geführt, wobei streng darauf zu achten ist, daß der Mandrin während der Einführung nicht aus dem Tubus zurückgleiten kann. Es ist dabei überflüssig, mit dem Finger der anderen Hand in den Schlund des Patienten einzugehen, den Zungengrund niederzudrücken oder den Larynx anzuheben und nach vorne zu ziehen, weil durch alle diese Manipulationen Abwehrbewegungen und störende Reflexe ausgelöst werden könnten. Nach BRÜNINGS gelingt die Einführung des Instrumentes jedem, der eine Schlundbougie zu handhaben versteht, ganz leicht.

Wenn nun die Bougie an der hinteren Rachenwand annähernd in der Medianlinie nach abwärts geführt wird, kommt man in der Regel alsbald zum gewünschten Ziele; sollte indessen die Leitbougie in den Recessus piriformis einer Seite geraten, genügt meist eine Schlingbewegung, um die fehlerhafte Stellung zu korrigieren. Manchmal täuscht allerdings eine tonische Kontraktion des Speiseröhrenmundes, die das weitere Vordringen der Leitbougie hindert (vgl. das Kapitel „Sondierung"), eine falsche Richtung vor. In einer solchen Situation muß jede Gewaltanwendung unbedingt vermieden werden. Man weist den Kranken an, ruhig weiter zu atmen, Schlingbewegungen auszuführen und trachtet durch sondierende laterale Bewegungen mit dem äußeren Rohrende den richtigen Weg zu finden. Bisweilen läßt auch der anfängliche reflektorische Krampf nach einigem Zuwarten oder bei Einwirkung eines konstanten, leichten Druckes in der Richtung der Speiseröhrenachse plötzlich nach, worauf das Spatelrohr in die Ringknorpelenge eintritt. Jetzt beugt der Patient seinen Kopf etwas mehr nach rückwärts, damit das Rohr allmählich vertikal in die gerade Verlängerung der Speiseröhre gebracht werden kann (vgl. Abb. 27). Damit nun der Tubus tiefer in den Oesophagus eindringen kann, ist es meist notwendig, mit demselben geringgradige drehende Bewegungen bei gleichzeitigem sanftem und stetem Drucke nach abwärts auszuführen, denen das Rohr in der Regel ohne Schwierigkeit Folge leistet.

Es ist nun gerade bei der palpatorischen Rohreinführung besonders darauf zu achten, daß dieses Manöver *nicht* etwa *ruckartig* erfolgt, da mit Rücksicht auf den vorwiegenden Sitz der meisten Speiseröhrenerkrankungen im oberen Oesophagusabschnitt (Carcinom, Fremdkörper, Strikturen) durch das plötzliche blinde Eindringen in die Speiseröhre leicht böse Folgen gezeitigt werden könnten.

In der überwiegenden Mehrzahl der Untersuchungen kommt auch ein Ungeübter ohne wesentliche Schwierigkeiten zum Ziele, während der Geübte imstande sein wird, in wenigen Augenblicken das Ösophagoskop in die gewünschte Stellung zu bringen. Die erschwerte Rohreinführung hat fast immer ihre Schuld in einer Überstreckung des Kopfes nach rückwärts bzw. in einer krampfhaften Inanspruchnahme der Halsmuskulatur seitens des Patienten. Bei Männern mit kurzem und dickem Halse führt oft nur ein mehrmaliges Versuchen zum Ziele oder die Anwendung eines dünneren Rohres als ursprünglich beabsichtigt war.

Das auf die beschriebene Weise eingeführte Spatelrohr hält von selbst, wenn es etwa 4—5 cm weit unter den Oesophagusmund eingedrungen ist. Nunmehr wird der Mandrin unter drehenden Bewegungen aus dem Tubus entfernt, wobei der letztere gut fixiert und leicht nach unten gedrückt werden muß, damit nicht auch er wieder nach oben kommt. Sobald der Mandrin entfernt ist, wird das vorher richtig eingestellte Panelektroskop an den Tubus angeschraubt und nun die Untersuchung vorgenommen.

Die palpatorische Rohreinführung am liegenden Patienten wird sinngemäß in der gleichen Weise vorgenommen, jedoch steht der Untersucher nunmehr hinter dem am Untersuchungstisch liegenden Kranken. Die Technik der Einführung des mit dem Mandrin armierten Tubus ist hier wohl etwas schwieriger wie am sitzenden Patienten und dürfte der Anfänger dabei immerhin mit einigen Schwierigkeiten zu kämpfen haben.

Ich persönlich verfüge hinsichtlich der palpatorischen Rohreinführung über keinerlei eigene Erfahrungen, da die Wiener Schule ausschließlich die okulare Art der Rohreinführung übt und auf dem wohl einzig richtigen und konsequenten Standpunkt steht, daß *jedwede Endoskopie von allem Anfang an so gemacht werden muß, daß das Auge sieht, was geschieht und immer der Führer der Hand sein muß.*

Starck, der ein warmer Fürsprecher der palpatorischen Rohreinführung ist, pflegt bei hochsitzenden Läsionen einen kurzen Mandrin nur so lange zu benützen, bis er im Hypopharynx ist (Abb. 19), dann wird derselbe bereits entfernt und unter Leitung des Auges weiter vorgedrungen. Da es sich nun aber fast bei jeder Ösophagoskopie um die Feststellung einer Erkrankung oder eines Zustandes im oberen Oesophagusabschnitte — von der Ringknorpelenge bis zur Bifurkation — handelt, möchte ich doch glauben, daß die palpatorische Rohreinführung gerade nur bis in den Hypopharynx nichts anderes ist als ein starres Festhalten an einer alten Gewohnheit, von der um keinen Preis locker gelassen wird.

Bezüglich der Vorbereitung des Patienten gelten natürlich auch hier die bereits oben beschriebenen Regeln. Der richtig auf den Untersuchungstisch gelagerte Patient öffnet den Mund und der Arzt legt zunächst auf die obere Zahnreihe bzw. auf den zahnlosen Oberkiefer des Kranken ein entsprechend langes, fingerdickes Wattestück, welches dann später nach vollzogener Rohreinführung zwischen den Zähnen bzw. der Gingiva und dem Rohre liegt und erstere gegen Druck schützt.

b) Die okulare Rohreinführung.

Das Kahler-Leitersche Panelektroskop kommt für diese Untersuchung, wie in Abbildung Bd. I 1, S. 924 durch die punktierte Linie angedeutet, in Verwendung. Außerdem ist der Tubus derart am Ring d angeschraubt, daß der Schnabel des Spatelrohres mit bezug auf die Rückenlage des Kranken ventral gerichtet ist, also bei der Passage der ersten physiologischen Enge der Ringknorpelplatte anliegen wird (siehe Abb. 13 im Kapitel „Oesophagusfremdkörper").

Während die linke Hand des Untersuchers den erwähnten Wattebausch an der oberen Zahnreihe festhält, führt seine rechte das Ösophagoskop in vertikaler Richtung und streng median in den Mund ein, bis der Schnabel des Spatelrohres ein wenig über den Zungengrund vorsteht. Bis jetzt *steht* der untersuchende Arzt noch hinter dem Kopfende des Tisches und sieht durch das Spatelrohr die Rachenhinterwand des Patienten gut beleuchtet.

Nunmehr wird der Handgriff des Panelektroskops nach abwärts — in die Horizontalebene — gesenkt, wobei sich gleichzeitig der Untersucher auf den hinter ihm bereitstehenden niederen Stuhl (Drehstockerl) setzt. Durch diese Bewegung (um 90°) mit dem Handgriff des Panelektroskops wird, wenn die Medianlinie eingehalten wurde, alsbald die freie Epiglottiskante sichtbar. Man schiebt nun unter Leitung des Auges den Schnabel des Röhrenspatels bis zu

ihr hin, gleitet an ihrer laryngealen Fläche tiefer und sieht nun die Regio inter-
arytaenoidea laryngis. Dabei steht das Schnabelrohr, das bei der Einführung
vertikal aufgerichtet war, bereits völlig horizontal. Wenn man nun den Kranken
phonieren läßt, sieht man das Spiel der Glottis, versichert also neuerdings seiner
richtigen medianen Stellung und schiebt nun den Schnabel des Röhrenspatels
über die Aryknorpel hinweg an die hintere Ringknorpelplatte. Wir halten also
jetzt an jener Stelle, die man nach HACKER „nicht mehr laryngoskopieren und
noch nicht ösophagoskopieren kann", doch gibt es für den BRÜNINGSschen
Röhrenspatel in Wirklichkeit eine solche Gegend nicht. Denn ein nur mäßiger
Druck mit dem Rohrschnabel in ventraler Richtung auf die Ringknorpelplatte
reicht hin, um diese Enge zu einem seichten, quer verlaufenden Spalt zu gestalten,
der vermöge seiner Beschaffenheit die weitere Orientierung immer leicht ermöglicht. Dieser Spalt, dessen tiefste Stelle stets durch einen quergestellten deutlichen *Lichtreflex* gekennzeichnet ist, wird ventral (mit Rücksicht auf die Lage
des Kranken) durch die hellere Fläche der Ringknorpelplatte, dorsal durch die
etwas dunklere Färbung der Oesophagusschleimhaut wohl charakterisiert.

Der Durchtritt durch die Ringknorpelenge bildet für den Anfänger zweifellos
die schwierigste Phase der Untersuchung. Wichtig ist die Vermeidung jedweder
Gewaltanwendung, da eine etwaige Blutung das Fortsetzen der Untersuchung
unmöglich machen könnte. Die reflektorische Kontraktion der Muskulatur
des Oesophagusmundes kann durch Einlegen eines Cocain-Adrenalintampons
und durch ruhiges Zuwarten oft leicht behoben werden; außerdem ist es stets
notwendig, daß der Kranke richtig gelagert ist, ruhig atmet und seine Nackenmuskulatur nicht steif fixiert, sondern ganz locker hält.

Schlingbewegungen lasse ich nie machen, weil sie erstens in dieser Stellung
kaum jemals möglich sind und daher keinen Erfolg zeitigen könnten, und
zweitens, weil der intelligente Patient durch die Unmöglichkeit, eine Schlingbewegung auszuführen, beunruhigt wird. Er gibt ein Zeichen, man unterbricht
die Untersuchung in der Meinung, er habe Schmerzen und erfährt dann bloß,
daß er, wiewohl er möchte, nicht schlucken kann.

Nach dem Entfernen des Cocain-Adrenalintupfers wird etwa vorhandenes
Sekret abgesaugt und nun kann unter steter Beobachtung des erwähnten quergestellten Lichtreflexes ein leichter konstanter Druck nach abwärts bei gleichzeitigem geringgradigen pendelnden Bewegungen mit dem Handgriff des Panelektroskops ausgeführt werden, wobei der Daumen und der Zeigefinger der
linken Hand, die den Wattebausch am Oberkiefer stets noch schützen, *gleichzeitig das Spatelrohr vor einem etwaigen ruckartigen Tieferdringen abhalten muß.
Jedes ruckweise Vordringen ist gefährlich und daher fehlerhaft.*

Ist man im Zweifel, an der richtigen Stelle zu sein, so kann man das Rohr
ein wenig zurückziehen, wobei man unter der Voraussetzung einer richtigen
Rohr- und Kopfhaltung den queren Spalt sowie den glänzenden Reflex wieder
deutlich sehen und sich nach ihm orientieren kann. Während des Vorschiebens
des Instrumentes *hört* man im Augenblicke des Passierens der tiefsten Sphinkter-
stelle fast immer ein *ruptusartiges Geräusch* und sieht dann sofort bei den respiratorischen Bewegungen des Patienten den Oesophagus eine Strecke weit offen
vor sich.

In der Beschreibung mag diese Art der Rohreinführung schwer und kompliziert erscheinen, in Wirklichkeit ist sie es durchaus nicht und haben sich viele
Ärzte an der Wiener Klinik im Laufe der letzten Jahre diese Technik ohne
wesentliche Schwierigkeiten rasch angeeignet.

Für Anfänger ist die strenge Einhaltung der Medianlinie ohne Zweifel
wünschenswert, weil sie sich nur so entsprechend zurechtfinden können. Der
geübte Untersucher wird, abgesehen von der leichteren Einführungsmöglichkeit

bei seitlichen Zahnlücken jeden beliebigen Weg nehmen können und trotzdem immer zum Ziele kommen. Das atypische Einführen des Spatelrohres von der gesunden Seite her (z. B. rechter Recessus piriformis) ist geradezu am Platze, wenn ein Fremdkörper beispielsweise im linken Recessus piriformis oder knapp unterhalb desselben steckt (siehe das Kapitel „Oesophagusfremdkörper").

4. Bewertung der palpatorischen und der okularen Rohreinführung. Wahl der für den Kranken günstigsten Untersuchungsstellung.

Zur Untersuchung der Luftwege hat die okulare Methode der Rohreinführung schon seit langer Zeit die ursprüngliche palpatorische Art derselben verdrängt, wogegen zur Ösophagoskopie die sondierende, blinde Einführungstechnik noch vielfach bevorzugt wird. Brünings erwähnt hierfür eine Anzahl von Gründen:

1. Die durch langjährige Tradition geübte Sondierung der Speiseröhre.
2. Die Beschaffenheit der bisherigen Ösophagoskope.
3. Die mangelnde autoskopische Übung vieler Ösophagoskopiker.
4. Die Tatsache, daß die okulare Methode spezielle Übung erfordert und daher speziell erlernt werden muß sowie
5. den Umstand, daß die okulare Rohreinführung den Kranken etwas mehr belästigt.

Trotzdem, bemerkt Brünings, muß diese Untersuchungsart erlernt werden, denn eine ösophagoskopische Technik, welcher nur die Einführung geschlossener Rohre zu Gebote steht, ist durchaus unvollständig.

Es sei zunächst daran erinnert, daß die häufigste Veranlassung zur Ösophagoskopie wohl ein Fremdkörperverdacht in der Speiseröhre abgibt. Bei dem Prädilektionssitze der Oesophagusfremdkörper im Bereiche der Ringknorpelenge oder knapp unterhalb derselben (vgl. das Kapitel Speiseröhrenfremdkörper) ist es, wie aus dem dort Gesagten zur Genüge hervorgeht, zum mindesten nicht mehr zeitgemäß, blind in die Tiefe vorzudringen, um so weniger als der Hypopharynx und die Ringknorpelenge bei der palpatorischen Rohreinführung nur rückläufig beim Herausziehen des Rohres abgesucht werden können. Mit welchen beträchtlichen Gefahren für den Kranken aber jegliches blinde Vorgehen verbunden ist, geht wiederum aus dem Kapitel „Oesophagusfremdkörper" klar hervor, und kann ich mich daher darauf beschränken, dorthin zu verweisen. Die Gefahr des blinden Manipulierens wird kaum abgeschwächt, wenn mit einem „Mandrin, der den Tubus möglichst wenig überragen darf" (Starck, Lehrbuch, 2. Aufl., S. 80) eingegangen wird. Ganz besonders gilt dies für jene Fremdkörper, die zum Teil bereits in der Ringknorpelenge, zum Teil jedoch *noch* im Hypopharynx (Recessus piriformis) liegen. Starck hält für gewisse Fälle ein „sehendes Vorgehen bis zum Fremdkörper oder zur Läsion" sicher für wünschenswert. Er ist jedoch, da sich für langdauernde Untersuchung einzig und allein die Horizontallage eignet, der Ansicht, daß für die letztere „die Einführung des Röhrenspatels fast ausgeschlossen oder doch nur in der Hand des geschicktesten Operateurs möglich ist" (S. 81). Dieser Umstand bildet für ihn „den triftigsten Grund, die okulare Methode dem Anfänger nicht zu empfehlen".

Hierzu muß bemerkt werden, daß es nicht angeht, mit besonderer Rücksichtnahme auf Anfänger und Ungeübte ein vielleicht schwierigeres Verfahren abzulehnen, dafür aber ein weniger schweres, aber unsichereres anzuempfehlen. Ungeübte sollen weder aus diagnostischen, noch viel weniger aber aus therapeutischen Überlegungen ösophagoskopieren und haben namentlich kein Recht, sich mit der Therapie eingeklemmter Speiseröhrenfremdkörper abzugeben, sondern im Gegenteil die Pflicht, das dem Geübten und Erfahrenen zu überlassen. Entscheidend ist immer und ganz allein der Patient, nicht aber die Bequemlichkeit des die Untersuchung vornehmenden Arztes. Ich will nur das, was mich hundertfältige Erfahrung lehrte, hier neuerdings betonen, daß nämlich die okulare Rohreinführung am liegenden Kranken selbst dem Anfänger keine nennenswerten Schwierigkeiten bereitet. Dieser hat eben an geeigneten Patienten, die nicht gerade Fremdkörper in der Speiseröhre tragen, insbesonders an Patienten mit langem, schlankem, gut beweglichem Halse und teilweise zahnlosem Oberkiefer die okulare Rohreinführung so lange einzuüben, bis er diese Methode der Untersuchung auch unter komplizierten Verhältnissen mit Sicherheit anzuwenden weiß, wie sie möglicherweise bei Fremdkörperpatienten nach langer Einklemmungszeit oder unter anderen schwierigen Voraussetzungen vorliegen können.

Ich kann aber nach hinlänglicher Erfahrung mit ängstlichen und keineswegs mutig zu nennenden Patienten nicht der Meinung sein, daß die okulare Rohreinführung den Kranken besonders belästigt. Die Untersuchung an sich ist unangenehm, das ist der ganze Vorgang vom Beginne bis zum Schluß, nicht aber die Art der Rohreinführung. Und es geht keinesfalls an, die okulare Methode mit der unzutreffenden Begründung, sie sei für den Kranken mehr belästigend und macht ungeübten Untersuchern größere Schwierigkeiten, zugunsten der palpatorischen Methode abzulehnen.

Ich möchte daher zusammenfassend betonen, daß es sowohl bei der Wahl der Untersuchungsstellung als auch bei der Entscheidung über die Art der Rohreinführung niemals auf die Bequemlichkeit des Arztes ankommen darf, sondern immer nur auf den Vorteil für den Kranken. Da dieser bei der Untersuchung in Rückenlage am bequemsten, besten und längsten liegen kann, verdient diese Stellung vor allen übrigen unbedingt den Vorzug; weil es fernerhin für den Patienten am sichersten und ungefährlichsten ist, schon von Beginn jeder Untersuchung an unter steter Kontrolle der Augen in den Oesophagus einzudringen und weil man nur so wirklich sehen kann, was vorliegt, und nicht Gefahr läuft, etwas zu verletzen und dem Kranken Schaden zuzufügen, muß man aus dieser primitiven Überlegung heraus auf die Bequemlichkeit der palpatorischen Rohreinführung für sich selber verzichten und sich der etwas schwierigeren Methode der okularen Rohreinführung zuwenden. Der Satz: „Ich darf wohl mit Recht behaupten, daß bei diesem Vorgehen — gemeint ist die Ösophagoskopie unter Augenkontrolle im thorakalen Speiseröhrenabschnitt — die Ösophagoskopie ungefährlicher ist als die Sondierung mit festen Bougies, die ja stets im Dunkeln tastet" (STARCK, Lehrbuch, 2. Aufl., S. 74) hat seine unbedingte Geltung, jedoch nicht erst vom thorakalen Oesophagusabschnitt an, sondern schon von allem Anfang jeglicher endoskopischer Speiseröhrenuntersuchung.

5. Gang der ösophagoskopischen Untersuchung.

Wenn der Schnabel des Spatelrohres die erste physiologische Enge überwunden hat und bereits in der Pars cervicalis oesophagi steckt, verläuft die weitere Speiseröhrenuntersuchung — normale Verhältnisse vorausgesetzt — in der Regel ohne wesentliche Schwierigkeiten. Der geradlinige Verlauf des Oesophagus bringt es mit sich, daß man alsbald nach der Passage des Speiseröhrenmundes bei tiefer Inspiration des Kranken in die Lage kommt, die Lichtung des Oesophagus entweder gleich bis zum Zwerchfellschlitz oder doch wenigstens recht weit hinab zu überblicken. Bedingung hierfür ist allerdings die richtige Lage des Tubus zur Speiseröhrenachse. Das Rohr liegt dann richtig, wenn man das Lumen stets vor seinen Augen hat. Anfänger machen in der

Regel den Fehler, daß sie das distale Rohrende in einem gewissen Winkel zur Vorder- oder zur Seitenwand des Oesophagus stellen. Geschieht ersteres bereits im Bereiche der oberen Speiseröhre, so wird der Patient unruhig, weil er Lufthunger empfindet, denn durch das Andrängen des Schnabelrohres an die Speiseröhrenvorderwand wird die membranöse hintere Trachealcircumferenz gegen das Luftröhrenlumen zu vorgewölbt und eine Trachealstenose und außerdem oft ein recht störender lästiger Husten erzeugt. Dyspnoe und Husten werden allerdings nicht vorhanden sein, wenn der ungeübte Untersucher in gleicher Weise die Seitenwände des Oesophagus berührt, doch wird er in allen Fällen mit der Endoskopie nicht weiter kommen, weil er kein ordentliches Lumen vor sich sieht.

Von ausschlaggebender Wichtigkeit ist immer die richtige Lagerung und Kopfhaltung des Kranken, sowie das Übereinstimmen der Achse des Spatelrohres mit der der Speiseröhre. Für die unteren Speiseröhrenabschnitte ist es mit Rücksicht auf die relative Enge des Tubus und der Weite der Speiseröhrenlichtung kaum möglich, auf einmal einen Gesamteindruck über die Beschaffenheit der Oesophagusschleimhaut zu gewinnen. Um sich nun aus den Einzeleindrücken eine richtige Vorstellung vom ganzen zu machen, ist es unerläßlich notwendig, entweder mit dem Beleuchtungshandgriff mäßige seitliche Bewegungen auszuführen oder den den Kopf des Patienten dirigierenden Assistenten anzuweisen, nach dieser oder jener Richtung hin vorsichtig den Kopf des Kranken zu drehen. Dasselbe kann, wie ich mich oft genug überzeugt habe, auch erreicht werden, wenn der Kopf des Patienten in der oben angedeuteten Weise auf einer etwas nach rückwärts umgekippten Kopflehne aufruht und der Untersucher selbst den vom Patienten ganz locker gehaltenen Kopf mit seinen Fingern dirigiert. Es sind zum Erreichen des gewünschten Endzweckes bloß ganz geringgradige Exkursionen notwendig und daher, wie erwähnt, ein Assistent recht oft überflüssig. Ich halte es indessen für ganz unwesentlich, *wie* und *auf welche Weise* ein Untersucher diese Phase der Untersuchung durchführt. Ob er sich den Kopf selber dreht oder von einem Assistenten halten und wenden läßt, ist am Ende bedeutungslos; *wichtig ist nur, daß der Untersucher weiß, worauf es ankommt, daß er imstande ist, alle Teile der Speiseröhre auf etwaige Veränderungen abzusuchen und daß er vor allem erkennt, wenn es sich irgendwo um einen pathologischen Zustand handelt.* Grobe Veränderungen werden auch dem Ungeübten leicht auffallen, insbesondere die Verlegung des Speiseröhrenlumens durch einen großen Fremdkörper, Narbenstenosen, Tumoren u. dgl. Schwierig ist jedesmal das Erkennen sowie die Deutung unscheinbarer Wanderkrankungen, namentlich Schwellungszustände der Schleimhaut bei wandständig eingeklemmten kleineren Fremdkörpern. Die reaktiv entzündlichen Veränderungen, die in solchen Fällen fast immer zu sehen sind, müßten freilich jedem nur einigermaßen orientierten Untersucher sofort auffallen und er dürfte dann nicht über eine solche verdächtige Stelle hinweggehen, sondern dieselbe unter allen Umständen auf das Gewissenhafteste untersuchen. Nähere Details sind im Kapitel Oesophagusfremdkörper in diesem Bande beschrieben.

Die Beibehaltung, Beurteilung bzw. das Auffinden des Oesophaguslumens wird durch tiefe respiratorische Bewegungen des Patienten, welche die Speiseröhre regelmäßig erweitern bzw. verengen, außerordentlich erleichtert. Abgesehen von der exspiratorischen Verengerung des Lumens kann dieses auch durch die Peristaltik vorübergehend fast völlig verschlossen werden, so daß das Überblicken einer größeren Strecke für kurze Zeit unmöglich ist. Die querverlaufenden, in der Regel sehr lebhaft pulsierenden Wülste der Oesophagusvorderwand (Aortenenge, Bifurkationsgegend), die hinsichtlich ihrer Form und Ausdehnung individuell recht verschieden sein können, engen ebenfalls manchmal die Speiseröhrenlichtung in erheblicherem Grade ein.

Aus diesen wenigen Andeutungen geht zur Genüge hervor, daß bereits unter ganz normalen Verhältnissen die Beschaffenheit der Wand und des Lumens der Speiseröhre eine recht verschiedene sein kann, weshalb der Anfänger leicht in den Fehler verfällt, daß er bei den vielen Falten, Buchten und Durchmesserschwankungen der Speiseröhre die Diagnose auf ein sackförmiges Divertikel oder auf eine Stenose stellt und ihn erst eine genauere Untersuchung, sowie die leichte Verstreichbarkeit der Falten und Wülste mit dem distalen Rohrende erkennen läßt, daß es sich um ganz normale Verhältnisse handelt.

Wenn mit dem Instrumentarium von BRÜNINGS untersucht wird, bedarf es unterhalb der Bifurkationsenge der Einführung des zum Tubus passenden Verlängerungsrohres. *Bevor dies nun geschieht, empfiehlt es sich, das Spatelrohr ein wenig wieder zurückzuziehen, um nicht Gefahr zu laufen, eine Stelle der Speiseröhre ohne Kontrolle der Augen zu überschreiten.* Das vorgeschobene Verlängerungsrohr tritt unterhalb der Aortenenge in den weitesten Teil der Speiseröhre, für dessen genaue Untersuchung es ganz besonders wertvoll ist, das Lumen in zentraler Einstellung beizubehalten, sowie die jeweilige Untersuchungstiefe an der Skala der Stahlfeder festzustellen. Die Wände werden durch entsprechend zarte Drehungen mit dem Handgriff bzw. durch leichte Kopfbewegungen des Kranken exakt abgesucht und bei weiterem zentralen Vordringen sieht man alsbald vor der Rohrlichtung das spalt- bzw. rosettenförmige Bild der Zwerchfellenge.

Es versteht sich von selbst, daß der sich während der Untersuchung bildende, den freien Ausblick behindernde Oesophagusschleim sowie der eventuell aus dem Magen regurgitierende Inhalt mit der Speichelpumpe sofort abgesaugt werden muß. Dabei ist ganz besonders darauf zu achten, daß das Speichelpumpenrohr die Schleimhaut nicht berührt, weil es dabei leicht zu lästigen Blutungen kommen kann, die erst nach längerem Zuwarten durch Adrenalinapplikation zum Stehen gebracht werden können. Bezüglich der Technik der Reinigung des Oesophagus möchte ich namentlich vom Auswischen des meist zähflüssigen Schleimes mit Stieltupfern abraten. *Nur* das Absaugen setzt keinerlei mechanische Insulte an der Wand und läßt außerdem ein viel rascheres, sichereres und sauberes Arbeiten zu. Das Herumwischen mit einer Anzahl von Tupfern leistet in der gleichen Zeit durchaus nicht dasselbe und ist außerdem wegen der Möglichkeit einer Verletzung zu vermeiden.

Im Bereiche des Hiatus oesophageus fühlt man beim weiteren Vorschieben des Rohres meist ein gewisses Hindernis, welches sich dadurch erklärt, daß der bisher gerade Verlauf der Speiseröhre jetzt schräg nach links und vorne zu gerichtet ist. Wenn man cocainisiert und ein wenig zuwartet und das Rohr in die nunmehr geänderte Verlaufsrichtung bringt, läßt sich der Hiatus meist anstandslos passieren. Das Tieferdringen gelingt aber manchmal — trotz der schrägen Verlaufsrichtung der Speiseröhre — auch ohne eine Schwierigkeit. Im Bereiche des Hiatus hat man kein Lumen mehr vor sich und gelangt oft unbemerkt in den Magen. Abgesehen von dem dann immer reichlich abfließenden Mageninhalt läßt sich der Durchtritt durch die Kardia an der Distanz des Rohres von der Zahnreihe (Ziffer an der Stahlfeder des Einschieberohres), sowie an der ganz anderen Beschaffenheit und Farbe der Schleimhaut erkennen.

Bei der rückläufigen Rohrbewegung, die zuerst mit dem Zurückziehen des Einschieberohres beginnt, kontrolliert man den ganzen Weg neuerdings recht sorgfältig, ganz besonders die Partien des oberen Speiseröhrenabschnittes nach Entfernung des Innenrohres. Auch recht geübten Untersuchern kann es bisweilen passieren, daß sie Fremdkörper erst bei der rückläufigen Rohrbewegung entdecken (siehe das Kapitel Oesophagusfremdkörper). Die Augenkontrolle wird solange beibehalten, bis man wieder die Aryknorpelgegend sieht und dann das Rohr rasch entfernt. Der Kranke kann sich nun entweder aufsetzen oder auf die linke Körperseite drehen. Hat die Untersuchung längere Zeit in Anspruch genommen und war der Kopf tief gelagert, so hat sich indessen im Nasenrachenraum eine recht beträchtliche Speichelmenge angesammelt, die der Kranke natürlich so rasch wie nur möglich auszuspucken wünscht. Man reiche ihm daher sofort eine Tasse.

Hat man vorsichtig und ohne Gewaltanwendung untersucht, so kam es im ganzen Speiseröhrenbereich zu keiner Läsion und zu keiner Blutung. Die Kranken, namentlich jene, denen mit Erfolg ein Fremdkörper entfernt werden konnte, sind nach der Untersuchung sehr befriedigt und glücklich, weil sie empfinden, daß sie einer besonderen Gefahr entgangen sind. Die Beschwerden, die ihnen die endoskopische Untersuchung verursachte, nehmen sie gerne im Kauf. Wenn das Rohr nicht an der oberen Zahnreihe drückte oder scheuerte, klagen die Kranken niemals über „Schmerzen". Auf Befragen bestätigen sie nach der Untersuchung, daß sie ein eigenartiges Druckgefühl während der Untersuchung als lästig empfunden haben. Wie bei allen Eingriffen gibt es natürlich auch hier große individuelle Schwankungen in der Toleranz der Kranken, doch hat die jahrelange Erfahrung gelehrt, daß sich nur ganz wenige Menschen primär der endoskopischen Speiseröhrenuntersuchung widersetzen. Die Ösophagoskopie schließt ja fast immer eine sofortige Behandlung in sich, die für den Kranken oft von entscheidender Bedeutung und Wichtigkeit ist. Daher kommt neben ihrem großen Nutzen die von ihr nicht zu trennende Belästigung des Kranken nicht in Frage.

6. Besondere ösophagoskopische Methoden.

a) Die Ösophagoskopie mit Luftaufblähung (pneumatische Ösophagoskopie nach Strauss).

b) Die untere kollare Ösophagoskopie nach Hacker.

c) Die retrograde transgastrische Ösophagoskopie nach Ehrlich.

Ad a) Die Methodik der Straussschen Rektoskopie wurde von diesem Autor auch auf die Untersuchung der Speiseröhre übertragen und zu diesem Zwecke am äußeren Ende des Tubus eine luftdicht abschließende Kappe mit schräger Glasscheibe sowie ein Schlauchansatz angebracht. Neben Strauss haben auch Ach, Brünings und Seiffert pneumatische Ösophagoskope konstruiert und mit Erfolg angewendet.

Der Speiseröhrenmund ist durch die Lufteinblasung nicht dehnbar, wohl aber die unterhalb desselben gelegenen Abschnitte bis zum Diaphragma. Nach Ach leistet die pneumatische Ösophagoskopie in diagnostischer Hinsicht sehr gute Dienste, da infolge der Dehnung die Schleimhautfalten und -buchten verschwinden, in welchen versteckte Fremdkörper oder Verletzungen sonst nicht sicher oder nur sehr schwer zur Ansicht gebracht werden können. Ferner fallen die respiratorischen Bewegungen der Speiseröhrenwand fort, wodurch größere Strecken an Übersichtlichkeit gewinnen. Es gelang Ach auch die Vornahme von Probeexcisionen bzw. die Extraktion von Fremdkörpern, indem er das hierzu notwendige Instrument durch eine exzentrisch in die Glasplatte eingesetzte Dichtung führte.

Die Technik der pneumatischen Ösophagoskopie bereitet wohl keinerlei Schwierigkeiten; sie ist sicher so lange gefahrlos, als man die Beobachtung des zu untersuchenden Kranken nicht außer acht läßt. Über den Wert der Methode äußert sich Brünings dahin, daß sie nur für ganz spezielle Fälle die erwähnten Vorteile zu bieten vermag und daß für eine „allgemeine Anwendung deshalb keine Veranlassung vorliegt, weil die Unmöglichkeit der Gesichtsfeldreinigung durch Pumpe und Tupfer bei aufgesetzter Glasscheibe ein höchst störendes Moment bildet".

Ad b) Die untere kollare Ösophagoskopie hat HACKER 1901 zur Entfernung von im Brustteil der Speiseröhre festsitzenden Fremdkörpern vorgeschlagen, falls die Ösophagoskopie in der gewöhnlichen Weise nicht gelingen sollte. Um Wiederholungen zu vermeiden, wird daher auf das Kapitel „Oesophagusfremdkörper", Abschnitt V, B verwiesen.

Ad c) Auch bezüglich der retrograden transgastrischen Ösophagoskopie mache ich auf den gleichen Abschnitt des Kapitels „Speiseröhrenfremdkörper" aufmerksam [1]. Diese Art der Untersuchung erscheint indiziert:

1. Bei chronischem Kardiospasmus mit diffuser Speiseröhrenerweiterung über der Stenose und exzentrischer Verlagerung des Lumens, wenn man, wie so oft, in solchen Fällen mit der gewöhnlichen Ösophagoskopie nicht imstande ist, die Kardia zu passieren.

2. Bei narbigen Strikturen im Bereiche des Zwerchfells oder bei etwas höher gelagerten Verengerungen, welche infolge ihres exzentrischen Lumens von oben her impermeabel sind. Ferner bei mehreren übereinander liegenden Speiseröhrenstenosen, die man im Sinne der HACKERschen retrograden Bougierung behandeln will.

3. Bei in der Kardia festsitzenden Fremdkörpern.

Die retrograde Ösophagoskopie ist schwierig und führt aus verschiedenen Gründen oft nicht zum gewünschten Ziele. Es sollen deshalb gewisse Vorbedingungen erfüllt sein, wenn man mit Aussicht auf Erfolg von einer Gastrostomiewunde her den Tubus durch die Kardia in die Speiseröhre schieben will. Die Gastrostomie soll womöglich als WITZELsche Schrägfistel mit umgekehrter Verlaufsrichtung (von unten nach oben) tunlichst weit von der Kardia entfernt und für normale Spatelrohre sicher durchgängig angelegt werden (BRÜNINGS-ALBRECHT 1915). Vor einer Untersuchung muß der Magen rein gespült und mit einer Speichelpumpe gut abgesaugt sein. Für die Untersuchung eignet sich am besten die Beckenhochlagerung mit etwas hochgezogenen unteren Extremitäten. Nach den Erfahrungen von ACH unterstützt die Aufblähung des Magens das Auffinden der Kardia sehr wesentlich, eine Erfahrung, die BRÜNINGS bestätigt. Eine durch die Speiseröhre von oben her vorgeschobene Leitsonde würde ebenfalls das Auffinden der Kardia erleichtern, indessen ist mit Rücksicht auf die Indikationen der retrograden Ösophagoskopie eine Speiseröhrensondierung in der Regel entweder undurchführbar (bei multiplen Strikturen) oder fehlerhaft (bei Fremdkörpern der Kardia).

7. Über die Leistungsfähigkeit und die Gefahren der Ösophagoskopie.

Die Leistungsfähigkeit der Ösophagoskopie kommt bei der Behandlung eingeklemmter Speiseröhrenfremdkörper am sinnfälligsten zum Ausdruck und gibt es keine Methode, die hier mit der Ösophagoskopie in Konkurrenz treten könnte. Um Wiederholungen zu vermeiden, wird auf den entsprechenden Abschnitt im Kapitel Oesophagusfremdkörper verwiesen.

---

[1] Diese von EHRLICH 1905 eingeführte Anwendungsmöglichkeit der Ösophagoskopie wurde von REIZENSTEIN „retrograde Ösophagoskopie" genannt und von diesem Autor bei einer Salpetersäureverätzung der Speiseröhre mit Erfolg angewendet. Diese Art der Ösophagoskopie übten ferner STARCK 1914, C. HOFMANN 1901 und ACH 1908. Der letztere benützte hierzu sein Ösophagoskop (siehe früher).

Auch an der Wiener Klinik wurde die retrograde Ösophagoskopie, allerdings ebenfalls nur zur Behandlung impermeabler Speiseröhrenstrikturen, jedoch mangels geeigneter Fälle niemals zur Extraktion von Kardiafremdkörpern vorgenommen.

Aber auch bei anderen Erkrankungen der Speiseröhre (Carcinom, Strikturen, Spasmen und Divertikel) leistet sie sowohl in diagnostischer wie auch in therapeutischer Hinsicht vorzügliche und unentbehrliche Dienste. Bezüglich des sicheren Erkennens einer Geschwulst oder der einwandfreien Deutung einer Narbenstriktur wird im folgenden Abschnitt (Sondierung) das Notwendige gesagt werden. Was nun die Divertikel der Speiseröhre betrifft, könnte wohl hinsichtlich der *Diagnose* auf das Ösophagoskop verzichtet werden, da sich dieser Zustand röntgenologisch einwandfrei sicherstellen läßt, *nicht aber*, wenn es sich um eine beabsichtigte Radikaloperation des Divertikels handelt.

Ich habe des öfteren Gelegenheit gehabt, entweder für Chirurgen oder für eigene Zwecke Divertikelpatienten *zur Operation vorzubereiten*, indem ich den Divertikelsack wiederholt, *insbesonders aber unmittelbar vor dem Eingriff auf ösophagoskopischem Wege verläßlich reinigte, ausspülte und hernach mit der Speichelpumpe trocken saugte.* Diese Maßnahme möchte ich mit Rücksicht darauf, daß im Divertikelsack immer zersetzte Residualnahrung, Wismutmassen u. dgl. vorhanden sind, ganz besonders empfehlen, zumal durch diesen unerwünschten Inhalt die Schleimhaut des Sackes, sowie deren Umgebung oft in einem recht erheblichen, den normalen Wundverlauf störenden, ja sogar gefährdenden Reizzustand versetzt wird.

Ganz dasselbe gilt von den Fällen von chronischem Kardiospasmus mit bisweilen enormer Dilatation und S-förmigem Verlaufe des untersten Speiseröhrenabschnittes. Die Schleimhaut des Oesophagus ist infolge des manchmal allzu langen Aufenthaltes von zersetztem bröckeligem Speiseröhreninhalt mächtig verdickt, gerötet und sieht wie gekörnt aus. Die wiederholte Spülung durch den ösophagoskopischen Tubus entweder mit warmer Kochsalz- oder mit schwachen Lapis- bzw. Tanninlösungen bringt die Schleimhaut in relativ kurzer Zeit zur Norm zurück und versetzt den Chirurgen in die Lage, sich über die Beschaffenheit der Schleimhaut entweder selbst zu orientieren oder aufklären zu lassen. *Es muß ihm unter allen Umständen daran gelegen sein, nicht eine Schleimhaut nähen zu müssen, deren Beschaffenheit die Gefahren der Ösophagogastroanastomose wesentlich erhöhen würde.*

Auf ösophagoskopischem Wege lassen sich daher die Gefahren, die einer Divertikeloperation bzw. der Radikaloperation eines chronischen Kardiospasmus anhaften, verringern und damit die Mortalität dieser Eingriffe wesentlich verbessern.

Was die *Gefahren der Ösophagoskopie* sowie deren Komplikationen und Mortalität betrifft, so wird auch davon im Kapitel „Oesophagusfremdkörper" noch die Rede sein um so mehr, als man allzu leicht geneigt ist, kompliziert verlaufende Fremdkörpereinklemmungen in der Speiseröhre, wenn sie tödlich enden, der Ösophagoskopie zur Last zu legen. Kaum jemals werden dabei die Verhältnisse berücksichtigt, die *vor* der Endoskopie bestanden haben (wiederholte Sondierungsversuche, beginnende oder bereits manifeste Mediastinitis usw.).

Davon aber abgesehen, ist es eine Tatsache, daß im Vergleiche zur großen Anzahl der in den letzten Jahren gemachten Ösophagoskopien die in der Literatur niedergelegten Mitteilungen über schlimme Zufälle gelegentlich einer ösophagoskopischen Untersuchung bzw. Behandlung verschwindend geringe sind. Man gewinnt, wie Jackson mit Recht sagt, aus den vorhandenen Statistiken kein richtiges Bild über die Mißerfolge oder gar Todesfälle während einer Ösophagoskopie, da außer in klinischen Instituten die Ärzte kein Interesse haben, solche Fälle zu publizieren. Als Beweis hierfür führt Jackson die Nichtveröffentlichung von acht durch die Ösophagoskopie bedingten Todesfällen an, die ihm vertraulich von Ärzten mitgeteilt wurden (Jurasz, 1913).

Es ist klar, daß die Entwicklung der Ösophagoskopie von den ersten Anfängen bis zur heutigen Stufe ihrer Vollendung Opfer gefordert hat und haben

Mikulicz, Gottstein, Rosenheim, Karewski, Kümmel, Janeway und Green
(zit. nach Starck) Todesfälle zu beklagen gehabt. Wenn von diesen, in der
Regel der Entwicklungsperiode der Ösophagoskopie angehörenden Unfällen
abgesehen wird, werden heute Unfälle fast nur dann mehr möglich sein, *wenn
Ungeübte unter Außerachtlassung der notwendigen Indikationen mit unzuläng-
lichem Instrumentarium und mangelnder Kenntnis am Werke sind.*

Literatur.

*Die Literatur findet sich, um Wiederholungen zu vermeiden, am Schlusse des Kapitels
„Oesophagusfremdkörper" zusammengestellt.*

2. Sondierung des Oesophagus.

Von

Fritz Schlemmer †-Wien.

Mit 1 Abbildung.

I. Historisches.

Wie in der historischen Einleitung zum Kapitel „Fremdkörper" noch ausführlicher
auseinandergesetzt werden wird, ist der Gebrauch der Oesophagussonde sehr alt und bezog
sich ursprünglich auf das Hinabstoßen von steckengebliebenen Speiseröhrenfremdkörpern;
demnach wurde *die Sonde zuerst aus therapeutischen Überlegungen angewendet und erst später
auch zur Diagnostik der verschiedenen Erkrankungen des Oesophagus herangezogen.* Das
Studium der älteren Arbeiten lehrt, daß das Ergebnis der Sondenuntersuchung bis vor
nicht allzu langer Zeit die einzige Grundlage war, auf die sich nicht nur jedwede Erkennungs-
bzw. Deutungsmöglichkeit, sondern auch die Behandlung sämtlicher Speiseröhrenaffek-
tionen aufbaute; denn die Sonde war tatsächlich der alleinige Behelf, dessen man sich beim
kranken Oesophagus sowohl bei der Diagnose wie auch bei der Therapie bedienen konnte.

Aus dieser alleinherrschenden Stellung wurde die Sonde nun — man kann sagen zum
Segen der kranken Menschen — zunächst durch die Ösophagoskopie und erst später durch
das Röntgenverfahren verdrängt. Nach der Auffassung vieler Ärzte bildet sie allerdings
„auch heute noch in zahlreichen Fällen das erste und oft einzige und ausreichende diagnostische Hilfsmittel und wird zweifellos weiterhin für die Praxis und in der Klinik seinen
Wert behalten" (O. Ridder, Spezielle Pathologie und Therapie innerer Krankheiten.
Kraus-Brugsch 1921. Bd. V). Aus den folgenden Ausführungen, sowie aus dem vorangegangenen und dem Kapitel „Speiseröhrenfremdkörper" wird ersichtlich sein, inwieweit
dieser Satz Ridders Richtigkeit hat.

II. Das Instrumentarium.

Für eine gewöhnliche diagnostische Sondierung werden heute die weichen,
schwarzen, aus Gummi hergestellten, sogenannten „französischen" Sonden
wenig gebraucht. Viel größerer Beliebtheit erfreuen sich die roten, sogenannten
„englischen" Sonden bzw. Schlundbougies, die aus einem mit Harz impräg-
nierten Gewebe bestehen und, nach der Skala von Charriére hergestellt,
in allen Stärken in den Handel kommen. Diese 60—80 cm langen, soliden
Sonden sind von glatter Oberfläche und haben entweder ein rundes oder ein
konisch zulaufendes hartes, vorderes Ende, welches namentlich zum Bougieren
von Strikturen geeignet ist. Die vorne zugespitzten Sonden erfordern wegen
der ihnen anhaftenden Gefahren bei ihrer Handhabung eine erhöhte Aufmerksamkeit, weil namentlich eine kranke Speiseröhrenwand von ihnen leicht

durchstoßen werden könnte. Die Passage der Ringknorpelenge ist mit einer konischen Bougie ebenfalls leichter wie mit einer runden, weichen oder harten Sonde, freilich werden an diesem Engpaß mit den zugespitzten viel häufiger Verletzungen gesetzt (vgl. das Kapitel „Speiseröhrenfremdkörper").

Derartige Schlundbougies mit rundem, konischem oder geknöpftem vorderen Ende werden von der Firma Rüsch (Rummelshausen-Stuttgart) hergestellt. Sie sind von naturbrauner Farbe, haben ein außerordentlich zähes Untergewebe, sind äußerst widerstandsfähig gegen jeden Druck, aber trotzdem geschmeidig und eignen sich daher ganz besonders als Dilatationsinstrumente.

Um die in ungebrauchtem Zustande steifen englischen Bougies weicher und biegsamer zu machen, kann man sie in warmes Wasser eintauchen oder man reibt sie unmittelbar vor ihrer Anwendung mit einem Tuche warm, wodurch sie biegsamer und nachgiebiger werden. Knapp vor der Einführung werden die Sonden zweckmäßigerweise noch mit Olivenöl oder Vaseline eingefettet, damit sie leichter gleiten. Das wiederholte Einlegen in warmes Wasser macht die Sonden jedoch an ihrer Oberfläche spröde und rissig, weshalb das zweitgenannte Verfahren für das Instrumentarium das bei weitem schonendere ist. Alle Sonden sind vor ihrer Verwendung genau auf ihre In-

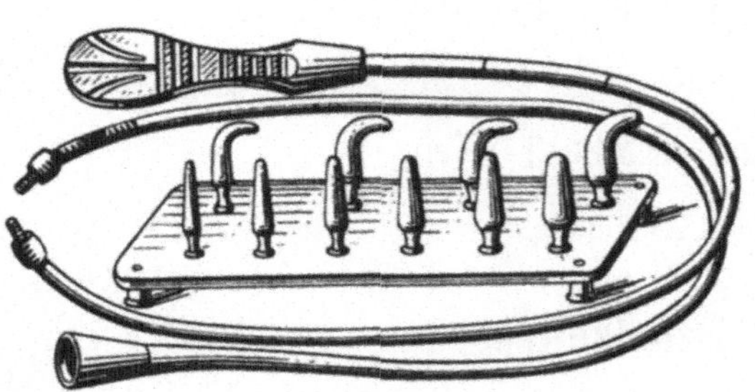

Abb. 1. Divertikelsonde. (Nach Starck.)

taktheit zu prüfen, weil es wiederholt schon vorkam, daß die Sondenspitze abbrach und nun als Speiseröhrenfremdkörper figurierte (siehe das Kapitel „Fremdkörper").

Neben den soliden roten „englischen" Sonden bzw. den braunen Bougies der Firma Rüsch (Bougies in engerem Sinne) gibt es in den stärkeren Kalibern auch hohle, also im Innern durchgängige, steife Sonden, die an ihrem unteren Ende entweder ein großes ovales Loch (Fenster) oder mehrere kleine, stecknadelkopfgroße Öffnungen haben, während ihr oberes Ende eine trichterförmige Ausweitung besitzt. Solche Sonden, die dann auch gleichzeitig der künstlichen Ernährung dienen, sind allerdings nicht so widerstandsfähig und dauerhaft wie die soliden. Die größte Sicherheit für den Kranken haben wohl die Weichgummischlundröhren oder Schlundbougies, wie sie ebenfalls von der Firma Rüsch hergestellt werden.

Die weichen, vorne gefensterten Sonden haben ferner den Nachteil, daß sie gerade dort, wo die Fenster liegen, leicht abknicken, brüchig, rauh und rissig werden, worauf *vor* ihrer Anwendung ein besonderes Augenmerk zu richten ist.

Für spezielle Zwecke (Divertikel, Strikturen, Fremdkörper) haben einige Autoren besondere Sonden empfohlen, die vermöge der Krümmungen bzw. Form der Sondenspitze dem Zweck, den sie erfüllen sollen, angepaßt sind (Divertikelsonde nach Starck oder nach Sahli, Strikturensonde nach Callmann, Fremdkörpersonde nach Hacker usw.). Die Divertikelsonde nach Starck ist an ihrem vorderen Ende ähnlich einem Mercier-Katheter abgebogen und besteht aus einer englischen Bougie mit kräftiger Stahlspirale und einem Eisendrahtkern. Diese Sonde trägt an ihrem distalen Ende (siehe Abbildung) ein Schraubengewinde, welches für die verschiedenen anschraubbaren Ansätze paßt.

Um das Gleiten der Sonden zu erleichtern, schlug ROUTIER vor, sie mit einer Bleifüllung zu versehen [1], während CAHN statt dessen mit Quecksilber gefüllte, weiche Sonden empfahl (KRAUS-RIDDER) Um Veränderungen der Speiseröhrenwand zu tasten, kann man einen Nelatonkatheter mit einem in ihn eingeführten, gebogenen Mandrin verwenden. Auf diesem Prinzip beruht die SAHLIsche Divertikelsonde. Die Sonde CALLMANNs hat einen pilzförmigen Knopf. Die Fremdkörpersonde nach HACKER ist einer englischen Bougie ähnlich, deren zylindrisches Einführungsende aus einem Elfenbein- oder Metallstab besteht.

III. Die Technik der Sondierung der Speiseröhre.

Vor einer jeden Sondierung muß der Patient ein vorhandenes Zahnersatzstück aus dem Munde entfernen und seinen Hemdkragen ablegen bzw. beengende Kleidungsstücke lockern. Eine vorherige Anästhesie der Rachen-Hypopharynxschleimhaut mit Cocain-Adrenalin ist in der Regel überflüssig, soll ängstlichen Kranken aber nicht abgeschlagen werden, weil sie dann doch ruhiger bleiben. Der Patient wird angewiesen, während der Untersuchung tief und ruhig zu atmen, weder zu würgen noch zu pressen, sondern gegebenenfalls über Aufforderung zu schlucken. Ein dezidierter Ausspruch von seiten des Arztes wird immer viel dazu beitragen, selbst ängstliche Patienten dahin zu bringen, daß sie sich nicht durch allerlei störende Abwehrbewegungen der Untersuchung widersetzen und so den Gang derselben stören.

Der zu untersuchende Patient sitzt dem Arzt auf einem Stuhl gegenüber und hält den Kopf leicht nach vorne geneigt, weil man bei dieser Kopfstellung die Sonde leichter durch den stets tonisch geschlossenen Speiseröhrenmund einführen kann. Der Arzt hält die geschmeidig gemachte bzw. die von Haus aus weiche Sonde wie einen Bleistift in seiner rechten Hand, während der in den Mund des Patienten eingeführte linke Zeigefinger des Arztes, den Zungengrund ein wenig niederdrückt. In vielen Fällen ist es aber besser, nicht mit dem linken Zeigefinger in den Mund des Kranken einzugehen.

Die streng median einzubringende, vorne ein wenig nach abwärts gekrümmte Sonde wird an die hintere Rachenwand dirigiert, biegt dort ab und gleitet, wenn die Medianebene stets eingehalten wurde, meist ohne Schwierigkeit in den Oesophagus. Gelingt dies nicht sofort, so kann man, wenn der Widerstand der Ringknorpelenge gefühlt wird, den Patienten schlucken lassen. Gleitet die Sonde von der Medianlinie in den Recessus piriformis einer Seite oder verfängt sie sich in einer Vallecula, so ist der Zeigefinger der linken Hand imstande, den Abweg zu tasten und das Instrument in die richtige Lage zurückzubringen. Manchmal kann der von HUETER angegebene Handgriff von Nutzen sein, der darin besteht, daß der Zungengrund mit dem linken Zeigefinger nach abwärts und vorne gedrückt wird. Auf diese Weise wird die Epiglottis aufgestellt, der Larynx etwas von der Wirbelsäule entfernt und der Hypopharynx erweitert.

Es gelingt aber, wie gesagt, bei einer größeren Anzahl von Fällen ganz leicht, auch ohne diesen Hilfsgriff, der sehr oft Würgen und reflektorische Abwehrbewegungen auslöst, die Sonde einzuführen.

Bei spastischen Verengerungen des Oesophagusmundes, bei stärkeren Hervorwölbungen der hinteren Rachenwand, ferner bei Epiglottisdefekten, insbesonders aber bei älteren Männern mit herabgesetzter Sensibilität des Kehlkopfeinganges, kann es, wie CHIARI 1881 betonte, sehr wohl geschehen, daß die Sonde (Bougie) statt in die Speiseröhre, in die Trachea geschoben wird, *ohne daß der Patient auch nur im geringsten durch Abwehrbewegungen, Husten, Cyanose und ähnliches die unrichtige Lage der Sonde anzeigen würde.* Geschieht das Einführen der

---

[1] Die Firma RÜSCH stellt naturbraune Schlundbougies mit Bleikornfüllung her.

Sonde bei solchen reflexlosen Patienten etwas brüsk, so kann sogar der Stimmbandapparat (Hämatome u. dgl. an den Stimmbändern) in Mitleidenschaft
gezogen werden. Man läßt daher den Kranken, wenn man die Sonde eingeführt
hat, zunächst phonieren. Bringt er einen lauten und richtig klingenden Ton zu
Gehör, kann die Sonde nicht in der Glottis stecken.

Die regelrecht eingeführte Sonde wird nun entweder bis zur Kardia bzw.
bis in den Magen gelangen oder aber irgendwo eine Hemmung finden, die entweder nicht oder nur nach einem mehr weniger stärkeren Druck überwindbar ist.
Würde es sich dabei immer nur um eine der physiologischen Stenosen handeln
(Ringknorpelenge, Aortenenge, Bronchialenge, Diaphragmaenge), so wäre darüber
nicht viel zu sagen. *Da aber beim Fühlen und Überwinden eines Hindernisses
nicht einmal die fundamentale Frage richtig und einwandfrei beantwortet werden
kann, ob das eben gefühlte Hindernis ein physiologisches oder pathologisches ist,*
müssen wir uns bei der Besprechung dieser Verhältnisse doch ein wenig aufhalten.

IV. Was dürfen und können wir aus dem Ergebnis einer Sondenuntersuchung folgern? Über die Leistungsfähigkeit der Sondenuntersuchung der Speiseröhre.

Abgesehen von den genannten physiologischen Verengerungen der Speiseröhre, kann die Sondierung derselben gelegentlich behindert sein:

1. **Bei akut oder subakut auftretenden Krankheitsprozessen.**
   a) Bei Verätzungen der Speiseröhre durch Chemikalien (Säuren oder
      Laugen).
   b) Bei Verletzungen (Erosionen usw.) der Speiseröhrenwand infolge
      von Fremdkörperpassage mit konsekutiver circumscripter spastischer
      Contractur der Muskulatur an irgendeiner Stelle.
   c) Bei entzündlichen oder phlegmonösen Prozessen der Speiseröhrenwand infolge Fremdkörperpassage oder Fremdkörpereinklemmung.
   d) Bei einem Gumma, einer tuberkulösen Ulceration, einem peptischen
      oder einem scarlatinösen Geschwür des Oesophagus.
2. **Bei chronisch verlaufenden Krankheitsprozessen.**
   a) Bei allen abgelaufenen, entzündlichen und geschwürigen Prozessen der
      Speiseröhre.
      α) Narbenbildungen nach Säure- und Laugenverätzungen. *Die
         Stenose kann dabei oft multipel vorhanden sein.*
      β) Narbenbildungen nach syphilitischen und tuberkulösen Prozessen
         bzw. im Anschluß an ein peptisches oder scarlatinöses Geschwür.
         *Diese Stenosen sind fast immer vereinzelt und kaum einmal
         multipel in der Speiseröhre anzutreffen.*
   b) Beim Oesophagusspasmus bzw. Kardiospasmus, sei es auf hysterischer
      oder neurasthenischer Grundlage, sei es aus anderen Ursachen.
   c) Bei Obturationsstenosen der Speiseröhre (Fremdkörper, gutartige
      oder bösartige Tumoren, wie Cysten, Polypen, Carcinom).
   d) Bei Kompressionsstenosen der Speiseröhre: Strumen, sowie die verschiedenen Geschwülste des Halses, des Larynx und der Trachea;
      Lymphdrüsentumoren, Madelungscher Fetthals; Mediastinaltumoren,
      Aneurysmen der Aorta oder der großen Halsgefäße; narbige Speiseröhrenverengerungen infolge von periösophagealen Erkrankungen;
      Caries, Tumoren oder Verbindungen der Wirbelsäule und ähnliches.
   e) Bei Divertikeln der Speiseröhre.

Wenn also die eingeführte Sonde ein Hindernis anzeigt, so ist der objektive Nachweis desselben mit der Sonde wohl *hinreichend* für die Diagnose: „*Hindernis in der Speiseröhre*", *vollkommen unzulänglich aber für eine nähere Bezeichnung desselben.* Die *wirkliche Ursache* der Hemmung bei der Sondeneinführung *kann höchstens vermutungsweise angegeben werden.*

Der Arzt ist daher auf Grund des Ergebnisses einer Sondenuntersuchung, die irgendwo ein Hindernis in der Speiseröhre anzeigte, weder in der Lage noch auch im entferntesten berechtigt, sich in irgendeiner wie immer lautenden Form über die Natur dieses Hindernisses zu äußern. Er weiß ja tatsächlich nicht mehr, als daß die Sonde nicht oder nur nach Überwindung einer Hemmung weiter zu bringen war. *Er konnte aber nicht den geringsten Aufschluß darüber bekommen, warum sie nicht tiefer oder aus welchem Grunde sie nicht ohne eine merkbare Störung eingeführt werden konnte.*

Hierzu kommt noch die uns aus der Fremdkörperpathologie bekannte, durchaus nicht so seltene *Möglichkeit des Vorbeigleitens* selbst dicker Sonden an einem eingeklemmten größeren Gegenstand (Gebißplatten). Auf Grund zahlreicher Erfahrungen (siehe Kapitel „Speiseröhrenfremdkörper") wird man *selbst bei einem negativen Sondenbefunde* den Oesophagus *niemals* fremdkörperfrei erklären dürfen, wenn die Anamnese und die Angaben des Patienten das Verschlucken eines Fremdkörpers wahrscheinlich machen. Fiel der Sondenbefund dagegen positiv aus, ist man auch nicht in der Lage, etwas Sicheres über die Natur des getasteten Hindernisses auszusagen, weil, wie wir wissen, auch spastische Zustände der Oesophaguswand dem Vorschieben der Sonde bisweilen einen nicht zu überwindenden Widerstand entgegensetzen können. Ein solcher Spasmus ist auch durch längeres Zuwarten oder durch Zuhilfenahme kräftiger Schlingmanöver oft nicht behebbar, ganz abgesehen davon, daß er durchaus nicht immer mit dem tatsächlichen Sitz des Übels (Tumor, Divertikel, Fremdkörper, Narbenstriktur usw.), dessentwegen die diagnostische Sondierung vorgenommen wurde, übereinzustimmen braucht. Wir haben es oft genug gesehen, daß Carcinome in Bifurkationshöhe oder an der Kardia den tonischen muskulären Verschluß im Ringknorpelbereiche offenbar auf reflektorischem Wege beträchtlich erhöhten, wodurch dem eindringenden Ösophagoskop bisweilen ein recht beträchtlicher Widerstand entgegengesetzt wurde.

In einer solchen Situation kann sich aber der Endoskopiker leicht helfen; denn das Einlegen von Cocain-Adrenalinwattetupfern, sowie ein Zuwarten von etwa 3—5 Minuten verringert oder beseitigt in der Regel den anfänglichen Krampf der Muskulatur, so daß die Passage der Ringknorpelenge nunmehr ohne Schwierigkeit gelingt. Außerdem ist der Endoskopiker in der Lage, die Schleimhaut in der Gegend des Oesophagusmundes mit seinen Augen zu untersuchen, um etwaige Veränderungen an ihr feststellen zu können. Ergeben sich dabei normale Verhältnisse, so wird er in der im früheren Kapitel beschriebenen Weise seine Untersuchung durchführen und, da er außerdem mit offenen mandrinlosen Rohren ösophagoskopiert, stets sehen können, was er tut. Er ist immer in der Lage festzustellen, ob er sich beim Tieferdringen mit seinem Rohr noch in einem gesunden oder bereits in einem erkrankten Speiseröhrenbereiche befindet oder nicht und kann im letzteren Falle jederzeit mit der Rohrbewegung innehalten.

Der Ösophagospasmus gibt ein recht charakteristisches endoskopisches Bild, indem scharf vorspringende, gegen die Mitte des Speiseröhrenlumens zu konvergierende, normal und gesund aussehende Schleimhautwülste einen rosettenartigen, meist ziemlich starren Verschluß verursachen.

In einer ganz anderen Lage ist dagegen der mit einer Sonde untersuchende Arzt. Fühlt er während der Einführung seiner Sonde eine nur durch einen

Spasmus bedingte Hemmung, so darf er keineswegs Gewalt anwenden, sondern muß die Untersuchung abbrechen, weil er ja keine Vorstellung darüber gewinnen kann, wie die Schleimhaut im Bereiche der Stenose aussieht. Er erhält also keine weiteren Anhaltspunkte für seine Diagnose, es sei denn, daß sich an der zurückgezogenen Sonde Blutbeimengungen, Eiter, stinkendes Sekret oder zerfallende, abgestoßene Gewebspartien nachweisen lassen.

Blut allein beweist gar nichts, da es sich auch um eine durch die Sondierung gesetzte Läsion der Mucosa handeln kann, deren Blut nunmehr am zurückgezogenen Instrument zum Vorschein kommt. Eiter oder recht übelriechendes Sekret wäre beim Vorliegen einer Fremdkörperanamnese *nur* im Sinne einer infizierten Wandverletzung, bzw. Phlegmone derselben verwertbar, *keinesfalls* aber sagt ein solcher Befund etwas darüber aus, ob im Oesophagus noch ein Fremdkörper vorhanden ist oder nicht. Dagegen soll man sich hüten, abgestoßenen Gewebspartikelchen eine allzu hohe diagnostische Bedeutung beizumessen, da sich auch in einem erweiterten Oesophagus irgendwo an der Wand gelegentlich Speisereste verfangen und zersetzen können und es außerdem bekannt ist, daß ulceröse Prozesse auch in erweiterten Speiseröhrenanteilen, ohne daß gerade ein Carcinom vorhanden sein müßte, beobachtet werden können.

Nur wenn es der Zufall will, daß Gewebspartikelchen durch das Sondenfenster abgerissen werden und in ihm haften bleiben, läßt sich durch eine histologische Untersuchung der möglicherweise carcinomatöse Charakter der eine Stenose verursachenden Ulceration erkennen und hatte nur in einem so seltenen Falle die Sondierung ein sicheres und positives Ergebnis von entscheidender Beweiskraft gehabt. Da derartiges aber wiederum *nur* im *vorgeschrittenen Stadium* einer malignen Speiseröhrenerkrankung möglich ist, nicht aber im Frühstadium, wo die Diagnose noch schwankend und unsicher ist, kann die Sondenuntersuchung kaum je einen befriedigenden Aufschluß ergeben. Auf diese so wichtigen Verhältnisse hat Th. Rosenheim bereits 1905 aufmerksam gemacht.

Da also die sichere Feststellung der Natur einer Speiseröhrenveränderung mit der Sonde nicht möglich erscheint, ist es mit Rücksicht auf die ungeheure Bedeutung und Wichtigkeit seines abzugebenden Urteils für den Patienten die besondere Pflicht des Arztes, nicht etwa aus vorhandenen Schlingbeschwerden und *aus einem gegebenen Widerstand bei einer Sondierung allein* beispielsweise eine so schwerwiegende Diagnose wie „Carcinom des Oesophagus" zu stellen, wie das bedauerlicherweise oft genug schon vorkam und sicherlich noch oft vorkommen wird (siehe das Kapitel „Oesophagusfremdkörper").

Der Arzt möge es im Falle eines Fremdkörperverdachtes in der Speiseröhre, jedoch bei *negativem* Sondenbefund desgleichen unterlassen, den Oesophagus für „fremdkörperfrei" zu erklären bzw. wenn der Befund positiv ausfiel, darauf verzichten, die sichere Diagnose „Speiseröhrenfremdkörper" zu stellen. Im ersten Falle könnte trotzdem ein Fremdkörper vorhanden sein, während im zweiten eine Wandverletzung der Speiseröhre nach Fremdkörperpassage einen Spasmus an irgendeiner beliebigen Stelle auslösen und die Sonde nicht weiter vordringen lassen kann, wiewohl das Speiseröhrenlumen sonst frei ist. Hatte der untersuchende Arzt jedoch nur eine Sonde zur Verfügung, die er unter allen Umständen einführen zu müssen glaubte, so *sei er mit der Prognose und mit seinem abzugebenden Befund außerordentlich zurückhaltend und dränge darauf, daß der Patient auch noch röntgenologisch untersucht, bzw. ösophagoskopiert werde.*

Auch wenn von allem Anfang an die Diagnose „Ätzstriktur" feststeht, gibt die Sonde über ihre Beschaffenheit, Weite und Permeabilität einen völlig unzuverläßlichen Aufschluß.

Ebstein (1898) teilte zwei Fälle mit, bei denen im Verlaufe der ösophagoskopischen Behandlung Speiseröhrenstrikturen die Weite einer Sonde von 15 Charriére erreicht hatten. *Trotzdem aber konnte man diese Strikturen zur selben Zeit vom Munde aus nicht einmal mit der dünnsten Bougie entrieren*, ein Vorkommnis, das in dieser Art sicher schon jeder Endoskopiker erlebt hat. Demnach ist es klar, daß für eine blind eingeführte Oesophagussonde eine nicht einmal hochgradige Narbenstenose für impermeabel gelten kann, gar nicht zu reden von engen Strikturen, die tatsächlich nur von filiformen Bougies, allerdings lediglich unter Zuhilfenahme des Ösophagoskops passiert werden können. Und es ist schon sehr oft vorgekommen, daß selbst von den geübtesten Händen dünnere Bougies in konzentrisch verengte Narbenstenosen des Oesophagus nicht eingeführt werden konnten, während nach regelrechter Einstellung des Loches im Ösophagoskop eine weit dickere, vorne konische Sonde, insbesonders nach vorheriger Cocain-Adrenalinapplikation ganz leicht durchzubringen war.

Die Sonde allein kann daher weder über den Grad noch über den Sitz einer Speiseröhrenverengerung etwas Sicheres aussagen. Es besteht allerdings auch die Möglichkeit, daß man selbst unter Zuhilfenahme des Ösophagoskops eine sogar zentral eingestellte, enge Striktur mit einer dünnen Bougie nicht passieren kann. Das liegt aber *nur* in der Verwendung *zu weicher Bougies* begründet, die sich, wenn sie frei durch den viel weiteren ösophagoskopischen Tubus eingeführt werden, leicht abbiegen, da ihnen nunmehr die sie stützende Oesophaguswand fehlt; außerdem schränken weiche Bougies wegen ihres gekrümmten Verlaufes das Gesichtsfeld ein und behindern den guten Überblick.

EBSTEIN hat ebenfalls auf diese Verhältnisse 1898 aufmerksam gemacht und geraten, in solchen Fällen *steife* Sonden zu benützen, weil man im Ösophagoskop nur einen geringen Einfluß auf die Führung weicher Bougies nehmen kann, insbesonders, wenn es sich wie bei den engen Stenosen immer um die dünnsten Sondennummern handelt. Die Verwendung steifer Bougies ist aber in Anbetracht der geraden Einführung unter Kontrolle des Auges im Ösophagoskop ohne Risiko leicht möglich.

Es kann also keinem Zweifel unterliegen, daß die Sondierung und Exploration sehr enger Speiseröhrenstrikturen nur im Ösophagoskop eine sichere und rationelle sein kann, namentlich in allen jenen nicht zu seltenen Fällen, bei denen eine exzentrische Verzerrung des Einganges der Striktur oder vorspringende Narbenwülste oder Leisten vorhanden sind, die ebenso wie eine starke Dilatation oberhalb einer Striktur die Bougierung vom Munde aus zur exakten Diagnose unter Ausschluß von Täuschungen ganz ungeeignet erscheinen lassen.

Bei allen Verengerungen der Speiseröhre — seien sie aus welcher Ursache immer entstanden — gibt das Ösophagoskop am sichersten und frühesten die Möglichkeit, eine einwandfreie und richtige Diagnose über die Natur des Leidens zu stellen. Der ösophagoskopische Befund ist meist ausschlaggebend, denn er ist in der Mehrzahl der Fälle leicht zu erheben und eindeutig und wird nur in einer geringen Zahl kein unzweifelhaftes Resultat ergeben. Hier würde erst der weitere Verlauf, sowie die Berücksichtigung aller übrigen Begleitumstände die Sachlage klären (vgl. das Kapitel „Speiseröhrenfremdkörper").

Nach L. MOHR (1918) liefert die Sondenuntersuchung dadurch, daß bei der Einführung derselben der Kranke an einer bestimmten Stelle „Schmerzen" äußert, einen gewissen Aufschluß.

Aus der Tatsache, daß ein Patient während der Sondierung irgendwo Schmerzen empfindet, darf aber gar nichts geschlossen werden. Allerdings *kann* es sich um die von MOHR genannten Krankheiten handeln (ein einfaches carcinomatöses Geschwür, eine Entzündung des Oesophagus, eine Periösophagitis, Bronchialdrüsen usw.); es kann aber ebensogut gerade dort, wo die Schmerzen empfunden werden, gar nichts vorhanden sein und krankhafte Prozeß an einer ganz anderen Stelle liegen. Schmerzensäußerungen seitens der Kranken sind überhaupt kaum jemals verläßliche Anzeichen, die zur Stellung einer Diagnose bzw. Lokalisation einer Erkrankung berechtigen würden, weshalb daran festgehalten werden muß, daß aus dem Symptom „Schmerzen" bei der Sondierung keinerlei verwertbare Anhaltspunkte für eine richtige Diagnose gewonnen werden können.

Bezüglich des „Sitzes" eines Hindernisses wurde das Wesentliche bereits gesagt. Nach Mohr nimmt man, wenn es nicht gelingt, das Hindernis zu überwinden, die Sonde heraus und versucht mit Sonden von geringerer Dicke oder mit Fischbeinsonden, die verschieden starke Oliven tragen, die stenosierte Stelle zu passieren. Auf diese Weise stellt man den Sitz und den Grad der Verengerung fest. Abgesehen von der gänzlichen Unverläßlichkeit einer solchen Methode muß doch gefragt werden, ob nicht eine *einmalige* Ösophagoskopie, die die Situation *augenblicklich* aufklärt, für den Patienten schonender und besser ist wie eine wiederholte Sondierung mit allen möglichen Sondenkalibern, auf deren Ergebnis keinerlei Verlaß ist, eine Tatsache, die Mohr wenigstens für die carcinomatöse Striktur zugibt.

Dieser Autor stellt fest, daß „die Sondenuntersuchung allein über die Natur einer Speiseröhrenstenose selten völligen Aufschluß gibt. „Nur im Verein mit der Berücksichtigung der Entwicklung der Störung, ihrer Wirkung auf den Allgemeinzustand, des Alters und der speziellen Symptome wird die Erkennung der Grundursache ermöglicht."

Das hat auch nur eine sehr bedingte Richtigkeit, denn im Kapitel „Oesophagusfremdkörper" wird darauf verwiesen werden, daß ältere Leute mit einer verschluckten Zahnprothese manchmal monatelang herumliefen und mit allerlei Mitteln zwecklos behandelt wurden, bis sich endlich jemand fand, der ösophagoskopierte und bei dieser Gelegenheit die Prothese entfernte und damit das vermeintliche Carcinom rasch zur Ausheilung brachte. Es ist *durchaus unrichtig* zu glauben, daß die *Schlinghemmung bei einer im Oesophagus eingeklemmten Prothese eine „akut einsetzende" sein muß, während sie beim Carcinom „immer langsam" entsteht, woraus sich also ein verwertbares „differentialdiagnostisches Moment" ergäbe.* Gebisse werden zwar plötzlich verschluckt, können aber lange Zeit latent, d. h. ohne Erscheinungen zu machen, in der Speiseröhre getragen werden. Wenn das auch ein relativ seltenes Vorkommnis ist, *muß* es doch berücksichtigt werden, weil Verwechslungen in der Diagnose, allerdings nur nach einer Sondierungsdiagnose, nicht allzu selten vorkommen.

Über die „gewissen Richtungspunkte", die nach Mohr eine Sondendiagnose stützen können (Blut- oder Gewebspartikelchen am zurückgezogenen Instrument), wurde bereits das Nötige gesagt.

Wenn sich bei den verschiedenen Speiseröhrenerkrankungen durch eine diagnostische Sondierung tatsächlich manchmal Symptome erheben lassen, die im Verein mit anderen vorhandenen Momenten bis zu einem gewissen Grade eine *Wahrscheinlichkeitsdiagnose* in der einen oder anderen Richtung ermöglichen, *darf bei Fremdkörperverdacht in der Speiseröhre die Sonde unter keinen Umständen Anwendung finden.* Die Sondeneinführung bei Oesophagusfremdkörpern zwecks Stellung einer Diagnose wird im Kapitel „Speiseröhrenfremdkörper" eingehend erörtert und besprochen.

V. Über die Gefahren der Sondierung der Speiseröhre.

Abgesehen von den Bougierungsverletzungen der Speiseröhre bei eingeklemmten Fremdkörpern (siehe das entsprechende Kapitel) sind in der Literatur eine Reihe von Oesophagusperforationen oder anderer Schädigungen bekannt geworden.

König schreibt 1880 (S. 44), daß die Literatur eine ganze Anzahl von Fällen kennt, bei welchen die Sonde statt in die Striktur einzudringen, den Oesophagus perforierte.

Im Ziemssenschen Handbuch Bd. 4, S. 333, wird darauf aufmerksam gemacht, daß wiederholtes Einführen von Schlundsonden bei alten Leuten, deren Ringknorpelplatte verknöchert ist, zu einer Perichondritis cricoidea führen kann, eine Beobachtung, die wir aus eigener Erfahrung bestätigen können.

Nach G. Fischer 1880, S. 144, können Dauersonden, auch ohne daß die Patienten über Schmerzen klagen, Schleimhautulcerationen und Abscesse verursachen.

B. Müller beschreibt 1905 die Durchstoßung eines nicht sehr umfangreichen Pulsionsdivertikels der Speiseröhre mit der Sonde mit nachfolgender diffuser Mediastinitis und Exitus.

In einer Dissertation teilt Weyrauch 1893 zwei Fälle von Aortenperforation bei Speiseröhrenkrebs mit.

Solche Publikationen liegen außerdem von Mikulicz, Kümmel u. a. vor. 1886 stellt Braasch zwei ganz ähnliche Beobachtungen zusammen, desgleichen Schürmann 1907. Letzterer ist der Ansicht, daß Verletzungen des Oesophagus durch die Sonde viel häufiger vorkommen, als es nach den vorliegenden Mitteilungen den Anschein haben könnte.

Für den Zweck dieser Auseinandersetzungen hielt ich es nun für wertlos, *allen* Berichten über Oesophagusverletzungen während einer Sondierung nachzuspüren und sie zusammenzustellen, da die bereits angeführten (vgl. besonders das Kapitel „Speiseröhrenfremdkörper") eine nachhaltige Warnung vor der Sonde durchaus begründen.

Der modern ausgebildete Arzt soll wissen, daß die Sonde zur „Diagnose" von Speiseröhrenerkrankungen ein ebenso gefährliches wie unzuverlässiges Instrument ist und daß ihre Anwendung bei Fremdkörperverdacht in der Speiseröhre als Kunstfehler zu qualifizieren ist. Den Studenten muß diese Wahrheit oft und mit Nachdruck vor Augen geführt werden, damit sie ihnen in Fleisch und Blut übergeht.

Aus „*diagnostischen Überlegungen*" sollte heute die Sonde nicht mehr in die Hand genommen werden; ihr alleiniges Anwendungsgebiet ist die „*Behandlung*" von chronischen Stenosen bzw. spastischen Zuständen der Speiseröhre, über die man sich vorher ösophagoskopisch oder röntgenologisch zu orientieren die Pflicht hat.

Weitere Untersuchungsmethoden. Der Vollständigkeit halber seien hier noch einige weitere Untersuchungsmethoden der Speiseröhre erwähnt, die gelegentlich zur Stützung einer Wahrscheinlichkeitsdiagnose herangezogen werden können: die *Perkussion* und *Auskultation*, sowie die *Inspektion* und *Palpation*.

Durch die *Perkussion* ist man in seltenen Fällen imstande (bei großen Tumoren der Speiseröhre mit erheblicher Stenosierung des Lumens und spindeliger Dilatation über der Stenose, bei divertikelartigen Ausbuchtungen der Wand usw.) eine Schallverkürzung festzustellen, die dann im Verein mit anderen Untersuchungsergebnissen (Anamnese) auf eine Oesophaguserkrankung bezogen werden kann.

Durch die *Auskultation* kann man nach Meltzer ein Durchpreßgeräusch und ein Durchspritzgeräusch in der Magengrube — am besten im Winkel zwischen linkem Rippenbogen und Processus xiphoideus — nachweisen (vgl. Kraus-Ridder 1913, S. 57). Diese Geräusche sind bei Insuffizienz der Kardia, bei Atonien, Ektasien, Divertikeln und Tumoren der Speiseröhre verschieden und gestatten daher gewisse Rückschlüsse auf die Diagnose.

Die *Inspektion* gibt die Möglichkeit, eine sichtbare Hervortreibung der Halsweichteile (oder des Larynx) am Orte der Speiseröhrenerkrankung zu erkennen und wird der Inspektionsbefund fallweise durch die *Palpation* ergänzt, durch welche wir die Resistenz eines gefüllten Divertikelsackes oder eines Tumors im oberen Oesophagusabschnitt mit den Fingern tasten können.

3. Die röntgenologische Untersuchung der Speiseröhre.

Von

L. KÜPFERLE-Freiburg i. Br.

Mit 28 Abbildungen.

A. Technik der Untersuchung.

Die Speiseröhre ist topographisch im hinteren Mittelfellraume gelegen (vgl. Anatomie der Speiseröhre) und ist deshalb der unmittelbaren röntgenologischen Untersuchung auf Schirm und Bild nicht zugänglich. Ihre Sichtbarmachung erfordert deshalb die Anwendung von sogenannten schattenspendenden Mitteln, die es ermöglichen, das auf dem gewöhnlichen Röntgenbilde nicht sichtbare Organ der Speiseröhre gegenüber den umgebenden Organen als Schattengebilde zur Darstellung zu bringen.

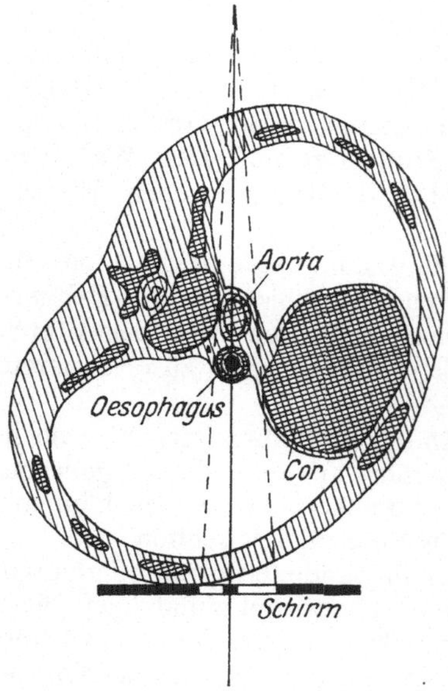

Als Kontrastmittel wurden früher das Bismutum subnitricum, Bismutum carbonicum und das Zirkonoxyd (Contrastin) (RIEDER-ROSENTHAL, GROEDEL und KAESTLE) benützt. Diese Schwermetalle mußten jedoch zur Herstellung eines Kontrastbreies, in Mengen von 50—70 g mit 350 g einer breiigen Masse (Kartoffel-Mondamin oder Grießbrei) vermengt werden. Die Anwendung dieser Kontrastmittel ist neuerdings fast allerorten zugunsten des Barium sulfuricum (BACHEM) verlassen. Das Barium sulfuricum wird von den verschiedensten Firmen unter den Namen *Röbaryt*, *Eubaryt*, *Barex* und *Citobarium* in den Handel gebracht. Diese Präparate haben gegenüber den früheren den großen Vorzug, daß sie in einfachster Weise mit kaltem Wasser zu einem mehr oder weniger dünn- oder dickflüssigem Brei angerührt werden können und dann sofort zum Gebrauche zur

Abb. 1. Schematische Darstellung der Durchleuchtung in Fechterstellung (erster schräger Durchmesser) zur Beobachtung der Speiseröhre unter dem Durchleuchtungsschirm.

Verfügung stehen. Mir selbst hat sich das Citobarium (MERCK) bei jahrelanger Anwendung als ausgezeichnetes Kontrastmittel, das auch den Vorzug eines angenehmen Geschmackes hat, am besten bewährt.

Die Untersuchung der Speiseröhre geschieht zunächst auf dem Wege der Durchleuchtung hinter dem Fluorescenzschirm. Die Beobachtung hinter dem Leuchtschirme ist deshalb in erster Linie erforderlich, weil die Kontrastmasse die Speiseröhre mehr oder weniger rasch durchläuft, und weil infolgedessen die verschiedensten Zustandsbilder in kurzer Zeitfolge rasch hintereinander entstehen. Die Röntgenaufnahme dient zur Festhaltung eines hinter dem Röntgenschirme beobachteten patho-physiologischen oder pathologisch-anatomischen Zustandsbildes. Jede Röntgenuntersuchung der Speiseröhre hat also mit der Durchleuchtung hinter dem Röntgenschirme zu beginnen, während der zu Untersuchende eines der genannten Kontrastmittel langsam trinkt. Die Untersuchung beginnt mit der Durchleuchtung im sagittalen Durchmesser zum Zwecke der Beobachtung der oberhalb des Oesophagusmundes gelegenen Teile des Schluckmechanismus. Die Speiseröhre selbst vom Oesophagusmund bis zur Kardia ist in sagittaler Durchleuchtungsrichtung nur undeutlich oder gar nicht zu erkennen, da die durch den Kontrastbrei bedingte Schattenbildung größtenteils durch Summationswirkung des Schattens der Wirbelsäule und des Herzens verdeckt wird. Aus diesem Grunde muß die Untersuchung der Speiseröhre hinter dem Durchleuchtungsschirm regelmäßig und immer in der sogenannten ersten schrägen Durchleuchtungsrichtung vorgenommen werden. Dabei ist der Strahlengang von links hinten nach rechts vorne gerichtet (Abb. 1). In dieser Durchleuchtungsrichtung erscheint vor dem Schatten der Wirbelsäule ein helles Feld, das sogenannte Mittelfeld (der HOLZKNECHTsche Raum), das nach vorne durch den Herzgefäßschatten (Abb. 2) begrenzt wird.

Die topographische Lage der Speiseröhre bedingt es, daß sie bei der Durchleuchtung während des Schluckens von schattenspendenden Mitteln in dieser ersten schrägen

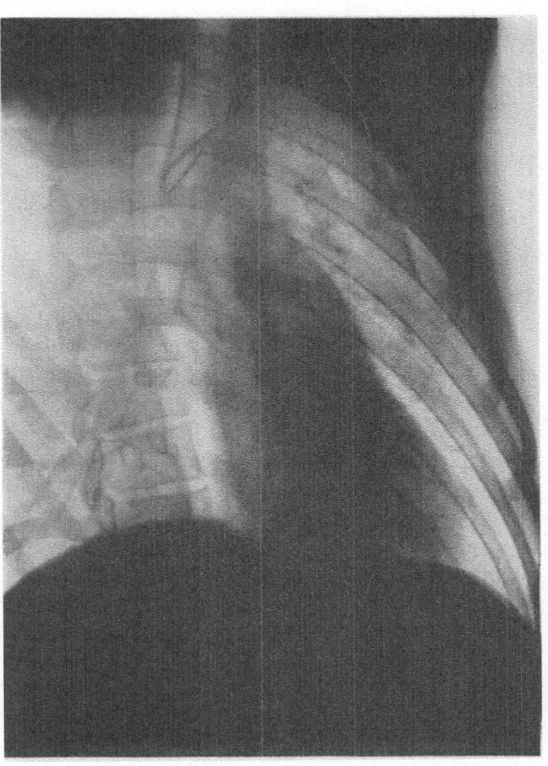

Abb. 2. Normaler Brustkorb im 1. schrägen DurchmesserMittelfeld bzw. Retrokardialfeld dargestellt.

Durchleuchtungsrichtung, der sogenannten Fechterstellung, am besten zur Darstellung gebracht wird. Ergänzend kann gelegentlich auch die zweite schräge Durchleuchtungsrichtung (von rechts hinten nach links vorne) zur Anwendung gelangen, besonders, wenn es sich um Klärung von Veränderungen im unteren Abschnitte des Oesophagus handelt. Sowohl der physiologische Bewegungsmechanismus der Speiseröhre als auch Erscheinungen, die durch krankhafte Veränderungen bedingt sind, lassen sich am besten in der ersten schrägen Durchleuchtungsrichtung erkennen und beurteilen.

Auch die Röntgenaufnahme muß ebenfalls in dieser schrägen Durchleuchtungsrichtung hergestellt werden. Sie muß naturgemäß der Röntgendurchleuchtung zeitlich möglichst rasch nachfolgen. Im allgemeinen genügt eine sogenannte Übersichtsaufnahme (Größe 30 : 40 cm). Dabei ist zu beachten, daß der Zentralstrahl tunlichst auf das festzuhaltende pathologisch-anatomische Bild eingestellt wird. Zum Studium feinerer Veränderungen kann die Übersichtsaufnahme durch die Blendenaufnahme bzw. durch die sogenannte gezielte Momentaufnahme von kleinerem Ausmaße ergänzt werden (wobei die Duodenalblende Verwendung finden kann). Zur Darstellung der Bewegungsvorgänge der Speiseröhre müssen Serienaufnahmen herangezogen werden, die in Zeitabständen von Bruchteilen einer Sekunde bzw. mit Zwischenpausen von 1—2 Sekunden gemacht werden. Die Herstellung von Serienaufnahmen während des Ablaufes eines Bewegungsvorganges erfordert die Anwendung bestimmter Serienaufnahmeapparate, wie sie erstmals durch Kaestle, Rieder und Rosenthal späterhin durch Groedel und Dessauer beschrieben und verwendet worden sind. Der von den ersten Autoren angegebene Bioröntgenograph ermöglichte es, innerhalb 20 Sekunden etwa 12 Aufnahmen zu machen. Wesentliche Fortschritte in dieser Hinsicht brachte dann der von Groedel angegebene Apparat. Der späterhin von Dessauer konstruierte und beschriebene Serienapparat gestattete es, in Verbindung mit dem sogenannten Einschlagverfahren 6—8 Aufnahmen in einer Sekunde herzustellen. Es war mit diesem Apparate also möglich, den sehr rasch ablaufenden buccopharyngealen Schluckvorgang, d. h. dessen einzelne Phasen während eines *einmaligen* Bewegungsablaufes auf dem Bilde festzuhalten.

B. Physiologie des Schluckmechanismus im Röntgenbilde.

Der komplizierte Reflexmechanismus des Schluckvorganges war von physiologischer Seite (Kronecker und Meltzer, Schreiber, Zwaardemaker und Kindermann) in der Weise studiert worden, daß man den Druckablauf der Mundhöhle und des Oesophagus während des Schluckvorganges graphisch zur Darstellung brachte und aus den Ergebnissen dieser indirekten Untersuchungsmethode Schlüsse zog über die Zusammenhänge des Schluckmechanismus. Schreiber hat späterhin dann auch das Röntgenverfahren herangezogen und hat sich dabei des erstmals von G. H. Eijkmann angegebenen Einschlagverfahrens bedient. Auch Mendelsohn und Gutzmann, Canon und Moser sowie Eijkmann selbst haben bemerkenswerte Erkenntnisse über den Schluckmechanismus auf Grund röntgenologischer bzw. röntgenographischer Beobachtungen mitgeteilt. Es konnte die schon auf Grund anderer Untersuchungsergebnisse gewonnene Trennung zwischen dem buccopharyngealen und dem ösophagealen Anteil des Schluckmechanismus röntgenologisch bestätigt werden.

a) Buccopharyngealer Teil des Schluckaktes.

Der relativ rasch ablaufende buccopharyngeale Anteil entzog sich einer genauen Analyse mittels des Röntgenverfahrens deshalb, weil es zunächst nicht gelang, die einzelnen Phasen des in 0,5—1,0 Sekunde ablaufenden Bewegungsvorganges auf dem Röntgenbilde festzuhalten. Erst die Konstruktion von Serienaufnahmeapparaten die es gestatteten, mindestens 6 Aufnahmen in einer Sekunde herzustellen, ermöglichten die röntgenologische Analyse rasch ablaufender Bewegungsvorgänge. Nachdem es Dessauer gelungen war, einen solchen Apparat zu konstruieren, war es möglich, auch den buccopharyngealen Schluckvorgang röntgenologisch zu analysieren. Verfasser hat es dann mit Dessauer zusammen erstmals unternommen diese Apparateanordnung zum Studium des buccopharyngealen Schluckmechanismus zu verwenden. Durch zahlreiche Untersuchungen, über die im Pflügerarchiv für die gesamte Physiologie (Bd. 152, 1913) berichtet ist, konnte gezeigt werden, daß der Reflexmechanismus von flüssigen, halbfesten und festen Speisen grundsätzlich in derselben Weise verläuft und nur geringe zeitliche Differenzen von 0,5—1,0 Sekunden aufweist. Das Verhalten der Rachen-

und Halsorgane (Zunge, Zungenbein, Kehldeckel und Kehlkopf) beim Ablaufen des Schluckmechanismus ist in dieser Arbeit eingehend beschrieben und in den der Arbeit beigegebenen Serienbildern klar zur Darstellung gebracht. Auch über die durch die Untersuchungen gewonnenen Einzelheiten ist in der genannten Arbeit berichtet, auf die ich hier verweisen möchte. Als wichtigste Egebnisse fanden sich folgende Tatsachen.

Der buccopharyngeale Schluckvorgang kann in 3 Phasen zerlegt werden, die als Anspannungszeit, Verschlußzeit und Entspannungszeit bezeichnet werden.

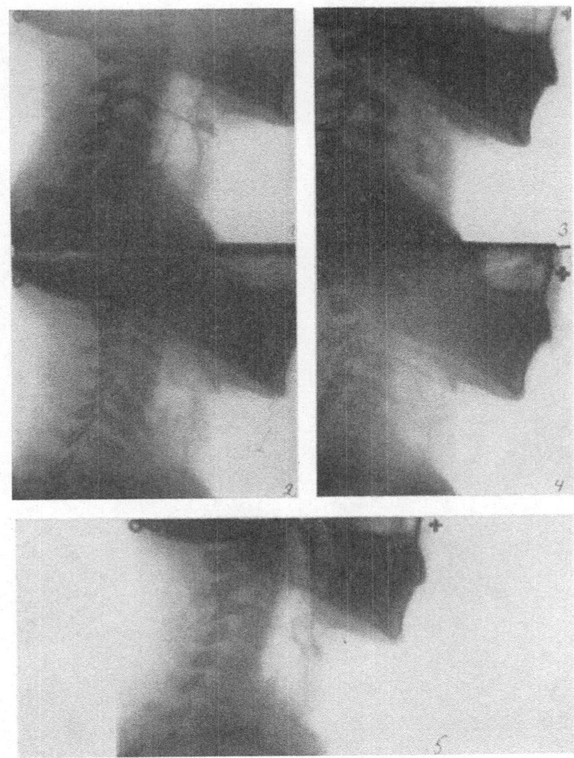

Abb. 3. Darstellung der drei Phasen des buccopharyngealen Schluckmechanismus
(5 Serienaufnahmen in 1,2 Sekunden).

In die erste Phase fällt die Aufwärtsbewegung von Zungenbein und Kehlkopf und die Neigung des Kehldeckels nach hinten. Der Bissen wird während dieser Zeit im Munde schluckfertig gemacht und nach dem Gaumen gepreßt.

Während der zweiten Phase ist der Kehlkopf verschlossen, der Kehldeckel legt sich vollkommen über ihn hinweg. In dieser Zeit gleitet der Bissen aus dem Pharynx an der Epiglottis vorbei und wird unter Mitwirkung der Pharynxmuskulatur bis zu dem von KILLIAN beschriebenen Oesophagusmund (dem Beginne der eigentlichen Speiseröhre) befördert. Dieser öffnet sich gegen Ende der zweiten Phase reflektorisch und nimmt den Bissen auf, von wo er dann nach den Untersuchungen von KRAUS unter dem Einfluß der rhythmisch verlaufenden Oesophagusbewegung zur Kardia befördert wird.

In der 3. Phase des buccopharyngealen Aktes kehren die genannten Organe wieder in ihre Anfangsstellung zurück. Zungenbein und Kehlkopf treten nach unten, der Kehldeckel richtet sich wieder auf (vgl. Abb. 3).

Eine besonders bemerkenswerte Erkenntnis ist die Beobachtung, daß sich der Kehldeckel während der Verschlußzeit über den Kehlkopf hinweg legt, der während der Verschlußzeit nach oben gezogen und gegen die Hinterwand des Pharynx gepreßt ist, so daß der Bissen *nicht hinter* dem Kehldeckel, sondern *zu beiden Seiten* des Kehldeckels zum Oesophagusmund hinabgleitet. Die in der genannten Arbeit enthaltenen Bilderserien lassen diese Erscheinung beim Schlucken von breiigen und halbfesten Massen eindeutig erkennen.

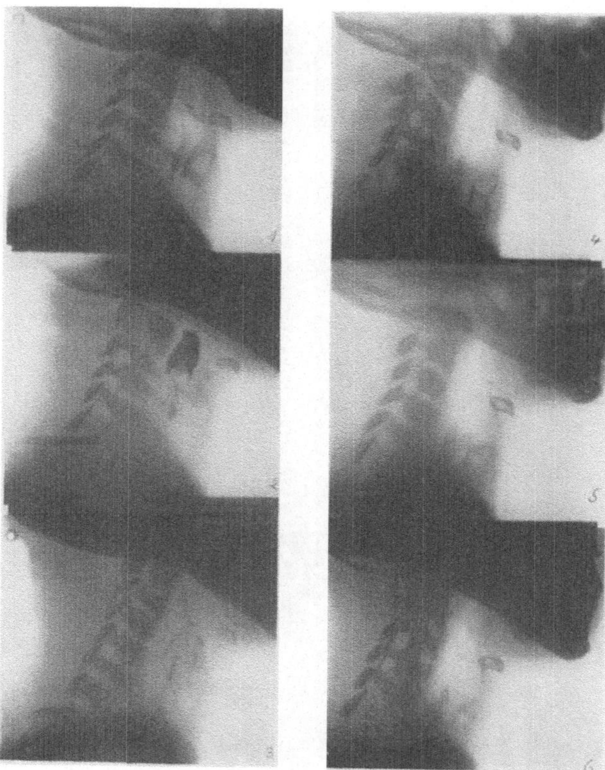

Abb. 4. Hindurchgleiten eines Wismutbissens durch Pharynx während Schluckakt. Zu beobachten ist die Funktion des Kehldeckels auf Abb. 2, wodurch Bissen nach rechts und links geleitet wird.

Auf Abb. 4 ist das Hinabgleiten eines halbfesten Kontrastbissens zur Darstellung gebracht. Man sieht hier besonders gut die richtunggebende Funktion des Kehldeckels, der den Bissen nach beiden Seiten hin abdrängt.

b) Der ösophageale Teil des Schluckaktes.

Nach den Untersuchungen von F. Kraus, die späterhin durch Studien von Palugyay in wertvoller Weise ergänzt wurden, geht hervor, daß der buccopharyngeale Mechanismus in den ösophagealen gewissermaßen übergreift. Es gleitet der Bissen schon unter dem Einfluß des Mundbodendruckes und des Pharynx durch den Oesophagusmund in die oberen Teile des Oesophagus hinein. Die Weiterbeförderung des Bissens aus dem oberen Oesophagusabschnitt hängt nach F. Kraus von mehreren Momenten ab. Sie wird beherrscht von der Peristaltik der Speiseröhre, vom Tonus derselben und in gewissem Grade auch von der Schwerkraft, die wiederum im Zusammenhang steht mit der Körperlage in der der Schluckakt sich abspielt. Die peristaltischen Wellen des Oesophagus beginnen nach F. Kraus am Killianschen Oesophagusmund und nehmen an Intensität kardiawärts zu. Die Kardia selbst öffnet sich in dem Moment, wo die über die Speiseröhre ablaufende peristaltische Welle sie erreicht. Nach den sorgfältigen Beobachtungen von Palugyay schließt sich an *einen* buccopharyngealen Schluckablauf nur *eine* peristaltische Welle an. Weitere Wellen erfolgen nur durch sogenanntes Nachschlucken. Besonders interessant ist der Zusammenhang zwischen der Körperlage bzw. dem Neigungswinkel des Körpers und dem zeitlichen Hindurchgleiten des Bissens vom Oesophagusmund zur Kardia hin. Auch die Konsistenz des Bissens beeinflußt den zeitlichen Ablauf des ösophagealen Anteils in stärkerem Maße als im buccopharyngealen Abschnitt. Flüssige und breiige Speisen gleiten rascher als feste Speisen durch den Oesophagus hindurch.

„Die Differenz in der Geschwindigkeit des Transportes von flüssigen und breiigen Ingesten nimmt um so mehr ab, je mehr sich der Neigungswinkel von der aufrechten Körperstellung entfernt bzw. vergrößert." (Palugyay.) Auch der Ablauf der peristaltischen Welle zeigt Variationen je nach der Lage des Menschen während des Schluckens und je nach der Konsistenz der Ingesta. Außer Körperlage wird der Geschwindigkeitsablauf der peristaltischen Welle vom Oesophagusmund zur Kardia auch durch den Tonus der Speiseröhrenmuskulatur beeinflußt. Die Kardia stellt nicht nur eine physiologisch enge Stelle dar, sondern sie wird nach Kraus und Sinnhuber gleichsam von einem Tonus beherrscht, der sich bei Ankunft der peristaltischen Welle löst. Der tonische Verschluß der Kardia wird offenbar reflektorisch überwunden im Moment des Ankommens der peristaltischen Welle am Mageneingang. Palugyay konnte auf Grund von röntgenologischen Beobachtungen feststellen, daß bei Ausschaltung der Schwerkraft der Speisen, also in Beckenhochlage die Zeitdauer zwischen den einzelnen Öffnungsakten der Kardia einerseits abhängt vom Füllungszustand des Magens, andererseits von der Beschaffenheit, Konsistenz und Temperatur des Bissens. Es zeigte sich dabei auch, daß der Bissen bei zunehmender Füllung des Magens längere Zeit am unteren Ende des Oesophagus verweilt, als bei leerem oder nur mäßig gefüllten Magen.

C. Lageveränderungen der Speiseröhre.

Die Speiseröhre kann als mediastinales Organ durch krankhafte Veränderungen anderer mediastinaler Organe eine Lageveränderung erleiden, ohne daß es dabei zu subjektiv bemerkbaren Funktionsstörungen des Schluckvorganges kommt. Eine Verlagerung des Oesophagus kann stattfinden durch Druck- und Zugwirkung von außen her. Eine Druckwirkung kann entstehen durch Tumorbildungen, die vom Mediastinum ausgehen, also durch sogenannte Mediastinaltumoren. Als solche kommen alle von den mediastinalen Lymphknoten ausgehenden Anschwellungen in Betracht, wie sie beobachtet werden bei Systemerkrankungen des Lymphknotensystems, und zwar bei leukämischer und aleukämischer Lymphadenose und besonders beim malignen Granulom und beim Lymphosarkom. Stenoseerscheinungen werden dabei nur selten beobachtet. Sie können nur dann sich entwickeln, wenn die Speiseröhre von Tumormassen umklammert wird und nicht mehr nach der einen oder andern Seite dem Drucke folgend auszuweichen vermag. Selten kommt es zu einer so hochgradigen Ummauerung der Speiseröhre, daß die Tumorbildung in diese hineinreicht (Haudek). Nach meinen eigenen Beobachtungen findet sich dieses Hineinwuchern der Tumormassen in die Speiseröhre beim malignen Granulom und beim Lymphosarkom der paraösophagealen Lymphknoten. Auch eine auf sklerotischer und luetischer Grundlage entstandene Erweiterung der Aorta kann gelegentlich zur Verlagerung der Speiseröhre durch Druckwirkung führen. Die sklerotische Erweiterung ist so gut wie nie von Schluckstörungen begleitet. Dagegen kann ein im Bogenteil der Aorta sitzendes Aneurysma, das von da auf die Descendens übergreift, einen so starken Druck auf die unmittelbar anliegende Speiseröhre ausüben, daß ein relatives Schluckhindernis entsteht. Abb. 5 läßt die Druckwirkung auf die mittleren Oesophagusabschnitte durch ein großes Descendens-Aneurysma deutlich erkennen. Es besteht eine auf dem Bilde sichtbare Einengung des Oesophaguslumens im Bereiche der Druckstellen.

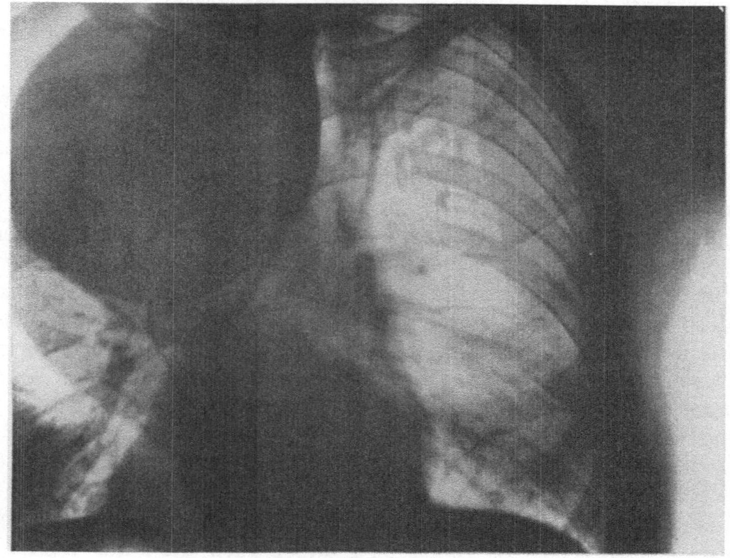

Abb. 5. Druckwirkung auf Speiseröhre durch großes Descendens-Aneurysma.

Verlaufsabweichungen der Speiseröhre kommen auch bei hochgradigen Form- und Größenveränderungen des Herzens vor. Es ist klar, daß in erster Linie jene Herzveränderungen in Betracht kommen, die zu Erweiterungen der rückwärts gelegenen Herzabschnitte führen. In diesem Sinne ist in erster Linie die dekompensierte Mitralstenose und die Mitralstenoseninsuffizienz mit Erweiterung des linken Vorhofs zu nennen. Seine Beziehungen zur Speiseröhre sind durch Kowaso und Störk, von Falkershausen u. a. beschrieben. Die physiologische Auswertung dieser Tatsache haben Rautenberg, Baur, Kraus und Nikolai u. a. benützt, um vom Oesophagus aus die Bewegungsfunktionen des linken Vorhofes zu studieren. Die Druckwirkung ist auch bei solchen Fällen niemals so stark, daß merkliche subjektive Schluckbehinderungen von Seiten des Patienten geäußert werden.

Man kann jedoch hinter dem Röntgenschirme vielfach die Seitenverdrängung der Speiseröhre beobachten, wobei die pulsatorische Bewegung des Vorhofes auf die Speiseröhre übertragen wird. Auch entzündliche Erkrankungen des Perikards mit ausgedehnter Ergußbildung können zur Druckwirkung auf die Speiseröhre führen. Mittelgroße und sehr große perikardiale Ergüsse erzeugen gewöhnlich ausgeprägte Schluckstörungen; ja es kann sogar die Schluckstörung gelegentlich ein Frühsymptom einer Pericarditis exsudativa sein. In dieser

Weise kann ein großer Pericarderguß der zur Verlagerung der Mediastinalorgane führt, zuweilen auch die Speiseröhre mit nach hinten und rechts hin verdrängen.

Verlagerungen der Speiseröhre durch Zugwirkung entstehen durch Schrumpfung der einen oder anderen Brustkorbseite, infolge Minderatmung der erkrankten und Mehratmung der gesunden Seite. Die Zugwirkung auf das Mediastinum macht sich dann gewöhnlich in einer bestimmten Zugrichtung geltend; diese liegt in Art und Ausmaß der bestehenden Lungen oder Pleura-erkrankung begründet. Am häufigsten kommt es zu einer Zugwirkung durch eine chronisch indurative Lungenphthise mit Pleuraobliteration oder Pleura-schwartenbildung der einen Seite. Da die chronisch indurative Phthise am meisten in den oberen Teilen der Lunge vorzukommen pflegt, entsteht in solchen Fällen eine Verlagerung des Mediastinums nach rechts oder links oben. Die Luftröhre ist dabei gewöhnlich in viel stärkerem Maße beteiligt als die Speise-röhre. Bei allen diesen genannten Verlagerungen der Speiseröhre durch Zug oder Druck entsteht so gut wie nie eine Stenosierung mit sekundärer Erweiterung.

D. Funktionelle Störungen (Neurosen).

a) Atonie der Speiseröhre.

Rein funktionelle Störungen des Bewegungsmechanismus der Speiseröhre sind röntgenologisch als Oesophagusatonie und als Oesophagus- und Kardiospasmus beschrieben. Ein Nachlassen des Tonus der Speiseröhre wird gelegentlich beim Einführen der Magensonde unter dem Einfluß einer psychischen Angst- oder Schreckvorstellung ausgelöst. In diesem Sinne sind auch die von HOLZKNECHT und OLBERT beschriebenen hinter dem Röntgenschirme beobachteten mit Dysphagie verbundenen Erweiterungen des Oesophagus zu deuten. Ich bin jedoch mit TESCHENDORFF der Meinung, daß die rein funktionell bedingte Atonie der Speiseröhre ein seltenes Vorkommnis darstellt. Jedenfalls ist das als idiopathische Oesophaguserweiterung bekannte Krankheitsbild als anatomisch bedingtes Geschehen streng von der rein funktionell entstehenden Atonie von kurzer Dauer zu trennen. Es handelt sich bei der funktionell bedingten Atonie um ein vorübergehendes Zustandsbild, während die idiopathische Erweiterung wegen der ihr zugrunde liegenden meist angeborenen Speiseröhrenanomalie einen Dauerzustand darstellt. Daß der Tonus des Oesophagus durch die Körperlage beeinflußt wird, hat neuerdings PALUGYAY röntgenologisch nach-gewiesen. Er konnte zeigen, daß die Beckenhochlagerung das Hindurchgleiten von breiigen und halbfesten Ingesten durch ein Nachlassen des Tonus der Speiseröhre erschwert wird. Subjektive Schluckstörungen wurden bei solchen Fällen niemals beobachtet.

b) Oesophagus—Spasmus.

Als funktionelles Gegenspiel der Atonie ist der Oesophagusspasmus zu bezeichnen. Auch dieser kommt rein funktionell bei erhöhter Erregbarkeit der Speiseröhre vor und wird zumeist auch psychisch bedingt gefunden. Man kann zwei Formen des Spasmus röntgenologisch unterscheiden. Bei der einen Form kommt es zu einer Hypertonie größerer Oesophagusabschnitte, so daß der Kontrastbrei nicht oder nur sehr langsam durch den Oesophagusmund hindurchtreten kann. Man hat diese Form deshalb mit Recht als Totalspasmus oder Ösophagismus bezeichnet. Läßt die Intensität des Spasmus nach, dann sieht man den Brei in dünnem Strahle und vermehrter Peristaltik durch den Oesophagus hindurchgleiten. Das Füllbild der Speiseröhre stellt dann nur ein schmales Schattenband dar. Auf dem Röntgenbilde sieht ein Oesophagismus oft einer Ätzstenose ähnlich, die das Lumen des Oesophagus über einen großen oder kleinen Abschnitt hin einengt. Die Differentialdiagnose ist ohne Rücksicht auf Anamnese leicht zu stellen, insofern der Oesophagusspasmus durch Atropin verschwindet, was bei der Ätzstenose nicht der Fall ist.

Die zweite, häufigere Form des Ösophagismus ist die auf eine umschriebene Stelle lokalisierte Kontraktion. Hinter dem Röntgenschirme sieht man bei solchen Fällen ein erschwertes Hindurchtreten des Kontrastbreies an den so-

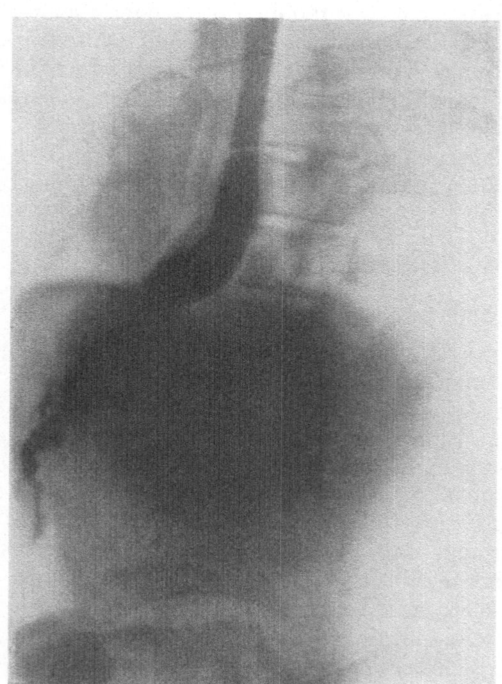

Abb. 6. Funktioneller Kardiaspasmus mit geringgradiger Erweiterung der Speiseröhre. Langsame Entfaltung des Magenlumens.

genannten physiologischen Engen der Speiseröhre, und zwar am Übergang vom Pharynx zur Speiseröhre bzw. am Oesophagusmund und dann wiederum an der mittleren Oesophagusenge, die sich in der Höhe der Bifurkation befindet und endlich an der Eintrittsstelle zum Magen an der Kardia. Am häufigsten kommt wohl gelegentlich der sogenannte Kardiaspasmus vor, der eine Organerkrankung an der Kardia vortäuschen kann. Gar nicht so selten wird ein Kardiaspasmus, d. h. ein erschwertes Hindurchtreten der Ingesta durch die Kardia in den Magen beobachtet als reflektorisches Geschehen bei Erkrankungen des Magens, und zwar beim Ulcus und beim Magencarcinom. Es ist jedoch dieser rein reflektorisch bedingte Spasmus streng zu trennen von der gelegentlich durch ein von der kleinen Kurvatur ausgehendes, an die Kardia heranreichendes Magencarcinom mit mechanischer Durchtrittsbehinderung an der Kardia. Auch die weiterhin zu erörternden Tumorbildungen im untersten Abschnitt des Oesophagus und zuweilen hier vorkommende kongenitale Veränderungen mit hochgradigen Erweiterungen sind den Organerkrankungen der Speiseröhre zuzuzählen und von den rein funktionellen Störungen streng zu trennen. Der rein funktionell bedingte Kardiaspasmus führt, wie Abb. 6 zeigt, nur zur geringgradigen Erweiterung der untersten Oesophagusabschnitte. Das Eintreten des Breis durch die Kardia in den Magen ist, wie ebenfalls auf der Abbildung deutlich zu sehen ist, merklich behindert, so daß es nur zu einer ganz langsamen Entfaltung des Magens kommt. Bei dem rein funktionellen Spasmus fehlen nach meiner Auffassung zwei wichtge Merkmale, die bei der durch eine Organerkrankung hervorgerufene Kardiastenose beobachtet werden.

E. Organische Erkrankungen der Speiseröhre.

Die organisch bedingte Kardiastenose erzeugt einmal eine bleibende Erweiterung der unteren Speiseröhrenabschnitte und zweitens eine verstärkte Peristaltik mit Antiperistaltik.

Beim reinen Spasmus kommt eine auffallend verstärkte Peristaltik und eine Antiperistaltik so gut wie nie vor. Auch ist die beim Kardiospasmus zu beobachtende Erweiterung des unteren Oesophagusabschnittes von wechselndem Ausmaße und nie von bleibender Dauer. Abb. 7 zeigt eine organisch bedingte Kardiastenose, die meines Erachtens mit Kardiaspasmus nichts zu tun hat. Hier handelt es sich um die gleich zu besprechende auf angeborener Anomalie des Oesophagus beruhende Erweiterung, mit der zeitweilig auch eine organische Verengerung an der Kardia verbunden ist. Diese vielfach nach meiner Auffassung irrtümlich als Kardiaspasmus beschriebenen Krankheitsbilder beruhen auf anatomischen Veränderungen und zeigen das Bild einer hochgradigen Erweiterung der Speiseröhre. Daß das Hindurchtreten des Breies durch die Kardia in solchen Fällen relativ behindert ist, geht daraus hervor, daß der Brei nur sehr langsam aus dem erweiterten Oesophagus in den Magen einfließen kann. Es erfolgt aber bei ausreichender Zufuhr von Kontrastbrei langsam eine gleichmäßige Ausdehnung des Magens, was auf Abb. 7 zu sehen ist. Dieses Krankheitsbild führt hinüber zu den sogenannten idiopathischen Erweiterungen des Oesophagus, die meines Erachtens nicht lediglich auf Kardiaspasmus zurückzuführen sind. Gleichwohl findet man auch heute noch in vielen Abhandlungen diese Erweiterung der Speiseröhre als Folgen eines Kardiaspasmus beschrieben.

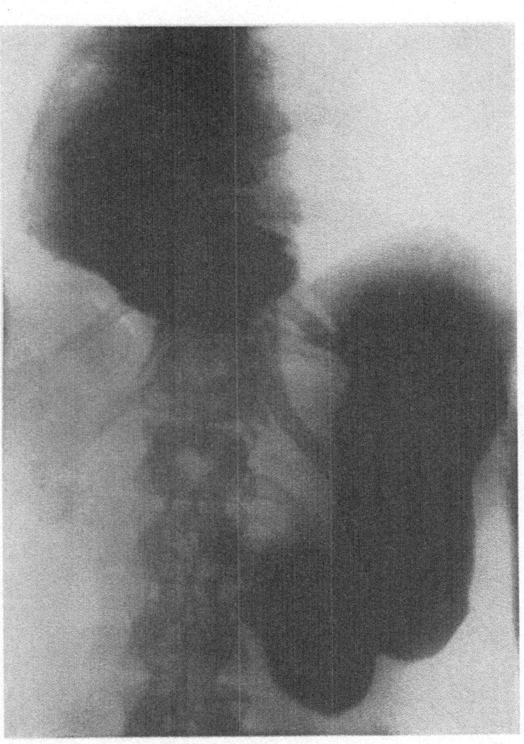

Abb. 7. Idiopathische Erweiterung der Speiseröhre mit Verengerung des Hiatus oesophageus. Normale Magenfüllung.

Erweiterungen der Speiseröhre kommen auf verschiedenartig pathogenetischer Grundlage vor. Es sind zu unterscheiden

1. die diffusen gleichmäßigen Erweiterungen der Speiseröhre,

2. die örtlichen sackartigen Erweiterungen, die als Divertikel bezeichnet zu werden pflegen,

3. die sekundären Erweiterungen, die sich an Tumorbildungen, Verätzungen und Narbenstrikturen anschließen können.

a) Die diffuse (idiopathische) Erweiterung der Speiseröhre.

Die erstgenannte diffuse gleichmäßige Erweiterung der Speiseröhre wird entsprechend der verschieden ätiologischen Grundlage in verschiedener Weise benannt. In der Literatur ist sie als idiopathische, paralytische, atonische, kardiospastische Dilatation beschrieben. Schon diese Verschiedenartigkeit der Namengebung beweist, daß eine volle Klarheit über die Entstehung dieser zweifellos interessanten und nicht gar so selten vorkommenden Form der Speiseröhrenerweiterung nicht besteht. In pathogenetischer Hinsicht kommen in der Hauptsache drei verschiedene Grundlagen in Betracht.

Zunächst sind hier die kongenitalen Anomalien zu nennen. Diese können sich auf dem Boden einer angeborenen geweblichen Mißbildung, d. h. auf einer Atrophie der Speiseröhrenmuskulatur entwickeln, oder es kann die Speiseröhre analog dem Megacolon als Megaoesophagus im Laufe der Wachstumsjahre sich erweitern. Daß eine kongenitale Anlage für solche Erweiterungen in Betracht kommt, beweist deren Vorkommen bei Säuglingen und im frühen Kindesalter.

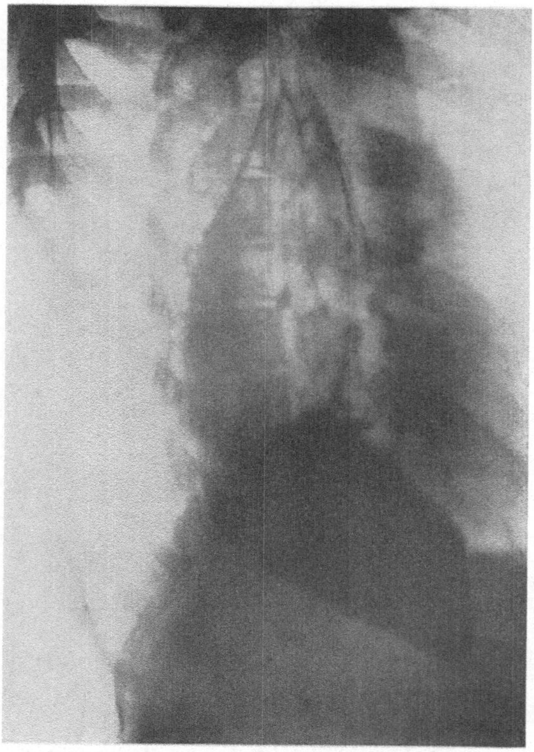

In zweiter Linie wird noch vielfach ein Kardiospasmus als Grundlage für das Zustandekommen mehr oder weniger hochgradiger Oesophagus-Dilatation angenommen. Ich möchte jedoch meinen, daß man im Zusammenhang mit dem Kardiospasmus niemals so hochgradige Erweiterungen sieht, wie sie bei der oben genannten kongenitalen Anomalie vorzukommen pflegen. Schon die Tatsache, daß bei manchen Formen des Kardiospasmus eine Hypertrophie der Muskulatur beschrieben wird, spricht dafür, daß ein länger dauernder vermehrter Widerstand unterhalb der hypertrophischen Muskulatur vorliegen muß. Es wäre also auch für den von den verschiedensten Autoren (Mikulicz, Meltzer, Brüning, Einhorn, Graf) angenommenen Kardiospasmus als primäre Grundlage eine anatomische Veränderung an der Kardia im Sinne einer angeborenen Verengerung anzunehmen. Diese Verengerung führt zunächst dann zur hypertrophischen Entartung der Muskulatur und später zur Dilatation und zur mehr oder weniger hochgradigen Erweiterung. Es liegt also in dieser Hinsicht ein Analogon vor zur organisch bedingten gutartigen Pylorusnarbenstenose. Der reine funktionelle Pylorusspasmus führt so gut wie niemals zu hochgradiger Erweiterung des Magens. Ebenso wenig kommt beim reinen funktionellen Kardiospasmus eine hochgradige Erweiterung der Speiseröhre vor.

Als drittes ätiologisches Moment wäre die primäre Atonie der Speiseröhre zu nennen; diese fällt aber mit den zuerst genannten kongenitalen Anomalien einer primären Atrophie der Speiseröhre zusammen.

Als vierte, zweifellos gar nicht so selten vorkommende Grundlage sind die von Kraus beschriebenen Affektionen des Vagus zu nennen. Da der Tonus des Oesophagus durch das Wechselspiel von Vagus und Sympathicus beherrscht wird,

Abb. 8. Hochgradige idiopathische Erweiterung der Speiseröhre mit Stagnation von Speisebrei oberhalb des Bariumspiegels.

ist die Kraussche Theorie von anatomischen Veränderungen im Vagusgebiete
als Grundlage für gewisse Formen der anatomischen Erweiterung des Oesophagus
sehr wohl verständlich. Gegen die Kraussche Theorie wurde geltend gemacht,
daß sich Vagusveränderungen selten finden, und daß die Vagusdurchschneidung
nicht immer zur Erweiterung des Oesophagus führt. Für die Berechtigung
der Krausschen Hypothese spricht einmal die Tatsache, daß anatomische Veränderungen im Vagusgebiet von pathologisch-anatomischer Seite bei hochgradiger Erweiterung des Oesophagus beschrieben sind. Vom rein klinischen

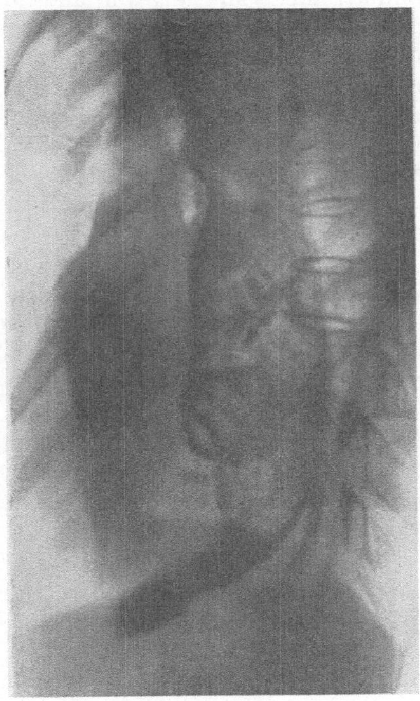

Abb. 9. Idiopathische Erweiterung
der Speiseröhre. Speisereste mit Wismut-
aufschwemmung untermischt im Lumen
sichtbar.

Abb. 10. Derselbe Fall nach Ausspülung
und Füllung mit Kontrastbrei.

Standpunkte aus würde auch die in manchen Fällen von Oesophaguserweiterung gleichzeitig beobachtete allgemeine neuropathische Konstitution für die
Kraussche Hypothese sprechen.

Der Röntgenbefund der ausgeprägten idiopathischen Oesophaguserweiterung
bietet ein außerordentlich charakteristisches Bild. Die Speiseröhre ist so hochgradig erweitert, daß etwa 300—400 g Bariumbrei in den untersten Abschnitten
des Oesophagus Platz findet. Da gewöhnlich in dem stark erweiterten Oesophagus
massenhaft Speisereste vorhanden sind, tritt eine Überschichtung des Barium-
breies durch die im Oesophagus liegende Flüssigkeit ein. Diese Erscheinung
tritt besonders deutlich in Abb. 8 hervor. Man sieht hier, wie der gesamte
Bariumbrei in den hochgradig erweiterten Suprakardialabschnitt sich befindet, während der darüberliegende ebenfalls hochgradige, erweiterte Oesophagusabschnitt stagnierende Speisemassen enthält, die mit Barium an verschiedenen Stellen untermischt sind. In ähnlicher Weise sieht man bei einem
anderen Falle (vgl. Abb. 9 und 10) wie der dünne Bariumbrei sich zunächst
nur in geringem Ausmaße in dem untersten Oesophagusabschnitt ansammelt,

wobei zunächst noch Bariummassen mit dem stagnierenden Speisebrei untermischt sind. Erst nach Einnehmen von 5—600 g Bariumbrei sind die beiden
untersten Drittel der hochgradig erweiterten Speiseröhre mit Kontrastbrei
angefüllt und die stagnierenden Breimassen lagern sich oberhalb des Barium-
schattens (Abb. 10). Der außerordentlich dichte und breite Bariumschatten
des hochgradig erweiterten Oesophagus tritt in solchen Fällen auch in dorsoventraler Durchleuchtungsrichtung innerhalb des gesamten Mittelschattens
deutlich in die Erscheinung (Abb. 11). Die Tatsache, daß der Kontrastbrei aus dem erweiterten Oesophagus gewöhnlich nur sehr langsam und in
dünnem Strahle in den Magen überfließt, spricht dafür, daß sehr häufig mit der
anatomischen Erweiterung der Speiseröhre auch eine anatomische Verengerung
der Kardia verknüpft ist. Dies läßt sich auch durch Einführen der Magensonde
zeigen. Wenn man eine gewöhnliche Magensonde nach Leerspülen des Speiseröhrensackes einführt, dringt diese nicht durch die Kardia hindurch, sondern
legt sich der Wandung des schlaffen Speiseröhrensackes an (Abb. 12). Vor
Einführung des Röntgenverfahrens wurden derartige Fälle von hochgradiger
Erweiterung von Oesophagus mit Kardiastenose und Stagnation von Speisemassen in der Speiseröhre gelegentlich mit dem Krankheitsbild der Pylorusstenose verwechselt. Auf diese Tatsache hat besonders Fleiner hingewiesen.
Auch der eine von mir beobachtete Fall (Abb. 11 und 12) war einige Jahre
vor der röntgenologischen Untersuchung in der irrtümlichen Annahme einer vorhandenen Pylorusstenose gastroenterostomiert worden. Die schlaffe sackartige Erweiterung der Speiseröhre gibt dem Röntgenbilde ihr charakteristisches
Gepräge. Die Peristaltik der Speiseröhre ist bei diesen Fällen so geringgradig,
d. h. so flachwellig, daß sie hinter dem Schirme meist nicht zu beobachten ist.
Selten findet man eine tiefwellige sogenannte Stenosenperistaltik. Diese kommt
viel häufiger bei der durch Tumorbildung bedingten Kardiastenose vor.

Die hier beschriebenen außerordentlich hochgradigen Erweiterungen der
Speiseröhre bilden sich naturgemäß im Laufe vieler Jahre und Jahrzehnte
heraus. Die Fälle, bei denen die Erweiterung im Frühstadium zur Beobachtung
gelangt oder bei denen die angeborene Veränderung der Speiseröhrenwandung
und der Kardia nicht so hochgradig ist, zeigen das charakteristische Bild der
mäßig erweiterten Speiseröhre, die gegen die Kardia hin trichterförmig zugespitzt verläuft. Die Wandbegrenzung auf dem Röntgenschattenbilde ist
vollkommen scharf und läßt keinerlei Fülldefekte erkennen, wie sie beim Kardiacarcinom (vergleiche später) beobachtet werden. Diese Formen der Speiseröhrenerweiterung, die offenbar auch mit einer Durchtrittsbehinderung an der Kardia
einhergehen, möchte ich als kompensierte Erweiterungszustände bezeichnen,
und zwar deshalb, weil bei diesen Fällen durch eine vermehrte Peristaltik immer
noch eine relativ rasche Entleerung des Oesophagussackes stattfindet (Abb. 13).
Im Gegensatze dazu handelt es sich bei den anderen obengenannten hochgradigen
Erweiterungen um die dekompensierten Formen mit starker Erschlaffung der
Oesophaguswandung. Diese zeigt dann vielfach die Erscheinungen chronisch
entzündlicher Veränderungen mit Geschwürsbildung, die durch das Stagnieren
gärender Speisemassen in dem erweiterten Oesophagusabschnitt bedingt sind.

b) Divertikel.

Die umschriebenen Erweiterungen der Speiseröhre werden als Divertikel
bezeichnet. Die beiden wichtigsten Formen des pharyngo-ösophagealen Grenzdivertikels und des ösophagealen Divertikels, das durch Zug- oder Druckwirkung entsteht (Traktionsdivertikel), lassen sich röntgenologisch sehr gut
voneinander unterscheiden. Besonders charakteristische Bilder liefert das an

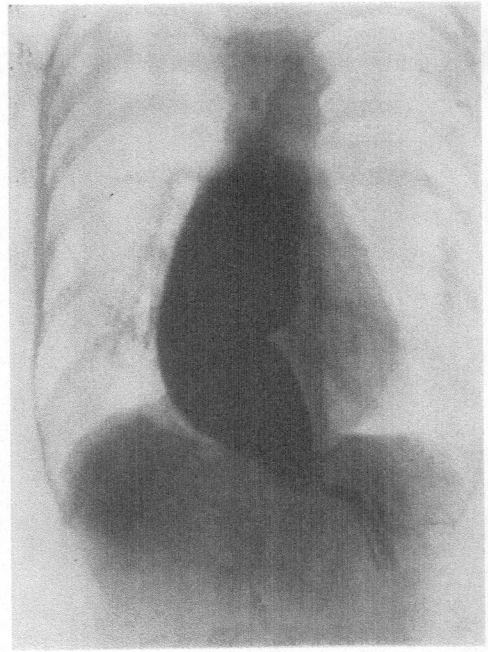

Abb. 11. Idiopathische Oesophaguserweiterung
in dorsoventraler Schattendarstellung.

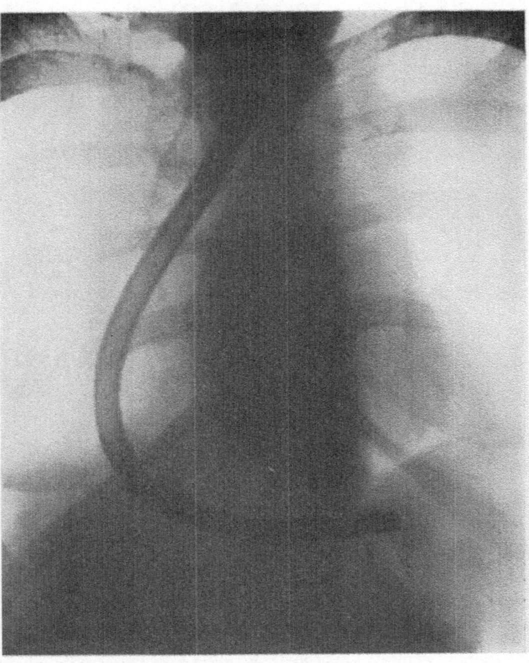

Abb. 12. Magensonde in schlaffem Speiseröhrensack.
(Zu Fall 8 gehörend.)

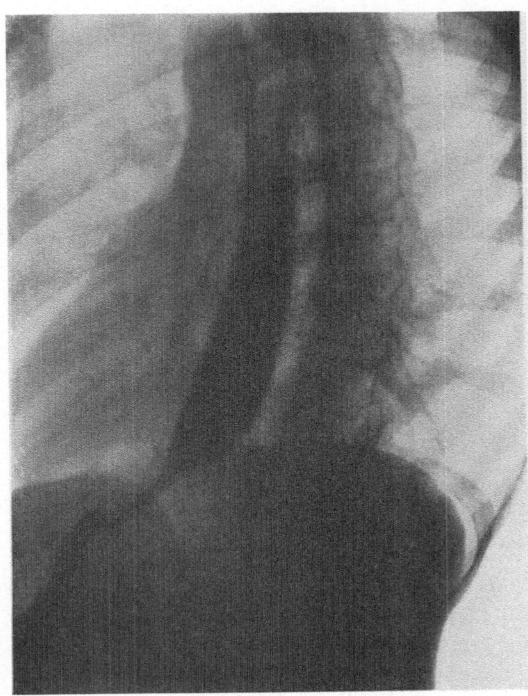

Abb. 13. Kompensierte Oesophagusdilatation bei gutartiger Kardiastenose.

der hinteren Wand des Oesophagus an der Grenze des Pharynx und der Speiseröhre unmittelbar über dem Oesophagusmund sitzendes ZENKERschen Divertikel. Die röntgenologische Darstellbarkeit hängt natürlich einmal von der Größe
des Divertikels selbst und zu zweit von der Größe der Öffnung des Divertikels

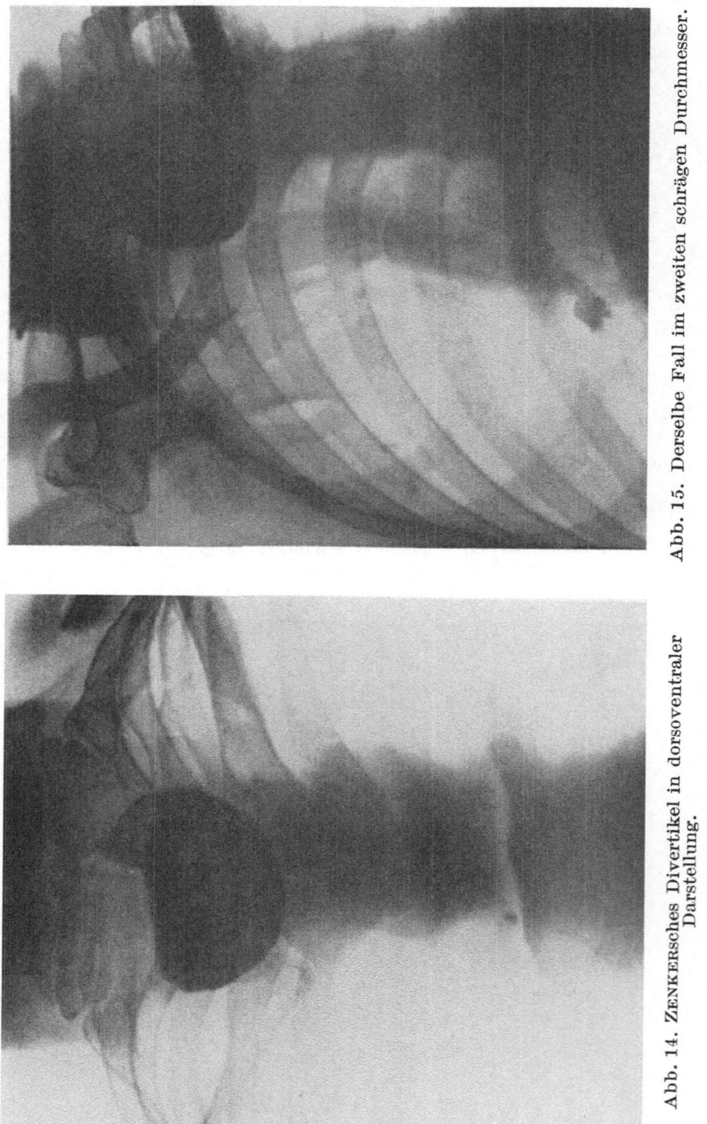

Abb. 15. Derselbe Fall im zweiten schrägen Durchmesser.

Abb. 14. ZENKERsches Divertikel in dorsoventraler Darstellung.

ab. Ob es sich bei diesen Formen um angeborene oder um erworbene Zustände handelt, soll hier nicht erörtert werden. Die meisten Autoren vertreten
wohl die Auffassung, daß man in dem ZENKERschen Divertikel erworbene Veränderungen zu erblicken habe, die allmählich sich im Laufe vieler Jahre ausbilden. Traumen der verschiedensten Art, die zur Zerreissung der Muskelfasern führen, bilden wohl die erste Grundlage für die Entstehung schwacher
Stellen im oberen Oesophagusabschnitt neben infektiös-toxischen Momenten

(Diphtherie, Typhus, Influenza). Nach KILLIAN kann auch ein Krampf des Oesophagusmundes als drucksteigerndes, disponierendes Moment für die Entstehung des Divertikels in Frage kommen. Bei den meisten Patienten weist die Anamnese auf weit zurückliegende Symptome, die als erstes Anzeichen der Erkrankung zu betrachten sind, hin. Als solche Krankheitszeichen sind Klagen über starke Speichelabsonderung mit Würgreiz, Fremdkörpergefühl im Halse, Reizhusten zu bezeichnen. Auch Angstgefühl oder Gefühl des Stecken-

bleibens des Bissens im Halse werden zuweilen angegeben. Die wahre Natur des Leidens wird dann zumeist durch die ösophagoskopische bzw. durch die röntgenologische Untersuchung aufgedeckt. Die röntgenologische Untersuchung läßt allerdings bei ganz kleinen Divertikeln und bei solchen mit kleiner Eingangsöffnung zuweilen im Stich. Bei einigermaßen guter Zugänglichkeit des Divertikels füllt die Kontrast- mittelaufschwemmung den Divertikelsack an, so daß dieser schon in dorsoventraler Durchleuchtungsrichtung als Kelch- oder schalenförmiger Schatten in die Erscheinung tritt (vgl. Abb. 14). In der schrägen Durchleuchtungsrichtung läßt sich gelegentlich der vor dem Divertikel verlaufende Oesophagus und der Abgang des Divertikelhalses zur Darstellung bringen (Abb. 15). Entsprechend der topographischen Lage dieser Divertikel findet sich der Divertikelschatten so gut wie immer in der Höhe

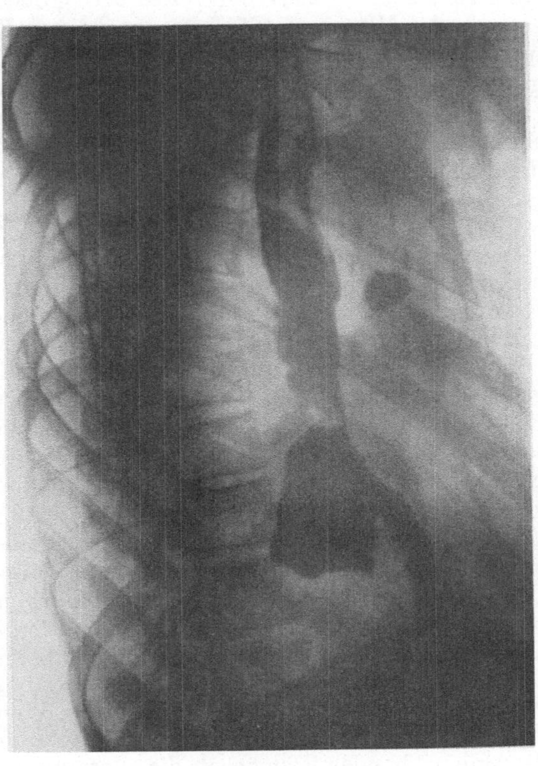

Abb. 16. Traktions-Pulsions-Divertikel im unteren Oesophagusabschnitt.

des Manubrium sterni. Die röntgenologische Darstellung des Divertikels gelingt zuweilen deshalb nicht, weil das Einfließen des Kontrastbreies in den mit Speisemassen gefüllten Divertikelsack behindert ist.

Die in den unteren Abschnitten des Oesophagus vorkommenden Divertikelbildungen beruhen fast ausschließlich auf Narbenzug infolge von Schrumpfungsprozessen, die sich in der Umgebung der Speiseröhre abspielen. Am häufigsten findet man solche Divertikelbildungen in der Höhe oder unterhalb der Bifurkation an den Stellen, wo Bifurkationslymphknoten durch ihre anatomische Lage mit der Speiseröhre in Beziehung treten können. Größe und Form dieser Divertikel sind außerordentlich verschieden. Das primäre Geschehen dieses Divertikels ist die Verziehung der Oesophaguswand, also eine Zugwirkung von außen durch einen Schrumpfungsprozeß. Sekundär kommt durch Druckwirkung von innen her eine Vorwölbung der ausgezogenen Stelle hinzu. Druck- und Zugwirkung kommen also in Wechselwirkung für die Entstehung solcher Divertikel in Betracht, die STARK mit Recht als Traktions-Pulsions-Divertikel bezeichnet hat. Pathologisch-anatomisch wurde das Traktions-Pulsions-Divertikel zuerst von Rockitansky beschrieben, der paraösophageale Drüsenerkrankungen erstmals als Grundlage dieser Divertikel annahm.

Die röntgenologischen Erscheinungen dieser Divertikelbildungen sind von Killian, Stierlin, Haudek, Palugyay und Stark beschrieben. Die Schattenerscheinungen dieser Traktionsdivertikel im Röntgenbilde sind außerordentlich vielgestaltig, je nach Sitz, Größe und Ausdehnung des Divertikelsackes. Auf Abb. 16 ist ein tiefsitzender, ziemlich großer Divertikelsack dargestellt, der etwa in der Mitte von Bifurkationshöhe und Kardia seinen Sitz hat. Die Aufnahme zeigt sehr schön die narbige Verziehung der Speiseröhre und die relativ große Sackbildung in der Höhe des Narbenzuges. Oberhalb der narbigen Verengerung der Speiseröhre ist eine sekundäre Erweiterung entstanden; an dieser Stelle sind, besonders an deren Hinterwand, tiefe, peristaltische Einziehungen deutlich zu erkennen.

c) Tumorbildungen.

Die Organstenose der Speiseröhre wird am häufigsten durch Tumorbildungen hervorgerufen, und zwar am meisten durch die bekannteste und wichtigste Erkrankung, nämlich durch das Carcinom der Speiseröhre. Die Subjektivbeschwerden, die den objektiv nachweislichen Feststellungen des Carcinoms vorausgehen, können außerordentlich verschiedenartig sein. Am häufigsten geben die Patienten an, daß sie plötzlich beim Schlucken irgendeiner festen Speise (Kartoffel oder Brotstücke) Schluckstörungen verspürt haben und daß seit diesem Moment das Schlucken schlechter vor sich gegangen sei. Der Kranke hat dabei zuweilen den Eindruck, als ob ein akutes Krankheitsgeschehen vorläge. Viel seltener hört man, daß Schluckbeschwerden seit längerer Zeit schon bestehen und daß die Beschwerden im Laufe von Wochen oder Monaten allmählich zugenommen haben. Seltener kommt es wohl vor, daß die Patienten über heftige Schmerzempfindungen klagen, die ganz ähnlich geschildert werden wie der Krampfschmerz der Angina pectoris. Diese schmerzhaften Krampfzustände pflegen dann unabhängig von der Nahrungsaufnahme einzutreten, oder auch nach Genuß bestimmter Speisen oder bestimmter Flüssigkeitsarten (saure Speisen, Kaffee, Wein). Diese subjektiven Angaben legen zuweilen, insbesondere wenn es sich um Patienten im dritten Lebensdezennium handelt, zunächst die Vermutung nahe, daß ein Ulcuspepticum der Speiseröhre vorliegt. Die röntgenologische Untersuchung deckt dann gewöhnlich sofort die wirkliche Schwere des vorhandenen Leidens auf. In solchen Fällen sitzt der Tumor gewöhnlich in den tieferen, d. h. in den suprakardialen Abschnitten der Speiseröhre. Im allgemeinen kann aus dem Subjektivempfinden der Schluckbeschwerden kein Rückschluß gezogen werden auf den Sitz der Tumorbildung. Häufig wird als Sitz der Schluckhemmung der obere Teil des Oesophagus angegeben, während die Organstenose in tiefer gelegenen Abschnitten ihren Sitz hat. Jene Tumorbildungen, die unmittelbar oberhalb der Kardia sitzen, erzeugen vielfach die Frühsymptome von Druck- und Schmerzgefühl hinter dem Sternum, und zwar zu einer Zeit, wo die Tumorbildung noch geringe Ausdehnung hat, und die Sekundärerscheinungen der Erweiterungen oberhalb der Tumorbildung noch relativ geringgradig sind.

Die Röntgensymptome des Speiseröhrencarcinoms sind zweierlei Art. Einmal sind die *Formveränderungen* der Speiseröhre zu nennen im Sinne des Fülldefektes. Zu zweit kommen die Folgezustände der *Erweiterung* des oberhalb vom Tumorsitz sich befindenden Speiseröhrenabschnittes in Betracht. Zuweilen gelingt es, die Tumorbildung in schräger Durchleuchtungsrichtung dem Auge sichtbar zu machen ohne Kontrastfüllung der Speiseröhre. Man

sieht in solchen Fällen eine mehr oder weniger diffuse Verschattung in der Umgebung des Speiseröhrenlumens und dichtere Schattengebilde, die den carcinomatös veränderten paraösophagealen Lymphknoten entsprechen. Für
eine Diagnosestellung sind jedoch die beiden erstgenannten Symptome der

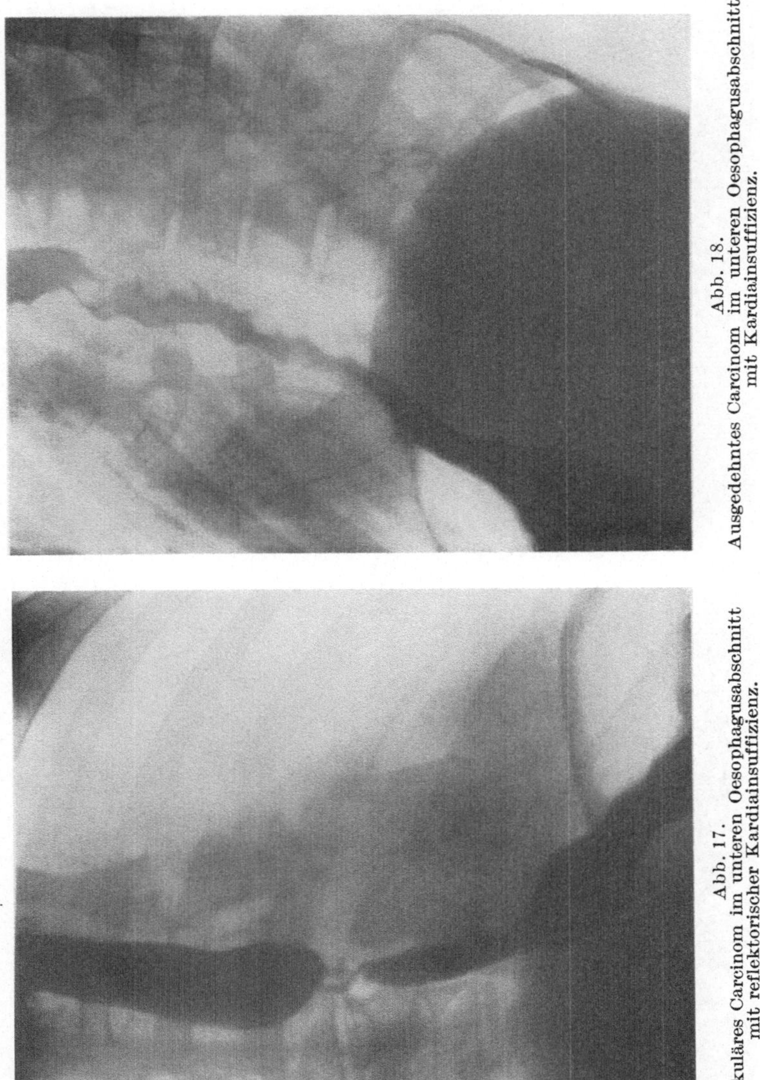

Abb. 18.
Ausgedehntes Carcinom im unteren Oesophagusabschnitt
mit Kardiainsuffizienz.

Abb. 17.
Zirkuläres Carcinom im unteren Oesophagusabschnitt
mit reflektorischer Kardiainsuffizienz.

Formveränderungen und der sekundären Dilatation der Speiseröhre oberhalb
der Tumorbildung ungleich viel wichtiger. Was die Formveränderung anbelangt, so hängt diese in erster Linie von Sitz und Ausdehnung der Tumorbildung
ab. Der umschriebene Zirkulärtumor macht einen klein umschriebenen Fülldefekt. Man sieht dann auf dem Röntgenschirme, wie an einer engbegrenzten
Stelle der Brei nur in dünnem Strahle aus dem erweiterten oberen in den wenig
erweiterten unteren Abschnitt der Speiseröhre hindurchgleitet. Dieses seltener

vorkommende Zirkulärcarcinom macht ein ganz charakteristisches Bild, wie es auf Abb. 17 dargestellt ist. Man sieht hier etwa 15 cm oberhalb der Kardia eine zirkuläre Verengerung der Speiseröhre. Der darüber liegende Anteil ist wenig erweitert, die Kontur des erweiterten Abschnittes überall scharf.

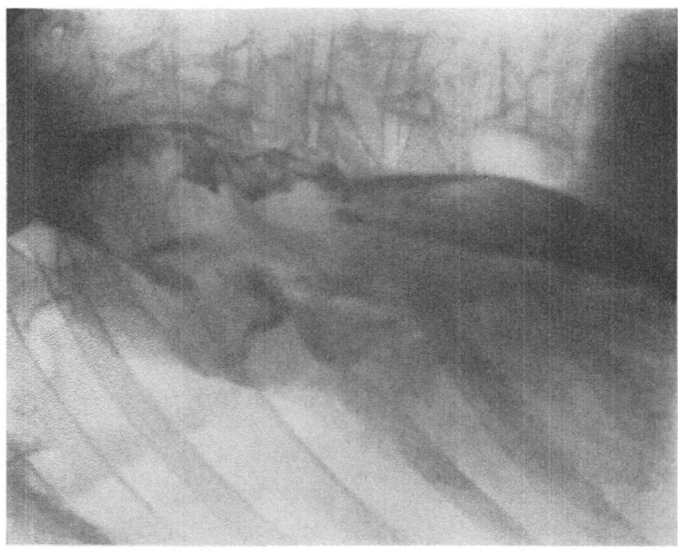

Abb. 20. Carcinom in Bifurkationshöhe mit sekundärer Erweiterung des unteren Oesophagusabschnittes infolge reflektorischen Kardiospasmus.

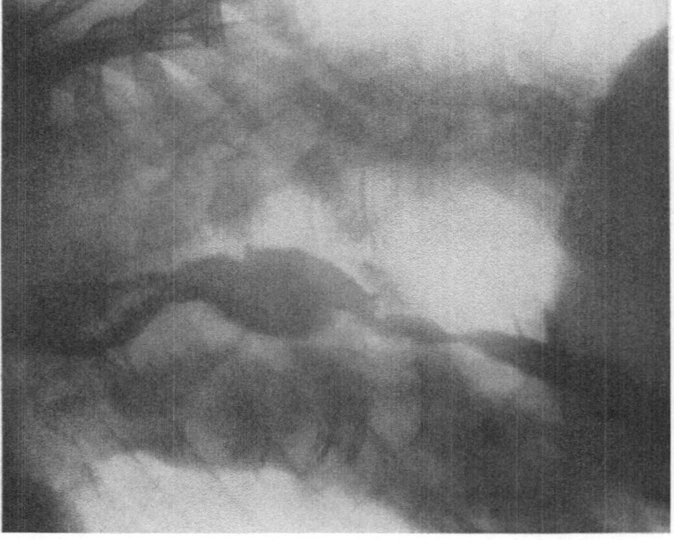

Abb. 19. Carcinombildung im unteren Oesophagusabschnitt. Stenoseperistaltik im erweiterten Abschnitt oberhalb.

Besonders deutlich ist auf diesem Bilde auch ein Phänomen zu sehen, das bei Tumorbildungen des untersten Oesophagusabschnittes gelegentlich beobachtet wird, nämlich die *sekundäre Kardiainsuffizienz*. Der Brei tritt in auffallend breitem Strahle aus dem untersten Oesophagusabschnitt in den Magen hinein. Der untere Abschnitt entleert sich auffallend rasch.

Hat die Tumorbildung eine größere Ausdehnung, so sieht man eine unregelmäßig zackige Begrenzung der Kontur des Oesophagus auf größere Ausdehnung hin. Es ist dann der vom Tumor befallene Teil der Speiseröhre in ein starres Rohr mit unregelmäßigem Innenraum umgewandelt. Eine solche Tumorbildung ist auf Abb. 18 dargestellt. Sie hat ihren Sitz im unteren Abschnitte der Speiseröhre, läßt aber den Suprakardialabschnitt frei, so daß auch hier das Symptom der Kardiainsuffizienz in Erscheinung tritt. Ein ganz ähnliches Bild zeigt ein anderer Fall, dessen Röntgensymptome auf Abb. 19 dargestellt sind. Auch hier sitzt der Tumor in den unteren Speiseröhrenabschnitten, läßt die Kardia frei und führt zur Insuffizienz dieser. In diesem Falle ist die tiefwellige Peristaltik in dem oberhalb des Tumor sitzenden erweiterten Oesophagusabschnittes gut zu sehen. Die Erweiterung ist hier wie bei allen Tumorfällen nicht sehr hochgradig, Man sieht im erweiterten Abschnitte tiefwellige Stenoseperistaltik, die zuweilen mit Antiperistaltik hinter dem Röntgenschirme abwechselt. Sitzt die Tumorbildung in höheren Abschnitten, etwa in Höhe der Bifurkation oder in der mittleren Oesophagusenge, dann wird zuweilen ein reflektorischer Kardiaspasmus beobachtet, und es kommt nicht nur zur Erweiterung des *oberhalb* der Tumorbildung gelegenen Abschnittes, sondern auch zur Erweiterung der Speiseröhrenteile, die *unterhalb* der Tumorbildung liegen. Diese Erscheinung ist besonders deutlich zur Darstellung gebracht auf Abb. 20. Das Bild läßt einen ausgeprägten und ausgedehnten scharf begrenzten Fülldefekt in der Höhe der Bifurkation erkennen. Es ist oberhalb des Fülldefektes der etwas erweiterte obere Oesophagusabschnitt zu sehen. Unterhalb des Fülldefektes sieht man deutlich wie der unterhalb der Tumorbildung liegende Abschnitt des Oesophagus infolge reflektorischem Kardiaspasmus erweitert ist. In diesem Falle war auch in dem unterhalb der Tumorbildung liegenden Speiseröhrenabschnitt tiefwellige Peristaltik zu erkennen.

Die Kardiacarcinome nehmen ihren Ausgang vom untersten Oesophagusabschnitt unmittelbar oberhalb der Kardia. Diese Tumorbildungen machen dem röntgenologischen Erkennen gewisse Schwierigkeiten, insofern sie nicht ohne weiteres von den gutartigen Kardiastenosen unterschieden werden können, die durch Kardiaspasmus und gutartige Veränderungen an der Kardia bedingt sind. Die verbesserte Röntgendiagnostik, die unter Heranziehung moderner Blenden und gezielter Momentaufnahmen arbeitet, ermöglicht jedoch auch in solchen Fällen eine exakte Differentialdiagnostik. Die Tumorstenose, die durch Kardiacarcinom bedingt ist, unterscheidet sich von der gutartigen Stenose dadurch, daß man auch in diesen Fällen im Füllbild des unteren Speiseröhrenabschnittes einen mehr oder weniger zackig begrenzten kleinen Fülldefekt zu erkennen vermag. Oberhalb des Fülldefektes befindet sich dann der erweiterte Oesophagusabschnitt, der hinter dem Schirme tiefwellige Stenoseperistaltik und rückwellige Peristaltik erkennen läßt. Auf Abb. 21 ist ein derartig kleiner Fülldefekt unmittelbar oberhalb des Zwerchfellschattens im unteren Speiseröhrenabschnitt, und zwar an der hinteren Wandung zu erkennen. Ein ganz ähnliches Bild liefert ein anderer Fall, der in Abb. 22 und 23 dargestellt ist. Die Abb. 22 zeigt an der hinteren Wandung der Speiseröhre unmittelbar oberhalb der Kardia eine Verwaschenheit der Kontur und einen zackig begrenzten Fülldefekt von größerer Ausdehnung. Im zweiten schrägen Durchmesser (Abb. 23) stellt sich der Fülldefekt in etwas anderer Weise dar. Man sieht hier nicht die Verwaschenheit der Kontur an der hinteren Begrenzung, sondern nur am unteren Pole der erweiterten Speiseröhre.

Die andere Form der Kardiastenose, die ihren Ausgangspunkt nicht von der Speiseröhre selbst, sondern vom obersten Abschnitte der kleinen Kurvatur aus nimmt, gehört streng genommen nicht zu den Erkrankungen der Speiseröhre, sondern zu denen des Magens. Da auch diese Form gelegentlich frühzeitig zur Kardiastenose führt und in den üblichen Hand- und Lehrbüchern zusammen mit dem echten Kardiacarcinom besprochen wird, soll auch diese hier Erwähnung finden. Die Subjektivbeschwerden beziehen sich in solchen Fällen in der Hauptsache auf Krankheitserscheinungen, die in den Magen verlegt werden. Die Kranken klagen am häufigsten über dyspeptische Symptome, Appetitlosigkeit, Abneigung gegen Fleisch und seltener über Schluckstörungen. Diese pflegen erst dann aufzutreten, wenn die Tumorbildung von unten her die Kardia erreicht hat und zu Störungen des Reflexmechanismus zwischen

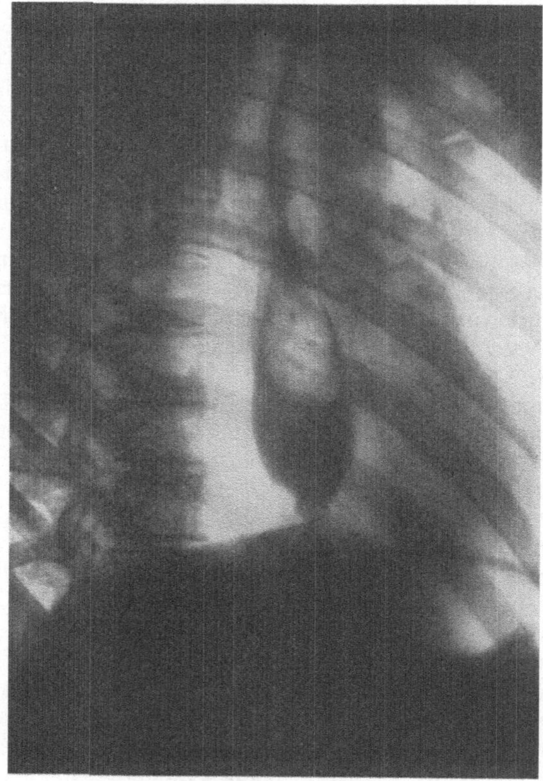

Abb. 21. Umschriebenes Kardiacarcinom oberhalb der Kardia (kleiner umschriebener Fülldefekt).

Speiseröhrenperistaltik und Kardiatonus führt, oder auch eine wirkliche Organstenose der Kardia schon herbeigeführt hat. Auch in solchen Fällen kommt es niemals zu hochgradigen Erweiterungen der Speiseröhre, weil die fortschreitende Tumorbildung häufig schon zu kachektischen und anämischen Erscheinungen geführt hat, ehe eine hochgradige Erweiterung sich ausbilden kann. Die röntgenologische Untersuchung hat sich in solchen Fällen naturgemäß auch auf den Magen zu erstrecken. Hinter dem Schirme sieht man dann gewöhnlich, wie der Speisebrei oberhalb der Kardia sich ansammelt, wie er dann in dünnem Strahle durch diese hindurchtritt und in mehr oder mehr weniger gewölbtem Bogen über das Hindernis an der kleinen Kurvatur hinweg in das Magenlumen hineinläuft. Sitz und Ausdehnung der Tumorbildung sind am besten zu erkennen, wenn man den Patienten nach Einnehmen der gesamten 4—500 g betragenden Kontrastspeise in horizontaler Stellung, also im Liegen, untersucht. Der mehr oder weniger ausgeprägte Fülldefekt am obersten Abschnitte

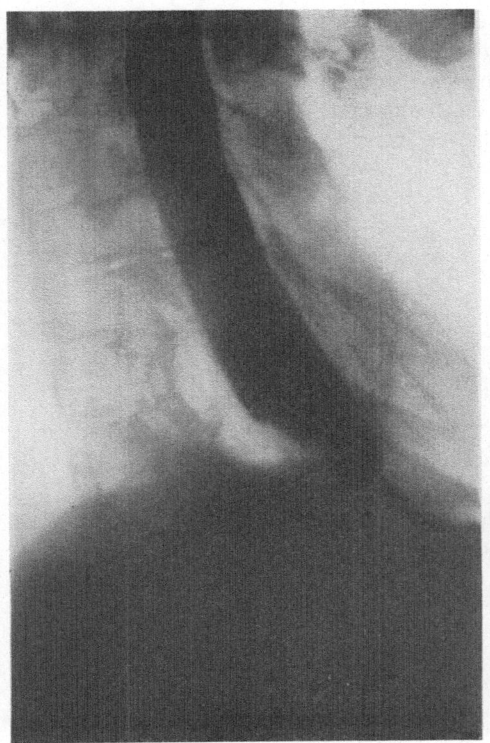

Abb. 22. Umschriebenes Kardiacarcinom
an der Hinterwand (größerer Fülldefekt).

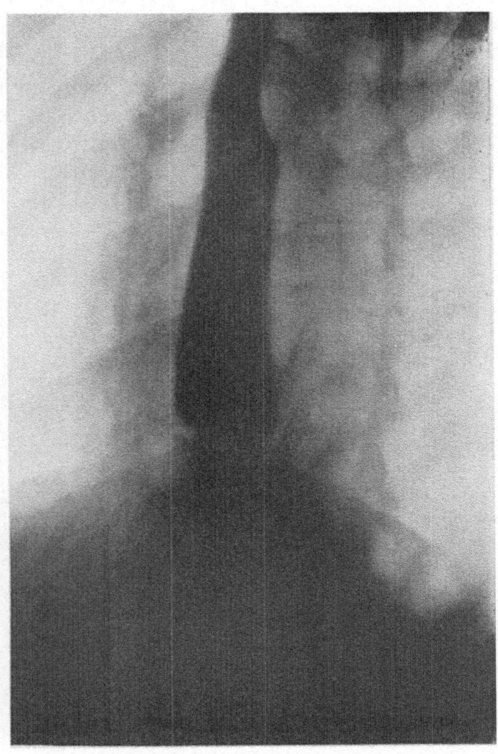

Abb. 23. Derselbe Fall. Darstellung des Fülldefektes
im zweiten schrägen Durchmesser.

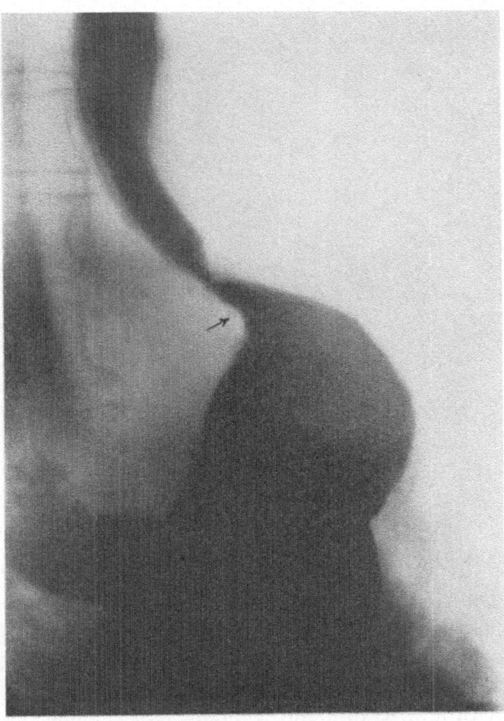

Abb. 24. Kardiastenose mit Erweiterung des Oesophagus infolge Carcinom am oberen Abschnitt
der kleinen Kurvatur.

der kleinen Kurvatur ist zuweilen auch schon im Stehen zu erkennen. Er tritt aber viel deutlicher bei der Durchleuchtung im Liegen in Erscheinung (Abb. 24). Die Durchleuchtung im Liegen darf bei Verdacht einer Organveränderung im oberen Magenabschnitt niemals versäumt werden.

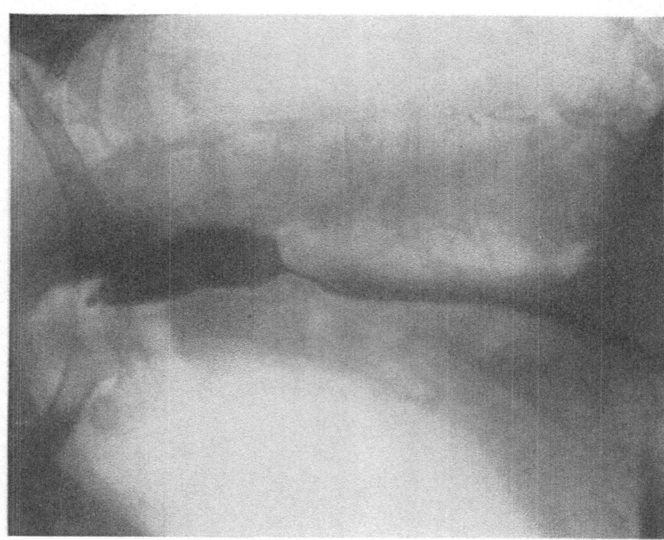

Abb. 26. Spindelförmige und angedeutete Röhrenstenose durch Säureverätzung.

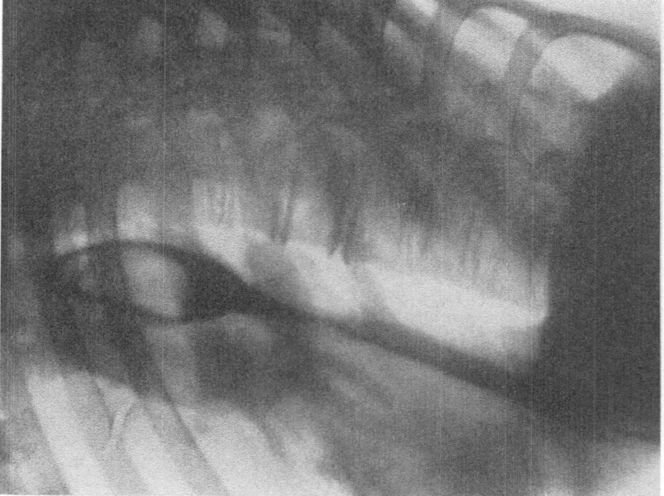

Abb. 25. Spindelförmige Narbenstenose in der mittleren Oesophagusenge.

d) Verätzungen und Narbenstenosen.

Die durch Verätzung bzw. durch Narbenstrikturen hervorgerufenen Veränderungen des Oesophagus erzeugen charakteristische Erscheinungen auf dem Röntgenbilde. Die narbige Veränderung ist naturgemäß abhängig von der *Intensität* und von der *Ausdehnung* der Ätzwirkung. Sehr häufig findet die stärkste Ätzwirkung an den physiologischen Engen, und zwar an der

Bifurkationsenge, ferner an der Kardia und gelegentlich auch weiter herab in der Pylorusregion statt. Es kommt nicht selten vor, daß die Ätzschädigung in der Gegend der mittleren Oesophagusenge beginnt und sich von da auf

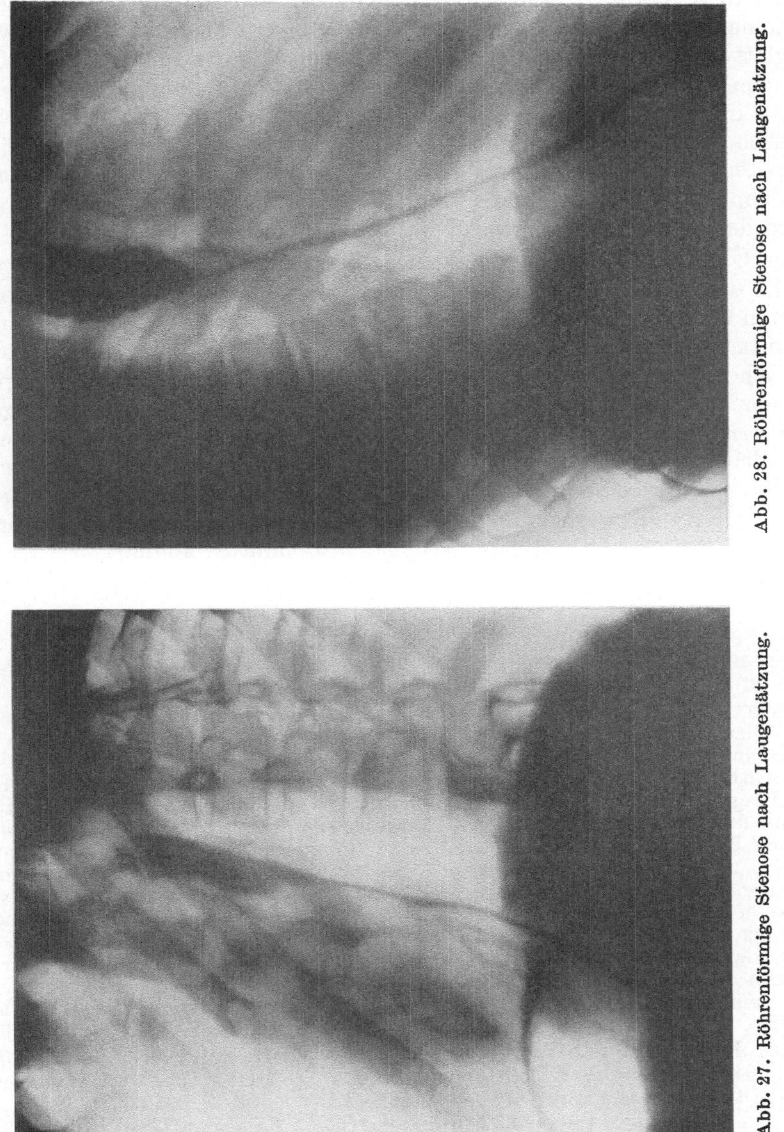

Abb. 28. Röhrenförmige Stenose nach Laugenätzung.

Abb. 27. Röhrenförmige Stenose nach Laugenätzung.

weitere Abschnitte der Speiseröhre ausdehnt. Diese Erscheinung erklärt sich daraus, daß das Ätzgift infolge spastischer Kontraktion der unteren Oesophagusabschnitte in diesem länger festgehalten wird. Röntgenologisch betrachtet kann man die Ätzstenose in zwei verschiedene Formen einteilen, in die spindelförmige und in die schlauch- bzw. röhrenförmige Stenose. Diese Form wurde von anderer Seite auch tubuläre Stenose genannt.

Eine spindelförmige Ätzstenose entsteht dann, wenn die Ätzwirkung auf begrenzte Bezirke des Oesophaguslumens eingewirkt hat. Oberhalb der Ätzstenose entsteht dann eine mehr oder weniger deutlich ausgeprägte Erweiterung der Speiseröhre. Abb. 25 zeigt eine sogenannte spindelförmige Ätzstenose. Gerade diese Form begegnet oft diagnostischen Schwierigkeiten gegenüber carcinomatösen Veränderungen. Das Carcinom macht jedoch so gut wie nie eine glattwandige oder scharf konturierte Einengung des Lumens. Es läßt vielmehr eine unregelmäßig zackige Begrenzung an der verengten Stelle erkennen. Dieses differentialdiagnostische Moment ist insofern von Wichtigkeit, als gelegentlich wenn auch selten einmal an eine Ätzstenose eine Carcinomentwicklung sich späterhin ausschließen kann. In solchen Fällen ist naturgemäß die Anamnese nicht von entscheidender Bedeutung, die sonst im allgemeinen schon auf die Genese der Verengerung hinweist.

Ein Übergangsbild zu der Schlauch- oder röhrenförmigen Verätzung stellt Abb. 26 dar. Man sieht auch hier eine zirkuläre Verengerung in der Höhe der mittleren Oesophagusenge. In diesem Falle ist aber auch der übrige Oesophagusabschnitt bis zur Kardia hin schon an der narbigen Veränderung beteiligt, wenn schon diese nicht so hochgradig ist wie die hier abgebildeten typischen Fälle von Laugenverätzungen (Abb. 27 und 28). Diese beiden Fälle zeigen das charakteristische Gepräge der auf größere Abschnitte des Oesophagus sich ausdehnenden narbigen Striktur. Man sieht auf beiden Bildern wie von einer Stelle aus plötzlich der gesamte Restabschnitt des Oesophagus durch narbige Verbildung in ein starres Rohr umgewandelt ist, so daß es zu einer röhrenförmigen Einengung des ganzen unteren Oesophagusabschnittes kommt.

Literatur.

Assmann, H.: Die Röntgendiagnostik der inneren Erkrankungen. Leipzig 1924. Diskussion zu Haenisch. Fortschr. Röntgenstr. **1922/23**, 62.

Bársony, T.: Funktionelle (Relaxations-) Speiseröhrendivertikel (Relaxationsdivertikel). Wien. klin. Wschr. **1926**, Nr 39, 1363. — Bauer, J.: Die konstitutionelle Disposition zu inneren Krankheiten (3.). Berlin 1924. — Bauermeister: Carcinoma oesophagi bei idiopathischer Dilatation. Arch. Verdgskrkh. **32**, 189 (1924). — Benniot, E.: Die radiol. Diagnose des Oesophagusdivertikels. Bull. Soc. Radiol. méd. France. Okt. **1912**. — von Bergemann: Über einen Fall von Blindsack der Speiseröhre. Freie Vereinigung der Chirurgen Berlins, 9. Juli 1906; Ref. Fortschr. Röntgenstr. **11**, Nr 1, 66. — Bertolotti: Un nuovo metodo di radioscopia esofagia. R. Acad. Torino **1905**, Nr 11; Ref. Fortschr. Röntgenstr. **10**, 122. — Bevermann, C.: Ein Beitrag zur Lehre über Traktionsdivertikel der Speiseröhre. Inaug.-Diss. Erlangen 1904. — Boehm, G.: Der Kardiospasmus mit Ektasie der Speiseröhre und seine Behandlung. Dtsch. Arch. klin. Med. **136**, 358 (1921). — Bokor, Georg: Diverticulum der Speiseröhre und Duodenalgeschwür bei einem Kranken. Gyogyazat **49**, 1097 (1925); Fortschr. Röntgenstr. **34**, 345 (1926). — Budde, W.: Über Kardio- und Oesophagusspasmus bei Ulcus ventriculi. Mitt. Grenzgeb. Med. u. Chir. **38**, 525 (1925). — Bumba: Oesophaguscarcinom. Verein. dtsch. Ärzte Prag, 16. Jan. 1925.

Cabot, R. C. und H. Cabot: Case records of the massachussets general hospital. Boston med. J. **194**, 395 (1926). Ref. Zbl. Radiol. **1**, 204. — Carmann: The roentgendiagnosis of diseases of the alimentary canal. Philadelphia und London, 2. Aufl. 1920. — Carty, I. A.: An unusual carcinoma of the oesophagus. Case report. Radiology 7, 63 (1926). — Czepa: Sackförmige Erweiterung des Oesophagus. Wien. med. Wschr. **1923**, 753.

David, O.: Röntgentechnik des Verdauungskanals. In: Schwalbe: Diagnostische Technik für die ärztliche Praxis. Leipzig 1923, 391. — Dawson, B.: Roentgenrays as an aid to the diagnosis of stricture of the oesphagus. Lancet **1907**, Nr 2, 1144. — Dessecker, C.: Das epiphrenale Pulsionsdivertikel der Speiseröhre. Arch. klin. Chir. **128**, 236 (1923). — Dürr, W.: Über die einzeitige Operation des Oesophagusdivertikels. Bruns' Beitr. **128**, 366 (1923).

Ehret: Kardiospasmus von 16jähriger Dauer bei einem Soldaten. Münch. med. Wschr. **1916**, Nr 25, 920 u. Nr 28, 1031. — Eykmann: Der Schlingakt, dargestellt nach Bewegungsphotographien mittels Röntgenstrahlen. Arch. f. Psychol. **99**; Ref. Fortschr. Röntgenstr. **7**, Nr 3, 160. — Einhorn, M. und Th. Scholz: a) Über Spasmen des Verdauungskanals und deren Diagnose. Arch. Verdgskrkh. **37** (1926). (b) Weitere Bemerkungen über Kardiospasmus und idiopathische Dilatation des Oesophagus. Z. physik. u. diät. Ther. **17**, 207 (1913). — ENGELS, H.: Zur Oesophagusatonie. Med. Klin. **7** (1919). — EWALD: (a) Röntgenbilder von tiefsitzenden Oesophagusdivertikeln und Dilatationen. Berl. med. Ges. 14. März 1906; Ref. Fortschr. Röntgenstr. **10**, Nr 1, 62. (b) Über ein Röntgenogramm von einer Stenose des Oesophagus. Berl. med. Ges. **1908**. Ref. Fortschr. Röntgenstr. **12**, 352.

VON FALKENHAUSEN: Oesophaguskompression an zwei Stellen bei arterioskleortischer Herzinsuffizienz. Dtsch. med. Wschr. **1921**, Nr 26, 743. — FALKENHEIM, C.: Ein Fall von kongenitaler Kardiastenose und diffuser Oesophagusektasie. Mitt. Grenzgeb. Med. u. Chir. **33**, 118 (1921). — FAULHABER: Die Röntgendiagnostik der Speiseröhrenerkrankungen. Halle a. S. 1925. — FEDDER, L.: Kasuistischer Beitrag zur idiopathischen Oesophagusdilatation. Fortschr. Röntgenstr. **32**, 222 (1924). — FLEINER: (a) Neue Beiträge zur Pathologie der Speiseröhre. Münch. med. Wschr. **1900**, 529. (b) Neuere Beiträge zur Pathologie der Speiseröhre. Münch. med. Wschr. **1919**, 579 u. 623. — FLESCH und PÉTERI: Bedeutung der Radiologie bei der Untersuchung von narbigen Oesophagusstrikturen bei Kindern. Jb. Kinderheilk. **23**, H. 6. — FREUD, I.: Zur Röntgendiagnose des seltenen tiefsitzenden Oesophagusdivertikels. Fortschr. Röntgenstr. **28**, 559 (1921/22).

GÄBERT, E.: (a) Der hintere Herzrand im Röntgenbilde in normalen und kranken Fällen und Veränderungen des Tracheobronchialbaumes durch Erweiterung des linken Vorhofes. Fortschr. Röntgenstr. **32**, 385 (1924). (b) Die Lagebezeichnung des Oesophagus zur dorsalen Herzfläche und ihre Veränderung durch Erweiterung des linken Vorhofs im Röntgenbilde. (Zur Symptomatologie der Mitralfehler.) Fortschr. Röntgenstr. **32**, 410 (1924). — GEPPERT: Kardiospasmus und die spindelförmige Erweiterung des Oesophagus. Zbl. Grenzgeb. Med. u. Chir. **18**, 179 (1915). — GLAS: Zur ösophagoskopischen Diagnose der idiopathischen Speiseröhrenerweiterung. Wien. klin. Wschr. **1907**, Nr 14; Ref. Fortschr. Röntgenstr. **11**, 3, 222. — GLASER, F.: Erkrankungen des vegetativen Nervensystems im Röntgenbilde. Med. Klin. **1927**, 1525. — GLOGAUER, O.: Über das Verhältnis der Mediastinalorgane bei einseitiger, cirrhotischer Lungentuberkulose. Fortschr. Röntgenstr. **35**, 468 (1927). — GOTTSTEIN: Weitere Fortschritte in der Therapie des chronischen Kardiospasmus. Mitt. Grenzgeb. Med. u. Chir. **8**; Arch. f. klin. Chir. **87**, 497 (1908). — GREIN, R.: Die idiopathische Oesophagusdilatation. Fortschr. Med. **10** (1920). — GREVING, R.: Die Innervation der Speiseröhre. Z. angew. Anat. **5**, 327 (1920). — GRIEG, H.: Diverticulum oesophagi Zenckeri. Med. Rev. **1920**, 75. — GROSS, G.: Diverticule de l'oesophage. Extirpation. Guérison. Soc. chir. **1914**, 754; Ref. J. de Radiol. **1**, 540 (1915). — GRUND, BENEK und WINTERNITZ: Über Oesophagusdilatationen. Münch. med. Wschr. **1911**, 1882. — GUÉNAUX: Die Röntgendiagnostik von Oesophagusdivertikeln. Presse méd. **29**, 457 (1926). GUISEZ, L.: (a) Le spasme aigu à forme grave de l'oesophage. Bull. d'Otol. etc. **24**, 113 (1926). (b) Des signes du début du cancer de l'oesopahge. Presse méd. **1920**, Nr 28. (c) Valeur de l'oesophagoscopie au point de vue diagnostique et thérapeutique. Presse méd. **1908**, Nr 13; Ref. Z. Elektrol. **10**, 318. — GUTTMANN und HELD: Carcinoma of the esophagus perforating into the right bronchus. Med. Rec. **1916**, 1039; Ref. Amer. J. Roentgenology **4**, 35 (1917).

VON HABERER: Oesophagusdivertikel, retrosternale Struma und blutendes Magengeschwür bei demselben Patienten. Arch. klin. Chir. **122**, 789 (1923). — HAENISCH, F.: a) Enormes Oesophagusdivertikel anfänglich als Hernia diaphragmatica imponierend. Fortschritte Röntgenstr. **30**, 520 (1922/23) und ebenda, Kongreßh. 2, 62. (b) Beitrag zur Röntgendiagnostik des Oesophagus (benigner Oesophagustumor). Fortschr. Röntgenstr. **32**, 432 (1924) und Verh. dtsch. Röntgen-Ges. **1924**, Kongreßh. 7. — HAUDEK, M.: (a) Veränderungen des Oesophagus bei Lymphosarkom und Lymphogranulom des Mediastinums. Fortschr. Röntgenstr. **31**, 386 (1923/24). (b) Zur Röntgendiagnostik der Speiseröhrendivertikel. Fortschr. Röntgenstr. **32**, 556 (1924). (c) Traktionsdivertikel der Speiseröhre. Verh. dtsch. Röntgenges. **1924**, 15. — HEISSLER: Primärer Kardiospasmus nach Trauma. Hochgradige, birnenförmige Erweiterung des Oesophagus. Konsekutive doppelseitige eitrige Parotitis. Mitt. Grenzgeb. Med. u. Chir. **20**, 831 (1909). — HELLMANN: Das Ulcus pepticum oesophagi. Bruns' Beitr. **115**, 449 (1919). — HELM, F.: Seltene Röntgenbilder des Oesophagus. Med. Klin. **1918**, Nr 25. — HEYROWSKY, H.: (a) Kasuistik und Therapie der idiopathischen Dilatation der Speiseröhre, Ösophagogastroanastomose. Arch. klin. Chir. **100**, 703 (1918). (b) Kardiospasmus und Ulcus ventriculi. Wien. klin. Wschr. **1912**, 38. (c) Kasuistik und Therapie der idiopathischen Dilatation der Speiseröhre. Ösophagogastroanastomose. Arch. klin. Chir. **100**, 703. — HIRSCH, A.: Zur Kenntnis der diffusen Speiseröhrenerweiterung durch chronischen Kardiospasmus. Münch. med. Wschr. **1919**, Nr 40, 1149. — HIRSCH, J. S.: The Roentgen ray study of the oesophagus. Interstate med. J. **23**, 4 (1916); Ref. Fortschr. Röntgenstr. **24**, 515. — HIRSCH, P.: Zur Pathologie der Oesophagusdilatation. Berl. klin. Wschr. **1920**, Nr 21. — HOFER, G.: Das Problem des Oesophagusspasmus. Arch. klin. Chir. **140**, 326 (1926). — HOLZKNECHT, G.: (a) Röntgenaufnahmen der Speiseröhre mit Wismutbrei. Ges. inn. Med. u. Kinderheilk. Wien, 7. Juni

1906. Ref. Fortschr. Röntgenstr. **11**, 66. (b) Zur Diagnose der Oesophagusstenose. Dtsch. med. Wschr. **1900**, Nr 36. (c) Besprechung einer Modifikation der röntgenoskopischen Untersuchung des Oesophagus. Ges. inn. Med. u. Kinderheilk. Wien, 11. Jan. 1906. Ref. Fortschr. Röntgenstr. **10**, Nr 4, 253. (d) Modifikation der bisherigen Röntgenuntersuchung des Oesophagus. Ges. inn. Med. u. Kinderheilk. Wien, 7. Juni 1906, 28, 1420; Fortschr. Röntgenstr. **10**, 4, 251. (e) Das Übersehen von Röntgenbefunden des Oesophagus und seine Vermeidung. Wien. klin. Wschr. **1919**, Nr 5. (f) Das radiographische Verhalten der normalen Brustaorta. Wien. klin. Wschr. **1900**, Nr 10. (g) Zur Diagnose der Oesophagusstenose. Dtsch. med. Wschr. **1900**, Nr 36, 225, 573. — Holzknecht, G. und D. Olbert: Die Atonie der Speiseröhre. (Dysphagia atonica: Pseudoösophagismus.) Z. klin. Med. **71**, H. 1 (1910). Ref. Z. Röntgenk. **13**, 151 (1911). — Huber: Zur Kenntnis der allgemeinen Speiseröhrenerweiterung. Arch. Verdgskrkh. **26**, H. 3 (1920). — Hug, Th.: Zur Diagnose und Therapie der Zenkerschen Oesophagus- resp. Hypopharynxdivertikel. Schweiz. med. Wschr. **1922**, 505. — Huismans: Über den Kardiospasmus. Allg. ärztl. Verein Köln, 26. Juli **1915**; Münch. med. Wschr. **1915**, Nr 47, 1615.

Immelmann: (a) Die diffuse Dilatation der Speiseröhre im Röntgenbilde. Berl. klin. Wschr., Sitzungsber. vereinigt. ärztl. Ges. **1917**, Nr 23. (b) Die diffuse Speiseröhrenerweiterung im Röntgenbilde. Röntgentaschenbuch **1918**, 8.

Kahn: Studien über den Schluckreflex. Arch. Anat. u. Physiol. **1906**, 365; Suppl.bd 386 (1906). — Kaufmann und Löwi: Ein Fall über Vagusneurose. K. K. Ges. d. Ärzte Wien, 31. Jan. **1908**; Wien. klin. Wschr. **1908**. — Kaufmann und Kienböck: Über Erkrankungen der Speiseröhre. Wien. klin. Wschr. **1909**, Nr 35. Ref. Fortschr. Röntgenstr. **15**, 6, 383. — Kayser: Röntgendiagnose der Oesophaguserkrankungen. Ärztl. Verein Hamburg, 23. Nov. **1909**; Dtsch. med. Wschr. **1910**, Nr 6, 290. — Keen: A case of dilated oesophagus. Philadelphia med. J. **1910**, Nr 1. — Keppler, W. und F. Erkes: Zur Röntgendiagnostik beim Divertikel der Speiseröhre. Med. Klin. **1919**, Nr 20. — Kienböck: (a) Radiogrammskizzen zu Fällen von Oesophaguserkrankungen. Ges. d. Ärzte Wien, 31. Jan. **1908**. (b) Ein Fall von tiefsitzendem Pulsionsdivertikel der Speiseröhre. Wien. med. Wschr. **1910**, Nr 20. (c) Über das Zenkersche Divertikel der Speiseröhre. Arch. physik. Med. **6**, 1 (1912). — Kienböck und Kaufmann: Über Erkrankungen der Speiseröhre. Wien. klin. Wschr. **1909**, Nr 35—38. — Killian, H.: Über den Mund der Speiseröhre. Z. Ohrenheilk. **55**, 1. (b) Zur Geschichte der Ösophago- und Gastroskopie. Dtsch. Z. Chir. **58**, 499 (1901). Kloiber: Zur Ätiologie und Diagnose des Zenkerschen Pulsionsdivertikels des Oesophagus. Dtsch. Z. Chir. **25**, 147 (1918). — Knox, L. Ch.: Idiopathie dilatation of the oesophagus of a case. Proc. of the New York path. Soc. **25**, 121 (1926). — Königer, H.: Behandlung der Erkrankungen der Speiseröhre. In Penzoldt-Stintzing: Handbuch der Therapie (6) **4** II, 148 (1927) Jena. — Köhler, A.: Grenzen des Normalen und Anfänge des Pathologischen im Röntgenbilde (4), 302, Speiseröhre. Hamburg 1924. — Kovacs, F. und O. Stöck: Über das Verhalten des Oesophagus bei Herzvergrößerung. Wien. klin. Wschr. **1910**, Nr 42; Ref. Fortschr. Röntgenstr. **17**, H. 2, 114. — Kraus und Ridder: Die Erkrankungen der Mundhöhle und der Speiseröhre. In: Nothnagels Handbuch der speziellen Pathologie und Therapie **16**, 1, 12 (1902). Wien. — Krause, P.: (a) Die Röntgenuntersuchung der Trachea und des oberen Mediastinums. In: Groedels Lehrbuch und Atlas der Röntgendiagnose. Lehmanns Atlanten 7, 217 (1924). (b) Röntgendiagnostik der Erkrankungen der Speiseröhre und des Magens. Niederrhein. Ges. f. Natur- u. Heilk. Offiz. Protok. 10. Nov. **1913**; Ref. Dtsch. med. Wschr. **1914**, Nr 6, 309. (c) Die Röntgenuntersuchung der Speiseröhre. Im Lehrbuch der Röntgenkunde von Rieder-Rosenthal **1**, 478. (d) Über einen interessanten Röntgenbefund bei Oesophaguscarcinom, welcher einen Oesophagusdivertikel vortäuschte. Z. Elektr. u. Röntgenk. **11**, H. 10 (1910). Ref. Fortschr. Röntgenstr. **15**, 2, 122. (e) Differentialdiagnose des Oesophagusdivertikels im Röntgenbilde. Niederrhein. Ges. Naturheilk. Bonn, 21. Febr. **1910**; Ref. Dtsch. med. Wschr. **1910**, Nr 32, 1511. — Krokiewicz, A.: Ein Fall von angeborener Oesophagus- und Pylorusstenose mit nachfolgender Erweiterung des unteren Teiles des Oesophagus (Vormagen) und des Magens (Gastrektasie). Virchows Arch. **259**, 760 (1926). — Kronecker und Melzer: Über den Schluckmechanismus. Dubois Arch. **1883**, Supp., 337.

Lange: The Roentgen examination of the oesophagus. Arch. Roentgen Ray **13**, Nr 103, 231 (1908); Lancet Clin. 7. Nov. 1908; Ref. Arch. Roentgen Ray **13**, Nr 106, 353 (1909). Landau, W.: Neurogene Schluckstörung mit Einlauf von Kontrastmittel in die Luftwege im Röntgenbilde. Fortschr. Röntgenstr. **31**, 201 (1923/24). — Lehmann: Über Pulsionsdivertikel des Oesophagus. Med. Ges. Göttingen, 21. Juni 1921. — Lindemann: Demonstration eines Falles von Oesophagusspasmus durch Röntgenstrahlen. Ärztl. Verein Hamburg, 29. Nov. 1898; Ref. Vereinsbeilage Dtsch. med. Wschr. **1899**, Nr 12, 70. — Litten, F.: Ein Beitrag zur Statistik und Kasuistik des Oesophaguscarcinoms. Inaug.-Diss. Frankfurt a. M. 1926. — Loeweneck, M.: Einige seltene Beobachtungen aus der Oesophaguspathologie. Fortschr. Röntgenstr. **35**, 1230 (1927). — Lossen, H.: Die Röntgenuntersuchung des Oesophagus. In: Groedels Lehrbuch und Atlas der Röntgendiagnostik **1924**, 477. —

Lüdin, M.: Erkrankungen des Oesophagus. Im Handbuch der inneren Medizin v. Bergmann und Staehelin 3, 1 (1926).

Melodesi, G.: Die pulsatorischen Bewegungen des Oesophagus bei der physiologischen und pathologischen Herztätigkeit. Wien. med. Wschr. 76, 1115 (1926). — Meyer: Entstehung und Behandlung der Speiseröhrenerweiterung und des Kardiospasmus. Mitt. Grenzgeb. Med. u. Chir. 34, 484 (1922). — Mikulicz, J.: (a) Zur Pathologie und Therapie des Kardiospasmus. Dtsch. med. Wschr. 1904, Nr 51. (b) Beiträge zur Physiologie der Speiseröhre und der Kardia. Mitt. Grenzgeb. Med. u. Chir. 12, 569 (1913). — Minkowski, O.: Die Registrierung der Herzbewegungen am linken Vorhof. Dtsch. med. Wschr. 1906, Nr 31. Morachorskij, W.: Klinik und Pathogenese der idiopathischen Oesophagusdilatation. Ruskaja Klin. 6, 169 (1926); Ref. Zbl. Radiol. 2, H. 10, 699 (1926). — Morley, J.: (a) Kardiospasmus. Lancet 121, 431 (1927). (b) Diverticula of the oesophagus. Brit med. J. 34, 14, 981 (1926).

Oehlecker, F.: Oesophagusdivertikel, insbesondere bei angeborener Enge der Speiseröhre. Arch. klin. Chir. 135, 699 (1925). — Oppikofer, E.: Über den Wert der Röntgenuntersuchung bei Speiseröhrenerkrankungen. Verein. Schweiz. Hals- u. Ohrenärzte, 26. Mai 1918.

Palugyay: (a) Epiphrenal gelegenes Traktionspulsionsdivertikel der Speiseröhre und Spasmus des Killianschen Oesophagusmundes. Fortschr. Röntgenstr. 35, 769 (1927). (b) Der kompensatorische Speiseröhrenverschluß bei Dysfunktion der Kardia. Wien. klin. Wschr. 39, 540 (1926). (c) Röntgenologische Beobachtungen über das funktionelle Verhalten der Kardia beim Kardiospasmus und der „idiopathischen Speiseröhrendilatation". Mitt. Grenzgeb. Med. u. Chir. 38, 287 (1925). (d) Zur Röntgendiagnose der Speiseröhrenatonie. Mitt. Grenzgeb. Med. u. Chir. 37, 107 (1924). (e) Wien. Röntgenges. 13. Jan. 1925. (f) Die Ösophago-Gastroanastomose nach Heyrowsky im Röntgenbilde. Ein Beitrag zum funktionellen Verhalten der Speiseröhre und des Magens nach der Operation. Arch. klin. Med. 125, 554 (1923). (g) Die Diagnose des beginnenden Kardiocarcinoms mittels Durchleuchtung in Beckenhochlagerung und über die Röntgenologie der Kardia überhaupt. Fortschr. Röntgenstr. 30, Kongreßh. 1 (1922/23); Wien. klin. Wschr. 1921, Nr 15, 35. (h) Zur Technik der Darstellung der Kardia und des unteren Oesophagusabschnittes im Röntgenbilde. Med. Klin. 1920, Nr 46. (i) Röntgenologische Darstellung des Traktionsdivertikels der Speiseröhre mittels der Untersuchung in Beckenhochlagerung. Wien. klin. Wschr. 1921, 161. — Panner, H. J.: Oesophagusdivertikel. Hospitalstid. (dän.) Dansk radiol. selshab 1922, 5. — Paul, J. and D. Y. Keith: Value of Roentgen examination in diseases of the oesophagos. South. med. J. 19, 435 (1926). — Peltasson, F.: Seltenere Röntgenbefunde aus der Pathologie der Speiseröhre. Fortschr. Röntgenstr. 33, 743 (1925). — Pfahler: The diagnosis of carcinoma of the oesophagus by means of the Roentgen rays. Arch. diagnos. New York, Jan. 1909. — Polgar, F.: Seltene Fälle von Speiseröhrenerweiterung. Sitzg. ungar. Röntgenges. 26. April 1926. — Przewalski: Über ein Oesophaguscarcinomsymptom. Fortschr. Röntgenstr. 14, 3, 178.

Rautenberg, E.: Die Registrierung der Vorhofpulsion von der Speiseröhre aus. Dtsch. Arch. klin. Med. 91, 251 (1907). — Reichmann: Über große selbständige Divertikel des unteren Teiles der Speiseröhre. Wien. klin. Wschr. 1893. — Reyher, P.: Über Oesophagusspasmen, Gastrospasmen und Enterospasmen bei Spasmophilie und Vagotonie. Z. Kinderheilkunde 38, 492 (1924). — Riebold: Überblicke über die Lehre von den Oesophagusdivertikeln mit besonderer Berücksichtigung der klinischen Bedeutung der Traktionsdivertikel. Arch. klin. Med. 80, 527 (1904). — Rösler, H. und K. Weiss: Über die Veränderung des Oesophagusverlaufes durch den vergrößerten linken Vorhof (Bemerkung zu der einschlägigen Arbeit Gäberts). Fortschr. Röntgenstr. 33, 717 (1925). — Rosenblatt: Über den Zusammenhang zwischen dem Kardiospasmus und Cancer oesophagi. Dtsch. Röntgenkongreß 1912, 162. — Rosenheim: Über die idiopathische Speiseröhrenerweiterung. Berl. med. Ges. 26. Febr. 1902; Ref. Vereinsber. d. Dtsch. med. Wschr. 1902, Nr 11, 83.

Scheier: Zur Verwertung der Röntgenstrahlen für die Physiologie des Schluckaktes. Fortschr. Röntgenstr. 18, H. 6. — Schreiber, J.: Über den Schluckmechanismus. Arch. f. exper. Path. 46 (1901). (b) Über den Schluckmechanismus. Berlin 1904. (c) Über die normalen Vorgänge beim Schlucken und die Schluckkraft. Arch. Verdgskrkh. 14, 655 (1911); Arch. f. exper. Path. 67. (d) Zur experimentellen Pathologie und Chirurgie des Schluckapparates. Mitt. Grenzgeb. Med. u. Chir. 24, 356 (1912). (e) Über den Verschlußvorgang am Beginn der Speiseröhre. Arch. Verdgskrkh. 21, 179. (f) Über den bewegenden Einfluß der Schwerkraft u. a. Arch. Verdgskrkh. 21, H. 11. — Sinnhuber: Beitrag zur Lehre vom muskulären Kardiaverschluß. Z. klin. Med. 50, 102 (1903). — Sjörgen, T.: (a) Zur Röntgendiagnostik der Speiseröhrenerweiterung. Fortschr. Röntgenstr. 10, 270 (1906/07). (b) Beitrag zur Kenntnis von Divertikeln in der Speiseröhre. Fortschr. Röntgenstrahlen 14, H. 2, 117. — Sommer, J.: Beitrag zur Diagnostik der Speiseröhrentumoren. Fortschr. Röntgenstr. 31, 26 (1923/24). — Starck, H.: (a) Divertikel der Speiseröhre.

Leipzig 1900. (b) Über spasmogene Speiseröhrenerweiterungen im Röntgenbilde. Fortschritte Röntgenstr. **33**, 504 (1925); Münch. med. Wschr. **1924**, 335; Schweiz. med. Wschr. **1923/26**. (c) Zur Pathologie der Erweiterungen der Speiseröhre mit besonderer Berücksichtigung des Röntgenverfahrens. Verh. dtsch. Kongr. inn. Med. 29. Kongr. 1912. — Stern, N.: Die Röntgendiagnostik der Oesophagusdivertikel. Vestn. Rentgenol. (russ.) **3**, 171 (1925). — Suter, A.: Beitrag zur Pathologie und Therapie des Zenkerschen Divertikels. Schweiz. med. Wschr. **1922**, 342.

Teschendorf, W.: (a) Oesophaguscarcinom mit Perforation in die Luftwege. Dtsch. med. Wschr. **1920**, Nr 45. (b) Beiträge zur Röntgenologie der Fehler des rechten Herzens und zur Diagnose des Aortenaneurysmas. Fortschr. Röntgenstr. **31**, 461 (1923/24). (c) Die Röntgenuntersuchung der Speiseröhre. Ergebn. Strahlenforschg **3** (1928). — Thieding, F.: Über Kardiospasmus, Atonie und idiopathische Dilatation der Speiseröhre. Bruns' Beitr. **1921**, 237. — Thomsen, E.: Über Narbenverengerung der Speiseröhre. Ugeskr. Laeg. (dän.) **88**, 815 (1926). — Tilmann: Über Oesophagusdivertikel. Allg. ärztl. Verein Köln, 9. März 1908.

Weber, E.: Über ein neues Symptom bei Krebsstenosen des Oesophagus. Fortschr. Röntgenstr. **29**, 362 (1922). — Williams, H.: X-ray examination of stricture of the Oesophagus. Boston med. J. **5**, 5 (1910). Ref. Arch. Roentgen ray **15**, Nr 123, 202 (1910).

Zinn: (a) Gleichmäßige Erweiterung der Speiseröhre mit gleichzeitigem Kardiospasmus. (b) Röntgenbild eines Falles mit beginnender Oesophagusdilatation. Hufelandges. 14. Juli 1910. — Zwaardemaker und Kindermann: Nederl. Tijdschr. Geneesk. **2**, Nr 21 (1903). Zit. nach Schlesinger und Groedel.

IV. Mißbildungen des Oesophagus.

Von

Emil Wessely-Wien.

Mit 18 Abbildungen.

Der älteste uns bekannt gewordene Bericht über Mißbildungen der Speiseröhre stammt von Durston aus dem Jahre 1670. Es wurden im Laufe der Jahre immer mehr Fälle bekannt, welche zuerst Hirschsprung im Jahre 1861 sammelte. Mackenzie stellte im Jahre 1884 die bis dorthin bekannt gewordene Literatur zusammen und konnte bereits über 62 Mißbildungen berichten. Kreuter fand im Jahre 1905 schon 98 angeborene Mißbildungen der Speiseröhre. Es hat bei Durchsicht der Literatur den Anschein, als ob Mißbildungen im Laufe der letzten Jahrhunderte an Häufigkeit zugenommen hätten. Das ist aber sicherlich nicht richtig, sondern die Vertiefung der medizinischen Kenntnisse und die wesentlich bessere Beobachtung, aber auch die systematisch und auf wissenschaftlicher Basis durchgeführte Autopsie ist hauptsächlich der Grund, warum Mißbildungen in neuerer Zeit immer häufiger zur Beobachtung gelangen.

Was die prozentuelle Häufigkeit von Oesophagusmißbildungen anbelangt, so ist es bis heute noch nicht möglich, eine auf statistischer Basis beruhende Häufigkeitstabelle anzulegen. Der Grund dafür ist ein mehrfacher. Es gibt Mißbildungen, welche gleich nach der Geburt auffallende Symptome verursachen und vielfach das Individuum von Haus aus als lebensunfähig qualifizieren, andererseits aber findet man angeborene Mißbildungen mit denen ein Individuum vielfach sogar beschwerdefrei auch ein ziemlich hohes Alter erreichen kann. Die vereinzelten, bisher bekannt gewordenen statistischen Zusammenstellungen betreffen immer nur die lebensunfähigen Fälle. Bacigalupo und Vergnolle fanden unter 15000 Autopsien eine einzige Mißbildung. Hirschsprung, welcher 19000 Geburten der Kopenhagener Frauenklinik statistisch untersuchte, fand 7 Fälle, was einer perzentuellen Auswertung von $0,03^0/_0$ entspricht. E. Hoffmann fand an der staatlichen Frauenklinik in Dresden 14 Fälle von Mißbildungen auf 1676 Geburten, was einem perzentuellen Verhältnisse von $0,83^0/_0$ entspricht. Im Jahre 1926 hat Jedlička innerhalb 6 Wochen 3 Fälle von angeborener Speiseröhrenatresie mit Trachealfistel beobachtet. Würde man diese lokal gehäuften Fälle statistisch behandeln, so würde man auf eine ganz erschreckend hohe perzentuelle Häufigkeit gelangen. Es scheint aber aus den sporatisch auf die ganze Weltliteratur verteilten Fällen von Mißbildungen der Schluß berechtigt, daß diese im großen und ganzen relativ sehr selten sind.

Entwicklung des Oesophagus und Störungen der Entwicklung.

Die angeborenen Mißbildungen der Speiseröhre sind mannigfacher Art. Es gibt Verschlüsse, Verengerungen und Erweiterungen des Lumens, Mißbildungen in Form von Längsteilungen des Lumens und Störungen im Längenwachstume.

Um das Zustandekommen dieser Mißbildungen einigermaßen zu verstehen, ist es unbedingt notwendig, mit wenigen Worten die embryonale Entwicklung des Oesophagus und der Lungen zu streifen (nach BROMANN, de VRIES).

Unmittelbar nach Entstehung des primitiven Embryonaldarmes kann man 3 verschiedene Abschnitte unterscheiden:

1. einen kranialen Blindsack, aus welchem sich der Vorderdarm entwickelt,

2. einen mittleren, ventral offenen Darmteil, den sogenannten Mitteldarm, welcher die Kommunikationsstelle mit dem Dotterblasenstiel darstellt und

3. einen caudalen Blindsack, den Hinterdarm.

Der Vorder- und der Hinterdarm entwickeln und differenzieren sich sehr rasch.

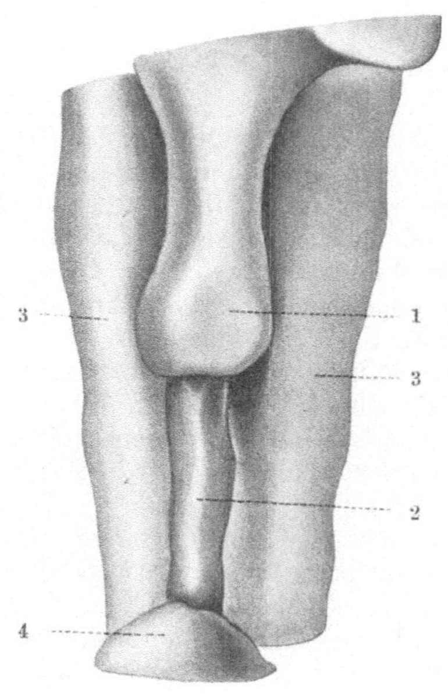
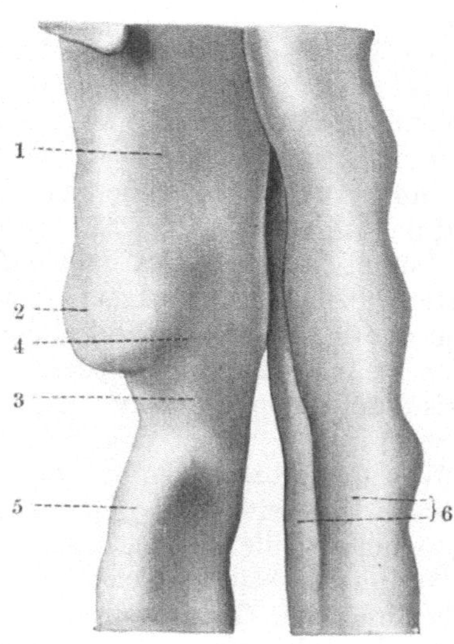

Abb. 1.   Abb. 2.

Abb. 1 u. 2. Entwicklung der Lungenanlage und des Oesophagus aus dem Vorderdarm.
Embryo, Homo sapiens, ex. op., 3,34 mm Steiß-Scheitellänge Pi 1.
(Aus der Sammlung Professor HOCHSTETTER, Wien. Modell des Ass. Dr. WIRTINGER.)
Abb. 1. Ansicht von vorne. 1. Ventrale Ausbuchtung des Vorderdarmes, erste Lungenanlage.
2. Ausbuchtung der Magenanlage. 3. Aorten. 4. Leberanlage.
Abb. 2. Ansicht von der Seite. 1. Undifferenzierter Vorderdarm. 2. Ventrale Vorbuchtung, erste
Lungenanlage. 3. Oesophagus. 4. Beginnende Schnürfurche. 5. Erste Magenanlage.
6. Beide Aorten.

Der Vorderdarm zeigt eine endodermale und mesodermale Anlage. Aus ihm entwickeln sich nun der Oesophagus, die Trachea, die Lunge und der Kehlkopf. Etwa in der zweiten Embryonalwoche entsteht an der ventralen Seite des Vorderdarmes eine leichte Ausbuchtung, welcher an der Außenseite eine Vorbuchtung, die mesodermale Lungenanlage entspricht (Abb. 1 u. 2).

Caudal von dieser ventralen Ausbuchtung bildet sich nun außen eine seichte Furche, welche allmählich auch dorsal weiterschreitet und eine kranialwärts immer weiter vordringende Einschnürung bildet. An der Innenseite des Vorderdarmes entstehen nun gleichzeitig entsprechend der von außen sichtbaren Einschnürung, Längsfalten; das bisher ovale Darmlumen wird zuerst längsoval, dann biskuitförmig und zuletzt verwachsen die vorspringenden Längsleisten beiderseits (Concrescenztheorie). So entstehen allmählich durch kranialwärts fortschreitende Verwachsung dieser Leisten aus dem einfachen Vorderdarme zwei röhrenförmige Gebilde; einerseits der Oesophagus mit seiner direkten

Kommunikation mit dem Darmtrakte, andererseits die Trachea mit der Lungenanlage (Abb. 3).

Etwa am Ende des ersten Embryonalmonates kommt dieser Abschnürungsprozeß zum Stillstand und die Kommunikationsöffnung zwischen dem nun bestehenden Respirations- und Verdauungstrakt wird durch den in Entstehung begriffenen Kehlkopfeingang gebildet. Gleichzeitig mit dem Abschnürungsprozeß kommt es aber auch zu lokalen Umbildungsprozessen, welche zur Differenzierung dieser Organe führen. Während aber die Vorderdarmpartie bis zu diesem Zeitpunkte sehr kurz war, verlängert sie sich nach der Abschnürung durch ein schnelles Längenwachstum sehr beträchtlich. Dadurch verschiebt sich das caudale Ende des Oesophagus stark caudalwärts, was für die Entstehung der definitiven Lage des Magens von großer Bedeutung ist.

Die embryonale Entwicklung der Speiseröhre kann nun in zwei verschiedenen Phasen gestört werden, und zwar erstens zur Zeit der Abschnürung des Trachealrohres und zweitens nach Beendigung des Abschnürungsprozesses. Die Störungen während des Abschnürungsprozesses bestehen vor allem in der Bildung von dauernden Kommunikationen zwischen Oesophagus und Trachea. Die höchstgradige Störung besteht darin, daß der Abschnürungsprozeß nur teilweise erfolgt, so daß Trachea und Oesophagus auf eine beträchtliche Strecke zusammen nur ein einziges Rohr bilden. Geringergradige Prozesse bestehen in einem breiten Fistelgang und noch geringergradige in feinen Fistelkanälchen, welche unter Umständen keinerlei Störungen späterhin zur Folge haben müssen.

Die Mißbildungen des Oesophagus ohne Kommunikation mit dem Trachealrohr

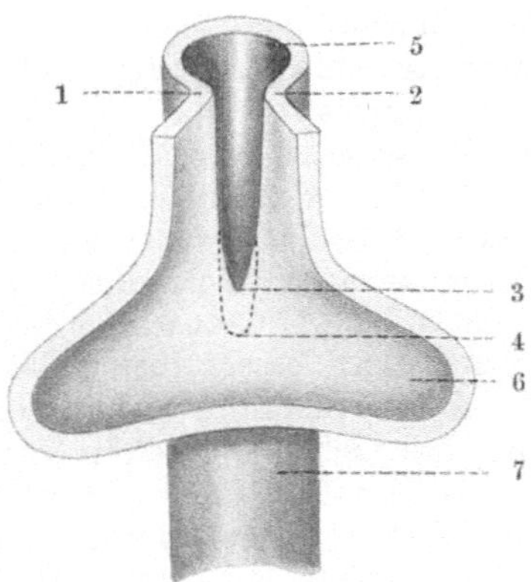

Abb. 3. Schematische Darstellung der Verwachsung der Längsleisten. Nach Entfernung eines Teiles der Vorderwand (Trachealrinne) nach Dr. WIRTINGER.
1 u. 2 Längsleisten entsprechend den Längsfurchen von außen. 3 Verwachsung der Längsleisten. 4 Bereits verwachsen. 5 Oesophagusrinne. 6 Lungensäckchen. 7 Oesophagus (intrabifurkaler Teil).

können nur nach dem Abschnürungsprozeß entstanden sein, d. i. nach dem ersten Embryonalmonate, zur Zeit der inneren Ausbildung. Sie bestehen in Verengerungen und Atresien. Der höchstgradige Verschluß besteht darin, daß der ganze Oesophagus ein solider Strang wird, geringergradige Mißbildungen sind Atresien auf kürzere Strecken, Diaphragmabildungen, partielle Faltenbildungen und Stenosen. Die Erklärungen für diese Mißbildungen sind mannigfache. Die naheliegendste Erklärung ist die, daß es beim Menschen vorübergehend infolge abnorm starker Epithelproliferation zu einer Epithelokklusion des Lumens kommt, welche später wieder verschwindet. Einen solchen vorübergehenden Darmverschluß hat TANDLER für das Duodenum des Menschen als Regel nachgewiesen. Er findet sich jedoch auch im Oesophagus bei Fischen, Hühnern, Eidechsen und Fröschen (BALFOUR). Es wäre naheliegend, auch für den Oesophagus des Menschen einen derartig vorübergehenden Verschluß anzunehmen. Doch sind die Ansichten darüber noch nicht unbestritten. Nach den Untersuchungen FORSSNERs kommt ein vorübergehender Verschluß der Speiseröhre in der Regel nicht vor und wenn schon, dann wäre er als Atavismus zu werten. Demgegenüber hat KREUTER bei menschlichen Embryonen Epithelverschlüsse des Oesophagus gesehen und nimmt auch für den Menschen eine solche vorübergehende Epithelokklusion als Regel an. Wird dieser epitheliale Verschluß nicht wieder gelöst, sondern durch einwachsendes Bindegewebe verstärkt, so bildet sich eben eine Atresie aus.

Andere Erklärungsversuche sind folgende:

1. Schmitz hat die Vermutung ausgesprochen, daß die Mißbildungen in der dritten und vierten Embryonalwoche auf rein mechanische Art entstehen. Um diese Zeit muß sich der Vorderdarm um die Herzanlage biegen, welche vorne liegt, während hinten die Rückenkrümmung und die Nackenbeuge wirken. Die Hinterwand des Oesophagus kann sich dabei an die Längsleisten anlegen und in der Mitte in den noch bestehenden Spalt hineingedrückt werden. Dadurch bleibt die Verwachsung der Längsleisten aus (Ösophago-Trachealfistel). Bei stärkerer Dehnung kommt es zu einem Einriß der Hinterwand, daher Teilung in ein oberes und unteres Speiseröhrenstück. „Bei Embryonen, bei welchen die Abschnürung der Trachea schon erfolgt ist, kommt es unter dem Einfluß dieser Kräfte zur Bildung einer reinen Oesophagusatresie." Welche Faktoren im Einzelfall die Mißbildung hervorrufen, eine abnorm starke Herzanlage oder eine ins pathologische gesteigerte Aufrollung des Embryos, oder auch eine zu schwache Anlage des Vorderdarms, welche den physiologischen Druckwirkungen nicht standhält, wird ebenso schwer festzustellen sein, wie der Grund für deren Auftreten.

2. Bei der Abschnürung des Trachealrohres wird unter Umständen zuviel Material für die Trachea und für die Lungenanlage verbraucht, so daß für den Oesophagus zu wenig übrig bleibt (Klebs).

3. Fetale Druckwirkung, verursacht durch lusorische Arterien. Kraus und Shellshear beschreiben Fälle, wo eine Arteria subclavia dextra als letzter Ast der Aorta entsprang und hinter dem Oesophagus auf die rechte Seite gelangte, wie dies nicht allzu selten vorkommt. Diese Erklärung ist aber wohl kaum sehr stichhaltig, da wir lusorische Gefäße, wie später auseinandergesetzt wird, bei sonst normalen Menschen nicht sehr selten finden.

4. Partielle Ernährung des Oesophagus nimmt Happich in 4 Fällen an. Die kleinen Äste, welche vom Aortenbogen zum Oesophagus gehen, waren obliteriert. Dieser Mittelteil der Speiseröhre erhielt sein Blut von den Trachealgefäßen.

5. Schlechte Ernährung infolge Gefäßverschlusses und Druckatrophie betrachtet Sencert als Ursache für einige Fälle. Da sich jedoch in diesen Fällen neben der Oesophagusmißbildung auch Gefäßmißbildungen vorfinden, muß man wohl eher die Ursache in einem gemeinsamen Fehler in der Keimanlage sehen.

6. Es ist nicht ganz ausgeschlossen, daß als Ursache der Mißbildungen eine von Haus aus fehlerhafte Keimanlage in Betracht kommt, für die möglicherweise Lues und Alkohol in Frage kommen.

Einteilung der Mißbildungen des Oesophagus.

Was nun die angeborenen Mißbildungen im speziellen anbelangt, so ist es mit Rücksicht auf die Klinik, Therapie und Prognose zweckmäßig, dieselben in gesonderten Gruppen abzuhandeln.

1. Atresien ohne Kommunikation mit den Luftwegen,
2. Atresien mit Kommunikation mit den Luftwegen,
3. Einfache Fistelbildungen mit den Luftwegen,
4. angeborene Stenosen,
5. angeborene Dilatationen,
6. Mißbildungen durch längsgestellte Scheidewände,
7. Abnormitäten im Längenwachstum.

1. Atresien des Oesophagus ohne Kommunikation mit den Luftwegen.

a) Der Oesophagus kann vollständig fehlen (Aplasie). Es sind nur einige Fälle dieser Mißbildung bekannt geworden. Sie ist immer mit schweren anderen Mißbildungen kombiniert. In einem Falle (Lozach) fehlten auch die ganzen

Luftwege und der Pharynx. In einem zweiten Falle (TIEDEMANN) fehlte auch der Magen und der Dünndarm. In diesen Fällen endet der Mund blind.

b) Der ganze Oesophagus ist atretisch und besteht aus einem fibrösen oder muskulösen Strang. Wenn es gelegentlich bei entwickelter Lungenanlage heißt,

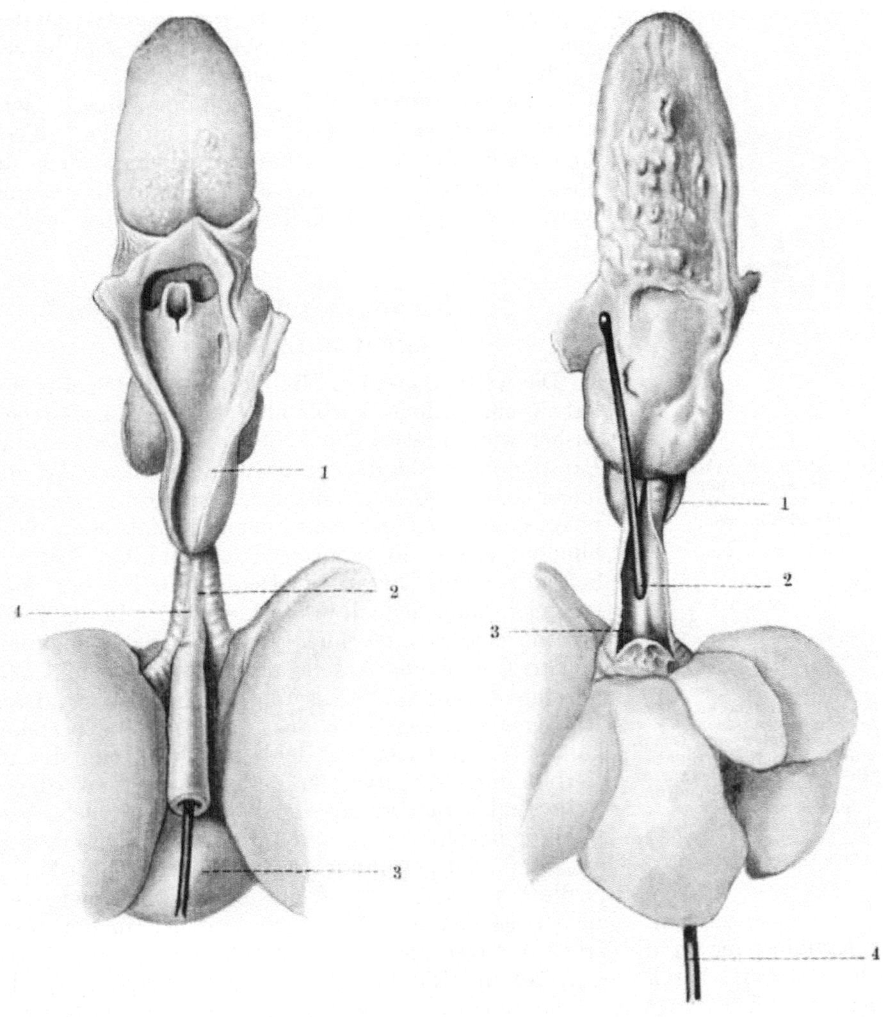

Abb. 4.   Abb. 5.

Abb. 4. Atresie des Oesophagus in mittlerer Höhe mit Fistel zwischen Oesophagus (unterer Teil) und Trachea in der Höhe der Bifurkation. Ansicht von hinten.
(Präparat des Pathologisch-anatomischen Instituts der Universität Wien. Vorstand: Prof. MARESCH.)
1 Spindelig aufgetriebener Teil des Oesophagus. 2 Atresie. 3 Sonde in der unteren Hälfte des Oesophagus. 4 Stelle der Kommunikation mit der Trachea.
Abb. 5. Ansicht von vorne. 1 Oesophagus oberer Teil. 2 Fistelöffnung mit Sonde. 3 Carina. 4. Sonde im unteren offenen Anteile des Oesophagus liegend.

daß keine Verbindung zwischen Mund und Magen bestand, so beruht dies wohl auf einem präparatorischen Irrtum. Der Oesophagus ist dann zumeist ein dünner Strang, den man wohl übersehen kann. Auch diese Mißbildung ist sehr selten und vielfach mit schweren anderen Mißbildungen kombiniert. So findet sich bei POLLAILON eine Aplasie des Radius, Klumpfüße und Atresia ani. PINARD beschreibt Anencephalus mit Atresia ani und Fehlen der Geschlechtsteile.

c) Das Lumen des Oesophagus ist auf eine Strecke obliteriert. Man unterscheidet zwei Formen von solchen Atresien. Die queren Unterbrechungen können sich einerseits auf größere Strecken (einige Zentimeter) ausdehnen. Solche Obliterationen des Oesophagus fanden sich bisher in 11 Fällen in der Mitte des Oesophagus, in 9 Fällen im unteren Anteile der Speiseröhre. In einem Falle von Marigues bestand der untere Teil des Oesophagusabschnittes aus kleinen Blasen vor der Wirbelsäule, welche sich bei der Lufteintreibung aufblasen ließen.

Anderseits finden sich auch dünne, quere membranöse Atresien; es wurden bisher nur 2 Fälle dieser Art beschrieben. Einmal bestand ein Septum in der oberen Hälfte des Oesophagus (Tenon). Einmal wurde ein solches oberhalb der Kardia beschrieben (Rossi).

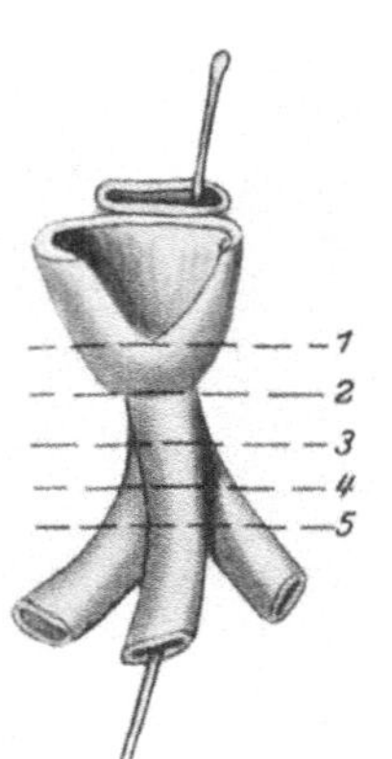

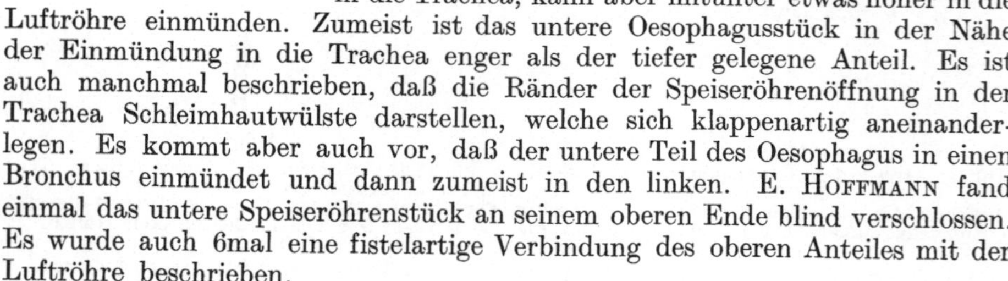

Abb. 6. Präparat von einem 9 Tage alt gewordenen Säugling H. P., bei dem intra vitam die Mißbildung nicht diagnostiziert worden war. Tod infolge Inanition und Pneumonie. Prot.-Nr. 1038/27 des Patholog.-anatom. Instituts Prof. Maresch in Wien. Präparat Dr. Hamperl. Atresie des Oesophagus mit Kommunikation des unteren Oesophagusteiles mit der Trachea. Strangförmige Verbindung zwischen dem oberen sackartig erweiterten Oesophagusteile und dem unteren Oesophagusabschnitte. — Präparat von hinten gesehen. Das ganze Präparat wurde zum Studium der histologischen Verhältnisse in Serien geschnitten. Die Schnitte 1—5 (Abb. 7—11) geben Übersichtsbilder.

2. Atresien mit Kommunikation mit den Luftwegen.

Die weitaus meisten Mißbildungen der Speiseröhre haben eine offene Verbindung mit den Luftwegen. Bisher wurden etwa 200 Fälle bekannt. Geradezu als Paradigma der häufigsten Mißbildung dieser Art gilt folgende, in Abb. 4 u. 5 beschriebene Form. Der Oesophagus endet in der Nähe der Bifurkation in einen blinden, etwas dilaterierten Sack und hat Ähnlichkeit mit einem Divertikel. Der untere Teil des Oesophagus mündet jedoch in die Luftröhre. In der Regel besteht eine strangförmige Verbindung zwischen dem sackartigen oberen Anteile des Oesophagus und dem unteren Anteile der Speiseröhre, die vorwiegend aus Bindegewebe oder auch aus Muskelgewebe bestehen kann. Gelegentlich aber fehlt angeblich eine direkte Verbindung. In etwa 60 der bekannt gewordenen Fälle findet sich keine Angabe, ob eine solche Verbindung bestand oder nicht. Der untere Speiseröhrenanteil mündet gewöhnlich knapp über der Bifurkation in die Trachea, kann aber mitunter etwas höher in die Luftröhre einmünden. Zumeist ist das untere Oesophagusstück in der Nähe der Einmündung in die Trachea enger als der tiefer gelegene Anteil. Es ist auch manchmal beschrieben, daß die Ränder der Speiseröhrenöffnung in der Trachea Schleimhautwülste darstellen, welche sich klappenartig aneinanderlegen. Es kommt aber auch vor, daß der untere Teil des Oesophagus in einen Bronchus einmündet und dann zumeist in den linken. E. Hoffmann fand einmal das untere Speiseröhrenstück an seinem oberen Ende blind verschlossen. Es wurde auch 6mal eine fistelartige Verbindung des oberen Anteiles mit der Luftröhre beschrieben.

Um zu ersehen, wie der histologische Aufbau des Oesophagus bei dieser Mißbildung gegenüber der Norm verändert sei, habe ich eine derartige Atresie (Abb. 6) in Serien geschnitten. Die folgenden Schnitte (Abb. 7—11) geben ein anschauliches Bild der schweren Verbildung.

Von dem als Paradigma bezeichneten Typus der Speiseröhrenmißbildung lassen sich alle anderen Formen leicht ableiten (Abb. 12). In den weitaus meisten Fällen ist der Oesophagus, wenn auch atretisch und strangförmig verkümmert,

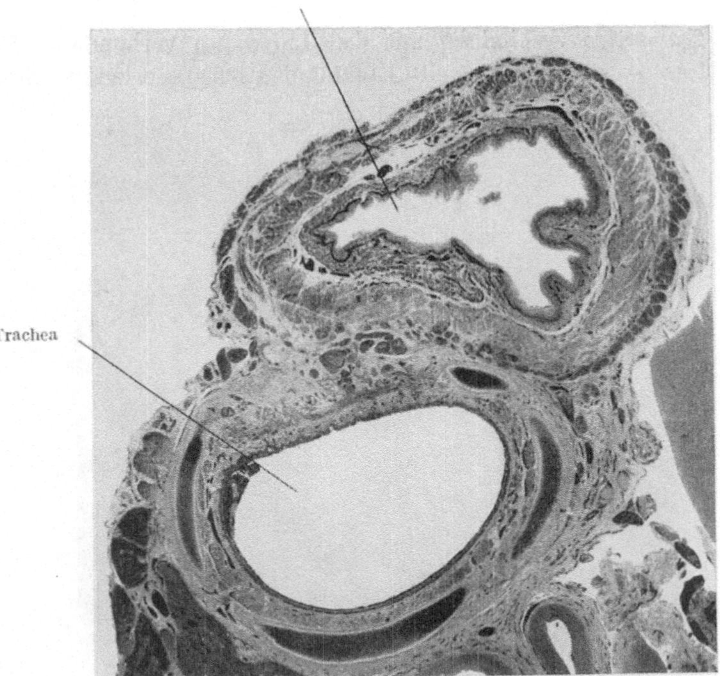

Abb. 7. (Schnitt 1.) Die Lichtung von Trachea und Oesophagus normal weit. Auffallend ist aber hier schon das enge Anliegen des Oesophagus an das Lig. tracheale. An Stelle des sonst vorwiegend lockeren Zellgewebes findet sich hier eine Aufsplitterung der äußeren Muskelhaut des Oesophagus, von der Züge in das Lig. tracheale hineinziehen.

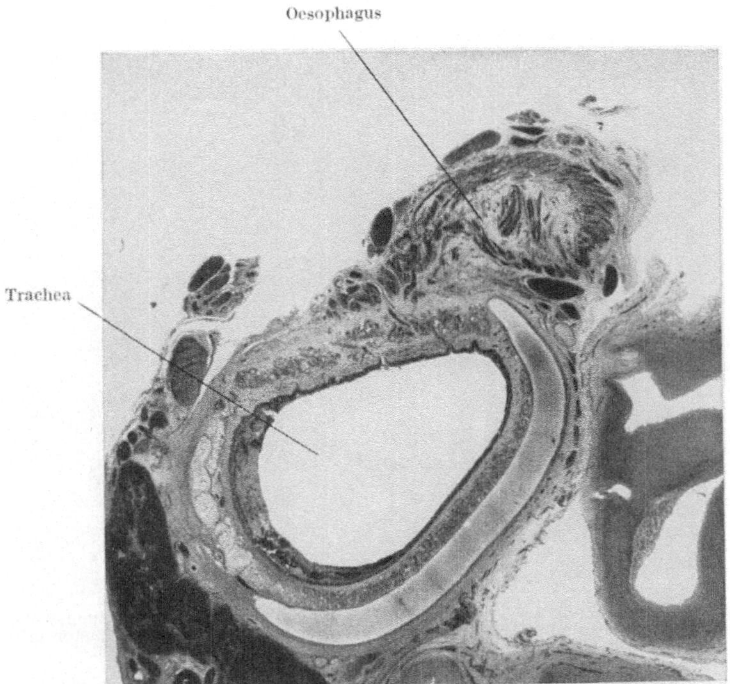

Abb. 8. (Schnitt 2.) Oesophaguslichtung und Schleimhaut fehlen. Die Muskulatur des Oesophagus unregelmäßig, zerworfen. Auch hier ziehen einige Bündel in das Lig. tracheale.

durch eine fistelartige Verbindung mit den Luftwegen verbunden. Es gibt aber, wenn auch äußerst selten, weite Kommunikationen auf längere Strecken,

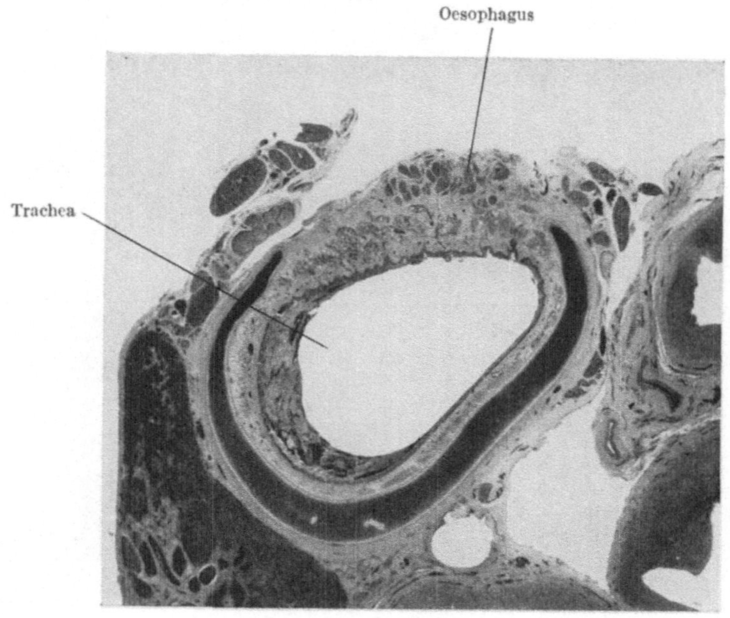

Abb. 9. (Schnitt 3.) Die Stelle des Oesophagus nur durch einige wirr durcheinander verlaufende Bündel von Muskelfasern markiert, die dem Lig. tracheale innig anliegen.

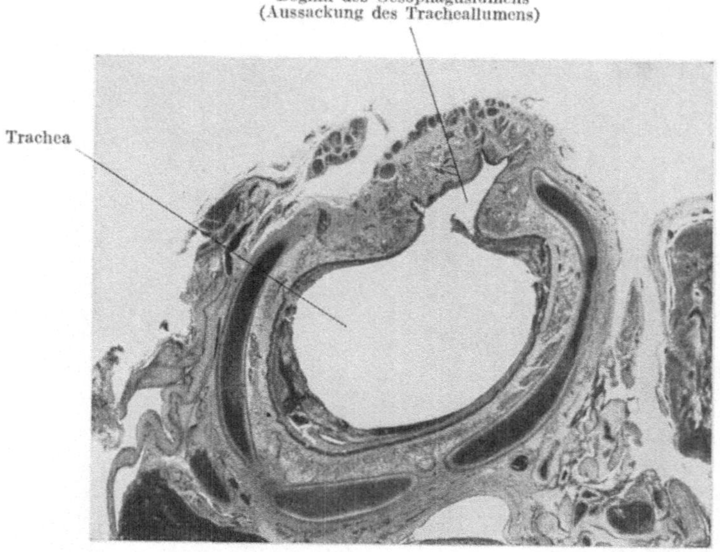

Abb. 10. (Schnitt 4.) Aussackung des Trachealrohres im Bereiche der Pars membranacea als Beginn des unteren Oesophagusabschnittes. In der Tiefe der Aussackung bereits Pflasterepithel. Die normale Schichtenfolge des Oesophagus noch nicht vorhanden.

so zwar, daß Oesophagus und Trachea ein einziges Rohr darstellen. Einen solchen Fall beschrieb Richter, wo Trachea und Oesophagus im oberen Anteile des Brustkorbes einen einzigen Kanal bildeten. Hier war also die embryonale Trennung auf eine größere Strecke unterblieben.

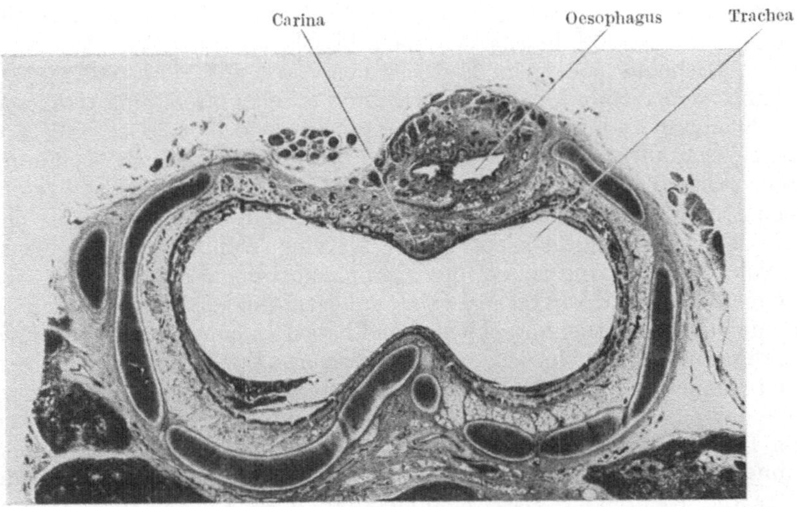

Abb. 11. (Schnitt 5.) In Bifurfurkationshöhe (man sieht die beginnende Teilung in die zwei Hauptbronchien) ist bereits ein, wenn auch rudimentärer, Oesophagus vorhanden. Die Muskulatur noch sehr unregelmäßig und ungleich angeordnet. Eine Rings- und Längsmuskelschicht noch nicht zu erkennen. Die Anlagerung an das Lig. tracheale auch hier sehr innig.

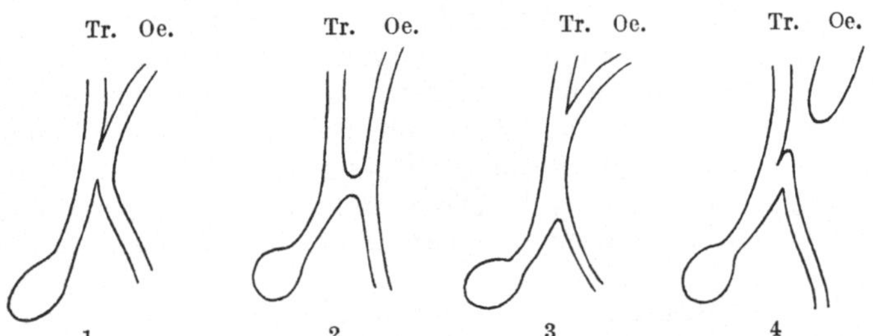

Abb. 12. Schema der Oesophagustracheal-Kommunikationen nach FORSSNER.
1 Primärstadium. 2 Kanalförmige Fistel (EPPINGER). 3 Oberer und unterer Oesophagusschenkel in der Trachea (v. DER WARDER.) 4 Typische Oesophagusatresie mit Trachealfistel.

3. Einfache Oesophagustrachealfistel.

Es finden sich jedoch, wenn auch sehr selten, angeborene reine Ösophagotrachealfisteln bei sonst normal gebauter Speiseröhre. Einen solchen Fall hat zuerst VROLICK beschrieben. Er fand bei einem 5 Tage alten Kinde am obersten Teile des Oesophagus eine verengte Stelle, oberhalb welcher sich eine Kommunikationsöffnung mit der Trachea vorfand. Einen zweiten Fall beschrieb LAMB. Er betraf ein 7 Wochen altes Kind, bei welchem sich eine Fistel vorfand, welche vom unteren Rande der Cartillago cricoidea schief nach unten in den Oesophagus mündete. Durch die dichte Anlegung der Fistelwand war die Gefahr des Eintretens von Oesophagusinhalt in die Trachea einigermaßen verhindert worden. Einen ähnlichen Fall beschreibt auch RIBBERT, welcher bei einem 4jährigen Kinde, welches seit seiner Geburt an Dyspnoe litt, eine ähnliche Fistel vorfindet. Die Mündung im Oesophagus sah aus wie ein Traktionsdivertikel. Der Kehlkopf war eng und es fehlten die Stimmbänder. EPPINGER fand bei einem jungen Manne eine Ösophagotrachealfistel von 1 cm. gerade über dem Sporn der Bifurkation, welche in gleicher Höhe in die Speiseröhre einmündete.

Dieselbe war für einen Katheter durchgängig. An der engsten Stelle des Fistel-
kanals war die Schleimhaut stark gefaltet. Der dem Oesophagus zugekehrte
Teil des Fistelganges hatte, mit bloßem Auge besehen, eine der Speiseröhrenschleimhaut und der tracheale eine der Luftröhrenschleimhaut ähnliche Aus-
kleidung. HEIDERICH beschreibt einen Fistelkanal zwischen Oesophagus und
rechtem Bronchus bei einem Erwachsenen.

Während der embryonalen Entwicklung scheint öfters eine tracheo-ösopha-
geale Kommunikation zu bestehen, die sich jedoch wieder schließt. Dafür
sprechen vor allem die als degenerierte Reste der einstigen Kommunikation
zwischen Oesophagus und Trachea betrachteten kongenitalen Cystengeschwülste,
welche zwischen der Bifurkation der Trachea und dem Oesophagus eingekeilt
liegen. Sie sind zumeist nicht größer als eine Walnuß, von kugeliger Form
und von einigen Längsfasern des Oesophagus überkleidet. Dort, wo diese
Cystengeschwülste der Trachealwand anliegen, fehlen diese Muskelzüge. Sie
sind mit Flimmerepithel ausgekleidet und haben einen schleimig-kolloiden, dickflüssig braunen Inhalt, in dem sich desquamierte Epithelzellen vorfinden. Diese
Cysten können gelegentlich in das Lumen des Oesophagus vorspringen und ihn
an dieser Stelle auch verengern. Dadurch, daß diese Verengerung zu einer sekundären Dilatation und Hypertrophie der Speiseröhre Veranlassung geben kann,
gewinnen diese Cystengeschwülste auch eine gewisse praktische Bedeutung.

Für die Richtigkeit der Annahme, daß diese Cysten rudimentäre Reste
einer Ösophagotrachealfistel darstellen, spricht auch eine Beobachtung ZIERLs.
Eine 20jährige Frau war an Pneumonie gestorben und hatte nie Schluckbeschwerden gehabt. Es fand sich zwischen Oesophagus und Trachea eine
Cyste. Von dieser aus ging ein feiner Kanal in die Vorderwand der Speiseröhre
und mündete frei in das Lumen. MOHR und TRESPE fanden in Cysten auch
Knorpelteile, so daß man sicher eine tracheale Abschnürung annehmen darf.

Bisweilen findet man in der Höhe der Bifurkation vom Oesophagus und
von der Trachea her trichterförmige Öffnungen, welche durch einen bindegewebigen Strang verbunden sind. Diese Bildungen entsprechen entwicklungsgeschichtlich der einstigen breiten Kommunikation zwischen Vorderdarm und
Respirationstrakt.

Einen sehr interessanten, einzig dastehenden Fall der offenen Kommunikation von Speiseröhre mit dem linken Bronchus und der linken Lunge, der
ganz besonderes entwicklungsgeschichtliches Interesse verdient, fand PAUL,
Abb. 13 u. 14.

Bei der Sektion eines an Herzlähmung im Verlaufe einer toxischen Diphtherie verstorbenen 2½jährigen Mädchens, ohne sonst auffälligen klinischen Befund (auch in der
Anamnese nichts Bemerkenswertes) fand sich, daß die rechte Lunge zweilappig, weit über
die Mittellinie nach links reichte und so der linke Pleuraraum zum Teil von dieser Lunge,
zum Teil vom mächtig dilatierten Herzen ausgefüllt war. Zwischen Herzbeutel und linker
Thoraxwand nur lockeres Bindegewebe. Die linke Lunge fehlte.

Nach genauer Präparation zeigte sich, daß das Herz eigenartig konfiguriert war. Der
stark vergrößerte rechte Ventrikel springt stark nach rechts und unten vor und bildet so
die Herzspitze, neben dieser Spitze eine tiefe Einkerbung. An der Herzkrone gehen die
Gefäße an normaler Stelle ab, nur wendet sich die Arteria pulmonalis unmittelbar nach
Abgang des offenen Ductus Botalli nach rechts und zieht in gleicher Stärke zur rechten
Lunge ohne eine normale linke Pulmonalis abzugeben.

Bei Betrachtung von rückwärts zeigt sich nun, daß der linke Stammbronchus einen
Zentimeter nach der Bifurkation blind endigt. Im hinteren Mediastinum kommt bei der
Präparation dem unteren Oesophagus angelagert und knapp oberhalb des Zwerchfelles
gelegen, ein in lockeres Bindegewebe eingebetteter dreieckiger Lappen zum Vorschein,
der von dunkelroter Farbe und fleischiger Konsistenz ist und dem Aussehen nach einem
fötalatelektatischen Lungenlappen gleicht. Zu diesem Lappen zieht von der Arteria pulmonalis unmittelbar nach dem Ductus Botalli ein dünner Ast und tritt in den Lappen ein.
Diese Arteria entspricht nach ihrer Abgangsstelle offenbar einer rudimentären linken
Arteria pulmonalis. Außerdem bezieht aber der Lappen sein Blut aus einem oberhalb des

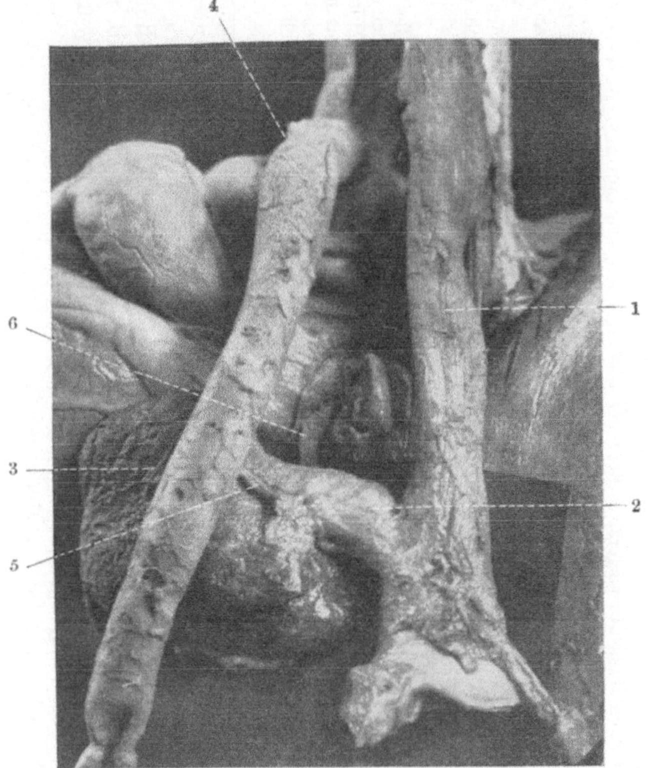

Abb. 13. Übersichtsbild von hinten gesehen.
1 Blinde Endigung des linken Stammbronchus. 2 L. Stammbronchus.
3 L. rudimentäre Lunge. 4 Oesophagus (zur Übersicht etwas verzogen).
5 Cor. 6 Rechte Lunge.

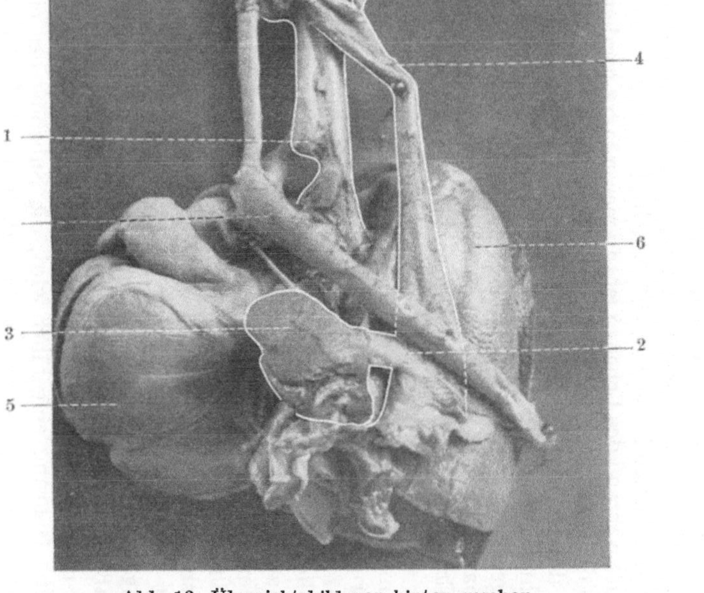

Abb. 14. Detailbild.
1 Oesophagus. 2 Ösophagealer Stiel mit Andeutung der Knorpelringzeichnung.
3 Rudimentäre Lunge. 4 Aorta. 5 Aortenast. 6 Lungenvene.

Zwerchfelles nach links abzweigenden Aste der absteigenden Brustaorta, Eine Vene tritt aus dem Lappen aus und mündet in den linken Vorhof, analog einer Lungenvene.

Mit dem Oesophagus ist der Lappen durch einen dicken Stiel verbunden, der Ringknorpel enthält und die Stärke des rechten normalen Stammbronchus hat. Legt man nun einen Frontalschnitt durch diesen dreieckigen Lappen, so sieht man am Durchschnitt weit klaffende, zum Teil von Ringknorpel umgebene Lumina, also anscheinend Bronchien. Sondiert man diese Bronchien, so gelangt man durch den knorpeligen Stiel in den Oesophagus, von dessen kardialem Anteil trichterförmig ein Kanal schräg nach oben zieht und sich in dem Lappen verzweigt.

Bei der histologischen Untersuchung finden sich in dem Lappen tatsächlich alle Bestandteile einer embryonalen Lunge, von einer Knorpellage umsäumte, zum Teil noch mit Cylinderepithel ausgekleidete Lumina, in der Wand dieser Bronchien noch glatte Muskulatur und Schleimdrüsen, sodann reichlich lymphatisches Gewebe und von kubischem Epithel ausgekleidete Lungenalveolen, wie in einer embryonalen Lunge. Stellenweise ist das Gewebe auch entzündlich infiltriert (frühere Entzündungsvorgänge gelegentlich von Eindringen von Speisebrei durch den Kanal).

Es handelt sich demnach um eine vollständige Agenesie der linken Lunge mit Bildung einer rudimentären Nebenlunge aus dem unteren Oesophagusanteile. Ontogenetisch wäre diese Bildung so zu erklären, daß bei der Entstehung der Lungenrinde im Vorderdarm in frühembryonaler Zeit die Anlage der linken Lunge (das linke Lungenfeld) bei der Abschnürung am Kopfdarm verblieb, mit dem Längenwachstum des Oesophagus mit diesem nach unten verlagert wurde, jedoch noch die Fähigkeit behielt, zu einer rudimentären Lunge auszusprossen. Dieser Fall würde somit für den Menschen die paarige Anlage der Lunge erweisen.

Die *Symptome* einer angeborenen einfachen Speiseröhrenatresie sind recht auffallende. Das Kind wird beim Schlucken blau, asphyktisch, hustet und erbricht wieder. Das Erbrechen erfolgt gleichzeitig durch Mund und Nase und ist schaumig. Jeder Versuch dem Kinde Nahrung einzuflößen löst die gleichen Erscheinungen aus. Es ist jedoch auffallend, daß diese alarmierenden Symptome mitunter anscheinend nicht recht beachtet werden und daher Atresien der Speiseröhre während des Lebens nicht immer erkannt werden. Es ist wahrscheinlich, daß die oft frühzeitig einsetzende Schluckpneumonie das Bild beherrscht und aus diesem Grunde die bestehende Mißbildung nicht diagnostiziert wird.

Besteht eine Ösophagotrachealfistel, dann können noch andere Erscheinungen auftreten. So kann es zum Erbrechen von Mekonium kommen, obwohl man mit einer Sonde nicht in den Magen gelangen kann. Es wurde auch galliges Erbrechen beschrieben, welches durch die Luftröhre erfolgt sein muß (Proset). Es kann aber infolge Kommunikation des unteren Speiseröhrenanteiles mit der Luftröhre Luft in den Magen gelangen und so der Magen aufgebläht werden. Dieser Befund könnte unter Umständen bei diagnostizierter Speiseröhrenatresie einen Schluß auf eine Luftröhrenfistel erlauben. Drückt man nämlich auf den Magen, so entweicht die Luft durch den Mund (Lateiner). Es wird auch beschrieben, daß bei der Inspiration ein gurgelndes Geräusch hörbar sein soll (Lefour). Häufig hört man wohl das Rasseln des schaumigen Sekrets, das nur teilweise ausgehustet wird. In der Regel ist ein normaler Auskultationsbefund der Lungen zu erheben.

Es ist auffallend, daß diese Kinder urinieren. Dieser Umstand kann zu Täuschungen Veranlassung geben und wurde auch von Theron dahin ausgelegt, daß vom Rachen und von der Speiseröhre Flüssigkeit resorbiert werden soll. Das ist aber gewiß nicht richtig. Es wird eben bei dem Stoffumsatz, wenn schon keine Nahrung eingeführt wird, die Substanz des eigenen Körpers abgebaut, um den Lebensprozeß zu unterhalten. Auffallend ist daher auch die schnelle Abmagerung und die rasche Abnahme der Harnmenge. Alle diese Kinder gehen daher ausnahmslos an Inanition oder an Schluckpneumonie innerhalb der ersten Woche zugrunde.

Diagnose. Die Speiseröhrenatresie wird vor allem durch Sondierung festgestellt. Bei Neugeborenen ist der Oesophagus etwa 10 cm lang und beginnt in 7 cm von der oberen Zahnreihe. Er hat wenigstens 4 mm im Durchmesser und kann daher mit einer entsprechenden Sonde, einer halbsteifen Bougie oder einem Nelatonkatheter sondiert werden. Ist jedoch die Sonde zu weich, so könnte sie sich umbiegen und zu einer Täuschung Veranlassung geben. Es ist daher nötig sich zu vergewissern, daß die Sonde sich nicht umbiegt. In einem Falle wurde durch Exploration mit dem Finger (THOMAS) eine hochsitzende Atresie diagnostiziert. Man kann jedoch unter Umständen auch eine retrograde Sondierung nach Anlegung einer Gastrostomie vornehmen. Dies ist in solchen Fällen von Bedeutung, wo nur eine membranöse Atresie besteht und daher nach Perforation der Membran natürliche Verhältnisse hergestellt werden könnten. Bisweilen ist auch die Röntgenuntersuchung geeignet, die Diagnose zu erleichtern (COVILLE, JASINSKI). Da auch das beschriebene Erbrechen, das sofort nach jeder Nahrungsaufnahme einsetzt, die Gefahr einer Aspiration bedingt, soll von einer Kontrastfüllung des Oesophagus Abstand genommen werden und eine schattengebende Sonde benützt werden. Es kann mittels Röntgenuntersuchung die Frage entschieden werden, ob eine Atresie besteht oder nicht und in welcher Höhe. Sie könnte im Falle von einfacher Atresie durch Sondierung von oben und retrograd die Möglichkeit bieten, die Länge der Atresie festzustellen und auf diese Weise auch die evtl. mögliche Therapie diktieren.

Besteht die Annahme, daß es sich um eine Mißbildung des Oesophagus handelt, so ist vor allem festzustellen, ob die erbrochenen Massen aus dem Magen kommen oder nicht. Dies ist leicht möglich durch die Untersuchung auf Salzsäure. Differentialdiagnostisch ist daran zu denken, daß Pylorospasmus bei Kindern auch zu Erbrechen führt und daß auch eine Atresie, z. B. im Duodenum, bestehen kann. Es ist jedoch dem gegenüber bemerkenswert, daß in diesem Falle das Erbrechen nicht sofort erfolgt, sondern einige Zeit nach der Nahrungsaufnahme, daß es also ein wirkliches Erbrechen ist und nicht von Erstickungsanfällen begleitet. Das Meconium dieser Kinder enthält, da kein Fruchtwasser verschluckt werden konnte, auch keine Lanugohärchen (KAUFMANN) und keine Epidermisschuppen (KIPPER). Es wurde auch beobachtet, daß unmittelbar nach der Geburt Schleim und Fruchtwasser aus Mund und Nase floß (KIPPER).

Die Ösophagoskopie ist bisher nur von LUBLINER angewendet worden. Sie ist aber in diesen Fällen kein gleichgültiger Eingriff. Die Tracheoskopie könnte auf Grund theoretischer Überlegung evtl. benützt werden um zu entscheiden, ob eine Ösophagotrachealfistel besteht. Sie ist aber auch für diese Zwecke besser zu unterlassen, da das Passieren der Ringknorpelenge in diesem Alter einen Eingriff darstellt, der in keinem Verhältnis zu dem evtl. Wert der ganzen Untersuchung steht.

Die *Prognose* einer Atresie mit Luftröhrenverbindung ist wegen der ständigen Gefahr der Aspiration absolut schlecht. Etwas besser ist die der einfachen Atresie.

Therapie. Die Behandlung kann nur eine chirurgische sein und besteht in der Gastrostomie. Ansonsten geht das Kind wenige Stunden bis wenige Tage nach der Geburt an Schluckpneumonie oder an Inanition zugrunde. Aber auch die bisher an 17 Fällen durchgeführte Gastrostomie hat keinen lebensrettenden Eingriff dargestellt. Ein einziges Kind wurde mit einer Magenfistel 28 Tage alt. Der Versuch, das Oesophaguslumen herzustellen, scheint auf Grund der histologischen Untersuchung wohl für die meisten Fälle ein aussichtsloses Unterfangen.

4. Kongenitale Stenosen.

Einfache angeborene Stenosen wurden bisher bei Neugeborenen anatomisch noch nicht nachgewiesen. Es kommen jedoch, wenn auch äußerst selten, in den verschiedensten Lebensaltern Oesophagusstenosen zur Beobachtung, welche zufolge ihres anatomischen Verhaltens und mit Rücksicht auf die Beschwerden aus der frühesten Kindheit als angeboren bezeichnet werden dürfen.

Einen typischen Fall einer solchen Beobachtung bei einem Kinde beschreibt Mayer. Es handelte sich um ein neunjähriges Mädchen, das schon als Säugling die Nahrung in ausgedehntem Maße wieder in die Höhe brachte und dabei auch reichliche Mengen klebrigen Schleimes auswarf. Nach der Entwöhnung war es dem Kinde unmöglich, irgendwelche feste Speisen hinunterzubringen. Dieselben regurgierten unausbleiblich nach einigen Minuten. 9 Jahre lebte das Kind von Milch und Beeftea. Im dritten Jahre wäre es fast verhungert. Die Untersuchung ergab ein anämisches Individuum von 35 Pfund Gewicht. In Narkose fand sich eine Verengerung am unteren Ende der Speiseröhre, welche eine Sonde von 6 mm eben passieren ließ und dabei deutlich festhielt. In einer zweiten Sitzung gelang es eine Sonde von 9 mm durchzubringen, worauf die Patientin sofort eine größere Menge Milch auf einmal trinken konnte. Sie begann darauf, ohne mehr zu regurgitieren, feste Speisen zu essen. Es wurde mit regelmäßiger Sondierung fortgefahren; erst nach drei Monaten wurde aufgehört. Nach 6 Monaten wog die Kranke 53 Pfund. Nach einem Jahre hielt die Heilung noch an.

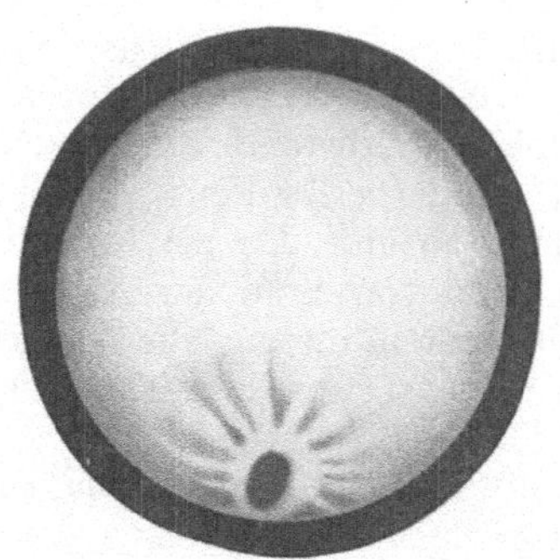

Abb. 15. Ösophagoskopisches Bild einer angeborenen Stenose der Speiseröhre (exzentrische Kommunikation). (Nach van den Wildenberg.)

Es ist begreiflicherweise gar nicht möglich, eine auch nur annähernd perzentuelle Häufigkeit dieses Vorkommens aufzustellen. Angeborene Stenosen dürften aber sehr selten sein. Sie betreffen männliche und weibliche Personen zu gleichen Teilen und finden sich in allen Lebensaltern bis ins Greisenalter. Der älteste Fall betraf einen Mann von 84 Jahren.

Lotheissen hat die Fälle von angeborenen Stenosen, soweit sie einwandfreie Beobachtungen betrafen, gesammelt und fand 45 Fälle. Guisez fand unter 3000 Ösophagoskopien 6 Fälle von angeborenen Stenosen. In der allerletzten Zeit berichtete Prokiewicz über einen Fall, der einen 18jährigen Mann betraf. Sarpion beschrieb an der Hand mehrerer Fälle die infantilen Stenosen. Wildenberg veröffentlichte gleichfalls einen Bericht über zwei Kinder mit kongenitalen Speiseröhrenverengerungen, über moderne Diagnostik und erfolgreiche Dilatationsbehandlung.

Die angeborenen Stenosen treten in zwei Formen auf. Es finden sich einmal Membranen, welche das Oesophaguslumen quer verschließen und welche entweder zentral oder exzentrisch eine kleine Öffnung von 2—3 mm Durchmesser besitzen und so eine Kommunikation gestatten (Abb. 15). Bisweilen ist jedoch die Öffnung auch größer, oft so groß, daß das Bild einer halbmondförmigen Klappe entstehen kann.

Die zweite Form stellt eine zylindrische Verengerung des Oesophagus von 11—20 mm Länge dar. Oberhalb und unterhalb dieses verengten Oesophagusanteiles besteht gewöhnlich ein konischer Übergangsteil. Der Durchmesser dieser Form beträgt oft 2—3 mm, kann aber auch bis zu 1 cm betragen. Beide Formen von Stenosen geben im Verlaufe der Jahre zu sekundären Veränderungen des oberhalb der Stenose liegenden Oesophagusanteiles Veranlassung. Es bildet sich gewöhnlich eine sekundäre Dilatation oberhalb der Stenose, die bis zu 6 cm Durchmesser erreichen kann (Abb. 16). Durch die Stagnation von Speiseinhalt kommt es zu chronisch entzündlichen Veränderungen der Schleimhaut, zu Erosionen, Geschwüren, ja sogar zu polypösen Wucherungen. Die Muskulatur wird auch zumeist hypertrophisch.

Was den Sitz der Stenosen anlangt, so finden sie sich interessanterweise zumeist an den Stellen der drei physiologichen Engen: am Oesophaguseingang in der Höhe der Bifurkation und in der Nähe des Hiatus. Es finden sich so wie bei den Atresien, auch Kombinationen mit Trachealfisteln, jedoch soweit die bisherige Literatur eine einwandfreie Schlußfolgerung zuläßt, in einem sehr kleinen Prozentsatze.

Einen sehr hübschen diesbezüglichen Fall beschreibt BRENNER, welcher bei einer jungen Frau eine Ringfalte fand und unter dieser eine Ösophagotrachealfistel.

Was den Entstehungsmechanismus der Oesophagusstenosen anlangt, so ist derselbe wie bei den Atresien. Die Ursache liegt wahrscheinlich in einer abnorm starken embryonalen Epithelproliferation, die zu einer Okklusion des Oesophaguslumens führt. Wird diese Okklusion wieder gelöst, ehe das einwachsende Bindegewebe sie definitiv konsolidiert hat, so kommt es eben zu einer Striktur oder Stenose. Pathologisch-anatomisch kann man eine angeborene Stenose daran erkennen, daß die Schleimhaut vollständig intakt ist, keinerlei Narben zu erkennen sind und auch die Gewebsschichtung keine entzündliche Veränderungen nachweisen läßt.

Die angeborenen Stenosen geben schon frühzeitig Anlaß zu Beschwerden. In einigen Fällen sollen diese Beschwerden bereits nach der Geburt bemerkbar geworden sein (CRUVEILHIER, CRARY und DEMME). Zumeist werden die Schluckbeschwerden manifest, wenn das Kind entwöhnt wird und von der flüssigen zur breiigen Kost übergeht. Je nachdem dies der Fall ist, variiert auch der Zeitpunkt für den Beginn der Beschwerden, soferne überhaupt eine so frühzeitige Schluckstörung erhoben werden kann.

Der Grad der Dysphagie ist verschieden, je nach der Enge der Stenose. Hochgradige Stenosen können natürlich nur flüssige Kost behalten, geringergradige breiige und auch gut gekaute feste Speisen hinunterbringen. Fast alle Personen, welche mit solchen angeborenen Stenosen ein sehr hohes Alter erreichen, haben zeitlebens gut kauen und langsam essen müssen. Bei höhergradigen Stenosen kommt es regelmäßig zu Erbrechen besonders nach fester Nahrung, und zwar oft erst mehrere Stunden nach dem Essen. Das Erbrochene ist frei von Salzsäure. Auch große Schleimmengen werden öfters, besonders morgens erbrochen. Daher ist eine auffallende Unterernährung bei diesen Kindern die Regel.

Sobald die Stenosenerscheinungen manifest werden, lassen sich dieselben mit den modernen Mitteln der Oesophagusuntersuchung feststellen. Mittels Sondenuntersuchung läßt sich zumeist ermitteln, daß eine Stenose vorliegt. Die Diagnose, ob diese Stenose angeboren oder erworben ist, läßt sich jedoch nur durch den Lokalaugenschein erheben. Darin leistet die Ösophagoskopie ausgezeichnete Dienste. Zum ersten Male gelang es SENCERT mit Hilfe der Ösophagoskopie die Diagnose einer angeborenen Stenose zu stellen (1905). v. WILDENBERG beschrieb 2 Fälle, wo Ösophagoskopie und Röntgenuntersuchung die Diagnose ermöglichten.

Der Lokalbefund solcher Stenosen ist sehr charakteristisch. Man sieht entweder ein membranöses Diaphragma oder eine zylindrische Stenose bei vollständig normaler Schleimhaut, vor allem aber keine Narben. Die Ösophagoskopie gibt

9*

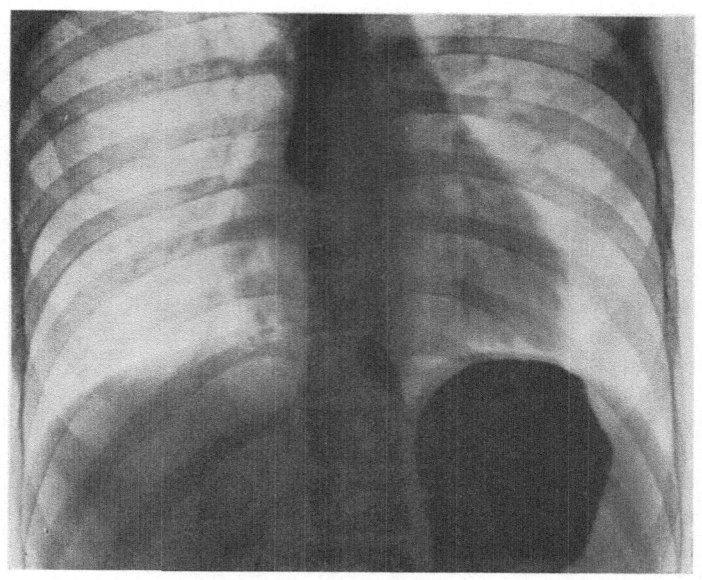

Abb. 16 a.

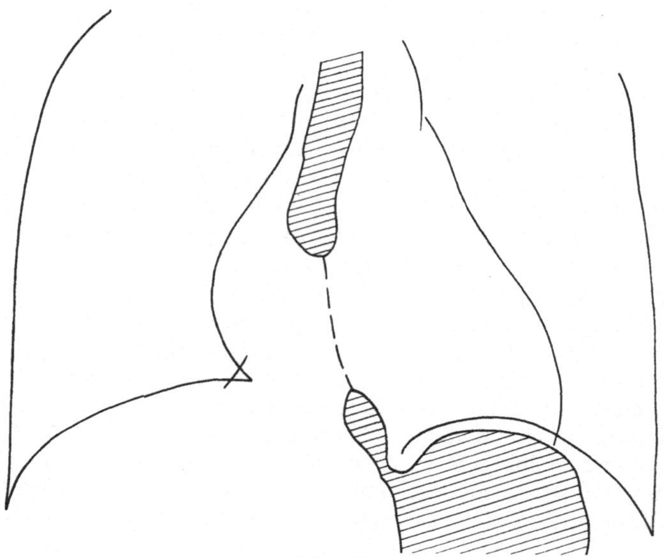

Abb. 16 b.

Abb. 16 a u. b. Kongenitale Stenose bei einem 13jähr. Knaben H. W. (Klinik HAJEK, Prot.-Nr. 462, 1928).
Der auffallend zarte und dabei hochaufgeschossene Knabe hatte seit jeher Ernährungsschwierigkeiten und immer sehr langsam gegessen. Als kleineres Kind brauchte er zu seinen Mahlzeiten oft mehrere Stunden. Kann derzeit auch nur breiige und flüssige Nahrung genießen, wird durch Speichelfluß belästigt und leidet an häufigem Erbrechen. — Der Oesophagusbefund, in Lokalanästhesie erhoben, ergibt: Nach Überwindung eines leichten Spasmus im Oesophagusmund gelangt man in den freien Oesophagus, der ober der Bifurkation leicht dilatiert ist. Etwa 3 cm unter der Bifurkation (26 cm von der oberen Zahnreihe) verengt sich der Oesophagus und ist hier wie durch eine *halbmondförmige Klappe* von vorne und links seitwärts deutlich eingeengt. Über diese Stelle hinaus kommt man etwa weitere 4 cm tiefer an einen Punkt, an dem der Oesophagus vollständig verschlossen ist. Man hat den Eindruck, in einem Blindsack zu sein. Hochgradige Stenose. — In Röntgendurchleuchtung läßt sich der Bariumbrei beim Schluckakt etwas unter Bifurkationshöhe verfolgen, wo er stecken bleibt. Nur von Zeit zu Zeit läßt sich von hier aus der Brei in dünnem Strahl bis in die Kardia verfolgen. Die Füllung des Oesophagus von oben und unten her von der zu Dilatationszwecken angelegten Gastrostomie zeigt deutlich die Länge der hochgradigen Stenose.

auch die Möglichkeit, eine solche Stenose nicht nur von einer Narbenstenose, sondern auch von anderen Oesophagusverengerungen zu unterscheiden, besonders von malignen Tumoren und von Kompressionsstenosen, welche unter Umständen die gleichen Symptome hervorrufen. Unter Leitung des Auges läßt sich dann die Stenose sondieren und der Grad der Verengerung ermitteln. Die Funktionsprüfung des Oesophagus mittels Röntgendurchleuchtung ist mitunter gleichfalls ein ausgezeichneter Behelf zur Konstatierung der Höhe der Stenosen und des Grades der Durchgängigkeit. Dabei lassen sich auch deutlich peristaltische und retroperistaltische Bewegungen der Speiseröhre beobachten.

Die *Prognose* dieser Mißbildung richtet sich nach dem Grade der Stenose. Bei hochgradigen Stenosen gehen die Kinder in gleicher Weise wie bei Atresien rasch an Inanition zugrunde. Gestattet die Stenose die genügende Aufnahme von flüssiger Nahrung, so ist die Prognose recht günstig und es scheint auch die Körperentwicklung keinen Schaden zu leiden.

Die *Therapie* ist vor allem eine chirurgische. Sie besteht in einer Dilatationsbehandlung mittels Sonde.

Es ist selbstverständlich, daß eine solche Sondenbehandlung, besonders bei ganz kleinen Kindern nur von berufener Hand ausgeführt werden kann. Die Dilatationsbehandlung gibt aber in diesen Fällen zumeist in relativ kurzer Zeit ganz ausgezeichnete Resultate, da ja keine narbigen Wandveränderungen vorliegen und daher eine Dehnung des Lumens in kürzerer Zeit erreicht wird, ohne daß man befürchten muß, daß die Stenose sich wieder verengt. Die so erzielten Heilungen werden mitunter in staunenswert kurzer Zeit erreicht (DEMME in 3 Wochen, DRUMMONT nach 4 Monaten, KRAAS in 5 Monaten). Bei den membranösen und klappenartigen Stenosen ist die Oesophagostomia interna wiederholt mit gutem Erfolge ausgeführt worden (SENCERT, MATHIES und GUISEZ). PAYSON-CLARK zerriß eine solche Membran mit einem Röhrenspatel. BRENNER führte bei dem vorhin erwähnten Falle einer hochsitzenden Klappe die Oesophagostomia externa aus, spaltete die Klappe der Länge nach und vernähte sie quer. Daraufhin verschloß er eine Ösophagotrachealfistel und erzielte vollständige Heilung. STRAUSS empfiehlt bei tiefsitzenden Stenosen eine ähnliche Operation wie sie bei Pylorospasmus der Kinder empfohlen wird. Herabziehen des Oesophagus durch das Zwerchfell nach Lösung der Verwachsungen mit dem Zwerchfell, Eröffnung der vorderen Magenwand, Einführung einer Bougie Nr. 8 in die Speiseröhre und Ausführung von 3 Längsincisionen durch die Muskulatur. Bei allzu großer Unterernährung infolge einer hochgradigen Stenose ist es geraten, die Gastrostomie auszuführen. Im Anschlusse an die Gastrostomie läßt sich entweder eine Bougierungsbehandlung von oben oder eine retrograde Bougierung, oder auch eine Behandlung mittels Sondierung ohne Ende (HACKER-EISELSBERG, WESSELY) ausführen.

Eine besondere Form von angeborenen Verengerungen durch abnormal verlaufende Arterien bildet die *Dysphagia lusoria*.

Die Bezeichnung „Dysphagia lusoria" wurde im Jahre 1789 zum ersten Male von BAYFORD in einem Falle von Schluckbeschwerden verwendet, welche auf den Druck einer abnormalen Arteria subclavia dextra auf den Oesophagus zurückgeführt wurde. AUTENRIETH beschrieb dieses Krankheitsbild 1806, nachdem er diese Beschwerden an zwei Frauen beobachtet hatte. Späterhin wurde dieser Ausdruck für alle jene Fälle gebraucht, bei denen eine abnorm gelagerte Arterie den Oesophagus kreuzte. Diese BAYFORD-AUTENRIETHsche Dysphagia lusoria spielte im Schrifttum des vorigen Jahrhunderts eine erhebliche Rolle. In der neueren Literatur findet sie jedoch kaum mehr eine Erwähnung. In allerletzter Zeit gewinnt sie anscheinend wieder neuerdings eine gewisse Bedeutung, da es mittels der modernen Untersuchungsmethoden — vor allem der Röntgenuntersuchung — möglich geworden ist, dysphagische Beschwerden, denen eine Gefäßkompression zugrunde liegt, nicht bloß zu vermuten oder erst post mortem aufzudecken, sondern auch gelegentlich intra vitam einwandfrei zu diagnostizieren.

Dysphagische Beschwerden durch Gefäßkompressionen beschriebener Art können sich nun bei folgenden Gefäßvariationen finden:

1. Bei normalem linksseitigem Aortenbogen, wo die Arteria subclavia dextra als letzter Ast der Aorta entspringt. Dies ist weitaus die häufigste Form der Dysphagia lusoria, bewirkt jedoch in den allerwenigsten Fällen wirklich Beschwerden. Quain findet diese Gefäßvariationen in $0{,}4^0/_0$ bei 1000 Aortenuntersuchungen. Die Subclavia entspringt in diesen Fällen gewöhnlich vor der rechten absteigenden Aortenwand und verläuft in $80^0/_0$ hinter dem Oesophagus, in $15^0/_0$ zwischen Oesophagus und Trachea und in $5^0/_0$ vor der Trachea.

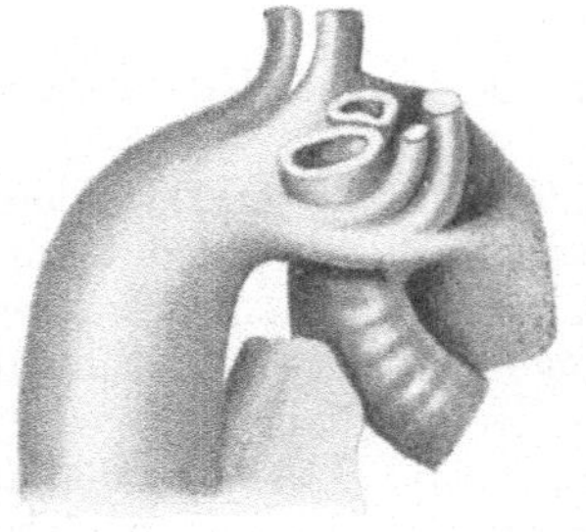

Abb. 17. Doppelter Aortenbogen. (Fall Hamdi.)

Viel größere Verdrängungserscheinungen werden gesetzt, wenn der rechtsseitige Aortenbogen zur Entwicklung gelangt. In diesem Falle zieht die Aorta hinter dem Oesophagus vor der Wirbelsäule vorüber. (Die Aorta folgt hier dem Typus, wie wir ihn bei Vögel finden.) In diesen Fällen kann der Oesophagus Verschiebungen und Verdrängungen erfahren:

a) durch den links hinter dem Oesophagus verlaufenden Aortenbogen selbst,

b) durch ein Divertikel als den Rest der linken dorsalen Aortenwurzel, durch die Arteria subclavia sinistra, als letzten Ast der Aorta, ferner durch den Ductus Botalli, der seinen Weg hinter den Oesophagus nimmt.

3. Geradezu eingeschnürt kann der Oesophagus mit der Trachea werden bei Ausbildung eines doppelten Aortenbogens. Hyrtl bezeichnet diese Anomalie als ringförmigen Aortentypus der Amphibien. Es sind bereits eine Anzahl solcher Fälle beschrieben worden. Im Falle Hamdi (s. Abb. 17), der genau beschrieben wurde, bestanden auffallenderweise keine Schluckbeschwerden. In den anderen Fällen konnte ich nichts Genaueres erfahren. Es ist jedoch einzusehen, daß diese Verengerung unter Umständen einmal Störungen verursachen kann und daß sie besonders bei Fremdkörpern und Neoplasmen leichter zu Perforationen führen und damit rasch zu einer tödlichen Blutung Veranlassung geben kann.

Die subjektiven Erscheinungen schwanken in den weitesten Grenzen. Zumeist machen derartige Gefäßanomalien merkwürdigerweise überhaupt keine Beschwerden, wie überhaupt angeborene abnorme Zustände sich oft weitestgehend den normalen mechanischen Ansprüchen anpassen. Doch finden sich gelegentlich zeitlebens Beschwerden, wie momentane Beklemmungsgefühle hinter dem Sternum, das deutliche Gefühl eines Passagehindernisses in der Speiseröhre, aber auch hochgradige Schluckbeschwerden werden beobachtet, die den Patienten dann zum Arzte führen und auch schon zur Annahme eines Carcinoma oesophagi Anlaß gegeben haben. Die Beschwerden werden zweifelsohne auch gelegentlich im höheren Alter auffälliger oder überhaupt bemerkbar, wenn die rigider werdende Gefäßwandung einen erhöhten Druck auf die Speiseröhre ausübt.

Die *Diagnose* wird vor allem durch die Röntgenuntersuchung gestellt (Arkin, Löweneck). Es ist klar, daß man eine Dysplagia lusoria erst dann anzunehmen berechtigt ist, wenn alle anderen Möglichkeiten einer organischen oder funktionellen Erkrankung der Speiseröhre, ein Aneurysma der Aorta, sowie entzündliche oder neoplasmatische Prozesse des Mediastinums ausgeschlossen werden können.

Da aber, wie erwähnt, Gefäßvariationen nur äußerst selten wirkliche Beschwerden verursachen, wäre es nach dem Vorschlage von ARKIN praktischer, den Ausdruck „Dysplagia lusoria" überhaupt fallen zu lassen, oder wenn man den Ausdruck „lusoria" schon beibehalten will, zweckmäßiger von einer *Arteria lusoria* mit oder ohne Dysplagie zu sprechen.

Therapie. Sollte eine Arteria lusoria einmal entsprechende Schlingbeschwerden verursachen, so wäre die Anlegung einer Magenfistel die einzige radikale Lösung zur Beseitigung dieser Beschwerden. Die bisher versuchte Arteriopexie bei Arteria subclavia dextra zeigte keinen dauernden Erfolg.

5. Angeborene Dilatationen.

Es gibt angeborene *umschriebene* Dilatationen, bzw. Ektasien der Speiseröhre. Solche sind am untersten Ende des Oesophagusabschnittes unmittelbar oberhalb bzw. unterhalb des Zwerchfelles beschrieben worden. Sie sind sehr selten. Die Erweiterung oberhalb des Zwerchfelles wurde von FR. ARNOLD und LUSCHKA als „Vormagen" beschrieben; die äußerst seltene Erweiterung unterhalb des Zwerchfelles wurde von LUSCHKA als Antrum cardiacum bezeichnet. ZENKER konnte an einem beobachteten Falle die kongenitale Natur dieser Ektasien nachweisen. FLEINER hat zweimal an Leichen und viermal an Lebenden den Vormagen als „sack- oder divertikelartige Erweiterung" von evtl. beträchtlicher Größe beobachtet.

Diese Dilatationen sind eigentlich praktisch ziemlich bedeutungslos.

Es finden sich aber auch *ausgedehntere* Dilatationen der Speiseröhre, die mitunter beträchtliche Dimensionen erreichen und Beschwerden verursachen. Man bezeichnet sie gemeinhin als *„idiopathisch"*, soweit man die wirkliche Ätiologie dieses Leidens nicht kennt und sofern sie nicht mit spastischen Zuständen vergesellschaftet sind. Man sondert sie damit von den sekundären Dilatationen, die im Gefolge erworbener Stenosen verschiedener Ätiologie entstehen und von der Dilatation bei Kardiospasmus. Unter den verschiedenen Formen werden drei Grundformen unterschieden, und zwar eine spindelige mit dem größten Umfange in der Mitte der Speiseröhre, eine zylindrische, die häufiger vorkommt und die Flaschenform, bei der nur der unterste Anteil des Oesophagus erweitert erscheint. In der Regel finden sie sich erst während des späteren Lebens. Sie verursachen vielfach Beschwerden, die nur ganz ausnahmsweise bis in die frühe Jugend zurückgehen, zumeist nur auf eine kürzere oder längere Zeit zurückdatieren. Ätiologisch beruhen diese idiopathischen Dilatationen vielleicht auf einer angeborenen Disposition. Es unterliegt aber keinem Zweifel, daß sie vielfach eine neuropathische Ätiologie haben und auf funktioneller Veränderung oder auf einer Erkrankung bzw. Degeneration des Nervus vagus, des tonisierenden Nerven des Oesophagus beruhen. Dafür sprechen sowohl klinische Beobachtungen (GEIMANOWITSCH, KELLING, KAUFMANN und KIENBÖCK, E. GLAS, CLAUDE-BERNARD, FRICKER), als auch experimentelle Untersuchungen (SINNHUBER, STARK, INAOKA, HOFER, LANDLEY). Auch die Erkrankung des AUERBACHschen Plexus dürfte gelegentlich die Ursache dieser Dilatation sein. CAMERON beschreibt einen derartigen gut beobachteten Fall bei einem sechsjährigen Knaben, bei dem eine starke spindelige Erweiterung des unteren Anteiles des Oesophagus bestand. Neben den gewohnten Veränderungen in der Muskulatur zeigte die mikroskopische Untersuchung eine starke entzündliche Infiltration des Gewebes mit Erkrankung der Zellen des AUERBACHschen Plexus.

Als erstes *Symptom* zeigt sich eine Stockung von Bissen in der Speiseröhre, zuerst ganz unerwartet für den Kranken, dann immer häufiger auftretendes Aufstoßen der Nahrung. Viele Autoren stellen bei diesen Kranken, noch lange bevor klare Merkmale zum Vorschein kommen, ein ungewöhnlich rapides Lebenstempo fest; schnelles Essen, ungenügendes Kauen, rasche Abwechslung der Vorstellungen und öfteres Befangensein in einer phantastischen Welt, geringe Konzentration, mangelnde Aufmerksamkeit für die Umgebung, für ihren eigenen Körper usw.

Es gibt auch eine *diffuse Dilatation* der Speiseröhre, welche von v. HACKER 1907 in Anlehnung an das von HIRSCHSPRUNG beschriebene Megakolon als *Megaoesophagus* bezeichnet wurde, welche Bezeichnung sich auch eingebürgert hat. Sie dürfte ätiologisch nicht einheitlichen Ursprungs sein. Dafür spricht der Umstand, daß man neben angeborenen Zuständen dieser Art das Leiden zumeist erst im späteren Leben beobachtet.

Das Leiden findet sich nämlich interessanterweise schon bei Frühgeborenen, Säuglingen und Kindern (BAUMGARTEN, DIERLING, GÖPPERT, HOPPE und HEINE-MANN, SCHREIBER). CUNNINGHAM berichtete von einem 22 Monate alten Kinde, das seit der Geburt an heftigen Brechanfällen litt. Oft wurde das Essen vom Vortage erbrochen. Bei Röntgenaufnahme sieht man den Oesophagus stark erweitert und mit einer fadendicken Öffnung in den Magen. Nach vergeblichen Sondierungsversuchen wurde das Kind durch eine Gastrostomie ernährt und dann später Dilatationsversuche mit Erfolg aufgenommen. LOTHEISSEN fand das Leiden bei einem 7 Jahre alten Kinde, dessen Beschwerden seit dem 10. Lebensmonate bestanden. Bei Erwachsenen sind diffuse Dilatationen viel häufiger beschrieben, doch ist der kongenitale Ursprung nicht immer klar zu erweisen. Es ist aber anzunehmen, daß eine angeborene Dilatation sich während des Lebens steigern und Beschwerden verursachen kann. Außerdem gibt es gewiß ähnliche Zustandsbilder anderer Ätiologie. Durch den autoptischen Nachweis bei Kindern wurde auch objektiv nachgewiesen, daß selbst bei hochgradigen Erweiterungen jede organische Stenose oder entzündliche Veränderung im Kardiaanteile des Oesophagus fehlen kann.

Für sein Zustandekommen gibt es nur Hypothesen. Die älteste Theorie nennt den Kardiospasmus als Ursache. JACKSON wies jedoch nach, daß der Spasmus nicht die Kardia betreffe, sondern den Hiatus des Zwerchfelles. Eine Muskelhypertrophie in der Kardia konnte auch nicht erwiesen werden (LIEBAULT). GUISEZ ist der Meinung, daß auch eine primäre Atonie der Muskulatur nicht anzunehmen sei, da die Muskulatur des Oesophagus stets hypertrophisch gefunden werde. v. HACKER nimmt an, daß es sich hier um eine angeborene Innervationsstörung des Vagus handelt. Man glaubt, daß die ablaufende peristaltische Welle des Oesophagus an der Kardia Halt macht und diese verschlossen bleibt. Falten und Ventilbildungen sowie Abknickungen bilden dann ein Hindernis für das Vordringen der Speisen. Auch HURST nimmt eine funktionelle Störung in dem Sinne an, als auf den Reiz der Oesophagusperistaltik die Kardia sich nicht öffnet. Ein Druck von 20 ccm Wasser sei notwendig, um den Widerstand der Kardia zu überwinden.

Daß Vaguserkrankungen — Degenerationen — zu Dilatationen des Oesophagus führen, ist klinisch beobachtet und durch Experimente sichergestellt. TRENTINI und sein Lehrer GALLART neigen der Ansicht zu, daß der Megaoesophagus auf eine Funktionsstörung der Ganglienzellen und Nervenbahnen in der Wandung des Oesophagus beruhe. Die derzeit verbreitetste Annahme ist die einer angeborenen Mißbildung.

Symptome. Die Anfangserscheinungen dieses Leidens ziehen sich oft über lange Jahre hin. Die in der Regel in langen Etappen erfolgende Verschlechterung beginnt mit Dysphagie, leichtem Brechreiz und Gefühl der Völle. Dazwischen Perioden völligen Wohlbefindens. Später findet sich vielfach Druckgefühl hinter dem Schwertfortsatz nach jedem Essen und Trinken, manchmal auch Schmerzen in der Brust und in der Kardiagegend. Schließlich bleiben die Schlingbeschwerden konstant. Das Krankheitsbild bildet sich voll aus. Es kommt zum täglichen Erbrechen der genossenen Speisen desselben oder der des Vortages. Die Patienten magern ab bis zur Kachexie, trotzdem guter Appetit vorhanden ist. Der Appetit steht dann mit dem Allgemeinzustande in einem auffallenden Kontraste.

Bei länger bestehendem Megaoesophagus wird die Schleimhaut infolge der Stauung des Speisebreies und der Zersetzung gereizt, es findet sich die Mucosa teils katarrhalisch entzündet, teils im Zustande chronischer Induration; das Epithel wird verdickt, bald einfach, bald warzenförmig, bald in Form von Leukoplakien. Man findet evtl. auch Ödem der Mucosa, sehr häufig auch tiefgreifende Geschwüre, die in weiterer Folge zu Entzündung des Mediastinums und der Pleura führen können. Die Muskulatur der Oesophaguswandung wird hypertrophisch. Auf der chronisch entzündeten Schleimhaut entwickeln sich mitunter auch Neoplasmen. Endlich kommt es auch zu Folgezuständen der Speiseröhrenerweiterung in Form von mechanisch bedingten Störungen, wie Kompression von Gefäßen und Reizung der Nerven.

Die *Diagnose* ist auf Grund der klinischen Symptome kaum eindeutig zu stellen, da Magengeschwüre, Magentumoren, Aortenaneurysmen und Mediastinitis bisweilen ganz ähnliche Erscheinungen machen. Die Diagnose wird aber mit Hilfe der Röntgendurchleuchtung und Röntgenfunktionsprüfung des Oesophagus ziemlich sicher gestellt. Der Wismutbrei wird oft am Speiseröhreneingang zurückgehalten, gleitet aber dann leicht bis zum Zwerchfell weiter, wo er wieder zurückgehalten wird. Die Speiseröhre zeigt sich erweitert. Sie ist oft verlängert und nimmt manchmal S-Form an (Dolichooesophagus, LIGNAC). Der Durchmesser kann bis zu 11 cm betragen. Während der normale Oesophagus eine Füllung von 50—150 ccm zeigt, findet sich bei diesen Dilatationen bisweilen ein Fassungsraum von 500—2000 ccm. CONTURIER fand sogar einen mehrere Liter fassenden Riesensack.

Gesichert wird die Diagnose gegenüber ähnlichen Zustandsbildern aus anderer Ursache, wie organischen Stenosen mit sekundärer Dilatation, Tumoren und Narben durch die Ösophagoskopie. Was das Erbrechen anlangt, so erfolgt es zum Unterschied von angeborenen Stenosen nicht sofort, ist sehr reichlich und fötid und auch zum Unterschiede von wirklichem Erbrechen aus dem Magen frei von Salzsäure.

Die Dilatation hat ihren Beginn immer im Brustteil des Oesophagus über einer Verengerung in der Höhe des Diaphragmas. Der abdominelle Anteil ist nicht dilatiert. Die Kardia hat normale Beschaffenheit und Funktion, daher ist Kardiospasmus auszuschließen. Dies dürfte aber gleichwohl nicht immer einwandfrei möglich sein, da ja auch bei Kardiospasmus die Bougierung zeitweilig ohne jeden Anstand möglich ist.

Die *Prognose* dieses Zustandes ist im allgemeinen günstig zu stellen.

Die *Therapie* besteht zunächst in der Regelung der Kost. Vielfach lernen die Patienten selbst wie sie schlucken müssen und welche Körperhaltung dazu nötig ist. In jüngeren Fällen kann man mit Bougiebehandlung und Dilatation Ausheilung erzielen (v. WILDENBERG). In schweren Fällen (Ösophagitis) werden symptomatische Oesophagusspülungen vorgenommen, welche der Patient bald selbst auszuführen lernt. Die Sondenernährung gelingt fast immer. Nur in sehr schweren Fällen, wo dem Patienten Inanition droht, ist die Gastrostomie durchzuführen oder eine Ösophagogastrostomie oder die Kardioplastik indiziert.

6. Mißbildungen durch längsgestellte Scheidewände.

Das Oesophaguslumen kann aber auch durch längsgestellte Scheidewände eine Längsteilung, Verdopplung erfahren. Eine durchgehende Verdopplung ist bis jetzt nicht bekannt geworden. Eine partielle Verdopplung im mittleren Anteile wurde 1674 von Blasius in zwei Fällen beschrieben. Die Präparate stammten von sonst wohlgebildeten Kindern, von denen eines 5 Jahre alt geworden war. Die Verdopplung reichte von der 1.—8. Rippe, bzw. 3.—8. Rippe, während oberhalb und unterhalb das Lumen der Speiseröhre einfach war. Lotheissen fand eine rudimentäre Verdopplung in der Vorderwand der Speiseröhre in der oberen Hälfte, die wie eine dicke Vene oder ein mächtiges Lymphgefäß aussah. Die histologische Untersuchung ergab eine Mißbildung, einen mit Pflasterepithel ausgekleideten Kanal.

Hierher gehören auch die Fistulae oesophago-oesophageales (Ciedanowski und Glinski), dünne flache Kanäle, die unter der Schleimhaut in der Vorderwand der Speiseröhre verliefen und sich an einem oder beiden Enden in das Lumen des Oesophagus öffneten.

Kathe fand einen spaltförmigen, bis zur Kardia reichenden Kanal, der zweimal mit der Speiseröhre in Verbindung stand. Zierl sah zwei derartige Fisteln an einer 20jährigen Frau.

Alle diese Verdopplungen und Fisteln in der Längsrichtung werden zweifelsohne durch Verwachsung der Längsleisten des zeitweilig sternförmigen embryonalen Lumens des Oesophagus gebildet. Sie verursachen keine Störungen und werden nur post mortem gelegentlich entdeckt, sind daher bedeutungslos.

7. Mißbildung in der Länge.
(Hernia diaphragmatica vera oesophagea.)

In der letzten Zeit wurden 5 Beobachtungen bekannt, welche eine ganz merkwürdige Speiseröhrenmißbildung betreffen, eine Mißbildung im Längenwachstume des Oesophagus. Diese Fälle stammen von Bund 1918, Hofmann 1881, Plenk 1922, Tonndorf 1923 und Dietlen Knieriem. Diese Mißbildung besteht in einer echten Zwerchfellhernie, in der der ganze Magen enthalten ist (Abb. 18). Die Bruchpforte findet sich entsprechend der Lage des Hiatus oesophageus etwa median hinter dem Centrum tendineum des Zwerchfelles, knapp vor der Wirbelsäule. Der Bruchsack enthält außen die Pleura mediastinalis und innen das Bruchperitoneum. Der Magen ist klein und fast nur etwa 80 bis 100 ccm, obwohl die Hernie bis zum Lumenhilus hinaufreicht. Die Speiseröhre mündet nahe dem oberen Rande des Bruchsackes in den Magen und ist wesentlich kürzer als normal.

Was den Entwicklungsmechanismus dieser Mißbildung anlangt, so sind nur Theorien möglich. Wenn die Entwicklungshemmung des Oesophagus die alleinige Ursache wäre, müßte diese Mißbildung bereits in der vierten Embryonalwoche zustande kommen. Die Baucheingeweide und das Zwerchfell liegen ursprünglich sehr weit kranial und verschieben sich später caudal. Diese Verschiebung der Eingeweide kann aber nur erfolgen, wenn die Speiseröhre eine entsprechende Streckung erfährt. Wenn diese Streckung nicht im normalen Ausmaß erfolgt, dann könnte diese Art der Hernie entstehen. Es wird der Magen in den Brustfellraum gezogen und der Muskelring des Hiatus trifft dabei den Pylorus.

Eine weitere hypothetische Annahme ist die einer mangelhaften Fixierung des caudalen Anteiles der Speiseröhre an den Rändern des Hiatus oesophageus, welche so das Entstehen eines Gleitbruches des Magens ermöglicht.

Ein begünstigendes anatomisches Moment für das Zustandekommen einer solchen Hernie könnte auch die primäre abnorme Weite des Hiatus oesophagus sein, wie sie in den Fällen Eppingers beschrieben wird.

Diese Mißbildung scheint ziemlich symptomlos zu verlaufen. Bloß in dem Falle Bund, welcher ein einjähriges Kind betraf, kam es zu periodischem Erbrechen. Die übrigen Fälle hatten keinerlei auf die Mißbildung hindeutende

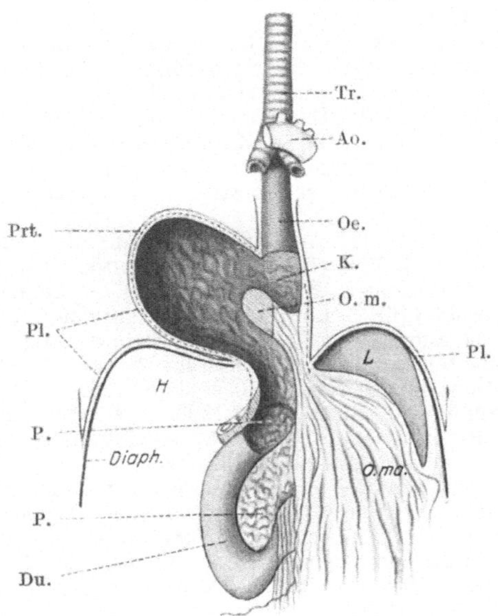

Abb. 18. Hernia diaphragmatica vera oesophagea. (Fall Plenk.)
Ao. Aorta. Diaph. Diaphragma. Du. Duodenum. H. Hepar. K. Kardia. L. Lien. Oe. Oesophagus. O. m. Omentum minus. O. ma. Omentum maius. P. Pankreas. Pl. Pleura. Prt. Peritoneum. Tr. Trachea.

charakteristische Symptome und starben in mittlerem und höherem Alter an interkurrenten Erkrankungen. In physiologischer Hinsicht erstaunlich erscheint daher die weitgehende Anpassung der Magenfunktion an die veränderten anatomischen Verhältnisse.

Literatur.

Arkin: Totale Persistenz des vorderen Aortenbogens im Röntgenbilde. Wien. Arch. inn. Med. 12 (1926). — Arnold: Untersuchungen im Gebiete für Anatomie und Physiologie 1838, 211. — Autenrieth: Inaug.-Diss. Tübingen 1806. Reils Arch. Physiol. 77, 145.

Bayford: Zit. bei Zenker l. c. in Ziemssens Handbuch 1877. — Blasius: Observata anatomica 1874, 120 (Tab. 6). — Brenner: Beiträge zur Chirurgie (Billroth-Festschrift 1892). — Bromann: Normale und abnormale Entwicklung des Menschen. 1911. — Brosset: Lyon méd. 1889. — Bund: Zit. nach Plenk.

Ciechanowski und Glinski: Virchows Arch. 109 (1913). — Craby: New York med. News. 1891 (11. Juli). — Cruveilhier: Anat. Path. 2 (1849). — Cunningham: Megaoesophagus, Report of case. Ann. of Otol. 35, Nr 2 (1926).

Demme: 23. medizinischer Bericht des Jennerschen Kinderspitals in Bern 1885. — Dickson: Maldevelopment of oesophagus. Brit. med. J. 1926, Nr 3409, 784. — Dietlen-Knieriem: Zit. nach Plenk. — Durston: „Kollekt. Académ." partie étrangère 2 (1670) (nach Mackenzie).

Eppinger: Pathologische Anatomie des Larynx und der Trachea. 1880, 252.

Fleiner: 71. Versammlung der deutschen Naturforscher und Ärzte. Münch. med. Wschr. 1900, 17. — Flood: Congenital obstruction of the oesophagus. Atlandic med. J. 29, Nr 8 (1926).

Guisez: Presse méd. 1910, 96. Mal. de l'oesophague l. c. 1911. Presse méd. 1913, 27. Gesellschaft für Laryngologie. Paris, 9. Dez. 1913. Ref. Internat. Zbl. Laryng. 1913.

v. Hacker und Lotheissen: Chirurgie der Speiseröhre. Handbuch prakt. Chir. 1926. — Hamdi: Eine seltene Aortenanomalie. Dtsch. med. Wschr. 2, 1410 (1906). — v. Happich: Über Oesophagusmißbildungen. Diss. Marburg 1905 (Lit.). — Heiderich: Dtsch. med. Wschr. 1916. — Hirschsprung: Den Med. fodte Tillukning of Spiseroret. Kopenhagen 1861. Hosp. tit. (dän.) 4. R. 3, 1037 u. 1149. — Hoffmann: Z. Laryng. 10 (1922) (Lit.). — Holzapfel: Ungewöhnlicher Verlauf der Art. subclavica dextra. Anat. H. 1899 I, H. 12, 3, 369.

Jasiuski: Beitrag zur Klinik der angeborenen Oesophagusatresie. Polska Gaz. lek. 4, Nr 14 (1925). — Jedlička: Angeborene Speiseröhrenatresie mit Trachealfistel. Čas. lék. česk. 65, Nr. 33, 1226 (1926).

Kathe: Zit. nach Lotheissen. — Klebs: Zit. nach Eppinger. Kraus und Ridder: Zit. nach Lotheissen. Erkrankungen der Speiseröhre. 2. Aufl. Wien: Hölder 1913. — Kreutter: Kong. Darmatresien. Chirurgenkongreß 2, 131 (1904). Die angeborenen Verengerungen und Verschließungen des Darmkanals. Leipzig 1905. Darm und Oesophagus. Arch. klin. Chir. 88 (1909) u. 100 (1912). — Krokiewicz: Ein Fall von angeborener Oesophagus- und Pylorusstenose mit nachfolgender Erweiterung des unteren Teiles des Oesophagus (Vormagen) und des Magens. St. Lazarus Staatsspital Krakau. Virchows Arch. 259, H. 3, 76 (1926).

Lamb: Philadelph. Med. Times III. Any. 1873. — Lateiner: Wien. klin. Wschr. 1909. — Lefour und Fieux: Bull. méd. 1896 (12. Juli). — Lentini: Über einige Fälle von Megaoesophagus. Rev. méd. Barcelona 5, Nr 25 (1926) (Lit.). — Lotheissen: Neue deutsche Chirurgie 2. Handbuch prakt. Chir. — Lozach: (nach Mackenzie). — Lubliner: 3. internat. Laryng.kongr. 1911 (Diskussion). — v. Luschka: Virchows Arch. 47, 378 (1869).

Mackenzie: Krankheiten des Halses. Deutsch. Semon 2, 294. — Marigues: Bei Legrand. Des imperforations de l'oesophague. Thèse Paris 1897. — Mathis: (Fälle Sencerts) Rétréciss. cong. de l'oesophague. Thèse Nancy 1908. — Mayer: Amer. J. med. Sci. 1893, 567 (ausf. Lit.). — Mohr: Zit. nach Lotheissen. — Morrison and Drummond: Kong. strict. of lower end of esophage. Lancet 1913.

Paul: Ein Fall von vollständiger Agenesie der linken Lunge mit Bildung einer rudimentären Nebenlunge an dem unteren Oesophagusanteile. Demonstr. d. path.-anat. Ges. Wien, am 31. Mai 1926. — Payson-Clark: 31. Vers. amer. Laryng. Ass. 1911. Internat. Zbl. 1912. — Pinard: Bull. Soc. Anat. 1873. — Plenk: Zur Kasuistik der Zwerchfellhernie. Wien. klin. Wschr. 1922, Nr 15. — Polaillon: Gaz. Hôp. 1875. — Pollard: Bilton. Trans. path. Soc. 47 (London 1896).

Quain: London med. Gaz. 1851, 295.

Ribbert: Dtsch. med. Wschr. 1916, 39. — Richter: Kongenital Atresia, operation surg., gynec. and obstetr. 17 (1913). — Rossi: Mem. d. Accad. delle scienze di Torino 30 (1826).

Sargnon(1): Contribution a l'étude clin. du Megacesophague. Oto-rhino-laryngol. internat. 8, Nr 8 (1924). — Derselbe (2): Sténose membranoide congénit. infant. et mégaoesophague infant. Rev. de Laryng. etc. 46, Nr 23, 781 (1925). — Schiro: Kongenital Atresia of Esopahus. Report of case. California a. Western med. 24, Nr 4 (1926). — Schmitz: Formale Genese der Oesophagusmißbildungen. Virchows Arch. 1923. — Sencert: Zit. nach Lotheissen. Les maladies de l'oesophague. Paris 1913. Masson & Cie. — Shaitock: Trans., path. Soc. 41 (London 1890).

Tandler: Gegenbauers morphol. Jahrbuch 29. — Tennon: (nach Mackenzie). — Theron: Maldevelopment of esophag. Brit. med. J. 1926, Nr 3406, 652. — Thomas: Lancet 6. Febr. 1904. — Tiedemann: Bei Schöller. Neue Z. Geburtskde 6, 264 (1838). — Tonndorf: Zit. nach Plenk. — Tresre: Zit. nach Lotheissen.

de Vries: Angeborene Oesophagusstenose. Werken v. het genootschapter bevordering, v. natuur-genees-en heelk. Amsterdam II. Ser. 11, H. 2, 7, Nov. 1925. — Vrolick: Tab. ad. illustrat. embryogenes. Amsterdam 1849 (nach Kraus).

v. Wildenberg (1): Deux cas de rétrécissement congénit. de l'oesophague. Scalpel 77, Nr 51, 1350 (1924). — Derselbe (2): Quelques cas de mégaoesophague. Ann. Mal. Oreille 43, Nr 10 (1924).

Zenker und Ziemssen: Krankheiten des Oesophagus i. v. Ziemssens Handbuch d. spez. Path. 2. Aufl. 7 (1878) (Lit.). — Zierl: Diss. Leipzig 1911.

Nachtrag.

Angelelli, Onofrio: Il megaesofago primitivo soprafrenico. (Inst. di clin. chir. gen., Univ. Pisa.) Policlinico, sez. chir. 33, H. 10 (1926).

Bacigalupo, Juan et Mauricio J. Vergnolle: Mißbildungen von Trachea und Oesophagus. Rev. Especialidades 1, Nr 4 (1926). — Beatty, C. C.: A case of congenital stenosis of the oesophagus. Proc. roy. Soc. Med. 19, Nr 5 (1926). — Bernard, C.: C. r. Soc. Biol. Brown, R. Mark.: Congenital deformity of trachea and oesophagus. Rep. case Radiol. 7,

Nr 2 (1926). — Broyles, Edwin N.: Congenital atresia of the oesophagus. Southern med. J. 20, Nr 3 (1927).

Cameron, J. A. M.: Oesophagectasia in a child. Victoria inform., Glasgow.) Arch. Dis. Childh. 2, Nr 12 (1927). — Castex, M. R., A. J. Heidenreich und R. L. Repetto: Symptome bei einem Megaoesophagus. Rev. Soc. Med. int. y Soc. Fisiol. 1, Nr 8 (1925). — Castronovo, Ettore: Sulle dilatazione idiopatische dell' esofago. Radiol. med. 14, Nr 1 (1927).

Donovan, Cornelio und Anibal Introzzi: Ein Fall von Megaoesophagus. Bol. Inst. Clin. quir. 3, Nr 26 (1927).

Falkenhausen, M. Frhr. v.: Zur Kasuistik der Hernia hiatus oesophagei. Fortschr. Röntgenstr. 35, H. 5 (1927). — Fricker: Schweiz. Rdsch. Med. 1914, Nr 14.

Geimanowitsch: Wratsch Djele 1921. Ref. Zorg. ges. Chir. 17, 433 (1922). — Glas, E.: Wien. klin. Wschr. 1907, Nr 20, 403. — Guisez, Jean: Stènose congénitale de l'oesophague et corps étrangers de ce conduit. Bull. d'Otol. etc. 25, Nr 3 (1927).

Hannaert, L. et A. Meyers: Dilatation idiopathique de l'oesophage. Scalpel 80, Nr 44 (1927). — Herzog, F. und E. Firnbacher: Beitrag zu den Anomalien der Aorta und des Oesophagus. Fortschr. Röntgenstr. 35, H. 6 (1927). (Lit.) — Hofer, G.: Zur Innervation des Oesophagus. Mschr. Ohrenheilk. 58, H. 8 (1924).

Inaoka: Pflügers Arch. 203 (1924).

Kaess, F. W.: Zur Röntgendiagnose der angeborenen Oesophagusatresie. Fortschr. Röntgenstr. 35, H. 3 (1926). — Kaufmann und Kienböck: Wien. klin. Wschr. 22, 1199 (1909). — Kelling: Arch. f. Verdauungskrankh. 9, 474 (1903). — Kipper: Ein Fall von kongenitaler Oesophagusatrophie mit Ösophago-Trachealfistel. Med. Klin. 23, Nr 36 (1927). Kraas, E.: Kongenitale Oesophagusstenose — erfolgreiche Behandlung. Bruns' Beitr. 141, H. 2 (1927).

Langley: J. of Physiol. 23, 407 (1898). — Litchfield, H. R.: Cong. Atresia of the oesophagus. Arch. of Pediatr. 44, Nr 5 (1927). — Löweneck, M.: Einige seltene Beobachtungen aus der Oesophaguspathologie. Fortschr. Röntgenstr. 35, H. 6 (1927).

Martinez, Gr. N.: Über einen Fall von Megaoesophagus mit vorübergehender Herzstörung. Arch. Argentin. euferm. Apar. digest. 1, Nr 6 (1926). — Morachovskij, N.: Klinik und Pathogenese der idiopathischen Oesophagusdilatation. Russk. Klin. 6, Nr 28 (1926).

Raspi, M.: Contributo allo studio delle stenosi congenite dell' esofago. Riv. di clin. pediatr. 24, H. 7 (1926).

Samuelsen, E.: Hernia diaphragmatica hiatus oesophagei. Hosp.tid. (dän.) 70, Nr 35 (1927). — Sander, J. Herbert: Maldevelopment of the oesophagus. Brit. med. J. 1926, Nr 3437. — Sargnon, A. (1): Le megaoesophage. Arch. franco-belges Chir. 29, Nr 7 (1926). Derselbe (2): Stenoses membranoides congenitales infantiles et megaoesophagus infantiles. Arch. internat. Laryng. etc. 4, Nr 4 (1925). — Shellshear, J. and John Anderson: Oesophageal atresia associated with an abnormal right subclavian artery. China med. J. 41, Nr 2 (1927). — Sinnhuber: Z. klin. Med. 1903, Nr 50, 102. — Stamm, Carl: Zur Klinik der Ösophago-Trachealfistel. Mschr. Kinderheilk. 35, H. 5 (1927). — Stamm, Lajos: Atresia partialis cong. oesophagi cum fistula oesophagotracheali. Orv. Hetil. (ung.) 71, Nr 38 (1927). Stark: Münch. med. Wschr. 1904, Nr 34. — Strauss, Alfred A. und Julius H. Hess: Congenital oesophageal stenosis above cardiac orific. A new method of surgical treatment. J. amer. med. Assoc. 84, Nr 7 (1925).

Tartagli, Dino: Considerazioni sopra un caso di dilatazione idiopatica dell' esofago. Radiol. med. 13, Nr 10 (1926). — Tizianello, Guiseppe: Un caso di megaesofago. Arch. ital. Laryng. 46, H. 3 (1927).

Wessely, E.: Hochgradige Stenosierung des Oesophagus. Behandlung mit einem unendlichen Bougie neuer Konstruktion. Wien. laryngol. Ges. Sitzg v. 11. März 1926.

V. Entzündungen und Geschwüre des Oesophagus.

Von

EMIL WESSELY-Wien.

Mit 22 Abbildungen.

A. Entzündliche Erkrankungen.

Die entzündlichen Erkrankungen der Speiseröhre spielen in bezug auf Häufigkeit und Art in der allgemeinen Pathologie eine untergeordnete Rolle. Da die Speiseröhre sich im wesentlichen in der Aufgabe erschöpft, die durch den Kauakt vorbehandelten Speisemassen in den Magen zu leiten, tritt auch das funktionelle Moment gegenüber dem morphologischen ziemlich in den Hintergrund. Die Erkrankungen sind zumeist lokaler Natur und sind meistens durch mechanische, chemische und thermisch wirkende Substanzen bedingt, die das Rohr passieren, seltener durch Prozesse, die von der Nachbarschaft her auf die Speiseröhre übergreifen. Die Erscheinungen einer Speiseröhrenerkrankung sind daher mit Rücksicht auf die zurücktretende Funktion ziemlich einförmig und erschöpfen sich in der Behinderung der Passage und den vieldeutigen Symptomen der Dysphagie und der Schmerzen.

Bis in die jüngsten Dezennien hat man nur recht selten von Erkrankungn der Speiseröhre intra vitam Kenntnis erhalten. Die ältesten Berichte stammen von luetischen Stenosenbildungen, angeborenen Mißbildungen, und gelegentlichen Verätzungserscheinungen. Erst die moderne Entwicklung der Chemie und die gigantische Entfaltung der Technik sind die Veranlassung einer auffallenden Steigerung von Oesophagusaffektionen (Verätzungen u. Fremdkörper). Mit der Ösophagoskopie und der Röntgenuntersuchung wurde dieses Organ sozusagen erst für Diagnostik und Therapie erschlossen.

1. Katarrhalische Entzündungen.

Die akute katarrhalische Entzündung der Speiseröhre wird zumeist durch mechanische, thermische und chemische Reize hervorgerufen. Die gewöhnlichen Noxen sind heiße und angeblich auch sehr kalte Flüssigkeiten, stark gewürzte Speisen, rohe Sondenbehandlung und Fremdkörper. Sie findet sich ferner, wenn auch selten, fortgeleitet vom Pharynx, im Anschluß an eine akute Laryngitis, Tracheitis oder auch fortgeleitet von einer Gastritis. Schließlich tritt sie auch als Teilerscheinung einer diffusen Schleimhautaffektion bei akuten Infektionskrankheiten auf (Morbilli, Scarlatina, Variola, Typhus, Grippe). MONTER sah sie auch nach Äthernarkose.

Bei der Ösophagoskopie findet man diffuse Rötung, starke Gefäßinjektion, Auflockerung der Schleimhaut, sowie eine Abschilferung des Epithels. Da die Schleimhaut der Speiseröhre recht arm an Schleimdrüsen ist, wird auch wenig Sekret, ein ziemlich zäher, fadenziehender Schleim, geliefert, aber dafür ziemlich viel Epithel desquamiert. Infolge der Abstoßung des Epithels, auch infolge der traumatischen Einwirkung kommt es bisweilen zur Bildung von flachen bis linsengroßen Erosionen von rundlicher und ovaler Form. Es sollen aber auch tiefere, in die Mucosa greifende Ulcerationen der Schleimhaut als charakteristische katarrhalische Geschwüre vorkommen. In der Regel sieht man aber nur die besprochene diffuse Rötung und Auflockerung der Schleimhaut mit reichlicher Abschilferung des Epithels. Die sternförmige Kardiazeichnung ist dann verschwunden. Festgekeilte Fremdkörper bewirken bisweilen eine circumscripte akute Ösophagitis mit hochgradiger ödematöser Schwellung der nächsten Umgebung.

Die *Symptome*, welche auf eine akute Ösophagitis schließen lassen, sind: Schmerzen während des Schluckaktes und während des Durchtrittes der Speisen durch die Speiseröhre. Sie können unter Umständen so arg werden, daß sogar Flüssigkeiten nicht mehr hinuntergehen. Die Patienten leiden dann sehr unter Durst. Weiters kommt es zur Regurgitierung von Schleim und verschluckter Nahrung infolge spastischer Kontraktionszustände, welche durch die Irritierung der entzündeten Schleimhaut ausgelöst werden. Es wird auch Schmerzhaftigkeit der Halswirbelsäule bei exzessiven Bewegungen angegeben, sowie eine Druckschmerzhaftigkeit bei Druck von der Seite her. Leichte Formen von Ösophagitiden verursachen vielfach keine nennenswerten Schmerzen.

Die *Behandlung* ist zumeist eine symptomatisch diätetische. Ist die Entzündung die Folge einer Bougierungsbehandlung, dann muß selbstverständlich die Bougierung unterbrochen werden. In der Regel genügt kalte flüssige Kost (eisgekühlte Milch, Eispillen). Allmählich kann man dann zu leichter breiiger Kost und später zu normaler Kost übergehen. Eine Ausschaltung der Speiseröhre und Klysmenernährung ist wohl, wenn überhaupt, nur ganz ausnahmsweise notwendig. Magnesia usta und Bismutum carbonicum sollen angeblich die Heilung beschleunigen.

Die chronische katarrhalische Entzündung ist eine ziemlich häufige Erkrankung. Sie finden sich

1. bei Trinkern und Rauchern als Teilerscheinung eines chronischen Katarrhs der Schleimhäute (Pharyngitis, chronischer Katarrh der oberen Luftwege, Gastritis usw.),

2. als Teilerscheinung bei starker Stauung hervorgerufen durch Herz- und Lungenerkrankungen (Stauungskatarrh),

3. oberhalb von organischen Strikturen des Oesophagus bei den verschiedenen Formen von Dilatation, wo die zersetzten Ingesta das entzündungserregende Moment darstellen.

4. Sie wird auch in Fällen von spastischen Stenosen und Paralyse des Oesophagus gefunden, welche durch destruktive Prozesse im Gehirn oder in der Medulla, durch Vaguskompression oder Intoxikation (Alkohol, Blei) hervorgerufen sind. Die letzte Ursache ist hier gleichfalls die Stagnation und Zersetzung des Speisebreis.

5. Die Rückstauung des sauren Mageninhaltes im unteren Oesophagusabschnitt soll bei bestehender Hyperchloridrie unter Umständen nach ROSENHEIM die Ursache für eine bestimmte Form des chronischen Speiseröhrenkatarrhs sein, der sich im untersten Oesophagusabschnitte findet (STARCK).

Das Bild der chronischen Ösophagitis ist recht bunt und oft recht schwer zu deuten. Man unterscheidet nach GOTTSTEIN zwei verschiedene Stadien. Im ersten ist die Schleimhaut hyperämisch und zeigt eine dunkle, oft tief ins bläuliche spielende Rötung (venöse Hyperämie). Die Rötung kann entweder gleichmäßig diffus oder mehr fleckig sein. Die Schleimhaut ist zumeist matt und trocken. Ist die Entzündung älter oder intensiver, dann wird in zweiten Stadium die Schleimhaut blaß, weißlich oder schmierig-graugelb. Sie ist aufgelockert, ödematös und von zähem Schleim bedeckt, der sich nur schwer verwischen läßt. Dabei sieht man auch kleine hellrote Gefäßstämmchen (Starck). Dieses Bild der chronischen Entzündung sieht man am besten bei den Dilatationen der Speiseröhre ohne anatomische Stenose. Die oberen Abschnitte zeigen das erste, die näher der spastischen Enge liegenden Anteile das ältere zweite Stadium. Dort finden sich auch bisweilen oberflächliche Ulcerationen der Schleimhaut.

Bei längerer Dauer des Leidens kommt es zur Verdickung der Mucosa, mitunter sogar zur Bildung umschriebener polypöser und papillärer Wucherungen (Cruveilhier, Luschka). Eine besondere Form stellt die *Leukoplakia oesophagi* dar (Abb. 1). Dieselbe ist durch das Auftreten von scharf umgrenzten rundlich ovalen oder streifenförmigen Plaques von grauweißer oder bläulichweißer Farbe charakterisiert, die sich quaddelartig über die Umgebung erheben. Sie sind von etwas derberer Konsistenz als die umgebende Schleimhaut und erbsen- bis münzengroß. Die Plaques stellen eine enorme Epithelverdickung auf das 5—8 fache dar und zeigen bisweilen echte Verhornung. Eine entzündliche Genese ist nicht sicher erwiesen, doch scheinen chronische Reizzustände (Abusus von Alkohol und Nicotin) die Entwicklung der Epithelhyperplasie begünstigen zu können. Sie finden sich nach Lotheissen häufiger bei Ektasien und können dann wie ein Emailüberzug aussehen. Während aber die Leukoplakie der Zunge und der Wangenschleimhaut in einer auffallenden ätiologischen Beziehung zum Carcinom steht, gilt das von der Leukoplakia oesophagi nicht mit dieser Regelmäßigkeit. Doch wurde Carcinombildung auf Leukoplakien der Speiseröhre einwandfrei beobachtet. So wurde von Tuzii ein Leukoplakiecarcinom, ein beginnendes Basalzellcarcinom nachgewiesen. Kraus und v. Hacker haben für den Oesophagus das gleichzeitige Vorkommen von Leukoplakie und Carcinom beschrieben und v. Hacker auch dieses Nebeneinander ösophagoskopisch nachgewiesen.

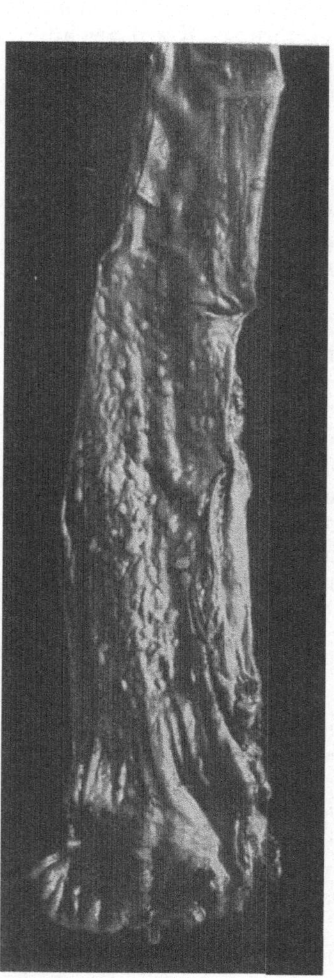

Abb. 1. Leukoplakia oesophagi. (Präparat des Patholog.-anatom. Instituts der Universität Wien. Vorstand: Prof. Maresch.)

Eine besondere Form der chronischen Ösophagitis ist der sogenannte folliculäre Katarrh (Inflammation folliculeuse, Mondière) *Oesophagitis follicularis* oder cystica (Chiari). Er entsteht dann, wenn sich die Lymphknötchen und die relativ spärlichen Schleimdrüsen vorwiegend an der Entzündung beteiligen und findet sich in der Regel mit der Oesophagitis catarrhalis kombiniert. Die Ausführungsgänge werden häufig durch Sekret verstopft, so daß sich kleine, mit glasigem Schleim gefüllte selten vereinzelte, bis erbsengroße Retentionscysten bilden. Um die Drüsen finden sich dann Rundzellinfiltrationen. Werden dieselben sehr stark, so kann es zur Vereiterung zu Erosionen und Geschwürsbildung kommen, denen auch mitunter eine Phlegmone des Oesophagus folgt.

Fast das einzige *Symptom* der chronischen katarrhalischen Ösophagitis ist in der Regel eine leichtgradige Dysphagie, bisweilen auch eine unbestimmte Schmerzempfindung in der Brust. Bei den Potatoren beherrschen gewöhnlich die Symptome der Nachbarorgane (Pharynx, Larynx, Bronchien, Magen) vollständig die Situation. Besteht eine Stenose, dann kann die Regurgitation größerer Mengen zähen Schleimes gelegentlich sehr lästig, sogar quälend in die Erscheinung treten.

Die *Diagnose* kann nur durch die Ösophagoskopie einwandfrei gestellt werden. Zumeist wird der chronische Speiseröhrenkatarrh als Begleiterscheinung eines Grundleidens entdeckt, dessentwillen die direkte Besichtigung vorgenommen wird. Die Behandlung besteht, soweit entsprechende Beschwerden vorliegen, in der Beseitigung der ätiologischen Ursache, soweit dies eben möglich ist (Alkohol, Nicotin). Eine Lokalbehandlung, die bei Ulcerationen und Erosionen am Platze ist, besteht in der Pinselung mit Argentum nitricum nach vorhergehender Anästhesierung (GOTTSTEIN, STARCK und EHRLICH). Zähflüssiger Schleim kann durch eine Lösung von Natrium bicarbonicum (10:100) flüssig gemacht werden. Ansonsten müssen die Stenosen, der Spasmus und die Divertikel behandelt werden.

2. Oesophagitis purulenta, suppurativa.

Es gibt eine Reihe verschiedener eitrig entzündlicher Erkrankungen der Speiseröhre, die sowohl ätiologisch, bzw. durch den Mechanismus der Entstehung als auch im Verlaufe wohl charakterisiert sind.

1. *Oesophagitis pustulosa.* Im Verlaufe von pyämischen Prozessen, z. B. bei Maleus, kommt es auf hämatogenem Wege unter anderem zu miliaren Absceßbildungen in der Speiseröhre. Mit Rücksicht auf den absolut infausten Verlauf der Erkrankung ist diese Form praktisch bedeutungslos.

2. *Oesophagitis follicularis purulenta* (H. CHIARI). Im Verlaufe des sog. follikulären Katarrhs, der Oesophagitis follicularis oder cystica, kommt es bisweilen zur Retinierung von Schleim zu erbsengroßen Retentionscysten mit Rundzelleninfiltration in der Umgebung. Erreicht die Entzündung stärkere Grade, so kommt es zur Vereiterung und durch Confluens zu Absceß und Ausbildung kleiner Geschwüre.

3. *Oesophagitis phlegmonosa* ist weitaus die häufigste eitrige Entzündung der Speiseröhre. Sie stellt eine zur Vereiterung des submukösen Zellgewebes neigende Entzündung dar, ohne daß dabei aber die Schleimhaut selbst oder die Muscularis im größeren Umfange mitbeteiligt sein müßte. Diese eitrige Entzündung kann circumscript auftreten, oder ausgedehnt sein, und sogar den ganzen Oesophagus befallen. Man unterschiedet je nach der Ausdehnung eine Oesophagitis circumscripta oder auch den submukösen Absceß und eine Oesophagitis purulenta diffusa. Beide Formen können nebeneinander bestehen und ineinander übergehen (ACKERMANN u. PFISTER).

Das Bild der phlegmonösen Ösophagitis wurde zuerst von ZENKER genau beschrieben. Seine Schilderung stützt sich auf einen viel zitierten, genau beobachteten Fall von BELFRAGE und HEDENIUS, sowie auf zehn von ZENKER selbst obduzierte Fälle und eine Beobachtung von HESSLER. Seither wurde wohl infolge der modernen Untersuchungsmethoden der Speiseröhre eine ganze Reihe von umschriebenen und diffusen Entzündungen dieser Art bekannt. Die Ursache dieser Erkrankung ist eine Infektion. Der Entstehungsmechanismus ist verschieden:

1. Eine Infektion im Anschlusse an eine Verletzung der Schleimhaut.

2. Es kann eine gleichartige Erkrankung vom Pharynx, seltener von der Kardia oder vom Magen (im Anschluß an eine Magenoperation, Gastritis phlegmonosa) fortgeleitet werden.

3. Entzündliche Prozesse der Umgebung greifen gelegentlich auf den Oesophagus über, zunächst auf die äußeren Schichten als Periösophagitis, um sich dann hauptsächlich in der Submucosa zu entfalten. Solche Erkrankungen der Nachbarschaft sind: Perichondritiden des Larynx, Wirbelcaries und vereiterte oder verkäste tuberkulöse, seltener carcinomatöse Drüsen.

Obwohl die Speiseröhre in der Regel gegen Verletzungen sehr tolerant ist, kommt es doch mitunter zu Komplikationen. In der überwiegenden Anzahl der Fälle ist auch eine Verletzung mit folgender Infektion der Schleimhaut der Speiseröhre die Ursache. Es genügt zuweilen die kleinste oberflächliche Läsion durch scharfkantige nadelartige Fremdkörper (Gräten, Knochen, Gebisse, Sonden, Bougie, Münzenfänger usw.). Die Verletzung kann mitunter so geringfügig sein, daß man sie kurz nachher gar nicht mehr findet. So beschrieb Mermod einen Fall, wo es im Anschlusse an eine Ösophagoskopie zu einer Phlegmone kam. Guisez berichtet über 3 Fälle mit unbekannter Ätiologie des Abscesses. Die Infektion dringt entweder von der Oberfläche bis zur Submucosa vor oder aber der Fremdkörper perforiert selbst die Schleimhaut und besorgt die Infektion der Submucosa (Fischgräte im Fall von Belfrage und Hedenius). Auch im Anschlusse an Schwefelsäureverätzung wurde phlegmonöse Ösophagitis wiederholt beobachtet. Der Kuriosität halber sei auch eine Schleimhautzerreißung als Ursache phlegmonöser Entzündung infolge heftigen Erbrechens berichtet (Voigt).

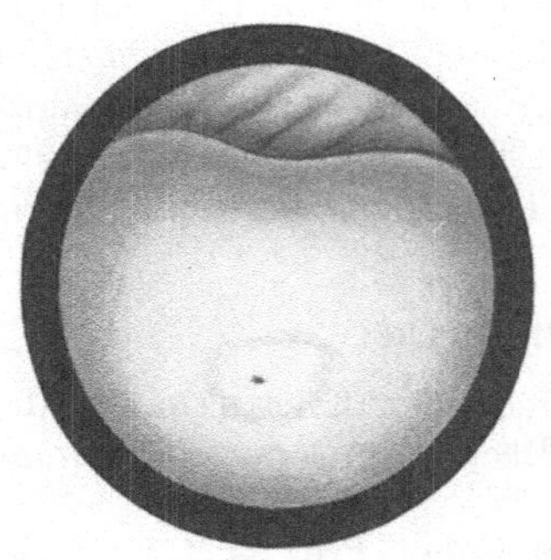

Abb. 2.
Fistelnder Absceß des Oesophagus nach Fremdkörperverletzung.
(Ösophagoskopisches Bild.)
(Nach Guisez.)

In der Submucosa kommt es zunächst zu einer eitrigen Infiltration, dann zur eitrigen Einschmelzung. Es entwickelt sich ein Absceß oder eine Phlegmone. Die Schleimhaut wird beulenartig oder kugelig verdickt und oft mehr als 1 cm vorgewölbt, dabei auch in größerem oder geringerem Ausmaße unterminiert. (Abb. 2). Sie kann auch ausgesprochene Fluktuationen aufweisen. Durch die in der Submucosa nach oben und unten fortschreitende Eiterung können allmählich auch die inneren Schichten ganz von den äußeren getrennt werden *(Oesophagitis dissecans)*. Steht der gebildete Eiter unter einem gewissen Druck, so bricht er zumeist selbst in das Lumen der Speiseröhre durch. Ist der Absceß nur klein, so kommt es damit rasch zur Heilung. Ist er aber groß, dann bilden sich auch größere Geschwüre aus. Größere Eiterherde brechen nicht immer nur an einer Stelle durch, sondern an mehreren Stellen gleichzeitig, wobei dann die Fistelöffnungen vorwiegend in der Längsrichtung stehen. Infolge der Abscedierung und der natürlichen Drainage kann es zur Ausheilung des Abscesses und der Phlegmone kommen. Es wächst dann manchmal das Schleimhautepithel in die spaltförmigen Hohlräume hinein und kleidet sie aus. Die Schleimhaut erscheint dann oft siebartig durchlöchert.

Im allgemeinen besteht keine Neigung zum Durchbruche des Eiters durch die Muskelschichte nach außen in das Mediastinum oder in die Pleurahöhlen, wie man das bei vollständiger Perforation des Oesophagus sehen kann. Es besteht in dieser Beziehung eine Analogie zum Peritonsillarabsceß bzw. zur Peritonsillarphlegmone, die auch nur höchst selten gegen den pharyngealen Raum durchbricht. Daß aber doch ab und zu derartige Komplikationen mit letalem Ausgang zustande kommen, beweist der Fall Bernstein.

Die von Drüsenabscessen, osteomyelitischen Prozessen der Wirbelsäule bzw. vom Larynx ausgehenden Eiterungen können außer in die Speiseröhre auch noch nach anderen Organen durchbrechen, so z. B. nach dem Larynxinnern der Trachea, den Bronchien, der Pleura usw. Dadurch werden mitunter abnorme direkte Verbindungen der Speiseröhre mit den genannten Organen hergestellt, welche nach Abheilung des akuten Prozesses als bleibende Fisteln bestehen bleiben können.

Die klinischen Erscheinungen der Oesophagitis phlegmonosa circumscripta sind je nach der Schwere des Falles verschiedene. Wurde ein Fremdkörper verschluckt, so kann bisweilen Foetor ex ore und Schleimansammlung an der Zungenbasis und im Sinus piriformis als Frühsymptom eines eitrigen Prozesses gefunden werden. Kleine submucöse Abscesse führen zu einer angeblich genau zu lokalisierenden Dysphagie. Ansonsten bestehen Schmerzen im Verlaufe der Speiseröhre hinter dem Brustbein, die in den Rücken ausstrahlen. Fieber findet sich regelmäßig auch bei den leichtesten Schleimhautverletzungen. Schüttelfrost und Brechreiz bis zum wirklichen Erbrechen sind häufig. Während sich aber die circumscripte Ösophagitis relativ langsam entwickelt, begrenzt und daher auch chirurgisch beherrschbar geworden ist, handelt es sich bei der diffusen Ösophagitis um eine ungemein stürmisch in wenigen Tagen unter Kollapserscheinungen letal verlaufende Krankheit. Die Virulenz der Erreger ist die Ursache, warum es in dem einen Falle unter sonst gleichen Umständen zu einer umschriebenen gutartigen, im andern Falle zu einer diffusen bösartigen Erkrankung kommt. Die Erreger der diffusen Oesophagitis phlegmonosa sind Streptokokken. Der klinische Verlauf scheint typisch zu sein. Mit Rücksicht auf die geringe Literatur erscheint es daher zweckmäßig, die Darstellung des Krankheitsverlaufes und die in so kurzer Zeit gesetzten entsetzlichen Verheerungen an der Hand eines Krankheitsfalles darzulegen (Fall HESSLER):

„Es handelte sich um einen 58jährigen Landmann, welcher am 18. April 1875 ein Knochenstück von der Größe einer Fingerkuppe verschluckte, das im Halse stecken geblieben sein soll. Er bekam Schmerzen im Halse und erbracht. Am 19. April führte der Arzt eine Schlundsonde ein, wobei der Fremdkörper hinuntergestoßen worden sein soll. Auf ein Brechmittel hin erbrach darauf der Patient mehrmals. Am Nachmittag desselben Tages traten Schmerzen im Leibe auf, und zwar besonders in den seitlichen und obersten Partien desselben, welche sehr anhaltend waren. Am 20. April hatte er starke Hitze und seit dieser Zeit klagte er über häufiges, periodisch auftretendes, sehr quälendes Schluchzen. Seit gleicher Zeit bestand Kurzatmigkeit und Husten. Stuhlentleerung war seit 18. April nicht mehr eingetreten. Aus dem Status praesens (22. April) ist bemerkenswert, daß die Zunge trocken und stark belegt erschien, der Pharynx nichts Abnormes darbot. Druck auf den Hals war nicht schmerzhaft. Atemfrequenz 50 in der Minute, In- und Exspiration frei. Besonders beim Aufstehen hatte der Patient Schmerzen in der rechten Seite. Der Lungenschall wurde vom Schulterblattwinkel angefangen gedämpft, über dieser Dämpfung hörte man Bronchialatmen, besonders rechts. Der Puls war stark beschleunigt. Hohes Fieber (39,6° C). Am Abend trat die Dämpfung rechts noch höher hinauf. In der Nacht vom 21. zum 22. April bestand starker Singult, welcher durch jede Schluckbewegung, z. B. Wassertrinken, verstärkt wurde. In der Nacht Schwäche, am nächsten Morgen Kollaps, Exitus.

Bei der Obduktion fand man: Das Zellgewebe des vorderen Mediastinums in ganzer Ausdehnung gelblich-sulzig infiltriert. In beiden Pleurasäcken Flüssigkeit. Im Herzbeutel serös-eitrige Flüssigkeit. Laryngo-Tracheobronchitis. Das Bindegewebe des hinteren Mediastinums war, beginnend am Constrictor pharyngis inferior, stark gelockert und allenthalben mit einer trüben graugelblichen, eitrigen Flüssigkeit infiltriert, welche sich in das periösophageale Zellgewebe hinein erstreckte. Auf der rechten Seite erschien die eitrige Infiltration stärker ausgeprägt als auf der linken und reichte dort bis an die stärker hervorgetriebene und injizierte Pleura costalis. Das ganze Rohr des Oesophagus erschien prall gespannt und wölbte sich nach der Herausnahme in Form eines rundlichen Stranges vor. Nach Aufschneiden des Pharynx sah man, daß die Wandungen des Oesophagus dicht aneinandergepreßt lagen, so daß gar kein Lumen vorhanden zu sein schien. Beim Aufschneiden der Speiseröhre selbst wichen die aufgeschnittenen Teile sofort nach den Seiten aus, legten sich platt um, so daß es den Eindruck machte, als stünde der muskuläre Schlauch des Oesophagus unter hoher innerer Spannung. Die ganze Innenfläche des Oesophagus erschien glatt, nur einige Längsfalten waren zu sehen. Die ganze Schleimhaut war prall gespannt, glänzend und durchaus gelblich gefärbt, mit zahlreichen über die Oberfläche nicht vorragenden dunkler gefärbten Pünktchen, die aus der Tiefe hervorschimmerten (eitrig infiltrierte Schleimfollikel). Die Wand erschien im übrigen weich, fast schwappend. Die

10*

Verdickung war durch eine ausgedehnte, eitrige Infiltration der Submucosa bedingt, welche durchaus gelb, steif und 8 mm bis 1,3 cm dick erschien. Die Muskulatur war durchwegs 2,0 mm dick, ebenfalls stark durchfeuchtet und glänzend. Die submuköse eitrige Infiltration der Speiseröhrenschleimhaut grenzte sich nach oben ab durch eine wellig gebogene, ganz scharfe Linie, ungefähr entsprechend dem oberen Rand des Ringknorpels. Wenige Millimeter unterhalb dieser Begrenzungslinie fand sich, mehr auf der linken Seite, ein 1,5 cm langer und 0,5 cm breiter klaffender, scharfrandiger Riß der Schleimhaut, dessen Ränder wenig infiltriert, dessen Grund aber mit dickem, gelblichem Eiter belegt war. Ein Fremdkörper konnte nicht gefunden werden. An der Kardia dagegen und entsprechend der ganzen kleinen Kurvatur, 2—3 cm auf die vordere und hintere Fläche übergreifend, war die Schleimhaut völlig geglättet und gespannt, intensiv gelblich durchscheinend. Auf der Unterlage war die gespannte Schleimhaut hier etwas verschieblich. Der Durchschnitt zeigte auch hier eine eitrige, zum Teil gelblich-sulzige Infiltration der Submucosa, welche 2 cm dick erschien. Die submuköse eitrige Infiltration der kleinen Kurvatur und der Kardia setzte sich unmittelbar in direkter Kontinuität von der Speiseröhre aus fort und begrenzte sich auch an der Innenfläche des Magens mit einer ganz scharfen Linie der polsterartig vorgewölbten Schleimhaut.

Die Diagnose lautete (mit Weglassung der hier nicht interessierenden Details): circumscripte Verletzung der Speiseröhrenschleimhaut. Diffuse phlegmonöse Ösophagitis. Fortgesetzte phlegmonöse Gastritis. Phlegmonös-seröse Mediastinitis posterior. Sulzig-ödematöse Schwellung des Zellgewebes im vorderen Mediastinum.

An mikroskopischen Schnitten ließ sich konstatieren, daß das Deckepithel fast gar nicht verändert war. Die größte Schädigung lag in der Submucosa. Letztere erschien enorm verbreitert. Bindegewebsfasern waren weit auseinander gedrängt durch eine große Menge feinfädigen und körnigen Fibrins mit reichlichen Eiterkörperchen, die aber nicht gleichmäßig eingelagert schienen, sondern hauptsächlich in kleinen oder größeren Herden angetroffen wurden. In der Exsudatmasse fand sich eine große Menge von Streptokokken, welche stellenweise auch in Haufen angeordnet erschienen und nicht selten lange Ketten bildeten. Die Schleimhaut selbst war nur wenig eitrig infiltriert. Die Muscularis war besonders den bindegewebigen Septen entlang stark eitrig infiltriert. Die Fasern erschienen weit auseinander gedrängt, stellenweise sogar nekrotisch."

Die *Diagnose* einer phlegmonösen Speiseröhrenerkrankung ist wohl nur in den Fällen zu stellen, wo anamnestisch das Verschlucken eines Fremdkörpers, eine therapeutische Manipulation oder eine Verätzung zu erheben ist. Selten bieten auch andere Erscheinungen die Möglichkeit, an eine derartige Erkrankung zu denken. So nahm Pfister aus dem Vorhandensein einer ulcerösen Pharyngitis an, daß ein absteigender phlegmonöser Prozeß der Speiseröhre vorliege. Soweit Fremdkörper in Betracht kommen, ist die Diagnose durch direkte Besichtigung der Speiseröhre möglich. Diagnose und Therapie sind gerade hier manchmal nicht zu trennen.

Therapie. Während noch bis vor kurzer Zeit keine oder nur eine symptomatische Behandlung möglich war, ist seit der Erfindung und dem modernen Ausbau der Ösophagoskopie die circumscripte Oesophagitis phlegmonosa eine vielfach chirurgisch beherrschbare Krankheit geworden. v. Hacker dürfte der erste gewesen sein, der die circumscripte Phlegmone, hervorgerufen durch einen stecken gebliebenen Knochen, auf endoskopischem Wege durch Entfernung desselben geheilt hat. Aus der Unzahl der bisher endoskopisch entfernten Fremdkörper mit lokaler Infektion seien nur einige diagnostisch und therapeutisch interessante erwähnt. Guisez hat 5 solche Fälle beobachtet. Er fand als charakteristisches Zeichen einer Oesophagitis phlegmonosa hochgradige Entzündungserscheinungen, Ödem der Schleimhaut und Vorwölbung der Wandung oft bis zur vollkommenen Stenose. Sencert beschrieb einen klassischen submukösen Absceß. Die Mucosa ist kugelig vorgewölbt und stark gespannt und soll sogar gelblich durchgeschimmert haben. Die mit einem Stieltupfer ausgeführte Palpation ergab eine weiche Konsistenz. Vielfach ist der Fremdkörper anfangs gar nicht zu sehen, weil er durch die ödematösen Falten verdeckt ist, oder unter die Schleimhaut geraten ist. Wenn es gelingt den Fremdkörper zu entfernen, so eröffnet man damit auch gleichzeitig den Absceß und es entleert sich zumeist stinkender Eiter. Bisweilen ist aber die Schleimhautlücke als Drainageöffnung zu klein. GUISEZ mußte daher eine solche Lücke stumpf erweitern, um den Eiterabfluß zu veranlassen. In einer Reihe von Fällen wurden die Abscesse inzidiert oder punktiert. GUISEZ behandelte 5 Fälle auf diese Weise und brachte alle zur Heilung. GOTTSTEIN hatte unter 3 Fällen einen Exitus am 8. Tage nach dem Punktionsversuche an Mediastinitis. HERZOG brachte gleichfalls durch Incision einen Fall zur Heilung und ebenso ALBRECHT einen hochsitzenden Absceß, der wahrscheinlich im Anschlusse an ein Erysipel entstanden war. KUBO punktierte einen derartigen Absceß 16mal und mußte sogar wegen Kompression der Trachea durch den nach vorne in die Trachea drückenden Absceß die Tracheotomie ausführen. Der Fall wurde schließlich geheilt. ROUVE eröffnete einen Absceß durch das Endoskopierohr selbst. Sowohl die Punktion, wie auch die Incision sind in der Tiefe gewiß keine gleichgültigen Eingriffe. Wenngleich MIKULICZ mit Bezug auf GOTTSTEINs Fall vor der Incision warnt, so wird sich dieselbe doch als die einzig denkbare lebensrettende Behandlung nicht umgehen lassen. Die Eröffnung der Abscesse unternahm GUISEZ mit einem Hackenmesser, andere mit einem langen feinen Spitzbistouri. Um eine Blutung zu vermeiden, könnte man solche Abscesse auch galvanokaustisch oder diathermisch eröffnen.

Ist die Absceßhöhle eröffnet und eine gute Drainage in die Speiseröhre gesichert, dann ist auch die Gewähr für eine Ausheilung der Abscesse und Phlegmonen gegeben. GUISEZ hält es für zweckmäßig die Absceßhöhlen noch mit Wasserstoffsuperoxyd zu spülen. LOTHEISSEN empfiehlt die Applikation von antiseptischem Pulver (Jodoform, Novojodin, Isoform usw.). Mit Rücksicht auf die anscheinend ausgezeichneten Erfolge mit Antivirus bei allen eitrigen Prozessen, dürfte sich dasselbe auch in diesen Fällen gut bewähren.

Weiters muß die Speiseröhre auf einige Zeit ruhig gestellt werden. Mit Nähr- und Tropfklysmen kommt man über die erste Zeit hinweg. In den nächsten Tagen wird sich nur flüssige Nahrung empfehlen. In schweren Fällen ist wohl die Gastrostomie zur sicheren Ausschaltung der Oesophagus auf längere Zeit nicht zu umgehen.

Die *Prognose* der Oesophagitis phlegmonosa ist immer eine ernste. In den circumscripten weniger virulenten Infektionen ist eine Spontanheilung möglich und die Kunsthilfe hat bei den auf Fremdkörperinfektion beruhenden Fällen durch chirurgische Behandlung gute Aussichten auf Erfolg. Die Oesophagitis phlegmonosa diffusa kann weder durch Entfernung des Fremdkörpers noch durch breite Eröffnung des Oesophagus verhindert werden. Sie gibt eine absolut infauste Prognose.

3. Periösophagitis, Mediastinitis.

Verschiedene, von der Speiseröhre ausgehende entzündliche Prozesse greifen auch auf das periösophageale Gewebe und das Mediastinum über. Die diffuse phlegmonöse Ösophagitis schreitet auf dem Wege der kleinsten bindegewebigen Septen ungeheuer rasch und unaufhaltsam nach außen und ergreift per continuitatem dann auch das lockere periösophageale Gewebe und das Mediastinum. In der Mehrzahl der Fälle aber ist eine tiefere Verletzung des Oesophagus oder ein Durchbruch der Speiseröhrenwandung die Ursache dieser Entzündung. Solche Perforationen erfolgen durch Fremdkörper, durch langsam in die Tiefe weiterschreitende Ulcera peptica, demarkierende Entzündungen nach schweren Verätzungen, Abscesse oder Phlegmonen und zerfallende Neoplasmen.

Die Perforation der Speiseröhre ist ein allgemein mit Recht sehr gefürchtetes Ereignis und wurde noch bis vor kurzem als absolut infaust betrachtet. Dieser absolut pessimistische Standpunkt ist heute nicht mehr in dem Maße begründet, seitdem man sich an die chirurgische Eröffnung des Mediastinums herangewagt hat. Wie wiederholte Beobachtungen gezeigt haben, verträgt das Mediastinum gelegentlich ganz reaktionslos Fremdkörper. So haben wir an der Klinik HAJEK einen Fall erlebt, wo sich bei der Funktionsprüfung eines Oesophagus auch das Mediastinum von einer Perforationsöffnung aus mit Bismutbrei dendritisch imbibierte, ohne daß die Patientin irgendeinen Schaden genommen hätte (Abb. 3 a, b). Dieselbe war nach einer frischen Laugenessenzverätzung an die Klinik transferiert worden. Wie sich später erheben ließ, war von anderer Stelle eine Woche vorher eine Bougierung vorgenommen worden, wobei die Patientin einen stechenden Schmerz verspürte, worauf die Bougierung abgebrochen worden war. SEIFFERT beschreibt gleichfalls einen Fall, bei dem er eine Woche nach einer Oesophagusperforation eine Röntgenuntersuchung vornahm, wobei Bismutbrei zum Teil ins Mediastinum drang, ohne daß der Patient darauf entsprechend reagiert hätte. Er schließt mit Recht daraus, daß Oesophagusperforationen vielleicht öfters einen so günstigen Ausgang genommen hätten, daß sie aber nicht erkannt worden sind und daß die Prognose der Oesophagusperforation allgemein nur deshalb für so schlecht gilt, weil gewöhnlich nur die schlecht verlaufenden Fälle als perforiert erkannt werden. Er selbst sah noch weitere drei Fälle von sicher festgestellten Perforationen, die ohne Komplikation abheilten.

Wichtig für das weitere Schicksal nach einer Perforation sind die Umstände unter welchen die Perforation erfolgte. Ein langsam sich entwickelnder Durchbruch erzeugt in der Umgebung eine entzündliche Demarkation, die im weiteren Verlaufe zu einer Begrenzung führen kann. Wird aber das periösophageale Gewebe und das lockere Zellgewebe des Mediastinums durch eine Verletzung eröffnet, so steht es absolut unvorbereitet der eventuellen Infektion gegenüber.

Die Komplikation einer Perforation der Speiseröhre beginnt daher eigentlich mit der Infektion, die sich durch Fieber kundgibt oder wo von vornherein die Art der Verletzung einen komplikationslosen Heilverlauf unwahrscheinlich macht, wie blindes Hantieren mit dem alten Münzenfänger, Sondenperforationen oberhalb von Stenosen, wo die Stagnation von Sekret und Speisen eine Infektion mit Sicherheit bewirkt, weiters die Eintreibung eines steckengebliebenen Fremdkörpers ins Mediastinum, beim Versuche einen Fremdkörper nach der veralteten Methode mit einem Bougie hinabzustoßen was nicht einmal von ärztlicher Seite geschehen muß. WESSELY sah an der Klinik HAJEK einen Fall, wo eine Patientin, die sich seit 20 Jahren wegen einer Laugenessenzverätzung selbst bougierte, sich nebst einen steckengebliebenen Pflaumenkern ins Mediastinum hineingetrieben hatte. Am bösesten in bezug auf die Virulenz der Infektion dürften wohl Knochen und Gräten sein.

Für den weiteren Verlauf und den Ausgang der Periösophagitis bzw. der Mediastinitis ist außer der Virulenz der Erreger auch noch die Lokalisation maßgebend. Es besteht ein großer Unterschied zwischen dem oberen Mediastinum, das dem Halsteil des Oesophagus entspricht und dem thorakalen Mediastinum. Die Infektion des Brustteiles ist wesentlich bösartiger, denn hier befindet sich infolge der Nähe des Herzens der kritische Teil des Mediastinums wo das Gewebe zeitlebens in fortwährender ruhloser Bewegung ist. Eine Phlegmone kann dort in kürzester Zeit auf das Pericard und die Pleuren übergreifen und rasch zum Tode führen. Die bisher zur Heilung gebrachten Prozesse betrafen daher fast ausschließlich das obere Mediastinum.

Für die einzuschlagenden operativen Wege ist es wichtig zu wissen, daß die phlegmonösen Prozesse des oberen Mediastinums als Komplikation einer entzündlichen Speiseröhrenaffektion sich in der Regel zunächst in dem weitmaschigen, zwischen Wirbelsäule und Hypopharynx gelegenen Bindegewebe entwickeln und von da an erst allmählich durch Senkung die tieferen Partien des Mediastinums befallen. Ferner pflegen die im oberen Mediastinum entstehenden Abscesse und Phlegmonen zu beiden Seiten der Speiseröhre nach oben in die Halsregion zu

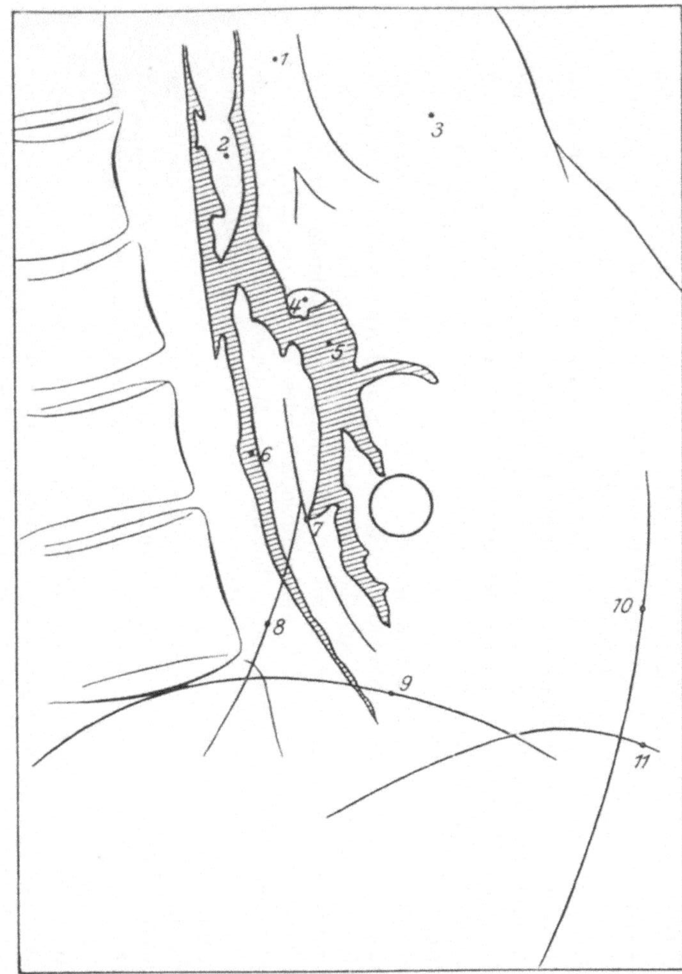

Abb. 3 a.

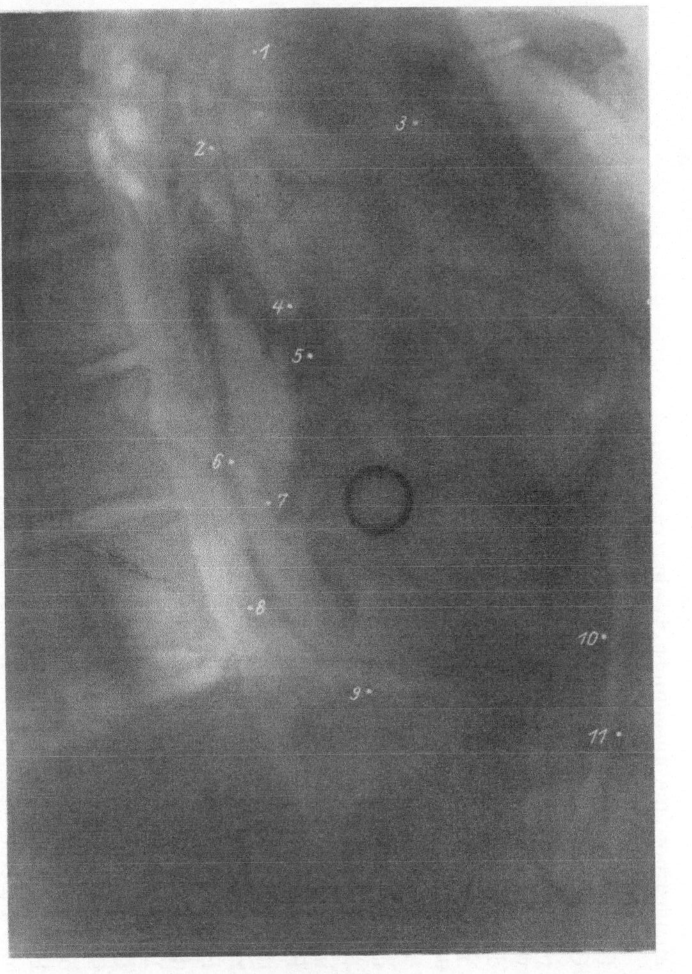

Abb. 3 b.

Abb. 3 a u. b. Sondenperforation des Oesophagus (Bougierung bei frischer Laugenessenzverätzung). Wismutbrei im Mediastinum ohne Reaktion.
1 Trachea. 2 Oesophagus. 3 Aorta ascend. 4 Gasblase. 5 Höhle. 6 Oesophagus. 7 Hinterwand der Thymus. 8 Vena cava inferior. 9 Rechtes Zwerchfell.
10 Mamma. 11 Linkes Zwerchfell.

ziehen, während die Abscesse und Phlegmonen, welche in den tieferen Partien des Oesophagus ihren Ausgang genommen haben, seltener gegen die Halsregionen wandern, sondern sich mehr im unteren Mediastinum austoben.

Das erste wichtige und alarmierende Symptom einer Eröffnung des Mediastinums ist das Emphysem, das sich bis in Rachenhöhe hinauf ausbilden kann und auch zumeist unter der Haut zu palpieren ist. Diese Lufteintreibung in das Mediastinum wurde von Marschik beschrieben, der dieses Symptom bei Schußverletzungen der Speiseröhre gefunden hat. Es entsteht durch Hineinpumpen von Luft aus dem Magen und dem thorakalen stets offenen und lufthältigen Oesophagus während der Atmung oder durch Gasbildung bei jauchig werdenden Phlegmonen (siehe Abb. 3, Punkt 4). Bei Ansammlung von gashaltigem Eiter im Mediastinum ist eine unter dem Jugulum am Sternum auftretende, bei Lagewechsel sich ändernde Dämpfung von diagnostischer Bedeutung (v. Hacker). Seiffert konnte das Ein- und Ausstreichen von Luftbläschen durch die Perforation sehen und auch das Luftemphysem des Mediastinums röntgenologisch nachweisen. Minnigerode trachtete wegen der außerordentlichen Wichtigkeit ein periösophageales Zellgewebsemphysem am Halse behufs Frühdiagnose einer beginnenden Mediastinitis röntgenologisch festzustellen. Er fand bei einschlägigen Fällen bei nicht ganz oberflächlicher Fremdkörperverletzung des Pharynx bzw. Oesophagus mit Infektion der Umgebung, daß bei seitlicher Aufnahme eine mehr weniger starke Verdickung der hinteren Pharynxwand und der Wirbelsäule im Röntgenbilde nachzuweisen war, auch wenn äußerlich am Hals etwa nur eine Druckschmerzhaftigkeit und noch kein Knistern vorhanden war. (Es wurde dies auch in Fällen der Klinik Hacker bestätigt.) Er verlangt daher, daß jede komplizierte Fremdkörperverletzung des Hypopharynx oder Oesophagus fortlaufend röntgenologisch kontrolliert werde und daß, wenn sich Anzeichen eines fortschreitenden entzündlichen Prozesses im periösophagealen Gewebe zeigen, frühzeitig die kollare Mediastinotomie ausgeführt werde.

Erwähnenswert ist, daß mitunter nach Ösophagoskopien ein Emphysem am Hals und auch im Gesicht ganz ohne Fieber und entzündliche Erscheinungen (im Gegensatz zum Perforationsemphysem) auftritt und rasch ohne weitere Folgen (die man angstvoll erwartet) zurückgeht. Hacker beobachtete es 4mal, nach von weniger Geübten unternommener Ösophagoskopie (bei pressenden, hustenden Patienten ausgeführt). Kahler hat 2 solche Fälle aus Chiaris Klinik auf Verletzungen bei der Untersuchung zurückgeführt. Hacker scheint es wahrscheinlicher, daß sie durch Bersten von Lungenbläschen (analog dem Emphysem bei Kreißenden u. dgl.) zustande kommen, denn wenn Luft aus dem Oesophagus ins Zellgewebe austritt, dürften wohl auch Infektionserreger nicht fehlen.

Der Eintritt der Phlegmone charakterisiert sich durch Fieber, das aber nicht immer hoch zu sein braucht, ferner durch einen Schüttelfrost. Bei hochsitzenden Prozessen findet man starke Anschwellung der Rachenschleimhaut, bisweilen förmliche ödematöse Wülste an der Rachenhinterwand. Es besteht eine nicht zu übersehende Druckschmerzhaftigkeit der Gefäßscheidengegend in der unteren Hälfte des Halses. Ebenso ist Druck auf den Larynx und seitliche Verschiebung desselben außerordenlich schmerzhaft. Dabei ist der Schluckakt schwer gestört. Die Patienten können infolge der Schmerzen nicht einmal den Speichel schlucken. Die Inspektion des Oro- und Hypopharynx läßt dann gelegentlich einen fluktuierenden, retropharyngealen Absceß erkennen, der durch kollaterale Ödembildung des Larynxeinganges zu Erstickungsanfällen führen kann. Geht die Phlegmone tiefer oder sitzt sie überhaupt tiefer, dann findet man Symptome am äußeren Hals. Bei einseitigen Abscessen entsteht dann Torticollis, bei beiderseitigen starre Kopfhaltung. Jede Kopfbewegung ist schmerzhaft.

In schweren Fällen stellen sich auch häufig Atemnot und Erstickungsanfälle ein, und zwar entweder reflektorisch, oder wie erwähnt, infolge eines Larynxödems oder durch Kompression eines Abscesses der Trachea von hinten her durch das Ligamentum tracheale. Kubo mußte in einem solchen Falle sogar die Tracheotomie ausführen. Ist eine periösophageale Komplikation entsprechend entwickelt, so findet man neben ausgesprochenem Ödem in einer oder beiden Supraclaviculargegenden auch deutlich tiefe Fluktuation. In den schweren Fällen entwickelt sich rasch eine Septicämie, die in 48 Stunden oder nicht viel später zum Tode führt.

Diagnose. Die Diagnose einer frischen Perforation wird durch die Ösophagoskopie mit Sicherheit gestellt. Man sieht die nach der Entfernung des Fremdkörpers oder auf andere Weise entstandene Lücke und kann bisweilen die einzelnen Schichten der Speiseröhre unterscheiden. Seiffert sah einmal das lockere Zellgewebe des Mediastinums selbst und sah das Ein- und Ausstreichen der Luftblasen. Periösophagitis und Mediastinitis werden auf Grund der Anamnese und der beschriebenen Symptome diagnostiziert.

Die *Therapie* der entzündlichen Komplikationen kann nur eine chirurgische sein und besteht in der Eröffnung der Abscesse und Phlegmonen und in der dauernden Drainage der Eiteransammlungen. — Bei einer frischen Perforation dürfte wohl frühzeitiges prophylaktisches Eingreifen die Gefahr der drohenden Entzündung des Mediastinums vermindern.

Ich habe vor 2 Jahren bei einer eben stattgefundenen Perforation eines Zenkerschen Divertikels durch einen jüngeren Kollegen die Perforation und deren Umgebung sofort gründlich abgesaugt, die Sekretion der Schleimhäute durch täglich zweimalige Atropingaben dauernd niedergehalten und den Patienten durch eine Woche rectal ernährt. Es erfolgte wohl eine deutliche lokale Reaktion mit Temperaturen bis 38, aber der Fall heilte ohne Komplikation und ohne weiteren Eingriff aus.

1. Der Halsteil des Oesophagus ist auf dem Wege der Oesophagotomia externa erreichbar. Den gleichen Weg benützt die von v. Hacker inaugurierte, von Marschik und Schlemmer weiter ausgebaute kollare Mediastinotomie. Derselbe Weg gestattet auch die tiefer gelegenen Abscesse im oberen Mediastinum noch zu erreichen. Seiffert hat durch die automatische Drainage mit Hilfe der Ventildrains diese Operation um einen beträchtlichen Schritt weitergebracht. Die Entfernung des Eiters geschieht bei jedem Atemzuge und Hustenstoß selbsttätig, wodurch die Retention, die gefährliche Ansammlung von Entzündungsprodukten hintangehalten werden kann.

2. Das hintere Mediastinum ist durch die dorsale Mediastinotomie erreichbar, jedoch dürfte — die Operation wurde in einer Reihe von Fällen ausgeführt — bisher noch kein Patient damit gerettet worden sein.

3. Das Mediastinum ist aber auch von der Speiseröhre her auf dem kürzesten Weg zu erreichen. Seiffert hatte die geniale Idee, den Oesophagus selbst durch Spaltung als Drainagerohr zu verwenden und konnte auf diese Weise bereits über drei geheilte Fälle berichten. Die Speiseröhre wird von der Stelle der Perforation aus bis zum tiefsten Punkte des Abscesses auf ösophagoskopischem Wege mit einer entsprechenden Schere gespalten, Absceßhöhle und Speiseröhre auf diese Weise in einen einzigen Hohlraum verwandelt. Dieser Weg dürfte aber nicht nur für periösophageale Abscesse, sondern gelegentlich auch für phlegmonöse Entzündungen im Mediastinum eine noch aussichtsreiche Operation darstellen. Ansonsten gelten natürlich die gleichen Regeln wie bei der Therapie der phlegmonösen Erkrankungen der Speiseröhre. Rectale Ernährung, percutane Ernährung mit Dinutron, Sondenfütterung und Gastrostomie haben je nach der Schwere des Falles und der voraussichtlichen Dauer der Behandlung zwecks Ruhigstellung des Oesophagus an Stelle der normalen Ernährung per os zu treten.

Prognose. Periösophagitis und Mediastinitis sind äußerst ernste aber keineswegs absolut infauste Erkrankungen mehr. Das Schicksal derselben entscheiden der Grad der Virulenz und der Sitz der Perforation. Je tiefer, um so ungünstiger. Die ersten 5 Tage sind zumeist für den Ausgang der Erkrankung bestimmend.

4. Infektionskrankheiten, Herpes, Pemphigus und Soor.

Im Verlaufe einer Reihe von Infektionskrankheiten findet sich gelegentlich auch eine Beteiligung der Speiseröhre. Bei den meisten dieser Erkrankungen kommt es entweder zur Auflagerung fibrinöser Pseudomembranen (Abb. 4) oder zu derben, starren Infiltrationen des Schleimhautgewebes selbst mit nachfolgender Ulceration. Diese beiden Entzündungsformen, die man auch Oesophagitis fibrinosa oder crouposa bzw. necroticans bezeichnet, kombinieren sich öfters oder alternieren. Sie sind im großen und ganzen sehr selten und haben in der Regel keine große Ausdehnung. Diese Entzündungsformen sind selten primär durch unmittelbar auf die Mucosa einwirkende Ursachen hervorgerufen, sondern fast immer sekundäre Erscheinungen, entweder fortgeleitet vom erkrankten Pharynx her oder hämatogen im Zusammenhang mit einem Infekt (akut oder chronisch) selten auch die Folge einer Toxicose (Urämie). Eine Oesophaguserkrankung wurde bisher bei folgenden Infektionskrankheiten beschrieben: Diphtherie, Scharlach, Typhus, Cholera, Masern, Variola, Sepsis, Tuberkulose, Aktinomykose und Lues. In einzelnen Fällen heilen diese Oesophaguserkrankungen, soferne es tiefer greifende Ulcerationen sind, mit Narbenbildung aus und können auch zu Narbenstrikturen führen.

Diphtherie.

Die Erkrankung der Speiseröhre durch Diphtherie ist wegen der großen Seltenheit wenig bekannt und

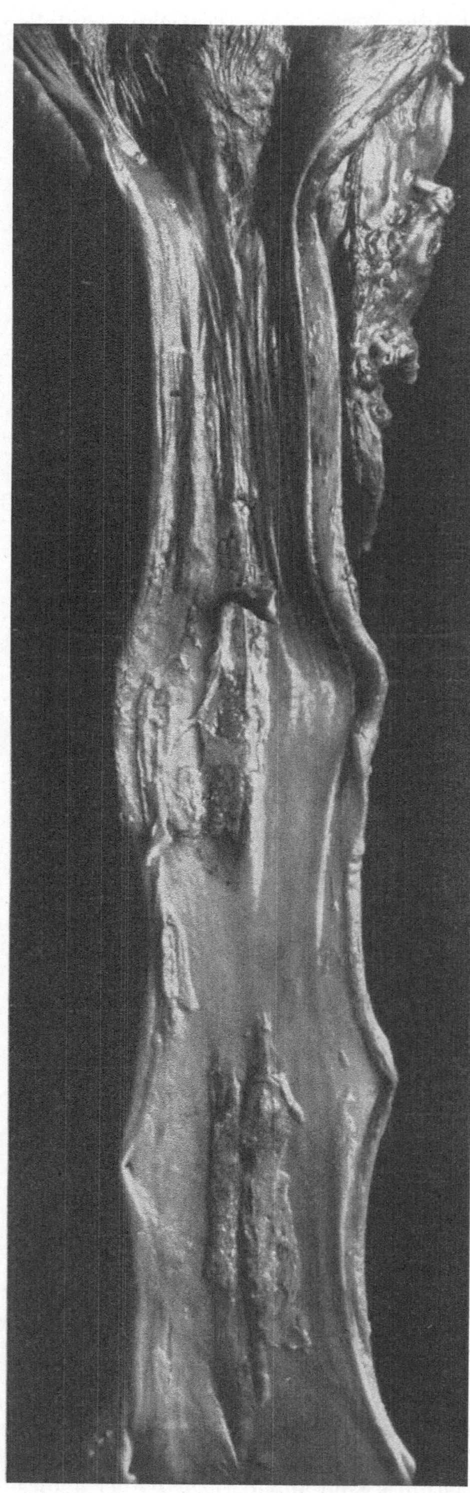

Abb. 4. Croupöse Ösophagitis bei Septikämie. (Präparat des Patholog.-anatom. Instituts der Universität Wien. Vorstand: Prof. Maresch).

noch weniger beachtet. Der Oesophagus besitzt, wie Krause hervorhebt, eine bedeutende Immunität gegenüber der echten Diphtherie. Auch in schweren Fällen von Rachendiphtherie endet der Prozeß zumeist an der ersten Enge des Oesophagus. Die Speiseröhre wird auch gelegentlich übersprungen, indem eine Erkrankung des Rachens ihre eventuelle Fortsetzung im Magen findet. In vereinzelten Fällen gibt es aber doch ein Übergreifen der pseudomembranösen Entzündung vom Pharynx auf die Speiseröhre. Die Diphtherie tritt als mißfarbener Belag oder als Geschwür auf. In der Literatur der letzten 100 Jahre finden sich 41 derartige Fälle, welche Stupka zusammengetragen hat. Was die Häufigkeit der Speiseröhrenaffektion anlangt, so findet Bretonneau unter 55 Autopsien nach Diphtherie 2 Erkrankungen der Speiseröhre, Wagner unter 80 2, Talamon unter 108 Autopsien 1, Fraenkel fand unter über 400 Fällen eine Erkrankung. Diese verschiedenen Zahlen finden ihre Erklärung wohl in der wechselnden Virulenz des Genius epidemicus.

Nicht immer finden sich aber ätiologisch reine Formen von Diphtherie, sondern man sieht die gleichen pathologischen Veränderungen auch bei einer Scharlachdiphtherie. Man versteht darunter eine nekrotisierende, aber nicht vom Diphtheriebacillus hervorgerufene Entzündung der Tonsillargegend bei Scarlatina. In der Literatur finden sich mehrfach statistisch verwertbare Angaben über die Vergesellschaftung von echter Diphtherie mit Scarlatina (Uffenheimer, Schabat, Woinow). Die Speiseröhrenerkrankung findet sich aber immer nur in sehr schweren Fällen und das ist auch der Grund, warum die Speiseröhrenkomplikation bei Diphtherie und bei Scharlach zumeist erst am Sektionstisch entdeckt wird. Es handelt sich entweder um graue membranöse inselförmige Auflagerungen oder um kleine rundliche teils längliche streifenförmige oberflächliche Ulcerationen.

Was die Ausdehnung der pseudomembranösen bzw. der ulcerösen Prozesse in den einzelnen Fällen anlangt, so konnte Stupka folgendes feststellen:

1. Unter 41 Fällen war der obere Speiseröhrenanteil 13mal befallen und darunter keine Geschwürsbildung.

2. Der ganze Oesophagus war in 17 Fällen ergriffen, wobei die ausdrückliche Angabe hervorgehoben sei, daß darunter nur 3mal der Prozeß bis $2^1/_2$—3 cm oberhalb der Kardia reichte, in einem weiteren Falle war der Kardiaring intakt gelassen, 2mal fanden sich Geschwüre.

3. Der untere Anteil war in 4 Fällen allein ergriffen.

Es ist interessant, daß die physiologischen Engen in der weitaus größten Mehrzahl der Fälle nicht betroffen sind, daß sie im Gegenteil geradezu von der Erkrankung gemieden werden. Der Grund für dieses merkwürdige Verhalten wird darin gesucht, daß der Diphtheriebacillus nur dort gut gedeiht, wo hinreichend atmosphärische Luft bzw. Sauerstoff vorhanden ist. Da nun in den drei physiologischen Engen die Schleimhautflächen nahe aneinanderliegen, sind die Chancen für das Gedeihen des Diphtheriebacillus in diesen Abschnitten ungünstiger.

Da nur wenige von einer solch schweren Diphtherie betroffene Individuen am Leben bleiben, ist es erklärlich, daß auch die Folgezustände noch viel größere Seltenheiten darstellen. Die geschwürigen Prozesse können narbig ausheilen und später zu Verengerungen des Lumens, zu ringförmigen (diaphragmaartigen) oder röhrenförmigen Stenosen Veranlassung geben. Man findet einzelne Stenosen in der oberen oder unteren Hälfte des Oesophagus, aber auch mehrfache Stenosen. Ensprechend der erhöhten Disposition der Kinder für Diphtherie findet man auch mehr als die Hälfte der Fälle bei Kindern bis zu 10 Jahren. Das jüngste war ein Neugeborenes. In der zweiten und dritten Lebensdekade wird die Erkrankung seltener, in der vierten Dekade zeigt sich wieder ein leichter Aufstieg.

Was die Verteilung der Geschlechter anlangt, so findet man die größere Mortalität bei dem männlichen Geschlechte, daher auch dort die geringere Anzahl der narbig geheilten Fälle.

Was die *Symptomatik* der frischen Speiseröhrendiphtherie anlangt, so ist sie im allgemeinen recht ärmlich. Das wichtigste und häufigste Symptom ist die Dysphagie. Sie kann aber auch manchmal fehlen. Der diagnostische Wert ist sehr gering und wird außerdem noch dadurch beeinträchtigt, daß die Schluckbeschwerden durch eine meist gleichzeitig bestehende Affektion des Rachens genügend erklärt erscheinen. Ein gelegentliches Herauswürgen von pseudomembranösen Ausgüssen der Speiseröhre gewinnt daher eine ganz besondere Bedeutung für die Diagnose, insoferne über die Provenienz kein Zweifel besteht (Luftwege). Da dies aber selten der Fall ist, kommt es, daß die Speiseröhrenkomplikation bei der Diphtherie zumeist der Beobachtung entgeht.

Ist die Diphtherie überstanden und eine tiefergreifende Speiseröhrenaffektion vorhanden, so treten meist unmittelbar Anzeichen erschwerten Schluckens auf, bzw. die dysphagischen Beschwerden dauern weiter. In der Phase der Geschwürsbildung beziehen sich die Schmerzen auf grobe Nahrung und größere Bissen, in der Phase der Vernarbung und Stenosenbildung finden sich die charakteristischen Zeichen eines Passagehindernisses. Die Ausbildung der Narbenstenosen erfolgt zumeist in einem Zeitraume von 2—3 Monaten, kann aber auch länger dauern. Die Diagnose der postdiphtherischen Striktur wird durch Sondenuntersuchung, Ösophagoskopie und Röntgenuntersuchung auf Grund der Anamnese gestellt. Die Behandlung besteht in Dilatation. Zu diesem Zwecke wurden bisher verwendet: Quellstifte und Darmseiten (Senator, Epstein), filiforme Bougie auf endoskopischem Wege eingeführt (Guisez), die v. Hackersche Dilatationsbehandlung mit über Darmsaite oder dünnsten Fischbeinstäben gezogene Drainröhrchen. Unter andern endoskopischen Methoden sei erwähnt die Narbenspaltung (von Guisez und Lerche), Elektrolyse und die Oesophagotomia interna. Besteht eine hochgradige Stenose im cervicalen Oesophagus, dann muß man unter Umständen seine Zuflucht zur Oesophagotomia externa nehmen. Für die tiefer gelegenen hochgradigen Stenosen kommt die Gastrostomie als letztes Auskunftsmittel in Betracht.

Die *Prognose* der Oesophagusdiphtherie ist eine relativ sehr schlechte pro vita, in bezug auf die Wiederherstellung der Funktion der Speiseröhre jedoch eine günstige.

Scharlach.

Im Verlaufe des Scharlach können sich nahezu die gleichen Krankheitsbilder der Speiseröhre entwickeln wie bei der Diphtherie, doch scheint die Speiseröhrenerkrankung sehr selten zu sein, und nur bei schweren Fällen vorzukommen. E. Fränkel sah zweimal am Obduktionstische schwerste nekrotisierende Entzündung der Speiseröhrenschleimhaut bis auf die Muscularis. Simmonds berichtet über vier derartige Fälle. Oppikofer, der besonders auch die ältere Literatur zusammengetragen hat, hat die in 37 Jahren bei Scharlach ausgeführten Obduktionen des pathologischen Institutes in Basel durchgesehen und fand unter 128 Scharlacherkrankungen, daß in 15 Fällen (8,2%) der Scharlach auch auf die Speiseröhre übergegriffen hatte. Er führt auch den Nachweis, daß einer Reihe von älteren Autoren schon das gelegentliche Mitergriffensein der Speiseröhre von der Scharlachnekrose bekannt war. Die Scharlachdiphtherie tritt als mißfarbiger Belag oder als Geschwür auf. Diese beiden Formen kommen entweder einzeln vor, oder sie befallen die ganze Länge des Rohres.

Im übrigen sind die *Symptome* wohl die gleichen wie bei Diphtherie. Sowohl die pseudomembranöse Entzündung wie die Geschwürsbildung werden aber selten oder nie infolge der Schwere des Allgemeinzustandes erkannt. Es hat denn auch den Anschein, als ob in diesen Fällen oft gar kein Anhaltspunkt für eine Speiseröhrenerkrankung vorhanden wäre. Der Großteil dieser schweren Fälle von Scarlatina endet letal. Dies ist auch der Grund, warum man die Folgezustände der schweren entzündlichen Prozesse in der Speiseröhre so selten findet. Es kommt ziemlich rasch zur Abheilung und zur Vernarbung und damit auch zu Stenosenbildungen. Die ersten Beschwerden stellen sich bisweilen schon nach 14 Tagen nach dem Abklingen des Scharlachs ein (VIANNAY, BOURRET), aber auch später. v. EISELSBERG beschrieb einen Fall, wo es 4 Wochen nach Abklingen des Scharlachs zur manifesten Strikturbildung kam. Die Verengerungen nehmen allmählich zu, werden dann sehr eng und straff, so daß der Kranke kaum mehr Flüssigkeit hinabbringt. Sie sind bisweilen klappenförmig. Die bisher bekannt gewordenen Verengerungen waren einigemal in der Bifurkationshöhe (EHRLICH, v. HACKER usw.), aber auch in den untersten Abschnitten (BOAS, PRELEITNER). Andere Beobachtungen wurden veröffentlicht von CHESSIN, KILLIAN, ZUBERBÜHLER.

Eine *Behandlung* der Speiseröhrenerkrankung ist begreiflicherweise im akuten Stadium, soferne sie überhaupt diagnostiziert wird, nur symptomatisch. Jede Sondenuntersuchung und Ösophagoskopie verbieten sich von selbst. Nach dem Abklingen des Scharlachs kann die Dilatationsbehandlung einsetzen. Nach den publizierten Berichten geschah dies immer erst nach dem Auftreten der Stenosenerscheinungen. Die Dilatationsbehandlung ist oft sehr langwierig und bietet bisweilen große Schwierigkeiten.

Typhus abdominalis.

Im Verlaufe von Typhus abdominalis wurden bisher nur ganz sporadisch Beobachtungen von gleichzeitiger Speiseröhrenerkrankung gemacht. Es scheint, daß Typhusgeschwüre der Speiseröhre ungemein selten sind. Über das Stadium der entzündlichen Erkrankung liegen keine Beobachtungen vor, was mit Rücksicht auf die Schwere der Allgemeinerkrankung und des Verdauungstraktes im besonderen ganz begreiflich ist. Dagegen wurden die auf geschwürige Prozesse folgenden Verengerungen in einzelnen Fällen beobachtet. So fand THOMPSON Stenosenerscheinungen in drei Fällen. MOORHEAD beobachtete bei einem 20jährigen Manne eine zunehmende Oesophagusstenose schon in der vierten Woche der Erkrankung. Innerhalb von 2 Monaten konnte der Patient nur mehr Flüssiges genießen. MOORHEAD sammelte auch 17 ihm erreichbare Fälle aus der Literatur. PLUMNER berichtet von einem 17jährigen Patienten, bei dem es zu einer so hochgradigen Stenose kam, daß die Gastrostomie notwendig wurde.

In allen den publizierten Fällen war die *Dilatationsbehandlung* von Erfolg. IGLAUER perforierte eine Typhusstriktur mittels Galvanokauters, nach gleichzeitiger Gastro- und Ösophagoskopie, doch starb der Patient 3 Wochen später.

Influenza.

Bei Influenza wurde ein einziger Fall von LEDERER beschrieben, und zwar handelte es sich um ein 17 Tage altes Kind, welches von einer grippekranken Mutter geboren wurde. Das Kind ging an einer Gastroenteriitis, Furunculose und Pneumonie zugrunde. Dabei bestand unter anderem auch eine nekrotisierende Ösophagitis der oberen Dreiviertel der Speiseröhre. Die bakteriologische Untersuchung ergab eine Mischinfektion mit Streptokokken. Der Influenzabacillus wird auch sonst zumeist in Mischinfektionen mit anderen Mikroorganismen in pseudomembranösen Entzündungen gefunden. Die Lokalisation im Oesophagus in diesem Falle ist eine nur einmal beschriebene Rarität.

Variola.

Bei der Variola vera kommt nicht selten ein spezifisches Enanthem der Schleimhaut der Speiseröhre vor. E. Wagner konstatierte unter 170 Pockenfällen 20mal die Beteiligung des Oesophagus. Die Efflorescenzen erscheinen hier als etwa hanfkorngroße Papeln, die über die ganze Mucosa ausgestreut, besonders aber im oberen Anteile sehr dicht stehen. Die Erhebungen bestehen aus hyperämisch und hämorrhagisch geröteten, infiltrierten, körnig aussehenden Partien der Schleimhaut, über denen auch das Epithel verdickt und getrübt, aber nicht blasig abgehoben ist. Die gelockerte Epitheldecke stößt sich leicht ab und es entstehen kleine rundliche Defekte, worauf die gerötete Schleimhautstelle bloßliegt. Durch Läsion derselben können Geschwürchen entstehen. Residuen dürften schwerlich zurückbleiben. Am Lebenden wurde ein derartiger Befund bisher nicht erhoben.

Herpes des Oesophagus.

Herpes der Schleimhaut ist vielfach beschrieben. Er findet sich nicht selten im Munde, am harten und weichen Gaumen, an der Uvula, an den Tonsillen, im Rachen und in der Genitalsphäre. Ein einziger Fall von Herpes des Oesophagus wurde von Holub beschrieben.

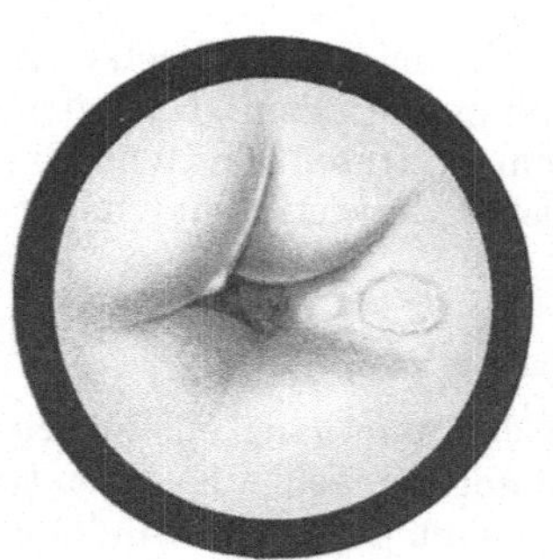

Abb. 5. Herpes oesophagi.
Ösophagoskopisches Bild.
(Nach Holub.)

Es handelt sich um einen 48jährigen Mann, der bis auf rheumatische Beschwerden an den Schultern und Knien immer gesund war. Seit mehr als einem halben Jahre verspürte er in Pausen von 8 Tagen bis 3 Wochen meistens des Nachts starke Schmerzen, die vom Rücken her zwischen den Schultern kommend, nach vorne in die Brust- und Magengegend ausstrahlten, deren Charakter und Intensität der Patient mit dem Schneiden eines scharfen Messers kennzeichnete und die dann nach einigen Minuten ebenso plötzlich wie sie kamen wieder verschwanden. Seit dieser Zeit bemerkte er auch beim Schlucken fester Bissen hier und da ein Steckenbleiben derselben vor dem Magen, das nur durch Nachtrinken von Wasser behoben werden konnte. Regurgitieren wurde nie beobachtet. Die Oesophagusuntersuchung ergab folgendes: Die Kardia sternförmig. Rechts auf der Höhe einer Falte zwei runde, grauweiße, von einem hyperämischen Hof umgebene Stellen, auf der gegenüberliegenden Falte eine im Profil erscheinende Stelle, die sich bläschenförmig über das Niveau der Schleimhaut erhebt (siehe Abb. 5). Die 2 Wochen später vorgenommene Ösophagoskopie ergab ein vollkommen normales Bild.

Pemphigus des Oesophagus.

Obzwar der Pemphigus der Schleimhaut eine altbekannte und leicht zu beobachtende Erscheinung ist, so ist diese Erkrankung im Oesophagus gleichfalls nur in einem einzigen Fall bekannt geworden.

Tamerl beschreibt einen Pemphigus der Speiseröhre bei einem 71jährigen Gastwirte, der vor ungefähr 3 Jahren an der äußeren Haut der linken Wange das Auftreten von schlappen Blasen nach vorangegangenem geringgradigem Jucken beobachtete. Diese Eruptionen wiederholten sich ohne das Gebiet der Wange zu verlassen. Der Inhalt der Blasen vertrocknete jeweils rasch zu einer Kruste, nach deren Ablösung eine normale junge Haut zum Vorschein kam. Erst seit einem Jahre sind auch an der Schleimhaut der Mundhöhle ähnliche Blasen von jeweilig kurzem Bestande und rascher Abheilung aufgetreten. Auch dieser Zustand belästigte den Patienten verhältnismäßig wenig. Nach $2^{1}/_{2}$jährigem Bestande der Krankheit vermochte der Patient aber feste Nahrung nur mit immer größer werdenden Schwierigkeiten zu schlucken, bis endlich in der letzten Zeit nur mehr flüssige Nahrung den Oesophagus passierte. Nach vorsichtiger Sondierung konnte allmählich ein Widerstand in der Höhe des Ringknorpels und ein zweiter in der Höhe des Zwerchfelles überwunden werden und nach mehrfachen Sondierungen war es dann möglich, eine Ösophagoskopie vorzunehmen. Man fand nahe unter dem Larynx einen frisch-roten, blutenden, scharf umrandeten, von abgehobenen grauweißlichen, teils faltig, teils zipfelartig flatterndem

Epithel umsäumten Schleimhautbezirk, der nach hinten gelegen war und ungefähr ein Drittel der Speiseröhrenwandung betraf. Es entspricht nicht dem Verlaufe und der leichten Beseitigung der Schlingbeschwerden, daß die frisch aufgetretenen Pemphigusblasen, denen man a priori eine Beeinträchtigung des Schlingaktes ganz gut zuschreiben kann, hier eine so lange dauernde Behinderung herbeigeführt haben. Viel wahrscheinlicher ist es, daß die nahe dem Mageneingange sitzenden Pemphigusblasen des Oesophagus zu einer teilweisen Verklebung der Speiseröhrenwand Anlaß gegeben haben. Etwa $3^1/_2$ Wochen später ergab die neuerliche Endoskopie, daß die alten Stellen völlig ausgeheilt waren, daß sich indes ab und zu linsengroße, leicht blutende gerötete Erosionen, zum Teil von gräulichweißen Membranen bedeckt, vorfanden.

ROKITANSKY beschreibt eine pustulöse Eruption des unteren Oesophagusdrittels infolge innerlichen Gebrauches von Tartarus emeticus in großen Dosen.

Soor des Oesophagus.

Der Soor des Oesophagus ist sehr selten. Er findet sich bei Kindern und sehr schwer herabgekommenen Erwachsenen (Tuberkulose, Leukämie usw.). Zumeist handelt es sich um ein Fortschreiten des Soors vom Mund auf den Pharynx und in den Oesophagus. Der Soor des Mundes stellt einen mehr gelblich- oder weißlichgrauen Belag dar. Der Soor des Oesophagus ist bisweilen infolge der Einwirkung von regurgitiertem Mageninhalt grün (Abb. 6). Er bildet zumeist dünne Rasen, welche leicht abzuheben sind. Er fand sich aber auch gelegentlich in so dicken Belagsmassen, daß sie die Lichtung des Rohres verlegten (FRÄNKEL). Die Pilzmassen können auch in die tieferen Epithelschichten eindringen. E. WAGNER fand sie in den tiefen Geweben und in den Blutgefäßen. ZENKER sah sogar Metastasenbildung im Gehirn.

Die *Diagnose* auf Soor ist leicht zu stellen, wenn sich derselbe auch im Munde findet. Ansonsten muß man bei der ösophagoskopischen Untersuchung Stückchen des Belages entnehmen und mikroskopisch untersuchen.

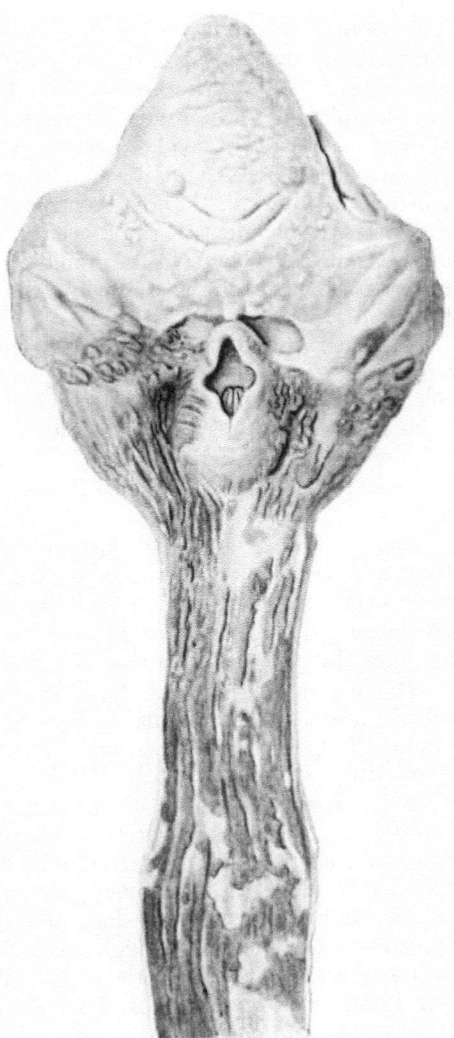

Abb. 6. Soor des Oesophagus bei Leukämie. (Präparat des Patholog.-anatom. Instituts der Universität Wien. Vorstand: Prof. MARESCH.)

Die *Therapie* besteht in mechanischer Reinigung mit $3^0/_0$iger Borlösung, die man auch trinken lassen kann. Bei bestehender Striktur werden Spülungen damit vorgenommen. Gelingt es damit nicht, den Soor zu entfernen, dann kann man ein Brechmittel anwenden. Beim Brechakt wird dann der Soorbelag mit fortgerissen. Zur Desinfektion des Mundes und der Speiseröhre empfehlen sich Formaminttabletten.

Die *Prognose* ist mit Rücksicht auf das Grundleiden nicht günstig.

Tuberkulose des Oesophagus.

Der Oesophagus gehört zu jenen Organen, welche nur äußerst selten von der Tuberkulose ergriffen werden. Das ist auch der Grund, warum man eine derartige Erkrankung der Speiseröhre früher überhaupt nicht anerkannte oder doch bezweifelte. Zenker schrieb noch 1877: „Ob Tuberkulose und tuberkulöse Geschwüre am Oesophagus vorkommen, ist noch immer nicht sicher erwiesen." Sein Sohn K. Zenker erwähnt jedoch bereits in einer Arbeit über Tuberkulose des Oesophagus die früheren statistischen Angaben von Willigk aus der Prager path. Anstalt, der unter 1317 am Sektionstisch konstatierten Tuberkulosen nur einmal den Oesophagus tuberkulös verändert fand, außerdem die Fälle von Sänger aus der pathologischen Anstalt von Leipzig, wo sich unter 1226 Fällen von Lungentuberkulose 3 sicher konstatierte Fälle von Oesophagustuberkulose verzeichnet finden.

Zemann veröffentlichte eine Statistik, bei der er auf 100 Fälle von Lungentuberkulose 2—3 Fälle von fortgeleiteter Tuberkulose der Speiseröhre berechnete. Sie wird jedoch von Zenker angezweifelt, da bei dieser Berechnung wohl sämtliche Narben von perforierten Drüsen einbezogen worden seien. Aus den zahlreichen bisher erfolgten Statistiken sei noch die von Grousdieff angeführt, welcher unter 18593 Sektionen Tuberkulöser nur 8mal die Speiseröhre befallen fand.

Der erste einwandfreie Fall von Speiseröhrentuberkulose dürfte der von Breus (1878) sein. Seither hat die Zahl der Beobachtungen stetig zugenommen, so daß Galdère 1910 bereits 70 Fälle zusammenstellen konnte. Chiari berichtet im Jahre 1914 über 50 sicher bekannte Fälle; die Zahl der Beobachtungen ist bis zum Jahre 1926 auf etwa 110 gestiegen.

Die bis in die jüngste Zeit bekannt gewordenen Fälle von Speiseröhrentuberkulose stammen sämtlich vom Seziertisch und sind zumeist zufällige Befunde. Erst in der allerletzten Zeit wurde Tuberkulose der Speiseröhre auch intra vitam diagnostiziert.

Bei der relativ großen Verbreitung von Tuberkulose ist es immerhin sehr auffallend, daß die Speiseröhre so selten erkrankt, trotzdem bacillenhaltiges Sputum doch sehr häufig verschluckt wird. Der Grund dafür liegt wohl darin, daß der Oesophagus mit einem glatten resistenten Pflasterepithel ausgekleidet ist, und daß bei dem raschen Passieren des Speisebreies oder des bacillenhaltigen Sputums nicht viel Möglichkeit zur Infektion der Wandung gegeben ist solange sie eben gesund und unverletzt ist. Ferner sind die Bacillen doch reichlich von flüssigem oder halbflüssigem Material umgeben und werden daher mit diesem rasch durch die Speiseröhre hinunter befördert.

Nach den bisherigen Beobachtungen hat sich die Tuberkulose der Speiseröhre in allen Lebensaltern gefunden. Auffallenderweise sogar bei kleinen Kindern. Hasselmann beschrieb sie schon bei einem Säugling von 6 Monaten. Die größte Anzahl von Erkrankungen entfällt jedoch auf die mittleren Lebensalter. In vereinzelten Fällen fand man Speiseröhrentuberkulose auch bei älteren Leuten bis zum 60. Lebensjahr. Es scheint, daß das männliche Geschlecht etwas häufiger betroffen ist als das weibliche.

Eine sichere primäre Tuberkulose der Speiseröhre wurde bisher nicht beobachtet. Möglicherweise stellt der von Hofer im Jahre 1918 beschriebene Fall ein solches Unikum dar. In der Regel findet sich die Speiseröhrentuberkulose als Teilerscheinung einer generalisierten Tuberkulose sub finem vitae und zwar in der Regel bei fortgeschrittener Tuberkulose der Lungen, vielfach bei bestehender Tuberkulose des Kehlkopfes, der Luftröhre oder des Darmes.

Die Tuberkulose der Speiseröhre kann in verschiedener Weise zustande kommen:

1. Als Kontaktinfektion durch die Inokulation von bacillenhaltigem Sputum. In der Regel ist eine solche Infektion, wie vorhin erwähnt, bei intakter Speiseröhre fast ausgeschlossen. Es wurden jedoch von KRAUS 7 Fälle dieser Art ohne nachweisbare Schädigung der Schleimhaut aus der Literatur angeführt, doch halten dieselben nur zum Teil einer strengeren Kritik stand. Eine Infektion der Schleimhaut ist jedoch nach vorangegangener Läsion leichter möglich. So fanden sich sichere Kontaktinfektionen nach Verätzung mit Salzsäure (EVERT), rauchender Salpetersäure (CHIARI), Kalilauge (BREUS), bei Soor (EPPINGER), bei einer Verätzungsstriktur (LETTO), bei Ulcus rodens (ZENKER) und in 3 Fällen von Carcinom (CORDUA, EDSALL und KRAUS). Es ist leicht einzusehen, daß bei Wandveränderungen infolge geschwüriger Prozesse oder bei pathologischen Stenosen bacillenhaltiges Sputum Gelegenheit findet, längere Zeit an den unebenen Partien zu verweilen und zu haften und daß dort auch eine gewisse Korrosionswirkung des Sputums dann mit dazu beizutragen vermag, den Boden für eine Inokulation vorzubereiten.

2. Es kann eine tuberkulöse Erkrankung des Kehlkopfes oder des Rachens sich über den ganzen Hypopharynx per continuitatem in den Oesophagus ausbreiten. Solche fortgeleitete Erkrankungen wurden mehrfach beschrieben und zwar vom Kehlkopfe ausgehend (CASELMANN und NODER), vom Rachen ausgehend (BECK, BIRCH-HIRSCHFELD, ORTH) (Abb. 7).

3. Die Infektion der Speiseröhre erfolgt auch durch Übergreifen eines tuberkulösen Prozesses der Nachbarschaft auf die Wandung des Oesophagus. Vor allem sind es tuberkulös erkrankte peribronchiale und tracheobronchiale Lymphdrüsen

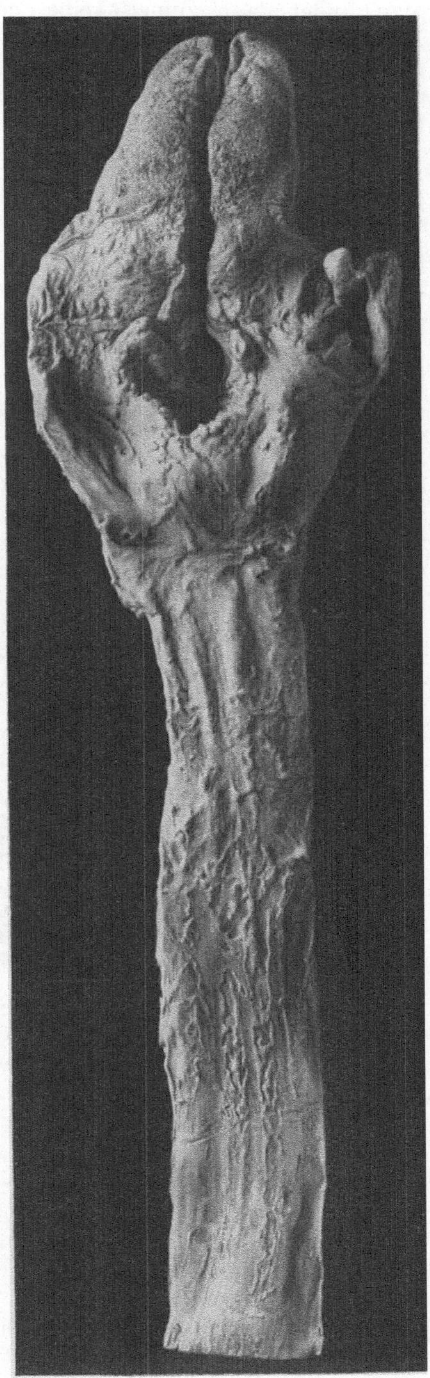

Abb. 7. Tuberkulöse Geschwüre des Zungengrundes, des Pharynx und des Oesophagus. (Präparat des Patholog.-anatom. Instituts der Universität Wien. Vorstand: Prof. MARESCH.)

im Stadium der Verkäsung, die in die Lichtung der Speiseröhre durchbrechen. Man findet dann zumeist eine, gelegentlich auch mehrere Öffnungen und Fistelgänge nebeneinander, welche vom Oesophaguslumen in die Drüsen führen (Bartlett, Weicheslbaum) (Abb. 8.) Aber nicht jede derartige Perforation muß auch zu einer Oesophagustuberkulose führen. Die Fistelgänge können ausheilen und als epithelisierte Gänge erhalten bleiben. Andererseits kann es aber durch einen derartigen periösophagealen Prozeß zu einer phlegmonösen Ösophagitis kommen (Kraus, Kühnel, Rivière). Die tuberkulöse Erkrankung des periösophagealen Gewebes durch Drüsen ist auch die Ursache zur Bildung der Traktionsdivertikel.

Auch Lungenkavernen perforieren mitunter direkt in die Speiseröhre, doch muß es auch in diesen Fällen nicht immer zu einer Tuberkulose der Speiseröhre selbst kommen. Fälle dieser Art wurden von Goldschmidt, Kraus, Mazotti, Michailow, Minderlein, Pachnio und Solenko beschrieben.

Weniger destruierend wirken anscheinend die von Wirbelsäulencaries ausgehenden kalten Abscesse. Diese umspülen bisweilen die Speiseröhre und führen mitunter dann zur tuberkulösen Erkrankung des Oesophagus von außen her (Eiermann).

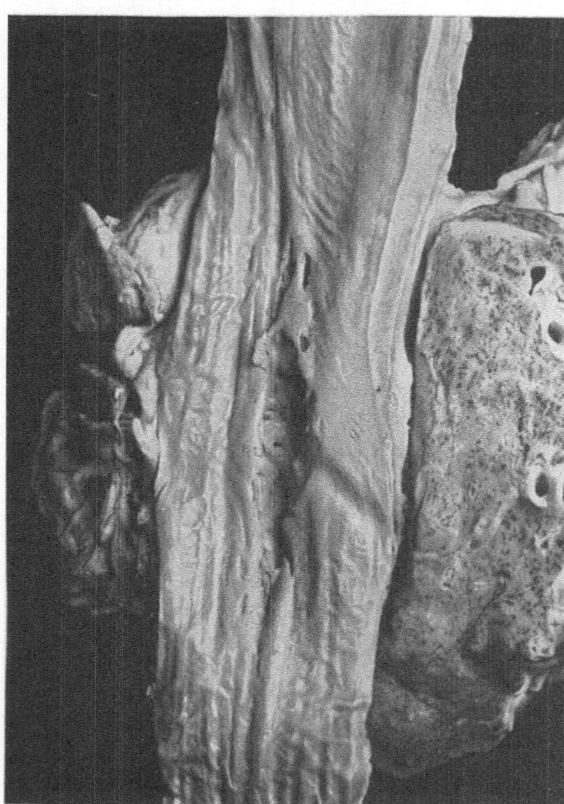

Abb. 8. Ulcera tuberculosa oesophagi e tuberculosi glandularum bronchialium. (Präparat des Patholog.-anatom. Instituts der Universität Wien. Vorstand: Prof. Maresch.)

4. Ein nicht allzu seltener Weg ist die hämatogene Infektion im Verlaufe einer miliaren Tuberkulose (Glockner, Kohne, Mazotti, Staehelin und Starck).

Die Tuberkulose der Speiseröhre tritt in der gleichen Verschiedenartigkeit der Formen auf, wie wir sie an der Schleimhaut des Mundes und des Larynx zu sehen gewohnt sind. Wir finden miliare Knötchen, circumscripte und diffuse Infiltrationen und Ulcerationen.

Die gewöhnliche und häufigste Form der Schleimhauttuberkulose ist das Geschwür in seiner charakteristischen Erscheinung auf anämischem Grunde. Die Geschwüre sind entweder seicht und klein und finden sich selten einzeln (Abb. 9). Die Ränder sind entweder glatt, scharf und kaum infiltriert, oder auch zackig, unregelmäßig und manchmal verdickt. Bisweilen sind auch kleine Knötchen in der nächsten Umgebung zu finden; manchmal ist sogar der ganze Oesophagus von zahlreichen Geschwüren bedeckt, welche hie und da konfluieren.

Dazwischen findet man oft feine Säume von gesunder Schleimhaut, vielfach in längsverlaufenden Leisten. Diese oberflächlichen Geschwüre reichen gewöhnlich nur bis zur Submucosa. Es kann aber unter Umständen ein solch seichtes

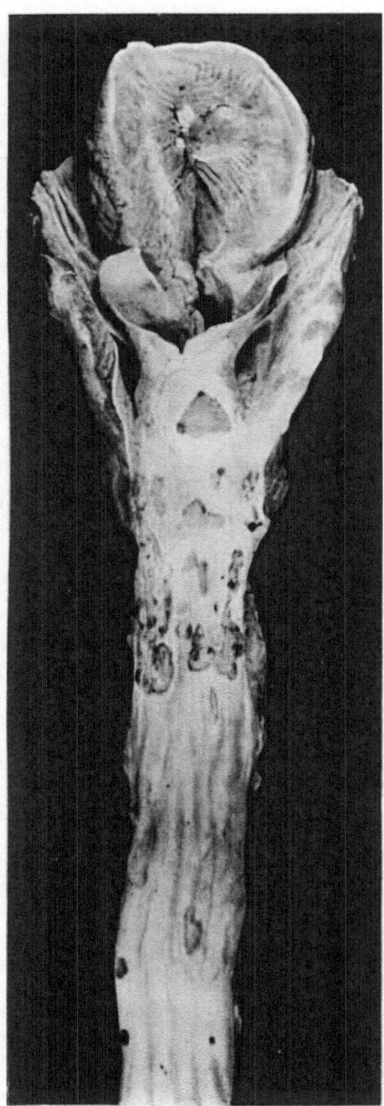

Abb. 9. Tuberkulöse Geschwüre des Oesophagus[1].

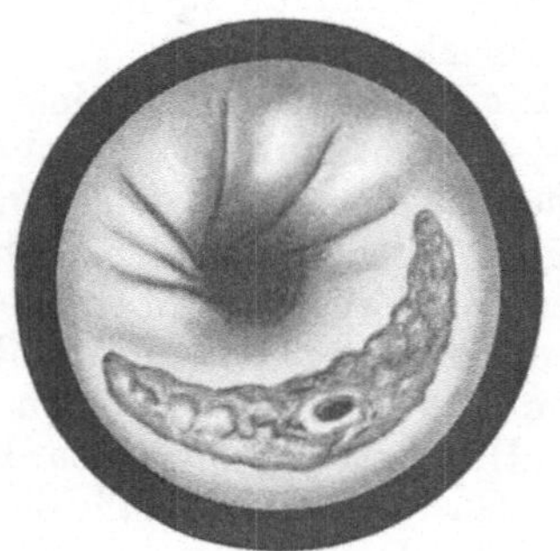

Abb. 10. Tuberkulöses Geschwür des Oesophagus mit Trachealfistel. Ösophagoskopisches Bild. (Nach GUISEZ.

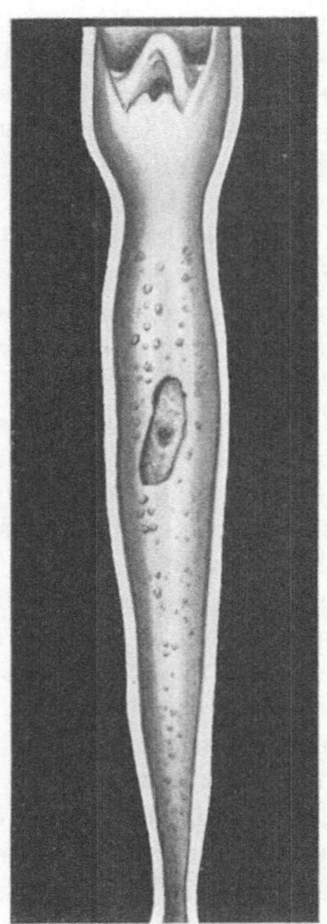

Abb. 11. Dasselbe tuberkulöse Geschwür des Oesophagus mit Trachealfistel. Präparat nach Autopsie. (Nach GUISEZ.)

Geschwür außerordentliche Dimensionen erreichen. SRUBAL und MÜLLINGS beschrieben ein tuberkulöses Oesophagusgeschwür, das im oberen und mittleren Drittel gelegen, beinahe die ganze Circumferenz einnahm. Die mikroskopische Untersuchung ergab, daß der tuberkulöse Prozeß, so ausgedehnt er auch

---

[1] Die Abbildungen 9, 19, 20, 22 wurden von Herrn Professor MARSCHIK zur Verfügung gestellt.

war, dennoch nicht tief in die Submucosa griff und scharf durch ziemlich dichtes Bindegewebe begrenzt war. Am Grunde der nekrotisch belegten Geschwüre finden sich zumeist noch einzelne Knötchen. Ebenso stehen, wie schon erwähnt, weißgraue submucöse Knötchen öfters auch in der gesunden Mucosa der Umgebung.

Es gibt aber auch oft einzelne Ulcerationen, welche typische, tiefreichende Substanzverluste der Oesophaguswandung darstellen (Abb. 10 u. 11). Der Sitz solcher Geschwüre an einer Enge des Oesophagus, sowie die vorwiegende Beteiligung der subepithelialen Schichten, welche weit über die Grenzen des eigentlichen Geschwürrandes dicht von Tuberkeln durchsetzt erscheinen, so daß nach Art des Lupus der Haut förmlich eine mit Epithel überzogene Granulationsfläche entsteht, sprechen nach Zenker für eine Infektion von der Oberfläche aus. Haun beschreibt einen Fall, bei dem die Schleimhaut der Speiseröhre einen Querfinger unterhalb des Ringknorpels mit einem scharfen Rande aufhörte; der Defekt ging bis zur Kardia, der Boden der Schleimhaut war durch ein käsige Knötchen enthaltendes Granulationsgewebe gebildet, welches auch die Muskulatur infiltrierte.

Die Wand der Speiseröhre kann aber auch circumscript oder circulär ziemlich diffus infiltriert werden, so daß eine Verengerung des Lumens verursacht wird. Die Wandverdickung kann bis zu 1 cm betragen. Es entsteht so der Typus der sklerösen Verengerung. Die Infiltration kann mitunter auch sehr beträchtliche Partien betreffen. In einem von v. Schrötter beschriebenen Falle bestand eine 12 cm lange, ziemlich gleichmäßige Stenosierung der Speiseröhre. Diese Form der chronischen Infiltration ist aber anscheinend ungemein selten und dürfte intra vitam wohl kaum bei fehlenden Schleimhautveränderungen sowohl ösophagoskopisch als auch röntgenologisch als Tuberkulose diagnostizierbar sein. Nur eine Probeexcision könnte die Diagnose sichern, die man aber wahrscheinlich mit Rücksicht auf die anscheinend normale Schleimhaut kaum ausführen würde.

Die Tuberkulose der Speiseröhre zeigt auch in seltenen Fällen die Form und Konsistenz eines Tumors, kann das Lumen völlig ausfüllen und gibt Anlaß zu einer Stenose. Diesen Typ hat Klestadt als erster und bisher als einziger beschrieben. Der Tumor entstand durch Kontinuitätswuchrung von periösophagealen Lymphknoten.

Einige Male wurde Tuberkulose mit Neoplasma kombiniert gefunden. Dieses Zusammentreffen ist wohl so aufzufassen, daß die durch das Neoplasma gesetzte Stenose seines Epithels beraubt, sekundär durch bacillenhaltiges Sputum infiziert wurde. v. Schrötter fand einen Fall, in dem die Tuberkulose mit Lues kombiniert war. Dean und Gregg beschrieben einen merkwürdigen Fall, bei dem ein Tumor hinter dem Ringknorpel sich bei der mikroskopischen Untersuchung als Plattenepithelcarcinom erwies, welcher an einzelnen Stellen typische Zeichen von Tuberkulose aufwies. Da der Wassermann positiv war und bei dem Patienten auf eine antiluetische Kur hin eine erhebliche Besserung eintrat, so schlossen die Verfasser, daß außerdem noch eine syphilitische Komponente in dem Tumor vorhanden gewesen sei.

Symptome. Die Speiseröhrentuberkulose verläuft in vielen Fällen anscheinend vollständig symptomlos. Da aber, wie schon erwähnt, die meisten Patienten dieser Art schwere allgemeine Tuberkulose haben, so können auch vorhandene Schmerzen im Bereiche der Speiseröhre durch die im Vordergrunde stehende Dysarthrie oder Dysphagie übertönt werden.

Vereinzelt finden sich jedoch Bemerkungen, welche darauf schließen lassen, daß der kranke Oesophagus doch Beschwerden verursachen kann. So klagen einige Patienten über brennende Schmerzen unterhalb des Sternums, welche durch Flüssigkeitsaufnahme gemildert werden. Andererseits rufen die Geschwüre auch Schmerzen hervor, welche durch einen Spasmus ausgelöst werden. Sie setzen oft plötzlich ein und können sich unter Umständen so unerwartet während einer Mahlzeit einstellen, daß man an einen Fremdkörper denken muß (KLE-STADT, MOURE, VIEL).

Diese auf die Oberflächenerkrankung der Speiseröhre bezüglichen Schmerzen sind aber wohl zu unterscheiden von den Erscheinungen, welche sich bei Verengerungen vorfinden. Es ist klar, daß eine tuberkulöse Stenose dieselben Erscheinungen verursachen kann, wie jede andere Stenose, daß also die Patienten langsamer essen, nur breiige oder flüssige Speisen genießen usw.

Bis in die allerletzte Zeit konnte die Diagnose der Speiseröhrentuberkulose erst post mortem gestellt werden. Die erste Wahrscheinlichkeitsdiagnose auf eine Tuberkulose der Speiseröhre wurde intra vitam von BAUER gestellt (1894). Erst die moderne Ösophagoskopie gestattet die Sicherung der Diagnose intra vitam. Die erste ösophagoskopische Diagnose wurde von H. v. SCHRÖTTER gestellt. Die direkte Besichtigung der Schleimhaut erlaubt die Diagnose sofort zu stellen, insoferne sich die für Tuberkulose charakteristischen Veränderungen vorfinden. In zweifelhaften Fällen wird eben eine Probeexcision vorgenommen und die Diagnose mikroskopisch sichergestellt, wobei auch unter Umständen der Bacillenbefund im Gewebe entscheidend ist. Die Röntgenuntersuchung kann wohl Formveränderungen diagnostizieren, über die Ätiologie jedoch speziell hier nichts aussagen. Da aber Defektbildungen und Formveränderungen der Oberfläche der Speiseröhre ungleich häufiger durch Carcinom verursacht werden, wird wahrscheinlich röntgenologisch bei der außerordentlich seltenen Tuberkulose des Oesophagus eine falsche Diagnose gestellt werden.

Therapie. Die Therapie der tuberkulösen Oesophaguserkrankungen ist dieselbe wie die anderer tuberkulöser Schleimhautaffektionen. Die Frage, ob eine Lokalbehandlung überhaupt möglich oder zweckmäßig ist, hängt von dem Allgemeinzustand des Patienten ab. In erster Linie ist daher auf jeden Fall der gesamte Organismus einer entsprechenden Allgemeinbehandlung zu unterziehen. Man wird sich in vielen Fällen entschließen müssen, eine bloß symptomatische Speiseröhrenbehandlung durchzuführen, welche in der Schmerzbekämpfung besteht. Dazu eignen sich Euphagintabletten, Orthoform und Anästhesien und in verzweifelten Fällen Cocainpinselungen. Besteht die Möglichkeit einer auf Heilung abzielenden Behandlung, so kommen Pinselungen mit Milchsäure, Galvanokaustik und Diathermie in Betracht.

Es wurden auch bereits vereinzelt hübsche therapeutische Erfolge erzielt. Daß aber auch eine Spontanheilung vorkommt, dafür gibt der Fall KLESTADT ein Beispiel. Der Tumor, von einer periösophagealen Lymphdrüse ausgehend. abscedierte und heilte mit einer ösophagoskopisch nachweisbaren Narbe.

Die *Behandlung der tuberkulösen Stenosen* ist im Prinzip die gleiche wie die nach Verätzungen. Ist die Schleimhautoberfläche intakt, so dürfte eine vorsichtige Sondenbehandlung am Platze sein. Besteht jedoch eine tiefgreifende Ulceration der Schleimhaut, so ist eine Sondenbehandlung gefährlich. Einmal wurde die Oesophagotomia interna von MAISONNEUF ausgeführt, doch starb der Patient nach 10 Tagen an Peritonitis. Ist die Ernährung per os nicht mehr ausreichend, so käme die zeitgerechte, nicht wie bei Carcinomstenosen erst bei hochgradiger Insufficienz der Speiseröhre, ausgeführte Gastrostomie in Frage, weil gerade bei dieser Art der Erkrankung eine Überernährung angestrengt werden soll.

Die *Prognose einer Oesophagustuberkulose* ist im allgemeinen nicht günstig zu stellen, weil, wie eingangs erwähnt, dieses Leiden zumeist sich als Teilerscheinung einer schweren allgemeinen Tuberkulose vorfindet. Ist jedoch der

Allgemeinzustand gut, dann sind die Aussichten für eine Vernarbung unter Umständen sogar sehr gut. (Siehe Fall Hofer, Klestadt). Die Prognose wird verschlechtert bei bestehender Dysphagie, weil der Patient infolge der Unterernährung rasch herabkommt. Bei tiefgreifenden tuberkulösen Prozessen besteht außerdem auch die Gefahr eines Durchbruches nach außen. Dieser kann in das Mediastinum erfolgen, oder in die Pleurahöhle und zu einem Pyopneumothorax Anlaß geben. Es kann aber auch zur Arrosion der Aorta kommen und zu einer unbeherrschbaren tödlichen Blutung.

Lues.

Syphilis der Speiseröhre ist ungemein selten. Dies ist eigentlich sehr auffallend, da luetische Affektionen des Mundes und des Rachens gar nicht so selten sind. Jullien berichtet in seinem Lehrbuche 1886 über 19 Fälle. Bisher sind in der Literatur nur etwa 60 Fälle von Syphilis der Speiseröhre bekannt geworden. Bei den alten Schriftstellern, welche Lues beschreiben (J. Astruc 1726 und R. Carmichael 1814), finden sich mannigfache Andeutungen darüber, daß Luetische infolge von Schluckbeschwerden zugrunde gegangen sind. Die entsprechenden anatomischen Veränderungen der Speiseröhre, zumeist geschwürige Prozesse, wurden zuerst von Marc Aurelio Severino beschrieben. Später jedoch wurden diese Befunde skeptisch beurteilt und in Zweifel gezogen, so daß z. B. Mondière keine Lues des Oesophagus kennt. Erst Virchow und West haben wieder auf die Lues des Oesophagus aufmerksam gemacht und deren Vorkommen außer Zweifel gestellt (siehe auch Orth u. Aschoff).

Primäre Lues der Speiseröhre wurde bisher niemals beobachtet. Im Sekundärstadium wurden bisher nur Plaques gesehen, aber auch diese scheinen geradezu Raritäten zu sein (Starck). Ansonsten stammen bisher alle am Seziertisch und in vivo diagnostizierten luetischen Veränderungen der Speiseröhre aus dem Tertiärstadium. Es handelt sich also um spätsyphilitische Prozesse, um Gummen und deren gesetzmäßige Folgezustände, narbige Verziehungen und Stenosenbildungen.

Luetische Veränderungen der Speiseröhre finden sich sowohl kongenital als auch bei der erworbenen Lues; bei der kongenitalen Lues aber anscheinend noch viel seltener als bei der erworbenen Lues. Sie wurden aber durch Beobachtungen von Fackeldey, Pillard, Reimer, Steffen mit Sicherheit festgestellt. Fackeldey beschreibt einen sehr interessanten Fall, der übrigens auch zeigt, daß die Erkennung derartiger Zustände nicht immer sehr einfach ist.

Ein 1½jähriges Kind konnte seit einigen Monaten keine Milch mehr schlucken und erbrach alles. In der Annahme eines Fremdkörpers wurde zuerst eine mit Watte umwickelte Sonde vorgeschoben, welche nach Passierung einer Resistenz in der Bifurkationshöhe in den Magen gelangte. Daraufhin leichte Besserung. Nach einer Woche aber stellten sich die alten Beschwerden wieder ein. Die neuerliche Sondierung ergab in etwa 4—5 cm unter dem Aryknorpel einen Widerstand, der bei mäßigem Drucke nicht zu überwinden war. Die daraufhin vorgenommene Ösophagoskopie ergab keinen Fremdkörper, aber 2 cm über der Aortenenge ein Ulcus mit ausstrahlenden Narben in einer Ausdehnung von etwa 1½ cm. Durch einige Auf- und Abwärtsbewegungen wurde dann mit dem Rohre eine Art Massage durchgeführt. Per exclusionem wurde dann der Schluß auf ein luetisches Ulcus gestellt und Jodkalium (2:150) 3mal täglich ein Kinderlöffel verordnet. Hinterher konnte dann erhoben werden, daß das Kind schon sehr schwächlich geboren wurde und einen Hautausschlag durchgemacht hatte, der aber ohne Behandlung wieder gut geworden war. Wegen eines Augenleidens hatte es auch eine Schmierkur durchgemacht. Es wurde eine neuerliche Dehnung der Narbe mit dem Ösophagoskop vorgenommen. Der endliche Effekt war ein voller Erfolg.

Die syphilitischen Veränderungen der Speiseröhre finden sich in der Regel bei der erworbenen Lues im mittleren und höheren Lebensalter.

Pathologisch-anatomisch handelt es sich um Plaques und Gummen, wie sie ähnlich am weichen Gaumen, im Pharynx und Larynx vorkommen. Starck beschreibt einen solchen Plaque bei 22 cm, als einen 2 cm langen und 1 cm breiten weißlichen Schimmer, wie er bei syphilitischen Mandelentzündungen zu sehen ist. Diese Plaque war sehr schmerzhaft. Ebenso fanden GUISEZ und ABRAND eine Plaque, die gleichfalls mit heftigen Schmerzen verbunden war. VIRCHOW beschrieb als erster die charakteristischen gummösen Ulcerationen an drei beobachteten Fällen. Nach JUST scheinen die drei physiologischen Engen der Speiseröhre besonders bevorzugt zu sein. Die Gummen entstehen submucös, bilden circumscripte, hyperämische geschwulstartige Schwellungen, welche zentral verflüssigt werden und dann wie mit einem Locheisen ausgestanzte Geschwüre darstellen, mit steil abfallenden Rändern und dem fettglänzenden nekrotischen Grund. So wie wir im Pharynx und am weichen Gaumen einerseits vereinzelte Gummen von beträchtlicher Ausdehnung finden, andererseits auch ein sogenanntes kleingummöses Syphilid unterscheiden, bei dem eine größere Anzahl ganz kleiner Gummen einen bestimmten Schleimhautbezirk befallen, so scheinen auch im Oesophagus diese zwei Formen der Gummen vorzukommen.

Die den gummösen Geschwüren folgende Vernarbung ist bekanntlich bei der Lues sehr mächtig. Die Narben zeigen daher auch eine sehr starke Retraktionsfähigkeit, die nur noch von Brandnarben in dieser Beziehung übertroffen wird. Die Verkürzung der Narbenstränge ist auch die Ursache für die Verengerung des Lumens. Es hängt von der Größe der ursprünglichen gummösen Ulceration ab, ob die darauffolgende Stenosenbildung mehr oder minder hochgradig wird. War das Gumma zirkulär, dann resultiert natürlich eine allmählich bis an Atresie grenzende, langsam zunehmende Stenosenbildung. Solche Narbenbildungen wurden von CHIARI, v. HACKER, KAHLER, MACKENZIE, MRACZEK, VIRCHOW, WILKS usw. beschrieben. Die Narbenstenosen können beträchtliche Teile der Speiseröhre betreffen. Bis jetzt wurden solche bis zu 6 cm Länge beschrieben (WEST). Es kommen natürlich auch multiple Stenosen vor (JUSTMANN, STUBENRAUCH). Aber auch die Verflüssigung des Gummas selbst ist bisweilen von fatalen Folgen für das Individuum und zwar dann, wenn das Gumma an der Hinterwand des Oesophagus oder an der Vorderwand der Trachea zur Entwicklung kam. Infolge der Anlagerung der beiden Organe kommt es dann bisweilen zum Durchbruch in das andere Hohlorgan und zur Bildung von Tracheoösophagealfisteln von verschiedenem Ausmaße. Solche Fisteln wurden mehrfach beschrieben (BEYER, KOPP, KRASSNIGG, KRAUS-PALTAUF, S. MORITZ, NAVRATIL, SCHÜTZE, SONNTAG, WALLMANN). Kleine Fistelgänge scheinen keine nachträglichen Folgen zu haben. Es entstehen aber auch riesige Kommunikationen, die zweifellos über kurz oder lang zur Pneumonie führen müssen.

SCHMILINSKY berichtet über folgenden sehr instruktiven Fall:

„Ein 32jähriger Mann mit alter Lues bekam 1905 nach vorhergehendem sechswöchentlichem Fieber und Husten zuerst nur nach flüssigen, dann nach allen Speisen heftiges Verschlucken mit Husten und gelegentlichem Erbrechen. Perkutorisch Dämpfung, röntgenologisch Schattenbildung über dem rechten Oberlappen. Sondenernährung, Schmierkur. Nach 4 Wochen konnten feste Speisen wieder geschluckt werden. Flüssigkeiten machten fast immer Verschlucken. Nach 1½ Jahren noch derselbe Zustand. Die Fistel verrät sich durch Eindringen der Luft aus der Trachea in den Oesophagus, aus dem sie entweder durch häufige kleine Ruptus entleert oder durch Verschlucken in den Magen und Darm weiterbefördert wird. Im Magen ist sie als stark vergrößerte Gasblase, im Darm als multiple Gasanhäufung röntgenologisch nachweisbar. Außerdem dringt sie aus dem in den oberen Oesophagus eingeführten Ösophagoskop mit hörbarem Geräusch empor (GERHARDTsches Symptom). Die Fistel ist an der vorderen Wand der Speiseröhre 20 cm vor der Zahnreihe als eine erbsengroße Öffnung, die in die Trachea führt, zu sehen. Sie gleicht den nach gummösen Infiltrationen zurückbleibenden Löchern im Gaumen. Der Kranke hatte gelernt, durch eine bestimmte Körperhaltung beim Essen das Hineingelangen der Speisen in die Luftwege zu vermeiden. Bei gelegentlichem Erbrechen aber gelang ihm dies nicht.

Die *Symptome* der syphilitischen Speiseröhrenerkrankungen, die als solche nichts charakteristisches gegenüber anderen Verengerungen aufweisen, sind vor allem Stenosenerscheinungen. Gewöhnlich handelt es sich um allmählich zunehmende Schlingbeschwerden, wo der Patient zuerst feste und später breiige Speisen nicht mehr hinunterbringt. Diese zunehmenden Stenosenerscheinungen können allmählich erfolgen, aber auch manchmal sehr schnell, so daß man sogar an einen Fremdkörper denken kann. Die Schluckbehinderung kann so hohen Grad erreichen, daß die Patienten sogar an Inanition zugrunde gehen. Es kommt aber auch vor, daß die Patienten zuerst eine langsam zunehmende Schluckbehinderung zeigen, welche wieder zurückgeht, um später wieder zuzunehmen. Diese Form der Schluckbehinderung dürfte damit zusammenhängen, daß das an Größe zunehmende Gumma das Lumen verengt, bei der Verflüssigung aber die Lichtung wieder freigibt; die später zunehmende Narbenbildung aber führt zu neuerlichen Verengerungen des Lumens. Es treten aber auch Schmerzen auf, welche je nach dem Sitz der Erkrankung verschieden lokalisiert sind. Sie werden entweder bei hochsitzenden Verengerungen im Halse, bei tiefersitzenden hinter dem Brustbein verspürt und sollen nach GUISEZ bei bestehenden Stenosenerscheinungen für Lues geradezu charakteristisch sein.

Die *Diagnose* stützt sich vor allem auf die Anamnese (zugegebene Infektion, Abortus usw.) und auf das Vorhandensein anderweitiger sicher luetischer Symptome. Da die syphilitischen Erkrankungen der Speiseröhre, wie früher erwähnt, im Tertiärstadium auftreten, werden sie erst einige Jahre nach dem Primäraffekt gefunden. In diesem Stadium kann man auch eventuelle luetische Veränderungen am Gaumen, Pharynx oder Larynx finden. Ferner könnte das Fehlen des Patellarreflexes oder ein vorhandener Argyll-Robertson die Möglichkeit einer luetischen Erkrankung der Speiseröhre nahelegen. Wird Lues geleugnet, oder hat keine wissentliche Infektion stattgefunden, so kann der Wassermann mitunter zur Erkennung des Leidens führen. Da aber im Tertiärstadium der Wassermann aus dem Blute nur in etwa $30^0/_0$ der Fälle positiv ausfällt, ist es notwendig, den Wassermann aus dem Liquor zu untersuchen.

Die direkte Untersuchung mit Hilfe der Ösophagoskopie ist sehr wertvoll und bisweilen für die Erkennung des Leidens entscheidend. Man muß aber zugestehen, daß die lokale Betrachtung auch nicht immer ein eindeutig richtiges Resultat ergab, wie die niedergelegten Fälle beweisen. Der Grund dafür liegt wohl darin, daß bisher infolge der großen Seltenheit luetischr Erkrankungen die einzelnen Untersucher gar nicht die nötige Erfahrung haben konnten und in verschiedenen Stadien die Möglichkeit zu Verwechslungen reichlich geboten war. So hat ABRAND bei einem Patienten der Lues leugnete, ein Carcinom angenommen. Der Mann starb und die Obduktion ergab ein Gumma 10 cm ober der Kardia. H. v. SCHRÖTTER hat eine Speiseröhrentuberkulose anfangs für Lues gehalten. Man kann einen charakteristischen Plaque als solchen wohl erkennen und bei bestehenden Schmerzen auf die luetische Natur dieses Leidens aufmerksam werden. Aber wenn keinerlei Schluckbeschwerden bestehen, wird wohl auch nicht immer ösophagoskopiert. Gummen dagegen verursachen mitunter Schluckbehinderung und geben daher öfters Veranlassung zur Ösophagoskopie. Den ersten Gummaknoten hat GOTTSTEIN beschrieben. Er sah auch später, wie sich auf den rundlichen Tumor, welcher die Lichtung der Speiseröhre ganz verlegte, das charakteristische syphilitische Geschwür entwickelte, das wie mit einem Locheisen ausgestanzt und gelblich-speckig belegt war. Besteht kein Geschwür, dann ist die Diagnose, wie schon erwähnt, nicht leicht zu stellen. GUISEZ hat einmal eine tiefsitzende Speiseröhrenlues angenommen. Es wurde die Gastrostomie ausgeführt. Die Ösophagoskopie ergab jedoch, daß es sich um einen Spasmus mit Dilatation handelte. Narbige Veränderungen nach Gummen wurden wiederholt beobachtet. v. HACKER hat sie als erster im Jahre 1894 beschrieben. Sein Befund wurde auch durch die Obduktion verifiziert.

Just berichtet über einen Fall von luetischer Oesophagusstenose, deren exakte Diagnose durch das Ösophagoskop gestellt wurde. Vor 7—8 Jahren Infektion; seit 6 Wochen zunehmende Behinderung der Nahrungsaufnahme bei einem 38jährigen Manne. Die Sonde stößt in 36 cm Entfernung von der oberen Zahnreihe auf ein Hindernis. Durch Ösophagoskopie läßt sich an der bezeichneten Stelle eine spaltförmige Veränderung des Lumens der Speiseröhre feststellen, verursacht durch zwei sichelförmig vorspringende, klappenartige Narben.

Stubenrauch sah eine solche Narbenstriktur in der Bifurkationshöhe. Besteht eine Ösophagotrachealfistel, so kann man dieselbe mitunter sehen. Sie gleicht den luetischen Fisteln und Löchern im weichen Gaumen und man kann bei der Ösophagoskopie das Gerhardtsche Zeichen beobachten (Luft dringt mit hörbarem Geräusch aus dem Oesophagus). Die Deutung der ösophagoskopischen Befunde hat aber einerseits gerade bei der Lues mit großer Vorsicht zu geschehen, da wie erwähnt, unter Umständen Tuberkulose und Carcinome ähnliche Bilder geben können. Eine Probeexcision ist daher bei den ulcerösen Prozessen angezeigt. Es ist aber auch andererseits bei allen Erkrankungen an die Lues zu denken.

Therapie. Es ist sicher, daß bei einem bestehenden Gumma, ob zerfallen oder nicht, eine energische antiluetische Behandlung gute Erfolge verbürgt. Bei diesen tertiär luetischen Prozessen sind große Gaben von Jodnatrium, 2—3 g pro die die souveräne erfolgreiche Therapie. Zumeist genügt Jodnatrium allein, bisweilen ist auch eine Kombination mit Neosalvarsan angezeigt. War die Stenose durch die geschwulstförmigen Gummaknoten bedingt, dann erfolgt eine glatte Heilung ohne spätere Narbenbildung, eine Restitutio ad integrum. Waren aber die gummösen Prozesse bereits vernarbt, dann ist von einer luetischen Behandlung entweder nichts oder nur mehr ein teilweiser Erfolg zu erwarten. In diesem Falle muß neben einer antiluetischen Kur eine vorsichtige Dilatationsbehandlung mit steigenden Nummern erfolgen, eine Behandlung wie bei irgendeiner anderen Stenose. Bei besonders weit vorgeschrittenen Stenosen ist unter Umständen die Gastrostomie notwendig. Dann kann man aber die Bougierung ohne Ende durchführen. Ist die Ätiologie der Erkrankung nicht sicher zu stellen, dann ist eine Jodnatriumbehandlung für alle Fälle angezeigt. Besteht eine Trachealösophagealfistel, dann wird man mit Rücksicht auf die Gefahr einer Schluckpneumonie nicht zögern, sofort die Gastrostomie ausführen zu lassen.

Die *Prognose* ist abhängig von der Möglichkeit eine antiluetische Behandlung rechtzeitig durchzuführen. Je früher diese einsetzt, um so günstiger sind die Chancen für eine Restitutio ad integrum. Während noch Mackenzie die Prognose wegen der starken Narben sehr ungünstig stellte, können wir auf Grund der modernen Behelfe der Diagnostik und Therapie auf eine Reihe von vollkommenen Heilungen hinweisen. Wenn auch bei den älteren Narben keine vollkommene Heilung erfolgt, so gelingt es auch bei sehr hochgradigen Stenosen durch systematische Sondenbehandlung eine weitgehende Besserung zu erzielen. Sehr gefährlich ist das Bestehen einer Tracheoösophagealfistel wegen der ständigen Gefahr einer Schluckpneumonie. Leider vermag auch die Gastrostomie dieselbe nicht mit absoluter Sicherheit hintanzuhalten.

Aktinomykose.

Die Strahlenpilzerkrankung des Menschen ist erst etwa seit dem Jahre 1882 durch die experimentellen Arbeiten Ponficks als Infektionskrankheit erkannt worden. Zur Infektion dieser relativ sehr seltenen Krankheit ist eine Läsion der Haut oder der Schleimhaut notwendig. Die häufigste Eingangspforte ist die Mundhöhle und zwar sollen besonders cariöse Zähne und Wurzelreste die Eintrittspforte sein. Es kann aber auch der Darm, die Lungen und auch irgendeine verletzte Stelle der äußeren Haut die Eintrittsstelle bilden. Die primäre

Aktinomykose des Oesophagus ist eine Rarität. Bei den wenig bekannt gewordenen Fällen erfolgte die Verletzung und Infektion öfters durch eine Getreidegranne. (Bei Soltmann durch eine Ähre der Mauergerste, die sich später aus einem Rückenabsceß entleerte.) Was den Sitz der Eintrittsstelle anlangt, so war er anscheinend immer in der Nähe einer der drei physiologischen Engen.

Marchand fand am Obduktionstisch bei einem 14jährigen Knaben im mittleren Oesophagus eine kleine runde Perforation, welche mit der umgebenden Absceßhöhle in Verbindung stand. Wahrscheinlich ist demnach die Perforation des Oesophagus als Ausgangspunkt zu betrachten. Besonders bemerkenswert sind in diesem Falle zwei metastatische Herde, und zwar einer am Herzbeutel und einer an der rechten Großhirnoberfläche. In einem zweiten Falle fand Marchand als Eintrittspforte eine kleine Perforation unweit der Kardia. In der Umgebung fanden sich buchtige Abscesse, die mit schmierigen, gelblichen, zerfallenen und eitrig infiltrierten Gewebsmassen gefüllt waren und außerdem viele Aktinomyceskörner enthielten.

Sekundär erkrankt der Oesophagus bei der Aktinomykose des Thorax, die oralen und pulmonalen Ursprunges ist. Der Prozeß kann sich kontinuierlich wie ein maligner Tumor auf die Gewebe des Halses fortsetzen und die Gefäße einscheidend, seitlich mächtige schwielig fistulöse Massen bilden. Als prävertrebrale chronische Phlegmone dringt er bisweilen auf die Wirbelsäule vor und kriecht an ihr nach oben und unten. Die anatomischen Grenzen mißachtend, kann er sich kontinuierlich auf alle benachbarten Höhlen und Organe im Mediastinum ausbreiten und so auch den Oesophagus sekundär befallen.

Es ist außer dem schrankenlosen kontinuierlichen Weiterverbreiten auch noch die Metastasenbildung möglich. Metastasen finden sich zumeist im rechten Herzen oder in der Lunge, aber auch im Gehirn.

Die Aktinomykose ist an kein Lebensalter gebunden.

Wo sich die Pilze im Gewebe festsetzen, entstehen Knötchen, welche aus einem Granulationsgewebe bestehen, das reich an Leukocyten, lymphoiden und epitheloiden Zellen und an Gefäßen ist und auch viele eosinophile Zellen enthalten kann. Das geschwulstartige Gewebe kann bis apfelgroße Knoten bilden (besonders in der Leber). Im Zentrum dieser Herde findet man die Pilzkolonien. Das weitere Schicksal dieser Knoten ist verschieden. Sie erweichen und bilden dann aktinomykotische Abscesse oder mit erweichten, zundrigen Massen gefüllte Höhlen und Eitergänge mit drusenhaltigem Eiter gefüllt. Der Eiter ist aber kein pus crudum der Alten, sondern ein schwammiges, schlotteriges Granulationsgewebe, vermengt mit zumeist schwefelgelben, sandkornähnlichen Gebilden. Die Wand ist von einem zellreichen Granulationsgewebe gebildet, das durch lipoidreiche sogenannte Pseudoxanthomzellen eine schwefelgelbe Farbe erhält, oder sie ist ein schwieliges Bindegewebe. Die Knoten können auch fibrös verhärten, schrumpfen und so narbig ausheilen.

Die Pilzdrüsen bilden kleinste aber meist makroskopisch leicht sichtbare, bis mohnsamengroße Körnchen, von gelber, grauer, grüner, brauner oder auch blauer (H. v. Schrötter, persönliche Mitteilung) Farbe. Der Nachweis dieser Pilze geschieht mikroskopisch. In Wasser, Glycerin oder verdünnter Essigsäure lösen sich diese Körner in drusige, graugelblich erscheinende Kolonien auf, dazwischen sieht man kolbigfädige Pilzmassen liegen. Die oft nierenförmigen Aktinomycesdrusen zeigen ungefärbt eine körnige oder radiärstreifige Zeichnung und oft an der Peripherie eine Zone von hellen birnförmigen Kolben oder Keulen. Die Reinzüchtung des Pilzes gelang zuerst O. Israel und dann Bostroem.

Nach den experimentellen Untersuchungen von Ponfick am Rinde, welches eine ausgesprochene Empfindlichkeit für Aktinomykose besitzt, hat sich gezeigt, daß eine künstliche Übertragung auf dem Wege der Fütterung nicht möglich ist, solange die Schleimhaut intakt ist. Dagegen ist eine solche Übertragung auf dem Wege der Impfung experimentell möglich, gleichviel ob subcutan, submucös oder intramuskulär oder intravenös. Das klinische Bild des Verlaufes ist das einer oft sehr chronisch verlaufenden Septikopyämie.

Die ersten Anzeichen dieser Infektion beim Menschen sind noch nicht genau bekannt. Die experimentellen Studien am Rinde ergaben jedoch, daß bereits noch vor dem Ablauf eines Monats die Aktinomykose in unverkennbarer Weise zur Entwicklung gelangt. Die ersten Anzeichen einer Oesophaguserkrankung durch Aktinomykose dürften denen einer akuten Ösophagitis gleichen und in Schmerzen und Schlingbeschwerden bestehen. Es hat auch GOTTSTEIN als einziger einen geradezu klassischen Fall ziemlich ausführlich beschrieben. Er zeigt auch, daß Diagnose und Therapie ohne Ösophagoskopie gar nicht denkbar sind.

„30jähriger Mann hatte 14 Tage lang anhaltende Durchfälle, 14 Tage später Schmerzen beim Schlucken hinter der Kehle. Nach 8 Tagen schon konnte der Patient keine festen Speisen mehr schlucken. Dieselben blieben in der Höhe des Brustbeines stecken. Seit 8 Tagen besteht starker Husten. Sondenuntersuchung ergab ein Hindernis in 29 cm.

29. 11. 00. Oesophagusuntersuchung. In 29 cm ulcerierter Tumor, der für ein Carcinom gehalten wird.

8. 12. II. Oesophagusuntersuchung. In 27 cm leichte Arrosion an der Hinterwand. Schleimhaut der Umgebung tief dunkelrot, leicht blutend. Erst 2 cm tiefer kommt man an den Tumor. Probeexcision. Dieselbe ergab: Chronisch entzündliches Gewebe mit auffallend reichlicher Gefäßbildung. Epitheliale Decke fehlt. Nichts für Carcinom verdächtiges. Es wird an einen gummösen Prozeß gedacht. Patient erhält Jodkalium.

18. 12. III. Oesophagusuntersuchung. Man findet 26 cm tief an der linken Hinterwand ein intensiv rotes, ringförmiges, scharfrandiges Geschwür, auf dessen rotem Grunde man gelblich verfärbte Massen liegen sieht. Ziemlich intensive Blutung. Es werden mehrere Gewebsstückchen vom Grunde des Ulcus excidiert. Die mikroskopische Untersuchung ergibt wiederum mit reichlicher Gefäßneubildung durchsetztes Granulationsgewebe; in demselben liegen Aktinomycesdrusen.

28. 12. Es wird versucht mit einem hierzu konstruierten Löffel den Herd durch das Ösophagoskop auszukratzen. Da Patient in der letzten Zeit stark an Gewicht abgenommen hat, wird die Gastrostomie am 29. 12. ausgeführt.

Eine längere Zeit durchgeführte Jodkaliumbehandlung, die mit einer lokalen Therapie (Jodoform) kombiniert war, hat im Verlaufe der nächsten Monate anscheinend vollständige Heilung herbeigeführt. Die zurückgebliebene narbige Stenose wird zur Zeit durch „Sondierung ohne Ende" behoben. Der Ernährungszustand des Patienten ist ausgezeichnet."

PORTER und SUTHERLAND berichteten 1925 über einen ganz merkwürdigen Fall von Aktinomykose bei dem es unter anderem auch zu einer Ösophagobronchialfistel kam. Da dieser Fall bei der ungeheuer spärlichen Literatur geeignet ist unsere Kenntnisse über diese Krankheit zu bereichern, so sei er hier angeführt:

Eine 37jährige Frau bekam vor 28 Jahren ober der rechten Tibia eine Schwellung, welche auf lokale Jodapplikation nach einigen Monaten wieder verschwand. Bald hernach kam es zu einer beträchtlichen Schwellung der Halsdrüsen beiderseits mit Abscedierung. $1^1/_2$ Jahre später entwickelte sich eine Geschwulst über der linken Tibia knapp unter dem Knie. Diese ulcerierte und fistelte durch 7 Jahre. Mit 14 Jahren kam es zu einer Geschwürsbildung im Kehlkopf, welche dauernde Aphonie zur Folge hatte. 3 Jahre später stellten sich Beschwerden in der Oberbauchgegend ein, welche von blutigem Erbrechen begleitet waren, deretwegen die Patientin 18 Wochen das Bett hüten mußte. Sie hatte auch Schluckbeschwerden und Hustenanfälle nach Genuß von Flüssigkeiten. Mit 19 Jahren entwickelten sich Schmerzen in der linken Brustseite. Es wurde, offenbar wegen eines Empyems eine Rippenresektion vorgenommen. Die Wunde in der Brust heilte in 6 Wochen und blieb dann 7 Monate geschlossen, worauf es zu einer secernierenden Fistel kam, die bis zum Jahre 1914 bestand.

6 Jahre vor der Untersuchung kam es zu einer zweiten Fistelöffnung, welche noch zur Zeit der Untersuchung sezernierte. In den letzten 2 Jahren hatte sie Nachmittagstemperaturen bis $99-99^1/_2{}^0$ Fahrenheit. Die wiederholte Untersuchung des Sputums und des Fistelsekretes ergab keine Tuberkulose. Dagegen ergab die im Jahre 1924 sorgfältig ausgeführte Untersuchung Aktinomykose. Es wurde sofort eine energische Jodbehandlung eingeleitet und durch Röntgenbestrahlung unterstützt. Während des Frühlings und Sommers 1924 erholte sich die Patientin zusehends, aber es mußte wegen Intoleranz das Jod ausgesetzt werden. Die allgemeine Untersuchung ergab eine Narbe unter dem linken Knie. An der linken Brustseite in der vorderen Axillarlinie bestehen in der Höhe der 4. und

5. Rippe einige sezernierende Fisteln und eine Narbe. Die Stimme ist absolut heiser, die Haut über der Brust durch Röntgen- und Sonnenbestrahlung gebräunt. Die Untersuchung des Sputums und der Fistelgänge ergab Aktinomykose. Die Röntgenuntersuchung der Brust zeigte eine auffallende Verschattung über der unteren linken Lungenpartie, welche sich bis zur zweiten Rippe erstreckt und die als entzündliche Affektion gedeutet wurde. Wassermann war schwach positiv. Die wiederholte Untersuchung aber war negativ. Es wurde auch angenommen, daß die tiefsitzende Aktinomykose für dieses serologische Ergebnis verantwortlich zu machen sei.

Die Röntgenphotographie ergab außerdem eine Ösophagobronchialfistel. Im Magen fand sich nichts Abnormes, dagegen eine auffallende Vernarbung der hinteren Pharynxwand, ein Defekt des linken Stimmbandes mit einer Narbenbildung in der subglottischen Gegend. Wegen des ausgezeichneten Allgemeinbefundes und der auffallenden erworbenen Widerstandskraft gegen die Infektion erschien irgendeine weitere Behandlung nicht notwendig und die Patientin wurde aus der Behandlung entlassen.

Ist der Halsteil des Oesophagus betroffen, dann kann es zu einer Schwellung am Halse kommen. Die chirurgische Eröffnung einer solchen Geschwulst führt dann zur Erkennung der Krankheit (Aktinomycesdrusen) und auch zum Ausgangspunkt der Infektion der Speiseröhre (Poncet). Es kann auch bei dem schrankenlosen Wachstum der Aktinomykose zu einer Durchwachsung gegen die Trachea und späterhin zu einer Tracheoösophagealfistel kommen (Poncet).

Therapie. Wird die noch auf die Speiseröhre beschränkte Aktinomykose frühzeitig erkannt und energisch behandelt, so ist eine Heilung möglich. Die Behandlung ist eine interne und lokal chirurgische. Therapeutisch werden große Dosen von Jodnatrium intern gegeben. Die aktinomykotischen Herde werden mit dem scharfen Löffel chirurgisch entfernt und zwar kann man sie wie ein Atherom mit dem Balg entfernen. Auf jeden Fall muß aber eine Magenfistel angelegt werden, um den Kranken entsprechend ernähren zu können.

Die *Prognose* der Aktinomykose ist im allgemeinen eine sehr schlechte. Solange sich der Prozeß eng umschrieben auf das submucöse Gewebe beschränkt, dürfte er wohl zu beherrschen sein (Gottstein). Sowie aber die Wucherung weitergreift und Ausläufer vorschickt, hat sich auch schon der harmlose Charakter geändert. Das Schrankenlose und Unberechenbare tritt in den Vordergrund. Dann ist aber besonders für den Brustteil des Oesophagus keine Möglichkeit mehr, diesen Prozeß chirurgisch zu beherrschen. Nach der von Ponfick zusammengestellten Statistik von 16 Fällen, bei denen die Aktinomykose zumeist vom Gesichtsschädel ausgegangen war, betrug die Mortalität 50%. Die Aktinomykose des Oesophagus gibt aber zweifelsohne eine weitaus schlechtere Prognose. Der von Gottstein erwähnte Fall dürfte eine seltene Ausnahme sein.

Von Wichtigkeit ist daher die *Prophylaxe*, eine gute Mundpflege mit guter Instandhaltung der Zähne. Vor allem aber nimm keine Gräser- und Getreidegrannen in den Mund.

B. Geschwüre.

Ulcus pepticum.

Die Existenz eines auf Selbstverdauung beruhenden Geschwüres, eines Ulcus pepticum oesophagi, ist noch nicht so lange sichergestellt. Die Seltenheit dieser Affektion, sowie der Mangel charakteristischer klinischer Symptome sind Schuld, daß es so spät die Aufmerksamkeit auf sich gezogen hat. Wohl wurden seit 1838 (Albers) bis zum Jahre 1878 (Knott) 9 Fälle von Speiseröhrengeschwüre veröffentlicht, die als analoge Erkrankungen des Ulcus ventriculi bezeichnet wurden, und zwar: Albers 1839, Valleix (Bouillaud) 1844, Reeves 1853, Flower 1854, Vigla 1855, Part 1857, Trier 1864, Eros 1866, Knott 1878. Doch nahm noch Zenker an, daß es sich um Geschwüre verschiedener Ätiologie handle, wie zerfallende Carcinome, Ulcera nach Fremdkörpern, perforierte

Traktionsdivertikel, Durchbrüche von außen usw. HAMBURGER meinte noch 1871 „die Form der Ulcera ist mannigfach. Selten hat sie das rundliche, wie mit einem Schusterkneip herausgeschnittene Aussehen der Magengeschwüre"; er erwähnt jedoch nicht, daß es ein peptisches Geschwür der Speiseröhre wirklich gebe.

KUNDRAT (1877) kennt aber bereits anscheinend als erster das Ulcus pepticum als eine zwar seltene, jedoch wohlbekannte und sichere Geschwürsform der Speiseröhre. Von dieser Zeit an mehren sich auch die Berichte darüber. Der erste auch histologisch untersuchte Fall stammt von QUINKE. Mit QUINKE 1879, DEBOVE 1883 und H. CHIARI 1884 beginnt auch die Anerkennung des Ulcus pepticum oesophagi als einer eigenen Geschwürsform, die infolge der Einwirkung des Magensaftes auf die Speiseröhrenwand entsteht und dem Ulcus ventriculi analog ist. In der ganzen Literatur zählt man bis heute ungefähr 90 derartige Ulcerationen, von denen aber nur ein Teil durch die Autopsie und histologische Untersuchung sichergestellt sind.

Es findet sich anscheinend in allen Lebensaltern und wurde sogar schon in der frühesten Jugend beobachtet. SPIEGELBERG und MEIER sahen tödliche Blutungen aus solchen Geschwüren bei 5—6 Tagen alten Säuglingen, DORN bei einem 3 Monate alten Kinde aus einem Ulcus ober der Kardia, ZUPPINGER sah eine tödliche Perforation bei einem 8 jährigen Kinde. Zumeist stammen aber die Beobachtungen von Erwachsenen aus mittleren Lebensaltern, vereinzelt auch von alten Leuten über 60 Jahren. Es scheinen beide Geschlechter ziemlich gleich betroffen.

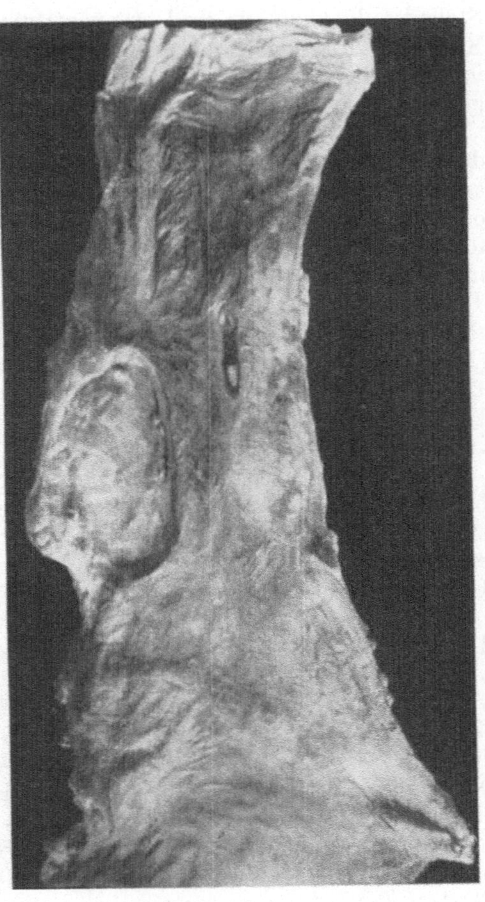

Abb. 12. Ulcus pepticum in potatore.

Das Ulcus pepticum findet sich gewöhnlich im unteren Drittel der Speiseröhre (Abb. 12). Es kann aber bisweilen einige Zentimeter über dem Hiatus oesophagus entstehen und dann bei entsprechender Ausdehnung weiter hinaufreichen.

Die Größe desselben ist verschieden. Man findet kleine, meist längliche Geschwüre von etwa 1 cm Länge, aber auch solche bis zu 10 cm Länge. Die kleinen Geschwüre sind rund, länglich oval oder lang gestreckt. Ihre Ränder sind scharf, wie mit dem Locheisen ausgeschnitten, aber auch abgeflacht, so daß man die Grenze nicht immer sicher bestimmen kann. Die Längsfaltung der Speiseröhre ist auch der Grund, warum die Ulcera zumeist längsovale Form bekommen. Es werden nämlich ganze streifenförmige Partien dem ätzenden

Einflusse des Magensaftes entzogen und bleiben dann als Schleimhautinseln öfters stehen.

Das Ulcus pepticum des Oesophagus hat keinen Lieblingssitz wie das Ulcus ventriculi an der kleinen Kurvatur. Es findet sich nach Kraus annähernd gleich oft an jeder Stelle des unteren Drittels der Speiseröhre, doch soll nach Lotheissen öfters die vordere Wand des Oesophagus betroffen werden. Nach Untersuchungen von Demel ist dieser Teil der Speiseröhre verhältnismäßig schlecht durchblutet, so daß dies vielleicht der Grund für das häufigere Vorkommen an dieser Stelle ist. Es kann nun ein Ulcus pepticum das an der Kardia sitzt, auf die kleine Kurvatur des Magens übergreifen und umgekehrt ein Ulcus der kleinen Kurvatur in die Kardia hineinwachsen. Es ist dann oft begreiflicherweise schwer, den Ausgangspunkt festzustellen.

Die Geschwüre zeigen verschiedene Tiefe. Die leichtesten Grade von Wanddestruktion sind oberflächliche Erosionen, flache Geschwüre. Sie können aber auch sämtliche Schichten der Speiseröhre treppenförmig durchsetzen und dann ösophageale Blutgefäße arrodieren und sogar nach außen perforieren. Die Perforation erfolgt oberhalb des Zwerchfelles in das periösophageale Bindegewebe, ins Mediastinum, in das Perikard, in die Pleurahöhle (de Craene, Miller, Tilleston) und führt in weiterer Folge zu Komplikationen wie Pyopneumothorax (Watson) oder Lungengangrän. Auch die Aorta wurde schon arrodiert (Eversmann). Unterhalb des Zwerchfelles kann es zur Porforation in die freie Bauchhöhle kommen; hier zeigt sich auch die große Ähnlichkeit mit dem Ulcus ventriculi und duodeni. Es hat deshalb auch wiederholt zu diagnostischen Irrtümern Veranlassung gegeben.

Das Ulcus pepticum findet sich häufiger einzeln, es finden sich aber auch bisweilen zwei und mehrere nebeneinander, die dann einen verschiedenen Zustand der Entwicklung zeigen können. Durch Confluens mehrerer Ulcerationen entstehen große Defekte und in sehr seltenen Fällen sogar zirkuläre Ulcerationen, Gürtelgeschwüre (Reher).

Die Ulcera peptica können ebenso wie das Ulcus ventriculi und andere Darmgeschwüre in allen Stadien vernarben und heilen. Es wird von Sencert angenommen, daß Vernarbung und Heilung viel häufiger vorkommen als wir glauben, da wir nur die ganz schweren Fälle kennen. Vernarbte Ulcerationen des Oesophagus wurden auch vielfach als Nebenbefunde bei Obduktionen gefunden. Kleine Geschwüre heilen mit flachen Dellen, größere mit strahligen Narben, wodurch auch die Schleimhaut gefaltet wird. Die Vernarbung führt je nach der Ausdehnung des Geschwüres infolge der später einsetzenden Retraktion zur Verengerung des Lumens, zu Stenosen. Die höchsten Grade finden sich begreiflicherweise nach ringförmigen Geschwüren. Angeblich bluten diese Narben, die sich ansonsten ziemlich leicht erweitern lassen, leichter als andere, so daß Guisez dies geradezu für ein Kennzeichen von Narben nach Ulcus pepticum hält.

Für das Zustandekommen der Ulcera peptica dürften nicht eine, sondern verschiedene Ursachen in Betracht kommen. Vor allem gehört gerade der unterste Teil des Oesophagus zwei verschiedenen Schleimhautbezirken an, die an der Kardia unvermittelt ineinander übergehen, und zwar die gelblichrote glatte mit geschichtetem Pflasterepithel bekleidete Schleimhaut des Oesophagus und die samtartige hochrote Schleimhaut des Magens, welche auch die ganze 5 cm lange Kardia auskleidet.

Es wurden daher mit Rücksicht auf diese Tatsache diese Geschwüre von Kraus in 3 Gruppen gesondert, und zwar:

1. In die Ulcera cardiae, welche derselben Beurteilung unterliegen wie die Ulcera ventriculi.

2. In jene Fälle, wo infolge einer Pylorusstenose eine Gastrektasie verursacht wird. Dadurch ist eine dauernde Insuffizienz der Kardia und der fortwährende Zutritt des Magensaftes in den Oesophagus erklärlich und auch beobachtet worden. Die mit Plattenepithel ausgekleidete Speiseröhre ist zwar ähnlich wie die Haut gegen die verdauende Wirkung des Magensaftes normalerweise ziemlich widerstandsfähig. Es muß daher wohl eine länger dauernde oder wiederholte Einwirkung zustande kommen oder eine Verletzung als Gelegenheitsursache den Ausgangspunkt für die verdauende Wirkung abgeben. Diese Ulcera oesophagi sind auch durch eine einfache Gastroenterostomie heilbar (v. Hacker, Obarski). Pylorusstenose ist aber sicher nicht immer oder die regelmäßige Ursache, denn es gibt hochgradige Pylorusstenosen, ohne daß es dabei zu einer Rückstauung des Speisebreies und zu einem Ulcus pepticum oesophagi kommt.

3. Kraus sondert noch eine dritte Gruppe, bei der multiple hämorrhagische Infiltrationen gleichzeitig die Schleimhaut des Magens, des Duodenums und des Oesophagus befallen (ein Fall aus dem Grazer pathologischen Museum Nr. 3475). Die Multiplizität dieser Verdauungsgeschwüre läßt an eine besondere Vulnerabilität der betroffenen Schleimhaut, bzw. deren Gefäße denken.

Es wurde mehrfach angenommen, daß die Mageninseln des Oesophagus, die Schafferschen Magendrüsen, zur Entstehung des peptischen Geschwüres in Beziehung stünden (A. Fränkel, Tileston). Kraus legt diesen Drüsen keinerlei Bedeutung bei, da er solche in 3 Fällen von Ulcus pepticum nicht gefunden hat. Die Möglichkeit ist aber doch nicht ganz von der Hand zu weisen um so mehr, als man Ulcera peptica die zur Perforation führten, vom gleichen Aussehen wie ein Ulcus ventriculi im Meckelschen Divertikel gefunden hat, in denen sich heterotopische Magendrüseninseln fanden (P. Müller, Meulengracht). Es sind aber immerhin besondere Umstände nötig, daß diese Kardiadrüsen, ein ziemlich konstantes Vorkommen beim Menschen (in etwa $70^0/_0$) und viel ausgedehnteres Vorkommen beim Tiere, auf einmal ein Ulcus pepticum erzeugen.

Endlich gibt es noch vereinzelte Fälle, in denen die Pathogenese um so schwerer verständlich wird, je höher der Sitz in der Speiseröhre gelegen ist (Quinke, Reher, Chiari, Huwald, Lindemann). Es sind dies Fälle, wo der Oesophagus nur *ein* Ulcus pepticum aufweist. In einigen Fällen waren diese Ulcera Komplikationen im Endstadium schwerer peritonaler Erkrankungen [Peritonealcarcinom (Quinke), Gallenblasenperitonitis (Chiari), Appendicitis (de Craene)]. Hier ist wohl die verminderte Widerstandskraft der Oesophagusschleimhaut begreiflich.

Anscheinend sind gewisse Berufe stärker betroffen (Köche, Steinschneider usw.), auch findet es sich bei Potatoren.

Bei der Mehrzahl der Fälle war das Ulcus pepticum während des Lebens gar nicht vermutet worden. Sie wurden als Zufallsbefunde bei der Obduktion erhoben. Mag sein, daß die Beschwerden tatsächlich so gering waren, oder daß sie durch größere Beschwerden anderer Art gedeckt wurden. Der Beginn des Leidens scheint jedenfalls sehr wenig ausgeprägt zu sein. Die Erscheinungen des manifesten peptischen Ulcus sind Schmerzen, Dysphagie, Regurgitieren bzw. Erbrechen und Blutung. Der Schmerz ist nicht gerade sehr eindeutig. Er wird gewöhnlich in der Oberbauchgegend, manchmal auch hinter dem Brustbein empfunden. Er strahlt oft zwischen die Schultern oder gegen die Brustwarzen oder ins Hypochondrium aus. Manchmal findet sich ein ausgesprochener Rückenschmerz oberhalb des 9. Brustwirbeldorns (nach Sencert). Er tritt spontan auf, ist sehr lebhaft und besitzt einen brennenden Charakter. Manchmal soll der Schmerz durch Druck auf die Oberbauchgegend ausgelöst oder gesteigert werden. Das dürfte wohl für die Ulcera zutreffen, welche unterhalb des Zwerchfelles sitzen. Sheemann behauptet auch, daß der Druck auf den unteren

Milzrand auch den Schmerz bei höher sitzenden Geschwüren auslöse. Er tritt in Attacken auf und wird bei der Nahrungsaufnahme gesteigert. Außer diesen spontanen Schmerzen entwickelt sich auch ein Schluckschmerz. Derselbe macht sich zuerst beim Schlucken größerer fester Bissen geltend, später auch bei breiigen und zuletzt kann aber auch das Schlucken von kalten Flüssigkeiten häufig Schmerz auslösen (Guisez, kaltes Bier). Die Schmerzen treten beim Passieren des Bissens in der Ulcusgegend auf, entstehen daher noch bevor der Bissen den Magen erreicht hat, zum Unterschied von einem Ulcus ventriculi, wo die Schmerzen erst später auftreten. Da dieselben oft sehr heftig sind, beschränken die Patienten die Nahrungszufuhr und kommen daher in der Ernährung herab.

Es kommt auch häufig zum Regurgitieren entweder einzelner Bissen oder einer größeren Menge genossener Nahrung auf einmal. Dieses Erbrechen und Regurgitieren ist wohl eine Folge von spastischen Zuständen, wie sie auch bei anderen Geschwüren und Fissuren auftreten. Stellt sich aber ein wirkliches Erbrechen ein, dann dürfte auch eine zweite Ursache im Magen zu suchen sein (Ulcus ventriculi). Die Blutung, Hämatemesis, ist ein häufiges Symptom des Verdauungsgeschwüres der Speiseröhre. Sie kann sich in verschiedener Art äußern. Entweder wird eine geringe Menge Blutes allein oder mit Speisebrei vermengt erbrochen. Es ist flüssig und hellrot wenn es sofort nach der Arrosion heraufgewürgt wird. Werden aber größere Mengen schwärzlichen Blutes oder kaffeesatzartiger Mageninhalt erbrochen, dann ist dies, wenn ein Ulcus ventricnli nicht in Frage kommt, ein Zeichen, daß das Blut in kleineren Mengen in den Magen geflossen und dort verändert wurde. Schließlich kommt es aber auch zu Melaena und gibt Anlaß zu pechschwarzen Stühlen. Die Blutungen stammen meistens aus den Gefäßen der Speiseröhre selbst und nur selten aus größeren arrodierten Gefäßen der Nachbarschaft. Wiederholte Blutungen führen zur Anämie und zunehmender Schwäche. Es kommt zu deutlichem Verfall des Patienten, zur Kachexie. Wiederholt auftretende Blutungen können endlich auch zum Tode führen. Es kommt leider auch vor, daß schwere Blutungen in einem so frühen Stadium auftreten, wo man keine Ahnung von der Existenz eines derartigen Ulcus haben konnte. Der Allgemeinzustand des Patienten ist im großen und ganzen charakterisiert durch den Grad der Inanition und der Anämie.

Besteht bloß ein Ulcus pepticum oesophagi, so beherrschen die beschriebenen Symptome das Krankheitsbild. Bestehen aber außerdem noch Geschwüre im Magen oder Duodenum, so überdecken die Symptome dieser Ulcera die Erscheinungen des Oesophagusgeschwüres.

Die *Diagnose eines Ulcus pepticum oesophagi* wird unter Zugrundelegung der beschriebenen Symptome vor allem durch die Röntgenuntersuchung des Oesophagus und die Ösophagoskopie gestellt. Die Röntgenuntersuchung zeigt einerseits als Funktionsprüfung bei der Durchleuchtung, ob eine Verengerung vorliegt und wo; andererseits können auch Ulcusnischen aufgedeckt werden. Die Ösophagoskopie ist bei einem blutenden Ulcus gewiß keine harmlose Untersuchung. Da man aber unter Leitung des Auges sehr schonend vorzugehen vermag, wird sich diese Untersuchungsmethode zur ätiologischen Klärung wohl nicht umgehen lassen. Man kann aus einiger Entfernung ganz gut ein derartiges Ulcus sehen. Die direkte Besichtigung setzt uns aber auch in die Lage, die Art der Erkrankung zu erkennen. Besteht überhaupt ein Geschwür, so gibt uns die Probeexcision letzten Endes ein sicheres Mittel an die Hand, die Natur desselben festzustellen.

In vivo repräsentieren sich die Ulcera peptica als ovale, längsgestellte Substanzverluste mit etwas verdickten Rändern. Die Geschwüre sind röter als die Speiseröhrenschleimhaut und der Grund ist mit Granulationen bedeckt.

Dieselben können hellrot sein (ABRAND), oder auch schmutzig dunkelrot verfärbt erscheinen (STARCK). Die Granulationen bluten sehr leicht auf Berührung, was allerdings differentialdiagnostisch wenig verwertbar ist. Die Berührung ist sehr schmerzhaft. An in Vernarbung begriffenen Ulcera peptica sah v. HACKER „die Wand rings weißlich narbig, an mehreren Stellen zeigten sich bei der Berührung noch leicht blutende Granulationen". Die Narben nach Ulcus pepticum sind weiß ins graue spielend und derb. Besteht eine Verengerung, so ist sie scharf begrenzt. Zum Unterschied von Ätznarben zeigen die Narben nach Ulcus pepticum scharfe Grenzen und es fehlen in der Regel die narbigen Ausstrahlungen. Bisweilen können jedoch derartige Narbenprozesse mit einem Scirrhus verwechselt werden. In einem solchen Falle kann nur die Probeexcision die Entscheidung bringen (GUISEZ, HELLMANN).

Es wurde bereits in einer größeren Anzahl von Fällen ein Ulcus pepticum durch die Ösophagoskopie festgestellt [ABRAND, EWALD (Berlin), GOTTSTEIN, GUISEZ, v. HACKER, LAVERGNE, v. MIKULICZ, SCHNELLER, SCHÖNE, TAPIA, S. WEISS]. Geheilte, vernarbte Ulcera peptica wurden durch Ösophagoskopie gefunden von DESTOT, HELLMANN, GUISEZ (4 mal), SARGNON und TEXIER.

Für die *Therapie des Ulcus pepticum oesophagi* gelten die gleichen Regeln wie für das Ulcus ventriculi. Abhaltung überflüssiger Reize und Ruhigstellung. Die Behandlung ist beim einfachen oberflächlichen, nicht zu ausgedehnten Geschwür vor allem eine diätetische. Empfohlen wird in erster Linie eine Milchdiät, wobei Milch in kleinen Portionen öfters des Tages gegeben wird. Von STARCK werden auch Fettdiät, besonders Ölkuren empfohlen. Zur Neutralisation des Magens gibt man außerdem Calcium carbonicum (MERK) und Magnesia usta mehrmals im Tage einen Kaffeelötfel. Führt diese Behandlung allein nicht zum Ziele, so kann man eine Lokalbehandlung anschließen. Dieselbe besteht in vorsichtigen Pinselungen des Geschwüres mit Argentum nitricum (bis zu 20%) [THEEMANN]). Vorher ist es jedoch zweckmäßig das Ulcus zu anästhesieren, wodurch außerdem ein guter symptomatischer Effekt durch Beseitigung der Schmerzen erzielt wird. Zur Ruhigstellung des Geschwüres wurde von S. WEISS und THEEMANN empfohlen die Ernährung mittels der Duodenalsonde durchzuführen. Die Sonde wird mittels des Ösophagoskopes eingeführt und kann bis zu 10 Tagen liegen bleiben.

Ist die Ulceration ausgebreitet, zu tief greifend oder ist die diätetische Behandlung ohne Erfolg, dann muß die Speiseröhre temporär ausgeschaltet werden, dann ist die Indikation zur Gastrostomie gegeben. Man wird dieselbe aber zweckmäßigerweise solange offenhalten bis man sicher ist, daß sich keine nennenswerte Stenose bildet, weil man sich sonst der Möglichkeit einer eventuellen Bougierung ohne Ende begibt. Bestehen außerdem noch Ulcera des Magens oder des Duodenums, dann müssen die entsprechenden chirurgischen Eingriffe vorgenommen werden (Gastroenterostomie evtl. Jejunostomie). Gastrostomien aus dieser Indikation wurden auch schon in einer ganzen Reihe von Fällen mit gutem Erfolge ausgeführt.

Bei Blutungen aus den Geschwüren könnte man, wie auch LOTHEISSEN vorschlägt, in gleicher Weise wie bei blutenden Varikositäten oder Angiomen an eine Tamponade des Oesophagus denken. Bei einer Perforation in die Aorta ist keine Hilfe denkbar. Die Komplikationen durch Perforation in die Bauchhöhle, in die Pleuren usw. gehören ebenso wie die Gastrostomie usw. alle in das Gebiet der Chirurgie.

Es ist vielleicht noch erwähnenswert, daß die Perforation in die freie Bauchhöhle noch die günstigsten Chancen bietet, vorausgesetzt, daß die Diagnose rechtzeitig gestellt wird.

Im allgemeinen ist der Verlauf der Erkrankung unregelmäßig, manchmal eminent chronisch, bisweilen rapid, mit Perioden der Verschlechterung und Besserung. Über die Dauer gelten wohl ungefähr dieselben Gesetze wie für das Ulcus ventriculi.

Die *Prognose* ist mit Rücksicht auf die durch die Blutungen drohende Anämie durch die Inanition und außerdem durch die vielfachen lebensgefährlichen Komplikationsmöglichkeiten auf jeden Fall eine ernste, jedoch keine fatale.

Dekubitalgeschwüre.

Es gibt Druckbrandgeschwüre der Speiseröhre, welche an verschiedenen, zum Teile wohl charakterisierten Stellen und aus verschiedenen Ursachen entstehen können. Die bestbekannte Dekubitalnekrose ist der *Decubitus pharyngis*. Er findet sich in der Höhe des Ringknorpels, also am Übergange des Pharynx in die erste Enge des Oesophagus. An der Vorderwand des Oesophagus findet sich zumeist ein zweigroschenstückgroßer nischenartiger nekrotischer Defekt, in dessen Tiefe der Knorpel frei liegen kann. In gleicher Höhe entsteht zumeist ein Abklatschgeschwür an der Hinterwand, das gleichfalls sämtliche Schichten der Speiseröhre durchsetzen und so tief sein kann, daß der Wirbelkörper bloßliegt. Dieses Dekubitalgeschwür wurde im Jahre 1850 von Dittrich genau beschrieben und er war auch der erste, der die bis heute allgemein erkannte Erklärung dafür gegeben hat. Er wies zugleich nach, daß der Geschwürsbildung an der Vorderwand (Ringknorpelplatte) in den meisten Fällen ein ebensolches Geschwür an der Hinterwand entspricht (Abb. 13). Kehlkopf und Luftröhre auf der einen und Speiseröhre auf der andern Seite stellen zwei parallele Schläuche dar, welche durch eine Schichte lockeren Gewebes voneinander getrennt sind. Es grenzen überall weiche Gebilde aneinander; nur der Ringknorpel liegt mit seiner breiten dicken Platte unmittelbar dem Pharynx und dem beginnenden Oesophagus auf. Bei horizontaler Lage des Körpers sinkt der Kehlkopf je nach dem Tonus der Muskulatur mehr oder weniger zurück. Es muß sich daher ein gewisser Druck auf die unter der Ringknorpelplatte liegenden Gewebsschichten geltend machen. Dieser kann unter besonderen Umständen zur deletären Zirkulationsbehinderung und zur Nekrose führen. Die Ursachen für das Zustandekommen dieses Decubitus pharyngis sind mannigfache. Bei jedem Decubitus kommen außer der lokalen Zirkulationsbehinderung auch allgemeine Ursachen in Betracht: Inanition, neuromuskuläre Schwäche und Infektionskrankheiten (besonders Typhus, Tuberkulose und Lues). Der Decubitus pharyngis findet sich daher gelegentlich bei kachektischen oder sonst sehr herabgekommenen Personen im hohen Alter, wenn sie aus irgendeinem Grunde bettlägerig werden. Die verknöcherte Platte des Ringknorpels drückt dann das in seiner Vitalität geschwächte Gewebe der Schleimhaut gegen die Knochen des Wirbelkörpers und erzeugt auf diese Weise oft in sehr kurzer Zeit eine Nekrose. Es entsteht natürlicherweise an den zwei gegenüberliegenden Schleimhautflächen in der Höhe der Ringknorpelpatte ein nekrotischer Defekt, der je nach der Dauer der Einwirkung und den Gewebsverhältnissen verschiedene Grade erreicht. Der Decubitus tritt zumeist erst in den letzten Tagen vor dem Tode auf. Er entwickelt sich im Gegensatze zum Decubitus an anderen Körperteilen, z. B. am Kreuzbein, oft auffallend rasch. Er findet sich auch bisweilen bei Erkrankungen des Zentralnervensystems. Hartmann fand unter 18 Fällen 12 mal krankhafte Veränderungen im Gehirn. Dabei bestand aber nur zweimal Decubitus an anderen Stellen.

Dieses Druckbrandgeschwür entsteht auch gelegentlich durch Druck von außen. Hamburger erwähnt einen Fall, in dem der verkalkte Larynx durch eine beträchtliche Geschwulst am Halse nach rückwärts gedrängt und die vordere und hintere Wand des Pharynx durch den gegen die Wirbel andrängenden Ring durchbohrt war.

Aber nicht nur der Druck von außen, sondern auch ein Druck von innen her gegen die verknöcherte Platte, bzw. gegen die Wirbelsäule, kann denselben

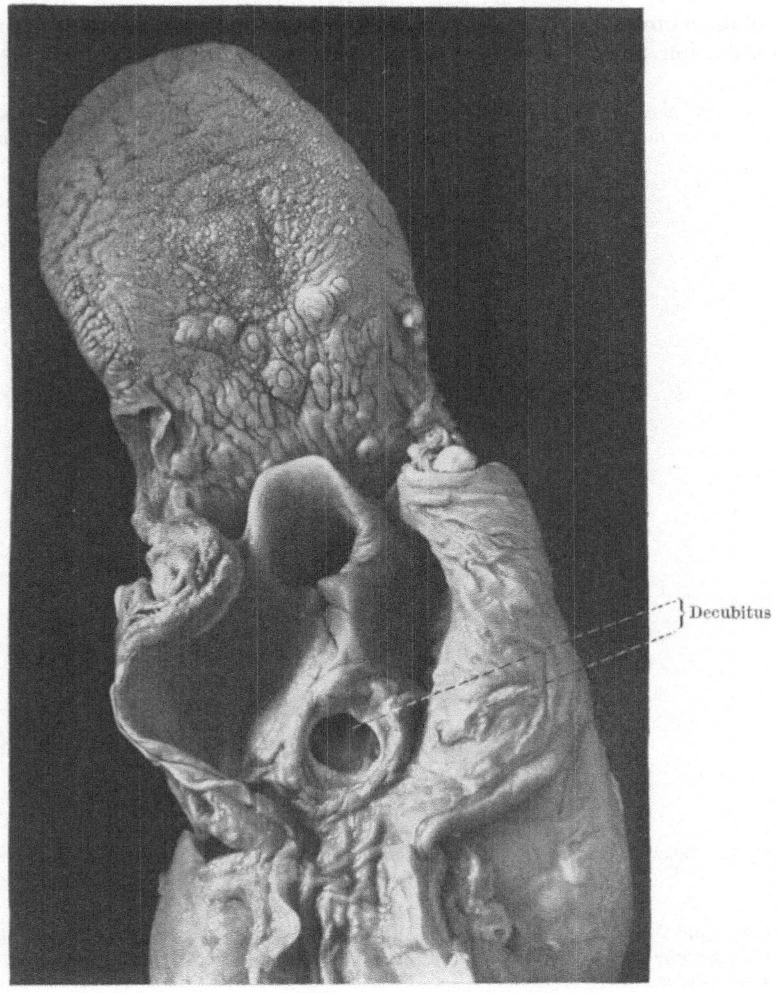

Abb. 13. Decubitus pharyngis mit Abklatschgeschwür.
(Präparat des Patholog.-anatom. Instituts der Universität Wien. Vorstand: Prof. MARESCH.)

Effekt haben. So findet sich diese Nekrose bei steckengebliebenen Fremdkörpern und bei Dauersondierung. Aus diesem Grunde wurde auch die von GERSUNY inaugurierte Dauersondierung bei frischen Verätzungen wieder aufgegeben.

Dekubitalgeschwüre an anderen Stellen des Oesophagus werden durch lange anhaltenden Druck von außen oder innen her erzeugt. ZENKER sah bei einer substernalen Struma die Wand der Speiseröhre durch das hintere Ende des fünften Trachealknorpelringes ganz durchstoßen, so daß der entblößte Knorpel frei in das Lumen vorragte.

12*

Exostosen von Wirbelkörpern erzeugen gelegentlich in gleicher Weise Druck-brandgeschwüre (siehe Abb. 14).

Eine häufigere Ursache einer solchen Druckwirkung ist ein Aneurysma des Aortenbogens oder der Aorta descendens thoracica. Perforation in den Oesophagus manchmal auch bei gleichzeitiger Usur der Wirbelkörper wurde mehrfach beobachtet. Zuerst entsteht ein circumscripter Druckschorf, nach dessen Abstoßung kommt es zum Dekubitalgeschwür, dessen Durchbruch dann die Kommunikation mit der Aorta herstellt. Schneller berichtet über zwei derartige Fälle.

1. Die sackartige Erweiterung der Aorta hat die hintere Speiseröhrenwand auf die vordere, an der Trachea liegende gepreßt und so Anämie und Druckgeschwürsbildung in

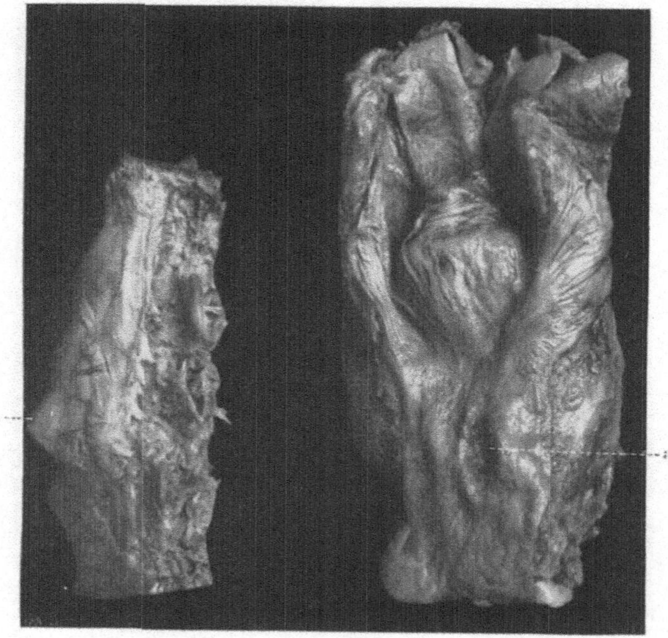

Abb. 14. Dekubitalgeschwür unterhalb der ersten Enge des Oesophagus, verursacht durch eine Exostose des Wirbelkörpers. a Dekubitus. b Exostose von der Seite gesehen.

Rück- und Vorderwand ausgelöst. Ein einfacher Durchbruch in die Speiseröhre hätte nur ein Geschwür an der Stelle der Erweiterung, aber nicht ein zweites in der gegenüberliegenden Wand verursacht.

2. Ein halbkugeliges Aneurysma des Aortenbogens, das nach hinten durchgebrochen war und den linken Hauptbronchus und die Speiseröhre zusammenpreßte, führte zu einem Druckgeschwür des Oesophagus und zu einem Durchbruch seiner Wand in die anliegende Trachea.

Kombinierter Druck von innen und außen führt gleichfalls gelegentlich zu unerwünschten Drucknekrosen. Fischer beschreibt einen solchen Fall, und zwar durch Kanüle und Dauersonde bedingt:

5. 12. Resektion des Oberkiefers und Exstirpation der Tonsille und des Gaumensegels wegen Carcinom der Tonsille. Dauersonde durch die Nase, deren Einführung Schwierigkeiten bereitete.

8. 12. Lobulärpneumonie.

12. 12. Patient hat sich die Dauersonde herausgerissen. Einführung durch Mund gelingt leicht.

14. 12. Kollaps. Exitus.

Die Obduktion ergibt unter anderem eine Reihe von Defekten in der Schleimhaut der Speiseröhre, die alle an der Vorderwand liegen. Der erste rechts unterhalb der aryepiglottischen Falte ist 1,9 cm lang und 0,6 cm breit. Die Ringknorpelplatte ist frei, zum Teil verknöchert. Das Geschwür durchsetzt alle Schichten der Ringknorpelenge der Speiseröhre. 3 cm unterhalb ein ähnlicher, aber größerer und tieferer Defekt, 2 cm lang, 1 cm breit mit ziemlich scharfen Rändern durchsetzt terrassenförmig die Wandung; am weitesten zerstört ist die Trachea, In der Tiefe des Defektes an der tiefsten Stelle sieht man links drei Knorpelringe frei vorstehen. Dieselben sind vorn auf eine Strecke von etwa 3 cm völlig perforiert, so daß die Spitzen frei hervorragen. Rechts in der Tiefe des Defektes besteht eine freie 6 mm lange und 3 mm breite Kommunikation zwischen Speiseröhre und Trachea. 2 cm darunter eine kleine Ausstülpung der Speiseröhre, kein Defekt. 3 cm darunter der letzte Defekt noch größer. Wandung terrassenförmig durchsetzt. In der Tiefe liegen drei Knorpelringe frei, noch keine Perforation.

Für die Entstehung bestehen zwei Möglichkeiten:

1. Die direkten Verletzungen sind schon bei der Einführung entstanden. Dies ist aber bei den heutzutage üblichen Sonden ausgeschlossen.

2. Die Dekubitalgeschwüre sind durch die Dauersonde verursacht.

An der Ringknorpelenge erzeugte der Sondendruck gegen den verknöcherten Ringknorpel und die Wirbelsäule die Nekrose.

Entsprechend dem unteren Ende der Kanüle entstand an der Stelle, wo diese einen Druck gegen die Hinterwand und damit gegen die dahinter liegende Sonde ausübte, die zweite Nekrose mit der Perforation.

Der einfache Druck einer Dauersonde von innen her kann auch an anderen Stellen zur Nekrose führen (hauptsächlich an den drei physiologischen Engen).

KERMAUNER teilt zwei derartige Fälle an der Grazer chirurgischen Klinik mit:

In dem ersten wurde nach temporärer Resektion des Unterkiefers ein Magenschlauch eingeführt. Später mußte auch noch die Tracheotomia inferior gemacht werden. (Dyspnoe infolge von Schleimsekretion.) Nach der Krankheitsgeschichte hätte der Magenschlauch 14 Tage gelegen als man den Versuch machte ihn wegzulassen, doch mußte er gleich wieder eingeführt werden, da der Patient nicht zu schlucken vermochte. Der Patient starb an einer trachealen Blutung. Bei der Obduktion fand man an der hinteren Fläche des Gießbeckenknorpels einen 3 cm langen, 1 cm breiten Decubitus mit scharf abgesetzten Rändern; in seiner Basis lag die verkalkte Ringknorpelplatte vor. Ein analoger Decubitus fand sich an der hinteren Wand des Oesophagus. Der durch den Druck des Magenschlauches arrodierte zweite Brustwirbel, sowie die nächstfolgende Bandscheibe lagen hier frei. Ein dritter solcher Decubitus befand sich knapp über der Kardia. In dem zweiten Falle (Tonsillargeschwulst) wurde ebenfalls nach der Operation ein Magenschlauch eingeführt. In den nächsten Tagen war auch hier die Tracheotomie nötig. 23 Tage nach Exstirpation der Geschwulst verblutete die Patientin aus dem Oesophagus. Die Sektion ergab an der Rückseite des Larynx, an der Cartilago cricoidea einen 2 cm langen, $^{1}/_{2}$ cm breiten und an der hinteren Wand der Speiseröhre ebenfalls einen Substanzverlust. In der Mitte des letzteren fand sich ein für eine mittlere anatomische Sonde durchgängiges Loch, durch welches man in die kleinfingerdicke, etwas atheromatöse Arteria subclavia dextra gelangte, die erst hinter der Arteria subclavia sinistra am Aortenbogen entsprang und hinter dem Oesophagus zur rechten Seite hinüberzog. Der Oesophagus war sonst etwas erweitert, die Schleimhaut an einzelnen Stellen weißlich verfärbt. Vor der Kardia fand sich noch ein dritter Substanzverlust.

Die Druckbrandgeschwüre machen nur selten entsprechende Beschwerden, vielfach überhaupt keine. Sie werden in der Regel erst am Obduktionstisch gefunden.

C. Verätzungen.

Oesophagitis corrosiva und toxica.

Eine besondere Form der Speiseröhrenerkrankungen bilden die Verbrennungen und Verätzungen. Sie entstehen durch direkte Einwirkung fester heißer Körper und durch ätzende Chemikalien und bilden gewöhnlich eine Teilerkrankung des oberen Digestionstraktes. Die Verbrennungen und Verätzungen verursachen oft unmittelbar lebensbedrohliche Zustände und erfordern manchmal rasche chirurgische Eingriffe. Verbrühungen der Speiseröhre durch Flüssigkeiten kommen eigentlich nicht zustande, da nach dem Einsaugen heißer Flüssigkeiten sofort

Würgebewegungen ausgelöst werden, so daß das Schlucken vermieden wird. Verbrennungen durch heiße Körper, heiße Speisen, werden jedoch von den Lippen beginnend, bis zum Magen gesetzt. Außer heißen Nahrungsmitteln können unter Umständen auch ganz sonderbare Körper verbrennend einwirken. So beschreibt Kraus das merkwürdige Beispiel eines Leuchtturmwächters, dem herabstürzendes flüssiges Blei in den Magen floß, als er beim Brande seines Turmes in die Höhe schaute. Die durch heiße Ingesta gesetzten Schleimhautinsulte sind je nach der Intensität und der Dauer der Einwirkung: Hyperämie, Epitheltrübung, Abstoßung der Epitheldecke, Schorfbildung, Erosionen und Ulcerationen. Später kommt es je nach dem Grade der Verbrennung zur geringeren oder stärkeren Narbenbildung, die auch unter Umständen zur Stenosierung führen kann. Weit zahlreicher, ja fast tägliche Ereignisse sind die Verätzungen durch chemische Substanzen. Die ersten historisch gewordenen Berichte über derartige Speiseröhrenerkrankungen stammen aus dem 18. Jahrhundert (Beutel-Morganni). Mit der mächtigen Entwicklung der Technik und der chemischen Industrie wurden auch ätzende Flüssigkeiten, welche früher nur Alchimisten bekannt waren, mehr und mehr jedermann zugänglich. Es gibt derzeit nur wenige Berufszweige, die nicht irgendwie mit Säuren, Laugen oder anderen ätzenden chemischen Produkten zu tun hätten. Die Natronlauge hat sogar ihren Weg bis in die Haushaltungen gefunden. Es ist daher auch begreiflich, daß diese chemischen Substanzen mit der zunehmenden Verbreitung auch nebenbei zufällig oder absichtlich zu Unglücksfällen Anlaß geben. Im einzelnen haben folgende Substanzen zu Verätzungen der Speiseröhre geführt: Laugenstein, Natron- und Kalilauge, Lysol, Karbol, Sublimat, Seifensteinlösung, Chloroform, Salmiakgeist, Wanzentinktur, Kupfervitriol, Salzsäure, Schwefelsäure, Salpetersäure, Essigsäure, Phosphorsäure, Chlorzink und ungelöschter Kalk. Die Verätzungen erfolgen durch Trinken von Lösungen dieser Flüssigkeiten zumeist infolge Verwechslung mit Wasser oder anderen Tischgetränken, oder in selbstmörderischer Absicht. Sie werden auch gelegentlich von anderen Personen in mörderischer Absicht kredenzt. Über die zahlenmäßige Verteilung der einzelnen Ätzmittel geben die Statistiken den besten Aufschluß. Auf der Klinik Eiselsberg wurden in den letzten 25 Jahren 137 Verätzungen aufgenommen. (Zusammenstellung von Heindl.) Unter diesen befanden sich 101 mit Kali- und Natronlauge, in Wien im Volksmunde „Laugenessenz" genannt, zweimal wurde Phosphor in Form von Zündholzköpfchen verwendet, dreimal Kupfervitriol, dreimal Salzsäure, zweimal Schwefelsäure, zweimal ungelöschter Kalk, einmal war Lysol, einmal war Essigsäure und einmal Laugenstein die Ursache der Verätzung. v. Hacker sammelte 477 Vergiftungen mit Beteiligung der Speiseröhren aus den Jahren 1876—1885, welche in den Wiener Krankenhäusern beobachtet wurden. Darunter fanden sich 333 Laugenverätzungen (70%), 84 Verätzungen mit Schwefelsäure (17,6%). Dan. Mc. Kenzie erwähnt, daß auch einmal Wanzentinktur, die vermutlich Essigsäure enthielt, die Verschorfung bedingte. Während des Krieges wurde vielfach im Haushalte die Seife mit Hilfe von Seifensteinlösungen hergestellt. Daher beobachtete man damals eine Zunahme der Verätzungen aus dieser Ursache. (Küttner und Köppen 1918, Kreutter, M. Hofmann 1919, Ledoux 1920). Der Kuriosität halber sei auch erwähnt, daß ausnahmsweise Inhalation die Ursache einer Speiseröhrenverätzung werden kann. Dujon berichtete von einem 61jährigen Manne, der beruflich als Kesselschmied mit Salzsäuredämpfen zu tun hatte, und dabei auch Schluckbewegungen machte. Es kam zu einer Stenose, die zuerst als Krebs angesehen, sich jedoch als Narbenstriktur herausstellte. Wie alle Statistiken beweisen, spielt die Natronlauge zahlenmäßig bei den Speiseröhrenverätzungen die weitaus bedeutendste Rolle. Natronlauge wird wohl von verschiedenen Branchen in ziemlicher

Konzentration benötigt (Seifensieder, Maler, Kunsttischler, 10—14%ige Lauge). Die für den Gebrauch im Haushalt verwendete, jedoch entbehrliche Lauge genügt in einer Lösung von 0,1%. Leider ist im Handel aber auch die starke sogenannte Laugenessenz zu haben, aus der sich die Frauen dann selbst die Lauge bereiten. Da bisher kein staatlicher gesetzlicher Zwang besteht, diese Lauge durch auffallende Färbung kenntlich zu machen oder in besonderen Gefäßen zu verkaufen, ist es möglich, daß diese konzentrierte Laugenessenz in Bierflaschen oder anderen Gefäßen, die auch dem täglichen Gebrauche dienen, aufgehoben wird.

Die Vergiftungen mit konzentrierter Lauge, mit Schwefelsäure und Salpetersäure enden in der Regel letal. Dabei spielen die starken Verätzungen des Magens die Hauptrolle, die bei Schwefelsäure so arg sein kann, daß eine Perforation in die Bauchhöhle erfolgt. Mehr als ein Viertel der Vergifteten (26,4%) stirbt. Bei den Säurevergiftungen tritt der Tod oft schon nach wenigen Stunden ein, bei den Laugenverätzungen meist erst nach zwei bis drei Tagen (LOTHEISSEN). Die Einteilung der Kranken nach Alter und Geschlecht ergibt nach der Zusammenstellung von HEINDL (Klinik Eiselsberg) 47 Kinder unter 16 Jahren, 48 Frauen und 21 Männer. Die auffallende Höhe der das Kindesalter betreffenden Fälle, bei denen es sich in der Regel um Verwechslungen der Lauge mit Wasser handelt, wo also die Lauge durch ihre Farblosigkeit und die Unachtsamkeit der Umgebung zum Verhängnis wurde, beweisen die hohe soziale und fürsorgliche Bedeutung zur Schaffung von gesetzlichen Maßnahmen. Das Überwiegen des weiblichen Geschlechtes erklärt sich mit der Vorliebe desselben für ätzende Substanzen zu Selbstmordzwecken — sind doch von diesen nicht weniger als 33 auf Suicidversuche zurückzuführen — während bei 21 Männern nur sechsmal Selbstmordabsicht vorlag. Nach einer ausführlichen Statistik TELEKYs waren die Lungenverätzungen in Wien früher sehr selten und haben erst seit dem Jahre 1866 mit der Entwicklung der Sodaindustrie so sehr an Häufigkeit zugenommen. Er findet auch, daß die Verätzungen an sich in Wien besonders schwerer Art seien. Die Untersuchung von Handelsproben ergab auch Konzentrationen der Lauge von 10—13% im Gegensatz zu anderen Städten, wo die Lauge nur in schwächerer Konzentration verkauft wird. Auf dem Lande sind Unglücksfälle durch Laugenessenz auch weit seltener als in den großen Städten. Hier häufen sie sich wie z. B. in Budapest, Nancy, Neapel, Paris, Warschau, Wien.

Die Folgen des Verätzungsvorganges sind so ziemlich immer die gleichen. Heftige Schmerzen bei der Verätzung mit oft ausgedehnten Epithelverschorfungen an Lippen, Mund und Rachen, Ödem des Larynxeinganges und heftige Salivation; dabei vollständige Unmöglichkeit zu schlucken. Werden die ätzenden Flüssigkeiten aus Versehen genommen, so sind in der Regel die stärksten Veränderungen im Munde und in der Höhe des Larynxeinganges, weil nur eine geringe Menge zur Einwirkung kommt, weil nur ein oder zwei Schluck gemacht werden. Wird aber das Ätzgift in selbstmörderischer Absicht genommen, so trachten die Leute möglichst schnell soviel als nur möglich hinunter zu trinken und daher finden sich oft ganz fürchterliche Verheerungen hauptsächlich im Magen und in der Speiseröhre. Bisweilen, besonders bei Kindern, genügt aber schon eine ganz geringe Menge, ein oder zwei Schluck, um die stärkste Schädigung des Kehlkopfeinganges und der Speiseröhre hervorzurufen. Ist die Verätzung der Speiseröhre nur oberflächlich, so kommt es zur Nekrose der Schleimhaut, zu einer demarkierenden Entzündung und schließlich zur Abstoßung des Epithelschorfes. Diese Loslösung erfolgt entweder in kleinen Fetzen oder in großen röhrenförmigen Partien. Bisweilen geht aber die Verätzung an einzelnen umschriebenen oder auch ausgedehnteren Stellen viel tiefer. Es wird auch die Muscularis mucosa, die Submucosa, ja sogar auch die

Muscularis betroffen. Das betroffene Gebiet verfällt der Nekrose; es kommt zu einer ausgedehnten demarkierenden Entzündung und schließlich werden die abgestorbenen Teile abgestoßen, entweder herausgewürgt oder verschluckt. Diese schwere Form der Schleimhautdestruktion mit Sequestrierung bezeichnet man auch als Oesophagitis dissecans. Sie wurde schon häufig beobachtet, zuerst bei Schwefelsäure (Horowitz, Laboubène, Mansière, Neisser, Wyss u. a.), Salzsäure (Grau), und weiterhin auch bei Laugenverätzung (Bornikoel, Bussenius, Eiselsberg Abb. 15 u. 16); eine einzelne Beobachtung beschreibt Biggs bei Chloroform, Winter bei Lysol und Gesellewitsch bei Essigessenz,

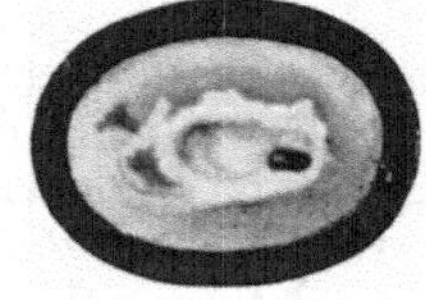

Abb. 17. Laugenessenzverätzung bei einem 17jähr. Patienten der Klinik Hajek. 3 Monate nach der Verätzung. Beginnende Stenosierung. Ösophagoskopisches Bild nach Wessely. Die noch immer nicht epithelisierte Schleimhaut ist mit einem grau-weißlichen abstreifbaren Belag bedeckt, unter dem leicht blutende Granulationen liegen.

Jelystratow sah nach einer Ammoniakverätzung am 8. Tage die Abstoßung eines 40 cm langen und 3 cm breiten Streifens. Die Abstoßung der nekrotischen Gewebspartien erfogt immer nach einigen Tagen. Die früheste Abstoßung wurde von Biggs bei Chloroform beobachtet. In der Regel erfolgt sie zwischen dem 5. und 7. Tage, aber auch viel später. Der anatomische Hergang wurde von Horneffer genauer studiert. Er konnte zeigen, daß die Loslösung nicht durch Ausbildung eines Granulationsgewebes erfolgt, sondern dadurch, daß sich der innere starre Teil des nekrotischen Gewebes von dem in der Speiseröhre noch zurückgebliebenen mechanisch ablöst. Die demarkierende Eiterung überschreitet gelegentlich die Grenzen der Demarkationslinie der Speiseröhre selber und führt zu eitriger Periösophagitis, Mediastinitis und mit oder ohne Durchbruch zu Pleuritis und

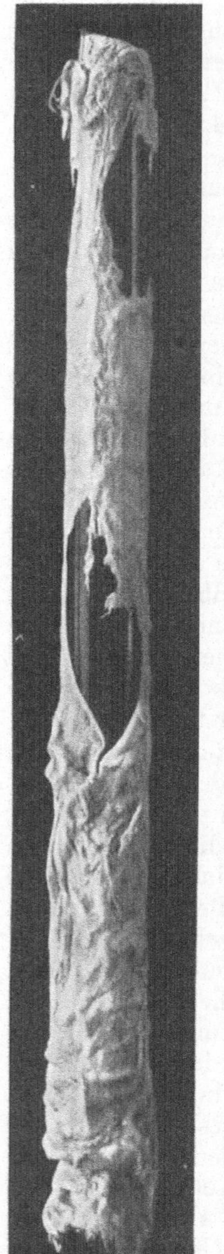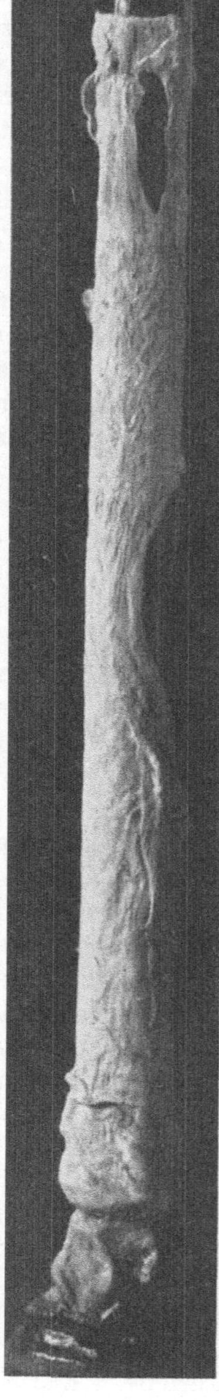

Abb. 15.   Abb. 16.

Abb. 15 u. 16. Oesophagus in toto sequestriert durch Laugenverätzung. Fall Eiselsberg. (Präparat der I. chirurgischen Universitätsklinik in Wien. Vorstand: Prof. Eiselsberg.)

Pericarditis. Bisweilen kommt es zum Durchbruch in die Luftwege, so daß ösophagobronchiale oder ösophagotracheale Fisteln entstehen. Bei der Schwefelsäureverätzung können Perforationen sofort entstehen.

Die Erscheinungen auf der Schleimhaut sind bei den diversen Substanzen verschieden, wie aus der nachstehenden Tabelle zu ersehen ist, die nur die häufigsten Ätzgifte berücksichtigt (MÜLLER).

Schwefelsäure (Vitriolöl): Speiseröhrenschleimhaut gleichmäßig grauweiß, stark längsgefaltet, starr, brüchig. Submucosa infiltriert. Gefäße mit zerfallenen Blutkörperchen gefüllt. Später Geschwüsbildung, diphtheritische Beläge, Narben, oft sofortige Perforation.

Salzsäure: Wie Schwefelsäure, aber bei der gewöhnlich nur kurzen Dauer der Einwirkung meist weniger tiefe und in den oberen Teilen weniger gleichmäßige Verschorfung, dazwischen blutig-infiltriertes, ödematöses Gewebe (Abb. 18).

Salpetersäure: Gelbe oder gelbbraune bis grünliche Verschorfung, ähnlich der Schwefelsäurewirkung. Bei konzentrierter Säure stärkste Tiefenwirkung, Perforation (Abb. 19).

Chromsäure: Rotbrauner bis grünlicher Schorf. Speiseröhrenrand hart, trocken. Mikroskopisch nach RÖSSLER charakteristisch halbmondförmige Niederschläge in der Submucosa (Abb. 20).

Oxalsäure: Schleimhaut oben grauweiß, unten bräunlich-schwarz, längsgefaltet, derb nicht brüchig. Unten oft kadaveröse Selbstverdauung, da Oxalsäure plus Pepsin des Magens Eiweiß verdaut. Nach längerer Einwirkung Calciumoxalatkrystalle in der Speiseröhre nachweisbar.

Carbolsäure: Speiseröhre intensiv grauweiß, wie mit Kalk überzogen. Wand trocken, brüchig trübe.

Lysol: Schleimhaut gequollen, schlüpfrig wie verseift, braunrot, grauweiß (Abb 21).

Citronen-, Wein-, Essigsäure: Schleimhaut weiß, weißgrau, Ätzung oberflächlicher.

Alkalien: Schwere Veränderungen im Oesophagus. Colliquationsnekrose. Schorfe weiß, weich, später derber und trockener (Abb. 22).

Korrosionsgifte (Sublimat, Kupfervitriol, Argentum nitricum): Koagulationsnekrose, oberflächlicher als bei den Säuren. Bei Kupfervitriol Ätzschorf blaugrün, bei Argentum nitricum grauweiß bis schwarz. Speiseröhre weniger starr als bei den Säuren.

Sofort nach dem Einbringen der ätzenden Flüssigkeit entsteht ein heftig brennender Schmerz im Munde, Rachen und in der Brust, und zwar hinter dem Brustbein in den Rücken ausstrahlend. Es besteht Unmöglichkeit zu schlucken und dabei das quälende Verlangen nach Flüssigkeit. Später kommt es häufig zum Erbrechen schleimig-blutiger Massen und Schleimhautfetzen, gelegentlich auch zu rein blutigem Erbrechen infolge von Arrodierung von Gefäßen der Speiseröhre oder durch Übergreifen der Nekrose auf anliegende Gefäße. Bei den schweren Verätzungen kommt es rasch unter hohem Fieber zur Somnolenz und Bewußtlosigkeit und der Tod beendet in kurzer Zeit die Qual. In den leichteren Fällen läßt aber der Schmerz nach einigen Tagen nach und das Schlucken wird, auch wenn die ganze Oesophagusschleimhaut fehlt, allmählich wieder möglich. Die akutesten Erscheinungen bessern sich fast immer nach einigen Tagen und es folgt ein mehr oder weniger freies, oft bis zu einigen Wochen andauerndes Intervall mit relativ gutem Schluckvermögen. Die Kranken glauben sich schon genesen, bis dann neuerdings zunehmende Schluckbeschwerden einsetzen. Zuerst bleiben nur große Bissen stecken und werden durch Würgen wieder heraufbefördert. Das Schlucken geht aber immer schlechter, und schließlich geht nur mehr Milch, dann nur mehr gewässerte Milch hinunter und auch diese oft nur zeitweise, entweder eisgekühlt oder nur des Nachts, wenn der jede Stenose begleitende und verstärkende Spasmus etwas nachläßt. Schließlich kann der

Patient nicht einmal den eigenen Speichel schlucken und die Stenose ist eine
vollständige. Nicht immer aber entwickeln sich diese Beschwerden allmählich,

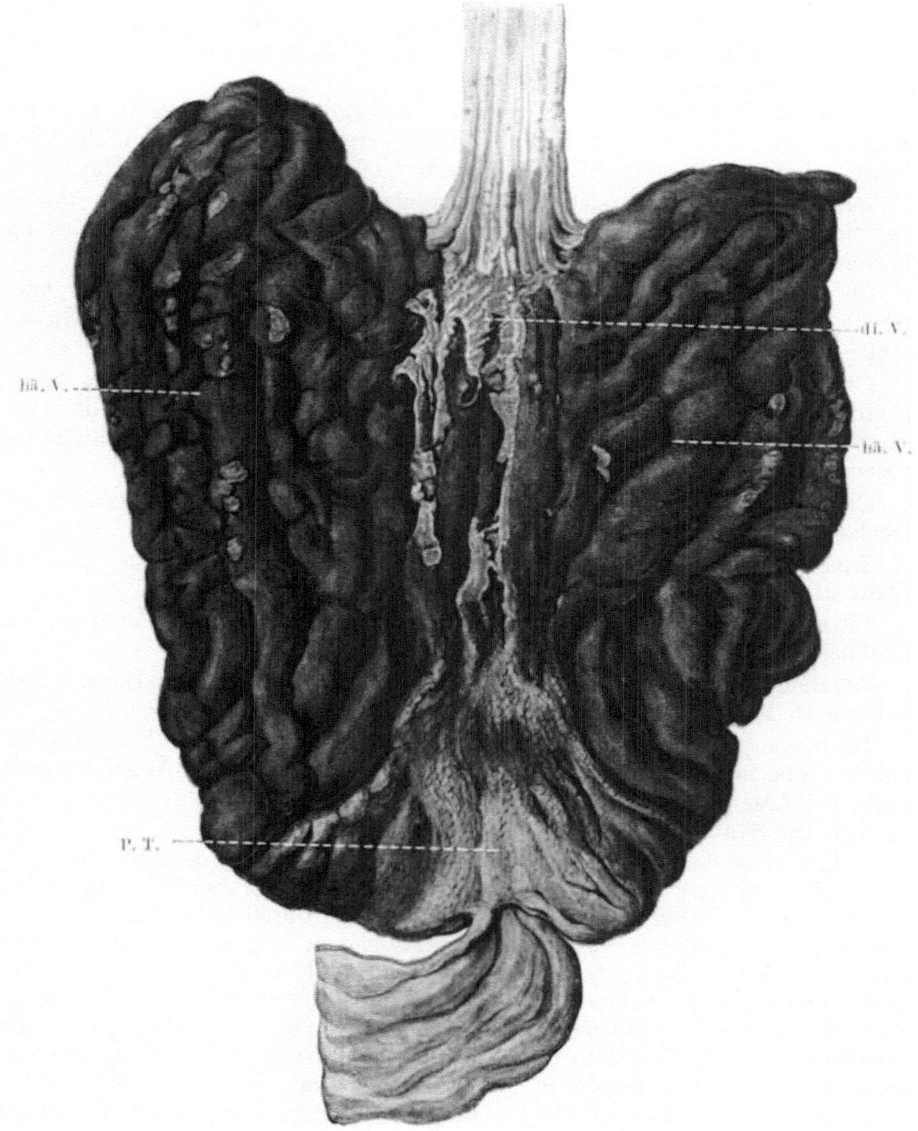

Abb. 18. Salzsäureverätzung. Tod einige Stunden nach Selbstmordversuch durch Trinken von
konzentrierter Salzsäure. Speiseröhre weißlich verätzt, die ganze Innenfläche des Magens zeigt
außerordentliche Verdickung der Wand infolge hochgradiger hämorrhagischer Verschorfung (hä. V.)
der Schleimhaut; im Bereiche der Magenstraße, d. i. der kleinen Kurvatur, finden sich streifige,
diphtherische graurötliche Schorfe (di. V.), während der ganze Pylorustrichter (P. T.) flächenhafte,
dunkel graurote Verschorfung aufweist. Das Duodenum ist geschwollen, graurot ödematös. 22jähr.
(Sammlung d. Pathol. Inst. am Krankenhaus Friedrichshain-Berlin. Nach H. Merkel, aus Henke-
Lubarsch, Handb. d. spez. pathologischen Anatomie u. Histologie. Bd. 4, 1.
Berlin: Julius Springer 1926.)

bisweilen setzen sie ganz plötzlich und schlagartig ein, besonders wenn ein miß-
glückter Bougierungsversuch oder ein längeres Würgen an einem harten Bissen

eine Reizung der Schleimhaut der Speiseröhre bewirkt. Der Patient der z. B. gestern, wenn auch mit etwas Mühe weiche und breiige Nahrung schlucken konnte, bringt heute kaum etwas Milch oder Wasser hinunter.

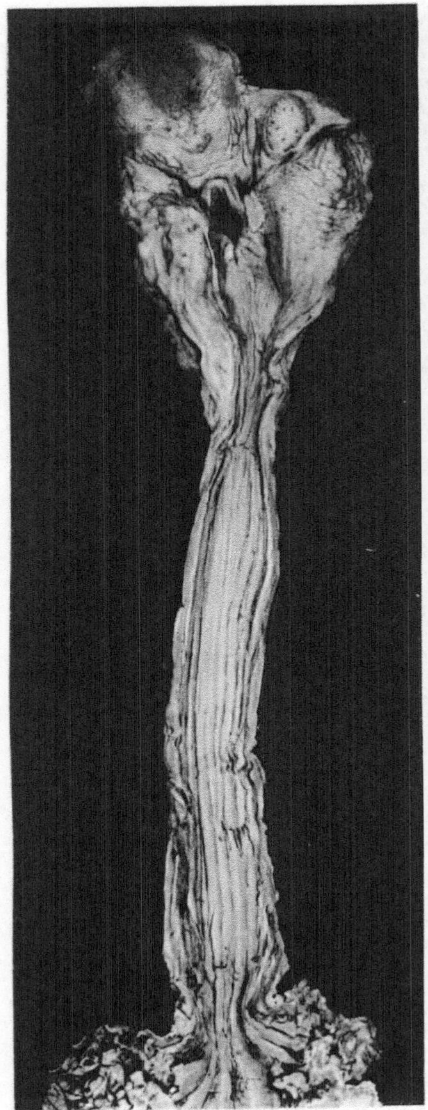

Abb. 19. Salpetersäureverätzung.

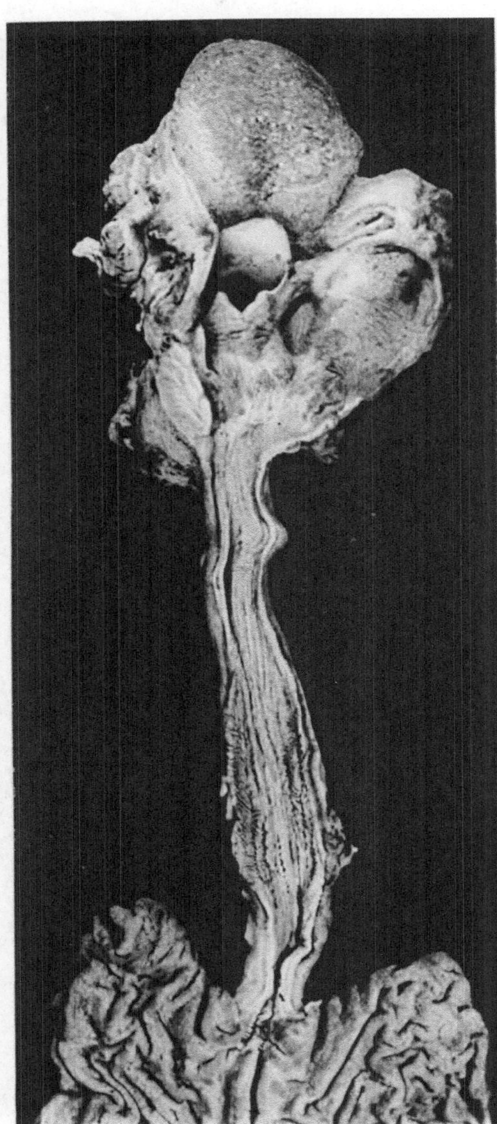

Abb. 20. Chromsäureverätzung.

Die *Diagnose* wird aus der Anamnese, aus den evtl. vorhandenen Giftresten und aus den meist sichtbaren Schorfen des Mundes, sowie aus den vorhin beschriebenen Symptomen gestellt. Wieweit eine Speiseröhrenbeteiligung vorliegt, läßt sich zumeist nicht sofort entscheiden. Nach dem Abklingen der stürmischsten Symptome ist es jedoch bei entsprechender Erfahrung möglich, den Grad der Verheerung im Oesophagus auf Grund des Verlaufes ziemlich genau zu beurteilen.

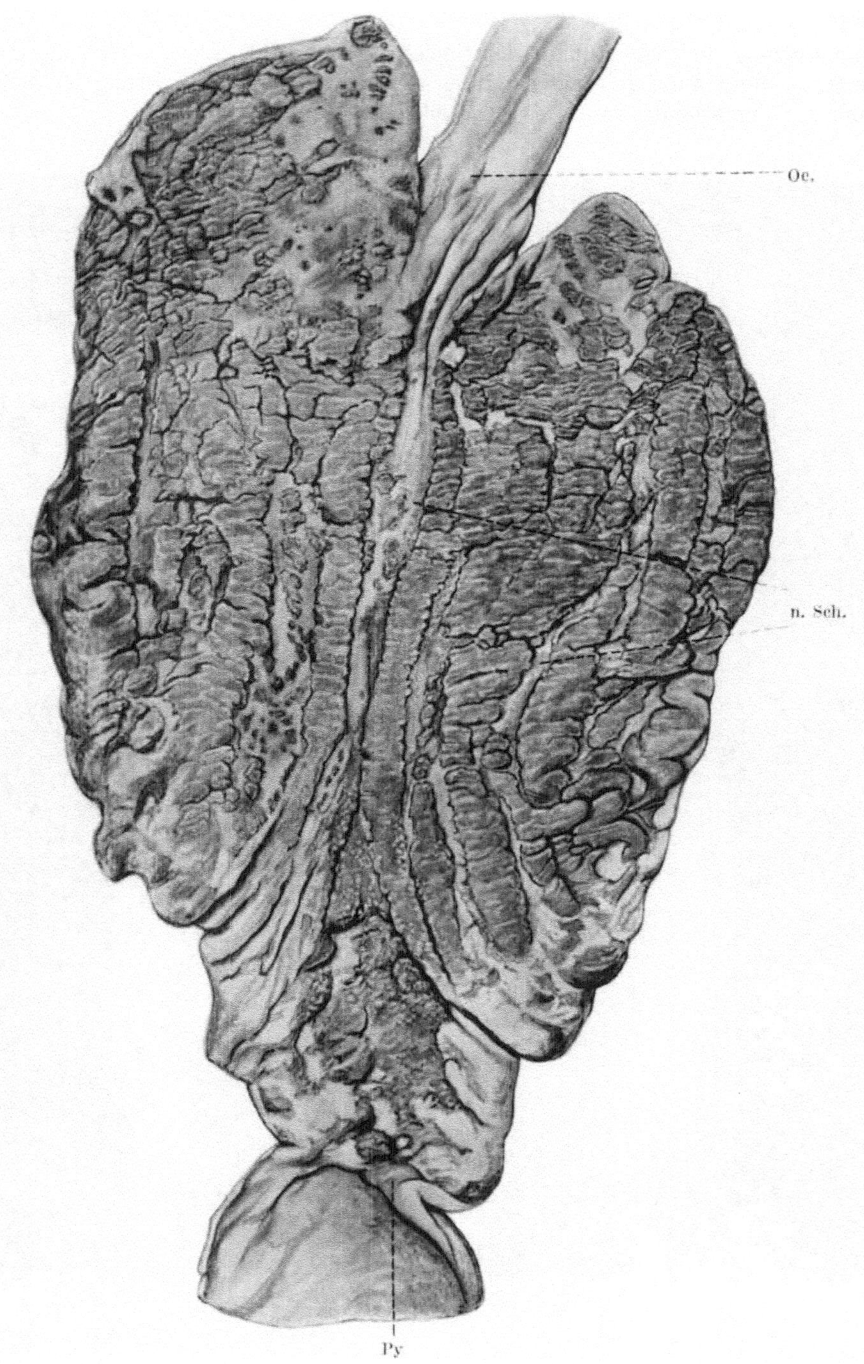

Abb. 21. **Lysolvergiftung.** Tod einige Stunden nach Trinken von konzentriertem Lysol. 65jähr. Witwe. Selbstmordversuch wegen inoperablem Uteruskrebs. Speiseröhre (Oe) an der Kardia ist frei, sonst fast die ganze Innenfläche des Magens graugelb, teils streifig, teils zusammenfließend verschorft, dazwischen liegen — beim Auseinanderziehen deutlich sichtbar werdend — die graurötlichen etwas ödematösen Täler der Schleimhautfalten (n. Sch.). Die Verschorfung nimmt nach dem Pylorus (Py) zu etwas an Stärke ab. (Sammlung d. Path. Inst. am Krankenhaus Friedrichshain-Berlin. Nach H. MERKEL, aus HENKE-LUBARSCH, Handb. d. spez. pathol. Anat. u. Hist. Bd. 4, 1.) — Auch hier ist zu ersehen, daß die relativ rasche Passage des Ätzmittels die Speiseröhre wenig betroffen hat und erst im Magen die deletäre Wirkung entfaltet ist.

Die *Behandlung* ist unmittelbar nach der Verätzung nur eine symptomatische und besteht in der Neutralisierung der ätzenden Substanz. Bei Säuren gibt man Magnesia usta und bei Alkalien Citronensaft oder Citronensäure in Eiswasser. Allzuviel darf man sich davon jedoch nicht erhoffen. Ansonsten absolute Ruhe und völlige Sistierung der Nahrungsaufnahme per os. Gegen die Schmerzen werden Narkotica und bei Herzschwäche Excitantien gegeben. JANOWSKY hat Adrenalin 5—10 Tropfen mehrmals im Tage auf 1 Kaffeelöffel Wasser empfohlen. Ist der Schluckakt unmöglich, oder besteht Blutung aus der Speiseröhre, dann muß der Patient einige Tage rektal ernährt werden. In Betracht kommen außerdem Tropfklysmen und Kochsalzinfusionen.

Früher wurde unmittelbar nach der Verätzung die Magenspülung vorgenommen. MÜLLER (Marburg) hat jedoch im Jahre 1912 auf Grund von 38 selbst beobachteten Fällen geraten, man solle die früher so warm empfohlene Magenspülung ganz aufgeben, da bei der eiligen Spülung und dem Widerstande des Patienten die Möglichkeit einer Sondenverletzung der geschädigten Oesphagusschleimhaut naheliegt. Dies gilt besonders für schwere Säure- oder Laugenverätzungen. Es wurde von MAYDL (1887) empfohlen, bei einer frischen Verätzung sofort die Gastrostomie auszuführen. Bei den ganz schweren Fällen, bei denen nicht nur eine Verätzung der Speiseröhre, sondern eine ausgedehnte Magenverätzung vorliegt, dürfte aber auch eine Gastrostomie meist erfolglos sein. K. EWALD hat bei den meisten Kranken, welche mit frischer schwerer Verätzung auf die Klinik kamen, eine Magenfistel angelegt. Unter seinen 22 Fällen, von denen 13 operiert wurden, starben 10. Bei

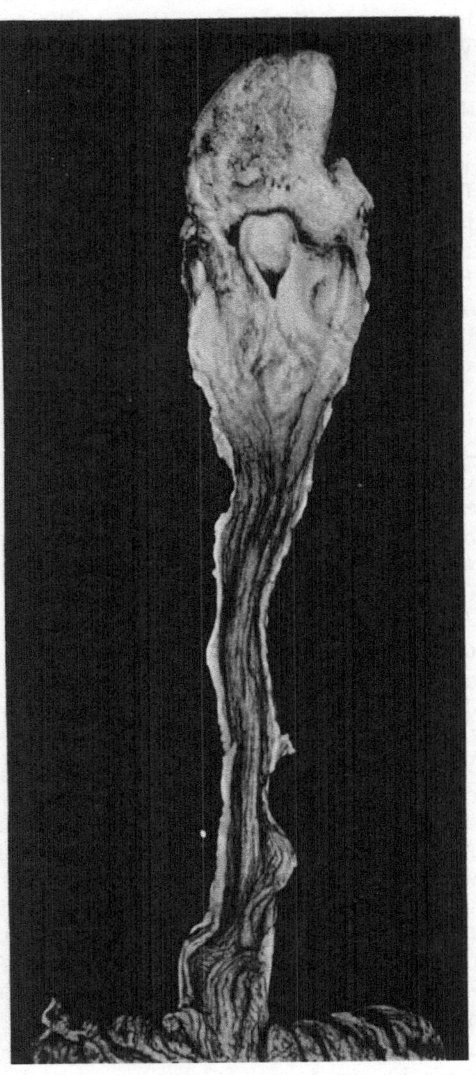

Abb. 22. Ammoniakverätzung.

den ganz leichten Fällen ist aber eine Gastrostomie wieder nicht nötig. Die Gastrostomie wird aber in solchen Fällen notwendig, wo im Verlaufe der Erkrankung sich zeigt, daß größere Teile der Speiseröhre betroffen sind und sich abstoßen (EISELSBERG). Es kommt in weiterer Folge zur Narbenbildung mit zunehmender Verengerung. In diesen Fällen ist die Gastrostomie dringendst indiziert (v. HACKER). Sie ist ferner indiziert in den Fällen, wo durch wiederholtes Herauswürgen von mit Blut vermischten Eitermengen auf den Durchbruch eines periösophagealen Abscesses geschlossen werden kann, wo also die

Speiseröhre ruhig gestellt werden muß. Je nach dem Grade der Verätzung des Magens kommt außer der Gastrostomie auch die Jejunostomie in Betracht, doch gehören alle die notwendigen abdominellen Operationen in das Gebiet der Chirurgie.

Die auf jede Verätzung folgende Verengerung des Lumens durch Narbenbildung muß in systematischer Weise durch Bougierung behoben werden. Wie schon vorhin erwähnt, heilen die verätzten Schleimhautbezirke narbig aus. Jede Narbe hat aber die Tendenz zur Verkürzung und so kommt es, daß nach jeder Verätzung die Gefahr einer Stenosierung des Lumens bis zum völligen Verschlusse droht. *Man hat daher schon seit langem versucht, solche Verengerungen wieder zu dehnen.* Mauchart hat schon 1742 eine solche Dehnung empfohlen. Als Instrumente für die Bougierung verwendet man bis jetzt meist die zylindrischen, englischen Bougies oder die konischen von Bouchart, die jedoch wegen ihrer Spitze einer viel größeren Vorsicht beim Bougieren bedürfen. Für hochgradige Stenosen dienen lackierte Darmsaiten oder dünne Metallsaiten (Lotheissen). Früher wartete man immer bis die Übernarbung vollständig vollzogen und die ersten Anzeichen der Stenosierung sich einstellten.

Die Erfolge dieser Behandlung waren und sind auch heute noch recht schlechte. Lotheissen schreibt, daß noch im Jahre 1922 nach Speiseröhrenverätzungen $26^0/_0$ an Überlaufen des Giftes in die Luftwege oder durch Fortschreiten des Giftes ins Mediastinum zugrunde gehen. Von den Überlebenden kommt nur ein kleiner Teil ohne Strikturbildung davon. Bei $74^0/_0$ entwickelte sich aber eine Striktur und von diesen Patienten starben $12^0/_0$ während der Behandlung, weitere $12^0/_0$ an den Folgeerscheinungen, meistens an Tuberkulose. Da nun die Gefahren, denen ein solcher Patient durch eine Striktur ausgesetzt ist, groß sind, da ferner die Behandlung der narbigen Verengerungen ungemein lang dauert und außerdem unangenehm ist, hat man begreiflicherweise danach getrachtet, das Entstehen von Strikturen von Haus aus zu verhindern. Es hat schon im Jahre 1887 Gersuny versucht, durch Einlegen einer Dauersonde (Gummidrain) bei einem frisch verätzten Kinde die Strikturbildung hintanzuhalten. Sein Versuch schlug aber fehl, da es durch ein Dekubitalgeschwür zu einem Glottisödem kam. Unter anderen Komplikationen bei der Dauersonde erlebten Weinlechner Fieber, Kermauner eine Dekubitalarrosion einer abnorm verlaufenden Arteria subclavia dextra und Teleky gleichfalls eine Kehlkopfverschwellung, welche die Tracheotomie notwendig machte. Die Dauersonde wurde daher wieder verlassen. Sie wurde im Jahre 1913 neuerlich von Roux aufgenommen und er berichtete über gute Erfolge, die auch von anderer Seite bestätigt wurden (Häberlin, Bonhoff). Nichtsdestoweniger ist die Anwendung der Dauersondierung eine riskante Methode, da es nicht einzusehen ist, warum gerade die verätzte Schleimhaut gegen Decubitus und deren Folgen widerstandsfähiger sein sollte als die gesunde. An Stelle der immerhin starren Sonden verwendete v. Hacker bereits in den achtziger Jahren Dilatationen mittels eines Gummischlauches, der über einen Mandrin als Leitsonde in gestrecktem Zustande eingeführt wurde. Eine wesentliche Verbesserung der Dilatationsmethoden bedeutet die von v. Hacker inaugurierte Dilatation ohne Ende. Es werden von der Gastrostomiewunde aus unter Zuhilfenahme eines Seidenfadens Gummidrains von steigendem Kaliber durch den Oesophagus gezogen und so die Stenose in wirksamer Weise dilatiert. Eine bedeutende Verbesserung schuf v. Eiselsberg durch die Einführung des konischen Gummischlauches zur Dilatation ohne Ende. Eingeführt wird diese Sonde zumeist durch einen Seidenfaden, welcher nach Socin mit einer Schrotkugel per os eingeführt, und beim Gastrostoma herausgeholt wird. Die Vorteile liegen in der viel geringeren Gefahr einer Perforation. Ein weiterer Vorteil liegt darin, daß während des Durchziehens das Gummidrain sich dehnt und dadurch dünner wird; nach dem Nachlassen des Zuges aber wird das Kaliber wieder dicker und daher die dilatatierende Wirkung größer. Die Einführung kann aber auch vom Munde aus durch den Magen erfolgen. Bedingung ist nur, daß ein Seidenfaden dauernd liegen bleibt. Es wurden seither eine Reihe von Methoden, auf ähnlichen Prinzipien beruhend, ersonnen. Sie sind alle dazu bestimmt, eine Sondierung zu garantieren und dieselbe ungefährlich zu gestalten.

WESSELY hat in zwei Fällen, in einem bei einer röhrenförmigen hochgradigen Striktur der unteren Hälfte des Oesophagus und in einem zweiten Falle bei drei Strikturen der physiologischen Engen, wo die HACKER-EISELSBERGsche Sondierung ohne Ende mit dem konischen Gummidrain technisch nicht möglich war, eine Bougierung ohne Ende mit Erfolg verwendet, welche mit folgenden Bougies ausgeführt wurde. Es wurden die biegsamen Kautschuksonden in der Numerierung 3—11 durch Gewinde und Schrauben sorgfältig aneinandergepaßt. Nachdem es mit großer Mühe gelungen war, endlich eine feine Darmsaite in den Magen zu bekommen, wurde dieselbe mittels eines Gastroskops nach Aufblähung des Magens mühelos herausgeholt und daran die dünnste Sonde befestigt. Es wurden nun im Laufe der nächsten Tage und Wochen allmählich immer stärkere Kaliber nachgezogen und die dünneren beim Mund wieder abgeschraubt, so daß immer nur eine Sonde eingelegt war. Die Sondierung wurde täglich durch eine halbe bis mehrere Stunden ausgeführt und in der Zwischenzeit immer wieder auf einen Seidenfaden zurückgegangen. In beiden Fällen resultierte ein guter Erfolg.

Es soll hier noch ein Vorschlag NARATHs erwähnt werden. Er empfiehlt mit dem Drainrohr Thierschläppchen, welche mit der Wundfläche nach außen gerichtet sind, durchzuziehen. Das Rohr wird sich dann an der Wundfläche des Oesophagus anlegen können und gleichzeitig diese Thierschläppchen an die Wunden pressen, wo sie anheilen können. Dieses Verfahren bedarf jedoch noch praktischer Erprobung.

Da aber alle diese Bougierungsbehandlungen ungemein mühevoll, nicht ungefährlich und langwierig sind, und niemals einen vollen Erfolg verbürgen, hat man versucht, *die Strikturbildung von Haus aus durch eine Frühbougierung unmöglich zu machen.* Schon JOHANNESEN 1900 und ZACHARIA 1914 haben geraten, bereits am zehnten Tage mit der Sondierung der verätzten Speiseröhre zu beginnen. A. FRÄNKEL und BASS haben nun 1907 bereits in der zweiten und dritten Woche hauptsächlich bei Kindern mit der Bougierung begonnen. Sie verwendeten dazu dicke Sonden, die einen Mantel von gefirnißtem Gewebe oder Kautschuk, einen Kern vou ineinandergeflochtenen Bleidrähten oder Schrotkörnern besitzen. Diese Sonden sind sehr weich, vollkommen biegsam und gleiten durch ihr eigenes Gewicht in die Speiseröhre hinunter, ähnlich wie die schon früher von BILLROTH verwendeten Quecksilbersonden.

HANS SALZER in Wien hat die Frühbougierung bei Kindern neuerdings aufgegriffen. Er hat eine Methode ausgearbeitet, welche die bisherigen Mängel der Frühbougierung beseitigt. Daher ist auch die moderne Frühbougierung an seinen Namen geknüpft. Im Jahre 1920 konnte er bereits über 20 Fälle berichten, bei welchen seine Methode ganz ausgezeichnete Resultate ergeben hatte. Alle Kinder konnten nach 2—3 Monaten geheilt entlassen werden. Diese Frühbougierung, die unmittelbar nach dem Abklingen der akutesten Anfangserscheinungen der Verätzung einsetzt, das ist also am zweiten oder längstens sechsten Tage nach der Verätzung, zeitigte ganz ausgezeichnete Resultate und ist einfach und leicht durchzuführen. Bis zum Jahre 1924 wurden von BOKAY, ERDELYI und

Salzer 226 Fälle von Speiseröhrenverätzungen mit dieser Methode behandelt, von denen 214 Fälle geheilt entlassen werden konnten. Drei Fälle sind am Einlieferungstage gestorben ohne bougiert worden zu sein, vier starben an interkurrenten Krankheiten, während fünf Fälle Bokays an Perforation, sei es der Speiseröhre, sei es des Magens zugrunde gingen. Erdelyi berichtete weiter 1926 über 151 Fälle von Frühbehandlung der Speiseröhrenverengerung nach Laugenessenzvergiftung. Darunter 16 Männer, 94 Frauen, und 33 Kinder zwischen 3 und 12 Jahren. Er hatte keinen einzigen Todesfall. v. d. Wildenberg führte die Behandlung in 150 Fällen durch und hatte bei einer Mortalität von $4^0/_0$ ansonsten sehr gute und leichte Erfolge. Salzer behandelt die Patienten derzeit in folgender Weise: Mit einer weichen Schlundsonde wird sofort der Magen gründlich ausgewaschen und dann der Patient mit flüssiger Nahrung ernährt. Am zweiten Tage nach der Verätzung wird mit der Bougierung begonnen, es sei denn, daß das oft vorhandene Fieber noch nicht zur Norm abgefallen ist, in welchem Falle man 2—3 Tage länger wartet. Bougiert wird am besten mit dem von Bass angegebenen weichen Bougies, die mit Schrotkörner gefüllt sind und durch ihr schweres Eigengewicht fast von selbst in den verätzten Oesophagus hinabgleiten. Anfangs läßt man die Sonde nur wenige Minuten liegen. Gewöhnen sich die Patienten an diesen Eingriff, so verlängert man die Zeitdauer von Tag zu Tag, bis man schließlich nach etwa 6 Tagen die Sonde etwa eine halbe Stunde liegen lassen kann. Wie schonend dieses Verfahren ist, kann man daraus ersehen, daß die meisten Patienten, ja selbst vierjährige Kinder, nach 8 Tagen die Bougie sich selbst einführen. In der zweiten Woche bekommt der Patient schon breiige Nahrung, in der dritten Woche normale Kost. Durch die Bougierung werden die Schluckbeschwerden, die anfangs oft so hochgradig sind, daß die Verätzten kaum einen Tropfen schlucken können, binnen wenigen Tagen behoben, so daß es nicht mehr vorkommt, daß diese unglücklichen Kranken, wie dies früher der Fall war, meist bis zum Skelet abmagerten und oft nur durch Anlegung einer Gastrostomie am Leben erhalten werden konnten. Während 4—5 Wochen wird in dieser Weise täglich bougiert und dann einen Tag, später dann zwei und drei Tage pausiert, bis man schließlich dahin gelangt, daß die Bougie der Kontrolle wegen nur mehr alle 3—4 Monate einmal eingelegt werden muß.

Allerdings erfordert die Behandlung in den ersten zwei Wochen größte Umsicht. Erdelyi legt mit Recht größtes Gewicht darauf, daß die Patienten die ersten zwei Wochen im Krankenhause verbringen, wo Allgemeinbefinden, Temperatur und die geringste Klage sorgsam beobachtet werden. Die geringste Verschlimmerung im Allgemeinbefinden, geringe Temperaturerhöhung, Blutfärbung des Auswurfes, Schmerzen in der Speiseröhre, Magen und gegen den Rücken zu ausstrahlend, genügen, um die Sondierung einige Tage zu unterbrechen. Man muß sich stets bewußt sein, daß man es in der Speiseröhre mit einer offenen, der Infektion frei ausgesetzten Wundfläche zu tun hat, einer Kontinuitätstrennung mit Colliquationsnekrose, deren Ausdehnung und Tiefe wir höchstens abschätzen, aber nie genau kennen. Wir sind uns auch mit der Widerstandskraft des Individuums nicht im klaren, ebenso wenig mit seiner Regenerationskraft und Heilungstendenz. Die Antwort auf die Sondierung kann aber eine noch stärkere entzündilche Reaktion sein. Die mechanische Reizung genügt bereits um ein Übergreifen des Prozesses auf das Mediastinum zu erleichtern und so die tödliche Komplikation herbeizuführen, welche auch ohne Sondenperforation eintreten kann.

Diese bei Kindern so ausgezeichnete Frühbougierung ist aber leider bei Erwachsenen in der Regel nicht in derselben Weise durchführbar, denn es besteht ein großer Unterschied zwischen den Verätzungen bei Kindern und denen bei

Erwachsenen. Der kindliche Oesophagus scheint widerstandsfähiger und regenerationsfähiger zu sein. Beim Erwachsenen, speziell beim Selbstmordversuch ist auch wie erwähnt, die Art des Schluckens verschieden. Sie trachten möglichst viel von der Flüssigkeit hinunter zu gießen. Es kommt daher auch zu einer weit größeren und tiefer greifenden Schädigung, da von der Menge des eingeführten Giftes und von der Konzentration der Grad der Zerstörung abhängig ist. Nach einer solchen Verätzung ist die Oesophaguswand oft wie Zunder. Man kann daher mit der Sonde in diesem Stadium trotz aller Vorsicht eine Perforation setzen, die später, wenn einmal das Gewebe wieder fester geworden ist, nicht so leicht möglich ist. Man wird sich daher in allen diesen Fällen, bei denen sich Teile der Schleimhaut als nekrotische Fetzen abstoßen, oder wo es zu Blutungen kommt, vorerst zuwartend verhalten. Natürlich kommen auch bei Erwachsenen sehr leichte Fälle vor. GORN berichtete auf dem Chirurgentage 1914 über 10 Fälle von der Frühbougierung aus HILDEBRANDTs Klinik und betonte, daß die Verätzungen meistens nur an der Oberfläche sitzen. Diese Fälle können natürlich schadlos im Frühstadium bougiert werden. Es machte auch GUISEZ wiederholt darauf aufmerksam, daß man diese entzündlichen Strikturen, hervorgerufen durch Schwellung und Ödem, nicht mit den narbigen verwechseln soll.

Derzeit steht man ziemlich allgemein, wie es schon FRÄNKEL und BASS empfohlen haben auch bei Erwachsenen auf dem Standpunkte einer Frühbougierung, jedoch hält man als den geeigneten Zeitpunkt dafür das Ende der zweiten Woche (SAUERBRUCH). Im übrigen ist es wie schon erwähnt, ausgeschlossen zu schematisieren, sondern jeder einzelne Fall muß individuell behandelt werden.

Literatur.

Allgemeine und zusammenfassende Arbeiten.

GANGOLPHE: Maladies de l'oesophague. Paris: Baillière 1912. — GUISEZ: Traité de maladies de l'oesophague. Paris: Baillière 1911.

v. HACKER und LOTHEISSEN: Chirurgie der Speiseröhre. Handbuch prakt. Chir. 1. Aufl., 2 (1899); 5. Aufl. 1921. — HAMBURGER: Klinik der Oesophaguskrankheiten. Erlangen: F. Enke 1871. — v. HEINEKE: Operative Behandlung der Erkrankungen der Speiseröhre. Handbuch d. spez. Therapie von PENZOLDT und STINTZING. 4 (1895).

KÖNIG: Krankheiten des unteren Teiles des Pharynx und und Oesophagus. Dtsch. Chir. Liefg. 35. Stuttgart: F. Enke 1880. — KRAUS: Die Erkrankungen der Mundhöhle und der Speiseröhre. Spezielle Path. u. Therapie, Nothnagels Handbuch 16 I. — KRAUS und RIDDER: Erkrankungen der Speiseröhre. 2. Aufl. Wien: Alfr. Hölder 1913.

MACKENZIE: Krankheiten des Halses und der Nase. Deutsch von F. SEMON. 2. Berlin: Aug. Hirschwald 1884. — MERKEL und GARRÈ: Behandlung der Erkrankungen der Speiseröhre. PENZOLDT-STINZING 4. Aufl. 2 (1903). — MONDIÈRE: Arch. gén. de méd., I. Ser. 24, 25, 27, 30; II. Serie 1 (wertvolle Arbeit der älteren Literatur).

OPPOLZER: Krankheiten der Speiseröhre. Wien. med. Wschr. 1851.

ROSENHEIM: Pathologie und Therapie der Krankheiten des Verdauungsapparates. 2. Aufl. 1896. I. Teil. Urban & Schwarzenberg.

SCHILLING: Krankheiten der Speiseröhre. Leipzig: Hartung 1903. — SENCERT: Les maladies de l'oesophague. Paris: Masson & Co. 1913. — STARCK: Die Erkrankungen der Speiseröhre. Würzburg. Abh. 3, 8/9 (1903); Münch. med. Wschr. 1904.

ZENKER und ZIEMSSEN: Krankheiten des Oesophagus in v. Ziemssens Handbuch d. spez. Pathol. 2. Aufl., 7 I (1878). (Grundlegende Arbeit, Gesamtliteratur.)

A. Entzündliche Erkrankungen.

Katarrhalische Entzündungen.

CHIARI, H.: Prag. med. Wschr. 33 (1886).

GOTTSTEIN: Mitt. Grenzgeb. Med. u. Chir. 1901.

v. HACKER: Bruns' Beitr. 20, H. 1, 2.

IMPERATORI: Oesophagitis ulcerosa. Laryngoscope 1923.

KRAUS: Spezielle Pathologie und Therapie 16 I.

Mackenzie: Krankheiten des Halses und der Nase. Deutsch von Semon, 2. Berlin: Aug. Hirschwald 1884. — Mondière: Arch. gén. II. série 1833, I, III, 34. — Monter: Morganni 63 (1921).

Rosenhain: Pathologie und Therapie der Krankheiten des Verdauungsapparates. 2. Aufl. 1896 I, I. Urban & Schwarzenberg.

Schilling: Ther Mh. 1903. — Starck: Ösophagoskopie. 2. Aufl.

Zenker und Ziemssen: Krankheiten des Oesophagus nach v. Ziemssens Handbuch d. spez. Path. 2. Aufl. 7 I (1878) (Gesamtliteratur).

Oesophagitis suppurativa.

Ackermann: Virchows Arch. 45.

Belfrage und Hedenius: Upsala Läk. för. Förh. 8, 245 (1873); Schmitz Jb. 160, 33.

Chiari: Prag. med. Wschr. 1886, Nr 8.

Gottstein: Mitt. Grenzgeb. Med. u. Chir. 1901. — Guisez (1): Des phlegmones de l'oesophague. Bull. d'Otol. etc. 22, Nr 6, 221 (1924); Gaz. Hôp. 1922, 19. — Derselbe (2): Phlegmon retrooesophag. Presse méd. 1922.

v. Hacker: Operative Behandlung der periösophagealen und mediastinalen Phlegmone. Chirurg.-Kongr. 1901. Arch. klin. Chir. 64; Bruns' Beitr. klin. Chir. 20, H. 1/2. — Herzog: Incision von innen. Münch. med. Wschr. 1920. — Hessler: Diss. Gießen 1893.

Imperatori: Oesophagitis ulcerosa. Laryngoscope 33 (1923).

Kahler: Klinische Beiträge zur Ösophagoskopie usw. Wien. med. Wschr. 1909, Nr 42/52. Kiesel: Diss. Erlangen 1892 (Lit.). — Kraus: Spezielle Path. u. Therapie 16 I. — Kubo: Die direkten Methoden in den Jahren 1911/12. Killians Ref. am 17. internat. Kongreß London 1913. Internat. Zbl. Laryng. 1913, Nr 9, 448.

Lotheissen: Diagnose und Therapie der wichtigsten Speiseröhrenerkrankungen. Wien. med. Presse 1905, Nr. 13.

Mackenzie: Krankheiten des Halses und der Nase. Deutsch von Semon. 2. Berlin: Aug. Hirschwald 1884. — Marschik (1): Zur kollaren Mediastinotomie bei Schußverletzungen des Pharynx und Oesophagus. Wien. klin. Wschr. 1916, 805; 1917, 636; 1919, 4. — Derselbe (2): Beiträge zu den komplizierten Verletzungen der Speiseröhre durch Fremdkörper usw. Arch. Ohr- usw. Heilk. 102, H. 1/2. — Mermod: Arch. internat. Laryng. etc. 25 (1908). Minnigerode: Ein neues Verfahren zur Frühdiagnose der Mediastinitis nach Fremdkörperverletzungen der Speiseröhre. Z. Hals- usw. Heilk. 4, H. 2, 170. — Mondière: Arch. gén. II. serié, 1833, I, III, 34. — Monter: Morganni 63 (1921).

Pfister: Arch. klin. Med. 87 (1906).

Rosenheim: Pathologie und Therapie der Krankheiten des Verdauungsapparates. 2. Aufl. 1896 I. Urban & Schwarzenberg. Berl. klin. Wschr. 1898.

Schilling: Ther. Mh. 1903. — Schlemmer: Indikation und Technik der kollaren Mediastinotomie. Arch. f. Laryng. 33, H. 3, 412. — Sencert: l. c. — Starck: Oesophagoskopie. 2. Aufl.

Wagner, E.: Arch. Heilk. 8 (1867).

Zenker: l. c. in v. Ziemssens Handbuch. — Zenker und v. Ziemssen: Krankheiten des Oesophagus in v. Ziemssens Handbuch d. spez. Path. 2. Aufl. 7 I (1878). (Gesamtliteratur.)

Akute Infektionskrankheiten.

Diphtherie.

Bretonneau: Zitiert nach Stupka.

Ceelen: Z. klin. Med. 80 (1914).

Danielsen (Küttner): Bruns' Beitr. 63 (1909).

Epstein: zit. nach Stupka.

Field: Lancet 1907.

Guisez: Gegenwärtiger Stand der Behandlung schwerer Narbenstenosen des Oesophagus. Ref. Internat. Zbl. Laryng. 36, 264.

v. Hacker: Über Sondierung ohne Ende zur Erweiterung schwerer Narbenstrikturen, insbesondere derer des Oesophagus. Dtsch. med. Wschr. 1898, Nr 15 u. 16.

Iglauer: Amer. laryng. Soc. 1914; Internat. Zbl. Laryng. 1914; Lancet clinic 1916; Ref. Internat. Zbl. Laryng. 1916 (Lit.).

Jungnickel: Prag. med. Wschr. 1903, Nr 38.

Killian: Münch. med. Wschr. 1911, 1692. — Korczinski: Med. doswiadcz. i spol. (poln.) 1883, 17, 19 (nach Sencert).

Moorhead: Laryngoscope 1915. Ref. Internat. Zbl. Laryngol. 1919.

Preleitner: Wien. klin. Wschr. 1910.

Réthi, A.: Orv. Hetil. (ung.) 1912, 49; Berl. klin. Wschr. 1912, Nr 51. — Rosenheim: Berl. klin. Wschr. 1898.

Schabat: Diphtherie und Diphtheriebacillen bei Scharlach. Ref. Internat. Zbl. Laryng. 18, 500. — Spielberg: Diss. Basel 1906. — Stupka: Die Diphtherie der Speiseröhre und ihre Folgezustände. Z. Chir. 170, 1 (1922) (Lit.).
Talamon: zit. nach Stupka. — Tompson: Ann. of Surg. 1904, 5.
Uffenheimer: Zusammenhänge zwischen Diphtherie und Scarlatina. Naturforscherversammlung Kassel 1903. Ref. Zbl. Kinderheilk. 9, 33 (1904).
Wagner: zit. nach Stupka. — Wagner, E.: Arch. Heilk. 13, 112. — Wolnow: Diphtherie- und Diphtheriestäbchen bei Scarlatina. Ref. Internat. Zbl. Laryng. 19, 400.

Scharlach.

Boas: Dtsch. med. Wschr. 1905, Nr 7.
Chessin: Internat. Zbl. Laryng. 1910, 31.
Ehrlich: Berl. klin. Wschr. 1898. — v. Eiselsberg: Dtsch. med. Wschr. 1898.
Fränkel: Über nekrotische Entzündung der Speiseröhre und des Magens im Verlaufe des Scharlachs usw. Virchows Arch. 167, 92 (1902); Münch. med. Wschr. 49, Nr 21.
Glücksmann: Berl. klin. Wschr. 1907, 8.
v. Hacker: Wien. klin. Wschr. 1902, 880. — Henoch: Kinderkrankheiten. Berlin: A. Hirschwald 1890.
Iglauer: Lancet clinic. März 1916. Ref. Internat. Zbl. Laryng. (Lit.).
Oppikofer (1): Die nekrotische Entzündung bei Scharlach in Kehlkopf, Luftröhre und Oesophagus. Arch. Laryng. 25, 145 (1911) (Lit.). — Derselbe (2): Verh. Verein. süddtsch. Laryng. 1911. Internat. Zbl. Laryng. 1911, 368; Münch. med. Wschr. 1911, 1691.
Simmons: Münch. med. Wschr. 49, 15. — Sargnon: In Killians Ref. internat. Laryng.-Kongr. 1913; Internat. Zbl. Laryng. 1913.
Viannay und Bourret: Rev. mens. malad. enf. 25 (1907).

Typhus.

Dennis: Trans. amer. Assoc. genito-urin. Surgeons 18 (1900).
Iglauer: Amer. laryng. Soc. 1914; Internat. Zbl. Laryng. 1914.
Moorhead: The Laryngoscope Dez. 1915. Ref. Internat. Zbl. Laryng. 1919.
Plumner: Ref. Internat. Zbl. Laryng. 1906.
Thompson: Ann. Surg. 1904, 5.

Influenza.

Lederer: Oesopagitis pseudomembran; Influenza. Med. Klin. 1920.

Pemphigus.

Rokitansky: Lehrbuch.
Tamerl: Pemphigus. Wien. klin. Wschr. 1904, 29.

Herpes.

Holub: Herpes zoster. Ther. Gegenw. Sept. 1906.

Chronische Infektionskrankheiten.

Tuberkulose.

Askanazy: Dtsch. Z. klin. Med. 32 (mit Lebertuberkulose).
Bartlett: Surgical and pathol. features of tuberculosis of the oesophagus etc. Ann. of Otol. St. Louis 1899, 300. Villards Med. ref. 1900. — Bauer: Ein Fall von Oesophagustuberkulose. 1. Vers. süddtsch. Laryngol. 1894. Ref. Münch. med. Wschr. 519. — Beck: Prag. med. Wschr. 1884, 35. — Berthier: Thèse Paris 1906. — Birch-Hirschfeld: Lehrbuch 3. Aufl. 2, 518. — Breus: Wien. med. Wschr. 1878.
Casselmann: Sekundäre Oesophagustuberkulose im Anschlusse an Tuberkulose des Larynx. Erlangen 1905 (Lit.). — Chiari: Tuberkulose des Oesophagus nach Ätzung. Zbl. Path. 21; Verh. dtsch. path. Ges. Erlangen 1910 u. 1914. — Chvostek sen.: Österr. Z. Heilk. 1868. — Collet: Lyon méd. 1911. — Cone: Claribel. Bull. Hopkins Hosp. 1896, Nov. Cordua: Arb. path. Inst. Göttingen 1893.
Danel: J. Scienc. méd. 1896. — Dean: Nach Gregg. Amer. laryngol. Soc. 1917 in Zbl. Laryng. 1920. — Denonvillers: Soc. anat. Paris 1837.
Eiermann: Beitrag zur Klinik der Tuberkulose; auch als Diss. Erlangen 1919. — Ehrlich: Berl. klin. Wschr. 1898, 40. — Eppinger: Prag. med. Wschr. 1881, 51. — Evert: Tuberkulose des Oesophagus. Bern 1906. Diss. München 1906.
Flexner: Bull. Hopkins Hosp. 1893, 28. — Fränkel, E.: Münch. med. Wschr. 1896. — Frerichs: Beitrag zur Lehre von der Tuberkulose. Marburg 1882.

Gardère: Gaz. Hôp. **1910,** 15 (70 Fälle a. Lit.). — Gauthier: Soc. Scienc. méd. Lyon **1901.** — Glockner: Prag. med. Wschr. **1896** u. **1908.** — Goldschmidt: Zit. nach Pachnio. Grousdieff: Rusky Wratsch **1906** (nach Gardère). — Guisez et Abrand: Rev. de Chir. **1909** II. — Guisez: Oesophagoscopie l. c.; Franz. Chir.-Kongr. 1910; Rev. de Chir. **30** (1910).

Hann: Orv. Hetil. (ung.) **1918;** Internat. Zbl. Laryng. **1920.** — Hasselmann: Diss. München 1895. — Hecker: Diss. München 1895. — Hofer: Demonstration eines Falles von Tuberkulose des Oesophagus i. d. Ges. d. Ärzte in Wien, Sitzg. v. 22. März 1918. Wien klin. Wschr. **1918,** Nr 14.

Kaufmann et Monnet: Soc. anat. Paris 1904. — Klestadt: Arch. Ohr- usw. Heilk. **109** (1922). — Kraus: Nothnagels spez. Pathol. u. Therapie **16,** 214 (1902). — Kraus und Ridder l. c. — Kümmel: Münch. med. Wschr. **1906.**

Laroche: Soc. anat. Paris 1897. — Leriche et Mouriquaud: Rev. de Chir. **1909.** — Leto: Arch. ital. Laring. Juli 1911. — Letulle: Soc. nat. Paris 1893. — Londe: Soc. anat. Paris 1893. — Lockard: The Laryngoscope **1913;** Internat. Zbl. Laryng. **1913.** — Lubarsch: Ergebnisse der allgemeinen Pathologie, Morphologie und Physiologie. 1895, 466.

Mazotti: Riv. Clin. Bologna **1885;** Riv. Clin. **1896.** — Michailow: zit. nach Pachnio. — Minderlein: zit. nach Pachnio. — Moure und Viel: Rev. de Laryngol. etc. 21. August 1909. — Mullings: Lancet **1903.**

Nicolas: Bull. Soc. Sci. vit. Lyon **1906.** — Noder: Über Tuberkulose des Oesophagus. Diss. München 1903.

Orth: Lehrbuch der spez. Anatomie **1,** 681.

Pachnio: Arch. Verdgskrkh. **1908.** (Zit. Selenkow, Kraus, Michailow, Minderlein, Goldschmidt.) — Paulicki: Virchows Arch. **44** (1868).

Penzoldt: Virchows Arch. **86.** — Pepper, W. und D. L. Edsall: Tuberculosis and Cancer. Amer. J. med. Sci. **114** (1897) (Lit.) — Porchair: Tuberculose in Carcinom. Thèse Paris **1883.**

Rivière: Perforation of the oesophagus by tuberculous glands. Brit. med. J. **1903,** 193. Rocher: J. méd. Bordeaux **1904;** Ref. Zbl. inn. Med. **1905.** — Rolleston: Brit. med. J. **1896.** — Rosenheim: Dtsch. med. Wschr. **1899.**

Schilling: Festschr. d. ärztl. Vereins Nürnberg 1902. — Schmid, Hans: Tuberkulose des Oesophagus als ungewöhnliche Todesursache. Schweiz. med. Wschr. **57,** Nr 52 (1927). — v. Schrötter: (1) Über eine seltene Form von Tuberkulose des Oesophagus. Wien. klin. Wschr. **38** (1907). — Derselbe (2): Zur Kenntnis der Tuberkulose des Oesophagus. Beitr. Klin. Tbk. **6,** H. 3 (1906). — Shrubsall und Mullings: A case of tuberculosis of oesophagus. Trans. path. Soc. London **1902/03,** 84. — Staehelin-Burckhardt: Über Tuberkulose des Oesophagus. Arch. Verdgskrkh. **16,** 484 (1910); Korresp.bl. Schweiz. Ärzte **1910,** 20. — Starck: (1) Hämatogene Tuberkulose der Speiseröhre, kombiniert mit diffuser Dilatation bei Mediastinoperikarditis. Beitr. path. Anat. **1905,** 723. — Derselbe (2): Ösophagoskopie, l. c. — Strauss: Dtsch. Z. klin. Med. **1905.**

Viuson, Porter B. und Dolson Herberth E.: Tuberculous stricture of the oesophagus. Report of a case. Amer. Rev. Tbc. **70,** Nr 1 (1927).

Weichselbaum: Wien. med. Wschr. **1884,** 2.

Zemann: Wien. med. Wschr. **1886.** — Zenker, K.: (1) Carcinom und Tuberkel im selben Organismus. Dtsch. Arch. klin. Med. **47** (1891). — Derselbe (2): Beitrag zur Ätiologie und Kasuistik der Tuberkulose der Speiseröhre. Dtsch. Arch. klin. Med. **55** (1895). — Zenker und v. Ziemssen: Die Krankheiten des Oesophagus. v. Ziemssens Handbuch der spez. Pathol. u. Therapie **7,** 186.

Lues.

Abrand und Guisez: Progr. méd. 5. März 1910. — Aschoff: Lehrbuch d. path. Anat. 1911. — Astruc: De morbis veneris. Paris 1736.

Berger: Über einen seltenen Fall von Oesophagusstenose. Dtsch. med. Wschr. **1896,** 509. — Billard: Traité de malad. d. enfants nouveau-nés. 1833, 307. Paris.

Carmichael: Essay on the vener. disease 1814.

Ehrlich: Arch. Verdgskrkh. **1905,** 11.

Fackeldey: Bericht über einen Fall. Verein. westdtsch. Hals- u. Nasenärzte, 13. Sitzg. v. 24. 4. Köln 1904. Münch. med. Wschr. **1904,** 1624. — Fonte: Brazil.-med. **2** (1922).

Gottstein: Allg. med. Zentralzeit. **1900;** Mitt. Grenzgeb. Med. u. Chir. l. c. — Guisez: Diagnostic et traitement de rétrécissements de l'oesophague et de la trachée. Paris: Masson & Co. 1923.

Hermann: Sténose syph. Thèse Paris **1890.** — v. Hacker: Zitiert nach Hacker-Lotheissen. Neue dtsch. Chir.: Chirurgie der Speiseröhre.

Jullien: Maladies vénériennes. Paris 1886. — Justh: Ges. f. Natur- u. Heilk. zu Dresden, 23. Sitzg. v. 7. 4. 1906. Münch. med. Wschr. **1906,** 2225. — Justman: Med. doswiadcz. i spol. (poln.) **1912.** Ref. Zbl. Chir. **1913,** 21.

KLOB: Wien. med. Wschr. 1875, 11. — KRAUS-PALTAUF: Spezielle Pathologie und Therapie. NOTHNAGEL-KRAUS: Die Erkrankungen der Mundhöhle und Speiseröhre I. Hälfte, 222.

LUBLINSKI: Berl. klin. Wschr. 1883, 33, 34. — LYNCH: Amer. laryng.-rhinol.-otol. Soc. Boston 1920. Internat. Zbl. Laryng. 1921.

MACKENZIE: Lancet 30. Mai 1874, l. c. (ältere Literatur v. 1657—1884). — MESNY: Thèse Bordeaux 1893 (Lit.). — MONDIÈRE: Arch. gén. méd. 1833.

NAVRATIL: Ösophagotrachealfisteln. Dtsch. Z. Chir. 75 (1905).

ORTH: Lehrbuch der path. Anat.

POTAIN: Gaz. méd. Paris 1887, 17.

REIMER: Jb. Kinderheilk. 10 (1876).

SCHMILINSKY: Münch. med. Wschr. 1911, 1476; 1922, 97. — SONNTAG: Berl. klin. Wschr. 1908, 5 (Fistel). — STARCK: Münch. med. Wschr. 1906; Ösophagoskopie l. c. — STERNBERG: Ärztl. Verein. 17. Juni 1912. Wien. klin. Wschr. 1912. — STUBENRAUCH: Münch. med. Wschr. 1901.

TANNENHAIN, V.: Wien. klin. Wschr. 1897.

VIRCHOW: Über die Natur der konstitutionell-syphilitischen Affektionen.

WEST: Dublin, Quart. J. 1860, Februar-August; Lancet 1872, August, 29. — WILKS: Pathol. anatomy 258 and On the syphil. affections of the internal organs. 41.

Aktinomykose.

BERTHA: Wien. med. Wschr. 1880.

GARDE:, H. Thèse Lyon 1896 (Lit.). — GOTTSTEIN (1): Arch. klin. Chir. 65; Mitt. Grenzgeb. Med. Chir. 1. — DERSELBE (2): Die diagnostische Bedeutung der Probeexcision auf ösophagoskopischem Wege. Arch. klin. Chir. 35 (1902). — GUISEZ: Ösophagoskopie l. c. 181.

MARCHAND: Berl. klin. Wschr. 1896, 334.

NETTER: Soc. méd. Hôp. Paris 1893.

PONCET: Bull. Acad. Méd. 15 (1895). — PONFICK: Die Aktinomykose des Menschen. Berlin: A. Hirschwald 1882. — PORTER and SUTHERLAND: Esophagobronchial fistula resulting from actinomycosis. Rep. Radiology 6 (1926).

B. Geschwüre.

Ulcus pepticum.

ABRAND bei GUISEZ. — ALBERS: Graefes und Walters J. Chir. u. Augenheilk. 19, Erläuterungen zum Atlas der path. Anat. II, 204. — ANSCHÜTZ: Münch. med. Wschr. 1914 (Fall HELLMANN). — AUSTONI: Arch. ital. chir. 2 (1920).

BERREZ: Thèse Paris 1888.

CARPENTER: The Laryngoscope. Mai 1914. — CARSTENS: Diss. Kiel 1889. — CHIARI: Prag. med. Wschr. 1884, 273. — CHRISTIE: Lancet 1915. — CLAIRMONT: Naturforschervers. 1913. — DE CRAENE: Soc. anat. path. Bruxelles. Presse méd. 1911, 51.

DASSE (SENCERT): Thèse Nancy 1902. — DEBOVE: Soc. méd. Hôp. 13. April 1883, 9. Oct. 1885, 12. Aug. 1887; Gaz. Hôp. 1885. — DEMEL: Die Gefäßversorgung der Speiseröhre. Arch. klin. Med. 128, 3 (1924). — DESTOT (nach SENCERT l. c.) — DORN: Diss. Frankfurt a. M. 1917; Diss. Leipzig 1866. — DREESMANN: Zbl. Chir. 1918, 36.

EROS: Diss. Leipzig 1866, 21. — EVERSMANN: Diss. Bonn 1897. — EWALD, C. A.: Z. klin. Med. 20, 534; Berl. klin. Wschr. 1910, 5. — EWALD, K.: Wien. klin. Wschr. 1910, 37.

FISCHER: Zit. bei HUWALD. — FLOWER: J. amer. med. Assoc. 1853. — FRÄNKEL, A.: Wien. klin. Wschr. 1899, Nr 42, 1039.

GLOCKNER: Arch. klin. Med. 66 (1899). — GOTTSTEIN: Arch. klin. Med. 65; Mitt. Grenzgeb. Med. u. Chir. l. c. — GRUBER: Münch. med.Wschr. 1911 (Statistik). — GUISEZ: l. c.

V. HACKER: Striktur nach Ulcus pept. Mitt. Verein. Ärzte Steiermark 1906, Nr 4. — HELLMANN: Bruns' Beitr. 115 (1919). (Lit. Tabelle über 26 Fälle.) — HÖDELMOSER: Wien. klin. Rdsch. 1903. — HUWALD: Diss. Göttingen 1893.

JANEWAY: Philadelphia med. News 1885.

KAPPIS: Mitt. Grenzgeb. Med. u. Chir. 21 (1910) (15 Fälle a. Lit.). — KAYSER: Diss. Kiel 1901. — KNAPP: 5 cases. N. Y. Med. rec. 61 (1902). — KNOTT: An essay of the pathology of the oesophagus 1878, 72. — KRAUS: Spezielle Pathologie u. Therap. 16 I, 186. — KRAUS und RIDDER: Lit. zit. — KUNDRAT: Selbstverdauungsprozesse der Magenschleimhaut. Graz 1877.

LAVERGNE: Bull. Soc. méd. Hôp. Paris 1916, 37. — LINDEMANN: Münch. med. Wschr. 1887, 493. — LOTHEISSEN: V. HACKER und LOTHEISSEN, l. c.

MANDL: Unheilbare Ulcera des Magens. Wien. med. Wschr. 1920, 11. — MEIER, K.: Diss. Zürich 1902. — MEYER, CH. (SENCERT): Arch. prof. Chir. 1911, 682 (Perforation). —

Meulengracht: Ugeskr. Laeg. (dän.) **79** (1917); Zbl. Chir. **1917.** — Miller: Brit. med. J. **1912.** — v. Mikulicz bei Gottstein. — Müller, P. F.: Bruns' Beitr. **123** (1921).

Norlen, Sune: Case of oesophageal peptic ulcer. Acta chir. scand. (Stockh.) **61,** H. 5/6 (1927).

Obarski: Oesophagusstenose infolge eines peptierten Geschwüres seines unteren Teiles auf Grund einer langdauernden Pylorusstenose. Polska Gaz. lek. **4,** Nr 9, 200 (1925). — Ortmann: Diss. Kiel 1892; Münch. med. Wschr. **1901.**

Part: Lancet **1857.** — Pflugradt: Diss. Halle 1906.

Quincke: Dtsch. Arch. klin. Med. **24,** 72 (1879); **31,** 438 (1882).

Reher: Dtsch. Arch. klin. Med. **36,** 454. — Reeves: Clinical illustr. of some diseases of the oesophagus. Ass. med. J. **1853,** 867. — Robertson: Austral. med. J. **15.** Okt. 1884.

Sabel: Diss. Göttingen 1891.

Sargnon: In Burel: Rétrécisse de l'oesophage. Thèse Lyon **1912.** — Schneller: Zbl. Path. **1906.** — Sencert (siehe Meyer): Traite de malad. de l'oesophague, l. c. — Spiegelberg: Prag. med. Wschr. **1898.** — Sheemann: Med. Record **97** (1920); Z.org. Chir. **1920.** — Shields: Austr. med. J. **1884.** — Schilling: Berl. Klin. **1905,** H. 206. — Starck: Ösophagoskopie, l. c. 168.

Tapia: Rev. espan. Med. Madrid **1910.** — Texier: Soc. d'oto-rhin.-laryng. Paris Mai 1914. Ref. Laryng.-oto-rhin. **1916.** — Tileston: Amer. J. med. Sci. **1906.** — Trier: Gaz. Hébd. **1864,** 475, zit. von Berrez.

Valleix: (Bouillaud) Guide Med. prat. **4** (1884). (Nach Sencert, l. c.) — Vigla: L'Union 1855 (Schmidts Jb. 88, 46.) — Vulpian: Gaz. hébd. méd. Chir. 14. Sept. 1883.

Watson: Brit. med. J. 2. Nov. 1912. — Weiss, Sam.: New York med. J. **112** (1920). — Winkler: Verh. 12. Tag. dtsch. path. Ges. Kiel **1908,** 277 (Geschwürsperforation).

Zahn: Rev. méd. Suisse romande 1882. — Zaleski: Med. doswiadcz. i spol. (pol.) **1898.** — Zaruh: Thèse Genève **1915.** — Zenker: v. Ziemssens Handbuch **7,** 144 (1878). — Zuppinger: Nach v. Hacker-Lotheissen. Jb. Kinderheilk. **57.**

Decubitalgeschwüre.

Dittrich: Prag. Vierteljahrsschr. Heilk. **1850.**
Fischer, B.: Arch. klin. Med. **78** (1903).
Hamburger: l. c. S. 185.
Kermauner: Wien. klin. Wschr. **1898,** 43.
Leudet: Gaz. méd. Paris **1864,** 25.
Schneller: Zbl. Path. **31** (1921).
Thursfield: Clin. transact. **1902.**
Vehling: Nach Kraus, l. c.
Zenker: l. c. in v. Ziemssens Handbuch S. 156.

C. Verätzungen.

Balint-Nagy, Stefan: Erfahrungen über die Früh- und Spätbehandlung der Oesophagusstriktur nach Laugenessenzverätzung. Mtschr. Ohrenheilk. **61,** H. 10 (1927). — Bass: Beiträge zur Behandlung der Laugenverätzung der Speiseröhre. Wien. klin. Wschr. **1907.** — Beck: Dtsch. med. Wschr. **1918** (Verwechslungsmöglichkeiten). — Beutel-Morganni: zit. nach Lotheissen. — Biggs: Roy. Soc. med. London, laryng. Sct. 4. April 1913. Internat. Zbl. Laryng. **1914.** — Bokay (1): Über die Behandlung der Laugenverätzungen im Kindesalter nach Salzer. Wien. klin. Wschr. **1924,** 12. — Derselbe (2): Frühbougierung. Wien. klin. Wschr. **1924.** — Bonhoff: Sondenbehandlung bei frischen Speiseröhrenverätzungen. Dtsch. med. Wschr. **1919,** Nr 9. — Bornikoel: Z. klin. Med. **41.** — Broeckart: Internat. Zbl. Laryng. **1914.** — Bussenius: Charité-Ann. **22,** 8.

Calwell: Brit. med. J. **1911.**

Doerr: Wien. klin. Wschr. **1899.** — Dujon: Arch. prof. chir. **1913.**

Eiselsberg (1): Über Sondierung ohne Ende zur Erweiterung schwerer Narbenstrikturen, insbesondere derer des Oesophagus. Dtsch. med. Wschr. **1898,** Nr 15/16. — Derselbe (2): Über Verätzungsstrikturen des Pylorus. Arch. klin. Chir. **62,** H. 1. — Epelbaum, E.: Behandlung der Speiseröhrenverätzungen durch Frühbougierung. Erdelyi (1): Über die Frühbehandlung der Oesophagusstriktur nach Laugenverätzung. Mschr. Ohrenheilk. **56,** 8 (1922). — Derselbe (2): Weitere Erfahrungen über die Frühbehandlung der Speiseröhrenverengerungen nach Laugenessenzvergiftung. Gyógyaszat (ung.) **66,** Nr 17, 396 (1926); Mschr. Ohrenheilk. **60,** 7 (1926).

Gersuny: Die Dauersonde für die Speiseröhre. Wien. med. Wschr. **1887,** Nr 43. — Gesellewitsch: St. Petersburger med. Ž. 1914; Zbl. Chir **1914.** — Grau: Z. klin. Med. **57,** 369 (1905) (Lit.). — Guisez: Diagnostic et traitement des rétrécissements de l'oesophage et de la trachée. Paris: Masson & Co. 1923.

v. HACKER: Oesophagitis toxica. Handbuch prakt. Chir. **1900**. — v. HACKER und LOTH-EISSEN: Chirurgie der Speiseröhre. Neue dtsch. Chir. **34** (1926) l. c. — HEINDL, A., jun.: Klinische Beobachtungen an 137 gutartigen Oesophagusstenosen der I. chir. Univ.-Klinik Wien 1901—1925. Dtsch. Z. Chir. **3/5**, 199 (1926). — HEINDL, A., sen.: Zur Frühbehandlung der Speiseröhrenverätzung. Wien. klin. Wschr. **1926**, Nr 44. — HOFMANN, M.: Erg. Chir. **11** (1919). — HORNEFFER: Inaug.-Diss. Greifswald 1895. — HOROWITZ: Schmidts Jb. **140**.

JACOB: Lancet **1916**. — JACQUES Oto-rhino-laryng. internat. **10** (1922). — JELISTRATOW: Praktitscheski Wratsch **1910**. Ref. Zbl. Chir. **1910**, 50.

KOECHLIN: Korresp.bl. Schweiz. Ärzte **1914**. — KÖPPEN: Diss. Berlin 1918. — KRAUS: Spezielle Pathol. u. Therapie **16** I, 310, l. c. — KÜTTNER: Berl. klin. Wschr. **1918**, Nr 46.

LABOUBÈNE: Bull. Acad. Méd. II. s. **1877**. — LEDOUX: Brûlures de l'oesophage. Scalpel **1920**, 6. — LIEBMANN: Med. Klin. **1914**. — LINDT: Korresp.bl. Schweiz. Ärzte **1913** (Salzsäure). — LOTHEISSEN (1): Die Strikturen der Speiseröhre. Wien. med. Wschr. **1922**, Nr 33 bis 35. — DERSELBE (2): Zur Behandlung der Oesophagusstrikturen. Zbl. Chir. **50**, 11. — LOVAS, A.: Oesophagusverletzungen nach Lauge- und Säureverätzungen. Bratislav. lek. Listy **67**, Nr 4 (1927).

MAC KENZIE: Dan. Roy. Soc. med. London, laryng. Sect.; Internat. Zbl. Laryng. **1915**. — MARJANTSCHIK: Zbl. Chir. **1908**, 387. — MAUSIERE: Thèse Paris 1865, zit. nach KRAUS. — MÜLLER: Münch. med. Wschr. **1913**, 440. — MÜLLER (Marburg): zit. nach v. HACKER-LOTHEISSEN. Neue dtsch. Chir. **34**, 105.

NARATH: Dtsch. Z. Chir. **178** (1923). — NEISSER: Berl. klin. Wschr. **1910** I.

RAW: Lancet **1901**. — REYT: Rev. de Chir. **1911**. — ROUX: Zur Verhütung der Oesophagusstriktur nach Verätzung. Zbl. Chir. **1919**, Nr 33.

SALZER (1): Frühbehandlung der Speiseröhrenverätzung. Wien. klin. Wschr. **1920**, Nr 15; **1923**, Nr 16. — DERSELBE (2): Behandlung der Speiseröhrenverätzung. Wien. klin. Wschr. **1925**, Nr 11. — SALZER, H.: Frühbehandlung der Speiseröhrenverätzungen. Arch. klin. Chir. **133** (1924). — SANVOIX-THURY: Rev. Méd. de la Suisse romande **1918**, Nr 6. — STRAUSS: Berl. klin. Wschr. **1904**. — STREIT: Korresp.bl. Schweiz. Ärzte **1915**.

TELEKY: zit. nach HEINDL jun.

VOLPE: Internat. Zbl. Laryng. **1914**. (Klinik MASSEI, Neapel.)

WESSELY: Hochgradige Stenosierung des Oesophagus. Behandlung mit einem unendlichen Bougie neuer Konstruktion. Wien. laryng.-rhinol. Ges., Sitzg. v. 11. März **1926**. — v. WILDENBERG: A propos de brûlure de l'oesophage. Congr.-Ann. Soc. belge, d'oto-, rhinolaryngol. Gaud 28. 6. 1924. — WINTER: Diss. Göttingen 1910. — WYSS: zit. nach RIDDER. Die Erkrankungen der Speiseröhre. KRAUS u. BRUGSCH: Spez. Pathol. u. Therapie inn. Krankheiten. **5**, 147.

ZACHARIAE: Hospitalstidende **1914**, 57.

VI. Die Verengerungen des Oesophagus.

Von

F. Haslinger-Wien.

Mit 23 Abbildungen.

Unter den Erkrankungen des Oesophagus sind die Verengerungen desselben die häufigsten und die klinisch wichtigsten. Eine Einengung des Lumens der Speiseröhre kann durch die mannigfaltigsten Ursachen bedingt sein, so daß es zweckmäßig erscheint, dieselben ihrer Entstehungsweise nach in Gruppen einzuteilen. Im allgemeinen unterscheidet man Verengerungen, die durch a) Verstopfung des Lumens zustande kommen (Obturationsstenosen), z. B. durch Fremdkörper (siehe diese) oder durch Neubildungen (Polypen), b) Verengerungen, die durch den Druck erkrankter, vergrößerter oder verschobener Nachbarorgane entstehen (Kompressionsstenose), c) Verengerungen, deren Ursachen in einer Erkrankung der Oesophaguswand selbst gelegen sind und die im eigentlichen Sinne als Strikturen zu bezeichnen sind. Die Strikturen des Oesophagus werden unterschieden in angeborene (siehe Mißbildungen), in spastische (siehe Neurosen), in entzündliche (Entzündungen), und in die aus ihnen in der Regel hervorgehenden narbigen Stenosen und in die durch Tumoren bedingten neoplastischen.

Im folgenden werden nun die Stenosen des Oesophagus, insofern sie durch Neubildungen, durch Narben und durch Kompression bedingt sind, besprochen.

Die Neubildungen des Oesophagus.

Die Neubildungen zerfallen in zwei große Gruppen, in die gutartigen und die bösartigen.

Die gutartigen Neubildungen des Oesophagus.

Die Stenosen des Oesophagus, soweit sie durch gutartige Neubildungen hervorgerufen werden, sind an sich selten und von nur geringer praktischer Bedeutung, da die einen unter ihnen, und zwar gerade die relativ häufigeren keinerlei Funktionsstörung verursachen, die anderen wieder, die zu ausgesprochenen Beschwerden Anlaß geben, zu solchen Raritäten gehören, daß sie nur ganz vereinzelt beobachtet werden. Zu den gutartigen Neubildungen zu rechnen sind 1. die Papillome, 2. Cysten, 3. Fibrome, 4. Myome, (Leiomyome oder Fibromyome), 5. Lipome. Alle diese Neubildungen können verschiedene Gestalt und Größe haben, von gelappter oder mehr glatter Oberfläche sein. Ragen sie ins Lumen der Speiseröhre vor, so nehmen sie nicht selten eine gestielte Form an und werden seit jeher als Polypen bezeichnet. Damit soll natürlich nur ihr makroskopisches Aussehen charakterisiert werden, ihre mikroskopische Untersuchung zeigt, daß sie vom histologischen Standpunkt den verschiedensten Geschwulstarten zuzurechnen sind und daß unter Umständen auch maligne Tumoren Polypenform annehmen können. Nach Krause dürfte der

Grund für die Ausbildung solcher Formen von Neubildungen in dem Druck der den Oesophagus passierenden Speisen, in der Schwere der Geschwulst und in den peristaltischen Bewegungen der Speiseröhre zu suchen sein.

Die Warzen der Speiseröhre, Verrucae oesophagi. Papillome.

Diesen Namen legen ZENKER und ZIEMSSEN Neubildungen der Schleimhaut bei, die denselben Bau wie gewöhnliche Warzen der äußeren Haut aufweisen und sehen darin einen Beweis für die Richtigkeit der von KLEBS betonten Analogie der Erkrankungen der Speiseröhre und der Haut. Diese Bildungen sind makroskopisch als nadelkopf- bis ungefähr linsengroße Erhebungen der Schleimhautoberfläche erkennbar. In der Regel ist das Epithel verdickt und weißlich verfärbt, so daß sie sich deutlich von den gesunden roten umgebenden Schleimhautpartien abheben. Diese Verdickung und Verfärbung ist wohl durch den chronischen Reiz bedingt, denen diese Gebilde ausgesetzt sind, und die man häufig auch bei den gleichartigen Neubildungen des Larynx zu beobachten Gelegenheit hat. Die mikroskopische Untersuchung ergibt, daß diese eben besprochenen Erhebungen durch Verlängerung der normalen Schleimhautpapillen und gleichzeitige Verdickung des Epithels mit vollkommener Erhaltung ihrer typischen Anordnung zustande kommen. ZENKER und ZIEMSSEN weisen auch darauf hin, daß sie einen sehr häufigen Befund bei der Obduktion älterer Personen darstellen und bald vereinzelt, bald in größerer Anzahl über den ganzen Oesophagus verteilt zu finden sind. Besonders häufig sollen sie bei chronischem Katarrh vorkommen, ohne aber dem Träger irgendwelche Beschwerden zu verursachen. LUSCHKA erwähnt ebenfalls Warzen mit zottenförmigen Auswüchsen und leitet ihre Entstehung von ähnlichen Ursachen ab. HAMBURGER beschreibt auch derartige Neubildungen, nur sind nach seiner Schilderung diese Wucherungen viel ausgesprochener und werden von ihm als carunkulöse Auswüchse bezeichnet.

Solche Papillome werden bei Tieren in viel stärkerer Entwicklung und Ausdehnung als beim Menschen vorgefunden (ZENKER, ZIEMSSEN, KRAUS). In dem von letzteren Autor abgebildeten Falle war die ganze Speiseröhre mit vielfach verzweigten, selbst einige Zentimeter langen Papillomen besetzt.

Gelegentlich können auch Kehlkopfpapillome über das Larynxinnere hinaus, in den Hypopharynx und in die Ringknorpelenge einwuchern (I. KUBO).

Cysten des Oesophagus.

Außer den eben beschriebenen Neubildungen finden sich nach den Angaben der pathologischen Anatomen nicht so selten Cysten des Oesophagus. Über die Art ihrer Enstehung gehen die Meinungen noch auseinander. Im allgemeinen kann man nach KAUFMANN zwei Gruppen unterscheiden: 1. die selteneren Flimmerepithelcysten. Sie finden sich gewöhnlich in der Höhe der Bifurkation, aber auch im unteren Abschnitt des Oesophagus und entstehen nach v. WYSS und ZAHN durch Abschnürung in embryonaler Zeit, als das Epithel noch flimmerndes Cylinderepithel war. In dem von WYSS beobachteten Falle lag die Cyste an der Hinterwand des Oesophagus, mehrere Zentimeter über der Kardia, glattwandig prall gespannt von der Größe eines mittleren Apfels. Den Inhalt bildete ein äußerst zäher, fest gallertiger, milchig getrübter Schleim. Die Innenfläche der Cyste war mit einem dicken weißen Belag ausgekleidet, der aus Detritusmasse bestand, die zum Teil unveränderte, zum Teil degenerierte Flimmerepithelien einschloß. Von WYSS hält sie für Abschnürungen, die in früher Fetalzeit entstanden sind, und glaubt, daß sie trotz des differenten Epithels doch dem Oesophagus angehörig zu betrachten sind. KRAUS findet Cystengeschwülste meistens zwischen der Bifurkation der Trachea und dem Oesophagus eingekeilt, meist nicht viel größer als eine Walnuß, von longitudinalen Muskelbündeln des Oesophagus überkleidet. Die Epithelbekleidung ist geflimmert, ihren Inhalt bildet eine schleimige Masse und desquamierte zylindrische Epithelien. Solche Flimmerepithelcysten werden auch von Zahn beschrieben, der eine von der Größe einer Mirabelle fand.

Flimmerepithelcysten können auch im Mediastinum vorkommen und werden von Bert und Fischer als „Oesophaguscysten" bezeichnet, während andere (Gold) sie von rudimentär cystisch angelegten Nebenbronchien ableiten und sie als „Bronchuscysten" bezeichnen. Auch mit Magenschleimhaut ausgekleidete Oesophaguscysten wurden beschrieben (Staehelin-Burghardt). In den oberen Anteilen der Speiseröhre finden sich nämlich Inseln von Magenschleimhaut, die Erosionen ähnlich sind, eine länglich rundliche Form und eine gelbliche Farbe haben und sich scharf von der Umgebung abheben. Die mikroskopische Untersuchung zeigt, daß sie mit Cylinder- und Plattenepithel bedeckt sind und oberhalb der Muscularis mucosae liegen. Nach Glinski lassen sie sich in 50% nachweisen, Eberth erklärt sie durch Verirrung von Magenepithel. Er fand eine fünfpfennigstückgroße, rundliche, scharf umschriebene Schleimhautpartie im unteren Anteil des Oesophagus, die makroskopisch als oberflächliche Erosion imponierte. Mikroskopisch fand sich an dieser Stelle ein Ersatz des geschichteten Pflasterepithels durch Cylinderepithel und weiter in der Tiefe schlauchförmige Schleimdrüsen, analog denen wie sie im Magen zu finden sind. Sie werden als „glanduläre Erosionen" bezeichnet. Solche wurden auch von H. Hildebrand, Lubarsch und A. W. Hewlett gefunden. Solche glanduläre Erosionen sehen übrigens traumatischen sehr ähnlich, so daß ihre Beurteilung im Ösophagoskop unter Umständen zu Verwechslungen Anlaß geben könnte.

Schaffer nennt diese Inseln „obere kardiale Oesophagusdrüsen" und ist der Ansicht, daß sich das in früheren Stadien indifferente Oesophagusepithel an diesen Stellen nicht in flimmerndes Cylinderepithel, sondern in Drüsenepithel verwandelt.

Von diesen Magenschleimhautinseln gehen manchmal kleine Cysten aus (Nakamura).

Zahn hält alle Flimmerepithelcysten des Oesophagus für kongenitale Bildungen, während J. Schaffer der Meinung ist, daß die des Oesophagus zu der nunmehr zu besprechenden Gruppe von Cysten, den Retentionscysten, zuzurechnen wären. Bei ihrer Bildung spiele die Sekretstauung, die durch den engen Ausführungsgang begünstigt wird, eine große Rolle. Rückert hält die Ansicht Schaffers, daß es sich um Retentionscysten handelt, für nicht richtig, während ihr Hewlett beipflichtet.

Die Retentioncysten des Oesophagus.

Kleine Cysten entstehen nicht selten von den Schleimdrüsenausführungsgängen und finden sich hauptsächlich im oberen Oesophagusanteil. Sie liegen in der Submucosa, wölben die Schleimhaut hügelig vor, und sind gewöhnlich höchstens erbsengroß. Meist enthalten sie eine klare, farblose, fadenziehende Flüssigkeit. In der Regel ist nur eine oder ein paar, gelegentlich auch eine größere Anzahl vorhanden (Zenker-Ziemssen). In einzelnen Fällen erreichen sie die Größe einer Haselnuß (Klebs), ja selbst eines Taubeneies (Stoeber, Buttenwieser).

Fibrome des Oesophagus.

Die häufigsten Geschwülste des Oesophagus stellen neben den malignen Neoplasmen die Fibrome dar. In der Regel treten sie als gut begrenzte Tumoren von erbsen- bis haselnußgröße auf, die die Schleimhaut polsterförmig vorwölben und meistens weiche oder elastische Konsistenz besitzen. Manchmal sind sie auch gelappt und an der Oberfläche ulceriert. Diese scharf begrenzte Form soll nach der Ansicht KÖRNERs nur das Frühstadium des Fibroms darstellen, da sie sich später regelmäßig in gestielte Geschwülste verwandeln. FAHR beschreibt ein riesiges gestieltes Fibrom das mit flachem Stiel am Speiseröhreneingang inserierte und bis zur Kardia hinabreichte. In ZEHBEs Falle handelte es sich um ein Fibrom von 30 cm Länge und Gestalt einer Gurke mit oberflächlicher Ulceration, das an der Vorderwand der Speiseröhre entsprang. Auch in dem von NEPVEU mitgeteilten Falle, bei welchem 2 Polypen von je 6 und 12 cm Länge gefunden wurden, dürfte es sich um Fibrome gehandelt haben. Sie sind gewöhnlich ziemlich gefäßreich. Ihren Mutterboden gibt das periösophageale Bindegewebe, die Fascia praevertebralis, das Periost der Wirbelsäule, das Perichondrium des an der vorderen Seite der Speiseröhre gelegenen Teiles des Ringknorpels, oder der Bindegewebsanteil der Submucosa und der Muscularis des Oesophagus ab.

Myome des Oesophagus.

Neben den Fibromen kommen im Oesophagus nicht selten Myome zur Beobachtung, die von der Muscularis ausgehen (Abb. 1). In der überwiegenden Mehrzahl der beobachteten Fälle waren es Leiomyome, seltener Rhabdomyome. Sie können entweder die äußere oder die innere Wand der Speiseröhre vorwölben. EBERTH fand bei einer älteren Patientin, die keine darauf deutenden Symptome im Leben gezeigt hatte, unmittelbar über der Kardia ein von der Ringmuskelhaut ausgehendes 9,1 cm langes, 11,9 cm breites, 3,5 cm dickes reines Myom, das den Oesophagus halbringförmig umfaßte und nur die vordere Wand frei ließ.

FAGGE beobachtete ein 2 cm langes und 1 cm dickes unterhalb der Trachea gelegenes Myom, dessen Träger nie über Dysphagie geklagt hatte.

Die Myome kommen auch multipel vor, wie der von PICHLER beschriebene Fall zeigt. Er fand 12 dicht aneinander liegende Myomknötchen. Auch TSCHLENOW erwähnt einen Fall, bei dessen Obduktion 7 voneinander getrennte Leiomyome gefunden wurden.

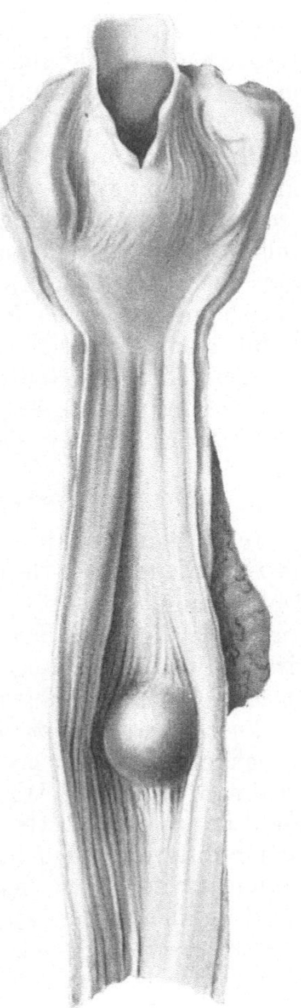

Abb. 1. Myom des Oesophagus. Präparat des Pathol.-anatom. Instituts Wien.

R. WOLFENSBERGER bildet einen Fall von Rhabdomyom der Speiseröhre bei einem 75 jährigen Manne ab. Der Tumor ging aus der Submucosa der unteren Partien des Oesophagus hervor und bestand aus einem breitfaserigen, warzigen oberen Anteil und einem polypös pendulierenden unteren Abschnitt, der bis in den Magen hineinragte und die Kardia ventilartig verschloß. Unterhalb der Kardia nach rechts von der kleinen Kurvatur, fand sich ein kleiner, pflaumengroßer Tumor, der als Lymphdrüsenmetastase aufgefaßt wird, was auf einen maligneren Charakter der Geschwulst hinweist. Ähnliche Tumoren wurden auch unter dem Namen Myosarkom oder Rhabdomyosarkom zu den bösartigen Geschwülsten gerechnet. In dem Falle ANITSCHKOVs handelte es sich um ein hühnereigroßes Myom in den äußeren Schichten der Speiseröhre und einen bohnengroßen Tumor, der den Oesophagus in Form eines fast geschlossenen Ringes umfaßte. Milovanovic berichtet über mehrere Fälle von Leiomyomen, von denen eines gänseeigroß über der Kardia saß und ein 2 cm dickes Divertikel enthielt.

Lipome des Oesophagus.

Lipome gehören wohl zu den seltensten Geschwülsten des Oesophagus. In ihrer Form gleichen sie den Fibromen, sie bilden entweder kugelige scharf begrenzte Tumoren, können aber auch wie die anderen Geschwülste des Oesophagus eine gestielte (Polypen-) Form annehmen. Relativ häufig treten sie als Mischgeschwülste auf (Fibrolipome, Lipomyome). Goerke entfernte bei einem 79 jährigen Mann ein 30 cm langes Lipom des Hypopharynx. Levy berichtet über einen Fall von symmetrischer Lipomatose des ganzen Körpers, der an Stenosenerscheinungen des Oesophagus litt. Es kam zum spontanen Erbrechen von vollkommenen Ausgüssen des Oesophagus, die sich als Lipome erwiesen. Bei demselben Falle hatte Gottstein mehrere Jahre vorher auf ösophagoskopischen Wege Tumoren an der Kardia festgestellt, die als Lipome imponierten. Tobler glaubt nach Durchsicht der einschlägigen Literatur daran zweifeln zu müssen, daß die früher mitgeteilten Fälle wirkliche Lipome waren und behauptet, daß der von ihm mitgeteilte Fall einer 7 cm langen spindelförmigen Geschwulst an der Bifurkation als erstes, sicher beobachtetes Lipom der Speiseröhre anzusehen ist.

Seltenere gutartige Geschwülste.

Außer den erwähnten gutartigen Geschwülsten soll auch *Schilddrüsengewebe* die Grundlage eines Oesophagustumors abgeben können. Die einzige derartige Beobachtung stammt von Whale. Der ungefähr kirschgroße, breitgestielte Tumor, lag an der Hinterwand des Oesophagus in der Höhe des zweiten Brustwirbels. Die Abtragung wurde mit schneidender Zange vorgenommen und die angeschlossene histologische Untersuchung ergab reines Schilddrüsengewebe.

Einen *myxomatösen Tumor* im unteren Oesophagusabschnitt sah Abrand.

Schließlich wären noch die seltenen Fälle von *Adenomen* des Oesophagus zu erwähnen. Der von Weigert beschriebene Tumor inserierte an der vorderen Wand im unteren Drittel des Oesophagus. Es war eine längsovale, $3^1/_2$ cm lange, 2 cm breite und 1 cm hohe Geschwulst, welche nach unten in einen dünn gestielten birnförmigen, haselnußgroßen Anhang überging und aus zahlreichen, mit Cylinderepithel ausgekleideten Hohlräumen in einem bindegewebigen Stroma bestand. Nach der Meinung Weigerts dürfte es von den Schleimdrüsen ausgegangen sein.

Polypen.

Wie schon vorher erwähnt, können alle Tumoren des Oesophagus, sobald sie ins Lumen vorragen, die Gestalt einer gestielten Geschwulst annehmen, die man seit jeher als Polypen bezeichnet. Die ersten Publikationen über Polypen, die gelegentlich von Obduktionen gefunden wurden, stammen schon aus dem Ende des 17. Jahrhunderts. Die Größe ber Polypen variiert innerhalb großer Grenzen. So werden gestielte Geschwülste von der Größe einer Erbse bis Apfelgröße beschrieben. Nebenstehende Abbildung (Abb. 2) zeigt das Präparat eines von Rokitansky beobachteten Falles von enormer Polypenbildung des Oesophagus. Auch ihre Form ist sehr verschieden. Die kleineren sind gewöhnlich mehr kugelig, sobald sie aber an Größe gewinnen, nehmen sie eine birn- oder flaschenförmige Gestalt an. Minskis Patient hatte eine gestielte Geschwulst von 15 cm Länge, Zehbe berichtet über ein polypöses Fibrom von der Gestalt und Größe einer Gurke, das an der Vorderwand der Speiseröhre entsprang und 30 cm lang war. Simonds berichtet über ein armdickes Fibromyom, das die ganze

Speiseröhre ausfüllte. Der Stiel inseriert meistens an der Hinterfläche des Ringknorpels, also im Oesophaguseingang, seltener entspringen sie an tieferen Abschnitten, wie an der Bifurkation oder der Kardia. Als wirkliche Oesophagus-
polypen sind nur jene Fälle aufzufassen, bei denen der Ursprung tatsächlich
von der Oesophaguswand ausging und nicht, wie manchmal, der Stiel im Pharynx
inseriert und der herabhängende Tumor
beim Schlingen in den Oesophagus wandert
und selbst bis zur Kardia hinabgleiten
kann. Die letztere Art der Polypen ist
eigentlich den Pharynxpolypen zuzurechnen. Da die Polypen meist aus der
Submucosa oder der Muscularis hervorgehen, sind sie mit Schleimhaut bedeckt
und somit von glatter Oberfläche. Bei
längerem Bestand kann die Oberfläche
aufgerauht werden und sogar tiefe Ulcerationen aufweisen. Die Polypen entwickeln sich meist erst im höheren Alter
und wurden häufiger bei Männern als bei
Frauen beobachtet. Ihr Wachstum ist in
der Regel ein sehr langsames, doch sind
auch Fälle mit einer verhältnismäßig
raschen Größenzunahme (6 Monate) mitgeteilt (SCHENDRIKOWSKI).

Was den mikroskopischen Bau der
Polypen anlangt, so findet man in der
Mehrzahl der Fälle Fibrome, doch können
auch alle anderen Arten von Tumoren eine
gestielte Form annehmen, wie Myome,
Lipome und die verschiedenen gutartigen
Mischgeschwülste. WEIGERT beschreibt
einen Fall Adenoma polyposum. Gelegentlich können auch maligne Geschwülste in
Polypenform auftreten (siehe später unter
bösartige Geschwülste).

Symptomatologie der gutartigen Neubildungen.

Bei den gutartigen Tumoren fehlen
häufig Erscheinungen, die auf eine Erkrankung des Oesophagus schließen lassen.
Es ist nun ohne weiteres leicht verständlich, daß kleine Neoplasmen ohne Stö-

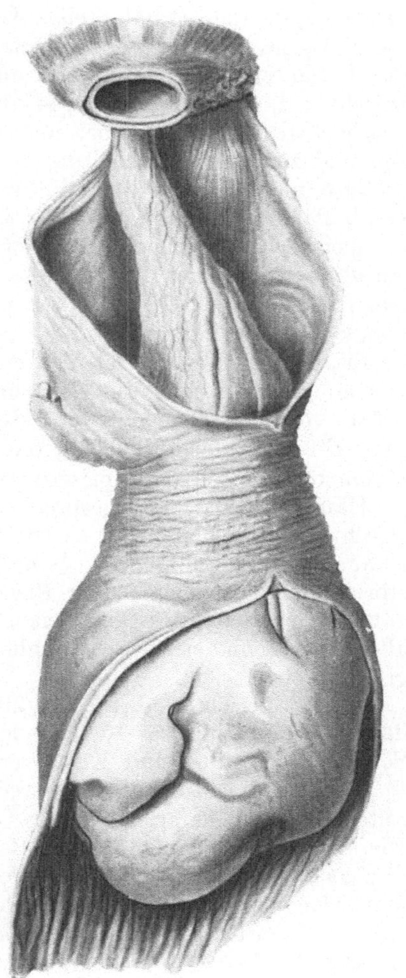

Abb. 2. Polyp des Oesophagus.
Präparat des Pathol.-anat. Instituts Wien.

rungen zu verursachen, bestehen können, da keine nennenswerte Einengung
des Lumens erfolgt. Aber selbst bei größeren Tumoren bestehen nicht selten
keine oder nur sehr geringfügige Beschwerden. Letztere äußern sich im allgemeinen in einer leichten Verlangsamung der Passage fester Nahrung. In
der Symptomatologie der gutartigen Tumoren kann man häufig die von anderen
Speiseröhrenerkrankungen z. B. Kompressionsstenosen, bekannte Erscheinung
beobachten, daß die Folgen eines Passagehindernisses fast vollkommen vermißt
werden, obwohl sie nach dem anatomischen Verhalten der Geschwulst zu erwarten wären. Solange nämlich die Affektion nicht die ganze Wand des Oesophagus ergriffen hat und noch ein Teil der Circumferenz ausdehnungsfähig ist,

gleitet der Bissen leicht an dem Hindernis vorbei (siehe Fall Eberth unter Myomen). Unterstützend wirkt in dieser Hinsicht die nicht selten vorhandene ampullenförmige Erweiterung der Speiseröhre an der Stelle des stenosierenden Tumors.

Nicht immer werden die gutartigen Geschwülste beschwerdelos vertragen, in manchen Fällen sind sie die Ursache mehr oder weniger ausgeprägter Störungen in der Deglutition, so daß breiige Kost nur langsam hinabgleitet, oder überhaupt nur Flüssiges passiert. Die Folge davon ist eine Abmagerung und Unterernährung des Patienten, die in extremen Fällen sehr hohe Grade annehmen kann. So berichtet J. Kubo bei einem 44 jährigen Mann einen daumenendgroßen Tumor der höckrig, scharf begrenzt und lang gestielt, am Eingange der Oesophagus saß und ziemlich beträchtliche Schluckstörungen verursachte. Die Abtragung erfolgte mit kalter Schlinge auf direktem Wege. Die histologische Untersuchung ergab Papillome. Nach weiteren 3 Monaten konnte er von der gleichen Stelle ein gleich großes Neugebilde entfernen, ein halbes Jahr später entwickelte sich daselbst ein größerer Tumor, dessen neuerliche Untersuchung Carcinom ergab. Auch in einem von Hutchinson publizierten Falle von Myom, das den Oesophagus halbringförmig umfaßte, waren klinisch deutliche Stenoseerscheinungen in Bifurkationshöhe. Auch der Patient Grünbergers, der mittels Ösophagoskopie ein ringförmig die Oesophaguswand umfassendes Leiomyom vorfand, litt an stärkerer Dysphagie und Stechen hinter dem Sternum. Hall berichtet über ein 17 jähriges Mädchen, das an Inanition starb, da ein diffuses Fibromyom das Lumen der Speiseröhre vollständig unwegsam machte.

Häufiger und viel ausgesprochener als bei den ungestielten Tumoren treten Beschwerden mannigfacher Art bei polypenförmigen Neubildungen auf. Vorerst ist auch hier die Behinderung beim Schlucken solider Nahrung. Die Deglutitionsstörung nimmt jedoch in der Regel an Intensität zu. Nicht selten kommt es zum Regurgitieren des Genossenen und schließlich können die Patienten wegen absoluter Behinderung des Schluckens an vollkommenem Kräfteverfall zugrunde gehen.

Simons berichtet über einen 39 jährigen Mann, bei dem ein wurstförmiges, den ganzen Oesophagus ausfüllendes, vorderarmdickes Fibromyom zunehmende Schlingbeschwerden und Kräfteverfall verursachte.

Abgesehen von den Schlingbeschwerden werden auch außerhalb der Mahlzeiten Klagen über Fremdkörper-, Würg- und Druckgefühl im Halse angegeben. Die Schmerzen können in den Rücken ausstrahlen und werden bei tieferem Sitz sogar in die Magengegend verlegt. Liegt die Basis des Polypen in der Ringknorpelenge, so kann derselbe durch Würgbewegungen oder Erbrechen nach oben befördert werden und sein freies Ende im Rachen zu liegen kommen. Bei entsprechender Länge können sie selbst zum Munde heraushängen. So publiziert Monro einen Fall, dessen Präparat im anatomischen Museum zu Edinburgh aufbewahrt ist, der durch künstlich erzeugte Brechbewegungen, zuweilen auch durch Husten ein festes, fleischiges, aus vier, durch eine gemeinsame Wurzel verbundene Lappen bestehendes Gewächs bis zu den Vorderzähnen heraufwürgen konnte. Breganzatos Patient konnte durch Würgen polypoide Massen im Pharynx zum Vorschein bringen, die, wie die spätere Abtragung durch das Ösophagoskop zeigte, das freie Ende eines enormen fibrolypomatösen Polypen darstellten. An einem ungewöhnlich langen Polypen litt der Patient Minskis, der mehrere Zentimeter aus dem Munde heraushing. Bei diesen krampfhaften Anstrengungen während des Hochbringens des Polypen, kann derselbe abreißen (Vater, Levy) oder vom Kranken abgebissen werden. Neben der erwähnten Behinderung der Deglutition können infolge gutartiger Geschwülste für den Patienten auch noch Gefahren durch Atemstörungen auftreten. Lund sah z. B.

bei einem 1 Monate alten Kinde eine starke Kompression des Larynx durch eine Cyste, deren Punktion erfolglos blieb. In dem von STOEBER beschriebenen Falle verursachte eine Cyste bei einem kleinen Kinde eine Trachealstenose, wobei die Luftröhre nach rechts verschoben und säbelscheidenartig zusammengedrückt war. Während die nicht gestielten Geschwülste durch Kompression der Luftwege eine mehr oder weniger konstante Stenose bedingen können, tritt durch die gestielten häufig eine plötzliche Dyspnoe dadurch auf, daß sie beim Hochtreten den Eingang des Larynx überlagern, oder in denselben aspiriert werden. Unter solchen Umständen kann der Träger solcher Polypen einer plötzlichen Asphyxie erliegen (WOLF, STOERK).

Diagnose der gutartigen Neubildungen.

Die für die Diagnose der gutartigen Tumoren in Betracht kommenden Untersuchungsarten sind im allgemeinen dieselben Methoden, die bei der Diagnostik der Oesophaguserkrankungen überhaupt Verwendung finden.

Die Inspektion und Palpation wird in den meisten Fällen negative Resultate ergeben. Bisweilen mag es gelingen, den Polypen auf einer Halsseite als tiefsitzende, von der Glandula thyreoida wohl zu unterscheidende Geschwulst unbestimmter Form nachzuweisen und zu verschieben. In solchen Fällen kann leicht eine Verwechslung mit Divertikel unterlaufen. Polypen und Divertikel können allerdings durch Verlagerung, letztere außerdem auch noch durch Expression zum Verschwinden gebracht werden, wobei es zum Hochbringen von Speiseresten kommt. Bei hohem Sitz können evtl. die Finger, bei bimanuellem Vorgehen den Polypen aufnehmen und denselben dem Gesicht zugänglich machen. Letzteres kann auch ohne solche Manöver eintreten, dadurch, daß der Polyp durch Herbeiführung eines Brechaktes in den Mund geschleudert wird.

Was die *Sondierung* der Speiseröhre anlangt, so muß man sich vor Augen halten, daß selbst bei großen Tumoren die Sonde anstandslos in den Magen passieren kann. Diese Tatsache wird nicht sonderlich wundernehmen, da wir ja wissen, daß auch feste Speisen ohne Störung vorbeigleiten können, solange noch ein Teil der Circumferenz der Oesophaguswand normal geblieben ist.

In allen Fällen wird man vorerst die *Röntgenuntersuchung* heranziehen, die bei größeren Tumoren Aufschlüsse über den Sitz und die Ausdehnung der Geschwulst zu geben imstande sein wird. Kleinere Neubildungen allerdings können leicht der Beobachtung entgehen.

Den verläßlichsten und genauesten Befund gibt wohl auch hier sowie bei den malignen Tumoren der Speiseröhre, die *Ösophagoskopie*. Bevor man diese ausführt, wird man eine exakte laryngoskopische Untersuchung vornehmen. Diese, sowie die von v. EICKEN angegebene Hypopharyngoskopie kann in denjenigen Fällen, in denen die Ursprungsstelle des Tumors im Hypopharynx oder in der Ringknorpelenge sitzt, wertvolle Aufschlüsse geben. Die direkte Untersuchung mit dem Rohr wird häufig auch dann, wenn noch kein deutliches Hindernis beim Schlingen besteht und die radiologische Untersuchung negativ ausfällt, die pathologische Veränderung des Oesophagus feststellen lassen. Aber auch selbst dann, wenn es gelingt röntgenologisch den Sitz und den Grund der Stenose zu eruieren, wird die Ösophagoskopie eine wertvolle Ergänzung des Befundes liefern, da sie Auskunft über die Beschaffenheit der Oberfläche, Farbe und Konsistenz zu geben vermag und uns durch Vornahme einer Probeexcision in die Lage versetzt, den histologischen Bau der Geschwulst zu bestimmen. MORELL MACKENZIE dürfte als erster (1880) eine gutartige Speiseröhrenbildung, und zwar einen Polypen bei einer 27jährigen Frau mittels Ösophagoskopie diagnostiziert und operiert haben. Der Polyp saß in der Ringknorpelenge, war von der Größe einer Maulbeere, oval und durchscheinend. Über einen weiteren Fall berichtet auch v. Hacker. Er sah eine etwa erbsengroße, von normaler Schleimhaut überzogene, derbe, gestielte Geschwulst an der hinteren Wand des Oesophagus, in Bifurkationshöhe. Harmer fand einen kirschgroßen Tumor in der Ringknorpelenge, der sich während der Ösophagoskopie loslöste und vom Patienten geschluckt wurde. In beiden letzterwähnten Fällen dürfte es sich um Fibrome gehandelt haben. Auch Karl Morelli sah bei einer 27jährigen Frau links von der Kardia eine kirschgroße, breitbasig aufsitzende Geschwulst, bei einem 56jährigen Mann in gleicher Höhe eine haselnußgroße.

Die Annahme, daß man es mit einer gutartigen Neubildung zu tun hat, erscheint berechtigt, sobald man einen Tumor von regelmäßiger Form und glatter Oberfläche vorfindet, oder einen deutlichen Stiel nachweisen kann. Eine Diagnose jedoch, die sich nur auf das makroskopische Aussehen stützt, ist immer mit gewisser Reserve aufzunehmen, da die Unterscheidung gegenüber malignen Neubildungen schwierig sein kann. So erwähnt Stark, daß er gelegentlich einer Ösophagoskopie eine kleine, gestielte Geschwulst vorfand, die er zunächst als Polyp diagnostizierte, eine Diagnose die er jedoch bald umstoßen mußte, da es sich später zeigte, daß es sich um ein Carcinom handelte. Über ähnliche Erfahrungen berichten auch Gottstein und Morelli.

So wie ein bösartiger Tumor, der eine gestielte Form und glatte Oberflähre hat, eine gutartige Geschwulst vortäuschen kann, kann es auch vorkommen, daß ein breithalsiger, gutartiger Tumor dessen Oberfläche ulceriert ist, für ein malignes Neoplasma angesehen wird. Zwei derartige Fälle beschreibt Lotheissen, der zwar keine Probeexcision vornahm, aber aus der Tatsache, daß die Patienten noch viele Jahre nach der ösophagoskopischen Untersuchung gesund waren, den Schluß zieht, daß es sich um einen solchen erodierten gutartigen Tumor handelte.

Zur volkommenen Sicherstellung der Diagnose ist somit neben der endoskopischen Besichtigung auch die Entnahme eines Geschwulstpartikelchens zur mikroskopischen Untersuchung nötig. Letztere allein wird in zweifelhaften Fällen Aufschluß über die Natur des Tumors zu geben vermögen.

Therapie der gutartigen Neubildungen.

In einzelnen der in der Literatur angeführten Fälle von Polypenbildung wurde die Geschwulst in die Mundhöhle heraufgewürgt, wobei sie entweder abriß oder aber vom Patienten abgebissen wurde (Vater). Dies ereignet sich gewöhnlich nur bei verhältnismäßig langen Polypen, mit hoher Insertion. Kommt der Polyp durch einen Brechakt im Munde zum Vorschein, so kann er mit der Zange gefaßt, am Stiel ligiert oder mit der Schere abgetragen werden (Dallas, Roeser, Middeldorpf, Koch). Auch die kalte Schlinge kann dazu verwendet werden (Schendricowski). Lotheissen hält die galvanokaustische Behandlung für die gesicherte Methode, weil dabei stärkere Hämorrhagien vermieden werden können. Mackenzie entfernte einen kleinen Polyp, der in der Ringknorpelenge des Oesophagus saß, mittels einer Zange durch das von ihm angegebene Ösophagoskop, das die Besichtigung des Oesophagus auf indirektem Wege gestattete. Zur Entfernung tiefer sitzender Tumoren hat Lotheissen die direkte Entfernung unter Leitung des Ösophagoskops empfohlen. Er geht dabei so vor, daß er den Tumor mit einer Zange, die nach Art einer Fremdkörperpinzette gebaut ist, faßt und dann mit der galvanokaustischen Schlinge oder mit dem Messer abträgt. In der Literatur sind eine Anzahl von Fällen beschrieben, in denen Polypen durch das Ösophagoskop entfernt wurden (Waller, K. Morelli). Letzterer hat für die Probeexcision und Abtragung ein eigenes Instrument angefertigt. Breganzato hat den schon vorher erwähnten fibrolipomatösen Polypen mit kalter Schlinge abgetragen. Die zur Kontrolle einige

Zeit nachher ausgeführte Ösophagoskopie zeigte, daß die Abtragung eine vollkommene war. Manchmal kommt es trotz operativer Entfernung zu Recidiven, wie in den von MONRO angeführten Fall. Bei höherem Sitz des Tumors und gleichzeitiger Kompression der Luftwege wird man durch Tracheotomie Erleichterung verschaffen können (MONRO). Diese auszuführen wird sich auch in jenen Fällen als vorteilhaft erweisen, in denen die Geschwulst durch Überlagerung des Kehlkopfes Atemnot verursacht (DALLAS). Größere operative Eingriffe wie Laryngofissur, Pharyngotomie usw. werden sich evtl. als notwendig erweisen bei Neubildungen, die mit einem breiten Stiel aufsitzen und von großem Gefäßreichtum sind. Siehe Kapitel „Operationen am Oesophagus".

Maligne Tumoren.

Die bösartigen Neubildungen des Oesophagus sind entweder Sarkome oder Carcinome. Erstere werden relativ selten angetroffen und stehen an Häufigkeit weit hinter den Carcinomen zurück.

Sarkome des Oesophagus.

Primäre Sarkome sind an sich selten, bevorzugen das männliche Geschlecht, besonders im höheren Alter und haben ihren Sitz meist im unteren Drittel. Eine Ausnahme bezüglich des Alters bildet der Patient STEPHANS, ein vierjähriger Knabe, bei dem im unteren Drittel des Oesophagus ein Lymphosarkom vorgefunden wurde. LOTHEISSEN fand unter den 38 bisher beschriebenen Fällen von Sarkomen des Oesophagus nur 6 weibliche Patienten.

Was das makroskopische anatomische Verhalten anlangt, so können wir nach H. STARK zwei Arten unterscheiden: 1. Eine ziemlich scharf umschriebene, geschwürige oder polypöse Form, die sich in ihrer Wachstumstendenz mehr an das Mutterorgan hält und wenig Neigung zu sekundärer Verbreiterung zeigt. 2. Die mehr diffuse wenig umschriebene Form, die große Tendenz zum Wachstum aufweist, rasch zerfällt und frühzeitig zur Metastasenbildung führt, weshalb sie auch viel maligner als die erstbeschriebene Form ist. STARK selbst beschreibt zwei Fälle aus eigener Beobachtung und stellt außerdem noch sieben Fälle aus der Literatur zusammen.

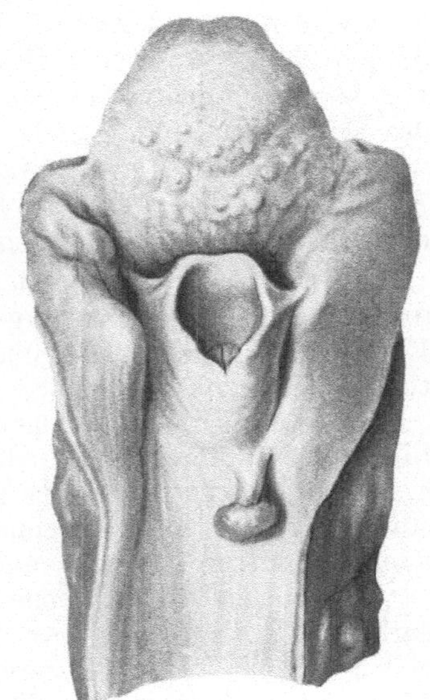

Abb. 3. Sarkom des Oesophagus (gestielt). Präparat des Pathol.-anat. Instituts Wien.

Ragt die Geschwulst in das Lumen des Oesophagus vor, so kann sie gestielte Form annehmen. Solche Polypen wurden von OGLE, KRAUS, ALBRECHT und PAGET beschrieben. In dem nebenan abgebildeten ALBRECHTschen Falle lag der Ursprung am unteren Schildknorpelrand (Abb. 3), im PAGETschen gab ein Aryknorpel die Insertionsstelle ab. Nach HACKER nehmen die mehr circumscripten Formen häufig ihren Ausgang an der vorderen Wand, was entwicklungsgeschichtlich so zu erklären sei, daß an dieser Stelle am leichtesten embryonale Einschlüsse zustande kommen. Im Gegensatz zu der eben beschriebenen circumscripten Form kommt es bei der diffusen zur Infiltration größerer Bezirke des Oesophagus (6—17 cm), in einzelnen Fällen wurde sogar ein ganzer Oesophagusabschnitt von der Geschwulst ergriffen gefunden.

Das Wachstum kann verschieden schnell erfolgen. C. v. Eicken erwähnt, er habe den Eindruck gewonnen, daß die langsam wachsenden Geschwülste eine beträchtliche Größe erreichen können und weniger rasch zerfallen, als die wuchernden und zu Ulceration neigenden. Bei den ersteren sei das Auftreten polypenartiger, manchmal sogar gestielter Gebilde fast immer zu konstatieren, während die schnell zur Jauchung führenden Sarkome diese Erscheinung vermissen lassen. Die Neigung zu degenerativen Veränderungen, zur Nekrotisierung und Ulceration ist beim Oesophagussarkom jedenfalls eine ziemlich große. Durch das meist von der Submucosa ausgehende und gegen das Lumen fortschreitende Wachstum der Sarkome wird die meist nicht primär erkrankte Schleimhaut sekundär durch Ernährungsstörung und mechanische Dehnung geschädigt, oder aber sie wird durch den auf sie übergreifenden Zerfall der Neubildung ulceriert (v. Hacker).

Außer durch die in der Oesophaguswand selbst entstehenden primären Sarkome können Verengerungen der Speiseröhre auch dadurch zustande kommen, daß Sarkome aus den umgebenden Nachbarorganen in den Oesophagus einwuchern (sekundäre Sarkome). So beschreibt Körner ein Sarkom, das vom Zungenbein ausging und auf das Gewebe des Oesophagus übergriff. Bei Lymphosarkomatose der Bronchialdrüsen und Übergreifen des Neoplasmas auf das Mediastinum kann der Oesophagus fixiert, komprimiert und verengt werden. So bildet Kundrat einen Fall von Lymphosarkom ab, wo neben einem apfelgroßen Tumor unter der Bifurkation der Trachea mit Verschluß des rechten Unterlappenbronchus ein nußgroßer Knoten in der gleichen Höhe in der Wand des Oesophagus mit Erhaltung der Schleimhaut zur Entwicklung gekommen war. In einem zweiten Fall war der Oesophagus vom Lymphosarkom umscheidet. Auch Schlagenhaufer erwähnt zwei Fälle von sekundärem Lymphosarkom des Oesophagus, die ihren Ausgang von den bronchialen Lymphdrüsen nahmen.

Das Sarkom des Oesophagus kann seinen Mutterboden verlassen und auf die umgebenden Nachbarorgane übergreifen. Auf diese Weise kommt es zu Einbrüchen in die Lunge mit konsekutiver Pneumonie, zu Pleuritis, zu Affektionen des Perikards und Perforationen in die Luftwege.

Metastasen finden sich gewöhnlich bei den mehr diffusen, sarkomatösen Infiltrationen, während sie in der Regel in solchen Fällen vermißt werden, wo es sich um circumscripte oder polypöse Tumoren handelt. Kommt es zur Metastasierung, so erfolgt sie zunächst in den regionären Drüsen, gelegentlich aber auch in inneren Organen, oder in den Knochen.

Hinsichtlich des histologischen Baues wären zu unterscheiden, Rundzellensarkome (Roleston, Huismans, Stark, Wegener, Rosenbach) und Spindelzellensarkome. Unter letztere einzureihen sind die Fälle von Ogle, Nothaft, Brookbans, Donath (ein Fall), Borrmann, Ricke, v. Eicken. Auch Mischgeschwülste z. B. Rund- und Spindelzellensarkome wurden beobachtet. In mehreren Fällen (Chapmann, Brookbans, Albrecht) wird der alveoläre Bau der Geschwülste hervorgehoben. Frattin beschreibt ein Lymphangioendotheliom, das von dem Endothel der Lymphräume der Submucosa entstanden war. Auch Donath nimmt bei einem von ihm mitgeteilten knotigen, alveolär gebauten Endothelsarkom an, daß an dessen Entwicklung die Endothelien der Lymphbahnen beteiligt sind. Herxheimer fand 15 cm unter dem Ringknorpel einen schwammigen, zirkulären Tumor, der oberflächlich Nekrosen aufwies und dessen Stroma völlig dem Gewebe eines Spindelzellensarkoms glich, während der übrige Teil ein typisches Cancroidcarcinom war. Sommer beschreibt einen polypösen Tumor des Oesophagus, der mit einem verhältnismäßig schmalen Stiel an dessen Vorderwand in Bifurkationshöhe entspringt und sein Lumen fast vollständig ausfüllt. Die histologische Diagnose wurde auf Carcinosarkom mit Pigment-

und Muskeleinsprengungen gestellt. Ähnlich ist auch der Fall, der von Socin mitgeteilt wird.

Frangenheim sah bei einer 63jährigen Patientin nahe an der Kardia einen Plattenepithelkrebs mit Stenosebildung und über diesen ein polypöses, polymorphzelliges Sarkom.

Symptome bei Oesophagussarkom.

Die Dysphagie ist eines der konstantesten Symptome und hängt im wesentlichen von der Größe des Tumors ab. So ist es möglich, daß das Schlucken bei kleinen Tumoren nur ganz wenig oder gar nicht erschwert ist. Solange noch ein Teil der Speiseröhrenwandung frei von Tumorinfiltration ist, was in den Anfangsstadien ja zur Regel gehört, werden infolge der großen Dehnungsfähigkeit der normalen Oesophagusschleimhaut auch festere Ingesten anstandslos passieren. Erst bei fortschreitendem Wachstum treten die Symptome einer progressiven Schluckstörung ein, die allerdings durch Zerfall der Neubildung vorübergehend wieder an Intensität verlieren können. Häufig wird auch Nahrung und mit dieser Blut, Eiter oder nekrotische Tumorpartikelchen regurgitiert. In verhältnismäßig kurzer Zeit tritt Abmagerung und Kachexie auf. Diese eben erwähnten Symptome sind nun nicht für das Sarkom allein charakteristisch, da sie sich auch bei anderen Tumoren, besonders aber, wie wir später sehen werden, beim Carcinom finden. Dasselbe gilt auch für die häufig auftretenden Schmerzen, die nicht nur während der Deglutition, sondern auch unabhängig von der Nahrungsaufnahme sich einstellen und je nach dem Sitz entweder hinter dem Sternum oder gegen die Wirbelsäule, oder in die Rippen empfunden werden (Stark, v. Hacker), bei tieferer Lokalisation in der Magengegend sich fühlbar machen. Das Allgemeinbefinden wird beim Oesophagussarkom verhältnismäßig bald in Mitleidenschaft gezogen, besonders wenn es sich um die infiltrierende Form handelt. Es stellt sich dann frühzeitig Appetitlosigkeit, Inanition, Abmagerung und schließlich Kachexie ein. Mitunter scheinen das Wachstum und der Zerfall des Tumors, die dadurch bedingten Schmerzen und Komplikationen, sowie die Schlaflosigkeit die Kranken noch mehr herabzubringen als die Ernährungsstörung, so daß in den diesbezüglichen Beobachtungen wiederholt betont wird, daß Kranke, trotzdem sie noch immer Flüssiges zu sich nehmen konnten oder trotz genügender Nahrungszufuhr immer mehr verfielen (v. Hacker).

Diagnose des Oesophagussarkoms.

Obwohl keine absolut verläßlichen Symptone für das Vorliegen eines Sarkoms existieren, werden doch gewisse Krankheitserscheinungen die Vermutungsdiagnose eines derartigen Tumors rechtfertigen. So soll nach v. Hacker das Vorhandensein einer Art von Widerspruch zwischen den subjektiven Deglutitionsbeschwerden und dem objektiven Befund, der bei der Sondierung oft nur einen weichen überwindbaren Widerstand nachweisen läßt, weiters ein verhältnismäßig rapiderer Verlauf der Erkrankung als beim Carcinom, dauernde bohrende Schmerzen und schließlich der Nachweis multipler Metastasen eher für Sarkom als für Carcinom sprechen. Allerdings können die Symptome so wenig von den durch Krebs bedingten abweichen, daß eine Differentialdiagnose auf Grund derselben wohl nicht mit Sicherheit zu stellen ist. Diese Tatsache ist es ja auch, daß in den meisten Fällen, in denen keine Probeexcision vorgenommen worden ist, die Natur der Erkrankung in vivo nicht erkannt wurde und häufig erst die Sektion und die folgende histologische Untersuchung Aufklärung gab.

Bei dem heutigen Stande der Untersuchungsmethoden dürfte es wohl in der überwiegenden Mehrzahl gelingen, schon am Lebenden eine Diagnose zu stellen. Die Sondierung gibt nur sehr unverläßliche Anhaltspunkte, da, wie schon erwähnt, das Sarkom nicht selten einen Teil der Circumferenz des Oesophagus frei läßt und so auch dickere Sonden anstandslos passieren können. Bei größeren Tumoren wird die Röntgenuntersuchung Aufschluß über den Sitz, Größe, evtl. auch über die Gestalt und Oberflächenbeschaffenheit geben.

Als die verläßlichste Untersuchung muß wohl die Ösophagoskopie angesehen werden. Sie ermöglicht nicht nur eine genaue Inspektion, sondern gibt uns vor allem Gelegenheit durch eine Probeexcision die Diagnose sicher zu stellen. So gelang es v. Hacker mittels direkter Untersuchung und Entnahme eines Gewebsstückes in einem Falle, wo der Tumor in der Ringknorpelenge saß, denselben als Sarkom zu diagnostizieren. Er weist bei der Beschreibung dieses Falles darauf hin, daß trotz der starken Protuberanz, die von der vorderen seitlichen Wand ins Lumen vordrang, keine bedeutende Stenose vorhanden war und er mit einem dünnen Tubus über die Vorragung längs der hinteren Wand nach abwärts gelangen konnte. Bei beginnendem Carcinom und gleich starker Einengung des Lumens wäre nach seiner Meinung ein Passieren mit dem Tubus unmöglich, es sei denn, daß ein hochgradiger ulcerativer Zerfall bereits eingetreten wäre. Wie schwierig die Diagnostik in manchen Fällen sogar bei der direkten Besichtigung sein kann, zeigt der von v. Eicken publizierte Fall. Er fand in 35,5 cm Distanz von der oberen Zahnreihe eine pseudomembranöse Bildung, die der rechten Seite anhaftete, und nahm einen Oesophagusabsceß an. Die Obduktion zeigte jedoch, daß es sich um ein Sarkom, meist Spindelzellen enthaltend, handelte.

Prognose des Oesophagussarkoms.

Die Prognose des Oesophagussarkoms ist ebenso infaust als die des Carcinoms, in vielen Fällen scheint der tödliche Ausgang sogar noch rascher einzutreten. In der Mehrzahl trat der Tod entweder durch Inanition oder infolge des Übergreifens des Prozesses auf die umgebenden Organe, besonders aber durch Perforation in die Luftwege ein (Shaw, Baur). Manchmal kam es durch eine interkurrente Erkrankung z. B. Pneumonie, Pleuritis oder Verblutung aus einem Oesophagusvarix (Nothaft) zu Komplikationen. Die durchschnittliche Lebensdauer nach Auftreten der ersten Symptome dürfte nach v. Hacker ungefähr 5—6 Monate betragen.

Die Behandlung, die einigermaßen Aussicht auf Erfolg haben kann, ist die operative (siehe Kapitel Operationen am Oesophagus). Allerdings sind die bisher erzielten Resultate keineswegs ermutigend. Das Auftreten von inoperablen Rezidiven dürfte bei dieser Erkrankung noch rascher und häufiger vorkommen als bei Carcinomen. Entschließt man sich zu keinem chirurgischen Vorgehen, so tritt die Strahlenbehandlung in ihre Rechte, die häufig auch bei gleichartiger Erkrankung an anderen Stellen der Luft- und Speisewege sehr schöne, wenn auch oft nicht lange andauernde Erfolge bringt. Bei fast absoluter Behinderung des Schluckens ist als palliativer Eingriff die Gastrostomie auszuführen, bei Atemnot, wie sie nicht selten bei höher sitzenden Tumoren auftritt, die Tracheotomie (Paget).

Das Carcinom des Oesophagus.

Schon im Altertum findet man Angaben über Erkrankungen, die den Oesophagus ganz, oder teilweise obturiert haben. Man muß wohl annehmen, daß die betreffenden Schriftsteller bösartige Tumoren beschrieben, da ja gutartige Neubildungen zu ziemlichen Seltenheiten gehören. Bereits im zweiten Jahrhundert erwähnt Galen fleischige Geschwülste des Oesophagus, die Stenoseerscheinungen verursachten. Im zehnten Jahrhundert weist Avicenna auf Geschwülste als Ursache von dysphagischen Beschwerden hin. Fernel und Coiter der etwas später lebte, erwähnen Tumoren des unteren Oesophagusabschnittes, die das Lumen vollkommen obturierten. In BONNETs Sektionsprotokollen finden sich mehrere Fälle von den Oesophagus betreffenden Neubildungen, die durch Verhinderung der Nahrungsaufnahme zum Tode des Patienten führten. Gute Beschreibungen über verschiedene Formen von Oesophagusstenosen wurden um die Mitte des 18. Jahrhunderts von BEUTEL, BOERHAVE und VAN SWIETEN gegeben. Im Jahre 1767 berichten MORGAGNI und LIEUTAUD über mehrere Fälle von Carcinom des Oesophagus. Zu Beginn des 19. Jahrhunderts erschienen ausführliche Abhandlungen über dieses Thema ven MONROE, BELL, HOWSHIP, WALSHE, LEBERT, POLLIN, BEHIER, KÖHLER, MONDIERE. Die erste systematische Darstellung und Beschreibung der Erkrankung gibt JOSEF FRANK. Gegen Ende des vorigen Jahrhunderts haben dem Gegenstande mehr weniger ausführliche Schilderungen ZENKER-ZIEMSSEN, KÖNIG, BUTLIN, gewidmet. CARMALTs Verdienst war es, durch genaue Untersuchungen die erste Entwicklung des Oesophaguscarcinoms festzustellen und nachzuweisen, daß die krebsige Wucherung, teils von den tieferen Epithellagen der Schleimhaut selbst, teils, wenn auch viel seltener, von dem Epithel der Ausführungsgänge der Schleimdrüsen ihren Ausgang nimmt. In neuerer Zeit hat die Diagnostik durch die Verwendung der Röntgenstrahlen und des Ösophagoskops eine bedeutende Förderung erfahren. Um den Ausbau letzterer Untersuchungsart hat sich besonders. v. HACKER verdient gemacht, welcher in abschließender Weise neben den bei der Ätzstriktur zu gewinnenden Bildern auch die beim Carcinom der Speiseröhre festgelegt hat.

Noch gegen Ende des vorigen Jahrhunderts galt das Carcinom des Oesophagus für eine seltene Erkrankung. Die von ZENKER-ZIEMSSEN stammende Statistik ergibt, daß sich unter 5079 Sektionen, nur 13 Fälle von primärem Oesophaguscarcinom (0,25%) finden. Dazu zu rechnen sind noch 6 Krebse die vom Magen her auf den Oesophagus übergreifen. Noch geringer wäre der Perzentsatz nach den Angaben von WALSHE aus dem Jahre 1846, nach welcher auf 8289 Todesfälle infolge maligner Neubildungen nur 13 auf Oesophaguscarcinome entfallen. Diesen älteren statistischen Untersuchungen stehen neuere entgegen, aus denen hervorgeht, daß das Oesophaguscarcinom viel häufiger ist. So gibt G. HEIMANN in seiner Zusammenstellung über Krebserkrankungen aus den allgemeinen Heilanstalten Preußens während der Jahre 1895 bis 1896 an, daß er bei über 20000 Fällen von Carcinom 5% Oesophaguscarcinom registrieren konnte. BEJACH fand unter 692 Carcinomfällen aus dem Material der Berliner Charitè 9,7% Oesophaguskrebse. Nach der Statistik von ASCHOFF waren in Berlin unter 4574 Carcinomfällen 271 Oesophaguscarcinome (etwa 5%). BASHFORDs Untersuchungen, die sich ebenfalls auf ein umfangreiches Material beziehen, ergaben etwa $3^{1}/_{2}$%, während GRUBER unter 246 Carcinomsektionen 15 Oesophaguscarcinome fand (6%).

Der Speiseröhrenkrebs nimmt unter den Erkrankungen des Oesophagus eine sehr hohe Perzentzahl für sich in Anspruch. Nach der Statistik von v. HACKER waren unter 270 Oesophaguskranken, 131 an Carcinom leidend. GUISEZ diagnostizierte bei einer Gesamtzahl von 2500 Patienten mit Erkrankung des Oesophagus 1256 Speiseröhrenkrebse, also ungefähr die Hälfte. DOWNIE fand allerdings nur 28% bösartige Verengerungen, LERCHE 20%, LOTHEISSEN 20,5%. KRAUS, der noch eine größere Anzahl von Statistiken anführt, hält die Frage der Häufigkeit des Oesophaguscarcinoms für eine derzeit noch unentschiedene, und meint, daß zuweilen äußere Umstände größere Unterschiede in den Ergebnissen zahlenmäßiger Zusammenstellungen ergeben. So wie CHRYSANDER und JOHANSEN betont auch er, daß z. B. größere Anzahl der an Carcinom des Oesophagus leidenden vorwiegend interne Stationen aufsuchen. Trotz der verschiedenen Fehlerquellen bei der Abfassung der Statistiken glaubt er doch folgende Schlüsse ziehen zu dürfen: 1. daß der Speiseröhrenkrebs keine so seltene Erkrankung ist, als früher angenommen wurde und an 5. Stelle aller Carcinome zu setzen ist, 2. daß das Oesophaguscarcinom in einigen Gegenden öfters auftritt als in anderen. Eine plausible Erklärung für letztere Tatsache haben wir bis jetzt nicht.

Der Speiseröhrenkrebs befällt vorwiegend das männliche Geschlecht. So entfallen nach den Statistiken von Heimann ungefähr $88^0/_0$, nach Jackson $87^0/_0$ Oesophaguscarcinome auf Männer. Diese Tatsache ist deswegen bemerkenswert, da ja Frauen im allgemeinen viel häufiger an Krebskrankheiten leiden als Männer. Dieses verhältnismäßige Überwiegen ist auf die Häufigkeit der bösartigen Erkrankungen der Brustdrüse und der Geschlechtsorgane bei Frauen zurückzuführen. Heimann fand unter sämtlichen, männlichen Personen betreffenden Carcinome $10^0/_0$ Speiseröhrenkrebse, während unter den an Krebs erkrankten weiblichen Personen nur $1^0/_0$ an Oesophaguscarcinom litt. Das Oesophaguscarcinom zeigt hierin ein ähnliches Verhalten, wie das Carcinom des Larynx, an dem ebenfalls Männer in bedeutender Überzahl erkranken.

An Speiseröhrenkrebs, sowie an Krebsen überhaupt leiden vorwiegend Personen höheren Alters. Im allgemeinen ist das Oesophaguscarcinom unter 40 Jahren selten zu finden. Die größte Anzahl der Fälle entfällt auf die Dekade von 50—60. Nach Lotheissen, der eine Zusammenstellung aus den Statistiken v. Mackenzie, Steiger, Zenker, Petri, Morosow, Johansen, Wendland, Erk und Heimann machte, waren fast $65^0/_0$ der Kranken über 50 Jahre, mehr als $90^0/_0$ über 40 Jahre. Nach Kolb entfallen $39,6^0/_0$ Oesophaguscarcinome auf das Alter zwischen 50 und 60 Jahren, während vor und nach dieser Periode der Perzentsatz ein geringerer ist. Jackson fand $75^0/_0$ der von ihm beobachteten Oesophaguscarcinome zwischen 40 und 60 Jahren. In seltenen Ausnahmefällen können auch jugendliche Individuen betroffen werden. So erwähnt v. Hacker eine krebsige Erkrankung der Speiseröhre bei einem 31jährigen, Kraus bei bei einem 34jährigen, Stewart bei einem 23jährigen, Heimann und Jackson bei einem 19jährigen Mädchen und Guisez bei einem 14jährigen Kind. Ich selbst hatte Gelegenheit bei einem 32jährigen Manne ein Oesophaguscarcinom, das knapp unter der Ringknorpelenge saß, zu beobachten.

Bezüglich *der Lokalisation* des Speiseröhrenkrebses wäre zu bemerken, daß derselbe an jeder Stelle vorkommen kann. In äußerst seltenen Fällen nimmt die Infiltration die ganze, oder nahezu die ganze Länge des Oesophagus ein (Baillie, Petri, Ribbentrop, Narath, Meissner).

In dem von Zenker beobachteten Falle war nur eine 4 cm lange Strecke in der Mitte der Speiseröhre frei von Carcinom, der ganze übrige Teil ober- und unterhalb davon eingenommen. Am häufigsten erstreckt sich die Neubildung über eine 3—10 cm lange Distanz. Gernert fand bei einem 55jährigen Mann eine carcinomatöse Infiltration, die vom Ringknorpel bis zur Kardia reichte. Orth eine solche, die fingerbreit unter dem Ringknorpel bis zur Kardia sich erstreckte. Noch ausgedehnter war die Infiltration in dem Falle von Caesar, bei welchem dieselbe vom Sinus piriformis bis über die Kardia hinaus in den Magen sich erstreckte. Auch in dem Falle Poulys war die ganze kleine Kurvatur des Magens mitergriffen. Bestehen zwei ziemlich gleichgroße voneinander getrennte Herde, so ist oft nicht zu entscheiden, ob man es mit einer sehr frühen, daher schon hoch entwickelten Drüsenmetastase, oder mit zwei von vornherein selbständigen Herden zu tun hat. Letzteres anzunehmen wird man berechtigt sein, wenn die histologische Natur der beiden Tumoren voneinander verschieden ist. So beschreibt Parmentier und Chabrol ein Plattenepithelcarcinom im Brustteil, ein Cylinderzellencarcinom im kardialen Teil. Multiple Carcinome sind außerdem noch beschrieben von HANAU und BUCHER. BORMANN erwähnt einen Fall, bei dem er an drei Stellen, nämlich unterhalb der Ringknorpelenge, an der Bifurkation und an der Kardia einen Plattenepithelkrebs vorfand. W. FISCHER-DEFOY und LUBARSCH berichten über 4 Fälle von multiplen Oesophaguscarcinomen desgleichen BERGNER, RICHTER und WALTER. Auch FRANGENHEIM erwähnt multiple Primärtumoren. In den von COTTIN und SALOZ beschriebenen Falle fand sich neben einem doppelten Carcinom des Oesophagus (Hypopharynx und Kardia) auch eine krebsige Infiltration des Zungenrandes-Zungengrundes und der Tonsillen.

Hinsichtlich der Frage, welcher Teil am häufigsten befallen wird, gehen die diesbezüglichen Angaben beträchtlich auseinander. Nach ROKITANSKY soll die obere Hälfte des Brustteiles am öftesten, seltener das Endstück über der Kardia befallen werden. MACKENZIE und HABERSHON sind derselben Ansicht. FÖRSTER und KÖHLER kommen auf Grund ihrer Zusammenstellungen zu dem Schlusse, daß das untere Drittel am häufigsten befallen wird. PETRI und ZENKER, KLEBS und RINDFLEISCH finden die Affektionen am häufigsten im mittleren Drittel. LOTHEISSEN, der eine Zusammenstellung über 2829 Fälle aus den verschiedensten Statistiken gemacht hat, gibt an, daß das obere Drittel 579 mal ergriffen war, das mittlere 888 mal und das untere 1362 mal, wobei allerdings die Carcinome des Hiatus und der Kardia nicht scharf voneinander getrennt sind. v. HACKER bezeichnet die Höhe der Bifurkation als den Lieblingssitz. Im Jahre 1923 berichtete GUISEZ über 216 Carcinomfälle, die er innerhalb der letzten 3 Jahre beobachtet hatte, und fand ebenfalls in der überwiegenden Mehrzahl das mittlere Drittel betroffen. Zu einem ähnlichen Ergebnis kommt DEMEL, der seine Zahlen aus einer Zusammenfassung von Fällen gewann, die während der Jahre 1918 bis 1923 im Wiener Allgemein. Krankenhause einem Speiseröhrenkrebs erlegen waren. Das perzentuelle Verhältnis mit Bezug auf die Lokalisation ist 12,3%, für das obere Drittel, 60,8% für die Höhe der Bifurkation und 8,9% für das untere Drittel und für die Gegend oberhalb der Kardia 18%. Auch STARLINGER fand bei 182 Oesophaguscarcinomen der Klinik Eiselsberg 45,4% im mittleren Drittel, ungefähr 30% im oberen und 26% im unteren Drittel. Die bisweilen große Verschiedenheit zwischen den einzelnen Statistiken dürfte wohl zum Teil ihre Erklärung darin finden, daß manche Autoren diejenigen Fälle von Carcinom des Oesophagus in welchen der Pharynx mitbeteiligt war, aus ihren Aufstellungen ausgeschlossen habon. Von einigen wird als Grenze zwischen Oesophagus und Pharynx der untere Rand des Ringknorpels angegeben, während andere den Ringknorpel im allgemeinen als Begrenzung gelten lassen. Die von manchen Autoren gefundenen verhältnismäßig hohen Perzentzahlen für das Ergriffensein des unteren Drittels erklärt v. HACKER damit, daß in diesem Falle die Kardiacarcinome miteingerechnet wurden. Werden diese abgezogen, so steht das mittlere Drittel mit wenigen Ausnahmen an erster Stelle.

Vielfach findet man auf die Tatsache hingewiesen, daß sich das Carcinom mit Vorliebe an den physiologischen Engen, nämlich an der Ringknorpelenge, der Bifurkationshöhe und dem Hiatus lokalisiere und das häufigere Auftreten des Speiseröhrenkrebses in den natürlichen Engen wird nicht selten als ein entfernteres Beweismittel für die Theorie der mechanischen Reizwirkung als Gelegenheitsursache des Krebses angesehen. Die Erklärung für diese Lokalisation ist die, daß die vorbeigleitenden Speisen und Getränke an diesen engeren Stellen mehr an die Speiseröhrenwand angedrängt werden und infolgedessen daselbst einen größeren Reiz ausüben als an den anderen Stellen. Obwohl diese Deutung von vornherein einleuchtend ist, möchte ich sie doch auf Grund einer großen Anzahl von Carcinomfällen die ich an der Klinik HAJEK zu ösophagoskopieren Gelegenheit hatte, als fraglich ansehen. Bei exakter Beobachtung der Lokalisation durch das Ösophagoskop konnte ich nämlich den Sitz des Tumors annähernd ebenso häufig zwischen den physiologischen Engen als in denselben feststellen. Dieselbe Erfahrung habe ich übrigens auch bezüglich des Auftretens von Narbenstrikturen gemacht (siehe Kapitel Narbenstrikturen).

Der Form nach unterscheidet man gewöhnlich eine *inselförmige* (insuläre Form) von einer *gürtelförmigen* Infiltration. Bei der ersteren ist der Erkrankungsherd ringsum von gesunder Schleimhaut umgeben, während die zweite die ganze Circumferenz umfaßt, so daß die nach oben und unten angrenzende Schleimhaut durch die dazwischen eingeschobene Krebsmasse ganz voneinander getrennt ist (zinguläre Form, Zenker). Die erste Form stellt gewöhnlich das Anfangsstadium dar und ist fast nur am Lebenden zu sehen, da zu einer Zeit, wo die Patienten an den Folgen der Erkrankung zugrunde gehen, bei der Sektion meist schon die zinguläre Form vorgefunden wird. Nur dann, wenn die Kranken irgend einer interkurrenten Erkrankung erliegen, kann auch die insuläre Form zur anatomischen Beobachtung kommen. Neben diesen beiden Formen ist auch die Ausbildung verschiedenster Übergänge zu beobachten, so daß z. B. bei einem nahezu circulären Carcinom oft noch ein Streifen normaler Schleimhaut übrig bleibt.

Makroskopisches Aussehen der Oesophaguscarcinome.

Das makroskopische Aussehen der Oesophaguscarcinome ist mannigfaltig, obwohl sich im allgemeinen zwei Haupttypen voneinander trennen lassen, nämlich die *harten narbigen, skirrhösen Formen* von den *weichen, medullären Formen*.

Bei den scirrhösen Formen kommt es im Beginne zu wallartigen oder hügeligen, höckerigen Verdickungen, die zunächst noch keine Ulceration zeigen. Die Schleimhaut, die mit der Submucosa untrennbar verschmolzen ist und eine weißgraue Infiltration erkennen läßt, ist nicht mehr auf ihrer Unterlage verschieblich oder faltbar. Die krebsige Infiltration schreitet sowohl in der Längsrichtung, besonders aber in der Circumferenz fort. Je mehr der Querschnitt des Rohres ergriffen ist, um so stärker kommt die Stenosierung des Lumens zum Ausdruck. Dabei kann die Ausdehnung der Infiltration nach oben und unten verhältnismäßig sehr gering sein. Frühzeitig wird die Muscularis an der krebsigen Stelle selbst und von da nach oben hypertrophisch. Später greift die Aftermasse auch an die Muskelschichte, ihre Struktur mehr und mehr verwischend. Schließlich wird auch die äußere Wand von der Infiltration ergriffen, verdickt und verhärtet. Nach scharfer Durchtrennung sieht man, daß sich die einzelnen Schichten im Bereich der Geschwulst nur noch undeutlich oder gar nicht mehr unterscheiden lassen und daß in diesem Stadium gewöhnlich auch eine mehr oder weniger ausgedehnte Ulceration eingetreten ist (Abb. 4).

Bei der *weichen medullären Form* ist die Infiltration gewöhnlich viel ausgedehnter als bei der früheren (Abb. 5 u. 6). Die Konsistenz ist viel weicher

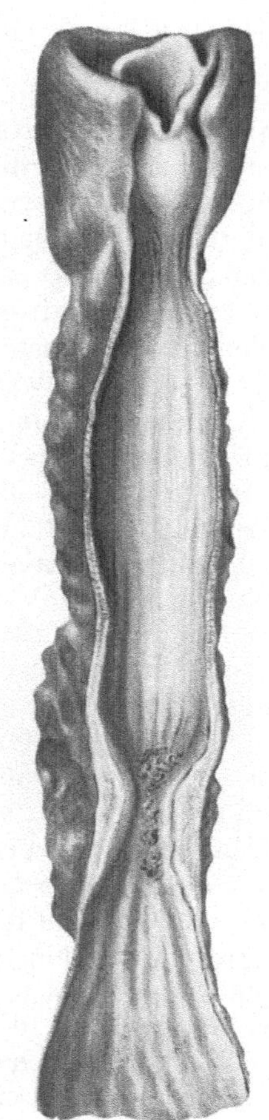

Abb. 4.
Scirrhus des Oesophagus.
Präparat des Pathol.-anat.
Instituts Wien.

und schon frühzeitig kommt es zu ausgedehnter Geschwürsbildung in der weichen Aftermasse. Der Grund der Ulceration ist gewöhnlich höckerig, weist Buchten auf und ist in der Regel mit zundrigen Auflagerungen und Speiseresten überzogen. Die Ränder des Geschwüres sind wallartig aufgeworfen und ragen nicht selten

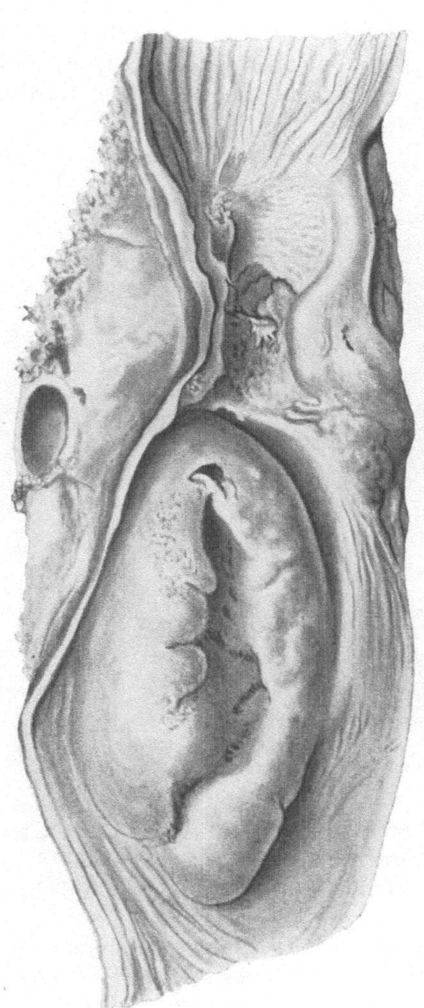
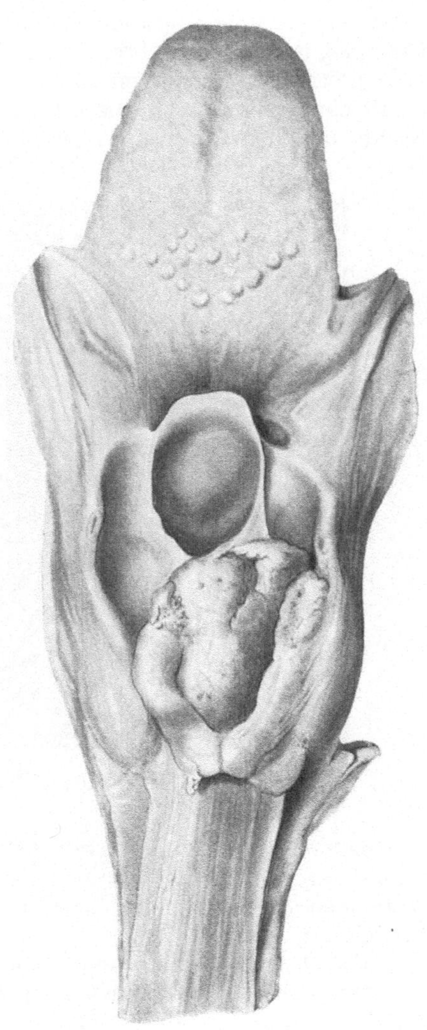

Abb. 5. Medulläres Carcinom des Oesophagus. (⁴/₅ natürl. Gr.) Präparat des Pathol.-anat. Instituts Wien.

Abb. 6. Medulläres Carcinom des Oesophagus. Präparat des Pathol.-anat. Instituts Wien.

als zackige Fetzen in die Geschwürsfläche hinein. Häufig entstehen auch längliche Geschwüre mit unregelmäßig tiefen, rinnenförmigen Aushöhlungen, deren Entstehung durch den leichten Zerfall der weichen Krebsmassen infolge Einwirkung der durchgepressten Speisen zu erklären ist. Da bei den weichen Formen der Zerfall viel rascher und ausgiebiger eintritt, als bei den narbigen, kann die Deglutition leidlich gut sein. So beschreibt W. FISCHER einen Fall von handtellergroßem Krebs, der mächtige weiche polypöse Wucherungen machte und trotzdem nicht die geringsten örtlichen Symptome hervorrief. Ähnliche Befunde werden auch von Jores und B. Fischer mitgeteilt. So wie bei den gutartigen Tumoren und den Sarkomen kann es auch bei den Carcinomen gelegentlich zu polypenähnlichen Bildungen kommen. Weigert beschreibt ein Adenocarcinom, das gestielte Form besaß, auch Rumpel erwähnt ein polypöses Carcinom, das an der Vorderwand des Oesophagus in der Höhe der Bifurkation entsprang und eine walzenförmige Geschwulst bildete, die das Lumen des Oesophagus ganz ausfüllte. Auch Rosselet und Schinz beschreiben einen walzenförmigen Tumor von 15 cm Länge. Die Obduktion von Haenischs Fall ergab einen am Oesophaguseingang inserierenden Tumor, der bis zur Kardia reichte und den Oesophagus sekundär dilatierte.

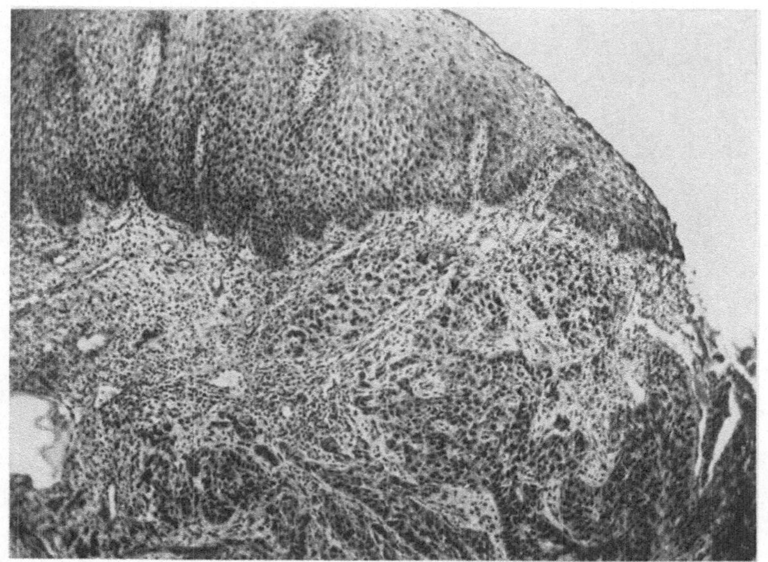

Abb. 7. Plattenepithelcarcinom des Oesophagus.

Joselin de Jong fand zwei polypöse Carcinome, deren Stiel frei von Carcinom war. Wiethe konnte einen Fall unserer Klinik demonstrieren, bei dem es am oberen Rande einer carcinomatösen Striktur zu einer polypenähnlichen Neubildung kam.

So wechselnd die makroskopische Ausbildung der Oesophaguscarcinome ist, so mannigfaltig ist auch ihr *histologisches* Bild. In der überwiegenden Mehrzahl der Fälle haben wir es mit *Plattenepithelcarcinom* zu tun, die, vom Schleimhaut-deckepithel ausgehend, sehr häufig zwiebelförmige Schichtung und starke Verhornung aufweisen. Die Größe der Krebszapfen und der Grad der Verhornung wechselt sehr (Abb. 7). Plattenepithelcarcinome bilden nicht nur scirrhöse, sondern auch medulläre Formen. Erstere beobachtet man, wenn das Zwischengewebe stark fibrös ist. Neben den verhornenden Carcinomen finden sich auch Rundzellen- und polymorphzellige Carcinome. Nach Jacksons Statistik, die sich auf 671 Probeexcisionen bezieht, waren 337 Plattenepithelcarcinome, 2 Basalzellcarcinome, 316 Adenocarcinome, 2 Lymphosarkome, 2 Rundzellensarkome, 1 Carcinom mit gleichzeitiger Tuberkulose.

Starlinger fand unter 132 Fällen in 92,4% Plattenepithelcarcinome, in 3,8% Gallertkrebse und in einem Fall Adenocarcinom. Außerdem gibt es Oesophaguscarcinome, die mehr das Bild eines Basalzellenkrebses bieten. Nach

FISCHER bildet letzterer eine besonders derbe Infiltration, die weniger zur Stenosierung neigt, aber mehr in den tieferen Wandschichten der Speiseröhre und in das periösophageale Gewebe sich ausbreitet (FISCHER, FUJI). Verhältnismäßig selten sind *Adenocarcinome* anzutreffen (Abb. 8). Sie können in allen Abschnitten des Oesophagus zur Entstehung kommen und bilden in der Regel weiche gelappte Formen. In WEIGERTs Falle handelt es sich um ein Adenom das Polypenform besaß und aus zahlreichen mit Cylinderzellen ausgekleideten Hohlräumen in einem bindegewebigen Stroma bestand. Der Ausgangspunkt dürfte wohl in den Schleimdrüsen zu suchen sein. Derselben Ansicht ist auch COLLE und BIRCH-HIRSCHFELD. KAREWSKI demonstrierte das Präparat eines faustgroßen Oesophaguscarcinoms,

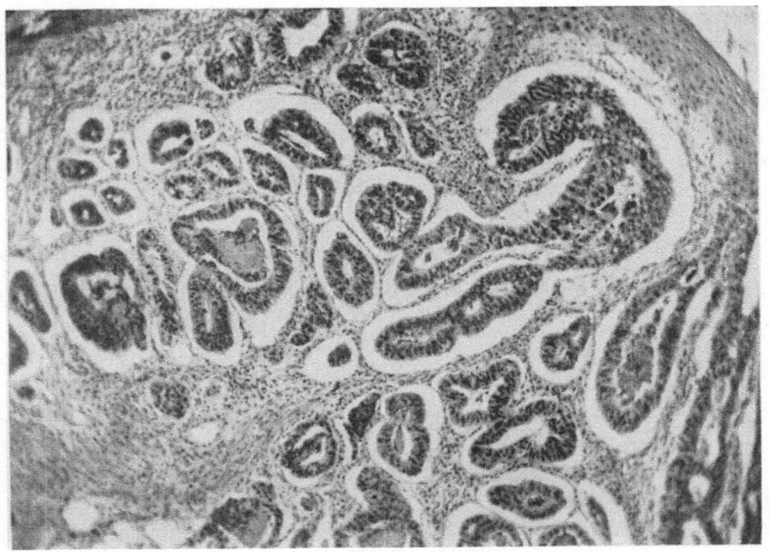

Abb. 8. Adenocarcinom des Oesophagus.

das ein ganzes Drittel der Hinterwand der Speiseröhre einnahm und dessen histologische Untersuchung ebenfalls ein Adenocarcinom ergab. Weiters wären die hierher gehörigen Fälle von HARTEL und BÖHM zu erwähnen. Letzterer fand neben dem Plattenepithel auch die Zellen der Ausführungsgänge der Drüsen in die Tiefe wuchernd In KINSCHERs Falle handelte es sich um ein Adenocarcinoma scirrhosum, das in Bifurkationshöhe saß und in den linken Bronchus perforierte. Mikroskopisch waren entartete Drüsen in der Gegend des Ausgangspunktes der Geschwulst und das Fehlen von Carcinomperlen nachzuweisen. Das oberflächliche Epithelstratum war an der Wucherung nicht beteiligt. *Cylinderzellenkrebse* wurden beobachtet von KNAUT, HORINDCHI, WHITE POWELL, W. MAYER, KAUFMANN, REVERCHON u. WORMS. Hier einzureihen sind auch die Fälle von FRANKE und O. FISCHER. Ersterer beschreibt einen gänseeigroßen Tumor, der die ganze Circumferenz einnahm und dessen Entstehung von embryonal versprengten Cylinderzellenepithelien abgeleitet wurde. Zeichen von Degeneration waren in Form von rundlichen, deutlich konzentrisch geschichteten Kalkkonkrementen, die mitten in den verschleimten Partien lagen, vorhanden. Letzterer berichtet über ein Adenocarcinom, das an der Vorderwand des Oesophagus von der Höhe des oberen Trachealendes fast bis zur Kardia reichte und Metastasen in der Kardia, in den peribronchialen und mediastinalen Lymphdrüsen, in der Leber, in der Niere und im ersten Lendenwirbel verursachte.

Auf dem Durchschnitt sah man Kavitäten verschiedener Größe mit Schleim gefüllt. FISCHER nimmt an, daß das Carcinom vom Drüsenapparat ausgegangen sei. Kolloide Formen des Oesophaguscarcinoms wurden von EPPINGER, FRANKE, BUTLIN, COATS, BRISTOWE, FISCHER beschrieben. Es sind auch Fälle bekannt, wo im Brustteil ein Plattenepithelcarcinom und 5 cm tiefer ein Cylinderzellencarcinom saß (PARMENTIER und CHABROL). Bisweilen kommen in ein und derselben Krebsgeschwulst verschiedene Epithelformen vor, so Adenocarcinome mit Plattenepithel. In manchen Krebsen wurde sogar Flimmerepithel vorgefunden. In der Literatur finden sich auch einige Fälle von Carcinosarkom des Oesophagus, wo also neben dem Carcinom auch ein sarkomatöser Anteil bestand (HERXHEIMER). Er ist der Ansicht, daß in den von ihm beschriebenen Fällen der sarkomatöse Anteil ein ursprüngliches Carcinom überwuchert und zum Untergang gebracht hat. Ähnliche Fälle werden auch von GLAS, SOCIN, SOKOLOFF, SCHMIKE und HEILMANN mitgeteilt. Die mikroskopische Untersuchung des vorerwähnten polypösen Tumors von ROSSELET ergab einen Mischtumor, der an einigen Stellen die Struktur eines Sarkoms (Chondro- und Osteosarkom), an anderen Stellen die eines Carcinoms zeigte. KINOSHITA beschreibt ein Carcinosarcoma chondromatodes myxomatodes ossificans.

Die sekundäre Verbreitung des Oesophaguscarcinoms

erfolgt entweder 1. durch direkte Fortsetzung und Einwuchern in die Umgebung, oder 2. metastatisch auf dem Wege der Lymph- oder Blutbahn.

Ein Übergreifen per continuitatem

erfolgt nicht selten bei Carcinomen die an der Kardia lokalisiert sind, so daß daraus eine Infiltration der zunächst liegenden Magenpartien resultiert. Bei hochsitzenden Speiseröhrenkrebsen wird bisweilen eine Fortsetzung auf den Hypopharynx beobachtet.

Eine weit größere Bedeutung als dem Übergreifen per continuitatem kommt der Ausbreitung per contiguitatem zu. Vorerst ist es gewöhnlich das schon früher entzündlich indurierte Bindegewebe des hinteren Mediastinums oder des Halses, das verdickt und mit der Oesophaguswand verschmolzen ist und so seine Wandstärke stark erhöht. Manchmal entstehen dabei größere kompakte Geschwulstmassen, die die Trachea komprimieren oder verlagern. Auch andere im Mediastinum verlaufende Gebilde, in erster Linie der Nervus recurrens und Vagus können im vordringenden Tumor aufgehen oder durch Druck mehr oder weniger geschädigt werden. Der Recurrens kann natürlich nur dann ergriffen werden, wenn das Carcinom in den oberen Speiseröhrenanteilen sitzt. Seltener ist der Stamm des Sympathicus in der Höhe des ersten Dorsalwirbels geschädigt. Zu einer weiteren Ausbreitung kann das Carcinom in alle mit dem Oesophagus unmittelbar oder mit dem Mediastinum in Berührung stehende Teile hineinwuchern oder durch Zerfall zur Perforation führen. Diese erfolgt wohl am häufigsten in die Trachea und in die Bronchien. ZENKER-ZIEMSSEN fanden in 120 Fällen von Speiseröhrenkrebsen 70mal Durchbruch in die Luftwege.

CALDERARA sah bei 160 Oesophaguscarcinomen 61mal Perforationen in den Respirationstrakt. Nach der Sektionsstatistik deutscher pathologischer Institute 1920/21 erfolgte bei 664 Speiseröhrencarcinomen der Durchbruch in die Luftwege in 3,8% in die rechte Lunge 1,7%, in den linken Bronchus 1,2%, dann folgen der Häufigkeit nach Perforationen in die Aorta, rechte Pleura, beide Bronchien, Herzbeutel, linke Lunge und Herz.

Bevor die Perforation zustande kommt, wird die Luftröhre oder die Bronchien manchmal mit dem Larynx aus ihrer Lage verdrängt, komprimiert und häufig durch Einwuchern mehr oder weniger stenosiert. Besonders an der weichen Hinterwand der Luftröhre und der Bronchien findet man die krebsige Infiltration häufig als kugelige oder hügelige Vorwölbung. Einen solchen Fall zeigt das nebenan abgebildete Präparat (Abb. 9) eines Oesophagustumors. Im Oesophagus ist eine ausgedehnte zerfallene Geschwulstmasse zu sehen, in der die hinteren Enden einzelner Trachealringe als hervorragende Stümpfe freiliegen. Der Tumor

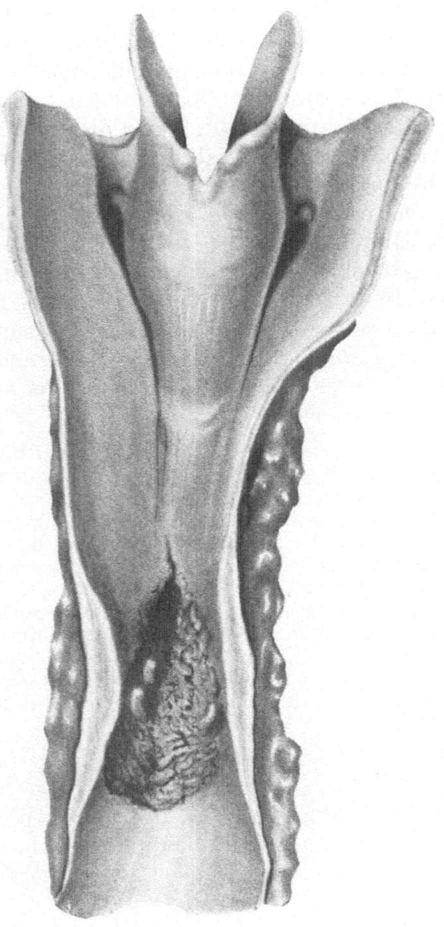

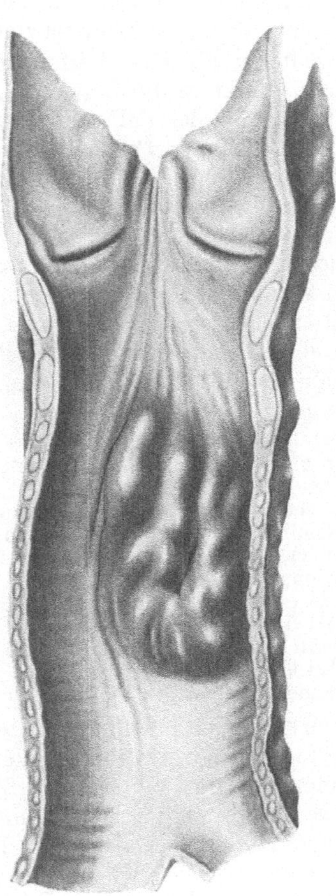

Abb. 9. Ulcerieren des Oesophaguscarcinoms mit Freilegung von Trachealringen. (Fall eigener Beobachtung.)

Abb. 10. Infiltration der Trachea bei demselben Fall.

liegt knapp über dem Niveau der Bifurkation der Trachea. Abb. 10 zeigt die Veränderungen, die durch den Oesophagustumor in der Trachea hervorgerufen wurden. Wir sehen eine knollige, unregelmäßige Wucherung an der Hinterwand der Luftröhre, die noch nicht ulceriert ist. Auffällig ist, daß die Hauptmasse der Infiltration viel höher liegt als der ulcerative Defekt im Oesophagus, von dessen oberen Anteilen sie nach aufwärts submucös in der Hinterwand der Trachea fortwucherte. Diese Vorwölbung in der Luftröhre hatte dem Patienten in den letzten Wochen vor seinem Tode beträchtliche Atemnot verursacht.

Durch den fortschreitenden geschwürigen Zerfall der Krebsmasse kommt es später zur wirklichen Kommunikation zwischen dem Oesophagus und den

Luftwegen. Die Durchlöcherung des Tracheobronchialbaumes kann nach Semon auch auf indirektem Wege durch einen im Anschluß an den Oesophaguskrebs zustande gekommenen, zwischen Speise- und Luftwegen gelegenen Absceß erfolgen. In der Regel führt die Perforation durch eine konsekutive Schluckpneumonie oder Lungengangrän rasch zum Tode, doch sind auch Fälle bekannt, bei denen eine Kommunikation zwischen Luft- und Speisewegen durch längere Zeit bestand. W. Fischer z. B. erwähnt einen Fall, bei dem klinisch nicht der geringste Verdacht auf eine derartige Erkrankung bestand und wo erst die Sektion eine Perforation in den Bronchus aufdeckte. Auch in Miginacs Falle war eine 10 cm lange Fistel zwischen Speiseröhre und Trachea latent geblieben.

Seltener als eine Perforation in den Trachealbronchialbaum erfolgt eine solche direkt in die Lungen. Nach der Statistik von Zenker war dies in 120 Fällen 22mal der Fall, und zwar 17mal auf der rechten und nur 6mal auf der linken Seite. Die Perforation kann sowohl den Ober- als auch den Unterlappen betreffen. In den meisten Fällen erfolgt sie mittels eines Fistelganges in eine schon früher bestandene Kaverne, die in Reinckes Fall als Divertikel funktionierte. Jores fand bei einem weichen Krebs eine Verbindung mit einem gangränösen rechten Oberlappen. Die Verjauchung kann schließlich zur Arosion von Verzweigungen der Lungenarterien und damit zu Hämoptoe führen. Manchmal erfolgt der Durchbruch in eine vorher gesunde Lunge und die Kavernenbildung ist erst die Folge der Perforation. Nebenstehendes Röntgenbild veranschaulicht die Verhältnisse bei einem derartigen Fall.

Die 47jährige Frau litt an einem Carcinom des Oesophagus, das knapp unter der Ringknorpelenge saß und schon zu einer Zeit, wo die Deglutition noch leidlich gut von statten ging, zu eine Metastase in den rechtsseitigen, supraclaviculären Drüsen in Form eines apfelgroßen indolenten Tumors führte. In der Folge trat eine linksseitige Recurrenslähmung und eine rechtsseitige Sympathicuslähmung (Hornerscher Symptomenkomplex) dazu. Schließlich erfolgte eine Perforation in den rechten Oberlappen. Durch Einführen weicher flexibler Metallspiralen gelang es mir, einerseits den Verlauf des Oesophagus, andererseits den von ihm abgehenden Fistelkanal zur Darstellung zu bringen. Die im Fistelkanal liegende Sonde endet in einem ausgebuchteten Hohlraum des rechten Oberlappens der teilweise durch die eingedrungene Kontrastmasse ausgefüllt ist. In dem von mir beobachteten Falle dürfte es erst durch die Perforation zur Höhlenbildung in der Lunge gekommen sein, da bei keiner vor dem Durchbruch vorgenommenen Röntgenuntersuchungen irgendwelche Veränderungen in der Lunge nachzuweisen waren.

Es sind auch Fälle in der Literatur bekannt, bei denen es schließlich durch die Verjauchung zur Arosion von Verzweigungen der Lungenarterien und zu schwerer Hämoptoe kam. Verhältnismäßig selten erfolgt ein Einbruch in die Pleurahöhle, entweder direkt durch das hintere Mediastinum ohne Beteiligung der Lunge, oder von der vorher affizierten Lunge aus. So kann es auch zum Pneumothorax kommen.

Sogar ein oder mehrere Wirbelkörper können durch die krebsige Infiltration zerstört werden, nachdem es früher zu einer Verlötung zwischen Speiseröhre und Wirbel gekommen ist. Die Aftermasse kann sich hügelig, in den Wirbelkanal vorwölben und durch Druck auf das Rückenmark zur tödlichen Paraplegie führen. In Petris Fall fand sich nach Durchbruch ins hintere Mediastinum auf der Außenfläche der Dura mater spinalis in der Gegend des neunten und zehnten Brustwirbels ein Krebsknoten, der durch die Nervenlöcher gekrochen zu sein schien und durch Druck auf das Rückenmark Lähmung der unteren Extremitäten bedingt hatte. Auch Kaufmann beschreibt einen Fall von Übergreifen auf die Brustwirbel und Kompressionsmyelitis.

Eine nicht gerade ungewöhnliche Komplikation stellt die Infiltration resp. Perforation der benachbarten großen Gefäße dar, unter denen wieder am häufigsten der Durchbruch in ein venöses Gefäß stattfindet. Nicht immer muß diese notwendigerweise eine stärkere Blutung zur Folge haben, weil das Gefäßlumen

schon vorher teilweise komprimiert oder von der Aftermasse ausgefüllt ist.
Nebenbei kann auch eine Thrombose des Gefäßes im Anschluß an den Einbruch
erfolgen. TÜNGEL berichtet über einen 54 jährigen Patienten, bei dessen Obduktion hinter dem Magen eine Absceßhöhle mit krebsig infiltrierter Wandung
gefunden wurde, die mit dem Oesophagus in Verbindung stand. Der Stamm
der Pfortader war nahezu leer und an zwei Stellen durchbrochen. Aus dieser
Öffnung ragten zottige Excrescenzen des carcinomatösen Geschwürs in das
Lumen der Pfortader hinein, die stellenweise thrombosiert war. LEICHTENSTERN
erwähnt einen Fall der unter Cyanose des Gesichtes und Schwellung des Halses
starb. Im Oesophagus fand sich ein ausgedehntes carcinomatöses Ulcus, das
ins Pericard durchzubrechen drohte. Die an der rechten Seite der Speiseröhre
verlaufende Vena azygos war von einem total obturiernden Thrombus erfüllt,
der sich in die Vena cava superior und ins rechte Atrium, durch das Ostium
venosum in die rechte Kammer verfolgen ließ.

Ein Einwuchern in arterielle Gefäße ist viel seltener als in venöse, was durch
die größere Festigkeit der arteriellen Gefäßwandung zu erklären ist. Am seltensten
sind Perforationen in die Aorta selbst (DEMEL). Ist es aber zur Infiltration
und Durchwucherung einer Arterienwand gekommen, dann tritt meist auch
eine Blutung nach außen auf, weil die infiltrierte arterielle Gefäßwand nicht
dem verhältnismäßig hohen Blutdruck standzuhalten vermag. Außer in die
Aorta kann der Durchbruch auch noch in die Arteria pulmonalis, Carotis communis
rechts oder links, in die Carotis interna, in die Subclavia, Thyreoidea inferior
(LANNOIS u. PITRE), Vertebralis, Intercostalis und in die Arteria oesophagi selbst
erfolgen. Ist das Oesophaguscarcinom im mittleren Drittel lokalisiert, so läßt
sich häufig eine mehr weniger ausgedehnte Infiltration der Adventitia der Aorta
nachweisen. Letztere ist in solchen Fällen an den Oesophagus herangezogen und
und adhärent. Meist handelt es sich dabei um den obersten Anteil der Aorta
descendens. KNAUT hat in der Literatur 50 Fälle von Perforationen in die Blutbahn zusammengestellt, wovon 32 mal die Aorta thoracica und nur einmal der
Arcus aortae betroffen war. Letzteres war in dem von ZAHN beschriebenen Falle
beobachtet worden und betraf ein Carcinom des Halsteiles der Speiseröhre. Eine
Perforation in die aufsteigende Aorta 7 cm von der Ursprungsstelle entfernt
sah LANCEREAUX. 30 cm über der Kardia fand sich ein großes Geschwür, das
hauptsächlich die Hinterwand bedeckte. Das Geschwürsgewebe setzte sich bis
auf die Media der Aorta fort, wo sich ein 20 mm langer Querriß in der Wand
vorfand. LEICHTENSTERN sah eine krebsige Thrombose der Vena azygos. Weiters
wären zu erwähnen Durchbrüche in die Pfortader (FÜNGEL, FURER). Bei BEJACHS
Patienten konnte eine Perforation in die Arteria coronaria ventriculi nachgewiesen werden. CALDERARA sah einen Einbruch in eine Lungenvene, worauf
es zur tödlichen Blutung kam. In mehreren Fällen bestand neben der Perforation
in die Gefäße noch eine andere Komplikation, dadurch hervorgerufen, daß das
Carcinom auch noch andere Organe ergriffen hatte, z. B. die Trachea, einen
Bronchus, den Nervus recurrens usw.

Ein Übergreifen auf den Herzbeutel mit folgender Perikarditis konnte man
bei Carcinomen des mittleren und unteren Drittels des Oesophagus finden. So
konnte BORNBRÜCK ein Einwuchern in das Mediastinum und in die rechte und
linke Vorhofswand feststellen. Ähnliche Fälle beobachteten HINDENLANG, KLEM-
PERER, SIEGEL-DEBRAL und KRAUSHAAR.

Verbreitung durch Metastasen.

Nicht selten findet man in der nächsten Umgebung vom primären Tumor
Knötchen, die vom Hauptherd scheinbar vollständig getrennt sind und den
Eindruck selbständiger Geschwülste machen, so daß man zwei primäre Neu-

bildungen vor sich zu haben glaubt. Die Erklärung für diese Erscheinung ist nach WITSCHE die, daß die Krebsmassen submucös weiter wuchern und wieder auf der Schleimhautoberfläche erscheinen können, so daß man eine zweite evtl. wieder ulcerierende Geschwulst vorfindet. Die Entwicklung sekundärer Krebsknoten kann aber auch so erfolgen, daß der primäre Krebs Metastasen in den Lymphknoten macht und diese wieder in der Oesophaguswandung bis zur Schleimhaut durchwuchern, wodurch das Bild anscheinend multipler primärer Gewächse entstehen kann (siehe auch früher unter Lokalisation des Oesophaguscarcinoms).

Man war früher der Meinung (FÖRSTER, BILLROTH und andere), daß der Speiseröhrenkrebs nur sehr wenig Neigung zur Metastasenbildung hätte. Doch hat schon PETRI in seiner Statistik nachweisen können, daß es in 59% der Fälle zur Metastasierung kommt. Auch RAU fand in 71,8%, BEJACH in 77% und REDLICH in 75% Metastasenbildung. Diesen Statistiken stehen wieder andere Angaben gegenüber, nach welchen die Tendenz zur metastatischen Verbreitung wieder nur eine sehr geringe zu sein scheint. STARLINGER fand an dem Material der Klinik Eiselsberg, daß 66% der an Speiseröhrenkrebs Gestorbenen ohne Metastasen waren. KLEINs Zusammmestellung folgend wäre der Percentsatz sogar noch niedriger anzusetzen, da er unter 264 obduzierten Oesophaguscarcinome 82 Fälle frei von Metastasen fand.

Nach HELSLEYs Statistik waren in 64% der Fälle Metastasen nachzuweisen. Annähernd dieselben Zahlen werden von ZENKER, CÖLLE angegeben.

Gewöhnlich findet man die dem Oesophagus selbst anliegenden Lymphdrüsen, die trachealen, die bronchialen an der Teilungsstelle der Luftröhre, am Lungenhilus, bei Krebsen des unteren Oesophagusabschnittes auch die epigastrischen Drüsen ergriffen.

Auf dem *Blutwege* kann es zur Metastasierung in entfernteren Organen am häufigsten in der Leber kommen. Auch Lungenmetastasen sind durchaus nicht so selten. Nach PETRIs Ansicht ist die Häufigkeit von Lebermetastasen so zu erklären, daß von den Krebsen der unteren Oesophagusabschnitte durch die in die Pfortader sich ergießenden unteren Oesophagusvenen Krebselemente direkt der Leber zugeführt werden können. Auch in den Nieren, Nebennieren, Pankreas, in den Knochen, sogar im Gehirn wurden Metastasen gefunden. Hautmetastasen werden von PIGGER und CH. LEVY erwähnt. STRAUSS sah bei einem latent verlaufenden Speiseröhrenkrebs nach einem Unfall Metastasen im Schädeldach. MENZEL berichtet über einen Fall bei dem es durch Metastasierung zu einem sekundären Carcinom des Larynx kam. Hier wäre vielleicht zu erwähnen, daß in seltenen Fällen das Oesophaguscarcinom sich als Metastase eines an anderer Stelle sitzenden primären Tumors entwickelt. GUISEZ beschreibt das Auftreten einer carcinomatösen Striktur nach einem primären Wangenresp. Brustkrebs.

Ätiologie.

Die Ätiologie des Oesophaguscarcinoms ist wie die aller Krebse im allgemeinen unbekannt. Doch sind gewisse Momente unverkennbar, die allem Anschein nach mit der Disposition zur Entwicklung des Krebses im Zusammenhang stehen. Wie schon früher ausführlicher beschrieben, ist die Disposition zum Speiseröhrenkrebs wesentlich durch das Alter und auch durch das Geschlecht beeinflußbar. Ob die Heredität bei der Entstehung des Oesophaguscarcinoms eine Rolle spielt, ist nicht erwiesen, obwohl einige Autoren dafür sprechende Fälle anführen. So mißt MACKENZIE derselben eine große Bedeutung bei, da unter 60 Fällen, welche er daraufhin untersuchte, in 11 Fällen das eine oder andere Mitglied der Familie des Kranken an Krebs zugrunde gegangen war. Auch in den 10 Fällen RICHARDSON fehlte in keinem eine Angabe von bösartigen Affektionen in dem betreffenden Familienkreise. Die Frage, ob bestehende Tuberkulose als zum Speiseröhrenkrebs als disponierend anzusehen ist, wie wenige Autoren (LEBERT, HAMBURGER, FRITSCHE) annehmen, ist ebenso unsicher, obwohl beide Erkrankungen sich nicht ausschließen. Der Krebs kann auch seinen Ausgangspunkt von tuberkulösen Geschwüren nehmen.

Unter den lokalen Ursachen wären nach VIRCHOW und ZENKER chronische Reize, mögen sie nun mechanischer, thermischer oder chemischer Natur sein, anzusehen, welche kräftig genug sind, um in der Schleimhaut produktive Vorgänge anzuregen. So wurde auch das gehäufte Auftreten von Oesophaguscarcinom bei Mißbrauch geistiger Getränke durch diese lokalen Schleimhautschädigungen zu erklären versucht und das Überwiegen des männlichen Geschlechtes, das im allgemeinen mehr dem Alkohol zuspricht, auf die dadurch gesetzten vermehrten Reize zurückgeführt. Nach MACKENZIE falle bei der Disposition zu Speiseröhrenkrebsen bei Potatoren neben der direkten lokalen Reizwirkung, besonders bei den konzentrierten Getränken, auch dem Umstande eine große Rolle zu, daß durch den Alkohol die Widerstandskraft sämtlicher Organe stark herabgesetzt wird. Einzelne Autoren (VAN SWIETEN, HENOCH) sind geneigt, das Verschlucken eines äußerst heißen Bissens als das auslösende Moment für das Zustandekommen einer bösartigen Neubildung anzusehen. Den angeführten Fällen jedoch dürfte die Beweiskraft fehlen, da zu jener Zeit, wo der Patient über Beschwerden zu klagen begann, das Carcinom meist schon lange mehr weniger latent bestanden hat und erst durch den Vorfall die Aufmerksamkeit des Patienten auf den früher nicht beobachteten Zustand gelenkt wurde.

Es wäre noch zu erwähnen, daß in der Speiseröhre liegende Narben scheinbar eine gewisse Disposition zu krebsiger Erkrankung abgeben. Eine ähnliche Beobachtung liegt ja auch beim Magencarcinom vor, das in manchen Fällen aus vernarbenden runden Magengeschwüren entsteht. Hierher gehören die von E. NEUMANN und ZENKER und LOWNDES-LYNAH mitgeteilten Fälle, in denen eine früher bestandene einfache Narbe krebsig entartete. Auch ich hatte Gelegenheit, bei einer 40jährigen Patientin, die nach einer über 20 Jahre zurückliegenden Laugenessenzverätzung an einer beträchtlichen Narbenstriktur des Oesophagus in Bifurkationshöhe litt, die Entstehung eines Krebses in der verengten Stelle zu beobachten. Die eines Tages auftretenden Symptome einer Perforation in die Luftwege wurden von der Patientin und anfänglich auch vom Arzte auf einen mit einer schadhaften Bougie ausgeführten Dilatationsversuch zurückgeführt. Die ösophagoskopische Untersuchung zeigte jedoch, daß es sich wahrscheinlich um den Durchbruch eines *Tumors* in den linken Hauptbronchus handelte, eine Wahrscheinlichkeitsdiagnose, die durch die mikroskopische Untersuchung eines excidierten Gewebspartikelchens bestätigt werden konnte.

Gelegentlich kann es auch zur Entwicklung eines Krebses in einem Traktionsdivertikel kommen (KÖRNER, RITTER, STARK und KRAGH). Dies gilt auch von den Pulsionsdivertikeln und idiopathischer Speiseröhrenerweiterung, obwohl derartige Fälle zu den Seltenheiten gehören (NEWTON, PITT, CARTY, STARK, CADE und MORENAS). HANUS und HAEUBER beschreiben einen Fall, bei dem über dem Zwerchfell an der Stelle eines Knochenauswuchses der Wirbelsäule ein Carcinom entstand. Manchmal findet man Leukoplakie und Carcinom nebeneinander. Es wäre denkbar, daß das Carcinom sich auf dem Boden einer Leukoplakie entwickelt, wie man so häufig im Munde beobachten kann. Zu dieser Annahme neigt besonders GUISEZ, der die Leukoplakie als das erste Stadium der carcinomatösen Degeneration betrachtet und sie bei chronischer Ösophagitis besonders häufig vorfand. Letztere führt er auf chronische spastische

Zustände zurück. Nach seiner Statistik entwickelt sich unter 14 Fällen von Oesophaguscarcinom einer auf Grund eines solchen Spasmus.

Symptomatologie des Oesophaguscarcinoms.

Das auffallendste, häufigste und wichtigste Symptom ist das einer allmählich zunehmenden Deglutitionsstörung. Durch sie wird der Patient gewöhnlich zuerst auf sein Leiden aufmerksam. Die Reihenfolge der Symptome ist in der Regel folgende: Der Patient fühlt anfangs gelegentlich, wenn er feste Nahrung in größeren Bissen oder die betreffende Speise trocken ißt, an einer Stelle ein Hindernis in der Passage. Die vom Kranken angegebene Höhe entspricht jedoch nicht immer der tatsächlichen Lokalisation, auch in solchen Fällen, wo regelmäßig dieselbe Stelle angegeben wird. Dieses Unvermögen, den Sitz des Hindernisses oder des von ihm ausgelösten Druckes oder Schmerzes zur Lokalisierung findet man ja häufig in der Anamnese der Fremdkörper. Es ist denkbar, daß diese Irrtümer wie Rosenheim annimmt, durch das Auftreten von reflektorischen Spasmen bedingt sind. Innerhalb kurzer Zeit werden diese anfänglich nur unregelmäßig einsetzenden Beschwerden zu habituellen und der Patient fängt an zu klagen, daß der Bissen immer an derselben Stelle stecken bleibt. Stärkere Schmerzen bestehen in diesem Stadium in der Regel nicht, doch empfindet der Kranke häufig ein Druckgefühl in der Höhe der Stenose. Um die Speisen verschlucken zu können, muß er öfters Schlingbewegungen ausführen oder den Bissen mit einen Schluck Flüssigkeit hinunterspülen. Bei weiteren Fortschritten der Krankheit kommt es soweit, daß feste Speisen nur mehr nach ausgiebigem Kauen oder mit Zusatz von Flüssigkeit aufgenommen werden können. Schließlich passieren feste Speisen überhaupt nicht mehr, es kommt zum Regurgitieren, das oft von starken Hustenanfällen begleitet ist. Das Erbrechen erfolgt entweder unmittelbar nach dem Schlucken oder längere Zeit nachher, je nachdem die Stenose hoch oben oder in den tieferen Oesophagusabschnitten liegt. Die Kost muß notgedrungen breiig gewählt werden, bis in einer späteren Periode auch die Nahrung in dieser Form nicht mehr passiert und nur noch Flüssigkeiten genommen werden können. In diesem Stadium bemerkt man schon deutliche Abmagerung und Entkräftung. Während anfangs Flüssigkeiten noch anstandslos passieren, finden auch diese später oft nur schwierig ihren Weg in den Magen und kommen durch Mund und Nase wieder zurück. Mit dem Beginn höhergradiger Verengerung des Oesophagus wird der Patient häufig durch stärkere Schleimsekretion belästigt. Der Schleim ist anfangs klar, zähe und fadenziehend, wird aber bald schleimig eitrig und blutig tingiert und faulig riechend. Ein eigentümlicher Fötor ex ore tritt auf, der bei Hinzutritt von Gangrän unerträglich werden kann. Bisweilen werden beim Regurgitieren kleine Gewebspartikelchen entleert, deren mikroskopische Untersuchung zeigt, daß es sich um abgelöste Geschwulstteilchen handelt. Dies weist darauf hin, daß der Tumor bereits in starkem Zerfall begriffen ist. Mit Eintritt dieser spontanen Abstoßung kann das Lumen des Oesophagus wieder beträchtlich weiter werden, so daß auch das Schlucken wieder leichter vor sich geht und konsistentere Nahrung leidlich gut passiert und der Allgemeinzustand des Patienten in trügerischer Weise sich heben kann.

Die Dysphagie ist wohl eines der konstantesten Symptome des Oesophaguscarcinoms. Es sind aber Fälle in der Literatur (Mackenzie, Emanuel, Lotheissen) beschrieben, in denen diese Erscheinung fehlte, trotzdem es sich um einen vorgeschrittenen Tumor handelte. Leichtenstern hat dieses auffallende Verhalten in Fällen gefunden, bei denen noch ein schmaler Streifen der Circumferenz von der Tumorinfiltration verschont geblieben war.

Obwohl die Schlingbeschwerden in der Regel nur allmählich an Intensität zunehmen, begegnet man doch hier und da Kranken, die angeben, daß die Schluckbeschwerden ganz unvermittelt aufgetreten sind und erst seit dem Verschlucken eines größeren festeren Bissens datieren. Ich selbst hatte öfters Gelegenheit Patienten zu behandeln, bei denen angeblich ganz unvermittelt ein festerer Bissen stecken geblieben war. Nach der Extraktion des Fremdkörpers konnte ich bei der Nachuntersuchung eine mehr oder minder ausgedehnte Infiltration des Oesophagus unterhalb des Fremdkörpers nachweisen. Bei eingehender Ausforschung der Vorgeschichte ließ sich eruieren, daß schon geraume Zeit früher zeitweilig, wenn auch geringfügige Deglutitionsstörungen wahrgenommen wurden, denen aber von den indolenten oder vielbeschäftigten Patienten nicht genügend Bedeutung beigemessen wurde.

Das Oesophaguscarcinom kann außer den angeführten Symptomen auch *Schmerzen* verursachen. In manchen Fällen allerdings werden sie vollkommen vermißt. Sie pflegen erst empfunden zu werden, wenn die Dysphagie schon deutlich vorhanden ist, doch können sie in seltenen Ausnahmen auch dieser vorausgehen. So erwähnen MACKENZIE, COOPER, FORSTER Fälle, in denen Schmerzen dem Auftreten von Schlingbeschwerden mehrere Monate vorausgingen. Die Schmerzen bestehen meist unabhängig vom Deglutitionsakt, manchmal ist er an der Stelle der Striktur lokalisiert und kann in verschiedenen Richtungen ausstrahlen, so in das Brustbein, ins Epigastrium und zwischen die Schulterblätter. Gewöhnlich ist der Schmerz nicht sehr hochgradig. In seltenen Fällen wird er als schneidend oder brennend bezeichnet und tritt oft stärker bei Nacht als bei Tage auf. Die infolge Behinderung des Schluckens rasch fortschreitende Abmagerung wird dadurch beschleunigt, daß die geringen in den Magen gelangenden Nahrungsmittel auch noch schlecht verdaut werden und mehrere Stunden ohne nennenswerte Veränderung daselbst liegen bleiben. Bei höhergradiger Stenosierung tritt starkes Hungergefühl, besonders aber quälender Durst auf. Die Quantität der Exkremente ist stark vermindert, die Patienten leiden an Obstipation, die Urinentleerung ist sehr spärlich.

Hat das Carcinom den Bereich des Oesophagus verlassen und sich entweder durch direktes Einwuchern in die unmittelbare Umgebung oder durch Metastasierung in entfernteren Organen ausgebreitet, so äußert sich dies in der Regel durch Auftreten einer Reihe von neuen Symptomen.

Wie schon früher erwähnt, können die im Mediastinum verlaufenden Nerven durch die krebsige Infiltration geschädigt werden. In erster Linie sind es die beiden Nervi recurrentes, die am häufigsten affiziert werden, was durch die topographischen Beziehungen zwischen Speiseröhre und diesen Nerven ohne weiteres verständlich ist. Die Nerven werden entweder durch das Neoplasma selbst zerstört oder aber durch das narbig schrumpfende periösophageale Bindegewebe komprimiert. Diese Schädigung kann natürlich nur dann eintreten, wenn die Neubildung in der oberen Hälfte des Oesophagus lokalisiert ist, oder zum mindesten mit seiner obersten Grenze bis zur Abgangsstelle des linken Recurrens heraufreicht. Schon MACKENZIE hat darauf hingewiesen, daß der linke Recurrens viel häufiger leidet als der rechte. Dieser Umstand hängt wohl hauptsächlich damit zusammen, daß der erstere eine viel längere Strecke dem Oesophagus anliegt als letzterer, der erst in der Höhe der Subclavia entspringt. Carcinome unter dem Niveau des Abganges des rechten Recurrens können somit noch immer den linken Recurrens nicht aber den rechten schädigen. Aus dem Vorhandensein einer Stimmbandlähmung läßt sich demnach ein gewisser Schluß auf den Sitz des Tumors ziehen. Sowie bei anderen organischen Recurrenslähmungen beobachtet man auch hier zuerst eine Schädigung der Glottiserweiterer (Abductoren) und in weiterer Folge eine solche der Glottisschließer (Adductoren). Die Lähmung der Abductoren, die zuerst auftritt, kann natürlich nur durch laryngoskopische Untersuchung festgestellt werden, da keinerlei Heiserkeit besteht. Bei Carcinomen, die über dem Niveau der Ursprungsstelle des rechten Recurrens liegen, sind bisweilen beide Recurrentes ergriffen. Stehen die gelähmten Stimmbänder nahe der Medianlinie, so kann es zu Atembeschwerden kommen, die solche Grade annehmen kann, daß die Tracheotomie ausgeführt werden muß.

Bei der Beurteilung der doppelseitigen Recurrenslähmung und eventuellen operativen Maßnahmen ist zu erwägen, daß die Stenose der Luftwege nicht nur durch die Nervenschädigung und die dadurch bedingte Einengung der Glottis, sondern auch durch direktes Einwuchern der Tumormassen in die Trachea und Verlegung ihres Lumens bedingt sein kann. Auch in dem in Abb. 11 abgebildeten Falle bestand eine beiderseitige Recurrenslähmung durch mehrere Monate, ohne nennenswerte Atembeschwerden zu verursachen, bis schließlich durch die Infiltration der Hinterwand der Luftröhre ihr Lumen bis auf einen schmalen Spalt eingeengt wurde.

Seltener als Schädigungen des Nervus recurrens sind solche des Sympathicus und des Plexus brachialis. Kraus hat den ersten derartigen Fall mitgeteilt, nach ihm berichtete Hitzig über 5 derartige Fälle. Die Sympathicussymptome entstehen entweder durch Schädigung des Grenzstranges selbst, oder durch Läsion der ersten und zweiten Dorsalwurzel. Im ersteren Falle findet man gleichzeitig oculopupillare Symptome und Anomalien der Schweißsekretion, im letzteren nur oculopupillare. Die oculopupillaren Sympathicussymptome sind: Miosis (Lähmung der radiären Muskelfasern der Iris), Verkleinerung der Lidspalte sowie Retraktion und Kleinheit des Bulbus (Lähmung des Musculus Mueller). Ist der Grenzstrang selbst geschädigt, so treten zu den vorerwähnten Symptomen auch noch die als vasomotorisch bezeichneten Sympathicussymptome hinzu. Dazu werden Veränderungen in den kleinen Arterien gezählt, die Farbe und Temperatur der Haut beeinflussen. Auch die dabei auftretenden Anomalien der Schweißsekretion, besonders Anidrosis, werden damit erklärt. In einem Falle eigener Beobachtung bestand neben einer Perforation in die Lunge eine linksseitige Recurrenslähmung und eine Läsion des rechten Sympathicus mit Augensymptomen.

Die Zeichen einer Perforation des Oesophagus hängen von der Natur der mit den Speisewegen neuetablierten Verbindung ab. So führt eine einfache Perforation zur Absceßbildung und Gangrän, wobei es zu pyämischen Erscheinungen (Schüttelfröste, Gelenkmetastasen, Ikterus, Milztumor) kommen kann (Rose). Solche stürmische Erscheinungen gehören allerdings zu den Seltenheiten, da es vorher gewöhnlich zu einer Abdichtung durch das entzündlich indurierte Gewebe kommt. Sehr charakteristische Erscheinungen ruft eine Perforation in die Luftwege hervor. In der Regel sind starke Hustenparoxysmen und starke Dyspnoe bei Schluckversuchen die Symptome, welche auf die erfolgte Perforation hindeuten. Mit den Hustenstößen bringt der Patient einen Teil der mit Bronchialsekret vermischten Nahrung wieder herauf. Dieses Symptom ist so auffällig, daß es kaum zu Verwechslungen führen kann. Eine gewisse Ähnlichkeit hat vielleicht noch das Regurgitieren bei den Zenkerschen Pulsionsdivertikeln oder bei hochsitzenden Carcinomen, besonders solchen der Ringknorpelenge. Bei derartigen Erkrankungen kommt es bisweilen auch zu starken Hustenanfällen, ohne daß eine Kommunikation mit den Luftwegen besteht und die dadurch ausgelöst werden, daß die zurückgestaute Nahrung leicht in den Larynx eintritt und dort Reflexe auslöst. Nicht immer muß es jedoch bei vorhandener Kommunikation zum Eindringen der Ingesta in die Luftwege und den dadurch ausgelösten Hustenanfällen kommen. Bei sehr engen und stark gewundenen Fistelkanälen können die sonst so charakteristischen

Symptome auch fehlen (latente Fistel) und während des Lebens auch oft nicht diagnostiziert werden.

Bei Perforation eines großen Gefäßes tritt gewöhnlich eine heftige Hämorrhagie ein, der der Patient in wenigen Minuten erliegen kann. Dieses gilt besonders bei Einbruch in arterielle Gefäße. Bei Durchbruch in eine Vene kann die Blutung vorübergehend stehen, um dann von neuem mit tödlichem Ausgange wieder aufzutreten.

Obwohl, wie aus dem früher Gesagten hervorgeht, das Oesophaguscarcinom keine besondere Neigung zur Drüseninfektion zeigt, kommt es doch bisweilen vor, daß schon in einem verhältnismäßig frühen Stadium Metastasen daselbst nachweisbar sind. So können harte Drüsenpackete in den supraclavicularen Gruben, besonders bei hochsitzenden Carcinomen, schon zu einer Zeit tastbar sein, wo der Tumor noch keine ausgesprochenen Schluckbeschwerden verursacht (v. HACKER, MITCHELL).

Diagnose des Oesophaguscarcinoms.

Schon bei der Erhebung der Anamnese wird man in der Regel Hinweise finden, die ein sich entwickelndes Neoplasma wahrscheinlich machen. Besonders Gewicht ist zu legen auf höheres Alter, Geschlecht und das Fehlen eines Traumas, einer Verlegung durch einen Fremdkörper oder durch eine durch vorausgegangene Verätzung bedingte Narbenstriktur, weiters auf die langsame Zunahme der Stenoseerscheinungen, die Abmagerung und Kachexie. In einzelnen Fällen wird man die schon erwähnten Drüsenmetastasen in Form von harten indolenten Paketen am Halse, besonders in den supraclavicularen Gruben finden. Von älteren Autoren (HAMBURGER) wurde in der Auskultation des Oesophagus ein wertvolles diagnostisches Mittel gesehen, das besonders zur Feststellung des Sitzes herangezogen wurde. Bei ausgesprochener Stenose soll man über der erkrankten Stelle bei Trinken von Flüssigkeiten ein langes und deutlich gurgelndes Geräusch hören. Dieses akustische Phänomen fehlt fast vollkommen unterhalb dieses Punktes.

Die verläßlichsten Aufschlüsse geben die Sondierung, die Röntgenuntersuchung und die Ösophagoskopie.

Die *Sondierung* wird in der Mehrzahl der Fälle ziemlich brauchbare Information über das Vorhandensein einer Stenose, ihren Sitz und den Grad derselben geben. Bevor man die Bougierung versucht, muß man sich darüber orientieren, ob nicht eine Kontraindikation gegen die Anwendung dieser Methode besteht (Aneurysma). Man versucht zunächst die Speiseröhre mit möglichst dickkalibrigen Sonden (10—12 mm) zu passieren. Auf diese Weise wird man auch in solchen Fällen einen Widerstand verspüren, bei denen das Lumen durch den Tumor nur geringgradig stenosiert ist. Stößt man auf ein Hindernis, so kann man nach dem Herausziehen der Sonde den Abstand der Neubildung von der oberen Zahnreihe feststellen. Abgesehen von der Lokalisation wird die Sondenuntersuchung oftmals auch einen Schluß über den Grad der Stenose zulassen. Bemerkt man nämlich, daß man bei vorsichtigem Druck mit einer dicken Sonde das Hindernis nicht überwinden kann, so geht man zu etwas schwächeren Nummern über, bis schließlich eine passiert. Ihr Durchmesser entspricht annähernd dem der Striktur. Bei sehr hochgradigen Verengerungen wird es oft nötig sein, zu Darmsaiten von 1 mm Stärke zu greifen. Es ist immer im Auge zu behalten, daß sich in manchen Fällen mit der Sonde gar kein Hindernis feststellen läßt. Dies kann bei Krebsen im Anfangsstadium der Fall sein, wo noch keine erhebliche Stenosierung des Lumens eingetreten ist. Aber nicht nur im Frühstadium des Krebses, sondern auch in vorgeschrittenen Fällen kann die Sonde ohne Widerstand passieren, was ohne weiteres begreiflich ist, wenn man bedenkt, daß es im späteren Stadium häufig zu ausgedehntem Zerfall der Infiltration und damit zu einer Erweiterung des Lumens kommen kann. Nach Martius kann man nach dem Einfluß auf das Schluckvermögen und die Einführbarkeit der Schlundsonde drei Gruppen von Oesophagusstrikturen unterscheiden. Strikturen ersten Grades: Solche Patienten vermögen flüssige und breiige Speisen ohne besondere Mühe zu schlucken, öfters auch feste, wenn ein Schluck Wasser nachgetrunken wird. Mit der Sonde läßt sich keine starke Verengerung nachweisen. Strikturen zweiten Grades, bei welchen der Kranke bloß mit Mühe und langsam flüssige und dünnbreiige Nahrung zu sich nehmen kann. Der Widerstand, der bei der Sondeneinführung gefunden wird, liegt in der Gegend der unteren Geschwürsgrenze. Dies läßt sich durch vergleichende Messungen während des Lebens und bei der Obduktion nachweisen und wird so erklärt, daß die Sonde bei diesen Stenosen mittleren Grades beim Vordringen gegen den *unteren* Wall des carcinomatösen Geschwürs leicht in eine der unregelmäßigen Buchten hineingelangt, während die obere Verengerung leicht überwunden wird. Dieser Typus soll der häufigste sein. Bei Strikturen dritten Grades kann der Kranke fast nicht mehr schlucken und die Sonde stößt bereits am *oberen* Rande der verengten Partie auf ein unüberwindliches Hindernis. Die Sondierung kann in vielen Fällen außer zur Feststellung zur Lokalisation und dem Grad der Stenose auch dazu verwendet werden, um Gewebsstücke zu entnehmen, deren mikroskopische Untersuchung die Diagnose sichern kann. Kelling konstruierte eine cachierte Schwammsonde, um Tumorpartikelchen hochzubringen. Zu gleichem Zwecke hat Brünings seine Fenstersonde angegeben. An eine flexible Sonde wird eine mit einem scharfrandigen Fenster versehene Metallolive angeschraubt. Man beginnt mit der kleinsten der vier Metalloliven, die 6, 8, 10 und 12 mm Durchmesser haben. Die Einführung soll so erfolgen, daß beim Passieren der Ringknorpelenge des Oesophagus die Fenster seitlich liegen, beim Herausziehen aber sagittal stehen. Brünings fand in 93% der Fälle, die er nach Anwendung der Sonde mit dem Ösophagoskop nachkontrollierte, ein positives Ergebnis. Die Methode hat für den praktischen Arzt, der die ösophagoskopische Untersuchung nicht auszuführen imstande ist, einen gewissen Vorteil. Ihre Anwendungsmöglichkeit besteht allerdings nur bei noch passierbaren Strikturen.

Die heute wohl am meisten verwendbaren Methoden zur Diagnosestellung des Carcinoms sind die *Röntgenuntersuchung* und die *Ösophagoskopie*. Die ausführliche Beschreibung der Röntgendiagnostik des Speiseröhrenkrebses findet sich im Kapitel „Röntgenuntersuchung der Speiseröhre" dieses Handbuches. Im allgemeinen kann man sagen, daß es in der Mehrzahl der Fälle gelingen wird, aus den charakteristischen Bildern sich über den Ort, den Grad und evtl. auch über die Ausdehnung des Tumors zu orientieren. Auch manche der Komplikationen, insbesondere die Perforation in die Luftwege, sind oft ohne weiteres ersichtlich.

Nicht sehr zuverläßlich sind die Resultate der Röntgenuntersuchung in dem Anfangsstadium des Oesophaguscarcinoms. Gerade für diese Fälle ist die Heranziehung der *Ösophagoskopie* unbedingt notwendig. Sie wird in der Diagnostik des Speiseröhrenkrebses überhaupt, im besonderen aber häufig in obenerwähnten Fällen, bei denen die übrigen diagnostischen Hilfsmittel versagen, die größte Sicherheit zur Stellung der Diagnose geben, diese um so mehr, als sie uns nicht nur befähigt, einen genauen lokalen Befund zu erheben, sondern auch Gewebspartikelchen zur mikroskopischen Untersuchung zu entfernen.

Bei der Vornahme der Ösophagoskopie ist auf einige Punkte zu achten. Wurde vorher, was ja immer empfehlenswert ist, eine Röntgenuntersuchung durchgeführt, so soll man die Einführung des Ösophagoskops erst mehrere

Stunden später, wenn möglich erst am darauffolgenden Tage vornehmen, da sonst, besonders bei höhergradiger Stenose die im Lumen zurückbleibenden Reste der Kontrastmasse störend wirken. Wenn möglich soll man die Patienten nüchtern untersuchen, damit man nicht zu sehr durch Speisereste, die über der Stenose oft lange liegen bleiben, zu sehr gestört wird. Um die Schleimsekretion, die bei solchen Kranken gewöhnlich besonders stark ist, herabzusetzen, ist es ratsam, eine halbe Stunde vor der Untersuchung ein Milligramm Atropin evtl. mit Morphium subcutan zu verabreichen. Beim Einführen des Tubus ist darauf zu achten, daß der Tumor nicht mit dem Rohrende oder mit der zur Reinigung des Gesichtsfeldes verwendeten Speichelpumpe oder dem Stieltupfer brüsker berührt wird, da die sonst unfehlbar eintretende Blutung die Erhebung eines exakten Befundes unmöglich macht. Bis zu einem gewissen Grade läßt sich die Blutung allerdings durch vorsichtiges Andrücken eines mit Adrenalin gedrängten Wattetupfers stillen.

Die ersten genauen ösophagoskopischen Befunde bei Speiseröhrenkrebs stammen von v. HACKER. Nach ihm waren es besonders STARK, GOTTSTEIN, ROSENHEIM und v. EICKEN, die sich mit dem Ausbau der Diagnostik beschäftigten. Die *Bilder,* die man *bei der ösophagoskopischen Untersuchung* des Speiseröhrenkrebses gewinnt, sind äußerst mannigfaltig, je nach dem Stadium der Erkrankung, nach der histologischen Striktur und dem Sitz und der Ausdehnung des Tumors.

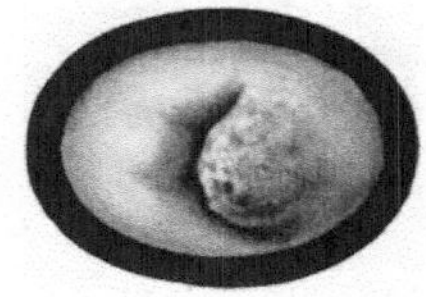

Abb. 11. Beginnendes Oesophaguscarcinom.

Die Anfangsstadien der krebsigen Erkrankung kommen nur selten zur Beobachtung, da die Patienten im Beginne der Erkrankung nur ganz geringe Beschwerden haben und gewöhnlich noch nicht den Arzt aufsuchen. Hat man Gelegenheit, in einem solchen Frühstadium zu ösophagoskopieren, so findet man meist, daß die Form des Infiltrates eine kugelige oder mehr flache, öfters auch halbringförmige Vorwölbung bildet, die die sonst so charakteristischen respiratorischen Bewegungen vermissen läßt und den Eindruck einer starren Masse macht. Die Schleimhautoberfläche ist manchmal fast intakt, zeigt jedoch in der Regel Farbenunterschiede gegenüber der normalen insoferne, als sie entweder durch die Spannung anämisch und gelblichweiß oder aber stärker gerötet ist, mitunter bläulichrotes Aussehen annimmt. Nicht selten findet man bei genauerer Betrachtung kleinste Epithelverluste, die hämorrhagisch sind und die Oberfläche wie abgeschürft erscheinen lassen (siehe Abb. 11). Springt die infiltrierte Wandpartie nur wenig ins Lumen vor, so gelingt es mit dem Rohre die erkrankte Stelle zu passieren. Meist aber fühlt man beim Herandringen an den Tumor einen deutlichen Widerstand, der bei Anwendung eines stärkeren Druckes oft mit einem Ruck zu überwinden ist. Ist die erkrankte Stelle einmal passiert, so bieten sich unterhalb gewöhnlich wieder normale Verhältnisse dar. v. HACKER erwähnt einen Fall, bei dem an Stelle der Verengerung, wo später ein ulceriertes Carcinom nachgewiesen werden konnte, bei der ersten Untersuchung eine gegen das Lumen sich vorwölbende Falte zu sehen war. Diese zeigte bei der Respiration keinerlei Bewegung und war an der Oberfläche mit zahlreichen kleinen Vorragungen bedeckt, so daß sie ein katzenzungenartiges Aussehen gewann. Diese Anfangsstadien, die man selten zu sehen bekommt, kann man häufig in der Umgebung älterer Krebse studieren, bei denen die ersten in der normalen Schleimhaut Platz greifenden Veränderungen in Form der eben beschriebenen circumscripten Vorwölbungen auftreten.

Greift das Infiltrat in der Folge hauptsächlich in der Submucosa oder in der Muskulatur weiter, so wird die ursprünglich umschriebene Infiltration sich bald über einen größeren Abschnitt der Wandung ausbreiten und diese in Form eines hügeligen Wulstes vorwölben. Das Lumen des Oesophagus ist gewöhnlich schon beträchtlich eingeengt, so daß ein Passieren mit dem Rohre ohne stärkere Läsion nicht mehr möglich ist. Bei derartigen Befunden einer ins Lumen vorspringenden Prominenz bei intaktem oder nur geringfügig verändertem Epithel läßt sich die Diagnose auf Carcinom nur mit einer gewissen Wahrscheinlichkeit stellen. Eine ähnliche Vorwölbung einer Wandpartie kann auch durch eine Kompression von außen bedingt sein (siehe Kompressionsstenosen). v. Hacker sah dies besonders bei Struma und bei Aneurysma. Bei letzterem wird natürlich die Vorwölbung in der Regel in der Höhe des Arcus aortae sitzen. Weiter wäre noch an die Möglichkeit eines Druckes durch vergrößerte Bronchiallymphdrüsen zu denken. Auch Mediastinaltumoren, z. B. Lymphosarkome und Carcinommetastasen in den Drüsen an der Bifurkation können ähnliche Befunde ergeben.

Die weitaus häufigste Art der Ausbreitung des Carcinoms ist die gegen das Lumen des Oesophagus zu. Damit kommt auch der Geschwulstcharakter am stärksten zum Ausdruck. Es entwickelt sich eine mehr minder scharf begrenzte Vorwölbung, so daß das Lumen beträchtlich verengt oder überhaupt nicht mehr sichtbar ist. Die Oberfläche ist höckerig und sieht wie mit Granulationen bedeckt aus. Durch Zerfall des Tumors entstehen in der früher mehr feinhöckerigen Oberfläche tiefere Risse, zwischen denen das Krebsgewebe wie Zotten

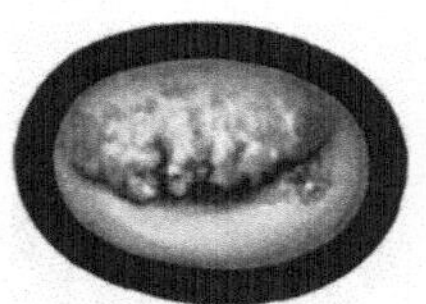

Abb. 12. Papillärer Tumor.

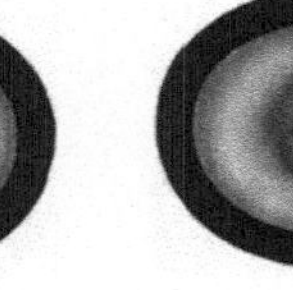

Abb. 13. Scirrhus.

in das Lumen hineinragt. Letzteres verleiht dem Tumor ein papilläres blumenkohlartiges Aussehen (siehe Abb. 12). Die Aftermasse ist entweder blaß oder zeigt Zeichen stärkerer Entzündung und neigt leicht zur Blutung. Fast immer findet man einzelne Stellen mit schmierigen, gelblich oder schmutziggrauen Belegen bedeckt. Die respiratorischen Bewegungen fehlen, die pulsatorischen können noch im geringen Grade angedeutet sein. Die durch die Nekrose des Tumors sich entwickelnden Geschwüre sind manchmal in ziemlicher Ausdehnung zu sehen, ihre Oberfläche ist buchtig, der Grund höckerig mit Speiseresten verunreinigt.

Bei den vorerwähnten *scirrhösen* Formen des Oesophaguscarcinoms kommt es durch die zirkuläre Infiltration zur trichterförmigen Einengung des Lumens, an dessen tiefsten Punkt eine kleine rundliche Öffnung zu sehen ist (Abb. 13). Die dadurch bedingte Stenose kann auf den ersten Anblick einer durch Verätzung hervorgerufenen ähnlich sehen und gegebenenfalls mit dieser verwechselt werden. Bei genauerem Zusehen jedoch kann man feststellen, daß die Schleimhaut an verschiedenen Stellen ihre glatte Oberfläche verloren, ein feinhöckeriges Aussehen hat und an den epithelentblößten Stellen mit schmierigen Belegen bedeckt ist (siehe Abb. 13). v. Hacker beschreibt Fälle, wo in einer bestimmten Höhe die Schleimhaut zirkulär wie ausgefranst mit einzelnen scheinbar intakten Zipfeln ins Geschwürsbereich hineinragte; er hatte so manchmal den Eindruck, als hätte der vorbrechende Tumor die deckende Schleimhaut zum Platzen gebracht. Bei ringförmigen Stenosen sah er Bilder entstehen, die denjenigen eines zerschlagenen Trommelfelles gleichen.

Stark glaubt auf Grund seiner bei der Ösophagoskopie des Speiseröhrenkrebses gewonnenen Beobachtungen 4 Haupttypen aufstellen zu können, nämlich die carcinomatöse Wandinfiltration, das Ulcus carcinomatosum, den wandständigen Tumor und das ringförmige Carcinom.

Während bei der am häufigsten beobachteten Form, dem höckerig ins Lumen vorragenden Tumor, gewöhnlich eine breite Basis sich nachweisen läßt, kommt es gelegentlich auch zur Ausbildung von gestielten Geschwulstmassen, die wie ein Polyp in die Lichtung des Speiserohres vorragen und dieselbe mehr oder weniger obturieren. Schon STARK weist darauf hin, daß diese Stielbildung häufig nur eine scheinbare ist und man in der Regel bei tieferem Vordringen mit dem Rohre eine Verbreiterung des Stieles nachweisen kann. Gelegentlich kommt es auch in der Umgebung von carcinomatösen Strikturen zur Ausbildung ödematöser Polypen, die in ihrer Struktur den Nasenpolypen ähneln und deren histologische Untersuchung zeigt, daß sie vollkommen frei von Krebselementen sind. Einen derartigen Fall konnten wir an der Klinik HAJEK beobachten (WIETHE) (Abb. 14).

Die bei der Ösophagoskopie sich darbietenden Bilder sind sehr abwechslungsreich, so daß eigentlich kein Fall dem anderen gleicht und selbst eine öftere Untersuchung ein und desselben Falles deutliche Veränderungen im Aussehen beobachten läßt.

Für die Beurteilung des Prozesses ist es wichtig, sich daran zu erinnern, daß die ösophagoskopische Untersuchung in vorgeschrittenen Fällen nur über diejenigen Veränderungen Aufschluß gibt, die sich an der oberen Grenze des Tumors abspielen. Hier können die Veränderungen noch relativ geringfügig sein, während in den tieferen Partien schon eine weitgreifende Zerstörung platzgegriffen hat. In manchen Fällen findet man im oberen Abschnitt eine circumscripte Infiltration der Wand, während die übrige Circumferenz noch frei ist. Gelingt es nun mit einem kleinen Rohr an der infiltrierten Wandpartie vorbei in die Tiefe zu dringen, so gewahrt man häufig, daß bereits der ganze Wandumfang ergriffen und Ulceration eingetreten ist.

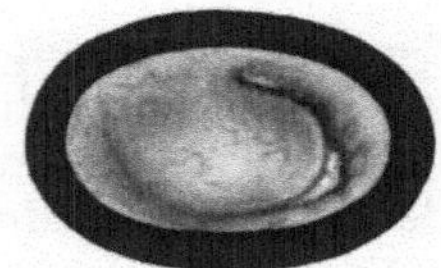

Abb. 14.
Polyp bei Carcinom
des Oesophagus.

In neuerer Zeit wurde von LEWIS neben der peroralen Ösophagoskopie auch die retrograde zur genauen Orientierung über die Ausdehnung und Beschaffenheit der unteren Grenze empfohlen.

Bei Carcinomen, die eine stärkere Stenose des Oesophaguslumens bedingen, kommt es nicht selten zu einer Erweiterung der über dem Tumor gelegenen Speiseröhrenabschnitte. Die Schleimhaut daselbst ist durch Zersetzung der sich ansammelnden Speisereste und Schleimmassen in einem Zustand chronischer Entzündung. Diese Veränderungen haben natürlich nichts für Carcinom Charakteristisches an sich und sind auch bei höhergradigen gutartigen Stenosen (Narbenstrikturen, Spasmen) zu beobachten.

So leicht im allgemeinen die Diagnose eines vorgeschrittenen Carcinoms ist, so unsicher sind die Ergebnisse der direkten Untersuchung zu einer Zeit, wo das Leiden nur geringe subjektive und objektive Beschwerden verursacht. STARK legt besonders Wert auf diese Tatsache, daß schon im Anfangsstadium als auffälligstes Symptom die respiratorische Unbeweglichkeit und Starrheit der erkrankten Wandpartien anzutreffen ist. Nach v. HACKER soll das Vorhandensein von Leukopathien einen gewissen Anhaltspunkt für die Diagnose des Carcinoms bieten. Er beschreibt diese Veränderungen als fleckige, streifige, meist hellweiße Epithelverdickungen, ,,ganz in der Art wie sie an der Zunge so häufig beobachtet werden. Als Epithelverdickungen haben sie auch den Glanz desselben und erscheinen oft wie der Schleimhaut aufliegend, gleichsam aus auf sie ausgegossener, erstarrter glänzender Masse bestehenden unregelmäßigen Flecken und Streifen". v. HACKER fand sie ,,als stetiger Begleiter des Carcinoms des öfteren schon in früheren Stadien desselben bei Stenose durch Infiltration mit tumorartiger Vorwölbung einer Wand und darüber gleichsam gespannter, gelblichroter oder bläulich verfärbter Schleimhaut, ganz besonders häufig bei solchen Krebsen an der Übergangsgrenze sitzend und öfters bis dicht an die Ulceration heranreichend, mitunter in der nächsten Umgebung des Carcinoms, auf anscheinend normaler Schleimhaut". Stark betont, daß er solche Leukopathien äußerst selten gesehen hat und hält sie nicht für Carcinom charakteristische Veränderungen. Rosenheim kann Hackers Beobachtungen in gewissen Grenzen bestätigen, Gottstein dagegen kennt solche nicht. Auch ich kann mich nicht entsinnen unter den ösophagoskopierten Carcinomen unserer Klinik ähnliche pathologische Prozesse in der Umgebung von Carcinomen angetroffen zu haben.

Im Anfangsstadium des Carcinoms kann die *Differentialdiagnose* gegenüber anderen Prozessen, die ebenfalls zu einer Stenosierung des Oesophagus führen können, Schwierigkeiten bereiten. Bei glatter, nur wenig entzündeter Vorwölbung der Schleimhaut, die man in der Höhe des Aortenbogens vorfindet, wird man in erster Linie an eine Abgrenzung gegenüber einem Aortenaneurysma denken müssen. Das Vorhandensein eines solchen wird man annehmen können, wenn die vorgewölbte Wandpartie deutliche Pulsation zeigt, obwohl gelegentlich diese bei Gerinnung im Aneurysma fehlen und umgekehrt bei Tumoren in dieser Gegend durch mitgeteilte Pulsation anzutreffen ist (siehe Kap. Kompressionsstenosen). Auch durch akut oder chronisch entzündete Bronchiallymphdrüsen können Veränderungen in der Wandung des Oesophagus hervorgerufen werden, deren Unterscheidung von einem Krebs oft nur durch längere Beobachtung möglich ist. Bei chronischer Drüseninduration wird allerdings die Schleimhaut kaum in Mitleidenschaft gezogen sein, dagegen kann die respiratorische Beweglichkeit an dieser Stelle fehlen (Stark). In späteren Stadien, wo es bereits zur Bildung papillärer Excrescenzen gekommen ist, könnte eine Verwechslung mit pathologischen Veränderungen vorkommen, wie sie durch Fremdkörper oder durch die allerdings sehr seltenen spezifischen Entzündungen (Aktinomykose, Tuberkulose und Syphilis) entstehen. Weiter wären noch Strikturen nach Verätzungen zu erwähnen, bei denen es vor der schließlichen Narbenbildung zum Entstehen von Granulationen kommen kann, die den höckerigen Excrescenzen beim Carcinom nicht unähnlich sein können. In den meisten der erwähnten Fälle wird es bei genauer Ausforschung der Anamnese, Heranziehung aller übrigen diagnostischen Hilfsmittel möglich sein zu einer sicheren Diagnose zu gelangen.

Abgesehen von dem oft nicht charakteristischen Aussehen kann aber auch die Diagnostik des Oesophaguscarcinoms durch die Lokalisation des Tumors Schwierigkeiten bereiten. So sind Carcinome in der Ringknorpelenge oft auf endoskopischem Wege schwer zu erkennen. Es erübrigt sich wohl darauf hinzuweisen, daß in solchen Fällen die Einführung des Rohres nur unter ständiger Kontrolle des Auges und nicht, wie dies früher sehr häufig geschah, mit Benützung eines Mandrins zu erfolgen hat. Die Ursache der diagnostischen Schwierigkeiten ist darin begründet, daß in dieser Gegend schon normalerweise die Vorder- und Hinterwand des Oesophagus aneinander liegen, ja durch die bei der direkten Untersuchung oft fehlerhafterweise verwendete starke Rückwärtsbeugung des Kopfes und der Halswirbelsäule stark aneinander gepreßt sein können. Der Umstand, daß das Lumen des Oesophagus in der Ringknorpelenge nicht klafft, verhindert auch sich den Tumor einzustellen, ohne mit dem distalen Rohrende unmittelbar an die erkrankte Stelle heranzutreten, wie dies im thorakalen Anteile der Speiseröhre möglich ist. Kommt man aber schließlich nach noch so vorsichtigen Auseinanderdrängen der aneinanderliegenden Oesophaguswände an den oberen Rand des Tumors, so kann man in dem kurzen Schleimhauttrichter, der vor dem Rohrende sichtbar ist, nur ein paar kleine Höckerchen einstellen, die oft schwer von den sich normalerweise beim Einführen des Rohres bildenden Schleimhautfalten zu unterscheiden sind. Versucht man nun durch weiteres Vorschieben den Tumor besser sichtbar zu machen, so entsteht nur zu leicht eine störende Blutung, die die Erhebung eines exakten Befundes verhindert. Dazu kommt noch, daß bei hochsitzenden Carcinomen bisweilen ein Spasmus des Oesophagusmundes die Schwierigkeiten der Untersuchung erhöht. Dieser wirkliche Spasmus ist streng zu unterscheiden von dem Widerstand, den man mit dem Rohrende in der Ringknorpelenge verspürt, wenn die endoskopische Untersuchung bei stark rückwärts geneigtem Kopf und Halswirbelsäule durchgeführt wird. Dieser Widerstand, der durch das Anstoßen des Rohres an den oberen Rand des Ringknorpels zustande kommt, wird irrtümlicherweise oft als Spasmus gedeutet (HASLINGER).

Noch unsicherer als in der Ringknorpelenge können die Ergebnisse der Endoskopie bei Tumoren der Kardiagegend werden. Ähnliche Schwierigkeiten liegen übrigens auch für die Röntgen- und Sondenuntersuchung derartig lokalisierter Tumoren vor. Bei letzterer ist oft die Unterscheidung, ob es sich um einen erhöhten Kontraktionszustand der Kardiamuskulatur oder um eine Krebsinfiltration bedingte Resistenz handelt, schwer zu treffen. Auch die radiologische Untersuchung ist besonders bei beginnenden Fällen unverläßlich. Die endoskopische Diagnose der Kardiatumoren ist abgesehen davon, daß es in solcher Tiefe an sich schwierig ist, pathologische Veränderungen zu beurteilen, auch aus dem Grunde nicht leicht, da man an dieser Stelle nur eine ganz kleine umschriebene Partie, ähnlich wie in der Ringknorpelenge, überblicken kann. Besonders bei beginnenden Tumoren ist die Unterscheidung zwischen einer durch die Infiltration bedingten Vorwölbung und den normalerweise sich vorfindenden Faltenbildung an der Kardia mit Schwierigkeiten verbunden. In späteren Stadien allerdings, wo es bereits zu blumenkohlartigen Wucherungen und ausgesprochener Ulceration gekommen ist, wird kein Zweifel über die Natur der Erkrankung bestehen.

Auch Magencarcinome, die in den Oesophagus vordringen, können hier und da ösophagoskopisch wahrgenommen werden. Bei der Untersuchung solcher Fälle kann sich nach STARK folgendes Bild darbieten: „Ist man mit dem Tubus in den Zwerchfellschlitz eingedrungen, so erkennt man die Ora serrata an dem intensiven Farbenunterschied zwischen Speiseröhre und Magen. Das Lumen ist hier spalt- oder rosettenförmig. Bei tiefer Atmung öffnet sich der Spalt und dabei erscheint ein höckeriger Tumor, ein blutendes Geschwür oder eine umschriebene Vorwölbung im Lumen. Bei oberflächlicher Atmung schließt sich die Klappe und man sieht wieder normale Schleimhaut. In anderen Fällen ist aber vom eigentlichen Tumor nichts Sicheres zu sehen. Der intraabdominelle Abschnitt der Speiseröhre gestattet ein Vordringen des Rohres nicht. Die Wandung ist stark, obgleich die Schleimhaut noch intakt ist. Auch das Öffnen und Schließen der Kardia ist nicht mehr zu sehen. Der Spalt bleibt in jeder Atemphase unverändert. Der Tumor hat das submucöse Gewebe infiltriert. Daß im Magen ulcerative Prozesse vor sich gehen, kann man aus dem heraufbrodelnden blutigen Schleim schließen.“

Abgesehen von beginnenden Fällen von krebsiger Infiltration, die aus naheliegenden Gründen selten zur endoskopischen Untersuchung kommen, ist die Diagnose in den meisten Fällen mit größter Wahrscheinlichkeit nach dem Aussehen des Tumors zu stellen. Ist man aber aus irgendwelchen Gründen über die Natur der Stenose im Zweifel, so ist es angezeigt, die Diagnose durch eine *Probeexcision* und mikroskopische Untersuchung zu sichern. Manches Mal ist allerdings größte Vorsicht bei der Entnahme geboten oder diese überhaupt zu unterlassen. Hierher gehören Fälle beginnender Infiltration, bei denen die Schleimhaut noch nicht ulceriert ist, allerdings häufig gerade diejenigen Fälle, bei denen das Aussehen noch uncharakteristisch ist und eine mikroskopische Untersuchung erwünscht wäre. Weiter besteht bei Tumoren in unmittelbarer Umgebung der Aorta die Gefahr einer Läsion der Gefäßwand. Es sind Fälle in der Literatur mitgeteilt, bei welchen an dieser Stelle eine tödlich verlaufende Perforation gesetzt wurde (Gottstein).

In der überwiegenden Mehrzahl wird man bei genauer Auswahl der am meisten geeigneten Stelle die Probeexcision ohne besondere Gefahr ausführen können. Am leichtesten ist diese bei Tumoren mit papillären, ins Lumen vorspringenden Excrescenzen oder bei Ulcerationen mit zerklüfteten Rändern vorzunehmen.

Die Probeexcision wird am besten mit der von Mikulicz angegebenen Doppellöffelzunge gemacht. Schon gelegentlich der Sondierung des Ösophagus wurde erwähnt, daß man die Entnahme von Tumorpartikelchen auch mit Hilfe der von Brünings angegebenen Fenstersonde ausführen kann, die den Vorteil hat, daß man sie ohne Ösophagoskopie einführen kann. Voraussetzung für die Anwendung der Sonde ist allerdings, daß die Stenose die Sonde noch passieren läßt.

Die Probeexcision setzt uns in der überwiegenden Mehrzahl der Fälle in die Lage, über die Natur des Tumors absolut verläßlichen Aufschluß zu bekommen. Daß trotz eines scheinbar ganz eindeutigen makroskopischen Aussehens diagnostische Irrtümer möglich sind, zeigt der Fall Lotheissens, der den Eindruck eines Carcinoms machte, es aber doch nicht war, da der Patient 20 Jahre später noch lebte. Manchmal mag es vorkommen, daß man die Probeexcision zu wiederholen hat, da die erste keinen einwandfreien Befund ergab. Nur positive Ergebnisse sind beweisend, negative sprechen natürlich nicht gegen Carcinom. Die Diagnose eines Carcinoms oder der sichere Ausschluß eines solchen kann für das therapeutische Vorgehen von größter Wichtigkeit sein. Es sind zahlreiche Fälle, allerdings mehr in der älteren Literatur, verzeichnet, wo man ein Carcinom des Oesophagus annahm und der Patient verhungerte, während die Sektion zeigte, daß man mittels einer Gastrostomie eine dauernde Heilung hätte erzielen können. Stark teilt eine eigene Beobachtung mit, die einen Fall betraf, in welchen statt eines vermeintlichen Carcinoms eine einfache diffuse Dilatation gefunden wurde.

Die Blutung nach Probeexcision ist in der Regel sehr geringfügig, tritt sie etwas stärker auf, so kann man einen mit Adrenalin getränkten Tupfer für einige Minuten anpressen. Denselben Zweck erfüllt auch Stryphnongaze. Früher wurde Eisenchloridwatte oder Argentum nitricum-Lösung verwendet. Lotheissen empfiehlt eine Lösung von Anaesth. hydrochlor. 0,5 : 100 mit Zusatz von 1 g Suprarenin zur Blutstillung. Um Infektionen zu vermeiden betupft Gottstein nach der Excision die wunde Stelle mit Jodoformbrei, Lotheissen mit einem Wattetupfer, der mit Novojodin bestäubt ist. Ich selbst habe bei allen meinen Probeexcisionen nie irgendwelche postoperative lokale Desinfektion vorgenommen und von der Unterlassung dieser Vorsicht keinerlei Nachteile gesehen.

Therapie der Oesophaguscarcinome.

Bei der Behandlung der Oesophaguscarcinome ist entweder eine operative oder eine unblutige in Betracht zu ziehen. Zur operativen Behandlung, die in einem eigenen Kapitel dieses Handbuches behandelt wird, wären die Ösophagostomie, die Gastrostomie und die Resektion des Oesophagus zu rechnen. Jede dieser beiden Methoden kann entweder gegen das Grundleiden selbst gerichtet sein (kausale Therapie) oder nur die durch die Erkrankung hervorgerufenen Beschwerden bekämpfen (symptomatische Therapie).

Die heute am meisten in Verwendung stehenden Behandlungsmethoden gehören der zweiten Gruppe an, da die operative Behandlung, die in einer radikalen Exstirpation alles Kranken bestünde, auch heute noch auf teilweise unüberwindliche Hindernisse stößt. Diese liegen hauptsächlich in der Lokalisation des Krebses, der in den meisten Fällen im mittleren oder unteren Drittel liegt.

Zu den *unblutigen Behandlungsmethoden* des Oesophaguscarcinoms wären zu rechnen: *Die medikamentöse Therapie, Strahlentherapie, Dilatation, die Behandlung mit Dauerkanülen,* therapeutische Maßnahmen, deren hauptsächlicher Zweck darin liegt, dafür zu sorgen, daß das Lumen des Oesophagus wieder wegsam gemacht wird und der Kranke nicht der Inanition zum Opfer fällt

Bei der Behandlung spielt eine zweckentsprechende Ernährung eine große Rolle. Die Nahrung ist womöglich in einer Form zu wählen, daß sie die verengte Stelle passieren kann und dabei auch möglichst wenig reizt. Ist die Striktur höhergradig, so daß trockene, feste und gröbere Speisen nicht vorbeigleiten, dann versucht man es mit dickbreiiger und flüssigbreiiger Kost. Bei stärkerer Stenosierung kann selbstverständlich nur flüssige Nahrung genommen werden. Als partieller Ersatz der ösophagealen Nahrungszufuhr kann die rectale dienen, doch ist diese allein wohl nicht ausreichend. KRAUS weist darauf hin, daß es trotz vorausgeschickter Reinigungsklystiere bei längerem Gebrauch zur Proktitis und Diarrhöen kommt und empfiehlt sie deshalb nur vorübergehend anzuwenden.

Die Applikation von Medikamenten verfolgt unter anderem den Zweck, die Speiseröhre zu anästhesieren oder die Schluckfähigkeit zu verbessern. ROSENHEIM injiziert 1—2 g einer 3—4%igen Eucainlösung. v. HACKER empfiehlt eine Mischung von Extr. nuc. vomic. 0,1 und Aquae Lauroc. 10,0 und gibt von dieser Lösung 3mal täglich 10 Tropfen. LOTHEISSEN läßt 5 Minuten vor der Mahlzeit einen Kaffeelöffel einer $^1/_2$%igen Lösung von Anaesth. hydrochl. trinken.

Um den chronischen Reiz der Oesophagusschleimhaut, der durch die Stagnation von Schleim und Speiseresten bedingt wird, zu bekämpfen, hat man häufig Ausspülungen mit lauem Wasser, Soda oder schwachen Lysollösungen empfohlen. Derartige Prozeduren sind allerdings mit großer Belästigung der ohnedies herabgekommenen Patienten verbunden und außerdem von problematischem Wert. Um die Jauchung der Geschwüre möglichst hintanzuhalten, werden von manchen (ROSENHEIM) zur Desinfektion 1—2 g einer ein- oder mehrprozentigen Lösung von Arg. nitr. verwendet. v. HACKER läßt täglich 8—10 Tropfen einer 1%igen Lösung von Arg. nitr. einnehmen. Annähernd dasselbe leisten desinfizierende und gleichzeitig anästhesierende Tabletten (Formamint-, Menthol-, Euphagyn-Tabletten), die man im Munde zergehen läßt. Zur Lockerung zähen Schleimes läßt man die Patienten Lösungen von Natriumcarbonat (10 : 100) trinken.

MATHIEU sah gute Erfolge von längerem Gebrauch von Kochsalzlösungen. Er verordnet durch 10—14 Tage alle $^1/_2$ Stunde einen Eßlöffel einer 7,5 : 600 Chlornatriumlösung. Um eine starke lokale Wirkung auf das Krebsgeschwür zu erzielen, läßt er auch Kapseln schlucken, die 1 g Kochsalz enthalten. Er gibt je $^1/_2$ Kapsel durch 2—3 Tage hintereinander.

Um das Lumen der stenosierten Speiseröhre etwas zu erweitern, wird von einigen Autoren (v. HACKER) eine Kauterisation der vorspringenden Wucherungen unter Leitung des Auges vorgeschlagen. Die ätzenden Substanzen können mit einer Art von Porteremede aufgetragen werden.

An dieser Stelle wäre auch zu erwähnen, daß auch mit Hilfe von Excisionen die Schlingbeschwerden vorübergehend gemildert werden können. Oft können kleine, ins Lumen vorragende Geschwulstteilchen sehr behindern. Die endoskopische Abtragung solcher umschriebener Wärzchen kann eine wesentliche

Erleichterung bringen. Schon Gottstein berichtet über solche Fälle. Rosenheim konstruierte einen spitzen Prozellanbrenner. Auch v. Hacker verwendet
in geeigneten Fällen die Kauterisation oder die Abtragung mit der galvanokaustischen Schlinge. Auch die Zerstörung der wuchernden Krebspartien auf
elektrolytischem Wege und mittels Elektrokoagulation wurde versucht, brachte
aber sowie alle übrigen Methoden, wenn überhaupt, einen in kurzer Zeit vorübergehenden Erfolg.

Dilatationsbehandlung des Oesophaguscarcinoms.

Sowie bei den gutartigen Strikturen der Speiseröhre kann man auch die
Sondenbehandlung bei den bösartigen in Anwendung bringen. Sie gelingt
in der Regel nicht schwer, weil das gewöhnlich weiche Krebsgewebe leicht
nachgibt. Aus demselben Grunde aber ist auch bei ihrer Verwendung größte
Vorsicht notwendig und jede Gewaltanwendung zu vermeiden. Vorerst hat
man die Bougie zu finden, die eben die Stenose passiert und steigt nunmehr
zu etwas größerem Kaliber an. Die Dilatation kann mittels konischer oder
zylindrischer Bougies ausgeführt werden. Auch die Divertikelsonde oder eine
weiche Hohlsonde mit einem dicken Bleidraht als Mandrin, dem leicht eine
geringe Knickung gegeben werden kann, ist mit Vorteil zu verwenden, besonders
wenn ein vorwiegend einseitig prominierender Tumor die Sonde aufhält, trotzdem aber im ganzen die Speiseröhre noch durchlässig ist (Stark).

Die Einwände, die gegen die Sondenbehandlung erhoben werden, werden
damit begründet, daß in manchen „Fällen durch den mechanischen Reiz das
Wachstum oder die Ulceration gefördert zu werden schien. Kraus konnte
häufig eine rasche Zunahme der Striktur unmittelbar nach ausgeführter Sondierung wahrnehmen. Weiter wird angeführt, daß die Bougierung Impf-
carcinome erzeugen kann. Zwei derartige Fälle beschreibt Kraus. Beide
Patienten litten an einem Carcinom in der Höhe der Bifurkation der Trachea.
Auf dem Boden einer durch die Sondierung in der Ringknorpelenge gesetzten
Läsion entstand, wie die nachträglich anatomische Untersuchung zeigte, eine
Impfmetastase in der Ringknorpelenge. Der Haupteinwand gegen die Sonden-
behandlung jedoch ist die damit verbundene Gefahr einer Perforation. Kraus
meint, daß derartige Unglücksfälle viel häufiger sich ereignen als man nach den
Literaturberichten annehmen könnte. Er selbst sah eine Doppelperforation.

Die Meinungen über die Verwendung von Schlundsonden bei bereits spontan
eingetretener Perforation in die Luftwege gehen auseinander. Kraus redet
ihr das Wort und konnte mit ihrer Hilfe die Patienten noch einige Zeit am Leben
erhalten. Lotheissen dagegen zieht — und wohl mit Recht — in derartigen
Fällen die Gastrostomie dieser Behandlung vor.

Außer mit der Sondendilatation kann die Erweiterung der krebsigen Striktur
auch mit Hilfe ausgezogener Drainrohre versucht werden, ein Verfahren, das von
v. Hacker außer für die Narbenstenosen auch für diesen Zweck angegeben wurde.
Durch diese Drainrohre, die man Stunden oder über Nacht liegen läßt, kann
dem Patienten auch flüssige Nahrung zugeführt werden. Senator verwendet
die von ihm konstruierte Quellsonde mit einem Laminariastift. Da man jedoch
den Grad der Quellung nicht vollkommen in der Hand hat, kann es zu unerwünschten Nebenerscheinungen kommen. Schreiber versuchte mit seiner
Dilatationssonde, an deren Ende ein mit Wasser füllbarer Gummiballon angebracht ist, eine Erweiterung zu erzielen. Zu demselben Zwecke benützten
E. Reichmann und C. Russel ihre nach einem ähnlichen Prinzip angefertigten
Sonden, deren Ende durch Einblasen von Luft erweiternd wirken sollte. Das
Einführen der Sonden muß naturgemäß ziemlich häufig erfolgen, da ein zu
langes Liegenlassen die Gefahr eines Decubitus in der Ringknorpelenge mit sich

bringen würde. Um den nun ohnedies geschwächten Kranken die Belästigung einer häufigen Einführung zu ersparen, wurde eine entsprechende kurz Kanüle in die Stenose gebracht und für längere Zeit in dieser liegen gelassen (Intubationsbehandlung). Diese Art der Behandlung wurde zuerst von englischen Ärzten (SYMONDS) ausgeführt und später auf dem Kontinent von v. LEYDEN, RENVERS und GERSUNY, GUISEZ aufgenommen (Abb. 15). Die Dauerkanüle von LEYDEN und RENVERS besteht aus einer 5 cm langen Hartgummiröhre, die in die verengte Stelle zu liegen kommt, und einer festen Schlundsonde, die als Mandrin für die Einführung dient. Die Hartgummiröhre hat eine leicht trichterförmige Gestalt, das dicke Ende ist von vorne nach hinten abgeplattet, damit es die Ringknorpelenge leichter passiert. Die Rohre werden durch eine Seidenschnur durch den Mund oder durch die Nase herausgeleitet und außen am Ohr des Patienten befestigt. Um ein Abbeißen des Fadens zu verhindern, soll es an der Stelle, wo es an den Zähnen aufliegt mit einem schützenden Gummiröhrchen überzogen sein. Von manchen wurde auch empfohlen, das Ende des Fadens an einen Zahn zu fixieren. Vor dem Einführen der Dauersonde muß mit einer gewöhnlichen Sonde ausgemessen werden, wie weit die Verweilröhre vorzuschieben ist, um sicher in der Striktur zu liegen. Die Kontrolle kann auch mittels Röntgen- oder Ösophagoskopie erfolgen. Daß bei sehr engen Strikturen zuerst Dilatationsversuche mit gewöhnlicher Bougie gemacht werden müssen, versteht sich von selbst. Zwecks Reinigung werden sie von manchen alle 3—6 Tage entfernt, während sie andere (LEYDEN, RENVERS, SYMONDS, VINSON PORTER, MOERSCH) monatelang liegen lassen. Außer Hartgummiröhren werden auch Spiralen und Silberdraht (SOUTTAR) oder ovale trichterförmige Rohre (MYERON) verwendet. Die Verwendung von

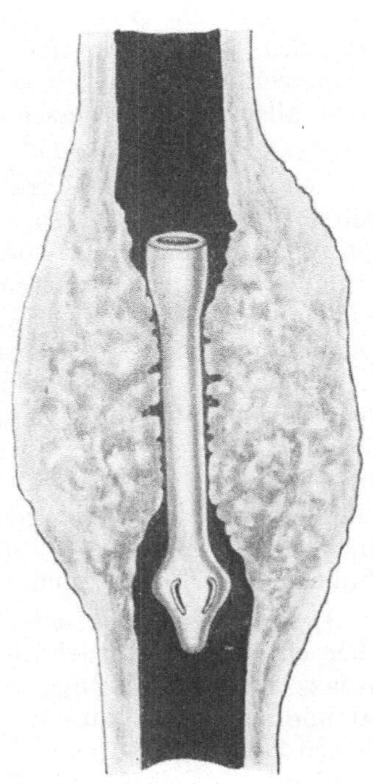

Abb. 15. Intubationsrohr (nach GUISEZ) in situ.

Dauerkanülen ist als nicht ganz harmlos anzusehen, denn es kann manchmal zu unangenehmen Zwischenfällen kommen. Der Faden kann abreißen, so daß die Kanüle, die oft in Granulationen versteckt liegt, schwer zu finden ist und nur unter Blutung hochgebracht oder überhaupt nicht entfernt werden kann. Weiter werden die Kanülen häufig im Laufe der Zeit locker und können herausrutschen. GUMPRECHT berichtet über einen Fall, in welchem eine Patientin an Erstickung durch die herausrutschende Kanüle starb. Obwohl die Patienten unmittelbar nach dem Einführen der Kanüle häufig besser schlucken können und ein Engerwerden der Stenose verhindert wird, kommt es doch später durch den Reiz des Fremdkörpers zu einem sehr heftigen Wuchern der Krebsmassen über und unter der Kanüle, so daß diese schließlich von Geschwulstmassen umwuchert und so vollkommen undurchgängig wird. Weiter wird durch Decubitalnekrose die Perforationsgefahr sicherlich bedeutend erhöht. Wenn man die verschiedenen Berichte über die Erfahrungen mit den Dauerkanülen zusammenfaßt, so scheint der praktische Wert dieses Verfahrens relativ gering zu sein, weshalb man auch in neuerer Zeit ziemlich von diesen Methoden abgekommen ist und sich mehr einer anderen Behandlung, der

Strahlentherapie des Oesophaguscarcinoms

zuwendet, die heute wohl die bedeutendste Rolle in der Behandlung spielt.

Am meisten wird das *Radium* verwendet. Die Radiumbehandlung ist der Röntgentherapie insoferne überlegen, als man die Präparate direkt auf oder in den Tumor applizieren und einwirken lassen kann. Im allgemeinen werden Radiumträger verwendet, die gleichzeitig als Filter wirken, so daß eine Durchstrahlung gesunder Partien sich fast vollkommen vermeiden läßt. Die Erfolge, die berichtet werden, sind zum Teil recht ermutigend, wenn auch in vielen Fällen nicht sehr lange andauernd. Von den meisten Autoren wird angegeben, daß sich bald nach der Applikation die Passage besserte und daß die Schmerzen aufhörten. Was die Dauer des Erfolges anlangt, so lauten die Angaben allerdings sehr verschieden.

Methoden der Bestrahlung. Applikation mittels Sonden kommt hauptsächlich in Fällen in Betracht, wo die Striktur noch durchgängig ist. Die ersten Versuche, das Oesophaguscarcinom mit Radium zu behandeln, dürften von A. Exner angestellt worden sein. Das Radium wurde in Form von Radiumbromid, das in einer Hartgummikapsel eingeschlossen und an einem Mandrin befestigt war, eingeführt. Unabhängig von ihm hat Einhorn über die Radiumbehandlung von 9 Fällen berichtet, von denen 6 bedeutend gebessert wurden. Er verwendet Radiumkapseln, die mittels eines eigenen Mandrins in die Striktur eingeführt werden und dann nach Bedarf eine halbe bis eine Stunde liegen bleiben. Andere Autoren wieder wie Ranzi, Sparmann, Schüller nennen ebenfalls ihre Resultate, die sie bei 53 Fällen, darunter 5 Oesophaguscarcinomen, mit denselben Methoden erzielten, sehr wenig befriedigend und meinen, daß eine radikale Heilung selbst mit größten Dosen nicht erreichbar ist. Über ähnliche Mißerfolge berichten auch Lynch, Mills und Kimbrough.

Applikation des Radiums mittels Sonden nach vorhergegangener Ösophagoskopie. Über eine sehr ausgedehnte Erfahrung über die Radiumbehandlung verfügt Guisez, der wohl als einer der ersten diese Behandlungsmethode aufgenommen hat und schon im Jahre 1923 auf eine 13jährige diesbezügliche Praxis zurückblicken konnte. Während dieser Zeit hatte er 170 Fälle systematisch behandelt, wobei in den meisten das Resultat ein positives war. In 148 Fällen war die Behandlung nur eine palliative, so zwar, daß die Kranken die an einer fast kompletten Dysphagie litten und ohne Behandlung sicher in 1—4 Wochen zugrunde gegangen wären, noch 3—16 Monate lebten. In 92 Fällen bezeichnet er die Heilung als eine definitive. 4 Kranke erlagen einer interkurrenten Erkrankung, ohne irgendwelche Störungen von seiten des Oesophagus gehabt zu haben. Unter den 18 anderen besteht klinisch und ösophagoskopisch die Heilung bei zweien 10—11 Jahre, bei einem 3 Jahre, bei dreien 2—3 Jahre, bei einem 1 Jahr. Ösophagoskopisch konnte er feststellen, daß die Heilung auf zwei verschiedene Arten erfolgte. Entweder verschwand der Tumor vollkommen und die Schleimhaut nahm wieder ihr normales Aussehen an, oder aber es kam zu einer narbigen Verengerung im Bereiche des Tumors, so daß die Patienten längere Zeit mit Bougierung nachbehandelt werden mußten, um das normale Kaliber des Oesophagus wieder zu erreichen.

Seine Technik der Applikation ist folgende: Zuerst ermittelt er mittels des Ösophagoskops den genauen Sitz und das Aussehen des Carcinoms und notiert seine Entfernung von der oberen Zahnreihe, dann führt er eine Bouchardsche olivenförmige Sonde ein, in der 2—3 Dominiciröhrchen, mit Kupferdraht verbunden liegen. Er hält es für sehr wichtig, daß das Radium auf mehrere Tuben verteilt ist, so daß der Tumor, der sich fast immer auf größere Strecken ausdehnt, in seiner ganzen Höhe bestrahlt wird. Die Quantität des Radiums beträgt 5—6 cg, eine Dosis, die bald auf 8—10 cg erhöht wird, wenn der Patient die erste gut verträgt. Das Radium ist von einem Filter von 0,4 mm Silber und 0,3 mm Platin und außerdem durch die Sonde, die 1 mm Durchmesser hat, umgeben. Nur die erste Applikation wird mit Hilfe des Ösophagoskops ausgeführt, die weiteren Behandlungen erfolgen auf Grund der bei der ersten Untersuchung gewonnenen Maße über den Abstand des Tumors von der oberen Zahnreihe. Die Fixation des Radiumträgers geschieht durch Bänder, die um den Kopf des Patienten gebunden werden.

Die Intervalle zwischen den einzelnen Sitzungen macht er streng individuell von der Widerstandskraft des Patienten und der lokalen Reaktion des Tumors abhängig. Sie variiert im allgemeinen zwischen 24 und 48 Stunden. Die Gesamtdauer der Bestrahlung ist verschieden, wobei er nie unter 60 Stunden herabgeht, bei der überwiegenden Mehrzahl wurde 80 Stunden bestrahlt. Die Dauer der einzelnen Bestrahlung schwankt zwischen 5 Stunden im Beginne bis zu 24 Stunden in den weiteren Sitzungen.

GUISEZ verwendet die Radiumbehandlung nur in solchen Fällen, in denen die Stenose noch für eine Sonde durchgängig ist und sieht als Kontraindikation für die Radiumbehandlung eine absolute Dysphagie und Symptome an, die auf ein Übergreifen des Tumors auf die Umgebung hinweisen (Recurrenslähmung usw.)

Als Nachteile der Sondenbehandlung wären zu erwähnen: die gewöhnlich starke Speichelsekretion, die durch das Liegen der Sonde hervorgerufen wird und sich auch durch vorhergegangene Atropinzufuhr nur schwer unterdrücken läßt, außerdem eine gewisse Unsicherheit im Einführen der Sonde in Fällen, bei denen der Stenoseneingang exzentrisch liegt oder starke Recessusbildung ober der Striktur vorliegt. Die Nachteile der Sondenapplikation zu vermeiden wurde *die Befestigung des Radiums an einem Faden* versucht. So benützte HOLZ nach vorheriger Lokalisation des Tumors mit der Sonde ein 2 cm langes Röhrchen mit 40 mmg Radiumelement in einer 2 mm dicken Silberkapsel. Er läßt die Radiumkapsel schlucken und befestigt sie am Hals oder am Mundwinkel. Die Lage der eingeführten Kapsel kontrolliert er an Hand eines Kontrastbildes am Durchleuchtungsschirm, am Seidenfaden bringt er eine Kontrollmarke an, die anzeigt, wie tief das Röhrchen geschluckt werden soll.

GAGEY verwendet zur Bestrahlung eine halbsteife Sonde von 10 cm Länge, die Radiumröhrchen enthält, welche durch 1,5 mm Platin und 1,2 mm Aluminium gefiltert sind. Das obere Ende der Sonde wird mittels Seidenfaden an den Zähnen befestigt. Auf diese Weise konnten seine Patienten die Bestrahlung 4 Tage lang ununterbrochen ertragen. Diese lange Dauer der Applikation hält er für notwendig, damit alle Zellen die Phase der Karyokinese durchlaufen, in welchem Zeitpunkt die neuen Zellen am empfindlichsten für die Wirkung der Strahlen sind. In vielen Fällen konnte er an den wuchernden neoplasmatischen Massen bald nach der Bestrahlung Schrumpfungsvorgänge feststellen. Allerdings gibt er zu, daß schon nach mehreren Monaten die Symptome einer neuerlich zunehmenden Stenose auftraten. Wie sich bei der Strahlentherapie von Carcinomen in anderen Organen beobachten läßt, ist auch der Effekt der Bestrahlung bei Oesophaguscarcinomen anfänglich oft ein auffällig guter, während die nachfolgenden Bestrahlungen weit weniger, oder vollkommen unwirksam sind. In ähnlicher Weise verfährt SCHEMPP, der das auf 7—9 cm gekürzte vesikale Ende eines PEZZER-Katheters mit einem Radiumröhrchen, das andere Ende mit einem Metallbolzen verbindet und diesen Radiumträger mittels Seidenfaden fixiert. BENSAUDE, HILLEMAND und SUTER lassen den Patienten die Radiumkapseln, die an einen Seidenfaden befestigt sind, schlucken. Der richtige Sitz wird mittels Durchleuchtung festgestellt. Der oben erwähnten

Art der Applikation des Radiums hat man zum Vorwurf gemacht, daß sie keine sichere Gewähr für die exakte Lage des Trägers biete. Bei sehr engen Stenosen, die kaum mehr für Flüssigkeiten durchlässig sind, könne das Radium über der Striktur liegen bleiben, während es bei etwas weiteren leicht durch die Enge gleitet. Um die Radiumträger sicher an die Striktur zu leiten, läßt Fitzgibbon einige Tage vor der Applikation einen Führungsfaden schlucken und führt schließlich entlang diesen 5 Kapseln zu je 10 mg Radiumelement hintereinander geschaltet ein. Jentzer versucht den Radiumträger (von Wassmer) mit einer hohlen Speiseröhrensonde, durch die ein Mandrin mit Haken zur Fixierung läuft, in die stenosierte Stelle einzuführen, worauf die Sonde zurückgezogen und der eigentliche Träger mit einer Seidenschnur außen befestigt wird.

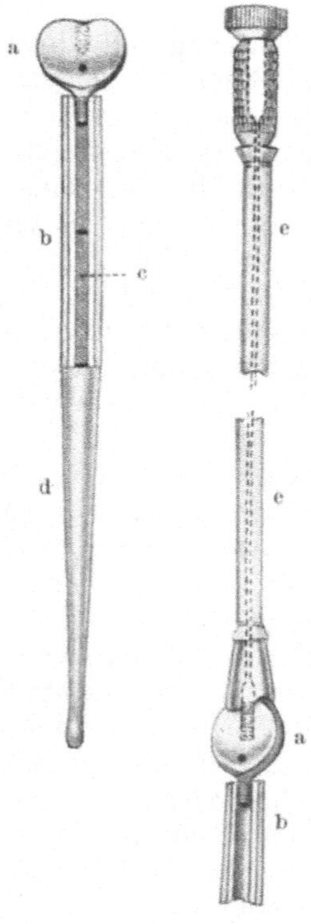

Applikation des Radiums mittels Ösophagoskop. Finzi hat das Radiumröhrchen (100 mg) unter Kontrolle des Auges in die Stenose eingeführt und daselbst 16 Stunden liegen gelassen. Lotheissen hat bei demselben Verfahren selbst mit stärkeren Dosen nicht den geringsten Erfolg gesehen. Wittmack wieder berichtet über einen Kranken, der $1\frac{1}{2}$ Jahre klinisch geheilt blieb. Lewin teilt einen ähnlichen Fall mit. Wassink ist mit den von ihm erzielten Resultaten zufrieden und konnte unter 18 Fällen 3 Heilungen erziclen. Jankauer, Novak und andere verwenden radiumhaltige Glascapillaren, die unter Leitung des Auges in die Tumormasse eingeführt werden. Auch an unserer Klinik wird sehr häufig das Radium auf ösophagoskopischem Wege eingeführt, die damit bisher erzielten Erfolge bestanden in oft langdauernden Besserungen, so daß die Patienten fast wieder normal Nahrung zu sich nehmen konnten. Dauerheilungen wurden bisher nicht erreicht. Obwohl die Einführung des Radiums unter Kontrolle des Auges in mancher Hinsicht der blinden überlegen ist, stellt sie immerhin bei den ohnedies oft stark herabgekommenen Patienten eine arge Belästigung dar. Kurtzahn meint, daß der in manchen Fällen zu beobachtende Spasmus über dem Tumor das genügend tiefe Herabschieben des Rohres verhindert und daß weiter

Abb. 16. Radiumträger mit Einführungssonde nach Haslinger. a Köpfchen mit Gewinde. b Metallhülse mit Gummiüberzug. c Radium. d Bougie. e Sonde mit Mandrin.

häufig auch dann, wenn der Beginn der Stenose sichtbar gemacht werden kann, doch die Einführung der Radiumkapseln nicht gelingt. Dieser Vorwurf dürfte meiner Meinung nach nur in Ausnahmsfällen zu Recht bestehen. Um übrigens das Eindringen des an sich steifen Radiumträgers in die Stenose zu erleichtern und außerdem auch die Einführung *ohne* Oesophagoskop zu ermöglichen, verwende ich seit längerem einen speziellen Träger (Abb. 16). Derselbe besteht aus einer dünnen Messinghülse, die als Behälter und gleichzeitig als Filter für zwei oder drei Radiumkapseln dient. Um eine sekundäre Strahlung auszuschalten, ist die Metallröhre mit einem dünnen Drainrohr überzogen. Am distalen Ende verläuft die Röhre in eine 6 cm lange, konische Bougie, die das Eindringen in den oft gewundenen Strikturkanal erleichtert. Am proximalen Ende ist ein Köpfchen angeschraubt, das am Eingang in die Striktur festgehalten wird. Die Einführung kann durch das Ösophagoskop mit jeder beliebigen Fremdkörperpinzette, aber auch mittels einer speziellen Sonde ohne direkte Besichtigung —

evtl. unter Röntgenkontrolle — durchgeführt werden. Die Sonde besteht aus einer mit Gummi überzogenen Metallspirale, in deren Inneren ein Mandrin läuft, an dessen Ende durch ein Gewinde der Radiumträger befestigt wird. Ist derselbe mittels Sonde einmal in den Tumor eingeführt, so kann letztere leicht vom Radiumträger losgelöst und herausgezogen werden, so daß der Träger schließlich nur mehr an einem starken Seidenfaden befestigt im Strikturkanal liegt. Hat sich dieser bei erfolgreicher Behandlung erweitert, so wird, um ein Durchgleiten des Trägers zu vermeiden, später ein größeres Köpfchen angeschraubt: Die Einführung ohne Ösophagoskop scheint mir besonders bei schwer ösophagoskopierbaren Patienten angezeigt zu sein und gibt außerdem auch Ärzten, die mit den ösophagoskopischen Methoden nicht vertraut sind, die Möglichkeit, eine Radiumbehandlung durchzuführen.

DAHMANN hat einen ähnlichen Träger — allerdings für Mesothoriumbestrahlungen — angegeben. Derselbe besitzt an seinem distalen Ende einen kurzen Fortsatz aus Gummi als Leitspitze und ist oben und unten kolbig verdickt, um einen sicheren Halt in der Stenose zu bekommen. Der Träger muß unter Kontrolle des Ösophagoskops mit einer eigens dazu angegebenen Pinzette eingeführt werden. KURTZAHN empfiehlt als das sicherste und schonendste Verfahren die

Gastrostomie und nachfolgende Radiumbehandlung mit Sondierung ohne Ende. Ungefähr 14 Tage nach Anlegung der Magenfistel läßt KURTZAHN eine Schrotkugel, an der ein Seidenfaden befestigt ist, schlucken und fischt sie

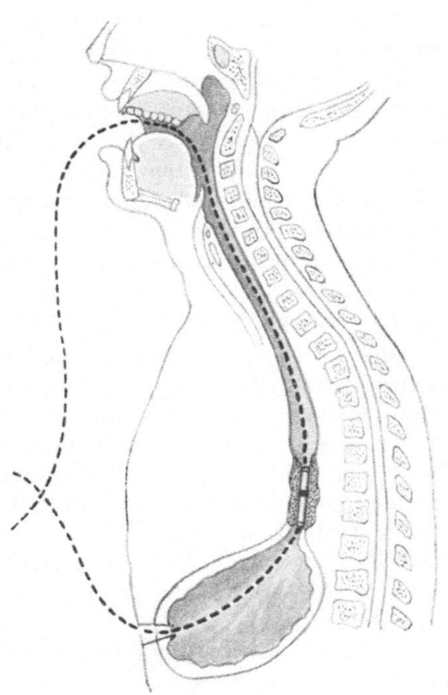

Abb. 17. Radiumapplikation nach KURTZAHN.

bei der Wunde heraus. Es gelang ihm mit dieser Methode in der überwiegenden Mehrzahl der Fälle, die von oben her mit einer Sonde nicht mehr durchgängig waren, auf diese Weise den Seidenfaden einzulegen und sie einer Bestrahlung zuzuführen. Der Radiumträger besteht aus zwei Messinghülsen, die das Radium enthalten und als Filter dienen. Die eine von diesen hat einen Knopf um ein eventuelles Durchgleiten durch die Stenose zu verhindern und wird durch das zum Munde heraushängende Fadenende befestigt. Durch Zug an dem aus der Magenfistel herausführenden Seidenfaden kann nun das Radium in die Stenose gezogen werden. Die Fäden werden am oberen und unteren Ende mit Heftpflaster befestigt (Abb. 17). Die Dauer der einzelnen Sitzung beträgt etwa 6 Stunden, bei stärkerer Filterung, z. B. durch Gummiüberzug, sogar länger. Die Bestrahlung wird zunächst in 3 Wochen, später aber alle 5—8 Wochen wiederholt. BECK hat mit diesem Verfahren, wobei er allerdings die Radiumkapsel 72 Stunden liegen ließ, bei einem Fall eine $2^1/_2$jährige Heilung erzielt.

Die Radiumbestrahlung bei vorhergegangener Gastrostomie verwenden auch JANKAUER, GROSSMANN und FREY. JANKAUER berichtet, er habe auch bei dieser Methode nur palliative Erfolge erzielen können.

CERNY und CAAN haben für die Behandlung *Mesothorium* verwendet. Dasselbe war in einer Quantität von 20 mg in einem Silberröhrchen und einem Celluloidmantel eingeschlossen und wurde mittels einer eigenen Sonde für zwei Stunden eingeführt. Die beiden Autoren sahen so wie WENDEL, der für die Einführung das Ösophagoskop benützte, länger dauernde Besserungen. WENDEL verwendete anfangs ein Goldfilter ohne Gummischutz, schaltete jedoch in den weiteren Sitzungen die Einwirkung von sekundären Strahlen aus. Die Befestigung des Trägers erfolgte mittels einer elastischen Stahlsonde, die eine Verschiebung des Präparates durch den Schluckakt verhindern soll. Auch MEIDNER und ALBANUS sahen in den von ihnen behandelten Fällen Besserungen, jedoch nie eine definitive Heilung (DAHMANN).

Zur Unterstützung des Effektes der Bestrahlungsbehandlung wurde von CERNY die *intravenöse oder intramurale Injektion* von Thorium X empfohlen. Schon 24 Stunden nach der Injektion soll sich eine gewisse lokale Reaktion in Form von Schwellung und Rötung des Tumors einstellen, die später eine Schrumpfung und Verhärtung Platz macht. An dieser Stelle wäre vielleicht zu erwähnen, daß man auch Injektionen und interne Verabreichung von anderen Medikamenten, z. B. Arsen, kakodylsaures Natrium, Chinin, kolloidalem Selenium (FREEMANN) usw. versucht hat. Die Wirkung dieser Mittel ist allerdings, was das Oesophaguscarcinom betrifft, vollkommen problematisch.

Auch die *Röntgenbestrahlung des Speiseröhrenkrebses* wurde mit mehr weniger Erfolg versucht. FITTIG berichtet als einer der ersten über diesbezügliche Versuche. Die Bestrahlung erfolgte durch das Ösophagoskop. Seine Erfolge waren keineswegs zufriedenstellend, was damit zu erklären ist, daß der durch den Tubus eingestellte Tumor nur an seinem oberen Rande von den Strahlen getroffen wird und außerdem wegen der Enge des Rohres und der langen Distanz die Strahlen nur mit geringer Intensität einwirken können. Auch KOTZENBERGs Kranke zeigten nach der Bestrahlung, die unter Anwendung von Aluminiumfiltern durch die Brustwand erfolgte, keine nennenswerte Besserung.

Dieselben unbefriedigenden Resultate wurden an der Klinik EISELSBERG mit dieser Behandlungsart erzielt.

Auch das Einführen eines Silbertubus in die Carcinomstriktur zur Erzeugung von Sekundärstrahlen (STENART) scheint die lokale Wirkung der Röntgenstrahlen nicht zu erhöhen. HOLZ kombinierte die *Radiumbehandlung mit Röntgenbestrahlung* von außen und verwendete zu diesem Zwecke Zinkfilter von 1 mm Stärke. Gelegentlich einer solchen Behandlung kam es zu einer Nachblutung, die am 6. Tage nach der Bestrahlung einsetzte. Das gleiche kombinierte Verfahren verwenden auch GREEN, PORTER, PIRIE, CASE und ORTON. Die Berichte über die so erzielten Resultate lauten sehr verschieden.

BECK meint, daß die kombinierte Röntgen- und Radiumbehandlung keine auffällig besseren Resultate als die Radiumbestrahlung allein geben dürfte. Wie aus den Ausführungen ersichtlich, gehen die Ansichten über den Wert der einzelnen Strahlenbehandlungen einerseits, über die Art der Applikation und Dosierung andererseits noch stark auseinander. Bezüglich letzterer wird wohl ein individuelles Vorgehen angezeigt sein, wobei unter anderem auch eine Erfahrungstatsache zu berücksichtigen wäre, auf die schon bei der Bestrahlung von Tumoren an anderen Stellen der Luft- und Speisewege hingewiesen wurde, daß nämlich die Intensität der Bestrahlungen auch von der jeweiligen histologischen Striktur abhängig ist. Nach LAHM und ADLER zeigen reife Plattenepithelcarcinome stärkere Radiumsensibilität, mittelreife wenig und unreife schlechte, während ein rein drüsiges Carcinom sich refraktär verhält.

Stenosen des Oesophagus durch Kompression.

Stenosen des Oesophagus, bedingt durch den Druck von seiten erkrankter Organe, die in unmittelbarer Nähe der Speiseröhre liegen, gehören zu den Seltenheiten. GUISEZ findet einer umfangreichen Statistik zufolge, daß die Kompressionsstenosen ungefähr 2% aller Verengerungen ausmachen.

Als *Ursachen* für derartige Verengerungen kommen im Halsteile der Speiseröhre Verknöcherungen der Ringknorpelplatte in Betracht. Außerdem kann im Bereich des Halses eine starke Lordose der Halswirbelsäule, die nicht selten bei gleichzeitiger Kyphose der Brustwirbelsäule kompensatorisch auftritt, eine Verengerung des Lumens der Speiseröhre bedingen. Die eben beschriebenen Ursachen einer Stenosierung des Oesophagus finden sich in der Regel bei älteren Leuten, bei denen aus demselben Grunde die Passage der Ringknorpelenge erschwert sein kann und das Einführen von Bougies auf Widerstand stößt. Diese Altersveränderungen sind außerdem nicht selten auch das begünstigende Moment von Decubitalgeschwüren und Drucknekrosen in dieser Gegend. Des weiteren wäre zu erwähnen, daß Strumen manchmal bei gleichzeitiger Einengung der Trachea den Oesophagus komprimieren und zu dysphagischen Beschwerden Anlaß geben. Allerdings macht man sehr häufig die Beobachtung, daß selbst sehr große Strumen keine Einengung des Oesophagus bedingen, es sei denn, daß sie ihn gürtelförmig umwachsen oder retrovisceral liegen. Solche Kompressionen lassen sich manchmal durch Palpation des Halses, in anderen Fällen mittels Röntgenstrahlen oder auf ösophagoskopischem Wege nachweisen. JATROU meint, daß in den meisten Fällen die Verzögerung beim Durchtritt der Speisen durch den Druck der Struma auf den Vagus und die dadurch bedingte Atonie der Oesophagusmuskulatur verursacht sei. Viel häufiger und ausgeprägter als bei gutartigen Tumoren sind die Deglutitionsstörungen bei malignen Neubildungen der Schilddrüse. Die Stenosierung erfolgt dabei entweder durch Druck von außen oder durch Einwuchern in die Wand des Oesophagus. In ähnlicher Weise entstehen auch die Verengerungen der Speiseröhre beim Carcinom des Larynx, wobei allerdings weniger die Kompression durch den Tumor, als vielmehr die ins Oesophaguslumen vordringenden Geschwulstmassen die Dysphagie und Fehlschlucken verursachen. Auch Vergrößerungen der Halslymphdrüsen und Tumoren der Halswirbelsäule können Stenoseerscheinungen hervorrufen, wie auch Pulsionsdivertikel, wenn sie gefüllt sind, das Lumen des Oesophagus einzuengen vermögen. Schwere Deglutitionsstörungen findet man bisweilen durch retropharyngeale resp. retroösophageale Abscesse oder Phlegmonen bedingt.

Im Thorax treten verhältnismäßig selten Kompressionsstenosen des Oesophagus auf, da die Speiseröhre ziemlich beweglich und leicht aus ihrer Lage verdrängbar, ohne besondere Schwierigkeit einem auf sie einwirkenden Druck auszuweichen vermag. So ist es erklärlich, daß man häufig bei sehr hochgradigen Verlagerungen keine oder nur sehr geringfügige Schlingstörungen beobachtet. Relativ am häufigsten dürfte das Aneurysma des Aortenbogens, seltener das des absteigenden Teiles die Ursache einer Kompressionsstenose abgeben. Derartige Störungen treten selbst bei großen Aneurysmen nur dann auf, wenn dasselbe bereits Verwachsungen mit der Speiseröhre eingegangen ist (HAJEK, MARTIN). GUISEZ hatte Gelegenheit, 8 Fälle von Stenose des Oesophagus durch Erweiterung der Aorta bedingt, zu beobachten. In vier von diesen Fällen bestand ein Aneurysma des Aortenbogens, in einem der Aorta descendens und oberen Anteiles der Aorta thoracica, in einem eine Erweiterung der unteren Partie in der Höhe des Zwerchfellschlitzes. Des weiteren kann das Lumen der Speiseröhre durch Tumoren des Brustraumes, besonders wenn sie die Wandung der Speiseröhre selbst infiltrieren oder sie vollkommen umwachsen, eingeengt werden. Meist handelt es sich um Tumoren des Mediastinums (namentlich Carcinome und Lymphosarkome), Carcinome der Wirbel, der Lunge und der Pleura. In Keys Falle gab ein tuberkulös intrathorakales Lymphom ein Passagehindernis ab.

Ausnahmsweise wird ein stärkerer perikarditischer oder pleuritischer Erguß, ja sogar eine bloße Herzhypertrophie ein Hindernis für die Oesophaguspassage abgeben. So fanden Kovacs und Stoerk, daß in einzelnen Fällen neben anderweitigen Rückwirkungen von seiten eines vergrößerten Herzens auf die umgebenden Thoraxorgane auch der Oesophagus in Mitleidenschaft gezogen werden kann. Die Einwirkung auf denselben äußert sich sowohl in einer Deviation, die im allgemeinen in einer bogenförmigen, nach rechts hinten gerichteten Verdrängung besteht, als auch in einer manchmal recht beträchtlichen Kompressionsstenose. Diese Veränderungen gehen der Herzgröße parallel und sind besonders ausgeprägt bei Vergrößerungen des linken Vorhofes. Eine sicherlich seltene Ursache für eine Oesophagusverengerung durch Einwirkung von außen erwähnt Stark. Es handelte sich um einen 40jährigen Patienten, der über Schlingstörungen klagte und bei der ösophagoskopischen Untersuchung in 38 cm Tiefe eine tumorartige, von glatter Schleimhaut bekleidete Vorwölbung zeigte. Bei der Obduktion des Falles war festzustellen, daß die Kompression durch eine 5×1 cm große Kalkplatte der Pleura verursacht wurde. Diese Platte drückte sich in die Wandung des Oesophagus und scheuerte sie schließlich durch. Pincsohn berichtet über einen Fall, bei welchem eine Oesophagusstenose durch Exostosen an der rechten Seite der Wirbelkörper verursacht war, wobei der betreffende Speiseröhrenabschnitt zwischen Wirbelsäule, Aorta, Exostosen und hochgedrängtem Zwerchfell eingeklemmt war. Liegt eine sog. intermittierende Stenose im unteren Oesophagusabschnitte vor, so kann diese, wie in einem von H. Eppinger beschriebenen Falle evtl. durch eine Hernia diaphragmatica para-oesophagea bedingt sein. In Eppingers Fall bildete der rechte Kardiaabschnitt des Magens den Bruchinhalt. Die Symptome waren folgende: 1. Zeitweises Passagehindernis für feste Speisen und Sonden (in 34 cm Distanz von der oberen Zahnreihe), das nach einigen Tagen wieder verschwand. 2. Der konstante röntgenographische Befund eines als lichter Fleck erscheinenden, kreisrunden Luftschattens unmittelbar unter der Herzspitze.

Symptome und Diagnose der Kompressionsstenosen.

So wie bei den übrigen Oesophagusstenosen treten auch bei dieser Art von Verengerung Schlingbeschwerden auf, die je nach dem Grad der Kompression stark wechseln. Schon früher wurde aber darauf hingewiesen, daß selbst große Geschwülste, die eine deutliche Verlagerung des Oesophagus bedingen, nicht immer Deglutitionsstörungen zur Folge haben, weil die Speiseröhre, speziell in der Thoraxhöhle, ausgiebig verschiebbar ist. Nur bei fast völliger Umschnürung oder Infiltration der Wand treten deutliche Stenoseerscheinungen auf. Die Kompressionsstenosen sind selten komplett und besonders Flüssigkeiten passieren lange anstandslos. Die dysphagischen Beschwerden entsprechen nicht immer dem Grad der Stenose. Guisez erwähnt 4 Fälle eigener Beobachtung, bei denen der Oesophagus auf die Hälfte oder ein Drittel eingeengt war und die dennoch an starken dysphagischen Beschwerden litten. Es ist anzunehmen, daß, wie bei den narbigen Stenosen, sich spastische Zustände dazu gesellen können. In den meisten Fällen, auch bei inkompletter Stenose kommt es durch die Stauung der genossenen Nahrungsmittel über der Stenose zu einer mehr weniger starken Entzündung der Schleimhaut, die ihrerseits wieder lokale Spasmen auslösen kann.

In diagnostischer Hinsicht dürfte wohl in der Mehrzahl der Fälle die *Röntgenuntersuchung* und die *Endoskopie* den verläßlichsten Aufschluß geben. Die Sondierung wird bei dem heutigen Stande der vorerwähnten Untersuchungsmethoden wohl nur mehr ausnahmsweise herangezogen werden. Eine Unterscheidung, ob Kompression von außen oder eine Striktur durch Tumor oder Narbe vorliegt, mag bisweilen möglich sein, wenn man auf die Art des Widerstandes achtet, den man beim Eindringen der Bougie in die Stenose fühlt. Ist das Hindernis durch eine derartige Infiltration oder Narbe bedingt, so wird die eben noch in die verengte Stelle eingedrungene Bougie wie von einem festen Ring umschlossen und kann nur mit einem gewissen ständigen Reibungswiderstand durchgeführt werden. Bei Stenosen, die durch einen Druck von außen bedingt sind, gewinnt man den Eindruck, daß in dem Moment, wo der Widerstand einmal durch einen dauernden allmählichen Druck überwunden ist, in der Wand selbst sich dem Vorschieben kein Hindernis entgegenstellt. Weiters tritt bei Kompressionsstenosen ein weicheres, mehr plastisches Bougie leichter ein als ein starres (v. HACKER).

Die Röntgenuntersuchung wird besonders in Fällen, wo das Schlinghindernis im Brustraum liegt, wertvolle Dienste leisten. So wird man in der Regel eine Kompression des Oesophagus durch ein Aneurysma des Aortenbogens durch die Verbreiterung seines normalen Schattens und das bogenförmige Ausweichen der verschluckten Kontrastflüssigkeit erkennen können. Auch Tumoren und vergrößerte mediastinale Lymphdrüsen werden bei entsprechender Größe eine charakteristische Schattenbildung ergeben und über die Ausdehnung und den Sitz orientieren.

Die *Ösophagoskopie* gibt in typischen Fällen von Kompression ziemlich eindeutige Bilder. Die Diagnose mittels direkter Untersuchung ist im allgemeinen schwieriger als bei der gleichen Affektion in der Trachea, und zwar deshalb, weil schon normalerweise die weiche nachgiebige Wand des Oesophagus durch die umgebenden Organe leicht vorgewölbt wird, während das starre Rohr der Luftröhre ungleich schwerer deformiert wird. Bei der endoskopischen Untersuchung läßt sich in der überwiegenden Mehrzahl der Fälle eine Vorwölbung der Wand entsprechend der Seite, von der der Tumor gegen dieselbe drückt, nachweisen. Die Wandung des Oesophagus ist an dieser Stelle kugelig ins Lumen hineingedrängt, so daß bei mäßiger Kompression die Lichtung halbmondförmige Gestalt annimmt, bei höhergradiger jedoch nur mehr einen schmalen sichelförmigen Spalt erkennen läßt. In derartigen Fällen ist nun bisweilen nicht nur das Lumen verstrichen, sondern auch die der Druckstelle gegenüberliegende Partie noch verdrängt, so daß man bei zentraler Einstellung auch den Spalt nicht mehr sieht, oder daß die gesunde Wandseite wie ein Vorhang über die Vorbuchtung fällt (STARK). Die Schleimhaut an der Kompressionsstelle ist glatt, sie kann aber auch durch Verwachsung mit dem Tumor uneben werden oder Faltenbildung zeigen. Die Farbe der Schleimhaut ist entweder ganz normal, häufig aber lassen sich Zeichen einer Alteration nachweisen. Sie ist entzündet, graurot, vascularisiert und auch bei zarter Rohreinführung leicht blutend. Die respiratorischen Bewegungen des normalen Oesophagus sind an der Druckstelle aufgehoben, bei geringer Einengung des Lumens vermag man bisweilen auf der gesunden Seite noch Lokomotionen beobachten. Dasselbe gilt im allgemeinen auch von den pulsatorischen Phänomenen. Besteht eine Dilatation über der Stenose, so erscheint die Schleimhaut verdickt und oft mit Speiseresten belegt.

Die endoskopische Diagnose wird besonders bei der Unterscheidung von Kompressionsstenosen gegenüber beginnender Tumorbildung, wo ebenfalls die Schleimhautoberfläche noch ziemlich intakt sein kann, auf Schwierigkeiten stoßen. Als diagnostisches Hilfsmittel kommt in zweifelhaften Fällen die Aufblähung des Oesophagus mit Luft in Betracht, wie sie von Strauss, Ach und Brünings versucht wurde. Auf diese Weise sollen sich die anliegenden Organe, soweit sie eine festere Konsistenz besitzen, in plastischer Zeichnung ins Lumen des Oesophagus vorwölben. Zur Vornahme einer Probeexcision, die sonst so wertvolles leistet, wird man sich bei noch intakter Schleimhaut oder bei Verdacht auf ein Aneurysma nicht ohne weiteres entschließen können, so daß die Diagnose in manchen Fällen durch die Ösophagoskopie allein nicht möglich ist und alle anderen Untersuchungsmethoden, wie Röntgenologie, Perkussion und Auscultation usw. herangezogen werden müssen.

Verhältnismäßig leicht wird sich eine Struma als Ursache einer Kompression feststellen lassen. Die Inspektion und Palpation des Halses im Verein mit der radiologischen Untersuchung wird uns Auskunft über den Sitz und die Größe des Tumors geben. So häufig sich übrigens eine Kompression und Verlagerung des Oesophagus durch gutartige, selbst umfangreiche Strumen durch die Röntgenuntersuchung feststellen läßt, so selten lösen sie stärkere dysphagische Beschwerden aus. Anders liegt das Verhältnis bei malignen Strumen, die sehr häufig zu einer Infiltration und Durchwucherung der Wand, ja selbst Tumorbildung im Oesophaguslumen führen können. Die sie in der Regel begleitende Recurrenslähmung macht einen malignen Prozeß schon in frühen Stadien, wo oft durch die übrigen Untersuchungsmethoden kein sicherer Aufschluß über die Natur der Erkrankung zu gewinnen ist, wahrscheinlich, da eine Schädigung dieser Nerven bei gutartiger Vergrößerung der Schilddrüse nur ausnahmsweise zu finden ist. Bei periösophagealen Abscessen wird man eine flache, polsterförmige elastische Vorwölbung, von entzündlich veränderter Schleimhaut bedeckt, vorfinden. Die Weichheit der Schwellung, die sich mit dem Rohrende leicht niederdrücken läßt, wird die Vermutungsdiagnose eines Abscesses rechtfertigen. Unterstützend wirken in einem solchen Falle die Erhebung einer genauen Anamnese (Fremdkörper, Infektionskrankheiten) und die radiologische Untersuchung Bei der großen Beweglichkeit und Verschiebbarkeit der Speiseröhre im Brustraum kann eine Passagestörung vollständig fehlen, da der Oesophagus leicht dem auf ihn einwirkenden Druck auszuweichen vermag (Lotheissen).

In den meisten Fällen von Aneurysma der Aorta bestehen keine oder nur geringfügige Stenoseerscheinungen. Die Röntgenaufnahme allein wird in der Regel die Diagnose eines Aneurysmas ermöglichen, so daß man von einer endoskopischen Untersuchung absehen kann. Letztere ist in zweifelhaften Fällen mit größter Vorsicht auszuführen und bei ausgedehnter Dilatation am besten überhaupt zu unterlassen. In manchen Fällen wird allerdings die Endoskopie die einzige Untersuchungsmethode sein, die zur Aufdeckung eines Aneurysmas führt. Guisez spricht in diesem Falle von latenten Aneurysmen. In den von ihm beobachteten Fällen verrieten sich diese durch keinerlei klinische Symptome und entgingen auch der Röntgenuntersuchung, erst später fand die endoskopische Diagnose durch Radiographie und Autopsie ihre Bestätigung. Der endoskopische Aspekt ist bei Aneurysmen immer annähernd derselbe. Der Sitz der Kompression entspricht dem Niveau des Aortenbogens, die linke Wand erscheint nach rückwärts und rechts verdrängt und das Lumen des Oesophagus als halbmondförmiger Spalt. Bei genauerem Zusehen wird man in der überwiegenden Mehrzahl der Fälle die charakteristische Pulsation und Expansionsbewegungen der Vorwölbung finden können. Die Schleimhaut der vorgebuchteten Wandanteile, die sonst gesund erscheint, zeigt häufig eine gewisse Entzündung oder ist unverschieblich und manchmal mit Ecchymosen bedeckt (Guisez). Nur in späteren Stadien kann eine Infiltration der Wand und damit Fixation eintreten. Die im allgemeinen so charakteristische Pulsation kann bei Ausfüllung des Aneurysmasackes durch Fibringerinnsel fehlen und so die Differentialdiagnose gegenüber einem Tumor schwierig werden. Die Diagnostik wird noch dadurch kompliziert, daß man bei malignen Tumoren (z. B. Oesophaguscarcinomen) oder intrathorakalen Strumen deutliche Pulsation vorfinden kann, die dadurch hervorgerufen ist, daß die Bewegungen der Aorta und die Neubildung fortgeleitet und übertragen wird oder daß es zu einer Verwachsung des Neoplasma mit dem Aneurysma kommt. Schließlich ist auch noch im Auge zu behalten, daß neben dem Aneurysma ein Tumor bestehen kann. Als Beispiel für derartige differentialdiagnostische Schwierigkeiten sei auf den von Gottstein beschriebenen Fall hingewiesen, bei dem eine Kompression durch einen mediastinalen Tumor angenommen wurde, während die Obduktion ein Carcinom des Oesophagus ergab, das gleichzeitig in die Trachea und die Aorta durchbrach.

Kompressionsstenosen des Oesophagus, soweit sie durch Mediastinaltumoren bedingt sind, lassen sich in der Regel durch Röntgenuntersuchung allein mit großer Wahrscheinlichkeit feststellen. Die endoskopische Untersuchung wird im Beginne eine Vorbuchtung der Wand, in späteren Fällen evtl. einen Einbruch ins Lumen feststellen lassen. Auch für die meisten der sonst noch in Betracht kommenden Ursachen eines von außen einwirkenden Druckes und des dadurch bedingten Passagehindernisses, wird die interne und die radiologische Untersuchung im Verein mit der Endoskopie eine Diagnose ermöglichen. (Siehe auch Kapitel Röntgenuntersuchungen des Oesophagus.)

Es ist selbstverständlich, daß unsere therapeutischen Mittel in Fällen von Kompressionsstenosen ziemlich begrenzt sind. Am ehesten Aussicht auf erfolgreiche Behandlung besteht in den durch Strumen bedingten Verengerungen, auch bei Tumoren lassen sich, wenn auch häufig nur vorübergehende Erfolge mit Bestrahlungen erzielen. Bei hochgradigen Stenosen kommt die Einführung der Schlundsonde in Betracht, evtl. in Form eines Verweilkatheters. (Drain à intubation von Guisez.) Bei absoluter Verlegung des Lumens Gastrostomie.

Narbenstenosen des Oesophagus.

Die Narbenstenose stellt wohl unter allen Oesophagusaffektionen nach dem Carcinom die allerhäufigste Erkrankung dar, mit der es nicht nur der Spezialist, sondern auch der Praktiker sehr häufig zu tun bekommt. Nach v. Hackers Statistik waren unter den Speiseröhrenkranken der Klinik Billroth (1877 bis 1886) im Ambulatorium 48,5% Krebsige, 17,7% Verätzungsstrikturen, in der Station 55,2% Carcinome, 27,6% Ätzstrikturen. Guisez fand unter 2500 Oesophaguskranken 185 Narbenstenosen. Die Narbenstrikturen waren neunmal seltener als Carcinome. Heindl jr. fand nach einer Statistik über 137 gutartige Oesophagusstenosen an der ersten chirurgischen Universitätsklinik in Wien (1901—1925) 116 durch eine Verätzung, 21 durch Erkrankungen der Speiseröhre bedingt (3 durch Tuberkulose der mediastinalen Lymphdrüsen, 2 durch Ösophagitiden, 1 durch ein Ulcus pepticum und 1 durch Diphtherie). In 14 Fällen blieb die Ursache unbekannt.

Lotheissen gibt an, daß er unter seinem Material an Oesophaguskranken nur etwa 20% Carcinome und etwa 42% Strikturen hatte. Lerche fand bei 150 ösophagoskopischen Untersuchungen in 14% Narben, Downie unter 100 Stenosen der Speiseröhre 25 Narbenstrikturen. Es ist kein Alter von dieser Affektion verschont und wenn wir in allen Statistiken einen so hohen Perzentsatz jugendlicher Personen und Kinder an Narbenstenosen laborierend finden, so ist dies in der Natur der Sache begründet. In einer Zusammenstellung von v. Hacker waren unter 100 Fällen 44 Kinder, Guisez findet 98 Kinder neben

87 Erwachsenen mit Narbenstenosen des Oesophagus in seiner Behandlungsstatistik. KISS berichtet in einer Zusammenstellung, daß sich unter 536 806 kranken Kindern 1541 Speiseröhrenstrikturen befanden.

Bei weitem die meisten Narbenstrikturen entstehen nach Verätzungen der Speiseröhre. In erster Linie ist hier die Kali- und Natronlauge zu nennen, weniger häufig wird Schwefel-, Salz-, Salpetersäure oder Lysol getrunken. Selten Liquor ammonii caustici, rohe Carbolsäure, Sublimat, Kupfervitriol, Chromsäure, Jodtinktur usw. Seitdem die „Laugenessenz" im freien Handel erschienen ist und im Handverkauf ohne Giftschein oder andere Formalitäten käuflich erstanden werden kann, finden wir diese Flüssigkeit in vielen Haushaltungen als Reinigungsmittel benützt und häufig sorglos verwahrt, so daß Unglücksfälle durch Verwechslung der Flaschen an der Tagesordnung sind. Daher auch die große Zahl der kindlichen Unfälle. Dieses Mittel wird auch zu Selbstmordzwecken genommen oder zu Mordzwecken verabreicht, allerdings mit unsicherem Erfolg. Die nachträgliche Stenosierung des Speiseröhrenlumens hängt ab von der Konzentration der ätzenden Lösung, von der Dauer der Einwirkung, von der Art der Einverleibung und bis zu einem gewissen Grade von der individuellen Empfindlichkeit (KRAUS). Außer durch Verätzungen können Narbenstenosen auch durch Verbrennungen der Speiseröhre entstehen. Darunter versteht man Verletzungen durch unmittelbare Berührung der Speiseröhrenwand mit heißen Körpern. Die Verbrennungen können durch Flammeneinwirkung (explodierende Pulver und Gase) oder durch heiße Dämpfe, Flüssigkeiten oder feste Körper verursacht werden. Hier wäre der von GOTTSTEIN beobachtete Fall zu erwähnen, bei dem es nach Verschlucken eines sehr heißen Kartoffels zuerst zu lebhaften Schmerzen kam, die nach zwei Tagen verschwanden. Einen Monat später konnte er ösophagoskopisch eine Narbenstenose im Niveau der Kardia nachweisen. Ähnliche zwei Fälle erwähnt GUISEZ. BROECKAERT berichtet über eine Striktur an der Kardia, die durch Trinken kochenden Wassers entstanden sein soll. Auch Fremdkörper aller Art können durch die bei den Extraktionsversuchen gesetzten Verletzungen, oder bei längerem Verweilen durch Ulceration der Wandung des Oesophagus zu späterer Narbenbildung führen. GUISEZ meint, daß man ohne irgendeine Verletzung der Wand, durch die bloße Tatsache seiner Gegenwart eine Narbenstenose entstehen könne. Ihre Entstehung erklärt er damit, daß es zuerst zu einer Entzündung der Schleimhaut kommt, die später mit narbiger Schrumpfung endet. Er nimmt weiter auch an, daß es häufig im Anschluß an eine Entzündung bei Kardiospasmus später Narbenbildung entstehen könne. Weiter wären als Ursachen für Narbenstenosen auch Verletzungen des Oesophagus anzuführen. Diese Läsionen können nach Operationen (Kropf usw.) oder aber, wie man während des Krieges öfters zu beobachten Gelegenheit hatte, durch Projektile verursacht werden. Als seltenere Ursachen sind zu nennen Scharlach (BOAS, KNÖPFELMACHER), Diphtherie (TROUSSEAU, TRENDELENBURG, KORCZINSKY, JUNGNICKEL, DANIELSEN, STUPKA), Blattern und Typhus (MOORHEAD). GUISEZ konnte 14 Fälle von Speiseröhrenverengerungen durch Typhus aus der Literatur sammeln. HÖLSCHER fand bei 2000 Obduktionen nur eine Oesophagusstriktur im Anschluß an Typhus (CLERF, PORTER). Die Schlingbeschwerden zeigen sich dabei gewöhnlich im Stadium der Rekonvaleszenz. Auch chronisch verlaufende Krankheiten wie Syphilis (STARK, NEUMANN) und Tuberkulose (ZENKER, SCHROETTER, GUISEZ) wären als seltene Ursachen einer Speiseröhrenverengerung anzuführen. Das einfache Ulcus pepticum kann sich ausnahmsweise im unteren Oesophagusabschnitt lokalisieren und zu einer Narbenstenose Anlaß geben. Ein Autopsiefall wurde von QUINCKE mitgeteilt, Beschreibungen klinischer Fälle liegen bereits mehrere vor (OBARSKI und JOSEFOWICZ).

Vergiftungen mit konzentrierten kaustischen Lösungen führen in der Regel zum Tode. Ungefähr ein Drittel der Kranken sollen an den unmittelbaren Folgen der schweren Gewebsschädigungen zugrunde gehen. Nach v. HACKER bekommt mehr als die Hälfte der die Verätzung Überlebenden schwere Strikturen, der Rest leichte oder — allerdings selten — gar keine Strikturen. Bei Kindern, die die Verätzung überleben, scheint die Mortalität geringer zu sein als bei Erwachsenen. HÜBLER stellt unter 14 derartigen Kindern eine $5^1/_2^0/_0$ige Mortalität fest. (Siehe auch Kapitel „Entzündungen des Oesophagus".) Die pathologisch-anatomischen Verhältnisse bei Verätzungsstrikturen wurden eingehend von v. HACKER studiert. Er teilt die Strikturen in häutige und schwielige (callöse) ein. Die ersteren entstehen dann, wenn die Schädigung bloß die Mucosa oder Submucosa betraf. Letztere entstehen fast ausnahmslos in der ganzen Zirkumferenz nach tiefgreifender, die Muscularis ganz oder teilweise umfassender Verschorfung, wobei die sich bildenden Schwielen auch bis ins periösophageale Gewebe reichen können. In solchen Fällen kann es zu Verziehungen und Abknickungen der Speiseröhre kommen. Die häutigen Strikturen lassen sich nach Form und Ausdehnung der Narbe in leistenförmige, halbring- oder klappenartige und ringförmige einteilen. Die callösen Strikturen werden als ringförmig bezeichnet, wenn sie eine Ausdehnung von ungefähr 2 cm besitzen, als röhrenförmig (tubulär), wenn sie 5—10 cm lange Strecken der Speiseröhre betreffen (Abb. 18). Von einer totalen Oesophagusstriktur spricht v. HACKER, wenn der ganze oder fast der ganze Oesophagus in Narbengewebe umgewandelt ist. Weiters kann sich die Striktur nur an einer oder mehreren Stellen etablieren (einsitzige und mehrsitzige Strikturen). LOTHEISSEN meint, daß man bei der klinischen Untersuchung leicht getäuscht werden kann und zwei Strikturen annimmt, während die Leichenöffnung zeigt, daß die zwei

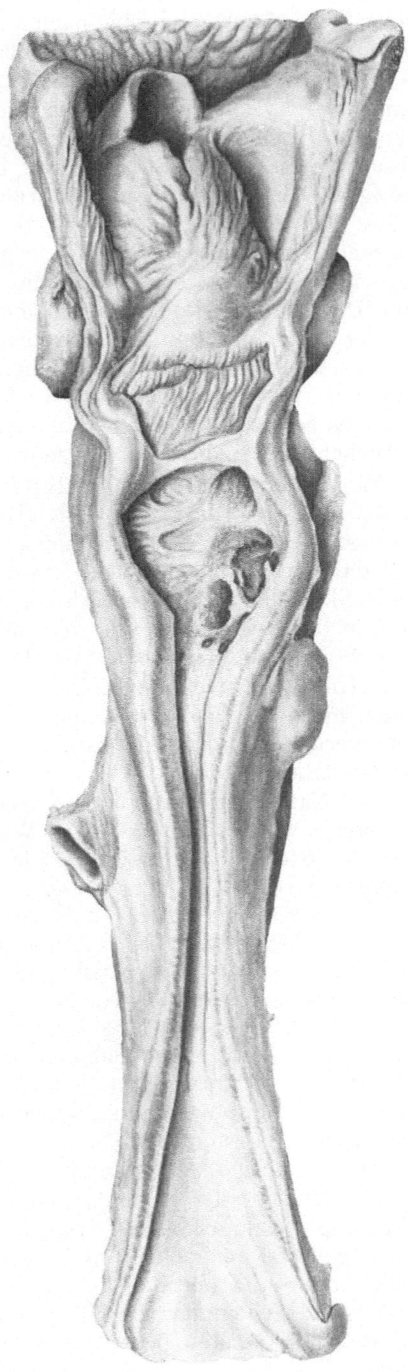

Abb. 18. Hochgradige Narbenstenose des Oesophagus mit Taschenbildung. Ringförmige Striktur in der oberen Hälfte, röhrenförmige im unteren Abschnitt.
Präparat des Pathol.-anat. Instituts Wien.

scheinbar isolierten Strikturen nur den Anfang und das Ende derselben Striktur darstellen. Meiner Meinung nach wird eine direkte Inspektion durch das Ösophagoskop in vielen Fällen vor solchen Irrtümern schützen.

Fast allgemein findet man angegeben, daß bei der Lokalisation der Strikturen die physiologischen Engen des Oesophagus eine große Rolle spielen und Verengerungen dadurch an diesen Stellen mit Vorliebe entstehen, da die ätzenden Lösungen hier eine Art Hemmnis im Weiterfließen finden und so besonders heftig auf die Schleimhaut einwirken. v. Hacker glaubte zur Erklärung des Sitzes der Stenosen außer der von den Anatomen angegebenen drei physiologischen Engen, der Ringknorpelenge, der Bifurkationshöhe und der Zwerchfellenge noch zwei weitere Engen, die Aortenenge und eine zwischen Bifurkation und Diaphragma liegende annehmen zu müssen. Nach meinen Erfahrungen bei der ösophagoskopischen Untersuchung können die narbigen Stenosen ebenso häufig zwischen den physiologischen Engen als in denselben zur Entwicklung kommen. Wenn man allerdings wie Mehnert 13 physiologische Engen annimmt, so ist es selbstverständlich, daß man bei der relativen Kürze des Oesophagus eigentlich immer die Narbe in einer der vielen Engen vorfindet.

Nach einer Statistik nach v. Hacker und Lotheissen, die zusammen 146 Sektionen von Strikturkranken betreffen, geht hervor, daß die Mehrzahl der Verätzungen nur eine Striktur bildet, die allerdings sehr ausgedehnt sein kann und daß ferner die Hiatusgegend am häufigsten befallen ist. Von dort kann die Striktur bis oben zum Halse reichen. Der abdominale Teil des Oesophagus wird in der Regel nicht von der Verätzung betroffen. Lotheissen konnte mit retrograder Ösophagoskopie von der Magenfistel aus feststellen, daß die Kardia sich öffnet und der Bauchteil der Speiseröhre offen daliegt. Eine Ausnahme bilden nur jene Fälle, bei denen auch der Magen mitgegriffen wurde und es zu Verengerungen im Pylorus kam. Letzterer kann dabei vollkommen abgeschlossen werden (Bruzzi).

Die Narbenstrikturen geben bei längerem Bestehen häufig Ursache für sekundäre Veränderungen in den Wandungen des Oesophagus über- und unterhalb der Stenose ab. Ist das Lumen der Speiseröhre durch die Striktur nur mäßig eingeengt, so versucht die Muskulatur der Speiseröhre die Nahrung durch die verengte Stelle durchzutreiben. Durch diese erhöhte Arbeitsleistung kommt es häufig zu einer Hypertrophie der Muskulatur, namentlich der Ringmuskeln. Sie ist am stärksten unmittelbar über der engsten Stelle ausgeprägt, soll aber auch entlang der Narbe, ja sogar unterhalb dieser häufig nachzuweisen sein. Durch spastische Zustände in der Muskulatur, zu denen es besonders bei noch granulierender Schleimhaut kommt, kann der Grad und die Ausdehnung der Stenose dadurch noch vergrößert werden. Der auslösende Reiz für solche Krampfzustände ist nicht selten durch vorbeigleitende Speisen oder eingeführte Instrumente (Sonde, Ösophagoskop) gegeben.

Ist die narbige Verengerung des Lumens eine sehr hochgradige, so entsteht eine Insuffizienz der Muskulatur und eine, wenn auch häufig nicht sehr stark ausgeprägte Dilatation des Oesophaguslumens. Die erweiterte Partie weist in der Regel eine mehr oder minder starke Entzündung mit Epithelverlusten der Schleimhaut und oberflächlichen Geschwüren auf. Bei ausgedehnteren Strikturen ist die Schleimhautoberfläche uneben, mit ins Lumen vorragenden narbigen Wülsten und Leisten bedeckt, zwischen denen sich Buchten und Spalten befinden. Dies sind die Stellen, wo es durch Stagnation der Nahrung zu tiefergreifenden Entzündungsprozessen, zur Bildung periösophagealer Abscedierung, ja selbst zur Perforation nach außen kommen kann. Diese tritt entweder spontan (Jaques) oder bei Erbrechen (Lotheissen), nicht selten aber durch Sondierung der Speiseröhre ein. Nicht immer muß diese Komplikation tödlich enden, wie

Fälle aus der Literatur beweisen (MOPPERT). Auch ich hatte Gelegenheit bei einer Patientin, die wegen starker Schmerzen nach einer Bougierung an die Klinik HAJEK eingeliefert wurde, eine röntgenologisch einwandfrei festgestellte Perforation zu beobachten, die nach Gastrostomie ausheilte. Zu diesen Unglücksfällen bei der Sondierung trägt außer der erwähnten Geschwürs- und Taschenbildung auch die nicht selten zu beobachtende Verziehung und Abknickung des Oesophagus bei. Die eingeführte Sonde, die in eine dieser Taschen gerät, kann leicht einen falschen Weg nehmen, der unter Umständen, besonders wenn er entsprechend dilatiert ist, die unmittelbare Fortsetzung der Speiseröhre bilden kann und leicht als solche angesehen werden (Abb. 19). Nach v. HACKERs Beschreibung sind es besonders zwei Stellen, von denen bei höhergradigen Strikturen des Brustteiles mit Vorliebe falsche Wege ausgehen. Im oberen Brustteil ist es die linke Wand des Oesophagus, an der Stelle, wo er in der Gegend der Bifurkation der Trachea sich von der linken nach der rechten Brustseite biegt, im unteren Brustteil ist die rechte Wand der sich von der rechten Seite oberhalb des Diaphragma nach links wendenden Speiseröhre. Gerade zur Vermeidung von solchen Unglücksfällen bei der Diagnostik und Behandlung der Strikturen dürfte die ösophagoskopische Untersuchung, die eine unmittelbare Betrachtung des Einganges zur Striktur ermöglicht, Taschen-Geschwürsbildung und exzentrische Lage des Lumens erkennen läßt, von großem Werte sein.

Symptome der Narbenstenosen.

Unmittelbar nach Einwirkung ätzender Substanzen auf den Oesophagus kommt es zu heftigen Schmerzen hinter dem Sternum, die häufig auch in den Rücken ausstrahlen. Sehr oft werden schleimig-blutige Massen erbrochen, in denen nicht selten Stücke abgestoßener Schleimhaut nachweisbar sind. Die Deglutition ist entweder ganz unmöglich oder es passieren eben noch Flüssigkeiten. In schwersten Fällen tritt hohes Fieber, Somnolenz, heftige Blutungen und der Tod ein. Die Patienten können allerdings auch mehrere Wochen nach der Verätzung an

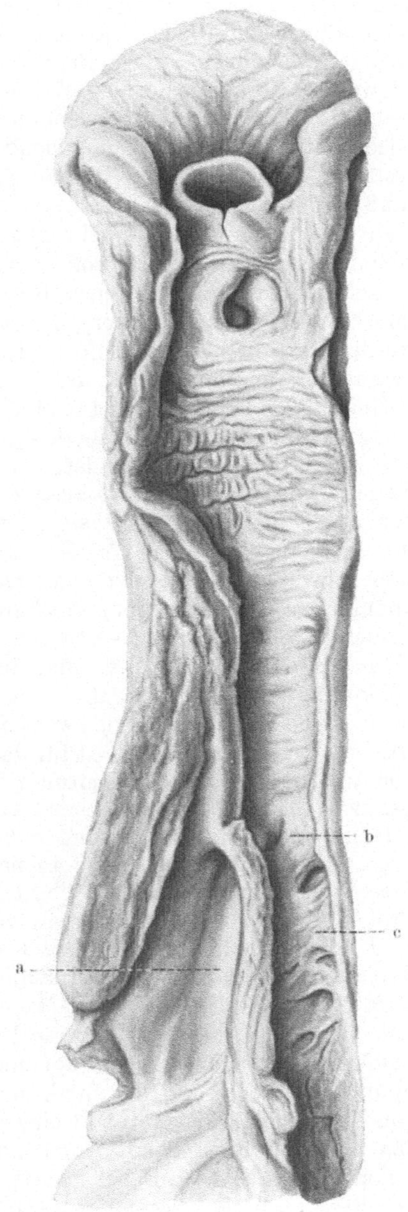

Abb. 19. Perforation des Oesophagus.
a Lumen des abgeknickten Oesophagus.
b Eingang in den falschen Weg (c), der die gerade Fortsetzung des Oesophagus bildet.
Präparat des Pathol.-anat. Instituts Wien.

den Folgen einer Perforation sterben. (Siehe auch Kapitel „Entzündungen des Oesophagus".)

In den uns interessierenden, verhältnismäßig leichteren Fällen lassen die akuten Erscheinungen und Schmerzen in einigen Tagen nach, die Deglutition wird allmählich wieder möglich. Zuerst vermag der Patient wieder flüssig-breiige, dann auch festere Bissen zu schlucken und fühlt sich vollständig beschwerdefrei. Dieser normale Zustand dauert jedoch nicht lange an, gegen Ende der ersten Wochen, seltener Monate stellen sich die dysphagischen Beschwerden wieder ein, allmählich zunehmend. Anfangs bestehen sie nur beim Genuß festerer Speisen, die der Patient sehr langsam kauen und lange einspeicheln muß, um sie schlucken zu können. Bei Zunahme der Stenose passiert solide Nahrung, auch wenn sie sehr gut gekaut wird, nicht mehr, schließlich kann sich der Kranke nur mehr von Flüssigkeiten nähren. Aus der zeitlichen Distanz zwischen Schluckakt und dem Regurgitieren läßt sich ein gewisser Schluß auf den Sitz der Stenose ziehen. Bei ziemlich hohen Sitz (z. B. Ringknorpelenge) werden die Flüssigkeiten sofort wieder, manchmal unter starkem Husten hochgebracht, während bei Stenosen, die die tieferen Abschnitte des Oesophagus betreffen, das Erbrechen erst nach längerer Zeit erfolgt. Die Schleimabsonderung ist gewöhnlich erhöht, besonders, wenn die Schleimhaut in einem Zustande der Entzündung sich befindet. Da der Schleim gewöhnlich zähe ist, hat der Patient viel Mühe, ihn auszuspucken. Dazu kommt noch eine Vermehrung der Speichelsekretion, die sogar zu einer Hypertrophie der Speicheldrüsen führen kann. In einem von Guisez beobachteten Falle war diese an der Ohrspeicheldrüse so ausgeprägt, daß man auf den ersten Blick an Mumps denken konnte. Ist die Verätzung hochgradig, kann es schließlich zum kompletten Verschluß der Speiseröhre kommen. Dies ist aber sehr selten der Fall. Schon Hutchinson und Ashurst machten die Beobachtung, daß solche scheinbar vollkommenen Verschlüsse der Speiseröhre besonders nach Anlegung der Gastrostomie wieder durchgängig werden. Die Entscheidung, ob eine komplette Atresie vorliegt oder nicht, ist für das therapeutische Vorgehen und die Prognose von ausschlaggebender Bedeutung. Es kommt vor, daß bei sehr engen Strikturkanälen bei der Röntgenuntersuchung keine Kontrastflüssigkeit in den Magen gelangt. Auch die Sondierung mißlingt sehr häufig in solchen Fällen. Trotz des negativen Ausfalles der vorgenannten Untersuchungen ist man noch nicht berechtigt, anzunehmen, daß die Striktur impermeabel ist. Erst wenn chemische Proben negativ ausfallen, ist ein vollkommener Verschluß sicher.

Lotheissen läßt den Patienten einen Schluck einer 2—5%igen Lösung von Ferrum lacticum trinken, bei Kindern unter Zusatz von Himbeersaft. Nach etwa 5 Minuten läßt man den Magensaft durch das Drain abfließen oder spült mit ein wenig Wasser aus. Diese Flüssigkeit wird nun mit der zur Harnuntersuchung gebräuchlichen Ferrocyankaliumlösung versetzt. Hat auch nur eine Spur der Eisenlösung die Striktur passiert, so erhält man eine Blaufärbung von Berlinerblau. Ewald läßt eine starke Jodnatriumlösung schlucken, versetzt das Magenspülwasser mit rauchender Salpetersäure und schüttelt dann mit Chloroform aus, worauf bei Spuren von Jod, Rotviolettfärbung auftritt. Nur in seltensten Fällen, besonders wenn keine Versuche zur Dilatation unternommen werden und reichliche Granulationsbildung in der Striktur besteht, kann es zu einer vollständigen Atresie kommen. Die Entwicklung der allmählich zunehmenden dysphagischen Beschwerden sind oft durch Anfälle unterbrochen, während welcher sich die Schluckstörung ganz plötzlich verschlimmert. Gelegentlich einer Aufregung oder des Genusses einer reizenden Speise tritt oft ein Spasmus ein, der das Schlucken mit einem Schlage unmöglich machen kann. Solche Anfälle von sekundären Spasmen dauern oft mehrere Stunden, ja sogar selbst mehrere Tage und erklären den so häufig beobachteten Wechsel in der Durchgängigkeit in der Striktur. Hinzu kommt noch, daß sehr oft noch eine mechanische Verlegung des ohnedies engen Lumens der Speiseröhre durch Verschlucken eines zu großen Bissens eintritt. Der Allgemeinzustand bleibt in der Regel lange Zeit verhältnismäßig gut und es ist häufig verwunderlich, wie bisweilen eine sehr kleine Öffnung in der Speiseröhre eine genügende Ernährung gestattet. Bei hochgradiger Stenosierung oder komplettem Verschluß tritt natürlich bald Abmagerung, Kachexie oder selbst der Tod durch Inanition ein. Mit Verätzungen der Speiseröhre einhergehende Erkrankungen des Magens bleiben oft unbemerkt. Evtl. auftretende Pylorusverengerungen kommen nach BRUZZI etwa 15—20 Tage später als die Oesophagusstenose zur Ausbildung. Zu erwähnen wäre noch, daß es gelegentlich einer Verätzung des Mundes, Rachens und der Speiseröhre, durch Aspiration eines Teiles der kaustischen Lösung hier und da zu Schädigungen der Schleimhaut des Larynxinneren mit nachfolgender Narbenbildung kommen kann. Ich konnte eine Verwachsung der vorderen Anteile der Stimmbänder im Anschluß an eine solche Verletzung beobachten.

Diagnose der Narbenstenosen.

Um das Vorhandensein einer Striktur, ihren Sitz und ihren Grad zu erkennen, stehen verschiedene Untersuchungsmethoden zur Verfügung, unter denen die Röntgenuntersuchung, die Sondierung und die Ösophagoskopie die wichtigsten sind.

Die Inspektion und Palpation ergibt nur in jenen seltenen Fällen Anhaltspunkte, bei denen es zu Dilatationen des Halsteiles des Oesophagus über einer darunter liegenden Verengerung kommt. Die Auscultation des Oesophagus ergibt in gewissen Fällen genauere Resultate. Im Falle einer Verengerung soll das zweite Schluckgeräusch gegenüber dem normalen verzögert sein und den Eindruck des Durchdringens von Flüssigkeiten durch eine Enge machen. Nicht selten soll dieses Durchtreten der Flüssigkeiten durch die Stenose von gurgelnden Geräuschen begleitet sein.

Eine einfache Methode, die in den meisten Fällen in kurzer Zeit einer Orientierung über die Lage und den Grad der Stenose gibt, ist die Untersuchung mit der Sonde. Am besten verwendet man dazu eine solide englische Bougie oder einen Fischbeinstab mit Elfenbeinolive. Zuerst führt man Rohre von einem Kaliber ein, das voraussichtlich die Stenose nicht passiert. Bei einiger Erfahrung wird man aus den Angaben des Kranken über sein Schluckvermögen leicht das entsprechende Kaliber zu wählen vermögen. Fühlt man bei vorsichtigem Einführen ein Hindernis, so stellt man die Entfernung von der oberen Zahnreihe fest und versucht nun immer dünnere Sonden einzuführen, bis man endlich bei derjenigen Sonde angelangt ist, die eben die Stenose passiert. Die Dicke dieser Sonde entspricht dem Durchmesser der Striktur. Wenn eine dickere Sonde in einer gewissen Distanz von der oberen Zahnreihe auf Widerstand stößt, während eine dünnere durch dieses erste Hindernis hindurch tiefer unten ein zweites Hindernis trifft, so ist das Vorhandensein einer doppelten Striktur wahrscheinlich. Gelingt es nicht mit Sonden die Stenose zu passieren, so kann man es mit Darmsaiten versuchen. Um ein Abknicken der weichen Saiten zu verhindern, kann man sie durch ein weiteres Trichterrohr einführen. In vielen Fällen, in denen es mir mit einer dünnen Bougie nicht gelang, die Stenose zu passieren, kam ich noch mit den gleichstarken Metallsaiten (Spiralen) nach LOTHEISEN zum Ziele. Diese dürften bei gewundenem Kanal eher den Weg finden als die etwas steiferen Bougies. Gelingt es auch nicht mit den dünnsten Sonden zu passieren, so ist die Striktur als praktisch undurchgängig anzusehen. Allerdings ist zu bedenken, daß gerade bei den ersten Untersuchungen häufig spastische Zustände mitspielen, die eine an sich durchgängige Stenose vorübergehend vollkommen verschlossen erscheinen lassen. Eine Undurchgängigkeit der Striktur kann auch dadurch vorgetäuscht werden, daß bei Taschen- und Faltenbildung das Ende der Sonde in eine dieser Ausbuchtungen eindringt.

Beim Passieren einer Stenose mit einer Sonde, die eben noch dieselbe passiert, hat man häufig das Gefühl, daß die Sonde von einem harten Ring umklammert wird. Bei Stenosen des Oesophagus, die durch Druck von außen bedingt werden, ist der Widerstand, den man fühlt, ein allmählich zunehmender und weicherer. Die Untersuchung mit den Röntgenstrahlen hat mit den Verbesserungen ihrer Technik einen großen Wert in der Diagnostik der Stenosen und soll in allen Fällen den anderen Untersuchungen vorausgehen. Mit ihrer Hilfe wird man das Vorhandensein der Stenose, ihren Sitz und Grad und eine eventuelle Dilatation des Oesophagus über der Verengerung feststellen können. (Siehe Kapitel „Röntgenuntersuchungen" in diesem Handbuch.) An dieser Stelle möchte ich die Tatsache erwähnen, daß ich sehr häufig in Fällen, bei denen im Röntgenbild höhergradige Erweiterungen über einer Striktur konstatiert wurden, bei der ösophagoskopischen Untersuchung nur eine minimale Erweiterung des Lumens feststellen konnte.

Die exaktesten Auskünfte über die Natur besonders aber über die topographischen Verhältnisse einer Narbenverengerung gibt zweifellos die direkte Besichtigung mittels des Ösophagoskops. MIKULICZ war der erste, der Narbenstrikturen ösophagoskopisch untersuchte. Die erste genaue Beschreibung einer solchen stammt von v. HACKER, der auch später auf Grund einer großen Anzahl von untersuchten Patienten eine genaue Schilderung der dabei erhobenen Befunde gab. Weitere wertvolle Beiträge stammen hauptsächlich von GOTTSTEIN, ROSENHEIM, EBSTEIN, HARMER und GUTTENTAG. Mit Hilfe der ösophagoskopischen Untersuchung werden wir nicht nur eruieren können, wie die oberhalb der Striktur liegenden Partien aussehen, sondern uns vor allem über ihre genaue Beschaffenheit in jeder Beziehung orientieren. Durch diese Untersuchung können wir erfahren, ob die Schleimhaut noch ulceriert oder bereits vernarbt ist, ob der Zugang zur Stenose glatt ist oder Taschenbildung aufweist, ob die Striktur konzentrisch oder exzentrisch liegt. Die Ösophagoskopie soll natürlich nie vor dem Abklingen der akutesten Symptome nach der Verätzung versucht werden. GUISEZ rät mindestens 1 Monat nach der Verätzung verstreichen zu lassen, bevor man eine direkte Untersuchung vornimmt. *Die ösophagoskopischen Befunde* sind in der Regel ziemlich charakteristisch. Schon in der Ringknorpelenge lassen sich häufig weißliche Streifen oder Flecken nachweisen, die unregelmäßig über die Schleimhautoberfläche verteilt, stellenweise konfluieren und sich überkreuzen. Sie liegen entweder im Niveau der Schleimhaut oder springen etwas in das Lumen vor und stellen sich dem vordringenden Rohre als sichelförmige Leisten entgegen. Zwischen den narbig veränderten Partien lassen sich wieder Stellen annähernd normaler Schleimhaut finden. Liegt die Stenose sehr hoch, so werden sich die verschiedenen Narbenzüge bald verdichten, das gesunde Gewebe verschwindet vollkommen und wir sehen die eigentliche Stenose, durch die zirkuläre Vernarbung der Wand bedingt, vor uns (Abb. 20). Ist die Narbe noch verhältnismäßig jung oder wurden schon öfters Sondierungsversuche vorgenommen, so verliert der sonst weiße Rand der Narbe sein charakteristisches Aussehen. Er ist entzündlich gerötet, erodiert, stellenweise mit kleinen warzigen Granulationen besetzt und bei geringster Berührung blutend. Die Öffnung selbst bietet in verschiedenen Fällen ein verschiedenes Aussehen. Manchesmal ist sie kreisförmig, manchesmal oval oder spaltartig, manchesmal auch unregelmäßig begrenzt, in den meisten Fällen punktförmig. Sehr häufig ist man überrascht, daß Patienten mit solch einer punktförmigen Öffnung angeben, daß sie sogar noch dünnbreiige Nahrung verschlucken können. Sehr oft kann man eine exzentrische Lage feststellen. Nicht selten ist die Öffnung durch vorspringende Narbenleisten überdeckt, so daß man die Öffnung erst nach längerem Suchen und verschiedenen Exkursionen mit dem Rohre sichtbar machen kann. Bei oberflächlicher Narbenbildung bewahren die Wände eine gewisse Beweglichkeit und zeigen die charakteristischen respiratorischen und pulsatorischen Bewegungen. Waren die Läsionen aber tiefergehend, so ist die Wand um die Stenose starr und läßt keinen Einfluß der Respiration und Pulsation erkennen.

Bei mehrfacher Stenosenbildung, wobei häufig die tiefer liegenden den kleineren Durchmesser haben als die höher liegenden, gelingt es sehr häufig durch die erste Stenose, selbst wenn sie auch nicht mit einem kleinen Rohr passierbar ist, sich die zweite Stenose sichtbar zu machen und auch evtl. in dieser steckende Fremdkörper zu entfernen (Abb. 21). Dies sind jene Fälle, wo die blinde Bougierung sehr häufig erfolglos ist und die Ösophagoskopie durch die direkte Besichtigung das Einführen einer Sonde ermöglicht. Bei vorhandener Magenfistel kann die Ösophagoskopie auch retrograd vorgenommen werden und so auch die untere Grenze einer Striktur festgestellt werden, evtl. auch die retrograde Bougierung und andere therapeutische Eingriffe vorgenommen werden. (Siehe auch Therapie.)

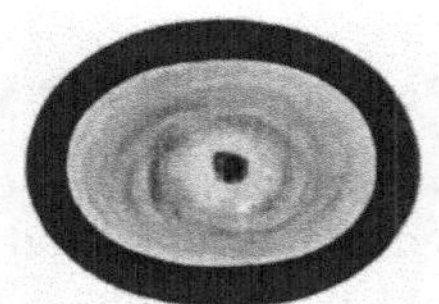

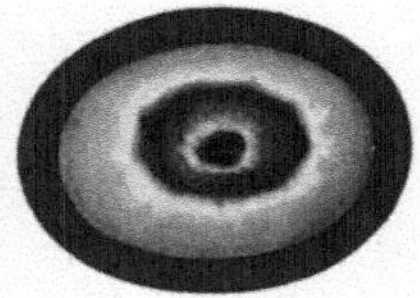

Abb. 20. Narbenstenose des Oesophagus.   Abb. 21. Doppelte Narbenstenose.

Der Übergang in die eigentliche Stenose erfolgt entweder ziemlich unvermittelt, wobei der Narbenring sich nabelförmig in die leicht angedrückte Rohröffnung einpreßt oder aber die Richtung der Speiseröhre nimmt allmählich bis zur engsten Stelle an Kaliber ab, wodurch eine Trichterform entsteht. Liegt die Striktur tiefer, so sind die darüber liegenden Oesophagusabschnitte mehr weniger narbig verändert, in manchen Fällen deutlich dilatiert. Die Erweiterung erkennt man daran, daß man das Rohrende nach rechts und links bewegen muß, um die seitlichen Wände des Oesophagus zu sehen, während unter normalen Verhältnissen die ganze Zirkumferenz des Oesophagus auf einmal zu überblicken ist. Die Schleimhaut über einer Stenose zeigt häufig Zeichen einer sekundären Entzündung. Dies ist gewöhnlich nur bei höhergradigen Verengerungen der Fall und ist durch den Reiz der stagnierenden Nahrung bedingt. Sie ist charakterisiert durch eine Verdickung und Verfärbung der Schleimhaut, die nicht selten umschriebene Epithelverluste aufweist und durch diese Veränderungen narbig umgewandelte Schleimhautpartien überdeckt.

Differentialdiagnostisch kommt hauptsächlich die Abgrenzung von Narbenstrikturen gegenüber Carcinomen, Spasmus und Kompressionen von außen in Frage. Schwierigkeiten in der Unterscheidung zwischen Carcinomen und Narbenstenosen können sich in Fällen ergeben, wo die obere Fläche der Stenose leicht granulierend und mit Ecchymosen besetzt ist. Das Alter des Patienten, die Anamnese und längere Beobachtung werden in der Regel verwertbare Anhaltspunkte geben. Wenn notwendig, wird man durch die Untersuchung eines exzidierten Gewebspartikelchens die Diagnose sichern können.

An die Möglichkeit des Vorliegens einer spastischen Stenose würde man denken können, wenn, wie in den von STARK mitgeteilten Fällen, Narben über der stenosierten Partie fehlen und wenn sich die Wandung wie ein Muttermund in punktförmigem Lumen zusammenlegt. Bei exzentrischer Lage des Lumens allerdings wird man einen Spasmus ausschließen können, da bei diesem dasselbe konzentrisch liegt. Sehr unwahrscheinlich ist es auch, daß es sich um einen Spasmus handelt, wenn in dem fraglichen Falle die Verengerung in den oberen Anteilen liegt, da Stenosen durch Krampfzustände gewöhnlich die Kardia betreffen. Es ist allerdings im Auge zu behalten, daß nicht selten über einer narbigen Stenose sekundäre Spasmen ausgelöst werden, die die oft wechselnden Befunde erklären.

In seltenen Fällen kann eine Kompression der Speiseröhre von außen zu differentialdiagnostischen Erwägungen Anlaß geben. Bei Vorwölbung der Wand durch Druck von der Umgebung bildet sich jedoch gewöhnlich die Stenose in Form eines länglichen Schlitzes aus, der exzentrisch liegt, wobei die Schleimhautoberfläche keinerlei Anzeichen einer Veränderung im Sinne einer Narbenbildung zeigt. Auch hier wird in der Regel durch Zuhilfenahme aller übrigen diagnostischen Hilfsmittel die Ursache der Stenosierung festzustellen sein.

Prognose der Narbenstenosen.

Die Prognose der Narbenverengerungen ist keine sehr günstige. v. Hackers Statistik, die sich auf ein großes Material stützt, gibt eine Mortalität von 40 bis 50%/o an. Billroth fand unter seinen Fällen eine Mortalität von 38%/o. Unter 144 Speiseröhrenverätzungen, die Lotheissen beobachtete, starben ungefähr 11,5%/o. Sencert gibt die Mortalität mit ungefähr 11%/o an. Dank den Fortschritten der Behandlungsmethoden, besonders der Ösophagoskopie (Guisez) hat sich die Mortalität in schweren Fällen verringert. Guisez konnte unter seinen 185 Fällen schwerer Narbenbildung, zum großen Teile undurchgängig, nur 5 Todesfälle feststellen. Mit Einrechnung der leichten Fälle, die mit dem Leben davonkommen, sinkt die Mortalität auf 5%/o (Lotheissen). Die Prognose der Narbenstriktur wird durch die häufig im Verlaufe der Erkrankung eintretenden Zwischenfälle getrübt. Nicht selten nehmen diese Patienten wegen steckengebliebener Fremdkörper entweder selbst Sondierungsversuche vor oder müssen ärztliche Hilfe zwecks Extraktion durch das Ösophagoskop in Anspruch nehmen. Gelegentlich derartiger Manipulationen sind die Patienten immer wieder in Gefahr, die besonders dann besteht, wenn man durch blinde Anwendung einer Bougie den Fremdkörper durch die Stenose zu treiben versucht, da es dabei nicht selten zu Perforationen der Speiseröhre kommt. Diese verläuft wohl in der Regel tödlich, doch sind auch Ausnahmen bekannt, wo trotz deutlich nachgewiesener Kommunikation mit dem Mediastinum schließlich Heilung erfolgte.

Hier wäre zu erwähnen, daß in Narbenverengerungen auch Carcinome entstehen können. So berichtet Morton von einem Manne, der sich in der Kindheit eine Narbenstenose zuzog und im Alter von 44 Jahren in der Striktur ein Carcinom bekam. Auch ich konnte das Entstehen eines Carcinoms in einer Narbe in der Höhe der Bifurkation nach einer mehrere Jahrzehnte zurückliegenden Laugenessenzverätzung beobachten. Die Patientin ging an einer Perforation des Carcinoms in die Luftwege zugrunde.

Die Prognose hängt im allgemeinen von der Form und dem Grade der Verätzung und der durch sie gesetzten Schleimhautveränderungen ab. Die oberflächlichen Strikturen sind gewöhnlich leichter zu dilatieren als tiefergreifende und können unter Umständen mit vollkommener Wiederherstellung der Funktionstüchtigkeit des Oesophagus ausheilen. Dicke und harte und auf längere Strecken hinziehende Narben hingegen sind oft sehr schwierig zu behandeln und erfordern viel Geduld von seiten des Patienten und des Arztes. Auch mit

Zuhilfenahme aller möglichen Arten der Dilatation ist oft überhaupt nie das normale Lumen zu erreichen und wenn dies glückt, das Lumen nur sehr schwer offen zu halten.

Bis zu einem gewissen Grade hängt die Prognose auch vom Alter des Patienten ab. Schwere Narbenbildung bei Kindern kann die Prognose des Leidens auch dadurch verschlimmern, daß die Kranken häufig später wegen der ungenügenden Nahrungszufuhr einer Tuberkulose erliegen oder schon in Ausheilung befindliche Herde wieder aktiv werden. Andererseits ist es eine Erfahrungstatsache, daß der kindliche Oesophagus auf Dilatationsversuche verhältnismäßig gut reagiert und auch durch das natürliche Wachstum diese therapeutischen Maßnahmen unterstützt werden. Nach v. HACKER soll die direkte Mortalität nach Verätzungen bei Kindern sehr groß sein.

Therapie der Narbenstenosen.

Die schon seit mehreren Jahrhunderten geübten und auch heute noch am meisten angewendeten Methoden der Behandlung von Narbenstrikturen bestehen in der Dilatation, die zum Ziele hat, das Lumen der Stenose so zu erweitern, daß die Nahrungsaufnahme wieder normal vor sich gehen kann. Die Erweiterung wird mit Hilfe verschiedener Instrumente ausgeführt, die in die Verengerung eingeführt werden und den Zweck verfolgen, dem verengten Oesophagus sein normales Lumen zurückzugeben. Die Behandlung kann entweder auf blindem Wege oder mit Hilfe der Endoskopie, also unter Kontrolle des Auges erfolgen. Die Dehnung der Narbe kann entweder sehr rasch und gewaltsam oder allmählich durchgeführt werden. Letztere Art der Behandlung ist die heute wohl am meisten geübte. Am besten eignen sich dazu zylindrische Bougies oder die von BOUCHARD angegebenen konischen Bougies, die mit einer olivenförmigen Verdickung enden. Konische Bougies, die spitz zulaufen, sind mit großer Vorsicht anzuwenden, da sie leicht durch die Wandung der Speiseröhre dringen können. Man soll sie am besten nur bei Dilatationsversuchen unter Leitung des Ösophagoskopes anwenden, wo man wenigstens sicher sein kann, daß die Spitze in die Verengerung eindringt. Neben diesen einfachen Bougies wurden im Laufe der Zeit vielerlei Instrumente zur Dilatation angegeben. So empfiehlt DUGUET eine Fischbeinsonde, an deren Ende er Oliven von regelmäßig steigendem Kaliber befestigt, die er nacheinander in die zu erweiternde Stenose einführt. VELPEAU befestigte mehrere solcher Oliven, deren Volumen von unten nach oben sich vergrößerte, auf demselben Mandrin, um ein Wiedereinführen des Dilatators zu vermeiden. Ähnliche Sonden wurden auch von GEUNS und PRÖBISCH verwendet. Um leichter den Weg durch die Stenose zu finden, führte JAMESON eine dünne Bougie in den Strikturkanal und schob über diesen mittels eines Führungsstabes durchlöcherte Oliven in die Stenose ein. LERCHE und KÄMP benützten Sonden aus Kautschuk, durch die eine Drahtspirale geführt ist, an deren Ende beiderseits Oliven angeschraubt werden können. ZEEHUYSEN und SEYFFARTH ließen Silberkügelchen, die an einem Seidenfaden befestigt waren, schlucken und benützten letzteren als Wegweiser durch die Stenose. DUNHAM läßt bloß einen Faden von 1 m Länge (ohne Kugel) schon am Abend vor der Untersuchung schlucken. Am nächsten Tag ist das untere Ende des Fadens bereits im Darm und kann nicht mehr ohne weiteres hochgezogen werden. Entlang eines derartigen Fadens kann auch die von SIPPY angegebene Olivensonde eingeführt werden. Die Behandlung von Strikturen mit Oliven hat gewiß den Vorteil, daß man den Führungsstab nicht mehrmals einzuführen braucht, doch ist zu bedenken, daß dieselben nur eine ganz kurze Strecke der Narbe erweitern, während eine Bougie auf die ganze Länge der Striktur gleichmäßig einwirkt. Die Verwendung eines Leitfadens durch die Stenose versagt wieder gerade sehr häufig bei engen Strikturen, bei denen wir am meisten solcher Hilfsmittel bedürfen. Der Faden bleibt nämlich auch bei längerem Zuwarten oft über der Stenose liegen, ohne in den Magen zu gehen.

Es wurden auch Bougies angefertigt, die innen mit Blei (Bouchard) oder mit Quecksilber (Billroth) gefüllt waren. Sie sollen in manchen Fällen besser wirken als die einfachen Sonden. Salzer bedient sich einer Bougie, die mit Schrotkörner gefüllt ist (Bougie nach Bass). Gelingt es mit keiner Bougie die Stenose zu entrieren, so kann man es mit lackierten Darmsaiten versuchen. So wie bei den Bougies muß man auch hier darauf achten, daß ihre Oberfläche nirgends schadhaft ist, da sonst leicht Verletzungen der Schleimhaut entstehen können. Bei sehr engen Stenosen ergeben sich häufig Schwierigkeiten bei der Einführung, da sich die dünnen Saiten leicht umschlagen. In solchen Fällen ist es ratsam, das von v. Hacker angegebene Trichterrohr zu verwenden. Dieses schiebt man zuerst bis an den Eingang der Stenose vor und führt dann durch denselben eine Darmsaite nach der anderen vorsichtig ein. v. Eiselsberg und Lotheissen, der auch eine Modifikation dieser Hohlbougie angegeben hat, empfehlen ihre Verwendung. Letzterer verwendet es übrigens auch fast immer als Führungsrohr für dünnere Bougies. Auch ich konnte mich von den angegebenen Vorteilen bei vielen Fällen überzeugen. Tapia und Lerche haben ähnliche Rohre, die sie mit Benützung des Ösophogoskops einführen, angegeben. A. Seiffert verwendet für hochgradige Ösophagusstenosen einen 0,4 mm dicken Stahldraht, an dessen Ende eine kleine Perle befestigt ist. Um ein Abknicken des dünnen Drahtes zu vermeiden, läuft er durch ein Führungsrohr. Statt Darmsaiten, die sich leicht auffasern, kann man auch die weit dauerhafteren Metallsaiten (Lotheissen) verwenden, deren Lage außerdem vor dem Röntgenschirm kontrolliert werden kann. Eastman und Guisez haben feine Bougies am Ende eines dünnen Metallstabes befestigt und empfehlen diese zur Erweiterung bei sehr enger Öffnung. Bei manchen Stenosen kommt es vor, daß man nach dem Durchführen einer filiformen Bougie beim Versuche nunmehr mit einer dickeren zu dilatieren, nicht mehr durch die Stenose gelangt, weil man den richtigen Weg nicht mehr findet. Diese Schwierigkeit bei der Behandlung versuchte Lotheissen durch die sog. Teleskop-Dilatation zu umgehen. Das Wesen derselben besteht darin, daß man zuerst eine dünne Metallsaite mit einem Draht am äußeren Ende einführt. Über diese dünne Saite als Führung werden nunmehr solche von größerer Dicke vorgeschoben, bis man eine Stärke erreicht hat, bei der man schon die gewöhnlichen Bougies gebrauchen kann.

Vor der Verwendung der Bougies fettet man sie mit Öl, sterilem Vaselin oder Glycerin ein. Eine vorhergehende Anästhesierung des Oesophagus zur Vermeidung der Schmerzen während der Bougierung dürfte sich in den meisten Fällen erübrigen und hat außerdem den Nachteil, daß wir uns durch die Anästhesierung eines erwünschten Indicators berauben, der bei falscher Lage der Bougie auf die Gefahr einer Perforation aufmerksam macht. Die Schmerzlosigkeit bei der Bougierung mag auch leicht dazu verleiten, dieselbe zu forcieren.

Die Sonde wird bei leicht vorgeneigtem Kopf eingeführt, bis man das Gefühl des Widerstandes verspürt. Dringt die Sonde nur in die Stenose ein, so kann mit ihr nur mehr unter einem gewissen konstanten Druck die Reibung an den Wänden der Striktur überwunden werden. Die ganzen Manipulationen müssen mit großer Zartheit ausgeführt werden, um jede Läsion der Speiseröhre zu vermeiden.

Die ersten Bougierungsversuche werden von Patienten gewöhnlich sehr unangenehm empfunden und man kann die Sonde in der Regel nur einige Minuten liegen lassen. Später gewöhnen sich die Kranken an die Behandlung, die nunmehr auf eine halbe bis eine ganze Stunde ausgedehnt werden kann. Bei sehr starker Speichelsekretion ist es vorteilhaft, den Patienten eine halbe Stunde vor der Behandlung $^1/_2$—1 mg Atropin zu geben. Zum Schutze der Bougies, die leicht durch Aufbeißen geschädigt werden können, kann man eine Hartgummihülse oder ein Stück Drainrohr über die Bougie stecken. LOTHEISSEN hat zu diesem Zweck einen eigenen Bougieschützer aus Metall anfertigen lassen, der mit einem Band festgehalten wird.

Ist die Striktur durch die Behandlung schon leichter wegsam gemacht, so kann man dem Patienten die weitere Dilatation überlassen. Das Selbsteinführen der Bougies wird im allgemeinen von den Patienten, ja selbst von Kindern, bald erlernt. Die Bougierung soll bis zur Erlangung eines annähernd normalen Schluckvermögens täglich einmal oder mindestens mehrmals wöchentlich durchgeführt werden. Sobald der Patient bemerkt, daß eine gewisse Kaliberstärke die Stenose leicht passiert, kann man ihm eine nächst größere einführen und ihm diese zur Weiterbehandlung mitgeben. Nie soll man sich verleiten lassen, die Dilatation zu forcieren, da sonst nur zu leicht reaktive Schwellungen das einmal Erreichte wieder zunichte machen und zu einem Aussetzen der Behandlung und damit zu einem neuerlichen Schrumpfen der Narbe führen. Selbst bei Narbenstenosen, die schon monatelang dilatiert werden, kommt es nicht häufig zu solch unangenehmen Zwischenfällen. Die Empfindlichkeit der Bougierung scheint übrigens individuell sehr verschieden zu sein und bei manchen empfindlichen Patienten kommt es bei jedem Versuche, eine stärkere Bougie einzuführen, zu Symptomen, die auf eine lokale Reizung hindeuten. Diese äußert sich in leichteren Fällen in einem gewissen Druckgefühl in der Gegend der Verengerung, in den Rücken oder in das Sternum ausstrahlende Schmerzen, subfebrilen Temperaturen. Gar nicht selten aber kommt es zu höheren oder länger andauerndem Fieber, Symptome, die wohl auf periösophageale Entzündungen und mediastinale Reizungen zurückzuführen sind. Bei derartigen stürmischen Reaktionserscheinungen drängt sich dem behandelnden Arzt oft der Gedanke auf, daß er trotz vorsichtigen Bougierens den Oesophagus perforiert habe. Daß es auch zu tödlichen Komplikationen ohne Perforation kommen kann, geht auch aus den Berichten von ERDELYI und anderen hervor. Effektiv festgestellte Perforationen bei der Bougierung enden in der Regel tödlich, doch sind auch Ausnahmen bekannt. FORBES berichtet über einen Fall, bei dem eine Perforation aus dem Durchtritt des Wismutbreies in das umgebende Gewebe röntgenologisch nachweisbar war und nach Hinzukommen einer Bronchopneumonie und Bronchiektasie schließlich Heilung erfolgte. Auch das nebenstehende Röntgenbild (siehe Abb. 15—17, S. 184) zeigt die Verzweigungen des Wismutbreies bei einer an der Klinik HAJEK beobachteten Perforation, die nach Anlegung einer Magenfistel schließlich günstig verlief. Zum Unterschiede von einer solchen ernsten Komplikation treten nach Aussetzen der Bougierung in der Regel in einigen Tagen wieder normale Verhältnisse ein und weitere Dilatationsversuche können nach einigen fieberfreien Tagen neuerlich mit um so größerer Vorsicht versucht werden. Als unangenehme Zwischenfälle bei der Bougierung und auch bei der ösophagoskopischen Untersuchung werden von einigen Autoren (MARSCHIK, BRÜNINGS, STUPKA) das plötzliche Auftreten von Glottiskrämpfen, Atemnot und Cyanose angegeben.

Die schon vorher beschriebenen komplizierten anatomischen Verhältnisse bei der Narbenbildung machen es ohne weiteres verständlich, daß die blinde Sondierung in manchen Fällen nicht gelingt. Besonders bei exzentrischer Lage der Strikturöffnung und bei starker Taschenbildung passiert es leicht, daß das Ende der Bougie nicht den Weg in die Verengerung findet. Für solche Fälle hat schon v. Hacker die Verwendung des Ösophagoskops empfohlen. Auch Guisez befürwortet die direkte Untersuchung auf das wärmste. Ausführliche Mitteilungen bei der Behandlung von Narbenstenosen durch das Ösophagoskop stammen von Rosenheim, Pariser, Meyer, Reitzenstein, Harmer, Sebileau, Robineau. Im allgemeinen wird man eine Behandlung mittels Sonden ohne Ösophagoskopie durchführen können und diese nur dann heranziehen müssen, wenn man anders nicht zum Ziele kommt. Damit ist natürlich keineswegs gesagt, daß durch den Vorteil der direkten Besichtigung des Einganges in die Striktur auch immer das Passieren der Stenose gelingt und Verletzungen im Strikturkanal besonders bei höhergradigen Verengerungen mit Sicherheit vermieden werden können (Campbell).

Ist das Lumen der Striktur durch die Behandlung bis zu einem gewissen Grade erweitert, so kann man, um das häufige Einführen von Sonden zu vermeiden, auch eine kontinuierliche Dilatation versuchen. Dies wäre auch in solchen Fällen in Erwägung zu ziehen, bei denen die Bougiebehandlung keine Besserung bringt oder das Lumen der Stenose sogar Tendenz zur Verengerung zeigt. v. Hacker benützte ein über einer Sonde ausgezogenes Drainrohr, das im gedehnten Zustande in die Stenose eingelegt wurde und nach Entfernung der Sonde sich zusammenzieht, damit an Kaliber gewinnt und so erweiternd auf die Narbe wirkt (Abb. 22). Die Wirkung ist sehr kräftig, weshalb man darauf achten muß, daß man nicht durch eine Überdehnung des guten zu viel tut. Ebstein benützte statt einer Sonde einen weichen Stahlstab, um das Abbiegen der von v. Hacker benützten

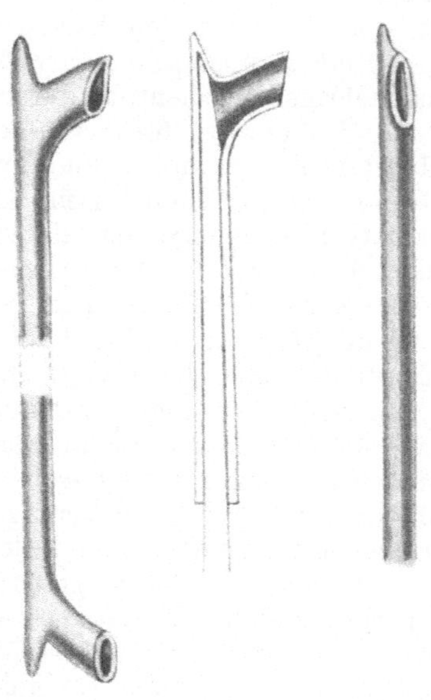

Abb. 22. Über eine Sonde ausgezogenes Drainrohr nach v. Hacker.

Sonden (Fischbeinstäbe oder Darmsaiten) zu vermeiden. Sargnon sucht die bei der v. Hackerschen Methode öfters vorkommende Perforation des Gummidrains durch das Ende des Einführungsrohres dadurch zu vermeiden, daß er den Einführungsstab auf das abgeknickte Drainrohr aufsetzt, während die beiden Enden mit Seidenfäden angezogen werden. Guisez hat unten abgeschlossene Drainrohre anfertigen lassen, in die der Führungsstab eingeführt wird, während gleichzeitig durch Zug an einem Fadenzügel das am oberen Ende des Drainrohrs befestigt ist, die für die Einführung nötige Streckung und Verminderung des Durchmessers erreicht wird Ebstein, der sich um den Ausbau der Therapie der Narbenstenosen mittels Ösophagoskopie Verdienste erworben hat, benützte als Erweiterungsmaterial Laminariastifte von konischer Form. Der mit Wasser befeuchtete Stift wird soweit in die Striktur eingeführt, daß das obere Ende eben über die Striktur herausragt Der Stift hängt an einem Faden, den man an der Wange mit Heftpflaster befestigt. Der Stift bleibt zunächst eine halbe Stunde, bei weiterer Behandlung bis 6 Stunden liegen. Durch die direkte Besichtigung versuchte Ebstein die Gefahren und die Unzuverlässigkeit der blinden Einführung Senators zu vermeiden.

Die Behandlung mit Laminariastiften wurde auch von Stark, Guttentag, Ehrlich und Lotheissen verwendet. Lotheissen riß einmal der Seidenfaden, da der stark gequollene Stift zu fest in der Stenose saß und er konnte nur unter großen Schwierigkeiten denselben auf ösophagoskopischem Wege entfernen. KRAGH behandelt Strikturen mit Urethralbougies von 25 cm Länge, die an zwei Fäden befestigt waren. Er läßt sie durch viele Stunden liegen und entfernt sie nur während der Mahlzeiten. JACOBSEN benützt die peristaltischen Bewegungen des Oesophagus zur Dilatationsbehandlung. Er läßt Kautschuktuben, die an einem Faden befestigt und unten spitz zugeschnitten sind, verschlucken und konnte beobachten, daß diese Tuben durch die Kontraktionen der Oesophagusmuskulatur in die Stenose hineingepreßt wurden. Ich selbst habe unter dem Material der Klinik HAJEK eine Anzahl von Stenosenfällen mit kurzen bleigefüllten Bougies, die von Patienten verschluckt wurden und an einem Faden wieder hochgezogen werden konnten, behandelt. Das Kaliber dieser kurzen Bougies wird so gewählt, daß sie eben mit der Spitze in die Stenose eindringen können. Die Dilatationswirkung kommt durch das Gewicht der Bougie und die peristaltischen Bewegungen der Speiseröhre, die den Fremdkörper immer mehr in die Stenose zu pressen versucht, zustande. Diese Art der Behandlung läßt sich nur bei Stenosen anwenden, die etwas tiefer sitzen, da sonst das in den Pharynx hineinragende obere Ende der Bougie leicht Würgreize auslöst und erbrochen wird. In denjenigen Fällen jedoch, wo es zur Anwendung kommen kann, hat es den Vorteil, daß die Patienten viel weniger als durch ein gewöhnliches Bougie belästigt werden.

Um Narbenstrikturen längerdauernd wegsam zu halten, wurde von einigen Autoren empfohlen, ähnlich wie beim Carcinom, ein Intubationsrohr einzulegen (SYMOND, RENVERS-LEYDEN, MACKENZIE). Während die einen Autoren mit dem Einführen von Sonden mehrere Wochen nach der Verätzung, also bereits im Stadium beginnender Vernarbung einsetzen, wollen andere die Entstehung der Striktur überhaupt verhindern, indem sie mit den Dilatationsversuchen schon kurze Zeit nach der Verätzung beginnen. Schon GERSUNY hat das frühzeitige Einlegen eines Schlundrohres zur Hintanhaltung von Narbenstenosen empfohlen. ROUX, HABERLIN, BONNHOFF berichten über gute Erfahrungen mit dieser Art der Behandlung, während andere (WEINLECHNER, KERMAUNER, JACQUES u. a.) Komplikationen auftreten sahen. Besonders wird auf die Gefahr der Perforation des Oesophagus hingewiesen, die bei schwererer Schädigung sogar spontan eintreten kann (v. EISELSBERG, LOTHEISSEN). Die frühzeitige Sondierung, und zwar ungefähr am 10. Tage nach der Verätzung, wurde von JOHANESEN und nach ihm von ZACHARIAE angeraten. FRAENKEL und BASS beginnen nicht vor dem Ende der zweiten Woche, während H. SALZER unmittelbar nach dem Abklingen der akutesten Erscheinungen, also schon am zweiten bis sechsten Tage nach der Verätzung mit der Bougierung beginnt. Die Bougies, die mit Schrotkörnern gefüllt sind (Bougie nach BASS) bleiben zuerst nur wenige Minuten, später bis zu einer halben Stunde liegen.

Anfangs wird täglich bougiert, nachher, ungefähr in der dritten Woche, einmal in der Woche.

Soweit die Berichte einer großen Anzahl von Autoren besagen, scheint die von vielen befürchtete Perforationsgefahr nicht sehr bedrohlich zu sein. Die Heilungserfolge sind nach den Angaben der Autoren nicht nur viel rascher, sondern auch mit größerer Sicherheit zu erreichen. SALZER selbst spricht von 96% Heilungen. ERDELYI, der über ein größeres Material verfügt, unterscheidet zwischen leichten und schweren Fällen. In ersteren Beginn der Bougierung am zweiten bis dritten Tage, in schweren ehestens nach acht Tagen. In manchen Fällen allerdings konnte er sein Ziel nicht erreichen und mußte zur Gastrostomie seine Zuflucht nehmen. J. BOKAY verwendet jetzt als Standardmethode die Frühbougierung nach SALZER. Unter 148 Fällen heilten 30 ohne Striktur aus, bei 10 Kindern entwickelte sich allerdings trotz Behandlung eine Striktur.

Auch van Wildenberg, Lynch, Pagini, Maksimovic, M'Kinney, Fotiade, Alksnis und Ledoux bestätigen die guten Erfahrungen mit der Frühbougierung. Letzterer führt schon in den ersten Tagen nach der Verätzung durch das Ösophagoskop eine Gummisonde bis zur Kardia, ein Vorgehen, das sicherlich nicht ungefährlich ist, wie denn überhaupt manche, u. a. Lotheissen, Guisez und Porter besonders bei schweren Fällen gegen zu frühe Dilatationsversuche sind und erst nach Ablauf von mindestens 2 Wochen (A. Fraenkel, Bass) oder sogar 5—8 Wochen (Guisez) von einem Beginn der Behandlung wissen wollen.

Um die Behandlungsdauer abzukürzen, hat man auch Instrumente zur raschen und forcierten Dilatation von Strikturen angegeben. Hierher gehört die Fletchersche spreizbare Metallsonde und ähnliche Apparate von Collin, Lefort, Vidal und Leube. In neuerer Zeit wurden auch solche Dilatatoren von Lerche und Marschik angegeben. Bei der von Reichmann angegebenen Sonde versucht man durch Aufblähen eines Ballons mit Luft, bei der von Schreiber konstruierten durch Einspritzen von Wasser rasche Erweiterung herbeizuführen. Derartige Instrumente sind natürlich nur für Stenosen verwendbar, die schon ein gewisses Lumen besitzen und scheinen sich auch sonst nicht sehr zu bewähren (v. Eiselsberg). Ein noch größeres Lumen setzt die Dilatationssonde von Gottstein, Jabulays und Russels voraus.

Zur Unterstützung der mechanischen Dilatation wurde von v. Hacker die Hyperämiebehandlung für die Narbenstenosen des Oesophagus versucht. Durch die Anwendung von Wärme soll eine Erweichung des Narbengewebes erfolgen. Die Hyperämie kann durch elektrisch erwärmte Sonden (W. Sternberg, Imperatori) erreicht werden. Die Temperatur der Bougies soll ungefähr 45° betragen. Auf einfachere Weise läßt sich derselbe Effekt auch dadurch erreichen, daß man warmes Wasser durch eine Bougie fließen läßt (Lotheissen).

Auch die Diathermie kann zur Durchwärmung und Erweichung der Speiseröhrenstrikturen verwendet werden (Hofmann, Heidl, Pikard). Voraussetzung für die Anwendung derartiger Verfahren ist wieder, daß die Stenose für dünne Bougies bereits durchgängig ist.

Elektrolyse bei Narbenstenosen.

Die Elektrolyse wird gewöhnlich in eine lineare (Fort) und in eine zirkuläre (Newman) unterschieden. Die lineare Elektrolysenbehandlung ist nur eine Abart der Oesophagotomia interna, unterscheidet sich aber von dieser dadurch, daß statt eines schneidenden Instrumentes die auflösende Wirkung des negativen Poles des elektrischen Stromes benützt wird. Der in der Striktur liegende Pol ist als kleine Platinlamelle ausgebildet, die eine Einwirkung auf eine circumscripte Stelle der Narbe gestattet. In mehreren Sitzungen wird jedesmal ein anderer Teil der Zirkumferenz der Narbe behandelt (Sletow, Seldowitsch, Zuberbühler). Das Verfahren scheint nicht ganz ungefährlich zu sein, da es zu hohem Fieber (Fröhlich), selbst zu Perforationen kommen kann (Römerskirch, Sencert, Lotheissen, Kausch).

Die zirkuläre Elektrolyse wurde anfangs blindlings (Boeckel, Jenckels) bei nicht dilatierbaren Verengerungen angewendet, später auf exaktere Weise durch das Ösophagoskop (Gottstein, v. Hacker, Stark, Ebstein, Guisez und Lotheissen). Letzterer sieht den Hauptvorteil der Elektrolyse darin, daß sie bei „impermeablen" Engen den Weg zeigen kann, gibt aber zu, daß es Fälle gibt, bei denen auch sie erfolglos bleibt. Er empfiehlt sie in allen Fällen, bei denen man durch die chemische Probe feststellen kann, daß eben noch Flüssigkeiten durchgehen, sonst aber eine jede Sondierung erfolglos ist. Stark,

Gottstein, Watsen, Guisez, Sencert, Pendl und andere verwenden sie, um mit der Dilatation rascher vorwärts zu kommen. Das Instrumentarium ist ziemlich einfach. Der aktive, negative Pol besteht aus einer länglichen Nickelolive, die an einem nach außen isolierten Kupferdraht mit Schraubengewinde befestigt ist. Die positive Elektrode wird auf die Brust des Patienten gelegt. Derartige Instrumentarien sind von Jänkel, Luer und Guisez angegeben (Abb. 23). Das Kaliber der Olive soll das des zu erweiternden Kanals etwas übersteigen. Nachdem man die Olive in die Öffnung der Striktur gesetzt hat, drückt man sie mit mäßigem Druck gegen sie an und schaltet nunmehr den Strom ein. Man steigt nach Lotheissen bis 2—5 Milliampere an. Die Sitzung, die bis 5 Minuten dauert, kann in 2—3 Tagen wiederholt werden, wenn keine stärkere Reaktionserscheinungen (Fieber, Schmerzen) auftreten. Guisez wählt eine große Intensität des Stromes, nämlich 12—15 Milliampere. Lotheissen dürfte wohl recht haben, wenn er annimmt, daß starke Ströme ätzen, weshalb die schwachen Ströme, die nur eine Hyperämie, bessere Durchfeuchtung und konsekutive Erweichung der Narbe hervorrufen, vorzuziehen

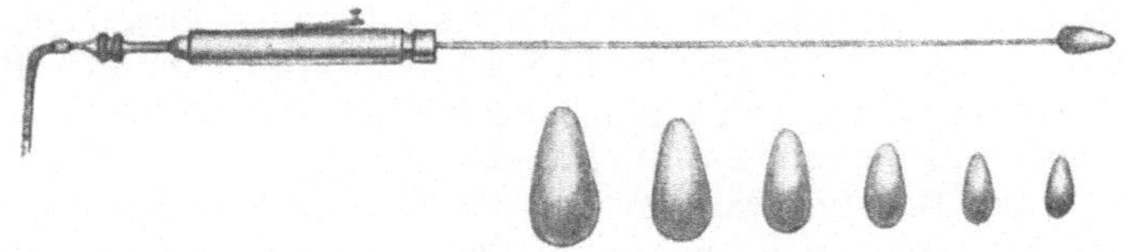

Abb. 23. Elektrolytischer Dilatator nach Guisez.

seien. Diejenigen Autoren, die die Elektrolyse nicht nur, wie Lotheissen dazu verwenden, um die erste Passage zu erreichen, sondern auch zur kontinuierlichen Dehnung wählen nach dem Passieren der ersten Olive immer größere Kaliber. Sie geben an, daß die elektrolytische Wirkung die Narbe viel leichter dilatierbar mache und daß die damit erreichten Resultate viel länger andauern als mit der gewöhnlichen Bougierung. v. Hacker und Lotheissen haben auch, um die Gefahren einer Perforation vollkommen auszuschalten, die Elektrolyse nach dem Prinzip der Sondierung ohne Ende ausgeführt und damit gute Resultate erzielt.

Ebenso wie die elektrolytische Behandlung soll auch die Applikation von Radium eine Erweichung des Narbengewebes herbeiführen können (Guisez, Chiari, Neumann, Weinmann, Palumbo). Das Radium wird mittels eines eigenen Trägers in einer Bougie befestigt, in die Striktur eingelegt. Die Intensität, Dauer der Bestrahlung und auch die zwischen den einzelnen Sitzungen liegenden Intervalle, wurden von den einzelnen Autoren verschieden gewählt. Als Folge der Bestrahlung können Schmerzen und Ödeme in der Umgebung der Striktur auftreten.

In Fällen, wo die Striktur zwar durchgängig, aber auf Dilatationsversuche sehr schlecht oder gar nicht reagiert, kann auch die

innere Oesophagotomie

ausgeführt werden. Diese Art der Behandlung wurde zuerst von Maisonneuve verwendet. Wie bei der Uretrotomia interna schneidet er dabei von oben nach unten mit Hilfe eines Messerchens, das vorne eine dünne Bougie als Wegweiser trägt. Mit ähnlichen Instrumenten arbeiteten Lannelongue, Nyrop-Studsgaard. Dolbeau führte den Schnitt in umgekehrter Richtung wie Maisonneuve, also von unten nach oben aus. Er bediente sich eines Ösophagotoms mit kaschierter Klinge, das mit einer Metallolive endete. Auch die Schnittführung von unten nach oben ist nicht gefahrlos, da es bei zu tiefer Incision der Narbe zu schweren Blutungen oder bei der nachfolgenden Bougierung zu Perforationen kommen kann. Trotz der Bemühungen von Trélat, Dolbeau, Schiltz, Mackenzie, le Dentu, Czerny, Billroth konnte sich die blinde Methode nicht recht einbürgern und wurde wegen der vielen danach auftretenden Komplikationen verlassen. Nach Mackenzie kommt es zu solchen in 27% der Fälle.

Seit der Ausarbeitung der Ösophagoskopie wurde die innere Ösophagotomie wieder aufgenommen und nunmehr unter Leitung des Auges ausgeführt. Guisez hat Sonden angegeben, an deren Ende eine feine Führungsbougie befestigt ist. Hinter ihr ist ein dreieckiges Messerchen angebracht, das nur im vorderen Drittel schneidet. Auch Lerche hat ein Messer angegeben, mit dem man von unten nach oben schneidet. Desselben hat sich Marschik in 11 von ihm behandelten Fällen bedient und damit 4 Incisionen in Kreuzform ausgeführt. In 2 Fällen blieb der Erfolg aus, in den 9 übrigen war eine günstige Wirkung zu sehen, in 3 Fällen Symptome einer Periösophagitis. Nach der Incision wurde eine konische Bougie eingelegt. Berichte über mehrere Todesfälle (Guisez, Sargnon, Sencert, Lynch) bei dieser Art der Behandlung zeigen, daß das Verfahren nicht ganz ungefährlich ist, obwohl wieder andere über gute Resultate berichten (Jaluguier-Lerche, Abrand u. a.). Jackson, Killian und Lotheissen warnen vor der Oesophagotomia interna. Statt eines Messers kann man sich auch eines Platinbrenners bedienen (v Hacker, Lerche). Lotheissen meint, daß die galvanokaustische Spaltung der Narbe vor der scharfen Durchtrennung den Vorteil hat, daß keine Blutung auftritt und der Schorf die Wunde vor Infektion schützt. M. Hofmann verwendete die Kaltkaustik nach de Forest, ebenso Heindl mit nachfolgender Bougierung. Im allgemeinen wird man zu der inneren Ösophagotomie nur dann greifen, wenn man nicht mit einfacheren und ungefährlicheren Mitteln (Bougierung, Elektrolyse, Sondierung ohne Ende [siehe Kapitel „Operationen am Oesophagus"]) zum Ziele kommen sollte.

Medikamentöse Behandlung der Narbenstenosen.

a) Lokale Applikation von Medikamenten

wird bei Narbenstrikturen nicht viel nützen. In Betracht käme evtl. die lokale Applikation von Argentum nitricum (5%), in Fällen wo man granulierende Flächen oder Fissuren vorfindet. Imperatori sah gute Erfolge bei Verwendung von stärkeren Lösungen (25%).

Stark empfiehlt bei schmerzhafter Sondierung die Striktur mit einer 20 bis 30%igen Cocainlösung zu anästhesieren.

b) Injektionen von Fibrolysin und Thiosinamin.

Die Dilatationsbehandlung der Narbenstenosen des Oesophagus soll durch Injektionen von Thiosinamin und Fibrolysin (Merk) unterstützt werden (Teleky, Schneider, Kirez, Pollak, Michaelis, Hagenbeck, Burckhardt, Kornfeld, Halacz, Sachs, Weisselberg, Austoni). Ein sicheres Urteil über die Wirkung der Injektionen, die entweder subcutan, intramuskulär oder intravenös gegeben werden, läßt sich in der Mehrzahl der Fälle nicht bilden, da neben diesen Injektionen auch mechanische Dilatation angewendet wurde. Weniger günstig lauten die Berichte von Gayduschek und K. Ewald. Gar keinen Nutzen von dieser Art der Behandlung sahen Rosenheim, Wolf, Chiari

(Neumann), Burel, Vingnard, Sargnon, Mour, Lotheissen und Stupka. Aus Berichten verschiedener Autoren (Wolf, Grosse, Plate, Hayn, Tedeschi) geht übrigens hervor, daß das Mittel auch nicht ungefährlich ist. Als unangenehme Folgen der Einverleibung sollen Kopfschmerzen, Erbrechen, Exantheme, Fieber, Herzschwäche und Anurie auftreten.

Literatur.

Zusammenfassende und allgemein gehaltene Arbeiten.

Aschoff: Pathologische Anatomie. Jena: Gust. Fischer 1919.

Brünings: Die Endoskopie der Luft und Speisewege. Neue Dtsch. Chir. 1915.

Gangolphe: Maladies de l'oesophage. Paris: Bailliére 1912. — Gottstein: Technik und Klinik der Ösophagoskopie. Jena: Gust. Fischer 1901. — Guisez: Traité des maladies de l'oesophage. Paris: Bailliére 1911.

v. Hacker und Lotheissen (1): Chirurgie der Speiseröhre. Handbuch d. prakt. Chirurgie. 1. Aufl. 2 (1899); 5. Aufl. 1921. — Dieselben (2): Chirurgie der Speiseröhre. Neue dtsch. Chir. 1926. — v. Heineke: Operative Behandlung der Erkrankungen der Speiseröhre. Handbuch d. spez. Therapie von Penzoldt und Stintzing 4 (1895). — Hamburger: Klinik der Oesophaguskrankheiten. Erlangen: F. Enke 1871.

Kaufmann, E.: Lehrbuch der speziellen pathologischen Anatomie. 1922. — König: Krankheiten des unteren Teils des Pharynx und Oesophagus. Dtsch. Chir. Lief. 35. Stuttgart: F. Enke 1880. — Kraus und Ridder: Erkrankungen der Speiseröhre. 2. Aufl. Wien: A. Hölder 1913.

Mackenzie: Krankheiten des Halses und der Nase. Deutsch von F. Semon. 2 (1884). Berlin: Aug. Hirschwald. — Merkel und Garrê: Behandlung der Erkrankungen der Speiseröhre. Penzoldt-Stintzings Handbuch 4. Aufl. 2 (1903). — Mondiêre: Arch. gén. méd. s. VIII, 24, 25, 27, 30; s. II, 1.

Oppolzer: Krankheiten der Speiseröhre. Wien. med. Wschr. 1851.

Rosenheim: Pathologie und Therapie der Krankheiten des Verdauungsapparates. 2. Aufl., 1896 I. Berlin-Wien: Urban & Schwarzenberg.

Schilling: Krankheiten der Speiseröhre. Leipzig: Hartung 1903. — Sencert: Les maladies de l'oesophage. Paris: Masson et Co. 1913. — Stark: Die Erkrankungen der Speiseröhre. Würzburg. Abh. 3, 8—9 (1903); Münch. med. Wschr. 1904.

Zenker und Ziemssen: Krankheiten des Oesophagus. v. Ziemssens Handbuch d. spez. Pathologie. 2. Aufl., 7 I (1878).

Gutartige Neubildungen.

Abrand: In Killians Bericht. Internat. Laryng.-Kongr. London 1913. — Anitschkow: Virchows Arch. 205 (1911).

Bert und Fischer: Frankf. Z. Path. 6 (1911). — Breganzato, G. D.: Riesenpolyp im Halsteil des Oesophagus. Arch. ital. Otol. 33, H. 6, 354—358 (1922). — Buttenwieser: Z. Kinderheilk. 32 (1922).

Dallas: Edinburgh literary and phys. essays 3 (1763) (nach Mackenzie, l. c.) — Dyke, S. C.: Sehr großer gutartiger Polyp der Speiseröhre. J. of Path. 30, Nr 2, 309—312 (1927).

Eberth (1): Verirrtes Magenepithel in der Speiseröhre. Fortschr. Med. 15, 251 (1897). — Derselbe (2): Virchows Arch. 43, 137.

Fagge: Med. Times and Gazette 28. Nov. 1874. — Fahr, Th.: Gutartiger Tumor als Passagehindernis im Oesophagus. Klin. Wschr. 2, Nr 52, 2347—2348.

Glinski: Virchows Arch. 167 (1902). — Gold: Beitr. path. Anat. 68 (1921). — Goerke: Zbl. Chir. 51 (1911). — Gottstein: Technik und Klinik der Ösophagoskopie. Mitt. Grenzgeb. Med. u. Chir. 6/8 (1901). — Grünberger, E. A. and Adriamus Pijper: Ein Fall von Leiomyom des Oesophagus. Acta oto-laryng. (Stockh.) 5, H. 1, 26—29 (1923). — Guisez: Jean: Gutartige Geschwülste der Speiseröhre. Bull. d'Otol. etc. 24, Nr 3, 81—89 (1926).

v. Hacker: Die Ösophagoskopie und ihre klinische Bedeutung. Beitr. klin. Chir. 20, H. 1. Hall: Arch. of Radiol. Okt. 1916. — Hewlett, A. W.: J. of exper. Med. 5, Nr 4 (1901). — Hildebrand: Münch. med. Wschr. 1898, 1075.

Klebs: Virchows Arch. 67, 516. — Körner: Diss. Berlin 1884. — Kraus: Flimmercysten im Oesophagus. Virchows Arch. 51. — Kubo, J.: Internat. Zbl. Laryng. 1912.

Levy: Zbl. Chir. 1911. — Libersa et Salez: Die Polypen des Oesophagus und des Hypopharynx. Rev. de Laryng. etc. 47, Nr 6, 191—203 (1926). — Lotheissen: Arch. klin. Chir. 131 (1924). — Lubarsch: Arb. pathol. Abteil. hyg. Inst. Posen 1901. — Lund: Dän. oto-laryng. Ges. 1921.

Middeldorpf: De polypis oesophag. Vratislaviae 1857. — Milovanovic: Über die Leiomyome des Oesophagus. Wien. klin. Wschr. 1914, Nr 22, 753. — Minski: Dtsch. Z. Chir. 41 (1895). — Monro: Edinburgh phys. a. Aserary essays 3, 525. — Makenzie, Morell: Die Krankheiten des Oesophagus. Med. Times a. Gazetta July 1881. — Morelli, K.: Mschr. Ohrenheilk. 1910.

Nakamura: Über die Zysten des Oesophagus und ihre Bedeutung. Z. angew. Anat. 1, 461 (1914). — Nepveu: Zwei Riesenpolypen des Oesophagus. Französ. Ges. Oto-Rhino-Laryngol. Jahresvers. Paris 11.—15. Mai 1914.

Ogle: Brit. med. J. 1896.

Pichler: Prag. med. Wschr. 1897, Nr 38.

Ribbert: Virchows Arch. 130 (1892). — Rokitansky: Österr. med. Jb. 30 (1840). — Roeser: Württemb. Korresp.bl. 21 (1859) — Rückert: Virchows Arch. 175.

Schaffer: Histologie menschlicher Organe. Sitzgsber. Wien. Akad. III, 106, 175. — Schendrikowsky: Zbl. Laryng. 1891. — Simonds: Münch. med. Wschr. 1918. — Stachelin-Burkhard: Arch. Verdgskrkh. 15 (1920). — Stark: Ösophagoskopie. Würzburg 1905. — Stoeber: Beitr. path. Anat. 52 (1912).

Tobler (1): Ein Lipom der Speiseröhre. Z. Laryng. 11, H. 5, 330—305. — Derselbe (2): Z. Laryng. 2 (1923). — Tschlenow, S.: Über Leiomyome des Oesophagus. Virchows Arch. 242, H. 1/2, 239—262 (1923).

Vater: Diss. de deglut. diffic. Vitembergae 1750.

Waller: Ösophagoskopie, Tracheoskopie und Bronchoskopie. Hygiea 1909, Nr 4. — Whale, H. Lawson: Accessorische Schilddrüse im Lumen des Oesophagus. Proc. roy. Soc. Med. 15, Nr 3, sect. of laryng. — Weigert: Virchows Arch. 67, 526. — Wolfensberger, R.: Über ein Rabdomyom der Speiseröhre. Beitr. path. Anat. 15. — v. Wyss: Virchows Arch. 51, 143.

Zahn: Über mit Flimmerepithel ausgekleidete Cysten des Oesophagus. — Zehbe, Max: Oesophagusstenose durch gutartigen Tumor (Polyposis). Fortschr. Röntgenstr. 32, H. 3/4, 430—432.

Sarkome des Oesophagus.

Albrecht: Wien. klin. Wschr. 1895, Nr 180.

Baur: Ein Fall vom primären Melanosarkom des Oesophagus. Inaug.-Diss. Tübingen 1905. — Borrmann: Verh. dtsch. path. Ges. 1908, 121. — Brookbands, J.: Sarcoma of the oesophag. with secundary deposit in togue. Trans. path. Soc. London 49 (1898).

Chapman: Amer. J. med. Sci. 74 (1877).

Donath: Beitrag zur Kenntnis der sarkomatösen Geschwülste der Speiseröhre. Virchows Arch. 194, 446 (1908).

v. Eicken: Ein Sarkom der Speiseröhre. Dtsch. Z. Chir. 65, 380 (1902).

Frangenheim: Multiple Primärtumoren. Virchows Arch. 184, 201 (1906). — Frattin: Due case di tumore primitive in diverticolo del canale digerente 1903. Zbl. Chir. 1904, Nr 23.

Gastpar: Ein Fall von Oesophagussarkom. Zbl. Path. 11 (1900).

v. Hacker: Zur Kenntnis des Oesophagussarkoms. Mitt. Grenzgeb. Med. u. Chir. 19. — Herxheimer (1): Über das Carcinosarcom des Oesophagus. Zbl. Path. 29 (1918). — Derselbe (2): Verh. dtsch. path. Ges. 12 (1908). — Derselbe (3): Beitr. path. Anat. 44 (1908).

Huisman: Münch. med. Wschr. 1901, Nr 53.

Körner: Diss. Berlin 1884. — Kundrat: Wien. klin. Wschr. 1893, Nr 12.

Notthaft: Münch. med. Wschr. 1895, Nr 15.

Ogle, Cyrill: Sarcom of the oesophagus. Trans path. Soc. London 47 (1896).

Paget: Myeloid sarcoma of the pharynx. Trans path. Soc. London 1895.

Rieke: Virchows Arch. 198 (1909). — Rolleston, H. D.: Sarcome of the oesophagus. with secundary growth in the bone. Trans. path. Soc. London 44 (1893). — Rosenbach: Berl. klin. Wschr. 1875. 20. Sept.

Shaw, L.: Sarcoma of the oesophag. perforating the trachea. Trans. path. Soc. London 42 (1891). — Schlagenhaufer: 2 Fälle von Lymph-Sarkom der bronch. Lymphdrüsen mit sez. Lymphosarkomatose des Oesophagus. Virchows Arch. 164. — Smith, Curtis and G. Y. Rusk: Ein Fall von primärem Speiseröhrensarkom. Ann. Surg. 78, Nr 5, 577—586. — Sommer: Fortschr. Röntgenstr. 31 (1923). — Socin: Carcinosarcom des Oesophagus. Ref. Berl. klin. Wschr. 1916, 265. — Stark, Hugo: Sarkome des Oesophagus. Virchows Arch. 162, 256 (1900). — Stephan: Zur Kasuistik der Dysphagie bei Kindern. Jb. Kinderheilk. 30 (1889).

Wegener: Über das Sarkom des Oesophagus. Inaug.-Diss. Gießen 1904.

Carcinome des Oesophagus.

Abel: Die Behandlung des Speiseröhrenkrebses. Brit. J. Surg. 14, Nr 53, 131—159 (1926). — Albrecht: Wien. klin. Wschr. 1895, Nr 18. — Aschoff: Path. Anat. 1919. — Aussant: Diss. inaug. sur les squirrhes l'estoma. Paris An. X.

BARBEZIER, ROGER: Les applications de radium dans le traitement du cancer de l'oesophage. Diss. Montpellier: Firmin et Montane 1924. — BECK, A.: 2¹/₂ Jahre zurückliegende Heilung eines Oesophaguscarcinoms nach Radiumstrahlung. Dtsch. med. Wschr. 48, Nr 22, 720—721 (1922). — BEJACH: Z. Krebsforschg 16, 159. — BERGNER, JORGEN H.: Ein Fall von Krebs nach Ätzung mit Salmiakspiritus. Norsk Mag. Laegevidensk. 82, Nr 11, 794—796 (1921). — BENSAUDE, RAOUL et PIERRE HILLEMAND: Der Katheterismus der Speiseröhre auf einem Führungsfaden und seine Verwendung bei der Radiumbehandlung. Presse méd. 30, Nr 46, 498/499 (1922). — BEUTEL: De struma oesophag. Tübingen 1742. — BIRCH-HIRSCHFELD: Lehrbuch d. path. Anatomie. 2 (1895) Leipzig. — BLAUWKUIP, H. J.: Über Speiseröhrenkrebs. Nederl. Tijdschr. Geneesk. 68, II, Nr 9, 1131—1137. — BOERHAVE and VAN SWIETEN: Comment in H. Boerhave aphousmos. Lugdin Batavorum 1745. — BONNET: zit. in Kraus' Lehrbuch. — BORNBRÜCK, A.: Ein Fall von Oesophaguscarcinom mit Durchbruch in den linken Vorhof. Diss. Gießen 1886. — BRISTOWE: Colloid cancer of oesophagus. Trans. path. Soc. London 19 (1868). — BRÜNINGS: Münch. med. Wschr. 1910, Nr 47. — BUCHER, ROBERT: Beitrag zur Lehre vom Carcinom. Beitr. path. Anat. 14 (1843). — BULLRICH, RAFAEL A.: Weitere Notiz über einen bestimmenden Faktor beim Oesophaguskrebs. Semana med. 30, Nr 15, 683—684. — BULKLEY, L. DUNCAN: Speiseröhren und Magenkrebs in medizinischer Behandlung. Cancer 1, Nr 2, 65—71; Nr 3, 218—224.

CADE, A. et MORENAS (1): Carcinom bei idiopathischer Speiseröhrenerweiterung. Arch. des Mal. Appar. digest. 12, Nr 1, 1—8 (1922). — DIESELBEN (2): Oesophaguskrebs bei einem Individuum von 29 Jahren mit Mega-Oesophagus. Lyon méd. 1921, 552. — CARMALT: Virchows Arch. 55. — CARMODY, T. E. (1): Radiumbehandlung des Speiseröhrenkrebses. Laryngoscope 43, Nr 1, 75—77 (1924). — DERSELBE (2): Behandlung des Oesophaguscarcinoms mit Radium. Laryngoscope 34, Nr 2, 101—106. — CARTY, JOHN R.: Ein ungewöhnliches Oesophaguscarcinom. Bericht über einen Fall. Radiology 7, Nr 1, 63/64 (1926). CASE, JAMES T.: Technik der Bestrahlungsbehandlung des Speiseröhrenkrebses. Amer. J. Roentgenol. 10, Nr 11, 859—866. — CAZEJUST, PAUL: Eine seltene Form ösophagealer Neubildung. Cylinderzellenepitheliom. Arch. internat. Laryng. etc. 1, Nr 3, 334—336 (1922). CHAUFFARD: Über die Speiseröhrenkrebse. J. des Praticiens 36, Nr 1, 2—4 (1922). — CHUITON, LE COUTEUR et KERGROHEN: Radium und Röntgentherapie in 5 Fällen von Oesophaguscarcinomen. Arch. d'Electr. méd. 33, Nr 508, 34—38 (1925). — COITER: Zit. in Kraus' Lehrbuch. — COLLE und BIRCH-HIRSCHFELD. Diss. Göttingen 1877. — COLLET, F. J. (1): Radiumtherapie des Rachens und der Speiseröhre. Arch. internat. Laryng. etc. 2, Nr 7, 705—720. — DERSELBE (2): Radiumtherapie des Pharynx und Oesophaguscarcinoms. Otol. internat. 7, Nr 6, 351. — DERSELBE (3): Krebs des oberen Teiles des Oesophagus. Doppelseitige Recurrensparese. Lebermetastasen. J. Méd. Lyon 6, Nr 135, 463 bis 464 (1925). — DERSELBE: Radium und Speiseröhrenkrebs. Bull. d'Otol. etc. Juli 1921. — COTTIN, E. et C. SALOZ: 2 Fälle von multiplem Carcinom im ersten Teil des Verdauungskanals. Wahrscheinlicher Einfluß einer alten Verletzung auf die Entwicklung des einen Tumors. Arch. des Mal. Appar. digest. 13, Nr 4, 305—319.

DAHMANN: Zur Technik und Dosierung der Radiumbestrahlung des Speiseröhrencarcinoms. Folia Oto-Laryngol. (Lpz.) 16, H. 3, 778. — DEMEL, VENCESLAE, CESARIS: Über einen Fall von Aortendurchbrechung, vom ulcerierten Oesophaguscarcinom verursacht. Valsalva 2, H. 11, 491—505 (1926). — DOWNIE: Glasgow med. J. 1912.

v. EICKEN: zit. in Kraus' Lehrbuch. — EINHORN: Berl. klin. Wschr. 1905. — EMANUEL, J.: Lancet 18. Okt. 1902. — ERK: Diss. Erlangen 1900. — EWALD: Krankheiten der Speiseröhre. 1910. — EXNER: Wien. klin. Wschr. 1904, 96.

FERNEL: Zit. in Kraus' Lehrbuch. — FISCHER, O.: Über einen Fall von primärem Carcinoma myxomatodes des Oesophagus. Prag. med. Wschr. 1899, 301. — FISCHER, WALTER: Der Speiseröhrenkrebs bei den Chinesen und die Ätiologie dieses Krebses. Klin. Wschr. 3, Nr 50, 2288/2289. — FISCHER, W., DEFOY und O. LUBARSCH: Pathologie des Carcinoms in Lubarsch-Ostertags Ergebn. 10 (1906). — FISCHER, B.: Niederrhein. Ges. Natur- u. Heilk. 1902, 17. — FITTIG: Bruns' Beitr. 42 (1905). — FITZGIBBON, JOHN H.: Radiumapplikator für die Amer. med. Assoc. 86, 622 (1926). — FOLLIN: Retressement de l'oesophage 1853, 44. — FORBES, HENRY HALL: Radiumgebrauch bei bösartigen Kehlkopf- und Speiseröhrenerkrankungen. Brit. med. Assoc. Sect. of Otol. Glasgow, Sitzg. v. 27. 7. 1922. — FORSTER, H. V.: In die Bifurkationsstelle der Trachea perforierendes Oesophaguscarcinom. Proc. roy. Soc. Med. 15, Nr 6, Sect. of laryng. 17/18 (1922). — FORSTER: Guys Hosp. Rep. 4 (1858). — FRANGENHEIM: Multiple Primärtumoren. Virchows Arch. 184, 201 (1906). — FRANKE: Carcinoma cylindro-cellulare gelat. oesophagie. Virchows Arch. 174 (1903). — FREEMAN, ELMER B.: Vorläufige Mitteilung über Behandlung des Speiseröhrencarcinoms mittels kolloidalem Seleniums. Boston med. J. 187, Nr 21, 727 bis 732. — FREY, SIGURD: Gefahren bei der Radiumbestrahlung des Oesophaguscarcinoms. Zbl. Chir. 53, Nr 30, 1890—1892 (1926). — FRITSCHE: Über den Krebs der Speiseröhre. Diss. Berlin 1872. — FUJI: Verh. jap. path. Ges. 1911. — FURER: Ein Beitrag zur Pathologie des Oesophaguscarcinoms. Inaug.-Diss. Zürich 1919.

Gragey, Jean: Über die Behandlung des Oesophaguskrebses. J. Méd. Paris 42, Nr 2, 34—36 (1923). — Galen: De symptomatum causis Lib. III, CII (zit. nach N. Makenzie). — Gernert: Inaug.-Diss. Würzburg 1896. — Giardina, Serafino Guiseppe: Malignes Epitheliom neben Oesophagusdilatation. Arch. ital. Chir. 13, 72—89 (1925). — Glas: Maligner Tumor des Oesophaguseinganges. Histologisches Präparat. Mscht. Ohrenheilk. 56, H. 3, 221 (1922). — Glinski, L. K.: Über polypenförmige Mischgeschwülste des Oesophagus. Virchows Arch. 167. — Greene, D. Crosby (1): Erfolge der Behandlung des Speiseröhrenkrebses durch kombinierte Anwendung von Radiumemanation und Röntgentiefenbestrahlung. Arch. of Otolaryng. 1, Nr 1, 51—57 (1925). — Dieselben (2): Speiseröhrenfälle. Surg. Clin. N. Amer. 6, Nr 3, 611—620 (1926). — Green, Nathan W.: Oesophagusepitheliom. Ösophagoskopie. Surg. Clin. N. Amer. 5, Nr 1, 213—216 (1925). — Grossmann, F.: Ergebnisse der Strahlentherapie des Oesophaguscarcinoms. Vestn. Roentgenologii (russ.) 4, Nr 2, 39—46 (1926). — Gruber: Virchows Arch. 247 (1923). — Guisez (1): Radiumbehandlung des Speiseröhrenkrebses. Spätresultate. Bull. d'Otol. etc. 24, Nr 4, 121—126 (1926). — Derselbe (2): Ursachen von Erfolgen und Mißerfolgen der Radiumtherapie des Speiseröhrenkrebses. Bull. d'Otol. etc. 23, Nr 5, 177—181 (1925). — Derselbe (3): Die Kautschukintubation des Oesophagus. Presse méd. 1914, Nr 9. — Derselbe (4): Seltene Formen des Speiseröhrenkrebses. Sekundärer und zweifacher Krebs. Bull. d'Otol. etc. 23, Nr 1, 15—19 (1925). — Derselbe (5): Oesophaguscarcinom von abnormen Formen. Oto-rhino-laryng. internat. 8, Nr 11, 617. — Derselbe (6): Bericht über Fälle von Speiseröhrenkrebs mit Radium behandelt. Bull. Soc. méd. Hôp. Paris 42, Nr. 1, 8—14 (1926). — Derselbe (7): Radiumbehandlung des Speiseröhrenkrebses. Presse méd. 31, Nr 17, 193—195. — Derselbe (8): Radiumbehandlung des Speiseröhrenkrebses. Einige Dauererfolge. Presse méd. 31, Nr 85, 891. — Derselbe (9): Radiumbehandlung des Speiseröhrenkrebses, dargestellt an Fällen, die seit mehreren Jahren behandelt sind. Bull. d'otol. etc. 21, Nr 6, 263—268. — Derselbe (10): Einige abnormale Formen von Oesophaguskrebs. Bull. méd. 39, Nr 4, 89—91 (1925). — Derselbe (11): 8 Fälle von Oesophaguscarcinom behandelt mit Radium und später Ösophagoskopie. Bull. d'Otol. etc. Mai 1921. — Derselbe (12): Über den Oesophaguskrebs. Bull. d'Otol. etc. 23, Nr 2, 49—87 (1925). — Derselbe (13): Beitrag zur Ätiologie des Speiseröhrenkrebses. Bull. d'Otol. etc. 20, Nr 5, 227—230 (1922). — Derselbe (14): Über Dauererfolge der Radiumbehandlung des Speiseröhren- und Kehlkopfkrebses. Congr. franç. d'oto-rhinolaryng. Paris, Sitzg. v. 17.—18. 7. 1922.

Habershon: Schmidts Jb. 51, 325. — v. Hacker: Beitr. klin. Chir. 20 (1898); Wien. klin. Wschr. 1894, Nr 49. — Haenisch, F.: Beitrag zur Röntgendiagnostik des Oesophagus. Benigner Oesophagustumor. Fortschr. Röntgenstr. 32, H. 3—4, 432—435. — Hanus und Haeuber: Oesophaguscarcinom bei vertebralen Exostosen. Fortschr. Röntgenstr. 29, H. 3, 318—321 (1922). — Hanford, C. W. (1): Weiterer Bericht über die Behandlung des Speiseröhrenkrebses. Chicago med. Rec. 45, Nr 1, 494—498. — Derselbe (2): Technik der Radiumbehandlung des Oesophaguscarcinoms. J. Amer. med. Assoc. 78, Nr 1, 10—13 (1922). — Haslinger (1): Eine seltene Komplikation eines Oesophaguscarcinoms. Wien. klin. Wschr. 1927, Nr 22. — Derselbe (2): Untersuchungen über die Topographie der Mund- und Halsorgane vom Standpunkt der direkten Endoskopie der Luft- und Speisewege. Z. Hals- usw. Heilk. 19, H. 1. — Hautant et Moulonguet: Unsere Technik der Radiumtherapie bei Behandlung des Speiseröhrenkrebses. Soc. Belge d'Otol., Rhinol. et de Laryng., 27. Jahreskongreß Brüssel 9. u. 10. Juli 1921. — Heilmann: Über einen Mischtumor der Speiseröhre. Zbl. Path. 33, Nr 23, 617—621. — Heinmann, G.: Arch. klin. Chir. 1898. — Helsley: Ann. Surg. 77, 272 (1923). — Henoch: Caspers Wschr. Heilk. 1847, Nr 39. — Henszelmann, Aladar: Ein mit Röntgen diagnostitierter Fall von Fistula oesophagotrachealis. Orv. Hetil. (ung.) 66, H. 4, 37 (1922). — Herxheimer (1): Über ein Carcinosarkom des Oesophagus. Zbl. Path. 29, 1 (1918). — Derselbe (2): Über das Carcinoma sarcomatodes und einen einschlägigen Fall des Oesophagus. Verh. dtsch. path. Ges. 12, 67 (1908). — Derselbe (3): Carcinoma sarcomatodes. Beitr. path. Anat. 44 (1908). — Hill, William (1): Ätiologie des Speiseröhrenkrebses. Brit. med. J. Nr 3284, 1120. — Derlelbe (2): Radiumbehandlung bei Speiseröhrenkrebs. Die Ergebnisse 15jähriger Erfahrung. Brit. med. J. 1924, Nr 3339, 1196—1197. — Hindenlang: Carcinom des Oesophagus mit Perforation in den linken Vorhof. Dtsch. med. Wschr. 1881, 105. — Hitzig: Dtsch. med. Wschr. 1897; N. Y. med. J. 1897. — Hofman, M.: Brünings Beitr. 1920. — Honoré, Ch. et Firket, Jean: Ein mit Radium behandeltes Oesophaguscarcinom. Ann. Soc. méd.-chir. Liège 57, Nr 12, 165—171. — Horiuchi: Ref. Pathologica (Genova) 1912, 431. — Hotz, G.: Radiumbehandlung des Oesophaguscarcinoms. Schweiz. med. Wschr. 1921, Nr 20.

Jacod, Maurice: Indikationen und Kontraindikationen der Radium- und Röntgentherapie bei Oesophaguskrebs. Rev. de Laryng. etc. 46, Nr 13, 444—451 (1925). — Jacod, M.: Röntgentherapie beim Krebs der Halsspeiseröhre, ihre Gefahren. Bull. d'Otol. etc. 8, Nr 11, 617. — Jackson, Chevalier: Carcinom und Sarkom der Speiseröhre. Aufforderung zur Frühdiagnose. J. of Radiol. **6**, Nr 12, 485—500 (1925). — JANKAUER (Sidney) (1): Eine Radiumnadel für das Ösophagoskop bei Tumoren. Arch. Surg. Pt. 2, **6**, Nr 1, 288 bis 302 (1923). — DERSELBE (2): Radium bei Speiseröhrenkrebs. Methodik. Arch. Surg. II, **12**, Nr 1, 247—256 (1926). — JENTZER, A.: Die Behandlung des Speiseröhrenkrebses mit den. automatischen Radiumträger. J. de Radiol. **6**, Nr 2, 81—83 (1922). — JORES: Anatomische Grundlagen wichtiger Krankheiten. Berlin 1913. — DE JOSSELIN DE JONG, R.: Polypöse Geschwülste der Speisewege. Nederl. Tijdschr. Geneesk. **1**, Nr 25, 1874 (1913).

KAREWSKI: Berl. med. Ges. 1893. — KEHRER, LAHM, ADLER: Erg. med. Strahlenforschg **1**, 554. — KELLING: Münch. med. Wschr. **1899**. — KINOSHITA, M.: Zur Lehre der Mischgeschwülste des Oesophagus. Schweiz. med. Wschr. **1921**, Nr 7. — KINSCHER: Inaug.-Diss. Erlangen 1899. — KLEBS: Handbuch d. path. Anatomie. **1868**. — KLEIN, ARTUR: Lokalisation und Metastasierung des Oesophaguscarcinoms. Arch. klin. Chir. **145**, 166—178 (1927). — KLEMPERER: Ein Fall von Oesophaguscarcinom, Übergreifen auf das Herz. Dtsch. med. Wschr. **1889**. — KLEPPER, JULIUS: Fall von Halsdrüsen neben Oesophaguscarcinom. Laryngoscope **35**, Nr 1, 46—49 (1925). — KLIMENT, EUGEN: Speiseröhrencarcinom. Cas. lék. česk. **63**, H. 20, 780—783; Nr 21, 815—817; Nr 22, 845—848. — KNAUT: Über die durch Speiseröhrenkrebs bedingten Perforationen. Inaug.-Diss. Berlin 1896. — KÖHLER: Zit. in KRAUS u. RIDDER. — KOLB: Zit. in Bonner Z. Krebsforschg **18** (1922). — KOLLICKER: Handbuch der Gewebslehre. 6. Aufl. 1889. — KÖRNER: Inaug.-Diss. Berlin 1894. — KOTZENBERG: Bruns' Beitr. **92**. — KRAGH: Inaug.-Diss. Kopenhagen 1921. — KRAUSHAAR: Über Oesophaguscarcinom mit Durchbruch in den linken Vorhof. Inaug.-Diss. Gießen 1892. — KUBO, INO: Bemerkungen über die Sondierung des Oesophagus. Verh. 19. Vers. med. Ges. Kiushu u. Okinawa 1913. — KURTZAHN: Strahlentherapie **13**, 72.

LABORDE, SIMONE: Indikationen zur Behandlung einiger Krebsarten mit Röntgenstrahlen und Radium. Bull. méd. **38**, Nr 40, 1076—1082. — LANCEREAUX: Bull. Soc. Anat. Paris **1861**. — LANNOIS et PITRE: Tödliche Blutung im Verlaufe der Entwicklung einer hochgelegenen Neubildung des Oesophagus mit Ausdehnung auf die Schilddrüse und Luftröhre. Lyon méd. **131**, Nr 4, 156—157 (1922). — LEBERT: Traitè prat malad. Canc. 1851. — LEDOUX et SLUYS: Technik der Lokalisation von Speiseröhrenkrebs. Arch. Electr. méd. **31**, Nr 494, 353—357. — LEDOUX et LEROY: Behandlung des Oesophaguscarcinoms. Cancer (N. Y.) **12**, Nr 4, 137—149 (1926). — LEICHTENSTERN: Dtsch. med. Wschr. **1898**. — LELON, MARCEL: Röntgenologische und ösophagoskopische Diagnostik des Speiseröhrenkrebses. Gaz. Hôp. **95**, Nr 53, 853—856 (1922). — LERCHE: N. Y. med. J. **1915**. — LERICHE: Beiderseitige Resektion des N. auriculo-temporalis in einem Fall von Hypersalivation infolge eines Oesophagustumors. Lyon méd. 12. April **1914**. — LEWIS, F. O.: Retrograde Ösophagoskopie bei Carcinom des Oesophagus. Die Bronchoskopie als Lebensretter in 2 ungewöhnlichen Fällen. Laryngoscope **34**, Nr 1, 74—75 (1924). — LEWIES, O. FIELDING: Vorläufiger Bericht über retrograde Ösophagoskopie bei Oesophaguskrebs. Laryngoscope **34**, Nr 2, 100. — LEVY, CHARLES: Soc. Anat. Paris 31. Juli **1897**. — LEYDEN und RENVERS: Dtsch. med. Wschr. 1887. — LIEUTAUD: Über mehrere Fälle von Carcinom des Oesophagus. Hist. Anat. méd. Parisiis 767, I. II. — LOTHEISSEN, G.: Zur Behandlung der Oesophagusstriktur. Wien. med. Wschr. **75**, Nr 40, 2213—2217; Nr 49, 2699—2705 (1925). — LOWNDES-LYNAH: Grenzkrankheiten des Oesophagus. Ann. of Otol. März **1921**. — LUBARSCH: Virchows Arch. **179**. — LUND, ROBERT: Oesophaguscyste in die Pars laryngis hineinragend. Verh. dän. oto-laryng. Ges. Sitzg. v. 2. März 1921. — LYNCH: Amer. laryng. Soc. Tag. **1920**.

MACKENZIE: Krankheiten des Halses. **2**, 125. (Deutsch v. SEMON). — MAYER, W.: Ein Fall von Cylinderzellencarcinom des Oesophagus. Inaug.-Diss. Tübingen 1903. — MARTIUS: Charité-Ann. **12**. — MEIDNER: Ther. Gegenw. **1913**. — MEISSNER, H.: Arch. Heilk. **2** (1861). MENZEL (1): Carcinom des Oesophagus vergesellschaftet mit einem Carcinom des Larynx. Wien. laryng. Ges. Sitzg v. 1. Febr. 1922. — DERSELBE (2): Carcinom der Tonsille und des Oesophagus bei einem 65jähr. Manne. Mschr. Ohrenheilk. **58**, H. 10, 945. — MERKE, F.: Intubationsbehandlung des Oesophaguscarcinoms. Schweiz. med. Wschr. **56**, Nr 19, 456 bis 457 (1926). — MIDDELDORPF: De polyposis oesophag. Schmidts Jb. **99** (1858). — MIGINAC, G.: Speiseröhrenkrebs. Breite latente Speise-Luftröhrenfistel. Bull. Soc. Anat. Paris **92**, Nr 1, 23—24 (1922). — MILLS, R. WALTER and JOHN B. KIMBROUGH (1): Weitere Beobachtungen über die Behandlung des Speiseröhrenkrebses mit einer Übersicht über 44 behandelte Fälle. Amer. J. Roentgenol. **10**, Nr 2, 148—161. — DIESELBEN (2): Oesophaguscarcinom mit Radium behandelt. Statistik von 67 Fällen. Amer. J. Roentgenol. **13**, Nr 3, 247—249 (1925). — MONDIERE, J. T., l. c. — MONRO: Edinburgh physical and literary essays **3**, 525. — MONRO, ALEX.: The morbia anatomy of the human gullet, stomack and intestines. Edinburgh 1811. — MORGAGNI: Epist. anat. med. de sedibus et causis morborum lugdum. Batavorum 1767, Ep. 28. — MOUSSOIR, J.: Vom Brustteil der Speiseröhre ausgehendes Epitheliom in Form einer reinen Dysphagie. Begleitende Ektasie der Aorta ascendens, Tod durch Perforation der Aortenwand. Bull. Soc. Anat. Paris **95**, Nr 1 bis 5, 96—99 (1925). — MYERSON, MERVIN C. (1): Intubation des Oesophagus bei carcinomatösen Strikturen. Amer. J. Surg. 40, Nr 3, 56—58 (1926). — Derselbe (2): Tracheo-ösophagealfistel veranlaßt durch Oesophaguskrebs. Ein wertvolles diagnostisches Zeichen. Arch. of. Otolaryng 3, Nr 5, 456—460 (1926). — Derselbe (3): Die Behandlung des Speise-röhrenkrebses. Surg. etc. 43, Nr 5, 690—695. (1926)

Nabias, de: Neue radiotherapeutische Technik für die Behandlung des Speiseröhren-krebses. Bull. Assoc. franç. pour l'étude du cancer 15, Nr 7, 323—332 (1926). — Narath: l. c. — Neumann: Virchows Arch. 20. — Novak, F. V.: Radiumtherapie des Oesophagus-carcinoms. Cas. lék. česk. 64, Nr 44, 1584—1588 (1925). — New, Gordon and P. Porter Vinson: Metastase vom symptomlosen Speiseröhrenkrebs aus. — Newton, Pitt: Brit. med. J. 1896.

Orth: l. c.

Paget: Trans. path. Soc. London 46 (1895). — Parmentier und Chabrol: Zit. Zbl. inn. Med. 1910, 829. — Paterson, D. R. and Walter G. Howarth: Krankheiten des Oesophagus, deren Symptome und Diagnose. Lancet 203, Nr 11 (1922). — Petri: Krebs der Speiseröhre. Inaug.-Diss. Berlin 1868. — Pigger: Inaug.-Diss. Göttingen 1899.— Pirazzoli, Arrigo: Der Oculooesophagusreflex bei Tumoren des Oesophagus. Radiol. med. 10, Nr 10, 415—419. — Pirie, A. H.: Behandlung des Oesophaguscarcinoms mit Röntgenstrahlen. Amer. J. Roentgenol. 10, Nr 6, 459—461. — Porter, Mills F.: Bericht über einen Fall der mit Radium und Röntgenstrahlen behandelt wurde. J. Indiana State med. Assoc. 16, Nr 9, 281—282. — Pouly: Soc. Sci. méd. Lyon 27. Febr. 1901; Internat. Zbl. Laryng. 1902. — Puick, Douglas: Einige Betrachtungen über die Behandlung des Oesophaguscarcinoms. Amer. J. Roentgenol. 11, Nr 5, 383—391.

Ranzi-Schüller-Sparmann: Wien. klin. Wschr. 1913, Nr 41. — Rau: Z. Krebsforschg 18, 1. — Reincke, J.: Fälle einer mit einem Oesophaguscancroid communicierende Lungen-kaverne. Virchows Arch. 51, 407 (1870). — Renvers: Z. klin. Med. 1888, Nr. 13; Dtsch. med. Wschr. 1888, Nr 15. — Reverchon, L. et G. Worms: Epithelioma cylindricum des Oesophagus mit Radium behandelt. Otol. internat. 7, Nr 3, 159. — Richardson: Trans. St. Andrew's Med. Grad. Assoc. 1872. — Rindfleisch: Lehrbuch d. path. Ges. 1871. — Ritter: Dtsch. Arch. klin. Med. 55 (1895). — Rokitansky: Österr. med. Jb., N. F., 21 (1840). — Rose: Dtsch. Z. Chir. 49. — Rosenheim: Dtsch. med. Wschr. 1895, Nr. 45 u. 50. — Rosselet, A. et E. Schinz: Seltener Speiseröhrentumor. Schweiz. med. Wschr. 54, Nr 44, 1015—1017 (1924). — Rumpl: Münch. med. Wschr. 1908. — Rupp: Dtsch. med. Wschr. 1914. — Ruppauer: Über Struma maligna oesophagi et trachea. Schweiz. med. Wschr. 52, Nr 21, 533—535 (1922).

Sapir, R.: Zur Behandlung des Oesophaguscarcinoms. Bruns' Beitr. 137, H. 2, 297 bis 309 (1926). — Sauerbruch: Münch. med. Wschr. 1906. — Schempp, Erich: Zur Radio-bestrahlung des Oesophaguscarcinoms. Münch. med. Wschr. 72, Nr 16, 648—649 (1925). — Schipper, H.: Fall von Oesophaguscarcinom mit Durchbruch in den rechten Bronchial-baum. Mitt. Ges. inn. Med. Wien 21, Nr 3, 221. — Schreiner, Bernard F.: Strahlen-behandlung des Oesophaguskrebses. Bericht über 63 Fälle. J. Canc. Res. 10, Nr 2, 208 bis 218 (1926). — Schmiegelow, E. (1): Fall von Speiseröhrenkrebs mit Durchbruch in die Trachea. Hospitalstidende 67, Nr 5, 1. — Derselbe (2): Fall von retrolaryngealem Pha-rynx und Speiseröhrenkrebs. Hospitalstidende 65, Nr 13, 67—69 (1922). — Schmicke: Diskuss.-Bemerkg Verh. dtsch. path. Ges. 1914, 363. — Sidney, Jones: Trans. path. Soc. 9 (1860). — Siegel-Debral: Ref. Z. Krebsforschg 4 (1906). — Socin: Carcinosarkom des Oesophagus. Ref. Berl. klin. Wschr. 1916, 265. — Sokoloff: Ref. Erg. Path. 12 (1912). — Sommer, Johannes: Ein Beitrag zur Diagnostik der Speiseröhrentumoren. Fortschr. Röntgenstr. 31, H. 1, 26/27. — Souttar, H. S. (1): Carcinom des Oesophagus. Proc. roy. Soc. Med. 18, Nr 6, Sect. of Surg. 7. Jan. 1925, 41—45. — Derselbe (2): Eine Intu-bationsmethode bei bösartiger Speiseröhrenverengerung. Brit. med. J. Nr. 3305, 782—783. — Starlinger: Arch. klin. Chir. 120 (1922). — Stark: Arch. Verdgskrkh. 7 (1901). — Ste-nart: Arch. of Roentgen. rays. 17, 414. — Steward, F. J., H. S. Souttar, A. Lawrence Abel and T. B. Layton: Aussprache über die Behandlung des Speiseröhrenkrebses. Proc. roy. Soc. Med. 20, Nr 3, Sect. of Surg. 3. Nov. 1926, 1927, 241—249. — Stone, William S.: Radiumtherapie des Oesophaguskrebses. Arch. Surg. II, 12, Nr 1, 230/231 (1926). — Störk: Pitha-Billroths Chir. 3. — Strauss, Max: Münch. med. Wschr. 1912, Nr 7. — Syd-ney, Jones: Trans. path. Soc. London 9 (1860). — Syk, Ivan: Durch Röntgenstrahlen nicht darstellbare Ösophagusstenose. Acta oto-laryng. (Stockh.) 10, H. 1, 145 (1926). — Symonds, Charters: Das kurze Rohr bei der Behandlung der Speiseröhrenverengerungen. Guys Hosp. Rep. 75, Nr 2, 141—146 (1925).

Teschendorf, W.: Oesophaguscarcinom mit Perforation in die Luftwege. Dtsch. med. Wschr. 1920, Nr 45, 1249. — Timbal, Louis: Multiple Geschwülste der Speiseröhre. Spon-tane Ausstoßung eines Tumors aus dem mittleren Teil. Arch. des Mal. Appar. digest. 12, Nr 2, 126—134 (1922). — Trêtrôp: Kehlkopf-Oesophagustumor durch Radiotherapie geheilt. 32. Kongr. Soc. Franc. d'Otol.-Rhinol. zu Paris, Sitzg v. 10.—12. Mai 1920. — Tüngel: Mitteilungen aus dem allgem. Krankenhaus in Hamburg. Virchows Arch. 1859. —

Turner, Logan: Maligne Oesophaguserkrankung mit besonderer Berücksichtigung des Carcinoms am oberen Ende. J. Laryng. a. Otol. Juni 1913.

Valach, Ludevit: 3 Fälle von Oesophaguscarcinom mit interessanten Komplikationen. Bratislav. lek. Listy 3, H. 5, 278—290. — Vestea, Donato di: Betrachtungen zu einem Fall von carcinomatöser Oesophagusstenose. Valsalva 2, H. 11, 481—490 (1926). — Vonson, Porter and Herman J. Moersch: Dilatation gegenüber Gastrostomie als palliative Behandlung von Speiseröhrenkrebs. J. amer. med. Assoc. 84, Nr 9, 658—659 (1925). — Vinson, Porter: Speiseröhrenkrebs. Amer. med. J. Sci. 164, Nr 3, 402—414.

Walshe: Nature and treatment of Cancer. London 1846. — Wassink, W. F.: Behandlung des Oesophaguskrebses. Nederlandsch Tijdschr. Geneesk. 68 I, Nr 26, 3084—3085. — Weigert: Virchows Arch. 67. — Wendland: Inaug.-Diss. Göttingen 1896. — White, Powel: Brit. med. J. 2, 3 (1899). — Wiethe, C.: Carcinom des Oesophagus mit Polypenform. Wien. laryng. Ges. 15. März 1927. — Widmann, Erich: Über angeborene und krebsige Speiseröhren-Luftröhrenfistel. Virchows Arch. 233, 185 (1921). — Wiskovsky: Ösophagobronchiale Fistel. Gesellschaftsber. tschechoslovakische otolaryng. Ges. Prag, Sitzg v. 4. Nov. 1922.

Zahn: Virchows Arch. 117.

Kompressions-Stenosen.

Ach: Zit. in Brünings, l. c.

Eppinger, H.: Hernia diaphragm. paroesoph. Z. Heilk. 25 (1904).

Hajek, M.: Demonstration eines Präparates von Aneurysma der aufsteigenden Aorta in situ im Kadaver fixiert. (Mit Kompression der Trachea und Oesophagus.) Zbl. Hals- usw. Heilk. 6. — Haudek, Martin: Veränderungen des Oesophagus bei Lymphosarkom und Lymphogranulom des Mediastinums. Fortschr. Röntgenstr. 31, H. 4, 386—390.

Jackson, Chevalier: Vorstellung eines Falles vermutlich von der Thymusdrüse ausgehenden Mediastinaltumors. Proc. path. Soc. Philad. 26, 33—34 (1924). — Jatrou, St.: Über die Ursache Passageverzögerung der Ingesta im Oesophagus bei Strumen. Mitt. Grenzgeb. Med. u. Chir. 36, H. 5, 694—708.

Key, Einar: Passagehindernis in der Speiseröhre durch eine verkalkte intrathorakale Drüse. Hygiea 87, H. 20, 772—774 (1925).

Martin, G. Ewart: Aneurysma der Aorta mit Striktur des Oesophagus, Ruptur des Aneurysma während der Untersuchung. J. Laryng. a. Otol. 40, Nr 9, 605—606 (1925).

Pincsohn: Berl. klin Wschr. 1921.

Ruppauer, E.: Über Struma maligna oesophagi et tracheae. Schweiz. med. Wschr. 52, Nr 21, 533—535 (1922).

Suchanek, E.: Zur Schwierigkeit der Diagnose atypischer Aortenaneurysmen. Mschr. Ohrenheilk. 57, H. 2, 89—95 (1923).

Narbenstenosen.

Ansaldo, L.: Stenosi cicatriciale dell' esofago. Rif. med. 39, Nr 24, 569. — Alksnis, J.: Zur Therapie der Oesophagusverätzungen. Dtsch. Z. Chir. 193, H. 3—6, 378—389 (1925). — Ashurst: Amer. J. med. Sci. 1870. — Aubriot: Larynxkomplikationen bei einem Fall von Verätzung des Oesophagus. Otol. internat. 8, Nr 11, 617. — Austoni: Policlinico 1919, Nr 26.

Bass (Alex. Fraenkel): Wien. klin. Wschr. 1907. — Bielek, Tibor und Imre Stamberger: Die Rolle des Oesophagus bei der Behandlung der Speiseröhrenverengerungen im Kindesalter. Orvosi Hetil. (ung.) 70, Nr 50, 1356—1357 (1926). — Billroth: Chir. Klinik Zürich 1860—1868. Arch. klin. Chir. 10; Chir. Klinik Wien 1868. Berlin: Aug. Hirschwald 1870. — Boeckel, E.: Gaz. méd. Strasbourg 1883, Nr 2. — Bokay, Joh. v. (1): Die Frühbehandlung nach Salzer bei Laugenverätzung der Speiseröhre im Kindesalter. Z. Hals- usw. Heilk. 9, H. 4, 534—540 (1925). — Derselbe (2): Über die kindlichen Speiseröhrenstrikturen, besonders über Laugenvergiftungen und über Vermeidung der Verengerungen desselben sowie über Diagnostik und Behandlung der Verengerungen. Budapesti Orvosi ujsag 23, H. 2, 31—39 (1925). — Bonhoff (1): Dtsch. med. Wschr. 1919, Nr 9. — Derselbe (2): Zur Verhütung der Oesophagusstrikturen nach Verletzung. Zbl. Chir. 1920, Nr 5. — Botey, Ricardo: Die Ätzverbrennungen des Oesophagus und ihre Behandlung. Rev. espan. Med. 8, Nr 89, 621 (1925). — Bouchard: Zit. in Guisez, l. c. — Broeckaert: Dilatation im Oesophagus. Larynx 1913, Nr 4. — Bruzzi, B. (1): Über das Zusammentreffen von Stenose der Speiseröhre und des Pylorus als Folge des Einbringens von kaustischen Alkalien. Publ. Clin. otol. Univ. Napoli 2, 51—64 (1924). — Derselbe (2): Pathogenese und Behandlung der narbigen Stenosen des Oesophagus. Arch. ital. Otol., Suppl., 1, s. 4, 1—220. — Derselbe (3): Pathogénie et traitement des sténoses cicatricielles de l'oesophage. Otol. internat. 8, Nr 2, 97—98. — Burel: Rétréciss de l'oesophage. Thèse Lyon 1912.

Campbell, Andrew: Ein Fall von Speiseröhrenverengerung mit Komplikationen. J. Laryng. a. Otol. **39**, Nr 10, 566—569. — Cahn und Ehrenfried: Zur Behandlung narbiger Oesophagusstrikturen. Klin. Wschr. **2**, Nr 8, 371. — Clerf, Louis (1): Laryngostomie zur Heilung der Kehlkopfstenose (2 Fälle). Posttyphöse Narbenstenose der Speiseröhre (2 Fälle). Laryngoscope **34**, Nr 5, 384. — Derselbe (2): Narbenstenose der Speiseröhre nach Typhus. Laryngoscope **33**, Nr 9, 729. — Derselbe (3): Ätzstrikturen des Oesophagus. Surg. Clin. N. Amer. **6**, Nr 1, 273—280 (1926). — Derselbe (4): Narbenstenose der Speiseröhre, hervorgerufen durch Verätzung mit Laugenpräparaten. J. amer. med. Assoc. **80**, Nr 22, 1600—1603. — Corin, Jos.: Narbenstenose des Oesophagus. Ann. Soc. méd.-chir. Liège **57**, Nr 11, 152—155.

Danielsen: Bruns' Beitr. **63**. — Downie: Glasgow med. J. **1912**. — Duguet: Zit. in Guisez, l. c. — Dunham: Boston med. J. **1901 II**, 23.

Eastman: Ann. Surg. **1904**. — Ebstein (1): Demonstration eines Instrumentes zur endoskopischen Dilatationsbehandlung. Wien. klin. Wschr. **1896**, Nr 26, 590; **1898**, 357. — Derselbe (2): Über Ösophagoskopie und ihre therapeutische Verwendbarkeit. Wien. klin. Wschr. **1898**, Nr 6, 119; Wien u. Leipzig: F. Braumüller 1898. — Derselbe (3): Demonstration einer Laugenverätzung. Ges. d. Ärzte Wien 27. Mai **1898**, 546. — Ehrlich: Berl. klin. Wschr. **1898**. — v. Eiselsberg: Arch. klin. Chir. **62**. — Erdélyi, Eugen (1): Weitere Erfahrungen über die Frühbehandlung der Oesophagusstrikturen nach Laugenverätzung. Mschr. Ohrenheilk. **60**, H. 7, 670—674 (1926). — Derselbe (2): Weitere Erfahrungen über die Frühbehandlung der Speiseröhrenverengerungen nach Laugenvergiftung. Gyogyaszat **66**, Nr 17, 396—398 (1926). — Derselbe (3): Über die Frühbehandlung der Oesophagusstriktur nach Laugenverätzung. Mschr. Ohrenheilk. **56**, H. 8, 587—591 (1922). — Ewald, C. A.: Dtsch. med. Wschr. **1889**. — Ewald, K.: Wien. klin. Wschr. **1910**.

Finny, C. M.: Ein Fall von Oesophagusstriktur. J. Army med. Corps **44**, Nr 2, 110 bis 11 (1925). — Forbes, H. H. (1): Akuter Oesophagusverschluß. Laryngoscope **32**, Nr 4, 319—320 (1922). — Derselbe (2): Traumatische Oesophagusruptur während der Dilatation, Mediastinalinfektion, Entleerung durch den Bronchus. Laryngoscope **33**, Nr 1, 62—63. — Forest: Dtsch. med. Wschr. **1906**. — Fort, J. A.: Eléctrolyse lenéaire. Internat. med. Kongr. Sect. de chir. gén. 574; Franz. Chirurgenkongr. **1889**; Gaz. Hôp. **1889**. — Fort (Rio de Janeiro): Gaz. Hôp. **1884**, 428. — Fotiade, V. (1): Die präventive Behandlung der Oesophagusstenosen nach Laugenverätzungen. Rev. stiintelor med. **14**, Nr 6, 553—562 (1925). — Derselbe (2): 2 Fälle von alter narbiger Oesophagusstenose mit Gastrostomie geheilt durch das Verfahren des Fadens ohne Ende. Spitalul **45**, Nr 6, 217—219 (1925). — Fröhlich: Ann. Méd. et Chir. inf. **1905**, 255.

Gault: Betrachtungen über die Behandlung der Synechien und Narbenstenosen der oberen Luftwege und Speisewege. Erfolg mit eigenem Instrument. 10. Congr. internat. d'Otol. Paris, Sitzg v. 19.—22. Juni 1922. — Gayduschek: Gyogyaszat **1913**; Internat. Zbl. Laryng. **1914**. — Gersuny: Wien. med. Wschr. **1887**. — Goris, Ch.: Mitteilung über 3 neue operierte und geheilte Fälle von narbigen Verengerungen der Speiseröhre. Arch. méd. belges **75**, Nr 9, 914—918 (1922). — Gorispére: 2 operierte und geheilte Fälle von Narbenstenose des Oesophagus. Ann. Mal. Oreille **42**, Nr 3, 319. — Gottstein: Mitt. Grenzgeb. Med. u. Chir., l. c. — Grosse, P.: Münch. med. Wschr. **1908**. — Guisez (1): Diagnose und Behandlung der narbigen Verengerungen der Speiseröhre. Arch. internat. Laryng. etc. **34**, Nr 3 (1912); **35**, Nr 1 (1913). — Derselbe (2): Einige Formen von schweren Oesophagusstenosen mit der Notwendigkeit der Gastrostomie, geheilt mit Hilfe der Ösophagoskopie. J. Pratic. **38**, Nr 20, 324—326; Bull. d'Otol. etc. **22**, Nr 5, 189—194 (1924). — Derselbe (3): Die Ätiologie der narbigen Speiseröhrenverengerungen. J. Pratic. **37**, Nr 15, 225—228. — Derselbe (4): Einige besonders schwere Formen von Oesophagusstenosen durch Oesophagoskopie geheilt. Rev. internat. Méd. et Chir. **34**, Nr 4, 42—45. — Derselbe (5): Einige praktische Bemerkungen über die Sondierung der Speiseröhre. Clinique **18**, Nr 17, 119—123. — Derselbe (6): Entstehung und Formen der entzündlichen Speiseröhrenverengerungen. Gaz. Hôp. **95**, Nr 19, 295—300 (1922). — Derselbe (7): Ätiologie und Pathogenese der primären und schweren Oesophagusstenosen. Acad. Méd. 17. Feber **1920**. — Guttentag: Demonstration zweier Patienten mit narbigen Oesophagusstenosen. Vortrag im wiss. Verein der Ärzte zu Stettin (Sitzg v. 8. Mai 1900). Berl. klin. Wschr. **1900**, Nr 39, 872.

Häberlin: Schweiz. med. Wschr. **1920**. — v. Hacker: Speiseröhrenverengerungen. Wien 1889, l. c. Beitrag zur Chirurgie, Billroth-Festschrift. Stuttgart 1872. — Hadene Horr: Le consequenze dell' oestruzione dell' esofago e del cardias. Pathologica **16**, Nr 378, 407. — Hagenbach-Burckhardt: Med. Klin. **1907**. — Halmagyi, Béla: Perforation einer Speiseröhrenverengerung. Orv. Hetil. **68**, Nr 47, 836 (1924). — Harmer, L.: Klinik der Ösophagoskopie. Wien. klin. Wschr. **1902**, Nr 35, 884. — Hayn: Münch. med. Wschr. **1910**. — Heindl, Adalbert jr.: Klinische Beobachtungen an 137 gutartigen Oesophagusstenosen der I. chirurg. Universitätsklinik Wien 1901—1925. Dtsch. Z. Chir. **199**, H. 3/5, 252—269 (1926). — v. Hofmann: Lehrbuch der gerichtl. Medizin. Wien 1891. — Hübler,

Oskar: Die Verätzungen der Speiseröhre durch KOH im Kindesalter. Wien. med. Wschr. 76, Nr 8, 255—256 (1926). — Hutchinson: London Hosp. Rep. 4, 56. Ref. Virchow-Hirschs Jb. 1869 II.

Ill, Georges: Betrachtungen über Oesophagusverätzungen. Ann. Mal. Oreille 43, Nr 10, 956—1011. — Imperatori, Charles (1): Speiseröhrenbefunde. Arch. of Otolaryng. 2, Nr 5, 441—452 (1925). — Derselbe (2): Behandlung von Oesophagusstrikturen mit elektrisch erwärmten Bougies. Laryngoscope 34, Nr 2, 110—112.

Jabulay: Arch. internat. Laryng. 10 (1897). — Jacobsen: Acta oto-laryng. (Stockh.) 3 (1921). Ref. Internat. Zbl. Laryng. — Jacques (1): Die Dauersonde in der Behandlung der narbigen Stenosen der Speiseröhre. Ann. Mal. Oreille 1912, Nr 12. — Derselbe (2): Tödliche Laugenverätzung der Speiseröhre. Otol. internat. 10, Nr 7, 389—392 (1922). — Jameson: Frorieps Notizen a. d. Geb. d. Natur- u. Heilk. Sept. 1825. — Jenckel: Chirurgenkongreß 1912 I, 198; Klin.-therap. Wschr. 1912, Nr 34; Berl. klin. Wschr. 1916. — Johannessen, Arne (1): Jb. Kinderheilk. 51 (1900). — Derselbe (2): Doppelte Speiseröhrenverengerung mit entsprechenden Dilatationen des Oesophagus. Ugeskr. Laeg. (dän.) 85, Nr 20, 362—363. — Josefowiez: Selbstverätzung der Schleimhaut von Magen und Oesophagus bei schwerer Amyloidose. Frankf. Z. Path. 30, 360—363. — Jungnickel: Diphtherie des Oesophagus. Prag. med. Wschr. 1909, 489.

Kämp: N. Y. med. Rec. 1916. — Keiper, George F.: Starke Verengerung der Speiseröhre durch Verätzung bei Kindern. Laryngoscope September 1919. — Kermauner: Wien. klin. Wschr. 1898, Nr 43. — Killian: Kongreß Laryng. Berlin 1911. — Kinney, Mc Richmond (1): Einiges über Oesophagusstenosen. Ann. of Otol. 31, 977—983 (1922). — Derselbe (2): Oesophagusstriktur durch Laugenätzung. Ann. of Otol. 34, Nr 2, 635—637 (1925). — Derselbe (3): Laugenverätzungsstrikturen der Speiseröhre. J. Laryng. a. Otol. 38, Nr 9, 461—464. — Kircz: Budapesti Orv. ujsag 1904, 24. — Kiss, Paul v.: Die Einführung des endlosen Fadens in den nach Ätzlaugenvergiftung verengten Oesophagus mittels einer Minimumsonde. Wien. klin. Wschr. 39, Nr 47, 1361—1363 (1926). — Kragh, Jean: Striktur in der Speiseröhre mit Bougie a demenre behandelt. Verh. dän. oto-laryng. Ges., 130. Vers. v. 4. Feber 1920. — Kraus: Württemberg. Korresp.bl. 51. Ref. Schmidts Jb. 1881, 205.

Ledoux, L.: Vorbeugende Behandlung der Speiseröhrenstenosen durch Verätzung. Scalpel 75, Nr 29, 713—716 (1922). — Lerche, William (1): Multiple Oesophagusstrikturen und Sanduhrmagen nach Laugenverätzung. Surg. Clin. N. Amer. (Minneapolis-St. Paul-Nr.) 3, Nr 5, 1217—1226. — Derselbe (2): Breites Ulcus oesophagi mit Striktur. Surg. Clin. N. Amer. 3, Nr 5, 1211—1215. — Leotta, N.: Idiopathische Oesophagusstenosen. Valsalva 2, H. 4, 155—174 (1926). — Lotheissen: Zur Behandlung der Oesophagusstrikturen. Zbl. Chir. 50, Nr 11, 431—432. — Lynch, R. C. (1): Laugenverengerungen der Speiseröhre mit einem Vorschlag für die Gesetzgebung. New Orleans med. J. 77, Nr 6, 238—240. — Derselbe (2): Diagnose der Speiseröhrenverengerungen. New Orleans med. J. 76, Nr. 6, 261—263.

Mc Mahon, Francis B.: Luetische Speiseröhrenverengerung. Surg. etc. 37, Nr 2, 141—143. — Maksimovic, D.: Über frühzeitiges Bougieren der Speiseröhre nach der Verätzung mit Natriumhydrat (Soda) bei den Erwachsenen. Arch. ges. Med. 29, Nr 1, 24—32 (1927). — Marschik: Mschr. Ohrenheilk. 47 (1913); Wien. klin. Wschr. 1914. — Martinez, Vargas: Speiseröhrenverengerungen. Med. Nin. 25, Nr 290, 33—38; Nr 291, 65—75 (1924). Massabuau, Guibal et Brémond: Narbenstenose des Oesophagus. Bull. Soc. Sci. méd. et biol. Montpellier 6, H. 3, 126—128 (1925). — Maydl, V.: Seltenere Behandlung der Oesophagusstenosen. Cas. lék. česk. 64, Nr 11, 434—436 (1925). — Mayer: Allg. med. Zentralzeitg 1895. — Mazzini, Volpe: Über Narbenstenosen des Oesophagus. Arch. ital. Laring. 1913, H. 4. — Michaelis, P.: Med. Klin. 1907. — v. Mikulicz, J.: Über Gastroskopie und Ösophagoskopie. Zbl. Chir. 1881, Nr 43, 673. — Moppert, Gustave, G.: Röntgenbild einer traumatischen Oesophagusulceration (Stenose). Schweiz. med. Wschr. 54, Nr 35, 802—803 (1924). — Moorhead: Laryngoscope Dez. 1915; Internat. Zbl. Laryng. 1919. — Morton: Glasgow med. J. Okt. 1912. — Müller, W.: Zur Frage der vollständigen Obturation der Speiseröhre nach Verätzung, zugleich ein Beitrag zur Kirschnerschen antethorakalen Verlagerung des Magens. Arch. klin. Chir. 145, 156—165 (1927).

Narath, Albert: Die künstliche Epithelisierung der Speiseröhre. Ein Vorschlag zur Behandlung der Verätzungsstriktur. Dtsch. Z. Chir. 178, H. 1/2, 1—10. — Neumann, F. (Chiari): Wien. klin. Wschr. 1913, Nr 47; Virchows Arch. 20, 142. — Newman: Lancet 1892.

Obarski, F.: Oesophagusstenose infolge eines peptischen Geschwürs seines unteren Teiles auf Grund einer langdauernden Pylorusstenose. Polska Gaz. lek. 4, Nr 9, 200—202 (1925).

Pagani, Cesa Andrea: Die frühzeitige Sondierung der Speiseröhrenverletzung nach Salzer. Valsalva 1, H. 10, 368—372 (1925). — Palumbo: Radiol. med. 7 (1920). — Pariser: Berl. klin. Wschr. 1897. — Pendl: Südostdeutscher Chirurgenverein 1922. Ref. Zbl. Chir.

Plate: Ther. Gegenw. **1913**. — Pollak: Ther. Gegenw. **1906**. — Pollermann, Arthur: Neue Methoden zum Sichtbarmachen von Speiseröhrenverengerungen. Amer. J. Dis. Childr. **28**, Nr 5, 549—552 (1924). — Popolitza: Eigenes Vorgehen zur Erweiterung der Speiseröhrenverengerungen. Arch. internat. Laryng. etc. **3**, Nr 7, 831. — Reichmann: Dtsch. med. Wschr. **1893/1894**. — Reitzenstein: Münch. med. Wschr. **1900** u. **1905**. — Renvers und Leyden: Dtsch. med. Wschr. **1887**. — Rosenheim (1): Über Sondierung der Speiseröhre im Ösophagoskop. Berl. med. Ges. 12. Mai **1897**, Nr 22. — Derselbe (2): Über Behandlungsmethoden bei Speiseröhrenerkrankungen. Ther. Gegenw. **1899**, H. 2, 56. — Derselbe (3): Über Oesophagusstenose. Dtsch. Klin. **1901**. — Roux: Zbl. Chir. **1919**, 33. — Ryland, Archer: Röntgenbilder einfacher Narbenstrikturen des kindlichen Oesophagus. Proc. roy. Soc. Med. **16**, Nr 6, Sect. of laryng. 27. — Salzer, Hans (1): Frühbehandlung der Speiseröhrenverätzung. Wien. klin. Wschr. **36**, Nr 16, 295—296. — Derselbe (2): Behandlung der Speiseröhrenverätzung. Wien. klin. Wschr. **38**, Nr 11, 309—310 (1925). — Derselbe (3): Über Frühbehandlung der Speiseröhrenverätzung. Klin. Wschr. **3**, Nr 21, 951. — Derselbe (4): Frühbehandlung der Speiseröhrenverätzung. Arch. klin. Chir. **133**, 501—508 u. 84—86. — Sargnon: Proc. méd. **1905** u. **1912**; Congr. d'oto-rhino-laryng. Paris **1909**. — Schreiber: Slg. klin. Vortr., N. F., **1895**, Nr 85; Dtsch. med. Wschr. **1894** u. **1898**. — Sébileau: Bull. Soc. Chir. **1911**. — Sencert: Malad. Oesophage, l. c. **1913**. Ref. de Chir. **1907**, 1. — Seiffert: Mschr. Ohrenheilk. **1921**. — Seldowitsch: Russki Wratsch; Zbl. Chir. **1903**, 304. — Sletow: Med. Obozr. Nizn. Povolz (russ.) **1899**. Ref. Zbl. Chir. **1899**, 602. — Stark: Zbl. Grenzgeb. Med. u. Chir. **5** (1902). Ösophagoskopie l. c. — Sternberg, W.: Ther. Gegenw. **1916**; Ther. Mh. **1917**; Münch. med. Wschr. **1914**, 33. — Stupka, Walter: Die Diphtherie der Speiseröhre und ihre Folgezustände. Narbenstenosen. Dtsch. Z. Chir. **170**, H. 1/4, 1—52 (1922). Tedeschi: Gazz. sp. **1905**, Nr 145. — Teleky: Z. Heilk. **25** (1904), Abtlg Chir. — Tempea, V.: Die langsame Behandlung der Oesophagusstenosen. Cluj. med. (rum.) **6**, Nr 7/8, 299—300 (1925). — Tiesenhausen, K.: Über die Behandlung der Speiseröhrenverengerungen mit Sondierung ohne Ende (nebst Bemerkungen zur Gastrostomie nach Hacker-Lucke). Arch. klin. Chir. **131**, 226—250. — Thomsen, Einar: Über Narbenverengerungen der Speiseröhre. Ugeskrift Laeg. (dän.) **88**, Nr 36, 815—823 (1926). — Trendelenburg: Münch. med. Wschr. **1909**. Velpeau: l. c. — Vognard et Sargnon: Ein Fall von multiplen Narbenstenosen im Oesophagus bei einem Kinde. Mißerfolg der Dilatation, Notgastrostomie, natürliche Heilung. Otol. internat. **10**, Nr 7, 292—293 (1926). — Vinson, Porter (1): Behandlung der Narbenstrikturen der Speiseröhre. Surg. etc. **38**, Nr 4, 543—546. — Derselbe (2): Oesophagusstrikturen im Anschluß an Typhus. Med. Clin. N. Amer. **7**, Nr 1, 57—61. — Derselbe (3): Epigastrische Schmerzen, ein Zeichen für Speiseröhrenverlegung. Ann. Surg. **82**, Nr 2, 212—214 (1925). Watson: Pacific med. J. Juli **1916**. — Weinlechner: Allg. Wien. med. Zeitg **1860**, 148; Wien. med. Wschr. **1880**. — Weinmann: Wien. klin. Wschr. **1913**, 47. — Weisselberg: Münch. med. Wschr. **1906**. — White, William Beverly: Narbenstenosen der Speiseröhre nach Laugenverätzung. New Orleans med. J. **76**, Nr 5, 221—224. — Wildenberg, van den (1): Frühzeitige Behandlung der Verätzung des Oesophagus. Scalpel 78, Nr 24, 15—17 (1925). — Derselbe (2): Über Frühbehandlung der Speiseröhrenverätzung. Scalpel 77, Nr 36, 994—997. — Derselbe (3): Verätzungen des Oesophagus. Otol. internat. **8**, Nr 10, 579 (1924). — Wolff: Arch. klin. Chir. **82**; Ther. Mschr. **1888**. Zachariae: Hospitalstidende **57** (1914). — Zeehuisen: Zbl. inn. Med. **1898**. — Zuberbühler: Berl. klin. Wschr. **1908**, 16.

VII. Erweiterungen der Speiseröhre.

Von

EMIL GLAS-Wien.

Mit 13 Abbildungen.

1. Die idiopathische Dilatation der Speiseröhre.

Diese Art der Erweiterung der Speiseröhre wird auch als gleichmäßige, spindelförmige Dilatation bezeichnet, welche mit keinerlei anatomischer Stenose verbunden ist. Sie ist zum Unterschied von der auch seltenen sekundären Speiseröhrenerweiterung bei anatomischen Hindernissen (Stauungsdilatation) zumeist mit Spasmus im kardialen Gebiete kombiniert. Aus diesem Zusammenvorkommen von Dilatation der Speiseröhre und Spasmus der Kardia resultiert die Notwendigkeit, diese beiden Krankheitsbilder einheitlich abzuhandeln, wie es von den Autoren STRÜMPELL, KRAUS, STARCK, A. NEUMANN, ZENKER u. a. auch geübt worden ist. Schon MIKULICZ hat gelegentlich der Demonstration seiner ersten Ösophagoskopie in der Sitzung der deutschen Gesellschaft für Chirurgie im Jahre 1882 auf dieses relativ seltene Krankheitsbild hingewiesen und in ätiologischer Hinsicht auf die kardiospastische Genese dieser Affektion aufmerksam gemacht.

Der Kardiospasmus kann ohne jede andere Erkrankung auftreten, welche Form als idiopathische bezeichnet wird, während jene Krampfzustände im Kardiagebiet, welche ihr Entstehen entfernteren Ursachen verdanken und daher sekundärer Natur sind, als reflektorischer oder symptomatischer Kardiospasmus bezeichnet werden können.

Wie kommt nun der idiopathische Kardiospasmus zustande? Die Kontraktion des unteren Oesophagusabschnittes erfolgt durch Reiz der in der Oesophagusschleimhaut gelegenen Ganglienzellen. Der Verschluß des Lumens erfolgt als Antwort auf diesen Ganglienreiz. Nach den Ergebnissen der Autoren führt der Vagus dieser Kontraktion entgegenwirkende Nervenfasern. Fällt also nach Durchschneidung des Vagus z. B. dieser Hemmungsimpuls fort, dann wird nach dem Gesetze gesteigerter Antagonistentätigkeit der Krampf der Kardia zustande kommen. Kardiospasmus und Vagusschädigung (Vagusreizung?) laufen parallel und verhalten sich zueinander wie Ursache und Wirkung. Vagusreizung hemmt den Tonus des Sphincter cardiae, wie bereits vor Jahrzehnten LANGLEY bewiesen hat. So sagt KRAUS, daß, wenn die erschlaffende Kraft aus irgendeinem Grunde geschwächt, vermindert oder ganz aufgehoben wird, auch die Kardia im schluckfreien Zustand bedeutend kontrahiert sein müsse, beim Schlucken nicht erschlaffen könnte und der nun sehr starke Verschluß auch von der Kontraktion des Oesophagus nicht mehr überwunden werden kann. In einem solchen Falle muß dann die ganze Schluckmasse über der Kardia liegen bleiben. Das schließliche Resultat ist eine von unten nach oben fortschreitende Erweiterung der Speiseröhre.

MIKULICZ und MELTZER, KRAUS und GLAS sind nun der Auffassung, daß Kardiospasmus und Oesophagusdilatation zumindesten in einer Anzahl von

Fällen auf Vagusschädigung zurückzuführen sind. Schon Meltzer beschuldigte einen primären Krampfzustand im Gebiete der Kardia als Ursache idiopathischer Speiseröhrenerweiterung: Die beim Schluckakt zu erfolgende Eröffnung der Kardia unterbleibt. Der Kraus-Paltaufsche Fall betrifft eine paralytische Dilatation der Speiseröhre, bei welcher der Tod durch Inanition eintrat. Bei der Obduktion konnte man nachweisen, daß die Nervi vagi platt und schlaff waren und die Bündel nur locker gefügt. Die mikroskopische Untersuchung ergab vereinzelt erhaltene Bündel normaler Nerven. Mehr als die Hälfte schien zu fehlen. Ich habe einen Fall beschrieben, bei dem die ösophagoskopische Untersuchung einen spastischen Verschluß der Kardia aufwies und das typische Bild idiopathischer Speiseröhrenerweiterung zu konstatieren war (weiter Hohlzylinder des Oesophagus, charakteristisches Bild der Wanderschlaffung der Speiseröhre). Die Sektion dieses Falles ergab einen mediastinalen Tumor mit Kompression des Nervus vagus. Es fand sich also hier Erschlaffung der Oesophaguswand und Spasmus der Kardia bei Kompression des Nervus vagus, welche Beobachtung an die Claude Bernardschen Untersuchungsresultate erinnert: Krampfartige Kontraktion der Kardia nach Durchschneidung der Nervi vagi und permanente Erschlaffung der Oesophaguswand als Folge dieses Eingriffes. Heyrovsky hat diesen Fällen einen dritten von Marburg untersuchten hinzugefügt: Idiopathische Speiseröhrendilatation und Kardiospasmus, der bei der Sektion eine schwere Erkrankung der beiden Nervi vagi nach Form einer chronischen progressiven Atrophie aufwies; Verschmächtigung und Schwund der Markscheiden, kombiniert mit Vermehrung des interstitiellen Bindegewebes. Auch dieser Fall spricht für die Kraussche Auffassung, daß es sich bei diesem Prozeß um Parese von Vagusfasern handelt, welche den Tonus der Speiseröhrenmuskulatur beherrschen und gleichzeitig um Parese von solchen Fasern, welche der Kardiakontraktion entgegenwirken. Das Resultat dieser Fasernerkrankung ist Erweiterung des Oesophagus und stärkeres Hervortreten der kontrahierenden, in der Kardia selbst gelegenen Kraftkomponente infolge Wegfalles der Hemmungsimpulse (Glas).

Die Beobachtung des Kardiakrampfes durch Claude Bernard nach Durchschneidung der Nervi vagi ist verschieden gedeutet worden. Schiff hat sie als eine Folge der Vagusreizung gedeutet, Goltz hingegen nimmt an, daß bei der Vagusdurchschneidung Nervenfasern, welche dem Kardiospasmus entgegenwirken, durchschnitten werden. Kronecker und Openchowsky berichten, daß je nach der Frequenz der Reize und der Intensität des Induktionsstromes bei Reizung der Nervi vagi sowohl Erschlaffung als auch Kontraktion der Kardia zu erzielen ist. Zudem haben sie verschiedene Ästchen des Vagus gesondert, von deren einen bei Reizung Erschlaffung der Kardia, von deren anderen Kontraktion ausging. Im allgemeinen schreibt man der Vagusreizung einen hemmenden Einfluß auf den Tonus der Kardiamuskulatur zu, während die untere Oesophaguspartie auf Reizung mit spasmusartigen Kontraktionen antwortet. Jedenfalls ist in dieser Frage, sowie in der Frage der Vagotonie (Eppinger und Hess, Löwy u. a.) noch manches Ungeklärte, wie z. B. Vagusreizung bei Vagotonikern mit konsekutivem Kardiospasmus und andererseits Vaguslähmung bei mediastinalem Tumor mit konsekutivem Kardiospasmus nicht leicht nebeneinander erklärt werden können. Wie wir in dem Kapitel „Motorische Neurosen" gesondert besprechen, ist der Kardiospasmus und Ösophagospasmus von den Autoren als typische Erkrankung des Vagotonikers bezeichnet worden. Das Paradoxe in diesem Krankheitsbild ist das Nachlassen des Spasmus auf Atropin in einigen Fällen, während in anderen eine Steigerung des Krampfes zu konstatieren ist. Ob diese Verschiedenheit der Reaktion von der Differenz in der Anästhesie bzw. Hypästhesie des Rachens

bei Vagotonikern abhängig ist, wäre
durch weitere Untersuchungen zu ermitteln. Gewiß aber ist ein sicherer
Zusammenhang zwischen Vagusreizung und idiopathischer Speiseröhrendilatation vorhanden. So beschreibt KAUFMANN einen interessanten Fall von Bradykardie, der
mit Oesophagusdilatation verbunden
ist. Er erinnert daran, daß Reizung
des Nervus vagus, welche die Schlagfolge am Herzen des Tieres verlangsamt, an der Speiseröhre eine Kontraktion der glatten Muskulatur erzeugt, eine krampfhafte Kontraktion
hauptsächlich im untersten Abschnitt
des Oesophagus, obwohl die Kardia
bei Vagusreizung offen steht. Er
meint daher, daß Bradykardie und
Dysphagie parallel gehen und als
der klinische Ausdruck einer dauernden, in ihrer Intensität wechselnden
Vagusreizung zu deuten sind. In
diesem Falle wurde Atropin solange
verabreicht, bis die Steigerung der
Pulsfrequenz auf 90—98 Schläge die
eingetretene Atropinwirkung registrierte, worauf auch die Einführung
der Schlundsonde anstandslos gelang.
Hieraus geht hervor, daß das injizierte Atropin, welches den Vagus
lähmt, zugleich mit der Erhöhung
der Schlagfolge am Herzen eine Öffnung des unteren Speiseröhrenlumens
bewirkt hat, weshalb die Erscheinung
als Ausdruck einer Vagusaffektion
aufgefaßt wurde. LÖWY hat in
diesem Falle Symptome gefunden,
welche für eine Affektion auch
anderer Gebiete des autonomen
Systems (Chorda tympani und Nervus pelvicus) sprechen, weshalb er
zu der Anschauung kommt, daß es
sich in diesem Falle um eine Vagusneurose im weiteren Sinne handelt,
i. e. um eine Neurose des ganzen
autonomen Nervensystems.

Eine auffallende Beobachtung hat
HEYROVSKY gemacht, indem er in
einer nicht geringen Anzahl von
Fällen Kardiospasmus und Ulcus
ventriculi zusammen vorfand. Freilich kann der Kardiospasmus reflek-

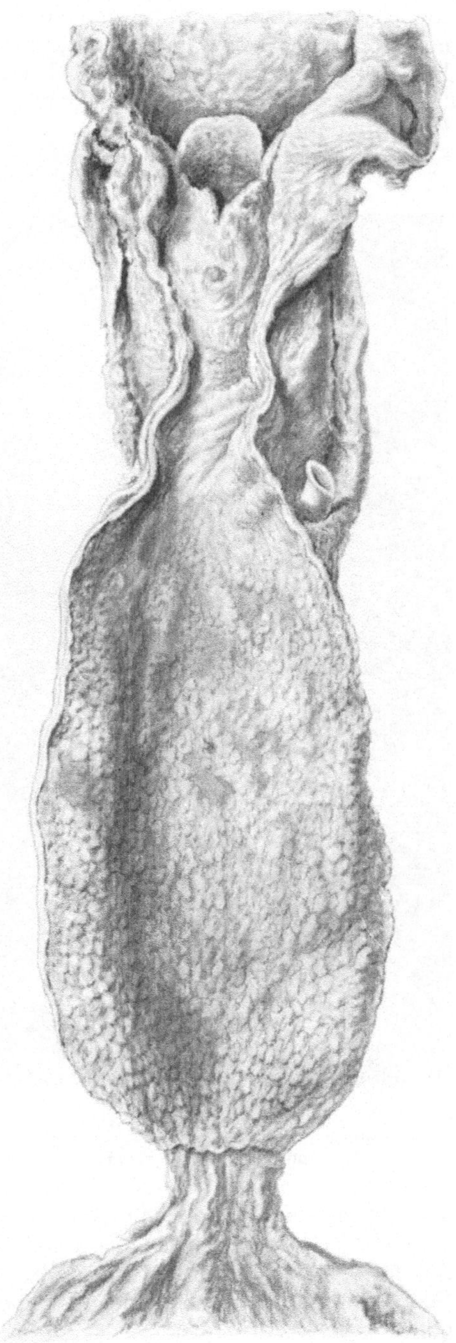

Abb. 1. Hochgradige Erweiterung der Speiseröhre
bei Kardiospasmus. Chronische Ösophagitis.
58 j. Frau. Seit 8 Jahren „magenkrank", allmähliche
Abmagerung. Körpergewicht 25 kg. Sonde stößt an
der Kardia auf Widerstand. Klinisch Kardiacarcinom
angenommen. Tod an Bronchitis und Bronchopneumonie. Präparat von Prof. SCHULTZE, Braunschweig. (Aus HENKE-LUBARSCH: Handbuch d. spez.
path. Anat. u. Histologie Bd. IV/1, W. FISCHER.)

torisch vom Reiz des Ulcus ventriculi ausgelöst werden, zumal wenn das Ulcus im Gebiete der Kardia gelegen ist, aber näherliegend erscheint diesem Autor die Erklärung der gemeinschaftlichen Genese beider Affektionen: Kardiospasmus und Ulcus ventriculi als Folgen gesteigerter Vagotonie. Nach den Beobachtungen von Eppinger und Hess reagieren Individuen mit gesteigertem Tonus im autonomen System auf ein Ulcus ventriculi viel stärker als Individuen mit normalem Nervensystem, indem der lokale Reiz, der vom Ulcus ausgeht, in erster Linie in die Bahn des leicht erregbaren Nervus vagus ausstrahlt und sich in seinem ganzen Verzweigungsgebiete bemerkbar macht. Mit Rücksicht auf den Umstand aber, daß Vaguserkrankung und Kardiospasmus, ebenso wie Vaguserkrankung und Ulcera ventriculi gesondert vorkommen können, erscheint die Erklärung, die Vagusaffektion als die Ursache von Kardiospasmus und Ulcus ventriculi anzusehen, wahrscheinlicher, zumal da auch Tierversuche die Entstehung typischer Ulcera ventriculi nach Vagotomie ergaben (Izeren, Zironi, Lichtenbelt u. a.). Gustav Hofer hat in seiner Arbeit „Zur Innervation des Oesophagus" auf Grund seiner Versuche betont, daß sich bei geeigneter Versuchsanordnung bei Tieren durch Vagotomie ein dem menschlichen Bilde der Speiseröhrenerweiterung mit Kardiospasmus ähnlicher Zustand hervorrufen lassen könne, ohne zu dem absolut sicheren Schluß zu gelangen, daß idiopathische Speiseröhrenerweiterung mit Kardiospasmus nur durch Vaguserkrankung bedingt sein müsse. Jedenfalls aber wird durch einen derartigen Versuch der innige Zusammenhang zwischen Vagusfunktion und dieser Speiseröhren-

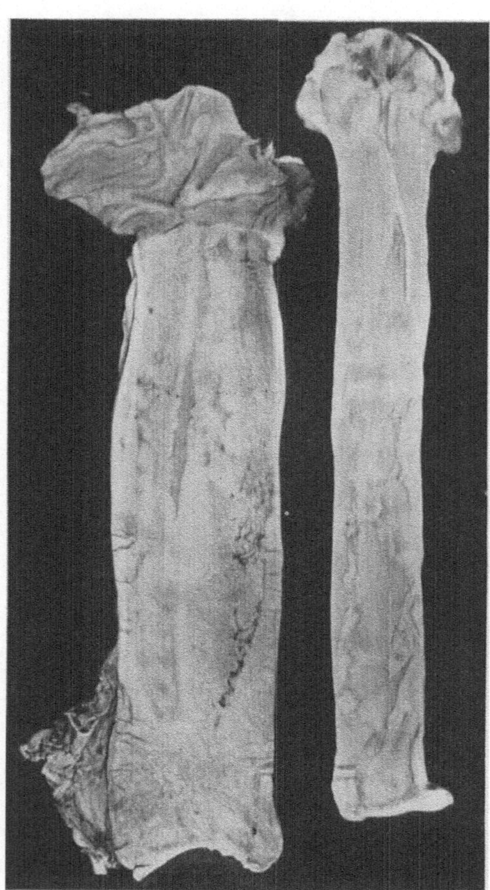

Abb. 2. Oesophagusdilatation, experimentell durch Vagotomie erzeugt (G. Hofer) und Vergleichspräparat.

erkrankung deutlich gemacht. Hierbei sei noch angeführt, daß bei Tieren, wenn sie nach Vagotomie noch längere Zeit am Leben erhalten werden können, eine Art Automatie im unteren Abschnitte des Oesophagus zustande kommt, welche Beobachtung der Tätigkeit des autonomen Ganglienzellkomplex beim Menschen parallel zu stellen wäre.

Die Symptome der diffusen Dilatation der Speiseröhre kombinieren sich mit denen des Kardiospasmus; die Kranken klagen über Steckenbleiben der Speisen, über Schwere im Schlundgebiet, wobei der Ort des Hindernisses entweder in kardiales Gebiet verlegt oder höher oben empfunden wird. Sie geben häufig an, Krämpfe im Schlundbereich wahrzunehmen, welche sich teilweise bloß als mechanische Widerstände zeigen, teilweise mit starken Schmerzen verbunden sind. Manche sind denen der Divertikelpatienten ähnlich, wenn der Kranke gerade die Stauung der Speisen als Hauptmoment verspürt und mitteilt, daß es ihm schwer fällt, die Ansammlung der Speisen im Schlunde zu hindern, da die Weiterbeförderung nach unten auf große Schwierigkeiten stößt. Das beste Bild über die Symptomatologie dieser Affektion gibt die Anamnese eines der Fälle aus meiner in der Wien. klin. Wochenschrift erschienenen Arbeit „zur ösophagoskopischen Diagnose der idiopathischen Speiseröhrenerweiterung".

Fall 1: Patient gibt an, daß er häufig ein merkwürdiges Druckgefühl in der Speiseröhre habe, welches er zum Teil auf seine Nervosität zurückführt. Doch gesellten sich seit 3 Monaten noch Schluckbeschwerden hinzu, welche in letzter Zeit wesentlich zunahmen, weshalb Patient die Klinik aufsuchte. Patient kann Flüssigkeiten gut schlucken, doch erzeugen feste Speisen, zumal wenn sie nicht gut gekaut sind, ein Druckgefühl, das er über den Magen verlegt. Ißt er schnell, so bemerkt er, daß die Speisen nicht hinuntergleiten, er hat die Empfindung, daß sie sich irgendwo über dem Magen stauen; diese Beobachtung macht ihn oft aufgeregt und schlecht gelaunt. Seit längerer Zeit führt sich Patient jeden Morgen eine Schlundsonde ein. Hierbei fällt es ihm auf, daß er an einer bestimmten Stelle einen Schmerz verspürt, der je weiter er die Sonde vorzuschieben sucht, um so stärker wird. Manchmal kann er den sich ihm entgegenstellenden Widerstand überhaupt nicht überwinden. Dann läßt er die Sonde eine Weile liegen und versucht nach einer weiteren Pause ein neuerliches Vorschieben, was ihm, wenn er auf andere Momente sein Augenmerk richtet, gewöhnlich gelingt. Patient hat guten Appetit, trotzdem ist er in den letzten Monaten abgemagert. Sein Vater soll in seinen letzten Lebensjahren an Paralysis agitans gelitten haben.

Oder Fall 4 mit folgender selbstgeschriebener Anamnese: Ich bin Schuster und jetzt 57 Jahre alt. Meine Krankheit hat vor 11 Jahren begonnen. Im Monat Juni d. J. habe ich noch des Morgens meinen Kaffee getrunken und bin dann in die Stadt gegangen, ohne etwas zu spüren. Um 10 Uhr ging ich in ein Gasthaus und kaufte mir ein Stück Fleisch. Als ich dieses geschnitten hatte und es essen wollte, konnte ich es nicht mehr hinunterbringen, es kam Schleim herauf, aber essen konnte ich nicht. Dann war ich an den verschiedensten Stellen lange in Behandlung und jetzt hat sich mein Zustand insoweit gebessert, als ich mit vieler Mühe etwas hinunterbringen kann.

Verschiedene Patienten wenden verschiedene Kunstgriffe an, um die Speisen über das spastische Gebiet hinüber zu bringen, wie Nachtrinken von Wasser, Druck auf die Brust nach tiefer Inspiration bei geschlossener Glottis, wie die Fälle von MELTZER, EINHORN, VOLLBRACHT u. a. Die Sondenuntersuchung zeichnet sich durch große Beweglichkeit des distalen Endes aus und stößt man im Gebiete der Kardia auf ein nicht selten unüberwindbares Hindernis. Bei längerem Liegenbleiben der Sonde, namentlich nach Einführung einer mit Cocainsalbe versehenen Sonde löst sich der Krampf und gelingt es, das Instrument magenwärts vorzuschieben. Nicht selten variieren zu verschiedenen Zeiten ausgeführte Sondenuntersuchungen, indem manchmal das Hinabgleiten vollkommen anstandslos gelingt, während es zu einer anderen Zeit zumal, wenn die Patienten besonders erregt erscheinen, absolut unmöglich ist, den Kardiawiderstand zu überwinden.

Die wichtigsten Untersuchungen zur *Diagnose der idiopathischen Speiseröhrenerweiterung* sind die ösophagoskopische und röntgenologische. STARCK, GOTTSTEIN, ROSENHEIM, GLAS u. a. haben die ösophagoskopischen Bilder bei Kardiospasmus und Dilatation des Oesophagus studiert und sind hierbei zu folgenden Resultaten gekommen: Das Rohr zeigt in dem dilatierten Abschnitt große Exkursionsfähigkeit, die zurückgehaltenen Flüssigkeiten drängen durch den eingeführten Tubus heraus, die Reinigung des Gesichtsfeldes ist oft mit großen Schwierigkeiten verbunden und bedarf gründlicher Arbeit der Speiseröhrenpumpe. Ist dies gelungen, dann übersieht man bestimmte Wandpartien: In dem dilatierten Abschnitt gelingt es uns meist nicht, im selben Augenblick die ganze Circumferenz zu überblicken. Die Schleimhaut befindet sich oft im Zustand der Entzündung, die vorspringenden Kämme zeigen Membranauflagerung, Auflockerung und Gefäßinjektion. Die Schleimhaut lagert faltenartig vor dem Tubusende und ist oft nur mit Schwierigkeit wegzudrängen, in den zwischen den Falten befindlichen Wellentälern finden sich meist auch nach gründlicher Reinigung Speisepartikelchen. Die respiratorische Bewegung der ösophagealen Wandpartien fehlt oder ist zumindest wesentlich eingeschränkt. In allen unseren Fällen fanden wir neben der Dilatation das Bild des Spasmus im kardialen Gebiet. Hierbei kommt ein ähnliches Bild zustande, ob nun der Krampf in der Höhe des Hiatus oesophageus oder weiter unten eintritt; rosettenartiger Verschluß des Rohres mit starkem Vorspringen der Fältchen, das konzentrisch gelegene Lumen fest verschlossen, die Schleimhaut dieser Partie gewöhnlich entzündet, verdickt, gerötet, leicht blutend. Manchmal portioartig mit stark vorspringenden Lippenwülsten und einem schmal zusammengedrängten, von rechts hinten nach links vorne verlaufenden Spalt (Glas, Ösophagoskopische Diagnose der idiopathischen Speiseröhrenerweiterung). In dieser Arbeit sind auch aufs Genaueste die differentialdiagnostischen Momente gegenüber den Ösophagoskopiebefunden normaler Wandpartien, denen bei Luschkaschem Vormagen, Antrum cardiacum und tiefsitzenden Divertikeln, sowie gegenüber dem Bilde bei sekundärer Dilatation oberhalb anatomischer Stenosen besprochen. Bei tiefsitzenden Pulsionsdivertikeln kann sich der divertikelartige Sack, die Schleimhautumschlagfalte, sowie die Öffnung der Speiseröhre finden. Das vorgeschobene Ösophagoskop vermag in solchen Fällen nicht tiefer einzudringen, auch nach gründlicher Reinigung mit Klysopompe und guter Abcocainisierung wird das Auffinden eines Lumens unmöglich sein und der Tubus stößt an die Wandung, ohne daß das beschriebene Bild des spastisch kontrahierten Lumens (Spalt mit Portiobildung) zu finden wäre. Die Wandung kann wohl in Falten gelegt sein, doch zeigt der untere Pol demgegenüber keine Differenz. In Betreff der Fälle von sekundärer Oesophagusdilatation über anatomisch veränderten Stellen ist eine genaue Inspektion im Gebiete der Kardia nötig, da bei der idiopathischen Speiseröhrenerweiterung der kardiospastische Spalt sichtbar ist und das Eindringen in den Magen nach entsprechender Abcocainisierung möglich erscheint, während im anderen Falle die charakteristischen feinen strahlenförmigen Narben im Zwerchfellbereich oder Kardiagebiet oder der infiltrierende Tumor im Gesichtsfeld eingestellt werden kann. Doch sei nicht vergessen, daß auch Fälle von spindelförmiger Dilatation und Carcinombildung auf der Höhe der Schleimhautfalten zur Beobachtung gekommen sind.

Die *radiologische Diagnose der spindelförmigen Dilatation* wurde wiederholt gestellt und seien nur die Arbeiten von Rumpel, Rosenfeld, Strauss, Gottstein, Vollbracht, Hacker, Zweig und Wirth, sowie die umfangreichen Untersuchungen von Kaufmann und Kienböck (Über Erkrankungen der Speiseröhre) besonders hervorgehoben. Als Beispiel der Befunde bei mit Kardiospasmus verbundener Oesophagusdilatation seien nachfolgende von Prof. Holzknecht erhobene Durchleuchtungsbilder mitgeteilt, welche in meiner oben zitierten Arbeit sich vorfinden:

Fall A.: Die untere Hälfte des intrathorakischen Oesophagus wird von den aufgenommenen Wismutingesten bis zur Unterarmdicke und Keulenform (dickes Ende der Kardia) ausgefüllt. Eine Entleerung des Sackes findet bei ruhigem

Verhalten des Patienten nicht statt, dagegen tritt bei den Schluckmanövern des Patienten (VALSALVAscher Versuch + Luftschlucken bei geschlossener Glottis) der Inhalt des dilatierten Oesophagus unter gleichmäßig langsamem Ausfließen in der Zeit von wenigen Sekunden in den Magen. Dabei läßt sich das ebenso gleichmäßig sinkende Niveau, welches allmählich entsprechend der Erweiterung der Speiseröhre breiter wird, bis zu seinem anscheinend an der Kardia gelegenen Ende verfolgen. Das dabei keineswegs kollabierende Oeso-phaguslumen erscheint mit Gas gefüllt. Die Gasfüllung schwindet am Ende der Entleerung plötzlich unter Kollaps der Wände unter fühl- und hörbarem gurrendem und zischendem Geräusch im linken Hypochondrium.

Oder Fall B.: Die Wismutingesten füllen fast in der ganzen verabreichten Menge einen mäßig längsgedehnten Magen (große Kurvatur in Nabelhöhe), welcher radiologisch keine groben anatomischen Veränderungen seiner Wand und keine abnormen Beziehungen zu seiner Nachbarschaft zeigt. Ein Teil der verabreichten Ingesten jedoch bleibt stets in dem untersten Abschnitt des Oesophagus, wo sie in einer mächtigen, sackartigen, 3—4 querfingerbreiten, spindelförmigen Dilatation Platz finden. Bei der dorsoventralen Durchleuchtung zeigt der zwischen den hellen Mittelfeldern liegende Mediastinalschatten den sich mehr nach rechts hin ausbreitenden, kolbenförmig erweiterten Oesophagus.

Die chemische Untersuchung der ausgeheberten Massen wird gleichfalls diagnostisch verwertet, indem betont wird, daß der Nachweis freier Salzsäure mit Sicherheit für die Provenienz der Flüssigkeit aus dem Magen spricht, während die aus erweiterten Oesophagusanteilen herausgeheberten Massen wohl Milchsäure und Speichelfermente, nicht aber freie Salzsäure enthalten. Dieses Differentialmoment würde, wenn es einwandfrei bestätigt erscheint, idiopathischen Speiseröhrenerweiterungen bei Kardiospasmus von Magenerkrankung unterscheiden lassen. HEYROVSKY hat aber einen Fall beschrieben, bei dem freie Salzsäure in den aus dem erweiterten Oesophagus stammenden Aushebermassen konstatiert werden konnte, nachdem zuvor der Magen durch die vorhandene Gastrostomiefistel vollständig entleert worden war. Daher erscheint die Annahme berechtigt, daß die nachgewiesene freie Salzsäure aus versprengten Magenschleimhautinseln stamme, weshalb diesem differentialdiagnostischen Moment keine absolute Beweiskraft zugeschrieben werden kann.

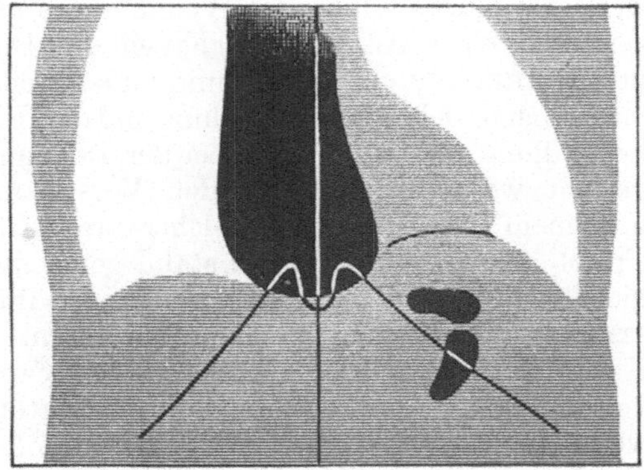

Abb. 3.

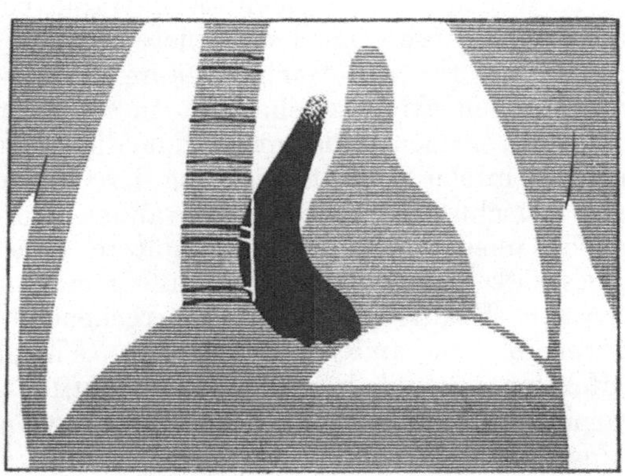

Abb. 4.

Abb. 3 u. 4. Röntgenbilder einer Oesophagusdilatation. (Aus: EMIL GLAS, Zur ösophagoskopischen Diagnose der Speiseröhrendilatation.)

Im nachfolgenden seien die *therapeutischen Maßnahmen* mitgeteilt, welche in den Fällen, in denen sich Kardiospasmus mit diffuser Dilatation kombiniert, angewendet werden:

1. Die Sondenbehandlung, welche ohne ösophagoskopisches Rohr oder durch den ösophagoskopischen Tubus hindurch eine Dehnung der kardiospastischen Partie herbeizuführen sucht. In solchen Fällen hat sich mir eine Cocainsondenbehandlung sehr bewährt, wobei das Ende der Sonde bei starkem Widerstand längere Zeit an der spastischen Partie liegen bleibt, bis dann akuterweise die Überwindung des Widerstandes möglich erscheint. Sehr gute Erfolge zeigte in einer Anzahl von Fällen die Dilatationssondenbehandlung, wie sie von Lotheissen geübt wird und andererseits die von Geissler und Gottstein angegebene Dehnungsbehandlung mittels Ballon. Der Fehler der alten Ballonbehandlung war der, daß er bei der Dehnung die Stelle, wo er zu wirken hatte, verläßt, weshalb Gottstein, dem Vorschlage von Geissler folgend, eine Sonde mit einem Ballon armierte, welcher durch Einlegen eines nicht dehnbaren Stückes Trikot oder Seidenstoffes so stabil gemacht wurde, daß er bei der Aufblähung nicht aus der verengten Stelle herausgedrängt wurde. Diese Geissler-Gottsteinsche Ballonsondenbehandlung kann auch in Fällen von chronischem Kardiospasmus, der mit hochgradiger Erweiterung der Speiseröhre einhergeht, von unten nach vorhergegangener Gastrostomie in Anwendung gebracht werden, wobei nach dem Prinzip der Sondierung ohne Ende der Ballon von oben in die Kardia hineingezogen wird und diese dehnt, wie Fälle von Gottstein und Heyrovsky beschrieben worden sind.

2. Was die medikamentöse Therapie bei Kardiospasmus und bei anderen Spasmen im ösophagealen Gebiete anlangt, so kommt hier vor allem Atropin und Papaverin in Betracht. Während Böhm von diesen Medikamenten keinen wesentlichen Erfolg gesehen hat, in einzelnen Fällen Atropin ihm sogar kontraindiziert erscheint, da nicht nur die Kardiaöffnung nicht begünstigt wird, sondern infolge der Herabsetzung der Peristaltik die Entleerung des Oesophagus eher verschlechtert wird, haben andere Autoren in einer gewissen Anzahl von Fällen über sehr günstige Resultate berichtet. So weisen Kaufmann und Kienböck darauf hin, daß es Fälle geben müsse, bei welchen der Übergang aus der mit Vagussymptomen einhergehenden und mit Atropin beeinflußbaren Form in jene andere infolge von Schleimhautveränderungen persistierende Affektion erkennbar sein müsse. Böhm hat einen starken Einfluß des Pilocarpins auf die peristaltischen Bewegungen und den Tonus der Längs- und Ringmuskulatur des Oesophagus gesehen und wendet hierbei 10 Tropfen einer 0,1%igen Lösung eine halbe Stunde vor der Mahlzeit an. Jedenfalls ist in Fällen besonderen Krampfes im Kardiagebiet Atropin zu versuchen, da seine Einwirkung auf das ganze autonome Nervensystem im Sinne einer Lähmung wiederholt nachgewiesen wurde.

3. Böhm befürwortet in Fällen intensiven Kardiakrampfes die Psychotherapie, welche ihm manchesmal gute Dienste geleistet hat. Jedenfalls kommt neben der Sondenbehandlung und neben den medikamentösen Versuchen auch die Hypnose und Suggestivbehandlung des Vagotonikers bei derartigen Krampfzuständen rationellerweise zur Verwendung.

4. Die operative Behandlung besteht in der Durchschneidung der spastisch kontrahierten Ringfasern, wie sie von Gottstein, Mikulicz, Wendel, Sauerbruch und Stierlin besonders angegeben worden ist. Hierbei handelt es sich um eine der Operation bei Pylorospasmus ähnliche Methode. Stierlin hat in seiner Arbeit „Zur Klinik und Pathologie des Ösophagospasmus" auf diesen Eingriff hingewiesen und mit Sauerbruch die transpleurale Laparotomie mit Längsspaltung der Kardia und folgende Quervernähung mit gutem Erfolge

durchgeführt. MIKULICZ hat die Dehnung der spastischen Kardia nach ausgeführter Gastrostomie von unten versucht, indem er mittels Zange, deren Branchen durch Gummischläuche geschützt waren, die Dehnung der spastisch kontrahierten Muskelpartien bewirkte.

5. Die Behandlung des Kardiospasmus mit der Diathermiesonde. MARTHA BRÜNNER-ORNSTEIN hat in der Gesellschaft der Ärzte in Wien Patienten mit Kardiospasmus demonstriert, die sich mit einer von ihr konstruierten Diathermiesonde behandelt hat, welche ebenso wie die GOTTSTEIN-Sonde eine Dehnung der Verengerung ermöglicht und gleichzeitig eine Diathermieelektrode darstellt. Sie verwendet hierbei Stromstärken von 0,5—0,7 Ampere, erklärt die Methode für ungefährlich und schmerzlos und rät, sie auf jeden Fall vor jedem größeren operativen Eingriff zu versuchen. Im übrigen sei bemerkt, daß bereits im Jahre 1925 WRIGHT in der Royal Soc. of med. in London ein Diathermieinstrument für die Speiseröhre demonstriert hat, welches eine Jacksonbougie mit ringförmigem Ende darstellte, durch welches der Diathermiestrom zur ösophagealen Schleimhaut geführt wird, das bei Verengerungen und Spasmen der Speiseröhre gut anzuwenden ist.

2. Die Divertikel der Speiseröhre.

Die Speiseröhrendivertikel sind umschriebene Ausbuchtungen der Oesophaguswand, welche durch Innendruck zustande kommen können und als *Pulsionsdivertikel* bezeichnet werden, während die sog. *Traktionsdivertikel,* wie sie ROKITANSKY zuerst beschrieben hat, durch Zug von außen entstehen und auf Adhäsionen und Narbengewebe chronisch entzündeter benachbarter Lymphdrüsen zurückzuführen sind. Die Pulsionsdivertikel liegen entweder über dem Oesophaguseingang, gehören als solche dem Hypopharynx an und werden nach ihrem ersten Bearbeiter als ZENKER*sche Divertikel* bezeichnet, während ROSENTHAL mit Rücksicht auf ihre Lokalisation ihnen den Namen *Grenzdivertikel* gab und KILLIAN sie *Hypopharynxdivertikel* nannte, für welchen Namen einzelne Autoren, wie z. B. SCHÖNING besonders eintreten, der die Bezeichnung Divertikel des Hypopharynx allen übrigen Benennungen vorzieht. Außer diesen im Hypopharynx gelegenen Pulsionsdivertikel gibt es noch solche, die in tieferen Abschnitten des Oesophagus gelegen sind und welche ihrer Lage gemäß als *epibronchiale* und *epiphrenale tiefsitzende Oesophagusdivertikel* bezeichnet werden. Schließlich wurden noch in der letzten Zeit funktionelle Speiseröhrendivertikel beschrieben (BARSONY), welche scheinbar über spastischen Partien des Oesophagus vorübergehend zur Bildung kommen und denen dieser Autor den Namen *Relaxationsdivertikel* gegeben hat.

A. Die Pulsionsdivertikel des Hypopharynx.
(ZENKERsche Divertikel.)

Diese Ausbuchtungen der Hypopharynxwand kommen durch Innendruck zustande und liegen an der Grenze zwischen Schlund und Speiseröhre. Circumscripte Partien dieses Gebietes reagieren unter bestimmten Verhältnissen bei gesteigertem Innendruck damit, daß hernienartige Ausbauchungen der Grenzschleimhaut erfolgen, die sich wesentlich vergrößern können und schließlich sogar große, sackartige Tumoren bilden. STARCK, welchem wir eine wesentliche Bereicherung unseres Wissens der ösophagealen Erkrankungen verdanken, hat diese Divertikel nach ihrem ersten Beschreiber als ZENKERsche Divertikel bezeichnet.

Interessant ist die Frage der Genese dieser Divertikel. Die entwicklungsgeschichtlichen Erklärungen, wie sie von König und Bergmann gegeben worden sind, erscheinen derzeit erledigt. Killian hat in seiner im Jahre 1908 erschienenen Arbeit über den Mund der Speiseröhre wichtige Beobachtungen mitgeteilt, welche nicht nur für die Physiologie der hypopharyngealen Schluckphase, sondern auch für die Entstehung dieser Grenzdivertikel außerordentlich wertvoll sind. Er hat nachgewiesen, daß es einen Speiseröhrenmund gebe, welcher hinter der Ringknorpelplatte liegt und im Ruhezustand durch Muskelwirkung dauernd geschlossen erscheint. Er hat ferner gezeigt, daß der Muskel der Lippe dieses Speiseröhrenmundes der schleuderförmige unterste Anteil des Musculus cricopharyngeus ist: Die Pars fundiformis des unteren Schlundschnürers ist der Hauptschließmuskel des Oesophagusmundes, welcher nach innen die Schleimhautlippe aufwirft. Ist er kontrahiert, so erscheint das Lumen der Speiseröhre zusammengedrückt, fest gegen die Ringknorpelplatte gepreßt. Durch dieses Anpressen des hinteren Wulstes der Lippe kommt die konkave, halbmondförmige Gestalt des Mundes zustande. Beim Öffnen desselben, wie es bei Würg- oder Schluckbewegung oder beim Vorschieben des ösophagoskopischen Rohres geschieht, resultiert die sternförmige Gestaltung des Lumens, wie sie auch sonst bei von ringförmigen Muskeln umgebenden Schleimhäuten wahrgenommen werden kann. Killian hat also auf Grund seiner physiologischen Beobachtung und auch auf Basis der anatomischen Tatsachen nachgewiesen, daß dieses tonisch kontrahierte Muskelband die Ursache des Oesophagusverschlusses ist, Verhältnisse, wie sie ähnlich auch an der Kardia zu finden sind, wo gleiche Innervationsbedingungen und reflektorische Regulierung bestehen. Er vergleicht den Oesophagusmundwulst mit dem Passavantschen Wulst, der hinter dem Gaumensegel an der seitlichen Rachenwand entsteht, wenn diese Stelle durch Würg- oder Schluckbewegungen zum Verschlusse gebracht wird. Diese Tatsachen, so interessant und wichtig sie für die Physiologie des Schluckens sind, so bedeutungsvoll erscheinen sie auch für die Erklärung der Entstehung der Hypopharynxdivertikel. Killians Befunde wurden von Goldmann, der bei zwei Fällen von Strumen, die er operierte, den Schluckmechanismus vom Kieferwinkel bis in die Thoraxapertur zu verfolgen Gelegenheit hatte, in vivo bestätigt. Pharynx und Oesophagus präsentierten sich als mäßig gefüllte Luftsäcke und waren durch eine ringförmige Furche voneinander getrennt. Diese Furche saß in der Höhe der unteren Ringknorpelhälfte. „Erfolgte nun die Aufforderung zu schlucken, so sah man die geschluckte Speichelmasse an der Ringfurche anprallen und nach wenigen Sekunden war die Einschnürung geschwunden. Der Ring öffnet sich und die beiden Luftsäulen des Pharynx und des Oesophagus gingen ineinander über, wurden eins." So konnte er mit Killian zugleich die Bildung und das Verstreichen der Ringfurche bei Schluckbewegungen verfolgen. Das Divertikel sitzt über dem Oesophagusmund zwischen der Pars obliqua und Pars fundiformis des Musculus cricopharyngeus. Die Schwelle des Divertikels ist die Lippe des Oesophagusmundes, i. e. die zuweilen hypertrophisch entwickelten transversalen Fasern der Pars fundiformis. Goldmann ist von der Richtigkeit dieser Auffassung so überzeugt, daß er sogar die Frage aufwirft, ob es nicht möglich wäre, die Entwicklung der Divertikel im ersten Anfange durch brüske Dilatation des Oesophagusmundes oder durch bloße Durchschneidung des Sphincters zu verhindern.

Das als Locus minoris resistentiae gewertete sog. Laimersche Dreieck ist jene schmale Partie der hinteren Hypopharynxschleimhaut, welche zwischen der Pars obliqua und der Pars fundiformis des Musculus cricopharyngeus zu liegen kommt und nur von schwacher Längsmuskulatur gedeckt erscheint. So betont Schöning, daß dadurch, daß die Fasern der Pars obliqua des Musculus cricopharyngeus im Bogen schräg nach oben laufen, sich zwischen diesen und den quer verlaufenden unteren Fasern dieses Muskels diese nur von Längsmuskulatur bedeckte Stelle der Hinterwand bildet, welche bei erheblich gesteigertem Innendruck eine schwächere Partie darstellt, gegenüber den anderen Teilen der Pharynxwand in gleicher Höhe, welche vorn durch den Kehlkopf und die überragenden Spitzen der Glandula thyreoidea auf der Seite gestützt wird. Auch wir sind auf Grund zahlreicher Beobachtungen zu der Ansicht gelangt, daß gewisse mechanische Momente bei entsprechend prädisponierten Individuen (stark ausgebildetes LAIMERsches Dreieck, gesteigerter Tonus oder Krampf des Oesophagusmundes, starke Verknöcherung der Kehlkopfknorpel) bei der Entstehung des Hypopharynxdivertikels die Hauptrolle spielen. Der wenig gekaute und schnell gegen den Oesophagusmund gepreßte Bissen findet daselbst den Widerstand, der durch den geschlossenen Oesophagusmund zustande kommt. Die Starre der bei älteren Männern teilweise verknöcherten Kehlkopfknorpel ist ein Adjuvans zur Stauung, indem ein Ausweichen der ösophagealen Wand nach vorne hintangehalten wird. Befindet sich nun z. B. der Ringmuskel des Oesophagusmundes in einem Krampfzustand, so wird der mit einer gewissen Gewalt gegen den Mund der Speiseröhre gestoßene Bissen bei Nichtüberwindung des Widerstandes, i. e. bei Mißverhältnis zwischen der Größe des Druckes und der des geleisteten Widerstandes zur Ausweitung, zur Dehnung der über dem krampfhaft kontrahierten Oesophagusmund gelegenen Schleimhautpartien führen, und zwar an jenen Stellen, welche den geringsten Widerstand entgegensetzen. Eine Theorie, wie sie bereits im Jahre 1900 von STARCK in seinem Buche „Die Divertikel der Speiseröhre" als die mechanische im Gegensatz zu der von anderer Seite herangezogenen entwicklungsgeschichtlichen Erklärung der Divertikelgenese gelehrt wurde. Damals waren die KILLIANschen Befunde vom Munde der Speiseröhre noch nicht bekannt. Erst durch diese

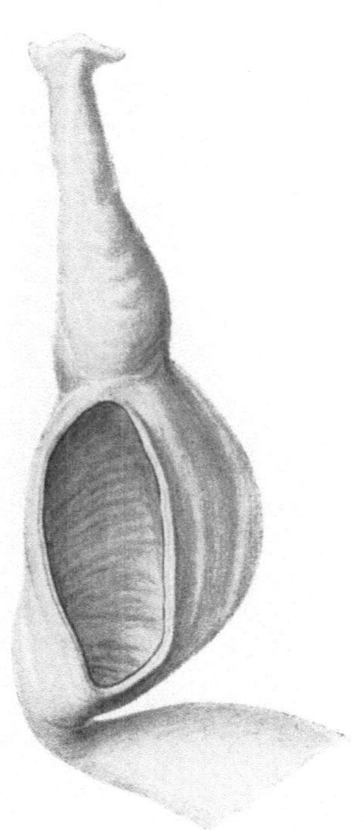

Abb. 5. Atresie des Oesophagus mit sekundärer Dilatation. (Path.-anatom. Institut der Univ. Wien [Prof. MARESCH].)

wurde erwiesen, daß der Speiseröhrenmund das Hindernis bildet, welches der Entwicklung des Hypopharynxdivertikels Vorschub leistet, ähnlich wie der Spasmus der Kardia Dilatation des Oesophagus oder tiefsitzende Divertikel zur Folge haben kann. So wie Kardiospasmus Oesophagusdilatation erzeugt, so hat Spasmus des Oesophagus in seinem oberen Bereiche im Gebiete des Oesophagusmundes Dilatation des Hypopharynx zur Folge. Daß dieses Ausweichen vorzüglich in der hinteren Partie über der Lippe des Oesophagusmundes statthat, während seitliches Ausweichen meist nicht zu beobachten ist, dafür wird der Umstand verantwortlich gemacht, daß seitlich die Wände des Hypopharynx, wie bereits bemerkt, von den Kuppen der Schilddrüsenlappen gestützt werden, Befunde, wie sie KILLIAN besonders bei Divertikelpräparaten aufgefallen sind. Dadurch restiert als die schwächste Stelle über dem Oesophagusmund die Hinterwand des Hypopharynx, das ist jene Partie, die bei Überdruck zuerst und allein zur Dehnung gebracht wird: Hier beginnt die Hernienbildung der Schleimhaut, und das ist auch der Grund, warum das Oesophagusdivertikel seinen typischen

Sitz an dieser Stelle hat. Hierbei spielen auch Oesophagusspasmen (siehe mein diesbezügliches Kapitel „Motorische Neurosen der Speiseröhre") eine Rolle, indem Krampfzustände im oberen Bereiche der Speiseröhre zur Stauung und sekundärer Dehnung führen. Zudem sei hier besonders die von EICKEN betonte traumatische Genese des Divertikels angeführt, wie sie in der Literatur nicht selten zu finden ist, wo ein einmaliges größeres Trauma bei hierzu prädisponierten Individuen die Entstehung der hypopharyngealen Ausbuchtung veranlaßt oder zumindesten fördert. GUISEZ hat eine Anzahl Fälle von Oesopahgus-

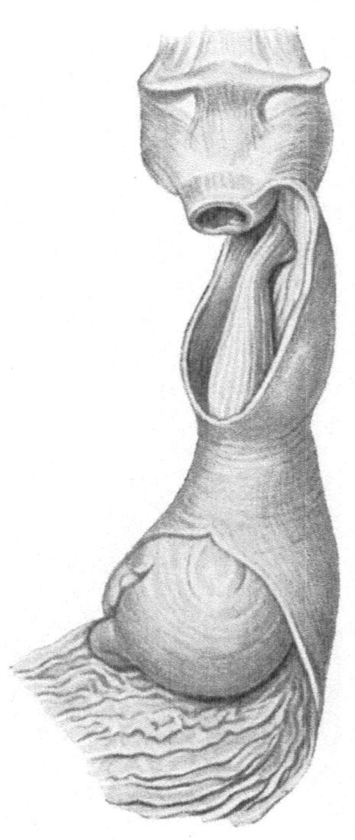

Abb. 6.
Polyp des Fornix pharyngis mit sekundärer Oesophagusdilatation. (Path.-anatom. Institut der Univ. Wien [Prof. MARESCH].)

divertikel ösophagoskopiert, wo er Spasmus des Oesophaguseinganges und Divertikelbildung konstatierte. BOENNINGHAUS hat in einer interessanten Arbeit „Ein Fall von Krampf im Halsteil der Speiseröhre mit Divertikelbildung. Mit einer Betrachtung zur Physiologie des Schlundes" gleichfalls einen solchen Fall beschrieben, doch betont er, daß die spastische Kontraktion ausschließlich im Anfange des Oesophagus saß, während das hypopharyngeale Gebiet erweitert erschien. So ist er im Gegensatz zu der KILLIANschen Auffassung der Überzeugung, daß nur die Muskulatur des Oesophagus an der Kontraktion teilnimmt, nicht aber der Schleudermuskel, dessen Kontraktion nach der KILLIANschen Deutung von besonderer Wichtigkeit ist. Doch scheint ihm das sog. ELZEsche Wundernetz von besonderer Bedeutung. Bereits BECK hat betont, daß der Vorsprung im hypopharyngealen Gebiet, der von KILLIAN auf die Pars fundiformis des Cricopharyngeus zurückgeführt wurde, nicht muskulärer Natur sei. BOENNINGHAUS hat diesen Gedanken weiter ausgebaut und erklärt, es sei nicht nötig, eine tonische Kontraktur im Hypopharynxgebiet anzunehmen, da das ELZEsche Wundernetz, welches sich beispielsweise beim Abziehen des Larynx von der Hinterwand darstellt, der prominente Wulst über dem Oesophagusmund sei. „Das Wundernetz hat durch seine breite Verbindung vorne mit den Kehlkopfvenen und besonders hinten mit dem Plexus venosus pharyngeus durch die hintere Hypopharynxwand hindurch die Möglichkeit, sich schnell durch Druck zu füllen und zu entleeren" (BOENNINGHAUS).

Ich kann diesen Anschauungen des letztgenannten Autors nicht beipflichten, da ich bei wiederholten ösophagoskopischen Untersuchungen bei Spasmen der Speiseröhre und bei Hypopharynxdivertikeln konstatieren konnte, daß der Krampf in Ringknorpelhöhe sowohl Oesophagus als auch unteren Hypopharynx befällt. Wenn auch oben eine halbmondförmige Gestalt des Lumens zu finden ist, während der eigentliche Oesophaguseingang sich rosettenförmig darstellen kann, so sprechen diese Durchschnittsbilder durchaus nicht gegen die Mitbeteiligung der unteren Pharynxmuskulatur an dem Zustandekommen der Divertikel. Eher erscheint die Annahme der Mitbeteiligung des ELZEschen Wundernetzes an deren Genese nicht sehr befriedigend, ebenso wie die Deutung BOENNINGHAUS, daß dieses Netz gegenüber der dem Bissen beigemengten Luft als Filter wirke. Sicher aber ist auch dieser Autor der Anschauung, daß Krampf (Ösophagospasmus) und Divertikelbildung innig miteinander zusammenhängen, die Divergenz in der Auffassung der beiden Forscher besteht bloß darin, daß Boenninghaus nur den Eingang des Oesophagus von Spasmus befallen sieht, während Killian, Goldmann u. a. auch das untere Hypopharynxgebiet mit der unteren Partie des Musculus cricopharyngeus als mitbeteiligt bezeichnet. Es wird jedenfalls Aufgabe der Nachuntersucher sein zu bestimmen, ob und wann die Auffassung, daß die tonische Contractur des Hypopharynx auszuschließen sei, ihre Richtigkeit habe, wobei aber nicht vergessen werden darf, daß die bei der Ösophagoskopie zum Studium dieser Verhältnisse angewendete größere Cocainmenge Spasmen zu lösen vermag und daher die tatsächlichen Verhältnisse zu verschleiern imstande ist.

Bemerkenswert ist die Beobachtung von Isaak, der in seiner Arbeit „Ein Beitrag zur Kasuistik und Symptomatologie des Oesophagusdivertikels" einen Fall beschreibt, bei welchem er den Hornerschen Symptomenkomplex fand, i. e. Ptosis, Myosis und Exophthalmus, kurzum Erscheinungen, welche als sekundäre Momente zu deuten sind, indem das Divertikel auf den Grenzstrang des Sympathicus einen Druck ausübte, oder aber die Symptome eine Entzündung des Sympathicus anzeigen, welche ätiologisch für die Divertikelbildung verantwortlich gemacht werden könnten. Es wäre dieser Zusammenhang in Parallele mit den Beziehungen zwischen Vagusaffektion und Kardiospasmus (bzw. Oesophagusdilatation) zu bringen, welche interessante Momente durch die Fälle von Kraus, Paltauf, Heyrovsky und Glas (siehe das Kapitel „Idiopathische Dilatation des Oesophagus") eine gewisse Aufklärung fanden.

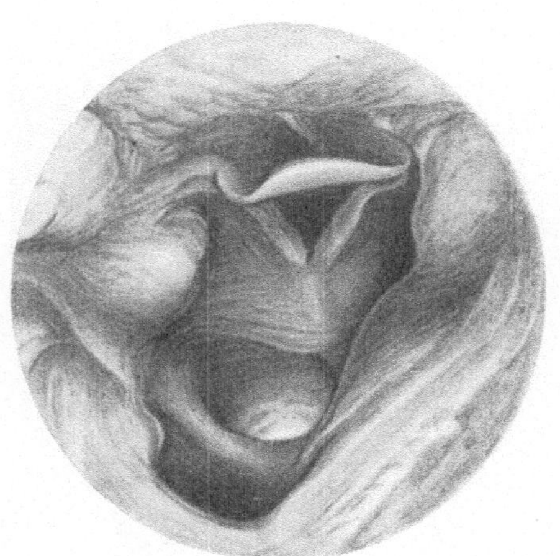

Abb. 7. Zenkersches Hypopharynxdivertikel.

Die Symptome des Hypopharynxdivertikels sind verschieden, ebenso wie die den Kranken belästigenden Momente vielfach variieren. Die Patienten klagen über wechselnde Schluckbeschwerden, geben an, daß die Speisen im Halse stecken bleiben, bestimmen manchmal genau den Ort des Widerstandes im Gebiete der Ringknorpelenge, manchmal lokalisieren sie das Hindernis weit tiefer, nicht selten berichten sie über Krampfzustände, Zusammenschnüren des Halses, welches auch ohne Nahrungsaufnahme zustande kommt (Spasmus des Oesophagusmundes?), feste Speisen gehen meist schlecht oder gar nicht hinunter, flüssige leichter, manchmal hören die Kranken selbst klucksende Geräusche beim Schlucken, nicht selten entleeren sich Speisereste einige Zeit nach eingenommener Mahlzeit nach oben, Aufstoßen und Druckgefühl im Halse ist häufig. Manche geben an, bei gewisser Halsstellung wesentlich besser zu schlucken, andere beobachten hier und da auftretende Schwellungen am Halse, zwei Patienten meiner Reihe geben genau an, durch Druck im linken Halsgebiet daselbst befindliche gefüllte Säcke entleert zu haben. Foetor ex ore infolge Zersetzung im Sacke sowie sekundär oft stark auftretender Hustenreiz infolge Irritation des Kehlkopfeinganges vervollständigen das Bild und verstärken die Annahme eines Grenzdivertikels, dessen charakteristische Symptome sich aus der Kombination von Reiz- und Stenoseerscheinungen ergeben.

Zu den nachweisbaren Symptomen dieser Erkrankung gehört vor allem das zuerst von v. Eicken besonders betonte Auftreten von Schaum im Gebiete des

Recessus piriformis, über welche Erscheinung OPPIKOFER, WAGENER, KRASKE, SCHOENING u. a. genauer berichtet haben. Es ist sicher, daß dieses Symptom an die Diagnose des ZENKERschen Divertikels denken lassen muß, es sei aber nicht vergessen, daß Schaumbildung in diesen Recessus auch bei einer großen Zahl anderer Affektionen, wenn auch nicht vielleicht konstant zu finden ist. Bei Tumoren der oberen Speiseröhre, bei entzündlichen Affektionen dieser Gegend, bei großen idiopathischen Dilatationen des Oesophagus, bei Oesophagusspasmus ohne sekundäre Ausweitung des Hypopharynx, bei bulbären und pseudobulbärparalytischen Affektionen, bei länger eingekeilten Fremdkörpern, sowie bei den von mir beschriebenen eigentümlichen Deglutitionsstörungen bei Anästhesie oder Hypästhesie des Hypopharynx kann Schaum im Gebiete

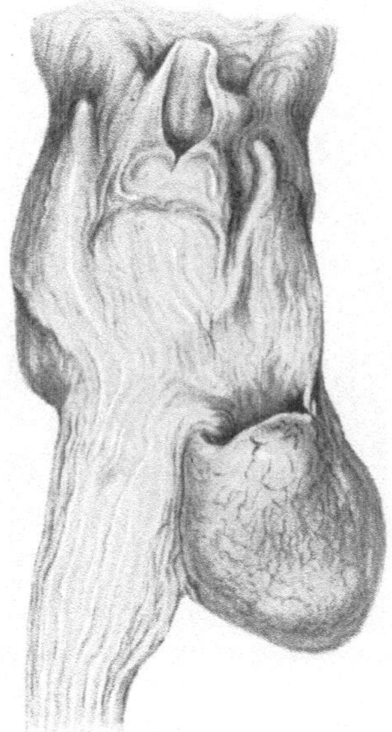

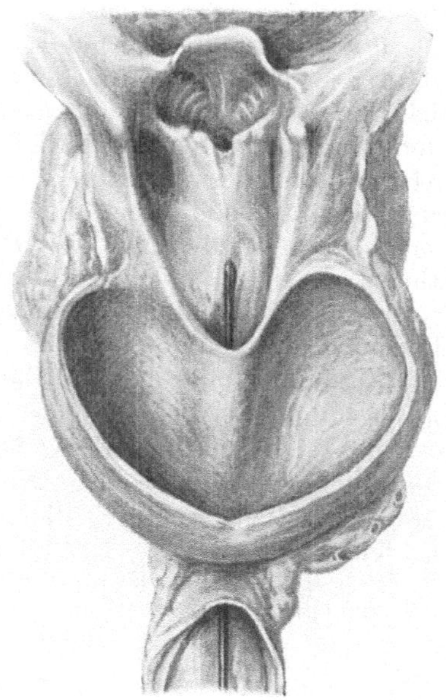

Abb. 8. ZENKERsches Hypopharynxdivertikel.   Abb. 9. ZENKERsches Hypopharynxdivertikel.

des Recessus piriformis gefunden werden, so daß OPPIKOFER mit Recht der Anschauung ist, daß dieses Symptom wohl für Oesophagusdivertikel suspekt ist, ohne jedoch absolut charakteristisch zu sein. So fand z. B. WAGENER dasselbe bei Larynxödem, bei postdiphtheritischer Schlucklähmung, sowie bei Carcinom der Speiseröhre, kurzum bei all jenen Affektionen, welche eine Schluckstörung im Gebiete des Hypopharynx oder im Bereiche der oberen Speiseröhrenpartien bedingen. SCHÖNING hat in seiner aus der Klinik EICKEN hervorgegangenen Arbeit besonders darauf hingewiesen, daß das einseitige Auftreten von Schaum im Sinus piriformis sehr zu berücksichtigen sei. So berichtet er über einen Fall, bei dem nach röntgenologischer Diagnose eines Oesophagusdivertikels von anderer Seite links eingegangen worden war, ohne daß man die Speiseröhrenausbuchtung gefunden hätte. In diesem Fall wurde Schaum im rechten Recessus gesehen, welcher besonders bei Preß- und Würgebewegungen ruckartig aus der Tiefe zu kommen schien, den rechten Sinus überschwemmte. Die ösophagoskopische und nochmals vorgenommene Röntgenuntersuchung bestätigte denn auch den Sitz des Divertikelsackes auf der rechten Seite. Auf Grund dieser und ähnlicher Befunde kann man in der Schaumbildung im Recessus piriformis ein auf Divertikel hinweisendes, aber für dieses nicht absolut beweisendes diagnostisches Moment erblicken, das bei einseitigem Auftreten den Verdacht auf Vorhandensein dieser Affektion bei Nachweis sonstiger hierfür sprechender subjektiver Momente verstärkt.

Zur sicheren Diagnose des Grenzdivertikels bedürfen wir aber der *Ösophagoskopie* und der *Röntgenuntersuchung*.

Die Ösophagoskopie kann bei Einführung des Rohres direkt in den im Ringknorpelgebiete gelegenen Divertikelsack führen. Dort stößt das Rohr auch bei Cocainisierung des Oesophaguseinganges auf einen Widerstand, der ein weiteres Vorrücken unmöglich macht. Zieht man in diesem Augenblick das Rohr zurück, so kann man unter Umständen die Schwelle des Divertikels wahrnehmen. Diese präsentiert sich in einer Anzahl von Fällen als ein dicker, horizontal verlaufender Wulst, der manchmal leicht ödematös aussieht, hier und da jedoch auffallende Blässe zeigt und nach vorne gerückt erscheint. Bei vorsichtiger Manipulation stellt sich nicht selten der Divertikeleingang durch Kontraktion der Schwellenmuskulatur in Form eines kleinen Loches dar, welches durch weiteres Vorschieben des Rohres erweitert werden kann und auch bei tiefer Inspiration einen tieferen Einblick in den Divertikelsack gewährt. Nachweis des abgeschlossenen Blindsackes sowie Einstellung der Schwelle ermöglichen die sichere Diagnose des Grenzdivertikels. Die Schleimhaut des Sackes zeigt nicht selten starke Faltung, welche durch Vordrängen des Tubus geglättet werden kann, manchmal finden sich Zeichen von Entzündung in Form von Auflagerungen sowie Verfärbung der Schleimhaut. In zwei Fällen fiel mir die düsterrote, stark hyperämische Form der Schleimhaut auf, und zwar bei Patienten, deren Divertikeleingang besonders enge erschien und bei denen vagotonische Dispositionen nachgewiesen werden konnten, sowie gewisse Erscheinungen auf rezidivierenden Ösophagismus hinwiesen. Die Einführung des Rohres nach Zurückziehen aus dem Divertikel und Erreichung der Schwelle im ösophagealen Gebiet ist nicht selten schwierig, was auf die rosettenförmige Verengerung des Speiseröhrenlumens zurückzuführen ist, manchmal aber auch durch die Verdeckung dieser Öffnung durch das starke Vorspringen der prominenten Schwelle ihre Erklärung findet. Jedenfalls ist die von EICKEN in seiner Arbeit über die klinische Verwertung der direkten Untersuchungsmethoden geäußerte Ansicht, daß die Untersuchung eines Divertikelpatienten besondere Übung und Gewandtheit in der Handhabung des Ösophagoskopes erfordere und zweifellos zu den schwierigsten Aufgaben dieser Methode gehöre, zu Recht bestehend. Auch SCHÖNING betont, daß es manchmal viel Mühe, Ruhe und Überlegung kostet, um den Eingang in die Speiseröhre mit dem Tubus zu finden, doch fügt er hinzu, daß es bei der heutigen Vervollkommnung und Verfeinerung des Instrumentariums und bei Anwendung der nötigen Vorsicht nicht allzu schwierig sein dürfte, zum Ziele zu gelangen.

Wie bereits STARCK angeführt hat, sind zwei Typen des Divertikeleinganges zu beobachten: Weite Öffnungen in jenen Fällen, wo das Divertikel die direkte Fortsetzung des Hypopharynx bildet und engere Öffnung spaltartiger oder afterartiger Form, die im Gebiet der hinteren Wand der Speiseröhre zu liegen kommt. Während man bei ersteren bei der Einführung des Tubus zumeist sogleich in den Divertikelsack gerät und bei Übersehen der Schwelle des Divertikels erst bei weiterem Vorrücken auf das blinde Ende der sackartigen Ausbuchtung aufmerksam wird, führt das Rohr bei letzteren zumeist direkt in den Oesophagus und kann die Einstellung des Divertikels erst nach genauer Inspektion und Absaugung und nach wiederholten kurzen Auf- und Abwärtsbewegungen des Rohres gefunden werden.

19*

Während der Nachweis des ausgebildeten Divertikels nicht schwierig erscheint, kann die Diagnose der beginnenden Ausbauchung gewisse Schwierigkeiten bereiten. Bei Betrachtung dieses Krankheitsbildes darf man an den Krampf im Bereiche des Oesophagusmundes nicht vergessen. Ösophagismus an dieser Stelle nach Auffassung der Autoren durch Krampf der Pars fundiformis des Krikopharyngeus erhöht den Widerstand, welchen die mechanischen Verhältnisse in der Ringknorpelenge dem vordringenden Tubus bieten. Nun kann oberhalb dieser Enge Erweiterung stattfinden, ohne daß es jedoch zu einer hernienartigen Ausbuchtung der Schleimhaut kommt. Die Exkursionsfähigkeit des Tubus ist erhöht, die Schleimhaut über dem krampfhaft geschlossenen Oesophagusmund nicht selten im Zustand der Reizung. In solchen Fällen handelt es sich um mäßige Erweiterungen im hypopharyngealen Gebiete, ohne daß es noch zu Divertikelbildung kommen würde. (Ein derartiger Befund ist der idiopathischen Dilatation der Speiseröhre bei Kardiospasmus parallel zu setzen.) STARCK betont als für beginnende Divertikel charakteristisch die Verfärbung der betreffenden Schleimhautpartie. Dieselbe ist dunkler und röter als die umgebende Schleimhaut, die untere Umrandung, welche später zur Schwelle wird, springt deutlich ins Lumen vor, was besonders bei Zurückziehen des Rohres auffällt.

Das Röntgenverfahren wurde im Laufe der letzten Jahre von RUMPELL, HOLZKNECHT, ZIENSSEN und RIEDER sowie von KAUFMANN

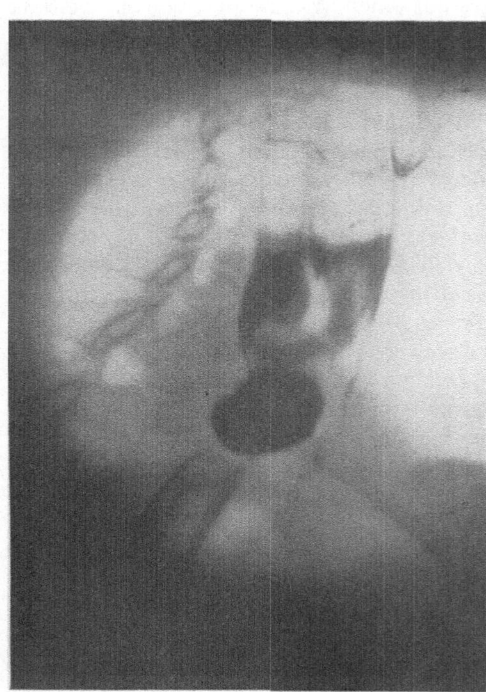

Abb. 10. Röntgenbild eines Oesophagusdivertikels.

und KIENBÖCK und RÖDLER besonders angewendet und ist, wie im entsprechenden Kapitel nachzulesen, die Vervollkommnung der Technik heute eine solche, daß das Divertikel in fast allen Fällen röntgenologisch gut darstellbar erscheint. Hierbei bedient man sich auch der lateralen Durchleuchtung sowie der Fechterstellung, wodurch gleichzeitig die Lagebeziehungen des Divertikels zur Speiseröhre, zum Kehlkopf und zu anderen benachbarten Organen manifest wird. In einer Anzahl von Fällen werden sich Ösophagoskopie und Oesophagusdurchleuchtung besonders zu ergänzen haben, um eine einwandfreie Diagnose zu ermöglichen.

Die einzige *Therapie* bei größeren und kleineren Hypopharynxdivertikeln, welche den Patienten stärkere Beschwerden machen, ist die operative. Hierbei kommen drei verschiedene Verfahren in Betracht: 1. Die Exstirpation des Sackes, 2. das Einstülpungsverfahren und 3. die Verlagerung des Divertikels. BERGMANN hat als erster ein Oesophagusdivertikel mit gutem Erfolge im Jahre 1890 operiert, wobei sein Verfahren in stumpfer Herausschälung des Sackes und Abschneidung desselben am Abgang vom Oesophagus bestand. Hierbei wurden während der Abtragung zahlreiche Schleimhautnähte gelegt und über diesen einige Bündel Bindegewebe mit Seidenligatur umschnürt, wonach die ganze Wunde mit Jodoformgaze austamponiert und der unterste Teil vernäht wurde. Die einige Tage nach der Operation beobachtete Fistel schloß sich einige Wochen später wieder und bemerkt hierzu BERGMANN, daß die Schluckbewegungen, selbst wenn bloß im Munde und Pharynx sich ansammelnde Sekrete verschluckt werden, sehr bedeutend an den Fäden zerren und dadurch die Prima intentio der Wundheilung verhindern. Von den verschiedenen jetzt geübten Operationsverfahren wird die von GOLDMANN angegebene zweizeitige Operation, welche in Abschnürung des Sackes und späterer Abtragung besteht, vielfach bevorzugt. Hierbei wird das Divertikel sorgfältig isoliert und nach Anlegen einer Seidenligatur um den Hals desselben nach oben und außen geleitet

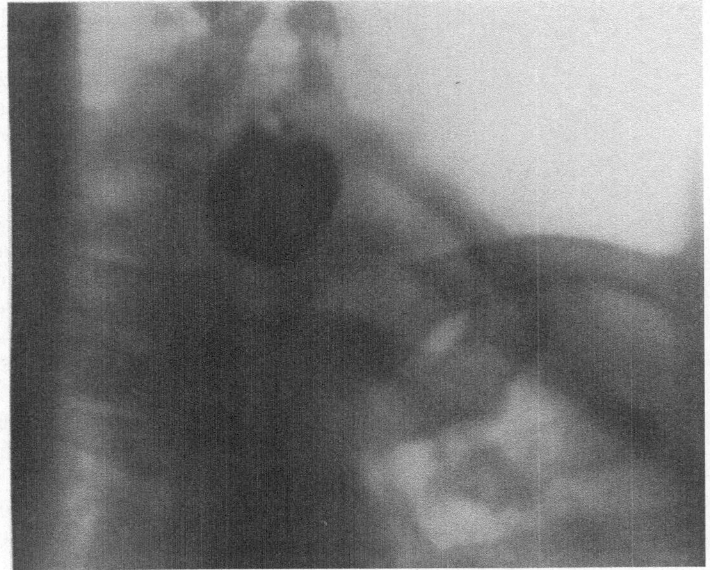

Abb. 11. Röntgenbild eines Oesophagusdivertikels.

und mit seinem Fundus am äußeren Wundrand fixiert. Gute Drainage oder leichte Tamponade sorgen für Sekretabfluß und haben die Aufgabe, eine Infektion des Mediastinums zu verhindern. Nach einigen Tagen stößt sich der Sack ab, wobei es entweder zu einem Verschluß der Abgangsstelle oder zu leichter Fistelbildung kommt, die nach kurzem von selbst zuheilt. VON BECK schnürt das Divertikel gleichfalls ab und tamponiert es von außen ab, bis es 8—10 Tage nach der Operation spontan abfällt. BEVAUX hat nach Abschnürung des Divertikels dasselbe abgetragen und den Stumpf nach Einstülpungsnaht versenkt. KOCHER und FRANZ KÖNIG haben primär excidiert und genäht. Die Methode von FRITZ KÖNIG und LIEBL besteht in Hinauffixation des Sackes, um auf diese Weise das Eindringen von Speisen zu erschweren. Der Divertikelsack wird freigelegt, unter dem vorderen Teil des Musculus omohyoideus durchgezogen und am Periost des Zungenbeines fixiert. Die Vorteile, welche die Autoren dieser Diverticulofixation nachrühmen, sind die, daß es hierbei nicht zur Eröffnung des Divertikels kommt und daß daher die präliminare Gastrostomie, welche manche Operateure der Divertikelausschälung vorausschicken, um möglichst lange die Schluckbewegungen auszuschalten, überflüssig erscheint.

Helmuth Lüpke berichtet über folgende von Perthes geübte Methode: Er operiert in Lokalanästhesie, welche den Vorteil hat, daß das postoperative Erbrechen fehlt und daß die Ausfüllung des Sackes durch Schlucken des Patienten erleichtert wird. Der Verschluß des Oesophagusmundes geschieht durch Einstülpung des Divertikelrestes in das Lumen der Speiseröhre und Heranziehung von möglichst vieler normaler Oesophaguswand zur Vernähung über der Versenkungsstelle. Kurt Deis legt bei Beschreibung der Beckschen Modifikation Wert darauf, daß eine Gebärmuttersonde in den Sack eingeführt werde, worauf derselbe auf der Sonde stumpf ausgelöst wird. Bei Erreichung der Basis des Divertikels wird die Sonde langsam aus den Sack herausgezogen, die Abgangsstelle durch den Oesophagus vom Operateur komprimiert, während man nun versucht, die Schlundsonde tiefer in den Oesophagus einzuführen. Hierauf Ligatur des Sackes, mehrtägige Tamponade. Der Sack stößt sich nach 1 bis 2 Wochen spontan ab. Spiess hat den Mangel des Goldmannschen Verfahrens dadurch zu beheben versucht, daß er Instrumente zwecks festerer Abschnürung des Divertikelsackes konstruierte. Dieses Instrumentchen reguliert die über den Divertikelsack gelegte Schlinge, welche vom 3. Tag an täglich 1- bis 2mal verkleinert werden kann, bis nach einigen

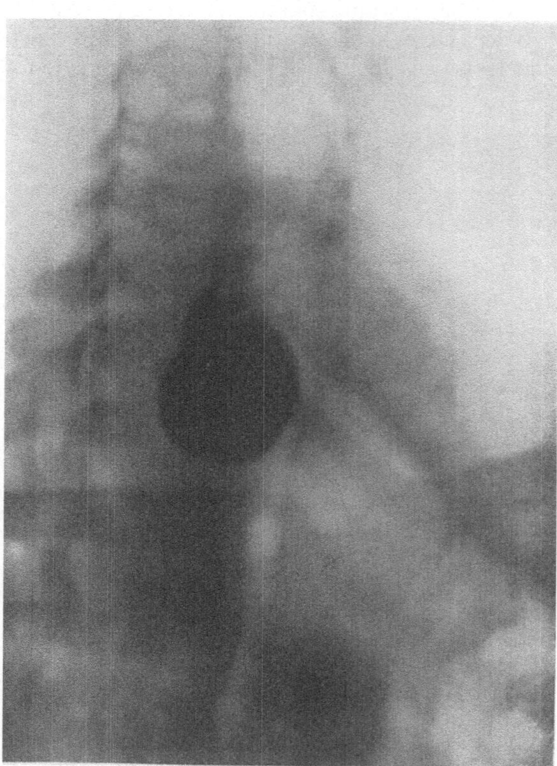

Abb. 12. Röntgenbild eines Oesophagusdivertikels.

Tagen die Abschnürung vollkommen ist. Bei der Beckschen Methode handelt es sich, wie bereits oben angedeutet, um Anlegung einer Ligatur um das ausgelöste Divertikel an dessem Halse mit Vorlagerung des Sackes und Selbstabstoßung des nekrotischen Divertikels. Die Operation, wie sie von Deis detailliert angeführt wird, besteht in dem typischen Schnitt am vorderen Rande des Musculus sternocleido links (manchmal wenn nötig rechts), Schnitt durch die Haut, das Platysma, Durchtrennung oder Abziehung des Musculus omohyoideus sowie Einführung einer Sonde in das Divertikel. Hierauf werden die großen Gefäße lateral abgezogen, eine vorlagernde Struma entweder reseziert oder medial abgetrennt, worauf die stumpfe Auslösung des Divertikelsackes vom Ende aus statthat. Kompression des Divertikelhalses nach Herausziehen der Sonde aus dem Sacke und Zuschnürung der Abgangsstelle desselben mit mitteldicker Ligatur. Hierauf Vorlagerung des Sackes in die Wunde, Tamponade der Wundtiefe, Drainage. Sodann erfolgt am Tage nach der Operation die Ernährung bereits per os, der Tampon wird einige Tage später entfernt, der Divertikelsack stößt sich nach 8—10 Tagen ab. Nicht unerwähnt sei, daß in gewissen Fällen die Basis des Divertikels durch einen starken Venenplexus gekennzeichnet ist und dieses dem ELZESCHEN venösen Wundernetz entsprechend zur Erkennung der richtigen Ligaturstelle an der Basis des Divertikelsackes dient. Das von GIRARD angegebene Einstülpungsverfahren besteht in der Hineinstülpung des herauspräparierten Divertikels in das ösophageale Lumen und kommt nur für kleinere Divertikel in Betracht. LENGEMANN hat bei einen 72jährigen sehr geschwächten Mann, bei welchem er dieses Einstülpungsverfahren versuchen wollte, aber wegen zu starker Entwicklung der Muscularis nicht ausführen konnte, die Muscularis am Halse des Divertikels zirkulär durchschnitten und hierauf distalwärts abpräpariert, was sehr leicht gelang, worauf die Einstülpung des dünn gewordenen Divertikelsackes durchgeführt werden konnte. Nicht unerwähnt sei, daß man auch *endoösophageale* Operationen versucht hat, bei denen nach Einführung des Ösophagoskopes der Boden des Divertikels mit einer Zange gefaßt wird, vorsichtig in das Lumen hinaufgezogen und hierauf eine Ligatur angelegt wird, wie z. B. W. MEYER, New York beschreibt. Mir erscheint aber die Technik dieser Maßnahmen so schwierig und kompliziert, daß besonders bei jenen Divertikeln, bei denen starke Adhäsionen mit der Umgebung vorhanden sind, der Versuch einer solchen Maßnahme an der Schwierigkeit der Materie scheitern muß, wie auch der Gefahrkoeffizient bei diesem operativen Versuch mit Rücksicht auf die Kleinheit des Operationsfeldes unvergleichlich höher anzusetzen ist als der extraösophagealer Operationen.

Die konservative Behandlung des Divertikels, die hier und da besonders geübt wird, besteht in der Stenosenbehandlung mit der LEUBE-ZENKERschen Divertikelsonde. KRAUS führt an, daß man bei dieser Behandlung die Schwelle des Divertikels langsam zu erweitern vermag und dem Rate BERGHAUS und STARCK folgend durch diesen Druck anstatt des Divertikels mit schmalem Hals evtl. eine breitere Ausbuchtung im hypopharyngealen Gebiete erzeugen kann, wodurch eine spindelförmige Dilatation des Hypopharynx an Stelle des Sackes zustande kommt, welche gewiß den Patienten geringere Beschwerden verursacht als ein schmalhalsiger Divertikelsack. Auch LOTHEISSEN hat mittels einer mit Ballon versehenen Sonde die Schwelle des Divertikels wegzudrücken versucht, um durch Innendruck den Widerstand der krampfhaften Muskelkontraktion zu überwinden und auf diese Weise gewisse Erfolge erzielt.

B. Die eigentlichen Oesophagusdivertikel,

i. e. die Ausbuchtungen der Speiseröhrenschleimhaut selbst teilen sich in die seltenen Pulsionsdivertikel der Speiseröhre, welche je nach ihrer Lokalisation als epibronchiale und epiphrenale Oesophaguspulsionsdivertikel bezeichnet werden und in die zuerst von ROKITANSKY beschriebenen Traktionsdivertikel, welche durch Außenzug zustande kommen.

Die Pulsionsdivertikel der Speiseröhre können im Verlauf des ganzen Oesophagus zur Bildung kommen, doch bevorzugen sie die eben angegebenen beiden Stellen und haben nach der Ansicht der Autoren verschiedene Ätiologie: Spasmen, welche unterhalb der Ausbuchtung zu finden sind, Druck des Bronchus, Nerven und Gefäßlücken, welche der hernienartigen Ausstülpung der Oesophaguswand Vorschub leisten, aber auch entwicklungsgeschichtliche Störungen werden für das Zustandekommen dieser seltenen Formen beschuldigt. Wenn man die Genese der Pulsionsdivertikel des Oesophagus der des Hypopharynxgebietes parallel stellen will, so muß das Mißverhältnis zwischen dem Widerstand der ösophagealen Schleimhaut und dem Druck des herabgleitenden Bissens ins Auge gefaßt werden. Kardiospasmus und Spasmus der Oesophaguswand an bestimmten Stellen kann bei starkem Druck des vorgeschobenen Bissens zur sekundären Ausweitung der Wand führen und so wäre die Entstehung solcher Oesophagusdivertikel der der idiopathischen Oesophagusdilatation gleichzusetzen. Sind gewisse Partien bei der Speiseröhrenerweiterung widerstandsfähiger, so kommt es zur Buchtenbildung, welche zumal bei Schnellessern durch Speisezufuhr, Stauung und Liegenbleiben der Ingesten weitere Fortschritte macht. Daß diese tiefen Oesophagusdivertikel, welche dem Hypopharynxdivertikel ähnliche Symptome zeigen, auch manchmal mit Glück radikal angegangen werden können, dafür sei ein von SAUERBRUCH mitgeteilter Fall Beweis, bei welchem ein großes epiphrenales Oesophagusdivertikel, das mit sekundärem Kardiospasmus verbunden war, durch Radikaloperation zur Ausheilung kam. SAUERBRUCH führte hierbei die seitliche Thorakotomie aus, worauf das Divertikel zwischen Klemmen abgetragen werden konnte und eine mehrfache Übernähung der Speiseröhrenwunde vorgenommen wurde. Zur Sicherung der Naht wurde nach vorausgeschickter supradiaphragmatischer Phrenikotomie ein gestielter Zwerchfellappen wie eine Manschette um die Nahtstelle geschlungen, hierauf die Zwerchfellwunde genäht und schließlich der Thoraxverschluß unter Druckdifferenz vorgenommen.

Die *Traktionsdivertikel* sind durch Zug von außen zustande kommende Ausbuchtungen der Oesophaguswand, welche zumal an der vorderen und seitlichen Fläche der Speiseröhre zu finden sind und ihren Lieblingssitz

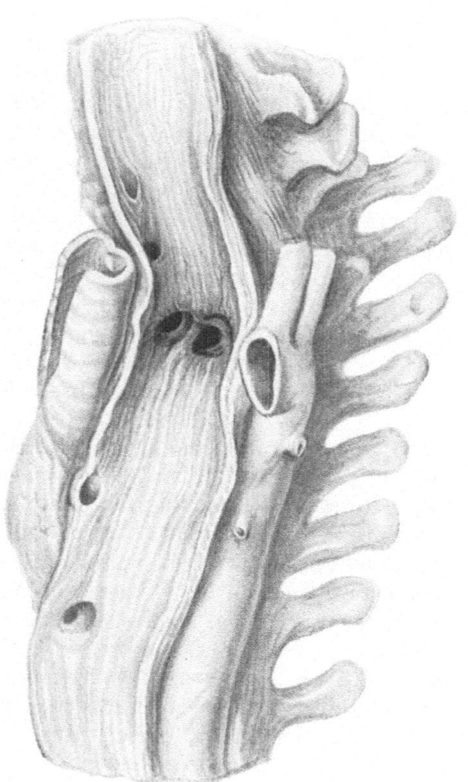

Abb. 13. Multiple Traktionsdivertikelbildung. (Path.-anatom. Institut der Universität Wien. [Präparat von Prof. MARESCH].)

in der Höhe der Bifurkation haben. Die ZENKERsche Auffassung von der Ätiologie dieser Traktionsdivertikel bestätigte die alte Annahme von ROKITANSKY, welcher periösophageal gelegene chronisch entzündete Drüsen als Ursache dieser Ausbuchtungen annahm, während RIBBERT in zahlreichen Arbeiten im VIRCHOWschen Archiv die Anschauung vertrat, daß kongenitale Anlagen, Gefäß- und Nervenlücken die Ursache der Divertikelbildungen seien. Nach RIDDER finden sich diese Bildungen einzeln oder zu mehreren in Form kleiner mit der Spitze nach oben gerichteter Trichter, wobei die Spitze derselben in über 80% der Fälle in direkter oder mittelbarer Verlötung mit Lymphknoten steht, welche ihrerseits Zeichen abgelaufener chronischer oder chronisch-spezifischer Entzündung oder von Anthrakose darbieten. Nach ZIEGLER liegt an der Spitze dieser kleinen Ausbuchtung fast stets schwieliges Bindegewebe, welches meist geschrumpfte Bronchialdrüsen enthält und mit der Luftröhre oder den Bronchien in Verbindung stehen. So erklärt sich die Entstehung dieser Divertikeln durch Zug der infolge chronischer Entzündung zustande kommenden Granulationen und Narbenstränge, welche die Wand der Speiseröhre an kleinen circumscripten Partien nach außen ziehen. Gelangen in derartige handschuhfinger- oder trichterförmige Ausbuchtungen Speiseteile, welche daselbst Entzündungen hervorrufen, so kann es ähnlich wie beim Wurmfortsatz zu circumscripten oder diffusen Entzündungen des umliegenden Gewebes mit evtl. nachfolgender Perforation kommen, wie solche Fälle in der Literatur bekannt sind. STARCK hat einen Fall von Traktionsdivertikel ösophagoskopiert, bei dem man an einer Stelle eine seichte, buchtige, circumscripte Erweiterung sah, an einer anderen aber ein typisches Divertikelchen, das an charakteristischer Stelle unterhalb der Bifurkation an der Vorderwand der Speiseröhre lag. Der Eingang war auffallend weit und das Säckchen nicht langgestreckt und spitz, so daß man. wie dieser Autor betont, daran denken konnte, daß auch eine Pulsion mit im Spiele war. Auch ich habe einen ähnlichen Fall zufällig während einer Ösophagoskopie beobachtet, wo die Röntgenuntersuchung auf eine Affektion der peribronchialen Drüsen hinwies und der Oesophagus zwei kleine Ausbauchungen in der vorderen Wand zeigte. Freilich kann man niemals in vivo absolut sicher sagen, ob es sich bloß um Traktionsdivertikel oder um Pulsionsdivertikel handelt. und gewiß wird ein lange bestehendes Traktionsdivertikel durch Pulsion weiter wesentlich ausgeweitet werden können, so daß für solche Fälle der von OECONOMIDES gegebene Name von Traktions-Pulsionsdivertikeln Geltung hätte. JENS KRAGH hat erst vor wenigen Jahren eine außerordentlich umfangreiche Arbeit über die Genese der Traktionsdivertikel veröffentlicht und auf Grund von 51 genau beobachteten und histologisch untersuchten Fällen die Anschauung geäußert, daß alle diese Zugdivertikel tuberkulöser Natur sind, weshalb er ihnen den Namen tuberkulöse Oesophagusdivertikel gibt. SAUERBRUCH hat erst vor kurzem über zwei Fälle referiert, bei welchen derartige Traktionsdivertikel der Speiseröhre in die Lunge durchgebrochen waren, deren hervorstechendstes Symptom der heftige, beim Genuß von Speisen und Getränken auftretende Hustenreiz war, sowie eitriger Auswurf und wechselndes Fieber. Die Röntgenuntersuchung ergab einen Lungenabsceß. Nun wurde zuerst die Rippenresektion vorgenommen und im Anschluß daran die Eröffnung der Lungenabscesse durchgeführt. Da man dann später in der zustande gekommenen Fistel Nahrungsreste finden konnte, war der Beweis des Zusammenhanges dieser Absceßherde mit der Speiseröhre gegeben. Nun wurde nach ausgeführter Gastrostomie die Fistel transpulmonal bloßgelegt und die Mediastinotomia posterior zwecks endgültigem Divertikelverschluß vorgenommen. Ein Jahr später Bronchialfistelgitterlungenverschluß. Heilung.

Das *funktionelle Speiseröhrendivertikel* ist eine Relaxationsvorwölbung und stellt das Gegenteil der spastischen Einziehungen dar. BARSONY, welcher diese Form der Speiseröhrenausbuchtung röntgenologisch beschrieben hat, beobachtete gesteigerte Kontraktionen, welche sich in gewissen Intervallen wiederholten. wobei in jeder Kontraktionsphase die Ausbuchtung zum Vorschein kam. Dieser Autor sieht diese Bildungen als Äußerung der Muskeldepression des Oesophagus an, i. e. der extremen Verringerung der tonischen Kontraktion. Er betont, daß sich ein solches Relaxationsdivertikel zurückbilden könne, wohl aber auch in ein Pulsionsdivertikel übergehen kann. Zugleich nimmt er an, daß ein großer Teil der Pulsionsdivertikel aus funktionellen Divertikeln entstand, also die Folge einer reflektorisch hervorgerufenen oder infolge anderer Ursachen entstandenen segmentären, resp. lokalen Relaxation sei. Von besonderem Interesse ist die Beobachtung, daß derartige funktionelle Ausbauchungen bei mit Duodenalgeschwüren behafteten Patienten gefunden wurden, weil dieser Zusammenhang ähnlich gedeutet werden kann wie die kardiospastischen oder ösophagospastischen Symptome bei Magen-Ulcuskranken, welches Kapitel unter motorischen Neurosen einerseits und idiopathischen Speiseröhrendilatationen andererseits besondere Besprechung findet.

Literatur.

1. Die idiopathische Dilatation der Speiseröhre.

Benjamins: On the diagnosis and treatment of cardiospasmus with the aid of the esophagoscope. Acta oto-laryng. (Stockh.) 2, H. 1/2. — Böhm, Gottfried: Der Kardiospasmus mit Ektasie und seine Behandlung. Arch. klin. Med. 136 (1921). — Boenninghaus: Ein Fall von Krampf im Halsteil der Speiseröhre mit Divertikel. Mit einer Betrachtung zur Physiologie des Schlundes. Z. Ohrenheilk. 81 (1921). — Bokor: Speiseröhrendilatation und Duodenalgeschwür bei demselben Patienten. Gyogýaszat 1925. — Brünner-Ornstein, Marta: Zur Behandlung des Kardiospasmus mit der Diathermiesonde. Wien. klin. Wschr. 1927, Nr 43.

Clairmont, P.: Verletzungen und chirurgische Erkrankungen der Speiseröhre. Leipzig: Georg Thieme 1926.

Elze und Beck: Die venösen Wundernetze des Hypopharynx. Z. Ohrenheilk. 77 (1918). — Eppinger und Hess: Über Vagotonie. Slg klin. Abh. 1910.

Faulhaber: Die Röntgendiagnostik der Speiseröhrenerkrankungen. Halle 1911.

Geissler: Zur Behandlung des Kardiospasmus. Münch. med. Wschr. 1908, Nr 13. — Glas, Emil (1): Zur ösophagoskopischen Diagnose der Speiseröhrenerweiterung. Wien. klin. Wschr. 1907, Nr 14. — Derselbe (2): Hochgradige Dilatation des Oesophagus über ein Carcinom der Speiseröhre. Laryng.-rhinol. Ges. Wien 1926. — Greving und Walter Brand: Innervation der Speiseröhre und des Magens. Z. angew. Anat. 5 (1920). — Grier: Spasm in the middle of the esophagus. Atlant. med. J. 29 (1926). — Guisez: Pathogénie et traitement des grands dilatations de l'esophague. Presse méd. 1921.

Heyrovsky (1): Kardiospasmus und Ulcus ventriculi. Wien. klin. Wschr. 1912. — Derselbe (2): Behandlung mit Geissler-Gottsteinscher Sonde. Ges. Ärzte, Oktober 1912. — Holzknecht: Radiologische Diagnostik der Erkrankungen der Brusteingeweide. Hamburg 1901.

Jurika, E.: Studies on the motility of the denervated mammalian esophagus. Amer. J. Physiol. 77 (1926). — Jacques et Rousseaux: Contribution à l'étude de l'innervation de sphincter inferieur de l'esophage. Acta oto-laryng. (Stockh.) 1928.

Kahler, Otto: Die Differentialdiagnose der Oesophagusstenose. Brit. med. J. 1913. — Kaufmann und Kienböck: Über Erkrankungen der Speiseröhre. Wien. klin. Wschr. 1909, Nr 35—38. — Killian: Über den Mund der Speiseröhre. Z. Ohrenheilk. 1908. — Kraus: Die Erkrankungen der Mundhöhle und Speiseröhre. Nothnagels Path.

Lichenbelt: Die Ursachen des chronischen Magengeschwürs. Jena: G. Fischer 1912.

Mikulicz: Zur Pathologie und Therapie des Kardiospasmus. Dtsch. med. Wschr. 1904, H. 1/2.

Pal, J.: Über Kardiospasmus. Wien. klin. Wschr. 1921. — Pingerle, Pino: Paralytische Erweiterung des Oesophagus mit sekundärem Carcinom. Radiol. med. 13 (1926).

Sauerbruch-Stierlin: Zur Klinik und Pathologie des Ösophagospasmus. Jkurse ärztl. Fortbildg Dezember 1918. — Starck (1): Lehrbuch der Ösophagoskopie. Leipzig 1914. — Derselbe (2): Die Divertikel der Speiseröhre. Leipzig 1900. — Strauss: Zur Diagnose und Therapie der Speiseröhrenerweiterung. Berl. klin. Wschr. 1904, Nr 49.

Zweig: Über Speiseröhrenerkrankungen. Wien. klin. Wschr. 1901; Dtsch. med. Wschr. 1901.

2. Die Divertikel der Speiseröhre.

(Die umfangreiche Literatur ist in den Arbeiten von Lotheisen, Starck, Kraus in Nothnagels Handbuch, Pflugmacher-Berlin, Schöning, Kragh u. a. genauestens enthalten.)

Barsony, Theodor: Funktionelle Speiseröhrendivertikel (Relaxationsdivertikel). Berl. klin. Wschr. 1916, Nr 27. — Beck, Karl: Über den Oesophagusmund und seine Spasmen. Z. Ohrenheilk. 82 (1922). — Berkhahn: Zur Behandlung der Divertikel der Speiseröhre. Mitt. Grenzgeb. Med. u. Chir. 1. — Boenninghaus: Ein Fall von Krampf im Halsteil der Speiseröhre mit Divertikelbildung. Z. Ohrenheilk. 81. — Bokor: Speiseröhrendivertikel und Duodenalgeschwür. Fortschr. Röntgenstr. 34, H. 2.

Deis, Kurt: Die Behandlung des Zenkerschen Pulsionsdivertikels der Speiseröhre. Bruns' Beitr. 123. — Desseker: Das epiphrenale Pulsionsdivertikel der Speiseröhre. Arch. klin. Chir. 128, H. 1/2 (1924).

Elze und Beck: Die venösen Wundernetze des Hypopharynx. Z. Ohrenheilk. 77.

FREUD, JOSEF: Zur Röntgendiagnose des seltenen tiefsitzenden Oesophagusdivertikels. Fortschr. Röntgenstr. 28, H. 6 (1922).

GOLDMANN: Die zweizeitige Operation des Pulsionsdivertikels der Speiseröhre nebst Bemerkungen über den Oesophagusmund. Zur Operation der Speiseröhrendivertikel. Zbl. Chir. 1907.

HUG, TH.: Zur Diagnose und Therapie des ZENKERschen Oesophagus- resp. Hypopharynxdivertikel. Schweiz. med. Wschr. 52 (1922).

ISAAK: Ein Beitrag zur Kasuistik und Symptomatologie der Oesophagusdivertikel. Med. Klin. 1909, 468.

KAUFMANN und KIENBÖCK: Über Erkrankungen der Speiseröhre. Wien. klin. Wschr. 1909. — KÖNIG, FRITZ: Zur Operation der Oesophagusdivertikel. Dtsch. med. Wschr. 48, Nr 22, 719. — KRAGH, JENS (1): Tuberkulöse Divertikel der Speiseröhre. Acta oto-laryng. (Stockh.) 4 (1921). — DERSELBE (2): Tuberkulöse Divertikel. Kopenhagen 1921. — KÜPFERLE: Zur Physiologie des Schluckmechanismus. Pflügers Arch. 152.

LENGEMANN: Modifikation der GIRARDschen Einstülpungsoperation für große Oesophagusdivertikel. Zbl. Chir. 1927, Nr 35. — LOTHEISSEN: Zur Behandlung der Speiseröhrendivertikel. Münch. med. Wschr. 1906; Zbl. Chir. 1908, Nr 27. — LÜBKE, H.: Beitrag zur operativen Behandlung des Oesophagusdivertikels. Bruns' Beitr. 121 (1921).

OETTINGER, L. et CABALLERO: Apropos de la dilatation idiopathique de l'oesophage. J. de Radiol. 11 (1922). — OPPIKOFER: Die diagnostische Bedeutung der Schaumbildung in den Sinus piriformes bei Speiseröhrendivertikel. Korresp.bl. Schweiz. Ärzte 1917, Nr 35.

PFLUGMACHER: Über 106 operativ behandelte Divertikel der Speiseröhre. Inaug.-Diss. Berlin 1914.

SAUERBRUCH: Die Chirurgie des Brustteiles der Speiseröhre. Bruns' Beitr. 1905. — SENCERT: Diverticul oesophagerien operé. Presse méd. 30 (1922). — SCHMIDT, VIGO (1): 9 Fälle von ZENKERs Pulsionsdivertikel. Dän. oto-laryng. Ges., Sitzgsber. 1921. — DERSELBE (2): Vorschlag eines einfachen Operationsverfahrens des Oesophagusdivertikels. Wien. klin. Wschr. 1912. — SCHÖNING: Über Pulsionsdivertikel des Pharynx und ihre Behandlung. Z. Ohrenheilk. 81 (1921). — SPIESS: Zur Operation des Oesophagusdivertikels. Arch. klin. Chir. 123 (1923). — STARCK: Divertikel der Speiseröhre. Leipzig 1900. Dtsch. med. Wschr. 1913; Dtsch. Arch. klin. Med. 67.

TERBRÜGGEN: Kritische Bemerkungen über 8 nach SPIESS operierte Oesophagusdivertikel. Z. Laryng. 14, H. 5.

WAGENER (1): Spiegelbefund bei Hypopharynxdivertikel. Z. Ohrenheilk. 63 (1911). — DERSELBE (2): Zur Diagnostik der Schlucklähmungen. Passow-Schaefers Beitr. 10 (1917).

VIII. Motorische und sensible Neurosen der Speiseröhre.

Von

EMIL GLAS-Wien.

Mit 1 Abbildung.

Ehe wir auf dieses außerordentlich vielseitige und interessante Kapitel des Näheren eingehen, muß über die *Innervation der Speiseröhre* des Genaueren gesprochen werden. Es handelt sich bei diesen Erscheinungen um Störungen in der Motilität und Sensibilität des Oesophagus, welche nicht durch grobanatomische Veränderungen bedingt sind, sondern auf irgendwelche, den Reflexvorgang störende oder zumindest beeinflussende Momente zurückzuführen sind. Von den Autoren wird immer wieder betont, daß der Schluckakt, insoweit er sich in der Speiseröhre vollzieht, nicht eine einfache, von oben nach unten ablaufende, peristaltische Welle ist, sondern von allen Teilen des in die Medulla oblongata reichenden Reflexbogens zu beeinflussen ist. Namentlich die in den letzten Jahren gemachten Untersuchungen von OPENCHOWSKY, MORSO, GLASER, GREVING, MOLHANT u. a. haben ergeben, daß die Innervation der Speiseröhre vom Vagus und Sympathicus erfolgt, daß Sympathicus und Vagus mehr weniger im Verhältnis des Antagonismus stehen, daß aber diese beiden Systeme nicht direkt an der glatten Muskulatur ansetzen, sondern sich der Vermittlung von intramural gelegenen, zwischen der längs- und querverlaufenden glatten Muskulatur der Oesophaguswand zu findenden Ganglienzellhaufen bedienen, welchen ein nicht unwesentlicher Anteil am Zustandekommen des normalen Reflexvorganges, sowie auch der zu findenden Neurosen zuzuschreiben ist. Die von OPENCHOWSKY an der Kardia entdeckten Ganglienzellenhaufen hält dieser Autor für die Reflex- und Tonuszentren der Sphincteren. Er nimmt auf Grund dieser intramuralen Befunde an, daß der Sphincter seinen eigenen, vom Zentralnervensystem nicht abhängigen Tonus besitzt; demgegenüber sei betont, daß die Physiologen den Nachweis der Abhängigkeit von höhergelegenen Zentren zu erbringen vermochten. Die peristaltische Welle des Oesophagus kann durch Durchschneidung von zu- und abführenden Nerven in ihrem Ablauf gehemmt werden. So hat MORSO nachzuweisen versucht, daß Durchschneidung der Speiseröhre bei Erhaltenbleiben der zuführenden Nerven keine Störung in der Peristaltik hervorruft, während die Durchschneidung der Vagusfasern die Peristaltik hemmt, woraus hervorgeht, daß zum Ablauf der Bewegung die peripheren Nerven von Wichtigkeit sind, der intramurale Apparat allein den Schluckakt nicht zu unterhalten vermag. Trotzdem sei nicht geleugnet, daß den intramuralen Ganglienzellen eine große Bedeutung bei der peristaltischen Bewegung des Oesophagus innewohnt und GREVING mit seinen folgenden Leitsätzen recht hat: ,,Alle Tatsachen deuten darauf hin, daß der Tonus und die einzelnen Kontraktionen der Speiseröhre, welche schließlich zur peristaltischen Welle zusammenfließen, im Organ selbst, und zwar im eingelagerten gangliösen Plexus erzeugt werden. Hingegen wird der gesetzmäßige Ablauf der Peristaltik, insbesondere des ganzen Schluckaktes, bei dem ja quergestreifte und glatte Muskelfasern ineinander greifen, durch nervöse Impulse gewährleistet, die willkürlich und reflektorisch vom Cerebrospinalsystem eingeleitet auf das vegetative System übergehen. Im einzelnen wird sich schwer entscheiden lassen, ob eine Übererregung des Vagus oder eine Lähmung des Sympathicus oder eine Störung im Ablauf der intramuralen Reflexe die Ursache der spastischen Vorgänge im Oesophagus ist." Ähnlich erklärt SINNHUBER den Kontraktionszustand der Kardia als eine Resultante zweier entgegengesetzter Kräfte, wobei die kontrahierende Komponente in der Gegend der Kardia selbst gelegen ist, während die erschlaffende vom Zentralnervensystem herrührt und durch den Nervus vagus der Kardia übermittelt wird.

Was die Innervation des Oesophagus anbelangt, so sind als motorische Nerven Äste des Nervus vagus und im oberen Gebiete solche des Nervus recurrens, sowie Sympathicuszweige anzuführen. Der zentripetale Teil des Reflexbogens wird durch Äste des Nervus trigeminus sowie solche des Glossopharyngeus und des Vagus, besonders des Nervus laryngeus superior vermittelt. Trotz vieler Untersuchungen ist aber die Funktionsbeeinflussung der Oesophagusmuskulatur durch den Nervus vagus und Sympathicus beim Menschen noch nicht völlig klargelegt. SCHIFF hält den Sympathicus für den Verengerer, den Vagus für den Erweiterer der Speiseröhre, und wäre diese Beobachtung mit den Erscheinungen an der Kardia in Parallele zu bringen, wo der Vagus kontraktionshemmende Fasern führt, während der Sympathicus krampfauslösend wirkt. Wenn nun der Spasmus der Kardia durch Reizung des Sympathicus zustande kommt (oder durch Antagonistentätigkeit des Sympathicus bei Schädigung des Nervus vagus), so wäre z. B. auch die Kontraktion des Oesophagusmundes, über die weiter unten noch des Genaueren zu sprechen ist, gleichfalls, wie KILLIAN z. B. meinte, auf Sympathicuswirkung zurückzuführen. Setzt man also Kardia und Oesophaguseingang in Parallele, so müßte das Öffnen des Oesophagusmundes durch Vaguswirkung zustande kommen, indem dessen Fasern dem Tonus dieses Speiseröhrenabschnittes entgegenwirken. Die Anschauung der meisten Autoren geht also dahin, daß der Krampf des Oesophagusmundes auf Sympathicuswirkung zurückzuführen ist. Gewisse physiologische Versuchsergebnisse scheinen diese Auffassung zu stützen, indem z. B. SCHIFF bei Hunden, welchen die Vagi durchschnitten worden waren, krampfhafte Kontraktionen des Schlundes konstatierte, woraus geschlossen werden kann, daß die Schließmuskeln in diesem Gebiete nicht vom Nervus vagus, sondern vom Sympathicus innerviert werden, deren Wirkung nach Wegfall der Antagonisten manifest wird. Auch GOLTZ fand, daß nach Durchschneidung der beiden Nervi vagi die intramural gelegenen Ganglienzellenhaufen eine gesteigerte Tätigkeit zeigen, was sich durch spasmogene Kontraktion des Oesophagus kundtut. Demgegenüber steht die Anschauung anderer Autoren, welche dahin geht, daß dem Vagus ein kontraktionserregender, dem Sympathicus ein hemmender Einfluß für gewisse Teile der Speiseröhre zukommt. Diese Innervationsverhältnisse sind bei Beurteilung der Genese des Ösophagospasmus in seinem oberen Gebiete, bzw. bei Deutung des Krampfes des Oesophagusmundes von besonderer Wichtigkeit. Ähnlich wie der Tonus an der Kardia sich in Kardiospasmus umwandeln kann, kann sich der Tonus des KILLIANschen Muskels zu Krampfzustand steigern und das Bild des in die Gruppe der motorischen Neurosen einzurechnenden Spasmus des Oesophaguseinganges hervorbringen, welches von besonderer Wichtigkeit erscheint. Schon hier zeigt sich die Divergenz in der Auffassung der Ätiologie dieser Affektion, indem z. B. STIERLIN bei Besprechung dieses Krankheitsbildes im Gegensatz zu der eben geäußerten

Auffassung folgendes meint: Da der Oesophagus vom Vagus innerviert wird, und zwar der obere Abschnitt vom Recurrens, so wäre in einem abnormen Reizzustand der in diesem Nerven verlaufenden entsprechenden Fasern die Ursache des Speiseröhrenkrampfes zu suchen. Während also die einen Autoren einen abnormen Reizzustand des Vagus als Ursache spasmogener Kontraktion annehmen, beschuldigen die anderen einen abnormen Reizzustand des Sympathicus als Ätiologie sekundärer Oesophagusspasmen. Hiermit wären wir auch beim Kapitel des gesteigerten Vagotonus angelangt, das wir bereits bei Besprechung des Kardiospasmus und der idiopathischen Speiseröhrenerweiterung kurz gestreift haben. Eppinger und Hess haben in ihrem Buch über Vagotonie betont, daß ebenso wie die Physiologie der Kardia und des Oesophagus noch vielfach der Klärung bedarf, es auch bisnun schwierig ist, sich über die Spasmen dieser Organe mit Bestimmtheit auszusprechen. Doch erklären sie beide Zustände als typische Erkrankungen des Vagotonikers, beide treten anfallsweise auf und sind auf periodische Tonussteigerungen zurückzuführen. Meist weichen sie auch, wenn Atropin gereicht wird, doch hat man gelegentlich den Eindruck, als würde das Atropin die gegenteilige Wirkung auslösen, wobei es also nicht zum Nachlassen des Tonus, sondern zur Steigerung desselben kommt, ein Moment, das nur schwer mit der Vagusreizung in Parallele zu bringen ist.

Hofer hat in seinem im Jahre 1924 in der Monatsschrift für Ohrenheilkunde erschienenen Arbeit zur Innervation des Oesophagus auf die Unterschiede in der Innervation der Speiseröhre bei Menschen und bei Tieren hingewiesen, weshalb Schlußfolgerungen aus den Ergebnissen der Tierexperimente nicht ohne weiteres zulässig erscheinen. Auch er legte sich die Frage vor, ob der Vagus wirklich der tonisierende Nerv des Oesophagus wäre, welchen Einfluß der Sympathicus auf die motorische Funktion der Speiseröhre habe und schließlich, ob man experimentell beim Tiere ein der menschlichen Speiseröhrenektasie ähnliches Bild erzeugen kann. Seine Befunde, welche sich zum Teile mit den anderer Autoren decken, bestätigten die Bedeutung des Nervus vagus als tonisierenden Nerv der Speiseröhre. Die Ausschaltung des Nervus vagus führt zu Speiseröhrenatonie, so daß die normale Peristaltik zum Ausfall kommt und das Hindernis an der Kardia nicht überwunden werden kann, während die Reizung des Vagus den Tonus des Oesophagus stärkt und anscheinend auch auf den Verschluß des kardialen Anteiles Einfluß nimmt. Die Beobachtung, daß durch Vagotomie ein dem Bild der Speiseröhrenerweiterung + Kardiospasmus ähnlicher Zustand erzeugt werden kann, deckt sich mit dem von Kraus beschriebenen Fall, sowie auch der von E. Glas genau studierten Beobachtung von Dilatation + Kardiospasmus bei schwerer Schädigung des Nervus vagus. Schließlich betont dieser Autor, daß die Durchschneidung der sympathischen Fasern des Halssympathicus mit dem Ganglion stellatum und beider Nervi splanchnici keinerlei Einfluß auf die motorische Funktion der Speiseröhre der Versuchstiere habe. Jacques und Rosseau teilen das Diaphragma in ein respiratorisches und ein digestives ein, welch letzteres vom Vagosympathicus innerviert wird. Diese erklären den Sphincter inferior der Speiseröhre für ein durchaus automatisches Organ, welches eine doppelte Innervation hat — eine vom Vagus, der dilatatorisch wirkt und eine vom Sympathicus, der die Krampfauslösung besorgt. Bei beiderseitiger Durchtrennung des cervicalen Weges führen sie die vorübergehende Lähmung des unteren Speiseröhrenabschnittes auf Shockwirkung zurück, während die in weiterer Folge auftretende krampfhafte Kontraktion als Resultat der Sympathicuswirkung gedeutet wird, welcher kein Gegenpart von seiten des erweiternden Vagus mehr gegenübersteht.

Der *Ösophagospasmus* kann im Gebiet der quergestreiften Muskulatur des Oesophaguseinganges (Constrictor pharyngis inferior), im Gebiete der Kardia, sowie schließlich auch an anderen Stellen (Hiatus oesophagus) oder der Kreuzungsstelle des Oesophagus mit dem linken Bronchus, wo die Speiseröhre gleichfalls eine Enge zeigt, durch tonische Kontraktion der entsprechenden Muskelfasern zustande kommen. Der Spasmus des Oesophaguseinganges ist vor allem deswegen von Interesse, weil dieser in ursächlichem Zusammenhang mit der Genese des Hypopharynxdivertikels gebracht werden muß und zwischen dem Krampf des Oesophagusmundes ohne darüber befindliche Dilatation und ausgebildetem ZENKERschem Divertikel alle möglichen Übergänge gefunden werden können. Daraus resultiert, daß man auch nach STIERLIN von latenten oder temporären Divertikeln sprechen kann, bei welchen die Ausbauchung über dem spastisch kontrahierten Oesophagusmund nach der Stelle des geringeren Widerstandes (LAIMERsches Dreieck) nur temporär erfolgt, einer Hernienanlage gleich, bei der die Vorwölbung nur bei besonders starkem Innendruck wahrnehmbar wird. Die Symptome des Spasmus des Speiseröhrenmundes sind die der nervös behinderten Schluckbewegung überhaupt: Der Patient verspürt eine Spannung oder Druckgefühl im oberen Schlundgebiet, welches nicht selten richtig lokalisiert wird, hier und da kommen auch Erscheinungen der Stenose hinzu, das Gefühl des Liegenbleibens der Speisen im unteren Schlundbereich, ähnlich wie bei den Hypopharynxdivertikeln und den von MAYER und GLAS beschriebenen merkwürdigen Deglutitionsstörungen bei Hypertrophie des lymphoiden Gewebes der Zungenbasis bzw. Hypopharynxhypästhesie. Die Sonde begegnet in der Höhe des Oesophaguseinganges einen schwer zu überwindenden Widerstand, wobei der Patient Schmerzen äußert, die ösophagoskopische Untersuchung ergibt aber zumeist, da Cocainisierung vorausgegangen ist, welche den Spasmus entweder behebt oder verringert, keinen diagnostischen Aufschluß, da das starre Vorspringen der Oesophaguslippe hierbei nicht zu konstatieren ist. STIERLIN hat in einem solchen Falle den Eindruck einer unscharf begrenzten Infiltration an Stelle der Stenose gefunden. Wesentlich erscheint die Röntgenuntersuchung, indem nur ein dünner Streifen der Kontrastmahlzeit an der oberen Strecke vorüberzieht (siehe Röntgenbefunde bei Oesophaguserkrankungen). Dieser Befund weist darauf hin, daß, wenn auch ätiologisch nicht völlig gleich, die Bilder des Ösophagospasmus ohne Divertikelbildung, des Ösophagospasmus mit Dilatation über der stenosierten Stelle, die latente Ausbuchtung im ZENKERschen Sinne, die typische Divertikelbildung, sowie die von mir beschriebene Deglutitionsstörung bei Hypästhesie des Hypopharynx große Ähnlichkeiten miteinander haben und vielfach auch Übergänge zeigen können.

Spasmen des Oesophagus finden sich bei nervösen Individuen, zumal bei solchen, deren Vagotonus wesentlich gesteigert ist, sie werden aber auch bei anderen Erkrankungen gefunden, so bei Tabes, wobei die spastischen Kontraktionen des Speiseröhrenmundes krisenhaft auftreten können (Oesophaguskrisen), bei Lyssa und bei psychischen Affektionen, wie Hypochondrie und Psychasthenia Oppenheim. HENDELSOHN hat den Spasmus des Oesophagus ätiologisch in drei Gruppen geschieden, und zwar solche, bei welchen der Krampf in einzelnen Speiseröhrenpartien auf andere organische Erkrankung zurückzuführen ist, dann solche, bei welchen eine Reflexwirkung vorliegt (so hat HERMANN SCHLESINGER Spasmen des Oesophagus als Frühsymptom bei Magencarcinom beobachtet) und schließlich solche, bei welchen eine abnorme Erregbarkeit oder nervöse Disposition allein nachzuweisen ist.

Erst vor kurzem hat DAHMANN in einer Arbeit über die Lumen- und Druckverhältnisse in der Speiseröhre auch der Spasmen gedacht, wobei er betont, daß diese krampfartigen Zustände an beliebigen Stellen erfolgen können. Von

der Stelle des Reizes kann der Spasmus ähnlich dem Schluckvorgang kardial-
wärts weiter laufen oder er kann der Würg- oder Brechbewegung analog zum
Speiseröhrenmund eine Contracturwelle weiterschicken. Andererseits gibt es
lokalisierte Spasmen, welche an circumscripter Stelle einsetzen und sich auch
dort wieder lösen, ohne nach dem Speiseröhrenmund hinauf oder nach der
Kardia hinunter die Spasmenwelle fortzuleiten.

Nahe verwandt mit den Spasmen im ösophagealen Gebiet ist die Atonie
der Speiseröhre, welche bereits in dem Kapitel der idiopathischen Oesophagusdilatation und Kardiospasmus zur Sprache gekommen ist. Holzknecht und
Olbert haben die röntgenologischen Bilder der Speiseröhrenatonie vor Jahren
genau beschrieben und fassen den Begriff der Atonie als Herabsetzung des
Muskeltonus auf, was für das ganze Organ in einer Herabsetzung der umschlie-
ßenden und den Innendruck schaffenden Kraft zum Ausdruck kommt. Die
peristaltische Funktion der Wand ist geschwächt, die Fortleitung des geschluckten
Bissens gestört, die Leistung der Oesophagusmuskulatur erscheint herabgesetzt.
Palugyay hat aus der II. Wiener chirurgischen Universitätsklinik die Arbeit
„Zur Röntgendiagnose der Speiseröhrenatonie" erscheinen lassen, in der er
auf die vier beim Schlucken in Betracht kommenden Hauptfaktoren besonders
hinweist: 1. Der buccopharyngeale Schluckakt, 2. Peristaltik, 3. der Tonus
und 4. die Schwerkraft. Hierbei wird betont, daß der Speiseröhrentonus normalerweise im Halsteil und im subphrenischen Abschnitt am stärksten ist und gegen
die Mitte der Speiseröhre an Intensität abnimmt. Bei Speiseröhrenatonie kann
die Peristaltik gestört sein, während der Tonus normal ist oder es erscheint der
Tonus geändert und die Peristaltik ist normal oder es sind beide Faktoren
gestört. Eine größere Anzahl röntgenologisch dargestellter Fälle von Speiseröhrenatonie, Dilatation und Kardiospasmus ergänzen die zu obigen Ergebnissen
gelangte Studie.

Zu den *sensiblen Neurosen des Oesophagus* gehören die Hyperästhesien,
Parästhesien und Anästhesien der ösophagealen Schleimhaut.

Die *Hyperästhesie* findet sich bei verschiedenen Erkrankungen der Speiseröhrenschleimhaut, so bei Tumoren, bei entzündlichen Prozessen (Herpes und
pemphigoiden Formationen), sowie auch bei Neurasthenikern und hysterischen
Patienten. Der Globus hystericus, der auch zu den motorischen Neurosen
gehört und jedenfalls auf akute Kontraktionen bestimmter Oesophaguspartien
zurückzuführen ist, geht mit Überempfindlichkeit der betroffenen Gebiete und
merkwürdigen Parästhesien einher. Die in der Speiseröhre steckende „Kugel"
dringt von unten nach oben vor und gelangt bei einzelnen bis in hypopharyngeales
Gebiet; es ist möglich, daß eine antiperistaltische Bewegung des Oesophagus
bei Hypersensibilität seiner Schleimhaut solche Erscheinungen auslöst. Die
hierbei zur Beobachtung kommenden Sensationen nehmen verschiedene Formen
an. Hamburger bezeichnet diese Globusform als Stenosis spastica migrans
intermittens. Über eine merkwürdige Form von Deglutitionsstörung bei Hypästhesie im unteren Pharynxgebiet habe ich vor einigen Jahren aufmerksam
gemacht und in einer in der Monatsschrift für Ohrenheilkunde erschienenen
Arbeit des Genaueren geschrieben. Während Otto Mayer eine Vergrößerung
der Zungentonsille als die Ursache des Liegenbleibens der eingenommenen
Nahrung in Vallecula und Recessus piriformis ansieht, habe ich die herabgesetzte Sensibilität im Gebiet des Larynxeinganges als Ursache dieser Anomalie
angesprochen, welche auch durch die leichte ohne wesentliche Cocainisierung
mögliche Einführung des ösophagoskopischen Tubus Bestätigung fand. Hierbei
betonte ich, daß diese Hypästhesie durch eine Störung in den Reflexvorgängen
bedingt sei. Die Gaumenzweige des Trigeminus, dem Gebiete des Ganglion
sphenopalatinum zugehörig, die Rachenäste des Nervus vagus, sowie die End-

ausbreitungen des Laryngeus superior, der den Recessus piriformis versorgt, vermitteln die Sensibilität dieser Partien. Irgendwelche Störungen der Empfindlichkeit dieser Stelle hemmen den Reflexvorgang. Die weitere Schluckbewegung, die Fortleitung der Peristaltik bleibt aus oder geschieht nur in reduziertem Maße, so daß das weitere Hinunterschieben der Ingesten in den Oesophagus nicht statthat. Fälle mit fehlendem Uvulareflex, herabgesetztem Cornealreflex, fast nicht vorhandenen Rachenreflexen befinden sich in der Gruppe der diese Schluckstörungen aufweisenden Kranken. Von Interesse sind die in solchen Fällen erhobenen Röntgenbefunde, welche das längere Verweilen des Wismuts in der Vallecula zeigen und zugleich nicht selten eine Erweiterung des oberen Oesophagusanteiles erkennen lassen, welche Bilder eine gewisse Ähnlichkeit mit denen von Speiseröhrenatonie aufweisen. Ich habe in

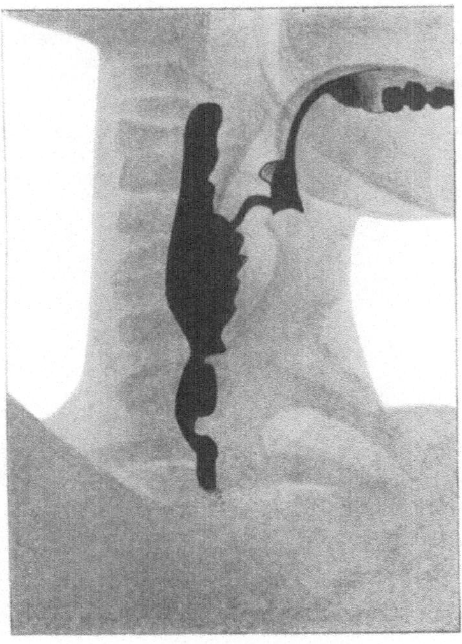

Abb. 1. Röntgenbild eines Falles von Deglutitionsstörung bei Hypästhesie der unteren Schlundpartien. (Aus E. GLAS, Über merkwürdige Deglutitionsstörungen. Orig.-Aufn., Röntgenlabor. Dr. ROBINSON.)

letzterer Zeit zwei Fälle zu sehen Gelegenheit gehabt, bei welchen dieselben Erscheinungen wahrgenommen werden konnten, wobei aber zudem ein stärkerer Ösophagospasmus konstatiert werden konnte. Unter Berücksichtigung dieser Fälle wäre auch die Möglichkeit gegeben, den Ösophagospasmus als primäre Erkrankung zu deuten, das Liegenbleiben der Bissen im Hypopharynx ähnlich wie bei der Entstehung der ZENKERschen Divertikel als Folge dieses Spasmus aufzufassen und die Hypästhesie durch die lange Einwirkung liegen gebliebener Bissen in diesem Bereiche zu erklären. Gewiß aber gibt es auch Fälle von Hysterie, bei denen neben der Anästhesie der Uvula auch eine solche im unteren Schlundbereich vorhanden ist. Demgegenüber meint KRAUS, daß es eine eigentliche Unempfindlichkeit der Oesophagusschleimhaut, wie sie z. B. ZIEMSEN in Fällen postdiphtheritischer Paresen neben Unempfindlichkeit des Rachens und Kehlkopfeinganges beobachtet hat, nicht gebe. Er führt die Unempfindlichkeit bei Sondeneinführung von Diphtheriekranken auf laryngo-pharyngeale Lähmungen zurück.

Literatur.

Dahmann: Über die Lumen- und Druckverhältnisse in der Speiseröhre. Z. Hals- usw. Heilk. **1924**.

Fischer, Walter: Speiseröhre. Im Henke-Lubarschschen Handbuch der path. Anat. u. Histologie.

Glas, Emil: Über merkwürdige Deglutitionsstörungen bei Hypästhesie der unteren Schlundpartien. Mtsch. Ohrenheilk. **55** (1921. — Guisez, J. (1): Traitement des stenoses spasmodiques graves et inflammatoires de l'esophague par la dilatation multibougiraire. Bull. d'otol. etc. **1926**. — Derselbe (2): Les spasmes aigues à la forme grave de l'esophague. Bull. d'Otol. etc. **24** (1926).

Hofer, G.: Zur Innervation des Oesophagus. Mschr. Ohrenheilk. **1924**, H. 8. — Holzknecht und Olbert: Speiseröhrenatonie. Radiologische Diagnostik der Erkrankungen der Brusteingeweide. Hamburg 1901. — Hurst, A.: The Plumer-Windson syndrome (spasme of the pharyngo oesophageale sphincter with anemia and splenomegalie). Guy Hosp. Rep. **76** (1926).

Mayer, O.: Deglutitionsstörungen bei Vergrößerung der Zungentonsille. Wien. laryng.-rhinol. Ges. **1920**.

Palugyay (1): Epinephral gelegenes Traktions-Pulsionsdivertikel der Speiseröhre mit Spasmus des Killianschen Oesophagusmundes. Fortschr. Röntgenstr. **35** (1927). — Derselbe (2): Zur Röntgendiagnose der Speiseröhrenatonie. Mitt. Grenzgeb. Med. u. Chir. **37** (1923).

Ryle: A case of esophagus-spasm with severe anemia. Guys Hosp. Rep. **77** (1927).

Starck, Hugo: Über spasmogene Speiseröhrenerweiterung im Röntgenbild. Fortschr. Röntgenstr. **33** (1925). — Schlesinger, Hermann: Ösophagospasmus als Frühsymptom des Magencarcinoms. Wien. klin. Wschr. **1923**, Nr 50.

IX. Oesophagusfremdkörper.

Von

FRITZ SCHLEMMER †-Wien.

Überarbeitet und ergänzt von RICHARD WALDAPFEL-Wien.

Mit 18 Abbildungen.

I. Historisches.

Speiseröhrenfremdkörper hat es sicher schon zu den ältesten Zeiten gegeben und dürfte es sich dabei wohl immer um ein Leiden mit tödlichem Ausgange gehandelt haben. Daran änderte sich ohne Zweifel auch später nicht viel, als man diesen krankhaften Zustand erkennen und behandeln lernte. Die ursprüngliche Behandlung war naturgemäß eine unblutige, instrumentelle mittels der Sonde. Nach KRAUS-RIDDER 1913 ist der Gebrauch der Ösophagussonde sehr alt und bezog sich im Anfang zunächst auf das Hinabstoßen von steckengebliebenen Speiseröhrenfremdkörpern. FABRICIUS AB AQUAPENDENTE (1537 bis 1619) benützte hierfür Wachsstäbchen, AMBROISE PARÉ Zwiebelschläuche bzw. mit Darm überzogene Weidenruten oder Schwanenfedern. Später kam zum gleichen Zweck der sogenannte Bleihammer in Verwendung, an welchem PETIT einen Metallknopf anbrachte, während MESNIER einen olivenförmigen Ansatz benützte. Um die Mitte des 18. Jahrhunderts gebrauchten die alten Ärzte zum Hinabstoßen von steckengebliebenen Bissen und anderen Gegenständen in den Magen einen Stab aus Silber oder eine Fischbeinsonde mit einem Elfenbeinknopf (HAMBURGER 1732, HALLER 1742, GEUNS 1767, RUYSCHIUS).

Die erste laterale Ösophagotomie zur Entfernung eines Speiseröhrenfremdkörpers wurde 1738 von GOURSAULT, einem Arzte in Cousseau-Bruneval ausgeführt (zit. nach ZEMAN 1906). Die zweite unternahm im selben Jahre ROLLAND, ein französischer Militärarzt in Mailly. Beide Fälle wurden 1757 in Paris in den Mém. de l'acad. d. chirurg. veröffentlicht. Abgesehen von einem einzigen Falle (RICCHI) aus dem Jahre 1797 findet sich hernach in einem Zeitraum von fast 100 Jahren keine Nachricht über diese Operation, bis erst in den 30er Jahren des 19. Jahrhunderts neue Mitteilungen vereinzelt auftauchten.

So wurden bis zum Anfange des 20. Jahrhunderts die Fremdkörper der Speiseröhre entweder *instrumentell*, oder auf *operativem Wege* entfernt.

Instrumentell: Durch blindes Eingehen mittels Münzenfänger (GRAEFE), Schlundhaken (KIRMISSON), Grätenfänger (WEISS), Schlund- oder Oesophaguszangen, bzw. wurden sie mittels einer Sonde blind in den Magen hinabgestoßen. Diese Manipulationen führten bisweilen wohl zum Ziel, oft starben die Patienten aber nachher an den Folgen einer bei der blinden Extraktion entstandenen penetrierenden Oesophagusverletzung (vgl. Kap. 3). Versagten die Blindlingsmethoden, so wurde auf blutigem Wege (Ösophagotomie) versucht, den Fremdkörper freizubekommen. Wenn ich über die Resultate der Ösophagotomien der damaligen Zeit auch erst im entsprechenden Kapitel Näheres ausführen werde, möchte ich doch schon hier an die Arbeit von GEBSER 1865 erinnern, der 15 Fälle aus der Literatur mit einer Mortalität von über 50% zusammenstellte.

Für die Diagnostik und Therapie der Speiseröhrenfremdkörper ist nun das Jahr 1881 ein besonders denkwürdiges und wichtiges, weil sich von diesem Zeitpunkte an die Verhältnisse völlig änderten. Grundlegend und richtunggebend hierfür war vor allem die Begründung der Ösophagoskopie als klinische Methode durch MIKULICZ, sowie die ungeahnten Fortschritte, die dieses Verfahren im Laufe der späteren Jahre (siehe Einleitung zum Kapitel „Ösophagoskopie") gemacht hat, ferner aber der ungeheure Einfluß, den das

Röntgenverfahren seit seiner Entdeckung (Dezember 1895) auf sämtliche Gebiete der Heilkunde genommen hat.

Für uns ist nun die Frage von besonderem historischem Interesse, *welcher Arzt die erste ösophagoskopische Fremdkörperextraktion gemacht hat.* Darüber wäre folgendes zu sagen:

Über die erste gelungene ösophagoskopische Fremdkörperextraktion berichtet Morell Mackenzie. In Februar 1881 war eine 51jährige Frau in seine Beobachtung gekommen, bei welcher nach einem ersten vergeblichen Versuch einige Tage später mit dem von ihm angegebenen Ösophagoskop (siehe Kapitel „Ösophagoskopie") „a flat lamella of bone, about four millimetres square, was seen about two inches below the cricoid cartilage on the anterior wall of the oesophagus. This was easily removed by the aid of forceps, together with a small piece of decayed meat which was found adhaerent to the bone after its removal."

Demnach ist die Mitteilung von G. Gottstein 1901 unrichtig, nach welcher Mackenzie nichts darüber berichtet, „ob er außer der Einführung seines Instrumentes etwas erreicht hat und ob dasselbe für diagnostische Zwecke Wert hatte".

Diese ohne Zweifel älteste historische Notiz über eine erfolgreiche Fremdkörperextraktion aus dem Oesophagus *beweist allerdings nicht, daß* Mackenzie *auch „der Erste" war, der Speiseröhrenfremdkörper auf ösophagoskopischem Wege entfernt hat.* Viel früher als Mackenzie hat sich Stoerk mit der Ösophagoskopie (vgl. Einleitung zum Kapitel „Ösophagoskopie") mit der instrumentellen Untersuchung der Speiseröhre beschäftigt, aber es unbegreiflicherweise unterlassen, seine Erfahrungen und Erfolge zu publizieren. Er hat in den 70er Jahren des abgelaufenen Jahrhunderts, wie aus den Arbeiten von Gottstein 1897, 1901, Killian 1901, 1911, Brünings 1910, Starck 1905, 1914 hervorgeht, ohne Zweifel zahlreiche ösophagoskopische Fremdkörperextraktionen gemacht und Kranke ösophagoskopiert, die zum Teil in seinem Ambulatorium erschienen, zum Teil ihm jahraus jahrein von den einzelnen Abteilungen der Wiener Spitäler zur Untersuchung zugeschickt wurden. Erst im Jahre 1896 schreibt Stoerk: „Es ist nicht zu verkennen, daß v. Hacker als Assistent Billroths sehr oft Gelegenheit fand, seine Untersuchungsmethode nutzbringend anzuwenden, insbesondere hat er über eine große Anzahl von Fremdkörpern aus dem Oesophagus berichtet und es liegt — möchte ich sagen — ein Vorwurf darin für mich, daß ich dergleichen Publikationen eigentlich ganz unterlassen habe, teils aus Bequemlichkeit, teils weil ich es für selbstverständlich hielt, daß man durch die Ösophagoskopie in die Lage kommt, die verschluckten Fremdkörper herauszuholen. v. Hacker hat das große Verdienst, daß er durch zahlreiche Vorträge immer und immer auf die Ösophagoskopie verwiesen hat; ich habe dies unterlassen, weil ich fast täglich in meinen, von zahlreichen Hörern besuchten Vorlesungen die Ösophagoskopie immer wieder demonstrierte . . . . . und damit der Publizität, die der öffentliche Lehrer seinen Anschauungen gibt, Genüge leistete, ohne mich weiter auf Vorträge über Ösophagoskopie einzulassen. Ich sehe den Fehler, den ich damit begangen habe, jetzt ein, denn ich habe, trotzdem ich soviele Schüler seit dreißig Jahre ausgebildet habe, noch nie gehört, daß sich einer derselben eingehend mit der Ösophagoskopie beschäftigt hätte".

In der Wiener medizinischen Presse Dezember 1881 macht Mikulicz die erste Mitteilung, daß er bei einer Frau ein Knochenstück im oberen Brustteil der Speiseröhre „sehen" konnte. „Das längliche Knochenstück war quer eingekeilt und ließ sich nicht nur deutlich zur Ansicht bringen, sondern auch durch das Rohr hindurch mit einem Schlundhaken fassen. Die Extraktionsversuche hatten, da uns passende Instrumente noch fehlten, nur die Lockerung des Fremdkörpers zur Folge, welcher sich nun seiner Längsachse nach einstellte und in dieser Position durch den Oesophagus in den Magen glitt."

Nach dem Gesagten dürfte also Stoerk *die erste ösophagoskopische Fremdkörperextraktion noch vor* Mackenzie *ausgeführt haben.*

Von Mackenzie existieren nun keine weiteren hierhergehörigen Mitteilungen mehr und auch Mikulicz hat sich nach 1881 nur „nebenher" mit der endoskopischen Untersuchung der Speiseröhre beschäftigen können, wie er selber im Vorworte zu Gottstein 1901 betont.

Publizistisch hat sich in den 80er Jahren v. Hacker allein um die Ösophagoskopie bemüht und er schreibt 1894: „Ich glaube auch der Einzige zu sein, der eine Reihe von Fällen mitteilte, in denen die Extraktion von festgekeilten Fremdkörpern, die in der gewöhnlichen Weise mittels Münzenfänger, der Zange usw. nicht konnte bewerkstelligt werden, mit Hilfe dieser Untersuchungsmethode auf das Rascheste und Schönste gelang, wodurch der Nachweis der ganz besonderen Bedeutung der Ösophagoskopie für die Entfernung von Fremdkörpern aus der gesunden und kranken Speiseröhre erbracht ist."

Mit Ausnahme von Starck, der in der historischen Einleitung zu seinem Lehrbuche 1914 (2. Aufl.) die bemerkenswerten Erfolge von Mackenzie genau erwähnt, findet sich weder bei Killian 1901 und 1911 noch bei Brünings-Albrecht 1915 eine Bezugnahme auf den eben früher aus dem Original zitierten Satz von Mackenzie, der also hiermit nachdrücklich in Erinnerung gebracht wird.

II. Vorbemerkungen.

1. Was ist unter einem Speiseröhrenfremdkörper zu verstehen?

Als Speiseröhrenfremdkörper können alle Gegenstände von fester Konsistenz bezeichnet werden, die während der ösophagealen Periode (KRAUS 1913)[1] eines Schlußaktes aus irgendeiner Ursache in der Wand der oberen Speisewege bis einschließlich zur Kardia hängen bleiben. Ich gebrauche hier absichtlich den Ausdruck „obere Speisewege", weil es nach meiner Ansicht notwendig ist, als „Speiseröhrenfremdkörper" auch jene Gegenstände anzusprechen, die sich nicht *nur* im obersten Oesophagusabschnitt (Ringknorpelenge), sondern zum Teil *schon* im Recessus piriformis verankert haben. Desgleichen sind alle verschluckten Dinge, die *bloß* im Recessus piriformis festgehalten werden, im *weiteren Sinne* „Speiseröhrenfremdkörper", und zwar aus folgender Überlegung.

Wir wissen, daß voluminöse Gegenstände (verschluckte Gebisse, größere Knochen u. dgl.) fast immer im obersten Speiseröhrenbereiche stecken bleiben, wobei gelegentlich ein kleiner Anteil derselben mit dem Larynxspiegel schon im Hypopharynx gesichtet werden kann, z. B. GLOGAU 1921, H. KILLIAN 1922 (Fall 10). Auch das Umgekehrte ist möglich.

In der Literatur sind Fälle von plötzlichem Erstickungstod bekannt, welche Fische betrafen. Die Sektion ergab (Beobachtungen von ARLAUD 1863, TARNEAU 1864, COBOLD 1864), daß die Verstorbenen einen kleinen Teil des Fischkörpers im Oesophagus stecken hatten, während der größere Teil desselben noch im Hypopharynx lag. Die Fischer hatten nämlich die Gewohnheit, die Fische mit ihren Zähnen festzuhalten. Durch heftige schleudernde Abwehrbewegungen gelangten dieselben jedesmal in die Tiefe des Rachens, blockierten den Larynxeingang und verursachten den plötzlichen Erstickungstod der Leute.

Werden lange Gegenstände verschluckt (z. B. Schwerter von Schwertschluckern), so bleiben sie in der Hauptsache wohl im Oesophagus stecken, können jedoch mit dem Larynxspiegel gesehen bzw. mit dem Finger im Hypopharynx getastet werden. In allen diesen Fällen ist es nun nicht gut möglich, einen *einheitlichen* voluminösen Körper (großes Gebiß, langer Knochen, ganzer Fisch, Schwert usw.) *deshalb auf zweierlei Weise zu benennen, weil er den Oesophagusmund nach oben überschritten hat.* Die verschluckten Gegenstände *halten sich eben nicht immer an die Grenzen,* die wir aus didaktischen Gründen in den Lehrbüchern hervorkehren. Daher nehme ich die kleine Ungenauigkeit in der Bezeichnung „Speiseröhrenfremdkörper" auch für die Gegenstände, die sich *nur* im Recessus piriformis bzw. im Hypopharynx verankert haben, in Kauf und bespreche der Einfachheit und Einheitlichkeit halber die Fremdkörper im Bereiche der oberen Speisewege ohne Rücksicht auf ihre Beziehungen zum Oesophagusmund (G. KILLIAN 1908) als eine einheitliche und zusammengehörige Erkrankungsform.

Im Gegensatze zu IMHOFER 1918, nach welchem „ein Fleischbissen im Oesophagus eigentlich kein Fremdkörper ist", möchte ich allerdings gleich am Anfang betonen, daß ich *keinerlei Unterschied* zwischen „Fremdkörper im Oesophagus" (Gebisse, Münzen, Knochen u. dgl.) und „steckengebliebenem Fleischbissen" mache. Dasselbe gilt von der Arbeit von BERGH 1916, welcher ebenfalls ohne zwingenden Grund zwischen „wahren" und „falschen" Fremdkörpern unterscheidet. *Ob sich ein Knochen, ein Gebiß oder ein Fleischstück eingeklemmt hat, ist für den Kranken belanglos und darf namentlich bezüglich der Therapie keinen Unterschied machen.* Ein Fleischstück wird im Augenblicke als es festgehalten wird, zum Oesophagusfremdkörper, während ein Gebiß, eine

---

[1] Röntgenkinematographische Aufnahmen des Schluckaktes lassen nach KRAUS zwei Perioden desselben unterscheiden: eine buccopharyngeale und eine ösophageale. Vgl. auch das Kapitel „Röntgenuntersuchung" S. 345.

Münze, ein Knochen usw. vor dem Verschlucken *wohl ein „fremder Körper"
aber noch immer kein Fremdkörper ist,* da die letztgenannten Gegenstände den
Oesophagus passieren können, ohne hängen zu bleiben. Was hat also dieses
Klassifizieren für einen tieferen Sinn? *Entscheidend ist und bleibt einzig und
allein das „Hängenbleiben", nicht aber die Frage, ob der geschluckte Gegenstand
auch „verdaut" werden könnte.*

2. Die Ursachen des Verschluckens von Fremdkörpern.

Wenn im allgemeinen kleinere, glatte Gegenstände nach dem Verschlucken
die normale Speiseröhre passieren können und in den Magen gelangen, ohne
nennenswerte Erscheinungen zu machen, und es vorzugsweise nur große, unregelmäßig geformte oder kleinere, spitze und scharfkantige Fremdkörper sind, die
zur Behandlung kommen, muß doch betont werden, daß oft auch größere,
verletzende Körper (Gebisse, Knochen, längere Glasstücke, Gabeln und ähnliches) [1] verschluckt werden können, ohne daß sie im Oesophagus hängen
bleiben oder ihn verletzen (Hauenschild 1910, Palugyay 1921, Carossini
1921 u. v. a. (vgl. S. 311 und 313 Anmerkung).

Dieser Tatsache gegenüber fällt es immer wieder auf, daß sich manchmal
ganz kleine und unscheinbare Dinge wie Brotkrusten, Glasurstücke oder Por-
zellanteilchen, endlich kleine, platte Fischknochen in der normalen Speiseröhrenwand verfangen und an ihr haften können. Aus diesem Grunde scheint
es mir unerläßlich notwendig, *die Ursachen des Verschluckens von den Ursachen
des Steckenbleibens streng auseinanderzuhalten, da* es sich dabei tatsächlich um
ganz verschiedene Dinge handelt, die deshalb auch gesondert besprochen werden
müssen.

Die Ursachen für das Verschlucken von Fremdkörpern sind recht mannigfach
und man kann sagen, daß die überwiegende Mehrzahl derselben zufällig mit den
eingeführten Speisen während der Nahrungsaufnahme in den Oesophagus
gelangt. Eine Ausnahme von dieser Regel machen bloß Kinder, da diese die
Gewohnheit haben, gelegentlich alles, womit sie spielen, in den Mund zu
stecken. Dabei ereignet es sich oft, daß irgendein solcher Gegenstand auch
einmal seinen Weg in den Oesophagus findet. Am häufigsten sind es bei Kindern
Münzen und münzenähnliche Gegenstände (Knöpfe, Spielmarken), die verschluckt werden, doch fanden sich auch schon Glaskugeln, Pfeifchen, Steine,
Kastanien, Perlen, Spangen, Broschen, Schlüssel, Fruchtkerne, Anhängsel,
Sicherheitsnadeln u. dgl. in der kindlichen Speiseröhre.

Bei Erwachsenen trifft man, von Schwachsinnigen abgesehen, die erwähnten
Dinge ungleich seltener in der Speiseröhre, da hier die genannte, dem Kindesalter allein zukommende Gelegenheitsursache in Wegfall kommt.

Es sind vorwiegend *drei Momente,* die beim Erwachsenen das Verschlucken
bedingen:

1. Hastiges und unvorsichtiges Verschlingen mangelhaft gekauter Nahrungsmittel, insbesondere bei Zahnlosen;

2. die häufig vorkommende, grobe Nachlässigkeit, Zahnprothesen während
des Schlafes nicht aus dem Munde zu entfernen (nach der Statistik von Egloff
1894 machen verschluckte, schlecht sitzende Gebisse 62%, nach O. Chiari 1917
33,3%, nach H. Killian 1922 45% aller Fremdkörperpatienten aus und

---

[1] Habart 1902 macht Mitteilung von einem Soldaten, der in selbstbeschädigender
Absicht 32 Stück von 2 mm dicken, 5—8 mm breiten und 1—3,5 cm langen Glassplittern
verschluckte, die *ohne* den Oesophagus und Magendarmtrakt zu verletzen, nach 2—7 Tagen
per vias naturales abgingen.

3. die Gewohnheit, mancher Berufsarten diverse Dinge mit den Zähnen festzuhalten (Nägel bei Tapezierern, Zimmerleuten, Tischlern, allerlei Arten von Nadeln im Schneidergewerbe, Fische bei Fischern usw.).

Auf diese Weise werden bisweilen große Fleischklumpen mit oder ohne anhaftenden Knorpel- und Knochenstücken, dann Fischgräten, Gebisse, Nägel und Nadeln usf. verschluckt, die dann aus einer der im folgenden Kapitel näher geschilderten weiteren Ursachen im Oesophagus hängen bleiben können.

Es kommt auch vor, daß beim Kauen von hartem Brot, Biskuit und ähnlichem eine Gebißplatte zerbricht und nun ein Teil der Prothese oder auch mehrere Bruchstücke nach abwärts in die Speiseröhre gelangen. Dasselbe kann im epileptischen Anfall, bei Ohnmachten, während einer Eklampsie, einer Narkose oder im Rausch zuweilen vorkommen. Schlemmer hat 1920 darauf aufmerksam gemacht, daß die Ursache des Verschluckens eines Gegenstandes häufig auch darin begründet ist, daß jenen Menschen, die Gaumenplatten aus Kautschuk tragen, die normale Tastempfindung am harten Gaumen mangelt; deshalb spüren solche Menschen kleinere Fremdkörper (Gräten, Knochen) erst dann, wenn der dieselbe zum Teil einhüllende Bissen schon in Zungengrundhöhe ist. Hier wickelt sich der Schluckmechanismus aber bereits vom Willen unbeeinflußbar ab und es ist oft schon zu spät, wenn man erst jetzt merkt, daß etwas Unrechtes verschluckt wurde. Nicht immer gelingt es dann durch würgende Bewegungen, den im Schlingen befindlichen Bissen wieder nach außen zu befördern. Selten werden durch Unvorsichtigkeit [1], noch seltener absichtlich Körper, wie Nadeln, Münzen, Gebisse, Löffel, Gabeln, Messer, Schwerter und ähnliches verschluckt (Geisteskranke, Jongleure, Selbstmörder) und bleiben im Oesophagus stecken. Zum Schlusse sei noch daran erinnert daß es bisweilen vorkommt, daß den Patienten bei Zahnärzten während des Abdrucknehmens Gipsstücke in die oberen Speisewege gelangen, sich dort festsetzen und endoskopisch entfernt werden müssen (siehe S. 312).

Wenn damit also im wesentlichen die Ursachen des Verschluckens von Fremdkörpern aufgezählt sind, ist durchaus noch nicht gesagt, daß alle auf zufällige oder beabsichtigte Weise in den Oesophagus gelangten Dinge dort auch festgehalten werden müssen. Dies trifft nur unter ganz bestimmten Voraussetzungen zu.

3. Die Ursachen des Steckenbleibens von Fremdkörpern in der Speiseröhre.

Die Ursachen können liegen:

1. In den mannigfachen Charakteren der Fremdkörper selbst (Arten der Fremdkörper);

2. in einem Mißverhältnis der Dimensionen des Fremdkörpers (Fremdkörperachse) zur Schluckrichtung (Speiseröhrenachse);

3. in den Eigentümlichkeiten der *normalen* Speiseröhre sowie in den topographisch-anatomischen Beziehungen zu ihrer normalen oder pathologisch veränderten Umgebung;

4. in den Eigentümlichkeiten der *pathologisch veränderten* Speiseröhre und sinngemäß wie unter 3. in der Eigenartigkeit ihrer Umgebung;

5. in einer Kombination der erwähnten Momente;

6. möglicherweise in einem Umstande, den van Gilse 1920 hervorhob. Er meinte, daß die Patienten, denen Fremdkörper im Oesophagus stecken bleiben,

---

[1] Eine Patientin Carossinis 1921 glaubte, eine Fischgräte verschluckt zu haben, und versuchte dieselbe mit dem Stiel einer Tischgabel herauszubefördern. Letztere entglitt ihr aber, rutschte bis in den Magen, von wo sie durch Gastrotomie entfernt wurde. Heilung.

oft solche sind, die eine gewisse Disposition zum Ösophagospasmus haben. Etwas ähnliches scheint Goebel 1919 anzunehmen.

ad 1. Die Beschaffenheit des Fremdkörpers ist nicht nur für den Mechanismus des Steckenbleibens, sondern auch für alle weiteren Folgezustände (siehe später) von größter Wichtigkeit. Die Größe und Länge eines Fremdkörpers, seine Konsistenz und seine äußeren Konturen — ob er rund, scharfkantig, unregelmäßig, spitzig, ob er weich oder hart ist — sowie seine chemische Zusammensetzung spielen in der Fremdkörperpathologie eine ausschlaggebende Rolle. Einige Autoren (Adelmann 1867—1868, König 1877—1880, Rosenheim 1895—1896 u. a.) haben daher die verschiedenen Arten der Fremdkörper nach ihren Charakteren eingeteilt. Ich bin nun der Meinung, daß der Einteilung der Fremdkörper in weiche und harte, spitze und scharfkantige *eine untergeordnete „praktische" Bedeutung zukommt, ja ich sehe in einer solchen Klassifizierung sogar eine gewisse Gefahr.* Der über Details nicht orientierte praktische Arzt wird durch eine solche Einstellung in der größten Mehrzahl der Fälle allzu leicht dazu verleitet, einen weichen Fleischbissen, der sich in der Speiseröhre festgesetzt hat, *anders zu werten und daher auch anders zu behandeln wie einen Knochen.* Da er ferner die außerordentlich zahlreiche Fremdkörperliteratur nicht kennen kann, wird ihm kaum bekannt sein, daß ein Fleischbissen „auch" einen Knochen oder einen anderen verletzenden Körper (Nadel) enthalten kann (Martin 1918), „ohne" daß der Patient davon etwas weiß.

Oppikofer teilte 1922 mit, daß eine Frau angab, ein Kartoffelstück verschluckt zu haben, doch fand sich bei der Ösophagoskopie ein 2 cm breiter, 3 mm dicker, quadratischer Knochen. Eine hierher gehörige Beobachtung von Balujew 1888 ist S. 320 erwähnt. Vgl. auch S. 393 Fall von Glogau.

Eine Einteilung der Speiseröhrenfremdkörper nach ihren physikalischen Eigenschaften hat nur mit Rücksicht auf das weitere pathologische Geschehen einen Sinn, in keinem Falle aber hinsichtlich der Therapie (vgl. Kapitel 5). Wenn ich aber trotzdem hier die Arten der Fremdkörper zusammenstelle, *geschieht dies lediglich zur Orientierung des Lesers,* da ich Wert darauf lege, ihm über die mannigfachen Dinge, die der Oesophagus bisweilen schon beherbergen mußte, eine Übersicht zu geben. In der Speiseröhre fanden sich:

a) *weiche glatte Körper mit unregelmäßiger Oberfläche:* Fleischstücke, Fische, Insekten, Früchte, Fruchtschalen, Stücke von harten Eiern, Kuchen-, Wurst- und Kartoffelstücke, Brotreste, Gummisauger;

b) *harte, runde Körper:* Münzen, Knöpfe, Spielmarken, Biermarken, Glasperlen oder Glaskugeln, Kastanien, Steine (von Hühnereigröße, Calamida 1922), Ringe, Fingerhüte, Medaillons, Eisenringe, Fruchtkerne (Kirschen oder Orangen), Monokels;

c) *harte, unregelmäßig geformte Körper:* Pfeifenspitzen, Pfeifchen, Zahnkronen, Schlüssel, Messingbügel eines Geldbeutels, ein ganzer Hosenträger, Hosengurtspange, Kravattenhalter, Schnallen, silberne Eßlöffel, Schlösser, Löffel, Bierflaschenblechkapsel, Zimtstücke, Marmeladekrusten, Lorbeerblätter, Gipsbrocken, abgebrochene Sonden, -Bougies, -Münzen- und Grätenfänger, Holz- und Lederstücke, Konkremente aus phosphorsaurem und kohlensaurem Kalk, musikalisches Kinderspielzeug, Haarspange [im Format 20 × 5 (Lénárt 1920)], Bleistifthülse;

d) *harte Körper mit rauhen, spitzigen, stechenden oder schneidenden Oberflächen:* Gebisse (Kautschukplatten mit Zähnen und Klammern), Brücken mit Klammern, Knochenstücke, Gräten, alle Arten von Nadeln und Nägel, Hutnadeln, Stacheln, Drahtstücke, Anhänger, Broschen, Christuskreuze, Fruchtkerne (Zwetschken-, Marillen-, Pfirsich-, Reitersporen, Schuheisen, Granen, Rasierklinge, Angelhaken, Glas- und Glasurstücke, Porzellanscherben, Eierschalen, Messer, Gabeln, Watteträger aus Eisendraht, Draht mit Pinsel und Schwamm (Bille 1880), Spiralfeder (Springfeder aus einem Bett-Pierce 1917),

e) *seltene Beobachtungen:* der Fall Langenbecks, bei welchem der abgestoßene Aryknorpel in den Oesophagus kam und ein weiterer Fall, wo sich der nekrotische Nasenknochen eines Syphilitischen im Oesophagus vorfand.

ad 2. Von größter Wichtigkeit ist nun der Umstand, *wie die Längsachse des Fremdkörpers im Augenblicke des Verschluckens zur Achse der Speiseröhre steht.* Gelangt z. B. ein kurzer und spitzer Knochen unglücklicherweise quer oder schräg zur Schlingrichtung (Speiseröhrenachse) orientiert in den normalen Oesophagus, so ist die Wahrscheinlichkeit sehr groß, daß er stecken bleibt. Ist aber die Orientierung des Fremdkörpers zur Schluckachse im Augenblicke des Schlingens eine günstige, so können sogar große Gegenstände den normalen Oesophagus passieren und in den Magen gelangen[1]. Außer den eben genannten Ursachen sind die *anatomischen Eigentümlichkeiten der normalen Speiseröhre* für das Hängenbleiben verschluckter Gegenstände besonders förderlich. Endlich kann die normale oder pathologisch veränderte Umgebung des Oesophagus die Passage eines Fremdkörpers durch denselben behindern bzw. seine Festhaltung verursachen.

ad 3. Zum guten Verständnis dieser für die Fremdkörperpathologie so wichtigen Verhältnisse sei auf das im Kapitel „Anatomie" Gesagte aufmerksam gemacht.

Für den Mechanismus der Fremdkörpereinklemmung ist es wichtig zu wissen, daß der Anfangsteil der Speiseröhre mit dem Ringknorpel und der Halswirbelsäule durch festgefügtes Bindegewebe fast unbeweglich verbunden ist, wodurch das Hängenbleiben von Fremdkörpern recht begünstigt wird. Dagegen besteht im weiteren Verlaufe der Pars cervicalis oesophagi nur eine lockere Verbindung desselben mit der Fascia praevertebralis. *Dementsprechend ist der Anfangsteil der Speiseröhre gegen die Umgebung fixiert und unnachgiebig.* Hierzu kommt noch der normalerweise intra vitam bestehende, muskuläre tonische Verschluß des Oesophagus durch die Pars fundiformis des Musculus constrictor pharyng. inferior (G. KILLIAN). Es ist daher nur zu verständlich, wenn sich im Bereiche dieses Sphincters Fremdkörper besonders leicht fangen. Außer diesem wichtigsten Engpaß findet sich bis zur Kardia noch die Aorten-, Bronchial- sowie die Diaphragmaenge.

Ferner wird für die Fremdkörpereinklemmung in der Speiseröhre der jeweilige Füllungszustand des Magendarmtraktes, der Zwerchfellstand, endlich die augenblickliche Kopfhaltung eine wichtige und manchmal wohl entscheidende Rolle spielen und sinngemäß werden dadurch auch die nach der Fremdkörpereinklemmung möglichen Folgezustände beeinflußt werden. Aus den anatomischen Abbildungen ist außerdem zu ersehen, daß zwischen den vier Engen der Oesophagus weiter ist; er ist namentlich in seinem thorakalen Abschnitt innerhalb beträchtlicher Grenzen sehr gut beweglich. Aus dieser Abbildung geht endlich noch hervor, daß Krankheitsprozesse in der Nachbarschaft der normalen Speiseröhre die Wegsamkeit derselben ungünstig beeinflussen müssen, sei es, daß sie die vorhandenen physiologischen Stenosen erhöhen (Tumoren der Glandula thyreoidea in der Ringknorpelenge, Aortenaneurysmen in der Aortenenge, Bronchustumoren in der Bronchialenge), sei es, daß sie das sonst weite Speiseröhrenlumen einengen (Verbindungen der Wirbelsäule, Wirbelabscesse, Mediastinaltumoren usw.).

ad 4. Neben den physiologischen Engen, die so häufig die Ursache für das Steckenbleiben von Fremdkörpern abgeben, sind naturgemäß in einer großen Anzahl von Fällen auch pathologische Prozesse in der Speiseröhre die alleinige Veranlassung für deren Verankerung. Auch hier ist eine eventuell pathologisch

---

[1] Was alles unter glücklichen Umständen die Speiseröhre passieren kann, zeigt eine Beobachtung von THIEMANN 1908. Ein Geisteskranker verschluckte seine Taschenuhr mit Kette und Schlüssel, einen Suppenlöffel, einen Bleistift, einen Schlüsselbund mit einem halben Dutzend auf einem großen Ring gezogenen Schlüsseln sowie verschiedene einzelne Schlüssel. Alle diese voluminösen Gegenstände gelangten ohne Aufenthalt und ohne Störung in den Magen. Auch ein verschlucktes Gebiß sah THIEMANN mehrmals ohne Beschwerden den gesamten Verdauungstrakt durchwandern.

veränderte Umgebung der kranken Speiseröhre für die Fremdkörperpathologie von großer Wichtigkeit und es seien, abgesehen von den erwähnten physiologischen Engen, die maßgebenden Momente für die Fremdkörpereinklemmung in übersichtlicher Weise zusammengestellt.

I. Krankheitsprozesse, die den normalen oder den pathologisch veränderten Oesophagus von außen her komprimieren können:

a) Verbiegungen der Wirbelsäule, Wirbeltumoren, Wirbelcaries, Wirbelabscesse.

b) Alle Arten von Tumoren des Halses und des Mediastinums: Lymphomata tuberc. colli, maligne Lymphome, Teratome, branchiogene Geschwülste, Madelungscher Fetthals, Tumoren der Glandula thyreoidea, Mediastinal- und Bronchustumoren, Bronchialdrüsentuberkulose, Aortenaneurysmen, Aneurysmen der großen Halsgefäße.

II. Krankheitsprozesse in der Speiseröhrenwand selber, die entweder das Lumen von innen her verengen oder an circumscripter Stelle ausbuchten, endlich Prozesse, die eine funktionelle Störung des Schlingaktes bedingen:

a) Narbige Strikturen nach Verätzungen der Speiseröhre;

b) gutartige Stenosen, bedingt durch einen Polypen oder eine Cyste der Speiseröhrenwand; ferner Stenosen *bei* oder *nach* spezifischen geschwürigen Prozessen (Lues, Tuberkulose);

c) bösartige Stenosen (Carcinome);

d) Divertikel;

e) Entzündungen und Abscesse der Speiseröhrenwand;

f) Spasmen oder Lähmungen der Speiseröhrenwand.

Aus dem bisher Gesagten kann man die außerordentlich große Mannigfaltigkeit der Ursachen erkennen, die gegebenenfalls, sei es einzeln, sei es kombiniert, die Veranlassung für das Steckenbleiben eines verschluckten Fremdkörpers abgeben können.

4. Alter und Geschlecht der Fremdkörperpatienten.

Speiseröhrenfremdkörper können in allen Lebensaltern vorkommen, denn sie wurden bei Säuglingen, Kindern, jugendlichen Individuen, bei Männern und Frauen und endlich im Greisenalter beobachtet (vgl. Tabelle S. 316 ff.).

Es sei nun gleich hier betont, daß das Alter des Patienten keinen Einfluß auf die Art der Behandlung hat; sie bleibt stets dieselbe, ob jetzt ein Kind oder ein Greis einen Fremdkörper verschluckte (siehe Kapitel „Leistungsfähigkeit" der Ösophagoskopie).

Die stärkste Fremdkörperfrequenz hat wohl das dritte und vierte Lebensdezennium und es kann im allgemeinen gesagt werden, daß das weibliche Geschlecht bei den Fremdkörperpatienten etwas überwiegt. Im Laufe von 10 Jahren wurden an der Wiener laryngologischen Klinik bei 206 Männern, bei 272 Frauen und bei 51 Kindern (Personen unter 14 Jahren) Speiseröhrenfremdkörper entfernt.

Es muß dabei allerdings berücksichtigt werden, daß bei Fremdkörpern in Kalilaugenstenosen das weibliche Geschlecht beträchtlich überwiegt, offenbar deshalb, weil Mädchen im Affekte ungleich häufiger wie Männer Laugenessenz zu trinken pflegen. Wenn man bei Männern die Folgen einer Kalilaugenverätzung der Speiseröhre findet, so geschah der Unfall fast immer bereits in der Kindheit, indem aus Versehen, wie das leider nicht so selten geschieht, die ätzende Flüssigkeit getrunken wurde. *Bringt man daher die Fremdkörper in Stenosen in Abrechnung, so dürften sich beide Geschlechter so ziemlich die Wage halten.* Bei Kindern besteht kein nummerisches Übergewicht nach der einen Seite hin, da die Ursachen des Verschluckens (siehe dort) stets dieselben bleiben, ob es sich nun um Knaben oder Mädchen handelt.

5. Über den gewöhnlichen Sitz der Fremdkörper in der Speiseröhre.

Die bisherigen Ausführungen machen die von allen Autoren bestätigte Tatsache ohne weiteres klar, warum sich die weitaus größte Anzahl aller Speiseröhrenfremdkörper im oberen Speiseröhrendrittel festsetzt.

Nach der Statistik von BURGER 1908 finden sich 90% der Fremdkörper in der oberen Speiseröhrenhälfte bis zur Bifurkation, nach EGLOFF 1894 60% im oberen Halsteil verankert. Das dürfte so ziemlich auf dasselbe herauskommen. Zu gleichen Resultaten kamen GUISEZ 1920 (78% im oberen Drittel) und ERDÉLYI 1921 (83% in der oberen Hälfte, 62% im oberen Drittel). A. HARTMANN fand 1902 bei 314 Fremdkörpern aus der Literatur am häufigsten die Ringknorpelenge als Fremdkörpersitz, weniger häufig die obere Thoraxapertur, siebenmal die Bifurkation und bloß einmal eine noch tiefere Einklemmungsstelle. Auch v. HACKER 1913, STARCK 1913 und VOGEL 1921 führen analoge Zahlenverhältnisse an.

v. HACKER betont insbesonders 1913, daß Verätzungsstrikturen und Carcinome am häufigsten in der Umgebung der Bifurkation vorkommen, während Fremdkörper, die den Pharynx und Oesophaguseingang passiert haben und bei denen keine Sonden- und Bougierungsversuche zum Zwecke des blinden Hinabstoßens ausgeführt wurden, am häufigsten in der Gegend der oberen Thoraxapertur stecken bleiben. *Man darf demnach nicht übersehen, daß die Stelle, wo ein Fremdkörper gesichtet wird, nicht immer dem Orte seiner primären Einklemmung entsprechen muß.*

Nach SCHLEMMERs Zusammenstellung 1920 blieben von 529 Fremdkörpern der Wiener Klinik $72,3\%$ in der oberen Oesophagushälfte liegen, während unterhalb der Bifurkation $27,7\%$ zu finden waren. Bei letzteren handelte es sich entweder um Fremdkörper in Stenosen oder um einen sekundären Zustand im Sinne v. HACKERs. Auch das Nachschlucken von Kraut usw. kann, wenn der Fremdkörper dadurch tiefer hinabgedrückt wird, die primäre Einklemmungsstelle verwischen (FELIX FRANKE 1885).

Für die normale Speiseröhre kann es demnach als Regel gelten, daß das spontane Vordringen größerer Fremdkörper unter die Trachealbifurkation eine Seltenheit ist, daß sich vielmehr die *überwiegende Mehrzahl aller verschluckten Gegenstände in der Ringknorpelenge* bzw. *knapp unterhalb derselben bis zur oberen Thoraxapertur finden.* Münzen, die von Kindern so oft verschluckt werden, stellen sich stets ganz typisch frontal in Jugulumhöhe ein (siehe Röntgenbild S. 347, Abb. 7). Konnte ein Fremdkörper aber die Ringknorpelenge passieren, so bleibt er im normalen Oesophagus meistens in einer der physiologischen Engen der Speiseröhre liegen. Fremdkörper in der Diaphragmaenge bzw. in der Kardia sind auch für Stationen mit großem Fremdkörpermaterial nicht häufige Beobachtungen.

6. Über die Dauer der Einklemmung von Fremdkörpern in der Speiseröhre.

In meiner Arbeit 1920 habe ich bei 84 Patienten die Dauer der Einklemmung genau notiert. 33 Personen trugen ihren Fremdkörper wenige Stunden bis zu einem Tage, je ein Fall vier und sechs Wochen, zwei Monate und über vier Jahre. 47 Kranke machten die Angabe, daß sie den Fremdkörper 1—14 Tage im Oesophagus stecken hatten. Ich konnte außerdem über 13 Todesfälle nach Fremdkörpereinklemmung berichten, bei welchen die Einklemmungszeit betrug: wenige Stunden dreimal, 14 Stunden einmal, fast einen Tag einmal, $1^1/_2$ Tage einmal, zwei Tage zweimal, vier, fünf und sieben Tage je einmal, unbestimmt zweimal.

Man kann daraus wohl den richtigen Schluß ziehen, daß die Zeit des Verweilens eines Fremdkörpers im Oesophagus an und für sich keine prognostisch ungünstige Bedeutung hat, da unter meinen Beobachtungen gerade jene Fälle gut verlaufen sind, bei welchen eine auffallend lange Einklemmungszeit notiert war.

Weil nun aber die Einklemmungszeit eines Fremdkörpers im Oesophagus das Schicksal des Patienten niemals allein entscheidet, muß besonders hervorgehoben werden, daß es sich bei den bekannt gewordenen langdauernden Aufenthalten von Fremdkörpern in der Speiseröhre ohne schlimmen Ausgang um einen glücklichen Zufall gehandelt hat. Bereits die ersten Erfahrungen der um die ösophagoskopische Entfernung eingeklemmter Fremdkörper verdienten Autoren lauten übereinstimmend dahin, daß es von der *größten Wichtigkeit ist, die ösophagoskopische Untersuchung möglichst frühzeitig vorzunehmen*, bevor noch schwerere Alterationen der Schleimhaut der Speiseröhre eingetreten sind (v. Hacker 1898, Gottstein 1901, Starck 1905, Reizenstein 1905 u. a.). Die oft schon nach kurzem Aufenthalt eines Fremdkörpers vorhandene hyperämische Schwellung der Mucosa kann, wie die Erfahrungen der außerordentlich umfangreichen Fremdkörperliteratur beweisen (vgl. Kapitel 3), in ganz kurzer Zeit zu den schwersten Komplikationen führen.

Aus der Literatur konnte ich 99 Fälle von langer Einklemmungszeit zusammenstellen. Sie alle in einer Tabelle übersichtlich zu gruppieren würde viel zu viel Raum beanspruchen. Ich beschränke mich daher darauf, die Namen der Autoren zu nennen. (T = Tage, W = Wochen, M = Monate, J = Jahre.)

Abbe 1892. 1 J.	Guisez 1920, 4 J.	Périer 1890, 72 T.
Adams 1901, $2^1/_2$ J.	Guisez 1920, jahrelang.	Pescatore (n. Friedrich
Alexander 1879, 6 W.	v. Hacker 1900, 3 W.	1901) 6 W.
Aras 1862, 3 M.	Häcker 1907, 4 M.	Poirier 1902, 2 M.
Arnott 1833, 35 T.	Hartmann 1902, $6^1/_2$ J.	Porter 1913, 7 J.
Arrowsmith 1911, 10 M.	Hecht 1923, 2 J.	Purcell 1922, 1 J.
Balujew 1888, 4. J.	Heylum 1907, 4 W. 4 T.	Reinking 1911, 14 M.
Barbera 1899, 34 T.	Hopmann 1888, 9 M.?	A. Réthi 1917, 2 M.
Blauel 1908, 35 T.	Imperatori 1921, 9 W.	Reitenwald 1906, 219 T.
Billroth 1885, $2^1/_2$ M.	Jalaguier 1917, $2^1/_2$ J.	Rolleston-Whipham
Borsuck 1902, 10 W.	G. Killian 1900, 8 W.	1905, 3 M.
Bridgemann 1887, 13 W.	Königstein 1913, 3 J.	Samson 1916, 22 T.
Brown (n. Hacker 1913)	Leegaard 1917, 3 M.	Scheibe 1922, 3 M.
$3^1/_2$ J.	Ledermann 1917, 4 M.	Schlemmer 1920, 6 W.
Bulwert 1901, 8 M.	Lejar 1901, 10 M.	Schlemmer 1920, 4 J.
Carroll 1921, 9 M.	Le Roy 1921, 7 J.	Schmiegelow 1922, 9 W.
Claus 1920, 1. M. 6 T.	Lindt 1912, 4 W.	Th. Schmidt 1917, 16 J.
Coenen 1918, 7 W.	Lovett 1907, 4 J.	Schousboe 1913, 3 M.
Colvin 1902, 25 M.	Le Roy 1921, 1 J.	Schousboe 1918, 4 W.
Dawis 1914, 5 J.	Lunzer 1907, 1 J. 3 M.	Squance 1900, 5 W.
Denis 1901, 9 M.	Mc Lean 1884, 12 J.	Sternberg 1926, 7 M.
X. Denker 1911, $3^1/_2$ M.	Maitland 1884, 5 M.	Strazza 1907, 1 M.
Dobbertin 1902, $1^1/_2$ J.	Marschik 1920, 20 M.	Tapia 1910, $3^1/_2$ J.
Eitel 1899, 6 J. 4 M.	Martinez 1913, 3 J.	Tapia 1911, 10 J.
Erdélyi 1920, 5 W.	May-Notlay 1885, $3^1/_4$ J.	Taylor 1901, 7 M.
Evans 1879, 2 J.	Monnier 1883, $2^1/_4$ J.	Thornval 1918, 1 J.
Feldmann 1919, 3 W.	Moure 1909, 21 T.	Vallée 1900, 45 T.
Forgue 1899, 3 M.	Navratil 1904, 5 M.	Weingärtner 1921, 7 W.
Fullerton 1894, 6 M.	Neumann 1922, $7^1/_2$ M.	Willoughby 1907, 6 J.
Furner 1891, 5 J. 3 M.	Nowobury 1905, 7 M.	Wuertz 1913, 7 W.
Gallas 1864, 6 W.	Oppikofer 1922, 6 J.	Klinik v. Eicken 1922 (lt.
Gebser 1865, 3 M.	Oppikofer 1922, 6 W.	Brief): 3 W. 2 Fälle; $2^1/_2$
Gebser 1865, $3^1/_2$ M.	Pachowski 1917, 7 M.	M. 1 Fall; 4 W. 1 Fall;
Gavello 1919, 3 M. 10 T.	Peakock 1902, 6 M.	$2^1/_2$ J. 1 Fall; 8 W. 2 Fälle.

Als ganz auffallend möchte ich hervorheben, daß es sich dabei um 42 Kinder (Personen zwischen dem 1. und 8. Lebensjahre), um 12 Männer und um 13 Frauen handelte. 32mal war (im Referat) hinsichtlich Mann, Frau oder Kind nichts vermerkt.

Die eben erwähnten Mitteilungen über lange Einklemmungszeiten stehen im großen Gegensatz zu jenen Fällen, bei welchen es bereits wenige Stunden oder Tage nach dem Verschlucken eines Fremdkörpers zu sehr schweren, ja sogar zu irreparablen Schädigungen gekommen ist, z. B. BAZY 1888, CHIARI 1914, COLLES 1855, H. KILLIAN 1922, RYDYGIER 1909.

Es muß daher daran festgehalten werden, daß es sich stets um seltene Vorkommnisse handelte, wenn Fremdkörper, ohne erhebliche subjektive Beschwerden und Störungen im Allgemeinbefinden zu verursachen, ja manchmal sogar, ohne daß die Patienten davon wußten (z. B. BASTANIER 1919, H. STERNBERG 1920, 1926, GUISEZ 1911, HERZOG 1920, SCHLEMMER 1920), monate- oder selbst jahrelang in der Speiseröhre getragen werden konnten (vgl. S. 323). Die Regel ist, daß die vollzogene Einklemmung eines Fremdkörpers in der Speiseröhre sofort ganz charakteristische und ausgesprochene Symptome macht, daß der Kranke von seinem Unfall bestimmte Kenntnis hat, so daß er sich veranlaßt sieht, ehestens ärztliche Hilfe in Anspruch zu nehmen.

7. Über Fremdkörper im stenosierten Oesophagus.

Wenn man im normalen menschlichen Oesophagus unter den beschriebenen Voraussetzungen gelegentlich die verschiedensten Gegenstände finden kann, trifft man in einem durch Narben oder durch ein Carcinom stenosierten Oesophagus in der Regel nur verdauungsfähige, gelegentlich einer Mahlzeit verschluckte Dinge, wie Fleischbissen mit oder ohne ein Knorpel- oder Knochenstück, Kartoffelstücke, Brotrinden, Marmeladenkrusten, dann Fruchtkerne und in seltenen Fällen Gebisse oder Gebißteile. Die Ursache dürfte, wie HACKER 1913 wohl mit Recht betont, darin liegen, daß solche Kranke im allgemeinen doch vorsichtiger essen wie Leute, die wissen, daß sie eine gesunde Speiseröhre haben.

Bei den von mir beschriebenen 529 Kranken fand sich 87mal, das ist in 14,7% in einer Kalilaugenstenose ein Fremdkörper. In v. HACKERs 102 Fällen (laut brieflicher Mitteilung 1922) waren 80 Fremdkörper im normalen, 22 im stenosierten Oesophagus festgehalten. SCHMIEGELOW (laut brieflicher Mitteilung 1922) hatte bei 94 gelungenen Fremdkörperextraktionen bloß acht aus dem verengten Oesophagus entfernt (6 Narbenstrikturen, 2 Carcinome).

Besonders schwierig sind Fremdkörper in Narbenstenosen dann, wenn es sich um mehrere untereinander angeordnete Narbenstrikturen handelt, und ein Fruchtkern beispielsweise die oberen weiteren Stenosen passierte, aber in einer tiefer gelegenen, etwas engeren, stecken bleib.

Ich habe einmal bei einem Mädchen aus einer fünften Stenose einen Orangenkern (38 cm von der Zahnreihe) nahe der Kardia extrahiert und A. RÉTHI beobachtete 1917 zwei Fälle, bei welchen Kirschkerne zwischen zwei Stenosen eingeklemmt waren. BENJAMINS sah 1916 nach der endoskopischen Entfernung einer Erbse vier untereinander angeordnete Stenosen der Speiseröhre.

An dieser Stelle scheint es mir außerdem nötig, auf eine Sache hinzuweisen, deren große Wichtigkeit oft nicht richtig eingeschätzt wird und daher manchmal schon schweren Schaden gestiftet hat.

Viele Kranke mit einer Kalilaugenstriktur des Oesophagus führen sich aus therapeutischen Gründen von Zeit zu Zeit selbst eine Bougie ein, um nicht immer an den Arzt gebunden zu sein und behandeln sich so jahrelang ohne bösen Zwischenfall. Dann aber geschieht doch das Unglück. Mit Rücksicht auf einige einschlägige Beobachtungen (siehe S. 397 die „Oesophagotomia thoracica dorsalis") möchte ich jedoch ganz besonders betonen, daß solchen Kranken seitens ihrer Ärzte mit allem Nachdruck eingeschärft werden müßte, die Selbstbougierung unbedingt zu unterlassen, wenn sich einmal plötzlich ein Schluckhindernis einstellen sollte. *Die Stenosenpatienten müssen auf die große Gefahr der Oesophagusperforation aufmerksam gemacht werden, wenn sie sich auch bei eingeklemmtem Fremdkörper selbst im Oesophagus herum manipulieren.*

8. Fremdkörper im künstlichen Oesophagus.

Ein künstlicher, funktionsfähiger Oesophagus ist heute gewiß noch eine Seltenheit. Um so größeres Interesse beansprucht daher die einzigartige Mitteilung Dahmanns 1920 über die Extraktion eines Fremdkörpers aus einer künstlichen Speiseröhre.

Sie betraf eine Patientin, bei der zwei Jahre früher eine antethorakale Oesophagusplastik mittels einer ausgeschalteten Dünndarmschlinge nach Axhausen-Lexer gemacht wurde. Ein Pflaumenkern war nun an der Übergangsstelle vom Hautschlauch zur Dünndarmschlinge stecken geblieben und wurde Ursache eines absoluten Schlinghindernisses. Dahmann ging nun so vor, daß er den perkutan gut palpablen Oesophagus mit zwei Fingern unterhalb der Stenose komprimierte, während er die Kranke eine große Menge Wassers schlucken ließ. In dem auf diese Weise stark dilatierten Hautschlauch knetete er nun den Pflaumenkern nach aufwärts. Dann gelang es ihm entlang einer verschluckten Olive das Ösophagoskop an den Fremdkörper heranzubringen und beide Körper glücklich zu extrahieren. Ein ähnlicher Fall existiert in der Literatur nicht.

III. Über die pathologisch-anatomischen Folgezustände in der Speiseröhre nach Fremdkörperpassage bzw. nach Fremdkörpereinklemmung.   Folgezustände nach Sondierungsbzw. blinden Extraktionsversuchen bei den zwei genannten Möglichkeiten.

Wie im Kapitel IV (Anamnese) noch genauer ausgeführt werden wird, findet man nach unseren Erfahrungen bei der Fremdkörperösophagoskopie bloß in etwa einem Drittel der Fälle tatsächlich den verschluckten Gegenstand noch in der Speiseröhre. Die restlichen zwei Drittel der Patienten hatten das Glück, daß der verschluckte Fremdkörper die Speiseröhre passierte und in den Magen gelangte. Damit ist zunächst wohl die Hauptgefahr beseitigt, denn meistens erfolgt dann der Fremdkörperabgang anstandslos per vias naturales. Häufig setzt jedoch der die Speiseröhre passierende Gegenstand Schleimhautverletzungen, die vor allem Schmerzen und Schlingbeschwerden machen und die Patienten veranlassen, ärztliche Hilfe in Anspruch zu nehmen, zumal die bestehenden Symptome vorerst die Annahme berechtigt erscheinen lassen, daß der Fremdkörper noch immer in der Speiseröhre steckt.

Es kommt nun alles darauf an, ob der zuerst zu Rate gezogene Arzt die Selbstbeherrschung aufbringt, den Patienten in Ruhe zu lassen und ihn, ohne vorerst ebenso gefährliche wie zwecklose Versuche mit Sonden- oder anderen Blindlingsinstrumenten vorzunehmen, sofort einer sachgemäßen Behandlung zuführt oder nicht. Worin die sachgemäße Behandlung einzig und allein besteht, ist in den nächstfolgenden Kapiteln beschrieben und begründet.

Bekommt man einen Patienten mit der dezidierten Angabe — er habe einen Fremdkörper verschluckt — zur endoskopischen Untersuchung und wurde derselbe *nicht* „vorbehandelt", so sieht man, wenn der Gegenstand die Speiseröhre bereits verlassen hat, bei der größeren Mehrzahl der Fälle während der Ösophagoskopie bloß mehr die Folgen der Fremdkörperpassage: Entweder zeigt sich die Oesophagusschleimhaut besonders im Bereiche der physiologischen Engen da und dort lädiert, oder sie erweist sich bis zur Kardia vollkommen intakt. Man wird, wie dies v. Hacker schon 1898 beschrieben hat, „beim langsamen Vorbzw. Zurückschieben des Rohres oft auf die Stelle, wo der Fremdkörper gesteckt hatte, durch eine umschriebene stärkere Rötung und Schwellung der Schleimhaut aufmerksam, oder durch eine kleine Hämorrhagie, durch einen kleinen, oft blutunterlaufenen Einriß, einen kleinen flottierenden Schleimhautzipfel, eine weißlichmatte Decubitusstelle, eventuell durch einen eitrig-belegten Substanzverlust".

Es sei nun gleich vorweg betont, daß nach hundertfältigen Erfahrungen nicht nur seichte, unscheinbare, sondern auch erhebliche, nicht penetrierende Verletzungen der Oesophagusschleimhaut nach Fremdkörpereinklemmung sowie circumscripte Abscesse im Fremdkörperbett ohne weitere Komplikationen abheilen „können"[1].

Eine solche folgenlose Abheilung ist ohne Zweifel nur dann möglich, wenn ein größeres infiziertes Fremdkörperwundbett gegen das Lumen der Speiseröhre zu gut drainieren kann, so daß namentlich bei nicht zu spät einsetzender, zweckmäßiger Behandlung (ösophagoskopische Fremdkörperextraktion) in der übergroßen Mehrzahl der Fälle keine weiteren Komplikationen auftreten.

Eine Ausnahme davon machen tatsächlich nur die kleinen, schmalen und scharfen Fremdkörper (Knochen, Gräten, Nadeln). Sie verursachen, wenn sie in der Wand der Speiseröhre festgehalten werden oder diese beim Vorbeigleiten bloß verletzten, enweder eine heftige reaktive Schwellung mit vorübergehender Stenosierung des Oesophaguslumens (HOLMGREN 1919) oder eine phlegmonöse Entzündung der Wand mit Absceßbildung (GUISEZ 1922, HERZOG 1920 u. a.; vgl. das Kapitel „Leistungsfähigkeit der Ösophagoskopie").

Kleine und kleinste Verletzungen (Stichverletzungen), wie sie eben nur durch spitzige und schmale Körper verursacht werden können, *bieten für die Drainage nach dem Lumen der Speiseröhre weitaus ungünstigere Vorbedingungen und mag dies eine der Hauptursachen sein, warum es gerade nach verschluckten Nadeln, Fischgräten, Glassplittern oder spitzen Knochen öfters zur Absceßbildung kommt* wie bei Gebißplatten oder breiten Knochen. Die genannten Körper sind daher *nicht* im Sinne von H. KILLIAN 1922 „infektionsgefährlicher", sondern führen bei tiefer in die Speiseröhrenwand eindringenden Verletzungen lediglich wegen schlechter Drainagebedingungen alsbald zu Komplikationen. Aus diesem Grunde wären flächenhafte, jedoch nicht tiefgreifende Läsionen oder Ulcerationen prognostisch günstiger zu beurteilen, wie kleine, kaum sichtbare Substanzverluste, die von Stichwunden der Oesophaguswand herrühren, dafür aber tief in die letztere eindringen.

Mit dieser Einschränkung möge daher der obige Satz vom „komplikationslosen" Abheilen kleiner oder größerer Speiseröhrenwandverletzungen verstanden werden.

Oberflächliche (mucosawärts) gelegene Abscesse brechen meist ins Oesophaguslumen durch (HÖLSCHER 1912, HERZOG 1920), tiefer gelegene breiten sich in der Speiseröhrenwand zwischen den Muskelbündeln, diese auseinanderdrängend, aus und wölben sich entweder gegen die umgebenden Weichteile oder gegen die Speiseröhrenlichtung vor. Werden diese Abscesse rechtzeitig von innen her inzidiert, kann rasche Abheilung erfolgen, brechen sie indessen in die Umgebung nach außen hin durch, so infizieren sie das lockere periösophageale Gewebe und es kommt dann mit wenigen Ausnahmen zu den am Schlusse dieses Kapitels beschriebenen Folgen.

Ganz anders können jedoch die Folgezustände sein, wenn bald nach dem Unfall Sonden, Bougies, Münzenfänger u. dgl. an der Arbeit waren und man erst nachher solche Patienten zur endoskopischen Untersuchung bekommt. Man ist dann selbstverständlich nicht mehr in der Lage zu sagen, welche Läsionen von der Fremdkörperpassage, welche von den genannten Instrumenten stammen. Entsprechend den geschilderten anatomischen Verhältnissen wird man am häufigsten in der Ringknorpelenge traumatische Veränderungen an der Mucosa nachweisen können. Meist handelt es sich um kürzere oder längere, in der Regel

---

[1] BLAU 1915, BRÜNINGS-ALBRECHT 1915, v. EICKEN 1922 (lt. Brief), ERDÉLYI 1921, GUISEZ in mehreren Arbeiten und 1922, v. HACKER in mehreren Arbeiten und 1913, HERZOG 1920, JACQUES 1913, JURASZ 1913, KAHLER 1910, G. KILLIAN 1909, H. KILLIAN 1922, 1914 usw., NAGER 1920, MOORE 1917, SCHLEMMER 1920, SEIFFERT 1919, STARCK 1914, STOLTE 1909, TILLEY 1917—1918, VOGEL 1921 u. a.

seichte Risse in der Schleimhaut, gelegentlich aber auch um Hämorrhagien und Hämatome, Erosionen und Suffusionen an circumscripter Stelle. Ich hatte bisweilen nach einer vorangegangenen Sondenuntersuchung bei der Ösophagoskopie den Eindruck, als wäre die Schleimhaut stellenweise aufgepflügt und fand die Ränder der lädierten Stelle unregelmäßig, fetzig, blutig unterlaufen und geschwollen, manchmal sogar schon mißfarbig [1]. Ab und zu kann man auch ein Stück der abgerissenen Schleimhaut ins Lumen der Speiseröhre hineinhängen sehen. Wenn die Schleimhaut an einer Stelle verloren gegangen ist, findet sich wie bei allen Wunden im Bereiche der oberen Speisewege die lädierte Zone weißlich-speckig belegt. Bei tiefergreifenden Verletzungen stören wegen der damit verbundenen Gefäßzerreißungen oft massige Koagula zunächst jeden Überblick. Auch die mit den Blindlingsinstrumenten gesetzten Verletzungen zeitigen nicht immer schlimme Folgen, sondern können insbesondere dann zur Abheilung gelangen, wenn es noch rechtzeitig gelingt, den Fremdkörper auf ösophagoskopischem Wege zu entfernen. Naturgemäß können auch hier ganz unscheinbare Verletzungen der Schleimhaut rasch fortschreitende periösophageale Phlegmonen nach sich ziehen (z. B. Kahler 1906; Martin 1918, H. Sternberg 1920, Schlemmer 1920, H. Killian 1922) und ist die außerordentlich zahlreiche Literatur in allen Kapiteln dieser Abhandlung besprochen. Es zeigt sich also zur Genüge, daß *die Läsionen der Oesophaguswand sehr verschieden verlaufen können*; hier hängt sehr viel von der *Virulenz der Infektion* ab, denn es kommt vor, daß durch die kleinste Verletzung oder Perforationsöffnung die schwerste septische Entzündung und Infektion erzeugt wird, während manchmal selbst größere Perforationen zur Heilung gelangen.

Auf Grund seiner Erfahrungen betont Jurasz 1913, daß eine bakterielle Allgemeininfektion des Körpers nach mediastinalen Prozessen infolge Fremdkörperverletzung der Speiseröhre zur Beobachtung kommen kann, *auch ohne daß eine weitere Fortpflanzung des Prozesses per continuitatem nachweisbar wäre.* Dasselbe geht aus der Arbeit H. Killians 1922 hervor. In gewissem Gegensatz zu diesen Beobachtungen stehen die *Spontanheilungen* nach Fremdkörperperforationen der Speiseröhre. Ich meine jene *exquisit seltenen Fälle, bei welchen der Fremdkörper nach blander Durchwanderung der Oesophaguswand in die Weichteile des Halses gelangt,* um dann nach Wochen oder Monaten unter Bildung kleiner periösophagealer Abscesse, die leicht gespalten werden können (in der Regel am linken Sternocleidoansatz über dem Jugulum) operativ entfernt zu werden.

Diese außergewöhnlichen Vorkommnisse sind aus drei Gründen bemerkenswert:

1. Weil die Kranken entweder gar nichts vom Verschlucken des Fremdkörpers wissen (Aboulker 1913; vgl. auch S. 317), oder weil, wenn sie schon davon Kenntnis haben, die anfänglichen Beschwerden sehr rasch wieder schwinden; erst viel später kommt es dann zur Absceßbildung am Halse;

2. wegen der *blanden Perforation* des Oesophagus;

3. wegen der periösophagealen *Abgrenzung* der Eiterung *ohne Progression* nach abwärts.

Ohne Zweifel handelt es sich hier immer um besonders günstige Nebenumstände (nichtinfizierter Fremdkörper, keine pathogenen Mundbakterien usw.). Derartige Mitteilungen liegen vor:

von Balujew 1888, Hopmann 1888, Feldmann 1897, Maitland 1899, Dobbertin 1902, Hofmeister 1903, A. Fränkel 1905, Fournier und Trémolières 1910, Glücks-

---

[1] An der Klinik v. Eicken (Berlin) kamen lt. Brief in den letzten 10 Jahren unter 262 Fremdkörperfällen 24 zur Beobachtung, bei welchen durch das Ösophagoskop erhebliche Verletzungen (nach Voruntersuchung mit den Blindlingsinstrumenten) festzustellen waren.

MANN 1912, KABEWSKI 1912, ABOULKER 1913, CARROLL 1921, (G. FISCHER 1868), H. KILLIAN 1922.

Das reaktionslose Hindurchtreten eines verschluckten Fremdkörpers durch die Speiseröhrenwand ist eine ebenso große Seltenheit, wie das Entstehen gefährlicher Komplikationen nach unscheinbaren Schleimhautverletzungen; desgleichen alle Beobachtungen, welche über die lange Einklemmungszeit eines Fremdkörpers ohne Schaden für den Patienten berichten. Aus diesem Grunde wäre es ebenso gefährlich wie unsicher, wenn man auf eine dieser Möglichkeiten rechnen und daher eine zuwartende Haltung einnehmen wollte. Die Mehrzahl der letzterwähnten Kranken ist ja schließlich auch an den Folgen der langdauernden Fremdkörpereinklemmung ad exitum gekommen:

Plötzliche Arrosionsblutungen: ARAS 1862, BULWERT 1901, DAWIS 1914, FELDMANN 1919, H. KILLIAN 1922, PLAUT 1921, ROLLESTON-WHIPHAM 1905 u. a.

Ösophagotrachealfisteln: H. KILLIAN 1922, KÖNIGSTEIN 1913, NAVRATIL 1904, PESCATORE (nach FRIEDRICH. 1901), SCHOUSBOE 1913 u. a.

Mediastinitis: CLAUS 1920, GALLAS 1864, NOWOBURY 1905 u. a.

Viele wurden, als man das Leiden endlich richtig erkannte, *ösophagotomoiert* und der Fremdkörper entfernt: EITEL 1899, v. HACKER 1905, HÄCKER 1907, LUNZER 1907, MARSCHICK 1920, SCHLEMMER 1920, STARCK 1900, TAPIA 1910, WUERTZ 1913.

In einigen Fällen gelang trotz der langen Einklemmungszeit noch die *ösophagoskopische Fremdkörperentfernung:* BLAUEL 1908, CARROLL 1921, ERDÉLYI 1921, GAVELLO 1919, GUISEZ 1920, HEYLUM 1907, SAMSON 1916, SCHLEMMER 1920 u. a.; ja sogar die Entfernung mit dem *Münzenfänger:* PEACOCK 1902, MARTINEZ 1913.

Für die übergroße Mehrzahl aller Speiseröhrenfremdkörper muß daher daran festgehalten werden, daß die Verankerung im Oesophagus stets ein dubiöser, ernst aufzufassender Zustand ist, über den vorher niemals etwas Sicheres vorausgesagt werden kann.

v. HACKER 1913 bezeichnet die Folgezustände nach Fremdkörpereinklemmung für ganz unberechenbar, eine Ansicht, die von der Mehrzahl der Autoren vertreten wird.

H. KILLIAN betont 1922 auf Grund wertvoller Mitteilungen, daß „jeder verschluckte Fremdkörper eine große Gefahr bedeutet".

MOURE und GOT 1921 heben die Wichtigkeit der frühzeitigen Fremdkörperentfernung aus dem Oesophagus hervor und beobachteten unter 70 Fremdkörperfällen vier Todesfälle infolge zu langer Einklemmungszeit. Nach ACH 1908 ist es absolut nicht gleichgültig, wie lange ein Fremdkörper im Oesophagus liegt. Derselben Ansicht sind: RITTER 1918, v. HACKER 1900, CHIARI 1903, HEINDL 1914/1919, H. KILLIAN 1922 u. a.; RICHARD 1914 beschrieb bereits 24 Stunden nach dem Verschlucken eines Gebisses eine Periösophagitis, während der Fall 10 von H. KILLIANs chon wenige Stunden nach dem Unfall bedrohliche Symptome zeigte.

Lang eingeklemmte Fremdkörper können die Speiseröhrenwand an circumscripter Stelle *divertikelartig ausbuchten* (FURNER 1891, v. HACKER 1913, SEMON 1894), oder aber es bleibt ein Fremdkörper in einer bereits vorhandenen spindel'gen Ausbuchtung der Speiseröhre liegen (ABBÉ 1892, MARX 1904, RITTER 1895, ROKITANSKY 1861, ZENKER 1877).

Für die überwiegende Mehrzahl der Speiseröhrenfremdkörper läßt sich immerhin ein gewisser Typus aufstellen, nach welchem das pathologische Geschehen nach vollzogener Einklemmung erfolgt.

Handelt es sich um weiche oder um harte Gegenstände mit glatter, nichtverletzender Oberfläche, werden an der Einbettungsstelle zunächst keine Schäden entstehen [1]. Wenn man solche Fremdkörper selbst erst nach Tagen endoskopisch entfernt, sieht man, immer unter der Voraussetzung, daß der Kranke nicht mit Sonden oder ähnlichem vorbehandelt wurde, entweder keine oder

---

[1] Nach GUISEZ 1920 verändern sich organische Fremdkörper sehr schnell. Knochen und Gräten führen im Oesophagus bald zur periösophagealen Phlegmone, während metallische glatte Fremdköiper oft lange, ohne Schaden zu stiften, vertragen werden können.

nur recht geringgradige Verletzungen an der Oesophagusschleimhaut: Mäßige Hyperämie im Bereiche des Fremdkörperbettes und in dessen nächster Umgebung.

Harte, glatte Körper (Münzen, Eisenringe, Medaillons usw.) können manchmal längere Zeit ohne erhebliche Störungen im Oesophagus getragen werden. In anderen Fällen beobachtete man aber auch bei diesen Gegenständen schon nach kurzer Anwesenheit in der Speiseröhre deutliche reaktive Erscheinungen. insbesonders dann, wenn dieselben wandständig orientiert waren und die Einklemmung in der Ringknorpelenge oder in deren nächsten Umgebung erfolgte. Es geht da meist folgendes vor sich: Die innige und feste Berührung des harten Gegenstandes mit der darunter liegenden Schleimhaut, ferner der ständige, vom Fremdkörper ausgeübte und bei jedem Schlingakt bzw. beim Würgen sich noch steigernde Druck sowie die Erschütterungen beim Husten, üben einen sehr erheblichen und fortwährenden Reiz auf die Schleimhaut aus. Es kommt bald zur Hyperämie und Entzündung, deren Grad und rasche Zunahme einerseits Hand in Hand mit den Eigenschaften des verschluckten Fremdkörpers gehen (siehe S. 319), andererseits wesentlich davon abhängen, ob ein solcher Patient sondiert wird oder nicht.

Ein wandständig orientierter Fremdkörper wird durch die reaktive Schleimhautschwellung seiner unmittelbaren Umgebung alsbald von einem Wall entzündlichen, derb infiltrierten Gewebes zirkulär umgeben sein (siehe Abb. 13); zugleich aber wird durch den Fremdkörperreiz eine krampfartige Kontraktion der Oesophagusmuskulatur ausgelöst, durch die der verschluckte Gegenstand noch fester in seiner Lage fixiert wird. Selbstverständlich leidet dadurch die unter dem Fremdkörper eingequetschte Schleimhaut ganz besonders und es kommt alsbald zum Decubitus eventuell zur umschriebenen Abscedierung oder zur Bildung von Granulationen im Fremdkörperbereich. Das zuerst entstehende oberflächliche Geschwür an der Schleimhaut wird zunächst bloß einen Abklatsch der Fremdkörperkontur darstellen, alsbald aber auch die tieferen Schichten in Mitleidenschaft ziehen. Namentlich bei Einklemmung von verletzenden Fremdkörpern und bei Anwesenheit von pathogenen Bakterien kommt es rasch zum Übergreifen des phlegmonösen Prozesses auf die ganze Dicke der Oesophaguswand mit eitriger Einschmelzung des Gewebes und damit zur Perforation der Speiseröhre an umschriebener Stelle. Auf diese Weise wird das periösophageale, dem Fremdkörperbett zunächst liegende Gewebe infiziert, woraus sich außerordentlich schwere Komplikationen ergeben können. Schon zu Beginn dieses Vorganges schwellen auch meist die regionären Lymphdrüsen stark an, der Kranke wird unter erheblichen Schmerzen leiden und besonders wird manchmal unter Schüttelfrost die Körpertemperatur rasch ansteigen (siehe das Kapitel „Symptomatologie").

Zu den eben geschilderten Vorgängen im Bereiche des Fremdkörperbettes kommt es auch bei quer eingekeilten Gegenständen (siehe Abb. 3). Dagegen können weiche oder löslich gewordene Gegenstände, selbst wenn sie längere Zeit im Oesophagus verweilt haben, durch wiederholtes angestrengtes Schlingen bzw. durch Brechbewegungen endlich doch mobilisiert und in den Magen oder nach oben zu befördert werden. Aber auch bei harten und verletzenden Körpern besteht die Möglichkeit, daß sie sich mit der Zeit lockern. Wenn nämlich die anfängliche Hyperämie in ein späteres Stadium der Entzündung übergegangen ist, kann bei der dann eintretenden oberflächlichen Ulceration der Schleimhaut, sowie durch die Zerstörung tieferer Muskelschichten eine Erschlaffung des Gewebes im Fremdkörperbereiche eintreten. So glückt es bisweilen noch einem Patienten, daß er bei gelegentlichen Hustenstößen oder Brechbewegungen einen harten Fremdkörper entweder unter Auswurf von Eiter nach oben entleert

(ADELMANN 1867, BRIDGEMANN 1887, EVANS 1897, v. EICKEN 1922, N. PATTERSON 1916, PAUM 1917, REINKING 1911) oder durch eine Schlingbewegung in den Magen befördert.

Eine andere seltene Möglichkeit besteht im *Spontandurchbruch eines periösophagealen Abscesses nach dem Lumen des Oesophagus*, so daß ohne blutigen Eingriff von außen die Heilung erfolgen kann (ALEXANDER 1905, v. EICKEN lt. Brief 1922, HERZOG 1921, GUISEZ 1922, JACQUES 1911).

Bevor ich die Folgezustände nach Perforation eines Abscesses in die umgebenden Weichteile der Speiseröhre beschreibe, möchte ich mit allem Nachdruck betonen, daß es von größter Wichtigkeit ist, zu wissen, daß *am Beginn des oben geschilderten Vorganges — wenn sich ein Fremdkörper wandständig fixiert hat — erstens die Deglutition fast gar nicht behindert zu sein braucht und zweitens eine eingeführte, selbst abgebogene Sonde den flächenhaft an der Speiseröhrenwand haftenden Fremdkörper nicht wahrnehmen muß, sondern an ihn vorbei ohne Hindernis bis zur Kardia vordringen kann* [1].

Der Untersucher, der das nicht weiß, glaubt dem Patienten niemals, daß *trotz dieses negativen Sondenbefundes die Speiseröhre dennoch einen Fremdkörper beherbergen kann*. Der Patient wird vertröstet, daß „es von selbst wieder besser werden wird", daß die Beschwerden „bloß von einer Wandverletzung der Speiseröhre herrühren" u. a. m. So vergehen oft viele Tage, es wird sogar wiederholt vergeblich bougiert, um dem Patienten immer wieder ad oculus zu demonstrieren, daß die Speiseröhrenpassage frei ist. *Die kostbarste Zeit wird auf diese Weise zwecklos verzettelt*. Es werden auch gerne Abführmittel gegeben, wiewohl der Fremdkörper noch immer im Oesophagus steckt! Erst wenn zunehmende Schlingbeschwerden aufgetreten sind, oder gar erst, wenn überhaupt nichts mehr geschluckt werden kann, erkennt der Arzt — leider oft zu spät — zu seiner Bestürzung seinen Irrtum. Wenn nun endlich doch der Versuch unternommen wird, den Fremdkörper auf endoskopischem Wege zu entfernen, kann es leicht vorkommen, daß man ihn zunächst nicht gleich findet, weil er von einem Wall stark geschwollener Schleimhaut rings umschlossen ist und das eingeführte Spatelrohr an dem Gegenstand vorbeigleitet (vgl. die Abb. 13, 14, 15 auf S. 361).

Wird aber trotz wiederholter vorangegangener negativer Sondenuntersuchungen bei bereits hochgradigen Schlingbeschwerden neuerdings zur Sonde gegriffen, um, wie es immer heißt, „*ganz zart und vorsichtig*" nach der Ursache der Schlinghemmung zu fahnden, dann allerdings *ist es oft nur ein Wunder, wenn die durch den lange Zeit liegenden Fremdkörper, sowie durch das wiederholte zwecklose Sondieren schwer geschädigte Speiseröhrenwand zu guter Letzt nicht perforiert wird*. Tatsächlich erfolgt in diesem Zustand nicht allzu selten eine fausse route, wobei die Sonde nach Überwindung eines geringen Widerstandes ganz

---

[1] Von ganz besonderem Interesse ist hier die Mitteilung von PLAUT 1921 (vgl. auch S. 342).

Die eingeklemmte Hartgummiplatte der Zahnprothese bot den vorbeigleitenden Speisen kein Hindernis; das ist mechanisch wohl zu verstehen. Denn der große Fremdkörper spreizte sogar die Wände auseinander, so daß, ebenso wie die Speisen, auch die Sonde hindernislos an ihm vorbeistreichen konnte. Bei Gebissen geschieht dies um so eher, als sich ihre konkave Fläche oft an die etwas konvexe Vorderwand der Speiseröhre (Ringknorpelplatte) innig anschmiegt, so daß dadurch das Speiseröhrenlumen kaum eingeengt wird (vgl. die Abb. 1). Dabei ist aber recht bemerkenswert, daß in solchen Fällen, der sonst gewöhnlich im Fremdkörperbett auftretende Krampf, der die Einklemmungsintensität in der Regel wesentlich erhöht, entweder ganz fehlt, oder doch nur sehr undeutlich vorhanden sein kann, wofür im Falle PLAUT auch der Umstand sprach, daß das Mädchen *keinerlei Beschwerden hatte*, die auf einen in Ringknorpelhöhe eingeklemmten Fremdkörper gedeutet hätten. Sie gab vielmehr nur Völle im Magen und Schmerzen in der Gegend der Kardia an.

leicht in die Tiefe kommt. Der Patient empfindet dabei meist einen kurzen durchdringenden Schmerz, wird vielleicht ohnmächtig und stirbt im Laufe der nächsten Stunden. In einem solchen Falle wurde, wie dies die Sektionen immer wieder bestätigten, beim Überwinden des „geringen" Widerstandes *die bereits aufs schwerste geschädigte Oesophaguswand perforiert und die Sonde drang dicht neben der Speiseröhre im periösophagealen Gewebe nach abwärts bis zum Diaphragma.* Eine tödliche Mediastinitis oder die Arrosion eines großen Gefäßes ist die unabwendbare Folge dieser leider immer noch geübten Manipulation (Hans Chiari 1914, Schlemmer 1920, Schlittler 1917, Vogel 1921).

Ob also die Schichten der Speiseröhre durch einen eingeklemmten Fremdkörper „*primär*" so schwer geschädigt werden, daß bald nach dem Unfall Speiseröhreninhalt, Gase und Bakterien ins periösophageale Gewebe gelangen können oder ob dies erst „*sekundär*" im Laufe der nächsten Stunden, Tage, Wochen bzw. Monate durch einen Dekubitus, durch ein akzidentelles Trauma (Sonde) oder durch die Tätigkeit der stets anwesenden Infektionserreger geschieht, ist für die Aufzählung der pathologisch-anatomischen Folgezustände nach manifester periösophagealer Infektion von nebensächlicher Bedeutung. Das zeitlich raschere oder langsamere Aufeinanderfolgen derselben hängt nach dem bisher Gesagten in entscheidender Weise von folgenden Momenten ab:

1. Von der Beschaffenheit des verschluckten Fremdkörpers,

2. vom Sitz desselben,

3. von dem Umstande, ob nach dem Unfall Versuche mit Sonden oder anderen Blindlingsinstrumenten gemacht wurden.

4. von der Dauer der Einklemmung,

5. von der Virulenz der Bakterien, die dem Fremdkörper entweder von Haus aus anhaften oder in der Schleimhaut der oberen Luftwege stets vorhanden sind (cariöse Zähne, chronische Tonsillitiden usw.) und mit dem Speichel verschluckt werden, und

6. bisweilen auch vom Verhalten des Patienten (ob er ruhig bleibt, nicht übermäßig viel hustet, preßt oder würgt) und von seiner Nahrungsaufnahme.

Aus diesen sechs Punkten, sowie aus den bereits geschilderten topographisch-anatomischen Beziehungen der Speiseröhre zu ihrer Umgebung ergibt sich daher eine außerordentlich große Mannigfaltigkeit von Folgezuständen, die nach kompliziert verlaufender Fremdkörpereinklemmung beobachtet werden können und tatsächlich schon beobachtet wurden.

Nach vollzogener Perforation der Speiseröhrenwand kann sich infiziertes Material (Speichel, flüssige oder feste Speisen, Bakterien, Eiter, Luft usw.) ohne jegliches Hindernis in dem außerordentlich zarten und locker gefügten Bindegewebe zwischen den tiefen Halseingeweiden thoraxwärts ausbreiten. Dabei werden die thorakalen Komplikationen stets auf jener Seite auftreten, auf welcher die Wandverletzung der Speiseröhre stattgefunden hat.

Eine Ausnahme hiervon machte bloß der von H. Killian 1922 beschriebene Fall 5, bei welchem es nach der „linksseitig" gelegenen Oesophagusverletzung zu einem „rechtsseitigen" Pyopneumothorax, zu Abscessen im rechten Lungenunterlappen und zu Lungengangrän kam.

Vogel hat 1921 mit 10 Eigenbeobachtungen im ganzen 254 Fälle [1] aus der Literatur zusammengestellt und die verschiedensten Folgezustände besprochen. die nach dem Hineingelangen von Fremdkörpern in die Speiseröhre möglich sind. Seine Ausführungen umfassen jedoch weder alle bekannt gewordenen Komplikationen noch auch alle mitgeteilten Fälle; es dürfte auch kaum gelingen, sie

---

[1] Tatsächlich sind es nur 252 Beobachtungen, denn die Fälle Nr. 40 und 187, 140 und 230 sind identisch, weil sie Vogel *zweimal* anführt.

alle ausfindig zu machen, da sie erstens in den Zentralblättern nicht vollzählig besprochen sind und zweitens, weil die schlimmen Erfahrungen aus menschlich recht begreiflichen Gründen meistens von einer Publikation ausgeschlossen werden.

Die Komplikationen nach Fremdkörpereinklemmung in der Speiseröhre lassen sich, abgesehen von den bereits erwähnten seltenen Fällen von blander Fremdkörperdurchwanderung, einteilen in:

A. Circumscripte phlegmonöse Entzündungen der Oesophaguswand bzw. periösophageale Absceßbildung mit Durchbruch nach innen (oesophaguswärts).

ALEXANDER 1905, GUISEZ 1922, HERZOG 1920, HÖLSCHER 1912, JACQUES 1911, 1913, SCHUBIGER 1922.

B. Phlegmonöse Periösophagitis mit umschriebenen Nekrosen bzw. Gangrän [1] *der Oesophaguswand, periösophagealem oder peritrachealem Absceß und Durchbruch nach außen, i. e. in das benachbarte Gewebe, sowie Ausbreitung des phlegmonösen Prozesses*

1. *in kranialer Richtung,*
2. *in caudaler Richtung.*

Die erste sehr seltene Ausbreitungsmöglichkeit wurde von GEBSER (Fall 1) Gaz. hebd. Bd. 7, S. 44, 1861, von SCHÖNBORN-STETTER 1878 und von SCHLEMMER 1920 beschrieben. Es handelte sich dabei stets um eine bis zur Schädelbasis aufsteigende, retropharyngeale Eiterung nach Fremdkörpereinklemmung und Sondenperforation.

Dagegen entspricht *die caudalwärts fortschreitende Infektion* des Zellgewebes zwischen den tiefen Halseingeweiden bis ins thorakale Mediastinum bzw. ins retroperitoneale Bindegewebe dem Weg, den der eitrig-phlegmonöse Prozeß für gewöhnlich nimmt. Zunächst käme in Betracht:

a) *Die umschriebene phlegmonöse periösophageale Entzündung mit Absceßbildung vorerst nur im Bereiche der Pars cervicalis oesophagi, ohne weitere Komplikation* (Heilung nach rechtzeitiger Operation möglich).

DOBBERTIN 1902, v. EICKEN 1922 (lt. Brief), GANTZ 1913, GIOMMI 1887, GLOGAU 1921, KAREWSKI 1912, G. KILLIAN 1905, H. KILLIAN 1922, KRAMER 1904, MARTIN 1918, NEUMAYER 1905, RICHARD 1913, RICHARDSON 1900, SCHLEMMER 1920, VOGEL 1921, WEBER 1917.

Dieser Typus kann auch mit Hautemphysem, Glottisödem, Perichondritis und Phlegmone des Kehlkopfes, Recurrensaffektionen, Trachealstenosen und septischen Allgemeinerscheinungen (metastasierende Sepsis) vergesellschaftet sein.

BALACESCU 1904, BARRAND 1916, BOURNEVILLE 1904, BULL und WALKER 1891, BURACK 1911, BUTLIN 1884, CAHIER 1894, v. EICKEN 1922, GAY 1892, GEBSER 1865, GERSTER 1892. GNELTON 1885, GLOGAU 1921, GUISEZ 1922, v. HACKER 1912, HARMER 1902, HASWOOD 1888, HOFER 1920, KALOYÉROPOLOS 1903, KAREWSKI 1912, G. KILLIAN 1909, H. KILLIAN 1922, KÜSTER (zit. nach BALACESCU), LEDERMANN 1917, LUNDGREEN 1888, MAKKAS 1908, MARSCHIK 1919, MARTIN 1918, MAYR 1920, NEUMAYER 1905, NEUMEYER 1864, NOWOBURY 1905, PYE 1889, SANDBERG 1885, SARGNON-VIGNARD 1911, SCHLEMMER 1920, SIEBENMANN 1906, SREBRNY 1919, F. SOUTHAM 1889, C. STERNBERG 1911, VIGAU 1897, VOGEL 1921, WILSON 1894, WOODS 1891, WYETH 1898.

b) *Periösophageale phlegmonöse Entzündung mit "sekundärer" Arrosion der großen Halsgefäße bzw. mit Durchbruch in die Glandula thyreoidea.*

Ich möchte eine besondere Betonung auf *"sekundäre"* Arrosion legen. Mit Recht bezweifelt H. CHIARI 1914 das Vorkommen *"primärer"* Gefäßverletzungen nach dem Verschlucken von Fremdkörpern. Die Gefäßverletzung (ob Arterie oder Vene ist zunächst nicht von Belang) ist in der Regel eine ganz kleine, nicht perforierende, weil jedes größere Gefäß, da es doch nicht unbeweglich ist, ausweicht.

---

[1] DEMARQUAY 1854 (nach BALASESCU 1904), GEBSER 1865, KRAMER 1904, MARTINI 1844 (Fall 1 von EISELSBERG 1909 mit Erfolg operiert) (zit. nach VOGEL 1921), NOWOBURY 1905, RITTER 1918, SCHLEMMER 1920, SCHRÖDER 1898, SOCIN 1884, VOGEL 1921.

(Jeder, der sich viel mit intravenösen Injektionen beschäftigt hat, wird das bestätigen Man muß direkt senkrecht auf das obendrein gestaute Gefäß einstechen und dabei außerdem die Haut über demselben etwas anspannen, sonst rückt das Gefäß sicher zur Seite oder es wird bloß seine Wand verletzt.) Das gewaltsame Hinunterstoßen eines die Speiseröhre verschließenden Hindernisses kann in erster Linie im Bereiche der Ringknorpelenge, in welcher die Venen im dichten Netze (Wundernetze des Pharynx) angeordnet sind, gefährlich werden und hier vielleicht eine primäre Blutung zur Folge haben. In einem solchen Falle kann, wie bereits erwähnt, die endoskopische Untersuchung, weil massenhafte Blutgerinnsel eine Übersicht völlig unmöglich machen, auf erhebliche Schwierigkeiten stoßen. In der Literatur finde ich nur spärliche Angaben, daß die Ösophagoskopie infolge einer Hämorrhagie während einer endoskopischen Fremdkörperentfernung undurchführbar gewesen wäre (Ehrlich 1905, Rydygier 1909, S. 328). In den Fällen meiner Beobachtung war die Ösophagoskopie nach der Spülung des Speiseröhrenlumens und nach dem Trockensaugen des Gesichtsfeldes immer möglich.

Ein Patient Krönleins 1891, der vor 11 Tagen einen Knochen verschluckte, hatte so wohl *vor,* wie auch *nach* der Operation (Ösophagotomie) blutige Stühle.

In der Mitteilung Hocheneggs 1896 (schwere Blutung aus erweiterten Oesophagusvenen) erfolgte die Hämorrhagie am achten Tage nach dem Unfall, im Falle Hornowski 1914 nach drei Tagen und bei Gurneys Beobachtung 1894 ebenfalls längere Zeit nach dem Verschlucken des Fremdkörpers. Am 11. Tage nach dem Verschlucken eines Gebisses erfolgte im Falle Sklifasovski 1885 die Verblutung aus der Speiseröhre.

Eine tödliche Carotis- bzw. Jugularisblutung oder eine Arrosion der Aorta nach Fremdkörperperforation der Speiseröhre tritt *frühestens einige Tage nach dem Verschlucken eines verletzenden Gegenstandes auf.* Sie entsteht entweder im Gefolge einer an eine Oesophagusperforation sich anschließende, eitrig-jauchige Zellgewebsphlegmone zwischen Gefäßscheide und Speiseröhre oder es wird — namentlich bei Sondierungsversuchen von Gebissen mit Klammern, spitzen Knochen, Nadeln u. dgl. — der scharfrandige Fremdkörper tief in die Oesophagusmuskularis hineingetrieben, durchschneidet die Schichten der Speiseröhre und verletzt die Adventitia oder Media eines benachbarten größeren Gefäßstammes.

Es wird daher nach der Perforation des Oesophagus und der gemeinhin nur ganz kleinen Verletzung der Gefäßwand zunächst, wie Krause schon betonte, *nur zu einem periarteriellen (perivaskulären) Hämatom kommen,* welches die Blutung aus dem Gefäß zum Stillstand bringt. Erst wenn dann durch die Phlegmone das Zellgewebe und das Blutkoagulum des Hämatoms zerfallen, wird die Blutung aus dem Blutgefäß stärker und schließlich tödlich. Dabei wirkt noch der Umstand mit, daß die eitrig-jauchige Entzündung die Verletzungsstelle in der Gefäßwand zu vergrößern vermag (siehe Abb. 3).

Demnach ist es außer Zweifel, daß infolge einer sich rasch ausbreitenden phlegmonösen Entzündung die ganze Gefäßwand resp. die unverletzt gebliebenen Wandschichten *„sekundär"* zerstört werden, wodurch innerhalb kurzer Zeit eine *Öffnung (Arrosion) im Gefäßlumen entstehen kann, selbst wenn der den Oesophagus perforierende Fremdkörper die Gefäßwand gar nicht oder nur in ihren äußeren Schichten verletzt hatte.*

Poulet 1879 ist der Meinung, daß bei einer tödlichen Aortenblutung nach Fremdkörperperforation des Oesophagus der *Wanddecubitus als wesentlichstes ätiologisches Moment* in Betracht kommt, und für eine Anzahl von Fällen wird das wohl auch zutreffen, insbesonders bei verletzenden Gegenständen, die durch blinde Manipulationen tief in die Muskularis hineingepreßt werden.

Eine sekundäre Arrosion der großen Halsgefäße haben beschrieben:
Carotis communis: Balacescu 1904, Bazy 1888, Bell und Fingerhuth (zit. nach Mackenzie 1880), Billroth 1880 (zit. nach Fischer und v. Hacker 1913), Brüning 1918, Franke 1885, Gilse 1919, v. Hacker 1913, Horner 1914, Jurasz 1912, H. Killian 1922, Martel 1910, Martin 1918, Neumayer 1905, Rinne 1880 (zit. nach Franke 1885), Viannay 1910, Westermann 1904.
Carotis interna: Molin 1914.
Abnormer Ast der *Arteria vertebralis:* Makkas 1908.

Arteria thyreoidea superior bzw. inferior: A. COOLIDGE 1905, KRÖNLEIN 1883 (EGLOFF 1894), NAUMANN 1906, SAUERBRUCH, WULLSTEIN und WILMS.
Arteria cervicalis ascendens: BOSE 1883 (zit. nach BALACESCU).
(*Thrombose der Vena subclavia:* LEDERMANN 1917.)
Arteria subclavia: VAN GILSE 1919.
Vena jugularis interna: GERSTER 1878 (1892), MARTIN 1918, WEINLECHNER 1894.
Oesophagusvenen: HOCHENEGG 1896.
Vena jugularis communis: CZERNY (zit. nach BALACESCU 1904).

Verschluckte Fremdkörper können, wenn sie einige Zeit in der Ringknorpelenge stecken geblieben sind, durch eine reaktive Entzündung (Blutstauung in den Venen) neben Atembeschwerden auch eine rasche Anschwellung der Schilddrüse verursachen. Perforiert nun ein Fremdkörper gegen die Schilddrüse, so kommt es zur *eitrigen Strumitis.* Die stark geschwollene Schilddrüse kann insoferne zu einer Fehldiagnose Veranlassung geben, als durch sie ein durch einen verschluckten Fremdkörper in der Speiseröhrenwand entstandenes Hämatom vorgetäuscht werden kann (HOCHENEGG 1896) und behufs Stillung einer vorhergegangenen starken Blutung aus dem Munde die zur beabsichtigten Ligatur des Gefäßes vorgenommene Incision an der falschen Halsseite ausgeführt wird (v. HACKER 1913).

Eitrige Strumitiden beschrieben: v. HACKER 1913, HÄCKER 1907, KRÖNLEIN und KÖNIG (zit. nach v. HACKER), NAUMANN 1906, PATTERSON 1916, SCHLEMMER 1920.

c) *Recurrensschädigungen infolge von entzündlicher oder phlegmonöser Periösophagitis.*

BACHMANN 1896, BARRAND 1916, BOURACK 1911, GEBSER 1865, HAJEK 1921, JURASC 1912/13, H. KILLIAN 1922, KÖNIGSTEIN 1912/13, KUBO 1913, KURZ 1884, MANDEL 1910, MARSCHIK 1920, NAWRATIL 1904, PICKENBACH 1898, ROSENHEIM 1896, SARGNON-VIGNARD 1911, SCHLEMMER 1920, SCHOUSBOE 1911, SOUTHAM 1889 (zit. nach BALACESCU), VOGEL 1921, ZINDEL 1919.

Erreicht nun der nach dem Gesetze der Schwere absteigende Infektionsprozeß die obere Thoraxapertur, so sind in Anbetracht des komplizierten topographisch-anatomischen Verlaufs der Speiseröhre im thorakalen Mediastinum die verschiedensten Folgezustände denkbar.

d) *Mediastinale Phlegmone bzw. Mediastinitis ohne Beteiligung der Thoraxorgane* (in der Regel ein Folgezustand nach den Blindlingsmethoden):

ADAMS 1901, BALACESCU und KOHN 1904, BURACK 1911, COLONNICA, DOBBERTIN 1902, GANTZ 1913, GERSTER 1892, GILSE 1919, GROSS 1885, HACKER 1913, JONES 1899, JURASZ 1912, KANTZEL und OCHLADNYK 1898, KAREWSKI 1912, G. KILLIAN 1919, H. KILLIAN 1922, KOENIG 1880, KRAMER 1904, MARTIN 1918, MONNIER 1883, MOORE IRWIN 1917, SATURNOV 1909, SCHLEMMER 1920, SEVEREANU 1899, C. STERNBERG 1911, VOGEL 1921, WEBER 1917.

e) *Mediastinale Phlegmone (jauchige Mediastinitis) mit Beteiligung der Thoraxorgane* (größtenteils mit Sonde vorbehandelt).

α) *Pleuritis mit serösem oder eitrigem Erguß, Pneumo-Pyopneumothorax:*

ADAMS 1901, ALSBERG 1899, BALACESCU und KOHN 1904, BERGMANN 1890, BULL 1886, BURACK 1911, CADE et GOYET 1913/14, CAHIER 1894, CANTON 1901, CARRASCO 1901, COLOMNIN 1891, CRAMER 1920, DEMARQUAY 1854, v. EICKEN 1922, ESMARCH 1884, GEBSER 1865, v. HACKER 1913, HÄCKER 1907, HESSLER 1893, HORNOWSKI 1914, JONES 1899, KAHLER 1910, KAREWSKI 1912, KLAAR (zit. nach ADAMS) 1901, G. KILLIAN 1919, H. KILLIAN 1922, KOFLER 1911, LANGENBECK 1878 (zit. nach BALACESCU) 1904, LEDERMANN 1918, MACKENZIE 1914, MARCACCI 1881, MARTIN 1918, MILLIGAN 1915, IRWIN MOORE 1918, NOWOBURY 1905, OBALINSKI, PELS-LEUSDEN 1903, PICKENBACH 1898, PIENIAZEK 1902, RICHARDSON 1897, SANDBERG 1885, SEVEREANU 1889, SIEBENMANN 1906, SCHLEMMER 1920, SCHLITTLER 1917, SCHMIZ 1905, SCHRÖDER 1898, SCHÜRMANN 1907, STANLEY 1878, C. STERNBERG 1911, VIGAU 1897, VOGEL 1921, WEISZ 1924, WITZEL 1879.

β) *Bronchopneumonie, Lungengangrän, Nekrosen der Pleura* (vgl. auch unter f):

ADAMS 1901, ANTONOW 1891/92, BALACESCU 1904, BARJOU 1905, BERGMANN 1890 (zit. nach PICKENBACH) 1904, BROCA 1890, BROWN-KELLY 1913, C. COAKLEY 1914, CRAMER, G. FISCHER 1889, FRANKE 1907, GUISEZ 1916, v. HACKER 1913, KAHLER 1910, KALOYEROPULOS

328　　　F. Schlemmer: Oesophagusfremdkörper.

1903, G. Killian 1909, H. Killian 1922, Ledermann 1917, Leto 1922, Mayr 1920, Martin 1918, Minnigerode 1923, Perry 1887, Pickenbach 1898, Rehn 1890, Rinne, Sasse 1907, Schlemmer 1920, Schröder 1898, de Stella 1912, Viannay 1910, Vogel 1921, Zimbicki.

γ) *Gasphlegmone des Mediastinums:*
Schlemmer 1920.

δ) *Perikarditis, Perikardverletzungen, Herzverletzungen:*
Andrew (zit. nach Hacker 1913), Bastanier 1919, Buist 1858, Clark 1867, B. Fischer 1902, G. Fischer 1868, Hösslin 1885, Martin 1918, Menzel 1872, Neumayer 1905, Saturnow 1909, Schmiz 1905, Srebrny 1919, C. Sternberg 1911, Weisz 1924.

ε) *Arrosion großer intrathorakaler bzw. intraabdominaler Gefäßstämme* [1]:
Aorta: Adelmann 1867, Afanasieff 1894, Aras 1862, Balacescu 1904, Blaudien 1906, Braasch 1886 (zwei Fälle), Bulwert 1901, H. Chiari 1914, O. Chiari 1908, Colles 1855, Dietrichs 1894, Durham 1904/1906, Feldmann 1919, Gardener und Coats 1887, Gebser 1865, Gcffe 1915, v. Hacker 1913, Kahler 1910, Kämpfer 1917, H. Killian 1922, Knaggs 1908. Levy 1897, Lovett 1909, Martin 1918, Mayr 1920, Milligan 1913, Neumeyer 1905, Nevol 1897, Owen 1903, Oliver 1909, Pieniazek 1902, Plaut 1921, Poulet 1879, Rolleston-Whipham 1905, Rydygier 1909, Saar (zit. nach v. Hacker), Schlemmer 1920, Seiffert 1919, Srebrny 1919, Symes Clark 1884, Taylor 1913, Theron, Turner 1910, Viannay 1910, Vogel 1921, Waller 1910, Weyrauch 1893 (zwei Fälle), White 1877, Williams 1892.

Arteria pulmonalis:
Kolawski 1896.

Arteria mesenterica superior:
Rolleston-Whipham 1905.

Vena cava superior und Vena azygos:
nach Hacker 1913.

ζ) *Ösopahagotrachealfisteln meist mit Bronchopneumonien, Aspirationspneumonien bzw. Lungengangrän vergesellschaftet, Trachealkompression, Perichondritis der Trachealknorpel, Tracheomalazie.*

Antonow 1891/92, Arrowsmith 1911, Barjou 1904, C. Beck 1893, Bennet May-J. Notley 1885, Blauel 1908, Castle 1884, Deaver 1890, Gallas 1864, Gangolphe 1898, Gebser 1865, Gerster 1892, van Gilse 1920, v. Hacker 1911, Häcker 1907, Heschelin 1909, Holmgreen 1919, Hopmann 1888, Littlewood 1905, H. Killian 1922, Königstein 1918 (einen Tumor vor äuschend), Maitland 1899, Malkhassian 1902, Marschik 1920, Bennet May-J. Notlay 1885, Mayr 1920, Irwin Moore 1917, Navratil 1904, Paterson 1849, Pescatore (zit. nach Friedrich) 1901, Schlemmer 1920, Schousboe 1913, 1918, Seiffert 1919, Sirot 1899, Vallée 1900, Villain 1898, Vogel 1921, Woods 1905 (vgl. die Abb. 4 und 5).

f) *Mediastinale Phlegmone und Peritonitis. Phlegmone des retroperitonealen Bindegewebes, Paranephritis, eitrig-fibrinöse Perihepatitis:*
Flaubert (nach Vogel 1921), Hornowski 1914, H. Killian 1922, Rolleston-Whipham 1905.

g) *Seltene Komplikationen:*

a) *Destruierende Prozesse an den Wirbelkörpern* (Caries oder Osteomyelitis der Wirbelsäule):
Claus 1920, Collin (zit. nach H. Killian 1922), B. Fischer 1902, Gallas 1864, Gantz 1913, Gebser 1865, Guthrie 1921, Kees 1902, Rolleston-Whipham 1905, Schlemmer 1920, Schnupfe und Fleury (nach Mackenzie 1880).

---

[1] Nach der Zusammenstellung von Adelmann 1867 trat der Verblutungstod bei neun Aortenperforationen auf: Dreimal nach 6—8 Tagen, einmal nach 6 Wochen, zweimal nach 36 Stunden (Fischgräte), einmal nach 10 Tagen und zweimal nach 14 Tagen. Nach der Statistik von Krause 1897 erfolgte die tödliche Blutung: 14mal nach 6—11 Tagen, einmal nach 15 Tagen (Knochen), je einmal nach 5 bzw. 15 Tagen (Fischgräte), einmal nach 5 Wochen (Fischgräte), einmal nach 8 Tagen (Münze), einmal nach 8 Monaten (Münze). In einem Falle von Poulet nach 14 Tagen (Nähnadel); beim Falle O. Chiaris nach 7 Tagen (Knochen), bei den Fällen von Turner nach 1 Jahr und 10 Monaten (Münze), zweimal nach Knochen am 5. bzw. 7. Tag, nach einer Fischgräte auch am 7. Tage. Eine Fischgräte verursachte im Falle Oliver am 10. Tage, im Falle Taylor am 4. Tage den Verblutungstod. H. Chiaris Beobachtung (Knochen) starb am 6. Tage und bloß der Fall von Rydygier verblutete sich nach 24 Stunden.

β) Meningitis (ohne daß vorher eine Ligatur der Carotis interna oder communis stattgefunden hätte):
FRÜHWALD 1913.

γ) Durchbruch in den Ductus thoracicus:
SEIFFERT 1922, MINNIGERODE 1923

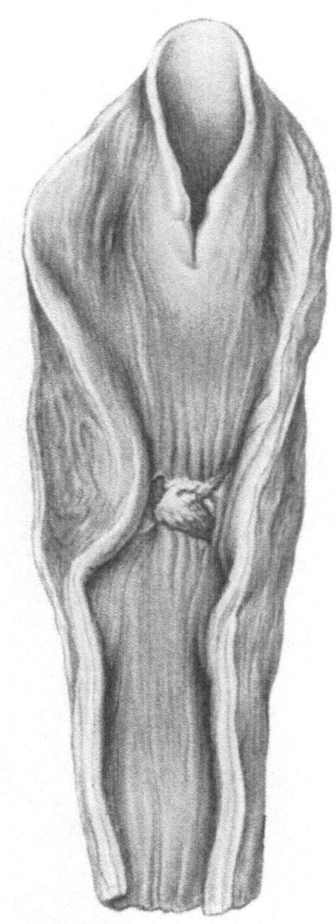

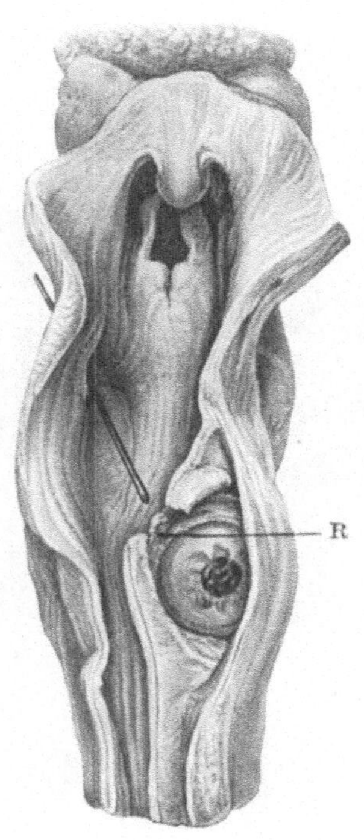

<table>
<tr><td>Abb. 1. Formalingehärtetes Präparat
Nr. 770, 13. 8. 1876 [1].</td><td>Abb. 2. Formalingehärtetes Präparat
Nr. 3003. 10. 1. 1878.</td></tr>
</table>

Zu Abb. 1:

Frau Elisabeth D. verschluckte vor 5 Tagen ein Knochenstück, konnte gleich sehr schlecht schlingen und wurde vom Arzte mehrere Male sondiert. Unter großen Schmerzen und Fieber kam sie in die interne Abteilung des Prof. DRASCHE und starb nach weiteren 4 Tagen unter septischen Erscheinungen. Sektion: Eitrig jauchiges Exsudat der rechten Pleurahöhle und phlegmonöse Mediastinitis bis zum Zwerchfell. Perforation des Oesophagus für eine gewöhnliche Sonde durchgängig. Im Oesophagus findet sich ein 2½ cm langer und 5 mm breiter sehr scharfrandiger und spitzer Knochen quer verkeilt und der Vorderwand der Speiseröhre innig anliegend. Die Schleimhaut im Fremdkörperbett jauchig-mißfärbig. Wiederholte Sondierungen an der Abteilung Prof. DRASCHE ergaben *keinerlei Anhaltspunkte für einen Fremdkörper*, da die Sonde stets ohne Hindernis bis zur Kardia eingeführt werden konnte.

Zu Abb. 2:

Speiseröhre von rückwärts her aufgeschnitten. Der 7½jähr. Knabe verschluckte vor 10 Tagen einen Knopf, wurde mehrere Male sondiert. Die Sonde ging immer bis zur „Kardia". Exitus unter septischen Erscheinungen. Sektion: 3 cm unterhalb des Ringknorpels liegt rechterseits in einer Absceßhöhle außerhalb des Oesophagus ein Knopf von 21 mm Fläche und 4 mm Dicke. Phlegmonöse Periösophagitis. Breiter speckig belegter Riß in der rechten Seitenwand über dem Fremdkörper (R). Höher oben, gegen die linke Seite zu, sieht man eine 2. Perforation der Speiseröhre mit schmutziggrünen nekrotischen Belägen. In dieser Perforation steckt eine Sonde. Von hier beginnt eine jauchigphlegmonöse Entzündung, die sich paraösophageal bis zum Zwerchfell verfolgen läßt.
(Fausse route durch mehrmalige Bougierung.)

---

[1] Dieses Präparat stammt ebenso wie die drei anderen aus der Sammlung des Wiener Pathol.-anatom. Institutes. Die Überlassung desselben zu Reproduktionszwecken verdanke ich Herrn Prof. Dr. N. ALBRECHT †.

δ) Durchbruch eines retropharyngealen Abscesses in den Wirbelkanal; Meningitis:
Gantz 1913.

ε) Chronischer Oesophagusabsceß:
Albrecht 1912.

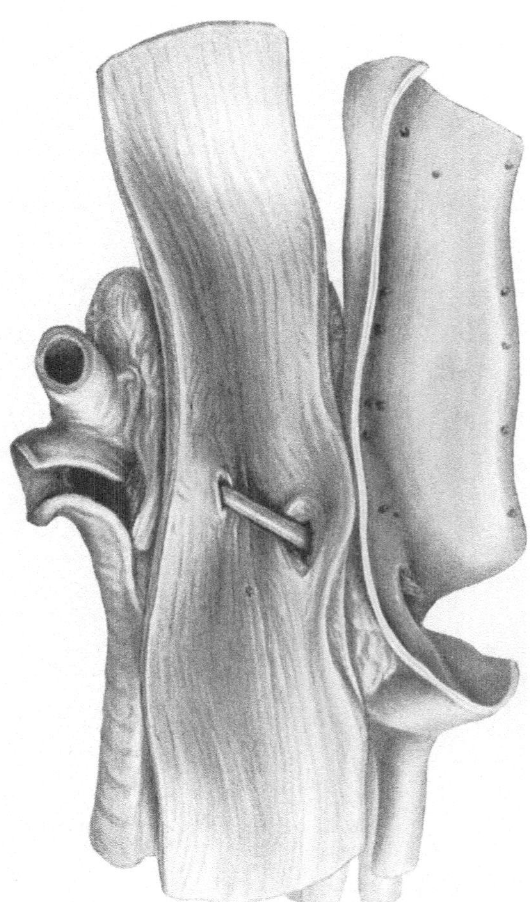

Abb. 3. Formalingehärtetes Präparat
Nr. 769, 14. 9. 1880.

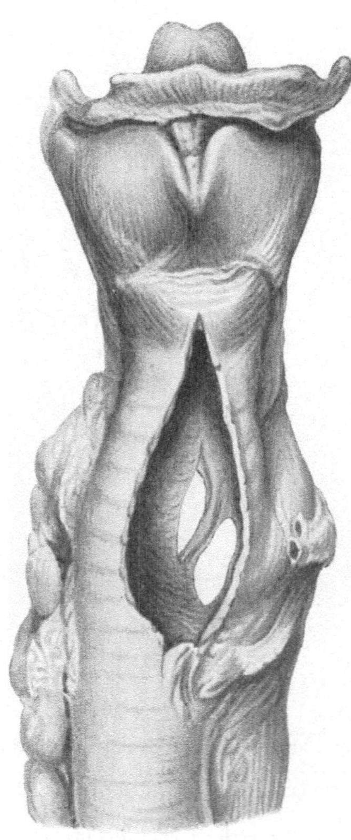

Abb. 4. Formalingehärtetes Präparat
Nr. 148, 10. 11. 1830.

Zu Abb. 3:

Der 41jährige Karl St. erkrankte plötzlich mit Bluterbrechen und starb bald nach seiner Einlieferung auf die interne Abteilung Prof. Drasche. Sektion: Bei Eröffnung des Oesophagus findet sich in der Höhe der Bifurkation der Trachea quer gelagert ein 4 cm langer, 1 mm im Durchmesser haltender beiderseits mit Bruchenden versehener Holzspan, der mit einem Ende die Speiseröhre vollkommen durchstoßen hatte und mittels eines linsengroßen rundlichen Loches mit mißfärbigen Rändern in den Arcus aortae eingedrungen war. Das andere Ende des Holzspanes durchsetzte ebenfalls die ganze Dicke der Oesophaguswand und hätte sehr bald den rechten Hauptbronchus perforiert. Nach Aussage der Angehörigen hatte der Verstorbene 8 Tage vorher hastig ein Stück Wurst verzehrt und litt seither an Schlingbeschwerden. Er wurde wiederholt vergeblich sondiert.

Zu Abb. 4:

Stammt von einem 24jährigen Bauern (imbezill), der vor einigen Tagen eine Kastanie verschluckte. Er hatte einige Jahre früher auch *Kalilauge* getrunken und davon eine Narbenstriktur der Speiseröhre bekommen. Ansicht von vorne. Die Trachea ist vom Ringknorpel nach abwärts aufgeschnitten und man sieht zwei schlitzförmige Perforationen der Trachealhinterwand resp. der Oesophagusvorderwand. Die Trachea selbst ist von hinten her durch einen in sie hineingedrängten Wulst bis auf $1^1/_2$ mm verengt.

ζ) *Speiseröhrenstrikturen* (narbig) nach Fremdkörpereinklemmung:
v. HACKER[1] 1891, PEPPER 1885.

η) *Kontralateraler Verlauf der ins Mediastinum absteigenden Phlegmone:* Verletzung der Speiseröhre links, Lungen- und Pleurakomplikationen rechts.
H. KILLIAN 1922.

ϑ) *Divertikelbildung im Fremdkörperbereich oder Fremdkörper im Divertikel:*
TURNER 1891, SEMON 1894, ABBE 1892, HACUER 1900, MARX 1905.

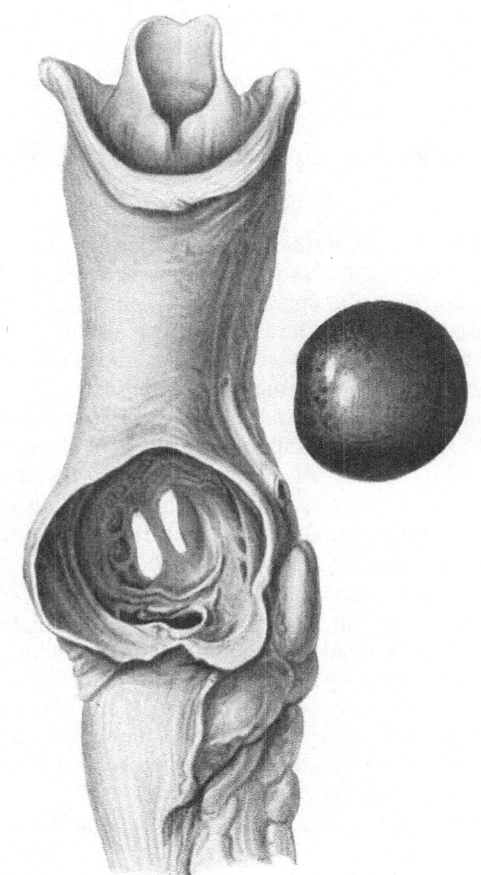

Abb. 5. Dasselbe Objekt von hinten gesehen. Der Oesophagus ist nur im Bereiche des ihn stenosierenden Fremdkörpers eröffnet. Man sieht eine mächtige Dilatation der Speiseröhre dort, wo der Fremdkörper eingelagert war, und sehr deutlich die Speiseröhrenstriktur. Der Fremdkörper (Roßkastanie) ist in natürlicher Größe gezeichnet.

ι) *Vier Jahre bestehender Fistelgang:*
BALUJEW 1888.

ϰ) *Aseptische Fremdkörperwanderungen* (vgl. S. 320).

---

[1] v. HACKER hat als erster (Gesellsch. d. Ärzte, Wien 31. 5. 1889) auf Grund der ösophagoskopischen Untersuchung von zwei Fällen und eines Sektionsbefundes die Ansicht ausgesprochen, daß fissurenartige Verletzungen im Oesophagus ähnliche Muskelkontraktionen, namentlich in der Gegend der Zwerchfellsenge, wie bei Fissura ani, veranlassen können. In seltenen Fällen kann daher durch eine fissurenartige Verletzung der Mukosa eine spastische und bei wiederholter oder tiefergehender Verletzung und Entzündung sogar eine narbige Striktur des Oesophagus entstehen.

λ) Fortschreitende phlegmonöse Entzündung an der linken Halsseite (nach Fremdkörperperforation der Speiseröhre) *bis auf den Thorax und die oberen Extremitäten:*

Vogel 1924.

μ) Granulationsbildung (Vortäuschen eines Tumors) um einen lange eingeklemmten Fremdkörper:

Königstein 1914. Marschik 1919, Schlemmer 1920, Poli 1901.

Zur Illustration des bisher Gesagten und der späteren Ausführungen möchte ich neuerdings auf die Abb. 1—5 verweisen, die die Folgezustände nach Fremdkörpereinklemmung insbesondere nach Sondenanwendung in sehr anschaulicher Weise darstellen.

IV. Klinik der Speiseröhrenfremdkörper.

1. Anamnese.

An der Wiener laryngologischen Klinik wurden in den letzten $12^1/_2$ Jahren (bis Ende Dezember 1921) 695 Oesophagusfremdkörper extrahiert, jedoch auf Grund einer dezidierten Fremdkörperanamnese seitens der Patienten im ganzen 2186mal ösophagoskopiert. Demnach verliefen 1691 Untersuchungen hinsichtlich eines in der Speiseröhre anwesenden Fremdkörpers negativ. Mit anderen Worten: *Auf 100 Fremdkörperösophagoskopien kamen 31,8 extrahierte Fremdkörper.* Es findet sich also in Übereinstimmung mit der Anamnese bloß in etwa einem Drittel der Fälle bei der ösophagoskopischen Untersuchung tatsächlich der Fremdkörper; nach den Erfahrungen von Brünings 1915 sogar nur in einem Fünftel der Beobachtungen, woraus sich ergibt, daß die Anamnese allein keinen sicheren Schluß darüber zuläßt, ob nach dem Verschlucken eines Fremdkörpers eine Einklemmung stattgefunden hat oder nicht.

Trotzdem kommt dem genauen Erheben einer verwertbaren Anamnese, welche auf gewisse wichtige Einzelheiten *während* und insbesondere *nach* dem Unfall Rücksicht zu nehmen hat, vor jeder endoskopischen Untersuchung der Speiseröhre zum Zwecke einer sich möglicherweise sofort anschließenden Fremdkörperextraktion eine nicht zu unterschätzende Wichtigkeit zu. Ich möchte auf Grund vielfacher Erfahrung nachdrücklich betonen, daß intelligente Patienten oft imstande sind, dem ausfragenden Arzt über sehr wichtige Momente einen erschöpfenden Bescheid zu geben, und zwar:

1. Über die Art des verschluckten Fremdkörpers (Knochen, Gebiß, Fischgräte usw.),

2. Über die Zeit des Unfalles (wann, vor wieviel Stunden, Tagen, Wochen usw. der Fremdkörper verschluckt wurde).

3. Bei welcher Gelegenheit der Unfall stattfand (während des Essens, der Arbeit, des Schlafes, eines Affektzustandes, einer Narkose usw.).

4. Was für Symptome unmittelbar nachher auftraten (Erstickungsanfall, Art und Lokalisation der Schmerzen, Husten, Würgen oder Erbrechen).

5. Ob und was im Anschlusse an den Unfall noch weiter geschluckt werden konnte und ob dabei keine, nur mäßige oder heftige Beschwerden bestanden,

6. Ob im Anschlusse an den Unfall entweder vom Patienten selbst oder von seiner Umgebung Versuche mit dem tief in den Rachen eingeführten Finger zu dem Zwecke gemacht wurden, den Fremdkörper doch noch zu erwischen und herauszubringen.

7. Ob und wie oft ein Arzt hernach sondiert oder Extraktionsversuche mit einem Münzenfänger usw. gemacht hat.

8. Ob und in welcher Weise sich die Symptome insbesonders der Schmerz, eine Weichteilschwellung oder Fieber seit dem Unfall bis jetzt gesteigert haben.

9. Ob nach dem Verschlucken des Fremdkörpers bzw. im Anschluß an eine Sondierung eine Ohnmacht aufgetreten ist, Blut erbrochen oder ausgespuckt wurde.

10. Ob früher einmal aus Versehen Laugenessenz getrunken wurde.

Nach diesem Schema sollte jeder Fremdkörperpatient ausgefragt werden und er wird, wenn auch nicht alles, so doch in der Regel einiges davon beantworten können, wodurch sich für eine nachfolgende Untersuchung wertvolle bzw. dieselbe geradezu strikte veranlassende oder kontraindizierende Aufschlüsse gewinnen lassen. *Der erfahrene Ösophagoskopiker muß, wenn schon der Patient nicht spontan alles Nötige erzählt, seine Fragen so stellen, daß er alles, was er wissen muß, auch wirklich erfährt.*

Nur in einer verschwindend kleinen Anzahl von Fällen läßt die Anamnese insoferne ganz im Stich, als der Patient entweder gar nichts davon weiß, daß er einen Fremdkörper verschluckt hat, oder derartiges sogar leugnet.

(BASTANIER 1919, BLAUEL 1920, FREUND 1907, GUISEZ 1913, HERZOG 1920, GNELTON 1885, KRÖNLEIN, zit. nach EGLOFF 1894, LEVY 1897, PLAUT 1921, PURCELL 1922, SCHLEMMER 1920, SCHLITTLER 1917, ZEMAN 1906 u. a.).

Es ereignet sich auch nicht selten, daß Kinder zum Arzt gebracht werden, die nach Aussage der Eltern eine Perle, ein Pfeifchen, eine Münze deshalb verschluckt haben sollen, weil es sich nun nicht mehr findet. Auch Näherinnen oder Tischler, welche Nadeln oder Nägel zwischen den Zähnen festzuhalten gewohnt sind, glauben dieselben bisweilen verschluckt zu haben, doch fällt Röntgen und Ösophagoskopie negativ aus.

Mit großer Reserve müssen die Angaben über den Sitz und die Beschaffenheit eines verschluckten Fremdkörpers aufgenommen werden, da man bei einer nachfolgenden endoskopischen Untersuchung entweder nur mehr eine verletzte Schleimhautstelle auffindet (vgl. das Kapitel 3), oder aber ganz wo anders, als es der Kranke angibt, auf den Fremdkörper stößt (DOBBERTIN 1902, GUISEZ 1922, v. HACKER 1913, G. KILLIAN 1900, H. KILLIAN 1922, PLAUT 1921[1], STARCK 1914, STELZNER, zit. nach v. HACKER 1913 u. v. a.).

Man möge beim Erheben der Anamnese auch niemals vergessen, daß eine vorangegangene Sondenuntersuchung des Oesophagus die Speisenröhrenwand verletzen kann, so daß nun, wiewohl von Haus aus ein Bronchusfremdkörper vorliegt, der Patient ganz irreführende Angaben macht, weil nunmehr die von der Sondenverletzung herrührenden Schmerzen im Vordergrunde stehen. Durch dieselben werden dann die ursprünglichen Symptome des Tracheal-, bzw. Bronchusfremdkörpers ganz verwischt und der Kranke verweist durch seine Schmerzensäußerungen den Arzt *immer wieder auf die Speiseröhre, wiewohl der Fremdkörper nicht in dieser, sondern in den Luftwegen sitzt* (HAJEKs Fall 1920, vgl. auch S. 351).

Insbesonders ist zu merken, daß mit Sonden u. dgl. vorbehandelte Patienten überhaupt niemals verläßliche und verwertbare Angaben machen können, weil der am unangenehmsten empfundene Schmerz gar nicht vom Fremdkörper selbst ausgelöst zu sein braucht, sondern von einer Schleimhautläsion durch die Sonde herrühren kann. *Der Fremdkörper kann sich also ganz wo anders befinden als die subjektiven Beschwerden lokalisiert werden.*

---

[1] Im Falle von PLAUT 1921 hatte die Patientin bloß das Gefühl der Völle im Magen und unbestimmte Beschwerden im Kardiabereiche, wiewohl das verschluckte Gebiß mit seiner kokaven Fläche eng an die Ringknorpelplatte angepreßt im Oesophaguseingang lag.

Den großen Wert des genauen Erhebens einer Anamnese betonen eine Reihe von Autoren (Brünings-Albrecht 1915, Calamida und Gavello 1920, Guisez (in mehreren Arbeiten), v. Hacker 1913, Mann 1914, Starck 1914 u. a.).

Wenn man aus dem Gesagten einerseits erkennt, daß die Angaben der Patienten stets mit Reserve aufgenommen und gewertet werden müssen, begreift man andererseits die dringende Notwendigkeit, *trotzdem in jedem Einzelfalle eine möglichst genaue Anamnese zu erheben.* Wie Starck mit Recht betont, muß man sich ungeachtet gelegentlicher Fehlangaben und Irrtümer seitens der Kranken bemühen, durch die Anamnese über die Vorgeschichte des Einzelfalles soviel wie möglich herauszubringen.

2. Symptomatologie.

Die außerordentliche Mannigfaltigkeit der pathologisch-anatomischen Folgezustände nach Fremdkörpereinklemmung bzw. Fremdkörperpassage in der Speiseröhre macht es verständlich, daß im Einzelfalle auch die Symptome recht verschiedene sein werden. Die im Kapitel 3 aufgezählten Momente, die für das zeitlich raschere oder langsamere Aufeinanderfolgen der pathologisch-anatomischen Vorgänge in der Speiseröhre nach vollzogener Fremdkörpereinklemmung von ausschlaggebender Bedeutung sind, finden sinngemäß auch hier ihre Anwendung. In erster Linie werden daher die *Symptome* vom *Sitz* und den *Dimensionen des verschluckten Gegenstandes* bestimmt werden, in zweiter Linie von seiner *Konsistenz* und *Oberflächenbeschaffenheit,* sowie von der *Dauer* des *Aufenthaltes in der Speiseröhre;* endlich werden vorangegangene blinde *Sondierungs-* oder *Extraktionsversuche* sowie die *Virulenz* der immer vorhandenen *Bakterien* oft von ausschlaggebender Bedeutung sein.

In ganz seltenen und fast immer unglücklich verlaufenden Fällen (Plaut 1921) kann auch eine große Prothese im Ringknorpelbereich *vollkommen symptomlos* getragen werden (ebenso Aras 1862).

Ist ein Fremdkörper unter das Larynxniveau hinabgeglitten, so pflegen, wenn sein Volumen nicht beträchtlich ist, respiratorische Beschwerden entweder überhaupt zu fehlen, oder nur ganz vorübergehend aufzutreten. Ein *plötzlicher Erstickungstod* ist nur bei größeren Fremdkörpern möglich, die im Hypopharynx in der Höhe des Larynxeinganges liegen bleiben und den letzteren dauernd blockieren.

(Arlaud 1863, Tarneau 1864, Cobold 1864, Albert 1881, Langenbeck, zit. nach Albert, Burmeister 1909, Safranek 1917.)

Die *Symptome verschluckter Speiseröhrenfremdkörper,* die ich nach dem Vorschlage von Gebser 1865 in *primäre* und *sekundäre* bzw. *konsekutive* einteile, können überdies noch in *subjektive* und *objektive* unterschieden werden.

a) Primäre, subjektive und objektive Symptome. Der Patient fühlt meist sofort nach dem Verschlucken eines Fremdkörpers an einer Stelle im Rachen bzw. im Kehlkopf oder in Jugulumhöhe, manchmal auch substernal einen entweder dumpfen oder mehr intensiven stechenden Schmerz. Diese Sensation ist bisweilen eine anhaltende, oder sie hat einen intermittierenden Charakter, da die Beschwerden entweder nur bei Schlingbewegungen fühlbar werden, oder aber durch dieselben eine recht beträchtliche Steigerung erfahren.

Kurz nach dem Unfall stehen aber fast immer die psychischen Symptome im Vordergrunde aller Erscheinungen. Die Kranken sind meist sehr ängstlich und aufgeregt oder gebärden sich ganz verzweifelt, namentlich dann, wenn während des Vorbeigleitens des Fremdkörpers am Larynxeingang eine vorübergehende Atemnot bestanden hat oder wenn auch nach Würg- und Brechbewegungen das Sputum geringe oder erhebliche Blutbeimengungen enthält.

Es ist daher ohne weiteres verständlich, wenn die eventuell gefühlten Beschwerden zunächst etwas übertrieben dargestellt werden, wie überhaupt hinsichtlich der subjektiven Symptome der psychische Zustand des Kranken immer eine ganz besondere Rolle spielt.

Sieht man jedoch die Fremdkörperpatienten erst mehrere Stunden oder tagelang nach dem Unfall, dann werden die psychischen Erscheinungen bereits in den Hintergrund getreten sein, dagegen jene Symptome das Krankheitsbild beherrschen, die durch die schon bestehenden Folgen der Fremdkörpereinklemmung bedingt werden.

Bleibt ein verschluckter Gegenstand (größeres Fleischstück oder Prothese) in der Ringknorpelenge stecken, so wird dadurch der Larynx etwas nach vorne disloziert und der Grund des Hypopharynx etwas weiter und tiefer, worauf DENMEYER 1905 besonders aufmerksam machte. Drückt man nun von vorne direkt auf den Larynx, so fühlen die Patienten in der Regel einen beträchtlichen Schmerz im Fremdkörperbereiche (SCHLITTLER 1917). Es zeigt sich also bei *größeren Fremdkörpern im Anfangsteil der Speiseröhre, daß der Abstand* des Kehlkopfes, der Regio arytaenoidea und der aryepiglottischen Falten von der hinteren Rachenwand beträchtlich *zugenommen* hat. Durch diese Verlagerung des Kehlkopfes nach vorne haben die Patienten manchmal das Gefühl erschwerter Respiration. Wahrscheinlich ist die Atmung infolge des engen Konsensus zwischen Pharynx und Larynx erschwert, indem der Muskelkrampf des ersteren auf den letzteren übergeht. Jeder Versuch zu schlingen vermehrt oder erzeugt neben heftigen Schmerzen krampfhafte Kontraktionen der betreffenden Muskeln. Der Patienten bemächtigt sich daher ein Angstgefühl, sie sind unruhig, wechseln häufig ihre Lage und versuchen auf alle erdenkliche Weise und mit allen Mitteln (Druck auf den Hals von außen, Einführen eines Fingers in den Schlund, Nachtrinken von Wasser, Essen von Brot oder Kraut, Schläge auf den Rücken u. dgl. mehr) das Hindernis zu entfernen, zu mobilisieren, zu erbrechen oder „richtig“ zu schlucken. Die Gefährlichkeit und Unzweckmäßigkeit dieser populären Methoden wird auf S. 343 besprochen.

Das Gesicht wird dabei, besonders wenn es sich um einen größeren Fremdkörper handelt, gedunsen, livid und die Halsvenen schwellen an. Von der Größe des Fremdkörpers sowie von seiner Orientierung zur Längsachse der Speiseröhre allein hängt es ab, ob noch verhältnismäßig gut, ob nur mehr Flüssigkeiten oder selbst diese nicht mehr geschluckt werden können. *Wandständig orientierte, selbst große Fremdkörper brauchen dagegen das Schlingen im Anfang und auch später nicht erheblich zu hindern.*

Kleinere Körper (Nadeln, Gräten, kleine Knochen usw.), die an irgendeiner Stelle hängen geblieben sind, pflegen meist wesentlich geringere Beschwerden zu verursachen, wie die Anwesenheit *größerer Körper an derselben Stelle.* Die primären Erscheinungen bestehen, ob der Fremdkörper im Hypopharynx, in der Ringknorpelenge oder in Jugulumhöhe steckt, meist in *stechenden* Schmerzen, die besonders beim Vorbeigleiten eines weiteren Bissens an der betreffenden Stelle deutlich fühlbar werden bzw. an Intensität zunehmen. Oft vermehrt ein heftiges, häufig in Paroxysmen auftretendes, *konvulsivisches Husten* die Beschwerden, desgleichen das manchmal vorhandene Würgen bzw. die Neigung zum Brechen.

Mit Bezug auf das Symptom „Husten“ sei an den Fall von POLI 1901 erinnert (vgl. S. 362); heftige, in Paroxysmen auftretende Hustenanfälle zwangen zur *tracheoskopischen* Untersuchung, bei welcher Gelegenheit sich die Notwendigkeit einer *Ösophagoskopie* herausstellte. Letztere führte erst zur Klarstellung der Verhältnisse: zur Auffindung und Extraktion des *Speiseröhrenfremdkörpers* und zur Heilung.

Endlich stellt sich fast immer eine *erhöhte Schleimabsonderung im Rachen* und im Munde ein und werden die glasigen, zähen Schleimmassen von den

Kranken des öfteren unter Brech- und Würgbewegungen entleert. Indessen sind auch derartige Fälle beobachtet worden, bei welchen sich gleich zu Anfang *trotz der Kleinheit der Dimensionen* des verschluckten Fremdkörpers die oben beschriebenen Symptome in kaum geringerer Intensität zeigten. Es spielen eben die erwähnten sensiblen Verbindungen zwischen den oberen Speise- und Luftwegen eine nicht zu unterschätzende Rolle und bei nervös veranlagten Personen kann sich ein solcher Krampf auch ausbreiten und zu Konvulsionen, ja zu tetanischen Zuständen führen. Letztere wurden nach Gebser 1865 von Velpeau bei der Anwesenheit von Blutegeln im Pharynx beobachtet In tieferen Abschnitten der Speiseröhre bzw. in Diaphragmahöhe bedingt die Anwesenheit eines Fremdkörpers, sofern nicht krankhafte Wandveränderungen (Kalilauge-stenosen, Spasmen) vorliegen, weit geringfügigere Erscheinungen primärer Natur. In der Literatur finden sich viele Falle (siehe oben), wo solche Gegen-stände mehrere Monate, ja jahrelang in diesem Teil des Oesophagus liegen geblieben sind, ohne andere Beschwerden zu verursachen als vermehrten Schlingzwang oder erhöhte Speichelsekretion. Wegen der Möglichkeit des plötzlichen Auftretens einer Blutung auch nach langer, bland verlaufender Einklemmungszeit kann jedoch die Ansicht Gangolphes 1898 nicht gutgeheißen werden, der weiteres Zuwarten für angezeigt hält, wenn die Aufnahme eines Fremdkörpers schon vor längerer Zeit erfolgt ist und Temperatursteigerungen, Schmerzen und stärkere Behinderung der Nahrungsaufnahme fehlen.

Es muß unbedingt daran festgehalten werden, daß die erwähnten primären subjektiven und objektiven Symptome auch vorhanden sein können, wenn der Fremdkörper den Oesophagus schon passiert hat und sich irgendwo im Darm-trakt aufhält. Desgleichen können sie andauern und in die sekundären Sym-ptome übergehen, wenn nach einer erfolgreichen ösophagoskopischen Fremd-körperextraktion die entweder schon früher vorhandenen oder erst durch sie bedingten Schleimhautläsionen der Oesophaguswand zu den im Kapitel 3 beschriebenen schweren Komplikationen führen.

Die Symptomatologie nach Fremdkörpereinklemmung in der Speiseröhre ist also an die tatsächliche Anwesenheit eines Fremdkörpers in der Speiseröhre nicht gebunden; das wolle man niemals vergessen.

b) Sekundäre oder konsekutive, subjektive und objektive Symptome. Die Symptomatologie kompliziert verlaufender Speiseröhrenfremdkörper. Das längere Verweilen eines Fremdkörpers im Oesophagus zeitigt verschiedene Symptome, die gewöhnlich in einer gewissen Reihenfolge aufzutreten pflegen (vgl. Kapitel 3). Zunächst werden die anfänglich oft nur anfallsweise auftretenden und sich bloß während der Nahrungsaufnahme in unangenehmer Weise äußernden Schmerzen *konstant anhalten.* Sie werden sich bald bis zur Unerträglichkeit steigern und haben zur Folge, daß der Kranke die Nahrungsaufnahme, da sie ihm zur Qual wird, überhaupt gänzlich verweigert. In der Regel ist es zu dieser Zeit schon zu einer *plastischen Schwellung der Weichteile der linken Halsseite* gekommen, die sowohl spontan, insbesondere aber auf Druck sehr empfindlich ist. Solche Patienten halten dann den *Kopf stets zur kranken Seite steif fixiert.* Die *regionären Lymphdrüsen* unter dem Sternocleido oder entlang des hori-zontalen Unterkieferastes *schwellen beträchtlich an* und weil sich indessen bereits ein vom Fremdkörperbett oder von einer Schleimhautläsion ausgehender, ent-zündlich-phlegmonöser Prozeß entwickelt hat, wird gleichzeitig auch die Körper-temperatur — nicht selten unter Schüttelfrost — ansteigen.

Als viertes bedeutungsvolles Symptom möchte ich die *Qualität des Pulses* anführen, der ich nach meinen Erfahrungen eine besondere Wichtigkeit ein-räumen muß. Ich möchte sagen, daß bei den in Rede stehenden Erkrankungen die *Pulsqualität die gleiche prognostisch wichtige Rolle spielt wie bei der Peritonitis*

H. KILLIAN hat in seiner Arbeit 1922 bloß von den drei erstgenannten Symptomen gesprochen und sie als eine *Trias* zusammengefaßt, wobei er das Fieber als das dominante Symptom bezeichnet. Außerdem hat dieser Autor in sehr anschaulicher Weise die Zusammenhänge zwischen Fieber, Schmerz und Schwellung graphisch dargestellt und es geht aus seinen abgebildeten Kurven eindeutig hervor, daß beim plötzlichen Hinaufschnellen der Temperatur unter Schüttelfrost immer auch der Schmerz und die Schwellungskurve beträchtlich ansteigt. In diesem *gleichzeitigen Ansteigen liegt eine absolute Indikation zum operativen Eingreifen* und wenn dieser so wichtige und sichere Fingerzeig übersehen wird, wenn die Kranken also nicht rechtzeitig der blutigen Therapie unterzogen werden, dann gehen sie eben immer zugrunde.

Ich möchte nun mit ganz besonderem Nachdrucke auf die Fieber-, Puls-, Schmerz- und Schwellungskurve aufmerksam machen und betonen, daß man bei exakter und täglich wiederholter Beobachtung (s. später) *immer in der Lage sein wird*, den bedrohlichen Zustand eines Kranken rechtzeitig zu erkennen und das Nötige zu veranlassen.

Aus zahlreichen sehr bemerkenswerten Krankengeschichten, die H. KILLIAN seiner Arbeit beigegeben hat, geht klar hervor, daß fast alle Patienten, die zu spät operiert wurden, ad exitum kamen. Es werden mit dankenswerter Offenheit sowohl die Fehler während der Beobachtung als auch die Irrtümer bei der Indikationsstellung zum operativen Eingreifen wiederholt bezeichnet und die Termine skizziert, die, wären sie eingehalten worden, eine erfolgreiche operative Therapie hätten erwarten lassen.

Bevor ich nun die erwähnten vier wichtigen Symptome näher bespreche, möchte ich noch ein anderes kardinales Symptom erwähnen, das, *wenn es vorhanden ist*, den komplizierten Verlauf eines eingeklemmten Speiseröhrenfremdkörpers untrüglich anzeigt: *Das Auftreten eines Hautemphysems* [1].

Dieses eminent wichtige und höchst gefährliche Symptom steht deshalb gleichsam in der Mitte zwischen den primären und sekundären Symptomen, weil es bisweilen *das allererste* ist, welches überhaupt nachgewiesen werden kann; es könnte dasselbe daher auch gleichzeitig mit den primären Symptomen besprochen werden, wird jedoch, da es stets auf einen komplizierten Verlauf einer Fremdkörpereinklemmung hindeutet, erst hier angeführt.

Was nun das zeitliche Auftreten der vier genannten Erscheinungen anlangt, wurde einiges bereits oben erwähnt. H. KILLIAN schreibt, daß im allgemeinen erst das Fieber nachweisbar ist, dann die Druckempfindlichkeit bzw. der Schmerz und zuletzt die Schwellung.

Von jenen ganz seltenen Fällen abgesehen, bei welchen das Emphysem das erste bedrohliche Symptom ist, möchte ich nach meinen Erfahrungen jedoch sagen, daß meistens der ursprünglich intermittierend vorhandene Schmerz (siehe die primären Symptome) konstant andauert und daß erst etwas später das Fieber und die Weichteilschwellung auftritt. Manchmal schreitet der Prozeß allerdings derart rasch fort, daß man die einzelnen Erscheinungen kaum zeitlich voneinander abzugrenzen vermag. Im übrigen dürfte jedoch die Feststellung, welches Symptom das erste ist, eine mehr untergeordnete Bedeutung haben und überragt die Fieber- und Pulskurve die beiden anderen Symptome beträchtlich an Wichtigkeit.

---

[1] Das *Hautemphysem* kann *trotz bestehender Speiseröhrenperforation auch fehlen*, wie eine Beobachtung von MARTIN 1918 (Schwertschlucker) lehrte. (Siehe auch Anmerkung S. 341). Ein vorhandenes Emphysem ist, wie Beobachtungen von MINNIGERODE 1923 zeigen, palpatorisch *nicht* nachweisbar, wenn die Verletzung an der hinteren Oesophaguswand sitzt und *klein* ist. Man kann es aber röntgenologisch zur Ansicht bringen (siehe später).

Am wenigsten verläßlich scheinen mir die Schmerzen zu sein, da Schmerzens-äußerungen als subjektives Symptom bekanntlich sehr beträchtlichen indi-viduellen Schwankungen unterliegen. Nur in *einem einzigen Falle* hat der objektiv nachweisbare Schmerz eine besondere prognostische Bedeutung: Wenn sich nämlich bei einer Palpation Schmerzen beispielsweise *nur* im Ring-knorpelbereiche, *nicht aber* auch in Jugulumhöhe nachweisen lassen und diese Schmerzen *einige Stunden später*, gelegentlich einer *zweiten* Untersuchung *nicht nur* bei Betasten der Ringknorpelregion wesentlich *stärkere* sein werden wie früher, *sondern* sich *auch* in der Supraclaviculargrube *derselben* Seite bereits deutlich objektiv nachweisen lassen werden, *dann allerdings kommt diesem Befund eine ganz besondere Bedeutung zu.* In diesem Falle würde es sich natürlich um einen progredienten Prozeß handeln, der in der Regel auch mit einer plasti-schen Weichteilschwellung verbunden ist, und wäre derselbe dann um so höher zu werten, wenn auch das Fieber und der Puls dem nach unten zu fortschrei-tenden Prozeß entspräche (vgl. das folgende Kapitel „Palpation").

Abgesehen von den außen am Halse sicht- und nachweisbaren Schwellungen mit Rötung der Haut und Infiltration des subcutanen Gewebes bzw. der Musku-latur kann es bei entsprechend hohem Fremdkörpersitz auch zu einem reaktiven Ödem im Hypopharynx oder Larynxeingang, also zum *Glottisödem* kommen, das immer zuerst an der erkrankten Seite zu beobachten sein wird. Außerdem ist eine *Recurrensaffektion* ein recht häufig vorkommendes *sekundäres* Symptom.

Bezüglich der *Fieberkurve* sei noch erwähnt, daß ihr Charakter den an der Erkrankung beteiligten pathogenen Bakterien entsprechen wird. Sie ist demnach entweder andauernd hoch oder zeigt steile remittierende Kurven. Dieser letzte septische Typus der Temperaturkurve deutet auf eine Allgemeininfektion des Körpers hin und ist daher ohne Zweifel der weit gefährlichere. Daß der *Tempe-raturanstieg unter Schüttelfrost* stattfinden kann, wurde bereits oben erwähnt.

H. Killian macht darauf aufmerksam, daß Fieber bei Fremdkörperverdacht immer als ein Alarmzeichen zu werten ist, daß jedoch *nicht jedes Fieber in ursächlichem Zusammenhang mit dem Fremdkörper oder mit einer Verletzung in-folge desselben zu stehen braucht.* Er führt zur Illustration zwei Fälle an, bei welchen das Fieber durch eine vorhandene Angina lacunaris bedingt wurde. Es muß daher eine derartige Möglichkeit stets ausgeschlossen werden, damit das Krankheitsbild nicht getrübt werde und möglicherweise die Ursache zu einer falschen Indikationsstellung abgibt. H. Killian zeigte außerdem an ein-schlägigen Fällen, daß ein *plötzlicher überraschender Temperatursturz* mit *gleich-zeitiger* Abnahme der Schwellung nicht unbedingt als günstiges Symptom gewertet werden muß, ganz besonders *dann nicht, wenn der Eiter nachweislich weder eine natürliche noch eine künstliche Abflußmöglichkeit nach außen hatte.* Es ist dies im Gegenteil immer als ein Signum mali ominis, als ein Zeichen der Eröffnung neuer Gewebsnischen aufzufassen, welche bloß vorübergehend die Stauung und damit die Resorption von Toxinen beseitigte (H. Killian).

Die genaueste Beobachtung der *Temperatur- und Pulskurve* ist nicht nur zwecks Indikationsstellung für einen vorzunehmenden blutigen Eingriff von außen, sondern auch für die Nachbehandlungszeit der *wichtigste Indikator* für die richtige Wundbehandlung.

Wenn die Abflußbedingungen für den Eiter ungünstige sind, sei es, daß der Verband direkt tamponiert, sei es, daß die Incision nicht hinreichend ist, so daß trotz des operativen Eingriffes die Progression des phlegmonösen Prozesses nicht aufgehalten werden kann, wird die Temperatur und der Puls immer ent-sprechend hoch sein. *Die rechtzeitige Außerachtlassung bzw. das Übersehen dieser so wichtigen Momente führte schon oft zu Komplikationen während der Nach-behandlung, insbesonders zu den gefürchteten Arrosionsblutungen* (siehe später).

Wird aber vor einem operativen Eingreifen ein solcher Zustand nicht erkannt, so verschlimmert sich im weiteren Verlauf das Krankheitsbild in folgender Weise: Die Patienten machen sehr bald einen schwerkranken Eindruck, fiebern hoch, sind unruhig, zeigen frequente Atmung, haben eine erhöhte Pulszahl und klagen außerdem oft über ein quälendes Durstgefühl.

Wer das Bild einer schweren progredienten, periösophagealen Phlegmone mit Mediastinitis nur ein einziges Mal beobachten konnte, wird die dabei wahrgenommenen Symptome niemals wieder vergessen können: Den ängstlich unruhigen Gesichtsausdruck des Kranken sowie die blasse, livide oder leicht subikterisch gefärbte Gesichtshaut; das hohe Fieber, den frequenten, leicht kompressiblen Puls und bei manifester Perforation der Oesophaguswand das *Hautemphysem*; die Unmöglichkeit zu schlingen, sowie das Abweisen jeglicher Nahrungsaufnahme; die steife Fixation des Kopfes zur kranken Seite (meist nach links) infolge der großen Schmerzen bei aktiven bzw. passiven Kopfbewegungen; den Foetor ex ore, die brettharte Infiltration der Weichteile der linken Halsseite sowie die ödematöse Schwellung und lebhafte Rötung der Halsmanchmal sogar der Thoraxhaut; endlich den intensiven Schmerz, den selbst leise Palpation am Halse auslöst; in terminalen Stadien: die Dyspnoe, die Cyanose, den jagenden Puls, die Kollapstemperaturen und eine schwere Prostration, die allmählich in den Tod übergeht.

Es kommt hier eben alles darauf an, daß der lebensbedrohende Zustand, *noch bevor* es zu so schweren Erscheinungen kommen kann, rechtzeitig erkannt wird. Im Kapitel 5 B ist über die Therapie dieses Zustandes ausführlich Mitteilung gemacht. Es ist die besondere Pflicht des Arztes, solche Kranke *täglich wiederholt und genau zu untersuchen*, einerseits um das so ungemein gefährliche, die vollzogene Perforation der Oesophaguswand untrüglich anzeigende *Symptom des subkutanen Emphysems nicht zu übersehen*, andererseits um eine Progression des phlegmonösen Prozesses nach abwärts rechtzeitig feststellen zu können. (Wiederholte Röntgenkontrolle nach Minnigerode 1923.)

Wie lange nach dem Unfall es zu den beschriebenen bedrohlichen Symptomen kommt oder kommen kann, läßt sich im voraus niemals bestimmen. Wovon dies abhängt, wurde im Kapitel 3 gesagt, doch ist es zweifellos, daß es dazu um so sicherer und früher kommt, wenn die Patienten nach dem Verschlucken eines Fremdkörpers kunstwidrig behandelt wurden.

Nach dem Gesagten werden die angeführten, mit den sekundären bzw. konsekutiven Symptomen identischen Erscheinungen einer kompliziert verlaufenden Fremdkörpereinklemmung immer vorhanden sein, wenn

1. ein verschleppter Speiseröhrenfremdkörperfall vorliegt,

2. ein Fremdkörper wohl aus der Speiseröhre entfernt wurde, jedoch die pathologischen Zustände, die er am Orte der Einklemmung oder in deren Umgebung verursacht hat, dadurch nicht zur Rückbildung gebracht werden konnten,

3. Sonden- oder blinde Extraktionsversuche mit erheblichen Verletzungen der Speiseröhrenwand vorausgingen, die den Kranken nun in größere Gefahr bringen wie der eingeklemmte Speiseröhrenfremdkörper selber,

4. während der ösophagoskopischen Aufsuchung bzw. Extraktion des Fremdkörpers Verletzungen gesetzt wurden (zu lange fortgesetzte, meist vergebliche ösophagoskopische Extraktionsversuche).

5. eine Operation von außen mit Entfernung des Fremdkörpers schon stattgefunden hat (Ösophagotomie), die phlegmonösen Erscheinungen infolge ungünstiger Drainagebedingungen usw. aber damit nicht zum Stillstand gebracht werden konnten.

Die klinische Symptomatologie der mediastinalen Komplikationen (Pleuritis, Perikarditis, Pneumonie, Lungenabsceß, Pyopneumothorax usw.) kann im Rahmen dieser Ausführungen nicht besprochen werden.

3. Untersuchungsmethoden.

(Voruntersuchungen zur Sicherung der Diagnose „Oesophagusfremdkörper".)

Die Untersuchungsmethoden, die hierfür in Betracht kommen, sind — ohne durch deren Aufzählung etwas über die Zulässigkeit der genannten Methoden aussagen zu wollen — die folgenden:

a) Die Palpation (Perkussion, Auscultation).

Die Palpation ist in keinem Falle zu unterlassen. Der *direkten* Palpation sind bloß Hypopharynxfremdkörper zugänglich (Schlittler 1917), Oesophagusfremdkörper werden sich nur in einer ganz verschwindend kleinen Anzahl von Fällen dem tastenden Finger durch die Haut und durch die Weichteile des Halses hindurch bemerkbar machen (W. Th. Schmidt 1917). Die Palpation bewahrt uns aber gegebenenfalls vor dem Übersehen von Komplikationen *nach Fremdkörpereinklemmung,* vor allem läßt sich ein *Hautemphysem,* das, wie erwähnt, oft als eines der *ersten objektiven Symptome, wenn nicht sogar als allererstes* nachweisbar ist, *nur durch die Palpation ermitteln* (Schlemmer 1920).

Ich muß aber besonders darauf aufmerksam machen, daß das Fühlen einer Resistenz paratracheal an der linken oder rechten Halsseite schon wiederholt zu Täuschungen Veranlassung gegeben hat, indem die Untersucher verkalkte Strumaknoten für den vermeintlichen Fremdkörper gehalten haben (Cohen 1899).

Auf diagnostische Irrtümer, die auf diese Weise zustande kamen, wurde wiederholt aufmerksam gemacht (Brünings 1910, Guisez 1905, Killian 1913, 1919, Mann 1914, Starck 1913 u. a.). Im übrigen muß die Palpation entlang der Sternocleido nach abwärts auch deshalb gemacht werden, um die Empfindlichkeit der Weichteile zu prüfen; denn zu *Beginn einer Infektion der tieferen Halsweichteile* wird die *Gegend,* die dem *Fremdkörpersitz entspricht,* am *empfindlichsten sein,* also z. B. die Partie im Bereiche des unteren Ringknorpelrandes, während in der Höhe der linken Supraclaviculargrube die Palpation noch keinerlei Schmerzen zu verursachen braucht. *Wenige Stunden später kann sich das Bild aber bereits sehr wesentlich geändert haben,* da man möglicherweise eine erhebliche Verschlimmerung des Zustandes durch die Palpation wird feststellen können (rasche Progression des phlegmonösen Prozesses nach abwärts, siehe das vorige Kapitel). Außerdem werden die Halsweichteile dem tastenden Finger ihre beginnende Infiltration und Schwellung durch eine erhöhte Derbheit und Resistenz anzeigen. Die Palpation hat auch nach einer nachweisbaren Fluktuation zu fahnden und endlich sei daran erinnert, daß ein *in der Ringknorpelenge sitzender Fremdkörper bei Druck auf den Kehlkopf direkt von vorne die bestehenden Schmerzen vergrößern oder erst eine schmerzhafte Sensation im Fremdkörperbereich auslösen wird* (Schlittlers Fall 15).

Die *Perkussion* und *Auscultation* hat mit der Diagnose „Oesophagusfremdkörper" nur sekundär zu tun, wenn es sich darum handelt, die unter III. beschriebenen mediastinalen Komplikationen vom internen Standpunkt aus zu prüfen und zu verifizieren.

b) Die Verwendung von einfachen Instrumenten, die ohne Kontrolle des Auges — palpatorisch — gehandhabt werden: Der weiche Magenschlauch, die gewöhnliche Sonde, die Fremdkörpersonde, alle Arten von Bougies.

Jurasz 1913 hebt hervor, daß zwei Errungenschaften der modernen Technik — die Röntgenstrahlen und die Ösophagoskopie, wie so manches andere Gebiet der praktischen Medizin, auch die Diagnose und die Behandlung der Fremdkörper der Speiseröhre in neuere Bahnen gelenkt haben. In früherer Zeit *wurde eben jeder Speiseröhrenkranke, also auch jeder Fremdkörperpatient sondiert.* Seitdem man aber nicht nur die Unverläßlichkeit, sondern auch die große Gefahr des Sondierens, namentlich bei scharfrandigen und spitzigen Fremdkörpern, zunächst im Vergleich zum Röntgenverfahren und zur Ösophagoskopie kennen lernte, ist das allmählich anders geworden — wenigstens in den größeren Spitälern. Der Gebrauch der Sonde wurde seltener, man wurde bei ihrer Anwendung vorsichtiger und die Vorkämpfer der Ösophagoskopie waren es zuerst, die davor warnten, *die Sonde aus diagnostischen Überlegungen auch bei den Speiseröhrenfremdkörpern anzuwenden.* Diese Warnungen kamen dann von einer großen Anzahl von Beobachtern und wurden stets durch kasuistische Mitteilungen, die sowohl die unglücklichen Folgen, als auch insbesonders die Unverläßlichkeit dieser Methode immer wieder bestätigten, mit großem Nachdruck unterstrichen [1].

Dessenungeachtet gibt es heute noch viele Ärzte, die auch bei Fremdkörpern die Sonde allen übrigen diagnostischen Methoden vorziehen.

Blondiau 1906 verwendet sie in jedem Falle von Fremdkörper, selbst nach langer Einklemmungszeit, wiewohl er einmal eine tödliche Perforation der Aorta nach Sondenanwendung erlebte.

Die Handhabung der Sonde bei Speiseröhrenfremdkörpern ist heute noch bei einer großen Anzahl von praktischen Ärzten auch deshalb sehr verbreitet, weil dieses Instrument in den chirurgischen Semestralvorlesungen noch vielfach als gut brauchbar gezeigt und empfohlen wird. Dem praktischen Arzt darf daher aus der Anwendung desselben *niemals ein Vorwurf gemacht werden,* denn, *was man dem Mediziner sehr leicht einimpfen könnte, kann man dem fertigen Arzte unendlich viel schwerer wieder abgewöhnen.*

Es ist überhaupt eine recht schwierige Sache bezüglich der *Sondenanwendung bei Speiseröhrenfremdkörpern* eine dezidierte Meinung zu äußern, da selbst hervorragende Fachleute, die mit den Technizismen der ösophagoskopischen Untersuchung sehr wohl vertraut sind, die Sonde immer noch anwenden und sie empfehlen. Die Altmeister der Ösophagoskopie, die mit Mandrin tragenden Ösophagoskopen zu arbeiten gewohnt sind (vgl. das Kapitel „Ösophagoskopie“) *müssen sogar meistens der Ösophagoskopie eine Sondierung vorausschicken,* damit sie die zu wählende Rohrlänge auf Grund des Sondenbefundes bestimmen können (v. Hacker, Guisez, Gottstein, Starck).

Daß es sich bei diesen Autoren aber mehr um eine alte Gewohnheit als um die innere Überzeugung handelt, die Sonde nicht entbehren zu können, geht wohl schon daraus hervor, daß sie alle zu großer Vorsicht beim Gebrauche derselben mahnen. Starck z. B. wendet die Sonde bei sicher feststehendem Fremdkörpersitz nicht an. Wie alle neueren Autoren nun in übereinstimmender Weise bestätigen, ist der Wert der Sonde ein recht zweifelhafter. In vielen Fällen wird die palpierende Sonde bestenfalls den Sitz eines Fremdkörpers erkennen lassen,

---

[1] *Warnungen vor der Sonde vgl. auch S. 320 Anmerkung.* Ach (chirurg. Klinik Angerer, München) 1909, Blau 1915, Brünings 1910, Brünings-Albrecht 1915, H. Chiari 1914, O. Chiari 1899, Erdélyi 1920, Gantz 1914, Gottstein 1901, Gebser 1865, Hajek 1921, A. Hartmann 1902, Heindl 1919, Hofer 1919, Holmgren 1919, Jurasz 1912/13, Kahler 1910, Kees 1914, Killian 1899, Kofler 1919, Körner 1912, Marschik 1919, Martin 1918, Milligan 1912, Oppikofer 1922, Orlandini 1919, Reuter 1912, Schlemmer 1920, Schlittler 1917, O. Seifert 1915, Seiffert 1919, Siebenmann 1906, Schmiegelow 1908. Schürmann 1907, Srebrny 1919, Voss 1912.

ohne aber über dessen Natur oder über seine Lagerung einen sicheren Aufschluß geben zu können (Hartmann 1902, Schlemmer 1920.)

Weil nun die Sonde so oft am Fremdkörper vorbeigleitet [1], ohne ihn anzugehen, haben einige Autoren (v. Hacker 1907, Starck 1905) *spezielle Sonden* konstruiert.

Nach v. Hacker wird für die Sondierung bei Fremdkörpern entweder ein weicher Magenschlauch oder eine gewöhnliche englische Schlundsonde verwendet. Noch bessere Dienste leistet eine Zinnsonde, am besten ist jedoch ein mit einer Elfenbeinolive oder einer Metallkugel armierter Fischbeinstab. Zur diagnostischen Sondierung benützt Starck verschiedene, am unteren Sondenende anschraubbare, geknöpfte oder abgebogene Sondenansätze.

Trotz all dieser Biegungen und Krümmungen, die man einer Sonde geben kann, wird unter gewissen Voraussetzungen (vgl. Kapitel 3) die Sonde am Fremdkörper vorbeigeschoben werden können und v. Hacker selbst gibt 1900 (Bruns Beitr. z. klin. Chirurg. Bd. 19, S. 143) zu, daß die wandständige Lage von verschluckten Gebissen in der Speiseröhre eine solche sein kann, daß die eingeführte Sonde an ihnen vorbeigleitend längs der Hinterwand bis zur Kardia nach abwärts dringt, *ohne* den vorhandenen Gegenstand zu tasten. *Es kann also aus dem negativen Ausfall der Sondierung gar nichts ausgesagt werden, da selbst die Verwendung der dicksten Sonden* (Lunzer 1907) *die Feststellung eines im Oesophagus verankerten Gebisses nicht gewährleistet* (vgl. insbesondere die Beobachtung von Plaut 1921).

Ich persönlich verfüge bezüglich der Sondenanwendung bei Fremdkörpern in der Speiseröhre über keinerlei eigene Erfahrungen und bin daher nur in der Lage die Erfahrungen anderer Autoren wiederzugeben.

Zunächst erinnere ich an die bemerkenswerten Arbeiten von Gebser 1865 und Schürmann 1907; aus denselben geht klar hervor, daß es *zur Perforation des Oesophagus durchaus nicht erforderlich ist, bei der Sondierung Gewalt anzuwenden* (vgl. Pieniacek 1902, S. 141). Schürmann betont ausdrücklich, daß die Sondierung stets „glatt" von statten ging und „ohne Gewalt" bzw. „ohne Schmerzensäußerung" von seiten der Patienten ausführbar war, aber *trotzdem wurde die Speiseröhre durchstoßen.*

Auch Hessler teilte 1893 einige Bougierungsverletzungen des Oesophagus bei Fremdkörpern mit tödlichem Ausgange infolge jauchiger Mediastinitis mit. Es besteht gewiß kein Zweifel, daß solche Verletzungen viel häufiger vorkommen, als sie mitgeteilt werden.

Am Chirurgenkongreß 1895 zeigte Körte, daß das Hinabstoßen eines eingeklemmten Speiseröhrenfremdkörpers in den Magen die schwersten Verletzungen und im Anschluß daran den Tod verursachen kann. Er beschrieb ebenso wie Schürmann 1907, Schlemmer 1920, Schlittler 1917 und Socin 1884 einen von der perforierenden Sonde verursachten *falschen Weg paratracheal bis zum Diaphragma.* Auch A. Hartmann 1902 bestätigt auf Grund einiger von ihm zusammengestellter Fälle, daß man beim Sondieren nicht auf den verschluckten Fremdkörper stoßen muß.

Diese Erfahrung wurde nicht nur in den Fällen gemacht, bei welchen die Patienten dem Arzte nichts vom Verschlucken eines Fremdkörpers mitteilen konnten, sondern auch in jenen, bei welchen die Kranken mit einer positiven Angabe ärztliche Hilfe aufsuchten. Auch der Erfahrenste und Berufenste ist nicht immer imstande, selbst einen großen Fremdkörper mit der Sonde zu diagnostizieren.

Hartmann führt eine ganze Anzahl von durch verläßliche Hände ausgeführte negative Sondenuntersuchungen an, die trotz Anwesenheit eines Fremdkörpers in der Speiseröhre negativ ausfielen und bei welchen die nachfolgende Ösophagoskopie bzw. Ösophagotomie Fremdkörper finden und entfernen konnte (Billroth 1885, Bruns 1898 [zit. nach

---

[1] *Vorbeigleiten der Sonde:* Ach 1908, Blauel 1908, Brünings 1910, Burger 1908, Burmeister 1909, O. Chiari 1918, Dreesmann 1910, v. Eicken 1909, Erdelyi 1920, Fink 1907, Gottstein 1901, v. Hacker 1917, Häcker 1907, Hartmann 1902, Henrici 1906, Jackson 1917, Kahler 1910, Killian 1900, Körner 1913, Lunzer 1907, Martin 1918, Massari 1921, Oppikofer 1922, Plaut 1921, Rosenheim 1897, Schlemmer 1920, Schlittler 1917, Schmiz 1905, Schousboe 1913, Seidel 1920, Starck 1914, Uchermann 1916, Weber 1917, Weingärtner 1917, Zeman 1906.

SICKENBACH], v. HACKER 1913, GOTTSTEIN 1901, MIKULICZ 1887 [zit. nach G. FISCHER], REIZENSTEIN 1905, ROSENHEIM 1897).

LUBET-BARBON 1912 teilen einen Todesfall nach Sondierung des Oesophagus bei einer Dame mit und GUISEZ gibt in der Aussprache die Schuld an diesem Unfall der verwendeten olivenförmigen Sonde, die er schon längst nicht mehr verwendet, sondern sie durch Vollmandrins aus Gummi ersetzt. Er meint, daß die Speiseröhre stets schon vorher krank ist, wenn es gelegentlich einer Sondierung zur Perforation kommt — eine Behauptung, für die der Nachweis erst zu erbringen wäre.

Die Tatsache, daß die Sonde in v. HACKERs Händen, der seit 1887 in fast allen seinen Fällen vor der Ösophagoskopie sondierte und *in keinem Falle*, auch nicht bei Knochen und Gebissen, einen *Schaden, stiftete, darf niemals verallgemeinert werden*. Denn, was in einer sehr geübten Hand bedeutungslos und ungefährlich sein kann, ist, wenn jene absolut notwendige Prämisse fehlt, nach allen unseren Erfahrungen ein fatales, sehr gefährliches Beginnen.

Ich verkenne durchaus nicht die nichts weniger wie angenehme Situation, in der sich ein praktischer Arzt draußen auf dem Lande befindet, wenn er bei einem Patienten einen in der Speiseröhre festsitzenden Fremdkörper behandeln soll. Der Kranke verlangt, daß der Arzt „*etwas*" mache, was ihn bald aus seiner widerwärtigen Lage befreie. Weil sich nun eine solche Möglichkeit immer ereignen kann, meint HACKER, daß für den praktischen Arzt eine Ausnahme von der Forderung, bei Fremdkörpern nicht zu sondieren, in gewissen Fällen durch Atembeschwerden bzw. durch drohende Erstickungsgefahr gegeben sein kann. Auch GANTZ 1916 hält in dringenden und gefahrdrohenden Situationen die Sonde oder Pinzette zur blinden Fremdkörperextraktion für erlaubt.

Aber gerade bei bestehender Erstickungsgefahr nach eben verschlucktem Fremdkörper wäre nichts unzweckmäßiger und gefährlicher wie die Sondenanwendung. Wie O. SEIFERT 1915 vollkommen richtig betont, muß dem Arzt in solchen Fällen die einfachste Überlegung sagen, *daß bei dem auffälligen Symptom des Lufthungers für die Lagerung eines Fremdkörpers nicht der Oesophagus, sondern der Kehlkopfeingang bzw. das Larynxinnere in Betracht kommen muß.* Es ist daher völlig unklar, was die Sondenanwendung in einem solchen Falle bezwecken sollte.

ORLANDINI sah 1919 einen Patienten, der im Schlaf sein Gebiß verschluckte, welches ein Arzt des Morgens mit der Sonde in den Magen stoßen wollte. *Eine knappe Stunde später trat äußerst heftige Atemnot auf.* ORLANDINI konnte den Fremdkörper in der Glottis — zum Teil im Ventriculus Morgagni fixiert, zum Teil in die Trachea hineinpendelnd — feststellen und ist der Meinung, daß erst der Arzt, der ganz überflüssigerweise zur Sonde griff, den Fremdkörper, der offenbar zuerst zwischen Oesophagus und Larynxeingang ritt, durch sein gefährliches Manöver direkt in den Larynx hineingedrängt hat. Nach dem Eintreten der Reaktion, eine Stunde nach der Sondierung, kam es nun infolge reaktiver Schwellung des Larynxeinganges zum Erstickungsanfall. Die Extraktion war sehr leicht.

Im SEIFERTschen Falle lagen die Verhältnisse ja ganz ähnlich. Ich erinnere mich an einen 10jährigen Knaben, der ein großes Apfelstück verschluckte. Der Mutter des Kindes gelang es einen Teil des Apfelstückes mit dem rasch eingeführten Finger herauszubefördern, worauf der Junge wieder spielen konnte. Kurz darauf wurde er aber „blau", stürzte zusammen und starb bei der Einlieferung ins Spital. Die Sektion zeigte ein Stück Apfel im Sinus Morgagni eingeklemmt. *Ohne Zweifel lag hier dasselbe vor wie im Falle* ORLANDINIs. *Die Mutter hat bei ihrer Manipulation mit dem eingeführten Finger den Fremdkörper wohl zum Teil herausbekommen und so zunächst die unmittelbare Erstickung ihres Kindes vermeiden können;* da aber dabei gleichzeitig unglücklicherweise ein Teil des verschluckten Apfelstückes in den Larynxeingang verlagert wurde, kam es bei der später eintretenden reaktiven Schwellung (Larynxödem) zum tödlichen Ausgang (vgl. S. 366).

Bei so hochsitzenden Fremdkörpern kommt weder der Schlundstößer noch die Sonde, sondern höchstens der palpierende Finger in Betracht, an welchem entlang eine gebogene Kornzange bis hart an den Fremdkörper herangebracht und die Extraktion versucht werden kann.

Mit Rücksicht auf die im eben mitgeteilten Fall möglichen Folgen muß man aber *unmittelbar nach einer solchen Prozedur laryngoskopieren*, um derartige traurige Möglichkeiten zu vermeiden. Sitzt aber ein Fremdkörper bereits unter dem Larynxeingang tief im Sinus piriformis, in der Ringknorpelenge oder noch weiter nach abwärts, so werden die Erscheinungen von seiten der Luftwege wohl kaum jemals so stürmische sein, daß man Veranlassung nehmen müßte, die Sonde zur Hilfe zu nehmen, mit der der nicht sehr geübte und erfahrene Untersucher sicherlich nur Schaden stiften wird. Diesem muß in einer solchen Situation zweifellos die für das Gelingen des Eingriffes unerläßliche Sicherheit und Ruhe abgehen.

In einem solchen Falle kommt es weniger auf die rasche, als vielmehr auf die zweckmäßige, kunstgerechte aussichtsvolle und ungefährliche Hilfeleistung an. Selbst wenn ein Patient sich noch so aufgeregt gebärden sollte, verlangt er vom Arzte niemals, daß dieser etwas tue, was unter allen Umständen einem groben Kunstfehler gleichkäme. Der Wunsch des Patienten, von seinem üblen Zustand befreit zu werden, ist ja nur zu begreiflich; *er will aber keinesfalls, daß sein ohnedies bedrohlicher Zustand zu einem lebensgefährlichen gemacht wird.* Ein dezidierter Ausspruch seitens des Arztes und die segensvolle Wirkung des Morphins werden daher mangels anderer Behelfe zunächst am Platze sein und hat sich die erste Hilfeleistung einzig und allein auf die Beruhigung des Kranken zu beschränken (vgl. die medikamentöse Therapie S. 364).

v. Hacker 1917 läßt die Sonde „bei nicht verletzenden, rundlichen, kugeligen und weichen Fremdkörpern zum vorsichtigen Hinabschieben gelten und warnt mit allem Nachdruck vor ihrer Anwendung bei verletzenden, spitzen und zackigen Körpern zu therapeutischen Zwecken".

Vielfache Erfahrungen lehrten nun, daß diese Warnung, die in dieser Form nicht nur von v. Hacker, sondern auch von anderen Autoren (Guisez 1911/13, Starck 1914) ausgesprochen wurde, sehr oft nicht befolgt wird. Jede größere spezialistische Station wird aus eigener Beobachtung bestätigen können, daß *die Sonde noch von einer großen Anzahl von Ärzten „wahllos" bei allen Fremdkörpern gebraucht wird.* Dasselbe, was gegen die Sondenanwendung anzuführen ist, gilt auch gegen die Verwendung der im Blinden arbeitenden Extraktionsinstrumente, worüber im entsprechenden Kapitel noch eingehend die Rede sein wird. Immer wieder zeigt es sich, ganz so wie im eben mitgeteilten Fall, daß es *nicht angeht, die Fremdkörper nach therapeutischen Gesichtspunkten, in harte oder weiche, verletzende oder nichtverletzende einzuteilen.* Entscheidend ist bloß die Tatsache „Fremdkörper im Oesophagus", nicht aber „was für ein Fremdkörper im Oesophagus". Der Kranke, der z. B. ein Fleischstück verschluckte, wird niemals mit Sicherheit angeben können, ob sich in diesem Fleischstück nicht doch auch ein kleiner Knochen befunden hat; wenn er es leugnet, so darf sich der Arzt trotzdem nicht danach richten, denn der Kranke kann sich auch irren.

Martin 1918, der es befremdlich findet, daß v. Hacker die Sonde nicht ganz ausschaltet, bringt ein Beispiel, wo sich bei einer Frau *in* einem *Fleischbissen eine abgebrochene Nadel versteckt hatte*, die bei einem eventuellen Sondierungsversuch ohne Zweifel Verletzungen gesetzt hätte. In jüngster Zeit (1922) teilte Oppikofer mit, daß eine Frau angab, ein Kartoffelstück verschluckt zu haben. Die Ösophagoskopie ergab aber einen 2 cm breiten und 3 mm dicken, quadratischen Knochen. Minnigerode entfernte 1920 bei einem 14 Monate alten Kinde einen *Knochen* aus dem Oesophagus. Anamnestisch hieß es, es sei eine *Brotkruste* verschluckt worden. Vergleiche auch den Fall Glogau, S. 393.

Solche Möglichkeiten können immer vorhanden sein und sprechen laut gegen jegliche diagnostische Sondierung bei Fremdkörperverdacht im Oesophagus. Man darf sich also auf Äußerungen der Kranken, sie hätten „nur" ein Stück Fleisch verschluckt, niemals verlassen.

Bei einem *weichen Gegenstand*, den Bardy 1914 einmal mit einer Sonde in den Magen zu schieben versuchte, hatte er es erlebt, daß er den Fremdkörper *durchbohrte*, so daß der Erfolg nur anscheinend erreicht war. Der Fremdkörper saß de facto noch an Ort und Stelle und hatte *bloß ein zentrales Loch*, das die oben zugespitzte Sonde gebohrt hatte. *Um dem Kranken von seinem Übel zu befreien, mußte der Fremdkörper auf endoskopischem Wege extrahiert werden.*

Durch eine vorherige Sondeneinführung wird dem Patienten eine wirklich notwendige Ösophagoskopie auf keinem Fall erspart, weil selbst beim Steckenbleiben der Sonde nichts über die Natur des Hindernisses ausgesagt werden kann (vgl. das Kapitel „Sonde") *Einen Fremdkörperpatienten stellt man zunächst vor dem Röntgenschirm* (siehe später) *und unterzieht ihn gegebenenfalls der Ösophagoskopie, weshalb die Sonde zur Diagnosestellung bei Fremdkörpern in der Speiseröhre etwas vollkommen Entbehrliches und Überflüssiges geworden ist.*

Wir können die Meinung v. HACKERs nicht teilen, der der Ansicht ist, daß die entsprechend ausgeführte Sondierung harmloser ist wie die Ösophagoskopie. *Es handelt sich um eine Sondierung bei einem möglicherweise vorhandenen Speiseröhrenfremdkörper* und in einem solchen Falle ist nach all dem Gesagten die Sonde nicht harmlos, auch nicht in sehr geübten Händen. Trotz der eingehenden Schilderung, die v. HACKER 1917 von seiner Sondierungstechnik gibt, kann kein Zweifel darüber bestehen, daß die Sonde bei einem Speiseröhrenfremdkörper von einem Praktiker niemals so gehandhabt werden wird, wie v. HACKER dies täte und es wünschen würde.

Ich erinnere auch daran, daß die zur Untersuchung verwendete Sonde auch schon abbrach oder sich am Fremdkörper irgendwie verfing, so daß es dann notwendig war, sowohl das abgebrochene Fragment, als auch den Fremdkörper selbst auf ösophagoskopischem Wege zu entfernen bzw. zu ösophagotomieren (FINDER 1912, KILLIAN 1919, WEINGÄRTNER 1917, ZINDEL 1919).

Nach dem Gesagten wird sich jeder Unbefangene der Ansicht aller jener Autoren vollinhaltlich anschließen müssen, die bei Fremdkörperverdacht in der Speiseröhre vor der Anwendung der Sonde — sei es aus was immer für einem Grunde — auf das Nachhaltigste warnen.

Bei Oesophagusfremdkörpern kommt die Sonde heute als diagnostisches Mittel nicht mehr in Betracht. Ihr alleiniges und einziges Anwendungsgebiet beschränkt sich auf die Behandlung narbiger Speiseröhrenstrikturen oder spastischer Zustände, über welche man sich natürlich vorher röntgenologisch und endoskopisch zu orientieren hat.

c) Okulare Methoden.

α) *Die Röntgendurchleuchtung bzw. -photographie.* Das Studium der einschlägigen Literatur der letzten Jahre läßt im Vergleich zur älteren Literatur erkennen, daß die Röntgendiagnostik verschluckter Speiseröhrenfremdkörper durch die grundlegenden Untersuchungen von HOLZKNECHT 1901 und RIEDER 1902/03 außerordentliche Fortschritte gemacht hat, so daß röntgenologische Mißerfolge oder Versager bei wirklich vorhandenen — *radioskopisch nachweisbaren* — Speiseröhrenfremdkörpern heute große Seltenheiten geworden sind. Es ist ja von vorneherein klar, daß für den röntgenologischen Nachweis verschluckter Gegenstände nur jene Körper in Betracht kommen können, deren größere Dichte es ermöglicht, daß sie sich von dem sie umgebenden Gewebe differenzieren. Demnach werden metallische Fremdkörper (verschluckte Münzen, Nägel, Nadeln, Pfeifchen, größere Knochenstücke, Gebisse mit Klammern u. dgl.), da sie eine große Dichte besitzen, leichter und sicherer auf der Röntgenplatte festgehalten werden können, wie kleine Knochenplättchen, Fleischbissen, Glaskugeln, Glasperlen oder Gegenstände aus Holz u. dgl. Nach HOLZKNECHT geben jene Körper, die spezifisch leichter wie Wasser sind, überhaupt keinen Schatten.

BURGER hat 1908 aus der Literatur 215 mit Röntgenstrahlen untersuchte Fremdkörper zusammengestellt; 199mal wurde der Fremdkörper gefunden und auf der Platte lokalisiert, während 16mal die Methode im Stiche ließ. Dabei handelte es sich 10mal um Gebisse [1].

---

[1] ARNAUD 1904, GOTTSTEIN 1901 (zweimal), KIRSTEIN (nach BURGER 1908), MAITLAND 1900, MORESTIN 1899, NEUMAYER 1905, REIZENSTEIN 1905, ROSENBAUM 1903 (zweimal).

Außer diesen sind aber noch andere Fälle in der Literatur bekannt geworden [1]. v. Eicken 1912 berichtet über Erfahrungen mit 723 röntgenisierten Fremdkörperfällen: bei 165 metallischen Gegenständen war Röntgen fünfmal negativ; bei 40 Knochen- bzw. Elfenbeinstücken konnten bloß viermal positive Befunde erhoben werden. Er erwähnt ferner ihm persönlich bekannte, in der Literatur jedoch nicht erwähnte Fälle, bei welchen Röntgen ebenfalls negativ war (eine Metallheftklammer, eine Metallpfeife, eine Bleistifthülse); allerdings waren dies Bronchusfremdkörper.

Mit der Frage der Röntgendiagnostik eingeklemmter Speiseröhrenfremdkörper hat sich Leegaard 1917 eingehend beschäftigt. Er führte zu diesem Zwecke an sich selbst mehrere Versuche aus, indem er verschiedene Objekte verschluckte und 20—25 cm von der Zahnreihe photographieren ließ. Es ergab sich, daß Gummigegenstände und Zahnplatten aus vulkanisiertem Kautschuk ein deutliches Bild auf der Röntgenplatte ergeben — auch dann, wenn sie klein sind. *Bei knöchernen Gegenständen muß man mit seinem Urteil sehr vorsichtig sein.* In allen Fällen ist es leichter, ein positives Resultat zu erzielen, wenn der Fremdkörper den oberen Teil der Speiseröhre passiert hat und in die verhältnismäßig transparente Region zwischen Wirbelsäule und Herz eingetreten, da er weiter oben, besonders durch die Clavicula, leicht verborgen bleibt. Auch werden verkalkte Drüsen leicht für einen Fremdkörper gehalten.

In unklaren oder negativen Fällen muß man stets vor Augen haben, daß nicht alle Fremdkörper, die sich irgendwo in der Speiseröhrenwand festgesetzt haben, röntgenologisch auch nachweisbar sein müssen. Unter gewissen Voraussetzungen sind eben die Grenzen bereits überschritten, die jeder diagnostischen Methode gesetzt sind. Für die röntgenologische Diagnostik der Speiseröhrenfremdkörper ergeben sich diese Grenzen bisweilen schon aus dem Sitze des Fremdkörpers bzw. aus seiner Zarthart allein (siehe Abb. 6). Er kann vielleicht bloß deshalb nicht auf der Platte zur Ansicht gebracht werden, weil sein Schatten selbst in zwei zueinander senkrechten Ebenen gerade mit dem eines Wirbels oder mit der Ringknorpelplatte zusammenfällt (Eschweiler 1920 u. a.).

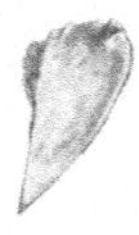

Abb. 6. Fischknöchelchen als Fremdkörper.

Abb. 6 zeigt ein sehr zartes, durchsichtiges, plattes Fischknöchelchen in natürlicher Größe, das der vorderen Oesophaguswand eng anlag und weder mit der Sonde noch mit dem Röverfahren in 2 Ebenen nachgewiesen werden konnte. Die Diagnose und Extraktion gelang allein mittels Ösophagoskopie nach entsprechender Rohrdrehung. Siehe S. 361. Eigenbeobachtung.

Jackson 1905 sah einmal zwei Fremdkörper des Oesophagus am Röntgenschirm deshalb nicht, weil deren Schatten durch den Herz- und Wirbelsäulenschatten verdeckt wurde, und in der Beobachtung Eschweilers hatte ein 10jähriger Knabe vor 10 Tagen einen Knochen verschluckt, der sich bei der Frontalaufnahme im Röntgenbild nicht zeigte, weil sich Wirbel und Knochenschatten deckte, dagegen sah man ihn im Schrägbild (Platte vorne links, Fokus hinten rechts) sehr deutlich.

Die Grenzen der Leistungsfähigkeit des Röntgenverfahrens muß man daher nicht nur kennen, sondern auch stets berücksichtigen, wenn man erfährt, daß ein Röntgenbefund ein negativer war. *Man muß sich stets fragen, ob er bei den jeweils gegebenen Umständen überhaupt positiv ausfallen konnte.* Wie überall gilt natürlich auch *hier nur der positive Befund*, während der negative niemals etwas beweist (Burger 1908, v. Eicken 1912, Weingärtner 1914).

Da es nun in der Medizin keine einzige Methode gibt, die in 100% der Fälle die Sicherheit böte, mit Erfolg angewendet zu werden, muß man diese Einschränkung billigerweise auch beim Röntgenverfahren gelten lassen und darf auf keinen Fall von der Unverläßlichkeit desselben sprechen, wenn es unter gewissen Voraussetzungen da und dort einmal im Stiche ließ.

Besonders die Beobachtung von Rosenbaum 1903 wird gegen die Verläßlichkeit des röntgenologischen Verfahrens ins Feld geführt.

Sein Fall war deshalb bemerkenswert, weil neben dem negativen Befund in der Speiseröhre auch ein Schatten in der Magengegend zu sehen war; deshalb wurde zunächst nicht

---

[1] Ach 1908, Angerer 1908, Blauel 1908, Erdélyi 1920, Fink 1907, Kahler 1910, Killian 1919, Lucas-Championnière 1899, Pastour 1906, Plaut 1921, Weingärtner 1914.

ösophagoskopiert; erst zwei Tage später ergab die Sonde einen Widerstand, und die neuerliche Röntgenuntersuchung fiel erst jetzt positiv aus. Die Ösophagoskopie entfernte daraufhin das Gebiß in einer Distanz von 35 cm von der Zahnreihe.

Die radiologische Untersuchung der Speiseröhre zur Darstellung eines festsitzenden Fremdkörpers darf im Sinne der früher genannten Autoren niemals in schablonenhafter Weise durchgeführt werden und KAUSCH 1906 hat zweifellos Recht, *wenn er die röntgenologischen Fehldiagnosen auf mangelhaftes Verfahren zurückführt.* Es war eben oft nicht so sehr das Röntgenverfahren, als die jeweilige Art und Technik der Untersuchung insuffizient.

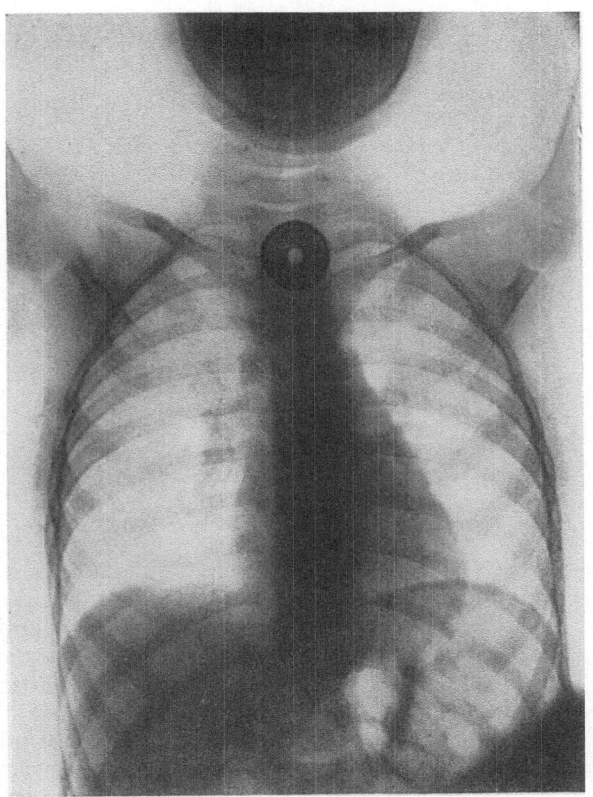

Abb. 7. Röntgenphotographie von einem 3 Monate alten Kind, das einen metallenen Gegenstand verschluckt hat.

Um sich vor schlechten Erfahrungen zu schützen, sei daran erinnert, daß bei der *„Durchleuchtung allein" Fremdkörper übersehen* werden können, die auf der *„Platte"* sofort auf das deutlichste hervortreten (GUISEZ 1912, HOLZKNECHT 1901, MARSCHIK-VOGEL (1909). Negative Untersuchungen müssen unter allen Umständen zur Wiederholung der Untersuchung anregen und WEINGÄRTNER 1914 rät mit Recht, *lieber eine Röntgenaufnahme zu viel, wie eine zu wenig anzufertigen.*

PASTOUR 1906 hat ein verschlucktes Sousstück erst bei der vierten Untersuchung am Röntgenschirm sehen können.

v. EICKEN 1912 steht auf Grund seiner Erfahrungen auf dem Standpunkt, daß man bei *negativem Resultate selbst bei metallischen Gegenständen nicht schließen darf, der Oesophagus sei wirklich fremdkörperfrei.*

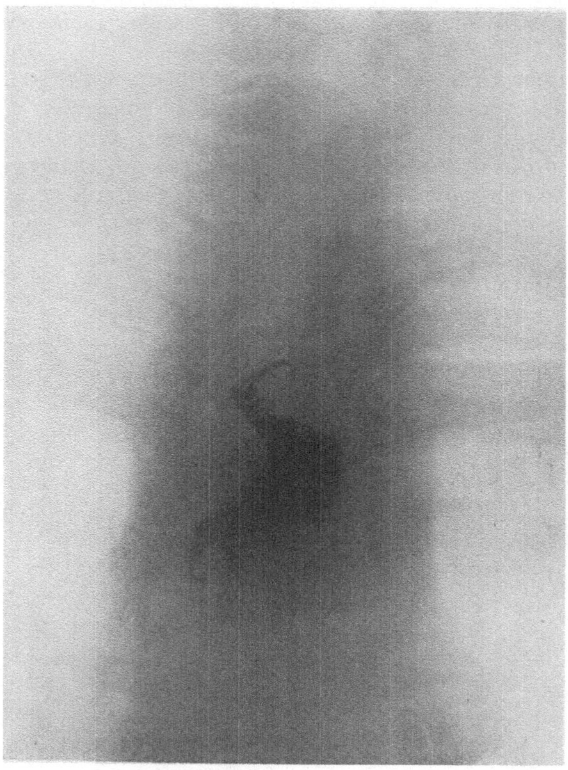

Abb. 8. Röntgenphotographie einer verschluckten Prothese.

Für den oberen cervicalen Oesophagusabschnitt, das ist vom unteren Ring-
knorpelrand bis zum Jugulum genügen für den radiologischen Fremdkörper-
nachweis in der großen Mehrzahl
der Fälle die sagittalen Durchleuch-
tungen bzw. Aufnahmen, wobei
metallische Fremdkörper, die sich
namentlich bei Kindern stets in
typischer Weise quer einstellen, ausgezeichnet zur Anschauung gebracht
werden können (siehe Abb. 7).

Diese Art der Aufnahme reicht
auch oft noch für die Auffindung von
Gebißplatten im thorakalen Oesophagusabschnitt aus, namentlich
dann, wenn die Platten Metall-
klammern tragen (s. Abb. 8 u. 9).

Ist aber die Untersuchung in
der dorsoventralen (ventrodorsalen)
sagittalen Ebene bei einem im
thorakalen Speiseröhrenabschnitt
vermuteten Fremdkörper negativ
ausgefallen, so muß man unbedingt

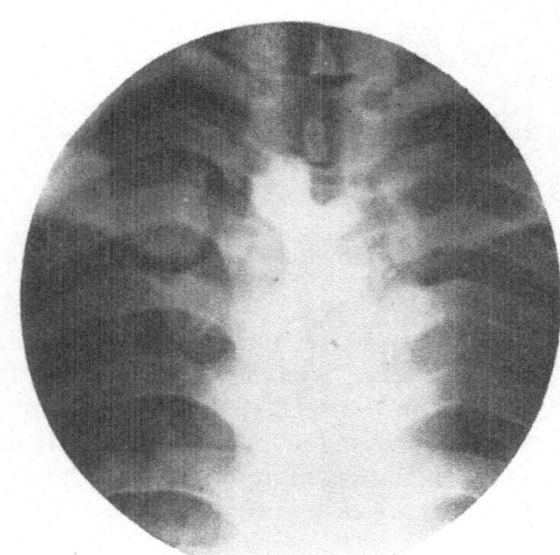

Abb. 9. Röntgenphotographie einer verschluckten
Prothese.

noch in der darauf senkrechten frontalen queren Ebene eine Kontrollaufnahme
machen, da dieselbe selbst bei kleinen, von ihrer Umgebung weniger gut

kontrastierenden Fremdkörpern und trotz eines negativen oder unbestimmten sagittalen Untersuchungsergebnisses dennoch ein sicheres, positives Resultat liefern können (vgl. die Abb. 10a, 10b sowie 11a, 11b).

Von vielleicht noch größerer Wichtigkeit als der röntgenologische Nachweis eines verschluckten Fremdkörpers ist die „richtige Lokalisation" desselben im thorakalen Oesophagusabschnitt in Bifurkationshöhe. Hier gelingt es trotz Fechterstellung (HOLZKNECHT) und trotz des Zweiplattenverfahrens (CH. JACKSON 1917, SGALITZER 1921) nicht immer, oder doch nur mit einiger Wahrscheinlichkeit" den Sitz des Fremdkörpers — ob in der Trachea oder im Oesophagus befindlich — richtig anzugeben. Über diesbezügliche Irrtümer liegt eine Reihe von Mitteilungen vor, welche zeigen, daß Fremdkörper (Münzen, ein Schusternagel, ein Reißnagel, eine Sicherheitsnadel) [1], die sich z. B. im Oesophagus befanden, irrtümlich in den Bronchus verlegt wurden und umgekehrt.

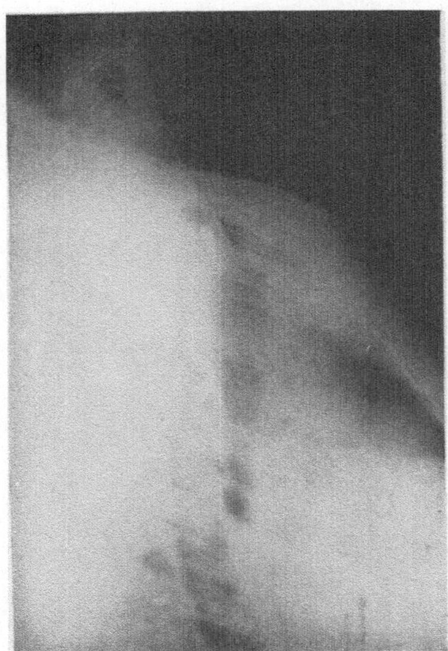 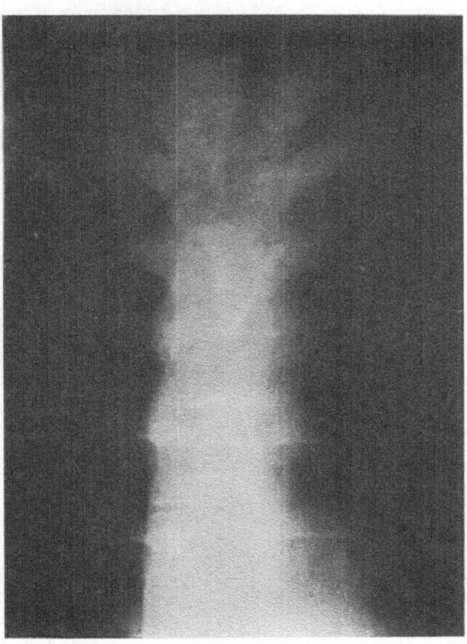

a   b

Abb. 10. Röntgenphotographie einer verschluckten Prothese. a frontal, b anterior-posterior.

Diagnostische Irrtümer können da um so eher vorkommen, wenn es den beiden Untersuchern (Radiologe und Endoskopiker) im gegebenen Falle nicht gelingt, von den gegenseitigen Befunden unbeeinflußt zu bleiben, oder wenn die Aussagen des Patienten bzw. die zu erhebenden objektiven Symptome die Täuschung geradezu provozieren (HAJEKs Fall S. 360 und SCHLEMMER 1920).

BRÜNINGS 1915 meint nun, daß die Verwechslung in der radiologischen Lokalisation nie geschadet hat, weil sich ein röntgenologisch festgestellter Fremdkörper bei der Endoskopie, wenn nicht im Oesophagus, dann eben in den Bronchien finden muß. Nach ihm ist es bloß wichtig, diese Täuschungsmöglichkeit, besonders in radiologisch zweifelhaften Fällen, zu kennen und er betont, daß uns das negative Resultat einer Ösophagoskopie niemals beruhigen darf, wenn das Röntgenbild die Möglichkeit eines vorhandenen Fremdkörpers ergibt. Man muß dann immer noch den Fremdkörper in den Bronchien suchen. Ich

---

[1] BRÜNINGS 1916, GAUDIER und COLLE 1916 (zit. nach BRÜNINGS), GUISEZ 1913, HAJEK 1921, SCHLEMMER 1920, SCHRÖTTER 1904/5.

möchte diese wichtigen Ratschläge einerseits besonders unterstreichen, andererseits dahin richtig stellen, daß sich der zwar röntgenologisch, aber nicht endo-

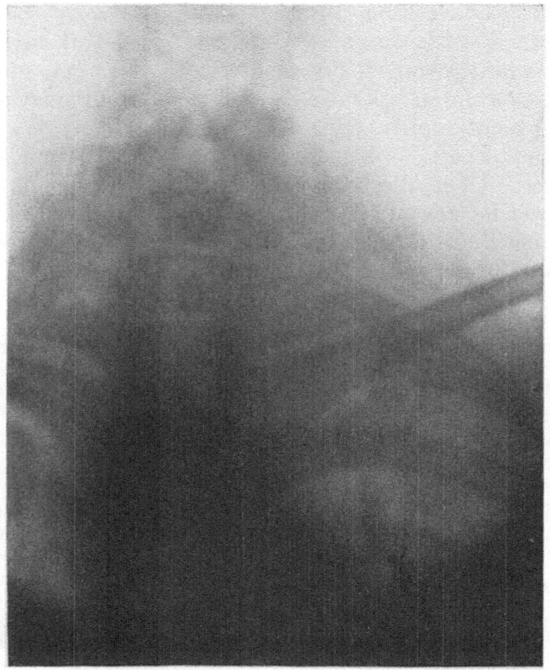

a

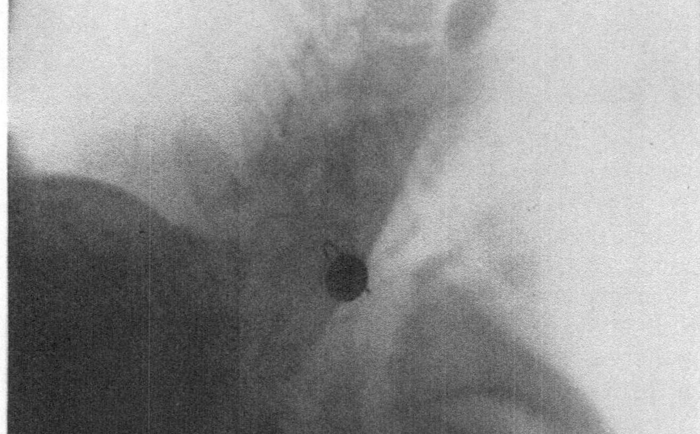

b

Abb. 11. Röntgenphotographie eines verschluckten Fremdkörpers. a frontal, b sagittal.

skopisch im Oesophagus feststellbare Fremdkörper *keineswegs dann immer im
Bronchus finden lassen muß*, da doch auch die Möglichkeit besteht, daß er para-

ösophageal, bzw. paratracheal gelagert ist. Dieses Vorkommnis erwähnt KILLIAN 1916 und beschrieb auch 1920 zwei solche Fremdkörper, für die E. SEIFERT 1922 den Ausdruck „*extraösophageale*" *Fremdkörper* geprägt hat [1].

Daß nun die Verwechslung in der radiologischen Fremdkörperlokalisation auch von schlimmen Folgen begleitet sein kann, beweist der in dankenswerter Weise von HAJEK 1920 mitgeteilte Fall.

Bei demselben standen zunächst die offenbar durch eine vorangegangene Sondierung ausgelösten Schmerzen beim Schlingen ganz im Vordergrund der Erscheinungen und später glaubte man in einseitiger Überschätzung der wiederholt angestellten Röntgenuntersuchungen, daß der Fremdkörper den Oesophagus verlassen und ins Mediastinum ausgetreten sei, während er tatsächlich im Bronchus steckte.

GUISEZ 1912 und v. HACKER 1913 machen darauf aufmerksam, daß die Radioskopie, wenn anders sie überhaupt einen Wert haben soll, jedem Eingriff am Oesophagus unmittelbar vorausgehen muß. Ist dagegen nach einer Röntgenuntersuchung einige Zeit verstrichen, so kann man die Überraschung erleben, daß der Fremdkörper vielleicht schon abgegangen ist, wenn man ihn z. B. auf operativem Wege von außen entfernen wollte. Hierher gehörige Fälle beschrieb MARSCHIK und VOGEL 1909 und GUISEZ 1910.

Verschluckte Gegenstände, die auf der Röntgenplatte keinen Schatten geben, können, wenn die Anamnese und die klinischen Symptome einen Oesophagusfremdkörper wahrscheinlich machen, *vermutungsweise auf indirektem Wege durch den positiven Ausfall der sogenannten Wismutprobe lokalisiert werden.* Dieselbe kann bezüglich der Anwesenheit und des Sitzes eines Fremdkörpers insoferne einen verwertbaren Anhaltspunkt liefern als jene Stelle, an welcher das verschluckte Wismut für längere Zeit oder auch nur vorübergehend festgehalten wird, für den Sitz des Fremdkörpers *verdächtig* ist (BOWEN 1911, GLAS 1921, HAUDEK 1921, HOLZKNECHT 1913, HOLZMANN 1917, LENK 1924, OPPIKOFER 1922, PFEIFER 1921, WEINGÄRTNER 1914).

Ich betone nochmals das Wort „*verdächtig*", denn die Wismutprobe zeigt meist *keinen Fremdkörper, sondern bloß eine Stelle an, an welcher die Schlingfunktion langsamer wie sonst abläuft.* Da dies aber auch im Bereiche einer Schleimhautverletzung nach Sondierung der Fall sein kann, so darf man aus einer positiven Wismutprobe keine zu weitgehenden Schlüsse ziehen: *Sie zeigt meist nur eine Funktionshemmung, keineswegs aber einen festsitzenden Fremdkörper an.*

Erwähnt sei hier eine Methode von WILSON, der für Fischgräten Wollfäden, die mit Barium getränkt wurden, empfiehlt. Man läßt 6—8 Fäden auf einmal schlucken, dann einen Teelöffel von Barium nachschlucken, darauf wartet man 2—3 Minuten, bis der überschüssige Bariumbrei den Ösophagus verlassen hat. Jetzt erfolgt die Aufnahme. Die Fäden bleiben am Fremdkörper hängen und spinnen ihn förmlich ein.

STARCK warnt 1913 vor der Wismutprobe, weil durch sie ein vorhandener Fremdkörper mit Wismut beschmutzt und dadurch die Übersichtlichkeit und Extraktionsmöglichkeit wesentlich erschwert und beeinträchtigt wird. Dem Einwande STARCKS vermag ich nicht vollkommen zuzustimmen. Ob Wismut oder andere Substanzen (nachgeschlucktes Kraut oder Kartoffel) die Orientierung und Übersicht während einer endoskopischen Untersuchung erschweren, ist zunächst gänzlich gleichgültig. Man wird oft in die Lage kommen, zum Zwecke einer Untersuchung der Speiseröhre dieselbe bei liegendem Rohre gründlich rein zu spülen und hernach mit der Speichelpumpe ordentlich trocken

---

[1] SCHLEMMER: Eine Nadel wurde vor einigen Tagen verschluckt. Röntgen zeigt einen deutlichen Schatten links über dem Jugulum. Ösophagoskopie negativ (vgl. Grenzen der Leistungsfähigkeit der Ösophagoskopie S. 359). Bei der kollaren Mediastinotomie wurde die Nadel in einem paraösophagealen Absceß leicht gefunden. Bei KILLIAN handelte es sich um einen Krammetsvogelknochen, im Falle SEIFERTS um einen Hasenknochen.

zu saugen. Wenn also vorher aus diagnostischen Gründen Wismut verabreicht wurde, so erschwert das die Untersuchung durchaus nicht. Sie wird allerdings wegen der notwendigen Reinigung um einige Minuten verlängert, was jedoch keine ausschlaggebende Rolle spielt. Im übrigen läßt sich die Prozedur des Reinspülens der Speiseröhre leicht vermeiden, wenn man die Kontrastmasse in kleinen Kapseln schlucken läßt.

Differentialdiagnostisch kommen Verkalkungsherde in den Hals- und Bronchialdrüsen sowie verkalkte Strumaknoten in Betracht (Ach 1908, v. Hacker 1913, Kahler 1909, Quiring 1911, Weingärtner 1914).

Zum Schlusse noch einiges über die *Wertigkeit* bzw. *Verwendbarkeit der Röntgenstrahlen im Vergleiche zu der gleich zu besprechenden Ösophagoskopie.* Hier hat Burger 1908 das richtige Wort gefunden: *Beide Verfahren sind nicht als Konkurrenten, sondern als Kompagnons zu betrachten, deren spezielle Fähigkeiten sich gegenseitig in glücklicher Weise ergänzen.*

Nach Ch. Jackson 1917 und 1922 kommt der Röntgenuntersuchung, da sie uns über die Lage eines Fremdkörpers erschöpfend orientieren kann, eine fundamentale Bedeutung zu. Die Röntgenaufnahmen (*immer in zwei zueinander senkrechten Ebenen*) sind für ihn das, was die abdominale Palpation für den Geburtshelfer bedeutet.

Wir können die Ansicht Reizensteins 1905 nicht teilen, der der Meinung ist, daß man mit der Röntgenuntersuchung nur unnötig viel Zeit verliert, während man mit der Ösophagoskopie rascher und sicherer zum Ziele kommt. Mit Rücksicht auf den zu untersuchenden Kranken muß ein ebenso harmloses wie nicht belästigendes Verfahren, welches eine Ösophagoskopie möglicherweise ersparen hilft, zweifellos als segensreich und unentbehrlich bezeichnet werden. Dies trifft namentlich für alle jene, durchaus nicht seltenen Fälle zu, bei welchen sich ein verschluckter Fremdkörper gelegentlich der orientierenden Röntgenaufnahme als bereits im Magen befindlich erweist (Bilhaut 1900, Hannecart 1905, Variot 1906 und viele andere). Die Schmerzen, die der Kranke in die Speiseröhre lokalisiert, können, wie wir wissen, von Verletzungen infolge der Fremdkörperpassage herrühren und die endoskopische Untersuchung wäre in solchen Fällen sicherlich eine ganz überflüssige und den Patienten nur belästigende Maßnahme. Bei der so oft zweifelhaften Anamnese und der bestehenden Unsicherheit, ob ein Fremdkörper tatsächlich noch im Oesophagus vorhanden ist oder nicht, wird man daher stets zuerst zur Klarstellung der Sachlage eine genaue Röntgenuntersuchung vorzunehmen haben.

Bei einer solchen Gelegenheit kann es sich sogar einmal ergeben, daß man erfährt, daß der Kranke nicht einen, sondern sogar mehrere Fremdkörper in seiner Speiseröhre beherbergt, ohne daß dieser davon eine Ahnung hatte (Tetens Hald 1912, S. 373).

Die Triumphe, die das endoskopische Verfahren in den letzten Dezennien bei der Fremdkörperextraktion aus der Speiseröhre gefeiert hat, haben ihm in allen medizinischen Kreisen ein so sicheres Ansehen verschafft, daß es nicht nötig ist, diese Methode dadurch zu diskreditieren, daß man ihre Anwendung unbedingt immer und in allen Fällen erzwingen müßte.

Die Röntgenstrahlen sind uns aber bei Fremdkörpern der Speiseröhre auch noch aus anderen Gründen unentbehrlich geworden. Wenn gelegentlich therapeutischer oder diagnostischer Manipulationen einmal ein Fremdkörper plötzlich verschwindet und im Speiseröhrenlumen nicht mehr gesichtet werden kann, ermöglicht es die Durchleuchtung sofort darüber Aufschluß zu bekommen, wo sich derselbe nun befindet. So haben Schrötter 1902 u. a. die Fremdkörper, die der sie fassenden Pinzette entglitten, alsbald vor dem Röntgenschirm im Magen nachweisen können.

Wenn man in anderen Fällen aus irgendwelchen Gründen z. B. eine größere Zahnprothese nicht nach oben entwickeln kann und sich gezwungen sieht, dieselbe unter Leitung des Auges in den Magen zu schieben, so gibt die Durchleuchtung sicheren Aufschluß darüber, ob die gewünschte Lageveränderung auch wirklich gelungen ist. Man kann jederzeit, bis zum Abgang des Fremdkörpers per vias naturales, seine jeweilige Lage im Intestinaltrakt kontrollieren.

Ferner kann es vorkommen, daß einmal die Ösophagoskopie bei sicherer Fremdkörperanamnese negativ, die Röntgenuntersuchung dagegen positiv ausfällt, wodurch, wie es sich später zeigen wird, eine strikte Indikation zum operativen Eingreifen gegeben ist (v. HACKER 1913, GLAS 1921, KILLIAN 1916, SCHLEMMER 1920).

Endlich, und gerade diese Möglichkeit ist von ganz besonderer Bedeutung, kann es geschehen, daß ein Fremdkörper während der Extraktion durch das Spatelrohr der Pinzette entgleitet und hernach im Oesophagus bis zur Kardia nicht mehr gefunden werden kann, die sofortige Röntgenaufnahme jedoch erkennen läßt, daß der gesuchte Gegenstand *nicht im Magen, sondern immer noch in derselben Höhe im Oesophagusbereiche steckt.* Damit wäre also der Beweis erbracht, daß durch die Extraktion eine penetrierende Oesophagusverletzung gesetzt wurde, und der Fremdkörper ins Gewebe neben die Speiseröhre ausgetreten ist (KOFLERs Fall, 1920 von mir genau beschrieben).

Durch das Röntgenverfahren kann man demnach auch etwaige üble Zufälle während einer Ösophagoskopie sofort erkennen.

Zur Vornahme einer Röntgenuntersuchung ist man insbesonders dann verpflichtet, wenn eine endoskopische Untersuchung aus rein *diagnostischen* Gründen vermieden werden soll, also bei Patienten, die an Lebercirrhose, fortgeschrittenem Aortenaneurysma, Vitium cordis, Pericarditis und allgemeinen oder lokalen Erkrankungen leiden, die mit schweren respiratorischen Störungen einhergehen. *Die Diagnose muß hier unter allen Umständen mit dem Röntgenapparat sichergestellt werden.* Dasselbe betont v. HACKER 1913 und STARCK 1914.

Von unschätzbarem Werte sind die Röntgenstrahlen in den so gefährlichen, weil symptomlosen Fremdkörperfällen bei langer Einklemmungszeit, wie das mit Recht BRIAIS 1897 besonders betont. Der Röntgenschirm macht der trügerischen Ruhe ein Ende, bevor es noch zu Komplikationen kommen kann, die meist ganz plötzlich in Form einer Arrosionsblutung aufzutreten pflegen (vgl. Kapitel 3).

Die vorzüglichen Dienste, die eine Röntgendurchleuchtung bzw. Photographie als Vorbereitung für die im Anschluß daran vorzunehmende Ösophagoskopie leistet, muß man immer wieder dankbar anerkennen. Der Endoskopiker, der durch sie zunächst auf ein vorhandenes latentes Aortenaneurysma aufmerksam gemacht werden kann, gewinnt ferner eine sehr erwünschte Orientierung, welche es ihm ermöglicht, sofort das richtige Ösophagoskop zu wählen und jedwede vorangehende Sondierung als gänzlich überflüssig zu unterlassen (MANN 1914, CALAMIDA und GAVELLO 1920), *wenn schon die bei Fremdkörpern nicht zu empfehlende palpatorische Rohreinführung in Anwendung kommen soll.* Für die ösophagoskopische Fremdkörperextraktion gibt das Röntgenbild die genaue Lage des Fremdkörpers und seine Beziehungen zur Speiseröhrenwand an, unterrichtet uns also von vornherein in überaus wertvoller Weise über etwaige scharfe Kanten und Ränder am Fremdkörper und zeigt im speziellen Falle, wohin z. B. die Spitze einer Gräte oder eines Knochens sieht, ob eine verschluckte Sicherheitsnadel offen oder geschlossen ist u. dgl. mehr (siehe Abb. 12).

Aus allen diesen zu erhebenden wichtigen Momenten ergibt sich oft ohne weiteres die Wahl des Extraktionsinstrumentes bzw. überhaupt erst die Methode, nach der zur Extraktion am zweckmäßigsten vorgegangen werden soll.

Auf Grund der obigen Ausführungen muß betont werden, daß eine orientierende Röntgenaufnahme im Anschluß an die erhobene Anamnese nach dem übereinstimmenden Rate fast aller Autoren niemals unterlassen werden soll. Als völlig gefahrloses Verfahren ist sie dasjenige Mittel, das als die *zuerst zu ergreifende diagnostische Maßregel* vor jeder endoskopischen Untersuchung in Frage kommt.

β) Die Laryngoskopie, Hypopharyngoskopie und Schwebelaryngoskopie; der Seiffertsche *Spatel.* Die *Laryngoskopie* sollte niemals vergessen werden; nach Schlittler 1917 ist sie eine Conditio sine qua non. Sie gibt uns namentlich bei größeren verschluckten Gegenständen sofort Aufschluß darüber, ob der Larynxeingang frei ist und ob nicht ein Teil des Fremdkörpers in einem Recessus

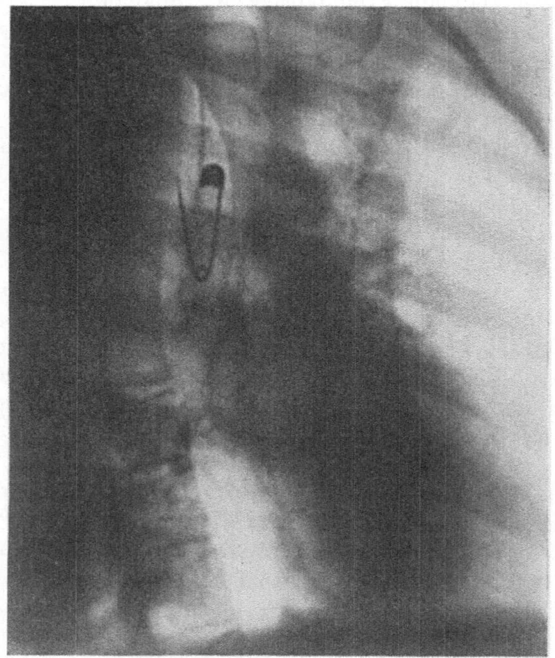

Abb. 12. Röntgenphotographie einer verschluckten Sicherheitsnadel.

piriformis bzw. im Hypopharynx gesichtet werden kann (vgl. Kapitel 2 A., Glogau 1921, Fall IV). Wenn der Fremdkörper bereits in der Ringknorpelenge steckt, zeigt uns die Laryngoskopie manchmal eine auffallende *Vertiefung* des *Hypopharynx* an (Neumayer 1905). Bei längerer Einklemmungszeit hochsitzender Fremdkörper kann das Symptom der *Rekurrensschädigung* oder einer ödematösen Schwellung der Gebilde des Larynxeinganges unschwer laryngoskopisch festgestellt werden, bisweilen legen sich Gebisse, Münzen oder andere Fremdkörper mit ihrer konkaven Seite derart eng an die Ringknorpelplatte an (Vorderwand des Hypopharynx bzw. Oesophaguseinganges), *daß man insbesonders bei eingetretener reaktiver Schleimhautschwellung außerordentlich genau schauen muß, um einen dort festsitzenden Fremdkörper nicht zu übersehen.* Blegvad 1916, Moure 1910, Schlemmer 1920 (2 Fälle).

Oft kann die *Hypopharyngoskopie* die Untersuchung in wertvoller Weise unterstützen und bei hochsitzenden Fremdkörpern wird man auch für die

Extraktion mit dieser Methode allein sein Auskommen finden (v. EICKEN 1906 und 1918, FEUCHTINGER 1919, KOFLER 1917, OPPIKOFER 1921, SCHLITTLER 1917 u. a.; vgl. S. 371).

Namentlich für Kinder hat eine Reihe von Autoren (BRÜNINGS-ALBRECHT 1915, WEINGÄRTNER 1917 u. a.) die *Schwebelaryngoskopie* empfohlen, wodurch der Hypopharynx vertieft und sehr übersichtlich zur Anschauung gebracht werden kann. Daß die ösophagoskopische Untersuchung durch die Schwebe bei ganz kleinen Kindern sehr erleichtert wird, vermag ich nach eigenen Erfahrungen zu bestätigen.

In jüngster Zeit hat SEIFFERT 1922 einen sehr sinnreichen Spatel konstruiert, der sich die großen Vorteile der Schwebe zunutze macht, *ohne aber die Suspension selber zu benötigen.* Ich habe das ausgezeichnete Instrument selbst erprobt und kann seine Anwendung speziell für diese Zwecke nur empfehlen.

Durch unsere modernen technischen Behelfe sind wir also imstande, *alle Teile des Hypopharynx dem Auge sichtbar* zu machen, weshalb sowohl hier wie auch für die Fremdkörper der tieferen Speisewege *die Forderung wohl berechtigt ist,* das Operieren im *blinden* als nicht mehr zeitgemäß *zu unterlassen,* dafür aber *alle Eingriffe stets nur mehr unter Führung und Kontrolle der Augen vorzunehmen.*

γ) *Die Ösophagoskopie als Untersuchungsmethode bei Fremdkörpern der Speiseröhre.* In weiterer Ausführung des in Kapitel „Ösophagoskopie" (S. 36) Gesagten sei zunächst betont, daß bei bestehendem Fremdkörperverdacht die endoskopische Untersuchung am *liegenden* Kranken ausschließlich mit *offenen, mandrinlosen Rohren* vorgenommen werden soll (BLAU 1915, BRÜNINGS 1910, CHIARI 1909, GANTZ 1919, KAHLER 1909, KILLIAN 1908, KÜMMEL 1911, MARSCHIK 1910, SCHLEMMER 1920 u. a.).

Seitdem das ösophagoskopische Instrumentarium durch BRÜNINGS 1908 in so vorzüglicher Weise verbessert wurde, bedienen sich fast alle jüngeren Autoren der okularen Rohreinführung.

v. HACKER gibt 1913 zu, daß durch die sondierende Ösophagoskopie unter Umständen der Fremdkörper verlagert, tiefer gedrängt, ja wenn sie brüsk vorgenommen wird, spitze, scharfe Körper selbst weiter in die Wand oder durch dieselbe gestoßen werden könnten. Wie erwähnt, haben BURGER u. a. zahlenmäßig nachgewiesen, daß über 90% aller Fremdkörper in der oberen Speiseröhrenhälfte angetroffen werden, so daß also bei dem Prädilektionssitze der meisten Fremdkörper direkt unter dem Oesophagusmunde das palpatorisch mit Hilfe des Mandrins eingeführte Rohr dieselbe Wirkung ausüben würde wie eine Sonde (BRÜNINGS 1915).

Die hochverdienten Vorkämpfer und Pfadfinder der ösophagoskopischen Technik (MIKULICZ, STOERK, v. HACKER, GOTTSTEIN, STARCK, SCHRÖTTER, sowie eine Reihe anderer Autoren) haben ihre glänzenden Erfolge in der Fremdkörpertherapie allerdings mit der palpatorischen Methode der Rohreinführung erzielt und STARCK hat gewiß recht, wenn er betont, daß die Ära der erfolgreichen Fremdkörperbehandlung nicht mit der Einführung der Okularmethode (*Schule* KILLIAN-BRÜNINGS) beginnt. Trotz alledem müssen wir Jüngeren aber heute, da das verbesserte Instrumentarium nun einmal vorhanden ist, den verlängerbaren Röhrenspateln von BRÜNINGS vor allen übrigen Modellen unbedingt den Vorzug geben. (Näheres siehe Kapitel Ösophagoskopie.)

Die prinzipielle Überlegenheit des BRÜNINGSschen verlängerbaren Spatelrohres gegenüber den palpatorisch einzuführenden Instrumenten kommt am besten durch die Tatsache zum Ausdruck, daß es von allen gebräuchlichen Ösophagoskopien die weitaus größte Verbreitung gefunden hat. Seine im Kapitel „Ösophagoskopie" beschriebenen Vorzüge sind nun gerade bei der *diagnostischen Feststellung eingeklemmter Oesophagusfremdkörper* von größter Bedeutung und Wichtigkeit, denn sie machen *eine explorative Sondenuntersuchung vollkommen überflüssig und gestatten das Arbeiten mit optimaler, das ist geringster Rohrlänge.*

Während die allgemeinen technischen Details früher beschrieben sind, finden in den folgenden Kapiteln die Indikations- und Diagnosestellung, die Grenzen der Leistungsfähigkeit der Ösophagoskopie sowie einige wesentliche Momente ihre Besprechung, die namentlich in schwierigen Fällen das Auffinden eines Speiseröhrenfremdkörpers sicherstellen.

4. Indikationen und Kontraindikationen der diagnostischen bzw. therapeutischen Ösophagoskopie bei Fremdkörpern in der Speiseröhre.

Wie aus den Mitteilungen der früheren Kapitel hervorgeht, steckt ein Fremdkörperpatient immer in einer Situation, über die sich etwas Bestimmtes niemals vorher sagen läßt. Mit Rücksicht auf die möglichen schweren Komplikationen (vgl. Kapitel 3) *muß* aber ein in der Speiseröhre festsitzender Fremdkörper *unter allen Umständen entfernt werden* und ich möchte in bezug auf die Indikationen bzw. Kontraindikationen für eine Fremdkörperösophagoskopie an einen Ausspruch von Terrier 1870 erinnern: „Ein Arzt darf einen Kranken, in dessen Oesophagus ein Fremdkörper sitzt, — ehe er denselben nicht durch die Extraktion per os oder durch die leicht ausführbare Ösophagotomie entfernen konnte — ebensowenig verlassen, wie einen Patienten, der an einer eingeklemmten Hernie mit Strangulationserscheinungen leidet."

Im Kapitel „Ösophagoskopie" wurden nun die Kontraindikationen der endoskopischen Speiseröhrenuntersuchung erörtert. Dort finden sich jene krankhaften Zustände besprochen, bei deren Vorhandensein eine *„diagnostische Ösophagoskopie"* möglichst vermieden werden soll. Diese Zustände können jedoch unter der Voraussetzung einer dringend notwendigen lebensrettenden *therapeutischen Ösophagoskopie* bei eingeklemmten Speiseröhrenfremdkörpern wohl *nur eine recht beschränkte Gültigkeit haben.*

Die Möglichkeit, daß ein Nephritiker, ein Mensch mit einem dekompensierten Vitium u. dgl. einmal seine Prothese oder etwas anderes verschluckt, ist ja stets vorhanden. Aus diesem Grunde muß man immer strenge *zwischen einer diagnostischen und therapeutischen Ösophagoskopie unterscheiden;* die erste hat ohne Zweifel ihre festgesetzten Grenzen, über die hinaus sie gefährlich werden kann und daher unterbleiben muß; die letztere hat eigentlich keine Kontraindikationen und man wird sich in Ausnahmefällen, wenn auch mit größter Vorsicht, immer zur Ösophagoskopie entschließen müssen, außer man ist der Meinung, daß unter gewissen Voraussetzungen (schwere Nephritis, Vitium usw.) die Ösophagotomie das noch ungefährlichere und sicherere Verfahren darstellt.

Es kommt hier aber gar nicht darauf an, eine allgemein geltende Regel aufzustellen, da die jeweilige Entscheidung stets den gegebenen Umständen sowie dem Entschluß des die Verantwortung tragenden Arztes überlassen bleiben muß. Man wird eben von zwei Übeln das kleinere wählen müssen und da ist nach meinem Dafürhalten eine *vorsichtige therapeutische Ösophagoskopie doch das noch kleinere Risiko* wie der blutige Eingriff. Da man einen solchen Fall aber keinesfalls sich selbst überlassen kann, betont Brünings mit Recht, daß einer *Indicatio vitalis gegenüber,* wie sie eben durch einen festsitzenden Fremdkörper gegeben ist, *die relativen Indikationen der Ösophagoskopie zurücktreten müssen.*

Sind keine Kontraindikationen gegen eine endoskopische Speiseröhrenuntersuchung vorhanden, soll selbst bei negativem Röntgenbefund, jedoch positiver Fremdkörperanamnese die ösophagoskopische Untersuchung vorgenommen werden!

Wie außerordentlich wichtig diese Forderung ist, beweist der in seiner Tragik wohl vereinzelt stehende Fall von Plaut 1921 (s. S. 323 und 342). Plaut verlangt als pathologischer Anatom daher ganz richtig, daß man aus so traurigen Fällen die Lehre ziehen muß, nicht nur bei allen obturierenden Fremdkörpern zu ösophagoskopieren, sondern stets auch dann, wenn der bloße *Verdacht* vorliegt, daß ein harter Fremdkörper in den oberen Speisewegen stecken könne.

Die Ösophagoskopie ist besonders dann am Platze, wenn die subjektiven Beschwerden recht heftige sind und eine Temperatursteigerung besteht. Die Inspektion des Speiseröhrenlumens gibt dann über die vorhandenen Wandverletzungen bzw. über einen beginnenden Absceß (GUISEZ, JACQUES, HERZOG, STARCK u. a.) augenblicklich Aufschluß und gestattet eine sofortige Behandlung der verletzten Stellen (Incision des Abscesses, Touchieren mit Jodtinktur oder Lapislösung usw.). Man wird, wenn man sich durch eigene Anschauung von den vorhandenen Läsionen der Speiseröhrenschleimhaut überzeugt hat, um so eher veranlaßt, einen solchen Kranken innerhalb der nächsten Stunden oder Tage in strengster Evidenz zu halten, um ihn nötigenfalls beim Fortschreiten der Erscheinungen sofort der notwendigen Operation (kollare Mediastinotomie, siehe später) unterziehen zu können.

Bestehen jedoch bei negativem Röntgenbefund Fremdkörperbeschwerden und *außerdem Kontraindikationen für eine diagnostische Ösophagoskopie*, so soll man eine solche zunächst unterlassen, jedoch den Kranken mehrere Male während eines Tages genau beobachten, wodurch man, wie im Kapitel „Symptomatologie" auseinandergesetzt wurde (siehe auch später Kapitel 5 B.), *immer in der Lage ist, die notwendigen Entschlüsse rechtzeitig zu fassen.*

Abgesehen von den schon erwähnten Gegenanzeigen gegen eine *rein diagnostische Ösophagoskopie* ist eine solche zu *unterlassen*, wenn es sich um einen Fremdkörperpatienten handelt, der folgenden „*Symptomenkomplex*" aufweist (SCHLEMMER 1920):

1. Das Vorhandensein eines entzündlichen, phlegmonösen, progredienten Prozesses außen am Halse mit spontanen periösophagealen Schmerzen, die sich bei der Berührung noch steigern. Ferner Schmerzen in der Gegend der Ringknorpelenge, im Bereiche des Schilddrüsenunterlappens und im Jugulum mit plastischem Ödem der Weichteile.

2. Sehr behindertes oder gänzlich aufgehobenes Schlingvermögen.

3. Hohes kontinuierliches oder septisches Fieber.

4. Schwerkranker oder septischer Habitus des Patienten.

5. *Emphysem* außen am Halse oder über den oberen Thoraxpartien, manchmal sogar im Gesicht.

6. Die anamnestische Angabe, daß bereits Bougierungs- oder blinde Extraktionsversuche vorangingen und der begründete Verdacht einer penetrierenden Oesophagusverletzung vorliegt.

Unter den genannten Voraussetzungen ist die *Diagnose*: „Speiseröhrenfremdkörper" *ausschließlich* auf röntgenologischem Wege sicherzustellen. Auf diesen Symptomenkomplex wird später bei der Besprechung der Indikationen zu den blutigen Eingriffen noch besonders eingegangen werden.

5. Diagnose.

Das Röntgenverfahren und die Ösophagoskopie haben die Diagnose und Therapie der Speiseröhrenfremdkörper in ganz neue Bahnen gelenkt, so daß durch diese zwei Errungenschaften der modernen Technik die alten, früher allein geübten und einzig verfügbaren Methoden völlig in den Hintergrund gedrängt wurden. Diese haben jetzt nur mehr ein historisches Interesse. Der modern denkende und ausgebildete Arzt wird die Diagnose „Oesophagusfremdkörper" nicht mehr mit der Sonde stellen, da er weiß, daß alle Anhaltspunkte, die er möglicherweise durch dieselbe gewinnen kann, *selbst für die Wahrscheinlichkeitsdiagnose als kaum hinreichend zu bezeichnen sind.* Wenn also die Anamnese und die objektiven Symptome einen Speiseröhrenfremdkörper wahrscheinlich machen, dann soll der Patient zunächst vor den Röntgenapparat gestellt werden.

Bei Berücksichtigung aller Erfahrungen der modernen röntgenologischen Untersuchungstechnik werden wir durch die Durchleuchtung bzw. die Platte nur dann keinen Aufschluß erhalten, wenn der wirklich vorhandene Fremdkörper röntgenologisch keinen Schatten gibt, zu klein ist, oder mit einem Knochen-Knorpelschatten zusammenfällt. Bei großen schattengebenden Fremdkörpern dürfte heute kaum mehr, namentlich bei Anwendung des Zweiplattenverfahrens, ein negativer Befund erhoben werden können. Dagegen werden verschluckte Gegenstände, die keinen bzw. einen nur undeutlichen Schatten geben, röntgenologisch nicht zur Ansicht gebracht werden, da dies jenseits der Leistungsfähigkeit dieses diagnostischen Verfahrens liegt.

Das Ösophagoskop ist zur Diagnosestellung eines Speiseröhrenfremdkörpers das verläßlichste Mittel, welches in der Hand eines die Untersuchungstechnik wohl beherrschenden Fachmannes alle anderen diagnostischen Methoden an Sicherheit übertrifft. Der Fernerstehende wird diese Behauptung namentlich dann als zu weitgehend erklären, wenn er aus der Literatur die verschiedenen Mitteilungen kennen sollte, die von Versagern der Ösophagoskopie berichten. Trotzdem aber verhält es sich so und nicht anders, wie aus den weiteren Kapiteln noch hervorgehen wird.

Für gewöhnlich macht wohl die Auffindung und Erkennung von Speiseröhrenfremdkörpern bei nur einigermaßen richtiger Technik keine Schwierigkeiten, da sich größere Gegenstände, metallische Körper, Münzen, Knochenstücke, Fruchtkerne usw. durch den Farbenunterschied von der roten Umgebung (Oesophaguswand) sinnfällig abheben. Verschluckte Gebißplatten werden insbesondere durch die weißen Zähne — wenn solche vorhanden sind — augenblicklich auffallen und an ihnen erkannt werden. Knochenstücke erscheinen als gelbweiße Streifen, die quer durch die Lichtung der Speiseröhre ziehen, oder es ist nach längerer Einklemmungszeit die Speiseröhrenwand als solche derart verändert, daß sie zu genauerer Untersuchung und Inspektion herausfordert. Ist jedoch der Farbenunterschied kein deutlicher (bei verschluckten Fleischstücken oder, wenn infolge von Verletzungen das ausfließende Blut den eingeklemmten Gegenstand rot färbt), dann muß zumindesten die *Verlegung der Speiseröhrenlichtung* durch eine fremde Masse auffallen und nach entsprechender Reinigung des Gesichtsfeldes die Diagnose gesichert werden können. Es kommt eben wieder alles darauf an, daß *der Untersucher mit den normalen Verhältnissen in jedem Speiseröhrenabschnitt sehr wohl vertraut ist.* Sieht er nun etwas Ungewohntes oder Pathologisches, so muß das eben solange eingehend untersucht werden, bis die Verhältnisse geklärt sind. Ganz besonders gilt dies von größeren Gegenständen (Gebißplatten, Münzen, Knöpfen u. dgl.), die sich an die Speiseröhrenwand im Bereiche der Ringknorpelenge völlig *angelagert* haben, daneben jedoch noch Platz genug freilassen, daß unmittelbar nach dem Unfall noch gut oder unter erträglichen Beschwerden geschluckt werden kann. *Aus diesem Grunde kann auch das Ösophagoskop ohne Schwierigkeiten am Fremdkörper vorbeigleiten* und bis zur Kardia geführt werden, wenn vorher über den Sitz desselben durch Röntgen kein Anhaltspunkt gewonnen wurde bzw. gewonnen werden konnte. *Man wird dann erst bei der rückläufigen Rohrbewegung und bei sehr exaktem Schauen den fremden Gegenstand entdecken.* Derartiges ist an der Wiener Klinik, wie ich 1920 erwähnte, einige Male vorgekommen und hat ähnliches ohne Zweifel jeder beschäftigte Endoskopiker schon erfahren (Schousboe 1913). Es genügt, wenn man diese Möglichkeit kennt, um das Übersehen eines Fremdkörpers vermeiden zu können.

Das Auffinden *kleinerer, tief im Recessus piriformis versteckter* Fremdkörper ist manchmal wegen der erheblichen Schleimhautschwellungen, die den verschluckten Gegenstand vollkommen einhüllen können, recht schwierig. Es ist, worauf ich 1920 aufmerksam machte, bei so gelagerten Fremdkörpern zweckmäßig, *stets von der gesunden Seite her einzugehen, also bei Fremdkörpern im linken Recessus piriformis vom rechten her.* Es wird dabei mit der Lippe des Spatelrohres die Ringknorpelplatte zunächst vorsichtig nach oben gehoben und nun das Instrument langsam zur kranken Seite hinüber dirigiert. Auf diese Weise sieht man dann den kranken, gut ausgeweiteten Recessus schräg von der gesunden Seite her und hat einen recht guten Überblick. Ein derartiges Vorgehen gibt auch eine viel größere Sicherheit, als das direkte Eingehen in den kranken Recessus, in welchem vielleicht ein Fremdkörperdekubitus nach längerer Einklemmungszeit bei etwas brüskem direktem Vorgehen oder beim Würgen des Kranken immerhin leicht die Gefahr einer Perforation mit sich bringen kann. Beginnt man dagegen die Untersuchung immer von der gesunden Seite her, so ist ein derartiger schlimmer Zufall durchaus vermeidbar.

a) Kann ein tatsächlich im Oesophagus vorhandener Fremdkörper übersehen werden?

KILLIAN 1907 glaubt nicht, daß bei richtiger Technik ein Fremdkörper leicht übersehen werden kann. In gleichem Sinne äußert sich 1914 STARCK, der ein Übersehen von Fremdkörpern in der Speiseröhre für nicht möglich hält. Er betont mit besonderem Nachdruck, daß man die ganze Schleimhaut von oben nach unten und von unten nach oben exakt absuchen muß und es ist, wenn man dies wirklich tat, gänzlich unverständlich, daß etwas übersehen werden könnte. Untersucht man das ganze Schleimhautrohr systematisch, dann muß selbst ein kleiner Fremdkörper „*in*" der Speiseröhre, wo immer er auch festsitzen mag, gesehen werden.

W. FREUDENTHAL 1920 ließ sich am distalen Ende des Rohres einen kleinen verstellbaren Spiegel anbringen, damit er die Oesophagusmucosa auch in der Seitenansicht sehen könne. GUISEZ 1911 (Diskussion zu MOURET) hebt hervor, daß es nur ein Mittel gibt, das Verkennen von Fremdkörpern im Oesophagus zu verhindern, und zwar so weite Rohre als nur möglich zu verwenden. Er empfiehlt, wie das auch BRÜNINGS 1910/5, CHIARI 1914, v. EICKEN 1914, JACKSON 1916, KAHLER 1910, KILLIAN 1914, KOFLER 1914, KUSSMAUL (als erster) 1868, MARSCHIK 1914, MIKULICZ 1821, SCHREIBER 1902, SIEBENMANN 1914, STARCK 1914 taten (siehe Kapitel „Ösophagoskopie"), die ovalen Rohre, weil man sie in dem einen Durchmesser ganz bedeutend weiter machen kann.

Auf Röntgen kann man sich nach GUISEZ nicht immer ganz verlassen und man soll jedenfalls mit Rücksicht auf einen negativen Strahlenbefund eine indizierte Ösophagoskopie nicht unterlassen.

Ich möchte eine ganz besondere Betonung auf das Wort *Fremdkörper „in" der Speiseröhre* legen. Fremdkörper, die in der *Speiseröhrenwand* verborgen stecken (Nadeln, Gräten, kleinen Knochen) und vielleicht nur mit einem Spitzchen ins Lumen des Oesophagus hineinragen, können natürlich leicht übersehen werden. Da es sich hier sicherlich um Grenzfälle handelt, darf man nicht von der Unverläßlichkeit der Ösophagoskopie sprechen, zumal aus einem solchen seltenen Zufall dem Patienten kein Schaden erwachsen wird, *wenn eine vor der ösophagoskopischen Untersuchung gemachte Röntgenaufnahme trotz der negativ verlaufenen Endoskopie einen Fremdkörper im Bereiche der Speiseröhre sicherstellen wird.* Es ist klar, daß die Röntgenuntersuchung unbedingt nachzuholen ist, wenn eine solche vor der negativ verlaufenen Ösophagoskopie nicht gemacht worden sein sollte.

b) Grenzen der Leistungsfähigkeit der Ösophagoskopie zur Diagnose von Fremdkörpern der Speiseröhre.

Nun kann aber der ungünstige Zufall vorliegen, daß ein *röntgenologisch nicht schattengebender Körper verschluckt wurde,* daß also die Röntgenuntersuchung negativ ausfallen muß. *Es bleibt also nur mehr die klinische Symptomatologie übrig und es wären solche seltene Beobachtungen je eher je besser zu mediastinotomieren* (siehe die Kapitel: „Symptomatologie" und die „Blutigen Operationen"). Erfreulicherweise ist es aber ein seltenes Vorkommnis, daß sich verschluckte Fremdkörper *in* der Wand der Speiseröhre so versteckt festsetzen, daß sie bei der Ösophagoskopie nicht gesehen werden können.

E. Seifert hat 1922 außer den drei von mir 1920 beschriebenen Beobachtungen eine weitere mitgeteilt [1], erwähnt aber bedauerlicherwiese nicht, ob bei seiner Beobachtung Röntgen positiv oder negativ war. Er hat möglicherweise überhaupt nicht röntgenisiert.

Stets handelt es sich um schmale, spitzige und glatte Fremdkörper, die sich gleich beim Steckenbleiben in der Speiseröhrenwand tief in dieselbe einbohren. (Vgl. Kapitel 3.) Wird nun ösophagoskopiert, so sieht man entweder noch gar nichts — wenn der Unfall eben erst stattgefunden hat — oder aber eine ganz umschriebene, mäßige Entzündung der Speiseröhrenwand, vielleicht eine kleine punktförmige blutende Stelle, ein flaches Ulcus oder eine circumscripte Granulationsbildung, wenn der Unfall längere Zeit zurückliegt. Man darf dann wohl sagen, der „*Oesophagus*" ist *fremdkörperfrei*, da es sich in einem solchen Falle meist schon um eine teilweise oder fast vollkommene Durchwanderung der Speiseröhrenwand handelt. Wie erwähnt, nennt E. Seifert solche Fremdkörper „*ösophageale*" Fremdkörper. *Aus den wenigen vorliegenden Beobachtungen ist zunächst die eine Lehre zu ziehen, mit seinem Urteil sehr vorsichtig und zurückhaltend zu sein* und insbesondere solche Fälle auf das Gewissenhafteste röntgenologisch (eventuell Wismutprobe) zu untersuchen. Fällt diese Untersuchung positiv aus, so soll mit der Operation von außen nicht zugewartet werden. Läßt sich dagegen kein eindeutiger Aufschluß bekommen, muß, wenn die Temperatur und der Puls (siehe das Kapitel „Symptomatologie") Abweichungen von der Norm zeigen, ebenfalls zum Messer gegriffen werden.

In schwierigen Fällen wird man eben *alle diagnostischen Behelfe* hinsichtlich ihrer Wertigkeit und Leistungsfähigkeit abwägen müssen, um sich schließlich aus dem *Gesamtbild der Erscheinungen* rechtzeitig zu der für den Einzelfall besten Behandlungsart zu entschließen (siehe auch Anmerkung S. 399).

Ohne Zweifel ist die Ösophagoskopie ein schwieriges Verfahren, aber vielleicht noch schwieriger ist für den jeweiligen Untersucher das Erlernen der Fähigkeit, sie klinisch verwerten zu können. Hierzu gehört nicht nur das völlige Vertrautsein mit allen ösophagoskopischen Bildern, die sich unter normalen Verhältnissen dem Auge des Untersuchenden darbieten, sondern auch insbesonders eine entsprechend große endoskopische Erfahrung. Ich verstehe darunter *den sicheren Besitz einer großen Reihe von Erinnerungsbildern, sowie die Fähigkeit sie zur rechten Zeit richtig verwerten zu können.* Nur ein solcher Untersucher wird in ganz schwierigen Fällen zum Ziele kommen und nur er wird verläßlich sagen können, dieser Oesophagus ist fremdkörperfrei.

---

[1] Die Publikation Hajeks 1920 betraf *nicht*, wie Seifert irrtümlich annimmt, einen extraösophagealen, sondern einen Bronchusfremdkörper, dagegen führt Seifert die Beobachtung von Glas 1921 nicht an.

Laut brieflicher Mitteilung von Denker-Halle beobachtete auch er einen extraösophagealen Fremdkörper, der vor ca. acht Tagen verschluckte Knochen wurde bei der Ösophagoskopie nicht gesehen, weil er die Speiseröhre bereits durchwandert hatte. Bei der Sektion (Exitus an Mediastinitis) wurde er in einem Mediastinalabsceß gefunden.

In der Hajek-Festschrift 1921 findet sich, von Glogau mitgeteilt, ein sehr instruktiver Fall, den Feuchtinger operativ geheilt hat.

Es handelt sich um einen extraösophagealen Fremdkörper, der natürlich ösophagoskopisch unmöglich diagnostizierbar gewesen wäre; sogar der Röntgenapparat hat ihn nicht zur Anschauung bringen können. Lediglich die objektiven Erscheinungen zwangen zur Operation, die bei gewissenhafter Beobachtung wohl rechtzeitig wird vorgenommen werden können.

c) Anhaltspunkte und Winke für das sichere Auffinden und Erkennen der Fremdkörper in der Speiseröhre.

In der Literatur findet man immer wieder die Angabe, daß die rings um den Fremdkörper wallartig geschwollene Schleimhaut es offenbar verhindert hat, diesen selber zu sehen und das Vorbeigleiten des Ösophagoskops bis zur Kardia ermöglichte[1]. Sehr oft gelingt es allerdings, bei der rückläufigen Rohrbewegung den Fremdkörper zu sichten (v. HACKER 1913, KAHLER 1910, KILLIAN 1909, SCHLEMMER 1920, SCHOUSBOE 1913), weil dann der Schleimhautwulst in Weg-

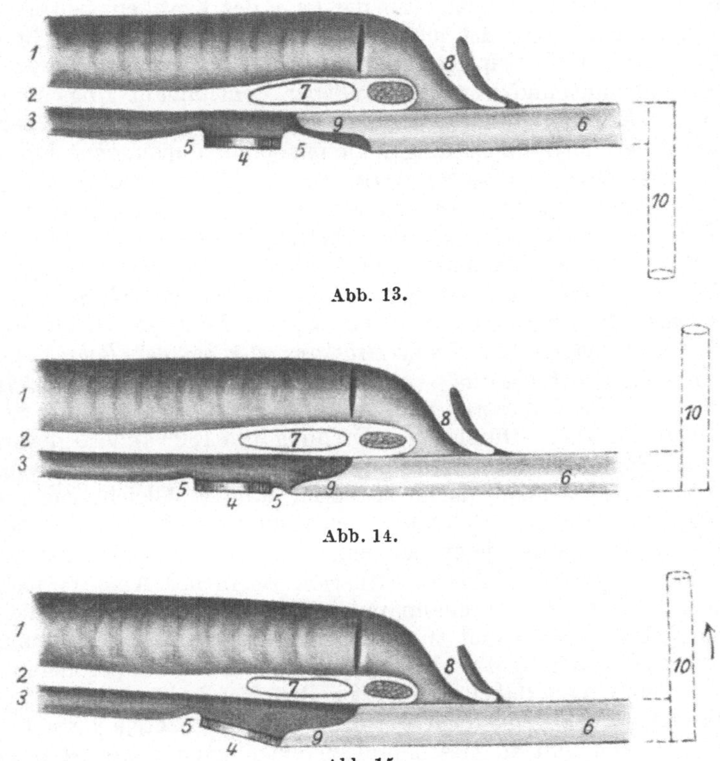

Abb. 13.

Abb. 14.

Abb. 15.

Abb. 13—15. Drei Sagittalschnitte in der Medianlinie durch die Trachea und den Oesophagus am liegenden Patienten bei einem in der hinteren Speiseröhrenwand festsitzenden Fremdkörper[2]. 1 Lichtung des Trachealrohres. 2 Schnitt durch die Hinterwand der Trachea. 3 Lichtung des Oesophagus. 4 Die in der Hinterwand des Oesophagus wandständig fixierte Münze. 5 Zirkulärer Wulst geschwollener Schleimhaut rund um die Münze. 6 Spatelrohr nach BRÜNINGS. 7 Schnitt durch die Ringknorpelplatte. 8 Schnitt durch die Epiglottis. 9 Schnabel des BRÜNINGSschen Spatelrohres. 10 die jeweilige Stellung des KAHLER-LEITERschen Beleuchtungsapparates ist durch die punktierte Linie angedeutet.

fall kommt, der sich beim Vorschieben des Rohres meist in mehr weniger störendem Grade vor dem Rohrende bildet. Derartig wandständig in der Speiseröhre orientierte Fremdkörper, die von wallartig geschwollener Schleimhaut rings umwulstet waren, wurden wiederholt schon übersehen (HAECKER 1907, LUNZER 1907, MOURE 1909), weil es in der Tat recht schwierig ist, sie darzustellen und zu extrahieren. Um in solchen Fällen dennoch zum gewünschten

---

[1] BRÜNINGS 1915, CAGNOLA 1910, HAECKER 1907, JEWELL 1915, KAHLER 1910, KILLIAN 1909, LUNZER 1907, MASSARI 1921, MOURE 1909, SCHLEMMER 1920, SGALITZER 1921, STARCK 1914 u. v. a.

[2] Herr Dr. E. WESSELY, Assistent der Klinik HAJEK, hatte die Freundlichkeit, die drei Skizzen zu entwerfen, wofür ich ihm an dieser Stelle bestens danke.

Ziele zu gelangen, muß man sich unter der Voraussetzung, daß man mit dem Röhrenspatel von Brünings untersucht, eines Kunstgriffes bedienen, den meines Wissens Kofler vor Jahren zum ersten Male angewendet, wenn auch nie publiziert hat. Darüber habe ich schon 1920 gesprochen und zum genauen Verständnis der Verhältnisse sowie der besonderen Vorteile, die die Kenntnis dieses Kunstgriffes mit sich bringt, die nebenstehenden drei Skizzen anfertigen lassen, die der gedachten Situation vollkommen entsprechen (siehe Abb. 13, 14 und 15). In der Abb. 13 sind die Verhältnisse so festgehalten, wie sie beim Einführen des Spatelrohres am *liegenden Kranken* gegeben sind. Der Schnabel des Spatelrohres steht mit bezug auf die Lage des Kranken ventral, liegt also der Ringknorpelplatte an. Ist nun beispielsweise eine Münze im Bereiche der Ringknorpelenge an der hinteren Circumferenz der Speiseröhrenwand wandständig eingeklemmt und von geschwollener Schleimhaut rings umgeben, so wird, wie aus der Abb. 13 hervorgeht, das eingeführte Spatelrohr beim Tieferdringen unschwer die Einklemmungsstelle passieren können, *ohne daß der Untersucher den Fremdkörper selbst zu sehen braucht.* Daß jedoch *irgend etwas im Bereiche der Ringknorpelenge vorhanden sein muß, darf dem geübten Auge des Untersuchers nicht entgehen*; denn die sicherlich reaktiv geschwollene, also veränderte Speiseröhrenschleimhaut bietet hinlänglich Veranlassung mit dem *Vorschieben des Rohres zunächst einzuhalten, um die verdächtige Stelle genauer zu untersuchen.* Dies wird nun in einem solchen Falle am besten so erreicht, daß man den *Handgriff des Panelektroskops, der bei der Rohreinführung am liegenden Kranken nach abwärts — gegen den Erdboden zu — gerichtet ist, in situ derart um 180° dreht, daß er nun nach oben — gegen die Zimmerdecke zu — orientiert ist* (siehe Abb. 14). Durch diese Drehung um 180° ändert gleichzeitig der Schnabel des Spatelrohres derart seine Lage, daß er nunmehr in bezug auf die Körperhaltung des Kranken dorsal zu liegen kommt. Gleichzeitig glättet sich aber durch diese drehende Bewegung des Röhrenspatelschnabels der störende Schleimhautwulst, der bis jetzt den eingeklemmten Fremdkörper vollständig verdeckt hatte. Die geschilderte Situation ist in der Abb. 14 festgehalten. Durch neuerliche Cocain-Adrenalinapplikation kann man dann die restliche Schleimhautschwellung so weit zum Rückgang bringen, daß es nunmehr leicht gelingt, die Spitze des Spatels bis hart an den Fremdkörper heranzubringen (Abb. 15). Wenn man dabei gleichzeitig den Handgriff des Panelektroskops etwas anhebt[1], so gelingt es sogar mit der Spitze des Spatels *unter* dem Fremdkörper zu kommen, ihn zu fassen und zu extrahieren. *Mir ist in einer nicht geringen Anzahl von Fällen nur auf diese Weise die Extraktion gelungen, die ohne Kenntnis dieses Kunstgriffes völlig ausgeschlossen gewesen wäre.*

Jewell berichtet 1915 über ein 22 Monate altes Kind, das ein Halbpennystück verschluckt hatte. Dasselbe konnte ösophagoskopisch hinter dem Sternoclaviculargelenk, in der hinteren Speiseröhrenwand eingebettet, gesehen werden; da aber die Circumferenz der Münze und $^4/_5$ ihrer Vorderfläche mit stark geschwollener Schleimhaut bedeckt war, war es unmöglich, ein Instrument anzulegen. Vor einer Ösophagotomie scheint in Anbetracht der Jugend des Patienten Abstand genommen worden zu sein und das Kind starb 14 Tage nach dem Unfall an Mediastinitis (vgl. die Fälle von Lunzer 1907 und Massari 1921).

Kleine, der vorderen Oesophaguswand sich anschmiegende Fremdkörper sind natürlich sinngemäß in der gleichen Weise zu behandeln.

Poli berichtet 1901 über einen bemerkenswerten Fall, bei welchem ein kleiner Fremdkörper, der an der vorderen Speiseröhrenwand fest eingeklemmt saß und die Deglutition kaum behinderte, zunächst keinerlei Beschwerden verursachte. Erst nachdem es zu umschriebenen entzündlichen Prozessen im Fremdkörperbett gekommen war, welche auf die Trachea übergriffen, traten konsekutive Schwellungen der hinteren Trachealwand auf und führten zu *heftigen, anfallsweise auftretenden Hustenanfällen,* wegen welcher der Patient

---

[1] In der Abb. 15 durch den Pfeil ↑ angedeutet.

tracheoskopiert wurde. Die Tracheoskopie ergab eine erhebliche Schwellung der Luft-
röhrenhinterwand, die sich zunächst nicht deuten ließ. Sie veranlaßte jedenfalls eine Ösophagoskopie, welche die Situation bald klärte. Man fand einen kleinen Fremdkörper an
die Vorderwand der Speiseröhre eng angepreßt, nach dessen Entfernung Heilung eintrat.

Ich erinnere mich aus meiner klinischen Assistentenzeit an einen ähnlichen Fall, bei
welchem sich CHIARI erst auf Grund der Veränderungen an der Trachealhinterwand veranlaßt sah, zu ösophagoskopieren und nach sehr genauem Zusehen einen Fremdkörper
fand, der wie im Falle POLI lediglich Erscheinungen von seiten der Trachea auslöste.

V. Die Behandlung der Oesophagusfremdkörper, sowie von deren Komplikationen. Einleitende Bemerkungen.

In früherer Zeit war die Behandlung der eingeklemmten Speiseröhrenfremdkörper,
wie aus der einschlägigen Literatur [1] zur Genüge hervorgeht, entweder eine operative oder
sie erfolgte mit Hilfe der Blindlingsinstrumente. Die Mortalität betrug nach den verschiedenen Statistiken im Mittel 25 %, war also eine recht beträchtliche. Ohne Zweifel lag dies
zum Teil noch in dem Umstande begründet, daß die damalige operative Technik und Asepsis
mit der heutigen nicht vergleichbar war, zum Teil aber darin, daß die vielfach mit den
blinden Instrumenten vorbehandelten Kranken, wie aus den mitgeteilten Berichten mit
aller Klarheit hervorgeht, meist viel zu spät, also bereits mit den Symptomen einer bestehenden Mediastinitis zur Operation kamen.

Das ist nun im Laufe der Jahre völlig anders geworden. Ausschlaggebend
für die durchgreifende Änderung der Therapie waren die ungeahnten Fortschritte der Ösophagoskopie, durch welche die Behandlung der eingeklemmten
Speiseröhrenfremdkörper auf eine völlig andere Basis gestellt werden konnte.
Die heute außerordentlich vervollkommnete ösophagoskopische Technik macht
es uns möglich, den idealen Weg zu gehen, der in der Tatsache gesehen werden
muß, daß wir *in der erdrückenden Mehrzahl der Fälle imstande sind, einen verschluckten eingeklemmten Speiseröhrenfremdkörper auf unblutigem Wege per os
zu entfernen.*

JURASZ (chirurgische Klinik PAYR, Leipzig) schreibt 1913, daß *die Chirurgen
mit einem gewissen Recht* in der Handhabung einer für sie so wichtigen, für die
Patienten so segensreichen Methode, wie die Ösophagoskopie, *von interner,
besonders aber laryngologischer Seite überflügelt worden sind*, weil sie sich noch
immer *sträuben*, sich die Erfindung eines ihrer größten Meister — MIKULICZ —
nutzbar zu machen.

JURASZ lehnt den Standpunkt WAGNERS 1913 (chirurg. Abteil. LÜBECK), der sich zur
Entfernung von röntgenundurchlässigen Fremdkörpern aus dem Oesophagus für die alten
Methoden vor dem Fluorescenzschirm entscheidet, ab, *weil 2—3 glückliche Fälle kein
genügender Beweis sind, daß die Münzenfängerextraktion vor dem Röntgenschirm diejenige
Methode ist, die die möglichste Sicherheit für den Patienten gewährleistet. „Diese" Sicherheit,
nicht aber die momentane Annehmlichkeit muß für uns der springende Punkt sein.*

An dieser Stelle möchte ich nun folgendes bemerken: Das Kapitel „Oesophagusfremdkörper", das in den bekannten Handbüchern der Chirurgie und der
inneren Medizin bisher immer nur von Chirurgen bzw. von Internisten behandelt
wurde, wird im vorliegenden Werke zum ersten Mal von einem Laryngo-Rhino-
logen bearbeitet. Dieser Umstand muß daher, auch wenn im Rahmen eines
Handbuches alle Meinungen zum Worte kommen müssen, gerade bei der Besprechung der Therapie der eingeklemmten Speiseröhrenfremdkörper zum Ausdruck kommen. Sein Standpunkt ist besonders mit Rücksicht auf die vielen
widerstrebenden Ansichten gerade auf dem therapeutischen Gebiete ein recht

---

[1] BALACESCU 1904, BAUER 1902, BEADT 1901, BULL und WALKER 1897, CHANNAC 1901,
EGLOFF 1893, FALUDY 1899, FEDOROFF 1895, FISCHER 1888, FROELICH 1894, GAILLARD
1893/94, GEBSER 1865, GROSS 1903, v. HACKER 1900, HARRINGTON 1899, KALOYEOROPOLOS
1903, KANTZEL und OCLADNIK 1898, KOENIG 1880, LAVACHERIE 1845, MALKASSIAN 1902,
PICKENBACH 1898, SANQUIRICO 1899, SCHMIEGELOW 1894, SOUTHAM 1889.

heikler, doch wird er sich alle Mühe geben, die Materie objektiv zu behandeln, wenn er auch seine eigene Ansicht und Überzeugung nicht wird unterdrücken können. Seit der ersten erfolgreichen ösophagoskopischen Fremdkörperextraktion sind bis heute mehr als 40 Jahre vergangen und unzählbar sind bereits die schönen Erfolge, die mit diesem Verfahren durch geschulte Hände gezeitigt wurden. Wenn nun trotzdem auch heute noch von seiten vereinzelter Chirurgen (Brünings [1] 1917/18, Danielsen 1908, Eunicke 1918, Zindel 1919) selbst in ganz frischen Fällen immer wieder den blutigen Methoden bzw. dem blinden Instrumentarium der Vorzug gegeben wird, so geht der Standpunkt der modernen, chirurgisch wohl ausgebildeten Laryngologen dahin, daß *der Speiseröhrenschnitt das Ultimum refugium geworden ist und heute nur mehr dann in Frage kommt, wenn die endoskopische Extraktion nach oben aus einem der später zu beschreibenden Gründen nicht mehr möglich ist.* Auch über das blinde Instrumentarium wird später gesprochen werden.

Im Kapitel „Blutige, operative Methoden" bezeichnet Hacker 1913 die Oesophagotomia cervicalis externa s. collaris „*als die wichtigste und häufigste Operation bei Fremdkörpern im Oesophagus*".

Die Ösophagotomie ist wohl auch *heute noch die wichtigste Operation bei Fremdkörpern im Oesophagus, jedoch nur mit bezug auf alle blutigen Eingriffe,* die in schwierigen Fällen zur Entfernung eingeklemmter und komplizierter Fremdkörper *überhaupt* in Frage kommt. *Die häufigste Operation ist sie aber keineswegs.* Abgesehen davon, daß alle blutigen Eingriffe, wie aus den nachfolgenden Ausführungen hervorgehen wird, sehr seltene Vorkommnisse geworden sind, kann man *die „Eröffnung" des Speiseröhrenlumens selbst,* also die Ösophagotomie, dann noch vermeiden, wenn die endoskopische Extraktion per os mißlingt.

Die Frage, welche Art der Behandlung bei festsitzendem Oesophagusfremdkörper die jeweilig beste, schonendste und gefahrloseste für den Patienten ist, wird selbst von sehr erfahrenen Fachärzten nicht einheitlich beantwortet; *es entscheiden sich bei weitem nicht alle für das Ösophagoskop, sondern es geben einige noch immer den alten Methoden den Vorzug.* Davon wird in den einschlägigen Kapiteln ausführlich die Rede sein.

1. Die unblutigen Methoden.

a) Medikamentöse Therapie.

In früherer Zeit, als die heutigen exakten Behelfe noch nicht zur Verfügung standen, war man natürlich gezwungen, alles zu versuchen, was das ungewisse Los der Fremdkörperpatienten auch nur einigermaßen aussichtsvoll beeinflussen konnte. Man verwendete vielfach *Salzsäure* und *Pepsin* und erhoffte von der internen Verabreichung dieser Mittel die Erweichung bzw. Verkleinerung von Fleischbrocken, die im Oesophagus stecken geblieben waren. Für andere verschluckte Gegenstände kamen diese Mittel natürlich nicht in Frage. Balk 1895 und Whitehead 1892 sind auf diese Art vorgegangen und es gelang ihnen dann tatsächlich, die erweichten Fleischmassen mit einer Sonde in den Magen zu schieben.

F. Fink hat 1907 ein großes steckengebliebenes Fleischstück durch Eingeben von Brausepulver mobilisiert. Offenbar wurde der festsitzende Fleischbissen durch das sich entwickelnde Gas nach vorheriger Dilatation der Speiseröhre (der Patient hat unmittelbar nach dem Einnehmen des Brausepulvers jegliches Aufstoßen ängstlich vermieden) in den Magen getrieben.

---

[1] Vgl. Anmerkung S. 378.

Es handelte sich hier also um eine *medikamentöse Aufblähung des Oesophagus,* wie sie z. B. von HENLE und ROSENHEIM (zit. nach BRÜNINGS-ALBRECHT 1915) auf *mechanischem Wege* durch Aufblähen eines eingeführten Gummiballons, von GLÜCKSMANN 1910 durch ein recht *kompliziert gebautes Ösophagoskop* (siehe Kapitel „Ösophagoskopie"), von STRAUSS (zit. nach BRÜNINGS 1915) und ACH 1908 durch *Einblasen von Luft durch den ösophagoskopischen Tubus,* wie bei den Rektoskopen, erreicht werden sollte. Auch BRÜNINGS hat ein pneumatisches Ösophagoskop konstruiert.

Auf die *medikamentöse und nicht auf die instrumentelle blinde Therapie* müssen sich auch *alle Ärzte beschränken,* die einen Fremdkörperpatienten in Beobachtung bekommen und weder über die endoskopische Technik, noch über das notwendige Instrumentarium verfügen.

Von der Überlegung ausgehend, daß man jedes kranke Organ zweckmäßigerweise ruhig zu stellen hat — und ein Oesophagus, in dem ein Fremdkörper steckt, ist als krank zu betrachten — sollen keinesfalls Abführmittel gegeben werden, schon deshalb nicht, weil sie beim Fremdkörpersitz im Oesophagus nichts nützen würden. Als das *einzig richtige und rationelle Verfahren kommen lediglich beruhigende* (Belladonna, Pantopon, Brom) oder *schmerzstillende* (Morphin) *Mittel in Frage.* Das Schlingen fester Nahrung ist zu verbieten und man möge unter Darreichung von desinfizierenden Mundtabletten (Formamint, Antiformin, Anakotpastillen u. dgl.) trachten, den Kranken ehestens in sachgemäße Behandlung zu bringen. Wenn nicht zwecklose und gefährliche Sondierungsversuche gemacht wurden, kann der Patient ohne weiteres — selbst bei scharfen und verletzenden Fremdkörpern — 1—2 Tage und auch mehr zuwarten, falls bis zur Erreichung einer Fachstation eine längere Reise mit der Bahn notwendig sein sollte.

An dieser Stelle muß auch das von HAUDEK 1921 geübte Verfahren erwähnt werden, der eine Frau, die eine offene Sicherheitsnadel verschluckt hatte, einen Wismutbolus nachschlucken ließ. Nach dem genannten Autor drängte der Wismutbissen den Fremdkörper in den Magen und hat sich ihm dieses Verfahren auch bei einer in der Speiseröhre eingeklemmten Zahnprothese gut bewährt. HAUDEK hält diese Methode für völlig ungefährlich, da nur die Schwerkraft des Bolus den Fremdkörper unter Kontrolle des Auges vor dem Röntgenschirm in den Magen treibt.

JONQUIERE bemerkte in einer Diskussion zu SCHUBIGER, daß er einmal bei Verstopfung des Hypopharynx durch Apfelschalen *Apomorphin* mit ausgezeichnetem Erfolge verwendet hat, da der prompt einsetzende *Brechakt* das ganze Konvolut Apfelschalen herausbeförderte.

Nach v. HACKER 1900 ist die Verwendung von Brechmitteln bei Fremdkörpern in der Speiseröhre hoffentlich schon überholt. Ebenso sind bei einigermaßen verletzenden Gegenständen auch die von Laien immer wieder geübten Maßnahmen, um einen in der Speiseröhre stecken gebliebenen Gegenstand abwärts zu befördern, heute wohl kaum mehr anzuraten (das Hineinstecken des Fingers in den Rachen, um Brechbewegungen auszulösen, das Hinabschlingen von Kraut oder festen Bissen u. dgl.). Die Gefahren der Brechmittel sind bei verletzenden Gegenständen so auf der Hand liegend, daß darüber kaum etwas gesagt zu werden braucht. Man darf ebenso wenig wie bei der Sondenanwendung die Fremdkörper in harte und weiche, verletzende und harmlose usw. einteilen und von diesem Gesichtspunkte aus ein Brechmittel das eine Mal raten, das andere Mal verwerfen.

Alle blind wirkenden Mittel sind immer und unter allen Voraussetzungen verpönt, daher auch ein Brechmittel, dessen Wirkung niemals abgeschätzt werden kann.

b) Die ohne Augenkontrolle anzuwendenden Methoden.

α) Bei Fremdkörpern im Hypopharynx.

Große Fremdkörper (meist Fleischstücke, die hastig verschluckt werden und in Hypopharynx- oder in Larynxhöhe liegen bleiben; Gebisse, Apfelstücke u. dgl.) erfordern bisweilen ein sofortiges und rasch entschlossenes Eingreifen, sofern der Patient nicht früher erstickt, bevor ärztliche Hilfe zur Stelle ist (ALBERT

1881, Arlaud 1863, Burmeister 1909, Cobold 1864, Langenbeck 1898, (zit. nach Sickenbach), Safranek 1917, Tarneau 1864).

Solis-Cohen 1885 berichtet über einen Patienten, dem es selber glückte, ein in Larynxhöhe sitzendes Knochenstück mit dem Finger herauszubefördern. Wie oben bereits erwähnt, gelangt es auch Dieffenbach und Langenbeck (zit. nach Albert) in Fällen höchster Erstickungsnot mit dem in die Tiefe des Rachens eingeführten Finger die dort liegenden Fremdkörper zu erwischen und herauszubefördern und auch Carsi hat 1901 eine derartige Beobachtung mitgeteilt.

Kommt man mit dem Finger allein nicht zum Ziele, so wird es, zur Vermeidung von unerwünschten Nebenverletzungen, einer entlang dem eingeführten Finger *niemals hastig* vorzuschiebenden gebogenen Kornzange (Schlundzange nach Charrière, Beyer, Thiemann) wohl gelingen, den Fremdkörper zu fassen und zu extrahieren (Bokay 1897, Emerson 1910, Friedmann 1921, Gebser 1865, Hirschmann 1900, Hunter-Tod 1918, Szmurlo 1914).

Röpke erzählt 1903 von einer geistesgegenwärtigen Mutter, die ihr Kind, welches sich im Keuchhustenanfall einen Speisebrocken in Larynxhöhe einklemmte, rasch entschlossen über die Schultern legte, mit dem Finger in den Rachen fuhr und so den Gegenstand noch rechtzeitig herausbekommen konnte. Ich habe oben (S. 343) eine ähnliche Beobachtung mitgeteilt, welche aber eine Stunde später dennoch infolge reaktiver Schwellung des Larynxeinganges zum Erstickungstod führte.

Während der Manipulationen im Hypopharynx wird übrigens ein Teil der Patienten manchmal noch imstande sein, einen festsitzenden Fremdkörper herauszuwürgen, wie Carsi dies erlebte.

β) Bei Fremdkörpern im Oesophagus.

1. *Vorbemerkungen.* Trotz der überaus zahlreichen Beispiele der Literatur[1], die seit Jahrzehnten bis in die jüngste Zeit immer von neuem von schweren Speiseröhrenverletzungen mit tödlichem Ausgang nach blinder Anwendung von Münzenfängern und ähnlichen Instrumenten zum Zwecke der Fremdkörperextraktion aus der Speiseröhre berichten, herrscht auffallenderweise selbst in maßgebenden Fachkreisen durchaus nicht jene einheitliche Auffassung, die auf Grund so vieler schlimmer Erfahrungen einzig und allein zu erwarten wäre und in der strikten Ablehnung der eben erwähnten Behelfe bestehen müßte.

Die Ursache dieser im Interesse der Patienten recht bedauerlichen Tatsache scheint mir bei einer Anzahl von Autoren darin zu liegen, daß sie wohl *für ihre eigene Person strenge zwischen verletzenden Fremdkörpern* (Gebisse, Gräten, Knochen) *und nicht verletzenden Gegenständen* (Fleischstücke, Münzen, Knöpfe u. dgl.) *unterscheiden, daß jedoch diese strikte Unterscheidung von den Nachahmern der blinden Methoden nicht mehr gemacht wird.* Für die erste Kategorie der erwähnten Fremdkörper empfehlen jene Autoren daher entweder die Ösophagoskopie oder Ösophagotomie, während sie die letzteren mit Münzenfängern und ähnlichen Instrumenten blind extrahieren, weil ihnen hierfür die Endoskopie überflüssig und für die Patienten allzu beschwerlich erscheint.

Eine weitere, allerdings geringe Anzahl von Autoren — es sind, wie erwähnt,

[1] Ach 1908, Balacescu 1904, Bérard et Leriche 1905, Brünings 1915, Burak 1911, Carrasco 1901, Chiari 1899, Dobbertin 1902, Erdélyi 1920, 1922, Fink 1907, Gangolphe 1898, Gantz 1916, Gebser 1865, v. Hacker 1913, Hajek 1921, Halle 1910, 1919, Jurasz 1912/13, Kahler 1910, G. Killian 1899, H. Killian 1922, Kees 1914, King Gordon 1906, Klemm 1911, Knaggs 1908, Kocher (Operationslehre) 1907, Körner 1912, Lieblein 1904, Lucas Championnière 1899, Martel und Viannay 1910, Millegan 1912, J. Moore 1917, Mygind 1918, Nager 1907, 1920, Naumann 1906, Neuhaus 1908, Oppikofer 1921, Pels-Leusden 1903, Pieniauek 1902, Reuter 1912, Schlemmer 1920, Schlittler 1917, Schmiegelow 1908, W. Schmidt 1899, Schosuboe 1913, Schürmann 1907, Sebileau 1900, 1910, O. Seifert 1915, Seiffert 1919, Segond 1899, Siebenmann 1906, Thomas 1909, H. Tilley 1917, Voss 1912.

vorwiegend Chirurgen (F. BRÜNINGS 1917 [1], DANIELSEN 1908, EUNICKE 1918, WAGNER 1913, ZINDEL 1919) — behandeln die Speiseröhrenfremdkörper entweder nur durch die Ösophagotomie oder aber *ohne alle Rücksicht auf ihre Beschaffenheit und Form nach den alten Methoden.*

Die Einwände, die von den genannten Autoren gegen die Ösophagoskopie gemacht wurden, sind nicht geeignet den hohen Wert der Endoskopie zu schmälern. Eine so segensreiche Methode wie die Ösophagoskopie verschafft sich durch ihre unbegrenzte Leistungsfähigkeit (siehe später) von selbst ihre Anerkennung.

2. *Die palpatorische Einführung und Anwendung verschiedener Instrumente zum Zwecke der Fremdkörperextraktion:* Münzenfänger aller Modifikationen, insbesondere der KIRMISSONsche Haken (Modell COLLINS), der WEISSsche Grätenfänger mit Bürste und Sonnenschirm — PROBANG, der GRAEFEsche Schlundkorb oder Münzenfänger.

Für Münzen und münzenähnliche Gegenstände, also für runde Körper mit abgestumpften, nicht verletzenden Rändern empfiehlt MASSEI 1909 und 1916 aufs wärmste den KIRMISSONschen Haken, der nach ihm absolut ungefährlich ist, weil er sich ihm in über 100 Fällen bewährt hat.

Allerdings betont MASSEI mit allem Nachdruck und hierin sehe ich eben eine strikte Indikationsstellung, daß wir für andersartige, scharfrandige und spitze Fremdkörper in der Ösophagoskopie eines der besten Mittel besitzen und, wenn auch diese versagen sollte, in der Ösophagotomie.

UCHERMANN 1916 empfiehlt ebenfalls für die gleichen Fremdkörper den KIRMISSONschen Haken und warnt vor dem GRAEFEschen Münzenfänger. Nach ihm ist bei Knöpfen, Münzen und ähnlichen Körpern die Ösophagoskopie überflüssig. Derselben Ansicht ist CALAMIDA und GAVELLO 1920, PHOKAS 1900 und SENDZIAK 1914.

BRAUCH 1914, LAVAL 1910, LOZANO 1910, ZEMAN 1906 benützen den GRAEFEschen Münzenfänger nicht nur für nichtverletzende Körper, sondern auch für Gebisse und Knochen, die sich in beträchtlicher Tiefe festsetzten. Besonderer Beliebtheit erfreut sich der KIRMISSONsche Haken bei den Franzosen, die ihn für ausgezeichnet und gänzlich unschädlich halten (LEJAR, MOURE 1909) und seine Anwendung sogar in nicht mehr ganz frischen Fällen nicht scheuen.

BLONDIAU 1906, FÉLIZET 1905, KIRMISSON 1905, D'OELNITZ 1905, PAYAUD 1909, PIETRI 1909, PETIT DE LA VILLÉON 1910 entfernten mit Erfolg noch nach 20tägiger Einklemmungszeit Münzen. Dagegen ist JUDET-BONNEAU 1909 der Meinung, daß das Instrument schon nach 5—6 Tagen, GAUBEL 1910 erst nach 14 Tagen gefährlich sei. Blindlingsextraktionen mit Fängern und Haken beschrieben noch MARTINEZ 1913 (Münze nach 3jähr. Einklemmungszeit), PEACOCK 1902 (Münze nach 6 Monaten), SQUANCE 1902 (Münze nach 5 Wochen), COLVIN 1902 (Münze nach 5 Monaten).

Ich möchte hier auf die nicht uninteressante Tatsache aufmerksam machen, daß eine Anzahl von Autoren nur auf den KIRMISSONschen Haken schwört und dessen Vorzüge rühmend hervorhebt, dagegen das GRAEFEsche Instrument als gefährlich warnend ablehnt (JACOBELLI 1908, PIETRI und PAJAUD 1909, UCHERMANN 1916). Dagegen haben BLONDIAU 1906, BOTEY 1912, BOYLE 1905, BRAUCH 1911, CAVAZZI 1921, COLLINS 1904, COLVIN 1902, LITTLEWOOD 1905, MARTINEZ 1913, RECLUS 1910, RICHELOT 1906, VIGNARD 1899, ZEMAN 1906 u. a. das GRAEFEsche Instrument wiederholt mit Erfolg auch bei Knochen und Gebissen anwenden können.

CAVAZZI benützt für runde und scheibenförmige Fremdkörper einen selbstkonstruierten Haken in zwei Größen, dagegen für Bohnen und Erbsen eine lange stählerne Sonde mit einem korkzieherartigen Gewinde am distalen Ende.

BOTEY 1912 empfiehlt den von ihm modifizierten Münzenfänger statt der Ösophagoskopie, weil die letzteren Instrumente kostbar sind und die Technik zu schwer ist; demnach scheint die Rücksichtnahme auf die Sicherheit des Kranken von untergeordneter Wichtigkeit zu sein.

Einer Reihe von Autoren war das ungewisse Gefühl, das sie bei der Anwendung eines Münzenfängers empfanden, lästig und sie kamen daher auf die Idee einen *elektrischen* Münzenfänger zu konstruieren, *der bei der Berührung mit einem metallischen Gegenstande läutet.* Solche mit einem Läutewerk versehene Instrumente benützten CLENDENNEN 1905, SYME 1900, WOOD 1904. Da die Menschen indessen nicht immer metallische Gegenstände verschlucken und dann die Vorsicht jener Autoren eben illusorisch wird, dürfte es sich

---

[1] Vgl. Anmerkung S. 378.

vielleicht doch empfehlen, dem Vorschlage Myginds zu folgen, der nach seinen Erfahrungen, insbesondere als er einmal einen Münzenfänger als Fremdkörper im Oesophagus zu behandeln hatte, den Rat gab, alle Münzenfänger einem medizinisch-historischen Museum zu stiften.

Häcker 1907 vertritt die Ansicht, daß der von seinem Lehrer Friedrich etwas modifizierte Weisssche Grätenfänger sowohl zum Extrahieren als auch zum Hinunterstoßen eines Fremdkörpers geeignet ist. Sojo 1911 hingegen bevorzugt einen Nadelfänger ähnlich dem needle-catcher von Weiss und „fegt" damit sozusagen die Oesophagusschleimhaut, wobei der Fremdkörper vom Apparat fortgezogen werden soll.

Wahrscheinlich wird es doch so sein, wie Mouret gelegentlich einer Diskussionsbemerkung am französischen Oto-Laryngologenkongreß in Paris 1912 sagte, *daß es nämlich Speiseröhren gibt, denen man vieles zumuten kann und solche, die auch bei der leisesten Manipulation eingerissen werden können.* Er teilt gleichzeitig eine Beobachtung mit, die einen Patienten betraf, der nach einer Fremdkörperextraktion aus der Speiseröhre noch lange die Speiseröhrenmucosa in gangränösen Fetzen ausstieß. .

G. Killian vertrat schon 1907 in einem Vortrag in der Acad. of med. in New York die Anschauung, daß man *bei Münzen nie anders als mit dem Ösophagoskop vorgehen dürfe,* vor allem sei die Ösophagotomie in solchen Fällen nicht mehr zeitgemäß. „Gegen ihre Anwendung *müssen wir uns energisch wehren*; nicht minder gegen die Anwendung des Münzenfängers. Es handelt sich bei Münzen fast immer um Kinder und gerade bei diesen kann man mit den gewöhnlichen käuflichen Münzenfängern großen Schaden anrichten. Ich habe ein Kind gesehen, bei welchem ein Kollege mit einem Münzenfänger fast die ganze Speiseröhre aufgeschlitzt hatte. Dazu kam noch, daß er das Instrument nicht mehr herausbrachte. An der Klinik konnte ich ösophagoskopisch die gesetzten Verletzungen einwandfrei feststellen und starb das Kind selbstverständlich an Mediastinitis purulenta."

Etwas ganz Ähnliches sah Tilley 1919 im Anschluß an mehrfache vergebliche Versuche, ein Gebiß blind in den Magen zu stoßen: Drei Perforationen des Oesophagus und Mediastinitis purulenta. Vgl. auch die Mitteilungen von Brulant 1891, 1892, Texier 1910 und Zindel 1919.

Lindt 1913 betont, daß es ein Kunstfehler sei, bei Fremdkörpern in den Luftwegen und in der Speiseröhre „nach alter Väter Weise mit Münzenfängern usw. im Dunkeln herumzufuchteln".

In einer Diskussionsbemerkung zu Haudek 1921 nennt Hajek „schon die Idee der Benützung eines Bougies oder eines Münzenfängers bei Speiseröhrenfremdkörpern ein Verbrechen".

Einige Autoren nehmen wieder eine vermittelnde Rolle ein, indem sie, wie z. B. Reclus 1910 meinen, daß das Graefesche Instrument *vor* der Ösophagotomie wohl versucht werden dürfe.

Dasselbe betonen auch Calamida und Gavello 1920. Poirier 1902 läßt den Gebrauch dieses Instrumentes für runde Körper, ja sogar selbst für Gebisse zu unter der Bedingung, daß man, wenn der Fremdkörper festsitzt, nicht zieht, sondern sofort eine Ösophagotomie macht.

Jacobelli 1908 ist der Ansicht, daß man Kirmisson anwenden kann, wenn man weder Röntgen- noch ein Ösophagoskop zur Verfügung hat. Es sei aber allerdings besser, eine Ösophagotomie zu machen, als blind im Oesophagus herumzufahren.

In neuester Zeit betont Dufourmentel 1922, daß das Hauptanwendungsgebiet der Ösophagoskopie die Speiseröhrenfremdkörper sind, hebt jedoch hervor, daß bei vielen Fällen noch die älteren Methoden angezeigt sind und nicht die Ösophagoskopie. Eine nachfolgende Mediastinitis ist nach ihm in einzelnen Fällen nicht zu vermeiden und er erwähnt Sebileau, der in 10 Jahren 15 Todesfälle bei Gebißextraktionen beobachtete. Natürlich ist die Zahl der glücklich extrahierten Prothesen eine viel größere.

Diaz 1901 beschreibt *eine* glücklich verlaufene Münzenextraktion mit einem Fänger und setzt daher „*nach seinen Erfahrungen*" auseinander, wie ein solches Instrument beschaffen sein muß, damit man zum Ziele kommt.

Moure 1909 hält die Ösophagoskopie nicht immer zur Fremdkörperextraktion geeignet, mitunter leistet Kirmisson, besonders aber Graefe sehr gute Dienste. Auch 1910 erklärt derselbe Autor, daß die blinden Methoden manchmal mehr leisten wie die Ösophagoskopie.

Trzebicky 1902 warnt vor Münzenfängern und empfiehlt, weil die Ösophagoskopie wegen technischer Schwierigkeiten nur selten möglich ist, die Ösophagotomie.

Ward 1903 hat Fischgräten aus dem Oesophagus extrahiert, indem er die Patienten einen *Knäuel Garn an einem Faden hinunterschlucken ließ!* Das zurückgezogene Knäuel Garn enthielt nun tatsächlich die Gräten.

Cagnola 1910 konnte in drei Fällen, bei welchen Fünfcentimesstücke im Oesophagus lagen, die Münzen mit Kirmisson extrahieren. Mit dem Ösophagoskop hatte er keinen Erfolg, weil die Münzen ganz wandständig lagen und von geschwollener Schleimhaut umgeben waren (siehe S. 361 ff.).

In diesem Zusammenhange möchte ich daran erinnern, daß Jurasz 1912 mit Bezugnahme auf die Anhänger der blinden Methoden meint, daß dieselben die Ösophagoskopie nicht oder doch nur recht ungenügend kennen und deshalb auch nicht in der Lage sind, ihren weitaus größeren Wert zu beurteilen.

3. *Die Handhabung der obgenannten Instrumente zur Fremdkörperextraktion vor dem Röntgenschirm, i. e. unter teilweiser Augenkontrolle.* Die große Gefahr, die den blinden Methoden anhaftet, wurde von einer weiteren Reihe von Autoren dadurch abzuschwächen bzw. auszuschalten versucht, daß sie den Fluorescenzschirm bei der Extraktion von Fremdkörpern aus der Speiseröhre zu Hilfe nahmen. Der Gedanke, die Tätigkeit von Münzenfängern in situ mittels der Röntgenstrahlen zu kontrollieren, ist einigen Autoren gekommen (Cheval 1903, Hochenegg 1896, Macintyre 1896), ohne daß die Genannten zunächst Gelegenheit gefunden hätten, ihren Vorschlag praktisch durchzuführen. Derselbe wurde dann von einer recht großen Anzahl von Autoren meist mit Erfolg vorgenommen:

Allen 1902, Bayley 1902, C. Beck 1893, Bilhaut 1900, Blondiau 1906, Cavazzi 1921, Colvin 1902, Delatour 1897, Engelmann 1917, Goris 1922, Grünberg (zit. nach Burger), Hamilton 1902, Henrard 1905, 1909, Lynch 1920, Macintyre 1896, Martin 1903, Pastour 1906, Penzo (zit. nach Burger), Raw 1896, Rhodes 1902, Timmins 1902, Vesco 1906, Wagner 1913, Wright (zit. nach Burger 1908).

Wagner 1913 gibt allerdings zu, daß das Extraktionsverfahren vor dem Röntgenschirm für den Patienten vielleicht schonender sein mag wie das Ösophagoskop, *an Sicherheit kann es mit diesem aber wohl nicht konkurrieren.*

Wie Brünings wohl mit Recht betont, ist die blinde Fremdkörperentfernung vor dem Röntgenschirm zwar diskutabler, wenn auch durchaus nicht empfehlenswert.

Von den früher genannten Autoren hat namentlich Henrard in mehreren Publikationen (1905, 1909) über 21 glücklich entfernte Fremdkörper vor dem Röntgenschirm Mitteilung gemacht.

Dieses Vorgehen hat zur stillschweigenden Voraussetzung, daß sich der Fremdkörper scharf am Schirm zur Anschauung bringen läßt, ferner daß die Schleimhaut in der Umgebung des Fremdkörpers intakt geblieben ist und nicht etwa Verletzungen, Schwellungen oder Granulationsbildung aufweist. Bei längerer Einklemmungszeit und bei komplizierter Fremdkörperoberfläche wird es sich vor dem Röntgenschirm auf keinen Fall sicher feststellen lassen, ob sich der Fremdkörper nicht doch in die Schleimhaut eingehakt hat, so daß unerwünschte Nebenverletzungen kaum vermeidbar sein würden.

Es kann daher nicht wunderlich erscheinen, wenn sich die blinden Methoden auch unter Zuhilfenahme des Röntgenschirmes in den meisten Fachkreisen keine Freunde erwerben konnten. Hierzu kommt noch die in der Literatur wiederholt mitgeteilte Möglichkeit des Steckenbleibens oder Abbrechens des zur Extraktion verwendeten Münzenfängers am Fremdkörper, so daß nun der Kranke neben dem verschluckten Gegenstand noch den zweiten künstlich eingeführten im Oesophagus festsitzen hatte.

Felizet 1905, v. Hacker 1913, Howarth 1915, Killian 1909, Kramer 1904, Moore 1917, Mygind 1918, Weingärtner 1917 und 1919, Weinlechner 1894 und Wilson 1921, Goede 1896, Zindel 1919, Cuff 1908, Dobbertin 1902, Naumann 1906, Dickenbach 1898, Poenarn 1908 u. a.

Marschik teilt 1909 mit, daß eine an der chirurgischen Klinik unternommene Fremdkörperextraktion mit dem Münzenfänger resultatlos verlief, wobei das eingebrachte Instrument nur unter großen Schwierigkeiten wieder zurückgezogen werden konnte.

Namhaften Chirurgen, wie Adelmann 1867, Holmer 1887, Langenbeck (zit. nach Pickenbach 1898) und Schmidt 1899, passierte es, daß die Patienten während der

Manipulationen mit den *Blindlingsinstrumenten Erstickungsanfälle* bekamen und daß das in der Speiseröhre stecken gebliebene Instrument durch Ösophagotomie wieder entfernt werden mußte.

Das Vorkommen von Erstickungsanfällen bei der Anwendung von Münzenfängern bestätigt auch G. Fischer 1887, er meint, daß es zu einem solchen selbst bei zartem Anziehen am Münzenfänger kommen kann, so daß man sehr froh sein muß, wenn man das Instrument wieder draußen hat.

Ich habe 1920 eine größere Zahl von schweren Verletzungen der Speiseröhre mit tödlichem Ausgang nach Verwendung von Sonden und Münzenfängern aus dem Krankenmaterial der Wiener Klinik mitgeteilt und möchte neben der schon erwähnten Killianschen Beobachtung (S. 368) auch noch die Fälle von Carrasco 1901, Gebser 1865, Lucas-Champoinniere 1899, Pieniazek 1902, Schürmann 1907, F. Wilson 1921, Serafimer-*Lazarett* 1916 in Erinnerung bringen.

Pieniazek, der während 23 Jahren alljährlich eine Reihe von Fremdkörpern aller Arten mit dem Münzenfänger herausholte, hat dabei *zweimal Oesophagusläsionen mit tödlichem Ausgang gesetzt*, gibt indessen daran nicht der Blindlingsmethode als solcher die Schuld, sondern meint, daß *keine Methode der Fremdkörperextraktion aus der Speiseröhre für den Patienten gefahrlos sei.* Er bevorzugt die Methode, die ihm im konkreten Fall am einfachsten erscheint.

Münzenfängerverletzungen beschrieben auch Siebenmann 1906 (gelegentlich eines Extraktionsversuches eines Blechpfeifchens [1], dann Sebileau und Guisez (bei Münzen, Knochen und Gebißteilen). Im Falle von Rovsing wurde sogar an Stelle des Fremdkörpers der Ringknorpel angehakt (zit. nach v. Hacker 1913).

Alle Autoren, die jemals die traurigen Folgen der Anwendung von Münzen- und Grätenfängern zu sehen und zu behandeln Gelegenheit hatten, stehen bedingungslos auf dem Standpunkt: *Fort mit allen blinden Extraktionsinstrumenten bei der Behandlung eingeklemmter Speiseröhrenfremdkörper.*

Die traurigen Folgen der Blindlingsmethoden werden jedoch nur dann wirklich aufhören, wenn die Sonde, der Münzenfänger usw. vorbehaltlos und ohne alle Klausel und Konzessionen für immer aus dem ärztlichen Instrumentenschatz verschwinden werden und wenn vor ihrer Anwendung schon die Studenten in den verschiedenen Vorlesungen (interne, Chirurgie, Laryngo-Rhinologie) einheitlich und in der eindringlichsten Weise wiederholt über die Gefahren aufgeklärt werden, die die Benützung dieser Behelfe stets nach sich ziehen können. Solange sich das aber nicht durchführen läßt, wird es immer wieder solche Sondierungs- bzw. Extraktionsopfer geben.

In der Sitzung vom 14. V. 1920 der Berliner laryngologischen Gesellschaft wurde im Anschlusse an die Demonstration von Minnigerode und Weingärtner (Oesophagusverletzungen nach den Blindlingsmethoden) vorgeschlagen, daß in den Rettungsstationen *Merkblätter* verteilt werden sollen, *in denen Vorschriften über das Verhalten gegenüber aspirierten und verschluckten Fremdkörpern angegeben sind.* Vor allem sei aber vor dem Gebrauch von Münzen- und Grätenfängern nachdrücklichst zu warnen. Mit der Abfassung eines solchen Merkblattes wurde Weingärtner betraut.

Erwähnenswert ist noch der sehr bemerkenswerte Vorschlag von Millegan 1915, der gelegentlich einer Diskussionsbemerkung zu einer Demonstration [2] H. Tilleys gemacht wurde: „Die laryngol. sect. roy. acad. of med. möge eine *Resolution* fassen und sie den verschiedenen dem Unterrichte dienenden Hospitälern übermitteln des Inhaltes, daß *der Gebrauch des Münzenfängers bei eingeklemmten Speiseröhrenfremdkörpern unter allen Umständen aufgegeben werden soll.*"

1919 beantragte *Halle* das Publikum öffentlich vor den Gefahren der blinden Methoden warnen zu lassen.

---

[1] Siebenmann versuchte 1906 bei eingeführtem Ösophagoskopierrohr — also unter Gesichtskontrolle — ein Blechpfeifchen mit dem Münzenfänger zu entfernen. Dabei rammte sich der obere Rand des Pfeifchens tief in die Oesophagusschleimhaut ein und hätte ein weiteres Ziehen dieselbe der ganzen Länge nach aufgeschlitzt.

[2] Demonstration eines vier Jahre alten Kindes, bei welchem ein Halfpennystück fünf Tage lang im Oesophagus lag und bei welchem wiederholte vergebliche Versuche mit dem Münzenfänger gemacht wurden. Tilley gelang die Extraktion leicht auf ösophagoskopischem Wege.

c) Die unter Kontrolle der Augen anzuwendenden Methoden.

α) **Für Fremdkörper im Hypopharynx bzw. in der Ringknorpelenge: Die Laryngoskopie, die Hypopharyngoskopie, die Schwebelaryngoskopie, der Spatel nach SEIFFERT.**

Bei Fremdkörpern, die im Hypopharynx, im Recessus piriformis oder ein wenig tiefer liegen geblieben sind, bedarf es, soferne sie nicht wegen Erstickungsnot plötzlich zum Tode führen, bzw. rasch mit dem in den Rachen eingeführten Finger (s. S. 365) oder durch eine dringliche Tracheotomie usw. behandelt werden können, des endoskopischen Verfahrens meist nicht. Es genügt die Zuhilfenahme des Larynxspiegels und des Hypopharyngoskopiespatels von EICKEN oder von GERBER bzw. des Larynxhakens nach SIEBENMANN, um die dort sitzenden Fremdkörper zu sehen und *mit Hilfe einer gewöhnlichen Larynxpinzette zu entfernen* (SCHLITTLER 1917). Besonders geeignet halte ich den v. EICKEN-Spatel (Larynxhebel) für das Auffinden von Fremdkörpern im Recessus piriformis.

BLEGVAD 1912 berichtet über einen Fall, bei welchem eine Nadel mehrmals vergeblich mit dem Ösophagoskop im Hypopharynx gesucht wurde. *Das Instrument glitt immer über dem Fremdkörper hinweg, da man sich bei dessen Einführung streng an die Medianlinie hielt. Die Laryngoskopie entdeckte aber leicht die Nadel, die man mit Hilfe der Hypopharyngoskopie sofort gesehen hätte.* Über Fremdkörperextraktionen mit Hilfe des EICKEN-Spatels liegen eine Anzahl von Mitteilungen vor. CLAOUÉ 1921, EICKEN 1918, FEUCHTINGER 1918, KOFLER 1917, OPPIKOFER 1922, SCHLEMMER 1920, SCHLITTLER 1917, STRUYKEN 1922, WEINGÄRTNER 1918.

Die Schwebelaryngoskopie, die einen besonders guten Überblick über die Gegend des Larynx- bzw. Oesophaguseinganges bietet, wurde von J. MOORE 1918, OPPIKOFER 1922 bei je zwei Fällen und einmal von SCHLITTLER 1917 erfolgreich benutzt.

Außerdem entfernte THORNVAL 1918 (mit Hilfe der Schwebe) bei einem *zweijährigen Kinde* ein kleines Holzstück aus dem Hypopharynx, wo es seit einem Jahre festsaß. *Gerade bei Kindern ist dieses Verfahren besonders empfehlenswert,* worauf DAVIS 1917, SALOMONSEN 1918, WEINGÄRTNER 1915 nachdrücklich aufmerksam machen.

MINNIGERODE 1920 hat bei einem fünf Monate alten Kinde acht Tage nach dem Unfall das Ansatzstück eines Gummisaugers, das 3 cm unterhalb des Oesophagusmundes festsaß, in Schwebe entfernt und ebenso bei einem 14 Monate alten Kinde einen Knochen. Interessant war, daß es hier *anamnestisch hieß, das Kind habe eine Brotkruste verschluckt.* Im ersten Falle gingen der Extraktion vergebliche Versuche mit Schlundstößern voraus. ZINDEL 1919 ist ja der Meinung, daß bei so kleinen Kindern kein anderes Verfahren für die Entfernung von Fremdkörpern aus der Speiseröhre als das Hinabstoßen mit dem Schlundstößer in Betracht kommt.

Der in jüngster Zeit von SEIFFERT angegebene Spatel scheint mir für Hypopharynxfremdkörper ein ganz ausgezeichneter Behelf zu sein und den EICKEN-Spatel insoferne zu übertreffen, als man bei der Anwendung des SEIFFERTschen Instrumentes keinerlei Assistenz bedarf. Bis heute liegen aber noch keine Mitteilungen über Fremdkörperextraktionen unter Zuhilfenahme des SEIFFERT-Spatels vor.

β) **Für Fremdkörper unterhalb der Ringknorpelenge bis zur Kardia: Die Ösophagoskopie mit einigen technischen Details für schwierige Fremdkörperextraktionen.**

Nach der übereinstimmenden Ansicht einer großen Anzahl von Autoren[1] *ist die Ösophagoskopie die souveräne Methode zur Extraktion von Fremdkörpern*

---

[1] ACH 1908, BOTELLA 1909, BRÜNINGS 1915, CHIARI 1900, DE CIGNA 1909, v. EICKEN 1915, GOTTSTEIN 1901, v. HACKER 1898, HOLMGREN 1909, JACKSON 1909, JURASZ 1912, KAHLER 1910, G. KILLIAN 1900, LEEGAARD 1917, MANN 1914, MILLEGAN 1919, MYGIND 1908, NAGER 1907, OPPIKOFER 1922, REIZENSTEIN 1905, ROSENHEIM 1897, SCHITTLER 1917, SIEBENMANN 1906, STARCK 1905, TILLEY 1919.

aus dem Oesophagus. Vor allen übrigen hat sie auch noch den großen Vorteil, daß sich an die Diagnosestellung sofort die Extraktion anschließen kann.

Die ösophagoskopische Fremdkörperextraktion gelingt — selbst bei nicht vollendeter Beherrschung der Technik — bei der größeren Mehrzahl unkomplizierter Fälle ohne wesentliche Schwierigkeiten. Sobald das Gesichtsfeld von allen störenden Dingen (Schleim, eventuell Blutgerinnsel, Speisereste usw.) freigemacht ist (Speichelpumpe nach Brünings, Wasserstrahlsaugpumpe) und der Fremdkörper gut gesehen und zangengerecht eingestellt werden kann, wird er mit einer entsprechenden kräftigen Pinzette gefaßt und *mit dem Rohr* extrahiert.

Es passiert dabei nach der übereinstimmenden Mitteilung zahlreicher Autoren nicht allzu selten, daß die *mit der Rohreinführung verbundene Dehnung der Oesophaguswand* allein dazu hinreicht, den bis zu diesem Augenblicke festsitzenden Fremdkörper aus seiner Einklemmung zu lösen. Er verschwindet dann, ehe er gefaßt werden konnte, aus den Augen des Beobachters und ist bis zur Kardia nicht mehr zu finden (v. Hacker 1900).

Besonders bei Münzen und münzenähnlichen Gegenständen ist dies verhältnismäßig oft der Fall, wie auch die Beobachtungen Oppikofers aus der jüngsten Zeit (1922) wieder bestätigen.

In anderen Fällen löst erst die *Berührung mit der Fremdkörperpinzette* den bis dahin festgehaltenen Gegenstand aus seinem Bette und er geht ebenfalls in den Magen ab. Endlich kann der *schon festgefaßte Fremdkörper* durch irgendeine ungewollte Bewegung *dem Extraktionsinstrument wieder entgleiten* und dann bis zur Kardia nicht mehr entdeckt werden.

Gelegentlich kann es auch vorkommen, daß hochsitzende Fremdkörper bei der Rohreinführung herausgewürgt oder erbrochen werden. (Burger 1922 lt. briefl. Mitteilung, ebenso I. Moore 1917; Starck 1905 [3 Fälle]). Abgesehen von diesem letzteren seltenen Vorkommnis *muß in allen übrigen Fällen unmittelbar nachher röntgenisiert werden, um die Anwesenheit des verschwundenen bzw. entschlüpften Fremdkörpers im Magen sicherzustellen.*

Was das Instrumentarium anlangt, macht I. Moore 1914 auf die Vorteile aufmerksam, die eine von ihm eingeführte Zange zur Fremdkörperextraktion aus der Speiseröhre gegenüber dem Instrumentarium von Brünings besitzt.

Auch Hill 1912 hält die Zangen von Killian und Brünings für zu zerbrechlich. Nach seinen Erfahrungen kann es vorkommen, daß man an Stelle eines Fremdkörpers nun deren zwei zu entfernen hat: den wirklichen und das abgebrochene Instrument. Ich teile diesen in der Literatur zu lesenden Einwand gegen das bei uns gebräuchliche Instrumentarium hier mit dem Bemerken mit, daß ich derartiges niemals beobachten konnte. Es versteht sich von selbst, daß die verschiedenen für die Fremdkörperextraktion nötigen Zangen *vor dem Gebrauche auf ihre Zugsicherheit und Funktionstüchtigkeit genau zu prüfen sind.*

Einzelne spezielle Instrumente (Dilatationsösophagoskope, Spezialbehelfe z. B. zum Entfernen offener Sicherheitsnadeln aus der Speiseröhre, mit der Spitze nach oben) werden in den einschlägigen Kapiteln besprochen werden. Im übrigen wird auf das im Kapitel „Ösophagoskopie" Gesagte verwiesen.

Die Apparatur spielt bei der Fremdkörperösophagoskopie aber keineswegs die erste Rolle. Ob mit den Originalinstrumenten von Brünings oder mit dem Kahler-Leiterschen Panelektroskop oder mit den von den Amerikanern bevorzugten Systemen (Rohrrinnenbeleuchtung) untersucht wird, ist nicht wesentlich; *alles kommt auf den Untersucher,* auf seine Erfahrung und auf seine Geschicklichkeit an. Das allein ist entscheidend.

Das Spatelrohr muß, bevor man an die Extraktion geht, ganz nahe an den zu entfernenden Fremdkörper herangebracht werden und außerdem appliziert man unmittelbar vor der Extraktion zweckmäßigerweise mittels eines Watteträgers 20%ige Cocain-Adrenalinlösung auf die Schleimhaut rings um den Fremdkörper und wartet dann die Wirkung des Mittels ab.

Die Anwendung von Cocain-Adrenalin wurde mit Recht von den verschiedenen Autoren immer wieder als außerordentlich wirksam für die Abschwellung und Anämisierung im Fremdkörperbette empfohlen (ACH 1908, BLAUEL 1908, BRÜNINGS 1910, v. HACKER 1898, JURASZ 1912, KAHLER 1910, KILLIAN 1907, OPPIKOFER 1922, SCHLEMMER 1920, STARCK 1905).

Nach einigem Zuwarten, das sich immer verlohnt, extrahiert man nun den Fremdkörper wenn möglich durch den Tubus. Da dies aber nur bei kleineren Gegenständen möglich ist, muß man einen größeren fest an die Tubusöffnung anhalten und mitsamt dem Rohr extrahieren.

Es ist absolut notwendig, sofort nach der gelungenen Fremdkörperextraktion wieder in den Oesophagus einzugehen, um ihn bis zur Kardia nach Verletzungen bzw. nach einem weiteren Fremdkörper abzusuchen. Das Unterlassen dieser Vorsichtsmaßregel ist fehlerhaft.

TETENS HALD 1912 rät auf Grund einer einschlägigen Erfahrung zur Nachuntersuchung der Speiseröhre, weil manchmal mehrere Fremdkörper vorhanden sein können, wovon der Patient aber nichts weiß.

Er entfernte einmal bei einem Patienten *eine Fischgräte, fand jedoch bei der Nachuntersuchung noch zwei weitere. Etwas Ähnliches* passierte mir erst kürzlich bei der *Extraktion einer Zahnprothese.* Der Patient hatte keine Ahnung, daß er sein Ersatzstück deshalb verschluckte, weil es beim Kauakt abbrach. *Erst die nachfolgende Untersuchung förderte das viel größere, zweite Fragment zutage.* In diesem Falle hätte übrigens wohl eine vorherige Röntgenuntersuchung Aufschluß geben müssen; dieselbe unterblieb aber mit Rücksicht auf die jetzt überall notwendigen Sparmaßnahmen in den öffentlichen Spitälern.

Etwa vorhandene Schleimhautläsionen sollen entweder mit Jodtinktur oder mit höherprozentigen Lapislösungen touchiert werden.

SCHOUSBOE 1913 entfernte ein Gebiß auf ösophagoskopischem Wege aus der Speiseröhre, nachdem die vorangegangene Sondenuntersuchung negativ verlaufen war. Im Anschluß daran heftiges Husten, wenn der Patient schluckte. Dies veranlaßte die *abermalige ösophagoskopische Untersuchung,* bei welcher sich eine *Ösophagotrachealfistel* zeigte, die auf operativem Wege geschlossen werden konnte.

Gelegentlich einer solchen Kontrolle kann man auch von einem unerwarteten Befund überrascht werden.

EBSTEIN teilt 1898 eine Fremdkörperextraktion bei einem 19jährigen Patienten mit. Es wurde ein festsitzender Pflaumenkern extrahiert und die *nachfolgende genaue Inspizierung* ergab eine *Ätzstriktur in der Speiseröhre.* Nach der Untersuchung entsann sich nun der Kranke erst nach längerem Befragen, daß er vor 15 Jahren aus Versehen Ätznatron getrunken habe. Bisher hätte die Verengerung der Speiseröhre aber niemals zu Beschwerden Veranlassung gegeben.

EBSTEIN hebt mit Recht hervor, daß jemand, der solche Situationen im Ösophagoskop genau beobachten konnte, sich niemals wieder zu einer Manipulation im Dunkeln wird entschließen können.

Wesentlich komplizierter ist aber eine Extraktion bei voluminösen Gegenständen mit verletzenden Rändern, namentlich bei längerer Verweilzeit in der Speiseröhre, vor allem dann, wenn sie querverkeilt sind oder nur einer Wand enge anliegen und in derselben bereits höhergradige entzündliche oder phlegmonöse Prozesse verursacht haben. Die zu lösenden Schwierigkeiten steigern sich natürlich wesentlich, wenn vorher Sondierungs- oder blinde Extraktionsversuche unternommen worden sind. Es versteht sich von selbst, daß mehrere solche erschwerende Momente kombiniert sein können.

Als der Typus der komplizierten und schwierigen Fremdkörperextraktion kann im allgemeinen ein größeres Gebiß oder ein querverspießtes Knochenstück gelten.

Bei 366 Fremdkörperösophagotomien der Statistik von NAUMANN 1906 wurden 122mal, i. e. in 33,3% Gebisse und 84mal, i. e. in ca. 23%, Knochen gefunden. Nach der Häufigkeit kamen dann Münzen und metallische Gegenstände. A. LEVY 1897 stellte unter 135 verschluckten Gebissen 34 Todesfälle (25%) zusammen. Bei dem von mir behandelten Materiale (1920) lagen ähnliche Verhältnisse wie bei NAUMANN vor. Nach einer brieflichen Mitteilung von SCHMIEGELOW 1922 beobachtete er unter 94 Fremdkörpern 41 Münzen, 13 Fischgräten,

7 Gebisse und 6 Fleischknochen usw. Chiari erwähnt 1917, daß ein Drittel aller Fremdkörper Gebisse seien; nach H. Killian 1922 ist dies in 45% der Fall. Bei den 297 Fremdkörpern der Klinik v. Eicken (lt. Brief 1922) waren 64 Gebisse.

Die bei einer schwierigen Fremdkörperextraktion dem Endoskopiker zu lösende Aufgabe zerfällt stets *in zwei Teile*, deren erster manchmal wesentlich schwieriger sein kann, wie der zweite:

1. *in das Auffinden des gesuchten Fremdkörpers und*
2. *in das sichere Fassen und kunstgerechte Extrahieren desselben.*

ad 1. In zahlreichen Arbeiten kann man immer wieder lesen, daß der Fremdkörper, wiewohl er auf der Röntgenplatte nachweisbar war, ösophagoskopisch nicht gefunden werden konnte. Natürlich war das fast immer die Schuld der Ösophagoskopie, der man deshalb auch den Vorwurf einer unverläßlichen Methode machte, niemals aber die Schuld des Untersuchers! Bisweilen betonten die Untersucher, daß sich namentlich in verschleppten Fällen ein Schleimhautwulst *vor* die Rohrmündung aufstülpte, der das Sehen völlig unmöglich machte und zur Folge hatte, daß das Rohr immer an dem Fremdkörper vorbei bis zur Kardia gleiten und auch wieder zurückgezogen werden konnte, ohne daß es gelungen wäre, den verschluckten Gegenstand selber zu sehen.

Da ich im Kapitel Diagnose (s. S. 357) das für solche Situationen unerläßlich Notwendige bereits gesagt habe, kann ich mich hier darauf beschränken, neuerlich zu betonen, daß es *nicht* ein der Ösophagoskopie anhaftender Mangel ist, wenn der Untersucher in solchen Fällen nicht zum Ziele kommt, sondern daß *jener die Schuld am Mißlingen der endoskopischen Untersuchung im eigenen, noch unzureichenden technischen Können suchen muß.* Jeder, der es nur einmal gesehen hat, wie leicht man sich mit dem früher beschriebenen Kunstgriff in schwierigen Fällen helfen kann, wird das eben Gesagte nicht mehr in Abrede stellen können.

ad 2. Den beschriebenen Kunstgriff nunmehr als bekannt voraussetzend, gehe ich gleich zu zweiten Teile der Aufgabe über. Hat man also den zu extrahierenden Fremdkörper glücklich gefunden und richtig eingestellt, so wird man, da sich zunächst in der Regel bloß ein kleiner Teil des Fremdkörpers (Prothese) dem Auge präsentiert (ein Zahn mit einem Stückchen der Kautschukplatte oder nur eine Goldklammer allein) stets dankbar die unschätzbare Unterstützung anerkennen, die eine vorhergegangene gute Röntgenaufnahme bezüglich der sofortigen Orientierung leistet. Ohne sie bliebe man ganz im Unklaren darüber, wie sich die *nicht sichtbaren Teile der Prothese zur Wand der Speiseröhre verhalten.* Meist haben die Prothesen scharfe Klammern, die sich in die Oesophagusmucosa bereits eingehakt haben oder die vielleicht gerade so liegen, daß sie sich bei einem ganz geringen Zug an der Prothese nach oben eben erst in die Speiseröhrenwand einbohren müssen.

Gegebenenfalls sind, um ein Gebiß extrahieren zu können, daher vorerst zwei Bedingungen zu erfüllen: Die erste wäre die, das Gebiß aus seiner Fixation zu lösen und frei beweglich zu machen; die zweite, es in die günstigste Stellung zur Extraktion zu bringen, wobei man darauf bedacht sein soll, für das Extraktionsinstrument passende Angriffspunkte aufzusuchen. Jedenfalls muß man zuerst einmal den Fremdkörper so, wie er sich einstellt, anfassen, um durch einen vorsichtigen Zug an ihm *den Grad seiner Fixation in seiner Umgebung zu prüfen.* Hat man dabei nun die Empfindung, daß er zu fest sitzt und namentlich dem Zuge nach oben nicht nachgeben will, möge man zuerst versuchen, durch abermalige Cocain-Adrenalinapplikation das Gewebe möglichst gut zur Abschwellung und Entspannung zu bringen. Manchmal hat man damit insoferne Erfolg, als sich jetzt erst der Fremdkörper etwas drehen oder nach abwärts verschieben läßt.

Auf diese Verhältnisse haben EBSTEIN 1898, HACKER 1894, STOERK 1896 u. a. aufmerksam gemacht.

Eindringlich warnt G. KILLIAN 1899 *bei Gebissen vor jeglicher Gewaltanwendung* [1]. Gelingt es nicht durch Zurückschieben, Anfassen an verschiedenen Stellen oder durch Pendelbewegungen dem festsitzenden Fremdkörper die zur Extraktion nötige Lage zu geben, *dann ist die Ösophagotomie bei weitem der bessere Weg.* Wenn man aber dem Rate KILLIANS folgt und den Fremdkörper zunächst nach abwärts drängt, was in der Regel doch gelingt, so kann man damit die gegebenenfalls vorhandenen Häkchen zum Aushaken bringen, eine zangengerechte Position erreichen und nun die Extraktion anschließen.

Auch L. COLLIDGE und A. EWART 1919 raten, wenn die ösophagoskopische Entfernung eines Fremdkörpers aus der Speiseröhre auf unüberwindliche Schwierigkeiten stößt, eher zur Ösophagotomie als durch Gewaltanwendung eine Perforation oder Zerreißung der Speiseröhre zu riskieren.

v. HACKER teilte mir im Oktober 1922 auf eine briefliche Anfrage mit, daß sich bei seinen 102 Fremdkörperfällen 80 Fremdkörper im *normalen* Oesophagus fanden. An diesen gelang die ösophagoskopische Fremdkörperextraktion 69mal und 11mal nicht. Bei 22 Fremdkörpern in *Speiseröhrenstrikturen* war die Extraktion 21mal erfolgreich, während sie einmal nicht zum Ziele führte. *Demnach gelang in 102 Fremdkörperfällen die ösophagoskopische Entfernung 90mal, i. e. in 88,1%.* Erklärend bemerkt HACKER: „*Die Extraktion gelang nicht bzw. wurde sie wegen Gefahr einer schweren Oesophagusverletzung nicht weiter forciert in 12 Fällen, i. e. 11,7%. Ich bin dagegen, solche Körper mit Gewalt und möglicher Verletzung des Oesophagus durchaus entfernen zu wollen.* Es können daher alle diese Fälle nicht gerade als Versager der Ösophagoskopie aufgefaßt werden."

Dieser Standpunkt v. HACKERS ist ein gewiß beherzigens- und nachahmungswerter.

In einer Diskussion zu SCHUBIGER bemerkt NAGER 1922, daß einmal gleich im Anschluß an eine schwierige Gebißentfernung unter den Augen des Operateurs ein mächtiges Hämatom der Oesophaguswand mit Beteiligung des Larynxeinganges auftrat, so daß wegen Erstickungsgefahr tracheotomiert werden mußte. Das Hämatom schwand wohl recht bald, doch kam der Kranke infolge Sepsis ad exitum. Sektion: Perforation des Oesophagus in die Lungen. NAGER warnt daher vor jeglicher Gewaltanwendung bei Gebissen. Lieber soll man eine Ösophagotomie machen.

Endlich erinnere ich an die von HAJEK 1920 mitgeteilte komplizierte Ösophagotomie, bei welcher Beobachtung ich zuerst ein eingeklemmtes Gebiß auf ösophagoskopischem Wege vergeblich zu extrahieren versuchte.

In anderen Fällen bringt man den auf die angegebene Weise mobilisierten und tiefer gelagerten Fremdkörper beim Extraktionsversuche immer wieder nur bis zur ursprünglichen Einklemmungsstelle zurück, wo er sich abermals verankert (CHIARI 1918, GUTHRIE 1919). In beiden Fällen führte nur die Ösophagotomie zum Ziele. Für solche, gewiß nicht häufige Vorkommnisse ist es im Rahmen einer Beschreibung unmöglich, das für sie jeweilig richtigste therapeutische Verfahren anzugeben, *da sich die ösophagoskopische Technik niemals aus einem Buche wird erlernen lassen.* In komplizierten Situationen wird daher der geübtere und erfahrenere Untersucher mit irgendeiner Kleinigkeit, einem Handgriff usw. noch zum Ziele kommen können, während der weniger Geübte bereits viel früher weitere Extraktionsversuche als aussichtslos und gefährlich unterlassen wird. Das ist auch ganz recht und zweifellos besser, als etwas riskieren zu wollen. Außerdem bedarf es für kompliziertere Fälle einer größeren Apparatur, über die auch nicht jeder verfügen ,wird.

Querverkeilte Knochen, Gebisse usw. können, wenn der bisher beschriebene Weg nicht zum Ziele führt, noch auf folgende Weise unblutig zu mobilisieren versucht werden:

---

[1] Welche schwere Verletzungen bei Anwendung roher Gewalt gesetzt werden können, zeigt besonders der von H. KILLIAN 1922 beschriebene Fall 17.

1. *Mit Hilfe der Allgemeinnarkose*, durch welche der die Fremdkörperextraktion erschwerende Kontraktionszustand der in Betracht kommenden Muskulatur behoben wird;

2. durch die Anwendung des *Dilatationsösophagoskops* nach Guisez oder Brünings (Abb. 16) oder anderer dilatierender Verfahren (pneumatische Ösophagoskope [Ach, Brünings]), sei es in Lokalanästhesie oder in Narkose;

3. durch die Anwendung verschiedener *Zertrümmerungsinstrumente* (Zange von Makkas 1908, Schere von Moore 1910, Zange nach Kahler 1910) (Abb. 17);

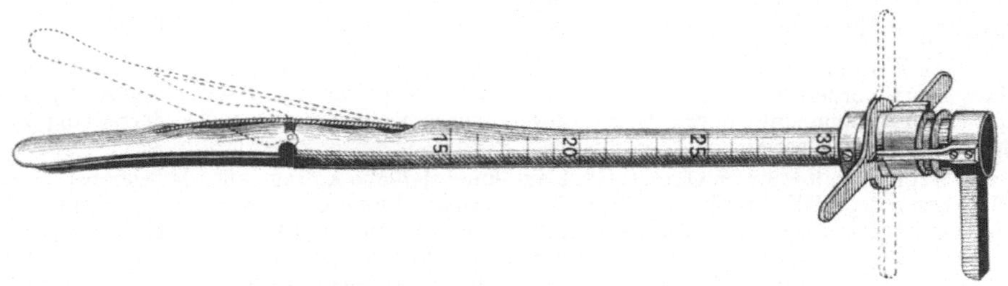

Abb. 16. Dilatationsösophagoskop. (Nach Brünings.)

4. durch die *galvanokaustische Zerschneidung* (Mikulicz 1901, Gottstein 1901, Killian 1900);

5. durch das *Abdrängen des Fremdkörpers in den Magen*. (Der Modus 3—5 kann ebenfalls entweder unter Lokalanästhesie oder in Narkose versucht werden.)

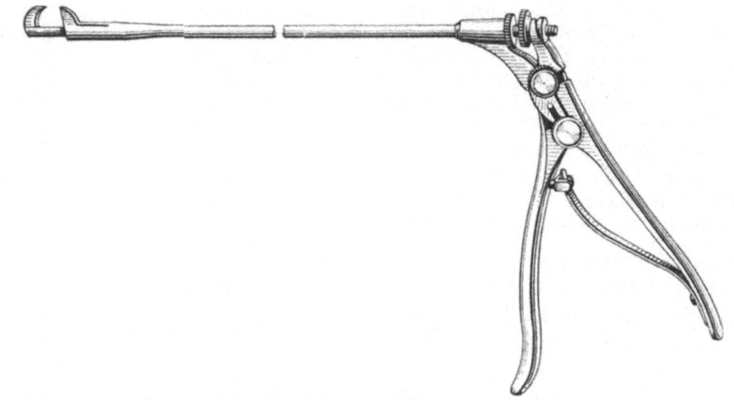

Abb. 17. Zange zur Fremdkörperverkleinerung.

ad 1. Querverkeilte, größere Gegenstände mit rauher, scharfer, verletzender Oberfläche überdehnen die Oesophaguswand oft recht beträchtlich, so daß *die Dehnung als solche schon fixierend wirken muß*. Im Fremdkörperbett kommt es außerdem zu einer krampfhaften Muskelkontraktion, welche die Umklammerung noch erhöht (vgl. Kapitel 3). Wenn sich nun zum Überdruß außerdem scharfe Kanten und Ränder vorfinden, ist es erklärlich, daß ein solcher Gegenstand unverrückbar festsitzen muß. Trotzdem ändern sich, wenn nun narkotisiert wird, die Verhältnisse recht wesentlich, denn man erlebt es immer wieder, daß ein früher vollkommen unbeweglich festsitzender Fremdkörper infolge der nunmehr eingetretenen, allgemeinen Erschlaffung der Gewebe doch hinlänglich beweglich wird, um die Extraktion mit Erfolg durchführen zu können (Schlemmer 1920, Schmiegelow 1902).

Der Fremdkörper wird aus dem gleichen Grunde auch besser sichtbar. Man kann die Zange dann an das eine Ende anlegen und dabei gleichzeitig die Oesophaguswand in der Gegend des anderen Fremdkörperendes mit dem Tubus abdrängen, wobei das Rohrende dem Gebiß entlang zu führen ist. Zieht nun die Zange an dem einen Fremdkörperende *nach oben*, während am anderen das Spatelrohr einen gelinden Druck *in der entgegengesetzten Richtung* ausübt, kann durch die so bedingte drehende Bewegung des Fremdkörpers eine bessere Einstellung desselben erreicht werden, so daß er nun ohne Schwierigkeiten dem Zug der Zange nach oben zu folgen vermag.

ad 2. *Dilatationsösophagoskope* haben BRÜNINGS und GUISEZ konstruieren lassen. Diese Instrumente lassen sich durch geeignete Vorrichtungen im eingeführten Zustande spreizen, wodurch gegebenenfalls eine Mobilisierung eines festsitzenden Körpers zu erreichen ist. Beide Autoren haben mit ihren Instrumenten gute Erfahrungen sammeln können, doch ist zu bemerken, daß *diese Methode nur auf Dehnungszustände mittleren Grades beschränkt bleiben muß.* Bei den Fällen von H. KILLIAN 1922 versagte die Dilatation zweimal. Für schwere Fälle ist sie nicht anzuraten; es sind dann eher die Methoden der Zerkleinerung des Fremdkörpers am Platze. Seinerzeit wurden von HENLE und ROSENHEIM (zit. nach BRÜNINGS-ALBRECHT 1915) Versuche mit Aufblähung des Oesophagus gemacht. Doch haben diese Bemühungen zu keinem dauernden Erfolg geführt und wurden deshalb wieder verlassen. BRÜNINGS hat auf die möglichen Gefahren und Fehler dieser Methode hingewiesen. (Vgl. das Kapitel „Ösophagoskopie".)

Das von ACH 1908 analog den Rektoskopen gebaute Ösophagoskop gestattet ebenfalls eine Aufblähung der Speiseröhre und wurde von diesem Autor mit Erfolg angewendet; dasselbe gilt vom pneumatischen Ösophagoskop von BRÜNINGS.

ad 3. MAKKAS 1908 (Klinik GARRÉ, Bonn) konstruierte ebenso wie KAHLER 1909 eine Gebißzertrümmerungszange, welch letztere sich von der durch MAKKAS angegebenen durch ihre relativ zierliche Form auszeichnet und dabei doch eine große Kraftentfaltung gestattet.

Um diese Instrumente anwenden zu können, ist es immer unerläßlich notwendig, sie sicher um den Fremdkörper herumzuführen und dabei die Gewißheit zu haben, beim Schließen der Branchen die Mucosa nicht gleichzeitig zu zerquetschen.

In einer solchen Situation habe ich mich einmal dazu entschlossen, die ösophagoskopische Extraktion zugunsten der operativen Methode zu unterlassen, *weil erstens nicht zu sehen war, was die KAHLERsche Zange im entscheidenden Augenblicke des Zangenschlusses noch alles mitverletzen würde,* und zweitens weil es ungewiß blieb, *wo* und *in welcher Richtung* die Prothese beim Schließen der Zangenbranchen „*brechen*" werde. Wie erwähnt, konnte HAJEK diese Prothese durch Ösophagotomie auch nur unter Überwindung wesentlicher Schwierigkeiten aus ihrer Umklammerung lösen.

GAY FRENCH 1920 gelang es, eine unbeweglich im Oesophagus eingeklemmte Prothese mit der MOOREschen Schere zu durchschneiden, worauf die Entfernung der einzelnen Teile leicht gelang. GUISEZ berichtet 1910 über die Extraktion einer Zahnprothese, die erst nach deren Zerstückelung möglich war, ebenso zerschnitt IMPERATORI 1921 einen festsitzenden Kragenkopf.

ad 4. MIKULICZ 1901 benützte zur Zerkleinerung einer Prothese ein von ihm konstruiertes galvanokaustisches Messer und auch GOTTSTEIN 1901 hat auf galvanokaustischem Wege ein Gebiß zerteilen und die einzelnen Stücke hernach entfernen können. In einem verzweifelten Falle gelang es bekanntlich KILLIAN 1900 den Draht einer galvanokaustischen Glühschlinge um eine festsitzende Prothese an der Kardia herumzubringen, die Gebißplatte durchzubrennen, so daß sich nun die beiden Anteile *acht Wochen nach dem Verschlucken* unschwer einzeln per os entwickeln ließen.

Ich muß mich hier der Ansicht von BRÜNINGS vollkommen anschließen, der sagt, daß *die mangelhafte Übersicht beim Gebrauch aller dieser Hilfsinstru-*

mente nicht unbedenklich ist. Es kann bei der Anwendung zerbrechender Zangen die Neigung der Fremdkörper, gewaltsam zu kippen, von unangenehmsten Folgen begleitet sein, desgleichen die Möglichkeit ihrer Splitterung mit schlimmen Konsequenzen für die Oesophagusmucosa (BRÜNINGS).

Die bis jetzt beschriebenen Möglichkeiten, in ganz schwierigen Fällen doch noch auf unblutigem Wege zum Ziele zu kommen, sind — von der Einleitung einer Allgemeinnarkose abgesehen — sehr seltene Vorkommnisse und hinsichtlich ihres erfolgreichen Gelingens meist von ganz kleinen Zufälligkeiten abhängig, so daß sich bezüglich der jeweilig besten Therapie nichts Bestimmtes sagen läßt. Daher muß die Entscheidung stets der persönlichen Erfahrung des Endoskopikers überlassen bleiben, der rechtzeitig wissen muß, wieweit er im speziellen Falle seine Bemühungen forcieren darf. *Wie im Verlaufe der Auseinandersetzungen schon wiederholt betont wurde, soll man lieber auf den Extraktionserfolg per os verzichten, als eine schlimme Komplikation riskieren.*

ad 5. Ich sagte früher, daß man in schwierigen Fällen dem Rate KILLIANs folgend, versuchen müsse, den Fremdkörper unter Leitung des Auges nach abwärts zu schieben, was oft erstaunlich leicht und gut gelingt. Tritt nun der Fall ein, daß der Fremdkörper immer nur bis zur Stelle der ersten Einklemmung, aber nicht höher herauf gehoben werden kann, so ist es wohl das allereinfachste, wenn auch nicht idealste Verfahren, *ihn in den Magen abzudrängen und sich nachher durch Röntgen sofort zu überzeugen, ob dies auch tatsächlich gelungen ist.* Im Magen ist jeder Fremdkörper unter allen Umständen für den Patienten gefahrloser und sicherer aufgehoben, wie in der Speiseröhre. Bis zu seinem natürlichen Abgang kann man den verschluckten Gegenstand jederzeit mit Röntgen kontrollieren und ihn, sollte es dabei Schwierigkeiten geben, unter wesentlich günstigeren Umständen und mit einem viel geringeren Risiko operativ entfernen wie aus dem Oesophagus.

Das Abdrängen eines Fremdkörpers unter Leitung des Auges in den Magen wurde von einer Reihe von Autoren mit Erfolg durchgeführt:

BATSCH 1901, GUISEZ 1922 (von 153 Fällen 30mal), KERNAN 1921, LACK 1918, LEEGAARD 1918, MARSCHIK 1909, ST. CLAIR THOMSON 1918, SCHLEMMER 1920, SCHMIEGELOW 1922, SENDZIAK 1913, SOAGE 1913, TRAVER 1904.

Alle die genannten Autoren kamen dann mit der seit alters her bewährten Kartoffelkur zum Ziele. *Demnach kann man nach den ganz gleichlautenden Erfahrungen einer großen Anzahl von Autoren bei großen und verletzenden Fremdkörpern die Hauptgefahr als beseitigt ansehen, wenn der verschluckte Gegenstand einmal im Magen ist.*

TRAVER 1904 schob sogar bei einem neun Monate alten Kinde eine offene Sicherheitsnadel aus dem unteren Oesophagusteil in den Magen, von wo sie sich leicht operativ entfernen ließ. Heilung.

Es braucht wohl nicht erst betont zu werden, daß das *Abdrängen eines Fremdkörpers in den Magen stets nur während einer Ösophagoskopie, also unter Augenkontrolle, geschehen darf,* und daß dieses Vorgehen *nicht* wie BRÜNING [1] dies auffaßt, *mit dem blinden Hinabstoßen vergleichbar ist,* was selbstverständlich als Kunstfehler zu qualifizieren wäre.

Durch das Hinabgleitenlassen eines nach oben nicht entwickelbaren Fremdkörpers wird nur das wirklich gewollt, was so und so oft ohne unseren Willen von selber eintritt. Der so einfache Ausweg ist daher ein durchaus

---

[1] Ich mache, wie bereits 1920, zur Vermeidung von Mißverständnissen neuerdings *auf die große Ähnlichkeit der Namen zweier Autoren aufmerksam*: F. BRÜNING, während des Krieges kgl. preuß. Sanitätsmajor und Chefchirurg einer chirurgischen Abteilung in Konstantinopel, und Prof. W. BRÜNINGS, Direktor der laryngo-rhinologischen Klinik in Greifswald, ein Schüler KILLIANs.

unbedenklicher und unschädlicher Eingriff, der, lege artis ausgeführt, niemals Schaden stiften kann.

Wie erwähnt, stellt das Gebiß den Typus der schwierigen Fremdkörperextraktion aus dem Oesophagus dar, doch gilt das Gesagte natürlich in gleicher Weise auch für größere Knochen und unregelmäßige Körper aller Art. Bei *kleinen Knochensplittern*, Nadeln, Fischgräten sowie ähnlichen schwer auffindbaren Körpern *beginnt indessen das Problem der Fremdkörperentfernung nicht erst bei der Extraktion, sondern bereits bei der Auffindung derselben.* Handelt es sich um röntgenologisch schattengebende Körper, die bloß von geschwollener Schleimhaut rings umwulstet sind, so daß sie sich vorerst den suchenden Augen entziehen, so kann insbesondere von einem weniger geübten Untersucher *die Ösophagoskopie mit der Röntgenuntersuchung erfolgreich kombiniert werden.*

BOWEN hat dies bereits 1911 vorgeschlagen und auf diese Weise eine größere Anzahl von Fremdkörperextraktionen mit Erfolg ausführen können. In letzter

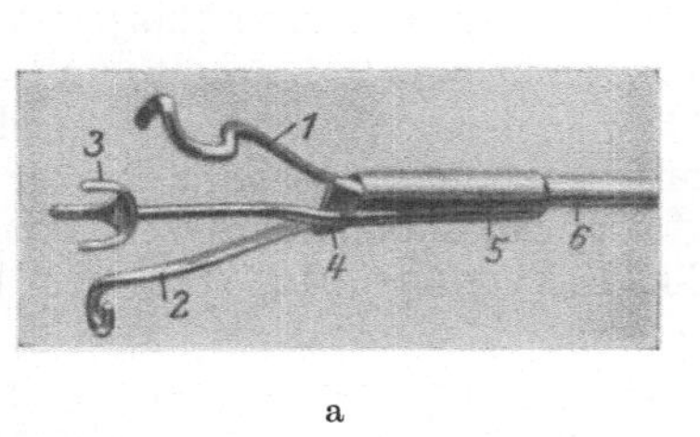
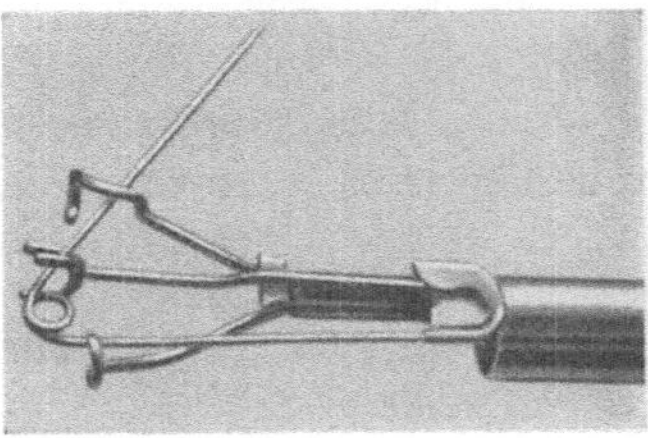

a   b

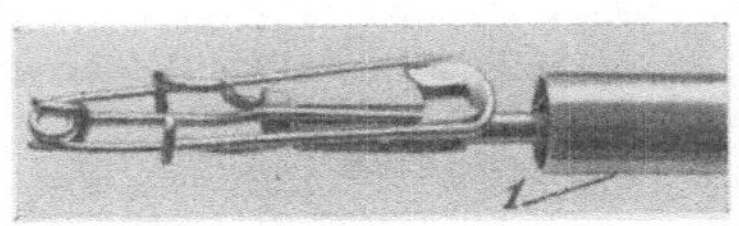

c

Abb. 18. SCHLEMMERS Instrument zur Schließung und Extraktion von offenen Sicherheitsnadeln aus dem Oesophagus: a) 1 oberer S-förmig gebogener Schenkel der Faßzange, 2 unterer einfach gebogener Schenkel der Faßzange, 3 dreizinkiges, drehbares, distales Ende der Stützgabel, 4 Querbälkchen der Stützgabel, 5 proximales, röhrenförmiges Ende der Stützgabel. b) Normales Zangenrohr, wie es für die bekannten Ansätze von BRÜNINGS verwendet wird. c) 1 Ösophagoskop (das distale Ende eines Verlängerungsrohres).

Zeit hat neuerdings SGALITZER 1920/21 wiederum die Aufmerksamkeit auf diese Kombination von Ösophagoskop und Röntgenapparat gelenkt und *er läßt dem auf dem Trochoskop ruhenden Kranken das Ösophagoskop einführen* und dieses unter Röntgenkontrolle so lange vorschieben, bis der Beobachter die Kuppe des Spatelrohres als knapp oberhalb des Fremdkörpers befindlich avisiert. Wenn nun die auf solche Art angegebene Stelle einer sehr genauen Inspektion unterzogen wird, dann muß, sofern ein Fremdkörper nicht schon paraösophageal oder in einem Bronchus liegt, die Auffindung desselben im Oesophagus möglich sein. Der Geübte wird indessen zur Ösophagoskopie die Unterstützung durch den Röntgenapparat meist entbehren können, da selbst bei kleinen und sehr unscheinbaren Fremdkörpern die Veränderungen, die derselbe an der Schleimhaut hervorruft, wohl erkennbar sein werden und vom Untersucher verwertet werden müssen. Er wird das Rohr dann einfach nicht weiter schieben, sondern durch eine entsprechende Drehung des Handgriffes die Stelle, an der der Fremdkörper sitzt, tatsächlich zur Ansicht bringen können.

Besondere Schwierigkeiten bereiten oft *verschluckte Sicherheitsnadeln,* wenn die freie Spitze oralwärts sieht.

Das hier zu lösende Problem liegt hier vor allem im Schließen der offenen Sicherheitsnadel in situ. Die nachfolgende Extraktion ist dann immer sehr einfach und leicht durchführbar.

Zu diesem Zwecke wurden von den einzelnen Autoren verschiedene Behelfe angegeben bzw. spezielle Methoden der Schließung der Nadel in der Speiseröhre ersonnen (Collidge 1905, Jackson 1908 und 1924, Mosher, Leriche 1908, Stilmann 1906, Mac Coy 1909, Arrowsmith, Hubbard, Struycken 1922, v. Eicken 1923, Wagener 1923).

Ich habe 1923 ein eigenes Instrument konstruieren lassen, das sich an das gewöhnliche Zangenrohr ebenso wie die Brüningsschen Ansätze anschrauben läßt (siehe Abb. 18).

Außerordentliche Schwierigkeiten bietet bisweilen die Auffindung von Gräten und Nadeln, wenn dieselben tief im Gewebe stecken und die Schleimhaut nur an einer winzigen Stelle ein gelblichweißes, eben sichtbares Pünktchen aufweist (vgl. S. 362). Wegen der Kleinheit der Verhältnisse bzw. wegen der Kürze der seit dem Unfalle verstrichenen Zeit wird sich manchmal nicht einmal mit Sicherheit sagen lassen, ob in der „*Wand*" der Speiseröhre ein Fremdkörper steckt oder nicht. In solchen seltenen Fällen führt oft nur eine wiederholte und recht mühsame Untersuchung zum Ziele. Gibt Röntgen einen positiven Aufschluß, muß sofort operiert werden. Bisweilen kommt es innerhalb ganz kurzer Zeit zum Absceß in der Oesophaguswand, der auf ösophagoskopischem Wege inzidiert werden kann (Guisez 1922, Herzog 1920, Hölscher 1912, Jacques 1913, Moure und Got 1921).

Guisez 1922 beobachtete am sechsten Tage nach dem Steckenbleiben einer Fischgräte im Anfangsteil des Oesophagus, daß bei der Rohreinführung aus einer Stelle der Speiseröhrenhinterwand tropfenweise Eiter abquoll. Auf diese Weise verriet sich der Sitz des Fremdkörpers. Der Absceß wurde mit schneidenden Zangen eröffnet, was jedoch *den fatalen Ausgang der Septikopyämie nicht verhindern konnte.*

Ich persönlich halte die Eröffnung von Abscessen der Speiseröhre auf endoskopischem Wege nur dann für sicher, wenn im Anschlusse daran von außen der Oesophagus freigelegt wird (kollare Mediastinotomie s. S. 393; vgl. auch das folgende Kapitel), ein Standpunkt, der durch die Arbeit von W. Minnigerode 1923 ganz besonders gestützt wird.

d) Einiges über die Wichtigkeit der Weiterbeobachtung von Patienten, denen auf ösophagoskopischem Wege ein Fremdkörper entfernt wurde. Oesophagusverletzungen gelegentlich einer endoskopischen Fremdkörperextraktion. Über die Gefahren der Fremdkörperösophagoskopie.

Die Patienten, denen man aus der Speiseröhre einen Fremdkörper mit Erfolg extrahierte, müssen mindestens während der nächsten Woche in Evidenz gehalten werden. Es ist ihnen nachdrücklichst einzuschärfen, sich sofort wieder vorzustellen, wenn

1. *Fieber* oder *stärkeres Krankheitsgefühl* auftreten,

2. die *Schlingbeschwerden*, die zum Bilde eines eingeklemmten Speiseröhrenfremdkörpers gehören, *nicht rasch abklingen*, sondern eine *wesentliche Steigerung erfahren* und

3. *Schmerzen* oder *Weichteilschwellungen außen am Halse* hinzukommen sollten (vgl. das Kapitel „Symptomatologie").

Es soll hier, weil es für den weiteren Krankheitsverlauf vollkommen unwesentlich ist, zunächst gar nicht darüber diskutiert werden, ob eine nach einer ösophagoskopischen Fremdkörperextraktion auftretende Verschlimmerung des Allgemeinzustandes die *Folge der Ösophagoskopie ist, oder ob schon vor derselben eine Verletzung der Speiseröhrenwand bestand,* die nicht abheilte, sondern weitere Komplikationen verursachte. *Wichtig ist bloß, daß man weiß, daß nicht alle Fremdkörperextraktionen reaktionslos ablaufen müssen,* und daher *rechtzeitig* Vorkehrungen trifft, um durch einen ungewöhnlichen Verlauf nicht überrascht zu werden.

Ich habe in meiner Arbeit 1920 fünf hierhergehörige Fälle beschrieben und auch die 18 von H. KILLIAN 1922 genau mitgeteilten Beobachtungen illustrieren in sehr anschaulicher Weise die üblen Folgen, die immer dann eintreten, wenn entweder zuviel Extraktionsversuche vorangingen, oder wenn der richtige Moment zum operativen Eingreifen, selbst bei gelungener und nicht schwieriger ösophagoskopischer Fremdkörperextraktion versäumt wurde.

Wie es sich gleich später zeigen wird, ist manchmal eben die *Ösophagoskopie allein nicht hinreichend,* um zum gewünschten Ziele zu kommen. Daher ist es von ganz besonderer Wichtigkeit, immer die Grenzen zu kennen bzw. im Auge zu behalten, bis zu welcher man seine ösophagoskopischen Extraktionsversuche fortsetzen darf. Sieben vergebliche Bemühungen, wie im Falle 2 von H. KILLIAN, sind, wie dieser Autor mit Recht betont, ganz gewiß zu viel.

Aber noch bedeutungsvoller wie das Festhalten dieser Grenze ist das Gefaßtsein auf Komplikationen, die bei schwierigen Fällen im Laufe der nächsten Tage immer auftreten können. Die für den Kranken oft entscheidende Wichtigkeit einer sehr exakten Weiterbeobachtung kann deshalb nicht nachdrücklich genug betont werden, denn nur sie ermöglicht es uns in einer beträchtlichen Anzahl von Fällen, schwere Komplikationen noch mit Sicherheit abzuwenden; gelegentlich wird man allerdings auch mit einer rechtzeitig vorgenommenen Operation von außen zu spät kommen, weil manchmal Fremdkörperfälle von allem Anfang an schon ungünstig verlaufen und unter hohem Fieber und septischen Symptomen rasch zum Tode führen.

Es muß auch daran erinnert werden, daß eine mediastinale Infektion, sei diese nun die Folge einer Fremdkörperverletzung durch die Ösophagoskopie oder auch ohne eine solche entstanden, bisweilen *symptomlos* verlaufen kann (vgl. auch MINNIGERODE 1923).

MACKENZIE konstatiert 1915, daß es leider oft unmöglich ist, im voraus zu bestimmen, wann man von außen operieren soll und auch EICKEN sah 1914 bei einem Fall *leider kein Anzeichen dafür vorhanden,* daß es sich um eine Mediastinitis gehandelt hat. Der Fall von MARTIN 1918, der am achten Tag nach der Verletzung des Oesophagus durch Fremdkörperpassage infolge Mediastinitis tödlich endete (S. 341, Anmerkung), sei hier neuerdings in Erinnerung gebracht; ebenso die zwei Beobachtungen von SEIFFERT 1922 (S. 360). Ähnliches lag vielleicht auch in den Fällen von PATERSON 1918 und TILLEY 1919 vor. Ersterer verlor eine Patientin sechs Tage nach erfolgreicher Fremdkörperextraktion an Sepsis, letzterer einen Kranken 48 Stunden nach einer einfachen Gebißextraktion. Beide Fälle waren mit Sonden und Schlundstößern vorbehandelt. Die mitgeteilten Krankengeschichten gestatten jedoch kein Urteil darüber, ob nicht während der Beobachtungszeit doch Symptome bestanden, die auf eine *beginnende Mediastinitis hätten bezogen werden müssen.* Ein allzu langes Zuwarten ist, wie wiederholt betont, in Anbetracht des stets unberechenbaren Verlaufes bei Speiseröhrenverletzungen immer höchst gefährlich [1].

Symptomlos verlaufende Mediastinitiden, wie sie v. EICKEN, MINNIGERODE und MACKENZIE sahen, sind indessen ebenso seltene Vorkommnisse wie symptomlos verlaufende Speiseröhrenfremdkörper. Man wird *bei aufmerksamer Beobachtung*

---

[1] GLAS ist 1919 in einer Diskussion zu HOFER der Meinung, daß die *Ösophagotomie in manchen Fällen auch nach längerer Einklemmungszeit nicht zu spät kommt,* weil „sein" Fall am 11. Tag nach der Verletzung der Speiseröhre noch mit Erfolg operiert werden konnte. Dieser Schluß ist nach unseren Erfahrungen unrichtig; denn *dieser einzelne* Fall zeigt bloß, daß es so sein *kann,* nicht aber, daß es *immer so sein muß.* Es war *lediglich ein glücklicher Zufall,* daß diese Frau nicht schon früher an den Folgen ihrer Speiseröhrenverletzung zugrunde ging, sondern durch die Operation am Leben erhalten werden konnte. *Irgendwelche Schlüsse dürfen daher aus einer so vereinzelten Beobachtung nicht gezogen werden.*

fast immer mit der Operation (Mediastinotomie) zur rechten Zeit kommen und in der angegebenen Weise (siehe S. 399) imstande sein, den schweren Krankheitszustand *unter Vermeidung der Ösophagotomie* in einer für den Patienten schonenderen Art zu beherrschen.

Werden aber Fälle mit offenkundiger Perforation nicht oder zu spät operiert, so enden sie sicher letal (F. Wilsons Beobachtung 1921).

Zur *Frühdiagnose der Mediastinitis* nach Fremdkörperverletzung der Speiseröhre insbesonders des oft palpatorisch nicht nachzuweisenden Emphysems hat Minnigerode 1923 auf die unbedingte Notwendigkeit aufmerksam gemacht, jeden irgendwie komplizierten Fall von Hypopharynx- bzw. Oesophagusfremdkörper einer möglichst schon am ersten Tage einsetzenden *fortlaufenden röntgenologischen Kontrolle* der Halsgegend zu unterziehen, und belegt diese Forderung mit einigen sehr instruktiven und aufklärenden Abbildungen.

Huizinga und Keijser, die die Erfahrungen Minnigerodes an mehreren Fällen bestätigen konnten, stellen dieselbe Forderung.

Die *Gefahren der Fremdkörperösophagoskopie* (vgl. auch das Kapitel „Ösophagoskopie", S. 36). — Rydygier hat 1909 über eine Speiseröhrenverletzung während einer Ösophagoskopie berichtet.

Es handelte sich um ein verschlucktes spitzes Knochenstück und um das Auftreten einer stärkeren Blutung während der endoskopischen Untersuchung, weshalb sie unterbrochen wurde. Am folgenden Tag Exitus. Sektion: Perforation der Aorta. *Es ist nicht erwähnt, ob eine palpatorische oder eine okulare Rohreinführung stattgefunden hat.* Bei ersterer wäre eine solche Komplikation durchaus im Bereiche der Möglichkeit liegend und *haben wir deshalb die palpatorische Rohreinführung zumindesten bei Fremdkörperverdacht in der Speiseröhre widerraten.*

Nach einer palpatorischen Rohreinführung und infolge des nachher stattgehabten Lagewechsels hat auch Kahler 1909 eine Speiseröhrenverletzung gelegentlich einer therapeutischen Ösophagoskopie beobachtet. *Seit jener Zeit wird an der Wiener Klinik ausschließlich mit offenen Rohren untersucht.*

Über Unglücksfälle bei der therapeutischen Ösophagoskopie machen noch Mitteilung: Eicken 1914 in Kiel; Güttich bemerkte in der Diskussion, daß auch er einen solchen Fall beobachten konnte. Auch Möller-Kopenhagen beschreibt 1914 eine tödlich verlaufene Oesophagusperforation nach einer Fremdkörperösophagoskopie bei einem zweijährigen Knaben, „weil die zulange fortgesetzten ösophagoskopischen Versuche eine Perforation hervorgerufen hatten". Das Kind wurde erst am folgenden Tage nach Auftreten eines Hautemphysems operiert.

Eicken hat 1917 aus seiner Klinik durch Haag eine weitere Beobachtung veröffentlichen lassen. Kader sah 1917 eine Fausse route nach einer Ösophagoskopie durch einen ungeübten Arzt mit Bildung eines Kanales periösophageal ins Mediastinum. Die Ösophagotomie entfernte die Münze, doch starb der Patient an Mediastinitis.

Laut brieflicher Mitteilung beobachtete Hacker 1922 bloß in *einem* Falle bei einer *Gesamtzahl von 102 Speiseröhrenfremdkörpern seit 1887 einen tödlichen Ausgang* nach einer therapeutischen Ösophagoskopie. Bei einem eingeklemmten Gebiß trat nach der von einem Assistenten ausgeführten Endoskopie ein Emphysem auf und konnte die sofortige Mediastinotomie den Prozeß nicht mehr zu Abheilung bringen. Auch Burger-Amsterdam (lt. briefl. Mitteilung) hat bei 53 glücklichen Fremdkörperextraktionen aus dem Oesophagus einmal einen Patienten einige Tage hernach an Verblutung aus der Carotis verloren. Es bestand schon während der Extraktion ein periösophagealer Absceß.

I. Moore berichtet 1918—1920 über eine nach einer Fremdkörperösophagoskopie entstandene Perforation ins hintere Mediastinum mit tödlichem Ausgang.

Es kann kein Zweifel darüber bestehen, daß während der Extraktion von verletzenden Gegenständen (Gebissen, spitze Knochen, Nadeln, Fischgräten u. dgl.) selbst bei größter Vorsicht gelegentlich Läsionen an der Speiseröhrenwand entstehen können. Die Erfahrung lehrt allerdings, daß solche Verletzungen fast immer abheilen, gerade so wie jene, die während des Verschluckens des Fremdkörpers bzw. während der Passage desselben durch die Speiseröhre an der Mucosa entstehen. Selbstverständlich trifft das nicht immer zu.

Ich erinnere neuerdings an die Mitteilung von Herzog 1920, bei welcher es lediglich nach Fremdkörperpassage zu einem Absceß in der Speiseröhre kam.

KAHLER teilte 1910 sogar zwei Todesfälle mit, die Kranke betrafen, welche nach dem Verschlucken eines Knochens bei der Ösophagoskopie keinen Fremdkörper, wohl aber ganz unbedeutende Schleimhauterosionen zeigten. Der eine Patient kam erst 14 Tage nach der ösophagoskopischen Untersuchung wieder in Beobachtung, als bereits ein ausgebreiteter periösophagealer Absceß bestand, der sich durch die Operation nicht mehr beherrschen ließ. Exitus an Lobulärpneumonie und Lungenabscessen.

Die zweite Beobachtung betraf eine Frau, die an einer Laugenessenzstenose der Speiseröhre litt. Sie verschluckte einen Knochen, der den Oesophagus ganz unbedeutend verletzte, bis zur Kardia war kein Fremdkörper zu sehen. Nach vier Tagen kam sie mit den Erscheinungen eines beiderseitigen Pyothorax zur Operation. Exitus infolge beiderseitiger fibrinös-eitriger Pleuritis (vgl. den Fall von H. STERNBERG 1920).

Es zeigt sich also, daß es auch nach ganz unscheinbaren Schleimhautverletzungen bei der Fremdkörperpassage zu den schwersten Folgezuständen kommen kann (H. KILLIANs Fall 11, 1922) und es ist daher völlig müßig, darüber zu diskutieren, ob, wenn im Anschluß an eine ösophagoskopische Fremdkörperextraktion tatsächlich eine schwerere Komplikation entsteht, dieselbe nun von einer Läsion *während der Ösophagoskopie ihren Ausgang nahm*, oder aber von einer Verletzung herrührte, die schon *vor derselben* durch den Fremdkörper während seines Verschluckens gesetzt wurde.

Selbst an der Klinik, an welcher doch schließlich auch ungeschulte Hände — allerdings unter entsprechender Führung — ösophagoskopieren, weil diese Kunst begreiflicherweise auch andere erlernen müssen, kam es während der letzten 10 Jahre bloß ein einziges Mal zu einer schweren Läsion des Oesophagus, die aber durch eine sofort angeschlossene Mediastinotomie wieder gut gemacht werden konnte. Auch bei den 18 von H. KILLIAN 1922 mitgeteilten kompliziert verlaufenen Fremdkörperfällen ist dreimal betont, daß mit dem Ösophagoskop eher zu viel als zu wenig versucht wurde, daß also die zu lange andauernde endoskopische Untersuchung für den Kranken von nachteiligen Folgen war.

Nach den übereinstimmenden Erfahrungen der maßgebenden Autoren sind die Gefahren der endoskopischen Fremdkörperextraktion, wie auch aus dem folgenden Kapitel eindeutig hervorgeht, recht geringe. Jedenfalls kommen sie im Vergleiche zu den Gefahren aller anderen Methoden nicht in Betracht und scheinen kaum größer zu sein, wie die Gefahren einer endoskopischen Untersuchung eines beliebigen Organs (Cystoskopie, Rektoskopie) überhaupt (vgl. Kapitel „Ösophagoskopie").

Wenn man sich vollends alle die möglichen Komplikationen vor Augen hält, denen ein Patient mit einem eingeklemmten Speiseröhrenfremdkörper entgegengeht und gegen diese Unsumme von Gefahren das Risiko einer therapeutischen Ösophagoskopie vergleicht, muß man sie wohl als das viel kleinere Übel bezeichnen, das schließlich jeder wählen kann, den das Unglück trifft, einen Fremdkörper in seine Speiseröhre zu bekommen.

Von den „Gefahren" der Fremdkörperösophagoskopie müssen jedoch die „Komplikationen" unterschieden werden, die im Anschlusse an komplizierte Fremdkörpereinklemmungen möglich sind (vgl. Kapitel 3); dieselben haben mit der Ösophagoskopie als solcher natürlich nichts zu tun. Bei der Behandlung dieses Zustandes *bildet die endoskopische Fremdkörperextraktion ja nur eine Phase der Therapie*, gleichsam den ersten erfolg- und aussichtsreichen Schritt zur sicheren Ausheilung. Mit der Entfernung des schuldtragenden Fremdkörpers ist nun, wie erwähnt, durchaus nicht immer alles gemacht, was zur Erreichung des Status quo notwendig ist. Dazu gehört in manchen Fällen noch die gewissenhafte und exakte Weiterbeobachtung, eventuell eine rechtzeitig vorzunehmende Operation von außen (vgl. das Kapitel „Die blutigen Operationen"). *Geht ein solcher Fall nun schlecht aus, weil der schuldtragende Fremdkörper wohl auf endoskopischem Wege entfernt wurde, aber die notwendige Operation von außen unterblieb, so darf dieser schlimme Ausgang der Endoskopie nicht zur Last gelegt werden.*

Auf Grund der vorliegenden Erfahrungen kann also gesagt werden, daß die *Mortalität eingeklemmter Speiseröhrenfremdkörper* unter der Voraussetzung, daß sie nicht vorher sondiert oder mit den Blindlingsmethoden vorbehandelt wurden und nicht allzuspät zur endoskopischen bzw. operativen Behandlung kommen, eine *außerordentlich geringe* ist (siehe später).

Demgegenüber muß allerdings betont werden, daß auch die Anzahl der Verletzungen nach einer Fremdkörperösophagoskopie ohne Zweifel eine größere sein dürfte als wie dies nach den vorliegenden Berichten den Anschein hat. Mißerfolge publiziert niemand gerne, wiewohl man gerade aus ihnen das meiste lernen könnte.

Es wurde schon früher betont, daß die Ösophagoskopie ein schwieriges Verfahren ist. *Sie ist aber bei eingeklemmten Speiseröhrenfremdkörpern der einzig sichere und verläßliche Weg*, um den Kranken rasch von allen möglichen Folgen seines gefährlichen Zustandes zu befreien. *Ganz besonders schwierig ist die endoskopische Fremdkörperentfernung bei Kindern wegen der Kleinheit und Zartheit der Verhältnisse.* Daraus ergibt sich bloß die Forderung, *daß nur ganz verläßliche Endoskopiker Kinder untersuchen und Fremdkörperextraktionen bei Kindern vornehmen sollen.* Man mache es sich jedenfalls zur Regel, *sofort* zum Messer zu greifen, wenn nach einer gelungenen ösophagoskopischen Fremdkörperextraktion nicht sehr bald wieder normale Verhältnisse zurückkehren oder wenn während einer endoskopischen Untersuchung tatsächlich ein Unfall vorkommen sollte.

Seiffert rät 1921 selbst beim Fehlen anderer Symptome zur sofortigen Operation, wenn sich nach einer Fremdkörperextraktion *bloß Fieber* einstellt. Er belegt diese Mahnung mit zwei Beobachtungen, deren eine infolge *Perforation eines großen periösophagealen Abscesses in den Ductus thoracicus* letal endete. Der im Anschluß an einen verschluckten Gegenstand sich entwickelnde, bis in den Thorax hineinreichende Absceß wurde zu spät von außen eröffnet.

In einer Diskussionsbemerkung zu Coakley 1914 nennt es Ch. Jackson ein Verbrechen, wenn man das Ösophagoskop mit Gewalt einführt. *Die Ösophagoskopie zum Zwecke der Fremdkörperextraktion muß denen überlassen bleiben, die darin Erfahrung besitzen.* „Viele Fälle werden moribund in die Spitäler eingebracht, wenn vorher von unerfahrener Seite vergebliche Versuche gemacht worden waren, einen Fremdkörper zu entfernen." In einem Falle hatte der Operateur versucht, *einen Teil des Halswirbels des Patienten zu entfernen (!)*, in einem anderen stieß der Operateur das Ösophagoskop ins Mediastinum.

Daß Derartiges vorkommen kann, ist gewiß sehr bedauerlich, darf jedoch keinesfalls der Ösophagoskopie zur Last gelegt werden. Ebensolche Scheußlichkeiten geschehen, wenn Unberufene am Werke sind, schließlich bei allen Eingriffen am Menschen. Ich erinnere nur an das, was die Gerichtsärzte vom Kapitel Fruchtabtreibung zu erzählen wissen.

e) Über die Leistungsfähigkeit der Ösophagoskopie zur Entfernung von Fremdkörpern aus der Speiseröhre. Prognose der Fremdkörperösophagoskopie.

In den letzten zwei Dezennien hat sich bei der stets fortschreitenden Vervollkommnung der ösophagoskopischen Technik sowie der endoskopischen Behelfe die Leistungsfähigkeit dieser Methode wohl derart verbessert, daß der Einwand Naumanns 1906 kaum mehr zurecht besteht.

Der genannte Autor verwies auf Grund der Erfahrungen von Starck, der damals bei 78 Gesamtbeobachtungen bereits 53 zum Teil sehr komplizierte und erfolgreich mit der Ösophagoskopie geheilte Fälle von Fremdkörpereinklemmung in der Speiseröhre zusammengestellt hatte, nachdrücklichst auf dieses aufblühende Verfahren, betonte jedoch, daß dasselbe einerseits technisch durchaus nicht einfach sei und selbst in der geübtesten Hand manchmal schon versagt hätte; andererseits wäre es nach dem Urteil der namhaftesten Endoskopiker in manchen Fällen von vornherein kontraindiziert, weshalb wohl der Ösophagotomie dauernd eine bedeutungsvolle Stelle neben der Ösophagoskopie zukommen werde.

Um nun über die heutige Leistungsfähigkeit der Ösophagoskopie bei der Behandlung eingeklemmter Speiseröhrenfremdkörper die beste Vorstellung zu bekommen, schien es mir am besten, im Wege einer Rundfrage an die großen

Spezialkliniken Deutschlands, der Schweiz, Hollands, der nordischen Länder bzw. an jene Autoren, die bereits ein großes Fremdkörpermaterial behandelt haben, Auskunft darüber zu erbitten [1]:

1. Wie viele Oesophagusfremdkörper in den letzten 10 Jahren behandelt wurden?

2. Wie oft, numerisch und in Prozenten ausgedrückt, die ösophagoskopische Fremdkörperextraktion gelang?

3. Wie viele Versager, Komplikationen, Ösophagotomien, Mediastinotomien bzw. Todesfälle infolge Ösophagoskopie es dabei gab?

Mit den in der Literatur bereits bekannten Zusammenstellungen [2] kamen auf diese Weise 39 Berichte zustande, aus denen sich ergibt, daß bei 5526 *Gesamtfällen von Speiseröhrenfremdkörpern*

3059mal die ösophagoskopische Extraktion ohne Zuhilfenahme operativer Verfahren gelang, während

8mal nach der ösophagoskopischen Extraktion außerdem noch eine Mediastinotomie angeschlossen werden mußte.

1911mal ist speziell erwähnt, daß der Oesophagus bei der endoskopischen Untersuchung fremdkörperfrei befunden wurde (bloß 11 Notizen bei den 39 Berichten), wobei aber trotzdem

3mal eine Mediastinotomie notwendig wurde.

151mal ging der Fremdkörper entweder spontan in den Magen ab oder wurde absichtlich dorthin geschoben.

17mal entstanden bei der Fremdkörperöspohagoskopie Verletzungen, die den Tod des Patienten zur Folge hatten [Burger (1922) 1 Fall, v. Eicken (1922) 2 Fälle, v. Hacker (1922) 1 Fall, Hinsberg (1922) 1 Fall, Kahler (1910) 1 Fall, H. Killian (1922) 3 Fälle, Lerche (1911) 1 Fall, Mann (1922) 1 Fall, J. Möller (1922) 1 Fall, Nager (1922) 1 Fall, Schlemmer (1920) 3 Fälle, Uffenorde (1922) 1 Fall].

95mal war, weil die Fremdkörperösophagoskopie nicht zum Ziele führte, eine blutige Operation von außen nötig, und zwar

1mal Tracheotomie, 3mal Trachelotomia lateralis, 1mal Pharyngotomie, 10mal Mediastinotomie, 62mal linksseitige Ösophagotomie, 5mal rechtsseitige Ösophagotomie, 3mal beiderseitige Operation (Ösophagotomie und Mediastinotomie), 8mal Gastrotomie (Gastrostomie), 1mal Thorakotomie (Rippenresektion) 1mal transthorakale Mediastinotomie. — Diese Operationen gingen 55mal in Heilung aus, 40mal verliefen sie tödlich.

Ich habe die vielen brieflichen Berichte aus Gründen der Raumersparnis nicht in Form einer Tabelle zusammengestellt, sondern mich darauf beschränkt bemerkenswerte Mitteilungen im Laufe der Auseinandersetzungen im Texte zu erwähnen. Hier möchte ich noch besonders betonen, daß einzelne Autoren (Boenninghaus, Lynah, Mouret, Nager, Oppikofer, Richnau, Uffenorde) in 100% ihrer allerdings nicht zahlreichen Fremdkörperösophagoskopien erfolgreich waren.

---

[1] Den Herren Boenninghaus (Breslau), Brüggemann (Gießen), Burger (Amsterdam), Denker (Halle), v. Eicken (Berlin), v. Hacker (Graz), Herzog (Innsbruck), Hinsberg (Breslau), Holmgren (Stockholm), Kahler (Freiburg), Kümmel (Heidelberg), Lénárt (Budapest), Mann (Dresden), J. Möller (Kopenhagen), Mygind (Kopenhagen), Nager (Zürich), Scheibe (Erlangen), Schmiegelow (Kopenhagen), Spiess (Frankfurt a. M.), Starck (Heidelberg), Stenger (Königsberg), Thost (Hamburg), Uffenorde (Marburg) sei an dieser Stelle für ihre gütige Beantwortung und Bemühung mein besonderer Dank ausgesprochen.

[2] Ach 1908, Erdélvi 1920, Guisez 1920, Jackson 1917, Kahler 1910, Lynah 1920. Leegaard 1917, Lerche 1911, I. Moore 1918, E. J. Moure und A. Got 1921, Mouret 1911, Oppikofer 1922, Richnau 1915, Schlemmer 1920, Schlittler 1917, Starck 1905.

Mit der Ösophagoskopie allein kamen zum Ziele:
Brüggemann, Denker, Guisez, Herzog, Jackson, Lénárt,

Mann, J. Moore, Schlemmer . . . . in 95—98,7%,
Burger, Erdélyi, v. Hacker, Holmgren, Kahler (1910),

Mygind, Scheibe, Schmiegelow, Spiess . . . . in 85—95%,
Ach, Kümmel . . . . in 70—85%,
Hinsberg, Kahler[1] (1922), Leegaard, Schlittler, Starck,

Stenger . . . . in 50—70%,
J. Möller, Thost . . . . unter 50%,

Ich stimme H. Killian 1922 völlig bei, daß es zwar willkürlich aber zweckmäßig ist, die Gesamtheit aller Speiseröhrenfremdkörper in *zwei Gruppen* zu trennen: I. In eine *große*, welche die einfachen, und
II. in eine *kleine*, welche die komplizierten Fälle umfaßt.

In der *großen Gruppe I* hat nur ein verschwindend kleiner Teil auch eine Operation nötig, die in der Regel nach der oft gar nicht schwierigen ösophagoskopischen Fremdkörperextraktion deshalb vorgenommen werden muß, weil
1. die Fremdkörpersymptome (siehe das Kapitel Symptomatologie) durch die ösophagoskopische Fremdkörperentfernung nicht zur Rückbildung kamen,
2. manchmal auch gelegentlich der Fremdkörperpassage Verletzungen der Speiseröhrenmucosa gesetzt werden (Herzog), die später eine Mediastinotomie nötig machen.

In der *kleinen Gruppe II* müssen *nahezu alle* einem der im folgenden näher zu schildernden operativen Eingriffe unterzogen werden. Indessen sind die Grenzen zwischen beiden Gruppen unscharf, weil je nach der Neigung oder dem technischen Können des jeweiligen Endoskopikers bzw. nach dem Vorhandensein oder Mangel spezieller Behelfe manchmal schon viel früher die Notwendigkeit zum chirurgischen Eingreifen gegeben ist.

Aus dem Gesagten geht nun ohne allen Zweifel hervor, daß unter der Voraussetzung einer vollendeten ösophagoskopischen Technik *einfache Fremdkörperfälle (Gruppe* I) *in etwa 95—98,7% durch das Ösophagoskop geheilt werden können.*

Diese günstigen Ziffern lassen sich aber meiner Meinung nach nur bei einer großen Fremdkörperfrequenz erzielen bzw. an Stationen, die über alle Behelfe verfügen. Sie hängen überdies sehr wesentlich von dem Umstande ab, ob die Kranken vorbehandelt und nicht allzu spät zur Untersuchung und sachgemäßen Behandlung kamen. Bei gleich guter Technik werden die prozentuellen Heilerfolge demnach niedriger sein, wenn diese Vorbedingungen nicht erfüllt werden konnten. In diesem Falle werden natürlich auch die komplizierten Fälle (Gruppe II) im Verhältnis zu den einfachen (Gruppe I) an Zahl zugenommen haben.

Nach meiner Arbeit 1920 beträgt dieses Verhältnis etwa 96% (einfache): 4% (komplizierte Fälle). H. Killian 1922 hat nun gewiß recht, wenn er meint, daß sich dieses Verhältnis in Wirklichkeit auf 95 : 5 bzw. 90 : 10 stellen wird, wenn man die Tatsache berücksichtigt, daß nicht allen jene große Erfahrung usw. zu Gebote steht, wie sie große Kliniken besitzen und daß außerdem an die nicht erkannten bzw. vor der Operation gestorbenen Fälle gedacht werden muß.

---

[1] Um keinerlei Mißverständnisse aufkommen zu lassen (Kahler 1919 = 95% — Kahler 1922 = 50—70%) sei besonders betont, daß der Zweck der Ösophagoskopie auch vollkommen erreicht ist, wenn der Fremdkörper bei der Einführung des Rohres durch die mit derselben verbundenen Dehnung der Speiseröhrenwand mobilisiert wird und nun — bevor er gefaßt werden kann — in den Magen verschwindet. Die obigen prozentuellen Zahlen bedeuten also lediglich, daß es so und so viele Male gelang, den Fremdkörper *per os* wieder nach außen zu befördern. Wenn derselbe aber in den Magen glitt, so ist er in dieser Zusammenstellung nicht berücksichtigt, wenngleich auch die Ösophagoskopie zum Ziele geführt hat.

Jedenfalls ergibt sich aus den überreichen vorliegenden Erfahrungen, daß zur Behandlung eingeklemmter Speiseröhrenfremdkörper die Ösophagoskopie unter allen Umständen das Normalverfahren darstellt und daß jede gegenteilige Ansicht falsch ist.

Insbesondere möchte ich neuerdings betonen, daß *gerade bei Kindern neben der Ösophagoskopie kein anderes Verfahren zur Extraktion eingeklemmter Speiseröhrenfremdkörper in Frage kommt* und verweise bei dieser Gelegenheit auf das im Kapitel Ösophagoskopie unter „Arten der Anästhesie" S. 61 Gesagte.

CLAOUÉ schreibt 1922, daß es ihm mittels Ösophagoskopie gelang, bei einem Säugling eine vor 24 Stunden verschluckte Sicherheitsnadel aus dem Oesophagus zu entfernen. Er hebt bei dieser Gelegenheit hervor, *daß es auch bei so kleinen Kindern möglich ist, ein Rohr zu benützen, das für Erwachsene bestimmt ist.* Ich vermag diese Tatsache aus eigenen, einschlägigen Erfahrungen zu bestätigen und konnte 1921 bei einem achtjährigen Mädchen ein verschlucktes Geldstück mit dem Ovalrohr Nr. 12 extrahieren. Der Eingriff war wegen vorhandener Verletzungen schwierig. Es gingen drei vergebliche Münzenfänger- bzw. ein von anderer Seite vergeblich unternommener ösophagoskopischer Extraktionsversuch voraus.

In der Literatur sind zahlreiche Fremdkörperextraktionen bei Säuglingen und Kindern beschrieben: BLEGVAD 1912, CHIARI 1912, DAVIS 1917, v. EICKEN 1913, KAHLER 1910, MINNIGERODE 1920, POMMEREHNE 1919, SALOMONSEN 1919, TILLEY 1917, THORNWAL 1918, THOST 1916—1917, SCHLEMMER 1920 u. a. (TILLEYs Patient war ein 4 Tage alter Säugling).

Auch bei *sehr alten Leuten* kann die Ösophagoskopie zur Entfernung von Fremdkörpern aus der Speiseröhre erfolgreich benützt werden.

ERDÉLYI entfernte 1920 aus dem Oesophagus eines 80jährigen Mannes ein zweihellerstückgroßes, scharfes Knochenstück, das dieser vor drei Tagen verschluckt hatte, mit vollem Erfolg und auch ich habe 1920 analoge Beobachtungen angeführt.

Es wurde schon oben erwähnt, daß eine große Anzahl von Autoren von der Ösophagoskopie einen *sehr weitgehenden Gebrauch* machen, indem sie sich dieses Verfahrens *auch bei komplizierten Fällen* bedienen.

STARCK steht 1914 auf Grund seiner Erfahrungen auf dem Standpunkt, daß er *bei komplizierten Fällen nicht unbedingt von der therapeutischen Ösophagoskopie abrät*, denn er sah wiederholt hohes Fieber, hohe Pulszahlen unmittelbar nach der ösophagoskopischen Gebißextraktion zurückgehen und betont, daß man trotz aller Nebenerscheinungen einen Extraktionsversuch wagen dürfe, wenn man den Fremdkörper sieht und er sich fassen läßt.

Auch die Auffassung von EICKEN (mitgeteilt von HAAG 1917) geht dahin, daß *nur in verschleppten Fällen*, wenn der Fremdkörper fest in der Speiseröhre eingekeilt ist, sie verletzt hat und bereits Zeichen einer beginnenden Mediastinitis bestehen, die Ösophagotomie in Frage kommt, *sonst wurde auch bei komplizierten Fällen immer die Ösophagoskopie bevorzugt,* die sich selbst bei fieberhaften Zuständen wiederholt mit vollem Erfolg durchführen ließ.

Diese Tatsache wurde in den Arbeiten von KAHLER 1910 und SCHLEMMER 1920 an zahlreichen Beispielen illustriert. *Wichtig ist*, wie wiederholt schon erwähnt, *bloß die gewissenhafte Weiterbeobachtung des Kranken* (Röntgenaufnahme nach MINNIGERODE 1923!), *damit der für eine eventuell notwendige Operation günstige Moment nicht versäumt werde.*

Eine große Anzahl von Autoren hat bei komplizierten Fällen (Fieber, Periösophagealabsceß u. dgl.) das Ösophagoskop mit Erfolg angewendet. (ALBRECHT 1912, GUISEZ 1912, 1921, 1922, JACQUES 1913, BLAU 1915, UFFENORDE 1916, LEEGAARD 1917, M. PAUM 1917, HOLMGREN 1918, NAGER 1920, HERZOG 1920, E. J. MOURE u. a., GOT 1921.)

Alle diese Autoren raten zur Ösophagotomie erst dann, wenn es auf anderem Wege absolut nicht mehr geht und betonen, daß es mit dem Ösophagoskop gelingt, selbst bei circumscripten Periösophagitiden einen Absceß auf natürlichem Wege zu eröffnen und zur Ausheilung zu bringen.

Auf Grund dieser Erfahrungen und ausgezeichneten Erfolge kann die *Prognose der Fremdkörperösophagoskopie* wohl als *günstig* bezeichnet werden, jedoch *stets nur unter der selbstverständlichen Voraussetzung,* daß

1. die Diagnose Fremdkörper rechtzeitig gestellt und nicht zu spät ösophagoskopiert wird;

2. keine, wie immer gearteten Sondierungs- oder blinden Extraktionsversuche vorausgingen;

3. beim Mißlingen der ösophagoskopischen Extraktion weder überflüssigerweise Zeit verstreicht, noch neuerliche Extraktionsversuche zu viel späteren Terminen angesetzt werden; der Kranke *muß in solchen Fällen sofort der notwendigen Operation unterzogen* und es darf der lebensrettende Eingriff *niemals auf den kommenden Tag* verschoben werden;

4. der Kranke im Anschluß an die ösophagoskopische Fremdkörperextraktion während der nächstfolgenden Tage in Evidenz bleibt, um, wenn nötig, sofort operiert werden zu können.

Da hier nun von der *Leistungsfähigkeit der Ösophagoskopie* die Rede war, die nach der übereinstimmenden Erfahrung so zahlreicher und verläßlicher Beobachter wohl als eine *hervorragende* bezeichnet werden kann, muß, da in einem Handbuche alle Ansichten zu Worte kommen sollen, auch die Meinung der Gegner der Ösophagoskopie gehört werden. Es sind dies, wie wiederholt schon erwähnt, vereinzelte Chirurgen, die bei sicheren, ja sogar bei bloß vermuteten Speiseröhrenfremdkörpern nur die Ösophagotomie als zu Recht bestehend anerkennen.

Der Hauptvorwurf, den z. B. Brüning (siehe Anmerkung S. 378) der Ösophagoskopie macht, ist der *Mangel an genügender Klarheit über etwaige, bei einer ösophagoskopischen Fremdkörperextraktion entstandene Mitverletzungen.*

Die Unrichtigkeit dieser Behauptung ergibt sich aus den voranstehenden Ausführungen von selbst und wird jeder, der sich selbst nur einigermaßen mit der ösophagoskopischen Technik beschäftigt hat, kaum zu einer so irrigen Anschauung kommen können. Im übrigen sei auf meine Arbeit 1920 verwiesen.

2. Die blutigen (operativen) Methoden; Erörterung der Indikationsstellung.

Ist es auf ösophagoskopischem Wege — auch in Allgemeinnarkose — nicht möglich, einen festsitzenden Fremdkörper ohne Schaden für den Patienten nach oben zu entwickeln, und mißlingt auch der Versuch, ihn unter Leitung des Auges nach abwärts zu mobilisieren, um ihn in den Magen zu drängen, dann treten die operativen Methoden in ihre Rechte[1]. Sie müssen auch dann angewendet werden, wenn der Versuch seiner Zerkleinerung in situ mit Zangen oder Scheren versagte, wenn ein in der Oesophaguswand versteckter Körper (Nadel, Fischgräte) nicht sicher gesehen und daher extrahiert werden konnte (Charlier 1914, Schlemmer 1920, E. Seifert 1922 u. a.), wenn das Röntgenverfahren positiv ausfiel, die Oesophagoskopie dagegen keinen Fremdkörper auffinden ließ, endlich, wenn ein Fremdkörper die Oesophaguswand spontan durchbrochen und sich im periösophagealen Gewebe irgendwo festgesetzt hat (Glas 1921, Killian 1916, vgl. auch S. 393 Fall Glogau 1921).

Bisweilen kommen nun verschleppte Fälle — schwerkranke Patienten nach mehrfachen vergeblichen Sonden- und blinden Extraktionsversuchen — mit

---

[1] Da nur große und gut eingerichtete Spezialkliniken über alle Behelfe verfügen, die jeder Eventualität Rechnung tragen, wird im allgemeinen unter diesen Voraussetzungen operiert werden müssen. Dilatationsösophagoskope, Gebißzertrümmerungszangen, Kaustikgriffe mit langen Führungsrohren usw. besitzen eben nicht alle Stationen, weshalb der blutige Eingriff manchmal schon früher in Frage kommt, als es gerade dringend nötig wäre. Um so mehr ist es daher unsere Aufgabe, im Interesse des Kranken darüber nachzudenken, *welchen* operativen Eingriff wir wählen sollen, um durch denselben die Rekonvaleszenz nicht unnötig zu komplizieren oder zu verlängern.

derartig alarmierenden Symptomen in die Beobachtung (S. 339), daß zunächst die Frage zu entscheiden ist, ob solche Kranke überhaupt noch ösophagoskopiert werden sollen oder nicht. Ich habe schon früher (S. 56) den *wichtigen Unterschied zwischen einer diagnostischen und therapeutischen Ösophagoskopie betont* und möchte neuerdings ausdrücklich hervorheben, daß Patienten mit dem auf S. 339 aufgestellten Symptomenkomplex *aus rein diagnostischen Gründen nicht zu ösophagoskopieren wären*; die *Diagnose* „Speiseröhrenfremdkörper" muß in solchen Fällen einzig und allein auf röntgenologischem Wege sichergestellt werden.

Es ist viel darüber diskutiert und geschrieben worden, *wie lange man* bei Speiseröhrenfremdkörpern *noch ösophagoskopieren darf* bzw. *wann die blutigen Eingriffe bereits in ihre Rechte zu treten hätten*. Man übersah dabei immer, daß es in komplizierten Fällen bei der Indikationsstellung zu einer therapeutischen Ösophagoskopie doch *niemals darauf* ankommen kann und ankommen darf, einem *operativen Eingriff aus dem Weg zu gehen*, sondern *lediglich* darauf, seine *Chancen* durch die Ösophagoskopie nach Tunlichkeit *zu verbessern*. Es handelt sich also keineswegs um die Entscheidung „*Ösophagoskopie oder Operation*", sondern fallweise um die *wohltätige Ergänzung beider Verfahren*, also um „*Ösophagoskopie im Verein mit einer Operation*".

Nach meinen Erfahrungen kann man bei kompliziert verlaufenden eingeklemmten Speiseröhrenfremdkörpern eine therapeutische Ösophagoskopie so lange machen, als man glaubt, einem Kranken noch einen blutigen Eingriff zumuten zu können. Tatsächlich kommen ganz selten die Kranken in jenem desolaten terminalen Zustand in unsere Beobachtung, der im Kapitel „Symptomatologie" geschildert wurde. Bei manifester Mediastinitis, Lungenkomplikationen, septischem Allgemeinzustand ist natürlich der *blutige* Weg *ebenso wie der unblutige* von *vornherein aussichtslos* und daher zu unterlassen, da wir durch nichts mehr imstande sind, den sicheren Verlauf der unheilvollen Erkrankung aufzuhalten. *Alle anderen Fälle* aber lassen doch wenigstens den *Versuch* einer therapeutischen Endoskopie zu, der, wenn er erfolgreich ist, dem Patienten viel Nutzen bringt (siehe später). Demnach empfehle ich keineswegs, weil ich etwa nur auf die Ösophagoskopie eingeschworen bin, die Kombination beider Verfahren, sondern weil ich die Überzeugung habe, daß es unsere vornehmste Aufgabe sein muß, auch jene Patienten, die mit schweren Erscheinungen zu uns um Hilfe kommen, auf *die kürzeste Weise von allen Folgen ihres Zustandes zu befreien*.

Von diesem Gesichtspunkt aus erhebt sich aber die Frage, *ob nicht, wiewohl unter den obwaltenden Umständen eine Operation von außen vorgenommen werden muß, dennoch für geeignete Fälle ein anderes operatives Verfahren gewählt werden kann, das wenigstens die Gefahren der Nachbehandlung sowie die lange Dauer der Rekonvaleszenz Ösophagotomierter beträchtlich verringert bzw. um bedeutendes abkürzt*.

Die Gefahren der Nachbehandlung bei phlegmonösen Prozessen im Operationsbereich bestehen bekanntlich in: Perichondritis [1], Rekurrensschädigung, Pneumonie, Strumitis (sekundäre, akute Thyreoiditis), während die lange Dauer der Rekonvaleszenz in der oft längeren Schlundsondenfütterung und bisweilen in Fistelbildungen bedingt ist, die erst sekundär operativ geschlossen werden müssen.

---

[1] NAUMANN 1906, Fall 20: Soldat verschluckte Knochen, welcher vier Tage hinter dem Kehlkopf lag. Ösophagotomie. Nach vier Wochen Tracheotomie wegen eitriger Perichondritis des Larynx. Kanüle monatelang unentbehrlich. Fall 23: Ösophagotomie wegen Gebißeinklemmung in der Speiseröhre, Rekurrensschädigung infolge Ösophagotomie, dauernder Kanülenträger.

Da sich nun jeder einzelne Fremdkörperfall oft in sehr wesentlichen Momenten völlig anders verhält, wie ein etwa früher beobachteter, soll man *auch bei der chirurgischen Therapie nie nach einem Schema vorgehen, sondern immer streng individualisieren*; so wird man dem Patienten die besten Dienste leisten.

Die operativen Eingriffe, die zur Entfernung eingeklemmter Speiseröhrenfremdkörper in Frage kommen, können im Einzelfalle mit Rücksicht auf die außerordentlichen Schwankungen in der Symptomatologie (siehe dort), auf die so verschiedene Beschaffenheit der Fremdkörper und deren variablen Sitz, endlich wegen der so zahlreichen Abarten der möglichen pathologisch-anatomischen Folgezustände (vgl. die Kapitel II und III) recht mannigfache sein:

a) Die Tracheotomie, die Pharyngotomia subhyoidea (Kocher) oder lateralis (Langenbeck), die Laryngofissur, die Laryngostomie.

Diese Eingriffe kommen nur bei sehr hochgelagerten Fremdkörpern in Frage bzw. nur dann, wenn die Extraktion in der gewöhnlichen Weise nur mit Gefährdung der nächsten Umgebung des Fremdkörperbettes möglich wäre (Beobachtungen von Pachowski 1917, Gorsky 1897, Friedmann 1921, Pierce 1917, Schulz (zit. nach Hartmann 1902), Taylor 1901, Vogel 1921).

In einem Falle von Imperatori 1921 war bei einem 14 Monate alten Kinde ein Kragenknopf neun Wochen lang in der Speiseröhre eingeklemmt und es gelang die ösophagoskopische Extraktion erst nach Zerschneiden desselben in situ mit einer Schere. Das *Kind kam aber bald nachher an Suffokationserscheinungen ad exitum, weil vorher eine Tracheotomie unterlassen wurde.*

van Gilse 1920 und Schousboe 1911 mußten im Hypopharynx eingeklemmte Fremdkörper (Gebiß, Sicherheitsnadel) durch Pharyngotomie entfernen.

b) Die cervicale Mediastinotomie, die Trachelotomia lateralis.

α) Die ösophagoskopische Fremdkörperextraktion entweder in Lokalanästhesie oder in Narkose unmittelbar vor der operativen Freilegung des Oesophagus: Also die cervicale Mediastinotomie an Stelle der Ösophagotomie.

β) Die palpatorische Mobilisierung des Fremdkörpers nach oben bei freigelegtem aber uneröffnetem Oesophagus: also die Trachelotomia lateralis im Sinne von Péan *1892,* Kramer *1904,* Franke *1906 u. a., eventuell der Vorgang von* Alsberg *1886,* Blecher *1905,* Burmeister *1909.*

Schon in der vorösophagoskopischen Zeit kamen bei der großen Anzahl operativ behandelter Speiseröhrenfremdkörper (nach der Statistik von Balacescu und Cohn 1904 326 Fälle und weitere 40 Beobachtungen der Statistik von Naumann 1906) nur sehr wenige Chirurgen auf den naheliegenden Gedanken, *in geeigneten Fällen den Versuch zu machen, nach freigelegtem Oesophagus, ohne aber diesen selber zu eröffnen, den Fremdkörper palpatorisch durch die Speiseröhrenwand entsprechend zu drehen, ihn dann pharynxwärts zu schieben, um ihn von hier per os mit einer eingeführten, gebogenen Kornzange entfernen zu können.*

Die hier in Betracht kommende Operation heißt Trachelotomia lateralis [1] und der erste, der sie ausführte, war Péan 1872 [2]. Die spärlichen Mitteilungen, die seither über

---

[1] Die Bezeichnung Trachelotomie stammt von Franke 1906, der diese Operation Trachelotomia „externa" nannte. v. Hacker 1913 betont mit Recht, daß die Bezeichnung Trachelotomia „lateralis" besser wäre, da diesem Eingriff nicht wie bei der Ösophagotomie eine „interna" gegenüberzustellen ist.

[2] Péan operierte 1872 einen Knaben mit verschlucktem Pfirsichkern, welcher sich 3 cm unter dem Manubrium sterni im Oesophagus verankerte. Péan ging mit dem Finger von oben her ins Cavum thoracis ein, löste den Fremdkörper, konnte ihn pharynxwärts drängen und von hier per os extrahieren.

diesen wichtigen Eingriff bekannt wurden, stammen von KRAMER 1904 (zwei Fälle), FRANKE 1906 und 1913, NAUMANN 1906, RIEDEL (zit. nach v. HACKER 1913), THIEMANN 1908, v. HACKER 1913 und 1922 (briefliche Mitteilung zwei Fälle), CALAMIDA 1920.

Die genannten Autoren bestätigen nun konform *die großen Vorteile dieses Verfahrens* und FRANKE gibt wohl mit Recht seiner Verwunderung darüber Ausdruck, daß dasselbe von allen jenen Chirurgen nicht häufiger angewendet wurde, die *ganz frische und unkomplizierte Fälle* [1] operiert haben. Wenn diese Tatsache bereits zu einer Zeit, da das ösophagoskopische Verfahren noch in Entwicklung begriffen war, besonders vermerkt wurde, so ist es heute wohl noch auffallender, daß viele Chirurgen Oesophagusfremdkörper noch immer lediglich deshalb von außen operieren, weil sie entweder ein ösophagoskopisches Instrumentarium nicht zur Hand haben oder mit einem solchen mangels der nötigen Erfahrung nicht zum Ziele kommen können, endlich weil sie gegen diese Methode von Haus aus eine unbegründete Abneigung hegen.

FRANKE betont besonders, daß alle Chirurgen die an ösophagotomierten Patienten Erfahrungen sammeln konnten, *die in die Augen springenden Vorteile für ihre Kranken zugeben müssen, die die Nichteröffnung der Speiseröhre allein mit sich bringt.* Der Versuch, den Fremdkörper nach oben zu mobilisieren, ist nach KRAMER und FRANKE vollkommen ungefährlich, bringt den Patienten keinen Schaden, *im Falle des Gelingens aber den größten Nutzen, weil er die Inzision des Oesophagus völlig überflüssig macht* und damit dem Patienten die Zeit der Rekonvaleszenz erheblich abkürzt und alle die möglichen Gefahren der Nachbehandlung vermeidet.

Für den mit dem ösophagoskopischen Verfahren wohl vertrauten Chirurgen ist es nun naheliegend, die Entfernung eines Speiseröhrenfremdkörpers *zunächst stets mit dem Ösophagoskop zu versuchen,* und zwar nach vorheriger Sicherstellung der Diagnose „Oesophagusfremdkörper" mit Hilfe des Röntgenapparates. Er wird im Sinne dieser Ausführungen *selbst dann noch ösophagoskopieren, wenn er auch weiß, daß er im unmittelbaren Anschluß an die gelungene Fremdkörperextraktion wird operieren müssen.* Ich habe trotz bestehender Phlegmone und Emphysem am Halse bei drei schwierigen Fremdkörperfällen den verschluckten Gegenstand (einmal ein Gebiß, zweimal Knochenstücke) auf ösophagoskopischen Weg entfernt und darauf sofort mediastinotomiert und alle drei Patienten geheilt (vgl. FEUCHTINGERS Fall von GLOGAU 1921 mitgeteilt). *Die palpatorische Mobilisierung eines Fremdkörpers bei freigelegtem Oesophagus erscheint mir bei einer bestehenden periösophagealen Phlegmone doch nicht ganz gleichgültig zu sein, da man es doch möglichst vermeiden soll, in einem infizierten Gebiet, mehr als unbedingt notwendig, mit den Fingern herumzugreifen.*

An dieser Stelle sei auch an das Vorgehen von ALSBERG 1886, BLECHER 1905 und BURMEISTER 1909 erinnert, die bei festsitzendem Fremdkörper im Oesophagus *nach einer ganz kleinen Inzision* in die Speiseröhrenwand mit dem Finger in das Lumen eindrangen, um womöglich auf diese Weise den Fremdkörper noch frei zu bekommen. Alle drei Autoren waren erfolgreich, denn sie konnten dem Patienten eine größere Inzision ersparen, den eingeklemmten Fremdkörper in den Pharynx drängen und per os entfernen.

Je kleiner die Incision im Oesophagus, um so größer sind die Chancen für eine nicht allzu lange Rekonvaleszenz.

---

[1] Die 40 Patienten der NAUMANNschen Statistik wurden durchschnittlich drei Tage nach dem Verschlucken des Fremdkörpers operiert (je einmal nach 19, 72 und 180 Tagen). Auch die in der Statistik von BALACESCU angeführten Ösophagotomien wurden größtenteils innerhalb weniger Tage nach dem Umfall der Operation zugeführt. Bei den fünf Todesfällen der NAUMANNschen Statistik waren die Fremdkörper bloß $^1/_2$—2 Tage eingeklemmt. Die Heilungsdauer betrug im Durchschnitt bei unkomplizierten Fällen einen Monat. *Man sieht also, daß es sich größtenteils um frische Fälle gehandelt hat.*

Wenn allerdings auch dieser letzte Versuch mißlingen sollte, dann bleibt nur mehr die breite Eröffnung übrig, die aber ohne allen Zweifel nur in einer verschwindend kleinen Anzahl von Fällen *wirklich notwendig* ist. Auch v. Hacker 1913 betont die *Vorteile des Trachelotomia lateralis gegenüber der Ösophagotomie* und hebt hervor, daß sie einen *Vorakt zur Ösophagotomie* darstellt, wenn die palpatorische Mobilisierung nach oben mißlingen sollte. Für ihn besteht kein Zweifel, daß das Verfahren für viele Fälle sehr zweckmäßig und auch nahezu ungefährlich ist, da jede Infektion der Wunde von einer Ösophaguseröffnung aus, sowie eine spätere Fistel- oder Narbenbildung ausgeschlossen ist. *Hauptsächlich eignet sich das Verfahren für jene Chirurgen, die nicht ösophagoskopieren,* v. Hacker 1913 macht außerdem den *bemerkenswerten Vorschlag, Nadeln ohne Kopf, da sie nicht leicht nach oben zu schieben sind, einfach mit der Spitze voraus durch die Speiseröhrenwand durchzustechen und aus der Wunde zu entfernen.* Eine vorherige Röntgenaufnahme wird es leicht ermöglichen, die Lage der Spitze zu lokalisieren. Auch hat v. Hacker die kollare Mediastinotomie im Anschluß an eine ösophagoskopische Extraktion eines Knochens vorgenommen, weil sich gleichzeitig mit dem Fremdkörper stinkender Eiter entleerte. Sein Standpunkt deckt sich mit dem unsrigen vollkommen.

Die bisherigen Ausführungen zeigen also zur Genüge, daß man sich, *falls die endoskopische Fremdkörperextraktion aus was immer für Gründen nicht allein hinreichen sollte, um einen Patienten von den traurigen Folgen einer Fremdkörpereinklemmung zu befreien, durchaus nicht sofort zur Ösophagotomie entschließen muß.* Es sind eine ganze Reihe von Möglichkeiten vorhanden, *um dieser eingreifendsten Operation aus dem Weg zu gehen* und *muß* dieselbe *nach dem heutigen Stande unserer Kenntnisse das Ultimum refugium bleiben.*

Unter Hinweis auf die obigen Ausführungen kann ich die Ansicht von Glas 1918 (Diskussion zu Hofer): „in Fällen mit Hautemphysem soll nicht mehr ösophagoskopiert werden; bei ihnen ist die Ösophagotomie am Platze", nicht teilen. Es soll und muß operiert werden, *doch kommt zunächst nicht die Ösophagotomie,* sondern im Sinne meiner Erörterungen die *viel weniger eingreifende Mediastinotomia cervicalis, bzw.* die *Trachelotomia lateralis nach vorheriger ösophagoskopischer oder palpatorischer Fremdkörperentfernung bei intaktem Speiseröhrenlumen in Frage.*

Weil nun die Unterlassung der Speiseröhreneröffnung für den Kranken von so entscheidender Wichtigkeit ist — ich betone neuerdings mit allem Nachdruck, daß ich bei meinem Gedankengange stets schwierige und verschleppte, aber niemals ganz frische Fremdkörperfälle bei noch gesunder Oesophaguswand im Auge habe —, so stellt der soeben beschriebene Vorgang eine *typische Operation* dar, *nach welcher in analogen Fällen stets vorzugehen wäre*[1]. *Die ösophagoskopische Fremdkörperentfernung ist trotz bestehender Komplikationen der palpatorischen Mobilisierung derselben bei freigelegter Speiseröhre stets vorzuziehen.*

Es ist mir bekannt und ich habe dies schon 1920 betont, daß eine Ösophagotomie ein technisch nicht schwieriger Eingriff ist, der selbst von einem halbwegs talentierten Zögling einer chirurgischen Klinik unschwer richtig getroffen werden kann — *unter der Voraussetzung, daß unter normalen oder fast normalen Verhältnissen operiert wird.* In verschleppten und komplizierten Fällen aber, *für die allein ich die Ösophagotomie reserviert haben möchte,* ist der Eingriff *der Begleitumstände wegen ein durchaus schwerer,* erfordert reiche Erfahrung und schließt die bereits erwähnten Gefahren in sich, *die mit dem technischen Können eines Operateurs nicht das Geringste zu tun haben.*

Ich will nur neuerdings daran erinnern (siehe das vorhergehende Kapitel), daß behindertes Schlingvermögen, Fieber, subjektiv geäußerter oder objektiv nachweisbarer Schmerz links außen am Halse für sich allein nach unseren Erfahrungen eine sofortige Operation von außen durchaus nicht notwendig machen. Wir stehen hier auf einem analogen Standpunkt wie Brünings,

---

[1] *Daß dieser als typisch bezeichnete Vorgang besonders bei Kindern wertvoll ist,* zeigen die Mitteilungen von Carroll 1921 und C. Biggs 1921.

v. EICKEN, KILLIAN, NAGER, STARCK u. a. und entscheiden uns insbesonders bei bestehendem *Hautemphysem* [1], welches, *wenn es vorhanden ist*, ja eindeutig auf eine manifeste Perforation der Speiseröhrenwand hindeutet, sowie bei intensiven Schmerzen in der Perforationsgegend, bei Fieber und nachweisbaren *progredienten entzündlich-phlegmonösen Prozessen*, eventuell bei septischem Habitus der Kranken (vgl. S. 339) *zur sofortigen Operation im Anschluß an einem vorausgegangenen therapeutischen Extraktionsversuch.* Lassen sich indessen diese schweren alarmierenden Symptome *nicht* nachweisen, so genügt zunächst die ösophagoskopische Fremdkörperentfernung mit nachfolgender sehr gewissenhafter Krankenbeobachtung bzw. die fortlaufende röntgenologische Kontrolle des Halses nach MINNIGERODE 1923.

Es ist selbstverständlich nicht meine Absicht, hier eine allgemein gültige Regel aufzustellen, sondern es wird im gegebenen Falle der die Verantwortung tragende Arzt das eine Mal früher, das andere Mal später zum Messer greifen. *Dies ist bei bestehenden Komplikationen ohne Zweifel das viel sicherere Verfahren als abzuwarten bis irreparable Zustände aufgetreten sind. Auch scheint es mir weitaus besser zu sein, lieber zehnmal zu früh als ein einziges Mal zu spät zu operieren.*

Die Richtigkeit dieses Standpunktes, den ich bereits 1920 (Festschrift für G. KILLIAN) vertreten und begründet habe, zeigt sich neuerdings ganz besonders an den 18 von H. KILLIAN 1922 mitgeteilten, kompliziert verlaufenen Speiseröhrenfremdkörpern. Auch MINNIGERODE schließt sich dieser Ansicht an. Es kommt ferner nicht allein auf das möglichst frühzeitige Operieren, sondern noch besonders darauf an, „*in welcher Weise*" operiert wird. Das für solche Fälle einzig zweckmäßige und sichere Verfahren wurde an der Wiener Klinik von MARSCHIK [2] ausgearbeitet und abgesehen von ihm selbst auch von mir 1920 (Festschrift für HOCHENEGG) und von GLOGAU 1921 (Festschrift für HAJEK) des Näheren beschrieben.

Nach unseren Erfahrungen ist es, wie schon erwähnt, auch nicht angängig, einen eben vergeblich verlaufenen ösophagoskopischen Extraktionsversuch aus was immer für Gründen zur etwaigen Wiederholung des Versuches in Narkose u. dgl. *auf den nächsten Tag zu verschieben.* Wir müssen hier der früher zitierten

---

[1] v. HACKER 1913 erwähnt, daß *mitunter nach Ösophagoskopien ein Emphysem am Halse und auch im Gesichte ganz ohne Fieber auftreten kann.* Er sah dies dreimal nach Ösophagoskopien, die von weniger Geübten ausgeführt worden waren. Die Kranken haben bei der Untersuchung stark gepreßt und gewürgt. Auch KAHLER hat 1910 zwei analoge Beobachtungen mitgeteilt. v. HACKER erklärt die Entstehung dieses Emphysem *durch Bersten von Lungenbläschen* (ähnlich dem Emphysem bei Kreißenden), doch meint AMERSBACH 1914 nicht mit Unrecht, daß sich diese Auffassung kaum beweisen läßt. Ich würde mich ebenfalls im Falle des Auftretens eines Emphysems außen am Halse während oder gleich nach einer Ösophagoskopie *stets sofort, zumindestens aber noch während desselben Tages zur kollaren Mediastinotomie entschließen* und mich keinesfalls der Hoffnung hingeben, daß es sich vielleicht doch nur um ein solches blandes Emphysem handeln könnte.

Laut Brief der Klinik v. EICKEN (Berlin) kam auch dort ein Emphysem nach Fremdkörperextraktion *ohne* Infektion zur Beobachtung.

[2] MARSCHIK 1914, 1916 und 1917 hat gezeigt, daß man bei perforiertem Oesophagus mit nahezu absoluter Sicherheit noch auf einen günstigen Ausgang hoffen kann, *wenn es rechtzeitig gelingt, noch vor dem Infiziertwerden des Mediastinums*, dieses *unterhalb* des Entzündungsherdes mit steriler Jodoformgaze gut abzudichten und die Eiterung nach außen zu leiten. *Man darf daher nicht nach der gewöhnlichen chirurgischen Methode primär direkt auf den Eiterherd hin inzidieren und hernach drainieren*, sondern als *erste Phase der Operation muß das Mediastinum möglichst weit unten im Jugulum freigelegt werden*, um den nichtinfizierten Teil desselben zu erreichen. Auf diese Weise gelingt es oft ganz leicht, durch die Einführung von Jodoformgazestreifen in das noch blande mediastinale Zellgewebe einen förmlichen Wall gegen die von oben kommende Infektion zu setzen und an der Wiener Klinik konnten wir in jedem Falle, in dem es uns gelang die noch *nicht* infizierte Mediastinalpartie *vor Eröffnung der phlegmonösen Stelle zu erreichen*, den Patienten am Leben erhalten.

Ansicht von Terrier 1870 vollkommen beipflichten und halten daran fest, daß *ein Fremdkörperpatient unter allen Umständen solange unter aktiver Therapie stehen muß, bis der Fremdkörper aus dem Oesophagus entfernt werden konnte.* Sobald dies gelungen ist, kann die Behandlung in der erdrückenden Mehrzahl der Fälle als abgeschlossen gelten, nicht aber die Weiterbeobachtung (siehe früher). Kam es aber nach einer ösophagoskopischen Fremdkörperextraktion nicht zum Abklingen der Erscheinungen oder war ein spontanes Zurückgehen derselben von Haus aus nicht zu erwarten, dann genügt nach der vollzogenen ösophagoskopischen Fremdkörperextraktion die Freilegung des erkrankten Oesophagusabschnittes vollständig unter der Voraussetzung, daß gleichzeitig dafür Sorge getragen wird, daß sich der eitrig-phlegmonöse Prozeß nicht weiter nach abwärts ausbreiten kann (Marschiks Operationsmethode).

Die operative Freilegung des Oesophagus ist im Kapitel XI dieses Handbuches beschrieben.

c) Die cervicale Ösophagotomie (untere, laterale Ösophaskopie).

Wenn man zur Entwicklung eines in der Speiseröhre festsitzenden Fremdkörpers als Ultimum refugium ösophagotomieren muß, möge man sich stets vor Augen halten, daß diese Operation „*nur dann*" jegliche Verletzung der Oesophagusmucosa mit ihren gefährlichen Folgen sicher ausschließt, wenn bei der Operation „*die*" Stelle des Oesophagus „*von außen*" zu treffen und gut freizulegen ist, an der „*innen*" der Fremdkörper liegt. Wenn das aber nicht gelingen sollte, und der Operateur erst *durch das Ösophagostoma mit der Kornzange blind in die Tiefe vordringen müßte*, um mehrere Zentimeter tiefer unten den Fremdkörper zu fassen, bin ich wirklich nicht imstande, einzusehen, was diesen gänzlich unchirurgischen Vorgang von einer blinden Wühlerei mit dem Münzenfänger unterscheidet.

Albert erwähnt in seinem Lehrbuch 1881 (Bd. 1, S. 560), einen Fall, bei welchem gelegentlich einer brüsken Extraktion eines Fremdkörpers während einer Ösophagotomie derartig schwere innere Verletzungen gesetzt wurden, daß der Patient denselben bald nachher erlag.

v. Hacker 1901 schlug für die im Brustteil der Speiseröhre steckenden Fremdkörper vor — nach der Ösophagotomie oder Ösophagostomie — von dieser Öffnung aus mittels eines kurzen ausgekochten Tubus möglichst großen Kalibers einzugehen und *unter Leitung des Auges die Fremdkörperextraktion auszuführen (untere, laterale oder kollare Ösophagoskopie nach Hacker).*

Auf diese Weise haben Jaboulay und Cremieux 1909 einen Löffel aus der Speiseröhre eines Tabikers und Hajek 1921 eine festverhakte Prothese nach Ösophagotomie entfernt.

In jüngster Zeit tritt für die kollare Ösophagoskopie neuerdings wieder Dufourmentel 1922 ein; er verwirft mit Recht das blinde Herausziehen von Fremdkörpern aus größerer Tiefe als vollkommen unzulässig und benutzt, wenn es sich um Gebisse mit Klammern handelt, ein zweiblätteriges Speculum, welches unter Leitung des Auges gespreizt werden kann und die Extraktion außerordentlich erleichtert.

Nach v. Hacker 1918 kann man tiefsitzende Oesophagusfremdkörper mit einiger Sicherheit nur dann durch die Ösophagotomie entfernen, wenn der Gegenstand mit seinem *oberen Ende höchstens 7 cm unter dem Jugulum* bzw. etwa 2 cm über der Bifurkation liegt. Fremdkörper im Bereiche der Kardia lassen sich durch die Gastrostomie (bei Einführen der ganzen Hand in den Magen) noch extrahieren, wenn sie mit ihrem untersten Ende höchstens 7 cm über der Kardia stehen. Bei den bis zu 27 cm von der Zahnreihe eingeklemmten Fremdkörpern wird dabei mit der Möglichkeit gerechnet, *den Oesophagus seiner*

Längsachse nach etwas nach oben ziehen zu können, um den Fremdkörper dann noch, *ohne blind arbeiten zu müssen*, von der Ösophagotomiewunde aus zu erreichen. Daraus geht jedenfalls hervor, daß es in der Distanz von 27—33 cm überhaupt nur das Ösophagoskop gibt, wenn anders man sich nicht öfters zu dem heroischen Vorgehen der transthorakalen Ösophagotomie entschließen will.

GANGOLPHE 1898 nennt als oberste Grenze für Fremdkörper, die durch Ösophagotomie entfernt werden können, 25—26 cm; bei noch größerer Distanz muß man eine Gastrostomie machen.

ANSCHÜTZ ist gegenüber v. HACKER der Ansicht, daß auch die Extraktion von Fremdkörpern von der Kardia aus möglich ist, die auch höher als 7 cm mit ihrem unteren Rande über der Kardia stehen. Nach ANSCHÜTZ ist dies glatt bei 9—9,5 cm möglich, ja, bei maximalem Hochdrängen des Zwerchfells und durch energisches Dehnen der Kardia weitere 2 cm, also etwa 11 cm. Es hängt diese Möglichkeit auch von der Fingerlänge des Operateurs ab. SALZER (1926) vertritt dieselbe Meinung.

In komplizierten Fällen (phlegmonöse Prozesse der Oesophaguswand usw.) ist es nach dem Vorschlage von v. HACKER 1913, HELFERICH und QUERVAIN (zit. nach v. HACKER 1913) ratsam, eine *Gastrostomie* anzulegen, um den Patienten von hier aus ernähren zu können und die Speiseröhre zunächst ganz auszuschalten. v. HACKER macht die *Gastrostomie vor der Eröffnung der Phlegmone am Hals*.

Die Technik der Ösophagotomie ist im Kapitel XI dieses Handbuches besprochen.

Die Mortalität der Fremdkörperösophagotomien beträgt nach: GEBSER 1865 über 50%, FRANKE 1885 15,6%, LEVY 1897 25%, PICKENBACH 1898 50%, BALACESCU und KOHN 1904 21%, NAUMANN 1906 17,5%, STARCK 1914 12,6 bis 20,93%, SAMSON 1916 12—20%, SCHLITTLER 1917 (Fremdkörperfälle von 1884—1894) 15,7%, v. HACKER 1913 spricht die Vermutung aus, daß in den *letzten Jahren die Mortalität der Fremdkörperösophagotomien deshalb eine Steigerung erfahren dürfte, weil in Hinkunft nur mehr komplizierte Fälle der blutigen Operation anheimfallen werden.* Er hat diesbezüglich jedenfalls, *was meine Stastitik 1920 anlangt*, durchaus recht, denn dieselbe zeigte eine Mortalität von 57,1%.

Das ist im Sinne meiner obigen Ausführungen auch ganz verständlich, denn es wurden *nach unserer Indikationsstellung nur Patienten mit Komplikationen operiert*, also Kranke mit manifester Mediastinitis, Hautemphysem oder einer penetrierenden Oesophagusverletzung. Patienten ohne irgendwelche bedrohliche Symptome (akute, frische Fälle) haben wir immer auf ösophagoskopischem Wege geheilt, ebenso die latent (chronisch) verlaufenden, gleichgültig wie lange auch der Fremdkörper im Oesophagus gelegen sein mochte.

Trotzdem sind von unseren Operierten nicht alle an den gefahrbringenden Folgen der Oesophagusverletzung und des infizierten Mediastinums gestorben, sondern an Tuberkulose, Arrosionsblutungen durch den Nährschlauch, Aspirationspneumonie, Grippepneumonie. *Die Sektion zeigte jedesmal, daß das Wundbett im Abheilen war, daß also der weiteren Progredienz des phlegmonösen Prozesses durch die in obigem Sinne nach* MARSCHIK *vorgenommene Operation ein Ziel gesetzt wurde.*

Die in der Literatur zusammengestellten Ösophagotomien, nach welcher die obengenannten Autoren die perzentuelle Mortalität dieser Eingriffe berechneten, waren ebenso wie die Fälle von BRÜNINGS 1917, EUNICKE 1918 u. v. a. *ganz frische und unkomplizierte, so daß es natürlich keiner besonderen Maßnahmen bedurfte, um den Prozeß zum Abheilen zu bringen.* Daß es sich tatsächlich um ganz unkomplizierte Fälle handelte, zeigen mit aller Deutlichkeit die publizierten Operationsgeschichten, denn *die einzelnen Autoren sind nach den althergebrachten chirurgischen Regeln stets direkt auf den Fremdkörper losgegangen, haben nicmals präliminar das Mediastinum abgedichtet und trotzdem in so vielen Fällen vollen Erfolg erzielt.* Daraus ist ohne weiteres zu schließen, *daß das lockere mediastinale Zellgewebe, welches gegen eine Infektion so überempfindlich ist, noch absolut uninfiziert gewesen sein mußte.*

Unsere Statistik ist daher nur unter Rücksichtnahme auf die oben mitgeteilten Indikationen zu werten und kann mit allen anderen bisher bekannt gewordenen nicht verglichen werden.

d) Die Gastrotomie und Gastrostomie
(retrograde, transgastrische Ösophagoskopie nach Ehrlich).

Ist eine wirklich indizierte Ösophagotomie schon ein seltener Eingriff, so gehört die Gastrotomie zur Entfernung von im unteren Speiseröhrenabschnitt steckengebliebenen Fremdkörpern ganz besonders zu den Ausnahmeoperationen. An der Wiener Klinik war, so lange ich über ihre Tätigkeit Bescheid weiß (seit 1910), bei einer Fremdkörperfrequenz von über 800 Fällen (bis Ende 1921) niemals die Notwendigkeit zu einer solchen vorhanden, sondern es ließen sich die Kardiafremdkörper entweder per os oder unter Leitung des Auges in den Magen drängen.

v. Hacker hat 1918 unter Mitteilung einer Eigenbeobachtung 38 Fälle aus der Literatur zusammengestellt, bei welchen zur Entfernung von Cardiafremdkörpern vom Magen her eingegangen wurde. Die Indikation zum operativen Eingriff gab in der Regel der positive Röntgenbefund oder ein vergeblicher Extraktionsversuch mit einem Münzenfänger. Da diese von v. Hacker mitgeteilten Fälle zum Teil noch der vorösophagoskopischen Zeit angehören, zum Teil in die Anfangszeit der Ösophagoskopie zurückreichen, ist es selbstverständlich, daß damals die endoskopische Extraktion noch nicht in Frage kam, doch ist es zweifellos, daß die überwiegende Mehrzahl dieser Beobachtungen endoskopisch extrahierbar war. Über die einzelnen Modifikationen der Gastrotomie zum Zwecke der Fremdkörperentfernung aus dem untersten Speiseröhrenabschnitt — v. Hacker beschreibt deren fünf — soll hier nicht näher eingegangen werden, weil sie für unsere Spezialdisziplin ein recht geringes Interesse haben.

Wenn ein in der Kardia eingeklemmter Fremdkörper auf endoskopischem Wege nicht entfernt werden kann und man gezwungen ist, vom Magen her gegen den festsitzenden Gegenstand vorzudringen, dann gilt bezüglich der Extraktion dasselbe, was bereits gelegentlich der Ösophagotomie bei eingeklemmten Fremdkörpern im thorakalen Speiseröhrenabschnitt gesagt wurde. Es muß zur Vermeidung von ungewünschten Nebenverletzungen unter allen Umständen angestrebt werden, daß man stets sieht, was man macht.

Dies gelingt aber *nur dann*, wenn man, wie dies Ehrlich als Erster 1905 tat, *das Ösophagoskop von der Laparotomiewunde her einführt.*

Er konnte einen 3,3 cm langen, 5 mm breiten und $1^1/_2$ mm dicken, rhombischen Knochensplitter mit scharfen Spitzen an beiden Seiten innerhalb 20 Minuten durch *die retrograde transgastrische Ösophagoskopie extrahieren und Heilung erzielen.*

Wiewohl die retrograde Ösophagoskopie bei festsitzenden Fremdkörpern in der Kardia das einzige richtige und rationelle Verfahren wäre, wurde es bis jetzt nur sehr wenig angewendet.

Die letzte Mitteilung in der Literatur stammt von Jorge José 1921.

Dieser Autor konnte bereits eine große Anzahl von Speiseröhrenfremdkörpern auf ösophagoskopischem Wege entfernen, kam mit diesem Verfahren aber bei Kardiafremdkörpern zweimal nicht zum Ziele und mußte laparatomieren. *Er war nun mit der retrograden, transgastrischen Ösophagoskopie leicht imstande, die Fremdkörper zu fassen und zu entfernen.* Beide Male wurde in die Magenöffnung das Speculum von Fergusson eingeführt und durch dieses das Ösophagoskop von Brünings. Die Heilung erfolgte in beiden Fällen.

Lotheissen (1924) weist darauf hin, daß sich die Schwierigkeiten der retrograden Ösophagoskopie durch Verwendung der pneumatischen Untersuchungsapparate (siehe auch den Abschnitt pneumatische Ösophagoskope, S. 76) haben überwinden lassen. Er arbeitet mit einem 11 cm langen, 1 mm dicken Ösophagoskopierohr, das oben durch eine Glasplatte geschlossen ist. In das Rohr mündet ein Doppelgebläse. Nach Eingehen durch die Magenfistel wird der Magen aufgepumpt, 1—2 weitere Ballonstöße lassen die Kardia klaffen und leicht erkennen. Die Art der operativen Magenfistelbildung spiele im allgemeinen keine Rolle, sofern nur genügend lange gewartet wird, bis die Fistelöffnung weit genug gedehnt ist. Das Eingehen mit dem Rohre läßt sich ohne jede Anästhesie bewerkstelligen.

Die transgastrische Ösophagoskopie müßte unbedingt in allen Fällen in Anwendung kommen, bei welchen infolge eines hohen Fremdkörpersitzes über der Kardia der festsitzende Gegenstand trotz der ganzen in den Magen eingeführten Hand vom Operateur mit den Fingern nicht erreicht werden kann.

Seidel mißlang 1920 bei einem 75jährigen Manne die operative Entfernung eines 32 cm von der Zahnreihe festsitzenden Gebisses durch die Gastrotomie, weil es mit dem Finger von der Kardia nicht zu erreichen war.

Etwas Ähnliches war bei der Beobachtung von Massari 1921 der Fall. Fink konnte 1921 eine fünfzähnige Prothese nach einer Gastrotomie unter Leitung des Fingers mit einer 25 cm langen gebogenen Zange nach längerem Bemühen von unten her entwickeln.

Er erklärt, daß die Verschieblichkeit der Aorta nach links und außen, ferner die elastische Beschaffenheit der Speiseröhrenwände und die dadurch bedingte Dehnbarkeit derselben, endlich die Möglichkeit, den Kardiaring samt dem Zwerchfell emporzuheben, Umstände sind, die eine Ausweitung des Oesophagus im Querdurchmesser in einem höheren Grade gestatten. Dagegen besteht bei der cervicalen Ösophagotomie wegen der knöchernen Thoraxapertur eine Raumbeengung, die zur Zugänglichkeit von der Kardia her im Gegensatze steht. Aus diesen Gründen gibt Fink bei tiefsitzenden Fremdkörpern, welche in der Distanz von 27—33 cm von der Zahnreihe liegen, der operativen Entfernung vom Magen aus den Vorzug vor jener vom Halse bzw. vom Thorax her. Der günstige Ausgang im Falle Fink ist indessen keineswegs geeignet als nachahmenswertes Beispiel angeführt zu werden. Bei den Manipulationen im Dunkeln mit gebogenen langen Kornzangen kann, wie jeder Unbefangene zugeben wird, schwerer Schaden angerichtet werden. Ein solcher ist nur dann zu vermeiden, wenn man mit weiten Rohren von der Kardia her nach oben zu vordringt, und unter Augenkontrolle sehen kann, was man vor sich hat und was man tut. Es ist durchaus nicht mehr zeitgemäß, sich auf gut Glück in eine gefährliche Therapie einzulassen, wenn es Methoden gibt, die es uns gestatten, unter Führung des Auges mit großer Sicherheit für den Patienten zum Ziele zu kommen.

Nach v. Hacker ist die Mortalität der Gastrotomie zur Fremdkörperentfernung aus dem untersten Teile der Speiseröhre nicht höher, wie die der Ösophagotomia cervicalis, beträgt also im Mittel etwa 15—20%.

e) Die Oesophagotomia thoracica (dorsalis, extrapleuralis oder transpleuralis).

Dieser schwere Eingriff von rückwärts her durch das hintere Mediastinum ist, wie v. Hacker wohl mit Recht sagt, das allerletzte Auskunftsmittel, um bei sonstiger Gefahr einer eitrigen Mediastinitis noch Fremdkörper zu entfernen, die im interthorakalen, insbesonders im interbifurkalen Anteil des Oesophagus eingeklemmt sitzen und welche, was allerdings unbedingte Voraussetzung sein muß, tatsächlich auf keine andere und schonendere Weise entfernt werden könnten. Die besonderen Gefahren dieses sehr schweren Eingriffes werden durch die notwendige Eröffnung des Oesophagus von der Wunde aus noch wesentlich gesteigert und soll man diese Operation nach Tunlichkeit unter Druckdifferenz und nach einer vorangegangenen Gastrotomie vornehmen.

Es gibt indessen dennoch *eine* Möglichkeit, bei welcher man *nicht frühzeitig genug die dorsale extrapleurale Ösophagotomie machen kann*, um das sonst sichere letale Ende noch zu vermeiden, und zwar dann, *wenn bei einem stenosierten Oesophagus* (Kalilaugestriktur) *der Patient selber oder ein Arzt einen in der Stenose festgehaltenen Fremdkörper mit einer Bougie hinabzustoßen versucht und dabei die Speiseröhrenwand durchstößt.* Ebenso wie bei plötzlich auftretendem Emphysem am Halse nach penetrierenden Speiseröhrenverletzungen im obersten Oesophagusbereich auch dann sofort operiert werden muß, wenn außer diesem objektiv nachweisbaren, höchst gefährlichen Symptom noch keinerlei andere Erscheinungen bestehen, genau so muß auch bei Bougierungsverletzungen im thorakalen Oesophagusabschnitt — sofern man mit Aussicht auf Erfolg zum Messer greifen will — unverzüglich die schwere Operation vorgenommen werden.

Die Operation ist um so eher eine dringliche, wenn die Anamnese eine penetrierende Verletzung der Speiseröhre sehr wahrscheinlich macht, die durch eine *sofortige* Röntgenuntersuchung bestätigt werden kann. Ich habe einen solchen Fall vom Anfang bis zum Ende beobachtet. Als man sich $3^1/_2$ Tage nach dem Unfall zur Operation entschloß, war es bereits zu spät, da eine diffuse eitrige Mediastinitis nachgewiesen werden konnte, der die Kranke erlag.

Ich habe einen solchen Fall vom Anfang bis zum Ende beobachtet. Als man sich $3^1/_2$ Tage nach dem Unfall zur Operation entschloß, war es bereits zu spät, da eine diffuse eitrige Mediastinitis nachgewiesen werden konnte, der die Kranke erlag.

Dieser Eingriff wurde noch von Henle und Enderlen-Forgue ausgeführt. Auch Forgue hat bei dem achtjährigen Knaben *nur das Mediastinum nicht aber den Oesophagus eröffnet.* Dieser kleine Patient machte eine neun Monate lange Rekonvaleszenz durch, kam aber schließlich mit dem Leben davon. Die Münze, um die es sich handelte, wurde am 11. Tage nach der großen Operation mit dem Graefeschen Münzenfänger per os extrahiert.

Die Oesophagotomie thoracica anterior transpleuralis wurde im Falle Quiring (1911) von Wiesinger und einmal 1916 von Exner ausgeführt. Beide Kranke kamen ad exitum. Ebenso ein Fall von Heidenhain (1923).

Wie es sich zeigt, sind die Aussichten der thorakalen Ösophagotomie außerordentlich ungünstige und dürfte sie bei der gegenwärtigen Entwicklung der Ösophagoskopie kaum je in Frage kommen, außer es handelt sich um eine *Bougierungsverletzung mit sicherer Perforation. Trifft das aber zu, so muß so frühzeitig als möglich operiert werden, wenn der Eingriff erfolgreich sein soll.*

Im übrigen sei auf das Kapitel XI dieses Bandes verwiesen.

3. Übersichtliche Zusammenstellung sowohl der Indikationen für operative Eingriffe als auch der Operationen selbst bei komplizierten Fällen von Speiseröhrenfremdkörpern.

H. Killian hat 1922 die von mir 1920 aufgestellten Indikationen der Ösophagotomie bzw. Mediastinotomie zur Behandlung kompliziert verlaufender Fälle von Speiseröhrenfremdkörpern abgeändert, indem er sie zunächst in absolute und relative trennte. Ich habe seinerzeit gelegentlich des Entwurfes meiner erwähnten Arbeit etwas Ähnliches vorgehabt, bin jedoch wieder davon abgekommen, vor allem deshalb, weil ich es ganz besonders vermeiden wollte, die unblutige Ösophagoskopie und die operativen Verfahren in dem Sinne gegenüberzustellen, als würde, sobald zum Messer gegriffen werden soll, die Ösophagoskopie schon jegliches Anwendungsrecht verloren haben. Ich bemühte mich nun im vorigen Kapitel darzulegen, daß sich in geeigneten Fällen die Leistungsfähigkeit der Ösophagoskopie und der operativen Verfahren gegenseitig ergänzen, aber keineswegs einander ausschließen sollen.

Aus diesem Grunde kann daher kaum von einer absoluten Indikation für eine Operation im Sinne H. Killians gesprochen werden, zumal ich den Nachweis lieferte, daß trotz der fallweisen strikten Notwendigkeit eines blutigen Eingreifens der therapeutische Vorgang als solcher durch die Ösophagoskopie in unersetzlicher Weise gefördert werden kann.

Die im folgenden aufgestellten Indikationen für die operative Behandlung komplizierter Speiseröhrenfremdkörper[1] machen nun gewiß nicht den Anspruch,

---

[1] Wir haben oben (S. 386) die Gesamtheit der Speiseröhrenfremdkörper bereits in eine große Gruppe einfacher und in eine kleine Gruppe komplizierter Fälle geschieden. Die im folgenden erörterten Indikationen und Operationen gelten natürlich fast nur für die kleinere zweite Gruppe; da sich die Gruppe I in etwa 95% auf ösophagoskopischem Wege heilen läßt, kommen die erwähnten Operationen nur bei den restlichen 5% dieser Fälle in Frage.

als allgemein geltende Regeln aufgefaßt zu werden, Sie entsprechen bloß dem heutigen Stand der ösophagoskopischen Technik und können allerdings nur von jenen richtig gewertet werden, die diese Technik in allen ihren Feinheiten restlos beherrschen.

Da nun die eine Operation erheischenden Symptome einer kompliziert verlaufenden Fremdkörpereinklemmung auch vorhanden sein können, wenn der verschluckte Gegenstand bereits aus dem Oesophagus entfernt wurde bzw. per vias naturales abging, so müssen auch die Indikationen bzw. die notwendigen operativen Eingriffe in zwei Gruppen geteilt werden.

Gruppe A.: Operationen bzw. deren Indikationen bei in der Speiseröhre bzw. neben derselben (extraösophageal) gelagerten Fremdkörpern.

Gruppe B.: Operationen bzw. deren Indikationen bei bereits künstlich entfernten oder per vias naturales abgegangenen Fremdkörpern.

Gruppe A.

I. Ösophagotomie, die bei tiefem Fremdkörpersitz mit der unteren lateralen Ösophagoskopie (v. HACKER) zu kombinieren ist.

1. Bei Unmöglichkeit der ösophagoskopischen Fremdkörpermobilisierung magenwärts) bzw. der Fremdkörperextraktion per os (insbesondere nach einem vergeblichen Versuch in allgemeiner Narkose).

2. Bei Unmöglichkeit der ösophagoskopischen Zerkleinerung des Fremdkörpers in situ mit Zangen oder Scheren usw. (insbesonders nach einem vergeblichen Versuch in allgemeiner Narkose).

3. Bei Mangel eines ösophagoskopischen Instrumentariums bzw. der notwendigen technischen Vorbildung des Operateurs (natürlich nur dann, wenn die Gefahr einer raschen Verschlechterung des Krankheitszustandes durch eine längere Bahnfahrt nicht auszuschließen ist).

Im Falle 1 und 2 ist die Ösophagotomie auch dann strikte indiziert, wenn ausgesprochene sekundäre Symptome noch fehlen sollten (vgl. weiter unten III., 3—7).

II. Kollare Mediastinotomie (in der Modifikation MARSCHIKs).

1. Nach bereits vollzogenem Durchtritt des Fremdkörpers durch die Speiseröhrenwand (extraösophagealer Fremdkörper), also bei positivem Röntgenbefund, jedoch negativer Ösophagoskopie. Die Operation ist auch bei negativem Röntgenbefund (S. 345) sowie beim Fehlen ausgesprochener sekundärer Symptome strikte indiziert [1].

---

[1] Wiewohl H. KILLIAN 1922 betont, daß sich „eine Indikation aus vielen Einzelindikationen zusammensetzen kann", vermißt er bei dem von mir 1920 beschriebenen Symptomenkomplex eine Äußerung darüber, „welche Punkte nun zusammen auftreten müssen, um als Indikation zu gelten". KILLIAN scheint auch darüber im unklaren geblieben zu sein, ob ich z. B. auf einzelne Punkte hin „etwa wegen Schluckbeschwerden" eine Operation empfehle.

Ich denke doch, daß hinsichtlich dieser Frage aus meinen Ausführungen im Jahre 1920 kein Zweifel obwalten konnte, zumal ebenso wie im vorhergehenden Kapitel auch damals ausdrücklich betont wurde, daß *Fieber und behindertes Schluckvermögen allein eine Operation von außen durchaus noch nicht rechtfertigen. Die Indikation zur Operation ergibt sich eben kaum jemals aus einem Einzelsymptom, sondern fast immer aus einem Komplex von Erscheinungen,* wobei die persönliche Erfahrung, das subjektive Gefühl des Arztes und überhaupt Dinge, die sich weder klassifizieren noch spezifizieren lassen, eine oft entscheidende Rolle spielen.

Aus diesen Gründen schien mir bereits 1920 eine Trennung der Symptome in „absolute" und „relative" wertlos, zumal, wenn sich ein Operateur „bei erwiesenen schwereren Verletzungen der Mucosa zur Prophylaxe" (H. KILLIANs zweite relative Indikation) veranlaßt fühlt, zum Messer zu greifen, er dies doch sicher nur tut, um den Ereignissen zuvorzukommen. Für den Operateur ist daher die Nötigung zur Operation aus jener Überlegung heraus eine strikte und absolute.

2. Beim Entstehen einer penetrierenden Verletzung der Speiseröhre während der ösophagoskopischen Fremdkörperextraktion. *Emphysem.* (Die Operation ist durchaus unaufschiebbar und muß auch bei sonst noch ganz blanden Verhältnissen augenblicklich gemacht werden.)

III. Kollare Mediastinotomie in unmittelbarem Anschluß an die eben vorhergegangene ösophagoskopische Fremdkörperextraktion. (Tracheotomia lateralis, eventuell Ösophagotomie oder kollare Ösophagoskopie nach einer Ösophagotomie. Die Entscheidung bzw. die Wahl des Eingriffes hängt von der Neigung des Operateurs bzw. von seinen speziellen Kenntnissen ab.)

1. Bei nachweisbarem Emphysem außen am Hals.

2. Beim Verdacht (siehe die folgenden Punkte 3—7) einer penetrierenden Wandverletzung der Speiseröhre nach vorangegangenen Sondierungs- oder Blindenextraktionsversuchen bzw. nach wiederholten vergeblichen ösophagoskopischen Extraktionsversuchen.

3. Bei kontinuierlich hohem oder septischem Fieber.

4. Bei schlechtem, frequentem, leicht kompressiblem Puls.

5. Bei einem progredienten phlegmonösen oder akut entzündlichen Prozeß außen am Halse.

6. Bei sehr behindertem oder aufgehobenem Schlingvermögen.

7. Bei schwerkrankem, septischem Eindruck des Kranken (vgl. insbesondere das im Kapitel Symptomatologie „sekundäre, konsekutive Symptome" Gesagte, (S. 336).

IV. Kombination: Ösophagotomie auf der erkrankten Seite, Mediastinotomie auf der anderen, wenn der phlegmonöse Prozeß auf die andere Seite übergegriffen hat, wobei die Symptome III, 4—7 zu berücksichtigen wären.

V. Tracheotomie. Stets dringlich bei Erstickungsnot.

VI. Laryngofissur, Laryngostomie, Pharyngotomie. In ganz seltenen Fällen, wenn der verhakte Fremdkörper fest in der Ringknorpelplatte eingegraben ist und nur mit Gefahr einer schweren Mitverletzung benachbarter Organe extrahiert werden könnte.

VII. Gastrotomie, Gastrostomie; transgastrische, retrograde Ösophagoskopie. Bei fest in der Kardia eingeklemmten Fremdkörpern nach Versagen der ösophagoskopischen Extraktion oder Unmöglichkeit des Abdrängens in den Magen.

VIII. Transthorakale Mediastinotomie. Sie ist dringlich bei Bougierungsverletzungen mit Verdacht einer Oesophagusperforation, insbesondere bei Narbenstrikturen im thorakalen Speiseröhrenabschnitt.

Gruppe B.

I. Tracheotomie. Bei auftretendem Ödem des Aditus laryngis.

II. Kollare Mediastinotomie.

1. Wenn die vor der ösophagoskopischen Fremdkörperextraktion bestandenen Symptome (siehe das Kapitel) „Symptomatologie" nicht bald zur Gänze schwinden bzw. Zeichen einer Progression des Prozesses vorhanden sind.

2. Wenn eine vorhergegangene Operation (Incision) nicht den gewünschten Erfolg brachte. Symptome wie unter A, III, 4—7.

3. Beim Auftreten einer Blutung zur Beherrschung derselben (Ligatur, Tamponade).

4. Bei entstandener Ösophagotrachealfistel zur Freilegung bzw. Behandlung derselben.

III. Thorakotomie (Rippenresektion) bei Lungen- und Pleurakomplikationen. Andere Komplikationen (metastatische Abscesse in anderen Organen, Meningitis usw.) können hier nicht berücksichtigt werden.

Zum Schlusse sei nochmals erwähnt, daß man im Zweifelsfalle niemals zaudern, sondern lieber zehnmal zu oft, als nur ein einziges Mal zu spät zum Messer greifen soll. Ich denke hier selbstverständlich nur an die kollare Mediastinotomie (nach MARSCHIK), also an jenen Eingriff, mit welchem man, sofern er rechtzeitig vorgenommen wird, immer imstande ist, die lebensgefährliche Progression in den Thorax aufzuhalten.

Literatur.

Mit Rücksicht auf die außerordentlich große Fremdkörperliteratur, deren genaue Wiedergabe viele Seiten beanspruchen würde, mußte auf dieselbe wegen Raumersparnis verzichtet werden; rein kasuistische Arbeiten wurden überhaupt nicht berücksichtigt. Bezüglich der Sondierungsverletzungen und der Fremdkörperperforationen der Speiseröhre sowie der weiteren Komplikationen sei zunächst auf die bereits vorhandenen 12 großen Zusammenstellungen verwiesen.

Umfassende Literaturangaben finden sich in den Arbeiten von:

BALACESCU und KOHN: Die äußere cervicale Ösophagotomie zur Extraktion von Fremdkörpern im Oesophagus. Arch. f. klin. Chirurg. Bd. 72, S. 347 ff. 1904. — BRÜNINGS-ALBRECHT: Direkte Endoskopie der Luft- und Speisewege. Neue dtsch. Chirurg. Bd. 16. Stuttgart: F. Enke 1915. — BURGER: Was leisten die Röntgenstrahlen in der Laryngo-Rhinologie? Wiesbaden: J. F. Bergmann 1908. — HACKER-LOTHEISSEN: Chirurgie des Halses und der Brust. Handb. d. prakt. Chirurg. 5. Aufl. Stuttgart: Ferd. Enke 1923. — JURASZ, A.: Diagnose und Behandlung der Fremdkörper im Oesophagus. Ergebn. d. Chirurg. u. Orthop. Bd. 5, S. 361 ff. 1913. — KILLIAN, H.: Beitrag zur operativen Behandlung komplizierter Fälle usw. Arch. f. klin. Chirurg. Bd. 122, H. 2, S. 382 ff. 1922. — MINNIGERODE: Beitrag zur Frühdiagnose der Mediastinitis usw. Arch. f. klin. Chirurg. 1923 u. Zeitschr. f. Hals-, Nasen- u. Ohrenheilk. Bd. 4. 1923. — NAUMANN: Beiträge zur Oesophagotomia cervicalis externa zur Entfernung von Fremdkörpern in der Speiseröhre. Dtsch. Zeitschr. f. Chirurg. Bd. 83, S. 472 ff. 1906. — SCHLEMMER, E.: Erfahrungen mit Oesophagusfremdkörpern in einem Zeitraume usw. Arch. f. klin. Chirurg. Bd. 114, H. 1. 1920. — SCHLITTLER, E.: Fremdkörper der Luft und Speisewege. Korrespondenzbl. f. Schweiz. Ärzte 1917. Nr. 7. — STARCK, H.: Lehrbuch der Ösophagoskopie. 2. Aufl. Leipzig: K. Kabitzsch 1914. — VOGEL, R.: Über Fremdkörper in der Speiseröhre. Arch. f. klin. Chirurg. Bd. 115, H. 4. 1921.

Nur insoferne in den obenstehenden 12 Publikationen die Autoren *nicht* genannt sind, deren Arbeiten in den voranstehenden Ausführungen Erwähnung fanden, werden dieselben nunmehr erwähnt.

ABADIE: Fortschr. a. d. Geb. d. Röntgenstr. Bd. 5, S. 315. 1912. — ABBE: Gebiß ein Jahr in einer divertikelartigen Ausbuchtung des Oesophagus. New York med. journ. 1892. — AFANASIEFF: Arrosion der Aorta durch einen verschl. Speiseröhrenfremdkörper. Zentralblatt f. Laryngol. 1894/95. S. 42. — ALBERT: Lehrb. d. Chirurg. Bd. 1, S. 556/557. — ALBRECHT: Fall von chron. Oesophagusabsceß usw. Zentralbl. f. Laryngol. 1912. S. 387. — ALLEN: Removal of metallic for. bod. etc. Ann. of otol., rhinol. a. laryngol. 1902. — AMERSBACH: Beitrag zur Kenntnis der Speiseröhrenverletzungen usw. Arch. f. Laryngol. u. Rhinol. Bd. 28, S. 431. 1914. — ANSCHÜTZ, W. (1): Über die Extraktion im Oesophagus eingekeilter Fremdkörper vom Magen aus. Therap. d. Gegenw. Jg. 64, H. 1. 1923. — DERSELBE (2): Weitere Erfahrungen über die Entfernung im Oesophagus eingekeilter Fremdkörper und über die Zugänglichkeit des unteren Oesophagus von der Kardia aus. Zentralbl. f. Chirurg. Jg. 51, Nr. 44. 1924. — ANTONOW: Lungengangrän infolge Ösophagotrachealfistel usw. Zentralbl. f. Laryngol. 1891/92. S. 52. — ARLAUD: Erstickungstod durch Verschlucken usw. Gaz. des hôp. civ. et milit. 1863. — ARAS: Arrosion der Aorta durch einen vor 3 Monate usw. Gaz. des hôp. civ. et milit. 1862. Nr. 46. — ARNOTT: Knochen 35 Tage in der Speiseröhre eines $2^{1}/_{2}$jähr. Kindes. London med. a. surg. transact. 1833. — ARROWSMITH: The laryngol. comp. 1915; Zeitschr. f. Laryngol., Rhinol. u. ihre Grenzgeb. Bd. 5, S. 232. 1911. — BACHMANN: Inaug.-Diss. München 1896. — BACALEINIK: Über eine Modifikation meines Hydrodilatators zur Extraktion von Fremdkörpern aus der Speiseröhre. Berl. klin. Wochenschr. 1905. Nr. 25. — BALK: New York. med. journ. 1895. — BARRAND: Doppelseitige Rekurrenslähmung nach Verschlucken eines Gebisses. Zentralbl. f. Laryngol. 1916. S. 24. — BERES-

Negowski: Die Ösophagotomie zur Entfernung von Speiseröhrefremdkörpern. Ref. Hilde-brandt 1911. S. 724. — Bille: Ösophagotomie wegen Fremdkörper in der Speiseröhre; Exitus. Berl. klin. Wochenschr. 1880. Nr. 38. — Billroth: Ösophagotomie wegen Fremd-körper. Zit. nach Fischer. 1885. — Bird: Notes on a case of secondary hemorrhage. Zen-tralbl. f. Laryngol. 1910. S. 374. — Blau: Einige bemerkenswerte Fälle usw. Zeitschr. f. Laryngol., Rhinol. u. ihre Grenzgeb. Bd. 7, S. 467. 1915. — Blaud: Über die Entfernung von Gebissen usw. Bruns Beitr. z. klin. Chirurg. Bd. 58, S. 138. 1908. — Blecher: Über künstliche Gebisse in der Speiseröhre und deren Entfernung. Dtsch. militärärztl. Zeitschr. 1905. H. 3. — Bomack (Charkoff): Fall von Oesophagusfremdkörper mit tödlichem Aus-gang. Arch. internat. de laryngol. Tome 29, H. 3. — Borchert: 32 operativ behandelte Fremdkörperfälle. Inaug.-Diss. Berlin 1877. — Bowen: Fortschr. a. d. Geb. d. Röntgenstr. Bd. 17, S. 408. 1911. — Braden, K.: Migratory foreign body. Journ. of laryngol. a. otol. Vol. 15, p. 311. — Brin: Zentralbl. f. Chirurg. 1911. S. 1418. — Brulant: 6 cm lange Aufschlitzung der Speiseröhre nach blinder Extraktion usw. Zentralbl. f. Laryngol. 1891/92. S. 172. — Cahn: Über die diagnostische Verwertung der Röntgenstrahlen und der Gebrauch der Quecksilbersonde usw. Münch. med. Wochenschr. 1906. — Calamida und Gavello: Kongr. d. ital. Gesellsch. f. Laryngol. Monatsschr. f. Ohrenheilk. u. Laryngo-Rhinol. Bd. 17, S. 886. 1920. — Calamida: Congr. d. soc. ital. di laringol. etc. in Ravenna. Vol. 18. 1921. Boll. d. clin. Jg. 39, S. 10. 1922. — Canton: Perforation des Oesophagus und der Pleura. Zentralbl. f. Laryngol. 1901. S. 575. — Carroll, Ch.: Fremdkörper 9 Monate in der Speiseröhre. Lancet. Juni 1921. — Carossini, G.: Policlinico. Vol. 28, Fasc. 33. 1921. Cavazzi: Über Extraktion gewisser Fremdkörper aus dem Oesophagus. Il Policlinico. 1921. — Chamberlain: Zentralbl. f. Laryngol. 1915. S. 257. — Channac: Considérat. sur l'oesophagotomie extern. et les corps étr. de l'oes. chez l'enfant. Thèse de Lyon 1902. — Claoué: Oto-rhino-laryngol. internat. 1921; Zentralbl. f. Hals-, Nasen- u. Ohrenheilk. Bd. 1, S. 39. 1922. — Claoué et Vandenbosche: Ein neues Instrument zur Hypopharyn-goskopie. Chir. des malad. de l'oreille etc. 1921. p. 347. — Claus: Drucknekrose des 7. Hals-wirbels durch einen Speiseröhrenfremdkörper. Arch. f. Laryngol. u. Rhinol. Bd. 33, S. 681. 1920. — Cobold: Erstickungstod usw. Schmidts Jahrb. Bd. 121, S. 214. 1864. — Coenen: Uhrrädchen 7 Wochen im Oesophagus. Berl. klin. Wochenschr. 1918. S. 1061. — Colvin: Zentralbl. f. Laryngol. 1902. S. 468. — Coakley: Zentralbl. f. Laryngol. 1914. S. 121. — Cramer, H.: 3 Fälle von Oesophagusverletzungen mit tödlichem Ausgang. Berl. klin. Wochenschr. 1920. S. 1048. — Dahmann: Extraktion eines Fremdkörpers aus dem künst-lichen Oesophagus. Arch. f. Laryngol. u. Rhinol. Bd. 33, S. 684. 1920. — Davis, A.: Half-penny 5 Jahre in der Speiseröhre usw. Zentralbl. f. Laryngol. 1917. — Deaver: Fremd-körperperforation in der Trachea. Philadelphia med. news. 1890. — Demarquay: Gangrän des Oesophagus, Absceß der Pleura nach Perforation usw. Gaz. des hôp. civ. et milit. 1854. S. 400. — Dencker, H.: Fremdkörper im Sinus piriformis. Tuberkulose resp. Tumor vortäuschend. Zeitschr. f. Laryngol., Rhinol. u. ihre Grenzgeb. Bd. 3, S. 247. 1911. — Dietrichs: Inaug.-Diss. Würzburg 1893. — Dufourmentel, L.: Etat actuel de la technique et des applications de l'oesophagoskopie. Zentralbl. f. Hals-, Nasen- u. Ohrenheilk. Bd. 1, S. 38. 1922. — v. Eicken: Fremdkörperextraktion mittels indirekter Hypopharyngoskopie. Zeitschr. f. Ohrenheilk. u. f. Krankh. d. Luftwege. Bd. 77, S. 1. 1918. — Engelmann: Dtsch. med. Wochenschr. 1917. S. 320. — Erdélyi: Festschr. f. Hajek. Monatsschr. f. Ohrenheilk. u. Laryngo-Rhinol. 1921. — Eschweiler: Zeitschr. f. Laryngol., Rhinol. u. ihre Grenzgeb. Bd. 10, S. 506. 1922. — Feldmann: Tod nach Verschlucken einer Zahn-prothese. Brit. med. journ. 1919. — Fischer, G. (1): Die Wunden des Herzens und des Herz-beutels. Arch. f. klin. Chirurg. Bd. 9, 2. Teil, S. 571. 1868. — Derselbe (2): Die Ösophago-tomie bei Fremdkörpern. Dtsch. Zeitschr. f. Chirurg. Bd. 25, 27 u. 29. 1887/88. — Fischer, B.: Fremdkörper in der Herzwand usw. Dtsch. med. Wochenschr. 1902. — Fontana und Tessaro: 4 Fälle von Speiseröhrenfremdkörpern und deren orale Entfernung während der Röntgendurchleuchtung. Zeitschr. f. Elektrologie u. Röntgenk. Bd. 9, S. 336. — Frankl: Entfernung eines Gebisses aus der Speiseröhre ohne deren Eröffnung nach seitl. Hautschnitt. Dtsch. med. Wochenschr. 1913. Nr. 24. — Gallas: Trachealperforation und Brustwirbelkaries usw. Gaz. des hôp. civ. et milit. 1864. — Gardener und Coats: Arrosion der Aorta nach Verschlucken einer Fischgräte. Zentralbl. f. Laryngol. 1887/88. S. 426. — Gavello: Il Policlinico. Vol. 7, F. 20. 1919. — Glas: Monatsschr. f. Ohrenheilk. u. Laryngo-Rhinol. 1919. S. 196 u. 1920; Wien. med. Wochenschr. 1921. Nr. 48. — Gläser, M.: Zentralbl. f. Laryngol. 1917. S. 237. — Glogau: Eine typische Operation bei Senkungsabscessen usw. Monatsschr. f. Ohrenheilk. u. Laryngo-Rhinol. 1921. Festschr. f. Hajek. — Gnelton: Zentralbl. f. Laryngol. 1885. S. 404. — Goffe: Perforation des Aortenbogens usw. Brit. journ. of childr. dis. 1915. — Gorsky: Hildebrandts Jahrbüch. f. Chirurg. 1897. — Goris: Fremdkörperextraktion unter Leitung des Fluorescenzschirmes Zentralbl. f. Laryngol. 1922. — Guthrie: Einige Fälle von Fremdkörpern usw. Journ. of laryngol., rhinol. a. otol. 1919. — Guisez, J. (1): Über einige technische Punkte in der Broncho-Ösophagoskopie. Zentralbl. f. Laryngol. 1922. S. 25/26 und Oesophagusphlegmonen. Zentralbl. f. Hals-, Nasen- u. Ohrenheilk. 1922. S. 148. – DERSELBE (2): Les phlegmon de l'oesophage. Zentralbl. f. Hals-, Nasen- u. Ohrenheilk. 1923. S. 122. — HABART: Verschlucktes Glas ohne Verletzungen die Speiseröhre und den Verdauungskanal passierend. Wien. klin. Wochenschr. 1902. S. 903. — HAJEK: Diskuss. zu HAUDEK. 1921. S. 66. — HASLINGER, F.: Ein neues ösophagoskopisches Rohr (Schlittenrohr). Monatschr. f. Ohrenheilkunde u. Laryngo-Rhinol. 1925. H. 8. — HAUDEK: Verschluckter Fremdkörper im Oesophagus. Wien. klin. Wochenschr. 1921. Nr. 6. — HECHT, O.: Zwei Jahre im Oesophagus gebliebener Fremdkörper. 2. Jahresvers. d. zechoslow. otolaryngol. Ges. in Prag. Sitzungsbericht vom 19. u. 20. 5. 1923. — HESSLER: Zur Kasuistik der phlegmonösen Ösophagitis. Inaug.-Diss. Gießen 1893. — HESCHELIN: Dtsch. med. Woschenschr. 1909. Nr. 32. — HILL: Bemerkungen zum BRÜNINGSschen Instrumentarium. Brit. med. assoc. of Liverpool. 1912. — HOEVEN, VAN DER: Die Behandlung der Fremdkörper in der Speiseröhre des Kindes. Zentralblatt f. Laryngol. 1906. S. 311. — HÖLSCHER: Zeitschr. f. Ohrenheilk. u. f. Krankh. d. Luftwege. Bd. 65, S. 94. 1912. — HÖSSLIN: Nadel im Herzen. Dtsch. Arch. f. klin. Med. Bd. 36, S. 588. 1885. — HOPMANN: Seltener Fall von 9monatl. Verweilen und Wandern eines Fremdkörpers usw. Berl. klin. Woschenchr. 1888. Nr. 44, S. 889. — HUIZINGA und S. KEIJSER: Über Röntgenuntersuchung bei Periösophagitis. Acta oto-laryngol. Vol. 10, p. 18—23. 1926. — JACKSON, CH.: The trap - door esophagoscope. Laryngoscope. Vol. 34. 1924. — JORGE, JOSÉ: Retrograde Ösophagoskopie wegen Fremdkörper im unteren Teile usw. Semana méd. 1921. Jg. 28, Nr. 48, S. 753 ff. — KAEMPFER, G.: Fremdkörper in der Aorta. New York. med. journ. 1917. — KAN: Monatsschr. f. Ohrenheilk. u. Laryngo-Rhinol. 1915. S. 552. — KERNAN, J.: Proceedings of the New York acad. of. med. sect. laryngol. a. rhinol. 1921. — KOFLER: Dtsch. med. Wochenschr. 1918. Nr. 43, S. 1208. — LANGENBECK: Mediastinitis nach Extraktion verschluckter Gebisse. Korrespondenzbl. f. Zahnärzte. Bd. 8, S. 42. 1879. — LEEGAARD, F.: Über Fremdkörper in der Speiseröhre. Nord. tiskrift for oto-rhino-laryngol. Vol. 1, Nr. 1. 1917. — LEHMANN: Zentralbl. f. d. Grenzgeb. d. Med. u. Chirurg. Bd. 2, S. 167. 1899. — LEJARS: Dringliche Operationen. 3. Aufl., S. 196 ff. 1906. — LENK, R.: Zum röntgenologischen Nachweis von nichtschattengebenden Fremdkörpern im Oesophagus. Fortschr. a. d. Geb. d. Röntgenstr. Bd. 31, H. 5/6. 1924. — LETO, L.: Unbekannter Fremdkörper des Oesophagus mit tödlichem Verlauf. Zentralbl. f. Hals-, Nasen- u. Ohrenheilk. Bd. 2, S. 83. 1922. — LÉNÁRT: Zentralbl. f. Laryngol. 1920, S. 33 und Monatsschr. f. Ohrenheilk. u. Laryngo-Rhinol. 1921. – LOTHEISSEN, G.: Über retrograde Ösophagoskopie. Arch. f. klin. Chirurg. Bd. 131, S. 185—199. 1924. — LUNDGREEN: Exitus infolge Septikämie usw. Virchow-Hirsch Jahresber. 1888. – LYNAH: A series of foreign bod. etc. New York. med. journ. 1920. — MACKENZIE: Eine offene Sicherheitsnadel im Oesophagus. Zentralbl. f. Laryngol. 1914. S. 122. – MALKHASSIAN: 10 Fälle von Ösophagotrachealfisteln. Thèse de Nancy. 1902. — MARCACCI: Retropharyngealabsceß und Pleuritis nach Fremdkörpereinklemmung. Virchow-Hirsch Jahresber. Bd. 2, S. 392. 1881. — MORELL-MACKENZIE: On the use of the oesophagoscope in disease of the gullet. The med. Times a. Gaz. Vol. 2, p. 60, 16. Juli 1881. — MARSCHIK: Verhandl. süddtsch. Laryngol. in Kiel 1914; Gesellsch. d. Ärzte Wien 1914; Feldärztl. Sitzg. Feldspit. IV/13; Wien. klin. Wochenschrift Bd. 19, S. 805. 1916; Gesellsch. d. Ärzte Wien 1918; Die obere cervicale Mediastinotomie. Dtsch. med. Wochenschr. 1919. Nr. 14, S. 392. — MARTINEZ: Münze 3 Jahre im Oesophagus. La prensa med. 1913. — MASSARI: Zur Entfernung von tiefsitzenden Fremdkörpern usw. Zentralbl. f. Chirurg. 1921. Nr. 30, S. 1077. — MAYR: Ein Beitrag zur Lehre von den Verletzungen der Speiseröhre mit tödlichem Ausgange. Inaug.-Diss. Würzburg 1920. — MENZEL: Herzverletzung durch Oesophagusfremdkörper. Arch. f. klin. Chirurg. Bd. 13, S. 65. 1872. — MOHR, L.: Handb. d. inn. Med. v. MOHR-STAEHELIN. Bd. 3, S. 226 ff. Berlin: Julius Springer 1918. — MOLIN: Arrosion der Carotis int. nach Dauerschlundsonde. Zentralbl. f. Laryngol. 1914. S. 421. — MOURE und GOT: Soc. franç. l'oto-rhinol.-laryngol. Zentralbl. f. Laryngol. 1921. S. 217. — NERMOD: L'oesophagite phlegmoneuse. Monatsschr. f. Ohrenheilk. u. Laryngo-Rhinol. 1909. S. 428. — NAGER: Schweiz. med. Wochenschr. 1920. Nr. 24. — NEUMANN, C.: In der Speiseröhre seit $7^{1}/_{2}$ Monaten eingeklemmte Gaumenplatte. Sitzungsber. d. Moskauer oto-rhinolaryngol. Ges. v. 13. 9. 1922. — NOWOBURY: Mediastinitis gangraenosa usw. Zentralbl. f. Laryngol. 1905. S. 449. — ORLANDINI: Boletti d. malatti dell' orechio etc. 1919. Nr. 4. — OPPIKOFER: Schweiz. med. Wochenschr. 1921. Nr. 21, S. 1023 u. Jg. 50. 1922 daselbst. — PALUGYAY: Wien. klin. Wochenschr. 1922. Nr. 18, S. 428. — PAUM: Erfahrungen mit 120 Oesophagusfremdkörpern. Zentralbl. f. Larygnol. 1920. S. 33. — PFEIFFER: Röntgendiagnostik der Oesophagusfremdkörper. Handb. d. spez. Chirurg. d. Ohres usw. von KATZ, PREYSING. Bd. 1, S. 617. 1921. — PLAUT: Verblutungstod usw. Dtsch. med. Wochenschr. 1921. Nr. 36, S. 1058. — POMMEREHNE: Patenthosenknopf usw. Med. Klinik 1919. Nr. 24, S. 599. — RIDDER: Erkrankungen der Speiseröhre. Spezielle Pathol. u. Therapie inn. Krankh. Bd. 5, 1. Teil. 1922. Berlin-Wien: Urban & Schwarzenberg. — SAFRANEK: Zentralbl. f. Laryngol. 1920. S. 34. — SALZER, H.: Fremdkörperentfernung aus der Speiseröhre. Wien. med. Wochenschr. Jg. 76, Nr. 21. 1926. — SANDBERG: Perforation des Oesophagus usw. Zentralbl. f. Laryngol. 1885. S. 404. —

Schlemmer: Über ein neues Instrument zur Schließung usw. Zeitschr. f. Hals-, Nasen- u. Ohrenheilk. Bd. 5. 1923. — Schmiz: Dtsch. militärärztl. Zeitschr. 1905. Nr. 3. — Schubiger: 10. Jahresvers. der Schweiz. Hals- u. Ohrenärzte in Genf 1922. Zentralbl. f. Hals-, Nasen- u. Ohrenheilk. 1922. S. 517. — Seiffert, E.: Über extraösophageale Fremdkörper. Zeitschr. f. Laryngol., Rhinol. u. ihre Grenzgeb. Bd. 11, S. 46 ff. 1922. — Sgalitzer, M. (1): Zur Röntgendiagnostik usw. Arch. f. klin. Chirurg. Bd. 116. 1921. — Derselbe (2): Ösophagoskopie am Trochoskop usw. Wien. klin. Wochenschr. 1920. S. 450. — Sklifasovski: Verblutungstod aus der Speiseröhre usw. Zit. nach Kautzl 1898. 1885. — Socin: Nekrose der Speiseröhre nach Sondierung usw. Jahresber. d. chirurg. Abt. Basel 1885. S. 45. — Struycken: Entfernung von Fremdkörpern. Beitr. zur Nederlandsch. tijdschr. v. Geneesk. Jg. 66, Nr. 3, S. 289. 1922. — Sternberg, H. (1): Über klinisch unaufgeklärte Todesfälle usw. Monatsschr. f. Ohrenheilk. u. Laryngo-Rhinol. Bd. 54, S. 673. 1920. — Derselbe (2): Gebißplatte usw. Monatssschr. f. Ohrenheilk. u. Laryngo-Rhinol. Bd. 60, S. 984. 1926. — Tarneau: Schmidts Jahrb. Bd. 121, S. 213. 1894. — Taylor: Case of perforating wound etc. Zentralbl. f. Laryngol. 1913. S. 511. — Tetens, Hald: Zeitschr. f. Laryngol., Rhinol. u. ihre Grenzgeb. Bd. 5, S. 368. 1912. — Wagener, O.: Instrument zur Entfernung verschluckter Sicherheitsnadeln. Zeitschr. f. Hals-, Nasen- u. Ohrenheilk. Bd. 5, H. 3/4. 1923. — Weisz, A.: Folgen von Speiseröhrenperforationen. Orvosi Hetilap. Jg. 68, Nr. 15. 1924. — Wilson, W. Frank: Methode zur Entdeckung im Röntgenbild nichtdarstellbarer Fremdkörper. Zentralbl. f. Hals- Nasen- u. Ohrenheilk. Bd. 7, S. 658. 1925.

X. Verletzungen der Speiseröhre.

Von

CARL ROHDE-Nordhausen (früher Düsseldorf).

Mit 4 Abbildungen.

Die Speiseröhre kann von innen und von außen verletzt werden. Bei den Verletzungen von innen her stehen die Fremdkörperschädigungen und die Verletzungen durch Instrumente und Sonden an erster Stelle. Besonders leicht treten solche Verletzungen ein bei pathologisch veränderter Speiseröhre (entzündliche Prozesse bei Fremdkörpern, bei Divertikeln, bei Strikturen, ferner bei anderen entzündlichen Prozessen, bei narbig veränderter Wand und beim Carcinom). Eine weitere Gruppe von Schädigungen von innen her bilden die Verätzungen, Verbrennungen und Unterkühlungen. Alle diese Verletzungen und Schädigungen sind samt ihren Folgen in früheren Kapiteln besprochen worden.

Isolierte Verletzungen der Speiseröhre von außen sind wegen ihrer geschützten und tiefen Lage sehr selten. Meist sind gleichzeitig schwere Nebenverletzungen der Nachbarorgane vorhanden. Bei Verletzungen im Halsteil sind meist Luftröhre und Kehlkopf, Gefäß-Nervenstamm, Rückenmark, Schilddrüse, bei Verletzungen im Brustteil Trachealbaum, Lungen, Pleuren, Herz, große Gefäße, Mediastinum und Rückenmark mitbetroffen. Die Erscheinungen seitens der verletzten Nachbarorgane treten im allgemeinen früher und stärker hervor als die der Oesophagusverletzung; die Prognose derartiger Oesophagusverletzungen wird daher von der gleichzeitigen Verletzung der Nachbarorgane in der Hauptsache mitbestimmt.

A. Verletzungen durch scharfe Gewalt.
(Stich-, Schnitt- und Schußwunden.)

Bei ihrer versteckten Lage wird die Speiseröhre im allgemeinen durch von außen einwirkende, scharfe Verletzungen erst dann betroffen werden, wenn die bedeckenden Organe und Gewebe, bzw. die Organe und Gewebe der Nachbarschaft schon durch die betreffende Gewalteinwirkung beschädigt sind. Besonders gefährlich sind *Mitverletzungen* des *Herzens* und der *großen Gefäße* am Halse und in der Brusthöhle wegen der Verblutungsgefahr und der Gefahr der Luftembolie bei Venenverletzungen (besonders am Halse), ferner Mitverletzungen der *Luftwege, Lungen* und *Pleuren* wegen der Erstickungsgefahr, des Pneumothorax und seiner Komplikationen, schließlich *Mitverletzungen* der *Wirbelsäule* und des *Rückenmarkes* wegen ihrer schweren Folgezustände (Blutung, Lähmungen, unter Umständen sofortiger Tod bei Verletzungen im Bereich des Halsmarkes und verlängerten Markes). Solche Verletzte gehen meist schnell nach der Verletzung zugrunde. Überstehen sie die ersten Folgen, so drohen ihnen durch Nachblutungen oder Infektionen (Oesophaguswandphlegmone und Mediastinitis, auch bei ganz kleinen Wunden), schwerste *sekundäre Gefahren*.

Nach Madelung kann die Oesophaguswunde heilen und trotzdem Mediastinitis auftreten. Als *Spätfolgen* sind Fisteln und narbige Stenosen beschrieben worden; infolge des Verlustes der Muskularis und infolge Narbenzuges kann es zur Bildung von Traktionsdivertikeln kommen (Oberndorfer). Die Schußverletzungen führen häufiger zu Strikturen, die Schnittverletzungen zu Fisteln.

a) Verletzungen des Halsteils der Speiseröhre.

Verletzungen mit blanker Waffe treten heute den Schußverletzungen gegenüber an Häufigkeit zurück. Hauptsächlich bei Mord- und Selbstmordversuchen, selten bei Operationen in der Nähe des Oesophagus (Kropfoperationen, Kehlkopfoperationen, Tracheotomien besonders bei der engen kindlichen Trachea) wird die Speiseröhre verletzt. Außerdem kommen Zufallsverletzungen durch scharfe und spitze Instrumente und Gegenstände vor, auch als Unfallverletzungen in gewerblichen oder landwirtschaftlichen Betrieben (Wolzendorff, Czerny, Smoler, Pirogoff).

Schnittverletzungen werden nur im Halsteil des Oesophagus beobachtet; seine tiefe Lage in der Brusthöhle innerhalb des knöchernen Brustkorbes macht derartige Verletzungen am Brustabschnitt unmöglich. In den meisten Fällen handelt es sich um große Querschnitte (90%), fast immer um *Selbstmordverletzungen*. Die Verletzung sitzt meist zwischen Zungenbein und Kehlkopf, selten in Kehlkopfhöhe oder unterhalb des Kehlkopfes. Die großen Gefäß- und Nervenstämme werden bei derartigen Selbstmörderverletzungen infolge ihrer geschützten Lage hinter dem Sternocleidomastoideus häufig vor Mitverletzung geschützt. Der größte Teil dieser Schnittverletzungen am Halse gehört nicht in unsere Besprechung hinein, da es sich hierbei nur um Verletzungen der Luftwege allein handelt. In der kleineren Zahl von Schnittverletzungen am Halse ist gleichzeitig der Oesophagus eröffnet, und zwar meist auf der linken Seite der Luftröhre (Selbstmord des Rechtshänders!). In der Regel ist der Oesophagus an der Vorderwand eröffnet, gelegentlich völlig durchtrennt. Am günstigsten sind jene Fälle, bei denen nur die Muskularis durchtrennt ist; in solchen Fällen wölbt sich die Schleimhaut hernienartig aus der Muskellücke vor. Prognostisch am ungünstigsten sind völlige Durchtrennungen der Speiseröhre, weil sich dabei der untere Teil der Speiseröhre tief ins Mediastinum zurückzieht und dadurch besonders leicht Mediastinitis entsteht.

Bei den *Stichverletzungen* verläuft nach Wolzendorff der Kanal meist von vorn nach hinten, seltener seitlich. Isolierte Stichverletzungen sind, wie isolierte Schnittverletzungen, selten; Billroth und Wolzendorff veröffentlichten isolierte Stichverletzungen der Speiseröhre. Die äußere Öffnung ist bei den Stichverletzungen meist eng. Nach Horteloup kommen zuweilen nur kleinste, umschriebene Verletzungen des Oesophagus zustande; in solchen Fällen prolabiert die Schleimhaut und verschließt das Loch derart, daß selbst Flüssigkeiten aus der Speiseröhre nicht in die Umgebung austreten können; eine Infektion der Nachbarschaft erfolgt trotzdem in allen diesen Fällen.

Schußverletzungen des Halsteiles der Speiseröhre sind ebenfalls (wie die anderen Verletzungen des Halsteiles) verhältnismäßig selten. Die versteckte Lage der Speiseröhre, ferner ihre Beweglichkeit (Ausweichen bei matten Geschossen) geben einen gewissen Schutz ab. Schließlich ist zu bemerken, daß nach v. Hacker, Lotheissen u. a. der kleine Hals überhaupt eine geringe Treffläche bietet. Kahler sah z. B. während der Kriegsjahre nur 2 Oesophagusschüsse. Nach v. Hacker, Lotheissen u. a. muß weiter berücksichtigt werden, daß die meisten Oesophagusschüsse wegen der gleichzeitigen schweren Nebenverletzungen (Gefäße, Luftwege, Rückenmark) bald nach der Verletzung sterben und somit in ärztliche Beobachtung überhaupt nicht gelangen. Nach BÖRNER verläuft der Schußkanal meist von oben außen vorn nach unten innen hinten. Der Oesophagus ist entweder zweimal durchbohrt (Durchschuß) oder nur einmal; im letzteren Falle fällt das Geschoß in das Lumen und wird erbrochen oder mit dem Stuhl ausgeschieden. Gelegentlich bleibt das Geschoß in der Wand stecken, ragt nur in das Lumen hinein und wird erst später erbrochen oder mit dem Stuhl entleert. Es sind auf diese Weise Spontanheilungen zustande gekommen. In anderen Fällen kommt es zu Drucknekrosen des Oesophagus, Perforationen in die Umgebung, Infektion und zum Exitus; im Falle BERGER trat nach Steckschuß des Halsteils ein Pyopneumothorax auf (siehe auch S. 415). Weiter sind Fälle beobachtet, bei denen

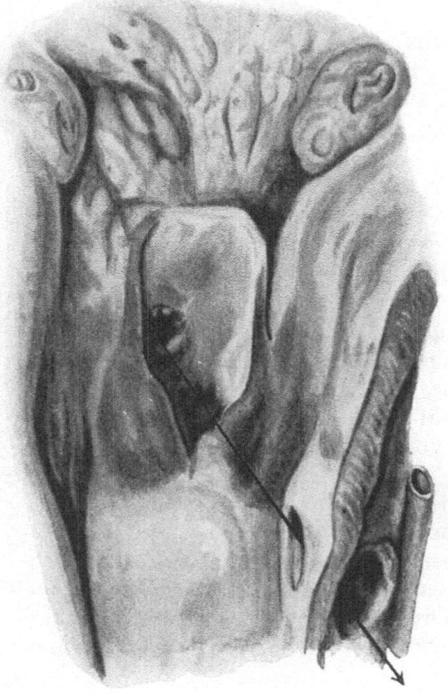

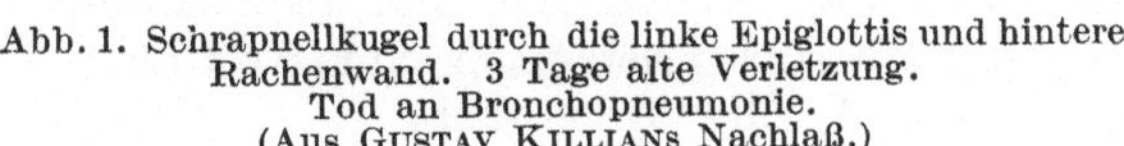

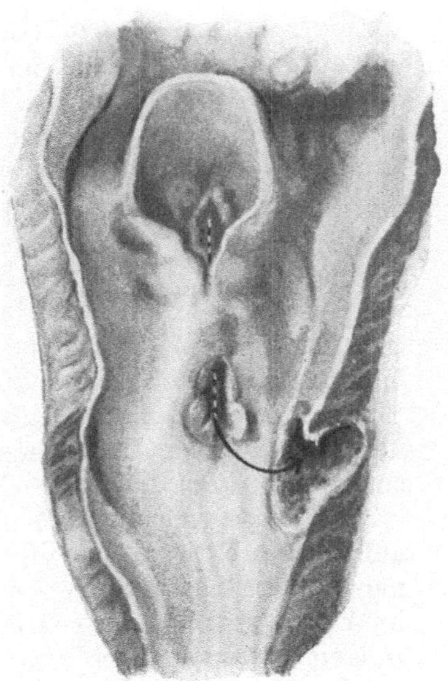

Abb. 1. Schrapnellkugel durch die linke Epiglottis und hintere Rachenwand. 3 Tage alte Verletzung. Tod an Bronchopneumonie. (Aus GUSTAV KILLIANS Nachlaß.)

Abb. 2. Durchschuß (Schrapnellkugel) vom rechten Mundwinkel her durch Kehlkopf und Speiseröhre. (Aus GUSTAV KILLIANS Nachlaß.)

die Kugel zwischen Oesophagus und Luftröhre durchging und am Oesophagus nur eine Quetschung verursachte (BERGHEIMER). Unter Umständen kommt es an dieser Stelle nachträglich zur Arrosion der Wand und Infektion oder Blutung. Schließlich sind Steckschüsse beschrieben in der Nähe des Oesophagus, bei denen das Geschoß später in den Oesophagus durchbrach (GATSCHER: Heilung; WALTHER FISCHER: Druckgeschwür an Speiseröhre und Luftröhre, Perforation und Verblutung; siehe S. 415) oder zu periösophagealer Abscedierung führte (GULEKE).

Die *Symptome* einer Verletzung des Oesophagus im Halsteil sind nicht immer eindeutig. Die Diagnose ist häufig sehr schwer, besonders bei den kleinen, versteckt liegenden Oesophagusverletzungen. Das *Ausfließen von Speichel, Speisen, besonders genossenen Flüssigkeiten aus der Halswunde* macht eine Eröffnung der Speiseröhre wahrscheinlich; jedoch ist es kein sicheres Zeichen, da auch bei unverletzter Speiseröhre aus der Halswunde Speisen abfließen können, wenn bei Kehlkopf-Trachealverletzungen der Larynx beim Schluckakt nicht verschlossen werden kann. Zum anderen fehlt das Ausfließen besonders bei kleinen Stichverletzungen und kleinen Schußverletzungen der heutigen Infanteriegeschosse mit ihren engen Schußkanälen; starkes Vorneigen des Kopfes gegen die Brust verlegt ebenfalls leicht den Wundkanal und verhindert dadurch Ausfließen von Flüssigkeit. Bei diesen kleinen Verletzungen fehlt gelegentlich in den ersten Stunden die freie Verbindung zwischen Oesophaguswunde und äußerer Wunde; ferner kann die vorübergehend erfolgende Verklebung der Oesophaguswunde (Madelung, Haertel) oder der Schleimhautprolaps (siehe S. 406) ein Ausfließen von Speiseröhreninhalt verhindern. Gerade solche Fälle sind außerordentlich gefährlich (siehe oben periösophageale Phlegmone, Mediastinitis).

Ein weiteres, ebenfalls nicht immer vorhandenes Symptom sind *Schling- und Schluckbeschwerden*, Schmerzen beim Schluckakt, Unmöglichkeit feste Speisen herunterzubringen. Auch bezüglich dieser Symptome ist zu betonen, daß sie vollkommen fehlen (Madelung, Berger) oder außerordentlich gering ausgeprägt sein können (Kahler, Börner). Gelegentlich wird von dem Verletzten unmittelbar nach der Verletzung über starkes Würgen geklagt (Kahler, Schilling). Es ist dabei zu berücksichtigen, daß Schling- und Schluckbeschwerden auch bei Halsverletzungen ohne Beteiligung der Speiseröhre vorhanden sein können. Differentialdiagnostisch ist an Schlingkrämpfe bei Tetanus zu denken (Fall Albrecht).

Heiserkeit, Aphonie, Störungen der Atmung bis zum Erstickungsgefühl beruhen in den meisten Fällen auf Recurrensverletzungen oder Verletzungen der Luftwege, selbst nur tangentialer Streifung ohne Eröffnung derselben (Madelung, Schilling u. a.). Bei gleichzeitigen Tracheal- und Kehlkopfverletzungen sind häufige *Hustenanfälle,* die durch Aspiration von Blut, Speichel oder genossenen Speisen in die Luftröhre ausgelöst werden, charakteristisch. Die Hauptgefahr liegt bei solchen Verletzungen in der Erstickung durch Blut- und Speichelaspiration, bzw. später in der Aspirationspneumonie.

Blutungen aus einer Verletzung des Oesophagus allein sind meist gering; auf Blut im Erbrochenen und im Stuhl muß geachtet werden. Stärkere Blutungen nach außen oder innen erwecken den Verdacht auf Verletzung größerer Gefäße; im Vordergrund stehen bei derartigen Verletzungen der Blutverlust und seine Folgen (Anämie, Verblutungsgefahr).

Druckempfindlichkeit und *Schwellung der Oesophagusgegend* sind diagnostisch von gewisser Bedeutung, können aber auch auf Halsverletzungen ohne Eröffnung des Oesophagus und auf Blutungen in die Weichteile beruhen.

Eine häufige Begleiterscheinung von Speiseröhrenverletzungen ist das *Hautemphysem,* das dadurch zustande kommt, daß beim Schluckakte Luft in die Spalträume des Halses eingepreßt wird. Das Emphysem breitet sich gelegentlich weit aus; Guleke sah es vom Kopf bis zu den Knieen reichen; Berger stellte bei gleichzeitiger Oesophagusverletzung mit Streifung der Pleurakuppel Übergang großer Luftmengen aus der Speiseröhre in die Pleurahöhle und die Spalträume von Hals, Brust und Rücken fest. In anderen Fällen kommt es trotz Oesophagusverletzung nicht zum Hautemphysem (Börner). Bestehen gleichzeitig Verletzungen der Luftwege, so ist das Emphysem in der Hauptsache auf sie zurückzuführen (Einpressen der Atemluft in die Spalträume); überhaupt muß man berücksichtigen, daß Luftemphysem am Halse in erster Linie das Symptom einer Verletzung der Luftwege ist.

In den meisten Fällen kommt es von dem eröffneten Oesophagus (oder den eröffneten Luftwegen) aus zu einer *Infektion.* Erst die Infektion und Entzündung führt zuweilen zur richtigen Diagnose einer Oesophagusverletzung, meist dann aber zu spät. Nach Guleke kommt es entweder zur *diffusen phlegmonösen Periösophagitis und Mediastinitis,* die sich schnell auf das Perikard ausbreitet und innerhalb weniger Tage zum Tode führt, oder zur umschriebenen Eiterung in Gestalt des *periösophagealen Abscesses,* der bei frühzeitiger Erkennung und Incision ausheilen kann. Sichere Merkmale einer periösophagealen Infektion und beginnenden Mediastinitis sind schlechtes Aussehen der Wunde, schlaffe Granulationen, Schmerzempfindlichkeit bei Druck zwischen Sternocleidomastoidei und Larynx, Hautödem an diesen Stellen und in den Supraclaviculargruben (v. HACKER und HEIDENHAIN), Schmerzempfindung bei Druck des Larynx gegen die Wirbelsäule; oft sieht man wulstige Anschwellungen der hinteren Rachenwand bei periösophagealer Phlegmone. Temperatursteigerungen werden nicht selten trotz schwerer Infektion und Eiterung vermißt (Fall KAHLER). Ist der entzündliche Prozeß auf die tiefen Teile des Mediastinums übergegangen, so werden Schmerzen hinter dem Brustbein bis in den Rücken ausstrahlend angegeben, ferner bestehen Schmerzen bei Druck und bei Beklopfen des Sternums, Cyanose, asthmatische Zustände, Brechreiz, Zwerchfellähmung und die Zeichen schwerer Infektion (Unruhe usf.). Auch diese Symptome können nach KAHLER bisweilen fehlen. Übergang der Infektion auf Pleuren, Herzbeutel und Lungen führt zu den hierfür charakteristischen Erscheinungen.

Für die *Diagnose* wertvoll ist zunächst die Lage des Ein- und Ausschusses, deren Verbindungslinie gewisse Anhaltspunkte für die Verletzung der tieferen Organe am Halse ergibt. Als diagnostisches Hilfsmittel leistet frühzeitige, vorsichtig ausgeführte *Ösophagoskopie* (KAHLER u. a.) gute Dienste; man kann dabei die Wunde, etwaige Fremdkörper und entzündliche Prozesse am Oesophagus erkennen. Die *Röntgenuntersuchung* ist bei Verdacht einer perforierenden Oesophagusverletzung nach v. HACKER und LOTHEISSEN wegen der Gefahr einer Vergrößerung der Speiseröhrenwunde durch Kontrastsonde und der Gefahr eines Austrittes von Kontrastbrei mit folgender Infektion kontraindiziert. Bei Steckschüssen ist sie dagegen erlaubt, da sie über Art und Lage des Fremdkörpers orientiert.

Bezüglich der *Prognose* wird auf die bisherigen Ausführungen verwiesen. *Sie hängt in der Hauptsache von den Nebenverletzungen und ihren Folgen, sowie von der Infektion* (periösophageale Phlegmone, Mediastinitis usw.) *ab.* Erfahrungsgemäß sind Stich- und Schußwunden wegen der häufigen Mitverletzung von Gefäßen und Rückenmark prognostisch ungünstiger als Schnittverletzungen, bei denen die großen Gefäße und das Rückenmark häufig nicht mitverletzt werden (siehe S. 406).

Wegen dieser durch die Nebenverletzungen und die Infektionsgefahr drohenden zahlreichen Komplikationen sind alle Oesophagusschüsse als prognostisch außerordentlich ungünstig anzusehen, wenn auch in vereinzelten Fällen Spontanheilungen beobachtet sind (s. S. 407). Die Erfahrungen des Weltkrieges haben gezeigt, daß ausgedehnte Verletzungen der Speiseröhre unter Umständen einen günstigeren Verlauf nehmen als kleine, schlitzförmige Schußverletzungen und als Stichverletzungen. Jedoch sind auch hier wieder Ausnahmefälle bekannt; so sahen MADELUNG, SCHILLING, BÖRNER u. a. einfache Durchschüsse gelegentlich überhaupt keine Erscheinungen machen und ausheilen. Im allgemeinen gilt auf Grund der großen Sammelstatistiken der Satz, daß *gerade die kleinen Verletzungen,* und unter ihnen wiederum die Verletzungen *an der Hinterwand der Speiseröhre* besonders ungünstig und *gefährlich* sind. Nach v. HACKER, LOTHEISSEN u. a. liegt der Grund darin, daß die ausgedehnten Verletzungen wegen ihrer Schwere einmal schneller erkannt und rechtzeitig versorgt werden, und daß zum anderen bei solchen Verletzungen die infektiösen Massen frei und ungehindert nach außen abfließen, bzw. abgeleitet werden können. Dagegen werden kleine, versteckt liegende Verletzungen leichter übersehen, verkleben unter Umständen nur vorübergehend und führen deshalb häufiger zur jauchigen Periösophagitis und Mediastinitis. Ferner werden nach Guleke und Böhler bei Schußverletzungen schwere Shockzustände beobachtet infolge Erschütterung des Halsmarkes und infolge Vagusbeteiligung (siehe auch S. 412 und 414, Atonie), die unter Umständen rasch zum Tode führen. Von Spätfolgen sind Narben und narbige Strikturen des Oesophagus (Kahler, Killian, von Eicken, Küttner, Frühwald, Henschen, Wolzendorff) und Speiseröhrenfisteln (s. S. 420) zu erwähnen.

Bei der *Behandlung* der Oesophagusverletzungen steht *im Vordergrunde die Beseitigung der durch Verblutung und Erstickung drohenden Gefahren.* Blutstillung und Tracheotomie (unter Umständen Tamponkanüle), bzw. Naht der Trachealwunde und Tracheotomie unterhalb der Naht sind in solchen Fällen die ersten Maßnahmen. Muß gleichzeitig Luft- und Speiseröhre genäht werden, so empfiehlt sich die Interposition von gestieltem Muskel oder Schilddrüse, um Aspiration durch — auch kleinste — Öffnungen zu vermeiden.

Bei der *Behandlung der Oesophagusverletzung selbst* stehen die *Maßnahmen zur Vermeidung einer Infektion im Vordergrunde.* Besteht nur der geringste Verdacht einer Speiseröhrenverletzung, so ist zunächst jegliche Nahrungs- und Flüssigkeitsaufnahme von oben zu verbieten; der Verletzte muß angehalten werden, Speichel nicht herunterzuschlucken. Die *Wunde* muß nach den Erfahrungen von v. Bergmann, Lexer, Madelung, Kahler u. a. *sofort erweitert, die Umgebung des Oesophagus freigelegt* und die Oesophaguswunde möglichst gesucht werden; unter Umständen muß man zu diesem Zwecke den Oesophagus auf beiden Seiten freilegen, besonders bei den Schußverletzungen.

Die Speiseröhrenwunde soll nach v. Hacker u. a. stets genäht werden, wenn auch bei zerfetzten und gequetschten Rändern die Heilungsaussichten nur geringe sind. Der Vorteil der Naht ist nach v. Hacker und Lotheissen der, daß wenigstens für die erste Zeit der Austritt des Speiseröhreninhaltes und weiter ein zu starkes Klaffen der Oesophaguswunde vermieden wird. Die Naht ist mehrschichtig auszuführen: Schleimhautnaht, Muskularisnaht (Abschnitt Rehn). Bei vollständiger Durchtrennung des Oesophagus sollen nach v. Hacker und Lotheissen die beiden Stümpfe vor Anlegung der Naht mobilisiert werden, falls es zur Entspannung der Naht nötig sein sollte; auf die Naht der Hinterwand ist größtes Gewicht zu legen. Zurückbleibende oder später entstehende Defekte sollen in späteren Sitzungen plastisch gedeckt werden.

Wir stehen mit v. Bergmann, Lexer, Madelung, Sauerbruch, E. Rehn und anderen auf dem Standpunkt, *nur bei glatten, nicht infizierten Schnitt- oder Stichwunden und bei glatten, schlitzförmigen, nicht infizierten Schußwunden die Naht des Oesophagus zu versuchen.* Eine *Mobilisierung lehnen wir grundsätzlich ab,* da die Ernährung des Oesophagus an sich schon eine schlechte ist, weil seine Gefäße Endarterien sind und aus diesen Gründen eine Mobilisierung weitgehende Ernährungsstörungen der Speiseröhrenwand, Nekrosen und erhöhte Infektionsgefahr im Gefolge haben würde (vgl. Abschnitt Rehn). Deshalb *nähen wir in allen Fällen, die die oben erwähnten Forderungen nicht erfüllen* — und das sind bei weitem die Großzahl aller Speiseröhrenverletzungen — den *Oesophagus seitlich in die Hautwunde ein,* bei völlig durchtrenntem Oesophagus nach vorheriger Naht seiner Hinterwand, soweit dies ohne Spannung und ohne Mobilisierung möglich ist. Payr näht nur den unteren Stumpf an die Haut, den oberen verschließt er durch Tamponade. Das Herausnähen der Speiseröhrenstümpfe bietet größte Gewähr für Ableitung des Speiseröhreninhaltes und der Sekrete. Guleke ist bei Schußverletzungen sowohl gegen die Naht der Oesophaguswunde, wie gegen das Herausnähen des Oesophagus an die Haut;

er legt den Oesophagus frei, drainiert, ernährt rectal und legt nach einigen Tagen bei granulierender Wunde eine Dauersonde durch die Nase ein.

Unter allen Umständen muß die *Weichteilwunde breit offen gehalten und drainiert werden,* um die Sekrete nach außen abzuleiten und eine Infektion des Mediastinums möglichst zu verhüten. Der erste Tamponwechsel darf nicht vor Ablauf von 4 Tagen erfolgen (möglichste Vermeidung einer Verletzung des die Nachbarschaft schützenden Granulationswalles und damit Vermeidung der Mediastinitis). *Ernährung* von oben darf in den ersten Tagen nicht erfolgen, sondern *nur vom Rectum aus.* Vor dem Einlegen einer *Schlundsonde* zur Ernährung *warnen wir,* in Übereinstimmung mit den Erfahrungen vieler Kliniker, wegen der Gefahr des Decubitus; im übrigen vermag die Dauersonde nicht den Speichel von der Speiseröhrenwunde und der übrigen Wunde abzuhalten. Dagegen leistet die *Gastrostomie* in solchen Fällen Vorzügliches: sie stellt den Oesophagus ruhig und gestattet gleichzeitig ausgiebige Ernährung. Wegen der stets drohenden mediastinalen Infektion empfiehlt es sich, sofern Kreislauf und Lungen es gestatten, das Kopfende des Bettes hochzustellen (Verhütung eines Abfließens von Sekretmassen zum Jugulum und Mediastinum hin). Die Verletzten sind auch während der Nachbehandlung anzuhalten, den Speichel nicht herunterzuschlucken, sondern auszuspucken.

Nach den Erfahrungen v. HACKERs schließt sich an Verletzungen des Halsoesophagus seltener eine Mediastinitis an als an Verletzungen des Brustteils. Trotzdem sollen grundsätzlich alle Verletzungen des Halsteils breit freigelegt, versorgt und drainiert werden, besonders da gerade die kleinen Wunden leicht übersehen und deshalb Ausgangspunkt einer Mediastinitis werden. Auch Steckschüsse in der Nähe der Speiseröhre ohne Eröffnung derselben sollen aus den gleichen Gründen frühzeitig operiert werden; der Phlegmone und dem nachträglichen Durchbruch in den Oesophagus (s. S. 407) wird damit vorgebeugt. Ist bereits eine perioesophageale Phlegmone, Abscedierung oder gar Mediastinitis vorhanden, so muß mittels kollarer Mediastinotomie von oben her oder mittels dorsaler Mediastinotomie von hinten her das Mediastinum freigelegt und breit drainiert werden.

b) Verletzungen des Brustteils der Speiseröhre.

Besonders für diese Verletzungen gilt das auf S. 405 schon Gesagte, daß wegen der versteckten Lage in der Brusthöhle isolierte Verletzungen der Speiseröhre nur in den seltensten Fällen vorkommen. *Stets* sind *Pleuraverletzungen, meist gleichzeitig Verletzungen der Lungen oder der Mediastinalorgane* vorhanden, die ihrerseits *meist sofort oder bald nach der Verletzung zum Tode führen*; deshalb sieht der Chirurg selten solche Fälle. WOLZENDORFF und FRANÇOIS, DUPUYTREN, LARREY, BOYER, ETIENNE, GRUBER haben *Stichverletzungen,* WOLZENDORFF, MADELUNG, SAUERBRUCH, UNTERBERGER, BURCKHARDT, LANDOIS, BENDA, MERKEL, OBERNDORFER, MANN, GATSCHER *Schußverletzungen* gesammelt; fast alle verliefen tödlich; günstigen Ausgang nahmen eine Stichverletzung (BOYER) und einige Schußverletzungen (GARRÉ, BÖRNER, SAUERBRUCH). SAUERBRUCH beschreibt weiter einen Fall von *Anspießung* des Brustteiles der Speiseröhre *durch Rippensplitter* bei einer Rippenfraktur; die Oesophaguswunde wurde vernäht und das ganze Gebiet tamponiert; Heilung nach Operation eines Pleuraempyems und der Oesophagusfistel. Die *seltenen Fälle ohne Mitverletzung anderer Organe verlaufen ebenfalls meist tödlich,* weil durch den Speiseröhreninhalt *schwerste jauchige Infektionen* des Mediastinums und der Pleuren verursacht werden; nur in seltensten Ausnahmefällen sind Heilungen solcher Empyeme gesehen worden.

Verletzungen des Brustteils der Speiseröhre werden *noch häufiger nicht erkannt als solche des Halsteils.* Die Verbindungslinie von Ein- und Ausschuß läßt Oesophagusverletzung unter Umständen vermuten. Die *Schwierigkeit der Diagnose* beruht einmal darauf, daß das charakteristische Zeichen einer Speiseröhrenverletzung, der *Austritt von Speichel oder Nahrungsteilen* (besonders diagnostisch wichtig Flüssigkeiten) aus der äußeren Wunde *oft fehlt,* gerade wieder bei engem Stich- oder Schußkanal. Besonders in den ersten Stunden verlegen die Wundränder die Öffnung und den Wundkanal und machen dadurch die so wichtige Frühdiagnose unmöglich. In solchen Fällen kann man trotzdem auf eine Oesophagusverletzung schließen, wenn *nach Genuß von Flüssigkeiten plötzlich heftiger Hustenreiz* und *starke Schmerzen* sich einstellen. Überhaupt sind *reißende Schmerzen* in der verletzten Brustseite, besonders beim Schlucken von Speisen, Frühsymptom einer Speiseröhrenverletzung, weiter *brennender Durst* und *Singultus.*

Die *Diagnose* wird *ferner erschwert dadurch, daß Verletzungen anderer Organe* (Lunge, Herz, Gefäße, Pleuren) *mit ihren stürmischen Erscheinungen häufig die eigentlichen Erscheinungen der Speiseröhrenverletzung verdecken.* Außer mit Shock gehen Verletzungen des Herzens und größerer Gefäße mit den Zeichen des starken Blutverlustes einher. *Erbrechen mit stoßweiser Blutung* aus dem Munde weist auf Verletzung der Speiseröhre und des hinteren Mediastinums hin, *Brechreiz mit Hinaufwürgen von Blut* auf solche in der Nähe der Kardia. Für Mitverletzungen der Lungen sprechen *Hustenanfälle mit blutigem Auswurf, Beklemmung, Atemnot, schneller Puls,* unter Umständen *Austritt von Luft* (häufig pfeifend [Boyer]) oder von *schaumigem Blut aus der äußeren Wunde* beim Atmen, besonders beim Husten und Pressen. *Hautemphysem* in der Nähe der äußeren Wunde ist für die Diagnose wichtig, kommt jedoch auch bei Brustschüssen ohne Oesophagusverletzung vor. Hautemphysem im Jugulum ist nach Sauerbruch ein wichtiges Zeichen; fehlt dabei Spannungspneumothorax, so ist es Folge einer Luftansammlung im Mittelfellraum und damit sicheres Zeichen einer Oesophagusverletzung. Ebenso sprechen nach Sauerbruch *Tympanie hinter dem Sternum* für solche Luftansammlungen, auch für bereits eingetretene gasbildende Infektion. Nach Hochenegg kann es nach Schüssen, die die *Vagi* treffen ohne den Oesophagus zu verletzen, zu starker *Magenblähung* und Blutbrechen kommen (Magenlähmung) (siehe auch S. 410, 414).

Charakteristisch ist für Speiseröhrenverletzung im Brustteil der *sehr frühzeitige und rasche Verfall* solcher Verletzter (Sauerbruch, v. Hacker, Lotheissen); nach schweren Herz- und Lungenwunden dagegen zeigt sich der Verfall erst am 5. bis 6. Tage, sobald die Perikarditis oder Pleuritis voll ausgebildet ist. Der frühzeitige rasche Verfall ist die Folge der *sehr bald auftretenden schweren jauchigen, mediastinalen Infektion und Pleuraphlegmone,* deren weitere Anzeichen früh auftretende, heftige Schmerzen hinter dem Brustbein, neben der Wirbelsäule und in der verletzten Brustseite, Temperatursteigerungen, sowie die weiteren charakteristischen Symptome von Pleurainfektionen und Mediastinitis (Rötung und Ödem an Brustbein, Jugulum, Wirbelsäule und seitlichen Brustteilen, Emphysem hinter dem Sternum und im Jugulum, Druckschmerz des Sternums und neben der Wirbelsäule, Schluckbeschwerden, schmerzhafter Singultus, Intercostalneuralgien und Schmerzen zwischen den Schulterblättern, Atemnot u. a.) sind.

Die *Prognose* dieser Fälle ist eine *schlechte,* besonders da sie häufig erst *spät erkannt* werden. Günstiger sind jene seltenen Fälle, bei denen das Geschoß in der Nähe des Oesophagus liegen bleibt; in diesen Fällen wird der Oesophagus nicht im Augenblicke der Verletzung eröffnet, sondern erst später, nachdem das Geschoß ein Decubitalgeschwür verursacht hat (Gatscher). Man wartet in solchen Fällen den Durchbruch wegen der zahlreichen Komplikationen (Gefäßarrosion, Mediastinitis) nicht erst ab, sondern entfernt das Geschoß vorher mittels dorsaler Mediastinotomie, bzw. bei bereits im Oesophagus zum Teil sichtbarem Splitter mittels Extraktion vom Oesophagusinnern her. Röntgenuntersuchung und Ösophagoskopie ist für diese Fälle, wie überhaupt für die Verletzungen des Brustteils unter Umständen sehr wertvoll und soll in Zweifelsfällen nicht zu spät ausgeführt werden.

Die *Behandlung* hat nach SAUERBRUCH bei frischen, rechtzeitig erkannten und womöglich genau zu lokalisierenden Verletzungen, sofern es der Allgemeinzustand erlaubt, in der *Versorgung der Speiseröhrenwunde von der Mediastinotomia posterior oder transpleuralis* aus zu bestehen; der von SAUERBRUCH auf diese Weise geheilte Fall wurde auf S. 411 bereits erwähnt. *Breite Drainage* ist, wie bei Verletzungen am Halse, so auch hier zur Ableitung der Sekrete und zur Vermeidung der mediastinalen Infektion notwendig. Es finden bezüglich der Versorgung der frischen Wunde sinngemäß die Ausführungen von S. 410 und 411 auch hier Anwendung. v. HACKER hat bei kleinen Speiseröhrenverletzungen mittels Ösophagoskopie vom Munde her einen an einem Faden hängenden Jodoformgazestreifen eingeführt, gegen die Oesophaguswunde gepreßt und einige Tage liegen lassen (1 Fall geheilt); einen sicheren Schutz vor Infektion bietet das Verfahren jedoch nicht, auch nach v. HACKER und LOTHEISSEN nicht.

Im übrigen soll der Oesophagus durch *Ernährung per rectum* oder *Gastrostomie* entlastet werden; *Schlundrohr* ist zu *verwerfen* (s. S. 411).

Komplikationen sind nach üblichen Regeln zu behandeln *(Mediastinotomie bei periösophagealer Phlegmone und Mediastinitis, Thorakotomie bei Pleuritis)*; wird bei dieser Gelegenheit die Oesophaguswunde gefunden, so ist besonders auf sie hin zu drainieren; durch Anlegung einer Magenfistel ist die Ernährung sicherzustellen. Die *Mediastinotomie* wird nach den üblichen Regeln *von oben oder hinten her* ausgeführt. Unter Umständen kann man in solchen Fällen, vor allem bei den bei Oesophagusverletzungen allerdings selteneren Eiterungen im vorderen Mediastinum *Mediastinum und Oesophagus nach* ROHDE *auch von vorn her freilegen* mittels Sternumspaltung und Lösung des Herzbeutels vom Zwerchfell. Bei diesem Vorgehen wird keine seröse Höhle (Pleuren, Perikard, Bauchhöhle) eröffnet, das Mediastinum tief unten erreicht und damit beste Drainage (vor allem bei sitzender Nachbehandlung) gewährleistet. Der Herzbeutel muß, nachdem das Mediastinum breit eröffnet und ausgiebig drainiert ist, mittels einiger Nähte, zwischen denen die Drainagen nach außen geleitet werden, an das Zwerchfell fixiert werden, um Herz- und Kreislaufstörungen zu vermeiden. In unseren Tierversuchen erlebten wir derartige Kreislaufstörungen, wenn der Herzbeutel nicht an das Zwerchfell genäht wurde; sie blieben jedoch vollkommen aus bei Fixation des Herzbeutels mittels einiger Stiche an das Zwerchfell; SAUERBRUCH beschreibt einen Todesfall beim Menschen, der durch solche Kreislaufstörungen bei Abriß des Herzens vom Zwerchfell (infolge stumpfer Gewalteinwirkung auf Brust und Bauch) bedingt war.

B. Rupturen der Speiseröhre.

Verletzungen der Speiseröhre durch stumpfe Gewalt sind wegen der geschützten Lage der Speiseröhre *selten,* sowohl im Hals- wie Brustteil. *Schwere Mitverletzungen der Nachbarorgane* verdecken meist die Erscheinungen der Oesophagusverletzung vollständig. Stumpfe Schläge gegen den Hals, Überfahrenwerden, Strangulation usf. können den Halsteil der Speiseröhre schädigen. Verletzungen des Brustteils sind nur bei schwersten Gewalteinwirkungen möglich, bei denen zugleich der knöcherne Brustkorb eingedrückt wird. In anderen Fällen können stumpfe Gewalteinwirkungen auf die Magengrube, gefolgt unter Umständen von einer übermäßigen Kontraktion der Bauchmuskulatur, zur Zerreißung der Speiseröhre im Brustteil Veranlassung geben. Die Rupturen, die beim Sturz zustande kommen, sind mechanisch so zu erklären, daß durch die Körperhaltung beim Unfall der Oesophagus abgeknickt wird und dadurch ein Hindernis entsteht, das durch die beim Sturz erfolgende Spannung der Bauchmuskulatur und die verstärkte Bauchpresse und Drucksteigerung in der Speiseröhre zur Katastrophe, zum Bersten des Oesophagus unterhalb der Abknickung führt.

Derartige *traumatische Oesophagusrupturen* (v. Hacker) sind beobachtet worden bei Einklemmung des Brustkorbes zwischen Eisenbahnpuffer (Raimondi), zwischen Fahrstuhl und Wand (Lomax), bei Überfahrungen (Thöle, Sencert), bei schweren Stürzen (Morley, Whipman), als Berstungsrupturen bei Eindringen von Luft in den Oesophagus unter hoher Atmosphärenspannung (Petren) und schließlich bei Absturz aus großer Höhe (Fliegerverletzungen). Bei Thoraxquetschung durch Verschüttung kommt es in vereinzelten Fällen zu einem interessanten Krankheitsbild, das in einer *Atonie des Oesophagus* ohne Verletzung desselben besteht; Kauf, Stephan u. a. führen dies Krankheitsbild auf eine traumatische Schädigung der Vagusfasern zurück (siehe auch S. 410, 412).

In anderen Fällen handelt es sich um Rupturen, die ohne besondere äußere Gewalteinwirkung zustande kommen. Diese sog. *Spontarrupturen* entstehen während oder im Anschluß an eine ausgiebige Mahlzeit mit darauffolgendem Erbrechen (im Falle Cohn beim Erbrechen gelegentlich einer Magenspülung). Beim Brechakt schleudert der stark gefüllte Magen mit mächtigen Muskelkontraktionen unter hohem Druck seinen Inhalt in den Oesophagus hinein. Der weitere *Ablauf des Brechaktes* wird dadurch *gehemmt,* daß entweder *reflektorische, krampfhafte Kontraktionen der Speiseröhre in ihren oberen Abschnitten* (Mohr, Benneke, Gottstein u. a.), oder organische *Stenosen des Oesophagus* und *Verengerungen* bedingt durch die *Nachbarorgane* (Struma, Kehlkopf, Wirbelsäule usw.) die Weiterbeförderung des Speiseröhreninhaltes hindern. Die gewaltige Drucksteigerung bricht sich an der Stenose, infolge der mächtigen Erhöhung des Innendruckes im unterhalb der Stenose gelegenen Speiseröhrenabschnitt wird die Wand hier überdehnt und gesprengt. Der Riß sitzt meist oberhalb der Kardia im unteren Drittel der Speiseröhre als Längsriß (Petren); nur in einem Falle (Boerhave) handelte es sich um einen Querriß (vielleicht Leichenveränderung? Brosak und Walther Fischer). Durch den Riß, der alle Schichten durchsetzt, steht das Oesophagusinnere mit dem Mediastinalraum oder den Pleurahöhlen in Verbindung.

Oesophagusrupturen werden *bei vollkommen gesunder Speiseröhrenwand* beobachtet, kommen aber *häufiger bei pathologisch veränderter Wand* vor. Vor allem ältere Autoren, wie Zenker, Thalheim u. a., nahmen für alle Spontanrupturen das Bestehen einer Oesophagusmalazie als Vorbedingung an. Wenn auch diese Theorie nach den neueren Erfahrungen keine allgemeine Gültigkeit mehr hat, so steht doch fest, daß bei Erweichungsprozessen der Speiseröhrenwand besonders leicht Spontanrupturen vorkommen. Vor allem bei Potatoren mit ihrer chronischen Ösophagitis und Oesophagusmalazie entstehen häufig beim Brechakt, auch schon beim Würgen oder Lachen Spontanrupturen; die brüchige Wand reißt bei solchen, unter Umständen nur geringfügigen Ursachen leicht ein. Solche Anlässe führen weiter bei Ulcus pept. oesoph., bei Verätzungen, Verbrennungen und geschwürigen Prozessen, bei verdünnter, unter Umständen narbig veränderter Wand leicht zur Spontanruptur.

In allen diesen Fällen tritt *plötzlich und unvorbereitet* während des Erbrechens, Würgens oder Lachens ein *heftigster Schmerz* in Brust oder Magengrube (diff.-

diagnost. Ulcus ventr. perf.!) auf, verbunden mit dem Gefühl einer inneren Zerreißung. Im Anschluß daran kommt es zu *Dyspnoe, Cyanose,* stärkster *„Todesangst"* und *schwerstem Kollaps.* Meist bildet sich in den Supraclaviculargruben *Hautemphysem,* das von da aus auf den ganzen Körper sich ausbreitet; zuweilen kommt es zum *Pneumothorax* und zu *Pleuraexsudaten.* Unter stärkster Atemnot, jagender Atmung und Puls und Todesangst *gehen die Kranken meist sehr schnell zugrunde.*

Bei der Schwere der Verletzung, insbesondere wegen der häufig pathologisch veränderten Wand ist die *Prognose außerordentlich schlecht.* Nur *sofortige Freilegung der Speiseröhre, Naht und Drainage und Magenfistel* (s. oben) könnte gelegentlich Erfolg haben. Der einzig bisher operierte Fall von KÜTTNER wurde zu spät dem Chirurgen zugeführt (bereits jauchiges Empyem) und ging trotz gut ausgeführter Oesophagusnaht und Empyembehandlung zugrunde. Im allgemeinen wird man bei dem meist im schwersten Verfalle und Zustande schwerster Infektion befindlichen Kranken von der Operation Abstand nehmen müssen und symptomatisch behandeln (Narkotica).

C. Perforationen der Speiseröhre.

Perforationen des Oesophagus entstehen zunächst *bei* bis dahin *gesunder Wand durch äußere Gewalteinwirkung* (vgl. die Abschnitte A und B). *Brüche im Bereiche des Kehlkopfes* können zur Anspießung der Speiseröhre Veranlassung geben (KÖRBL). Weiter entstehen Perforationen durch *Verletzung von innen her* (vgl. Abschnitt Fremdkörper), durch Sonden, besonders Dauersonden, Oesophagoskopie, Gastroskopie und bei Degenschluckern (HEYDENREICH, LOHSE, WEINERT). Erwähnt sei hier nur, daß verschluckte, spitze Fremdkörper die Oesophaguswand durchdringen und weiter wandern können (BROWN); die Speiseröhrenwunden können dabei völlig heilen, Symptome seitens des Oesophagus ausbleiben (vgl. auch Schußverletzungen, S. 407). In anderen Fällen treten schwerste Komplikationen auf (Mediastinitis), Perforation in Trachea (SEIFFERT) oder in die großen Gefäße und das Herz (Blutungen, siehe S. 418), meist nach vorheriger Druckusur. Auch *Steckschüsse* können nachträglich zur Druckusur des Oesophagus und allen weiteren Folgen führen (s. S. 407, 418) (BERGER, FISCHER, GATSCHER u. a.).

Die meisten *Perforationen* entstehen *bei Erkrankungen der Oesophaguswand oder seiner Umgebung.* Im Gegensatz zu den Rupturen, die plötzlich bei bis dahin anscheinend völligem Wohlbefinden auftreten, bilden sich die Perforationen fast stets *langsam ohne äußere Gewalteinwirkung oder ohne abnorme Einwirkungen von innen,* wie Erbrechen, Würgen oder Lachen u. dgl., aus. Von den Erkrankungen der Oesophaguswand sind entzündliche, geschwürige Prozesse nach Verletzungen, Verätzungen, Verbrennungen und ihren Folgen (Striktur!), akute, chronische und spezifische (Lues, Tuberkulose) Infektionen, peptische Geschwüre und insbesondere das Carcinom zu nennen (siehe die betreffenden Kapitel). Der Durchbruch erfolgt entweder in das den Oesophagus umgebende Gewebe oder in Schilddrüse, Mediastinum, Luftwege (auch Lungen), Pleuren, Perikard und große Gefäße. Von hier aus geht die pyogene und putride Infektion, unter Umständen zusammen mit der Geschwulstaussaat, auf die Nachbarorgane über (z. B. Perforation der in der Nähe der Bifurkation sitzenden Oesophaguscarcinome in den Bronchialbaum mit putrider Bronchitis, Pneumonie und Lungengangrän).

Andererseits brechen entzündliche Prozesse der Nachbarschaft gelegentlich in den Oesophagus ein (Strumitis, Wirbeltuberkulosen mit Senkungsabscessen,

periösophageale Phlegmonen, Empyeme, Lungenabscesse, Lungengangrän, entzündliche Prozesse des Kehlkopfes und Trachealbaumes, vor allem Tuberkulose
und Lues, Eiterungen der Hals-, Mediastinal- und Bronchialdrüsen, maligne
Tumoren der Hals- und Mediastinaldrüsen, des Kehlkopfes, der Schilddrüse,
der übrigen Gewebe am Halse, des Trachealbaumes und der Lungen). Interessant

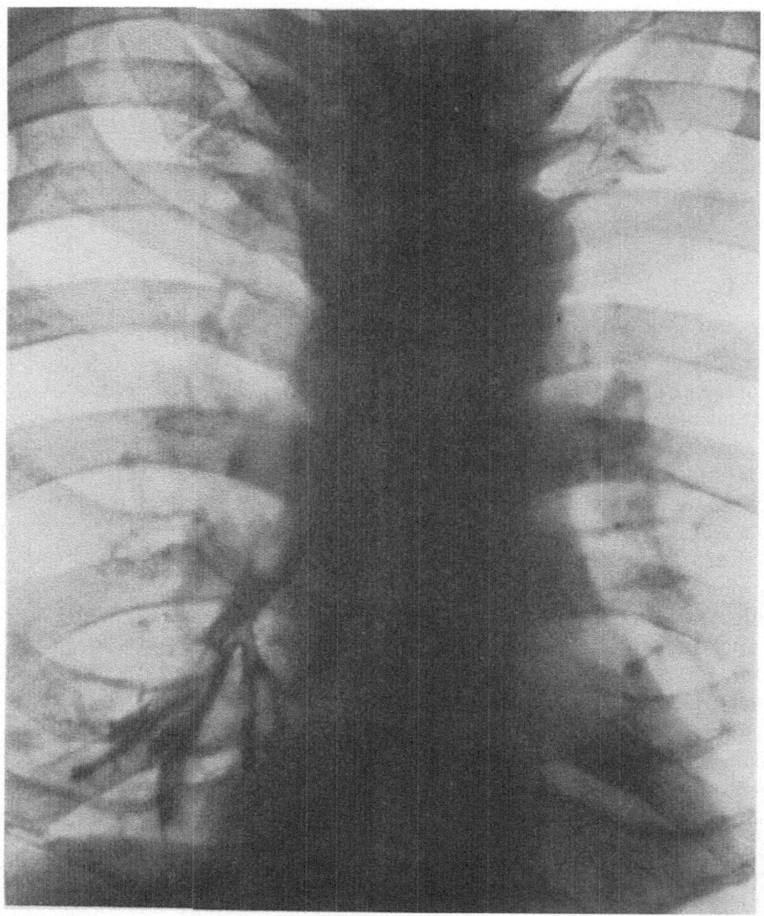

Abb. 3. Ösophago-Trachealfistel bei Speiseröhrenkrebs. Unbeabsichtigtes Überfließen von per os
gegebener Kontrastmasse in die Luftröhre. Aufnahme in ventro-dorsaler Richtung.
(Eigene Beobachtung der akad.-chirurg. Klinik Düsseldorf.)

sind entzündliche Prozesse, die vom periösophagealen Gewebe, besonders den
Lymphknoten übergreifen, vorzugsweise in der Gegend der Bifurkation. In
diesen Fällen sind meist schon abnorme Wandverhältnisse am Oesophagus vorhanden, meist *Divertikel* mit dünner Wand. Die erkrankten Drüsengruppen,
die zunächst die Bildung des Traktionsdivertikels verschuldeten, brechen an
der dünnwandigen Spitze solcher Divertikel in dasselbe ein, gelegentlich
auch in Trachea, Bronchien und Gefäße; derartige Fälle sind von STERNBERG
bei anthrakotisch und tuberkulös erkrankten Bronchial- und Mediastinaldrüsen
gesehen worden. In gleicher Weise wird der Durchbruch krebsiger Lymphknoten in diese Organe nicht allzu selten gesehen. Schließlich muß erwähnt

werden, daß auch Oesophagusdivertikel in die Umgebung perforieren können. Häufig kommt es im Anschluß an die Perforation zur Phlegmone des perioesophagealen Gewebes und Mediastinitis. Ein seltener Fall von Durchbruch eines Amöbenabscesses in den Oesophagus ist von SAMBUC veröffentlicht worden. Schließlich sind Perforationen beschrieben worden infolge *Druckusur des Oesophagus durch Aneurysmen* (EDENHUIZEN und eigene Beobachtung am

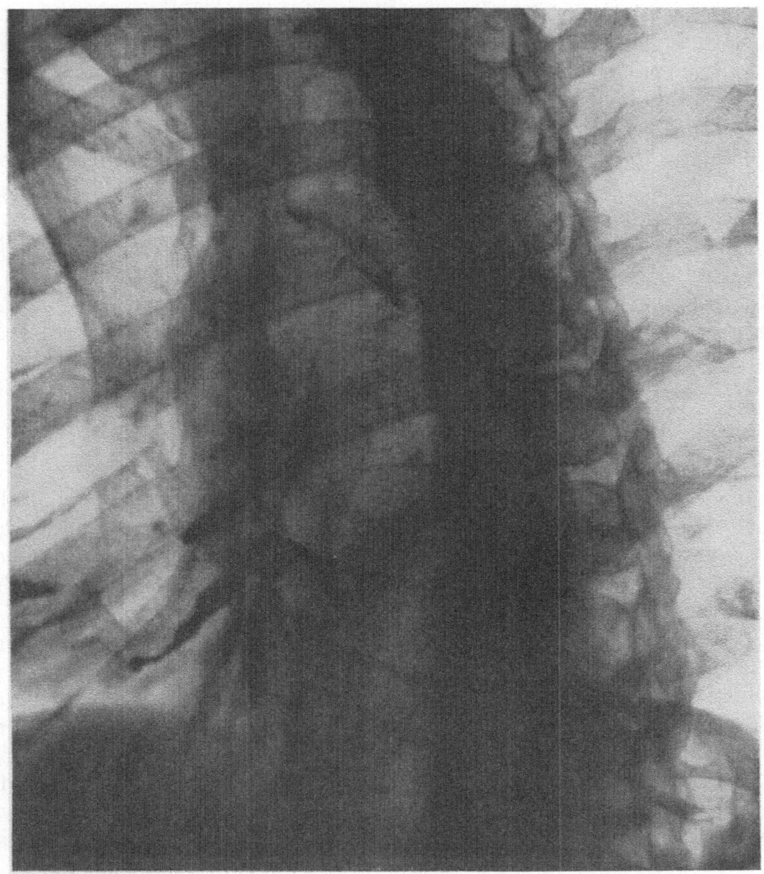

Abb. 4. Ösophago-Trachealfistel bei Speiseröhrenkrebs. Unbeabsichtigtes Überfließen von per os gegebener Kontrastmasse in die Luftröhre. Aufnahme in I. schrägem Durchmesser. (Eigene Beobachtung der akad.-chirurg. Klinik Düsseldorf.)

Düsseldorfer pathologischen Institut), durch andere raumbeengende Prozesse der Nachbarschaft (Wirbelexostosen, retrosternale Strumen, Tumoren und dergl.) und durch Trachealkanülen

Da fast stets der Durchbruch sich langsam vorbereitet, sind *meist vor dem Durchbruch schon Verwachsungen mit der Umgebung vorhanden. Daher fehlen die stürmischen Zeichen* der Ruptur, besonders auch das beim akuten Durchbruch vorhandene Hautemphysem. Die Erscheinungen und Folgen der Perforation (siehe Ruptur und Verletzungen) bilden sich aus diesen Gründen erst nach und nach aus. Bei entzündlichen Perforationen kann in günstigen Fällen die Perforation durch Vernarbung sich schließen und so Spontanheilung eintreten. Meist jedoch geht der Prozeß, vor allem bei malignen Tumoren, langsam auf Mediastinum, Hals- bzw. Brustorgane weiter; gelegentlich sind nach außen mündende Oesophagusfisteln beobachtet worden (Heyrowsky, Clairmont).

Die *Diagnose* der Perforation ist, wenn man die Grundkrankheit kennt, meist nicht schwer. Ösophagoskopie und Röntgenuntersuchung sind als diagnostische Hilfsmittel unter Umständen heranzuziehen. Die Kontrastfüllung gelangt in solchen Fällen gelegentlich durch die Perforation in den Bronchialbaum; man sieht dann den Bronchialbaum mit der Kontrastmasse angefüllt und ausgegossen (eigene Beobachtung, Abb. 3 u. 4). Wegen der dem Kranken dadurch drohenden schweren Gefahren (Lungengangrän) darf man keinesfalls aus solchen Zufallsbefunden eine diagnostische Methodik aufbauen.

Die *Behandlung* deckt sich mit der bei den Verletzungen und Rupturen besprochenen: *Magenfistel* zur Entlastung des Oesophagus und Sicherstellung der Ernährung, *Versorgung der Perforation, Drainage*; alles sofern der Allgemeinzustand es erlaubt. Bei *phlegmonösen und eitrigen Prozessen breite Spaltung und Drainage* (siehe frühere Kapitel). Im übrigen *Behandlung des Grundleidens*. Bei den Perforationen auf dem Boden maligner Tumoren kommt, da es sich meist um die Endstadien handelt, nur symptomatische Behandlung (Narkotica) in Betracht. Die Prognose des Einzelfalles und die im Einzelfall einzuschlagende Therapie hängt vom Grundleiden und seinen Komplikationen ab.

D. Blutungen in der Speiseröhre.

Zu *Blutungen in die Speiseröhre* aus den großen Gefäßen (Aorta, Subclavia, Intercostales, Carotis, Thyreoidea, Cava, Pulmonalis, Azygos usf.) oder dem Herzen kommt es gelegentlich des spontanen *Durchbruchs von Aneurysmen* (Edenhuizen und eigene Beobachtung am Düsseldorfer pathologischen Institut), besonders der Aorta descendens, ferner bei *Arrosion dieser Gefäße* durch Tumoren des Oesophagus und der Nachbarorgane (Carcinom) oder durch andere ulcerierende Prozesse (Ulcus pept. oesophagei, Tuberkulose, Lues, phlegmonöse und eitrige Prozesse des Oesophagus und seiner Umgebung). In anderen Fällen führen *Fremdkörper* auf dem Boden obiger Wandveränderungen oder *Veränderungen in der Nachbarschaft* des Oesophagus zum Durchbruch und zu Blutungen. Blutungen aus dem eröffneten Herzen oder den großen Gefäßen sind stets tödlich. Gelegentlich kommt es bei den eben erwähnten Prozessen zu Verletzungen kleinerer Gefäße der Oesophaguswand; diese Blutungen sind geringer und meist nicht so bedrohlich. Gefährlich sind dagegen die Blutungen aus Oesophagusgefäßen, die durch Erosionen bei perniziöser Anämie und bei der hämorrhagischen Typhusoesophagitis (Rössle) eröffnet werden, ferner Blutungen aus kleinen submukösen Aneurysmen, aus Angiomen der Oesophaguswand und schließlich Blutungen bei den in den früheren Kapiteln besprochenen größeren Verletzungen des Oesophagus, den Rupturen und Perforationen.

Cramer, Chiari, Bastanier, Seiffert beschreiben derartige Blutungen in die Speiseröhre infolge Verletzung der Aorta oder des linken Vorhofes durch verschluckte Nadeln, Gebisse, Knochenstücke, Gräten usw. Die Anspießung des Gefäßes erfolgt entweder beim Verschlucken, oder bald im Anschluß daran infolge Würg- und Brechbewegungen, oder erst im Laufe der nächsten Tage auf dem Umwege von perioesophagealen Entzündungsprozessen, Drucknekrosen, sekundärer Arrosion der Gefäße; hierher gehören die Spätblutungen nach Steckschüssen des Oesophagus oder seiner Umgebung (Walther Fischer u. a., S. 407, 415). Bei der Ösophagoskopie und der Gastroskopie, ferner bei der

Einführung der Magensonde, besonders aber bei der *Dauersonde* sind infolge Drucknekrose der Oesophaguswand Arrosionsblutungen beschrieben worden; KERMAUNER, BERNHARD FISCHER, ferner KILLIAN und andere haben tödliche Blutungen durch die Dauersonde erlebt; nach KILLIAN ist besonders die Ringknorpelgegend der Druckusur und Perforation ausgesetzt. Eine weitere Gruppe von Oesophagusverletzungen mit gleichzeitiger Verletzung größerer Gefäße bilden die Verletzungen bei Degenschluckern (v. HACKER, WEINERT, HEYDENREICH, LOHSE u. a.).

Eine weitere, praktisch wichtige und häufige Quelle von Oesophagusblutungen sind die *Oesophagusvaricen,* zuerst ausführlich beschrieben von ROKITANSKY. Derartige Venenerweiterungen kommen *angeboren* vor (JOLASSE, VORPAHL rechnen sie zu den angeborenen Mißbildungen des Oesophagus) und führen bei Neugeborenen schon (SCHLÄFKE) und kleinen Kindern (FRIEDRICH u. a.) zu Blutungen, gelegentlich schwerster Form. Bei einer anderen Gruppe von Varicen handelt es sich um *Alterserscheinungen.* In beiden Fällen erstrecken sich die Varicositäten oft auf den ganzen Oesophagus. Ferner kommt es *im unteren Abschnitt* der Speiseröhre zu Varixbildungen *bei Stauungen im Pfortaderkreislauf* (Lebercirrhosen jeder Art, Thrombosen im Pfortadergebiet bei Entzündungen oder Tumoren usf.), schließlich *im oberen Abschnitt* bei Verlegung der großen Venenstämme innerhalb des Thorax durch *Struma maligna* und andere *Mediastinaltumoren* (HELLENDALL).

Platzen solche Varicen bei der Nahrungspassage, beim Würgen oder beim Brechakt, bei körperlichen Anstrengungen oder werden sie durch verschluckte Fremdkörper verletzt oder durch geschwürige Prozesse eröffnet (Andauung kardianaher Varicen durch den Magensaft), so kommt es zur Blutung. *Blutung und Blutspeien* können entweder plötzlich auftreten, profus sein und in wenigen Stunden zum Tode führen oder sich über Tage, Monate, ja Jahre erstrecken und in kleinen Mengen rezidivierend erfolgen.

Die *Diagnose* ist *meist nicht leicht,* besonders sind Verwechslungen mit Magenblutungen möglich. Im Gegensatz zu den unter Würgen und Brechen erfolgenden Entleerungen bei Magenblutungen wird bei Blutungen aus Oesophagusvaricen das Blut meist ohne Würgen und ohne Brechen ausgespieen, sieht hellrot aus und ist alkalisch; jedoch sind dies keine absolut sicheren Merkmale. Für Oesophagusverletzung soll sprechen, wenn nach Reinspülung des Oesophagus durch Wassertrinken, dann Einführen einer Sonde bis oberhalb der Kardia (ohne daß es dabei zum Erbrechen kommt), dann Herausziehen der Sonde diese nicht mit Blut bedeckt ist. Jedoch ist auch diese Methodik diagnostisch einmal nicht sicher und obendrein gefährlich. Das vorsichtig eingeführte Ösophagoskop kann dagegen unter Umständen für die Diagnostik wertvolles leisten. Nach J. P. FRANK sollen Varicositäten der Schlundvenen einen gewissen Anhaltspunkt für Blutungen aus Oesophagusvaricen abgeben.

Die *Behandlung* einer *Blutung aus großen Gefäßen ist aussichtslos.* Bei Blutungen durch Fremdkörperverletzungen ist das verletzte Gefäß zu unterbinden (siehe Fremdkörper). Die *leichteren Varixblutungen stehen häufig von selbst;* Schlucken von größeren Eisstückchen, von Koagulen oder Adrenalinlösungen leisten im Einzelfall gute Dienste. Gleichzeitig sind die üblichen *Blutstillungsmittel* allgemein anzuwenden (Injektion von hypertonischer Kochsalzlösung, von Calciumpräparaten, Pferdeserum, Gelatine, Sekalepräparate u. a.). Beruhigung des Kranken durch *Morphiumpräparate* ist wichtig. *Größere Blutungen aus Varicen* sind *meist,* wie größere Blutungen aus Arterien, therapeutisch *nicht zu beeinflussen.* Im allgemeinen kommt bei größeren Blutungen ärztliche Hilfe zu spät, zumal bei der meist schweren Grundkrankheit (Cirrhose usf.). Einführung von aufblasbaren Sonden (GOTTSTEIN, SCHREIBER, URCELAY) zur direkten

Kompression der blutenden Stelle, direkte Tamponade der blutenden Stelle mit Gaze, unter Umständen getränkt mit Koagulen, Adrenalin oder Gelatine usf. (v. Hacker u. a.) soll in geeigneten Fällen versucht werden.

E. Speiseröhrenfisteln.

Die Erfahrungen, auch der letzten Kriege (Madelung, Börner, Erkes u. a. und auch unsere eigenen), lehren, daß *äußere Oesophaguswunden,* auch wenn sie nicht genäht waren, *sich häufig von selbst schließen. Selbst Fisteln* nach solchen Verletzungen *heilen* nach einiger Zeit *oft von selbst aus.* Diese Erfahrungen treffen sowohl für Schnitt-, wie Stich-, wie Schußverletzungen zu (s. S. 407). In einer verhältnismäßig *geringen Anzahl von Fällen* bleiben die Fisteln so groß, daß der weitaus größte Teil der genossenen Speisen durch sie nach außen sich entleert, daß die Betreffenden dadurch in ihrem Allgemeinbefinden leiden, und daß *wegen der Größe die Spontanausheilung nicht mehr möglich ist.* In solchen Fällen handelte es sich fast ausschließlich um schwere perioesophageale Entzündungen, bei denen für lange Zeit die eröffnete Speiseröhre mit der Eiterhöhle in breiter Verbindung stand und lange offen gehalten werden mußte; dadurch werden die Wände des Hohlraumes immer starrer, legen sich nicht genügend an und verhindern damit die Ausheilung der Fistel.

Nach *Verletzungen* der Speiseröhre *von innen* durch Fremdkörper und Instrumente kommt es, besonders bei pathologisch beschaffener Wand, ebenfalls *gelegentlich zu äußeren Dauerfisteln,* wenn schwere periösophageale Infektionen mit langer Eiterung nach außen vorlagen. Im großen und ganzen sind aber Daueroesophagusfisteln nach isolierter Verletzung des Oesophagus von außen oder innen selten.

Von praktischer Bedeutung sind weiter Fälle, bei denen *Oesophagusfisteln ohne primäre Verletzung oder Erkrankung des Oesophagus* entstehen; die *Ursache* sind in diesen Fällen *Erkrankungsprozesse der Nachbarschaft,* die auf die Speiseröhre übergehen. Von Uhde, Clairmont, Diernfellner (Wilms), Heyrowsky, Sauerbrucn, Kümmell, Hawes sind Oesophagusfisteln beschrieben worden, die durch Übergreifen tuberkulöser oder anderer eitriger Prozesse der Wirbelsäule, der Hals- oder mediastinalen oder Bronchialdrüsen, des Brustbeines usw. entstanden waren. Interessant ist vor allem der Fall Sauerbruch, bei dem es sich um ein Traktionsdivertikel des Oesophagus handelte, das in die Lunge durchgebrochen war und zum Lungenabsceß geführt hatte; Incision des Lungenabscesses, später Verschluß der Speiseröhren-Lungenfistel, Heilung. Dieser interessante, technisch äußerst schwierige Fall ist gleichzeitig der erste erfolgreich operierte Fall eines Traktionsdivertikels der Speiseröhre (s. auch S. 422).

Sind Speise- und Luftwege gleichzeitig verletzt gewesen, so entstehen — ebenfalls nicht häufig — *äußere Fisteln.* Lag die Verletzung zwischen Zungenbein und Schildknorpel, so haben beide Kanäle nur eine Öffnung nach außen *(Larynx-Pharynxfistel).* Bei allen tiefergelegenen Verletzungen sind zwei Öffnungen vorhanden, die völlig getrennt nach außen münden oder innerhalb der äußeren Mündung noch miteinander in Verbindung stehen *(Luft-Speiseröhrenfitsel).*

Die *Symptome* dieser äußeren Fisteln (isolierte Oesophagusfistel, Larynx-Pharynxfistel, Luft-Speiseröhrenfistel) sind zunächst das *Ausfließen* von *Speichel* und *Nahrungsteilen.* Infolge ihrer verdauenden Eigenschaft bildet sich in der Umgebung der Fistel ein *Ekzem.* Fälle, bei denen der größte Teil der genossenen Speisen durch die Fistel entleert wird, verfallen der *Unterernährung.* Bei den

Fisteln zwischen Speise- und Luftwegen besteht infolge des Übertritts von Speiseteilen durch die Fistel in die Luftwege häufig *Bronchitis*; *Aspirationspneumonie* droht in solchen Fällen jederzeit. Außerdem neigt die *Luftröhrenfistel* und der *obere Teil der Luftwege* in solchen Fällen sehr zu *Narbenschrumpfung*. Deshalb und zur Vermeidung der Aspirationsgefahr müssen solche Kranke dauernd eine Trachealkanüle tragen; häufig ist Ernährung nur durch Schlundsonde möglich. Die *Prognose* solcher Speiseröhren-Luftröhrenfisteln ist daher besonders *ungünstig*.

Als *diagnostisches Hilfsmittel,* besonders bei engen Fisteln, kommt das Schlucken von Kontrastflüssigkeit vor dem Röntgenschirm, ferner von Jodkalilösung und Anstellen der Jodreaktion mit der sich aus der Fistel entleerenden Flüssigkeit in Frage. Umgekehrt kann man Jodkalilösung oder Methylenblau von außen in die Fistel injizieren und dann bei eingeführtem Ösophagoskop die Jodreaktion mit einem in den Oesophagus eingeführten Tupfer anstellen bzw. die Blaufärbung im Innern des Oesophagus sehen. Jedenfalls leistet die frühzeitige Ösophagoskopie, sobald es der Zustand des Kranken nur irgendwie erlaubt, bezüglich der Diagnostik, insbesondere der Erkennung des Sitzes der inneren Fistelmündung die besten Dienste; die innere Fistelmündung liegt gelegentlich wesentlich tiefer als die äußere.

Außer den äußeren Fisteln gibt es *innere Fisteln,* durch welche Speiseröhre und Luftwege miteinander in Verbindung stehen *(Ösophago - Trachealfisteln).* *Ursache* dieser inneren Fisteln sind meist *Erkrankungen des Oesophagus und der Luftwege* (Carcinom, Tuberkulose, Lues, Aktinomycose usw.) *oder ihrer Umgebung,* dann *äußere Verletzungen.* Nach der Sammelstatistik von SIROT waren von 75 inneren Fisteln nur 2 im Anschluß an äußere Verletzungen entstanden (Fälle von PIENIACZEK und SAWTELLE); einen weiteren Fall nach äußerer Verletzung (Revolverschuß) beobachtete VON HACKER. Häufiger als Verwundungen von außen sind *Schädigungen der Speiseröhre oder Luftröhre von innen durch Fremdkörperdruck* und dadurch erzeugte Decubitalgeschwüre die Ursache innerer Fisteln (Oesophagusfremdkörper: KÖNIGSTEIN, HAECKER, SCHOUSBOE; Verätzungen: PICARD; Trachealkanülendruck). Die angeborenen Fisteln sind im Kapitel „Mißbildungen" behandelt.

Die *Gefahr* solcher Fisteln liegt hauptsächlich in der *Aspiration*; *Reizhusten* besonders nach Nahrungsaufnahme, unter Umständen *Aushusten von Speiseteilen, Bronchitis,* schließlich *pneumonische Prozesse* begleiten derartige Fisteln; daraus ergibt sich die *Diagnostik.* Diagnostische Hilfsmittel sind Tracheo- und Ösophagoskopie und das Röntgenverfahren. Man kann gelegentlich bei der Röntgenuntersuchung sehen, wie nach Schlucken von Kontrastbrei der Trachealbaum sich mit dem Kontrastbrei füllt (s. S. 418, Abb. 3 und 4).

Die *Prognose* ist wegen der Aspirationsgefahr stets sehr ernst.

Therapie. Nach Speiseröhrenverletzungen entstehen, wie schon öfters erwähnt, Fisteln, die meist von selbst ausheilen. Während der Wundheilung muß man durch entsprechende *Druckverbände* oder *Zusammenziehen der Wundränder* mittels Heftpflasterzug versuchen, die Wundränder zur Annäherung, Verklebung und Verheilung zu bringen. Ist erst eine Lippenfistel entstanden, also eine Vereinigung von äußerer Haut und Speiseröhrenschleimhaut, so liegt ein Dauerzustand vor, der keine Neigung zur Spontanheilung mehr hat. Solche Fälle heilen nur nach operativer Inangriffnahme aus.

Grundsätzlich ist als *Voroperation die Gastrostomie* vorauszuschicken, um die spätere Naht und Plastik zu entlasten und die Ernährung zu gewährleisten. Die Magenfistel wird nach Beseitigung der Speiseröhrenfistel in einer letzten Sitzung geschlossen.

Handelt es sich um eine *isolierte Oesophagusfistel,* so wird die Fistelöffnung angefrischt, die unter Umständen vorquellende Schleimhautpartie exstirpiert und Schleimhaut und Haut für sich vernäht.

Sind *größere Defekte des Oesophagus* vorhanden, so darf wegen der Gefahr der Striktur keine Versorgung mittels einfacher Anfrischung und Naht erfolgen; solche Fälle müssen *plastisch gedeckt* werden, und zwar *mittels gestielter Lappen* aus der Haut der Fistelumgebung. Man bildet auf der einen Seite der Fistel zunächst einen inneren, breit gestielten und gut ernährten Hautlappen, dessen Basis an der Übergangsstelle von Schleimhaut-Haut der Lippenfistel liegt, schlägt ihn über die Fistelöffnung um und befestigt ihn mittels einiger Nähte. Die wunde Fläche des Hautlappens sieht so nach außen und wird dann gedeckt durch einen gestielten Hautlappen der anderen Seite. Mußte viel Narbengewebe entfernt werden, so kann man nach Gersuny einen inneren Hautlappen bilden, der nur im Unterhautzellgewebe gestielt ist. Wegen der Infektions- und Schrumpfungsgefahr empfiehlt es sich, den äußeren Lappen stets als breitgestielten und gut ernährten Stiellappen, wie oben geschildert, zu bilden und keine Deckung mittels freier Epidermisverpflanzung vorzunehmen.

Steht die Oesophagusfistel mit einer mediastinalen Höhle in Verbindung, wie es nach ausgedehnten Infektionen häufig der Fall ist, so muß der *Oesophagus* aus der narbigen Wand der Höhle *mobilisiert, angefrischt* und durch submuköse Catgutnähte und darüber eine zweite Catgut- oder Seidennaht *vereinigt* werden. Die Weichteile der Umgebung werden über dieser doppelten Naht vereinigt, unter Umständen nach von Navratil ein gestieltes Stück Schilddrüse (bei Fisteln im Halsteil) auf der Oesophagusnaht locker fixiert. Der *Verschluß* der *mediastinalen Höhle* erfolgt *in einer zweiten Sitzung* — nach Heilung der Oesophaguswunde — durch Einschlagen eines unten gestielten Lappens aus dem Kopfnicker (von Hacker). Bei ausgedehnten Höhlen kommt unter Umständen nach von Hacker und Lotheissen nur extrapleurale Thorakoplastik mittels Resektion der obersten Rippen in Frage.

Bei sehr *großen* oder im *Brustraum gelegenen Speiseröhrendefekten* empfehlen von Hacker und Lotheissen zunächst *Ausfüllung der Höhle* mittels eines von Hals- oder Brusthaut zu entnehmenden *Wanderlappens;* nach Anheilung des Lappens in der Höhlenwand wird der Stiel durchtrennt und ein Teil des *Lappens mit seiner Epidermisseite nach innen in den Oesophagusdefekt eingenäht;* darüber gestielte Hautplastik.

Bestehen *gleichzeitig Fisteln der Speise- und Luftröhre,* so müssen zunächst *beide Kanäle* voneinander *getrennt* werden; dann ist *jeder Kanal für sich* nach den üblichen Regeln (s. Kapitel Trachea, bezüglich des Oesophagus S. 421 u. 422 und Kapitel: Operationen am Oesophagus) durch Naht oder Plastik *zu verschließen.* Entweder verschließt man beide Kanäle in einer Sitzung oder nacheinander, im letzteren Falle zuerst die Oesophagusfistel und in einer zweiten Sitzung die Trachealfistel. Eine Zwischenlagerung von gestielten Schilddrüsenteilen zwischen Oesophagus und Trachea (bei Fisteln am Halsteil) wird von von Navratil, von Hacker und Pfeiffer empfohlen. Da in vielen dieser Fälle eine narbige Stenose der Luftwege besteht, muß besonders auf die Beseitigung dieser geachtet werden (s. Abschnitt Luftröhre).

Besonders schwierig ist der Verschluß der *Ösophago-Bronchial- oder Lungenfisteln,* der Sauerbruch gelungen ist (s. S. 420). Er empfiehlt zur Beseitigung dieser Fisteln zunächst die Gastrostomie; in einer zweiten Sitzung — nachdem etwaige Lungenabscesse eröffnet und ausgeheilt sind — wird der Verbindungsgang mittels transpulmonaler Freilegung der Speiseröhre dargestellt und die Fistelöffnungen verschlossen; halten die Nähte nicht, so werden in

einer weiteren Sitzung auf extrapulmonalem, mediastinalem Wege die Fistelöffnungen plastisch verschlossen. Ist eine sogenannte „Gitterlunge" mit
Bronchialfisteln noch vorhanden, so wird später das Bronchialfistelgebiet um-
schnitten, abgetragen und die Lungenwunde mittels submuköser Seidenknopf-
nähte verschlossen und durch mehrschichtige Lungen- und Brustfellnähte
gedeckt. Die Weichteillücke wird schließlich durch gestielte Lappen ausgefüllt.

<h2 style="text-align:center">Literatur.</h2>

BIER-BRAUN-KÜMMELL: Chirurgische Operationslehre. Leipzig: J. A. Barth 1920 u.
1923.

GARRÈ, KÜTTNER, LEXER: Handbuch der prakt. Chirurgie 2, 455, Abschnitt von HACKER-
LOTHEISSEN, Die Chirurgie der Speiseröhre. Stuttgart: F. Enke 1924.

VON HACKER-LOTHEISSEN: Chirurgie der Speiseröhre. Neue dtsch. Chir. 34 (1926).
Stuttgart: F. Enke. — HENKE-LUBARSCH: Handbuch der spez. path. Anatomie u. Histologie
4, 74 (1926), Abschnitt FISCHER: Speiseröhre. Berlin: Jul. Springer. — HOCHENEGG-PAYR:
Lehrbuch der spez. Chirurgie. Berlin-Wien: Urban & Schwarzenberg 1927.

KIRSCHNER-NORDMANN: Die Chirurgie (Abschnitt Schmerz — die Chirurgie der Speiseröhre). Berlin-Wien: Urban & Schwarzenberg 1926.

SAUERBRUCH: Chirurgie der Brustorgane 1/2. Berlin: Jul. Springer 1920, 1925. —
VON SCHJERNING: Handbuch der ärztlichen Erfahrungen im Weltkriege. (Chirurgie: BORST,
GULEKE [1920]), (Pathol. Anatomie: OBERNDORFER, MERKEL [1921]). Leipzig: J. A. Barth.

In diesen vorgenannten Werken finden sich ausführliche Literaturangaben; es wird
deshalb darauf verwiesen. Soweit in diesen Werken Arbeiten nicht erwähnt sind, folgen sie:

VON EICKEN: Verletzungen des Hypopharynx und obersten Oesophagusabschnittes.
Z. Hals- usw. Heilk. 15 (1926), Kongreßber. II, 387.

LOEBELL: Ösophagotrachealfistel. Z. Hals- usw. Heilk. 11, 377 (1925).

PETRÈN: Oesophagusruptur. Bruns' Beitr. 135, 398 (1926).

ROHDE: Stauung der unteren Hohlvene (darin Freilegung des Oesophagus). Deutsche Z.
Chir. 203/204, 18 (1927).

SEIFFERT: Oesophagusperforationen. Z. Hals- usw. Heilk. 12, 290 Kongreßber. II (1925).

SIMON et CORNIL: Ulcératio de l'oesoph. (Aorta). Bull. Soc. Anat. Paris 1924, 447. Ref.
Zbl. Chir. 1926, 308. — STEFANI: Mortali da corpi estranei (Azygosblutung). Policlinico
1925, Nr 12. Ref. Zbl. Chir. 1926, 1806.

WILLIAMS: Spontaneous rupture. Surg. etc. 42, 57 (1926). Ref. Z. org. Chir. 35, 393 (1926).

ZIPPER: Hautemphysem nach Oesophagoskopie. Deutsche Z. Chir. 196, 223 (1926).

XI. Operationen am Oesophagus.

Von

E. REHN-Freiburg i. Br.

Mit 11 Abbildungen.

Die örtliche Einteilung in einen Speiseröhrenhalsteil, -brustteil und -bauchteil ist auch für die *„Operationen am Oesophagus"* zugrunde zu legen. Denn mit den verschiedenen Lagebeziehungen, in welche der Oesophagus zu seiner Umgebung tritt, wechselt die Technik, die Schwierigkeit des Eingriffs und seine Aussicht auf Erfolg. Die Voraussage des letzteren wird weiterhin durch das Leiden, welches die Operation veranlaßt, beeinflußt. Jede Art von Eingriff an der Speiseröhre hat den besonderen Wandaufbau, ihre Gefäßversorgung und ihre Beziehungen zu wichtigen Nervengebilden zu berücksichtigen. Die Schleimhaut der Speiseröhrenwand ist scharf von der Muskularis getrennt und wird durch eine sehr lockere Gewebsschicht verschieblich an letztere geheftet. Die Muskelhaut ist ungemein kräftig und aus einer inneren zirkulären und einer äußeren Längsschicht zusammengesetzt. Oben besteht sie noch aus den quer gestreiften Fasern des Pharynx, nach unten nehmen die glatten Muskelzellen des eigentlichen Darmkanals mehr und mehr überhand, um jene schließlich ganz zu verdrängen. Schon beim Beginn des Brustteils der Speiseröhre ist die Umwandlung vollendet. Eine Serosa trägt die Speiseröhre nur an der Vorderwand. Eine besondere Befestigung mit der Nachbarschaft erhält sie durch die Mm. bronchooesophageus, pleurooesophageus, aortooesophageus.

Der Verlauf des Oesophagus ist abgesehen von kleinen Abweichungen nach rechts und links im ganzen geradlinig. Liegt diese knappe Anlage im Interesse eines schnellen und ungehinderten Schluckaktes, so erwachsen bei operativen Eingriffen aus ihr gewisse Schwierigkeiten. Selbst bei kleinen Defekten führt die verschließende Naht zu Gewebsspannung; wie die Erfahrung aber lehrt, ist jede unter Spannung gelegte Naht am Oesophagus von vorneherein als gefährdet zu betrachten. Zwar ist die Muskulatur normalerweise kräftig angelegt, doch hat sie bei den Leiden, welche den Eingriff vornehmlich bedingen (Fremdkörper, Tumoren, Divertikel, gutartige Stenosen) diese Beschaffenheit in der Regel eingebüßt. Meist ist die Muskulatur stark atrophisch oder zundrig zerfallen. Der Serosaüberzug, welcher der Darmnaht Sicherheit verschafft, ist aber nicht vorhanden. Diese Unsicherheit jeder Oesophagusnaht wird weiterhin durch die Art der Gefäßversorgung erhöht. Die versteckte und meist tiefe Lage der Speiseröhre verlangt gründliches Freilegen und Vorziehen. Das Gefäßnetz, welches die Speiseröhre netzförmig umspinnt, ist sehr fein und kurzästig angelegt und unterscheidet sich wesentlich von der arkadenförmig auf weite Strecken berechneten Gefäßverzweigung, wie sie im Mesenterium des Darmes zu finden ist. Damit fallen bei ausgiebigem Freilegen und Vorziehen der Speiseröhre für große Wandabschnitte die ernährenden Gefäße weg. Die sich aus alledem ergebende Unsicherheit der Naht erfordert besondere Maßnahmen in der Wundversorgung und Nachbehandlung. Nach jedem Eingriff an der Speiseröhre, auch wenn er eine Verschlußnaht unter den günstigsten

Bedingungen erlaubt, ist den Gefahren der Nahtinsuffizienz durch Drainage vorzubeugen. Ist Verdacht der Infektion im Laufe des Eingriffs vorhanden oder wurde im entzündlichen Gebiet operiert, so muß ein Tampon das Mediastinum schützen. Dieser Tampon darf nicht vor dem 10. Tag und dann nur unter vorsichtiger Lösung mit Wasserstoffsuperoxydlösung entfernt werden. Die Ernährung erfolgt, wenn nicht eine Magenfistel angelegt wurde, zunächst mit Nährklysmen, vom 2. Tag an mit der Schlundsonde. Nach 8 Tagen hat sich entschieden, ob die Heilung mit oder ohne Fistelbildung erfolgt. Bei Fistelbildung kann die Ernährung zunächst durch die Fistel erfolgen oder wenn mit hinreichend sicheren Verklebungen zu rechnen ist, vom Mund auf normalem Verdauungswege stattfinden. Aufdrücken eines Gazebauschs auf die Gegend der Fistel genügt in der Regel, um der flüssigen Nahrung ihren Weg zu weisen. Vor Liegenlassen des Magenschlauches ist zu warnen, es kommt leicht zu Druckgeschwüren. Zweimal habe ich hierbei Schluckpneumonien entstehen sehen. Als unberechenbarer Faktor macht sich oft die Folge der engen Beziehungen geltend, in welche die Speiseröhre während ihres gesamten Verlaufs zu den Lebensnerven tritt. Besonders im Brustteil sind ihr die Hauptnerven eng angeschmiegt, verbinden sich um den Oesophagus herum mit engem Netz und geben jeden Reiz unmittelbar an hochempfindliche Empfangszentralen weiter. — Danach geben wir vor Eingriffen, welche aller Voraussicht nach mit Vagusreizung verknüpft sind, Afenil zur Verhütung postoperativer Lungenstörungen. Auch auf Herzstützung ante operationem kann in solchen Fällen nicht verzichtet werden. Sorgfältigste Mundpflege vor der Operation ist dringend zu empfehlen. Die Betäubung kann allgemein oder örtlich erfolgen, für gewöhnlich ist die Lokalanästhesie vorzuziehen. Bejahrte Kranke sind am zweiten Tage aus dem Bett zu bringen und zu ausgiebiger Durchatmung der Lungen anzuhalten.

Operationen am Oesophagushalsteil.
(Oesophagotomia externa.)

Zur Freilegung der Speiseröhre im Halsabschnitt erfolgt der Schnitt von links am vorderen Rand des M. sternocleidomastoideus von der Höhe des Schildknorpels bis ins Jugulum. Der Kopf wird stark hintenüber und nach rechts geneigt. Nach Durchtrennung des Platysmas und der oberflächlichen Halsfascie werden die großen Halsgefäße sichtbar, sie dienen als weitere Richtlinie. Medial von ihnen wird die mittlere Halsfascie durchtrennt und mit ihr die Verbindung der Gefäßscheide mit dem M. sternothyreoideus bzw. der hinteren Schilddrüsenkapsel. Besteht ein Kropf, so muß der linke Kropflappen freipräpariert und nach vorne luxiert werden. Halsgefäße und M. sternocleidomastoideus werden nach außen gezogen. Der M. omohyoideus kann durchschnitten werden. Zu ausgiebiger Freilegung erfolgt Unterbindung der Aa. thyreoidea superior und inferior. Zwischen dem hinteren Rand der Trachealringe und der Wirbelsäule erscheint als schlaffer zusammengepreßter braunrötlicher Schlauch die Speiseröhre. Ihre Sichtbarmachung durch Einführen der Schlundsonde oder eines Silberkatheters mit Mercierkrümmung ist unchirurgisch. Die Eröffnung der Speiseröhre erfolgt in Längsrichtung, am besten zwischen zwei seitlichen Haltefäden. (Vorsicht vor Verletzung des Nervus recurrens, deshalb mehr nach hinten incidieren.)

Die Oesophagotomia externa (Abb. 1) kommt namentlich zur Entfernung eingekeilter Fremdkörper in Anwendung, und zwar in der Regel erst dann, wenn die ösophagoskopische Extraktion mißlungen ist. Deshalb sind meist Verletzungen der Speiseröhrenwand, mitunter eine periösophageale Phlegmone vorhanden.

Beide Ereignisse verlangen besondere Wundversorgung. Das Mediastinum ist durch einen Tampon zu schützen. Die Naht der entzündlich veränderten und dadurch brüchigen Oesophaguswandung ist zwecklos. Die primär angelegte Fistel vermeidet die tiefe Halsphlegmone und kann zur Ernährung des Kranken mit der Schlundsonde verwendet werden. Nur bei schweren Phlegmonen ist die Anlegung der Magenfistel nötig. Die Entfernung verhakter Fremdkörper von der Ösophagotomie aus ist mitunter erst nach vorheriger Zerstückelung möglich. — Vorsicht wegen ausgedehnter Oesophaguszerreißung. — Innere wie äußere Verletzungen der Speiseröhre verlangen wegen der Gefahr

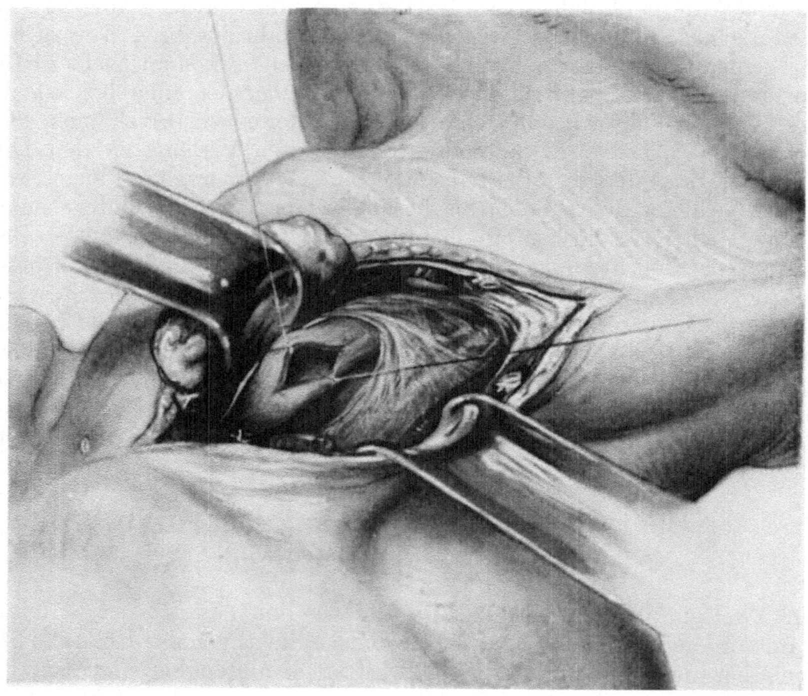

Abb. 1. Oesophagotomia externa.
(Aus Sauerbruch, Chirurgie der Brustorgane. Bd. 2. Berlin: Julius Springer 1925.)

der tiefen Halsphlegmone und ihrer lebenbedrohlichen Folgen unverzügliche Freilegung und Versorgung.

Die Speiseröhrenverengerung beschränkter Ausdehnung wird, solange noch Durchgängigkeit besteht, wohl ausnahmslos mit der Sondierung ohne Ende zu heilen sein. Andernfalls läßt ihr Sitz am Halsabschnitt bei beschränkter Ausdehnung der Stenose auch Excision zu. Größere Defekte lassen sich durch türflügelförmig gebildete Hautlappen, welche mit der Epidermisseite nach innen geschlagen werden, unschwer beseitigen (von Mikulicz).

Das Oesophagusdivertikel (Halsteil).

Für das operative Angreifen des Divertikels am Halsteil ist der typische Abgang von Bedeutung. Der Stiel des Sackes wurzelt regelmäßig an der Hinteroder Seitenwand der Speiseröhre in Höhe des Ringknorpels (Grenzdivertikel). Eingehen von links ist die Regel, auch wenn das Divertikel, wie dies mitunter

vorkommt, nach rechts hinüberreicht. Freilegung wie zur beschriebenen Oesophagotomia externa. Ausgedehnte Säcke sind leicht zu finden, kleine Divertikel heben sich nach v. HACKER durch ihre eigentümlich gelbe Farbe, ähnlich
dem Ligamentum flavum der Wirbelsäule, von dem umgebenden Gewebe ab.
Für die Entscheidung, welches Vorgehen bei der Versorgung des Divertikels
einzuschlagen ist, sind die Größe desselben, das Alter des Kranken und sein
Kräftezustand maßgebend. Im wesentlichen wird es sich darum handeln,
ob das Divertikel abgetragen, d. h. der Sack eröffnet wird, oder das uneröffnete
Divertikel auf die eine oder andere Weise zur Versorgung gelangen soll. Am
wenigsten eingreifend sind die letzteren Verfahren. Von diesen eignet sich die
gewöhnliche Einstülpung durch 2—3 Nahtreihen (GIRARD) durchaus für die
kleinste Form des Divertikels. Hier wird der nach innen zu entstehende Wulst
keine Störungen machen, zumal er bald der Schrumpfung anheim fällt. Bei
größeren Divertikeln kann ohne Eröffnung des Lumens nach FRITZ KÖNIG
folgendermaßen verfahren werden. KÖNIG isoliert den Sack sorgfältig, zieht
ihn gefaltet unter dem M. omohyoideus durch, legt hier die ersten fixierenden
Nähte und befestigt ihn schließlich rückwärts am Periost des Zungenbein-
hornes. Da Fistelbildungen bzw. Abceßentwicklung auch ohne Eröffnung
des Divertikels beobachtet wurden, ist bei beiden Verfahren unter allen Umständen zu drainieren.

Im allgemeinen stellt die Abtragung des Sackes für alle größeren Divertikel
das Hauptverfahren dar. Soll sie einzeitig erfolgen, so wird nach gründlichem
Freilegen des ganzen Sackes nahe dem Stiel eine elastische Klemme angelegt.
Die Durchtrennung mit dem Messer findet hart an der peripher gelegten Quetsche
statt. Die erste Nahtreihe wird fortlaufend mit Catgut gelegt, und zwar ohne
Mitfassen der Schleimhaut. Versenkung des Stumpfes mit doppelter Reihe
fortlaufender Seidennähte. Wichtig ist, daß die Durchtrennung im Bereich des
Divertikel stattfindet, und zwar soweit ab von seiner Basis, daß der Sack selbst
das Material zur Naht liefert. So wird die Stenose an der Nahtstelle vermieden.
Allerdings kann diese Maßnahme eine Fistelbildung begünstigen, denn die
Sackwände sind in der Regel stark überdehnt und ein schlechtes Material für
eine sichere Abschlußnaht. Deshalb muß in jedem Fall drainiert werden. Kommt
ein Tampon nach dem Mittelfeld zu zu liegen, so hat er dort solange sitzen zu
bleiben, bis die Gefahr der Fistelbildung vorüber ist (10—14 Tage). Ernährung
zunächst durch Nährklysmen, vom 2. Tage ab durch die Schlundsonde. Be-
jahrtere Kranke werden am 2. Tage in den Stuhl gesetzt.

Die zweizeitige Exstirpation des Divertikels kommt bei solchen Kranken
in Frage, welche in hohem Alter stehen und im Kräftezustand heruntergekommen
sind. In der ersten Sitzung wird der Sack ausgelöst und mit dem Stiel am
Kopfnicker-Vorderrand angeheftet (Catgutnähte). Ein Salbenlappen umhüllt
das vorgelagerte Divertikel, die Hautwunde wird im übrigen durch Nähte verschlossen. Nach 10—12 Tagen Öffnen der Wunde, Abtragen des Divertikels
nahe am Divertikelhals, Versenkung des Stieles mit Tabaksbeutelnaht. Die
Mayoklinik empfiehlt neuerdings dies zweizeitige Vorgehen. SAUERBRUCH
spricht sich in der neuen Bearbeitung des Kapitels für den einzeitigen Eingriff aus.

Resektion im Oesophagushalsteil.

Die Resektion am Oesophagushalsteil findet wohl ausschließlich wegen
Carcinom statt. Da die Wahl des Verfahrens von der Ausdehnung des Tumors
abhängt, müssen untere und obere Grenze desselben ebenso sein Verhalten
zu den Nachbarorganen nach Möglichkeit vor dem Eingriff ermittelt sein.
Der Ausfall dieser Untersuchung entscheidet auch über die Anlegung der

Magenfistel. Alle methodischen Überlegungen ordnen sich dem ersten Grundsatz unter, das Carcinom möglichst radikal und technisch einfach zu entfernen. Da der Speiseröhrenkrebs äußerst selten im Frühstadium zur chirurgischen Behandlung kommt, wird die erstrebenswerte zirkuläre Resektion mit direkter Stumpfvereinigung kaum je möglich sein. Meist bringt die gründliche Tumorausrottung breite Wandabschnitte der Speiseröhre in Wegfall. Bei der Aussichtslosigkeit der Nahtvereinigung unter Spannung hat sich der gesunde Standpunkt des fast grundsätzlichen Verzichtes auf die direkte Vereinigung der Resektionsstümpfe auch für den Krebs am Speiseröhrenhalsteil durchgesetzt. Diese Ansicht hat wirksame Unterstützung durch die Möglichkeit gefunden, den Zusammenhang der Speiseröhre namentlich am Halsteil auf künstlichem Weg wiederherstellen zu können.

Die beiden heute gebräuchlichen Hauptverfahren vertreten danach dasselbe Prinzip, unterscheiden sich allerdings in der Verfolgung dieses gleichen Zieles sehr wesentlich. In der radikalen Beseitigung der Geschwulst steht das Vorgehen von Gluck, welches den Hals ausweidet und mit dem Oesophagus auch den Larynx entfernt, zweifellos obenan. Auch trägt sie der von Sauerbruch vertretenen Ansicht am meisten Rechnung, daß die unmittelbare Sterblichkeit nach Speiseröhrenresektion fast durchweg durch Schluckpneumonien, durch Nachblutungen mit Aspiration und durch Arrosionsblutungen infolge septischer Wundinfektion bedingt ist. Daher fordert auch Sauerbruch, den Kehlkopf bei Speiseröhren- und Pharynxkrebs grundsätzlich mit zu entfernen.

„Durch die Anlegung eines Tracheostomas nach Gluck setzt man den Kranken instand, leicht und schmerzlos auszuhusten und kann man die Aspirationsgefahr so gut wie ausschließen. Die Mitentfernung des Kehlkopfes schafft auch viel bessere Abflußbedingungen für die Wundabsonderung und verringert so die Gefahr septischer Allgemeininfektion. Endlich aber gibt sie für die Querresektion des Oesophagus viel besseren Zugang und erlaubt gründlichere Übersicht über das erkrankte Gebiet sowie seine Umgebung. Nur so ist aber die Forderung zu erfüllen, im Gesunden zu operieren." Die Ansicht ist durch klinische Erfolge gut gestützt, auch das Opfer, welches der Kranke mit dem größeren Eingriff und dem Verlust des Kehlkopfes bringt, wird reichlich durch die Sicherheit des Erfolges aufgewogen. Dafür spricht auch der Zustand, in welchem wir den Speiseröhrenkrebs für gewöhnlich zur Operation bekommen. Dies schließt nicht aus, daß das räumlich begrenzte, frei bewegliche Oesophaguscarcinom, welches auch sonstige Anzeichen örtlicher Beschränkung aufweist, unter Erhaltung des Larynx entfernt wird. Die Resektion eines frei beweglichen Oesophagus mit Einnähen oder blinder Versorgung des distalen Stumpfes und Herausnähen des oralen Abschnittes ist ein Eingriff, welcher selbst dem krankheitsgeschwächten Menschen zugemutet werden kann, da er sich bei einiger Beherrschung der Technik schnell und sicher ausführen läßt. Beide Verfahren verlangen als Nachspiel die Ösophagoplastik, sie stellt einen zeit- und kraftraubenden Eingriff dar, wenn das Übergreifen des Speiseröhrenkrebses auf den Brustteil ein blindes Verschließen und Versenken des distalen Oesophagusstumpfes verlangt.

Ösophagoplastik am Halsteil.

Zur Deckung größerer Defekte vom Speiseröhrenhalsteil, wie sie nach der Operation des Oesophaguscarcinoms die Regel sind, stehen wohl ausgebildete plastische Verfahren zur Verfügung. Sie alle leiten sich von der grundlegenden Hackerschen Methode ab, die er als doppelte Türflügelplastik bezeichnete. Ihr Wesen ist Ersatz des Speiseröhrendefektes durch zwei gestielte Lappen aus der rechten und linken Halsseite mit der haarlosen Haut nach innen. Dieser neugebildete Hautschlauch erhält seine Verbindung mit dem oralen und stomachalen Resektionsstumpf, er wird durch Lappenverschiebung von der Seite her gedeckt. Die Ausführung benötigt mehrere Sitzungen. Die Bildung der Speiseröhrenhinterwand kann unmittelbar an die Oesophagusresektion angeschlossen werden. Wurde eine Schleimhautbrücke erhalten, so gelangt sie zur Mitverwendung. Im zweiten Akt nach etwa 4 Wochen wird die Plastik zu Ende geführt, d. h. die türflügelartig gebildeten Lappen werden zum Rohr vereinigt, ihre Verbindung wird nach oben und unten hergestellt und das ganze mit einem gestielten Hautlappen überkleidet. Die Plastik gestaltet sich technisch einfacher, wenn der Larynx mitentfernt wurde, bietet jedoch auch bei Erhaltung des Kehlkopfes keine nennenswerten Schwierigkeiten. Es empfiehlt sich, vor dem Eingriff eine Magenfistel anzulegen.

Speiseröhrenbrustabschnitt (Oesophagotomia thoracica).

Die Freilegung der Speiseröhre im Brustteil kann auf *extrapleuralem* und *transpleuralem* Weg erfolgen. Die Eröffnung des hinteren Mediastinum auf extrapleuralem Weg hat wegen der tiefen und versteckten Lage der Speiseröhre in möglichst breiter Ausdehnung zu erfolgen. Deshalb ist dem Verfahren von L. REHN und ENDERLEN der Vorzug zu geben. Wir selbst haben mehrfach extrapleural operiert; ein solcher Eingriff gestaltet sich folgendermaßen (Abb. 2):

Der Hautschnitt wird bogenförmig mit der Basis an der Wirbelsäule linksseitig angelegt. Freilegen der 4.—8. Rippe durch Zurückklappen des Weichteillappens. Resektion genannter Rippen in 8 cm Breite. Am untersten Wundwinkel wird die Pleura vorsichtig aufgesucht; von dieser Stelle aus läßt sie sich leicht und ohne Verletzung von der Intercostalmuskulatur und den Gefäßen abdrängen, letztere werden unterbunden und durchschnitten. Es folgt Ablösen der Pleura median- und ventralwärts von dem Thorax; damit ist der Zugang zum hinteren Mediastinum frei. Auf diesem Weg begegnet der Grenzstrang des Sympathicus und die Hemiazygos. Der Sympathicus blieb am Thorax sitzen, seine Verletzung läßt sich dadurch unschwer vermeiden. Um die Vorderwand der Aorta herum wird mit zwei anatomischen Pinzetten bei bester Übersicht und Zugänglichkeit des Operationsfeldes vorsichtig nach rechts hinten in die Tiefe präpariert und der Oesophagus leicht erreicht. Die beiden Vagi werden abgeschoben oder durchtrennt. Danach kann der Oesophagus bis in die Ebene der Thoraxöffnung vorgezogen und seiner weiteren Versorgung zugänglich gemacht werden.

Als Zugang zum Oesophagus empfiehlt ENDERLEN oberhalb der Bifurkation die linke Seite, in der Höhe des 5. und 6. Brustwirbels die rechte Seite, von da ab bis zum Zwerchfell die rechte oder linke Seite. Andere Erfahrungen verlangen grundsätzliches Eingehen von links (E. REHN), und zwar wird die Speiseröhre oberhalb der Bifurkation, hinter und unterhalb der Bifurkation hinter der Aorta erreicht. Dies erfordert die doppelte Unterbindung mehrerer Intercostalarterien. Weiter nach dem Zwerchfell zu wird die Speiseröhre von der Vorderseite der Aorta her aufgesucht. Der frühere Vorwurf großer Langwierigkeit des Eingriffes läßt sich bei dem derzeitigen Stand der Technik nicht mehr aufrecht erhalten. Wie ich mich kürzlich bei Entfernung tuberkulöser Lymphdrüsen überzeugen konnte, benötigt man zur extrapleuralen Eröffnung des Mediastinum post. knapp 10 Minuten. Da eine Verletzung der Pleura immerhin vorkommen kann, muß stets in Druckdifferenz operiert werden. Das Setzen einer gewaltigen Bresche in den knöchernen Brustkorb und das Arbeiten im

Bereich der Lebensnerven setzt den Kranken den vermehrten Gefahren des Operationsshocks aus. Dem wird nach unseren Untersuchungen am besten durch Verwendung der Narcylennarkose begegnet. Sie kann mit Überdruck verbunden werden (Killian). Zur Verhütung postoperativer Lungenstörungen wird der Kranke mit Afenil vorbereitet, das Herz wird ante op. mit Coffein gestützt.

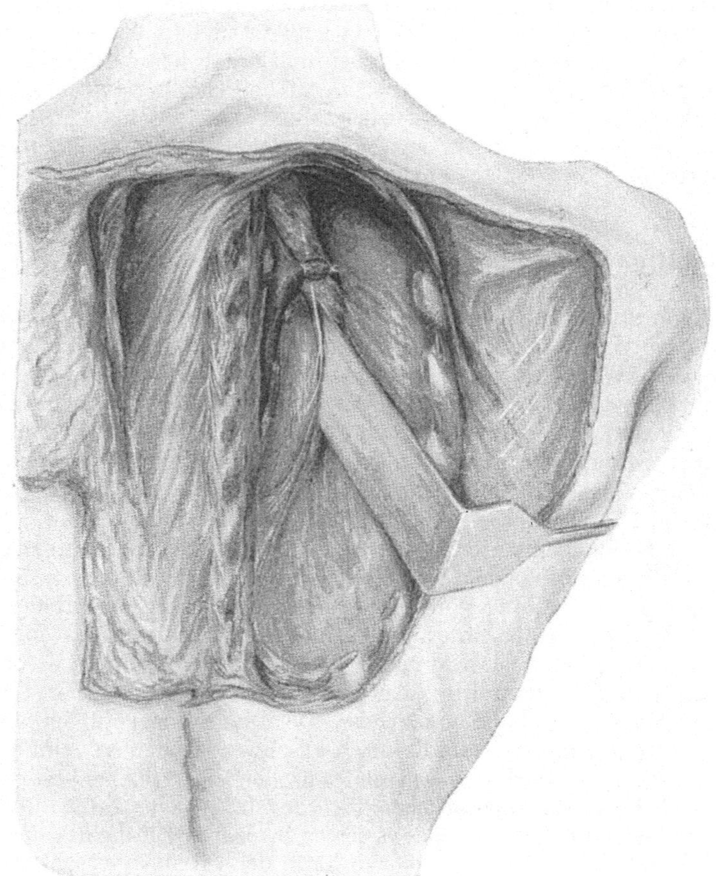

Abb. 2. Mediastinotomia posterior superior dextra zur Freilegung des oberen Abschnittes der zu resezierenden Brustspeiseröhre von hinten. Zurückdrängen der Lunge und Herausholen der Speiseröhre. (Nach F. Sauerbruch.)

Die *transpleurale* Freilegung der Speiseröhre wurde von Sauerbruch durch Einführung des Druckdifferenzverfahrens an der Hand wertvoller experimenteller und klinischer Belege begründet. Den oberen Brustteil der Speiseröhre sucht Sauerbruch von rechts her auf, der Eingriff gestaltet sich nach seiner Beschreibung folgendermaßen (Abb. 3): Nach Zurückklappen eines seitlich gestielten Hautweichteillappens werden die 2. und evtl. 3. Rippe in ihrem knorpeligen Teil bis etwa 3 cm lateralwärts von der Knorpelgrenze reseziert. Außerdem durchtrennt man die Clavicula an der Grenze von mittlerem und innerem Drittel oder luxiert sie im Sternoclaviculargelenk nach oben. Schließlich wird die erste Rippe reseziert. Auf diese Weise gelingt es, sich den Oesophagus im unteren Halsabschnitt und der Thoraxapertur, wo er bereits auf die rechte Seite der Wirbelsäule getreten ist, zugänglich zu machen.

Die Isolierung des Oesophagus beginnt im mediastinalen Abschnitt. Der Rippensperrer wird derart eingesetzt, daß die eine Schaufel den Sternalrand, die andere die Stümpfe der resezierten Rippen umfaßt. Durch Auseinanderziehen des Instruments wird die Thoraxwunde nach Möglichkeit erweitert. Die Lunge wird bei einer Druckdifferenz von etwa 3 mm Hg nach lateral und unten verschoben, indem man sie von ihrer medialen Fläche aus durch Tampons

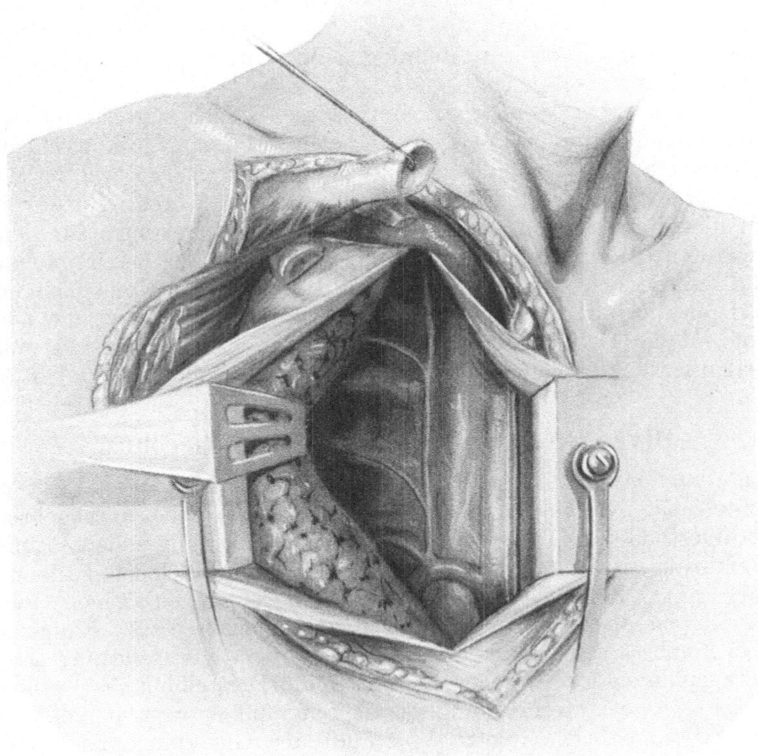

Abb. 3. Transpleurale Freilegung der Speiseröhre am oberen Brustteil nach F. SAUERBRUCH.

zurückdrückt. Auf diese Weise erhält man einen, unten von dem Lungenstiel, medial vom Mediastinum oben von der Brustwandkuppe und lateral von den Tampons umgrenzten Raum. Bei dünnem Mittelfell schimmern die Gebilde des Mediastinums in zarten Umrissen durch. Immer erkennt man im vorderen Abschnitt rhythmische An- und Abschwellungen, die durch die wechselnde Füllung der Vena cava superior bedingt sind. Unmittelbar über dem Lungenstiel verläuft quer über dem vorderen seitlichen Abschnitt der Wirbelsäule die Vena azygos, die als fingerdicker Strang zu erkennen ist. Vorsichtig wird jetzt im hinteren Abschnitt die oberste Schicht des Mittelfells zwischen zwei Pinzetten gefaßt und eingeschnitten. Dann geht man am besten mit dem Finger stumpf in diese Lücke hinein und drängt das Mediastinalblatt nach vorn und hinten zurück. Es kommen zum Vorschein: die Vena cava superior mit dem auf ihr verlaufenden Nervus phrenicus, hinter ihr etwas mehr medianwärts die Trachea. In dem zwischen der Luftröhre und der Vena cava liegenden Spalt fühlt man den Truncus anonymus. Etwas oberhalb der Vena azygos kreuzt der rechte Nervus vagus in seinem Verlauf an die rechte Seite der Speiseröhre die laterale Seite der Trachea. Hinter der Trachea fühlt man dann die Speiseröhre, namentlich wenn vor Beginn der Operation eine Sonde in sie eingeführt wurde. Sie wird stumpf aus ihrem Bette befreit, bis man sie von hinten her umgreifen kann.

Zur Freilegung der Speiseröhre im unteren Brustteil wird die linke Pleurahöhle durch einen Schnitt im 7. Intercostalraum breit eröffnet. Verschafft die Erweiterung des Operationsfeldes durch Einsetzen des Rippensperrers nicht genügend Platz, so kann die Resektion einer oder mehrerer Rippen angeschlossen werden. Nach Zurseitedrängen des Unterlappens sind Aorta und Oesophagus leicht zu erreichen.

Die *Oesophagotomia thoracica* kommt ausschließlich zur Entfernung fest verhackter Fremdkörper in Frage, welche sich auf ösophagoskopischem Wege nicht entfernen lassen. Danach liegen in solchen Fällen in der Regel Verletzungen der Speiseröhrenwand und Entzündungen mitunter bereits fortgeschrittene eitrige Mediastinitis vor. Auf die Bedeutung dieser Ereignisse für den Heilverlauf wurde bei Besprechung der Oesophagotomia externa bereits hingewiesen. Die große Empfindlichkeit der Pleura gegen Infektion, die Unmöglichkeit einer sicheren Drainage oder Tamponade der freien Pleurahöhle, welche auch mit Rücksicht auf die Gefahr der Fistelbildung stets erforderlich sind, schreiben den dorsalen bzw. extrapleuralen Weg vor. Auch hier sind die Aussichten keine günstigen.

Divertikel am Brustteil der Speiseröhre.

1. Das *Traktionsdivertikel* gibt äußerst selten zum Eingreifen Veranlassung. Sauerbruch hat bei einem in den rechten Unterlappen durchgebrochenen Traktionsdivertikel den Lungenabsceß eröffnet und Heilung erzielt. Auf Grund dieser Erfahrung stellt Sauerbruch zur Behandlung solcher Fälle folgende Richtlinien auf: Zunächst Gastrostomie. Nach einigen Tagen Resektion mehrerer Rippen und breite Eröffnung des Lungenabscesses. Einige Monate später, bei Fortbestehen der Speiseröhrenfistel, operative Freilegung des Divertikels. Transpulmonales Vorgehen erleichtert die Darstellung des Verbindungsganges. Endgültige Unterbrechung ist aber nur auf extrapulmonalem, mediastinalem Wege möglich. Zuletzt Verschluß der Gitterlunge nach dem von Lebsche angegebenen neuen Verfahren.

2. *Tiefsitzende Pulsionsdivertikel* kommen etwas häufiger zur Operation. Ihr Sitz kurz oberhalb des Zwerchfells (epiphrenale Divertikel) veranlaßt abdominelles und transthorakales Vorgehen. Obwohl die Abtragung des Sackes, die übrigens von Clairmont und W. Meyer mit Erfolg ausgeführt wurde, keine besonderen technischen Schwierigkeiten besitzt, wird das Verfahren wegen der Gefahr der Nahtunsicherheit nicht empfohlen (v. Hacker, Sauerbruch). — Bei dem kleinen Divertikel ist die Einstülpung, wie sie Girard für die Grenzdivertikel angegeben hat, am Platz. Größere Säcke werden am besten durch eine Anastomose mit dem Magen in Verbindung gebracht. Diese sog. Marsipogastrostomie ist bei Divertikelsäcken, welche dem Zwerchfell aufliegen und sich leicht nach unten entwickeln lassen, vom Bauch aus vorzunehmen. Für die transthorakale Marsipogastrostomie, welche Henschen einmal erfolgreich ausgeführt hat, empfiehlt Sauerbruch folgendes Vorgehen:

In erster Sitzung werden 8.—11. Rippe in großer Ausdehnung reseziert und der Phrenicus durchtrennt. Dann spaltet man das nunmehr schlaffe Segel des Zwerchfelles von der Kardia aus und holt den Magenfundus soweit in die

Brusthöhle hinein, daß er bequem an die Unterwand des Divertikels angelegt und angenäht werden kann. Völliger Wundschluß.

Nach 4—6 Wochen stellt man im zweiten Akte die Anastomose her. Der Magen wird sorgfältig von der Umgebung abtamponiert und nach Anlegen von DOYENschen Klemmen eröffnet. An seiner Verwachsungsstelle mit dem Divertikel stößt man vorsichtig ein spitzes Messer in den Sack ein. Die entstandene Öffnung wird stumpf gedehnt, der Magen durch zweischichtige Naht verschlossen.

Nach dieser Operation ist Tamponade unnötig, weil im ganzen Operationsgebiete von dem ersten Eingriffe her Verwachsungen zurückblieben.

Oesophagusresektion im Brustteil.

Die außerordentlich ungünstigen Aussichten, welche die Resektion der Speiseröhre im Brustabschnitt aufweist, bedürfen nach dem bisher Mitgeteilten keiner weiteren Begründung. Alle die Gefahren, welche für die Ösophagotomie am Hals und namentlich am Brustteil wie für die Ösophagusresektion am Halsteil angeführt sind, treten gesammelt bei der Resektion am Brustteil in die Erscheinung. Auf wenig anderen Gebieten der Tumorbehandlung, denn es geht hier allein um das Oesophaguscarcinom, ist das ärztliche Bemühen, zu heilen und zu retten, ein heißeres gewesen. Der Mißerfolg zeigt, daß wir vom Ziel noch weit entfernt sind. Danach können nur die technischen Richtlinien skizziert werden, die sich aus der Berücksichtigung des Positiven und Negativen in Experiment und Klinik ergeben haben.

Bei Versorgung der Speiseröhre nach erfolgter Resektion ist denjenigen Methoden der Vorzug zu geben, welche auf die direkte Vereinigung der Resektionsstümpfe verzichten oder bemüht sind durch Nachobenziehen des Magens die Kontinuität wieder herzustellen. Die Verzichtmethoden erlangten begreiflicherweise erst in dem Augenblick Berechtigung, als die Verfahren der künstlichen Oesophagusbildung ihre klinische Probe bestanden hatten (LEXER 1911) und damit die sichere Gewähr geschaffen war, dem von seinem Speiseröhrenkrebs unter Verzicht auf die direkte Stumpfvereinigung befreiten Kranken das Magenfistelleben zu ersparen und ihn einem erträglichen Dasein zurückzugeben. Unter diesem Gesichtswinkel wurden seinerzeit die Methoden der partiellen und totalen Oesophagusentfernung zur Versorgung des bei der gewöhnlichen Einstülpungsnaht am meisten gefährdeten oralen Stumpfes und Verhütung der leicht entstehenden tödlichen Folgen (jauchige Mediastinitis, Pleuritis, Peritonitis) inauguriert (ACH, LEWY, ED. REHN). Nach eingehenden experimentellen und klinischen Studien gelingt es leicht, die Speiseröhre des Menschen ohne Eröffnung, ohne gefahrdrohende Blutung und Pleuraverletzung auf dem Wege der Invagination im ganzen zu entfernen, und zwar wurde die Einstülpung von oben nach unten, welche entweder die gesamte Muskelwand oder den Längsmuskelschlauch stehen läßt, am schonendsten gefunden (ED. REHN).

Zum Brustteil der Speiseröhre führt der *extrapleurale* und *transpleurale* Weg. Der erstere erheischt von dem Tumor geschwächten Kranken einen erheblichen Kraftaufwand. Trotzdem wird ihm das Wort geredet, weil er erstens die Eröffnung der Pleura und die erheblichen Gefahren der Pleurainfektion vermeidet, zweitens ermöglicht, den Eingriff in mehrere Sitzungen zu zerlegen und damit einem sehr berechtigten Verlangen Rechnung trägt. Diese Vorzüge des extrapleuralen Vorgehens, welche durch die Möglichkeit, das Tumorbett tamponieren zu können, vorteilhaft ergänzt werden, erlangten bis dahin nur beschränkte praktische Bedeutung. Allein LILIENTHAL war bei einem Carcinom des oberen Brustoesophagus erfolgreich. Er gelangte von rechts her in das hintere Mediastinum und zur Speiseröhre, nähte die Resektionsstümpfe nach Entfernung des Tumors in die Hautwunde und stellte in einer späteren Sitzung die Kontinuität des Oesophagus mit der v. Hackerschen Türflügelplastik wieder her. Lilienthal verwirklichte so einen früheren Vorschlag Sauerbruchs.

Für die Resektion am mittleren und unteren Brustteil hat Sauerbruch ein Verfahren angegeben, welches sich an das Zaaijersche Vorgehen (s. später) anlehnt. E. Rehn beschreibt eine ähnliche Methode (s. unten). Nur beim Abschluß des Eingriffes gehen die Autoren getrennte Wege.

Nach Anlegen einer Magenfistel wird die linke Thoraxhälfte durch ausgiebige subperiostale Resektion der 6, 7., 8., 9., 10., 11. Rippe in ihren hinteren und seitlichen Abschnitten von einem hakenförmigen Schnitt aus mobilisiert. Die 12. Rippe bleibt stehen.

3—4 Wochen nach diesem vorbereitenden Eingriff Hauptoperation unter Benutzung der ersten Schnittführung, welche am Außenrand des linken Sacrospinalis herabsteigt, am unteren Rippenbogen abdominalwärts umbiegt und wieder aufsteigend in der Schwertfortsatzgegend endet. Das hintere Mediastinum wird in kürzester Zeit und mit sicherer Vermeidung jeder Pleuraverletzung dadurch erreicht, daß man die Pleura parietalis am unteren Rand der 12. Rippe freilegt und mit den Fingerspitzen der gestreckt gehaltenen Hand von unten nach oben fortschreitend von der entknochten Thoraxhälfte abschiebt. Von dem nahe der Wirbelsäule laufenden Längsschnitt wird das Zurückdrängen der Pleura parietalis medistinumwärts vollendet und so der Oesophagus an der Aorta vorbei unschwer erreicht. Ist der Tumor operabel, so folgt jetzt die Zwerchfelldurchtrennung nahe seinem seitlichen Ansatz bis zur Kardia. Zuvor wird ein sicherer Abschluß der linken Pleurahöhle dadurch erzielt, daß Zwerchfell und mobilisierte Pleura parietalis im Bereich des seitlichen Sinus phrenico-costalis durch Steppnaht vereinigt werden. Nach Freimachen der Kardia und Mobilisieren des Magens liegen Magen und Oesophagus bei festverschlossener Pleurahöhle frei beweglich vor der Operationswunde und können in beliebiger Weise ihrer weiteren Versorgung entgegengeführt werden.

E. Rehn will die Kontinuität der Speiseröhre auf dem Weg der Ösophagoplastik wieder hergestellt sehen (Hautrohr). Sauerbruch erreicht die Verbindung schneller durch Einpflanzung des oralen Oesophagus in den nach oben gezogenen Fundus des beweglich gemachten Magens.

Zu den Verzichtmethoden gehören die beiden neuerdings von Kirschner und Kümmell angegebenen Verfahren, welchen die Verwendung des in toto gelösten Magens als neue Speiseröhre gemeinsam ist. Während Kirschner den Tumor an Ort und Stelle aus der Kontinuität reseziert, und den oberen Stumpf, auf welchen es ausschließlich ankommt, nach dem Hals zu invaginiert (Ach, Ed. Rehn), und dort mit dem subcutan nach oben gebrachten Magen in Verbindung bringt, geht Kümmell folgendermaßen vor. Gleichzeitiges Freilegen des Oesophagus am Hals und Lösung des gesamten Magens. Das am Brustteil sitzende Carcinom wird vom Abdomen und Jugulum aus stumpf gelöst und samt der Speiseröhre am Hals herausgezogen. Der mobilisierte Magen kommt in das alte Bett des Oesophagus zu liegen und wird nach Resektion des Tumors mit dem oralen Resektionsstumpf anastomosiert. Ein von Denk ausgearbeitetes Verfahren stellt eine Kombination der Kirschner-Kümmellschen Methode dar (siehe auch Gohrbandt).

Zur *transpleuralen* Resektion wird die Speiseröhre wie zur Oesophagotomia thoracica aufgesucht. Gelingt es den Oesophagus mit seiner Geschwulst zu isolieren, so wird nach Sauerbruch am oberen Brustteil folgendermaßen verfahren.

1—2 cm unterhalb des Tumors wird die Speiseröhre gequetscht und abgebunden. Oberhalb legt man eine Verschlußklemme an, die nachher durch Seidenligatur ersetzt wird. Zwischen ihr und der Unterbindungsstelle wird dann das Rohr mit dem Glühbrenner durchtrennt. Läßt man sich jetzt die Speiseröhre vom Assistenten mit zwei Pinzetten entgegenhalten, so gelingt es, den abgebundenen Stumpf in das Innere soweit einzustülpen, daß man seine gegenüberliegenden Muskelwände durch mehrere Knopfnähte vereinigen kann. Die Behandlung des oberen Stumpfes ist dieselbe wie bei kollarer Resektion; vorher aber ist es nötig, den Oesophagus vom Mittelfellraume bis zum Halse vollständig zu isolieren und beweglich zu machen. Zu diesem Zwecke verlängert man das obere Ende des Hautschnittes bogenförmig kopfwärts und verzieht die Weichteile mit Haken so weit, bis die Bloßlegung der Halsspeiseröhre von der rechten Seite gelingt. Auf ihrer Vorderfläche gelangt man caudalwärts stumpf in die Brustapertur und in den hinteren Mittelfellraum hinein. Mit Hilfe einer Kornzange ergreift man den Seidenfaden, der den oberen Stumpf verschließt, und holt diesen zur Halswunde heraus. Hier wird er gefaßt und noch etwas weiter losgelöst, bis er sich bequem durch einen Schlitz hinter dem Kopfnicker nach außen führen und befestigen läßt. Damit ist die eigentliche Operation beendet. Sorgfältig werden noch etwa blutende Gefäße abgebunden. Dann schließt man die Brustwunde vollständig unter Blähung der Lunge.

Im unteren Brustteil der Speiseröhre verfährt SAUERBRUCH zur transpleuralen Resektion folgendermaßen (es sollen nur die wichtigsten Punkte angeführt werden):

Intercostalschnitt am 9. I.R., von hier aus Bildung eines nach oben gestielten breiten Hautweichteillappens, welcher nach ausgedehnter Rippenresektion (Rippe 7—11) zurückverlagert und luftdicht unter Blähung der Lunge in seine alte Stelle eingenäht wird. Nach 3—4 Wochen ist die Lunge im Bereich des Thoraxfensters hinreichend mit der Pleura parietalis verlötet, um die zweite Sitzung extrapleural vornehmen zu können. Nach Aufklappen des Weichteillappens wird das Zwerchfell ähnlich wie zur Kardiaresektion gespalten und durch Phrenicusresektion erschlafft. Der Magen wird mobilisiert und die Speiseröhre von der Kardia beginnend im Bauchteil und Brustteil bis oberhalb des Tumors herausgelöst (Durchtrennung der Nn. vagi). Durch Verlagerung des Magens in die Brusthöhle läßt sich die Verbindung zwischen oralem Speiseröhrenstumpf und Magenfundus auch nach ausgedehnter Tumorresektion ohne jede Spannung herstellen. Vor einer Gefahr der Infektion ist die Bauchhöhle durch Einnähen des Magens in den Zwerchfellschlitz, die Brusthöhle durch die in der ersten Sitzung geschaffenen Verwachsungen gesichert.

Im Brustteil der Speiseröhre wurde die erfolgreiche Tumorresektion auf transthorakalem Wege durch TOREK durchgeführt. TOREK legte die Speiseröhre von der linken Pleurahöhle frei, auf die Stumpfvereinigung wurde verzichtet, der stomachale Oesophagusstumpf blind verschlossen, der orale Resektionsstumpf der Speiseröhre am Hals herausgeleitet.

Die antethorakale Oesophagusplastik.

Der künstliche Ersatz der Speiseröhre in ihrem Brustteil wurde bereits als Verfahren erwähnt, welches den mit der Verzichtmethode am Oesophaguscarcinom operierten Menschen vom Magenfistelleben befreien und einem erträglichen Dasein zurückgeben sollte. Das Hauptanwendungsgebiet wird die *Verätzungsstriktur* bleiben. — Sämtliche Verfahren verlegen die neue Speiseröhre an die Vorderwand des Thorax. Die Anlage des neuen Speiseweges selbst wird in verschiedener Weise angestrebt. BIRCHER bildete nach Art der am Halsteil erwähnten „HACKERschen Türflügelplastik" einen Hautschlauch. WULLSTEIN benutzte den Dünndarm zur Herstellung der unteren Speiseröhre; als oberen Teil verwandte er den Hautschlauch. Ähnlich verfuhr ROUX. LEXERs Vorgehen, welches heute wohl am meisten angewandt wird, ist eine Kombination des BIRCHER-ROUXschen Verfahrens. — Einen neuen Gesichtspunkt brachte KIRSCHNER durch Benutzung des Magens, den er vollkommen aus seinem Zusammenhang bis auf den Pylorus loslöste und als neuen Oesophagus durch einen Hauttunnel nach oben zog. — Wir teilen die Ansicht SAUERBRUCHs u. a., daß eine sachgemäße Sondenbehandlung, die sehr frühzeitig einsetzt, in weitaus den meisten Fällen von Verätzungsstriktur von Erfolg sein wird. Dies verdient um so größere Beachtung, als jede Oesophagusplastik im Brustteil eine äußerst zeit- und kraftraubende Behandlung darstellt. Die KIRSCHNERsche Operation, welche die neue Speiseröhre in einer Sitzung herstellt, bedeutet zwar einen Fortschritt, ist aber dafür ein ganz gewaltiger Eingriff.

Bauchteil der Speiseröhre.

Resektion.

Der Bauchteil der Speiseröhre und an ihm lokalisierte Tumoren werden intraabdominell, transthorakal und kombiniert angegangen. Die angeschlossene Zwerchfellspaltung bezweckt, entweder den freigemachten kardialen Magenabschnitt in den Thorax zu verlagern und den Eingriff ohne Spannung dort zu vollenden (Abb. 4 u. 5) (SAUERBRUCH), durch Hochschieben des Zwerchfells das Arbeiten an dem Oesophagus in der Bauchhöhle vornehmen zu können (WENDEL, WITZEL), oder Speiseröhre samt Tumor nach außen zu verlagern (ZAAIJER, s. unten). Kleine Tumoren lassen sich in den mobilisierten Magen einstülpen und sekundär vom Bauch aus entfernen (SAUERBRUCH). — Als Verfahren der Wahl ist für die unterhalb und kurz oberhalb des Zwerchfells sitzenden Tumoren die Laparotomie (Schnitt am Rippenbogen) zu bezeichnen. Ist die radikale Operation möglich, so wird der Rippenbogen durch extrapleurales Einkerben mehrerer Rippen nach oben geklappt, der Tumor samt Oesophagus und kardialem Magenabschnitt mobilisiert und dann je nach Größe und Ausdehnung des Carcinoms verfahren. Kleine Tumoren sind entweder unter direkter Stumpfvereinigung zu resezieren (VOELCKER, GOHRBANDT) oder nach Invaginieren vom Magen aus zu entfernen (s. Abb. 6). Bei ausgedehnten Tumoren kann auf dem Wege der Invagination und totalen Oesophagusentfernung folgendermaßen vorgegangen werden. Die mehrfach erwähnte Invaginationsmethode gestaltet sich folgendermaßen (s. Abb. 7, 8 u. 9):

Zunächst findet Isolierung des Tumors und des angrenzenden Magenabschnittes unter Unterbindung und Durchtrennung von Bändern und Gefäßen statt. Damit haben wir eine Handhabe, mittels welcher der Oesophagus vorgezogen und nach Durchtrennung des serösen Überzuges aus dem Hiatus oesophageus stumpf gelöst werden kann. Die Nervi vagi, die beim Anziehen leicht als gespannte Stränge zu fühlen und zu sehen sind, werden durchtrennt. Es folgt der zweite Akt des Eingriffes mit Freilegen des Oesophagus am Halsteil, Einführen einer oben mit Knopf versehenen Sonde, welche vorsichtig und unter Kontrolle durch die Carcinomenge in den Magen geleitet und aus einer durch Tabaksbeutelnaht gesicherten Magenincision herausgeführt wird (Abb. 7):

Der orale Sondenknopf wird doppelt in den Halsoesophagus eingebunden, der Oesophagus oberhalb durchtrennt und die Halsfistel gebildet. Es folgt die Invagination durch langsamen Zug; sobald die Speiseröhre im Jugulum verschwindet, wird ein Jodoformgazetampon fest aufs vordere Mediastinum

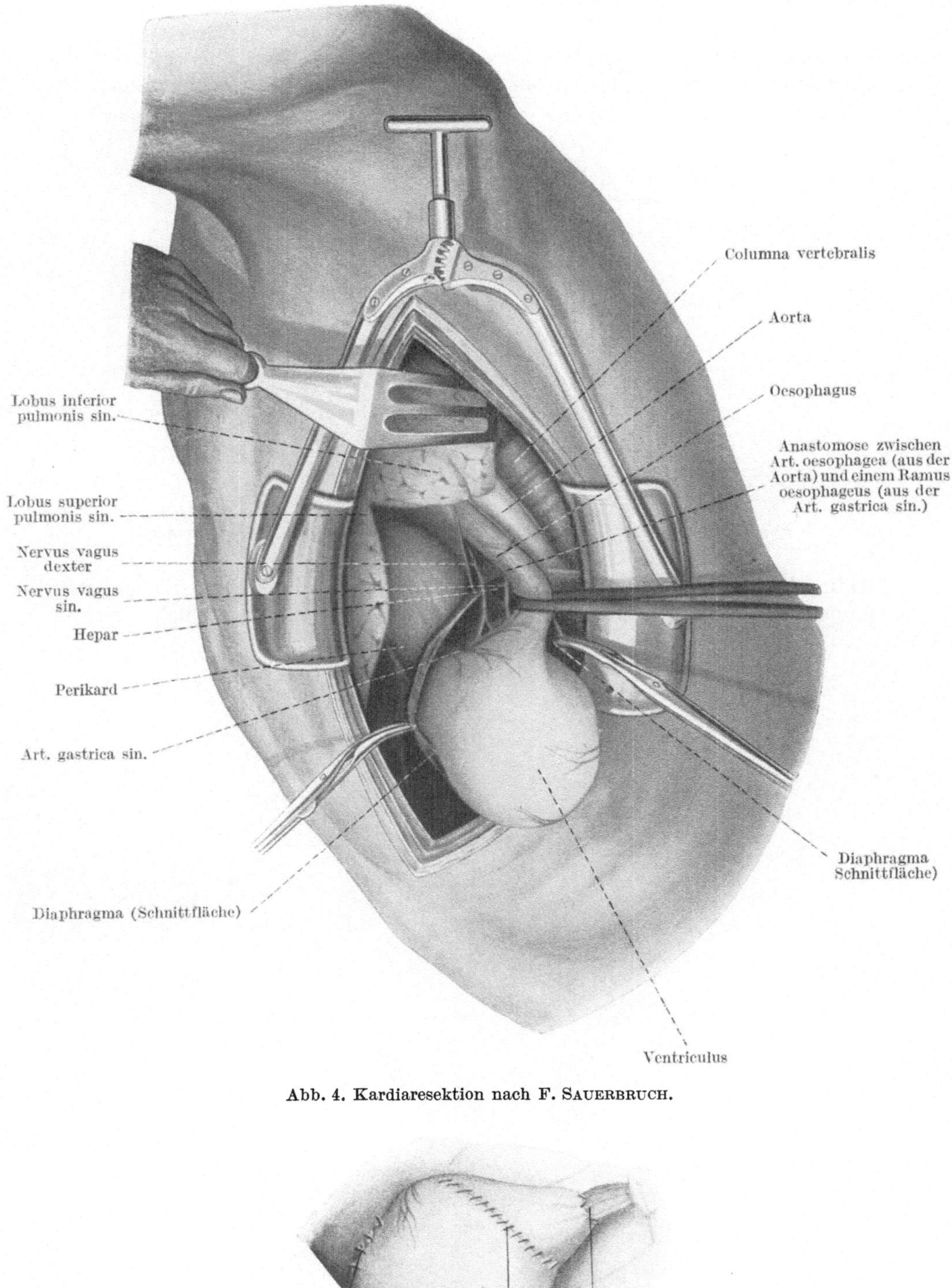

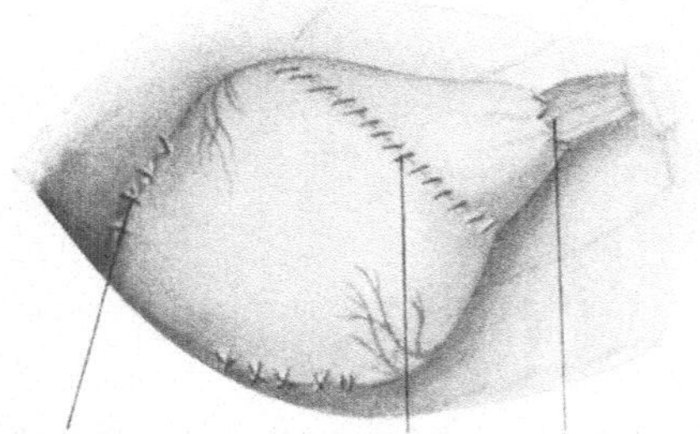

Columna vertebralis

Aorta

Oesophagus

Anastomose zwischen Art. oesophagea (aus der Aorta) und einem Ramus oesophageus (aus der Art. gastrica sin.)

Lobus inferior pulmonis sin.

Lobus superior pulmonis sin.

Nervus vagus dexter

Nervus vagus sin.

Hepar

Perikard

Art. gastrica sin.

Diaphragma (Schnittfläche)

Diaphragma Schnittfläche)

Ventriculus

Abb. 4. Kardiaresektion nach F. SAUERBRUCH.

Fixationsnähte des Magens am Diaphragma

Verschlußnaht des Magens

Magen-Oesophagusnähte

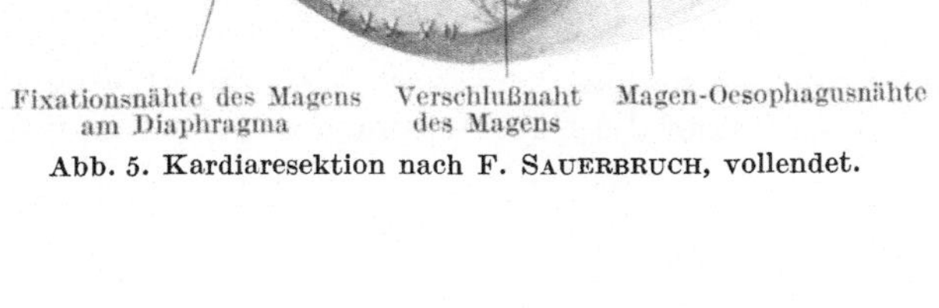

Abb. 5. Kardiaresektion nach F. SAUERBRUCH, vollendet.

aufgepreßt, der liegen bleibt. Unter dem fortschreitenden Zug erscheint der aborale Oesophagusstumpf (an der Sonde befestigt) in der Magenincision. Die

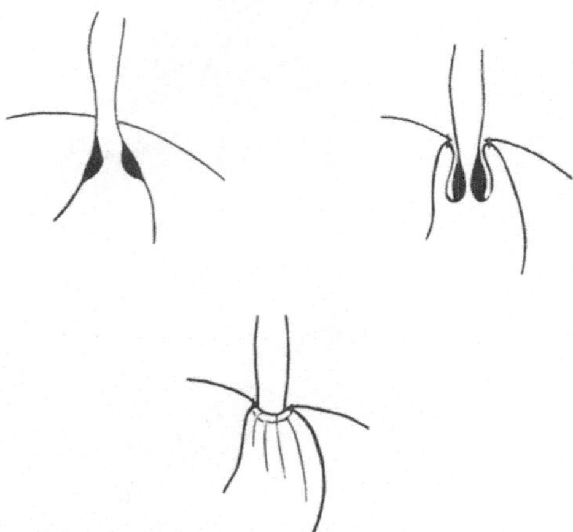

Abb. 6. Einstülpungsverfahren bei kleinerem Kardiacarcinom (intraabdominell).

Aufmerksamkeit wendet sich dem oberhalb des Tumor befindlichen, vorgezogenen Oesophagusabschnitt zu und stellt den Augenblick fest, in

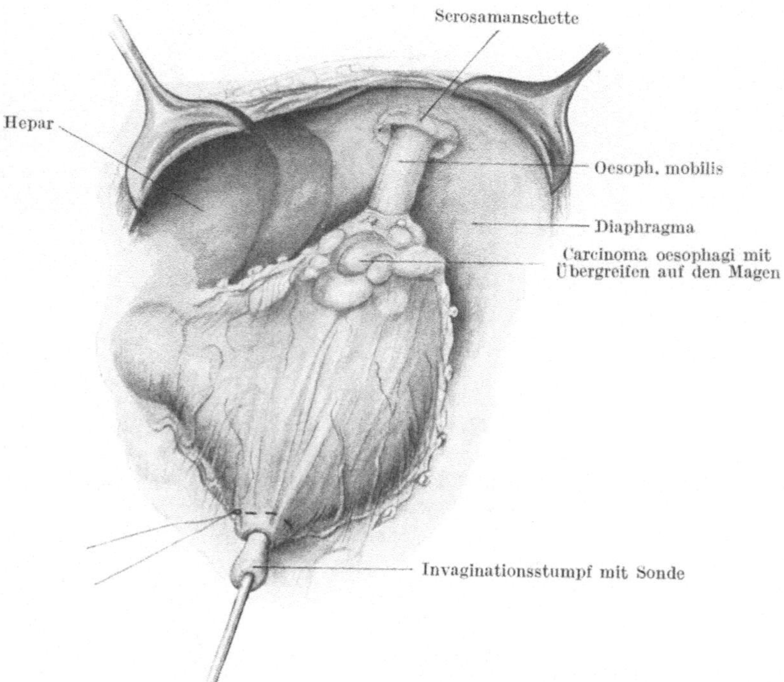

Abb. 7. Die Invaginationsmethode zur Entfernung großer Tumoren am Oesophagusbauchteil und Kardia nach Ed. Rehn.

welchem die Invagination diesen passiert hat. Sofort greifen zwei Klemmen zu, zwischen diesen findet die Durchtrennung des restierenden, aus Längs- und

Ringmuskulatur bestehenden Außenschlauches statt. Einige Knopfnähte verschließen den oralen Stumpf, der aborale Abschnitt sitzt am Tumor und wird mit diesem samt angrenzenden Magenteil reseziert. Der offenbleibende Zipfel des Magenstumpfes dient als Magenfistel.

Wie am Brustteil, so hat man auch bei Tumoren am Bauchteil der Speiseröhre den Weg des mehrzeitigen Operierens beschritten. Vielfach wurde die Gastrostomie vorausgeschickt; sie hat erstens Berechtigung, wenn es gilt, den unterernährten, tumorgeschwächten Patienten für den Haupteingriff zu kräftigen, zweitens, wenn die Fixierung des Magens an die vordere Bauchwand kein Hemmnis für die später vorzunehmende Radikaloperation bedeutet. Darüber kann nur von Fall zu Fall entschieden werden. Die gute Zugänglichkeit des abdominellen Speiseröhrenanteiles, welche sich nach Entknochung des linken unteren Rippenbogens und seitlicher Zwerchfellspaltung bietet, wurde in mehrzeitigem Vorgehen mit Erfolg ausgenutzt (ZAAIJER). Nachdem der Thorax durch ausgedehnte Rippenresektion in einer ersten Sitzung abgeflacht war, ließ sich im zweiten Operationsakt der Tumor samt benachbartem Oesophagus und Magenanteil mit Thorakolaparotomie und Zwerchfellspaltung mobilisieren, vorlagern und die Resektion unter Verzicht auf die direkte Stumpfvereinigung leicht und sicher bewerkstelligen. Außer diesem Falle wurde im ganzen nur zweimal die Resektion am Bauchteil der Speiseröhre befindlicher

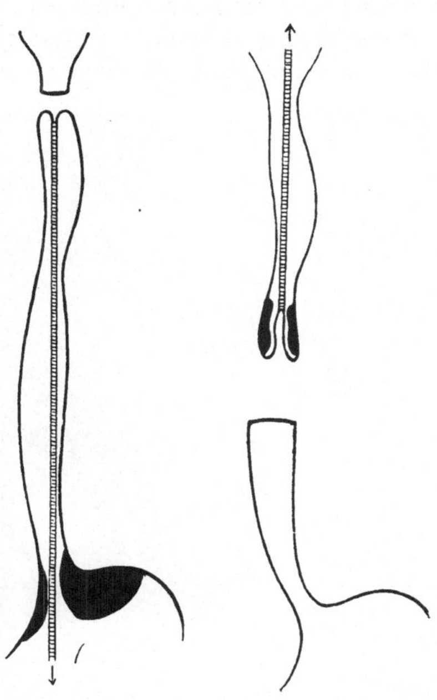

Abb. 8 u. 9. Carcinom der Kardia.
Schema zu Abb. 7.

Tumoren mit Erfolg ausgeführt, einmal unter direkter Stumpfvereinigung (VOELCKER), einmal unter Verzicht auf dieselbe (KÜMMELL).

Konnte in diesen Ausführungen über die Behandlung der bösartigen Geschwülste an Brust- und Bauchteil der Speiseröhre gezeigt werden, daß die technische Durchführbarkeit der Radikaloperation auf Grund der bisher geleisteten methodischen Arbeit als sicherstehend zu betrachten ist, so liegt es weiterhin ob, die wichtigsten Faktoren kritisch zu würdigen, welche auch bei technisch einwandfrei durchgeführter Operation verderblich in die Handlung einzugreifen vermögen und die Prognose derart ungünstig gestalten, wie sie geschildert werden mußte. Es sind dies, erstens das meist fortgeschrittene Tumorstadium mit Verwachsungen, Metastasenbildungen und entsprechender Einwirkung auf den Kräftezustand des Patienten, zweitens die Störungen von seiten der Nervi vagi.

Während dem ersten Punkt durch Förderung der Frühdiagnose zu begegnen ist, lassen sich die unberechenbaren Störungen von seiten der Vagi schwieriger ausschalten, was in der lückenhaften Kenntnis des autonomen Systems begründet ist.

Die innigen Beziehungen, welche zwischen Vagus und Oesophagus während eines großen Teiles seines Verlaufes bestehen (s. Abb. 10), bedingen bei jeder unserer Tumoroperationen eine mehr oder weniger erhebliche Kollision mit obigem Nervensystem. Je nach Sitz und Ausbreitung der Speiseröhrengeschwulst

kommt es zu Durchschneidung einiger Äste meist eines oder beider Haupt-
stämme, Zug oder Zerrung aber (Isolieren des Tumors, Invagination) führen
zu nicht unbeträchtlichen Reizleitungsstörungen, Störungen am Kreislauf und
der Atmung, wie ich elektrokardiographisch intra operationem feststellen konnte.

Während die glatte Durchschneidung am wenigsten zu fürchten ist, pflegt
die traumatische Vagusreizung schwerste Symptome nach sich zu ziehen. Die
Kreislaufstörungen schwanken hierbei zwischen einer leichten Blutdrucksenkung und Verlangsamung des Rhythmus und schwersten Shockerscheinungen
mit starker Blutdrucksenkung und erheblichen Reizleitungsstörungen am Herzen
(E. Rehn) bis zum plötzlichen Herzstillstand. Von seiten der Atmung kommt

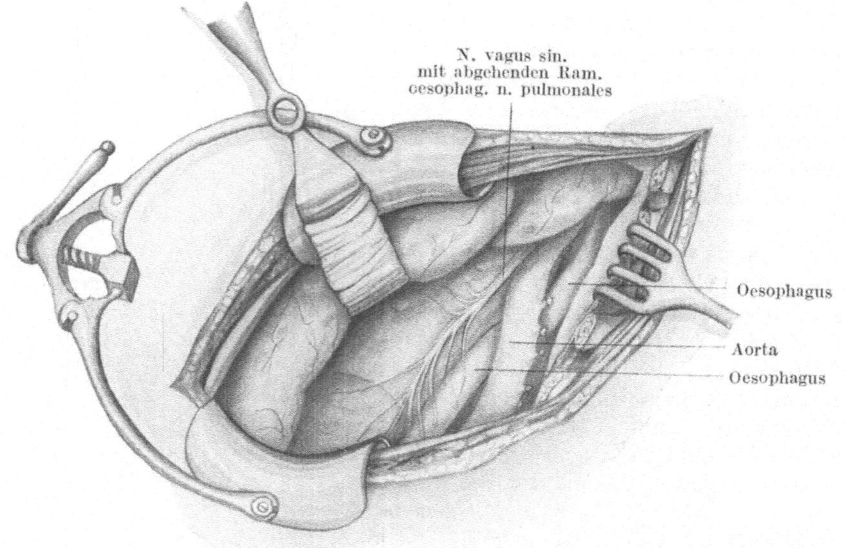

Abb. 10. Transpleurale Resektion des Speiseröhrenbrustabschnittes im Bereich der Bifurkation.
Die Aorta descendens ist nach Ed. Rehn und Torek durch doppelte Unterbindung
der Intercostalarterien mobilisiert. Der linke Nervus vagus ist sichtbar.

es zu krankhaften Hustenanfällen mit Dyspnoe, zu einer beträchtlichen Abnahme
der Frequenz und der Größe der Atmung. Nicht alle Patienten reagieren gleichmäßig; nach relativ unempfindlichen, glatt verlaufenden Fällen wird schon
nach unbedeutenden Manipulationen, so z. B. explorativer Freilegung der
Oesophagustumoren, ja nach verstärktem Zug an der Speiseröhre von der
Kardia aus der „Vagustod" beobachtet. Deshalb ist die Annahme einer indi-
viduellen Disposition, der Vagotonie, kaum zu leugnen. Zur Verhütung derartiger Zustände wurde die temporäre, reizlose Vagusausschaltung durch Cocain
oder $^1/_2{}^0/_0$ige Novocain-Adrenalinlösung empfohlen (Reich, Heller). Völlige
Sicherheit bieten diese Verfahren indes nicht, wie denn das ganze Vagusproblem
immer noch restloser Lösung harrt. Bis dies geschehen ist, sollte nur das räumlich eng begrenzte Oesophaguscarcinom im Frühstadium der Radikaloperation
unterzogen werden.

Erweiterungen der Speiseröhre und Kardiospasmus.

Erweiterungen der Speiseröhre geben zur Operation Anlaß, wenn die Sondenbehandlung die Funktionsstörungen nicht beseitigt. Der Eingriff nimmt entweder die Ektasie selbst zum Gegenstand, indem er sie durch Ausschneiden

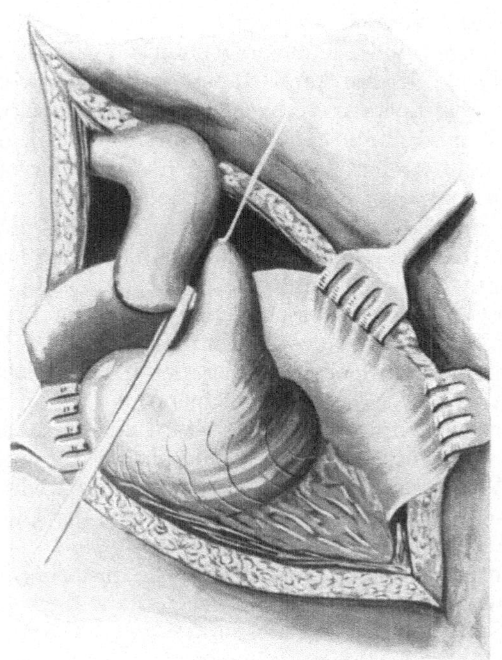

Abb. 11 a. Oesophagogastrostomie bei Kardiastenose. 1. Akt.

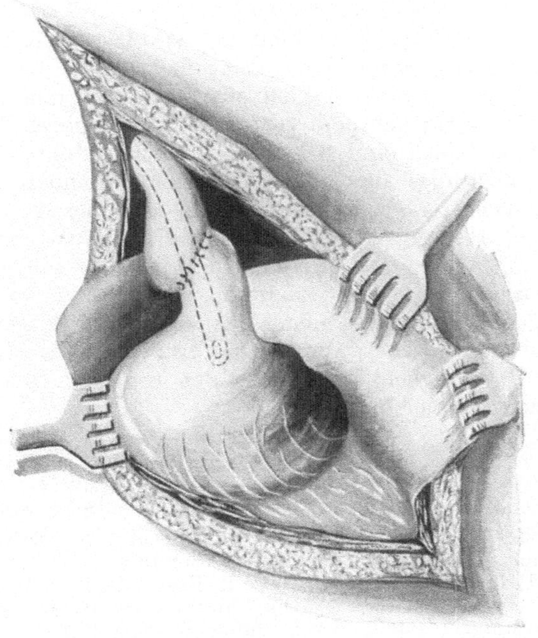

Abb. 11 b. Oesophagogastrostomie bei Kardiastenose. Vollendet.

oder Falten der Wand verkleinert, oder den stark erweiterten und mit vielfachen Falten, Schlingen und Abknickungen verlaufenden Oesophagus operativ streckt (Ösophagolyse). Hierzu kann transthorakal oder vom Bauch her eingegangen werden. Das operative Angehen der Kardia selbst hat zu berücksichtigen, ob die Stenose durch Schwielen oder Stränge in der Umgebung der Kardia (besonders am Zwerchfellschlitz) durch spastische Zustände oder anatomische Veränderungen der Kardia selbst bedingt sind. Danach wird man sich mit der Umgebung der Kardia befassen (Excision, Incision) den Muskelkrampf beseitigen (blutige Dehnung, Kardiotomie, Kardioplastik) oder die anatomisch bedingte Stenose durch Resektion beseitigen oder besser und schonender mit der Ösophagogastrostomie umgehen. Beim funktionellen Kardiospasmus empfiehlt sich die Hellersche Kardiotomie, sie tritt an die Stelle der früher vielfach geübten blutigen Dehnung der Kardia durch Einführen der Finger vom Magen aus. Die Hellersche Operation beginnt mit der Ösophagolysis. Nach Herunterziehen der Speiseröhre wird die Kardiamuskulatur je nach dem Befund vorn und hinten oder ringförmig ohne Eröffnung der Schleimhaut exstirpiert. Das Verfahren wird transthorakal, meist abdominell geübt. Infektionsgefahr kann durch Einreißen der Mucosa bei der Operation oder durch spätere Schleimhautnekrose eintreten. Die *Kardioplastik* verfährt im ersten Teil wie die Kardiotomie, spaltet dann die Kardia ausgiebig durch einen Längsschnitt durch sämtliche Wandschichten und vernäht diese quer. Zur Kardioplastik kann auch das Vorgehen von Lambert und Zaaijer gerechnet werden, welche den Sporn zwischen Magen und Oesophagus vom Magen aus spalteten und erfolgreich waren.

Zur Ausschaltung der Kardia dient die Gastroösophagotomie, über transthorakales oder abdominelles Vorgehen entscheidet das Verhalten der Speiseröhre oberhalb des Zwerchfells. Ist die Speiseröhre nach dem Röntgenbefund schwer nach unten zu entwickeln, so wird transthorakal operiert, der Magenfundus durch das gespaltene Zwerchfell in die Pleurahöhle vorgezogen und dort mit der Speiseröhre verbunden. Ruht dagegen der erweiterte und geschlängelte Oesophagus dem Zwerchfell auf, so ist er vom Marwedelschen Schnitt aus leicht zu entwickeln und vorzuziehen. Der ganze Eingriff, auch die Anastomose, ist vom Bauch ohne Schwierigkeiten auszuführen (Abb. 11 a u. b). Gefahren können allerdings auch hier durch unberechenbare Komplikationen auftreten. Bei meinem ersten Kranken wurde nach bereits erfolgter Heilung eine alte Lungentuberkulose aktiviert. Der zweite Kranke ging nach glattem lokalem Heilverlauf an Lungengangrän, die zweifellos mit dem Eingriff in Verbindung zu bringen ist, später zugrunde.

Somit lassen die Operationsergebnisse auch bei gutartiger Kardiastenose an Sicherheit viel zu wünschen übrig. Dies trägt nicht wenig dazu bei, den Eindruck großer Unzulänglichkeit, welcher der gesamten Oesophaguschirurgie anhaftet, noch mehr zu verstärken.

Literatur.

Ausführliche Literaturangaben über „Die Operationen am Oesophagus" finden sich bei:
von Hacker und Lotheissen: Die Chirurgie der Speiseröhre. Neue dtsch. Chir. **1926**.
Rehn, E.: Oesophagus-Chirurgie. Jena: G. Fischer 1914.
Sauerbruch: (1) Die Operationen am Halse in Bier, Braun, Kümmell, Chirurgische Operationslehre. 4. u. 5. Auflage. — (2) Die Chirurgie des Brustteiles der Speiseröhre in Chirurgie der Brustorgane Bd. 2. Berlin: Julius Springer 1925.

Die Krankheiten des äußeren Halses.

I. Die Chirurgie des äußeren Halses
(mit Ausschluß von Schilddrüse und Thymus)[1].

Von
EGON RANZI-Innsbruck.

Mit 70 Abbildungen.

A. Mißbildungen und angeborene Erkrankungen des Halses.
I. Die kongenitalen Halsfisteln.

Man unterscheidet zweierlei Fisteln: Die lateralen und die medianen Fisteln.

1. Die laterale Halsfistel.

Zur Erklärung des Zustandekommens der kongenitalen Halsfisteln ist es notwendig mit einigen Worten auf die Verhältnisse am menschlichen Embryo zu verweisen.

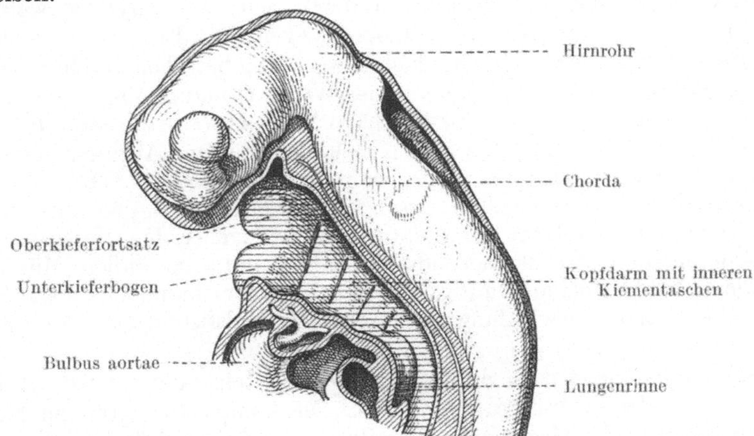

Abb. 1. Sagittalschnitt durch einen menschlichen Embryo aus der 5. Woche.
(Nach DE QUERVAIN in WILMS-WULLSTEIN, Lehrbuch der Chirurgie Bd. 1, 1908.)

In der vierten Embryonalwoche entwickeln sich von innen an der seitlichen Schlundwand je vier Ausstülpungen des Entoderms, welche parallel zum Kieferbogen hintereinander liegen (vier Kiemen- oder Schlundtaschen) (Abb. 1). Entsprechend diesen Schlundtaschen bilden sich von außen, also vom Ektoderm, vier korrespondierende Furchen (Kiemenfurchen). Dort wo die Kiemenfurche der Kiementasche entgegenwächst wird das ursprünglich

---

[1] Das klinische Material zu dieser Arbeit entstammt zum größten Teil der I. Chirurgischen Klinik in Wien (Prof. v. EISELSBERG), zum kleineren Teil meiner seinerzeitigen chirurg. Abteilung der Krankenanstalt Rudolfstiftung in Wien sowie der Chirurgischen Klinik in Innsbruck. Meinem verehrten Lehrer Herrn Hofrat v. EISELSBERG bin ich für die Überlassung des Materials sowie für die Erlaubnis, die Bildersammlung seiner Klinik benützen zu dürfen, zu größtem Dank verpflichtet.

dazwischen befindliche Mesoderm auseinander gedrängt, wodurch Entoderm dem Ektoderm anliegt; doch kommt es normalerweise beim Embryo nicht zu einer Verbindung von Kiementasche und -furche, sondern es bleibt eine Verschlußmembran bestehen, so daß also Kiemenspalten beim menschlichen Embryo nicht vorhanden sind. Zwischen den Kiemenfurchen liegen parallel zueinander die sog. Kiemen- oder Schlundbögen, welche aus allen drei Keimblättern bestehen. Aus der weiteren Entwicklung sei folgendes hervorgehoben: Aus dem ersten Kiemenbogen entwickelt sich der Unterkiefer, aus dem zweiten der Processus styloideus, das Ligamentum stylohyoideum und das kleine Zungenbeinhorn, aus dem dritten Kiemenbogen in seinem ventralen Anteil das große Zungenbeinhorn. Die ursprünglich parallel liegenden Kiemenbögen erleiden nun im weiteren Verlauf eine Verschiebung dadurch, daß die ersten zwei Kiemenbögen stärker wachsen als der dritte und vierte, dadurch bildet sich eine seitliche Vertiefung am Hals (Sinus cervicalis, Halsbucht), welche nach oben zu von dem zweiten Schlundbogen begrenzt wird, während der Grund und die vordere Wand vom dritten und vierten Kiemenbogen gebildet wird. Im weiteren Verlauf verstreicht die Halsbucht vollständig.

Aus der ersten Kiemenfurche und Tasche entsteht der äußere Gehörgang, die Paukenhöhle und die Tuba Eustachii. Zweite, dritte und vierte Kiemenfurche bilden sich nach Schluß des Sinus cervicalis vollkommen zurück. Für die Bildung der Halsfisteln kommt nur die zweite Kiementasche in Frage, von welcher die innere Mündung in der Tonsillarbucht und der Rosenmüllerschen Grube bestehen bleibt. Ein kreisrunder, normalerweise obliterierter Strang (Kiemengang Rabls) verläuft gegen die zweite Kiemenfurche in der oberen Wand des Sinus cervicalis. Kommt es zum Durchbruch der oben erwähnten Verschlußmembran, dann bildet sich eine Halsfistel.

Diese Theorie, welche die *laterale Halsfistel* als Kiemengangfistel auffaßt, wurde bis vor nicht langer Zeit als allgemein gültig angesehen (Kostaniecki und Milecki, Schlange, O. Hildebrand, F. König) bis Wenglowski 1908 eine neue Theorie der Halsfistel aufstellte. Nach seiner Annahme *entstehen die lateralen Halsfisteln aus dem Ductus thymopharyngeus.* Die Thymus entwickelt sich nämlich in der dritten Woche des embryonalen Lebens auf jeder Seite aus einer paarigen Anlage, welche von der dritten Schlundtasche ausgeht und schräg nach abwärts herabwächst. Das untere, kolbig aufgetriebene Ende dieses Ganges vereinigt sich mit dem der anderen Seite zur Thymus, während der übrige Teil des Ganges (Ductus thymopharyngeus) am Ende des 1. oder Anfang des 2. Monats obliteriert. Bleibt jedoch dieser Gang bestehen und bricht er infolge einer pathologischen Veränderung seiner Wand (Entzündung) nach außen an irgendeiner Stelle durch, so entsteht nach Wenglowski die laterale Halsfistel.

Der Theorie Wenglowskis haben sich verschiedene Autoren angeschlossen (Jordan-Voelcker, Härtel u. a.), während wieder andere (Blaesen-Garrè) beide Entstehungsweisen gelten lassen. Die Theorie Wenglowskis hat vieles für sich; vor allem erklärt sie weitaus ungezwungener den Verlauf der Fistel am vorderen Rand des Sternocleidomastoideus und seine äußere Mündung, die bald höher, bald tiefer, am häufigsten am Sternoclaviculargelenk liegt. Sie bildet ein Analogon zur Entwicklung der medianen Halsfisteln aus der unpaarigen Schilddrüsenanlage.

Die lateralen Halsfisteln sind teils komplette, teils inkomplette; die letzteren teilen sich wieder in äußere und innere. Die kompletten lateralen Halsfisteln münden innen in der Gegend der Tonsillen. Die äußere Mündung liegt im vorderen Halsdreieck. Häufig ist die Mündung oberhalb des Sternoclaviculargelenkes, manchmal aber auch höher (Abb. 2). Sie ist gewöhnlich nur punktförmig klein und nur für die feinsten Sonden passierbar. Der Fistelgang zieht in die Tiefe, durchbricht Platysma und verläuft parallel zum Musculus sternocleidomastoideus bis zum großen Zungenbeinhorn. Dann zieht er zwischen Carotis externa und interna, häufig fest mit der Gefäßscheide verwachsen, in die Tiefe und mündet in die seitliche Pharynxwand.

Die inkomplette Fistel (sowohl äußere als auch innere inkomplette Fistel) kann von sehr verschiedener Länge sein. Manchmal ist sie nur 1—2 cm lang, in anderen Fällen erstreckt sie sich weit gegen den Pharynx oder gegen die äußere Haut.

Diese Verschiedenheiten der Länge erklärt sich dadurch, daß nicht selten zuerst eine komplette Fistel besteht, welche an irgendeiner Stelle veröden kann.

Histologisch besteht der Fistelgang aus einer bindegewebigen Wand, welche innen einen Epithelbelag aufweist. Der Umstand, daß der äußere Teil nicht selten Plattenepithel, der innere Cylinderepithel aufweist, wurde, solange man an der Theorie der Entstehung aus den Kiemengängen festhielt, dahin gedeutet, daß der eine Teil von Ektoderm, der andere vom Entoderm abstammt. Doch haben weitere Erfahrungen gezeigt, daß eine Gesetzmäßigkeit in der Verteilung des Epithels nicht vorliegt. Der Fistelgang, der meist einseitig, in manchen Fällen jedoch auch doppelseitig vorkommen kann, zeigt gewöhnlich nur ein Lumen, doch sind auch Fälle mit mehreren Lumina, die dann zur knolligen Verdickung des Ganges führen können, beschrieben.

Meist ist bei der Geburt die Halsfistel als solche schon vorhanden, jedoch können auch zunächst cystische Halsgeschwülste entstehen, welche dann nach außen oder nach innen oder nach beiden Seiten durchbrechen und auf diese Weise zur Bildung von sekundären Fisteln Veranlassung geben. Diese sekundären Fisteln unterscheiden sich dann in nichts von den primären.

Das klinische Bild der Halsfisteln kann sehr mannigfach und die durch sie bedingten Beschwerden können graduell sehr verschieden sein. Es gibt Fisteln, welche überhaupt symptomlos verlaufen. Schon die Weite ist eine sehr verschiedene, meist sind es, wie oben erwähnt, haarfeine Fisteln, doch können

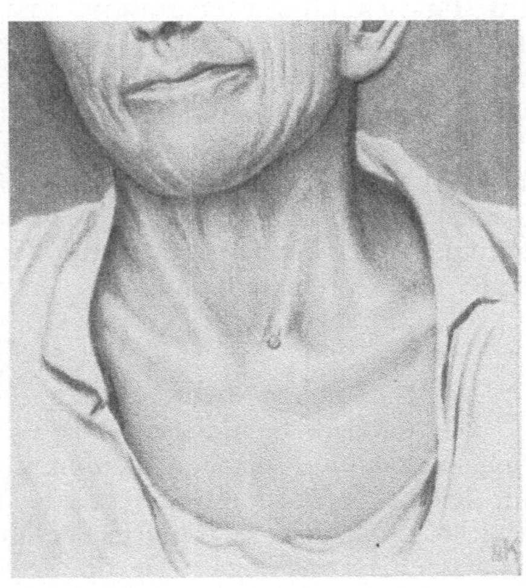

Abb. 2. Laterale Halsfistel.
(Beobachtung von v. Eiselsberg
in der Chirurg. Univ.-Klinik in Königsberg i. Pr.)

sie auch, wenn auch selten, so weit sein, daß flüssige und feste Speisen passieren können. Bei inkompletten inneren Fisteln können Speisen wie in einem Schlunddivertikel sich ansammeln und dadurch Schluckbeschwerden bewirken. Auch die Menge des Sekretes ist eine verschiedene, bald ist sie nur eine minimale, bald jedoch eine recht beträchtliche, wobei sich infolge der stetigen Sekretion sekundär Ekzem einstellen kann.

Die Diagnose ist meist leicht zu stellen: die äußere sezernierende Fistel, die als runder Strang durch die Haut hindurch in ihrem weiteren Verlauf tastbar ist, sowie die Anamnese wird meist die Diagnose stellen lassen. Differentialdiagnostisch können vor allem Fisteln tuberkulöser Natur in Frage kommen. Der genaue Verlauf der Fistel, die Frage, ob sie komplett oder inkomplett ist, kann durch Injektion von schmeckenden oder gefärbten Flüssigkeiten oder am besten durch Füllung der Fistel mit einer Kontrastmasse (Wismut, Kollargol u. dgl.) und nachfolgender Röntgenuntersuchung konstatiert werden.

Fast nie gelingt es mit der Sonde eine komplette Fistel zu sondieren; außerdem erscheint die Sondierung schon aus dem Grunde nicht sehr empfehlenswert, weil die feine Sonde nur zu leicht das zarte Epithel der Fistel verletzt und auf diese Weise einen falschen Weg bohrt.

Was die *Behandlung der lateralen Halsfistel* anlangt, so kann für Fälle, in welchen die Fistel nennenswerte Beschwerden verursacht, nur *die operative Exstirpation der Fistel* in Frage kommen. Dieselbe muß möglichst radikal durch genaue anatomische Präparation und Verfolgung des Ganges durchgeführt werden. Vorsicht ist beim Auspräparieren der Fistel vor allem, wenn Verwachsungen der Fistel mit der Scheide der großen Gefäße vorhanden sind, am Platz. Besondere Schwierigkeiten kann die Exstirpation des obersten Teils der Fistel mit seiner, infolge der versteckten Lage schwer zugänglichen Mündung machen.

v. Hacker ist bei einem Fall in der Weise vorgegangen, daß er die Fistel von der äußeren Mündung aus präparierte und etwa in der Höhe des oberen Schildknorpelrandes quer durchtrennte. Das distale Stück der Fistel wurde in der gewöhnlichen Weise von außen entfernt, das proximale mit Hilfe eines durch die Fistel bis in den Rachen eingeführten Silberdrahtes nach innen wie ein Handschuhfinger umgestülpt und daselbst abgetragen. Es erfolgte glatte Heilung, das Verfahren kann naturgemäß nur dort zur Anwendung kommen, wo die Fistel gegen die Umgebung leicht verziehbar und nicht etwa durch vorausgegangene Entzündungen fixiert ist.

In etwas anderer Weise ist Gross vorgegangen: Der Gang wird bis in die Nähe der seitlichen Rachenwand präpariert, letztere wird dann hinter dem Tonsillarbogen auf einer Kornzange längsgespalten und durch die entstandene Öffnung wird die freipräparierte Fistel durchgezogen und reseziert. Hierauf Naht der Schleimhautwunde.

2. Die mediane Halsfistel.

Die Entstehung der medianen Halsfistel erklärt sich auf folgende Weise:

Die mittlere Schilddrüsenanlage entsteht in einer sehr frühen Entwicklungsperiode aus einer Ausstülpung des Epithels der vorderen Schlundwand in der Gegend des zweiten Kiemenbogens. Allmählich wächst dieser von Epithel ausgekleidete Gang in der Mittellinie des Halses herab und an seinem caudalen Teil entwickelt sich die Schilddrüse (Ductus thyreoglossus, His). Der obere Teil des Ganges reicht vom Foramen coecum bis zum Zungenbein (Ductus lingualis). Der untere, vom Zungenbein bis zur Glandula thyreoidea (Ductus thyreoideus). Der Ductus thyreoglossus ist meist an der ventralen Seite (S. Erdheim) mit dem Zungenbein innig verwachsen, manchmal wird das Zungenbein vom Ductus thyreoglossus perforiert. Im Fall Mattis, in welchem überdies der Ductus thyreoglossus seiner ganzen Länge nach von der Schilddrüse bis zum Foramen coecum offen war, verlief der Ductus an der dorsalen Seite.

In der fünften Embryonalwoche bildet sich der Gang normalerweise zurück, seine Ausmündung bleibt als Foramen coecum an der Zungenwurzel erkennbar. Bleibt die normalerweise auftretende Verödung des Ductus thyreoglossus aus, so bricht sekundär der Gang in der Medianlinie durch die Haut durch. Wenglowski bestreitet die Entstehung der medianen Halsfistel aus dem Ductus thyreoglossus. Nach ihm entwickeln sich die medianen Halsfisteln und Cysten aus dem Mundbodenepithel, welches durch die in die Tiefe wachsende mediane Schilddrüsenanlage mitgerissen wird.

Klinisch charakterisiert sich die Fistel durch eine streng in der Medianlinie zwischen Jugulum und Zungenbein liegende, oft haarfeine Fistelöffnung, aus welcher sich klares Sekret entleert. Nach aufwärts bis zum Zungenbein ist ein median gelagerter Strang durch die Haut zu tasten, weiter oberhalb entzieht sich dieser Strang der Palpation. Die Diagnose ist auf Grund der Anamnese und des klinischen Befundes meist leicht zu stellen. Eine Sondierung stößt meist auf Schwierigkeiten in der Gegend des Zungenbeins und ist auch aus den bei den lateralen Fisteln angegebenen Gründen nicht zu empfehlen.

Auch hier ist soferne die Fisteln Beschwerden machen, *die operative Entfernung* die einzige radikale Therapie, allerdings ist der Eingriff oft nicht leicht.

Die Fistel ist in ihrer ganzen Länge bis zum Zungengrund freizulegen und radikal zu exstirpieren, da ein Zurückbleiben von Fistelresten zu einer Rezidive Veranlassung geben kann. Schwierigkeiten können bei der Exstirpation besonders in der Gegend des Zungenbeins entstehen, welches mit dem Gang innig verwachsen ist; ja es kann die Fistel selbst das Zungenbein perforieren, so daß bei der Exstirpation der Fistel die Resektion des Mittelstückes des Zungenbeins notwendig werden kann (SCHLANGE).

Erworbene Halsfisteln können entweder auf *entzündlichem oder traumatischem Wege* zustande kommen. Zu den ersteren sind vor allem die Fisteln zu rechnen, welche durch chronische Entzündungen, vor allem *tuberkulöser Natur*, sich bilden. Sie gehen entweder von erweichten Lymphdrüsen oder cariösen Knochen aus. Eine häufige Ätiologie stellen die *Zahnfisteln* dar, welche im Anschluß an eine Periostitis des Unterkiefers sich entwickeln. Meist bricht die Eiterung durch die Schleimhaut des Zahnfleisches durch, in anderen Fällen breitet sich die Entzündung unter dem Unterkiefer in der Regio submaxillaris aus, greift auf die Haut über und es bildet sich dann eine äußere Zahnfistel.

Auf *traumatischem Wege* können Fisteln der Eingeweide des Halses (Pharynx, Trachea, Oesophagus), ferner bei Verletzungen der Speicheldrüse Speichelfisteln entstehen. Auch im seitlichen Halsdreieck kann es zur Fistelbildung durch Läsion des Ductus thoracicus kommen.

II. Die angeborenen Halscysten.

Die kongenitalen Halscysten schließen sich bezüglich Genese und Histologie eng an die Halsfisteln an. Ebenso wie diese werden auch die kongenitalen Halscysten in laterale und mediane geschieden. Die letzteren entwickeln sich aus dem Ductus thyreoglossus, während bezüglich der Ätiologie der ersteren die Ansichten insofern auseinander gehen, ob sie aus den Kiemengängen oder aus dem Ductus thymopharyngeus abzuleiten sind.

Die Cysten sind selten bei der Geburt schon nachweisbar, sie treten meist in den ersten Lebensjahren, am häufigsten in der Pubertätszeit, selten im späteren Alter in Erscheinung.

Die lateralen branchiogenen Cysten stellen Geschwülste von verschiedener Größe dar (bis zu Eigröße und darüber) welche teils unter oder vor dem Musculus sternocleidomastoideus liegen. Sie sind mit einem serösen, in anderen Fällen mehr breiigen Inhalt ausgefüllt und zeigen manchmal deutliche Fluktuation. Die Haut darüber ist verschieblich und unverändert. Nicht selten sind sie mit einem in die Tiefe ragenden Teil fixiert.

Eine eigene Beobachtung sei hier kurz erwähnt.

35jährige Frau hat seit ihrem 7. Lebensjahre eine Anschwellung an der rechten Halsseite, welche langsam zur Größe einer Mannsfaust heranwuchs und ihr angeblich Atembeschwerden machte. Die Exstirpation der mannsfaustgroßen, in der Gegend des oberen Teiles des Sternocleidomastoideus liegenden Cyste ließ sich unschwer ausführen, doch reichte die Geschwulst an der vorderen Kante des Kopfnickers in die Tiefe und war mit der Vena jugularis verwachsen, von der sie abpräpariert werden mußte. Die histologische Untersuchung (Dr. LÖFFLER, Prosektur Rudolfstiftung, Wien) ergab eine von Plattenepithel ausgekleidete, dünnwandige Cyste mit reichlich lymphatischen Einlagerungen. Heilung p. p.

Die *medianen* Cysten liegen entsprechend dem Verlauf des Ductus thyreoglossus in der Muskulatur des Halses teils oberhalb, teils unterhalb des Zungenbeins.

Die Diagnose der angeborenen Halscysten kann manchmal sehr schwierig sein, neben anderen cystischen Geschwülsten (cystische Lymphangiom, aberrierte Strumacysten) können vor allem erweichte Lymphome von oberflächlich oder tief gelagerten Lymphdrüsen stammend, differentialdiagnostisch in Frage kommen. Mit medianen Cysten kann eine aberrierte Kropfcyste, ein vom Zungenbein ausgehender kalter Absceß oder eine Bursitis der Bursa praehyoidea verwechselt werden.

Komplikationen können sich bei den Kiemengangcysten teils durch Vereiterung der Cyste (branchiogene Abscesse), teils durch maligne Degeneration (branchiogene Carcinome) einstellen.

Die *Therapie* der branchiogenen Cysten besteht in der Exstirpation der Cyste, welche, insofern die Cyste eine nennenswerte Größe erreicht hat und Beschwerden verursacht, in jedem Falle indiziert erscheint. Die Operation kann unter Umständen durch Verwachsungen mit der Umgebung, insbesondere mit den großen Gefäßen, sich schwierig gestalten.

III. Halsrippe.

Unter Halsrippe versteht man nach Streissler „eine jede rippenartige Bildung an Stelle des Processus costarius des 1. bis 7. Halswirbels, gewöhnlich des 7. Halswirbels, die synostotisch oder gelenkig mit dem Wirbelende verbunden und die Größe eines normalen Querfortsatzes überschreitend, mehr weniger weit in die Weichteile des Halses hineinreicht, ja wie eine gewöhnliche Rippe selbst das Brustbein erreichen kann". Diese Definition umfaßt wohl alle vielgestaltigen Formen von Bildungen, welche wir unter dem Begriffe der Halsrippen bezeichnen.

Die Halsrippen interessierten zunächst vor allem die Anatomen. Der bekannte Anatom Gruber stellte in einer im Jahre 1869 erschienenen Monographie 76 Fälle von Halsrippen zusammen, durch welche Arbeit eigentlich diese Varietät erst allgemein bekannt wurde. 1894 brachte die Dissertation Pillings eine weitere Ergänzung über dieses Thema.

Für den Kliniker gewann diese Abnormität erst Interesse als Fälle von Halsrippen mit Zirkulations- und Nervenstörungen bekannt wurden.

Die erste Beobachtung am Lebenden rührt von Cooper (1818) her. Die erste Exstirpation führte 1861 Coote aus. Aber erst viel später ist durch Fischer die Aufmerksamkeit der Kliniker auf die Varietät gelenkt worden. Ganz besonders hat das Röntgenverfahren die Erkenntnis dieser Bildung am Lebenden gefördert. Das Sammelreferat von Weiss aus dem Jahre 1900, ganz besonders jedoch die Bearbeitung dieses Themas von E. Streissler 1913 in den Ergebnissen der Chirurgie und Orthopädie, geben eine erschöpfende Darstellung.

Über die Entstehung der Halsrippen existieren verschiedene Anschauungen. Am bekanntesten ist die Theorie von Gruber, welcher annimmt, daß die Querfortsätze der Halswirbel nicht denen der Brustwirbel gleichzusetzen seien, sondern aus zwei Teilen bestehen, von denen der hintere dem Processus transversus des Brustwirbels entspricht, während der vordere einem Rippenrudiment gleichzustellen ist. Normalerweise kommt es durch Verwachsung der beiden Teile zur Ausbildung des Querfortsatzes des Halswirbels. Bleibt jedoch diese Verwachsung aus und wächst noch überdies der vordere Teil (Processus costarius) weiter, so entsteht die Halsrippe.

Auch die Befunde der vergleichenden Anatomie würden damit übereinstimmen. Bei den niederen Wirbeltieren trägt jedes Segment der Wirbelsäule ein entsprechendes Rippenpaar. Je höher man in die Wirbeltierreihen aufsteigt, desto mehr finden wir, daß die oberen Halswirbel von Rippen frei sind, während nur die unteren Halswirbel Rippen tragen. Bei den höheren Säugetieren kommen derartige Halsrippen nur mehr ausnahmsweise vor.

Gegen diese sehr einleuchtende Theorie Grubers sind nun in der späteren Zeit auf Grund von Untersuchungen von Embryonen gewichtige Bedenken entstanden. Fischel nimmt als Grund für die Entstehung der Halsrippe eine abnorme Spaltung der Anlage des Achsenskeletes an.

Für diese Auffassung, welche also die Entstehung einer Halsrippe in einer Störung in der Keimentwicklung sieht, spricht die Tatsache, daß die Halsrippenträger nicht selten noch andere Mißbildungen (kongenitale Skoliose, Klumpfuß, Hasenscharte, Kryptorchismus u. a.) besitzen.

Was die *Häufigkeit der Halsrippe* anlangt, so finden wir Halsrippen nicht so selten, wenngleich sie an Häufigkeit den anderen überzähligen Rippen an den Lendenwirbeln nachstehen.

Die Halsrippen sind meist doppelseitig. TILMANN erwähnt 67% doppelseitige und 33% einseitige Halsrippen. STREISSLER fand unter 200 Fällen von Halsrippen 52,4% doppelseitiges und 47,6% einseitiges Vorkommen. Das weibliche Geschlecht ist nach den Angaben der Autoren entschieden häufiger betroffen als das männliche. STREISSLER erwähnt in seiner Übersicht über 200 Fälle ein Verhältnis von männlichen zu weiblichen Halsrippen wie 3 : 7.

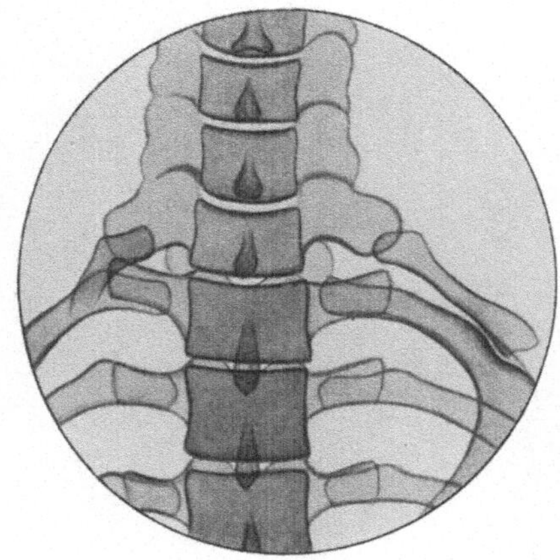

Abb. 3. Halsrippe links ausgebildet, rechts rudimentär.
(Beobachtung der Klinik v. EISELSBERG, Wien.)

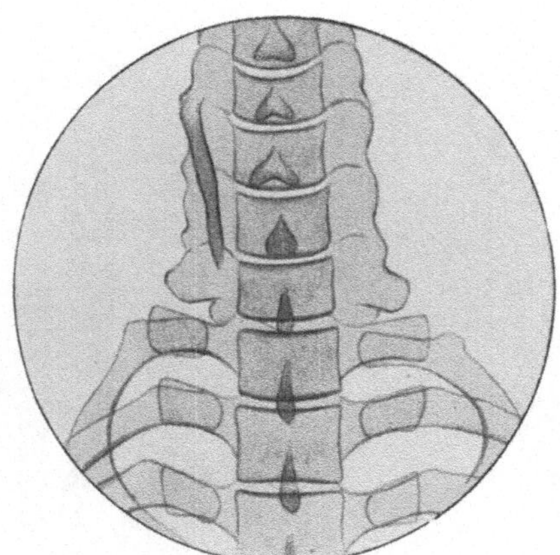

Abb. 4. Halsrippe am 4. Halswirbel (Röntgenskizze).
(Beobachtung der Klinik v. EISELSBERG, Wien.)

Die Ausbildung der Halsrippen zeigt eine große Vielgestaltigkeit; von den kleinsten rudimentären Rippen, welche nicht den Querfortsatz des Halswirbels überragen, bis zu ganz ausgebildeten Rippen, welche ganz den Thoraxrippen gleichen, gibt es eine große Zahl von Übergangs- und Zwischengliedern.

Abb. 3 zeigt das Röntgenbild eines Falles, bei welchem sich links eine ausgebildete, rechts eine rudimentäre Halsrippe fand.

Halsrippen an höheren Wirbeln als am 7. sind selten. Abb. 4 zeigt eine solche am 4. Halswirbel.

GRUBER unterscheidet vier Grade in der Ausbildung der Halsrippen (Abb. 5 und 6):

1. Niedrigster Grad: die Halsrippe reicht nicht über den Querfortsatz hinaus.

2. Zweiter Grad: die Halsrippe reicht über den Querfortsatz hinaus und endigt entweder frei oder verbindet sich mit dem Knochen der 1. Rippe.

3. Der dritte Grad stellt ein vorgeschrittenes Stadium vor: Die Halsrippe reicht weiter nach vorne und verbindet sich entweder unmittelbar oder unter Vermittlung eines Ligamentes mit dem Knorpel der 1. Rippe.

4. Höchster Grad: die Halsrippe ist ganz so ausgebildet wie eine Brustrippe, sie inseriert gemeinsam mit dem 1. Rippenknorpel am Brustbein.

Die Verbindung der Halsrippe mit dem Wirbel kann durch Synostose, Syndesmose oder am häufigsten durch zwei Gelenke erfolgen, von denen eines zwischen Capitulum und Wirbelkörper, das andere zwischen Tuberculum und Querfortsatz sich befindet.

Der Körper der Halsrippe ist meist zarter, mehr rundlich als der der Fläche
nach gekrümmte Körper der 1. Rippe. Sein vorderes Ende ist, je nach der
Länge der Rippen, vielgestaltig; bald endet es frei, oft kugelig, bald verbindet
es sich mit der 1. Rippe bzw. dem 1. Rippenknorpel, bald mit dem Manubrium
sterni. Die Verbindung mit dem Sternum oder der 1. Rippe kann entweder eine
rein fibröse, eine knorpelige oder eine gelenkige sein.

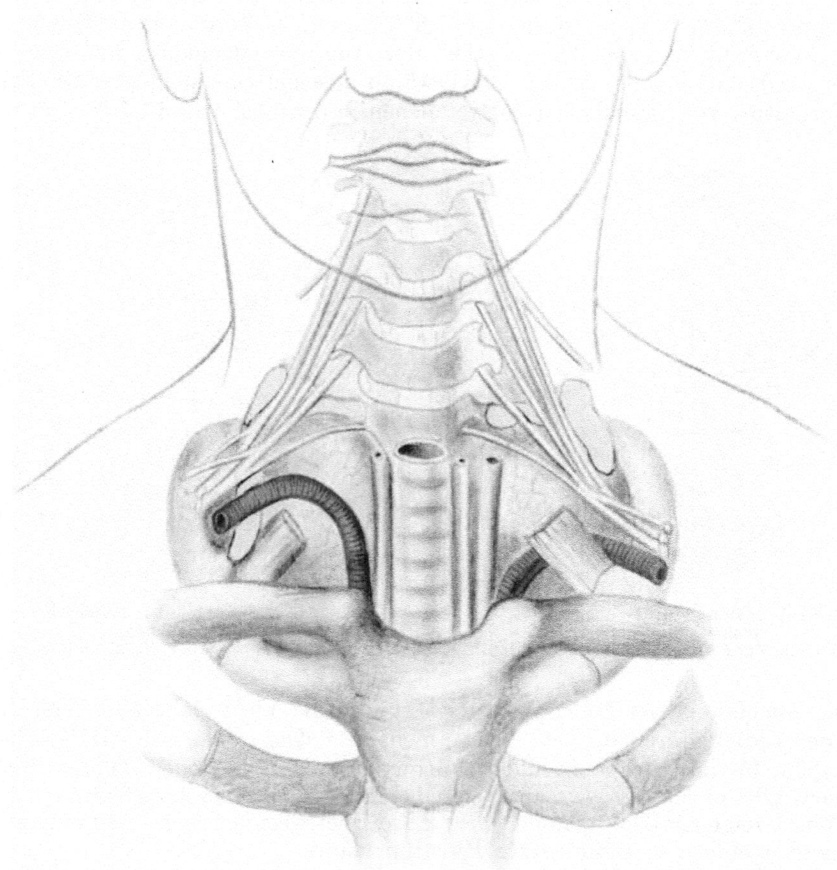

Abb. 5. Links: Die Halsrippe (blau) endigt frei. Rechts: Die Halsrippe verbindet sich mit dem
Knochen der 1. Brustrippe. (Nach Streissler, Erg. Chir. Bd. 5.)

Viele Halsrippen machen zeitlebens keine Beschwerden. Sie werden nicht
selten ganz zufällig entdeckt, ganz besonders gilt dies von den kleinen Halsrippen; nur in etwa 5—10% aller Halsrippen finden sich Beschwerden (Bor-
chardt), die manchmal recht arg werden können. Sie treten entweder ganz
plötzlich auf oder entwickeln sich allmählich, oft durch längere Jahre, zu ihrer
jetzigen Stärke. Als veranlassende Ursachen für das Auftreten der Beschwerden
bei dieser kongenitalen Abnormität können verschiedene Momente herangezogen werden. In erster Linie ist hier das Wachstum der Rippe zu nennen.
Das häufige Auftreten der Beschwerden in der Pubertät ist wohl in der überwiegenden Mehrzahl der Fälle auf ein Wachstum der Halsrippen zurückzuführen. In der Arbeit Streisslers finden sich unter 143 Fällen der Literatur

46 Fälle (= 32,2%) im Alter von 10—20 und 43 (= 30%) im Alter von 20—30 Jahren. Auch das Rigiderwerden der Rippen durch zunehmende Verkalkung mag in älteren Fällen als auslösende Ursache der Beschwerden in Betracht kommen. Nicht selten werden die Beschwerden der Halsrippen auf Traumen, sowohl auf einmalige, als auch länger dauernde (Druck eines Riemens, Tragen schwerer Gegenstände auf der Schulter usw.) zurück-

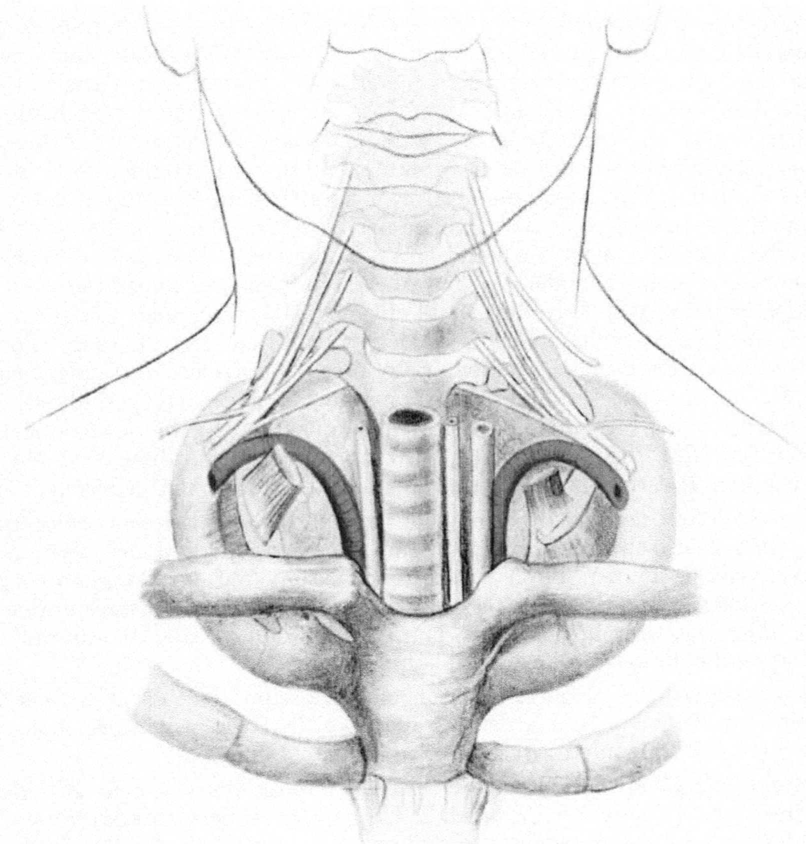

Abb. 6. Links: Die Halsrippe verbindet sich durch ein Ligament mit dem Knorpel der 1. Brustrippe. Rechts: Vollständige Ausbildung der Halsrippe bis zum Sternum. (Nach STREISSLER, Erg. Chir. Bd. 5.)

geführt. Auch periostitische Prozesse an den Halsrippen sowie neuritische am Plexus oder Arteriosklerose können die Beschwerden auslösen. Von nicht zu unterschätzender Bedeutung ist der Schwund des Fettes bei älteren Leuten, wodurch eine bestehende Halsrippe oft erst deutlich hervortritt.

Drei *klinische Symptome* sind es, welche im Krankheitsbild der Halsrippen hervorzuheben sind: 1. der Tumor, 2. Störung der Nerven, 3. Störungen der Gefäße.

Der *Tumor* in der Fossa supraclavicularis ist häufig besonders bei mageren Leuten schon durch die Inspektion als deutlich vorspringender Buckel zu konstatieren. Die Palpation orientiert genau über die Form und knochenharte Konsistenz der Vorwölbung, über ihre Größe und Ausdehnung, woraus wir uns ein beiläufiges Bild über die anatomische Gestalt machen können. Bei stärkeren Paniculus ist allerdings der palpatorische Befund ein nicht deutlicher

In allen Fällen zeigt uns das Röntgenbild, welches bei Verdacht auf Halsrippen jederzeit zu machen ist, genauestens den gesamten anatomischen Befund, soweit es sich um den knöchernen Teil der Halsrippe handelt.

Die häufigsten Beschwerden, welche Halsrippen verursachen, stammen von den *Nerven*. Sie erscheinen begreiflich, wenn man bedenkt, daß der Plexus auch von kürzeren Rippen, die also die Arterie nicht mehr erreichen, gedrückt werden kann, da der Plexus lateral und nach hinten von der Arterie liegt. Bei der Palpation einer Halsrippe spürt man auch häufig Stränge über dieselbe hinwegziehen, wobei ein Druck auf dieselben oft bis in die Fingerspitzen ausstrahlende Parästhesien auslösen kann. Die meisten Störungen sind sensibler Natur, und zwar Reizerscheinungen in Form von Parästhesien. Die Patienten klagen über Taubsein und Ameisenlaufen im Arm, über Gefühl von Kälte usw. Seltener sind Hyp- oder Anästhesien in einzelnen Gebieten des Armes vorhanden, häufig finden sich Störungen, bestehend in einem Gefühl der Schwäche, leichter Ermüdbarkeit, Abnahme der rohen Kraft in der oberen Extremität. Oft hört man die Angabe, daß Bewegungen der Hand langsamer und ungeschickter ausgeführt werden. Fast niemals sind vollkommene Paralysen, immer nur Paresen vorhanden. Sehr häufig sind Muskelatrophien zu konstatieren, welche teils den ganzen Arm betreffen, teils einzelne Muskelgruppen umfassen. Die elektrische Erregbarkeit kann in beiden Qualitäten gestört sein. Partielle oder totale E.A.R. ist nicht selten. Selten sind spastische Zustände (Schreibkrampf), ebenso sekretorische und trophische Störungen (Hyperhidrose, Bläschenbildung usw.). Besonders betroffen sind von den Nervenstörungen die unteren Teile des Plexus brachialis, also C 8 und D 1, da diese Wurzeln über oder vor den Halsrippen ziehen und am meisten von ihnen gedrückt werden.

Von anderen nervösen Störungen, welche bei Halsrippen gelegentlich, wenn auch sehr selten vorkommen, sind *Reizerscheinungen des Sympathicus* zu erwähnen, sie können durch Druck der Halsrippe auf das Ganglion cervicale inferius erklärt werden. Noch seltener sind *Störungen des Phrenicus* vorhanden, der ja allerdings durch seinen Verlauf am Musculus scalenus anterior nahe topographische Beziehungen zur Halsrippe hat.

Ob Störungen des Recurrens durch eine Halsrippe erzeugt werden können erscheint zweifelhaft. In manchen Fällen wurde Heiserkeit angegeben, doch dürfte kein Zusammenhang mit der Halsrippe bestehen.

Seltener als die Mitbeteiligung der Nerven sind die *Störungen der Zirkulation*. Sie können ganz fehlen bei sehr kurzen Halsrippen, bei welchen die Arterie vor dem Ende der Halsrippe vorbeizieht. In anderen Fällen verläuft das Gefäß über der Halsrippe und kann manchmal durch weit hervorragende Halsrippen ganz oberflächlich zu liegen kommen, so daß die Pulsation auf dem Tumor deutlich sichtbar ist. Durch die infolge der Kompression entstandene Verengerung des Lumen kann ein Schwirren palpiert und ein blasendes Geräusch auskultiert werden.

Häufig ist der Radialispuls an der Seite der Halsrippe schwächer, ja er kann sogar vollkommen fehlen, oder aber es gelingt, ihn durch gewisse Bewegungen (Neigen des Kopfes, Heben des Armes usw.) zum Schwinden zu bringen. Auch ein Druck von außen (z. B. des Tornisterriemens) kann den schon ohnehin schwächeren Puls aufheben. Infolge des gehinderten arteriellen Zuflusses erscheint der Arm blaß, manchmal infolge venöser Stauung auch cyanotisch.

Auch Thrombosen kommen vor, wodurch die Zirkulationsverhältnisse noch ungünstiger werden. Jedoch treten alle diese Erscheinungen langsam und allmählich auf, so daß eine Gangrän nicht beobachtet und auf dem Wege der Collateralen die Zirkulation aufrecht erhalten wird. Ernährungsstörungen geringeren Grades (Blasenbildung, Geschwüre) an den Fingerspitzen wurden nicht so selten beobachtet. Mehrfach wurde die Ausbildung eines Aneurysma der Arteria subclavia am Orte des Druckes durch die Halsrippe beschrieben.

GARRÉ hat darauf hingewiesen, daß die Halsrippen häufig (nach STREISSLER in 16%) von einer Skoliose begleitet sind. GARRÉs und HOFFAs Beobachtung ist seither von einer großen Zahl von Autoren bestätigt und weiter ausgebaut worden. Es handelt sich hierbei um eine Cervicodorsalskoliose, etwa vom 5. Hals- bis zum 4. Brustwirbel reichend mit der Konvexität nach der Seite der Halsrippe zu, bzw. wenn zwei Halsrippen vorhanden sind, nach der der größeren der beiden Halsrippen. An der Grenze zwischen Brust- und Lendenwirbelsäule ist häufig eine kompensatorische Skoliose nach der anderen Seite hin vorhanden. Mit der Skoliose ist oft ein Hochstand der Scapula auf der Seite der Halsrippe verbunden. Die meisten Autoren sprechen sich zugunsten der kongenitalen Genese aus und nehmen an, daß die die Halsrippe begleitende Skoliose, ebenso wie die Halsrippen und andere sie begleitende Mißbildungen (Keilwirbel, Wirbelmißbildungen, überzählige Wirbel, Verschmelzung zweier Wirbel usw.) auf abnorme Keimanlagen zurückzuführen seien.

Therapie. Nur Fälle mit gar keinen oder nur sehr geringfügigen Symptomen können konservativ behandelt werden; bei den ersteren wird man prophylaktisch jeden Druck in der Supraclaviculargegend vermeiden, bei den letzteren ist die Behandlung der meist leichten nervösen Beschwerden eine rein symptomatische (Antineuralgica, Elektrizität, Bäder, Heißluft). *Jeder Fall mit nur einigermaßen ausgeprägten Störungen, ganz besonders wenn eine Progredienz der Symptome zu konstatieren ist, erfordert eine operative Behandlung.*

Was den Zeitpunkt des Eingriffes anlangt, so sollte in Fällen, in welchen 1—2 Monate Beschwerden vorwiegend nervöser Natur vorhanden sind, nicht zu lange mit der Operation zugewartet werden. Ein zu langer Druck auf den Plexus kann unter Umständen irreparable Störungen der Nerven nach sich ziehen, während sich nach frühzeitiger Entfernung der auf den Plexus drückenden Halsrippe die Funktion der gedrückten Nerven wieder vollkommen herzustellen pflegt.

Die Halsrippe kann entweder von vorne oder auch von rückwärts freigelegt und entfernt werden.

Bei der großen Tiefe, in welcher die Halsrippe liegt, ist vor allem eine weite Freilegung notwendig. Dieselbe kann beim *Weg von vorne* (Abb. 7), welcher in der überwiegenden Mehrzahl der Fälle eingeschlagen wurde, von den verschiedensten Hautschnitten aus erfolgen (Quer-, Längs-, Schrägschnitt). Am zweckmäßigsten ist wohl ein über dem Schlüsselbein beginnender, nach oben leicht konkaver Bogenschnitt in der Supraclaviculargegend, wie ihn v. EISELSBERG benützte.

Nach Durchschneidung des Platysma wird die Fascia colli superficialis gespalten. Falls der von ihr eingescheidete Musculus sternocleidomastoideus oder der Musculus cucullaris dem weiteren Eindringen in die Tiefe im Wege steht, so soll man sich nicht scheuen, die genannten Muskeln zu kerben und dadurch die Übersicht über das gesamte Operationsterrain zu verbessern. Nun dringt man teils stumpf, teils scharf in die Tiefe ein, wobei die Art. transversa colli, manchmal auch die Art. transversa scapulae unterbunden werden muß. Auch der M. omohyoideus wird durchschnitten oder beiseite gezogen. Allmählich gelangt die Halsrippe zur Darstellung, über welche der Plexus und die Art. subclavia ziehen. Die beiden letzteren Gebilde müssen nun zur besseren Darstellung der Halsrippe beiseite gezogen werden, oft muß die Arteria nach innen, der Plexus nach außen verlagert werden. Es folgt nun die Isolierung der Halsrippe von den an ihr inserierenden Muskeln und sie umgebenden Weichteilen. Es sind dies die Intercostalmuskulatur, ferner der Musculi scaleni, von denen sich der Scalenus anterior häufig, der Musculus scalenus medius manchmal an der Halsrippe inseriert. Dieser Akt gestaltet sich nicht selten wegen der um die Halsrippe befindlichen erweiterten Gefäße sehr blutreich und erfordert sorgfältiges Präparieren. Sodann wird die Exstirpation der Rippe ausgeführt. Dieselbe ist natürlich so radikal als möglich zu gestalten. Einer Resektion kleinerer Stücke ist aus dem Grunde zu widerraten, weil dadurch Rezidiven begünstigt werden, deren Operation naturgemäß große Schwierigkeiten bereitet.

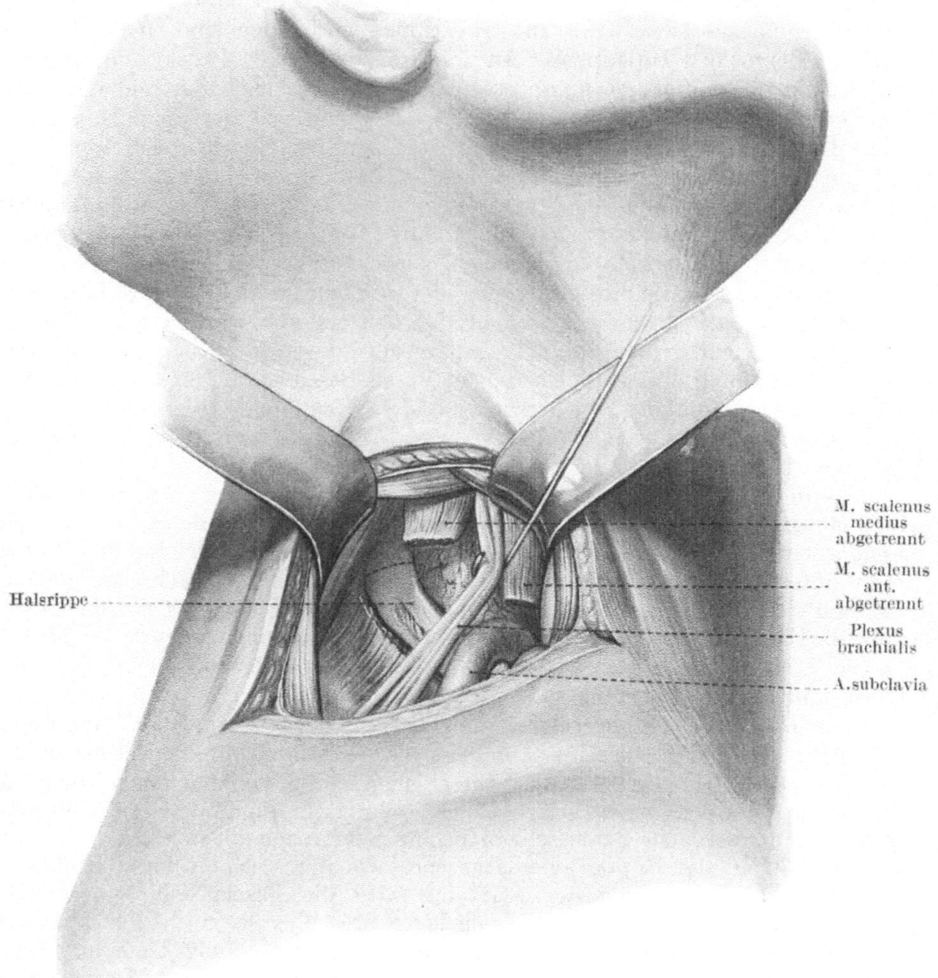

Abb. 7. Resektion der rechten Halsrippe von vorn.
(Nach F. Sauerbruch in Bier-Braun-Kümmell, Chirurgische Operationslehre Bd. 2, 1923.)

Nur der hinterste Teil, welcher also nicht über den Querfortsatz des Halswirbels hinausragt, kann belassen werden, da von ihm aus wohl keine Störungen zu erwarten sind. Die übrige Halsrippe soll möglichst bis zu ihrer Verbindung mit der 1. Brustrippe oder dem Sternum entfernt werden. Dabei ist darauf zu achten, daß das Periost der Halsrippe mitgenommen wird, da von ihm aus eine Regeneration der Rippen erfolgen kann, wie dies der Fall Beck gezeigt hat. Es empfiehlt sich meist nach Freilegung der Halsrippe, dieselbe zunächst in ihrem proximalen Anteil zu resezieren. Handelt es sich um eine freie Halsrippe, so läßt sich dann meist ohne Schwierigkeiten die Rippe entfernen. Anders wenn die Halsrippe weit nach vorne reicht und in eine Verbindung mit der 1. Rippe und dem Sternum eingeht. Ganz besonders in den nicht seltenen Fällen, in welchen eine gelenkige Verbindung der Halsrippe mit einem von der 1. Rippe emporziehenden Fortsatz besteht, muß nicht nur die Halsrippe, sondern auch der erwähnte Fortsatz sorgfältig entfernt und die 1. Rippe geglättet werden. Wo die Wegnahme der Rippen in großen Stücken Schwierigkeiten macht, empfiehlt es sich, sie in mehreren Teilen zu resezieren und die noch vorstehenden Stümpfe mit der Beißzange zu kürzen.

Die Wunde wird ohne Drainage geschlossen. Die Exstirpation einer Halsrippe ist ein technisch oft recht schwieriger Eingriff, es ist bei den nahen Beziehungen der Halsrippe zu den Gefäßen und Nerven nicht zu verwundern, daß gelegentlich Störungen von diesen Organen eintreten können. In erster Linie sind hier Zerrungen des Plexus zu nennen. Im Fall KARG entstand nach Exstirpation der Halsrippe ein Aneurysma der Arteria subclavia. Nicht selten wurde das Einreißen der Pleura (TILMANN, PLANET) bei der Exstirpation der Halsrippe beobachtet. Entsteht ein Pneumothorax, so ist beim Vorhandensein eines Überdruckapparates eine üble Folge nicht zu fürchten und die Lücke in der Pleura wird vernäht. Aber auch ohne Druckdifferenzverfahren kann durch rasches Bedecken der Pleurawunde mit einem nassen Tupfer und folgender Naht der Pleura die Ausbildung eines stärkeren Pneumothorax hintangehalten werden. Nicht selten verläuft dieses Ereignis überhaupt ohne jede Folge, da die sehr häufigen Verwachsungen an den Lungenspitzen die Entstehung eines Pneumothorax eo ipso verhindern.

STREISSLER empfahl die Freilegung bei *Exstirpation der Halsrippe von rückwärts*. Von einem 2 cm seitlich von den Wirbeldornen liegenden Längsschnitt aus werden nach Durchschneidung der Rückenmuskulatur die Querfortsätze der beiden untersten Hals- und obersten Brustwirbel freigelegt. Der Querfortsatz des 7. Halswirbels wird abgemeißelt, wodurch die Halsrippe in der Gegend des Rippenhalses zur Darstellung gebracht wird. Nach Durchmeißelung des Rippenhalses wird die Halsrippe stumpf nach vorne präpariert und exstirpiert. Wenn die Abtragung am vorderen Ende vom rückwärtigen Schnitt aus Schwierigkeiten macht, so kann evtl. von einem vorderen Hilfsschnitt aus die Exstirpation vollendet werden.

Statt dieses immerhin eingreifenden Verfahrens, empfiehlt SAUERBRUCH die paravertebrale Resektion der Halsrippe in derselben Weise wie bei der paravertebralen Thorakoplastik auszuführen. Er reseziert dabei ein etwa 3 cm langes Rippenstück vom Köpfchen bis unter den Plexus. WILMS empfiehlt überdies noch eine 2 cm lange Resektion in der 1. Rippe hinzuzufügen, um das periphere zurückbleibende Ende der Halsrippe beweglicher zu machen und jeden Druck auf die Gefäße und Nerven zu vermeiden.

Was die *Erfolge der Exstirpation der Halsrippen* anlangt, so müssen dieselben als günstige bezeichnet werden. Die unmittelbaren Operationsresultate sind vorzüglich, keiner von den 87 operierten Fällen, welche STREISSLER in seiner im Jahre 1913 erschienenen Monographie aus der Literatur zusammenstellte, ist gestorben. Von den 71 Fällen, in welchen ein Enderfolg bekannt war, sind 55 Fälle (= 77%) geheilt oder fast geheilt, d. h. es bestanden entweder gar keine oder nur sehr geringe bedeutungslose Störungen. In 9 Fällen (= 13%) war eine Besserung eingetreten; es sind dies Fälle, bei welchen mehr oder weniger die Gebrauchsfähigkeit der Extremitäten eingeschränkt war. 7 Fälle (= 10%) blieben ungeheilt. Von den zwei Fällen, welche ich vor Jahren aus der Klinik EISELSBERG beschrieb, war der eine (Fall 2) nach $3^{1}/_{2}$ Jahren geheilt; er konnte mit dem linken Arm ebenso arbeiten wie mit dem rechten, es bestand nur noch ein leichtes Bremseln bei starker Arbeit. In Fall 1, welcher $2^{1}/_{2}$ Monate post

operationem nachuntersucht wurde, zeigte sich, daß zwar die früheren sensiblen
Beschwerden vollkommen aufgehört haben, daß jedoch die Bewegungen besonders
in Finger- und Handgelenken mit geringerer Kraft vor sich gingen.

IV. Caput obstipum.

Unter *Schiefhals (Caput obstipum, Torticollis)* versteht man einen dauernden
Schiefstand des Kopfes, welcher durch Neigung des Kopfes nach der einen
und Drehung des Kinnes nach der entgegengesetzten Seite charakterisiert ist.

Unter den verschiedenen Momenten, welche eine Gleichgewichtsveränderung
des Schädels verursachen können (Veränderung der Wirbelsäule, der Nackenmuskulatur usw.) spielt die Verkürzung des Sternocleidomastoideus die wichtigste Rolle. Der auf diese Weise zustande gekommene Schiefhals wird als
Caput obstipum musculare bezeichnet. Von ihm soll im folgenden vorwiegend
die Rede sein.

Der Schiefhals ist eine seltene Deformität (0,96%, Rosenfeld). Die rechte
Seite scheint häufiger als die linke ergriffen zu sein. Ein Unterschied des männlichen und weiblichen Geschlechtes kann nicht konstatiert werden (Bauer).

Seit langer Zeit ist es bekannt, daß es sich beim muskulären Schiefhals nicht nur um eine einfache Verkürzung, sondern auch um eine bindegewebige
Umbildung des Muskels handle. Schon makroskopisch erscheint der Muskel
schwer verändert, bedeutend verkürzt, in vielen Fällen zeigt er am Durchschnitt
eine sehnige Beschaffenheit. Auch um den Muskel herum findet man oft in
die Nachbarschaft reichende bindegewebige Veränderungen. Im mikroskopischen
Präparat findet man die Muskelbündel atrophisch und durch neu gebildetes
Bindegewebe auseinander gedrängt. Eine Reihe von Autoren nimmt die bindegewebige Wucherung, als deren Ursache Kader eine interstitielle Myositis
erblickt, als das Primäre und den Muskelschwund als das Sekundäre an (Kerpf
u. a.). Dagegen glaubt Schlössmann das Umgekehrte, er sieht den Zerfall der
Muskulatur für das Primäre an, dem sich die bindegewebige Wucherung als
Reparationsvorgang anschließt.

Ebenso wie die Deutung des ganzen pathologisch-anatomischen Prozesses,
so ist auch die hiermit innig zusammenhängende Ätiologie des Prozesses eine
durchaus nicht eindeutige. Es stehen sich *drei Theorien* einander gegenüber:
1. die traumatische, 2. die kongenitale und 3. die entzündliche Theorie.

v. Stromeyer (1838) ist der Begründer der *traumatischen Erklärung* des
Caput obstipum. Die Tatsache, daß Caput obstipum häufig nach schweren
Geburten auftritt, führte Stromeyer zu der Annahme, daß durch operative
Maßnahmen bei der Geburt (Zange, Extraktion bei Steißlage) es zu einer Ruptur
des Musculus sternocleidomastoideus kommt. Infolgedessen stellt sich eine
Schrumpfung und narbige Contractur des Muskels ein, welche sich im Laufe
der Zeit immer mehr und mehr verstärkt.

Die Lehre Stromeyers, welche fast ein halbes Jahrhundert unbestritten
die Literatur beherrschte, wurde im Jahre 1884 von Petersen bekämpft,
welcher den Schiefhals für eine kongenitale Erkrankung erklärte. Endlich
faßten v. Mikulicz und Kader das Caput obstipum als die Folge einer hämatogen entstandenen Muskelentzündung auf, wobei das bei der Geburt entstehende
Trauma unter Umständen eine wesentliche Rolle spielt.

Es erscheint wohl wahrscheinlich, daß keine der genannten Theorien ausschließlich für die Ätiologie in Betracht kommt. Zunächst existiert wohl kein
Zweifel, daß es Fälle von *kongenitalem Schiefhals* gibt, welche auf *eine fehlerhafte Keimanlage* zurückzuführen sind. Für diese Annahme sprechen vor allem
jene Fälle, in welchem sich neben dem Schiefhals noch andere angeborene

Deformitäten, wie kongenitale Hüftgelenksluxation, Polydaktylie, Hasenscharte, Hochstand des Schulterblattes, Muskel- oder Knochendefekte finden. In demselben Sinn sind wohl auch die Fälle zu deuten, in welchen die Mißbildung sich vererbt. Es existieren eine Reihe von Beobachtungen in der Literatur, in welchen über diese Deformität bei Mutter und Kind, oder bei Geschwistern berichtet wird (BLUMENTHAL, DIEFFENBACH, FISCHER, JOACHIMSTAL, HANTKE, PETERSEN, SCHLÖSSMANN u. a.).

Ganz besonders gewinnt in der orthopädischen Literatur der letzten Jahre die Annahme, daß es sich bei dem Schiefhals um eine angeborene fehlerhafte Keimanlage des Muskels handle, immer mehr Anhänger.

Neben der Annahme der fehlerhaften Keimanlage kann jedoch die Deformität in anderen Fällen auch *durch intrauterine Belastung* erklärt werden. Diese Anschauung wurde besonders durch PETERSEN, VOELCKER u. a. vertreten. VOELCKER verweist zugunsten dieser Annahme auf eine Grube am Halse, welche zwischen Ohrläppchen, Processus mastoideus und Kieferwinkel liegt und welche durch den Druck der Schulter auf dem zur Seite geneigten Kopfe zustande kommt. Ebenso durch intrauterinen Druck sind Asymmetrien der Ohrmuscheln zu erklären. Auf der gesunden Seite ist die Ohrmuschel infolge des Druckes der Uteruswand flach gedrückt, während auf der Seite der Deformität ein Druck auf das Ohrläppchen erfolgt, welcher sich entweder als eine Umklappung des Ohrläppchens oder in Form eines Knickes am Rand der Ohrmuschel zeigt.

VOELCKER erklärt weiter die im Muskel beobachtete fibröse Entartung durch Störung in der Ernährung des Muskels. Durch den Druck der Schulter auf den oberen Teil des Musculus sternocleidomastoideus kommt es zur Kompression der zuführenden Gefäße, welche fast ausschließlich in den oberen Teil des Muskels eintreten. Es ist dies eine aus der Art. carotis externa direkt entspringende kleine Arterie, sowie ein aus der Art. thyr. sup. entspringendes Gefäß. Infolge dieses Druckes und der beschriebenen anatomischen Versorgung des Muskels kommt es im unteren Teil des Sternocleidomastoideus zu einer arteriellen Ischämie und venösen Stase. Daraus erklärt sich, daß der Degenerationsprozeß im unteren Teil stärker ist als im oberen. Es liegen also ähnliche Verhältnisse vor wie bei einem zu fest angelegten Gipsverband, welcher zur ischämischen Lähmung und Contractur einer Extremität führt. Dieser Annahme VOELCKERs wurde von verschiedenen Seiten widersprochen; ALI KROGIUS betont auf Grund eingehender histologischer Studien, daß ischämische Contracturen ein durchaus anderes anatomisches Bild ergeben.

Neben dieser durch die Arbeiten PETERSEN, VOELCKER, SCHLÖSSMANN usw. in den Vordergrund gerückten Theorie der intrauterinen Belastung besteht aber sicher die alte *traumatische Ätiologie* für eine Reihe von Fällen zu Recht. Dafür spricht in erster Linie der Umstand, daß bei einem erheblichen Prozentsatz aller Fälle von Caput obstipum eine schwere Geburt vorausgegangen ist (Steißgeburt, Geburten mit Kunsthilfe). So erwähnt, um nur einige Angaben aus der Literatur zu nennen, WITZEL unter 43 Fällen 25 Geburten mit Kunsthilfe, KADER unter 20 Fällen 16 schwere Geburten, SCHLÖSSMANN unter 19 Fällen 16 Steißlagen u. a. m.

Man erklärt das Zustandekommen der Anomalie dadurch, daß durch das während der Geburt eintretende Trauma eine Zerreißung und dadurch ein Hämatom in und um den Musculus sternocleidomastoideus entsteht. Aus dem Hämatom bildet sich durch narbige Umwandlung eine immer stärker werdende Contractur auf der betreffenden Seite aus. Bei der kritischen Beurteilung der Theorie der traumatischen Entstehung des Schiefhalses dürfen allerdings einige Momente nicht außer acht gelassen werden; so in erster Linie, daß nicht jedes Hämatom notwendigerweise einen Schiefhals nach sich zieht, ebenso wie umgekehrt Caput obstipum beobachtet wird, ohne daß ein Hämatom nach-gewiesen werden konnte, ferner daß im allgemeinen Muskelrisse oder Muskel-verletzungen nicht mit einer Verkürzung und narbigen Contractur auszuheilen pflegen. Auch die Erfahrung, daß sich nach der subcutanen Myorrhexis bei dem unblutigen Redressement des Schiefhalses oder bei anderen ähnlichen ortho-pädischen Operationen (z. B. bei Einrenkung der kongenitalen Hüftluxation) keine Contractur im zerrissenen Muskel ausbildet, muß als Gegengrund gegen die traumatische Genese angeführt werden (Lorenz).

Auch von gynäkologischer Seite wurde die traumatische Ätiologie des Caput obstipum mehrfach verteidigt; so betont Gauss das Prävalieren dieser Anomalie bei Steißlagen. Küstner wies darauf hin, daß nicht nur bei erschwerten Ge-burten, sondern auch bei normalen Geburten ein Hämatom am Sternocleido-mastoideus und daran anschließend Caput obstipum auftreten kann und führt dasselbe auf eine stärkere Torsion des Halses während des Geburtsaktes zurück.

Endlich sprechen für die traumatische Genese solche Fälle, in denen mit Sicherheit nach einer Verletzung im späteren Alter Schiefhals auftrat. Von den verschiedenen in der Literatur niedergelegten beobachteten Fällen soll hier nur die Beobachtung v. Eiselsbergs aus der Billrothschen Klinik an-geführt werden.

Ein 12jähriges Mädchen, welches ein volles Wasserfaß auf dem Kopf trug, strauchelte, und um ein Hinunterfallen der Last zu verhindern, machte sie eine heftige Bewegung mit dem Kopf. Im Anschluß daran entwickelte sich unter geringen Schmerzen eine Schwellung im rechten Kopfnicker, die wieder zurückging. Im Verlauf der nächsten Jahre trat nun ein typischer muskulärer Schiefhals an dieser Seite auf, der von Billroth, als das Mädchen 21 Jahre alt war, mit Erfolg operiert wurde. Auch die ante oper. bestandene Gesichts-asymmetrie schwand vollständig.

Von Wichtigkeit sind endlich, wie schon oben erwähnt, die Theorien von v. Mikulicz und von Kader. Beide nehmen als *Ursache der Contractur eine Entzündung an*. v. Mikulicz glaubt, daß dieselbe auch intrauterin sich unter Umständen abspielen kann. Kader beobachtete die Bildung von Caput obsti-pum nach Infektionen (Diphtherie und fieberhaften Erkrankungen) und diese Beobachtungen veranlaßten ihn auch für den im frühesten Lebensalter auf-tretenden Schiefhals eine infektiöse Ursache anzunehmen. Auch er steht insofern auf dem Standpunkt der traumatischen Genese, als er eine bei der Geburt entstehende Verletzung des Sternocleidomastoideus annimmt, infolgedessen der Muskel gequetscht oder zerrissen wird. Diese geschädigte Stelle bildet einen günstigen Locus minoris resistentiae für die Einwanderung und Ansiedlung von Bakterien, welche dahin von der Haut (Ekzeme), von der Mund- und Rachenschleimhaut ganz, besonders aber vom Darmkanal aus auf hämatogenem Weg gelangen können. Allerdings ist es weder Kader noch späteren Autoren geglückt Bakterien im Muskel nachzuweisen. Kader faßt den ganzen Prozeß als eine chronisch-fibröse Myositis auf (Myositis interstitialis fibrosa traumatica). Dieselbe führt zu einer exzessiven Wucherung des Perimysiums mit kon-sekutiver Degeneration der Muskelfasern, wobei dann die erkrankten Partien durch neugebildetes Bindegewebe ersetzt werden.

Auch diese Theorie ist, wie alle früheren, nicht unwidersprochen geblieben, so daß die Frage der Ätiologie des Caput obstipum auch heute noch nicht be-friedigend geklärt wurde.

Die durch den Caput obstipum bedingte Contractur des Kopfnickers zieht in weiterer Folge eine Reihe von *Veränderungen am Skelet und an den Weich-teilen des Halses* nach sich, wodurch das ganz charakteristische klinische Bild entsteht.

Die *Symptome* des muskulären Schiefhalses bestehen in einer Verkürzung des Musculus sternocleidomastoideus, der oft stark strangförmig vorspringt, dadurch ist der Kopf nach der kranken Seite geneigt, das Kinn nach der gesunden Seite gedreht. Die Schulter der kranken Seite ist hoch gehoben, so daß die Distanz zwischen Kopf und hochgezogener Schulter noch geringer wird (Abb. 8). Die großen Halsgefäße sind an der gesunden Seite meist ganz oberflächlich tastbar, während sie an der kranken Seite infolge ihrer versteckten Lage sehr undeutlich, ja oft gar nicht palpabel sind.

Am wichtigsten sind die sekundären Veränderungen am Skelet. An der Halswirbelsäule bildet sich eine *Skoliose* aus, mit der Konvexität zur gesunden Seite zu, in manchen Fällen (LORENZ 1. Typus) finden wir auch an der Brustwirbelsäule eine gleichgerichtete Skoliose, also z. B. bei rechtsseitigem Caput obstipum eine linkskonvexe Cervico-Dorsalskoliose. In diesen Fällen ist der Kopf stark nach der kranken Seite geneigt. In anderen Fällen (LORENZ 2. Typus), bei welchen die Neigung des Kopfes nach der kranken Seite geringer, die Drehung jedoch nach der gesunden Seite größer ist, besteht im

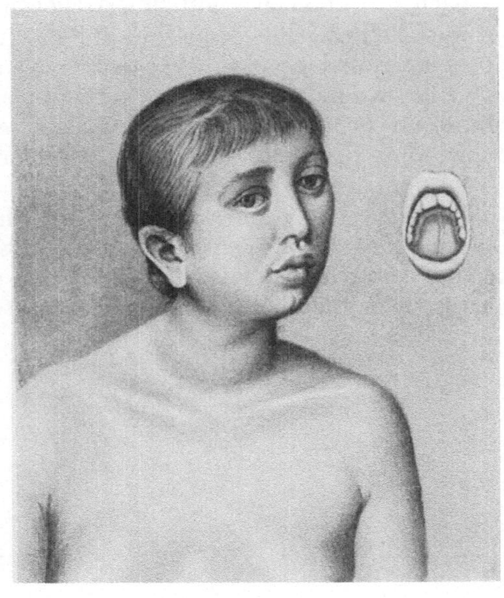

Abb. 8. Schiefhals.
(Beobachtung von v. EISELSBERG
in der Chirurg. Univ. -Klinik in Königsberg i. Pr.)

Bereich der Halswirbelsäule eine Skoliose beim rechtsseitigen Schiefhals eine links-

nach der gesunden Seite, also z. B. seitige Halswirbelskoliose (primäre Cervicalskoliose mit teilweiser occipitaler Kompensation), während in der Brustwirbelsäule eine rechtskonvexe Skoliose vorhanden ist. Die erstere Form ist die primäre und kann auch dauernd bestehen bleiben, meist geht sie aber, wenn die Kinder in aufrechte Haltung kommen, in den zweiten Typus über (Abb. 9a u. b).

Neben den skoliotischen Veränderungen der Wirbelsäule interessieren besonders die *Asymmetrie des Gesichtes und des Schädels*. Betrachtet man einen Patienten mit Schiefhals von vorne, so fällt die Asymmetrie des Gesichtes auf. So ist z. B. bei linksseitigem Caput obstipum die rechte Gesichtshälfte

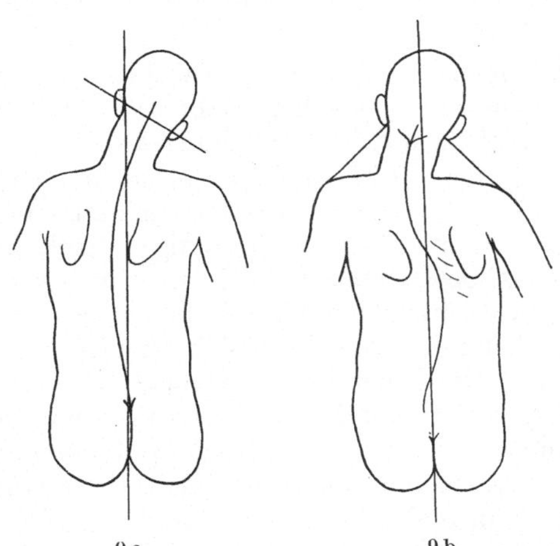

9 a   9 b
Abb. 9a u. b. Skoliose bei Caput obstipum. Typus I
und II nach LORENZ in der Ansicht von hinten.

länger und schmäler als die linke, während diese (die kranke) niedriger und breiter erscheint. Verbindet man die beiden äußeren Augenwinkel und die beiden Mundwinkel zu einer Linie, so konvergieren diese Linien nach der kranken Seite (Abb. 10). Die Mittellinie des Kopfes verläuft in einem nach rechts konvexen Bogen. Dasselbe ist an der Raphe des Gaumens zu konstatieren. Auch

am skeletierten Schädel ist diese Asymmetrie zu sehen, besonders deutlich
wird der Unterschied am Unterkiefer. Die kranke Seite ist verdickt und verkürzt, die gesunde Seite länger und schmäler. Die Mittellinie des Unterkiefers
ist nach der kranken Seite zu verschoben.

Eine befriedigende Erklärung für die Asymmetrie des Schädels steht noch
aus. Die Annahme einer Wachstumsstörung infolge mangelhafter Zirkulation
ist nicht begründet. Viel plausibler erscheint die Theorie, welche die Veränderungen am Schädel im Sinne einer Skoliose auffaßt und die Asymmetrie durch
Zugwirkung der inserierten Muskeln erklärt.

Von praktischer Wichtigkeit ist, daß infolge des Schiefhalses Störungen
an den Augen zu vermerken sind. Zunächst schielt der Kranke nach der der
Drehung des Kopfes entgegengesetzten Seite (Hübscher). Dieses Schielen
kommt dadurch zustande, daß die Augen des Kranken nicht in der Richtung
seines schief gestellten Kopfes blicken, sondern geradeaus. Die Blicklinien

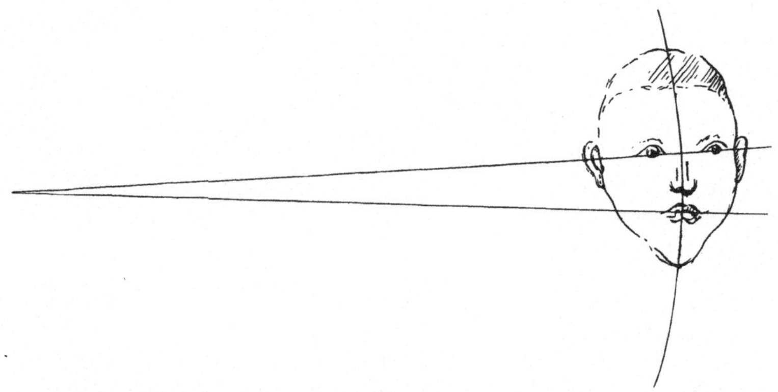

Abb. 10. Asymmetrie des Gesichtes bei Caput obstipum. (Nach Voelcker.)

stehen also senkrecht zu der Frontalebene des Körpers und nicht zu der des
Kopfes. Um mit Rücksicht auf seinen Körper geradeaus zu sehen, muß der
Patient nach der der Drehung des Kopfes entgegengesetzten Richtung schielen.

Ferner wird beim Caput obstipum gelegentlich eine symmetrische Einschränkung des Gesichtsfeldes beobachtet, und zwar beim linksseitigen Schiefhals
nach rechts, beim rechtsseitigen nach links. Hübscher, Joachimsthal und
Wolf beobachteten einen solchen Fall, nach dessen operativer Behandlung
die Gesichtsfeldeinschränkung wieder verschwand.

Außerdem sind Plexuslähmungen bei Caput obstipum beobachtet (A. Schüller). Die Entstehung derselben ist nicht ganz klar. Die eine Annahme geht
dahin, daß durch das Geburtstrauma einerseits eine Zerreißung des Kopfnickers mit nachfolgendem Caput obstipum und andererseits eine Zerrung des
Plexus erfolgt; nach der anderen Annahme besteht ein Caput obstipum congenitum und infolge dessen sind alle Weichteile der erkrankten Seite, also auch
die Nerven verkürzt. Kommt es nun während des Geburtsaktes zu einer
Geraderichtung des Kopfes, dann kann dadurch eine Zerrung des Plexus erfolgen.

Bevor ich auf die Therapie des Caput obstipum übergehe, mögen *noch einige
andere Formen des Schiefhalses* hier erwähnt werden:

1. *Caput obstipum als Gewohnheitscontractur* findet sich bei Kindern, welche
von der Wärterin stets auf dem einen Arm getragen werden und den Kopf
immer auf die eine Seite neigen. Ein gleiches beobachtet man bei Leuten,
welche schwere Lasten am Kopf oder auf der einen Schulter tragen.

2. *Rheumatischer Torticollis.* Meist nach einer Erkältung entwickelt sich mit großer Schmerzhaftigkeit oft sehr rasch unter Schwellung des Kopfnickers die Contractur, die ebenso schnell wieder auf entsprechende Therapie (Ruhigstellung, Priesnitzumschläge, Aspirin, Schwitzkuren) verschwindet. Auch nach Infektionskrankheiten (Scharlach, Masern, Diphtherie, Typhus) kann sich eine derartige Myositis des Kopfnickers entwickeln, die in seltenen Fällen in ein chronisches Stadium übergehen kann.

3. *Durch Augenerkrankungen hervorgerufener Schiefhals.* Bei Augenmuskellähmungen korrigiert der Patient gelegentlich die Doppelbilder durch Neigen des Kopfes nach der einen Seite, wodurch der binokuläre Sehakt wieder ermöglicht wird. Nach operativer Beseitigung der Muskellähmung verschwindet auch der Schiefhals wieder.

· 4. *Auch durch Ohrerkrankungen kann ein Schiefhals erzeugt werden.* Von den eitrigen Prozessen am Processus mastoideus ist dies bei der nahen Beziehung dieses Knochens zum Musculus sternocleidomastoideus verständlich. Interessant ist, daß auch bei Labyrinth- bzw. Bogengangserkrankungen der Schiefhals beobachtet wird. Um den in bestimmter Richtung ablaufenden Schwindel zu korrigieren, nimmt der Kranke eine entsprechende Kopfhaltung ein, die später zu einer Contractur führen kann.

5. *Caput obstipum bei Strumen mit Kompression* (HENSCHEN). Bei einseitigen Kröpfen mit starker Stenose sucht der Kranke den Kopf in diejenige Stellung zu bringen, durch welche die Druckwirkung des Kopfnickers auf den Kropf vermindert und dadurch die Kompression der Trachea verringert wird. Ebenso wird durch eine gleichzeitige Skoliose der Halswirbelsäule der Trachealkompression entgegengewirkt.

6. Ferner kann ein Torticollis *durch Veränderungen in der Haut oder in den Fascien (dermatogener und desmogener Torticollis)* hervorgerufen werden. Zu der ersteren Form gehört der Schiefhals der nach ausgedehnten Verbrennungen, Explosionen usw. nach Geschwüren tuberkulöser oder luetischer Natur auftreten kann. Zu den desmogenen Formen rechnen wir die Fälle von Caput obstipum, die nach ausgedehnten, schweren akut entzündlichen Prozessen der tieferen Halsweichteile (Phlegmonen) durch narbige Contractur zustande kommen. v. EISELSBERG sah nach der Incision eines Nackenfurunkels, der langsam heilte, durch Narbenzug einen Torticollis auftreten. Endlich kann auch bei Tumoren des Halses eine Schiefhalsstellung eintreten.

7. *Der neurogene Torticollis* kann in verschiedenen Formen auftreten:

a) Kann die Schiefhaltung des Kopfes *reflektorisch* eintreten bei akuten Entzündungen von Halsdrüsen, bei Vereiterungen des Mittelohres, bei akuten Abscessen am Nacken oder in den Halsweichteilen, indem der Patient das Bestreben hat, zur Verhütung oder Milderung der Schmerzen den Kopf auf die erkrankte Seite zu neigen.

b) *Die spastische Form* des Caput obstipum besteht im Auftreten von klonischen und tonischen Zuckungen im Musculus sternocleidomastoideus. Häufig treten die ruckweisen Zuckungen nicht nur im Kopfnicker, sondern in allen an der Drehbewegung des Kopfes beteiligten Muskeln auf, aus welchem Grunde DE QUERVAIN den ganzen Prozeß als eine funktionelle Störung im Gebiete des Rindenzentrums für die Kopfdrehung auffaßt. Jedenfalls ist diese Erkrankung als Neurose zu qualifizieren, welche mehr in die Domäne des Nervenarztes als in die des Chirurgen gehört.

c) *Der paralytische Schiefhals* kommt nach Lähmung des Nervus accessorius infolge von Verletzungen, Kompression oder Zerstörung dieses Nerven (z. B. durch Tumoren) zustande. Infolge der Lähmung des einen Kopfnickers überwiegt der gesunde Muskel der anderen Seite und es kann sich dann eine dementsprechende Contracturstellung entwickeln.

Neben diesen verschiedenen Formen des Schiefhalses können differentialdiagnostisch noch eine Reihe von Prozessen in Betracht kommen, bei welchen gleichfalls eine schiefe Haltung des Kopfes vorhanden ist. Vor allem ist es die einseitige *Rotationsluxation* der Halswirbelsäule, welche auch eine Schiefhaltung des Kopfes bewirken kann. Neben der Anamnese (Trauma) wird der Palpationsbefund, evtl. die vorhandenen Nervenstörungen, die orale Untersuchung, ganz besonders aber die Röntgenuntersuchung der Wirbelsäule (in zwei Richtungen) die Diagnose stellen lassen.

Weiters kann eine *Spondylitis* der Halswirbelsäule ein Caput obstipum vortäuschen. Auch hier wird das langsame allmähliche Entstehen der allgemeine Habitus des Patienten, ferner die heftigen Schmerzen und die Beweglichkeitseinschränkung auf den rechten Weg führen. Es fehlt ferner bei Spondylitis das typische Vorspringen des kontrahierten Sternocleidomastoideus, wie es für den muskulären Schiefhals charakteristisch ist. Dagegen findet sich meistens eine diffuse Schwellung am Nacken. Die rein seitliche Neigung bei Spondylitis im Gegensatz zu der gleichzeitigen Drehung des Kopfes beim muskulären Schiefhals findet sich häufig, aber durchaus nicht immer. Auch die Untersuchung vom Munde her auf eine druckempfindliche Stelle der Wirbelsäule oder ein daselbst konstatierter Retropharyngealabsceß kann die Diagnose sofort klären.

Ferner ist auch differentialdiagnostisch daran zu denken, daß eine *Halsrippe* ein Caput obstipum vortäuschen kann (Drehmann).

Endlich ist noch zu erwähnen, daß eine Schiefstellung des Kopfes auch durch *Anomalie der Halswirbelsäule* bedingt sein kann. *(Keilwirbel, Verwachsung oder Spaltbildung mehrerer Wirbel — ossärer Schiefhals)* oder aber es ist der *Schiefhals arthrogener Natur.* Sei es auf traumatischer Basis im Anschluß an Distorsionen oder auf entzündlicher (Gelenksrheumatismus) oder konstitutioneller Grundlage (Gicht) kann es zu einer Arthritis der Halswirbelgelenke kommen, welche, wenn der Prozeß hauptsächlich einseitig ist, eine Schiefstellung des Kopfes bedingen kann.

Therapie des Caput obstipum.

1. *Unblutiges Verfahren.* Was zunächst die unblutige Behandlung des Schiefhals betrifft, welche in früherer Zeit sehr viel geübt wurde, so kommt dieselbe heute nur für die Nachbehandlung nach Operationen und ferner für leichte Fälle und im frühesten Kindesalter in Betracht. Hier können vorsichtige, redressierende Bewegungen zum Ziele führen. Die vielen, oft sehr komplizierten Apparate, die in früherer Zeit zur Behandlung des Schiefhalses erdacht wurden, sind zum Teil Stützapparate des Kopfes, welche einerseits an den Schultern, andererseits am Kopf angreifen und den Kopf in der richtigen Stellung fixieren sollen, so die Pappkrawatte nach Dieffenbach, oder die abnehmbare Gipskrawatte, oder ihre technisch vollendetere Ausführung aus Leder, endlich der Schanzsche Watteverband. Es ist klar, daß derartige Apparate bei stärkerer Contractur schlecht vertragen werden und Decubitus erzeugen können.

Bei einer zweiten Gruppe von Apparaten wirkt der muskulären Contractur ein elastischer Zug auf der gesunden Seite entgegen. Das Gipsdiadem von Lorenz stellt den Typus dieser Behandlung dar: ein Gipsring um Stirn und Nacken, an welchem an der nicht erkrankten Seite ein Ring befestigt ist. Durch diesen wird ein elastischer Zug geschlungen, der in der Weise am Thorax und Becken befestigt wird, daß er den Kopf in einer der kranken Stellung entgegengesetzte Position fixiert. Ähnlich der Heftpflasterverband nach Sayre.

Eine dritte Art der unblutigen Behandlung stellt die Extension des Kopfes mit GLISSONscher Schlinge auf einer schiefen Ebene in einer überkorrigierten Stellung des Kopfes dar.

Alle diese Methoden können bei leichten Fällen, sowie in der Nachbehandlung operierter Fälle zur Anwendung kommen, für welch letztere übrigens ganz besonders der Kopf, Hals und Schultern umgebende Gipsverband zu empfehlen ist.

Wenig empfehlenswert erscheint dem Chirurgen die unblutige gewaltsame Geradestellung des Kopfes in Narkose. LORENZ korrigiert in seinem modellierenden Redressement der Halswirbelsäule die Schiefhaltung des Kopfes, indem er unter anderen auch den sich anspannenden Musculus sternocleidomastoideus unblutig zerreißt, ebenso wie bei der unblutigen Einrenkung der kongenitalen Hüftgelenksluxation, die Adductoren zerrissen werden. Doch erscheint diese subcutane Myorrhexis nicht ohne Gefahr, weshalb die blutigen Methoden vorzuziehen sind.

2. *Operative Verfahren.* Von den blutigen Verfahren zur Beseitigung des Schiefhalses sind drei Gruppen zu nennen: a) die einfache Durchschneidung, b) die Exstirpation des kontrahierten Muskels und c) die plastischen Methoden.

a) Die Tenotomie. Sie kann subcutan oder offen ausgeführt werden. Wie an anderen Körperstellen, so wird auch beim Caput obstipum heuzutage von der überwiegenden Mehrzahl der Chirurgen die offene Durchschneidung bevorzugt: Von einem Längs- oder Schrägschnitt über dem unteren Ende des Musculus sternocleidomastoideus werden alle sich anspannenden sehnigen Partien dieses Muskels freigelegt und auf der Kochersonde durchschnitten. Durch Verschieben der Incisionswunde kann man auch mit einem relativ kleinen Schnitt auskommen, was für die Kosmetik von Wichtigkeit ist und kann auf diese Weise beide Muskelhälften zur Ansicht bringen. Es ist wichtig, sämtliche narbig veränderte Partien sorgfältig zu durchschneiden.

Darüber wird die Haut vernäht. Anlegen eines fixierenden Verbandes, am besten eines Gipsverbandes, in etwas überkorrigierter Stellung. Zur Nachbehandlung leichte redressierende Manipulationen, Massage, Suspensionsübungen durch mehrere Wochen.

Aus kosmetischen Gründen wurde die Durchschneidung nicht im unteren, sondern im oberen Teil des Musculus sternocleidomastoideus ausgeführt (LANGE u. a.). Vom Warzenfortsatz nach abwärts wird der Muskel freigelegt und alle sich anspannenden Teile quer durchschnitten.

Die Spätresultate der einfachen Durchtrennung sind, wie die Berichte verschiedener Autoren (KEMPF, PFEIFER, DOERING, KERSTING) zeigen, ausgezeichnete. Bemerkenswert ist, daß sich nach gelungener Operation auch die Wirbelsäulenverbiegung und die Asymmetrie des Gesichtes längere Zeit nach der Operation zurückbilden kann.

b) Exstirpation des Sternocleidomastoideus. Da die einfache Durchschneidung des Muskels ein Rezidiv nicht ausschließt, ging v. MIKULICZ zu dem radikaleren Verfahren der Exstirpation des Musculus sternocleidomastoideus über. Da der Muskel ohnedies narbig verändert und entweder ganz oder fast ganz ohne kontraktile Substanz ist, so ist er für die Funktion ohne Wert; ebenso wenig Bedeutung hat der kontrakte Muskel für die Kosmetik. Die Operation wird nach v. MIKULICZ folgendermaßen ausgeführt: 3—4 cm langer Längsschnitt zwischen sternaler und clavicularer Portion. Beide Muskelhälften werden freigelegt und nahe ihrer Insertion am Sternum bzw. Clavicula durchschnitten. Sodann werden beide Muskelpartien nach oben zu bis zu ihrer Vereinigung hinaufpräpariert. Unter stärkerer Beugung des Kopfes wird nun auch der obere Teil des Sternocleidomastoideus hervorgezogen und mit Ausnahme seiner hintersten und obersten Portion, durch welche der Nervus accessorius tritt, bis zum Warzenfortsatz hinauf fortgenommen. Von anderen Operateuren wird nur der untere sehnige Teil des Muskels entfernt und dadurch gute Resultate erzielt.

Die Erfolge der v. Mikuliczschen Operation sind sehr befriedigende. Ganz besonders für die schweren Fälle leistet, wie eine große Reihe von Autoren betont (Jaffe, Hoffa, Friedberg, Linser u. a.), die Operation Vorzügliches.

Stumme berichtet über Spätresultate bis zu 9 Jahren von 28 Fällen aus der v. Mikuliczschen Klinik, von denen in 14 Fällen das Resultat ein so ausgezeichnetes war, daß beim Anblick nicht mehr die operierte Seite festgestellt werden konnte. In 10 Fällen war noch eine leichte Neigung des Kopfes vorhanden, 2 Fälle waren überkorrigiert, in 2 Fällen bestand die Deformität im ausgesprochenem Maße weiter. Nussbaum fand unter 47 Nachuntersuchungen von Fällen, bei denen wegen Schiefhals teilweise der Kopfnicker entfernt worden war, in 76% Geradestellung des Kopfes mit freier Beweglichkeit.

Als ein besonderer Vorteil der Exstirpation des Kopfnickers muß hervorgehoben werden, daß eine ausgesprochene orthopädische Nachbehandlung nicht notwendig erscheint.

Allerdings schützt auch die Mikuliczsche Operation nicht mit Sicherheit vor Rezidiven (Franke, Bunge). Die Funktionsstörung, welche durch Wegfall des Musculus sternocleidomastoideus resultiert, ist eine auffallend geringe. In kosmetischer Beziehung ist die durch die Exstirpation manchmal bedingte Abflachung des Halses zu erwähnen.

In technischer Hinsicht muß auf die Schonung der Vena jugularis und des Nervus accessorius Bedacht genommen werden. Das erstere läßt sich bei einiger Vorsicht wohl stets vermeiden, viel leichter kann jedoch eine Verletzung des Nervus accessorius, welcher bekanntlich im oberen Teil den Muskel durchsetzt, erfolgen. Dies war auch der Grund, warum v. Mikulicz und auch andere Autoren sich mit der partiellen Resektion des unteren Zweidrittels oder wenigstens der unteren Hälfte des Musculus sternocleidomastoideus begnügten und damit auch befriedigende Resultate erzielten. Die funktionelle Störung, welche durch die Verletzung des Nervus accessorius erfolgt ist übrigens keine hochgradige. Die Parese oder Paralyse des Musculus cucullaris bildet sich in einem Teil der Fälle vollkommen zurück.

3. *Plastische Operationsverfahren.* Von den zahlreichen Methoden, welche auf plastischem Wege eine Verlängerung des verkürzten Sternocleidomastoideus erzielen, sei hier besonders auf die Föderlsche Operation hingewiesen, über welche mir persönliche Erfahrungen zur Verfügung stehen (Abb. 11a u. b).

Föderl legt von einem zwischen sternaler und clavicularer Portion gelegenen Längsschnitt diese beiden Muskelteile bloß. Die sternale Portion wird hoch oben bei ihrer Vereinigungsstelle (a), die claviculäre unmittelbar an der Clavicula (d) quer durchtrennt und dann beide Schnittflächen durch Naht vereinigt (c b), es gelingt auf diese Weise eine Verlängerung des Muskels zu erzielen, welche der Länge der clavicularen Portion entspricht. Einer der oben beschriebenen redressierenden Verbände, am besten ein Gipsverband, der Kopf, Hals und Schulter umfaßt, bringt den Kopf zunächst in richtige, später in überkorrigierte Stellung. In zwei bis drei Wochen ist die Nachbehandlung abgeschlossen.

v. Frisch berichtete aus der v. Eiselsbergschen Klinik über 14 Plastiken nach Föderl, deren Nachuntersuchung nach 1—4 Jahren in allen Fällen, bis auf einen, ein sehr gutes Resultat ergeben haben.

Endlich möge hier nur kurz ein Operationsverfahren erwähnt werden, welches Wullstein für schwere Fälle oder für Rezidive empfiehlt. Das Wesentliche der Methode besteht darin, daß Wullstein nach Durchschneidung oder partieller Exstirpation des kontrakten Muskels den Antagonisten, also den

Sternocleidomastoideus auf der gesunden Seite verkürzt, und zwar in der Weise, daß er ihn, um die Insertionsverhältnisse nicht zu stören, in Form einer Schlinge vernäht.

Einer kurzen Besprechung bedarf noch der *Torticollis spasticus*. Bei der Mannigfaltigkeit der Ursachen des neurogenen Schiefhalses wird auch die Behandlung eine sehr verschiedene sein. Interne, neurologische, orthopädische Behandlung, Psychotherapie werde meist in erster Linie zu erwägen sein. Nur in den schwersten und hartnäckigsten Fällen von spastischem Schiefhals wird man sich zum operativen Eingriff entschließen.

Die chirurgische Therapie kann in dreierlei Weise ausgeführt werden:

1. In Aufsuchung und Durchschneidung des N. accessorius und der hinteren Äste der drei obersten Cervicalnerven. Die Technik dieser Operation ist auf S. 513 besprochen.

2. In einer Aufsuchung und Durchschneidung der sub 1 genannten Nerven von innen her. CUSHING hat in einem von Mc KENZIE veröffentlichten Fall

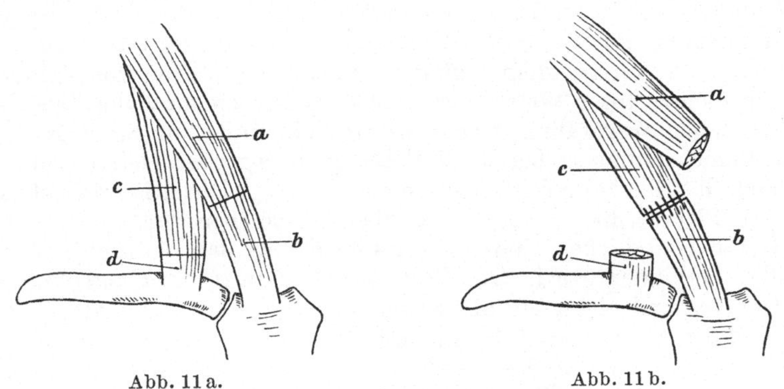

Abb. 11 a.   Abb. 11 b.

Abb. 11 a u. b. Operation nach FÖDERL bei Caput obstipum.
(Buchstabenerklärung im Text, S. 464.)

von spastischem Schiefhals diesen Weg beschritten und nach Freilegung des Kleinhirns und Laminektomie den N. accessorius am Foramen jugulare und die motorischen und sensiblen Wurzeln der drei obersten Halsnerven mit Erfolg durchschnitten. In ganz analoger Weise ist FOERSTER vorgegangen, der in vier Fällen mit gutem Erfolg die intradurale Durchschneidung der hinteren und vorderen Wurzeln von C_1 bis C_4 ausführte.

3. In einer Durchschneidung der krampfenden Muskeln. KOCHER hat die Durchtrennung der M. sternocleidomastoideus, ferner des M. splenius capitis et cervicis, des M. longissimus capitis und des M. obliquus capitis inferior ausgeführt und dabei gute Erfolge erzielt (DE QUERVAIN).

B. Die Chirurgie der Halsgefäße.

I. Arterien des Halses.

Die Verletzung der großen Gefäße des Halses geschieht meist durch Schuß, Stich oder Schnitt, in seltenen Fällen durch Einwirkung von stumpfer Gewalt. Die Annahme, welche sich aus den Erfahrungen des Krieges 1870—1871 ergab, daß die Gefäße dem Projektil ausweichen, hat für unsere heutigen rasanten Schußwaffen keine Geltung mehr. Dementsprechend war die Zahl der Gefäßverletzungen in den letzten Kriegen, im russisch-japanischen (KIKUZI), im Balkankrieg (SUBBOTITSCH), ganz besonders jedoch im Weltkrieg, eine sehr bedeutende.

Die Verletzungen der Gefäße durch Infanterieprojektil sind teils Durchschüsse, welche schlitzförmige Ränder aufweisen, teils totale Abschüsse der Gefäße, teils Streifschüsse, welche einen mehr minder großen seitlichen Defekt des Gefäßes ergeben. Trifft das Geschoß nur tangential die Gefäßwand, so kann es zu einem Abheben der Intima und Media von der Adventitia und zu Einrissen an der Intima kommen. Bei den Artillerieverletzungen überwiegen natürlich die schweren Zerreißungen.

Ebenso wie bei den Schußverletzungen kann bei Stich oder Schnittverletzung das Gefäß entweder ganz durchtrennt oder nur angestochen sein.

Wenn wir zunächst die *arteriellen Verletzungen* berücksichtigen, so ist die unmittelbare Folge einer Verletzung einer großen Halsarterie eine heftige Blutung nach außen, welcher der Patient nach einigen Augenblicken erliegen kann. Sofortiges rasches Zugreifen und Kompression des Gefäßes proximal von der Verletzungsstelle — also bei der Carotis Digitalkompression gegen die Wirbelsäule — oder wenn dies nicht ausreichen sollte auch Kompression des Gefäßes in der Wunde selbst, kann das Leben vielleicht noch retten. Der Ausgang einer solchen Verletzung hängt von dem Umstand ab, ob ein Arzt oder eine der ersten Hilfe kundige Person bei dem Unfall anwesend ist, welche die digitale Kompression in zielbewußter Weise durchführt. Natürlich muß die digitale Kompression so lange ausgeführt werden bis ärztliche Hilfe zur Stelle ist.

Nicht immer kommt es bei der Verletzung eines großen Gefäßes zur Blutung nach außen, dieselbe kann auch nach innen in eine gleichzeitig eröffnete Körperhöhle, z. B. Pleurahöhle, erfolgen. Oft aber verschieben sich die über dem verletzten Gefäß befindlichen Gewebe so kulissenartig, daß dadurch eine Blutung nach außen verhindert wird. Das Blut strömt dann in die Umgebung des verletzten Gefäßes und bildet ein mehr minder ausgedehntes Hämatom. Dasselbe kann am Halse zu schweren Kompressionserscheinungen führen. In anderen Fällen bilden sich umschriebene pulsierende Hämatome und aus diesen dann wieder die Aneurysmen. Über sie wird noch später die Rede sein.

Endlich ist noch als seltener Ausgang einer Gefäßverletzung die spontane Ausheilung zu erwähnen. Sowohl bei lateralen Verletzungen als auch selbst bei totalen Abschüssen kann es zum spontanen Stehen der Blutung kommen. Infolge des Blutverlustes sinkt der Blutdruck, dadurch kann es leichter zur Bildung eines Thrombus an der Verletzungsstelle kommen. Begünstigt wird weiter dieser provisorische Verschluß dadurch, daß sich die Ränder der Intima einkrämpeln. In der Folge kommt es zur bindegewebigen Umwandlung des Thrombus, wodurch dann eine definitive Ausheilung ermöglicht ist.

Außer durch Verletzungen kann eine Blutung auch nach Arrosion eines Gefäßes durch Eiterungen oder durch maligne Tumoren erfolgen.

Bei der ärztlichen Versorgung einer mit starker Blutung einhergehenden Verletzung des Halses wird man sich zunächst die Frage vorlegen, ob eines der großen Halsgefäße (Arterie oder Vene) verletzt ist, und um welches Gefäß es sich handelt. So einfach in vielen Fällen, besonders unmittelbar bei oder nach der Verletzung die Beantwortung dieser Frage liegt, so kann in manchen Fällen die Sachlage nicht klar sein, ganz besonders dann, wenn die Verletzung schon einige Zeit zurückliegt und die Blutung spontan zum Stehen gekommen ist. Auch das Fehlen des peripheren Pulses ist hier nicht maßgebend, da infolge des Blutverlustes der Blutdruck so gesunken sein kann, daß ein peripherer Puls überhaupt nicht tastbar ist. Niemals soll man sich bei einem Fall, bei dem eine schwere Blutung bestanden hatte, von dem scheinbaren Stehen der Blutung täuschen lassen. Eine genaue Revision der Wunde wird am sichersten vermeiden, verletzte Gefäße zu übersehen. Gebraucht man diese Vorsicht nicht, so wird man in vielen Fällen von einer Nachblutung überrascht. Der Thrombus, welcher provisorisch das Arterienlumen verlegt hat, verschiebt sich und eine neuerliche Blutung beginnt.

Wenn nun eine Gefäßverletzung konstatiert ist, so ist eine weitere Frage, ob man die Naht des verletzten Gefäßes oder die Ligatur ausführen soll und wenn man sich zur letzteren entschließt, ob dieselbe am Ort der Verletzung oder am Ort der Wahl zentral von der Verletzung zu geschehen hat. Für kleinere Arterien, deren Unterbindung keinerlei Ernährungsstörungen für das von ihnen versorgte Gebiet im Gefolge hat, ist unzweifelhaft die Ligatur unter allen Umständen auszuführen. Anders bei den großen Arterien (Carotis, Subclavia).

Im allgemeinen kann gesagt werden, daß *die Herstellung der Kontinuität einer ganz oder teilweise durchtrennten Halsarterie großen Kalibers durch zirkuläre oder laterale Naht als das stets anzustrebende Ziel erscheint.* In Betracht kommen hierbei nur die Arteria carotis communis, interna und die Arteria subclavia, weil die Ligatur dieser Arterien nur zu häufig von schweren Schädigungen gefolgt sein kann.

Es wird daher der Versuch einer Naht an den genannten großen Halsarterien bei einer Verletzung stets zu machen sein, wenn keine Kontraindikation besteht.

Als solche Kontraindikationen gegen die Naht wäre vor allem der Umstand zu erwähnen, daß die äußeren Bedingungen (Asepsis, Operateur, Instrumentarium) zur Vornahme einer solchen subtilen Operation, wie es die Gefäßnaht darstellt, nicht vorhanden sind, ferner machen schwere Eiterungen und Zerreißungen die Naht unmöglich. Doch sollte eine geringfügige Infektion der Wunde die Naht nicht verhindern. Zur Ligatur am Orte der Wahl wird man sich dann entschließen, wenn die Ligatur in der Wunde selbst nicht ausführbar ist, also wenn schwere Eiterungen und phlegmonöse Prozesse vorhanden sind, vor allem bei der Arrosionsblutung, ferner bei ausgedehnter Zertrümmerung und Verschmutzung der Wunde.

Unterbindung der Arterien des Halses.

Im folgenden soll hier die Aufsuchung der einzelnen Arterien des Halses an typischen Stellen kurz besprochen werden, wie sie zum Zweck der Ligatur dieser Gefäße notwendig ist. Über die Technik der Gefäßnaht s. S. 503.

a) Arteria carotis communis.

Die in ihrem oberen Teil relativ oberflächliche Lage der Arteria carotis bewirkt, daß dieselbe nicht selten Traumen ausgesetzt ist. Schuß-, Schnitt- und Stichverletzungen können zur totalen oder partiellen Durchtrennung der Arteria carotis führen. Beim quer über dem Hals liegenden Selbstmörderschnitt erfolgt die Verletzung der Carotis seltener als man erwarten möchte, und zwar deshalb, weil bei stark reklinierten Kopf, in welcher Stellung der Selbstmörder meist das Messer ansetzt, insbesondere die Luftröhre und evtl. die Speiseröhre dem schneidenden Messer ausgesetzt sind, während bei dieser Stellung des Kopfes die Gefäße in die Tiefe rücken und dem Schnitt oft ausweichen. Subcutane Zerreißungen der Carotis infolge von Traumen kommen nur äußerst selten vor.

Die Art. carotis entspringt rechts aus der Arteria anonyma, links direkt aus der Aorta.

Von diesen normalen Verhältnissen gibt es mannigfache Abweichungen, so kann auch auf der linken Seite Carotis und Subclavia aus einer gemeinsamen Arteria anonyma sin. entspringen, oder sie kann umgekehrt auch rechts aus der Aorta direkt hervorgehen. Die praktisch wichtigste Varietät ist die, bei welcher die Arterie carotis sin. aus der Arteria anonyma entspringt. Sie überkreuzt hierbei die Trachea und kann bei einer Tracheotomia inferior ins Operationsgebiet fallen.

Die Carotis und die lateral von ihr gelegene Vena jugularis interna verlaufen in einer gemeinsamen Gefäßscheide von dem Musculus sternocleidomastoideus bedeckt. Erst in der Höhe der Ringknorpeln erreicht die Carotis

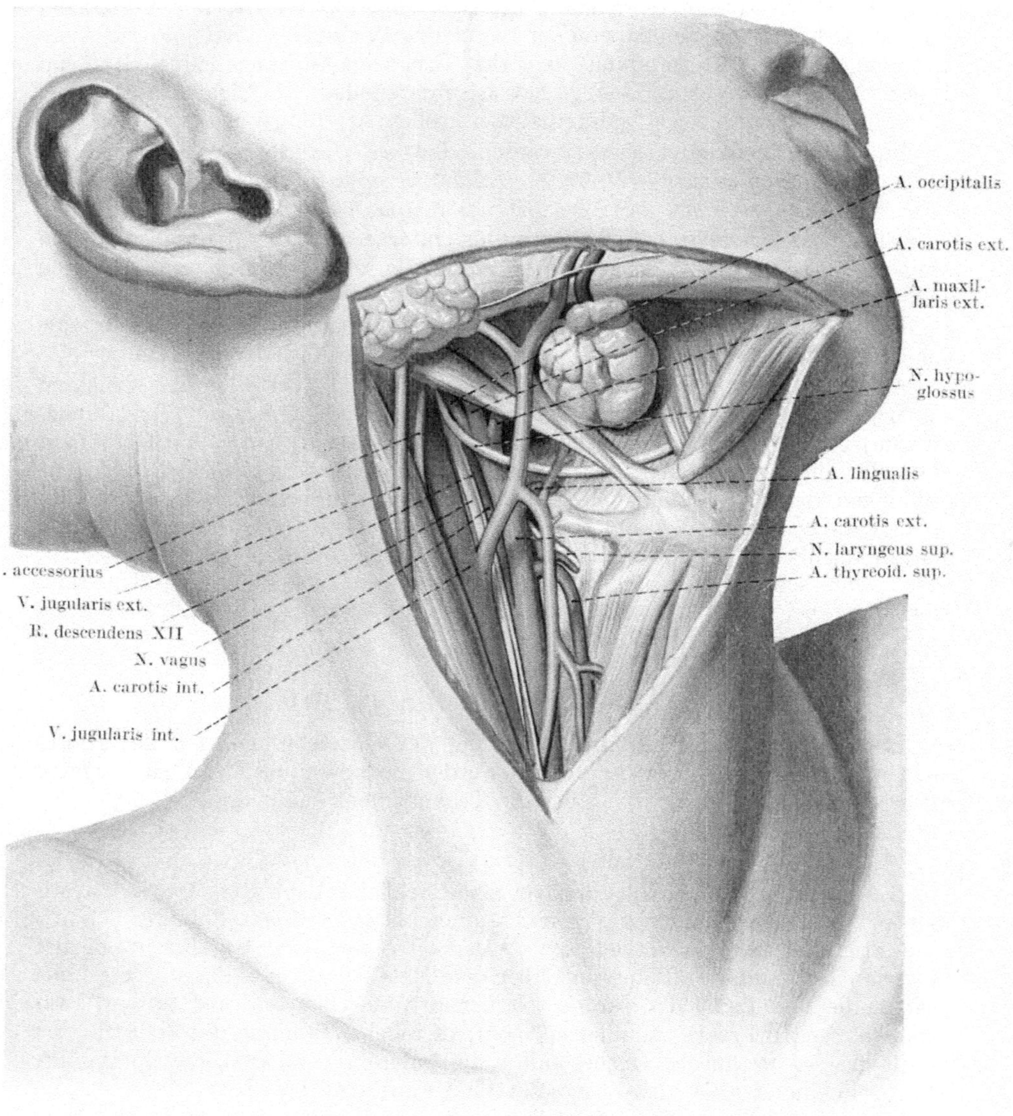

Abb. 12. Freilegung der Art. carotis externa im Trigonum caroticum. Topographie der Region. (Aus Tandler: Dringliche Operationen.)

den vorderen Rand des genannten Muskels. Hier ist der typische Ort zur Unterbindung der Carotis communis. In der Höhe des oberen Schildknorpelrandes teilt sich die Carotis in ihre beiden Äste, von denen die interne mehr nach innen und rückwärts und die externa mehr nach außen vorne liegt. Abgesehen von

ihrer Lage lassen sich die beiden Carotiden auch dadurch unterscheiden, daß
die interna unverzweigt verläuft, während die externa eine Reihe von Arterien-
ästen abgibt.

Die typische Unterbindung der Carotis communis geschieht im Trigonum
caroticum, also einem dreieckigen Raum, welcher nach vorne und oben vom

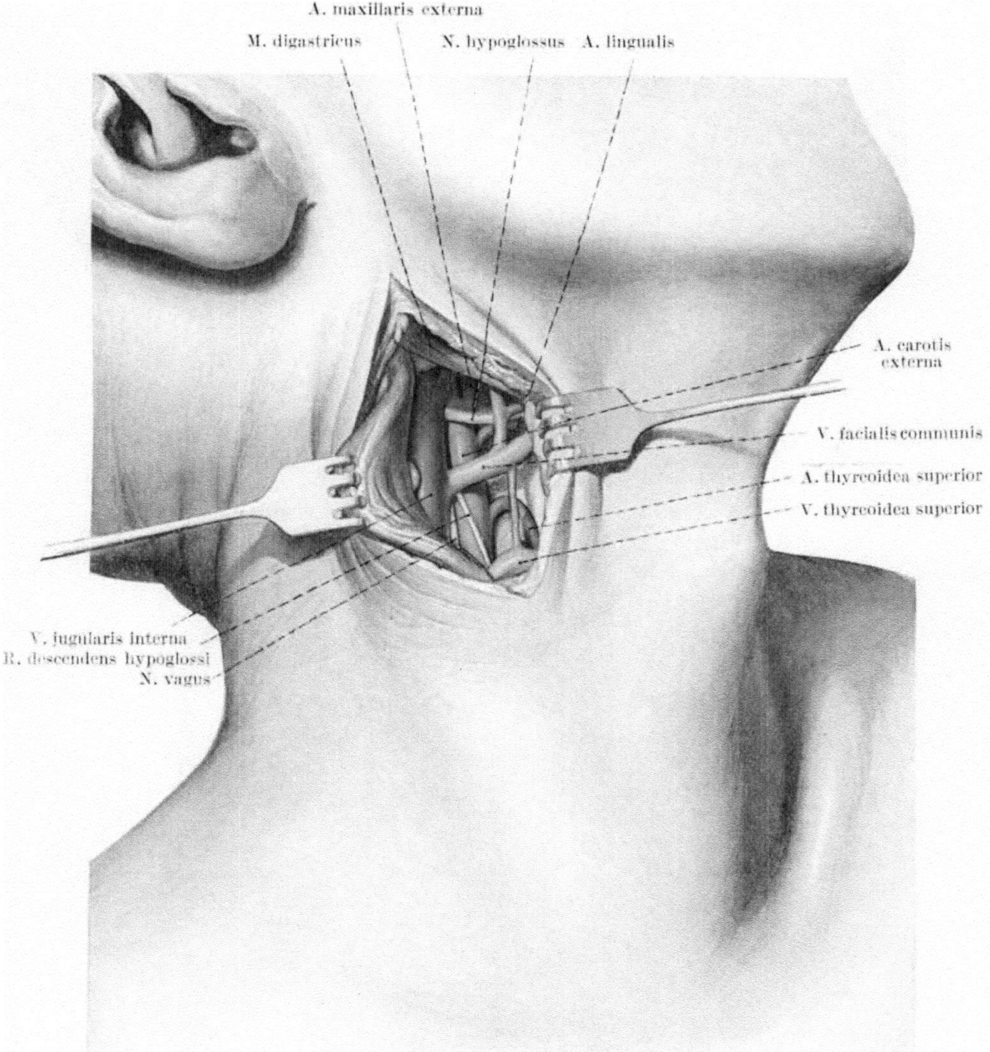

Abb. 13. Freilegung der Art. carotis externa im Trigonum caroticum. Chirurgischer Weg.
(Aus TANDLER: Dringliche Operationen.)

hinteren Bauch des Digastricus, nach vorne und unten vom Musculus omohyoideus und nach hinten vom vorderen Rand des Musculus sternocleidomastoideus begrenzt wird. Die Topographie dieser Gegend ist in Abb. 12, die
Ausführung der Operation in Abb. 13 dargestellt. Der Hautschnitt beginnt
bei stark nach rückwärts gebogenen Kopf in der Höhe des Zungenbeins und
zieht am vorderen Rand des Musculus sternocleidomastoideus etwa 6—7 cm

nach abwärts. Nach Durchschneidung des Platysma kommt man auf die oberflächliche Halsfascie, in welche die Vena facialis communis das weitere Eindringen in die Tiefe hindert. Die Vene wird doppelt ligiert und durchschnitten. Nach Incision der Fascie wird der Musculus sternocleidomastoideus aus seinem

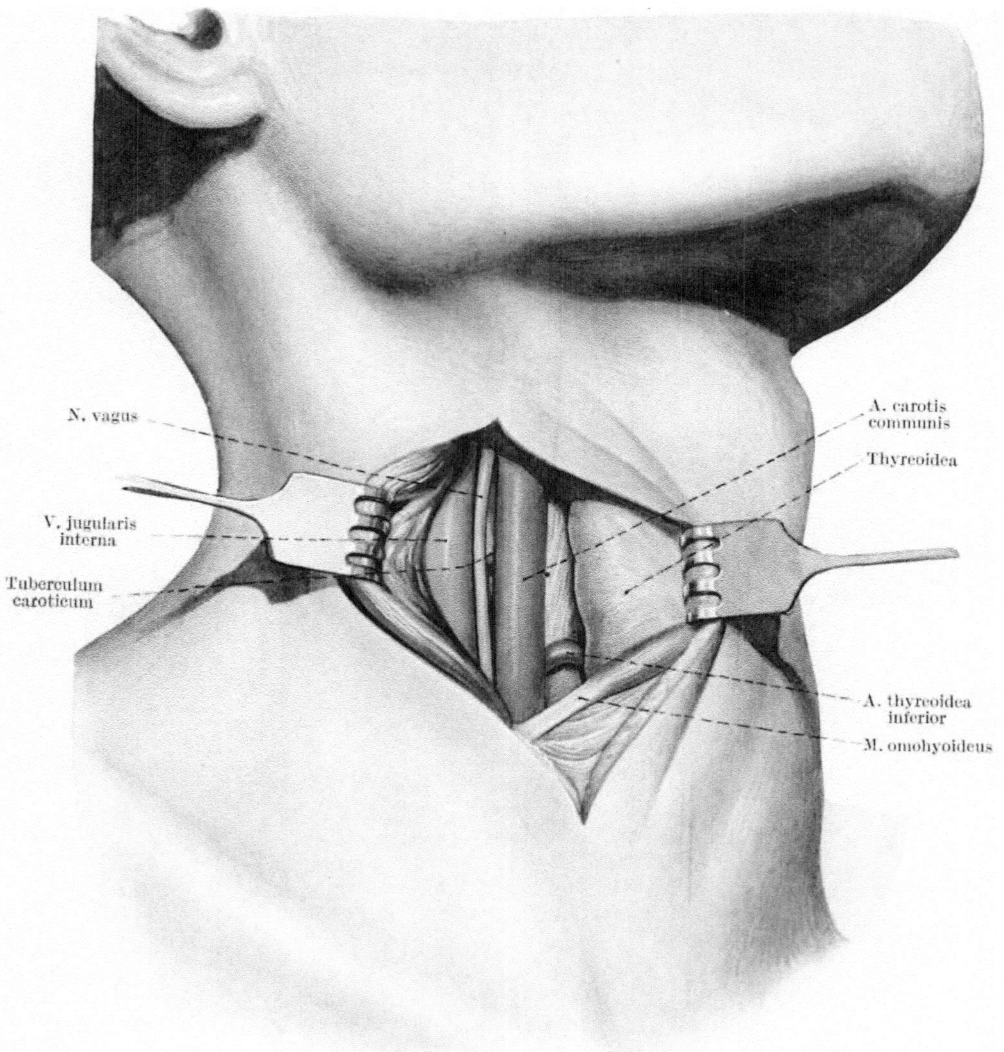

Abb. 14. Freilegung der A. carotis communis am Tuberculum caroticum. Chirurgischer Weg. (Aus TANDLER: Dringliche Operationen.)

Lager gehoben und nach rückwärts verzogen. Nun liegt die Gefäßscheide frei, auf welcher der Ramus descendens nervi hypoglossi nach abwärts verläuft. Nach Eröffnung der Gefäßscheide wird die mehr medial liegende Carotis von der lateral gelegenen, sie zum Teil überdeckenden Vena jugularis interna isoliert, wobei auf den zwischen Arterie und Vene verlaufenden Nervus vagus zu achten ist. Man gelangt auf diese Weise gerade zur Teilungsstelle der Carotis und kann dann, je nach Bedarf, die Carotis communis, die Carotis externa oder interna unterbinden.

Erheischt die Natur des Falles die Unterbindung der Carotis communis weiter herzwärts, so wird durch entsprechende tiefere Lagerung des immer am vorderen Rand des Sternocleidomastoideus geführten Hautschnittes die Arterie tiefer unten aufgesucht. Je tiefer man die Carotis freilegt, desto mehr muß man den Musculus sternocleidomastoideus nach rückwärts ziehen; im Bedarfsfalle wird man auch die Kerbung des Muskels nicht scheuen, um sich besseren Zugang und Übersicht zu verschaffen. Abb. 14 zeigt die Aufsuchung der Carotis communis am Tuberculum caroticum.

Das Indikationsgebiet für die Ligatur der Carotis communis umfaßt die Blutung infolge Verletzung dieser Arterie sowie die Aneurysmen, soferne eine Naht des Gefäßes nicht möglich ist. Ferner kann die Unterbindung in Frage kommen, bei Exstirpation solcher maligner Tumoren, welche die Gefäße umscheiden, endlich bei Arrosionsblutungen, welche durch Eiterung oder durch Übergreifen maligner Tumoren auf die Gefäße entstehen.

Es ist wohl hier der Ort auf die *Folgen hinzuweisen, welche nach Unterbindung der Arteria carotis communis oder carotis interna entstehen* können. In einer Reihe von Fällen wurden nach Unterbindung dieser Arterien Hemiplegien beobachtet. Dieselben sind durch Erweichungsherde bedingt, welche im Anschluß an die Ligatur der Carotis entstehen können und die pathologisch-anatomisch sich, je nachdem ein rückläufiger Venenstrom zustande kommt oder nicht, als rote oder weiße Erweichungsherde darstellen. Die Ursache des Zustandekommens der Erweichungsherde kann in zwei Momenten gesucht werden, entweder in der durch die Ligatur hervorgerufenen Ernährungsstörung des Gehirns oder in der an die Ligatur sich anschließenden Thrombose oder Embolie der Carotis. Es ist also in dem einen Fall der Erweichungsherd als eine direkte Folge der Ligatur aufzufassen, während in dem anderen Fall sich infolge der Intimaschädigung an der Ligaturstelle ein Thrombus entwickelt, welcher indirekt durch fortschreitende Thrombose oder Embolie dann den Erweichungsherd bedingt. Interessant ist, daß auch nach Kontusionen der Gefäßwand der Carotis interna durch Schuß (STIERLIN und v. MEYENBURG, BORST) sich Thrombosen am Ort der Schädigung bilden können, welche zur fortschreitenden Thrombose oder Embolie der Arteria carotis und ihrer Äste führen können.

Von der Mehrzahl der Autoren wird vor allem die erste Möglichkeit zur Erklärung der Erweichungsherde und ihrer klinischen Folgen (Lähmungen) herangezogen. Wo die letzteren ausbleiben ist dies auf eine genügende Blutversorgung durch Anastomosen zurückzuführen. Ein solcher Kollateralkreislauf kann sich nach Abbindung der Arteria carotis communis der einen Seite wiederherstellen und zwar 1. durch Versorgung aus der Carotis der anderen Seite auf dem Wege der Arteria communicans ant. des Circulus arteriosus Willisii, oder 2. aus der Art. vertebralis auf dem Wege der Art. communicans posterior, oder 3. aus der Carotis externa auf dem Wege der Art. ophthalmica und ihrer Verbindung mit der Art. meningea media, und endlich 4. rückläufig aus dem Stromgebiet der Art. carotis externa.

Natürlich setzt die Ausbildung eines Kollateralkreislaufes voraus, daß die Gefäße die Fähigkeit haben sich dem erhöhten Bedürfnis entsprechend auszudehnen. Wo die Elastizität der Gefäßwand infolge Alter oder Erkrankung gelitten hat, sind die Bedingungen zur Ausbildung des Kollateralkreislaufes schlechtere und so lehrt auch die Statistik, daß die Gefahr der Unterbindung mit höherem Alter und Arteriosklerose wächst.

Neben dieser durch die plötzliche Absperrung erzeugte Ernährungsstörung eines größeren Gehirnabschnittes darf jedoch nicht das zweite Moment außer acht gelassen werden, welches zu Erweichungsherden führen kann, *die Thrombose und Embolie*. Durch die Ligatur entsteht eine Intimaschädigung und infolgedessen ein Gerinnsel an dieser Stelle. Indem dieser Thrombus in die abgebundene Arterie kopfwärts hinaufsteigen und die Kollateralen verlegen kann, oder indem vom Thrombus ein Embolus abreißt, welcher die Hirnarterie verlegt, kann es zur Schädigung des Gehirns kommen.

Perthes hat auf diesen Punkt, auf welchen übrigens schon früher von Pathologen und Chirurgen (Marchand, Zimmermann, Gruber und Werner, Stierlin und Meyenburg u. a.) hingewiesen wurde, aufmerksam gemacht und die Embolien wenigstens für diejenigen Fälle als Erklärung herangezogen, in welchen ein längeres, oft tagelanges Intervall zwischen Ligatur und Auftreten von Lähmungserscheinungen beobachtet wird.

Ein Fall eigener Beobachtung von Ligatur der Carotis communis, bei dessen Sektion eine Thrombose des intrakraniellen Teils der Carotis interna sich fand, soll im folgenden mitgeteilt werden.

21jähriger Soldat, aufgenommen auf die Klinik v. Eiselberg am 16. Juni 1917. 29. Mai 1917 Verletzung durch Handgranate an der Wange. Acht Tage später wird in einem auswärtigen Spital wegen schwerer Blutung aus der Wunde die Carotis externa unterbunden. Wegen einer neuerlichen Blutung aus der eiternden Wunde der Unterbindungsstelle wird an der Klinik neuerdings aufgemacht. Die Ligatur hat durchgeschnitten und die Carotis externa war aus der Carotis communis förmlich herausgerissen; daher Ligatur der Carotis communis, interna und externa. 20 Minuten nach der Operation war Patient an der rechten oberen und unteren Extremität schlaff gelähmt. Aphasie, Lähmung des rechten Facialis und Hypoglossus und partielle Schlinglähmung. Nach drei Tagen Exitus.

Die Sektion (Prof. v. Wiesner) ergab eine Thrombose im intrakraniellen Teil der Carotis interna, frische Erweichung im linken Scheitellappen und den angrenzenden Partien des linken Schläfelappens mit frischer eitriger circumscripter Leptomeningitis über der Erweichungsstelle.

Jedenfalls ist die Anzahl der Schädigungen, welche nach Ligatur der Carotis communis oder interna auftreten, eine recht beträchtliche. Unter den Statistiken aus der antiseptischen und vorantiseptischen Zeit (Ehrmann, Keen, Lefort, Pilz, Zimmermann) ist die aus der Billrothschen Klinik in Zürich von Pilz die bekannteste. Sie ergibt auf Grund von 520 Fällen in $165 = 32^0/_0$ schwere cerebrale Lähmungserscheinungen, von denen wieder $91 = 50^0/_0$ zugrunde gingen. Auch in der aseptischen Zeit sind die Resultate nicht wesentlich besser geworden. Jordan beziffert im Jahre 1907 das Auftreten von Hirnerscheinungen nach Ligatur der Carotis communis mit $25^0/_0$ und erwähnt eine Mortalität von $10^0/_0$. Von 12 Carotisligaturen eigener Beobachtung an der Klinik v. Eiselsberg zeigten 7 hemiplegische Erscheinungen, 5 Fälle starben im Anschluß an die Operation. Auch Schmieden und Fischer beziffern die Mortalität der Carotisligaturen mit etwa $50^0/_0$.

Diese hohen Prozentzahlen der Hirnschädigung und der operativen Mortalität machen es begreiflich, daß man nach Methoden suchte, die Gefahren der Carotisligatur herabzumindern. Zunächst empfahlen Ceci und Boari bei der Ligatur der Carotis auch prinzipiell die Vena jugularis interna, auch wenn diese unverletzt ist, zu unterbinden, ein Verfahren, welches auch bei der Unterbindung anderer großer Schlagadern mehrfach angewandt wurde, um die Gefahr der Gangrän hintanzuhalten. Doch bietet diese Methode, wie die Literatur zeigt, durchaus keine Gewähr, daß die schädlichen Folgen der Ligatur ausbleiben.

Eine weitere Methode die Gefahren der Carotisligatur zu mildern, besteht darin, daß man die Ligatur nicht auf einmal, sondern allmählich vornimmt (Lesser). Jordan hat dieses Verfahren als Methode ausgebaut. Er legt in Lokalanästhesie die Carotis communis frei und umschnürt sie locker mit einem Catgutfaden, treten Hirnerscheinungen auf, so entfernt er wieder die Catgutligatur, im entgegengesetzten Fall unterbindet er nach zwei Tagen in einem zweiten Akt die Carotis definitiv. SMOLER hat dieses Verfahren bei Tumoren des Gesichtes und Halses mit Erfolg angewendet und ein eigenes Instrument zur Konstriktion der Gefäße angegeben. DOBERAUER ging einen Schritt weiter, indem er diese Methode auch bei der Ligatur anderer großen Gefäße anwandte, um die Gangrän zu vermeiden.

Statt der allmählichen Umschnürung der Arterie verwandte HALSTED die einmalige Drosselung der Carotis, um bei Aneurysmen die Zirkulation einzuengen ohne sie ganz aufzuheben. Hierzu benützte er Metallbandrollen, welche unter Umständen durch lebendes Material (Fascie) ersetzt werden können (NASETTI).

Es ist selbstverständlich, daß das Anwendungsgebiet der zwei eben genannten Methoden (Ligatur in zwei Akten und Drosselung) ein ziemlich beschränktes ist und sich für eine Blutstillung aus vitaler Indikation nicht eignet. Die JORDAN-sche präliminäre Ligatur kann hauptsächlich bei Exstirpation großer Drüsentumoren des Halses, welche die Carotis umschließen, zur Anwendung kommen. Die HALSTEDsche Drosselung erweist sich für diejenigen Aneurysmen der Carotis als zweckmäßig, welche, wie besonders diejenige der Carotis interna, einer direkten operativen Behandlung nicht zugänglich sind.

Immer ist und bleibt die Wiederherstellung der Zirkulation durch die Naht, sei es in Form der lateralen, sei es der zirkulären Naht, die Methode der Wahl. Sie wird bei frischer Verletzung und bei Aneurysmen (V. HABERER) vor allem zur Anwendung kommen.

Eine wegen der Lokalisation des Stiches interessante und schwere Carotis-naht beschreibt SUCHANEK aus der Klinik EISELSBERG.

Ein 57jähriger Mann brachte sich in selbstmörderischer Absicht eine Stichverletzung an der linken Halsseite bei. Eine Viertelstunde danach wurde Patient mit der Rettungs-gesellschaft in die Unfallstation gebracht. Die zuerst starke Blutung stand. Nichtsdesto-weniger wurde die Wunde sofort freigelegt. Es fand sich eine Verletzung an der Teilungs-stelle der Carotis, aus der es plötzlich im Strahl zu bluten begann. Tamponade, Abklemmung der Carotis. Nun wird die Stichverletzung, welche unmittelbar an der Teilungsstelle sowohl vordere als hintere Wand der Carotis durchsetzte mit fortlaufender Naht genäht. Heilung.

Ist die Carotis ganz durchtrennt, so kann es geschehen, daß sich die beiden Arterienstümpfe weit zurückziehen, so daß die zirkuläre Naht unter einer gewissen Spannung steht, was jedoch, wenn dieselbe nicht zu groß ist, die Dich-tigkeit der Naht nicht beeinflußt. Nur wenn große Defekte in der Carotis vor-handen sind, kann die direkte Naht unmöglich werden und kann in solchen Fällen der plastische Ersatz des Defektes durch Transplantation einer Vene erfolgen (s. S. 504).

Wie schon früher bemerkt, ist jedoch die Naht der Carotis nicht immer durch-führbar, bei schwerer Infektion am Ort der Verletzung oder bei Arrosions-blutungen infolge von Eiterungen wird stets die Ligatur auszuführen sein. Dabei ist immer daran zu denken, daß sowohl das zentrale als auch das peri-phere Lumen zu unterbinden ist. Unterbleibt die Ligatur des letzteren, so kann es zu einer sekundären Nachblutung kommen, wie ein Fall, den ich auf der Klinik EISELSBERG beobachtete, zeigte.

Ein 26jähriger Mann erhielt am 26. April 1902 in der Nacht einen Stich in die rechte Halsseite. Er wurde sofort von der Rettunsgesellschaft an die Klinik gebracht, wobei der Arzt der Rettungsgesellschaft die Digitalkompression der Carotis ausführte.

Auf der Klinik wurde die Wunde erweitert, die heftig blutende Carotis communis auf-gesucht und unterbunden. Das obere Ende hatte sich zurückgezogen und wird nicht ge-funden, die Blutung steht. Am nächsten Tag vollkommene Hemiplegie links. Am Abend dieses Tages plötzlich schwere Nachblutung aus dem peripheren Stück. Ligatur dieses Stumpfes. Die Lähmungserscheinungen bilden sich in den nächsten Monaten langsam zurück.

Da in einer Anzahl von Fällen, wie wir oben gesehen haben, die Ausbildung eines Erweichungsherdes durch fortschreitende Thrombose oder Embolie von der Ligaturstelle aus entsteht, so erscheint es zweckmäßig, die Intima soweit als möglich vor Schädigung zu bewahren. Perthes schlägt zu diesem Behuf folgendes Verfahren vor: Er legt auf das halbmondförmig zusammengefaltete Gefäß einen doppelt gelegten Fascienstreifen als Polster und ligiert das Ganze mit einem 1 cm breiten Fascienstreifen (Abb. 15).

Interessant ist, daß auch die Unterbindung der Carotiden beiderseits vertragen wird, vorausgesetzt, daß zwischen Ligatur der einen und der anderen Seite ein genügend langer Zeitraum (Monate) verstrichen ist, so daß sich zur Blutversorgung des Gehirns ein genügender Kollateralkreislauf auf dem Wege der Arteria vertebralis ausbilden kann (Billroth, Pilz, Riegel, Kranepuhl). Bei einem Fall von Ortenberg, einem arteriovenösen Aneurysma der Carotis communis, wurde neben der Carotis auch die Vertebralis derselben Seite ligiert, so daß also die gesamte Blutzufuhr der einen Gehirnhälfte unterbunden war. Trotzdem kam es, abgesehen von einer Parese des Unterschenkels,

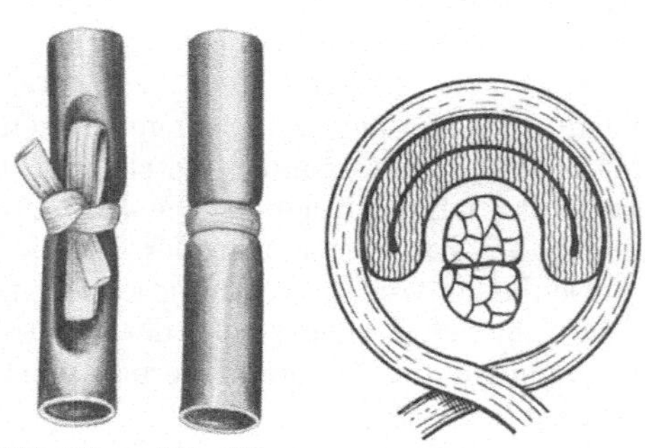

Abb. 15a.   Abb. 15b.   Abb. 15c.
Abb. 15 a, b, c. Verfahren nach Perthes zur Ligatur der Carotis.

die sich zurückbildete, nicht zur Ausbildung von stärkeren Lähmungserscheinungen. Auch bei einer *temporären Abklemmung* einer Carotis communis wird auf die Vermeidung jeder Intimaschädigung zu sehen sein. Sie kann gelegentlich bei schweren, lebensbedrohlichen Blutungen, bei Hirn- oder Gesichtsoperationen in Frage kommen. Die systematische Abklemmung beider Carotiden zwecks Blutsparung bei Schädeloperationen, wie sie von Crile, Fowler und Ritter angewendet wurde, erscheint uns jedoch als ein zu gewagter Eingriff.

b) Arteria carotis externa.

Die Unterbindung der Carotis externa kann entweder im Trigonum caroticum, also an der Ursprungsstelle des Gefäßes, oder am Ligamentum stylomandibulare erfolgen. Der Zugang zu der erstgenannten Unterbindungsstelle ist schon früher erwähnt worden. Es sei hier nur hinzugefügt, daß es sich empfiehlt, die Unterbindung der Carotis externa nicht unmittelbar an der Teilungsstelle, sondern erst nach dem Abgang der Arteria thyreoidea superior auszuführen (Wieting), und zwar deshalb, damit ein an der Ligaturstelle der Carotis externa entstehender Thrombus sich nicht etwa auch auf die Carotis communis fortsetze und dadurch die oben erwähnten cerebralen Erscheinungen eintreten können. Die chirurgische Freilegung der Arteria carotis externa ist in Abb. 12 und 13 dargestellt.

Die *Unterbindung der Carotis externa am Ligamentum stylomandibulare* (Tandler) (Abb. 16) geschieht in folgender Weise: Mit einem bogenförmigen Schnitt, welcher beim Ansatz des Ohrläppchens beginnt, wird der Unterkieferwinkel etwa daumenbreit vom Knochen umkreist. Die in das Operationsgebiet fallende Vena facialis posterior wird unterbunden und durchschnitten. Die nun freiliegende Parotis wird von dem ihr unmittelbar anliegenden Musculus sternocleidomastoideus freipräpariert und die Drüse nach vorne und oben umgeklappt. Es erscheint nun der hintere Bauch des Digastricus und ihm eng anliegend der Musculus stylohyoideus. Oberhalb dieses Muskels zieht ein nach vorne und unten breiter werdendes Band vom Processus styloides zum Unterkieferwinkel, das Ligamentum stylomandibulare, welches sich beim Vorziehen des Unterkiefers stärker anspannt. Dort wo die Carotis externa aus der Tiefe zwischen dem Musculus stylohyoideus und dem Ligamentum stylomandibulare hervorkommt und nach aufwärts ziehend das letztere kreuzt, liegt die Unterbindungsstelle der Arterie.

[Die Indikationsstellung, wann die Ligatur am Ligamentum stylomandibulare ausgeführt werden kann, und wann die Carotis externa im Trigonum

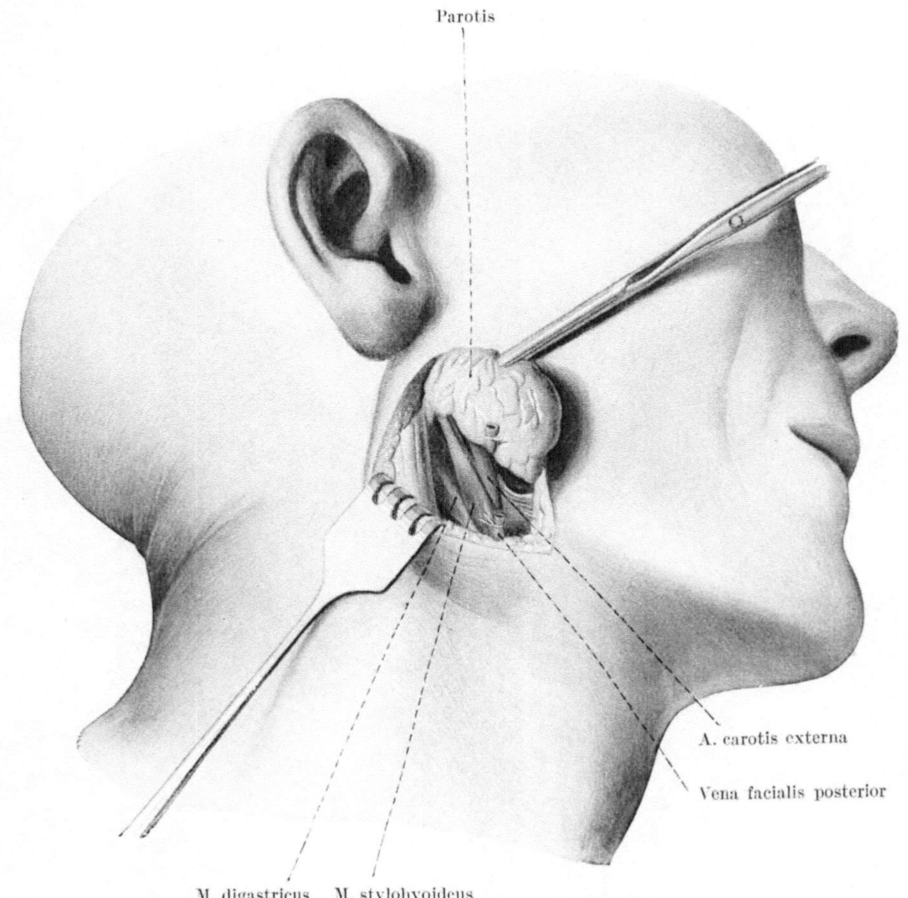

Abb. 16. Freilegung der A. carotis externa am Lig. stylomandibulare. Chirurgischer Weg.
(Aus TANDLER: Dringliche Operationen.)

caroticum unterbunden werden *muß,* ergibt sich aus der Anatomie dieser Arterien und ihres Verzweigungsgebietes (Abb. 17). Durch die Ligatur der Carotis externa am Ligamentum stylomandibulare wird ausgeschaltet: die Arteria temporalis, die Arteria maxillaris interna und ihre Äste, also die Arteria meningea media und die Arterien des Ober- und Unterkiefers. Sie kommt daher in Betracht bei Blutungen aus den entsprechenden Gebieten dieser Arterien, also bei einem Hämatom der Dura, wenn die Art. meningea media lokal nicht gefaßt werden kann, bei unstillbaren Blutungen aus dem Ober- und Unterkiefer und präventiv vor Resektionen der genannten Knochen.

Durch die Unterbindung der Arteria carotis externa im Trigonum caroticum wird das gesamte Gebiet der Arteria carotis externa ausgeschaltet. Blutungen oder Aneurysmen der Arteria maxillaris externa kommen weniger in Betracht, da bei der oberflächlichen Lage das Gefäß entweder direkt in der Wunde gefaßt

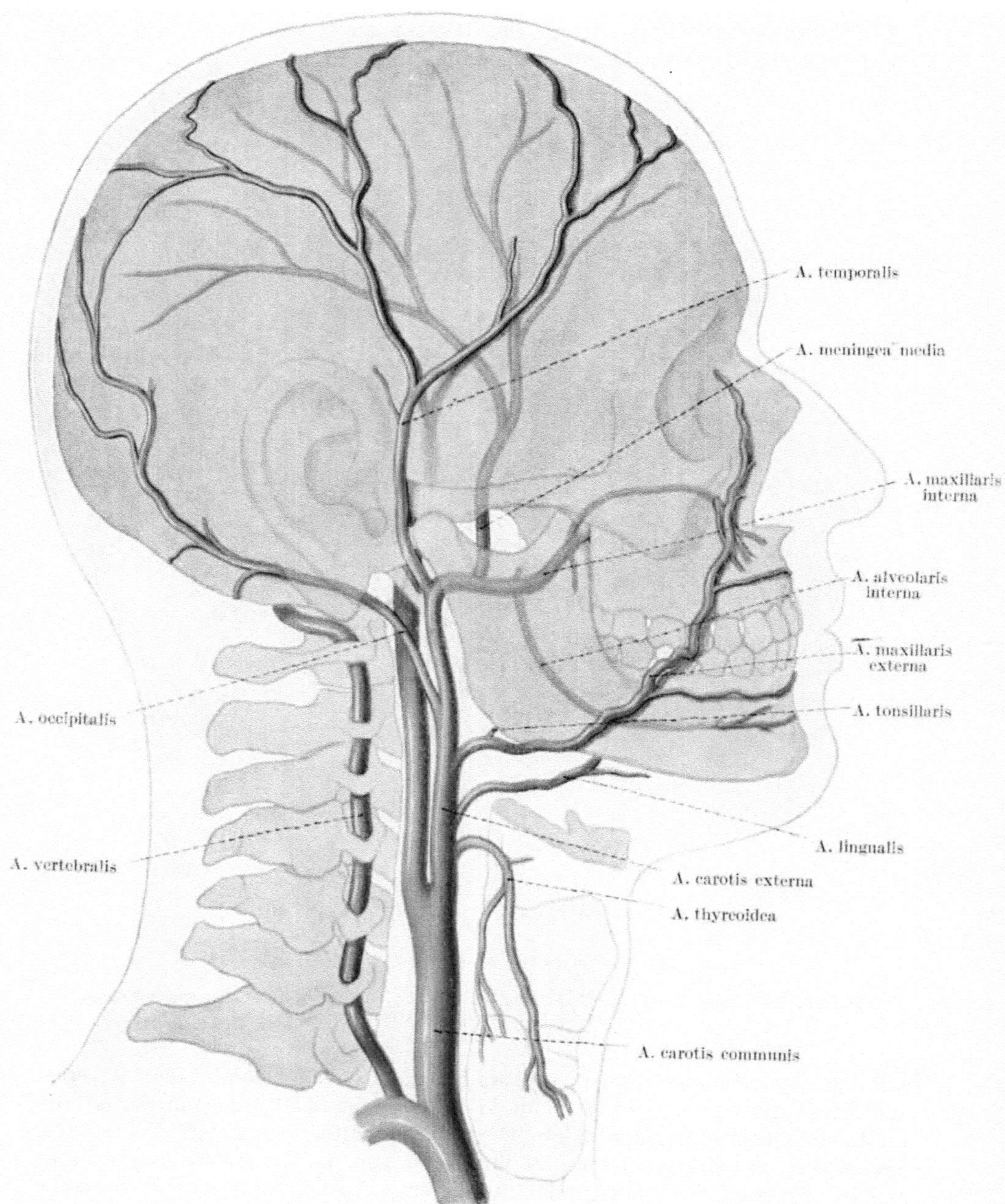

Abb. 17. Schema der Verteilung der Kopfarterien. (Aus Tandler: Dringliche Operationen.)

oder die Arterie dort unterbunden werden kann, wo sie sich um den Unterkiefer herumwindet. Praktisch wichtiger ist jedoch die Ligatur der Carotis externa im Trigonum caroticum bei Blutung aus der Zunge, dann wenn die Unterbindung der Arteria lingualis nicht durchführbar ist und ferner besonders bei Blutungen aus der Arteria tonsillaris, welche in der Regel aus der Arteria maxillaris externa entspringt, was für Nachblutungen nach Operationen an der Tonsille von Wichtigkeit ist.

c) Arteria carotis interna.

Die Freilegung der Carotis interna zwecks Ligatur geschieht in derselben Weise wie die der Carotis externa. Die Gefahren der Unterbindung der Carotis interna bezüglich der Schädigungen des Gehirns sind so ziemlich die gleichen wie die der Carotis communis; vielleicht sogar etwas geringer, indem bei der Unterbindung der Arteria carotis interna durch die Carotis externa und ihre Äste sich Kollateralen (Arteria ophthalmica) mit dem Stromgebiet der Carotis interna besser ausbilden können als bei Unterbindung der Carotis communis. Im übrigen wird zumeist nur das unmittelbar der Teilungsstelle anliegende Stück der Carotis interna bis zum M. digastricus für eine Naht in Betracht kommen.

Das Stück der Carotis interna, welches sich zur Schädelbasis hinzieht, ist wohl sehr schwer einer direkten Inangriffnahme zugänglich. Die Methode RIESEs, welche im ganzen eine Kombination einer Freilegung des 3. Trigeminusastes mit einer temporären Resektion des Unterkiefers in der Mittellinie nach KOCHER darstellt, hat zwar an der Leiche die Zugänglichkeit dieses Teiles der Carotis interna erwiesen, jedoch fehlen darüber noch genügende Erfahrungen am Menschen. E. REHN legt die Carotis interna von einem T-förmigen Schnitt am Halse dadurch frei, daß er den Unterkiefer am Kieferwinkel temporär reseziert und nach Durchschneidung einzelner Äste der Carotis externa evtl. auch der Carotis externa selbst, auf die Interna vordringt.

d) Arteria lingualis.

Die Unterbindung der Arteria lingualis erfolgt hauptsächlich als Vorbereitungsakt für die Zungenexstirpation wegen Carcinom. Außerdem kann sie bei Blutungen aus der Zunge infolge Verletzungen oder Tumoren der Zunge (exulceriertes Carcinom, Angiom) in Frage kommen.

Die Arteria lingualis entspringt als zweiter Ast aus der Carotis externa. Sie verläuft bogenförmig auf dem Musculus constrictor pharyngis medius und tritt unter dem Musculus hyoglossus, während die Vena lingualis mit dem Nervus hypoglossus auf dem Musculus hyoglossus liegt.

Die Unterbindung erfolgt meist im Trigonum linguale (Abb. 18). Bogenförmiger, nach unten konvexer Schnitt in der Gegend des Zungenbeinhorns zur Freilegung der Submaxillargegend. Nach Durchtrennung des Platysma wird die Submaxillardrüse aus ihrer Nische geholt und nach oben umgeklappt. In Fällen von präliminärer Lingualisunterbindung mit nachfolgender Zungenexstirpation wegen Carcinom geht die Ausräumung der Fossa submaxillaris voraus. Das Trigonum linguale wird begrenzt vom hinteren Bauch des Digastricus nach hinten, von dem vorderen Bauch des Digastricus und vom Musculus mylohyoideus nach vorn und vom Nervus hypoglossus nach oben. Der Boden des Dreiecks wird vom Musculus hyoglossus ausgefüllt, über welchem die Vena lingualis hinzieht. Zerfasert man nun den Musculus hyoglossus in seiner Längsrichtung, so findet man in der Tiefe die Arteria lingualis.

Auch zentralwärts vom hinteren Bauch des Biventers kann die Arteria lingualis aufgesucht werden. Das Zungenbein wird mit einem Hacken nach abwärts gezogen, wodurch die Fasern des Musculus hyoglossus angespannt werden. Durchfasert man den Muskel, so ist die horizontal und fast parallel zum Zungenbeinhorn liegende Arteria sichtbar.

e) Arteria maxillaris externa.

Die Ligatur der Arteria maxillaris externa, welche bei Verletzungen im Gesicht oder bei Aneurysmen in Frage kommt, ist einfach. Dort wo sich das Gefäß um den Unterkieferast herumschlingt, kann die Arterie unschwer gefunden werden. Die Vena facialis anterior liegt hinter ihr. Bei der Ligatur der Arterie ist genau darauf zu sehen, daß das Gefäß sorgfältig isoliert wird, um ein Mitfassen des am Unterkiefer verlaufenden Facialisastes zu vermeiden.

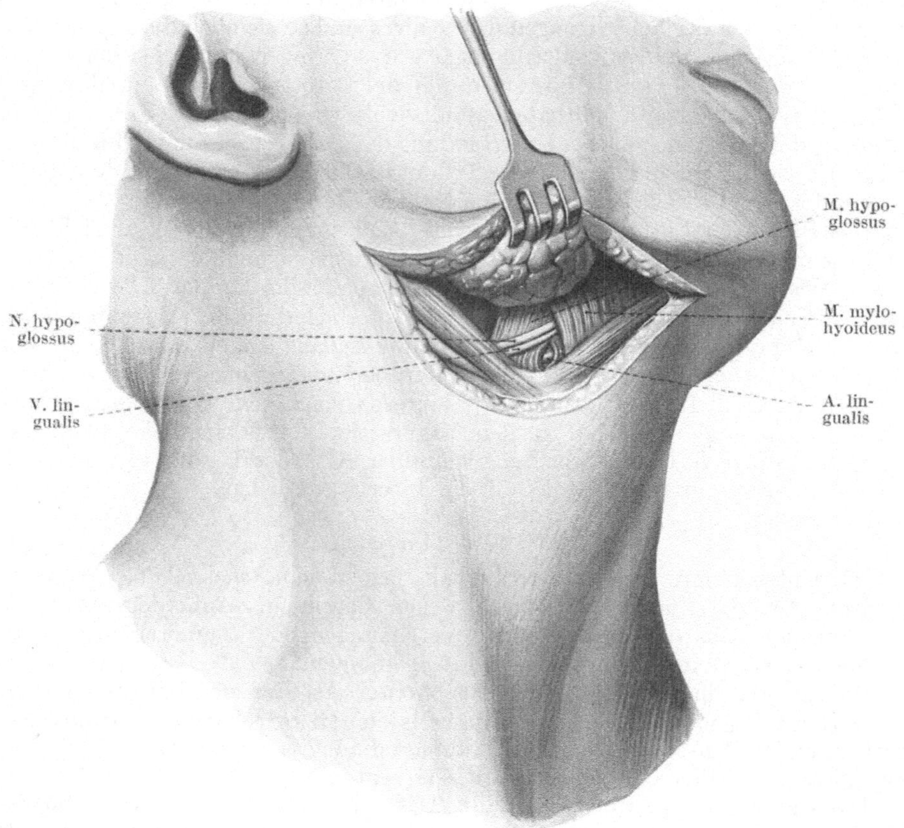

Abb. 18. Unterbindung der A. lingualis. (Die Fasern des M. hyoglossus sind stumpf durchtrennt.) (Nach F. Sauerbruch: Die Operationen am Halse, in Bier-Braun-Kümmell, Bd. 2, 1923.)

f) Arteria occipitalis.

Die Unterbindung der Arteria occipitalis geschieht entweder an ihrem Ursprung aus der Arteria carotis externa, zu welchem Behufe diese letztere auf die oben beschriebene Weise freigelegt und nach aufwärts verfolgt wird, oder es wird die Arterie dort unterbunden, wo sie aus der Tiefe der Nackenmuskulatur unter die Galea tritt (Abb. 19).

Die Arteria occipitalis unterkreuzt den hinteren Bauch des Musculus digastricus, zieht durch die Nackenmuskulatur und tritt am lateralen Rand des Musculus trapezius unter die Galea. Ihre Aufsuchung geschieht hier in folgender Weise: Schnitt am hinteren Rand des Sternocleidomastoideus in der Höhe des Warzenfortsatzes. Der sehnige Ansatz des Muskels am Processus mastoideus wird abgelöst, nun erscheint der Musculus splenius, dessen Fasern von oben lateral nach unten medial ziehen. Nach querer Durchschneidung dieses Muskels wird an seinem Vorderrand der Musculus longissimus capitis sichtbar, unter welchem die Arteria occipitalis dem Schädel anliegend aus der Tiefe hervortritt und nach hinten zieht.

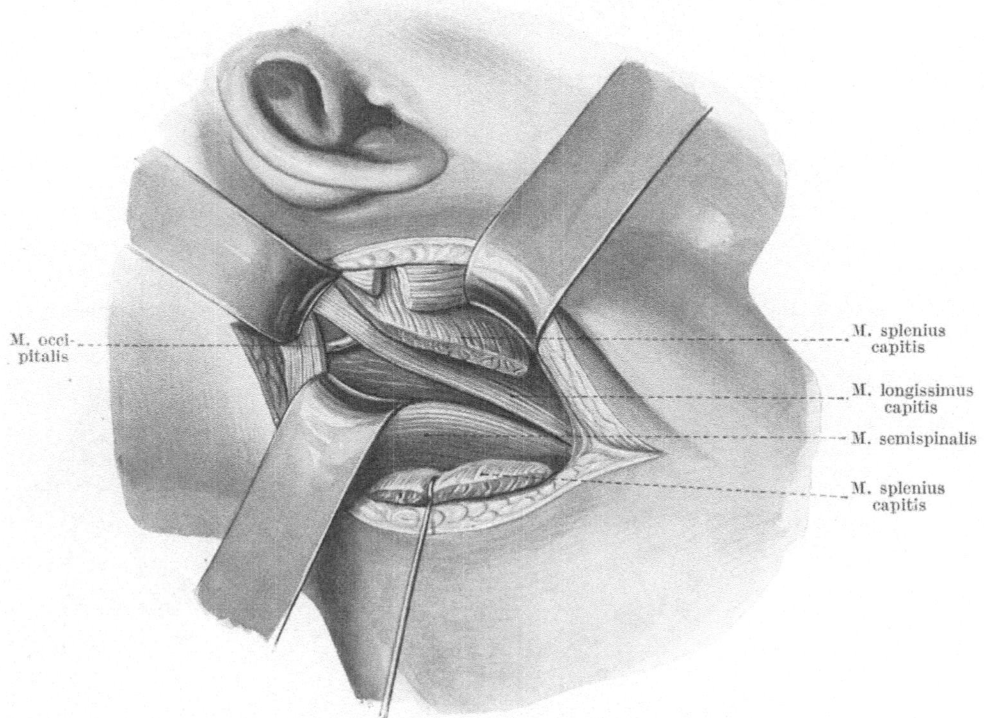

Abb. 19. Unterbindung der A. occipitalis.
(Nach F. SAUERBRUCH: Die Operationen am Halse, in BIER-BRAUN-KÜMMELL, Bd. 2, 1923.)

g) Arteria anonyma und Arteria subclavia.

Auf der rechten Seite entspringt die Arteria subclavia aus der Arteria anonyma, deren Länge sehr variabel sein kann. Links geht die Subclavia direkt aus der Aorta ab. Da die linke Subclavia der letzte Ast des nach hinten zu ziehenden Aortenbogens ist, so liegt die linke Subclavia bedeutend tiefer als die Arteria anonyma und rechte Arteria subclavia.

Die Topographie der großen Gefäße wird durch die Abb. 20 erläutert. Man ersieht daraus, daß die Vena anonyma dextra lateral von der Arteria anonyma liegt, so daß man bei Unterbindung der Arterie mit der Vena anonyma dextra nicht in Konflikt kommt. Anders auf der linken Seite. Die linke Vena anonyma zieht schräg nach aufwärts vor der Trachea und überquert die Arteria carotis und Arteria subclavia sinistra unter dem Manubrium sterni. Die Arteria subclavia liegt hier unmittelbar lateral von der Arteria carotis und wird von der Vena jugularis interna überdeckt. Zieht man diese nach der Seite, so kommt die Arteria subclavia zur Darstellung.

Die Ligatur der Subclavia wird entweder zentral nahe ihrem Ursprung oder peripher in der hinteren Scalenuslücke ausgeführt. Für die *zentrale Ligatur*

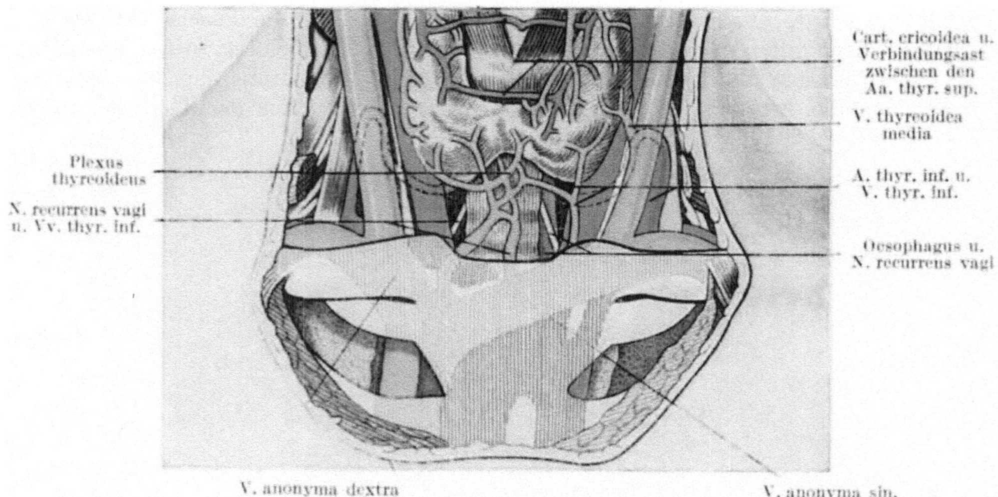

Abb. 20. Ansicht des unteren Halsgebietes von vorn. M. sternocleidomastoideus, entfernt.
(Nach H. K. Corning.)

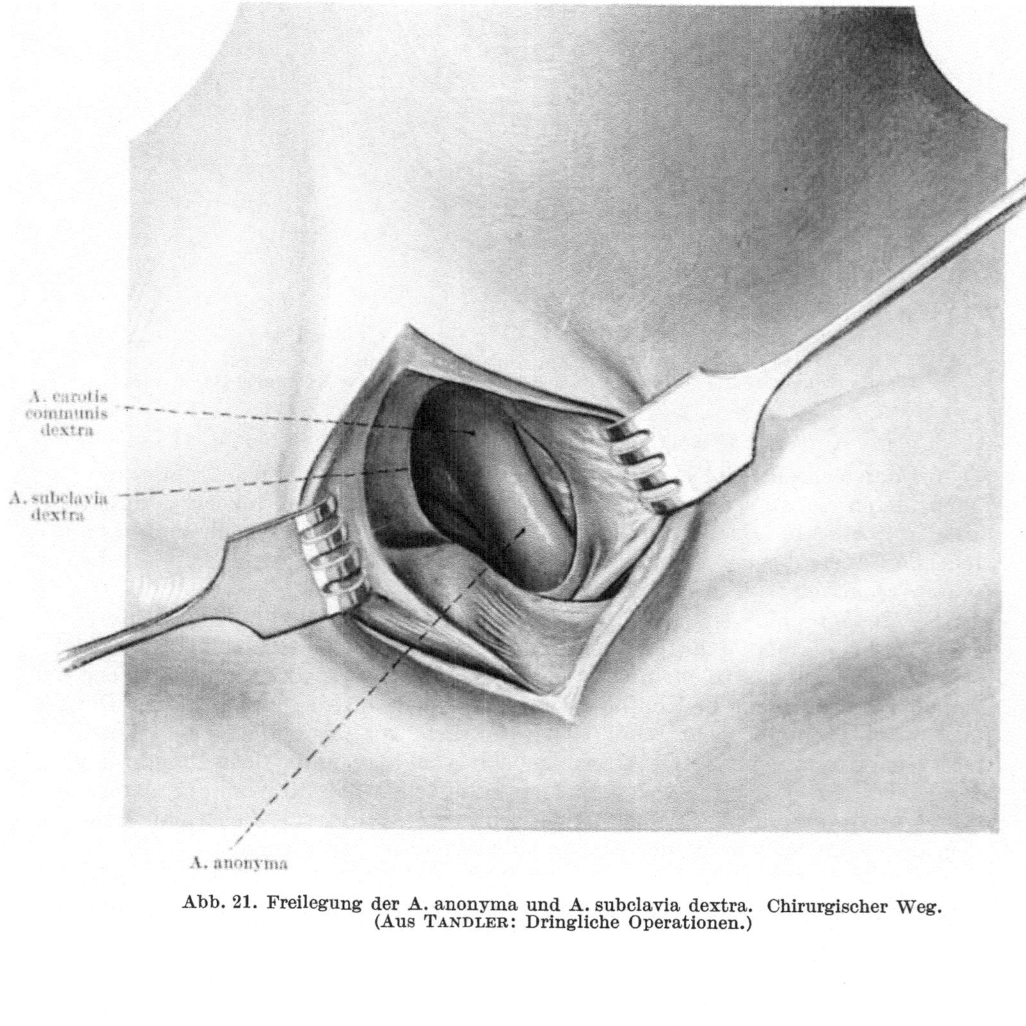

Abb. 21. Freilegung der A. anonyma und A. subclavia dextra. Chirurgischer Weg.
(Aus Tandler: Dringliche Operationen.)

der Subclavia geschieht die Freilegung der Arteria subclavia dextra bzw. anonyma auf folgender Weise (Abb. 21): Bogenförmiger Hautschnitt am Vorderrand des Sternocleidomastoideus im Jugulum umbiegend bis über die Mitte verlaufend. Der Musculus sternocleidomastoideus wird aus seiner Fascienduplikatur heraus-

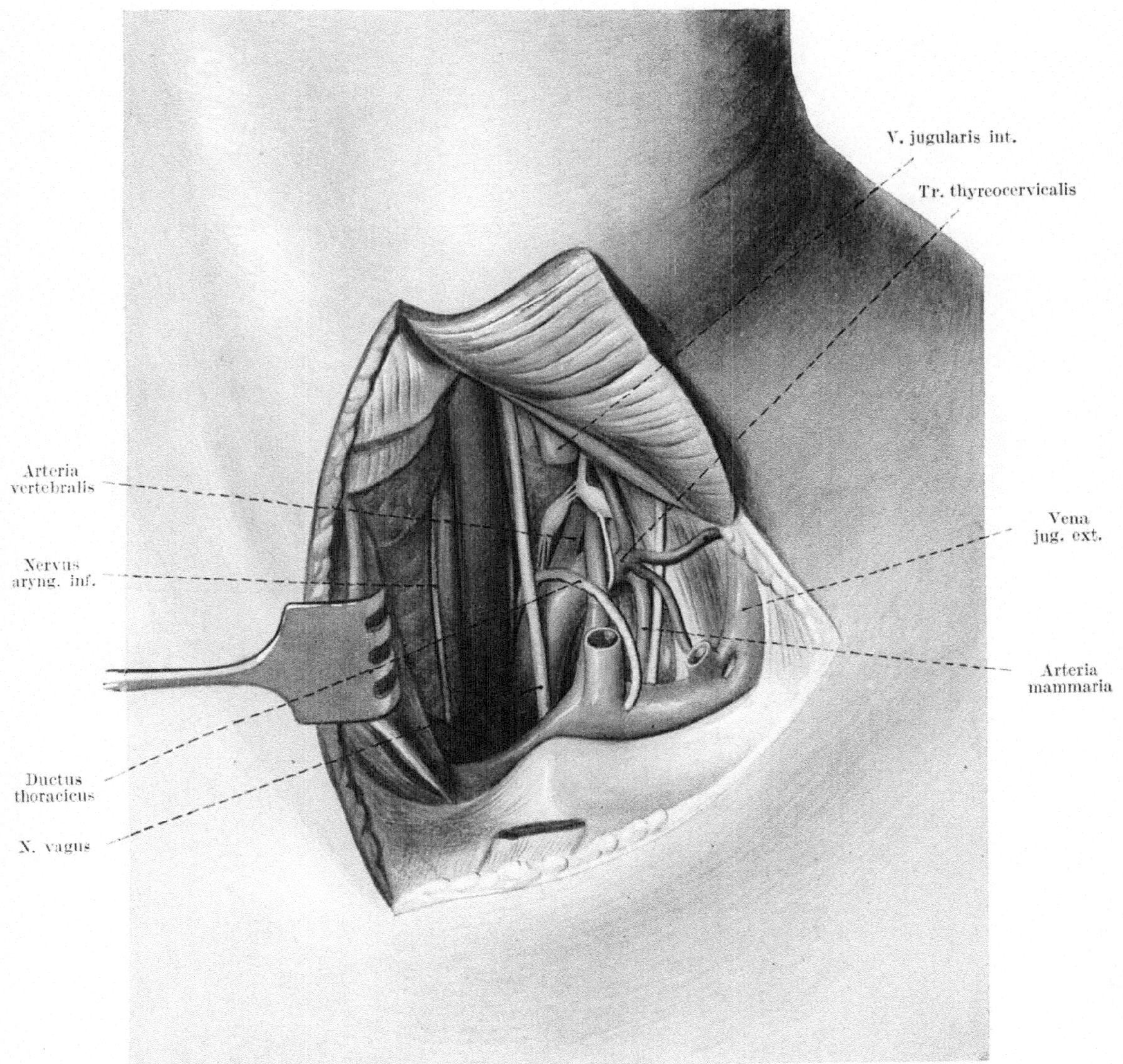

Abb. 22. Freilegung der A. subclavia sinistra in der oberen Thoraxapertur. Topographie der Region. (Aus TANDLER: Dringliche Operationen.)

präpariert und nahe seinem Ansatze entweder ganz oder zum größten Teil quer abgetrennt. Die nun freiliegenden Musculi sternothyreoidei und sternohyoidei werden quer durchschnitten. Auf der rechten Seite kommt man, durch lockeres Bindegewebe in die Tiefe präparierend, auf die Arteria anonyma, aus der Carotis und Subclavia entspringen. Vor der Arteria anonyma liegt der obere Rand der Vena anonyma sin., lateral von der Arterie liegt die Vena anonyma dextra.

Auf der linken Seite ist die Freilegung der Arteria subclavia wesentlich schwerer; die Freilegung geschieht in ganz analoger Weise wie oben beschrieben: Durchschneidung der Mm. sternohyoideus und sternothyroideus; die nun

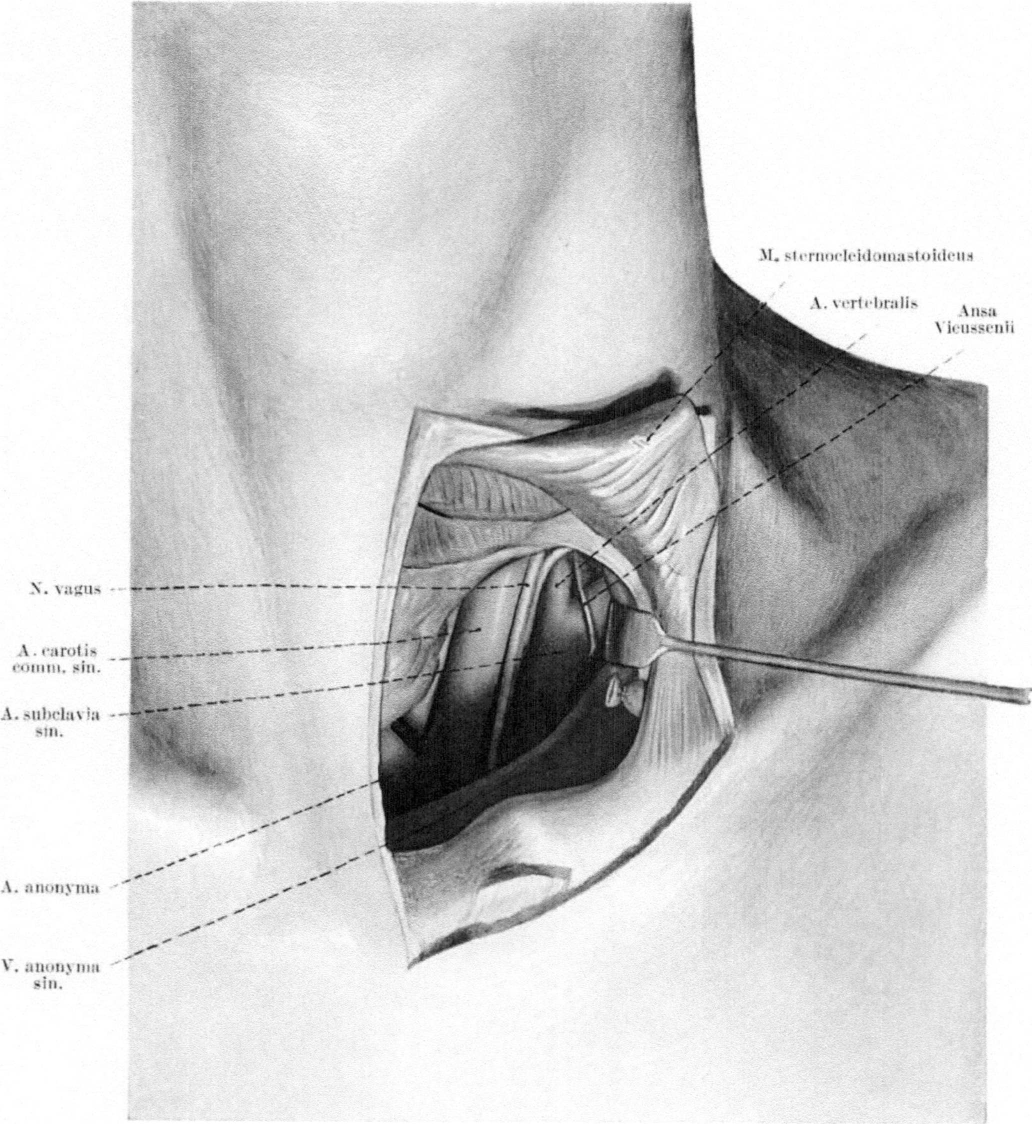

Abb. 23. Freilegung der A. subclavia sinistra in der oberen Thoraxapertur. Chirurgischer Weg. (Aus Tandler: Dringliche Operationen.)

freiliegende Vena jugularis interna wird nach außen, Trachea und Oesophagus werden nach innen verzogen. Im unteren Wundwinkel hinter dem Sternum erscheint die Vena anonyma sinistra. Durch lockeres Bindegewebe geht man in die Tiefe. Es erscheint im medialen Wundteil die Arteria carotis communis; lateral und mehr nach hinten, die Arteria subclavia, zwischen beiden der Nervus vagus. Carotis und Vagus werden nach innen zu verzogen und der Stamm der Subclavia unterbunden. Auf der linken Seite ist bei Anlegung der Ligatur sorgfältig darauf zu achten, daß der Ductus thoracicus nicht verletzt wird, welcher aus der Tiefe zwischen Carotis und Subclavia aufsteigend in einem nach oben konvexen Bogen zum Angulus venosus zieht.

Die Topographie dieser Gegend ist in Abb. 22, die chirurgische Freilegung in Abb. 23 dargestellt.

Die Ligatur der Subclavia soll an der rechten Seite nicht zu nahe an ihrem Ursprung aus der Anonyma gemacht werden, da sonst ein an der Ligaturstelle entstehender Thrombus sich in die Carotis communis fortsetzen kann (BIER).

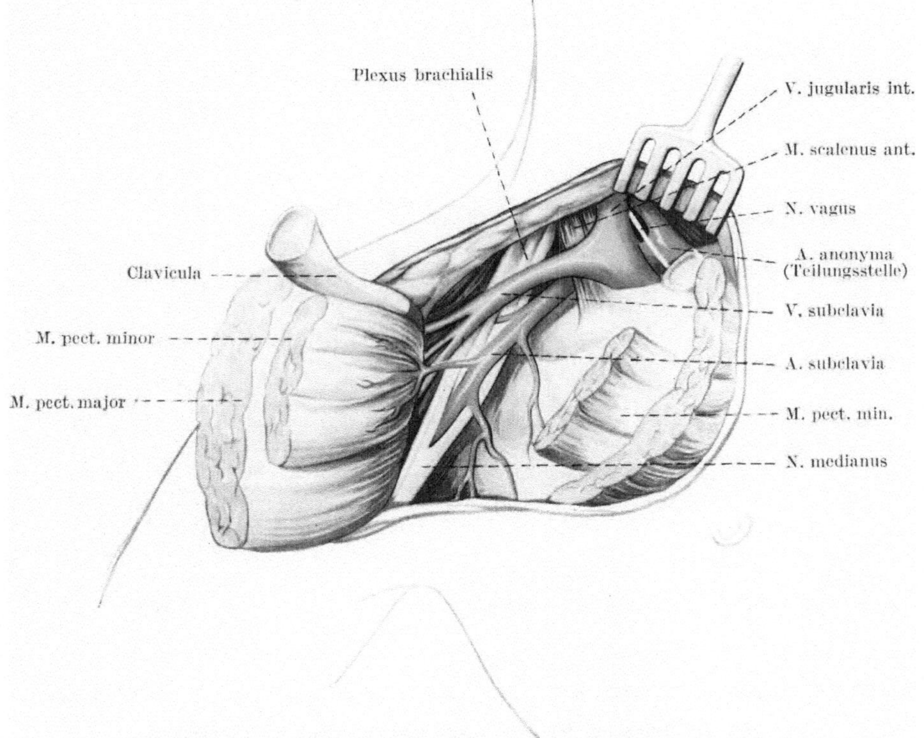

Abb. 24. Freilegung der A. subclavia. (Nach LEXER: Dtsch. Z. Chir. 135, 1916.)

Die Freilegung der Arteria subclavia kann unter pathologisch nicht veränderten Verhältnissen, also z. B. bei Verletzungen, auf diese Weise geschehen. Bei Aneurysmen werden jedoch häufig die in der Umgebung des aneurysmatischen Sackes befindlichen erweiterten Gefäße eine weite Freilegung erfordern, wobei die Clavicula ein Hindernis bildet. Die temporäre Aufklappung in der Mitte der Clavicula ist wenig zu empfehlen. LEXER legt das Subclaviaaneurysma in der Weise frei, daß er die Clavicula im Sternoclaviculargelenk exartikuliert und zwischen mittleren und äußeren Drittel durchsägt. Indem er dieses Stück der Clavicula im Zusammenhang mit einem Hautpectoralislappen beläßt, welcher oberhalb der Clavicula beginnt, am Sternum herabzieht und wieder zur Axilla reicht, schlägt er diesen Lappen nach außen und legt auf diese Weise breit die Subclavia frei, welche bis zu ihrem Ursprung verfolgt werden kann. GULEKE durchtrennt den M. pectoralis major und minor an seinem Ansatz an der Spina tuberculi majoris bzw. am Proc. coracoideus und schlägt den Muskellappen nach der medialen Seite. Rydygier klappt einen Hautmuskelknochenlappen aus der Clavicula nach abwärts. Am einfachsten erscheint die definitive Wegnahme der Clavicula vom Sternoclaviculargelenk bis an die Grenze des mittleren und äußeren Drittels. Eine spätere Funktionsstörung tritt durch die Wegnahme des Schlüsselbeins, wie wir uns bei zahlreichen Aneurysmaoperationen überzeugen konnten, nicht ein.

Technisch weit einfacher ist die Ligatur der *peripheren Arteria subclavia in der hinteren Scalenuslücke*. Von einem einen Querfinger oberhalb der

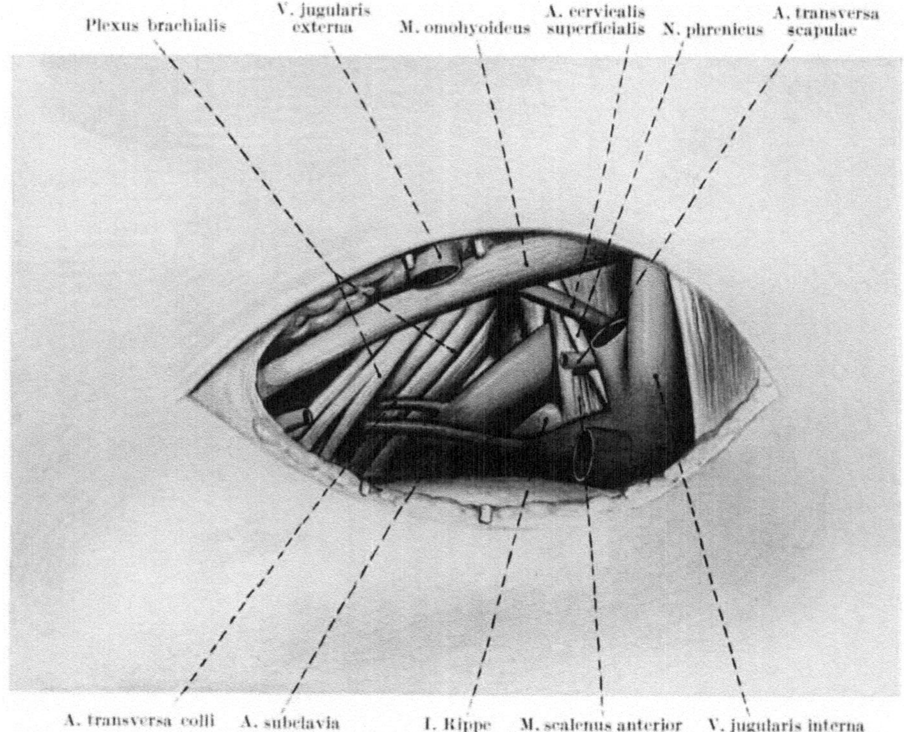

Abb. 25. Freilegung der Arteria subclavia oberhalb der Clavicula. Topographie der tiefen Gebilde in der Wunde. (Aus Tandler: Dringliche Operationen.)

Clavicula liegenden horizontalen Schnitt aus wird in der Supraclaviculargegend eingegangen, wobei häufig die Vena jugularis externa unterbunden und durchschnitten wird. Die Arteria subclavia zieht durch die hintere, die Vena subclavia durch die vordere Scalenuslücke, lateral von der Arterie liegt der Plexus brachialis (Abb. 25).

Die zentrale Ligatur der Arteria subclavia zieht keine Ernährungsstörungen nach sich. Die zahlreichen, schon normalerweise vorhandenen Anastomosen von Ästen der Arteria subclavia mit anderen Gefäßbezirken, welche distal von der Ligatur abgehen (Art. vertebralis, Art. mammaria interna, Truncus thyreocervicalis, Truncus costocervicalis), sorgen dafür, daß auch bei zentraler Ligatur des Gefäßstammes der Subclavia Ernährungsstörungen vermieden werden.

Nicht gleich günstig für die Ausbildung von Kollateralen liegen die Verhältnisse im peripheren Teil der Subclavia. Wenn auch hier in den meisten

Fällen die Ligatur ohne schwere Folgen ist, so kommen doch in anderen Fällen Ernährungsstörungen vor, welche die Naht der verletzten Arterie im peripheren Abschnitt als das zweckmäßigste Verfahren erscheinen lassen.

h) Arteria vertebralis.

Nach Küttner unterscheidet man drei Abschnitte an der Arteria vertebralis: 1. Die Strecke vom Abgang aus der Arteria subclavia bis zum Eintritt

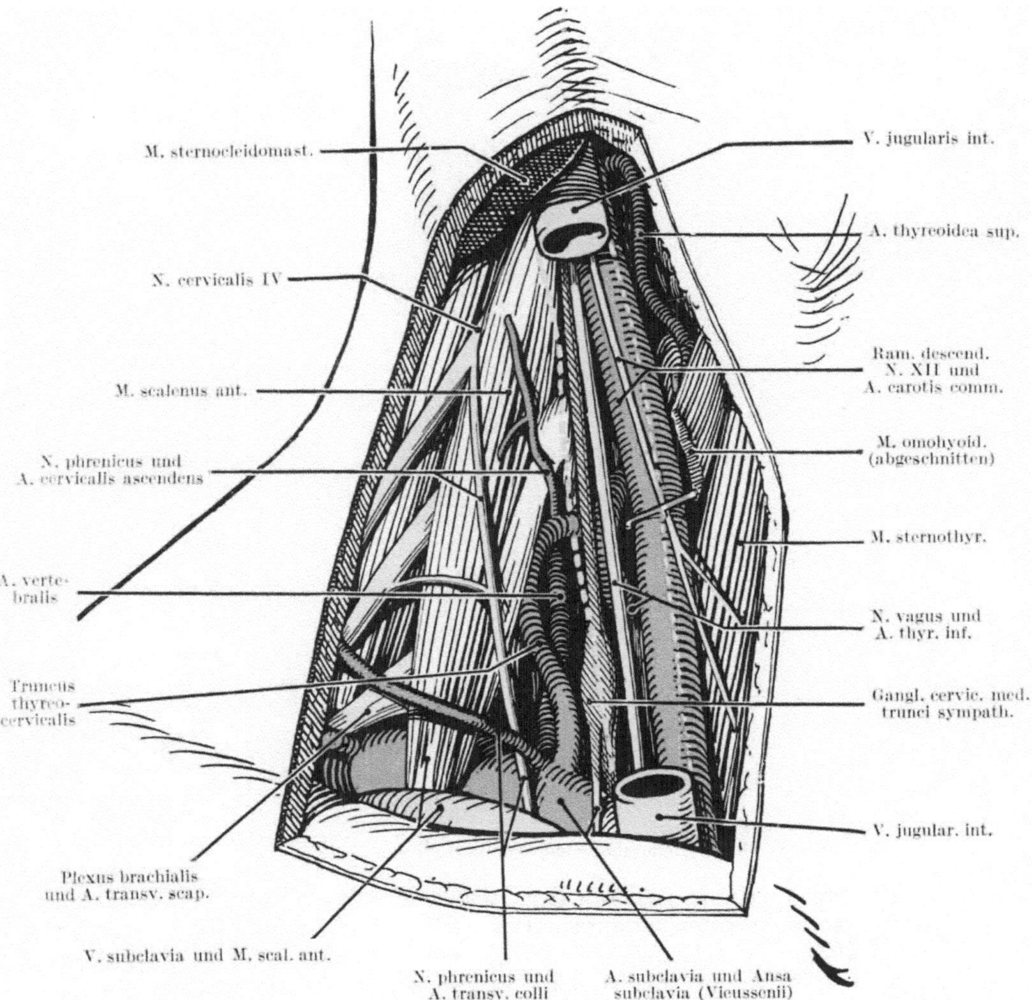

Abb. 26. Seitliches Halsdreieck, nach Entfernung des M. sternocleidomastoideus und des M. omohyoideus. Erste Strecke der A. vertebralis. (Nach H. K. Corning.)

ins Foramen transversarium des 6. Halswirbels; 2. die Strecke im Canalis transversarius; 3. die in der Regio suboccipitalis gelegene Strecke vom Austritt aus dem Foramen transversarium des Atlas bis zum Eintritt in die Schädelhöhle.

Die Arterie (Abb. 26) entspringt im Anfangsteil der Arteria subclavia, zieht in einem dreieckigen mit der Spitze nach oben gerichteten Raum aufwärts, und tritt dann in das Foramen transversarium des 6. Halswirbel ein. Hier liegt die Arteria vertebralis, oft bedeckt oder gekreuzt von den auch aus dem Anfangsteil der

Arteria subclavia entspringenden Truncus thyreocervicalis. Die Vena vertebralis
liegt vor dem Grenzstrang des Sympathicus medial von der Arteria vertebralis.

Damit beginnt die zweite Strecke (Abb. 27), in welcher die Arteria vertebralis
im Canalis transversarius vom 6. Halswirbel hinauf bis zum Atlas liegt. Abweichungen kommen vor, nicht selten tritt die Arterie nicht im 6., sondern
erst im 5. Halswirbel in den Canalis transversarius ein, ja selbst ein noch
höherer Eintritt im 3. oder 2. Halswirbel ist beobachtet. Diese Anomalien sind
in diagnostischer Hinsicht von Wichtigkeit, wie wir noch unten sehen werden.

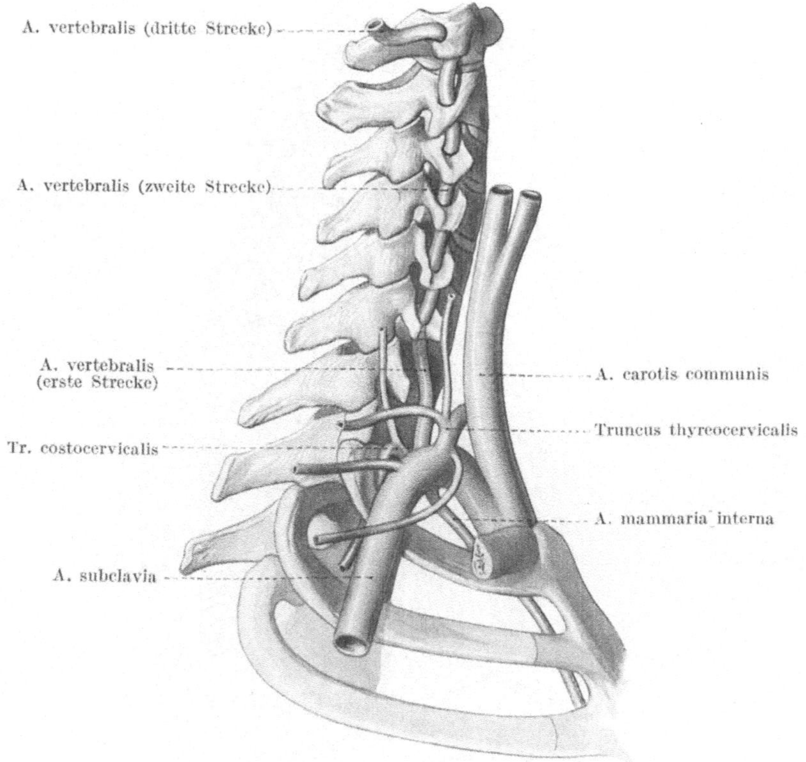

Abb. 27. Verlauf der A. vertebralis am Hals (schematisch).
(Unter Benutzung einer Abbildung von Spalteholz.)

Die dritte Strecke beginnt mit dem Austritt der Arteria vertebralis aus dem
Foramen transversarium atlantis. Das Gefäß verläuft nun horizontal am
hinteren Umfang der Facies articularis des Atlas, durchbricht die Membrana
atlanto occipitalis und tritt durch das Foramen occipitale magnum in das
Schädelinnere. In der horizontal verlaufenden Strecke liegt sie in einem Dreieck, welches lateral von dem Musculus obliquus capitis sup. und inf. und medial
von dem Musculus rectus capitis major begrenzt wird. In diesem Bereich liegt
die Arteria relativ oberflächlich und ist hier Verletzungen ausgesetzt.

Nicht weit von ihr gegen außen verläuft die Arteria occipitalis, was in
diagnostischer Beziehung bei Verletzungen und Aneurysmen von Wichtigkeit
sein kann. Bei Digitalkompression der Carotis communis gegen das Tuberculum caroticum wird die Blutung stehen oder die Pulsation aufhören, wenn
es sich um eine Verletzung oder Aneurysma der Arteria occipitalis handelt,
während bei einer Verletzung der Arteria vertebralis die Kompression keinen

Einfluß hat. Schwierig oder ganz unmöglich ist jedoch die Differentialdiagnose, wenn ein hoher Eintritt der Arteria vertebralis in den Canalis transversarius vorhanden ist.

Die Verletzungen und traumatischen Aneurysmen der Arteria vertebralis sind selten. KÜTTNER, dem wir eingehende Studien über diesen Gegenstand verdanken, konnte 52 Fälle aus der Literatur zusammenstellen; dabei ist die Strecke 2 und 3 am häufigsten vertreten, während Verletzungen in der Strecke 1

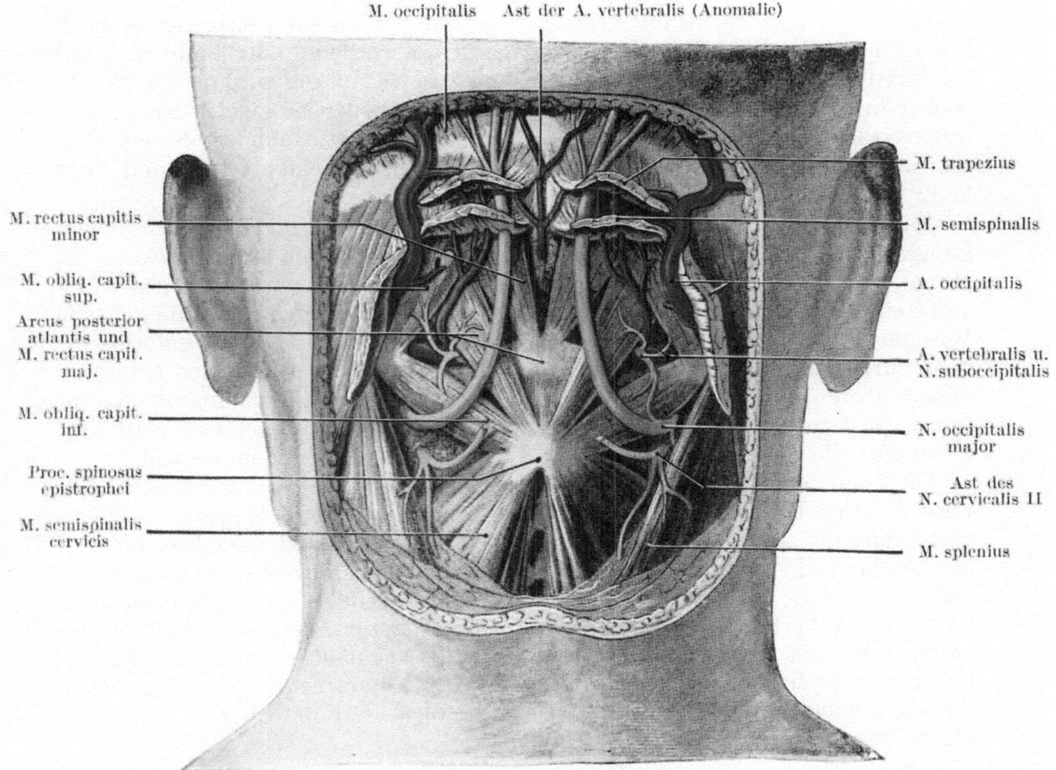

Abb. 28. Topographie der Regio suboccipitalis. (Nach H. K. CORNING.)

viel weniger bekannt geworden sind, wahrscheinlich deshalb, weil Verletzungen dieses Abschnittes infolge gleichzeitiger Läsion von Nachbargefäßen (Carotis, Subclavia) rasch tödlich verlaufen.

In der Strecke 1 stehen zur Unterbindung der Arteria vertebralis folgende Verfahren zur Verfügung: 1. *Methode nach* FRAEYS-KOCHER: Schnitt am Rand des Musculus sternocleidomastoideus von seiner Mitte bis zur Articulatio sterno-clavicularis. Man dringt in die Tiefe gegen das Tuberculum caroticum (Quer-fortsatz des 6. Halswirbels) vor. Unterhalb desselben tritt die Arterie verte-bralis in den Canalis transversarius ein. Musculus sternocleidomastoideus samt großen Gefäßen werden nach außen, Musculus sternohyoideus und sterno-thyreoideus nach innen zu verzogen, so liegt die Fascia praevertebralis frei. Spaltet man dieselbe oberhalb des Bogens der Arteria thyreoid. inf., so findet sich unterhalb der Fascia bzw. im Musculus longus colli, die Arteria vertebralis vor ihrem Eintritt in den Canalis transversarius.

2. *Methode nach* Chassaignac. Schnitt am hinteren Rand des unteren Teiles des Sternocleidomastoideus. Dieser Muskel wird samt großen Gefäßen nach vorne gezogen, das Tuberculum caroticum dient als Anhaltspunkt. Von ihm nach abwärts, zwischen Musculus scalenus anterior und Musculus longus colli, findet sich die Arteria vertebralis.

3. v. Mikulicz empfiehlt für solche Fälle, in welchen die Ligatur unter dem Tuberculum caroticum nicht durchführbar ist, die Vertebralis an ihrem Ursprung aus der Subclavia aufzusuchen und zu ligieren. Die Freilegung geschieht auf dieselbe Weise wie die der Subclavia.

Für die *Strecke* 2 wird die Arteria vertebralis im Canalis transversarius nach Helferich freigelegt. Der Hautschnitt liegt am vorderen oder hinteren Rand des Sternocleidomastoideus; unter Verziehung dieses Muskels wird der Carotidenhöcker in der Tiefe freigelegt. Die dünne Knochenspange, welche den Canalis transversarius an der Vorderseite umschließt, wird mit Hohlmeißelzange weggezwickt, damit ist der Canal offen und die in ihm liegende Arterie und Vene kann unterbunden werden.

Für die *Strecke* 3 empfiehlt Küttner folgende Methode: 10 cm langer Längsschnitt vom Processus mastoideus nach abwärts am hinteren Rand des Musculus sternocleidomastoideus. Derselbe wird nach vorne gezogen. Der nun freiliegende Musculus splenius capitis wird ebenso wie der unter ihm liegende Musculus semispinalis capitis in der Höhe der Spitze des Warzenfortsatzes quer durchschnitten. Man gelangt nun an den hinteren Bogen des Atlas; an seinem oberen Rand verläuft in dem Dreieck, welches von dem Musculus rectus capitis posterior major mit den beiden Mm. obliqui capitis gebildet wird, fast horizontal die Arteria vertebralis und kann hier unterbunden werden.

Die Verletzungen der Arteria vertebralis können stets durch Ligatur behandelt werden. Der Kollateralkreislauf, ganz besonders auf dem Wege der Arteria vertebralis der anderen Seite, ist ein so vorzüglicher, daß irgendwelche Störungen durch die Unterbindung der Arteria vertebralis der einen Seite nicht zu befürchten sind. Aber eben diese ausgedehnten Kollateralen erfordern auch im Falle der Verletzung nicht nur die Ligatur des zentralen, sondern auch des peripheren Teils des verletzten Gefäßes, um Nachblutungen zu vermeiden. Küttner empfiehlt in solchen Fällen, in denen nur die zentrale Ligatur in Strecke 1 gemacht wurde, noch die periphere Ligatur an der Strecke 3 hinzuzufügen.

II. Venen des Halses.

Die offene Verletzung von großen Venen am Halse (Vena jugularis, Vena subclavia usw.), ja selbst von solchen kleineren Kalibers, kann ebenso wie bei den Arterien rasch zur tödlichen Verblutung führen. Neben der Gefahr der Blutung ist bei der Venenverletzung des Halses, die der *Luftembolie* eine besonders große.

Luftembolie.

Wird eine große Vene am Hals eröffnet, so kann unter einem oft deutlich hörbaren schlürfenden Geräusch eine Aspiration von Luft in die Vene erfolgen, Voraussetzung für das Zustandekommen einer Luftembolie ist das Klaffen der verletzten Vene. Dasselbe kommt bei den Venen des Halses schon durch normale topographische Verhältnisse zustande. Die Vene subclavia, jugularis interna und externa werden schon normalerweise beim Austritt aus der vorderen Scalenuslücke, bzw. beim Durchtritt durch die obere Brustapertur, durch ihre Beziehungen zu den Fascien am Zusammenfallen verhindert. Um so mehr wird durch pathologische Verhältnisse, Umscheidung von Venen durch maligne Tumoren, entzündliche Schwielen usw. dieser Effekt erzielt.

Die treibende Kraft, welche zum Zustandekommen der Luftembolie nötig ist, ist durch den negativen Druck in den Thoraxvenen gegeben, wodurch eine Ansaugung von Luft, ganz besonders während der Inspiration, leicht ermöglicht wird.

Entweder unmittelbar oder einige Zeit nach dem erfolgten Lufteintritt zeigen sich die klinischen Erscheinungen seitens des Herzens und der Lunge. In manchen Fällen, namentlich in solchen, in welchen sich die Symptome unmittelbar an das fatale Ereignis anschließen, sind die Symptome so charakteristisch, daß die Diagnose leicht und rasch zu stellen ist. Blässe des Gesichtes, Weite der Pupillen, Erlöschen der Reflexe sind die ersten alarmierenden Symptome, welchen bald die Störungen der Atmungstätigkeit und endlich die Störungen der Zirkulation folgen. Der Puls wird klein, sehr frequent und irregulär; während die Atmung schon ausgesetzt hat, schlägt das Herz, wenn auch unregelmäßig und schwach, weiter, um endlich nach kurzer Zeit ganz zu erlahmen. Nicht immer ist jedoch der Verlauf ein so rascher, in wenigen Minuten zum Tode führender. Oft ziehen sich die Erscheinungen unter mannigfaltigen Schwankungen des Befindens stunden-, ja selbst tagelang hin, um endlich tödlich zu endigen. Es ist klar, daß in solchen protrahiert verlaufenden Fällen die Diagnose oft recht schwierig sein kann.

Glücklicherweise verlaufen nicht alle Fälle tödlich. In einer Reihe von Fällen gehen die oft anfangs stürmischen Symptome allmählich zurück, sicherlich spielt hierbei die Menge der aspirierten Luft eine wichtige Rolle.

Zur Erklärung der Todesursache nach Luftembolie werden nach FISCHER verschiedene Theorien angeführt. Die *cerebrale Theorie,* nach welcher der Tod durch Verstopfung der Gehirnarterien erfolgt, ist wohl als veraltet anzusehen. Schon die Tatsache, daß Luft die Lungekapillaren nicht passieren kann, erledigt diese Theorie. Heute hat die *kardiale* Theorie am meisten Geltung, welche einen primären Herztod annimmt.

CONTY erklärt nach CLAIRMONT die Vorgänge am Herzen in folgender Weise: Die Luft gelangt in den rechten Vorhof und von dort ins rechte Herz. Sie sammelt sich daselbst, da sie leichter als das Blut ist, in den oberen Partien an. Bei jeder Kontraktion wird nun durch die elastische Luft das Herz überdehnt. Infolgedessen werden sowohl die Mündungen der Hohlvene in den Vorhof, als auch das Orificium venosum erweitert. Das mit Luft gemengte Blut des Ventrikels wird in den Vorhof, das des Vorhofs in die Hohlvene zurückgeworfen, dadurch pumpt das Herz leer und es kommt kein oder nur ungenügend Blut in die Arteria pulmonalis und damit ist der Gasaustausch ein ungenügender. Auch die experimentellen Untersuchungen über Luftembolie (KLEINSCHMIDT, JEHN und NAEGELI) sprechen dafür, daß der Tod bei der Luftembolie infolge Insuffizienz des Herzens erfolgt.

Die *pulmonale Theorie,* welche einzelne Autoren zur Erklärung der Todesfälle heranziehen, besagt, daß die Luftbläschen in die Verzweigungen der Art. pulmonalis gelangen und sie verstopfen. Für sie ist FREY auf Grund seiner Tierexperimente eingetreten. Nach dieser Theorie ist der Tod bei der venösen Luftembolie ein Erstickungstod.

Eine kleine Menge von Luft, welche ins rechte Herz eintritt, wird meist vertragen. Es muß eine beträchtlichere Menge in das rechte Herz gelangen, damit der Tod eintritt. Jedenfalls verträgt das rechte Herz bedeutend größere Quantitäten Luft als das linke. Ist die Menge, welche plötzlich eingetreten ist, eine sehr große, so kann es momentan unter den Erscheinungen der Herzlähmung zum Exitus kommen. Man findet bei der Sektion den rechten Vorhof und die rechte Herzkammer durch Luft blasig aufgetrieben. Auch in den großen Körpervenen sind manchmal die Luftblasen zu finden.

Ist die eingetretene Luftmenge eine geringere, so zeigen die klinischen Erscheinungen das Bild einer Störung des respiratorischen Gasaustausches. Der Patient wird plötzlich cyanotisch und dyspnöisch, Beklemmungen und Schmerzen in der Brust treten auf und der Tod erfolgt unter den Erscheinungen des Lungenödems.

In seltenen Fällen kann es nach Verletzung eines Halsgefäßes und Lufteintritt ins rechte Herz auch zur Luftembolie in den großen Kreislauf kommen, und zwar dann, wenn ein offenes Foramen ovale besteht *(paradoxe Luftembolie)*. Die Persistenz des Foramen ovale wird von Lubarsch mit $25^0/_0$, von Kaufmann mit $32^1/_2^0/_0$ beziffert.

Eine diesbezügliche eigene Beobachtung sei im folgenden angeführt.

21jähriger Beamter, aufgenommen auf die Klinik v. Eiselsberg am 31. Jan. 1908. Im 4. Lebensjahr Tracheotomie wegen Diphtherie. Es blieb eine leichte Stenose zurück, die keine Atembeschwerden machte. Seit einem Jahr leichte, seit acht Tagen zunehmende Atembeschwerden, die sich bis zu Erstickungsanfällen in der Nacht steigern.

Deutlicher inspiratorischer Stridor, keine Cyanose, keine erweiterten Gefäße. Ganz tief im Jugulum ein beim Schlucken sich hebender Strumaknoten. Laryngoskopisch: Hochgradige, säbelscheidenförmige Stenose am 4. Trachealring.

1. Febr. 1908 Operation (Prof. v. Eiselsberg) in lokaler Anästhesie, Billrothschnitt, rechts im Jugulum kommt man auf die alte Tracheotomienarbe, bei Excision des in die Tiefe ziehenden narbigen Gewebes wird eine Vene angeschnitten. Zischendes Geräusch, hierauf momentane Bewußtlosigkeit. Atmungsstillstand, hochgradige Cyanose. Sofortige Tracheotomie. Darauf beginnt Patient unregelmäßig zu atmen. Puls klein und unregelmäßig, Kochsalzinfusion, Campher. Tonisch-klonische Krämpfe in den R. O. E. und R. U. E. und rechten Augen VII, Cornealreflex rechts gesteigert, links aufgehoben. Schlaffe Hemiparese links. Atmung von Cheyne-Stokesschem Typus. Facialis links gelähmt. Am nächsten Tag bessert sich die Bewußtlosigkeit etwas, ohne jedoch ganz zu schwinden. Der übrige Zustand ganz im gleichen. Die Krampfanfälle in der rechten Seite seltener. 3. Februar: Neuerliche Zunahme der Bewußtlosigkeit. Exitus.

Die im Anschluß an die Luftembolie entstandenen Erscheinungen (Krämpfe in der rechten Körperseite, Hemiparese links) sprachen für multiple Herde im Großhirn, die eigentümlichen Atmungskrämpfe von Cheyne-Stokesschem Typus ließen an eine Affektion im 4. Ventrikel denken. Mit Rücksicht auf den Übertritt von Luft in den arteriellen Kreislauf, welcher derartige ausgeprägte cerebrale Erscheinungen verursachen kann, lautete die klinische Diagnose auf cerebrale Luftembolie und offenes Foramen ovale.

Die Obduction (Prof. Ghon) bestätigt vollkommen diese Annahme. Es fand sich ein offenes Foramen ovale. In der rechten Hemisphäre im Scheitelhinterhauptlappen frische, zum Teil hämorrhagische Erweichungsherde. Weiters zeigte sich, daß im Narbengewebe im Jugulum die Vena thyreoidea ima verletzt worden war. von wo aus die Luftembolie zustande kam. Als Ursache der Tracheaverengerung fand sich neben einer nicht beträchtlichen, etwas substernal reichenden Kolloidstruma, eine narbige Stenose der Trachea, welche nach der Tracheotomie vor 17 Jahren entstanden war.

Einen ähnlichen Fall von paradoxer Luftembolie im Anschluß an eine Strumaoperation berichtet Steindl, wobei die Luft vermutlich durch die Art. thyreoidea ima, deren Ligatur abgeglitten war, eintrat. Die cerebrale Erscheinung bildet sich vollkommen zurück. Auch Gold teilt einen tödlichen Fall von Luftaspiration, die bei einer Kleinhirnaufklappung von einem Emissarium aus entstand und bei offenem Foramen ovale zu schweren cerebralen Symptomen führte. Ebenso erwähnen Marburg und Ranzi in ihrer Arbeit über Kriegsverletzungen des Rückenmarks einen von v. Eiselsberg laminektomierten Fall (F. 129), bei dem es aus einer Knochenvene zu tödlicher Luftaspiration kam und bei dessen Sektion (Kolisko) ein offenes Foramen ovale und Luft in der Art. coronaria cordis sich fand.

Bei allen operativen Eingriffen am Halse, bei welchen man es mit großen Venen zu tun hat, besteht die Möglichkeit einer Luftembolie. Man muß daher bei Operationen in dieser gefährlichen Zone stets auf dieses Ereignis gefaßt sein. Um sie von vornherein zu vermeiden, ist gerade hier exakte Blutstillung geboten. Jede freigelegte Vene muß zentral und peripher unterbunden werden bevor sie durchschnitten wird. Bei Operationen an oder in der Nähe der großen Gefäße (Aneurysmen, mit den Gefäßen verwachsenen Tumoren usw.), bei denen möglicherweise eine Verletzung der Vene zustande kommt, empfiehlt es sich, die Vene weit zentral mit einer Fadenschlinge zu umgeben. Kommt es zur Verletzung, so wird rasch die Fadenschlinge zugezogen. Kommt es unvermutet zu dem gefürchteten schlürfenden Geräusch, welches immer den Lufteintritt anzeigt, dann muß rasch das Loch in der Vene mit dem Finger oder besser mit einem in Kochsalz getränkten Tupfer, der für alle Fälle stets zur Hand sein soll, komprimiert und sodann so rasch als möglich das Loch in der Vene mit dem Schieber gefaßt werden, um eine neuerliche Aspiration hintanzuhalten. Auch das Ausgießen der Wunde mit Kochsalz hat den Zweck, eine weitere Aspiration in das Venenlumen zu verhindern. Nicht immer gelingt dies so einfach, die Vene hat sich zurückgezogen, das umgebende Gewebe ist durchblutet, so daß das Aufsuchen oft mühsam und langwierig ist. Bis dahin ist es notwendig, eine neuerliche Aspiration zu verhindern. Es geschieht dies durch Maßnahmen, welche den Druck in der Vene erhöhen. KLEINSCHMIDT hat besonders darauf aufmerksam gemacht, was schon die Versuche des Amerikaners HILL ergeben haben, daß bei Beckenhochlagerung und Tieflagerung des Kopfes und des Halses der Druck in der Hohlvene positiv wird, während in aufrechter Lage der Druck negativ ist und daher günstigere Bedingungen für das Zustandekommen einer Luftembolie vorhanden sind. Bei drohendem Lufteintritt ist daher der Kopf tief zu lagern. Ein anderes Mittel, den Druck in den Halsvenen zu erhöhen, besteht in der Anwendung des Überdruckapparates. TIEGEL konnte in schönen Untersuchungen zeigen, daß bei Anwendung des Überdruckverfahrens der Druck in den endothorakalen Venen, welcher normalerweise negativ ist, positiv wird. Da eine Luftembolie nur bei einem negativen Druck in den endothorakalen Venen zustande kommen kann, so bietet das Überdruckverfahren ein sehr einfaches Mittel einer Luftaspiration vorzubeugen, oder wenn eine solche schon eingetreten ist, eine neuerliche zu verhindern.

Nach diesen *prophylaktischen Maßnahmen bei der Luftembolie* erübrigt es noch diejenigen Maßregeln zu erwähnen, welche bei *eingetretener* Luftembolie gegen die Schädigung des Herzens zu unternehmen sind. Die Unterstützung der Herzkraft durch Analeptica hat natürlich ihre Beschränkung in der Menge von Luft, die in den rechten Ventrikel eingedrungen ist. Ist dieselbe groß, so pumpt das Herz leer und alle Reizmittel des Herzens werden unter Umständen versagen. Für diesen Fall ist die Punktion des rechten Herzens und Aspiration des schaumigen Blutes ein zwar radikales, aber durchaus folgerichtiges Verfahren. In Analogie zu dem Vorschlag TRENDELENBURGs bei der Embolie der Arteria pulmonalis und aufgebaut auf Tierexperimente, in welchen es tatsächlich gelungen ist, Tiere nach Punktion und Aspiration des mit Luft gefüllten rechten Ventrikels am Leben zu erhalten (BEGONIE), hat CLAIRMONT vorgeschlagen, sobald die Atmung sistiert, das Herz freizulegen und den rechten Ventrikel, bzw. wenn dies nicht genügt, das rechte Herzohr am besten mit dem v. HABERERschen Punktionsapparat anzusaugen und das angesaugte lufthaltige Blut durch Kochsalz, evtl. durch transfundiertes Blut zu ersetzen. Die neuen Erfolge der TRENDELENBURGschen Operation am Menschen (KIRSCHNER, A. W. MEYER) haben S. FREY veranlaßt, neuerdings die Freilegung des Herzens und Punktion der Art. pulmonalis bzw. des rechten Ventrikels zu empfehlen. Eine derartige Operation ist meines Wissens bisher noch nicht in vivo ausgeführt worden. Dagegen ist die Punktion des rechten Herzohres ohne operative Freilegung des Herzens vom rechten Sternalrand aus im 3. Intercostalraum von DELOVE und DULCIL ausgeführt worden, ohne daß ein Erfolg erzielt worden wäre.

Unterbindung der Venen.

Die *Unterbindung der großen Venen* am Halse kommt aus folgenden *Indikationen* in Betracht: 1. bei Verletzungen, 2. bei Exstirpationen von malignen Tumoren, wofern diese die Vene vollkommen umscheiden, 3. bei Aneurysmaoperationen, 4. bei septischen Prozessen, um eine Verschleppung von infizierten Thromben zu vermeiden.

Verletzungen von kleinen Venen stehen meistens von selbst oder auf einen Druckverband, auch bei Verletzungen der Vena jugularis kann die anfangs starke Blutung zum Stehen kommen. Es ist aber nicht gut, es dabei bewenden zu lassen. Nur zu oft kommt es dann später plötzlich zu einer Nachblutung. Deshalb empfiehlt es sich in allen Fällen, wo anamnestisch eine stärkere Blutung vorausgegangen ist, die blutende Stelle freizulegen, nachzusehen und die evtl. verletzte Vena jugularis oder subclavia zu unterbinden.

Schwierig kann die Blutstillung im untersten Teil der Vena jugularis, im Bulbus oder an der Vena anonyma werden. Orator rät auf Grund zweier akzidenteller Verletzungen des Bulbus venae jugularis und einer Exstirpation eines Clavicularsarkoms, bei welchem der Tumor den Bulbus venae jugularis durchwachsen hatte, die Zuflußgebiete der venösen Blutung, also die V. jugularis einerseits, die Vena subclavia an der 1. Rippe andererseits zuerst zu ligieren, worauf dann nach temporärer Resektion der Clavicula die Unterbindung der Vena anonyma ausgeführt wird.

Eingriffe an den Venen kommen ferner in Frage, soferne es sich um Operation eines arteriovenösen Aneurysma handelt. Neben der Naht der Arterie hier auch noch die Naht der Vene auszuführen halte ich nicht für nötig. Aber auch beim arteriellen Aneurysma wird die Ligatur der Vene gleichzeitig bei der Unterbindung der Arterie empfohlen.

Die prophylaktische Ligatur der Vena jugularis wegen infektiöser Prozesse erfolgt vor allem bei der eitrigen otogenen Sinusthrombose, um eine allgemeine Sepsis hintanzuhalten.

Die Unterbindung der Vena jugularis interna wird in folgender Weise ausgeführt: Freilegung der Vene am vorderen Rand des M. sternocleidomastoideus; zieht man den Muskel mit Hacken nach rückwärts, so schimmert die Vena jugularis interna durch die Gefäßscheide hindurch. Die Fascia wird incidiert, die Vene freipräpariert, doppelt ligiert und durchschnitten; die Ligaturstelle liegt meist distal von der Einmündungsstelle der Vena facialis communis. Über die Indikationsstellung zur Unterbindung der Vena jugularis interna bei eitriger Sinusthrombose muß auf die entsprechenden Kapitel verwiesen werden.

Auf die Anomalien des Verlaufes der oberflächlichen Halsvenen und ihre Verbindungen untereinander sowie auf ihre Verbindungswege mit der Vena jugularis interna ist von Schlander in einer anatomischen Arbeit aufmerksam gemacht worden. Die genannten Anastomosen betreffen vor allem die Vv. jugulares externae, V. facialis anterior und posterior. Es ist klar, daß diese Verhältnisse bei der Ligatur der V. jugularis interna wegen Sinusthrombose (Zaufal) von Wichtigkeit sein können, weil eitrige Thromben trotz Unterbindung der Jugularis int. durch die oberflächlichen Halsvenen in den Kreislauf kommen können. Schlander weist auch an der Hand der Obduktion eines derartigen Falles auf die praktische Wichtigkeit dieser Anastomosen besonders hin.

Endlich möge hier kurz noch die Frage gestreift werden, ob und welche Folgen aus der Unterbindung der großen Halsvenen erfolgen. Außer leichten Stauungserscheinungen (Ödem), welche man nach Ligatur der Vena subclavia einige Zeit hindurch beobachtet, sind sonstige Nachteile nicht beobachtet worden. Etwas Ähnliches gilt auch für die Vena jugularis. A priori wäre es naheliegend anzunehmen, daß sich bei Verschluß einer der beiden großen venösen Abflußwege des Kopfes Stauungserscheinungen einstellen. Die praktische Erfahrung hat nun gezeigt, daß dies durchaus nicht der Fall ist und daß nur in allerseltensten Ausnahmefällen Störungen eintreten. So konnte ROHRBACH unter 91 Fällen von einseitiger Jugularisunterbindung 9mal vorübergehende leichte Störungen in Form von Zuckungen, Ödem der einen Gesichtshälfte, Kopfschmerzen, Pupillenverengerung, verzeichnen. Doch sind in der Literatur 4 Todesfälle nach einseitiger Jugularisunterbindung bekannt geworden (ROHRBACH, LINSER, STOLZ). Als Todesursache wird Gehirnerweichung und Hirnödem durch venöse Stauung angeführt. Der ungenügende venöse Abfluß aus dem Gehirn war durch abnorme Enge des Sinus transversus bzw. der Vena jugularis, der nicht unterbundenen Seite, bedingt. Wie anatomische Untersuchungen (LINSER) ergaben, ist in $30^0/_0$ eine Enge am Foramen jugulare vorhanden, und zwar häufiger links als rechts. Allerdings wird auch unter solchen abnormen Verhältnissen bei der Jugularisunterbindung eine Hirnschädigung nicht immer eintreten, da hierfür gewöhnlich die anderen venösen Abflußwege (Emissarien, Vena ophthalmica) kompensatorisch eintreten werden. Auch die Ligatur beider Venae jugulares wurden anstandslos vertragen (DANGEL, VIDAL), gleichwohl meint STICH, daß in solchen Fällen die Naht der Vena jugularis der einen Seite anzustreben sei.

III. Aneurysmen am Hals.

Wir unterscheiden dieselben in *wahre* und in *falsche Aneurysmen,* je nachdem die Wand des Aneurysma von den Schichten der Arterienwand gebildet wird oder neu entstanden ist. Zu den wahren Aneurysmen gehören die spontanen Aneurysmen, welche durch umschriebene Wandveränderung infolge von Arteriosklerose, Lues usw. entstehen. Sie zeigen in den typischen Fällen eine spindelige Auftreibung des Arterienrohres an umschriebenen Stellen.

Die traumatischen Aneurysmen sind fast ausschließlich falsche Aneurysmen, sie entstehen entweder durch Schuß, Schnitt und Stich, oder in seltenen Fällen durch stumpfe Gewalt, bei welch letzteren es zur subcutanen Ruptur des Gefäßrohres kommt.

Die Einreihung der spontanen Aneurysmen zu den wahren und der traumatischen zu den falschen Aneurysmen gilt für die überwiegende Mehrzahl der Fälle, doch gibt es davon Ausnahmen. Übergänge und Kombinationen werden beobachtet. So können ausnahmsweise durch Verletzungen auch wahre Aneurysmen entstehen. STICH und FROMME erwähnen 4 Fälle aus der Literatur (v. HABERER, SYRING, E. ULLMANN, DOBERAUER). Sie entstehen durch Schädigungen des Arterienrohres, z. B. durch Streifschuß oder durch bloße Kontusion infolge eines in der Nähe vorbeigegangenen Geschosses. Infolge der Gefäßwandschädigung kommt es zur Vorbuchtung und Erweiterung der Arterie. Andererseits können auch bei spontanen Aneurysmen durch Ruptur der Wand aneurysmatische Säcke entstehen, welche den falschen Aneurysmen zuzuzählen sind.

Meist läßt sich die Zugehörigkeit zu der einen oder der anderen Form erst nach operativer Freilegung erkennen. Da die Symptomatologie und Therapie beider Arten von Aneurysmen mehr minder dieselbe ist, so sollen im folgenden beide gemeinsam behandelt werden.

Ebenso ist in bezug auf die Symptomatologie, Prognose, operative Indikationsstellung und Therapie der hier in Betracht kommenden Aneurysmen der großen Halsgefäße, also der Carotis und ihrer Äste und der Subclavia, so

Vieles übereinstimmend, daß diese Aneurysmen gemeinsam abgehandelt werden können.

Die falschen Aneurysmen teilen sich weiter in das *Aneurysma arteriale spurium* und das *arteriovenöse Aneurysma*.

1. Aneurysma arteriale.

Was die Entstehung der arteriellen Aneurysmen anlangt, so wurde schon oben erwähnt, daß einer der Ausgänge einer Arterienverletzung die Bildung eines pulsierenden Hämatoms sein kann. Das aus dem verletzten Gefäß ausströmende Blut sammelt sich in der Umgebung der Gefäßverletzung an. Die Gestalt des sich bildenden Hämatoms wird vor allem durch die anatomische Konfiguration der betreffenden Gegend bestimmt. Indem sich das Blut entsprechend dem geringsten Widerstand in allen Gewebsspalten ausbreitet, kann die Form eine sehr vielgestaltige werden. Der größte Umfang des aneurysmatischen Sackes entspricht dabei nicht immer der Verletzungsstelle des Gefäßrohres. Oft findet man, daß sich das Aneurysma weit nach oben oder nach unten von der Verletzungsstelle ausbreitet. Auch hier spielen die anatomischen Verhältnisse des umgebenden Gewebes eine Rolle. Auch die Größe des Aneurysma ist vielen Schwankungen unterworfen. Aus ihr kann keineswegs ein Schluß auf die Größe des verletzten Gefäßes, oder auf die Größe der Öffnung im Arterienrohr gezogen werden. Oft führen Verletzungen kleiner Nebenäste zu ansehnlich großen Aneurysmen.

Das sich zunächst bildende pulsierende Hämatom ist von zum Teil flüssigen, zum Teil geronnenen Blut erfüllt, welches die ganze Umgebung der Gefäßverletzung einnimmt. Allmählich kommt es an der Peripherie zur Ausbildung eines Sackes, indem sich die Blutgerinnsel organisieren. Dadurch ist aus dem mehr minder diffus in das Nachbargewebe der Gefäßverletzung eingedrungene Hämatom ein umschriebener Sack geworden, welcher mit dem verletzten Gefäß in Kommunikation steht und flüssiges und geronnenes Blut enthält. Aus dem pulsierenden Hämatom ist ein falsches Aneurysma geworden. Diese Umwandlung bedarf naturgemäß eines gewissen Zeitraumes, den man im Mittel mit drei bis vier Wochen veranschlagen kann, doch kann auch schon vor dieser Zeit ein ausgesprochener Sack vorhanden sein, wie dies HABERER in einem Fall 8 Tage, in einem anderen 12 Tage nach der Verletzung vorfand.

Die *Diagnose* eines Aneurysma kann in ausgeprägten Fällen so klar sein, daß ein Zweifel bei der Untersuchung nicht besteht, auch das Vorstadium des Aneurysma, das pulsierende Hämatom, bietet häufig vollkommen klare Symptome.

Die pulsierende Geschwulst, das Schwirren, welches die auf die Geschwulst gelegte Hand tastet, das systolische Rauschen, welches man bei der Auskultation hört, zusammen mit dem Umstand, daß Pulsation und Schwirren sofort aufhören, wenn man zentral vom Tumor die Arterie komprimiert, bilden die klassischen Symptome des Aneurysma. Zu diesen Symptomen kommen beim Aneurysma der Carotis communis und interna noch Erscheinungen, welche durch die ungenügende Blutversorgung des Gehirns bedingt sind: Kopfschmerzen, Schwindel, Ohnmachtsanfälle, selbst halbseitige Lähmung.

So einfach in einem typischen Fall die Diagnose ist, so schwierig kann sie unter Umständen im Stadium des Hämatoms sein. Zunächst sind hier solche Fälle zu erwähnen, in welchen typische Symptome des Aneurysma fehlen und trotzdem ein Aneurysma vorhanden ist: es ist keine Pulsation nachweisbar und kein Geräusch und kein Schwirren vorhanden, und zwar deshalb, weil die Schichte des geronnenen Blutes zu dick ist, um diese Symptome erkennen zu lassen („stille Hämatome", KAPPIS, KÜTTNER). Die Differentialdiagnose gegenüber gewöhnlichen Hämatomen ohne Arterienverletzung kann in solchen Fällen oft unmöglich sein und erst eine langdauernde Beobachtung, wobei sich das klassische Bild des Aneurysma mit den oben erwähnten Symptomen später einstellt, wird die richtige Diagnose ermöglichen.

Stets soll *man aber, wenn die Schußrichtung den anatomischen Verlauf eines großen Gefäßes überkreuzt, mit der Möglichkeit einer Arterienverletzung und anschließender Aneurysmabildung rechnen,* auch dann, wenn momentan sehr wenige, ja selbst gar keine Symptome einer Aneurysmabildung nachzuweisen sind. In jeder größeren Statistik findet man solche Fälle verzeichnet, in welchen es schien, daß die Verheilung der Schußwunde ohne Arterienverletzung glatt vor sich gegangen ist, der Patient schon entlassen worden war und erst Wochen oder Monate später ein Aneurysma aufgetreten war.

Einen Fall, bei welchem überdies ein autoptischer Befund vorlag, habe ich an der Klinik v. EISELSBERG beobachtet: Ein 23jähriger Patient erlitt am 9. September 1914 einen Gewehrdurchschuß an der linken Schulter. Wegen Plexusaffektion wurde am 28. Dez. 1914 die Neurolyse des Plexus brachialis ausgeführt, dabei war von einem Aneurysma nichts zu finden. $1^1/_2$ Jahre später kam der Patient mit Erscheinungen eines Aneurysma der Arteria axillaris. Bei der am 1. Juli 1916 vorgenommenen Operation (v. EISELSBERG) fand sich ein walnußgroßes Aneurysma, in dessen Wand der Nervus medianus verlief. Resektion des Aneurysma. Ligatur der Arterie ober- und unterhalb. Heilung. Die Plexuslähmung wenig gebessert.

Diese Fälle sind dadurch zu erklären, daß der thrombotische Verschluß der Arterienverletzung sich später gelockert hat und infolge zu starker und zu früher Inanspruchnahme der betreffenden Körpergegend ein Aneurysma entstanden war.

Auch die folgende Beobachtung, die ich an der Klinik v. EISELSBERG machte, erscheint in ätiologischer Hinsicht interessant. Beei einm 10jährigen Mädchen war ein Aneurysma der Arteria maxillaris externa aufgetreten. Die Mutter des Kindes gab an, daß die Geschwulst unter Schwirren am Kieferwinkel erst in den letzten Wochen aufgetreten sei. Sechs Jahre vorher war an der gleichen Stelle eine Lymphdrüsenexstirpation vorgenommen worden. Es liegt nahe, die Entstehung des Aneurysma mit einer damals erfolgten Läsion der Arteria maxillaris externa im ätiologischen Zusammenhang zu bringen. Die Ligatur der Arteria carotis externa (v. EISELSBERG) brachte vollkommene Heilung.

Eine zweite Gruppe von diagnostisch schwierigen Fällen sind solche, in welchen umgekehrt Aneurysmasymptome vorhanden sind ohne daß ein Aneurysma besteht. Hierher gehören zunächst die Fälle von *Pseudoaneurysmen,* in welchen die Diagnose auf ein Aneurysma vor allem auf Grund des Gefäßschwirrens gestellt wurde (NEUGEBAUER, KÜTTNER, v. HABERER, BORCHARD u. a.). Wie die operative Freilegung dann zeigte, war ein Aneurysma oder eine arteriovenöse Fistel nicht vorhanden, dagegen fand sich als Ursache des Schwirrens Kompression oder Verziehung durch Narbe (v. HABERER, BORCHARD), oder Schlängelung des Gefäßes (KÜTTNER), in anderen Fällen war eine befriedigende Erklärung nicht zu finden.

Eine an der Klinik v. EISELSBERG gemachte eigene Beobachtung möge hier kurz erwähnt werden:

23jähriger Mann [1]. Am 24. Okt. 1914 Gewehrdurchschuß des Gesichtes. Bei der Aufnahme auf die Klinik am 2. Dez. 1914 fand sich ein verheilter Einschuß unterhalb des linken Ohres und ein ebensolcher Ausschuß an der rechten Wange. Beim Ausschuß ist systolisches Schwirren tast- und hörbar. Patient klagt über heftiges Ohrensausen.

Bei der am 20. Nov. 1915 vorgenommenen Operation (Dr. SUCHANEK) fand sich die Carotis interna so durch Narben verzogen, daß $1^1/_2$ cm oberhalb des Abganges von der Carotis communis eine Knickung zustande kam, wodurch das Schwirren entstand. Drückte man das Gefäß, so hörte das Schwirren auf.

Es wird nun eine Muskelschlinge vom Musculus scalenus derart um die Knickungsstelle der Carotis interna geschlungen, daß das Gefäß gerade gerichtet wurde. Der Erfolg der Operation war ein befriedigender: $2^1/_2$ Jahre nach der Operation konnte konstatiert werden,

---

[1] Der Fall wurde von Dr. SUCHANEK in der Wien. otol. Ges. i. Jahre 1915 demonstriert.

daß kein Rauschen und keine Pulsation vorhanden ist, auch das Ohrensausen war, abgesehen bei starker körperlicher Anstrengung, verschwunden.

Neben den Pseudoaneurysmen kann in anderen Fällen eine vorhandene Pulsation den Verdacht eines Aneurysma erwecken, während die weitere Beobachtung erst zeigt, daß es sich um ein entzündliches Infiltrat oder um ein gewöhnliches Weichteilhämatom handle, das von der darunter liegenden Arterie eine mitgeteilte Pulsation zeigt.

Sehr schwierig und unter Umständen sehr verhängnisvoll kann die Unterscheidung zwischen Absceß und Aneurysma werden. Eine Reihe von Symptomen sind beiden Prozessen gemeinsam, die zunehmende Schwellung, die Temperatursteigerung, die Schmerzen; andere für Aneurysma sichere Symptome, wie Pulsation, Schwirren, können, wie wir eben gesehen haben, unter Umständen fehlen; bedenkt man weiter, daß die Infektion und Absceßbildung als eine Komplikation des Aneurysma auftreten kann, so kann man die Schwierigkeiten ermessen, welche sich selbst dem Erfahrenen entgegenstellen. Das praktisch Wesentlichste ist, daß man in solchen Fällen an die Möglichkeit eines Aneurysma denkt, und daß bei der Incision eines derartigen fraglichen Abscesses auch alles für eine evtl. notwendige Aneurysmaoperation vorbereitet ist.

Endlich können kleine Aneurysmen, vor allem wenn sie in größerer Tiefe liegen, der Beobachtung ganz entgehen.

So fand sich bei einem 21jährigen Soldaten, welchen ich an der Klinik v. EISELSBERG unter der Diagnose Lähmung des Plexus brachialis operierte, überraschenderweise ein nußgroßes Aneurysma der Arteria axillaris, in dessen Wand zwei abgeplattete große Nervenstämme des Plexus verliefen, wodurch die Plexuslähmung entstanden war. Das Aneurysma wurde exstirpiert, die Arterie zirkulär genäht. Besserung der nervösen Erscheinungen.

Von einer gewissen Wichtigkeit für die Diagnose ist das Verhalten des peripheren Pulses für die in Rede stehenden Aneurysmen des Halses: also der Puls an der Art. temporalis beim Aneurysma der Carotis, und der Puls der Radialis beim Aneurysma der Subclavia. Der Puls kann unter Umständen schwächer sein, ja sogar ganz fehlen. Doch ist dieses Symptom nicht konstant, so daß nur aus dem Fehlen des Pulses ein Schluß gezogen werden kann. Ist jedoch der Puls normal, so kann umgekehrt nicht gefolgert werden, daß kein Aneurysma besteht, da viele Aneurysmen keine Veränderung des Pulses aufweisen.

Das *Aneurysma der Carotis communis* kann oft ziemliche Größe erreichen und weit nach außen vorspringen. Es kann Kompressions- und Verdrängungserscheinungen auf die Organe des Atmungs- und Digestionsapparates ausüben, Atem- bzw. Schluckbeschwerden verursachen und Drucksymptome auf die Halsnerven (Hypoglossus, Recurrens, Vagus, Sympathicus und Plexus cervicalis) auslösen. Neben den allgemeinen Symptomen des Aneurysma, können beim Aneurysma der Carotis communis und interna noch Erscheinungen des Gehirns auftreten, auf die schon früher hingewiesen wurde. Das nicht traumatische Aneurysma der Carotis kann, wenn die Pulsation fehlt, mit anderen Tumoren (z. B. Lymphomen, Blutcysten usw.) in Differentialdiagnose kommen.

Abb. 29 zeigt das Röntgenbild eines *Aneurysma der Arteria anonyma* und subclavia. Dasselbe stieg aus der oberen Thoraxapertur bis weit auf den Hals hinauf, woselbst ein großer Tumor zu konstatieren war und verursachte Nervenstörungen im rechten Arm. Die Clavicula war usuriert und die Trachea durch das Aneurysma verdrängt.

Was die *Aneurysmen der Arteria subclavia* anlangt, so kann dasselbe entweder im proximalen Teil oder im peripheren Teil der Arterie, also vor oder hinter der Scalenuslücke, liegen. Diese Unterscheidung ist auch für die Therapie (siehe unten) von Wichtigkeit.

Die Aneurysmen der *Arteria vertebralis* kommen, abgesehen von dem proximalen Teil der Arterie, also vor dem Eintritt in den Canalis transversarius besonders dort vor, wo sich die Arterie um den Atlas herumschlingt. Denn hier ist die Stelle im oberen Verlauf der Arteria vertebralis, welche relativ oberflächlich liegt und nicht vom Knochen geschützt ist.

Was die Aneurysmen der *Arteria carotis interna* anlangt, so sitzen diese Aneurysmen teils am Anfangsteil des Gefäßes, teils an der Schädelbasis, teils innerhalb der Schädelkapsel. Nur die ersteren sind einer direkten Beobachtung und auch direkten Inangriffnahme zugänglich, während dies bei den ganz versteckt an der Schädelbasis liegenden oder intrakraniellen Aneurysmen nicht möglich ist. Ganz besonders quälend ist bei diesen Aneurysmen das fortwährende Rauschen im Kopf, welches der Patient empfindet, doch ist dieses Symptom nicht nur bei Aneurysmen der Carotis interna vorhanden, sondern kommt bei allen Aneurysmen vor, welche nahe der Schädelbasis liegen. Nicht selten wölbt das Aneurysma der Carotis interna den Pharynx und die Tonsillengegend vor und kann zur Verwechslung mit Abscessen dieser Gegend Veranlassung geben. VELEBIL berichtet über zwei tödlich verlaufene Fälle von Aneurysmen der Carotis interna bei Kindern, welche für Retropharyngealabscesse gehalten und incidiert wurden. Eine analoge Beobachtung teilte E. PRIBRAM nach Granatsteckschuß mit. In diesem Falle wurde das Aneurysma diagnostiziert und nach Unterbindung der Carotis interna vollkommene Heilung erzielt. Doch kann auch ein *Aneurysma der Arteria carotis* externa eine derartige Vorwölbung des Rachens erzeugen, wie folgende Beobachtung aus der Klinik v. EISELSBERG zeigt:

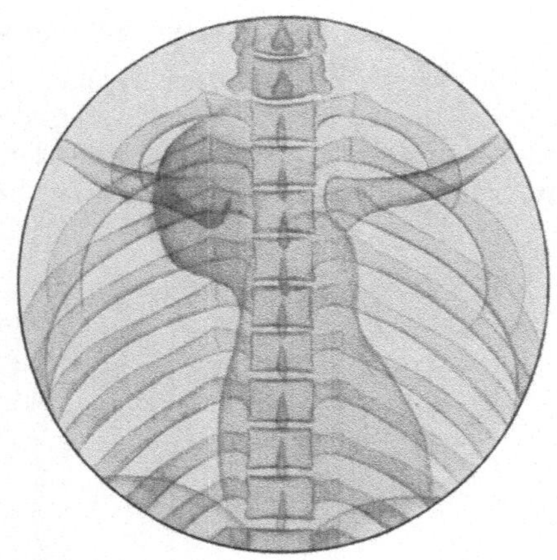

Abb. 29. Aneurysma der Art. anonyma. (Röntgenskizze.) (Beobachtung der Klinik v. EISELSBERG in Wien.)

Ein 21jähriger Soldat erlitt einen Steckschuß am Hals, Einschuß unter dem rechten Kieferwinkel. Nach der Verwundung starke Blutung aus dem Einschuß und aus dem Munde, die bald wieder stand. Etwa 5 Wochen nach der Verwundung trat eine Schwellung in der rechten Halsseite auf. Die zuerst bestandenen Schluckbeschwerden und die Stimmlosigkeit besserten sich. Bei der Aufnahme auf die Klinik (drei Wochen nach der Verletzung) fand sich ein großes Aneurysma unter dem rechten Kieferwinkel mit allen typischen Symptomen, ferner eine Vorwölbung der Hinterwand des Pharynx, welche an dieser Stelle anscheinend fluktuierte, jedoch immer Pulsation und Rauschen zeigte. Die Sprache des Patienten ähnelte der eines Patienten mit Tonsillarabsceß.

Am Tage nach der Aufnahme plötzlich sehr heftige Blutung aus dem Mund. Patient wird sofort in den Operationssaal gebracht, die Carotis communis aufgesucht und angeschlungen (v. EISELSBERG). Da plötzlich der Patient asphyktisch wird, wird tracheotomiert. Bei der Verfolgung der Carotis communis nach aufwärts stellt sich heraus, daß das Aneurysma von der Carotis externa ausgeht. Ligatur dieser Arterie. Blutung steht sofort. Am 3. Tag nach der Operation dekanüliert. Vollkommene Heilung.

Wenn auch die Diagnose eines Aneurysma feststeht, so kann doch die *Feststellung von welcher Arterie dasselbe ausgeht,* nicht immer leicht sein, besonders dann, wenn das Aneurysma an einer Stelle sitzt, wo die Stromgebiete zweier Arterien aneinander grenzen. Oft gelingt die für die Therapie sehr wichtige Feststellung, welcher Arterie das Aneurysma angehört, nur nach operativer Freilegung der zuführenden Gefäßstämme. Zwei diesbezügliche Beobachtungen aus dem Material der Klinik v. EISELSBERG mögen dies erläutern:

Bei einem 29jährigen Offizier bestand ein durch Granatsteckschuß entstandenes Aneurysma in der Nackengegend hinter dem Ohr, welches schon einmal anderwärts operiert worden war. Besonders heftiges Ohrensausen. Die Diagnose schwankte zwischen Aneurysma der Arteria occipitalis und der Arteria vertebralis; 9 Monate nach der Verletzung wird die Arteria vertebralis am Abgang von der Arteria subclavia freigelegt (v. Eiselsberg). Bei Kompression der Arteria vertebralis verschwindet die Pulsation nicht. Daher wird die Arteria carotis externa unterbunden, worauf die aneurysmatischen Symptome verschwinden. Ein Jahr später ist der Zustand wesentlich gebessert, wenngleich auch das subjektive Sausen im geringen Maße weiter besteht.

In einem zweiten Fall war nach einem Gewehrsteckschuß der rechten Halsseite ein Aneurysma in der Gegend der rechten Clavicula entstanden. Unter der Annahme eines Carotis-Aneurysma wurde zunächst die Carotis communis tief unten aufgesucht (v. Eiselsberg). Kompression derselben hatte keinen Einfluß auf die Pulsation. Nach partieller Resektion der Clavicula findet sich ein Aneurysma des Truncus thyreocervicalis, welches nach Antyllus operiert wurde. Vollkommene Heilung. Patient machte ein Jahr später wieder Frontdienst.

2. Das arterio-venöse Aneurysma.

Die zweite Form, unter welcher das Aneurysma vorkommt, ist *das arterio-venöse Aneurysma*. Dasselbe entsteht durch gleichzeitige Verletzung der Arterie und Vene. Wir unterscheiden die folgenden Unterarten, welche durch die beiliegenden schematischen Zeichnungen erläutert werden (Abb. 30).

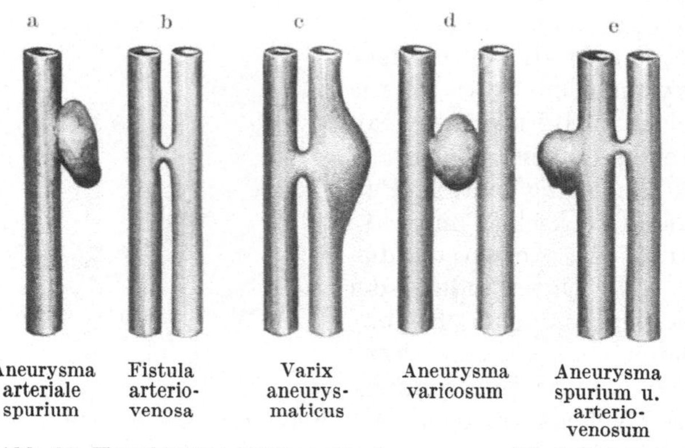

Abb. 30. Verschiedene Formen des Aneurysma. (Nach Haberer.)

1. Die arterio-venöse Fistel;
2. der Varix aneurysmaticus und
3. das Aneurysma varicosum.

Die einfachste Form ist die arterio-venöse Fistel, bei welcher ohne Vermittlung eines Sackes eine direkte Kommunikation zwischen Arterie und Vene besteht. Wenn sich die Vene infolge des durch die *Fistel* anströmenden arteriellen Blutes auf eine Strecke ausbuchtet, so wird dies im allgemeinen als *Varix aneurysmaticus* bezeichnet, während mit dem Namen *Aneurysma varicosum* jene Form bezeichnet wird, bei welcher zwischen Vene und Arterie ein aneurysmatischer Sack vorhanden ist. Natürlich gibt es wieder eine Reihe der verschiedensten Kombinationen, indem einerseits ein arterio-venöses Aneurysma sich außerdem mit einem arteriellen kombinieren kann, andererseits das Loch in den Gefäßen ein laterales oder axiales sein kann.

Was die *Häufigkeit des arterio-venösen* gegenüber dem arteriellen Aneurysma anlangt, so finden wir in den einzelnen Statistiken differente Angaben. In Küttners Material (93 Fälle) waren 55% arterio-venöse Aneurysmen; eine ähnliche Zahl findet sich bei Bier, welcher unter 102 Aneurysmen 45 arteriell und 56 arterio-venöse Aneurysmen erwähnt. Fromme dagegen hatte unter 49 Fällen 36 arterielle und nur 13 arterio-venöse, während wieder v. Haberer unter 196 Fällen über 102 arterielle, 65 arterio-venöse Aneurysmen und über

29 Fälle, in welchen beide Formen vorhanden waren, berichtet. Unter 104 Fällen von Aneurysmen der Klinik EISELSBERG waren 54 arterio-venöse vorhanden.

In *diagnostischer Hinsicht* unterscheidet sich das arterio-venöse Aneurysma in manchem von den arteriellen. Meist ist der Sack kleiner als bei dem arteriellen Aneurysma oder kann ganz fehlen, vor allem aber charakterisiert sich das arterio-venöse Aneurysma durch ein kontinuierliches, oft sehr lautes Schwirren, das tast- und hörbar ist, und das eine systolische Verstärkung aufweist.

Am Halse können arterio-venöse Aneurysmen zwischen Carotis communis und Vena jugularis interna oder aber zwischen dieser und einer der zwei Hauptäste (Carotis externa oder interna) vorkommen. In einem Fall konnten wir ein arterio-venöses Aneurysma der Arteria thyreoidea superior mit der Vena jugularis interna beobachten. Beim arteriovenösen Aneurysma der Arteria subclavia beteiligt sich meist neben der Arterie die Vena subclavia.

Von den bei Aneurysmen möglichen *Komplikationen* habe ich schon oben die Vereiterung des Sackes erwähnt. Eine weitere sehr ernste Komplikation ist *die Blutung*. Oft wächst ein Aneurysma ganz rapid, sei es kontinuierlich, sei es in einzelnen Schüben. In beiden Fällen kann das Aneurysma so anwachsen, daß die Gefahr des „Platzens" besteht, d. h. eine Blutung durch den leicht verklebten, ja sogar durch den wieder aufbrechenden Schußkanal auftreten kann. Häufig sind mit dem raschen Anwachsen intensive Schmerzen verbunden. *Das Auftreten einer Blutung sollte stets die Indikation zur Operation sein.* Fast nie bleibt eine Blutung vereinzelt, immer folgt der ersten eine zweite, welche den Patienten neuerdings in Gefahr bringt, so daß es besser ist, ihr vorzubeugen. Als eine weitere Komplikation sind Zirkulationsstörungen zu nennen. Abgesehen von den bereits oben angeführten Störungen beim Aneurysma der Carotis communis und interna kommen Ernährungsstörungen bei ausgebildeten Aneurysmen vor, und zwar vorwiegend an der unteren Extremität; an der uns hier interessierenden oberen Extremität (Art. subclavia) ist ein so ausgedehntes Netz von Kollateralen vorhanden, daß daselbst Zirkulationsstörungen weit seltener zustande kommen.

Eine bei den Aneurysmen der größeren Gefäße der oberen Extremität nicht so seltene Komplikation stellt die *Nervenschädigung* dar. Unter unseren 38 Fällen von operierten Aneurysmen der Arteria subclavia und axillaris war in 24 Fällen eine Schädigung des Plexus vorhanden. Dieselbe kann durch direkten Druck des aneurysmatischen Sackes bedingt sein; manchmal sieht man die Nervenstränge plattgedrückt und mit der Wand verwachsen, oder aber der Schuß hat neben der Läsion der Arterie auch außerdem eine Verletzung des Nerven verursacht. Auch sekundär kann die vom Schußkanal ausgehende Narbe eine Rolle beim Zustandekommen einer Nervenstörung spielen. Auch bei Aneurysmen der Carotis können Läsionen der verschiedenen Halsnerven (Vagus, Recurrens, Sympathicus, Hypoglossus, Accessorius) zustande kommen. Von weiteren Komplikationen möge hier noch eine relativ selten eintretende Venenthrombose, die Druckusur des Knochens oder eine gleichzeitig entstandene Fraktur, endlich die bei Aneurysmen der Arterie subclavia nicht so seltene gleichzeitige Lungenverletzung erwähnt werden.

Was die *Indikationsstellung zur operativen Behandlung eines Aneurysmas* anlangt, so unterliegt es gar keinem Zweifel, daß jedes wachsende oder irgendwelche, wenn auch geringfügige, Beschwerden verursachende Aneurysma unbedingt zu operieren ist. Ausnahmsweise gibt es jedoch Fälle, welche gar keine Funktionsbehinderungen verursachen, es sind das fast ausschließlich arterio-venöse Aneurysmen, besonders arteriovenöse Fisteln. Die Indikationsstellung in solchen Fällen wird neben dem Wunsch des Patienten von der

Beschäftigung des Aneurysmaträgers und von der genauen Beobachtung des Falles abhängen, ob sich ein Wachstum des Aneurysma einstellt. Im letzteren Fall ist unbedingt zu operieren. Man kann also Küttner sicherlich zustimmen, welcher die Indikationsstellung zur Aneurysmaoperation von dem Grad der Beschwerden abhängig macht.

Therapie des Aneurysma.

Wenn ich nun auf die Therapie des Aneurysma übergehe, so will ich hier die konservative Therapie nur ganz kurz streifen. Der Wert der systematischen Kompressionsbehandlung des zuführenden Gefäßes, welche in früherer Zeit sehr viel angewendet wurde, erscheint doch recht problematisch. Wenn auch Verkleinerungen des Sackes beobachtet wurden, so ist eine Heilung eines Aneurysma auf diese Weise sehr zweifelhaft, so daß heutzutage die operative Therapie für die große Mehrzahl der Aneurysmen einzig und allein in Frage kommt.

Die Operationen wegen Aneurysma lassen sich in obliterierende (Ligatur) und rekonstruierende (Naht) Methoden scheiden.

a) Ligaturmethoden.

Wenn ich die verschiedenen Ligaturmethoden bei der Behandlung des Aneurysma durchgehe, so ist zunächst die *Unterbindung der Arterie ober- und unterhalb des Sackes und Exstirpation des Sackes* (Philagrius) zu nennen. Sie ist die radikalste, jedoch auch die gefährlichste Methode bezüglich der Zirkulation, denn mit der Exstirpation des Sackes werden naturgemäß auch die Kollateralen mit entfernt, die im Sack verlaufen. Weniger eingreifend ist die *Methode nach* Antyllus, bei welchen zwar zentral und peripher vom Sack unterbunden, jedoch der Sack selbst belassen wird. Eine der Antyllusschen Operation ähnliche, jedoch weit zweckmäßigere Operation ist die nach Kikuzi. Der Sack wird hierbei breit gespalten, das zu- und abführende Arterienlumen aufgesucht und vom Sackinneren unterbunden. v. Frisch hat die Operation insofern erweitert, daß er sie auch an solchen Körperstellen anwandte, wo die Esmarchsche Blutleere nicht möglich ist, indem er das zu- und abführende Gefäß temporär abklemmte. Der besondere Vorteil der Kikuzischen Methode gegenüber dem Antyllusschen Verfahren liegt in der weit sorgfältigeren Schonung der Kollateralen. Da dieselben oft knapp oberhalb und unterhalb des Sackes in das Hauptgefäß einmünden, fallen sie bei der Antyllusschen Operation leicht in die außerhalb des Sackes angelegte Ligatur, während die Unterbindung von innen her sie schont. Nach meinen eigenen Erfahrungen möchte ich die Kikuzische Methode allen anderen Ligaturmethoden vorziehen.

Diese Ligaturmethoden kommen im Bereich der Carotis vor allem für die Carotis externa oder für kleinere Äste der Carotis in Betracht, während für die Carotis communis oder interna die Nahtmethode, wenn durchführbar, vorzuziehen ist (siehe unten). Muß man bei der Carotis communis das Ligaturverfahren anwenden, dann empfiehlt sich gleichzeitig, die Vena jugularis interna zu unterbinden (Ceci und Boari).

Die einfache Unterbindung zentral vom Sack (Hunter-Anel) kommt im allgemeinen überall dort in Frage, wo der kleinste Eingriff gewählt werden muß, also vor allem in Fällen mit schwerer Eiterung oder bei stark herabgekommenen Kräftezustand. Doch empfiehlt sie sich auch bei gewissen Aneurysmen, welche infolge ihrer Lokalisation schwer zugänglich sind oder deren radikale Entfernung zu gefährlich erscheint. Zu den letzteren Fällen gehört das hochsitzende Subclaviaaneurysma (Oberst, Rubritius). Während beim Aneurysma der Arteria subclavia im peripheren Teil die Naht oder die Ligatur ober- und unterhalb des Aneurysma in Frage kommt, ist im zentralen Teil die Naht wegen der tiefen Lage und wegen der zahlreichen, gerade in diesem Arterienabschnitt, abgehenden Gefäße nicht oder nur sehr schwer durchführbar. Hier ist die zentrale Ligatur beim Abgang der Arterie aus der Anonyma oder aus der Aorta am Platz. BIER warnt auf Grund einer üblen Erfahrung die zentrale Ligatur der Arteria subclavia zu knapp an ihrem Ursprung aus der Anonyma zu machen; in BIERs Fall setzte sich ein an der Abbindungsstelle der Arteria subclavia entstandener Thrombus in die Carotis fort und führte zur Thrombose und letalem Ausgang.

Die Befürchtung, daß sich nach der zentralen Ligatur der Arteria subclavia später auf dem Wege der Kollateralen ein Rezidiv des Aneurysma wieder ausbildet, hat sich nach unseren Erfahrungen nicht bestätigt. Im Gegenteil ist die Drosselung der Arterie durch die Ligatur eine recht beträchtliche. Der vor der Operation gut tastbare Radialispuls ist meist nach der zentralen Unterbindung der Arteria subclavia nicht mehr tastbar, doch haben wir unter den 14 Operationen, welche wir an der Klinik v. EISELSBERG ausführten, niemals nach der zentralen Ligatur Ernährungsstörungen gesehen.

Die Freilegung der Arteria subclavia kann, wie schon oben bemerkt, unter Umständen recht schwierig sein, besonders deshalb, weil die zahlreichen in der Umgebung des aneurysmatischen Sackes verlaufenden Gefäße den Weg zur Unterbindungsstelle verlegen. Am besten hat sich uns hierzu die definitive Wegnahme der Clavicula bewährt, nach welcher die Freilegung in der Tiefe wesentlich leichter vor sich geht. Eine Funktionsstörung durch die weggenommene Clavicula ist hierbei nicht zu fürchten. (Über die anderen Methoden zur Freilegung der Subclavia s. S. 481.)

Besonders schwierig kann sich die Operation bei Aneurysmen und rasch wachsenden blutenden Hämatomen gestalten, die von den großen Gefäßen in der Nähe des Aortenbogens ausgehen. Der Freilegung von oben, vom Jugulum her, steht das Aneurysma selbst im Wege, wodurch der Zugang zum zuführenden Gefäß erschwert wird. Für diese gewiß seltenen Fälle hat TILMANN folgenden Ausweg gefunden: Er resezierte bei einem hinter dem sternalen Ende der Clavicula gelegenen Aneurysma der linken Carotis communis die 2. Rippe und eröffnete unter Überdruck die Pleura. Während nun der Assistent zwischen den in den Thorax eingeführten Finger und einen im Jugulum drückenden Finger den Anfangsteil der Carotis communis knapp am Abgang von der Aorta komprimierte, konnte TILMANN unter vollkommener Blutleere das seitliche Loch in der Carotis vernähen.

KÜTTNER empfahl auf Grund von Studien an der Leiche von einer Bresche im Sternum das vordere Mediastinum freizulegen. Er löst zunächst mit einem bogenförmigen Schnitt die Sternalportion des Pectoralis von der 1.—4. Rippe ab, sodann wird der Knorpel der zweiten Rippe reseziert. Nach Durchtrennung des hinteren Periostes und der Intercostalmuskulatur des zweiten Zwischenrippenraumes wird die Pleura beiseite geschoben, die Vasa mammaria nach außen verzogen und nun die Hinterfläche des Sternum freigelegt. Aus dem linken Teil des Sternum wird nun eine Lücke ausgebissen, welche vom Ansatz der 1. bis zu dem der 3. Rippe reicht und die Mittellinie nicht überschreitet. Nun liegt im vorderen Mediastinum der Aortenbogen frei, an welchen die Arteria anonyma und Arteria carotis sin. und Arteria subclavia sin. isoliert und mit Fadenschlinge behufs Kompression gesichert werden können.

Beide genannten Methoden haben den Vorteil, daß von vornherein die zum Aneurysma führenden Arterien komprimiert werden, während man bei der osteoplastischen Resektion des Manubrium sterni nach KOCHER oder der Mediastinotomia longitudinalis nach SAUERBRUCH Gefahr läuft den aneurysmatischen

Sack zu eröffnen bevor die zuführenden Gefäße gesichert sind. Diese letzteren Methoden werden jedoch bei den seltenen Verletzungen der tiefen Halsgefäße, wie dies auch Hacker für die Kochersche Aufklappung betont, von Nutzen sein.

Ferner ist noch die alleinige Unterbindung peripher vom Aneurysma zu nennen (Brasdor, Wardrop). Sie stellt wohl immer eine Notoperation dar, in solchen inoperablen Fällen, in welchen ein anderer radikaler Eingriff nicht mehr möglich ist. Gelegentlich kann, wie dies ein Fall Küttners zeigt, auch mit dieser Methode, bei welcher durch Rückstauung eine Thrombosierung und Verkleinerung des Sackes angestrebt wird, ein Erfolg erzielt werden.

Endlich möge hier, obwohl nicht streng genommen zu den Ligaturoperationen gehörig, noch eine Methode erwähnt werden, welche eine Drosselung der Arterie durch Umschnürung mit Metallbändern bezweckt. Halsted hat in zahlreichen, sehr interessanten Tierexperimenten die Wirkung einer derartigen Drosselung auf die Gefäße, besonders im Hinblick auf eine eventuelle operative Behandlung des Aortenaneurysma, studiert. Er sowohl wie Matas haben auch beim Menschen diesen Eingriff bei den verschiedensten Aneurysmen, darunter auch denen der Carotis, erprobt. In Ermangelung von entsprechenden Metallbändern ist v. Eiselsberg in einem Fall von hochsitzendem Aneurysma der Carotis interna so vorgegangen, daß die Carotis interna mit einem dicken Seidenfaden über einer Steinsonde ligiert wurde; nach Knüpfen der Ligatur wurde die Sonde aus der Ligaturschlinge herausgezogen, so daß die Carotis etwa auf $^4/_5$ ihres Volumens gedrosselt wurde. Der Erfolg war in diesem Fall ein recht günstiger. Es erscheint gerade für die Aneurysmen der Carotis interna, welche wegen ihrer versteckten Lage einer direkten Inangriffnahme nicht zugänglich sind, die Drosselung der Carotis interna als zweckmäßiges Verfahren.

b) Nahtmethoden.

Während die Ligaturmethoden schon seit langem mit Erfolg geübt wurden, sind die Nahtmethoden erst durch die Fortschritte, welche die Gefäßchirurgie — ganz besonders durch die Anwendung der Gefäßnaht nach Carrel — gemacht hat, ermöglicht worden. In Deutschland hat besonders Stich die Carrelsche Methode bekannt gemacht und weiter ausgebaut.

Neben Murphy, welcher die erste zirkuläre Naht eines Aneurysma ausführte (1896), dem in Deutschland Körte und Garrè (1904) mit lateralen Gefäßnähten folgten, muß besonders Lexer hervorgehoben werden, welcher im Jahre 1907 die erste Gefäßtransplantation bei einem Aneurysma ausführte und in der Folgezeit immer wieder für die Naht als ideale Operation des Aneurysma eintrat. Die Erfahrungen des Weltkrieges haben seinen Anschauungen recht gegeben, nur die Naht ist imstande, normale Zirkulationsverhältnisse wieder herzustellen und dadurch einen Zustand in dem betreffenden Organ zu schaffen, welcher allen funktionellen Anforderungen, die an dasselbe gestellt werden, gerecht wird.

Die großen diesbezüglichen Erfahrungen, welche im Weltkrieg (Bier, Haberer, Küttner, *eigene Statistik*) gesammelt wurden, stimmen alle darin überein, daß für die Aneurysmen der großen Arterien die Nahtmethode anzustreben sei. v. Haberer, welcher die erste zirkuläre Naht beim Aneurysma der Carotis communis gemacht hat, verfügt über das große Material von 12 Carotisaneurysmen, bei welchen er in 4 Fällen die zirkuläre und in 8 Fällen die laterale Naht ausgeführt hat. Wir hatten in 5 Fällen Gelegenheit Aneurysmen der Carotis communis zu operieren, bei denen in einem Fall die zirkuläre und in den anderen die laterale Naht ausgeführt wurde.

Das für die Gefäßnaht nötige Instrumentarium ist einfach: feine Pinzetten und Scheren, feine Nadeln, entweder gerade oder gekrümmte (wenn man die letzteren verwendet ist ein entsprechend zarter Nadelhalter notwendig), ferner feinste Seide und Gefäßklemmen nach HÖPFNER oder CARREL. Die Seide wird nach dem Auskochen im Paraffinum liquidum eingelegt und aufbewahrt.

Die Naht kann entweder als laterale oder als zirkuläre angelegt werden. Bei der *lateralen Naht* wird der seitliche Schlitz im Gefäß durch eine fortlaufende Naht oder mehrere Knopfnähte geschlossen. Wenn die Nähte senkrecht auf die Längsachse des Gefäßes angelegt werden, so kann es, wenn es sich nicht um ein sehr weitkalibriges Gefäß handelt, z. B. die Carotis communis, zu einer Verengerung des Lumens kommen (Abb. 31 u. 32). Um dieselbe zu vermeiden, empfiehlt es sich die Nähte womöglich parallel der Längsachse der Arterie anzulegen. Wo dies nicht möglich ist, muß die Arterie reseziert und zirkulär genäht werden. Zur Anlegung der *zirkulären Naht* werden die beiden Arterienstümpfe

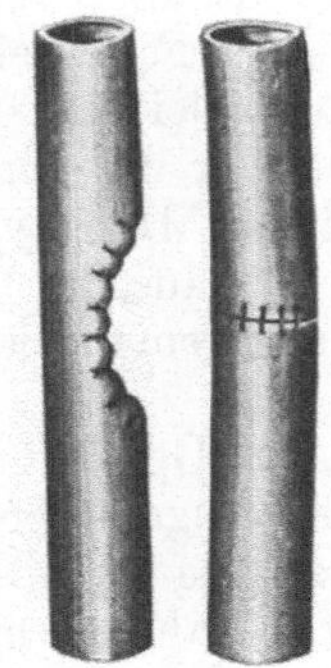

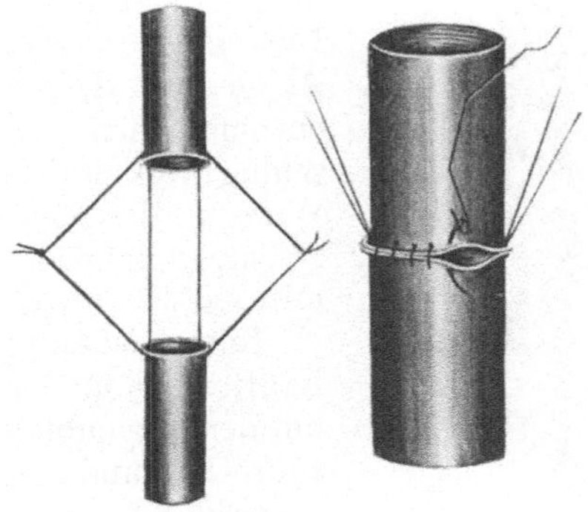

Abb. 31. Abb. 32.   Abb. 33 a.   Abb. 33 b.

Abb. 31 u. 32. Laterale Gefäßnähte.   Abb. 33 a u. b. Zirkuläre Gefäßnaht. (Schema.)
(Schema.) (Aus HABERER, Münch.   (Aus HABERER, Münch. med. Wschr. 1918.)
med. Wschr. 1918.)

von ihrer Adventitia auf eine kurze Strecke befreit (Abb. 33 a u. b). Sodann werden durch drei oder zwei Haltefäden die korrespondierenden Punkte der beiden Arterienlumina so aneinander gebracht, daß Intima an Intima liegt. Es werden also, umgekehrt wie bei der Darmnaht, die Wände der Arterien ausgekrempelt miteinander vernäht. Die Naht kann entweder durch eine fortlaufende Naht zwischen je zwei Haltefäden oder durch Knopfnähte geschehen. Die Blutung aus den Stichkanälen, welche nach exakt angelegter Naht nicht selten noch erfolgt, steht auf Kompression mit einem in Paraffin getauchten Tupfer.

Die Schwierigkeiten einer Aneurysmaoperation mit Naht liegen viel weniger in der Anlegung der Gefäßnaht, die sich bei einiger Übung meist glatt vollzieht, als vielmehr in der Freipräparierung des Aneurysma. Dieser Akt kann tatsächlich oft ein sehr schwieriger und blutreicher sein. Die zahlreichen, oft abnorm weiten und verzweigten Gefäße, welche sich an der Peripherie eines Aneurysma finden, erschweren oft die Operation ungemein.

Die Beherrschung der Blutung ist das Um und Auf der Aneurysmaoperation, daher ist vorsichtiges anatomisches Präparieren stets geboten. Immer muß zunächst die Arterie in ihren zuführenden und abführenden Teil, also proximal und distal vom Aneurysma, aufgesucht und durch Fadenschlingen gesichert werden, welche jederzeit, wenn nötig, durch Gefäßklemmen ersetzt werden können, um vor überraschenden Blutungen gesichert zu sein. Doch ist es zweckmäßig, die Gefäßklemmen möglichst kurz liegen zu lassen, um Intimaschädigungen mit ihren Folgen der Thrombose zu vermeiden. Beim arterio-venösen Aneurysma ist naturgemäß die Aufsuchung und Abklemmung auch der Vene vor und hinter dem Aneurysma erforderlich. Die Abklemmung der zu- und abführenden Arterie genügt jedoch häufig nicht, da aus der Umgebung oft sehr große und erweiterte Arterien und Venen in den aneurysmatischen Sack münden, welche alle genau ligiert werden müssen. Oft liegen diese an einer schwer zugänglichen Stelle, der aneurysmatische Sack selbst ist starr und brüchig und bei seiner Eröffnung blutet es oft diffus aus zahlreichen Lumina, so daß es begreiflich ist, daß trotz allen Vorsichtsmaßregeln es nicht selten doch zu schweren Blutungen kommen kann, deren Beherrschung das volle technische Können eines erfahrenen Chirurgen bedarf. Ja es kann sogar die Blutung gelegentlich so abundant werden, daß zu Notmaßnahmen gegriffen werden muß. So hat sich Küttner in einem solchen Fall bei einem Aneurysma der Arteria vertebralis dadurch mit Erfolg geholfen, daß er kleine Muskelstücke aus dem Sternocleidomastoideus in den Sack einlegte und die Wunde darüber vernähte. Leischner verwandte in einem ähnlichen Falle bei einem Aneurysma der Carotis einen dem Sternocleidomastoideus entnommenen gestielten Lappen, den er in den Sack schlug und darüber die Wunde zunähte. Die styptische Wirkung des Muskels (Horsley), die wir aus der Gehirnchirurgie kennen, kann auch bei Aneurysmaoperationen mit Nutzen angewendet werden.

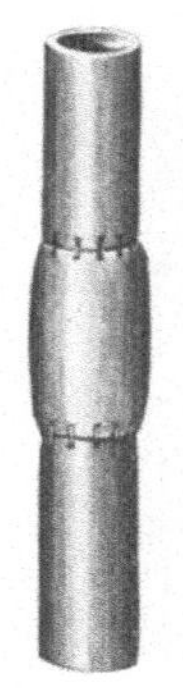

Abb. 34.
Implantation einer Vene in der Carotis (Schema). (Haberer, Münch. med. Wschr. 1918.)

Immer ist während den langdauernden Operationen der Kräftezustand des Patienten genau im Auge zu behalten, um den Augenblick nicht zu versäumen, die Operation abzubrechen und statt der komplizierteren Naht die einfache Unterbindung auszuführen. In anderen Fällen stellt sich im Laufe der Operation die technische Unmöglichkeit der Ausführung der Naht, evtl. sogar auch einer der radikalen Ligaturmethoden heraus, so daß aus diesem Grund zu der einfachen Unterbindung geschritten werden muß.

Schwierigkeiten bei der Naht können sich ergeben, wenn die beiden Arterienlumina, die miteinander zu vereinigen sind, weit auseinander liegen, sei es schon von vornherein im aneurysmatischen Sack, sei es, daß es nötig war, Stücke des Arterienrohres zu resezieren um die Naht durchführen zu können. Die Überbrückung derartiger Defekte kann entweder dadurch bewirkt werden, daß die Arterienstümpfe mobilisiert werden, oder an den Extremitäten dadurch, daß durch geeignete Stellung in den Gelenken eine Annäherung der Lumina erzielt wird. Auf diese Weise gelingt es oft, Defekte von mehreren Zentimetern zu überbrücken. Natürlich darf die Spannung unter der die Naht steht, eine nicht allzugroße sein, da sonst die Durchgängigkeit der Nahtstelle gefährdet ist.

Im allgemeinen wird man wohl mit den eben genannten Maßnahmen in der Mehrzahl der Fälle auskommen, nur für die Fälle mit großen Defekten haben wir in der *freien Transplantation einer Vene* in den Defekt ein sehr wichtiges und geeignetes Hilfsmittel (Abb. 34). Diese Methoden, welche im Tierexperiment von Carrel, Stich, Fischer und Schmieden, Borst und Enderlen ausgebaut und erprobt wurden, wurde am Menschen zuerst von Lexer angewandt. Als Implantat verwendet man meist die Vena saphena, die in der Richtung des Blutstromes in die Arterie eingesetzt wird. Bei Ungleichheit der Lumina zwischen der großkalibrigen Arterie und der relativ engen Vena saphena hilft man sich dadurch, daß man die Anfrischung der Vene nicht senkrecht auf ihre Längsachse, sondern schräg macht, so daß ein größeres Lumen der Vene zur Verfügung steht. Die ursprünglich zarte Venenwand verdickt sich im Laufe der Zeit durch die Beanspruchung als Arterie, sie „arterialisiert" sich. Bei arterio-venösen Aneurysmen empfiehlt Hotz das Implantat der dem arteriellen Druck bereits ausgesetzten Vene zu entnehmen. Gerade für das Aneurysma der Carotis communis kann die Implantation einer Vene mit Rücksicht auf die

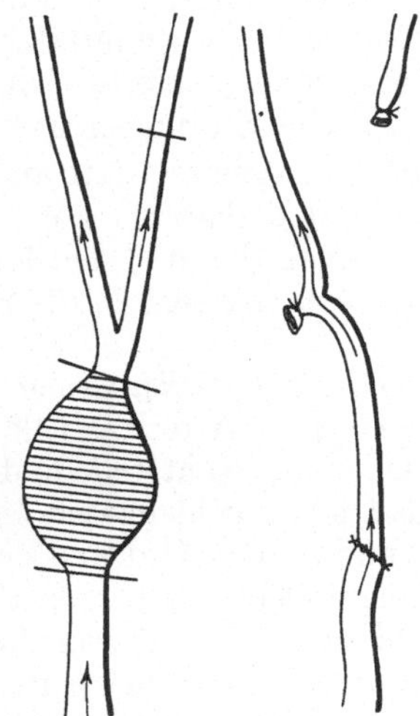

Abb. 35. Operation eines Aneurysma der Arteria carotis communis nach einem Vorschlag von Hoffmann.

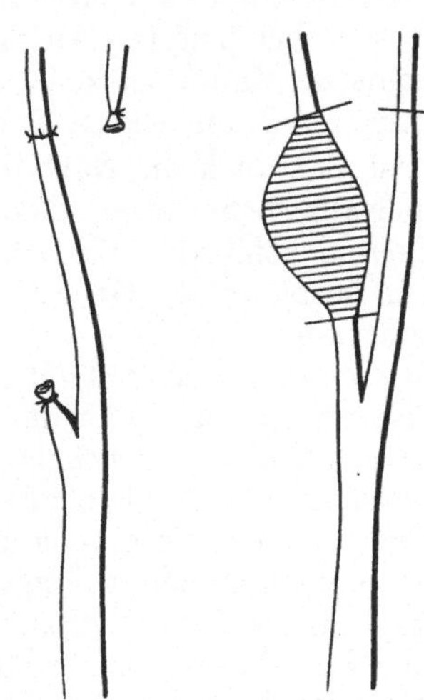

Abb. 36. Auswechslung der Carotis externa gegen die Carotis interna bei Aneurysma oder Verletzung der Carotis interna nach dem Vorschlag von Rehn.

(Aus F. Sauerbruch: Die Operationen am Halse, in Bier-Braun-Kümmell, Operationslehre, Bd. 1.)

schweren Gehirnschädigungen, die im Gefolge einer Ligatur der Carotis auftreten können, in Betracht kommen.

Auf andere Weise überbrückt Hoffmann einen Defekt in der Carotis communis (Abb. 35). Die Carotis externa wird hoch oben durchtrennt und in den Defekt herabgeschlagen. Ein ähnliches Prinzip wird von E. Rehn bei der Auswechslung der Carotis externa gegen die Carotis interna bei Aneurysma dieses Gefäßes angewendet (Abb. 36).

Von anderen Methoden sei hier der Verschluß eines Defektes der Arterie durch aus der Aneurysmawand gebildeten Lappen hervorgehoben (Küttner) (Abb. 37a u. b). In dem Material der Klinik v. Eiselsberg finden sich zwei derartige Operationen, darunter ein Aneurysma der Carotis communis. Auch die Sicherung einer Aneurysmanaht mit darüber vernähten Sack erscheint empfehlenswert.

Wenn wir nun die zwei wichtigsten Verfahren bei der Aneurysmaoperation, Ligatur und Naht, gegeneinander abschätzen, so muß zunächst betont werden, daß beide Methoden ihre Berechtigung und ihr Indikationsgebiet haben. Sie ergänzen sich gegenseitig. Bei kleineren Arterien, deren Unterbindung erfahrungsgemäß keinerlei

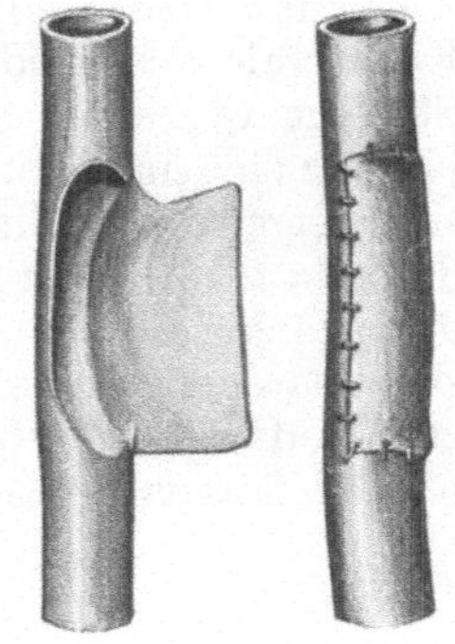

a   b
Abb. 37 a u. b.
Gefäßplastik aus dem Aneurysmasack nach Küttner.

nachteilige Folgen nach sich zieht, sind ausschließlich die Ligaturmethoden anzuwenden. Ebenso kann bei schweren Eiterungen nur die Unterbindung in Frage kommen. Leichtere Eiterungen kontraindizieren jedoch nicht die Durchführung der Naht. Für die großen Arterien der Extremitäten und des Halses bleibt die Wiederherstellung der Kontinuität des Gefäßes das erstrebenswerte Ziel. Nur auf diese Weise ist es möglich, vollkommen normale Zirkulationsverhältnisse und dadurch solche Bedingungen in funktioneller Hinsicht für das Organ zu schaffen, daß dasselbe allen Anforderungen, ebenso wie ein nicht verletzter Körperteil, entspricht. Dadurch, daß ein Organ nach der Aneurysmaoperation nicht der Nekrose verfällt, hat es noch lange nicht eine vollwertige Funktion (v. Frisch). So zeigt sich bei ligierten Aneurysmen nicht selten eine Überempfindlichkeit auf thermische Einflüsse, z. B. Erfrierungen (v. Haberer); ligierte Fälle mit ganz guter Funktion zeigen nicht selten vasomotorische ·Störungen usw.

Erweist sich auch die Naht der Ligaturmethode überlegen, so darf andererseits die Naht nicht unter allen Umständen forciert und dadurch das Leben des Patienten gefährdet werden. Hier das Richtige zu treffen und den Kräftezustand in bezug auf die Operationsgefahren richtig einzuschätzen, ist die Kunst des Operateurs.

Nicht alle ausgeführten Nähte bleiben auch dauernd durchgängig. Auch wenn unmittelbar nach der Operation das freiliegende periphere Arterienstück nach der Naht sich füllt und deutlich pulsiert, kann trotzdem die Nahtstelle undurchgängig werden. An irgendeiner Stelle, wo die Intima leicht geschädigt ist, kommt es zur Bildung eines Thrombus, der immer größer und größer wird und endlich das Lumen vollkommen verengt. Solche Fälle, bei welchen naturgemäß der periphere Puls fehlt, sind dann der Ligatur gleichzusetzen. Andererseits darf nicht eine Naht, bei welcher nach langer Zeit das Vorhandensein des peripheren Pulses konstatiert wird, ohne weiteres als durchgängige Naht angesehen werden. Wissen wir doch, daß bei Ligaturen oft in späterer Zeit der periphere Puls durch Ausbildung von Kollateralen wieder vorhanden sein kann. *Nur der periphere Puls gleich nach der Operation und das dauernde Bestehen desselben beweist die Durchgängigkeit der Naht.*

Was den *Zeitpunkt der Operation* anlangt, so ist derselbe häufig durch die Natur der Fälle gegeben. Jedes blutende und schnell wachsende Aneurysma erheischt möglichst baldige Operation. In anderen Fällen können wir uns den Zeitpunkt der Operation wählen.

Wer das Ligaturverfahren bevorzugt, wird die Operation in einem späteren Zeitpunkt ausführen, da dann mehr Aussicht besteht, daß sich inzwischen Kollaterale ausgebildet haben. Wer die Nahtmethode übt, wird im früheren Stadium operieren, da je länger man zuwartet, die Narben- und Schwielenbildung eine immer stärkere wird und dadurch die Schwierigkeiten der Operation sich steigern. Allerdings soll man die Operationszeit auch nicht allzufrüh wählen, da es ja nicht sicher ist, daß man die Naht ausführen kann und dieselbe auch durchgängig bleibt. Andererseits muß man bedenken, daß bei zu frühem Operieren latente Keime, die durch die Verletzung in die Wunde hineingelangt sind, zum Aufflackern gebracht werden können. Als der *günstigste Zeitpunkt kann für das Schußaneurysma die Zeit von der dritten Woche an genannt werden.*

IV. Ductus thoracicus.

Chirurgische Eingriffe am Halsteil des Ductus thoracicus kommen vorwiegend bei Verletzungen, ferner noch in vereinzelten Fällen bei Erkrankungen in Frage.

Der Ductus thoracicus entsteht aus drei großen Lymphgefäßstämmen des Abdomens, und zwar zwei Trunci lumbales und dem Truncus intestinalis, steigt durch den Thoraxraum empor und liegt daselbst zwischen Aorta und Vena azygos. In der Höhe des 3. Brustwirbels zieht er nach links, um mit dem Oesophagus durch die obere Brustapertur emporzusteigen. Höher oben bildet er nun einen nach oben konvexen Bogen, mit welchem er, hinter den linken großen Halsgefäßen emporsteigend, am Zusammenfluß der Vena jugularis int. und Vena subclavia in die eine oder andere der genannten Venen einmündet.

Von diesen normalen Verhalten finden sich nun verschiedene Abweichungen, und zwar 1. die Einmündung in den Venenwinkel geschieht nicht immer in einen Stamm, sondern in mehrere oft weit auseinander liegenden Ästen; 2. es bestehen Verbindungen zwischen dem Ductus thoracicus und der Vena azygos; 3. der Ductus thoracicus kann sich teilen und zum Teil in den linken, zum Teil in den rechten Venenwinkel einmünden. Aus diesen anatomischen Varietäten erklären sich mancherlei experimentelle und klinische Erfahrungen, so z. B., daß bei Abbindung des Ductus thoracicus nahe seiner Einmündungsstelle im Tierexperiment und bei zufälliger Ligatur bei Operationen am Menschen keinerlei Störungen beobachtet wurden. Auch die so häufig betonte Gutmütigkeit von Verletzungen des Ductus und ihre spontane Ausheilung ist verständlich, wenn man bedenkt, daß bei der Verletzung nur einer der Ausführungsgänge eröffnet wurde.

Die Verletzungen des Halsteiles des Ductus thoracicus sind zumeist bei Operationen zustande gekommen, zum geringeren Teil rühren sie von akzidenteller Verletzung her.

ZESAS stellte im Jahre 1912 58 Fälle von Verletzungen des Ductus thoracicus aus der Literatur zusammen. MOST erwähnt 1917 65 Fälle, von denen die größte Mehrzahl nach Exstirpationen von tuberkulösen Halsdrüsen, ferner von carcinomatösen Drüsen oder malignen Tumoren sich erreignet hat. v. HABERER und HANS erwähnen Verletzungen des Ductus thoracicus bei Operationen von Subclavia-Aneurysmen. Auch unter den Subclavia-Aneurysmen der Klinik v. EISELSBERG trat dieses Ereignis einmal auf. Sowohl in unserem Fall, als auch in denen v. HABERER und HANS heilten die Fisteln spontan aus.

Die Folgen der Verletzung des Ductus thoracicus waren in einer Reihe von Fällen sofort durch die Chylorrhöe zu erkennen. In anderen Fällen wurde die Verletzung des Ductus thoracicus bei der Operation selbst gar nicht bemerkt, erst nach einigen Tagen stellte sich eine Sekretion einer klaren bernsteinfarbigen Flüssigkeit ein, die später milchige Farbe annimmt. Die Chylorrhöe ist von verschiedener Intensität, manchmal kann sie außerordentlich reichlich werden. In diesen Fällen kommen die Patienten stark herunter. Doch ist die Prognose der Verletzung des Ductus thoracicus im allgemeinen eine günstige. Von den oben erwähnten Fällen berichtet MOST in 6 Fällen über letale Ausgänge, in allen anderen Fällen gelang es die manchmal recht entkräfteten Patienten am Leben zu erhalten.

Von akzidentellen Verletzungen des Milchbrustganges überhaupt, teils offenen, teils geschlossenen, erwähnt ZESAS 24 Fälle aus der Literatur, von denen nur wenige sich auf den Halsteil beziehen.

Was die *Therapie* der Verletzung des Ductus thoracicus anlangt, so ist die einfache Kompression durch Tamponade ein recht unsicheres Verfahren, welches nur dann, wenn alle andere Methoden versagen, ausgeführt werden sollte. Auch versenkte Tampons, wobei Fascie und Haut darüber provisorisch vernäht werden, wurden angewendet (DOBBERTIN, MOST).

Von den operativen Methoden ist die Ligatur die einfachste. Sie wurde in einer Reihe von Fällen mit Erfolg angewendet. So beschreibt v. GRAFF aus der Klinik v. EISELSBERG in Königsberg einen Fall, bei welchem nach Exstirpation von tuberkulösen Lymphdrüsen eine Verletzung des Ductus thoracicus erfolgte. Sie wurde bei der Operation erkannt und sofort durch die Ligatur geschlossen, worauf vollkommene Heilung eintrat. Ein Nachteil der Ligatur wurde in keinem dieser so operierten Fälle beobachtet, so daß also angenommen werden muß, daß in allen Fällen auf dem Wege der Kollateralen Chylus in die Venenbahn geleitet wurde.

Das rationellste Verfahren ist die Naht des verletzten Ductus thoracicus (KEEN, CUSHING, LOTSCH, GOBIET). GOBIET verschloß den Schlitz im Duktus, welcher bei der Operation eines Carcinoms der Mamma nach Halsted entstanden war, durch eine laterale Gefäßnaht. Er erwähnt, daß das verletzte Lymphgefäß die Stärke einer Vene saphena hatte, so daß anzunehmen ist, daß er den Hauptstamm des Ductus thoracicus vor sich hatte. Die Naht hielt vollkommen dicht. Auch bei querer Durchtrennung wird die zirkuläre Naht nach Carrel möglich sein, welche vielleicht technisch einfacher ist als die immerhin komplizierte Methode der Implantation des quer durchschnittenen Ductus thoracicus in eine Vene. Diese Methode wurde von Schopf empfohlen und von Deanesly mit Erfolg ausgeführt.

Wilms hat die Anlegung einer Ductus thoracicus-Fistel in Fällen von schwerer *Fettembolie* empfohlen. Er ging dabei von dem Gedanken aus, daß die Fettembolie nur zum geringeren Teil auf dem Wege der Blutbahn, zum größeren Teil jedoch auf dem Lymphwege erfolge, eine Annahme, welche von anderen Autoren (F. Landois) bestritten wird. Durch Eröffnung und Ableitung der Lymphe werden weitere Schädlichkeiten für die Lunge abgehalten. Wilms operierte einen Mann, welcher nach Fall von 8 m Höhe Erscheinungen der Fettembolie in Lunge und Gehirn zeigte. Nach Anlegung einer äußeren Fistel des Ductus thoracicus durch 5 Tage wurde Patient geheilt.

Die Aufsuchung des Ductus thoracicus geschieht am besten von einem über der Clavicula liegenden Schnitt aus. Nach Durchtrennung der Fascia colli evtl. nach Kerbung des hinteren Sternocleidomastoideusrandes sucht man die Vena jugularis auf, welche man nach abwärts bis zur Einmündung der Subclavia herabpräpariert. An der Hinterseite der Vene findet man die Einmündungsstelle des Ductus thoracicus.

Zur besseren Kenntlichmachung des Ductus thoracicus empfiehlt Kümmel jr. bei allen Eingriffen in der Nähe des Ductus thoracicus 1—2 Stunden vor der Operation eine reichliche Fettmahlzeit zu geben. Er hebt sich durch seine weiße Farbe dann deutlich von der Umgebung ab.

C. Die Chirurgie der Halsnerven.

Die Indikation zur operativen Freilegung von Nerven am Halse können einerseits Verletzungen, andererseits Erkrankungen verschiedenster Art bilden, bei welchen die operative Durchschneidung einzelner Nerven ausgeführt wird.

I. Glossopharyngeus-Vagus-Accessorius-Gruppe.

Anatomie. Alle drei genannten Nerven verlassen die Schädelhöhle gemeinsam mit der Vena jugularis durch das Foramen jugulare. Unmittelbar unter der Schädelbasis liegen alle drei Nerven nahe beisammen. Bei Verletzungen in dieser Gegend handelt es sich daher meist um Läsionen mehrerer Nerven dieser Gruppe, evtl. ist auch Sympathicus und Hypoglossus verletzt. Ebenso kann es bei Schädelbasisfraktur zur Verletzung der Nerven dieser Gruppe kommen.

1. Nervus glossopharyngeus.

Verletzungen des Nervus glossopharyngeus sind von geringerer Bedeutung. Als Ausfallserscheinungen sind zu erwähnen: Geschmackstörungen im hinteren Teil der Zunge sowie Sensibilitätsstörungen im Pharynx, ferner Schlingbeschwerden durch Lähmung eines Teiles der Pharynxmuskulatur.

2. Nervus vagus.

Die Verletzung des Nervus vagus ist für den Laryngologen von besonderem Interesse. Ist doch die Lähmung des Stimmbandes die wichtigste Folge der

Vagusdurchtrennung. Abgesehen von den Verletzungen des Nervus laryngeus superior und inferior, welche in den entsprechenden Kapiteln abgehandelt werden, verdient die Verletzung des Stammes des Nervus vagus Beachtung, einerseits weil sie als Nebenverletzung bei traumatischen Verletzungen anderer Halseingeweide vorkommt, andererseits weil bei den verschiedensten Operationen am Hals Durchschneidungen des Nervus vagus vorkommen können, wenn Halstumoren mit dem Vagus verwachsen sind oder es sich um Tumoren des Vagus handelt.

Es ist daher die Frage der Folgen der Vagusverletzung von einem gewissen Interesse. Die klinischen Erscheinungen, welche eine Verletzung des Vagus nach sich ziehen, hängen wesentlich von der Art der Schädigung der Nerven ab. Die *einfache Durchschneidung* oder Resektion des Nervus vagus einer Seite pflegt beim Menschen, ebenso wie im Tierexperiment, außer der Stimmbandlähmung *keinerlei bedrohliche Erscheinungen,* von seiten des Herzens, des Atmungsapparates oder des Verdauungstraktes hervorzurufen (REICH). Da der Hemmungsnerv des Herzens nach der Durchschneidung wegfällt, so wird in einer Reihe von Fällen eine meist vorübergehende Tachykardie beobachtet, in wenigen Fällen kommt es zu einer Bradykardie als Ausdruck eines durch die Durchschneidung gesetzten Reizes, dem dann die Lähmungsphase folgt. Als eine weitere Ausfallserscheinung nach der Vagotomie ist von seiten des Respirationstraktes eine Verlangsamung und Vertiefung der Atmung zu beobachten, da die atmungsregulierende Funktion des Nervus vagus wegfällt.

Auch das Auftreten von Pneumonien wurde mit Vagusdurchschneidung in ursächlichem Zusammenhang gebracht. Es wurden hierbei die Ergebnisse von doppelseitiger Vagotomie im Tierexperiment irrtümlicherweise auf die einseitige Durchschneidung des Nervus vagus übertragen und von Vaguspneumonie gesprochen. Bei der einseitigen Vagotomie kann es nur dann zu einer Anästhesie des Kehldeckels und Kehlkopfes kommen, wenn die Läsion den Stamm des Nerven *vor* dem Abgang des Nervus laryngeus superior trifft. Nun ist jedoch in allen Fällen der Literatur der Vagus unterhalb des Abgangs des Nervus laryngeus superior verletzt worden, so daß also dadurch eine vollständige Anästhesie des Kehlkopfes nicht zustande kam. Es ist also REICH zuzustimmen, welcher darauf hinweist, daß die nach einseitigen Vagotomien beobachteten Pneumonien nichts mit der Vagusdurchschneidung zu tun haben.

Die Prognose der Durchschneidung des einen Vagus ist also, abgesehen von der Stimmbandlähmung, eine durchaus günstige. Die Todesfälle, welche sich bei den verschiedenen teils akzidentellen, teils operativen Verletzungen des Nervus vagus ereigneten, sind wohl stets durch die Nebenverletzungen bzw. durch die Schwere des Eingriffes zu erklären.

ZESAS hat 17 Beobachtungen *von nicht operativen Verletzungen* (Schuß-, Schnitt-, Stichverletzungen und Verletzungen durch stumpfe Gewalt) aus der Literatur gesammelt, von denen in einer Reihe von Fällen schwere Nebenverletzungen (Carotis, Jugularis, Phrenicus, Sympathicus, Hypoglossus, Glossopharyngeus, Plexus brachialis) bestanden.

Eine isolierte Verletzung der Vena jugularis interna und des Nervus vagus berichtete F. HAERTEL.

ZESAS stellte ferner drei Resektionen wegen Tumoren der Nerven selbst, 41 partielle Resektionen und 11 einfache Durchschneidungen aus der Literatur zusammen. Die große Mehrzahl der Resektionen kam bei malignen Tumoren des Halses insbesonders der Halsdrüsen zustande, bei welchen der maligne Tumor den Vagus eingemauert hatte. Dementsprechend mußten auch bei einer Reihe von Fällen die großen Halsgefäße (Carotis, Jugularis) mitreseziert werden.

Während nun die einfache Vagotomie einen harmlosen und ungefährlichen Eingriff darstellt, sind die Fälle mit *Vagusreizung*, wie sie durch mechanische Insulte (Zerrung, Ligatur, Quetschung durch Zange usw.) zustande kommt, weit ernsterer Natur. Zesas stellte aus der Literatur 33 Fälle von Vagusreizungen zusammen. Im unmittelbaren Anschlusse an den mechanischen Insult erfolgt plötzlich eine Veränderung der Herztätigkeit im Sinne einer Hemmung. In leichten Fällen äußert sie sich vorübergehend als Verlangsamung des Pulses. Sie kann jedoch auch bedrohliche Grade annehmen, zur unregelmäßigen Herzaktion, ja selbst zum endgültigen Herzstillstand führen.

Auch die Atmungsstörungen können einen bedrohlichen Charakter annehmen, in leichten Fällen wird vor allem ein krampfartiger Husten beobachtet, in anderen schweren wird die Atmung verlangsamt, sie stockt plötzlich, wird später schnappend, oberflächlich, um endlich in einem längeren Atemstillstand überzugehen.

Daß diese bedrohlichen Erscheinungen im ursächlichen Zusammenhang stehen, geht ganz besonders daraus hervor, daß bei Aufhören des Reizes auch die Herz- und Atembeschwerden sistieren, um sofort wieder einzusetzen, wenn die Reizwirkung (z. B. Fassen des Nerven mit der Klemme) wieder beginnt. Es unterliegt wohl auch keinem Zweifel, daß in einer Reihe von Fällen, welche ad exitum kamen, die Vagusreizung als Todesursache anzusehen ist. Durch die Reizung kommt es zentripetal zu einer Erregung der Hemmungszentren für Herz und Atmung im verlängerten Mark, von wo aus auf dem Wege durch den anderen Vagus die Reflexwirkung auf das Herz übermittelt wird.

Therapeutisch wurde bei akzidentellen und operativ entstandenen Verletzungen des Nervus vagus mehrfach von der Nervennaht Gebrauch gemacht. Die erste Vagoraphie ist im Jahre 1892 von Riedel ausgeführt worden.

Die Endresultate der spärlichen Fälle sind nicht durchgehend bekannt. Jedenfalls erscheint ein Versuch der Naht gerechtfertigt, da durch dieselbe nur ein Nutzen für den Patienten resultieren kann.

Die Propfung des Nervus vagus auf einen benachbarten Nerven oder auf den Vagus der anderen Seite hat im Tierexperiment versagt (Giordano und Della Vecchia).

In den Fällen von Vagusreizung ist vor allem die reizende Ursache zu beseitigen, also die Klemme abzunehmen, die Ligatur zu durchschneiden usw. In einzelnen Fällen gelingt es durch Abtupfen des Nerven ober und unter der gefährdeten Stelle mit höher prozentiger Cocainlösung oder durch Injektion von $^1/_2^0/_0$iger Novocainlösung evtl. durch Vereisung den Nerv zu blockieren. Versagt auch dieses Hilfsmittel oder kann das reizende Agens (z. B. die Ligatur) wegen Gefahr einer Blutung nicht entfernt werden, dann wäre die Vagotomie ober- und unterhalb der Reizstelle zu überlegen.

Neben diesen lokalen Maßnahmen ist natürlich bei bedrohlichen Erscheinungen Herzreizmittel, Kochsalzinfusion, künstliche Atmung usw. durchzuführen.

Von einer Tracheotomie kann eine Besserung der durch Vagotomie entstandenen Atmungsstörungen nicht erwartet werden.

3. Nervus accessorius.

Dieser Nerv tritt gleichfalls durch das Foramen jugulare aus der Schädelhöhle und teilt sich in zwei Äste. Der schwächere innere Ast zieht zum Vagus, der äußere Ast zieht zur medialen Fläche des Musculus sternocleidomastoideus, dessen tiefe Schichte er meist durchbohrt und tritt am hinteren Rande dieses Muskels in der Höhe des Kehlkopfes in die seitliche Halsregion aus. Er versorgt den Sternocleidomastoideus und den Musculus trapezius. Doch erhalten die

genannten Muskeln auch Äste aus dem Plexus cervicalis vom 1.—4. Nerv.
Je nachdem diese Versorgung der genannten Muskeln aus dem Cervicalgeflecht
für die Funktion ausreicht, sind die Symptome der Accessoriuslähmung sehr
verschieden. In manchen Fällen ist keine oder fast keine Funktionsstörung
vorhanden. In anderen ist dieselbe ziemlich hochgradig; ein Erheben der Arme

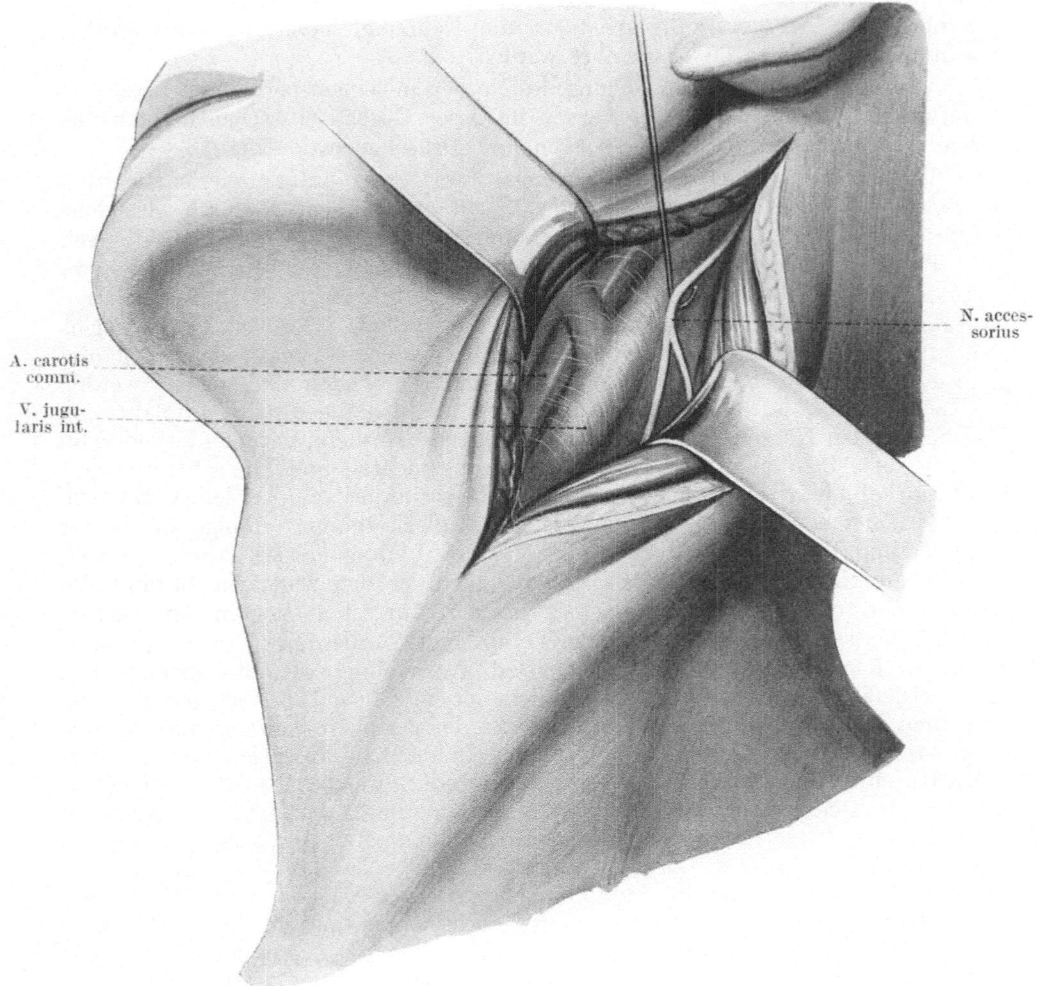

Abb. 38. Freilegung des N. accessorius.
(Nach F. SAUERBRUCH: In BIER-BRAUN-KÜMMELL, Chir. Operationslehre, Bd. 2, 1923.)

ist nur um 25—30⁰ möglich, das Schultergelenk ist heruntergesunken, von
rückwärts gesehen fällt vor allem die Stellung der Scapula auf. Sie ist oft bis
zum doppelten von der Medianlinie abgerückt und hat außerdem eine Drehung
um eine sagitale Achse erlitten, so zwar, daß der Angulus inf. sich der Mittellinie nähert, während der Angulus medialis sich von der Mittellinie entfernt.

Die operative Freilegung des Nervus accessorius kommt in zwei Abschnitten
in Frage: erstens in der Strecke vor dem Eintritt in den Musculus sternocleidomastoideus und zweitens im peripheren Abschnitt im lateralen Halsdreieck.

Im ersteren Abschnitt wird der Nervus accessorius in folgender Weise aufgesucht: Schnitt vom Processus mastoideus am vorderen Rand des Musculus sternocleidomastoideus nach abwärts. Der Muskel wird stark nach rückwärts gezogen, dadurch erscheint der Querfortsatz des Atlas, über dessen vordere Fläche der Nervus accessorius zieht. Die Aufsuchung des Nerven an dieser Stelle kann, außer bei Verletzungen an dieser Stelle, bei peripherer Facialislähmung zur Anastomose mit dem gelähmten Nervus facialis notwendig werden; ferner kann bei Torticollis spasticus die Dehnung, Vereisung oder Durchschneidung des Nerven ausgeführt werden.

Viel häufiger ist die Aufsuchung des Nerven in seinem peripheren Abschnitt notwendig. Verletzungen des Nerven in dieser Gegend entstehen nicht selten bei Exstirpationen von Geschwülsten und Drüsenoperationen.

Die *operative Behandlung der Accessoriusverletzung* kann in zweierlei Richtung erfolgen: 1. durch einen operativen Eingriff am Nerven, 2. durch plastische Operationen. Die Naht der Nerven kommt vor allem im lateralen Halsdreieck in Betracht. Man findet den Nerven hier von einem Schnitt, welcher etwa unterhalb des oberen Winkel des seitlichen Halsdreieckes beginnt und dem vorderen Rand des Musculus trapezius parallel verläuft. Der Nervus accessorius kommt hier am hinteren Rand des Musculus sternocleidomastoideus, beiläufig in Kehlkopfhöhe, hervor und kann hier leicht gefunden und genäht werden (Katzenstein, Gjurgjevic und Lehmann). Auch die direkte Implantation des zentralen Nervenstumpfes in den gelähmten Muskeln, welche Methode von Heinecke, Haberland und Erlacher experimentell und klinisch ausgebaut wurde, kann bei Verletzungen des Nervus accessorius versucht werden. v. Hacker hat in einem Fall, bei welchem eine Cucullarislähmung infolge operativer Verletzung des Nervus accessorius bei einer Lymphomexstirpation bestand, diese direkte Neurotisation ausgeführt, indem er den zentralen Stumpf des durchschnittenen Nervus accesscrius auf den kürzesten Weg in den nächstgelegenen Teil des Musculus cucullaris einpflanzte. Allerdings kamen in diesem Fall auch noch zwei andere Methoden zur Anwendung, so daß also nicht mit Sicherheit dieser oder jener Methode allein der endliche gute Erfolg zugesprochen werden kann. Es wurde nämlich einerseits der periphere Teil des durchschnittenen Nervus accessorius in den Plexus brachialis implantiert, andererseits wurde eine myoplastische Methode angewendet, welche Gersuny seinerzeit bei einer Deltoideuslähmung anwandte, indem dieser den intakten Musculus trapezius mit dem gelähmten Deltoideus vereinigte. v. Hacker spaltete nun in Erinnerung an den Gersunyschen Fall einen Teil des Musculus levator scapulae und vernähte ihn mit dem angefrischten Cucullaristeil. Es kamen also in diesem Fall beide Formen von Neurotisation eines gelähmten Muskels, sowohl die direkte Implantation eines Nerven in den Muskel, als auch die muskuläre Neurotisation, d. h. die Verpflanzung eines intakten Muskels auf einen gelähmten, zur Anwendung.

Endlich wären noch Operationen zu erwähnen, welche den Zweck haben, das Schulterblatt gegen den Thorax zu fixieren. Die Scapula steht nicht nur in Abductionsstellung, sondern sie hat sich auch um eine sagittale Achse in dem Sinne gedreht, daß der untere Schulterblattwinkel der Wirbelsäule genähert und der obere innere Winkel von der Wirbelsäule entfernt steht (Schaukelstellung). Die von Rothschild angegebene Fascienplastik bezweckt neben der Fixation der Scapula die Korrektur beider Stellungsanomalien, der Abduction und der Drehung der Scapula um eine sagittale Achse.

Die Ausführung der Operation gestaltet sich folgendermaßen: Zunächst Freilegung des Dornfortsatzes des 6. Brustwirbels von einem Längsschnitt aus. Sodann wird der obere Scapulawinkel von einem zweiten Schnitt freigelegt, vom Periost entblößt und durch die Scapula an dieser Stelle ein Loch mit etwa $^3/_4$ cm Durchmesser gebohrt. Nun wird ein vierfach zusammengelegter und vernähter Fascienstreifen einerseits um den freigelegten Dornfortsatz geschlungen und daselbst befestigt, andererseits durch einen die beiden Schnitte vereinigenden, durch die Muskulatur tunnelierten Kanal durchgezogen und an das Loch der Scapula befestigt. Die Fixation des Fascienstreifens muß natürlich in einer Stellung geschehen, in der das Schulterblatt ad maximum adduciert ist. Das geschieht dadurch, daß man dem Patienten die Hand auf den Hinterkopf legt, wobei der Ellbogen stark nach rückwärts gedrückt wird. In dieser Stellung wird der Fascienstreifen fixiert, außerdem Gipsverband des Thorax und Oberarms in gleicher Stellung. Statt des Fascienstreifens kann die Fixation auch mit starker Seide erfolgen (ESSER).

Bezüglich der Indikationsstellung der Fixationsmethode gegenüber dem myoplastischen Operationen macht LEHMANN mit Recht darauf aufmerksam, daß die Fixationsmethode nur solange einen Erfolg verspricht, als das Schultergelenk nicht in seiner Bewegungsfähigkeit gestört ist.

II. Nervus hypoglossus.

Isolierte Lähmungen des Nervus hypoglossus sind sowohl als Folgen von traumatischen Verletzungen im Frieden (GÜTERBOCK, BERNARD, TRAUMANN, BRASCH, WÖLFLER, WERTHEIM u. a.) als auch von operativen Verletzungen bei Exstirpationen von Tumoren (KRON) beschrieben. Auch die Kriegsliteratur berichtet über einseitige Lähmungen durch Schuß. (MITCHELL, HEYMANN, THOST u. a.). Die einseitige Lähmung macht nur geringfügige Symptome, anders die doppelseitige Lähmung, welche zu einer kompletten Lähmung der Zunge mit schweren Sprach- und Schluckstörungen führt. Auch über solche seltene Schußverletzungen finden wir in der Kriegsliteratur eine Reihe von Beobachtungen (SCHÜLLER, BECK, MAAS, PEYSER, SCHMIEDEN u. a.).

THOST führte die erste Naht des Nervus hypoglossus bei einer Stichverletzung mit vollem Erfolg aus.

Ein auf der Klinik v. EISELSBERG beobachteter Fall möge hier kurz angeführt werden.

33jähriger Mann. Halsdurchschuß, Einschuß in der Mitte des vorderen Randes des rechten Kopfnickers. Ausschuß am linken Kieferwinkel. Linksseitige Hypoglossuslähmung. 7. Mai 1915 Freilegung des linken Hypoglossus (v. EISELSBERG). Neurolyse des Nerven. Umscheidung mit abgespaltetem Stück vom Musculus sternocleidomastoideus,' nach zwei Monaten ohne wesentliche Besserung entlassen.

III. Obere Halsnerven (N. occipitalis major und minor).

Die Indikation zur Freilegung dieser Nerven bilden Krämpfe der Nackenmuskulatur und die Occipitalneuralgie. Von den drei obersten Halsnerven ist der erste fast nur ein motorischer Nerv. Aus dem zweiten Cervicalnerv bildet sich der Nervus occipitalis major, aus dem dritten der Nervus occipitalis minor. Die Topographie dieser Nerven ist in Abb. 39 dargestellt.

Schnitt am hinteren Kopfnickerrand am Warzenfortsatz beginnend. Der Kopfnicker wird nach vorn gezogen. Der nun vorliegende Musculus splenius capitis et cervicis samt dem Musculus longissimus capitis werden quer auf ihre Faserrichtung durchschnitten. Am unteren Rand des Processus transversus des Epistropheus erscheint der dritte Cervicalnerv, dessen hinterer Ast der N. occipitalis minor bildet. Nach Abtrennung des Musculus levator scapulae von den Querfortsätzen wird der Musculus obliquus capitis inferior sichtbar um dessen laterale Kante sich der Nervus occipitalis major schlingt. Noch höher oben ist der Austritt des ersten Cervicalnerven.

IV. Nervus phrenicus.

Die hauptsächlichste Indikation zur Freilegung des N. phrenicus bildet die operative Behandlung der einseitigen Lungentuberkulose. Stuertz, und unabhängig von ihm Sauerbruch, haben die künstliche Lähmung des Zwerchfells durch Phrenikotomie zwecks Ruhigstellung und Einengung der erkrankten

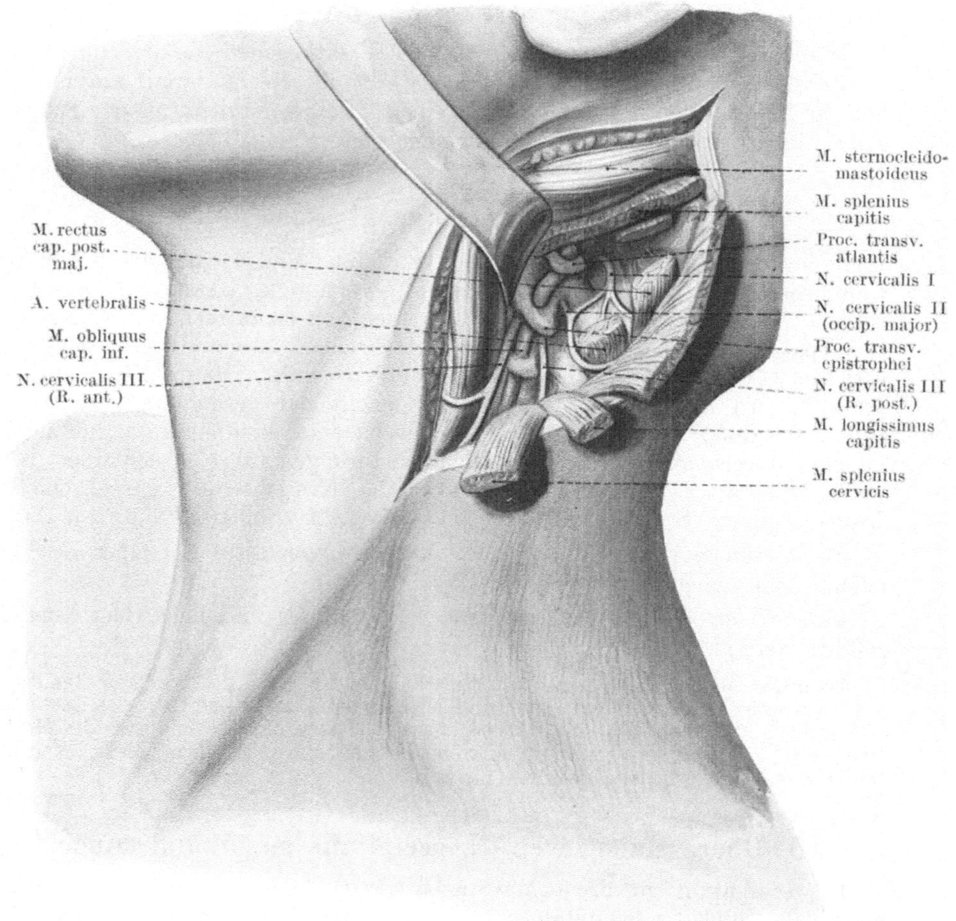

Abb. 39. Topographie der oberen Halsnerven. (Unter Benutzung einer Abbildung von Kocher.)

Lunge empfohlen. Die Operation kann in manchen Fällen schon allein einen sehr befriedigenden Einfluß auf die erkrankte Lunge ausüben. Frisch und Goetze empfehlen sie in diesem Sinne, besonders für die akuten Fälle von Lungenphthise.

Meist bildet jedoch die Phrenikotomie eine sehr wertvolle Vorbereitung und Unterstützung für eingreifendere Maßnahmen, insbesondere für die extrapleurale Thorakoplastik. Als Voroperation für die extrapleurale Thorakoplastik hat sie in Fällen von nicht ganz sicherer einseitiger Tuberkulose auch einen diagnostischen Wert (Sauerbruch) insoferne, als sie anzeigt, ob nach der Einengung der erkrankten Lunge nicht eine Verbreitung auf die gesunde Seite eintritt, in welchem Falle die Thorakoplastik zu unterbleiben hat. Außer bei Lungentuberkulose wurde die Phrenikotomie bei Bronchiektasen, ferner auch beidseitig bei schwersten Atemkrämpfen infolge Tetanus (JEHN) und bei unstillbarem Singultus, sei es in Form der Blockierung des Nerven durch Vereisung oder Novocaininfiltration (KROH, GOETZE), oder durch Durchschneidung bzw. Exairese (GOETZE, OEHLER, STERN, LEHMANN, H. KREMER) empfohlen.

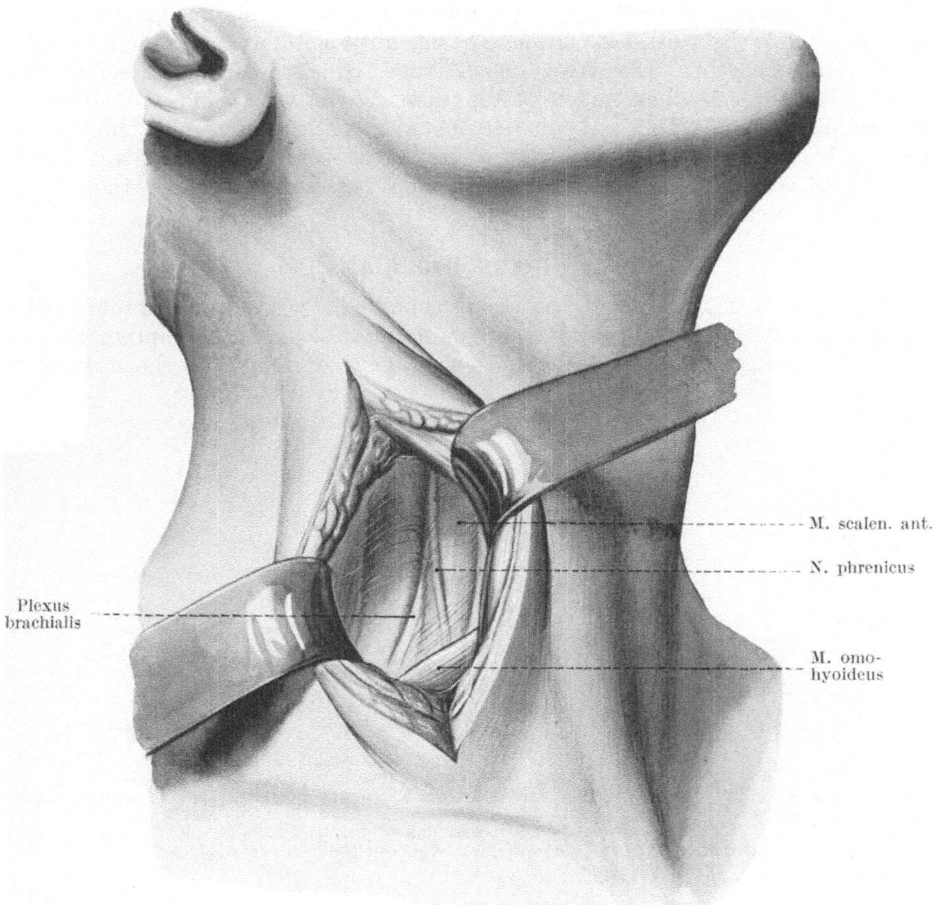

Abb. 40. Freilegung des N. phrenicus.
(Nach F. SAUERBRUCH: In BIER-BRAUN-KÜMMELL, Bd. 2, 1923.)

Die Aufsuchung des Phrenicus ist eine einfache: In Lokalanästhesie wird bei Drehung des Kopfes nach der gesunden Seite ein Schnitt am hinteren Rand des Musculus sternocleidomastoideus von seiner Mitte bis gegen die Clavicula zu angelegt. Nach Durchtrennung des Platysma und der Fascia colli superficialis kommt man meist ohne Schwierigkeiten auf den Musculus scalenus anticus, den man sofort an seiner Faserrichtung erkennt. Quer über dem Muskel von oben lateral, nach unten medial zieht der Nervus phrenicus, welcher leicht isoliert und durchschnitten oder reseziert wird.

Anatomische Untersuchungen haben sich mit dem Ursprungsgebiet des Nervus phrenicus beschäftigt (W. FELIX). Dieselben haben gezeigt, daß neben dem Hauptursprung aus dem 4. Cervicalnerven noch Nebenwurzeln aus anderen

33*

Nerven, ganz besonders aus der 5. Cervicalwurzel, bestehen. Dieser Neben-phrenicus zieht teils selbständig, teils im Nervus subclavius in den Thorax. Goetze hat zur Durchschneidung des Phrenicusstammes die Resektion des Nervus subclavius hinzugefügt und bezeichnet diese Operation als „radikale Phrenikotomie". Da diese Operation nur die eine Varietät auf der Bahn des Nervus subclavius beachtet, so wird sie von Sauerbruch als radikale Operation abgelehnt, der die *Neurexairese* des *Nervus phrenicus* nach dem Vorschlag von W. Felix empfiehlt. Nach Durchschneidung des Nervus phrenicus in der oben geschilderten Weise wird das periphere Stück mit einer Thierschschen Nerven-zange herausgedreht. Ein etwa 12 cm langes Stück genügt, um sicher alle Nervenwurzeln mitzubekommen. Auf diese Weise wird eine vollkommene Zwerchfelllähmung erzielt. Wenn der Zug an den Nervenwurzeln schmerzhaft empfunden wird, so kann bei der Neurexairese der Plexus cervicalis durch Leitungsanästhesie unterbrochen werden oder besser nur kurzer Ätherrausch gegeben werden.

V. Plexus brachialis.

Die operative Freilegung des Plexus brachialis wird durch traumatische Lähmungen desselben bedingt. Bevor ich auf die Ätiologie und Symptomatologie dieser Lähmungen näher eingehe, mögen einige anatomische Vorbemerkungen

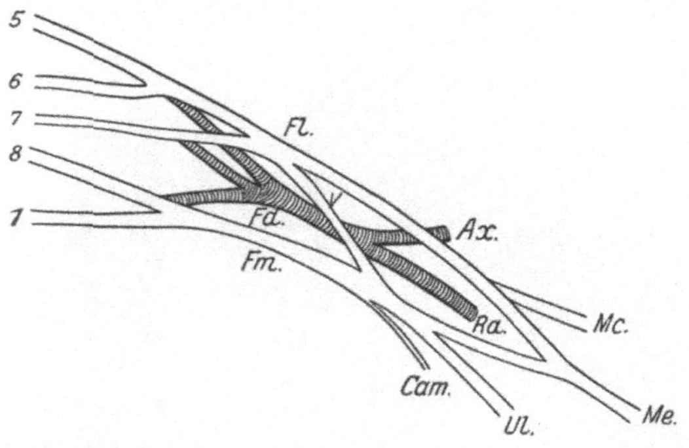

Abb. 41. Hauptgeflecht des Plexus brachialis nach v. Schumacher.
Der 1. Ast des 1. Primärstammes, der Nervus suprascapularis, ist fortgelassen.
Fl Fasciculus lateralis. Fd Fasciculus dorsalis. Fm Fasciculus medialis. Mc Musculocutaneus.
Me Medianus. Ax Axillaris. Ra Radialis. Ul Ulnaris. Cam Cutaneus antebrachii med.
V Verbindungsstück zwischen Fasciculus lateralis und medialis.
(Aus Lehmann: Chirurgie der peripheren Nervenverletzung.)

über den Plexus brachialis vorausgesetzt werden. Wie aus Abb. 41 ersichtlich, entspringt der Plexus brachialis aus den ventralen Ästen von $C_5 - D_1$ inklusive. Trotz der zahlreichen Varianten im Verlauf der einzelnen Äste des Plexus läßt sich doch die Verteilung der einzelnen Halswurzeln auf ein einfaches Schema zurückführen. (S. v. Schumacher). Zunächst sind drei Primärstämme zu unterscheiden: Der 1. Primärstamm setzt sich zusammen aus der 5. und 6. Hals-wurzel, der zweite enthält die 7. Halswurzel, der dritte umfaßt 8. Halsnerv und 1. Brustwurzel. Jeder dieser Stämme teilt sich in einen vorderen und einen hinteren Ast. Die hinteren Stämme der drei Primärstämme vereinigen sich zu dem hinteren Längsbündel, aus welchen der Nervus radialis und axillaris hervorgeht. Die vorderen Äste des ersten und zweiten Primärstammes bilden das laterale Längsbündel, aus dem der Nervus musculo-cutaneus und die laterale Wurzel der Medianus entspringt, der vordere Ast des dritten Primärstammes bildet das mediale Längsbündel, aus welchem der Nervus ulnaris und der Cutaneus antibrachii medialis hervorgeht.

Die Plexuslähmungen entstehen teils durch stumpfe Gewalt, teils durch scharfe Instrumente. Zu den ersteren gehören die Lähmungen, die durch Quetschung des Plexus durch Druck, Schlag, Bluterguß, Clavicularfrakturen usw. entstehen, zu den letzteren die Verletzungen durch Stich, Schuß und schneidende Instrumente. Gerade der Krieg hat unsere Erfahrungen über die Schußverletzung des Plexus außerordentlich erweitert.

Was die Symptomatologie anlangt, so sei hier nur hervorgehoben, daß wir teils totale, teils partielle Lähmungen zu unterscheiden haben. Bei der *totalen Plexuslähmung,* bei welcher die 5.—8. Cervicalwurzel und die 1. Thorakalwurzel geschädigt sind, finden wir den ganzen Arm und die Schulterblattmuskeln schlaff gelähmt. Fast stets ist dabei der HORNERsche Symptomenkomplex verbunden.

Von den *partiellen Plexuslähmungen* des Plexus unterscheiden wir zwei Typen, die obere und die untere Lähmung. Die erstere oder ERBsche Lähmung umfaßt die 5. und 6. Cervicalwurzel, es sind also gelähmt: der Nervus suprascapularis, axillaris, musculo-cutaneus, ferner zum Teil der Nervus radialis und zum Teil der Medianus. Klinisch bietet die Lähmung folgendes charakteristische Bild: Der Arm hängt herab, ist durch den Pectoralis fest adduziert, der Unterarm ist stark proniert, die Hand meist maximal volarwärts flektiert. Dieser Typus kommt unter anderen besonders häufig bei Geburtslähmungen vor, auch die nach Operationen zuweilen beobachtete Narkoselähmung gehört hierher, wenngleich auch sie als KLUMPKEsche Lähmung vorkommt.

Der zweite Typus ist die Lähmung des unteren Plexusanteil (KLUMPKE-DÉJÉRINEsche Lähmung). Sie umfaßt die 8. Cervical- und 1. Thorakalwurzel. Gelähmt ist also der Nervus ulnaris, der Cutaneus antibrachii medialis, zum Teil der Nervus radialis und zum Teil der Medianus. Die Hauptsymptome dieses Lähmungstypus bestehen in der Lähmung der kleinen Handmuskeln und der Vorderarmmuskeln, und zwar der Flexoren, während die Extensoren nur selten mitergriffen sind. Durch die Rami communicantes, welche die 1. Thorakalwurzel zu den obersten Thorakalganglien des Sympathicus sendet, kommt es fast stets zum sog. oculopupillaren oder HORNERschen Symptomenkomplex, welcher in Miosis, Enophthalmus und Verengerung der Lidspalte besteht.

Die Freilegung des oberen Teiles des Plexus geschieht von einem Schnitt, der am hinteren Rand des Sternocleidomastoideus beginnt und im seitlichen Halsdreieck gegen das äußere Drittel der Clavicula herabzieht. Man findet da leicht den Musculus scalenus anterior und nach rückwärts von ihm die 5. und 6. Wurzel. Die tieferen Teile des Plexus erreicht man am besten von einem Schnitt im MOHRENHEIMschen Dreieck. Hierbei kann der Pectoralis minor, oder wenn nötig, auch der Pectoralis major, von seiner Insertion abgetrennt werden müssen, um bessere Übersicht zu erhalten. Nicht selten, hauptsächlich dann, wenn es sich um den mittleren Teil des Plexus handelt, steht die Clavicula im Wege. Sie kann entweder temporär oder dauernd reseziert werden. Die verschiedenen Methoden der Freilegung des Plexus decken sich mit denen der Arteria subclavia, auch die LEXERsche Freilegung wurde bereits dort genau beschrieben.

Von 43 Operationen wegen Schußlähmung des Plexus brachialis, welche ich an der Klinik v. EISELSBERG ausführte, wurde in 10 Fällen nur oberhalb der Clavicula eingegangen und die oberen und mittleren Wurzeln des Plexus freigelegt. Bei 26 Operationen fanden sich die pathologischen Veränderungen nicht mehr an den einzelnen Wurzeln, sondern griffen bereits auf die aus denselben entstehenden großen Nervenbündel über, weshalb in diesen Fällen infraclaviculär im MOHRENHEIMschen Dreieck eingegangen wurde, wobei häufig behufs besserer Übersicht der Musculus pectoralis major und minor teils gekerbt, teils ganz durchschnitten werden mußte. In sieben Fällen endlich waren die Veränderungen am Plexus so ausgedehnt, daß sowohl ober als auch unter der Clavicula freigelegt werden mußte, unter diesen Fällen wurde dreimal die Clavicula dauernd reseziert.

Von den einzelnen Eingriffen, welche bei den Schußverletzungen des Plexus in Betracht kommen, steht die peri- und endoneurale Neurolyse an erster Stelle: Unter den oben erwähnten 43 Nervenoperationen wegen Verletzung des Plexus wurde in 27 Fällen die Neurolyse ausgeführt, und zwar in 20 Fällen die perineurale, in 7 Fällen die endoneurale Neurolyse. Die letztere erweist sich besonders in den oberen Partien des Plexus als nötig, während in den unteren, infraclaviculär gelagerten Teilen, in welchen sich die einzelnen Wurzeln zu Nervenstämmen bereits vereinigt haben, die perineurale Ausschälung aus den umgebenden oft dichten Narben häufig genügt.

In 13 Fällen kam die partielle oder totale Resektion des Plexus oder einzelner seiner Teile, häufig in Verbindung mit Neurolyse, in Verwendung.

In drei Fällen kam die Nervenimplantation zur Anwendung, und zwar zweimal des peripheren Stückes des gelähmten Nerven in einen nicht gelähmten Nerv, und einmal die Hofmeistersche Doppelpfropfung.

Die sichersten Erfolge hat die Neurolyse zu verzeichnen. Die Erfolge der Naht sind wesentlich geringer, jedoch im großen ganzen ziemlich zufriedenstellend. Sehr ungewiß, bzw. wenig aussichtsreich, sind die verschiedenen Methoden der Pfropfung.

Sowohl nach peri- oder endoneuraler Lösung des Nerven, als auch nach der Naht werden die einzelnen Nervenbündeln bzw. die Nahtstelle am besten umscheidet, um eine Verwachsung mit der Umgebung zu verhindern. Als bestes Material hierzu erweist sich nach unseren Erfahrungen gerade für den Plexus frei transplantiertes Fett. Auch Umscheidung der Nerven mit abgespalteten Muskelteilen erscheint zweckmäßig. In den tieferen Partien, wo der Plexus schon aus einzelnen großen Stämmen besteht, haben wir meist eine Umscheidung mit nach Foramitti gehärteten Kalbsarterien vorgenommen. Die Umscheidung der Nervenstämme mit frei transplantierter Oberschenkelfascie haben wir wieder fallen gelassen, da wir Abschnürungen gesehen haben.

VI. Halssympathicus.

Verletzungen des Grenzstranges am Halse kommen teils als akzidentelle Verletzungen, teils als operative Verletzungen bei Exstirpationen von Drüsen, Tumoren usw. zustande. Isolierte akzidentelle Verletzungen des Halssympathicus sind mit Rücksicht auf die tiefe Lage des Nerven selten, meist sind gleichzeitig andere Verletzungen vorhanden.

Die Verletzungen des Sympathicus verlaufen teils unter dem Bilde der Lähmung, teils unter dem der Reizung. *Die Lähmung des Halssympathicus* charakterisiert sich durch folgende typische Symptome: Verengerung der Pupille und der Lidspalte, Enophthalmus, Rötung und erhöhte Temperatur der betreffenden Gesichtshälfte (Hornerscher Symptomenkomplex). Bei *Reizung des Sympathicus* tritt Erweiterung der Pupille und Lidspalte, Protrusion des Bulbus, Blässe und Kühle der Gesichtshälfte ein.

Während die Verletzungen des Sympathicus wohl kaum je die Indikation zur operativen Freilegung und Naht geben, ist in den letzten Jahren die Freilegung und Resektion des Sympathicus zur *Behandlung der Angina pectoris* ausgeführt worden.

Francois Frank hat im Jahre 1899 die Resektion des Halssympathicus bei Angina pectoris empfohlen, von der Anschauung ausgehend, daß auf diese Weise die Reflex-, bzw. Schmerzbahnen zwischen Herz und großen Gefäßen einerseits und Rückenmark und Gehirn andererseits unterbrochen werden.

Bekanntlich wurden vor Jahren Sympathicus-Resektionen wegen der verschiedensten Erkrankungen (Basedow, Epilepsie, Glaukom, Migräne) ausgeführt (JABOULAY, JONNESCO u. a.), welche von dem Gesichtspunkt ausgingen, durch Erweiterung der Hirngefäße und Blutdrucksenkung die Epilepsie, Glaukom und Migräne günstig zu beeinflussen. Wenn auch die Resultate der Operationen den Erwartungen nicht entsprechen, wie dies H. BRAUN auf Grund von 9· Sympathicus-Resektionen bei Epilepsie betonte, so zeigten sie doch, daß man den Sympathicus am Halse ohne wesentliche Gefahr — ein gesundes oder wenigstens nicht schwer erkranktes Herz vorausgesetzt — einseitig oder doppelseitig resezieren kann.

Wegen Angina pectoris entfernte JONNESCO 1916 als erster den Sympathicus. Er resezierte hierbei einerseits außer dem mittleren und unteren Halsganglion, wie er es bei seinen früheren Operationen tat, auch noch das oberste Brustganglion. Der Erfolg war, nach 6 Jahren kontrolliert, ein ausgezeichneter. Weitere Fälle wurden von JONNESCO, TUFFIER und von BRÜNING u. a. mit Erfolg operiert. Die Mortalität der Sympathicusresektion bei Angina pectoris ist allerdings eine nicht unbedeutende. v. FONTAINE erwähnt 13 Todesfälle (HOFER), JONNESCO und HOFER verloren je 2 Fälle im Anschluß an die Sympathicusresektion, BORCHARDs Patient bot Erscheinungen eines Erweichungsherdes im Gehirn und starb 19 Tage nach der Operation. Es scheint also, daß das a priori geschädigte Herz für die operative Prognose einen wesentlichen Faktor darstellt.

JONNESCO ging bei seinen Operationen von der Überlegung aus, daß die Symptome der Angina pectoris, durch eine infolge Aortitis chronica hervorgerufenen Reizung des Plexus praeaorticus ausgelöst werden. Diese Reize werden durch die zentripetalen sensiblen Fasern vorwiegend auf dem Wege des Sympathicus zu den Zentren geleitet. Wird diese Bahn unterbrochen, so kommt es nicht zum Anfall.

BRÜNING dagegen glaubt auf Grund seiner Fälle, daß die Schmerzen bei Angina pectoris auf einem Angiospasmus der Coronararterie beruhen. Indem das Ganglion stellatum reseziert wird, kann es nicht mehr zum Krampf in der glatten Muskulatur der dem Ganglion unterstellten Bezirke kommen.

Welche dieser Anschauungen auch die richtige sein möge, jedenfalls zeigen die bisherigen Erfahrungen, daß es durch Resektion des Hals- und Brustsympathicus tatsächlich gelingt, die Anfälle bei Angina pectoris zu coupieren.

BRÜNING ging nun noch einen Schritt weiter. Er versuchte den abnorm gesteigerten Blutdruck zu beeinflussen durch eine Kombination der Resektion des Hals- und Brustsympathicus mit einer Sympathektomie an Carotis und Vertebralis. Das Resultat entsprach aber nicht den Erwartungen. Die Blutdrucksenkung hielt nur vorübergehend an. Doch hält BRÜNING die Resektion des Grenzstranges, evtl. in Kombination mit der peripheren Sympathektomie, für indiziert bei allen angiospastischen Zuständen am Herzen, bei Angina pectoris vasomotorica (aber auch bei Angina pectoris auf arteriosklerotischer oder luetischer Basis), ferner bei angiospastischen Zuständen am Kopf (Hemikranie, Angiospasmus der Augengefäße, lästiges Ohrensausen auf angiospastischer Grundlage).

Die Freilegung des Grenzstranges geschieht von einem Schnitt am vorderen Kopfnickerrand. Die großen Gefäße samt dem Vagus werden nach außen verzogen und in die Tiefe gegangen. Man sieht, entsprechend den Querfortsätzen der Halswirbelsäule auf der Fascia praevertebralis den Grenzstrang, welcher an seiner graurötlichen Farbe und an seinen Ganglien leicht kenntlich ist.

Was die Ausdehnung der Resektion anlangt, so erscheint die einseitige, und zwar linksseitige Durchtrennung zu genügen. PLETH operiert stets doppelseitig. Von den meisten Operateuren wurde auch das Ganglion cervicale inferius samt dem obersten Brustganglion (Ganglion stellatum) entfernt. Doch wurde in den Resektionen nach aufwärts verschieden vorgegangen.

Jonnesco resezierte in seinem zweiten Fall den ganzen Halsgrenzstrang. Brüning hält die Resektion bis zum untersten Pol des Ganglion cervicale supremum, von welchem der Ramus caroticus superior ausgeht, für genügend.

Als Folge der Operation ist, neben vorübergehender Kongestion des Gesichtes, gesteigerte Speichel- und Tränensekretion zu nennen: Verengerung der Pupillen, der Lidspalte und Enophthalmus.

Eine eigene Beobachtung soll hier kurz angeführt werden:

Max W., 55jähriger Werkmeister, leidet seit Jahren an schweren Anfällen von Angina pectoris, die jeder internen Therapie trotzen.

1. 8. 1925. Sympathicusresektion links vom Ganglion cervicale supremum, das im unteren Drittel reseziert wird bis zum Ganglion cervicale inferius, woselbst der Nerv in ein fächerförmiges Geflecht, deren Äste alle durchschnitten werden, übergeht. Heilung pp.

Wesentliche Besserung, die schweren Anfälle haben ganz aufgehört, ab und zu leichte Schmerzen. Patient kann wieder leichte Arbeit verrichten.

Außer zur Behandlung der Angina pectoris wurde die Resektion des Halssympathicus auch für Asthma bronchiale von Kümmell empfohlen. Neben sehr guten Resultaten wird über gänzliches Versagen berichtet. Ein endgültiges Urteil steht noch aus. Ich selbst habe bei zwei Fällen von Asthma bronchiale die Sympathicusresektion ausgeführt. In beiden Fällen war nur eine vorübergehende Besserung zu erzielen.

Neben der Resektion des Halssympathicus bei Angina pectoris wurde in letzter Zeit von Eppinger und Hofer die *Resektion des Nervus depressor vagi* empfohlen. Diese beiden Autoren gehen von der Ansicht aus, welche schon vor langem von Bamberger, in neuerer Zeit besonders von R. Schmidt, Wenckebach u. a. vertreten wird, daß die Angina pectoris nicht in einer Erkrankung oder einem Spasmus der Coronargefäße ihre Ursache habe, sondern, daß sie auf einem krankhaften Prozeß in der Aorta zurückzuführen sei (Aortalgie, R. Schmidt). Als sensibler Nerv der Aorta wird von S. Schumacher, Köster und Tschermak der Nervus depressor angesehen. Diese Auffassung der Angina pectoris führte Eppinger auf den Gedanken, durch Durchschneidung der sensiblen Nerven der Aorta (N. depressor) die Anfälle zu beeinflussen.

Über die Anatomie des Nervus depressor beim Menschen herrscht nun durchaus keine einheitliche Auffassung. Während, wie wir durch die Untersuchungen von Cyon und Ludwig wissen, das Kaninchen einen eigenen Nervus depressor hat, dessen Reizung Blutdrucksenkung und Pulsverlangsamung hervorruft, so ist die Frage, in welchem Nerven beim Menschen die depressorischen Fasern verlaufen, noch nicht geklärt. Nach den eingehenden Untersuchungen S. Schumachers dürften der Herzast des Nervus laryngeus superior und die oberen Herzäste des Nervus vagus beim Menschen dem Nervus depressor entsprechen.

Der typische Verlauf des Nervus depressor ist auf der Abb. 42 ersichtlich Der Nervus depressor entspringt mit einer Wurzel aus dem Vagus und mit einer zweiten aus dem Nervus laryngeus superior, zieht in die obere Brustapertur, wo er entweder im Ganglion stellatum oder in den Plexus cardiacus mündet.

Von diesem typischen Verhalten gibt es jedoch mannigfache Abweichungen, da der Verlauf der oberen Vagusäste sehr variabel ist. Fedoroff und Saposchkoff haben auf Grund von Leichenuntersuchungen 6 Varietäten bezüglich Entstehung und Verlauf des N. depressor festgestellt. Unter allen Umständen ist eine weite Freilegung der Gefäßscheide bis in die Gegend des Foramen jugulare hinauf notwendig, um sich den nötigen anatomischen Überblick zu verschaffen. Jeder einzelne gefundene Nervenast muß in seinem Verlauf zum Thorax verfolgt werden. „Nur die frei in den Thorax verlaufenden, oder die nach Abspaltung von Laryngeus superior oder Vagus wieder in den letzteren eintretenden Fasern kommen als Depressor in Betracht." Auch im Nervus descendens hypoglossi können Depressorfasern verlaufen. Endlich kann der Depressor ganz fehlen.

Bisher sind von EPPINGER und HOFER 11 Fälle von Angina pectoris operiert. Die Erfolge der Operation sind bemerkenswerte. Ob Heilungen zu erzielen sind, muß noch abgewartet werden, doch ist Anfallsfreiheit durch längere Zeit beobachtet.

Die Operation wurde entweder nur linksseitig, oder wenn nötig doppelseitig, ausgeführt. Die doppelseitige Operation wird zweckmäßigerweise in zwei Zeiten ausgeführt. Verfährt man einzeitig, so kann, wie ein Fall EPPINGER

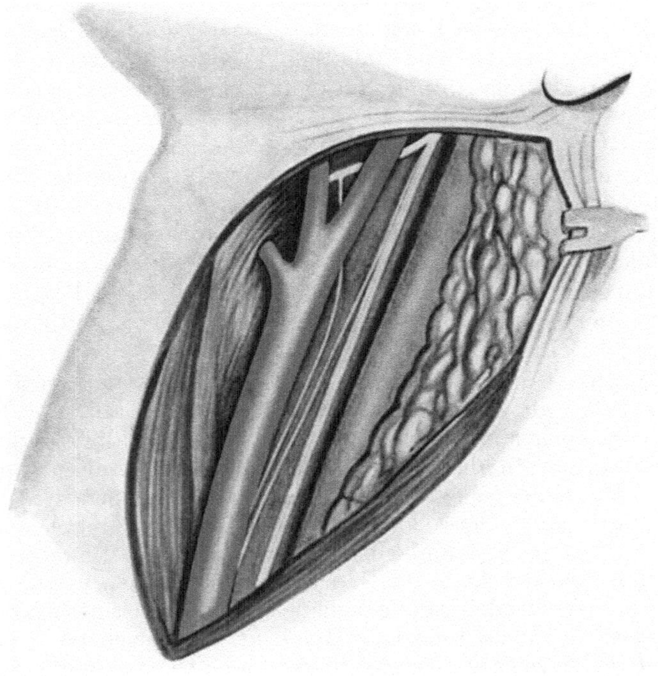

Abb. 42. Typischer Verlauf des N. depressor vagi mit einer Laryngeus- und einer Vaguswurzel.
(Nach G. HOFER.)

und HOFERs zeigte, eine doppelseitige Posticusparese eintreten, welcher die Tracheotomie notwendig macht; dieser Fall ist an einer Pneumonie ad exitum gekommen.

In drei Fällen, in welchen kein Depressor gefunden wurde, hat HOFER die Durchschneidung des N. vagus unterhalb des Recurrens ausgeführt. Eine Beeinflussung der Angina pectoris trat nicht ein. Ob die Blockierung des Sympathicus und der sensiblen spinalen Nerven durch paravertebrale Injektion (BRUNN und MANDL) zum Ziel führt, müssen weitere Erfahrungen zeigen. Es ergeben also die bisherigen praktischen Erfahrungen, daß sowohl durch Resektion des Grenzstranges als auch durch die des Nervus depressor, Erfolge bei der Angina pectoris erzielt werden können. Vielleicht werden weitere Erfahrungen eine Abgrenzung des Indikationsgebietes der einen Operation gegenüber der anderen ergeben, vielleicht wird sich zeigen, daß beide Operationen auf ein und demselben Prinzip beruhen, da ja die häufigen Verbindungen der oberen Halsäste des Vagus mit dem Sympathicus bekannt sind.

D. Entzündliche Prozesse am Halse.

I. Akute Entzündungen.

1. Entzündungen der Haut.

a) Furunkel und Karbunkel.

Der Lieblingssitz der Furunkel und Karbunkel ist der Nacken. Die Derbheit der Haut, ihr Reichtum an Talg und Schweißdrüsen begünstigen die Ausbreitung der Entzündung. Durch das Reiben des Hemdkragens am Nacken gelangt immer aufs neue infektiöses Material in die Talgdrüsen. Häufig bleibt ein Furunkel nicht solitär, es kommen in der Umgebung des einen Furunkel neue. Wir bezeichnen solche Konglomerate von Furunkel als Karbunkel (auch fälschlich Anthrax genannt). Stets sind Staphylokokken die Erreger der Furunkel.

Obwohl die große Mehrzahl der Nackenfurunkel lokalisiert bleibt und höchstens mit Schwellung und Schmerzhaftigkeit in den retroaurikulären Lymphdrüsen verläuft, können doch einzelne Nackenkarbunkel bedeutende Ausdehnung erlangen und zu schweren septischen Allgemeinsymptomen, die mit Fieber und Schüttelfrost einhergehen, führen. In solchen vorgeschrittenen Fällen erfolgt der Exitus oft trotz ausgiebiger Incision unter septischen Erscheinungen und die Obduktion weist das Bild einer Pyämie mit Abscessen in inneren Organen (besonders Lungen), Meningitis usw., auf. Es ist also die Prognose größerer Furunkel stets mit Vorsicht zu stellen; ganz besonders bösartig verlaufen oft die Karbunkel bei Diabetiker.

Die Dringlichkeit des operativen Vorgehens hängt naturgemäß von der Schwere des Falles ab. In leichten Fällen kann im Anfang der Erkrankung noch versucht werden mit heißen, feuchten Umschlägen die Entzündung zum Rückgang zu bringen. In allen Fällen, welche progredient sind und mit Lymphdrüsenschwellung einhergehen, ist möglichst baldige operative Behandlung nötig. Dieselbe besteht entweder in einem einfachen Kreuzschnitt, welcher den eitrigen Pfropf freilegt und auch in das infiltrierte Gewebe reicht, oder darin, daß außerdem die durch den Kreuzschnitt erzeugten vier Zipfel von der Unterlage abpräpariert oder ganz excidiert werden („Incisio stellata" Gussenbauer). Die auf diese Weise freigelegte Höhle, in welcher sich der Pfropf befindet, wird nun mit Jodoformgaze austamponiert. Diese letztere Methode hat gegenüber dem einfachen Kreuzschnitt den großen Vorteil, daß die Eiterhöhle weit freigelegt ist, so daß die Sekrete guten Abfluß haben. Bei größeren Furunkeln und Karbunkeln kommt man natürlich mit dem einfachen Kreuzschnitt nicht aus, es müssen hier gitterförmige Schnitte angelegt werden. Von manchen Chirurgen wird die Exstirpation des Furunkels der Incision vorgezogen. Der dadurch entstandene oft große Defekt wird offen gelassen und austamponiert.

Andere Chirurgen (v. Frisch) legen mit einem nach abwärts konvexen großen Lappenschnitt den Furunkel frei, exstirpieren ihn größtenteils, tamponieren die Wunde aus und legen den Lappen darauf. Alle diese kurzdauernden Eingriffe geschehen am besten in Äther- oder Chloräthylrausch. Die lokale Anästhesie mit Chloräthyl ist meist, da sie nicht genügend in die Tiefe reicht, ungenügend, dagegen kann bei kleineren Furunkeln die Umspritzung mit $\frac{1}{2}\%$iger Novocain-Adrenalinlösung gemacht werden. Doch müssen die Injektionsstellen weit ab vom Furunkel in nicht entzündlichem Gewebe angelegt werden, um eine Verschleppung von Keimen zu vermeiden.

In der Nachbehandlung sind die Tampons lange liegen zu lassen und langsam zu entfernen. Das früher so beliebte neuerliche Ausstopfen der Wunde mit Jodoformgaze ist äußerst schmerzhaft und ohne Nutzen, daher ist, wie schon oben erwähnt, der operative Eingriff am besten so anzulegen, daß der Eiterherd möglichst weit freigelegt wird.

In jüngster Zeit ist ganz besonders für beginnende, aber auch vorgeschrittene Fälle die Punktion mit dem Thermokauter empfohlen worden (KADER, SCHNITZLER). Mit dem Spitzbrenner wird ein- oder zweimal in den eitrigen Pfropf eingegangen. Anästhesie ist hierzu meist nicht nötig. Bei ausgedehnten Furunkeln muß an verschiedenen Stellen punktiert werden.

Bei Furunkulose ist neben der lokalen Behandlung auch interne Medikation (Hefepräparate, Änderung der Diät, Einschränkung des Fleischgenusses) zu empfehlen. Die Untersuchung des Urins auf Zucker ist niemals zu versäumen. Beim positiven Ausfall ist antidiabetische Kur angezeigt.

b) Erysipel.

Rotlauf am Halse verläuft unter denselben Symptomen wie an anderen Körperstellen (flammende Röte, scharfe Grenze, erhabene Ränder, fortschreitende Entzündung, hohes Fieber). Der Ausgangspunkt kann natürlich jede Wunde am Halse sein, oder er setzt sich vom Gesicht aus fort.

2. Entzündungen tiefer gelegener Teile des Halses (Phlegmonen und Abscesse des Halses).

Halsphlegmonen können auf verschiedene Weise zustande kommen: 1. Durch direkte Fortleitung einer Infektion einer Haut- oder Schleimhautwunde, oder durch Übergreifen anderer schon bestehender Entzündungsprozesse in der Nachbarschaft (Mastoiditis, phlegmonöse Tonsillitis, Periostitiden bzw. Osteomyelitiden des Kiefers und Strumitis).

2. Auf dem Wege der Lymphgefäße. Dieser letztere Entstehungsmodus ist der häufigere. Nach einer unbedeutenden Verletzung, einem Furunkel, einer Angina, einer Zahnperiostitis kommt es oft zu einer Zeit, wo der primäre Herd bereits abgeheilt ist, auf dem Wege der Lymphgefäße zu einer Infektion der regionären Lymphdrüsen, welche meist durch Staphylo- und Streptokokken erzeugt ist.

Man tastet vergrößerte, druckempfindliche, ziemlich weiche Lymphdrüsen (Lymphadenitis acuta). Diese sehr häufige Lymphdrüsenschwellung kann sich, wenn der primäre Herd abklingt und die Infektion nicht zu virulent ist, jederzeit zurückbilden. Im anderen Fall kommt es zum Fortschreiten der Entzündung, zur eitrigen Einschmelzung und Absceßbildung, oder, wenn der Prozeß mehr diffus verläuft und auf die Nachbarschaft übergreift, zur Phlegmone, oft auch zu einer Zeit, wenn die primäre Entzündung bereits abgelaufen ist.

Wir unterscheiden am Halse eine Reihe von typischen Phlegmonen, deren Ausbreitungsgebiet durch die dazu gehörigen regionären Lymphdrüsen und die Fascienverhältnisse gegeben ist.

Die topographisch-anatomischen Verhältnisse am Halse sind für das Verständnis der Entzündung und Ausbreitung der Abscesse sehr wichtig. Für den Sitz der Abscesse ist die Lage der regionären Lymphdrüsengruppen maßgebend, für die Ausbreitung die Fascienverhältnisse am Halse.

Die Verteilung der Lymphdrüsengruppen am Halse sind aus der Abb. 43 zu ersehen.

Wir sehen die Glandulae submentales, die Glandulae submaxillares oder mandibulares (BARTELS), ferner die tiefen Halsdrüsen (Glandulae cervicales profundae), welche nach MOST wieder in drei Gruppen zerfallen: In die Drüsen um die Vena jugularis herum (Glandulae jugulares profundae), in eine laterale Gruppe von Drüsen, welche auf der Fascie und im Fett sich ausbreiten, das den Musculus scalenus und den Musculus levator scapulae deckt (laterale tiefe Halsdrüsen) und endlich in eine untere Gruppe, welche die Drüsen in der Supraclavicularregion umfaßt.

Bekanntlich wird der Hals von einer Fascie umschlossen (Fascia colli superficialis), welche wieder an einzelnen Stellen in ein oberflächliches und ein tiefes

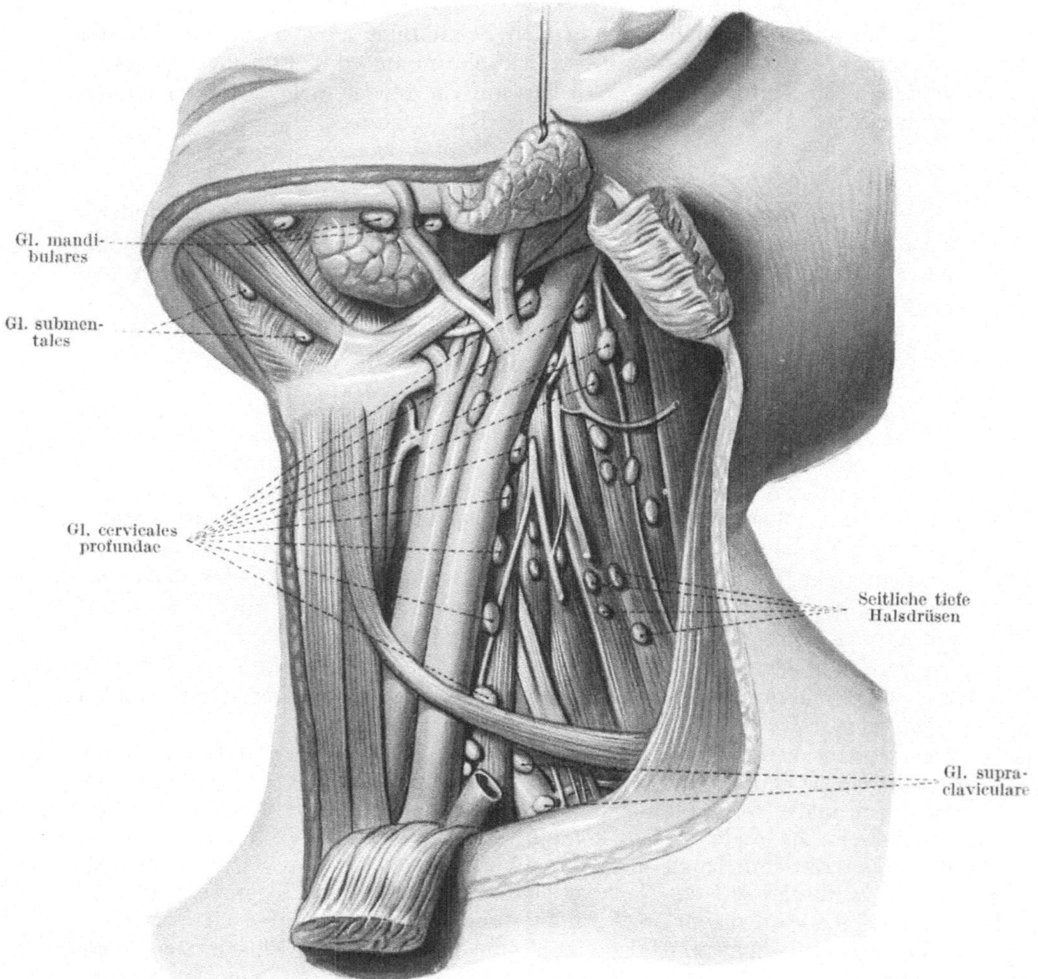

Abb. 43. Die Topographie der Lymphdrüsen am Hals.
(Aus Most, Chir. d. Lymphgefäße u. -drüsen 1917.)

Blatt zerfällt. Neben der Einscheidung des Musculus sternocleidomastoideus in die oberflächliche Halsfascie haben wir an drei Stellen (Submaxillar, Supraclaviculargegend und im Jugulum) durch die Spalten der Fascie entstehende Räume, welche jedoch vollkommen dicht gegen die Umgebung abgeschlossen sind.

Die tiefe Halsfascie (Fascia colli profunda oder praevertebralis) liegt unmittelbar auf der tiefen Halsmuskulatur und begrenzt nach hinten den Raum, in welchem die Halseingeweide und die großen Gefäße liegen. Diesen ganzen Raum kann man wieder in verschiedene Räume teilen, welche nicht scharf

voneinander getrennt sind: Der Retrovisceralraum hinter, der Prävisceralraum
vor und seitlich von den Halseingeweiden und endlich der Raum, in welchem
die großen Gefäße gelagert sind. Alle diese Spalträume sind nach abwärts
gegen das Mediastinum nicht abgegrenzt und gehen in die Spalträume des
Thorax über, ein Umstand, welcher besonders bei den tiefen Halsphlegmonen
wegen der Gefahr des Absteigens dieser Prozesse in den Thorax von großer
praktischer Wichtigkeit ist.

Im folgenden seien die wichtigsten typischen Formen der Halsphlegmonen
angeführt:

1. *Die submaxillare Phlegmone.* Sie ist die am häufigsten entstehende akute
Entzündung des Halses. Neben den oben erwähnten fortgeleiteten Entzündungen, welche ihren Ausgangspunkt von einer Periostitis oder Osteomyelitis
des Unterkiefers nehmen, interessieren uns ganz besonders die auf dem Wege
der Lymphgefäße fortgeleiteten Entzündungen. Ihre Ausgangspunkte sind
meist cariöse Zähne, Anginen und Ulcerationen der Mundschleimhaut. Von
hier aus wird das lymphatische Gewebe um und in der Umgebung der Glandula
submaxillaris befallen, die Entzündung breitet sich über den ganzen von Fascien-
blättern umschlossenen Raum der Regio submaxillaris aus, wobei die Schwellung
und Infiltration weit gegen den Mundboden und Pharynx reicht.

Wir unterscheiden hierbei zwei Formen der Erkrankung: a) Die oberflächliche Form, bei welcher die Entzündung außerhalb der Drüsenkapsel der Glandula submaxillaris auftritt und von den dort befindlichen Lymphdrüsen ihren
Ausgang nimmt. Infolge ihrer oberflächlichen Lage schreitet die Entzündung
mehr gegen die Haut fort und führt früher zur Fluktuation. b) Die tiefere Form
der Submaxillarphlegmone, welche von dem in der Submaxillardrüse ein-
geschlossenen Lymphgewebe ausgeht *(Angina Ludovici)*, ist die weitaus bös-
artigere Form, es dauert infolge des tiefen Sitzes hier naturgemäß viel länger
bis die Entzündung die Drüsenkapsel durchbrochen hat und gegen die Oberfläche des Halses herankommt.

Die Erkrankung beginnt meist plötzlich, oft mit hohem Fieber oder Schüttelfrost, im Anschluß an eine schon bestehende Periostitis dentis, Angina usw.
Zunächst kommt es zu einem derben Infiltrat in der Tiefe der Submaxillargegend, welches allmählich aus der Tiefe an die Oberfläche gelangend fort-
schreitet, bis sich später Zeichen der akuten Entzündung auch an der Haut
erkennen lassen. Die Haut ist gerötet, heiß, ödematös, bei der Palpation ist
ein mächtiges Infiltrat zu tasten, welches, von der Submaxillargegend ausgehend,
oft einen großen Bezirk des Halses umgreift. Erst nach einigen Tagen ist Fluktuation zu erkennen.

Daneben bestehen nicht selten Schluckbeschwerden, in manchen Fällen bei
fortschreitendem entzündlichem Ödem in der Gegend des Kehlkopfeinganges
auch Atembeschwerden und Kieferklemme; dazu gesellt sich Speichelfluß
und Foetor ex ore. Die Erscheinungen verlaufen oft sehr stürmisch mit hohem
Fieber und Schüttelfrost, in anderen Fällen ist der Verlauf kein so bösartiger.
Die lokalen Entzündungserscheinungen führen oft bald zur Einschmelzung
und zur Bildung eines klinisch sicher nachweisbaren Abscesses. In anderen
dieser Phlegmonen bleibt das Infiltrat länger bestehen ohne eine deutliche
Fluktuation zu zeigen. Die Prognose der Submaxillarphlegmone ist eine durchaus ernste. Wenn nicht rechtzeitig der Absceß eröffnet wird oder er nach innen
oder außen durchbricht, kann unter septischen Erscheinungen der Exitus
erfolgen.

Es ist daher frühzeitig die Phlegmone zu spalten und ein evtl. in der Tiefe
gelegener Absceß zu eröffnen, auch wenn die Fluktuation wegen der Tiefe des
Sitzes noch nicht sicher ist. Man macht am besten einen Schnitt unterhalb

und parallel zum Unterkieferrand, etwa einen Querfinger von ihm entfernt. Nach Durchtrennung der Haut und des Platysma kommt man auf das Infiltrat, durch welches man stumpf mit der Kornzange durchgeht, um Blutungen zu vermeiden. In die auf diese Weise eröffnete Absceßhöhle wird ein Drain und Streifen eingelegt. Je stürmischer die Erscheinungen, desto frühzeitiger soll die Incision erfolgen. Bei zunehmender und bedrohlicher Atemnot muß evtl. die Tracheotomie ausgeführt werden.

2. Die *submentale Phlegmone* geht von den submentalen Drüsen aus, in welche sich die Lymphe des medianen Anteiles der Zunge, der Unterlippe und des Kinns ergießt, dementsprechend infizieren sich die Drüsen bei Rhagaden der Lippe, Furunkel am Kinn, Ulcerationen im vorderen Teil des Zungengrundes usw. Die daraus entstehenden Abscesse sind meist gutartig, haben keinerlei Tendenz zur weiteren Ausbreitung in die Umgebung, zur Senkung. Meist heilen sie auf einen einfachen Längsschnitt rasch aus.

3. *Die Abscesse und Phlegmonen des Gefäßbindegewebes („tiefe Halsphlegmonen")* stehen an Häufigkeit den submaxillaren Phlegmonen am nächsten. Sie gehen von den Glandulae cervicales profundae aus, also den Lymphdrüsen, welche sich längs der großen Gefäße von der Fossa supraclavicularis bis hinauf zur Schädelbasis erstrecken, sie teilen sich wieder in Glandulae superiores und inferiores. Die Überkreuzungsstelle der Gefäße durch den Sternocleidomastoideus gibt dabei die Grenze. Sie erhalten die Lymphe aus Gaumen, Tonsillen, Nase, dem größten Teil der Zunge, dem Pharynx und Larynx. In der Ätiologie der Phlegmone der Gefäßscheide spielt die Angina die Hauptrolle, doch können zugleich andersartige entzündliche Prozesse an Haut- und Schleimhäuten, sowie Verletzungen von Rachen und Speiseröhre zu Drüsenabscessen führen.

Klinisch kennzeichnet sich die Erkrankung durch die Bildung eines entzündlichen Infiltrates unter dem Musculus sternocleidomastoideus, welches unter Fieber und heftigen Schmerzen sich bildet. Bald wird auch der Muskel in die Entzündung einbezogen, wodurch es zur Schiefhalsstellung kommt, während die Haut zunächst noch unbeteiligt ist und dann im weiteren Verlauf ödematös wird und erst später schwerere Entzündungserscheinungen zeigt. Kieferklemme, Schluck- und Atembeschwerden folgen in manchen Fällen infolge der sich in der Umgebung ausbreitenden Entzündung. Schluckbeschwerden sofort bei Beginn der Erkrankung deuten darauf hin, daß möglicherweise eine Verletzung der Schleimhaut, des Rachens oder der Speiseröhre (Fischgräte) als Ursache in Betracht kommt.

Die infiltrierten Lymphdrüsen schmelzen meist ein und es kommt zur Abscedierung, welche, falls die oberen Drüsen ergriffen sind, mehr am vorderen Rand des Sternocleidomastoideus, bei Beteiligung der unteren Drüsen am hinteren Rand des genannten Muskels im seitlichen Halsdreieck deutlich wird.

Auch hier ist, wie bei der submaxillaren Phlegmone, die frühzeitige, breite Spaltung des Infiltrates die rationellste Therapie. Je nach Sitz und Ausdehnung des Prozesses ist die Incision am vorderen oder hinteren Rand des Sternocleidomastoideus anzulegen.

4. Von den Abscessen der Gefäßscheide, ganz besonders von denen, welche aus der unteren Glandulae cervicales profundae ihren Ursprung nehmen, kann *eine Eiterung in die obere Schlüsselbeingrube* erfolgen, von wo sich der Eiter entlang der großen Gefäße bis in die Axilla senken kann. Primär vereitern die Lymphdrüsen in der Supraclaviculargegend sehr selten, da die in die Lymphdrüsen gelangenden Infektionserreger meist von den höher oben gelegenen Drüsen abgefangen werden. Am ehesten kommt eine solche primäre Entzündung infolge Osteomyelitis der Clavicula zustande.

5. Selten sind ferner *die Abscesse des vorderen Halsdreiecks*. Sie gehen meist von einer entzündlichen Erkrankung der kropfig veränderten oder nicht veränderten Schilddrüse aus (Strumitis bzw. Thyreoidea). Über die Symptome dieser Erkrankungen verweise ich auf das entsprechende Kapitel. CLAIRMONT beschreibt lymphangioitische Abscesse, welche durch Vereiterung der Lymphbahnen im unteren Abschnitt der Gefäßspalten entstehen. Die Abscesse sind gut abgekapselt und liegen im unteren Anteil des vorderen Halsdreiecks, nahe der Fascia colli media und kommen am vorderen Rand des M. sternocleidomastoideus zur Oberfläche. Differentialdiagnostisch von Interesse ist ihre Verwechslung mit eitriger Thyreoiditis. Außerdem können auch noch andere seltenere Ursprungsorte in Frage kommen. So vor allem die Osteomyelitis des Manubrium sterni, wenn der Absceß von hier aus nach oben aufsteigt. Die Druckempfindlichkeit des Brustbeines kann hier diese Ätiologie klären. Ferner kann eine Phlegmone des vorderen Mediastinums aus dem Jugulum aufsteigen und zu einem Absceß im vorderen Halsdreieck führen.

6. Endlich sind noch *Abscesse zu erwähnen, welche von den retroaurikulären Drüsen* ausgehen. Hier spielt die Mastoiditis ätiologisch eine wichtige Rolle. Die Anamnese und der objektive Befund werden diesbezüglich die Diagnose meist klar legen. Von anderen Ursprungsarten sind die Furunkel des Nackens sowie Ekzeme der Kopfhaut ganz besonders bei Kindern zu nennen, welch letztere zu sehr großen, oft recht rapid verlaufenden Abscessen führen. Eine sehr häufige Ursache ist die Pedikulosis capitis, welche infolge des nachfolgenden Ekzems leicht Eingangspforte für Infektionserreger abgibt. Auch hier ist therapeutisch die Freilegung und Spaltung des Abscesses notwendig.

In seltenen Fällen kann ein am Nacken befindlicher Absceß durch eine Osteomyelitis des Hinterhauptknochens bedingt sein.

Komplikationen der schon an und für sich recht gefährlichen Halsphlegmone sind nicht allzu selten. Vor allem sei hier auf ein Weiterkriechen der Entzündung längs der großen Gefäße hingewiesen, welche zur *Mediastinitis, Pleuritis und Perikarditis* führen kann. Kommt der Fall rechtzeitig in Behandlung so gelingt es unter Umständen der drohenden Infektion des Mediastinums durch weite, rücksichtslose Freilegung vom Halse aus Herr zu werden. Auf die Wichtigkeit bei drohendem Weiterschreiten einer Halsphlegmone nach abwärts das Mediastinum von oben her (*kollare Mediastinotomie*) zu eröffnen, ist von chirurgischer und laryngologischer Seite (v. EISELSBERG, MARSCHIK u. a.) mehrfach hingewiesen worden.

Eine eigene Beobachtung, bei der eine vorangegangene Verletzung die Ursache der Halsphlegmone war, sei hier angeführt.

Ein 14jähriges Mädchen, Trude T., wird am 27. Mai 1916 mit einer 3 cm langen scharfrandigen Wunde in der linken Supraclaviculargegend in die Klinik eingeliefert. Das Mädchen wurde als Zuschauerin bei einem Schauturnen von einem geworfenen Speer getroffen. Revision der Wunde, teilweise Naht, teilweise Tamponade der Wunde. Am nächsten Tag beginnende Infektion, Fieber. Daher wird die Wunde geöffnet; seröseitriges Exsudat; weiter Kragenschnitt mit Durchtrennung des M. sternocleidomastoideus, Auslegen der Wunde mit Gaze, Kopftieflagerung. Heilung.

Eine weitere sehr gefährliche Komplikation besteht in dem *Übergreifen* der Entzündung auf die Wand größerer oder kleinerer *Gefäße*. Die Folge eines derartigen Ereignisses kann eine schwere Blutung oder eine eitrige Thrombophlebitis und Verschleppung des eitrigen Materials in den Körper sein. Was die erste Möglichkeit anlangt, so werden Arrosionsblutungen bei allen Arterien des Halses beobachtet. Je nach der Größe des Gefäßes und dem Umstand, ob sich ein Thrombus gebildet hat oder nicht, kann die Blutung stärker oder geringer sein, nicht selten beobachtet man eine sich mehrmals einstellende kleinere Blutung, die auf einmal von einer heftigen lebensbedrohlichen Blutung gefolgt ist.

Wird eine Vene von der Entzündung ergriffen, so kommt es selten zu einer Blutung, sondern meist zu einer eitrigen Thrombophlebitis. Die infizierten Thromben gelangen in die Lungen und können daselbst Lungenabsceß erzeugen.

Die Stillung der Arrosionsblutung kann oft nicht am Orte der Blutung ausgeführt werden, da das hochgradige entzündliche zerreißliche Gewebe eine Blutstillung daselbst verhindert, so daß man nicht so selten gezwungen ist, die Blutung durch Unterbindung am Orte der Wahl vorzunehmen.

Dem Einbruch einer akuten Entzündung in eine Vene gegenüber sind wir ziemlich machtlos. Wenn die Diagnose feststeht, kann die Ligatur der Vene jugularis zum Zweck der Verhinderung einer neuerlichen Einschwemmung infizierten Materials in die Blutbahn in Frage kommen.

II. Chronische Entzündungen am Halse.

Die chronischen Entzündungen teilen sich in *spezifische* und *unspezifische*. Die letzteren umfassen die chronische Lymphadenitis, zu den ersteren gehören die Tuberkulose, die Aktinomykose und die Syphilis.

1. Chronische Entzündungen pyogenen Ursprungs.

a) Die chronische Lymphadenitis.

Entweder im Gefolge an eine leichte akute Entzündung oder auch ohne akutes Stadium kommt es zu langsam zunehmender Schwellung der Lymphdrüsen des Halses, welche durch Reize, bakterieller oder chemischer Natur bedingt ist. Im ersteren Fall entsteht zunächst eine Lymphadenitis acuta, welche, wie schon oben erwähnt, durch die verschiedensten akuten Entzündungen (Furunkel, Periostitis dentis, Angina usw.) ausgelöst sein kann. Meist bildet sich beim Abklingen des akuten Prozesses auch die Lymphdrüsenschwellung zurück, manchmal jedoch kommt es vor, daß die Schwellung der Drüsen bestehen bleibt und in ein chronisches Stadium übergeht. In anderen Fällen entwickelt sich im Anschluß an die verschiedensten chronischen Entzündungen der Haut (Ekzeme) und der Schleimhaut, des Rachens, der Nase, bei Tonsillarhypertrophie eine immer mehr zunehmende Vergrößerung der Lymphdrüsen. Eine sehr häufige ätiologische Rolle spielt dabei die Caries dentis.

Diese „*einfachen hyperplastischen Lymphome*" sind meist klein, erbsen- bis bohnengroße Drüsen. Selten erreichen sie Haselnuß- oder Nußgröße. Sie sind ganz oder fast ganz unempfindlich, von verschiedener Konsistenz und meist gut verschieblich. Im mikroskopischen Bild finden wir entweder nur hyperplastische Vorgänge oder es reagiert das Stützgewebe mit bindegewebiger Wucherung, in welch letzterem Fall eine schrumpfende Form der Lymphadenitis vorhanden ist.

Die chronisch entzündlichen Lymphome sind meist harmlose Erkrankungen, denen, abgesehen von der kosmetischen Seite, eine wichtige Rolle nicht zukommt. Sie finden sich am häufigsten bei Kindern im ersten Lebensjahrzehnt, was auch natürlich ist, da zu dieser Zeit die Empfänglichkeit für Infektionen aller Art am größten ist. Die chronische Lymphadenitis hat nur insoferne eine Bedeutung, als sie den Boden für Infektionen, sei es sekundär durch Einwanderung von Eiterkokken, sei es ganz besonders für eine Infektion mit Tuberkelbacillen, abgeben kann. Da dieses letztere Ereignis sehr häufig ist, so ist auch nicht zu verwundern, daß klinisch eine sichere Grenze zwischen den einfachen hyperplastischen und den tuberkulösen Lymphomen niemals mit Sicherheit zu ziehen ist. Aufschlüsse würde nur die Probeexcision ergeben. Doch können auch aus der klinischen Beobachtung gewisse Schlüsse auf die Natur der

Lymphdrüsenschwellung, wenigstens mit Wahrscheinlichkeit, abgeleitet werden. In Fällen, in welchen die Drüsen sich nach Abklingen der primären Reizzustände zurückbilden, ist wohl mit Wahrscheinlichkeit die chronische hyperplastische Form anzunehmen. Bleiben jedoch die Drüsen nach Abklingen des primären Herdes, also nach Abheilung des Ekzems, nach Extraktion oder Behandlung eines cariösen Zahnes, nach Exstirpation der hypertrophischen Tonsillen usw. dauernd bestehen, vergrößern sie sich evtl. oder kommt es zur Abscedierung und Fistelbildung, so ist die tuberkulöse Natur ohne Zweifel.

Die Behandlung der hyperplastischen Lymphome hat sich in erster Linie mit den primären Reizzuständen zu beschäftigen, nach deren Beseitigung die Lymphome meist zurückgehen. Es ist also vor allem ein vorhandenes Ekzem zu behandeln, cariöse Zähne sind zu extrahieren bzw. zahnärztlich zu versorgen, hypertrophische Tonsillen abzutragen, Katarrhe zur Abheilung zu bringen usw. Gegen die lymphadenomatöse Schwellung selbst können resorbierende Mittel, vor allem Jod in Form von Salbe, Einpinselungen, verwendet werden.

b) Die sog. Holzphlegmone (Reclus).

Sie ist eine langsam verlaufende, mit sehr derbem Infiltrat einhergehende Phlegmone, welche wegen ihrer ausgedehnten Schwielen und Verwachsungen mit der Umgebung nicht selten mit malignen Tumoren verwechselt wird. Sie charakterisiert sich vor allem durch ihren chronischen, oft Wochen und Monate währenden Verlauf und durch die geringen Reaktionserscheinungen, was durch die geringe Virulenz der Erreger zu erklären ist. Es fehlen fast ganz die akuten Erscheinungen der Entzündung, es dauert lange bis es zur Erweichung und eitrigen Einschmelzung kommt. Dagegen beherrscht das klinische Bild die ausgedehnte Schwartenbildung.

Therapeutisch ist, wie bei den akuten Prozessen, weite Freilegung und Eröffnung des Absceßherdes zu empfehlen.

2. Die tuberkulösen Erkrankungen am Halse.

Die tuberkulösen Prozesse gehen am Halse einerseits von den Lymphdrüsen (tuberkulöse Lymphome), andererseits vom Knochen aus.

a) Die tuberkulöse Lymphadenitis.

Eingangspforten für die Tuberkelbacillen finden sich in der Nase, Mund und Rachen, im Gebiete des lymphatischen Rachenringes, besonders in den Gaumen- und Rachentonsillen. Ohne daß die Bacillen an der Eingangspforte klinisch nachweisbare Veränderungen erzeugen, werden die Bacillen auf denselben Wegen, die wir schon von den pyogenen Infektionen her kennen, aus dem Quellgebiet den dazugehörigen Lymphdrüsen zugeführt. Ganz besonders disponiert ist das Kindesalter, während in den späteren Jahren die Resistenz gegen die Infektion zunimmt.

Die tuberkulösen Lymphdrüsenerkrankungen treten je nach ihrem Verlauf in verschiedenen Formen auf. Es wurde schon oben bei der Besprechung der nicht spezifischen chronischen Lymphadenitis erwähnt, daß dieselbe in fließenden Übergang zu den tuberkulösen Lymphomen überführt.

Auch bei den tuberkulösen Lymphomen findet sich eine rein hyperplastische Form, welche dem unspezifischen hyperplastischen Lymphomen sehr ähnelt. Wir können klinisch nicht sagen, wo die Grenze zwischen rein hyperplastischen und tuberkulösen Lymphom liegt und fassen meist dieses Grenzstadium unter dem gemeinsamen Namen der Skrofulose zusammen.

Sehr bald jedoch kommt es zum Auftreten einzelner Tuberkelknoten. In diesem Stadium sieht man am Durchschnitt der hypertrophischen und geschwellten Drüsen schon makroskopisch multiple miliare, grau aussehende Knötchen. Wenn es nicht zur bindegewebigen Abkapselung und zum Stillstand des ganzen Prozesses kommt, was in jedem Stadium möglich ist, so schreitet die Erkrankung weiter. In manchen Fällen finden sich nur einige wenige Tuberkelknötchen in einer Drüse, in anderen wieder sind die Drüsen von Tuberkelknoten dicht durchsetzt, welche miteinander zu Konglomerattuberkel confluieren und dann regressive Metamorphosen aufweisen. So finden sich dann in solchen Drüsen, welche oft eine bedeutende Größe (bis Eigröße und darüber) erreichen können, zahlreiche kleinere oder größere Käseherde, ja oft ist die ganze Drüse in eine Käsemasse aufgegangen. Verflüssigt sich das tuberkulöse Gewebe, dann entsteht ein „kalter Absceß". Die Erkrankung schreitet vom Zentrum gegen die Peripherie der Drüse zu vor und gelangt endlich an die Drüsenkapsel, welche mit Bindegewebsneubildung reagiert. Infolgedessen entstehen schwartige Verwachsungen, durch welche die Drüse mit der Umgebung verwächst. Der Widerstand, welchen die Drüsenkapsel dem Fortschreiten des tuberkulösen Prozesses entgegensetzt, wird endlich überwunden, der kalte Absceß bricht durch, es kommt zur Bildung von Hautabscessen und Fisteln.

Wenn man das ungemein mannigfaltige klinische Bild der Lymphdrüsentuberkulose in gewisse Gruppen zu teilen trachtet, so kann man, vom praktisch-therapeutischen Gesichtspunkte aus, nach Jordan zunächst die Fälle scheiden in solche, in welchen die Erkrankung auf die Drüse beschränkt ist (I. Stadium der Lymphdrüsentuberkulose) und in jene, in welchen der tuberkulöse Prozeß schon die Kapsel der Drüse überschritten und in der Umgebung der Drüse zu mehr minder ausgedehnten Verwachsungen, also zu einer *Periadenitis,* geführt hat. Infolge des Mangels an Verwachsungen sind die Lymphome der ersteren Gruppe auf der Unterlage bzw. gegenüber der Umgebung verschieblich, während die mit Periadenitis einhergehenden Lymphome an der Nachbarschaft (Haut, Muskulatur, Gefäße) mehr minder fixiert oder wenigstens nur geringgradig verschieblich sind.

Auch bezüglich der Ausbreitung des tuberkulösen Prozesses sind große Verschiedenheiten zu konstatieren. So tritt in manchen Fällen die Lymphdrüsentuberkulose in Form von *solitären Lymphomen* auf. Wir finden dann bei der Palpation eine meist verschiebliche Drüse von verschiedener Größe (bis zu Eigröße). Meist sind allerdings bei der operativen Freilegung der einen mächtig vergrößerten lymphatischen Drüse noch andere kleinere derselben Gruppe angelagert. Solche solitären Lymphome kommen am häufigsten in der Submaxillargegend sowie vor und hinter dem Ohr vor.

Neben dieser relativ nicht häufigen solitären Form sehen wir als häufigsten Typus sämtliche Drüsen einer Gruppe erkrankt. Es kann aber auch die Erkrankung von einer Drüsengruppe auf die andere übergehen und endlich sich über den ganzen Hals verbreiten. Wir finden dann bei der Palpation zahlreiche, oft in Ketten und Reihen angeordnete, bald größere, bald kleinere Drüsen, häufig von verschiedener Konsistenz, manche weiche, manche härter, einige fluktuierend und dem Durchbruch nahe (II. Stadium der Lymphdrüsentuberkulose). Ein solcher Fall ist in Abb. 44 abgebildet.

Die *Lymphome mit Periadenitis* stellen meist schon fortgeschrittene Stadien des tuberkulösen Prozesses dar. Die Verkäsung der Drüse ist in ihrem Inneren ziemlich weit gegen die Drüsenkapsel vorgeschritten. In demselben Maße tritt eine entzündliche Reaktion der Kapsel ein, welche zur Ausbildung von Verwachsungen und Schwarten führt. Ein solcher, aus zahlreichen miteinander verbackenen Lymphdrüsen bestehender knolliger Tumor ist, wie schon erwähnt, gegen die Umgebung fixiert und zeigt eine oft sehr derbe Konsistenz, so daß Verwechslungen mit carcinomatösen Drüsen möglich sind.

Kommt es zur Verflüssigung der Käsemassen, so brechen dieselben, soferne es sich um oberflächlich gelegene Drüsen handelt, durch die Hautoberfläche durch. Die dadurch entstehenden tuberkulösen Fisteln (III. Stadium der Lymphdrüsentuberkulose) besitzen die charakteristischen Merkmale (unterminierte, oft bläulich verfärbte Ränder und flüssiger Eiter). Die von tiefer gelegenen Drüsen ausgehenden kalten Abscesse senken sich nicht selten in weit davon entfernte Gebiete und brechen dann dort durch die Haut durch, so daß oft weitverzweigte Fistelgänge entstehen.

Von Wichtigkeit ist es, daß nicht selten die kalten Abscesse sich mit pyogenen Bakterien infizieren und zu einer Mischinfektion führen, welche sich durch stärkere Temperatursteigerung anzeigt.

Die Diagnose ist in vielen Fällen sehr leicht und auf den ersten Blick zu stellen. Wenn reihenweise angeordnete Drüsen von teils derber, teils weicher Konsistenz vorhanden sind, von denen einzelne deutliche Fluktuation zeigen, andere wieder mit der Haut verwachsen und durch dieselbe durchgebrochen sind, so ist wohl die tuberkulöse Natur nicht zu bezweifeln. In anderen Fällen stellen sich erhebliche diagnostische Schwierigkeiten ein.

Bewegliche tuberkulöse Lymphdrüsen ohne Periadenitis können mit beginnender Lymphogranulomatose und Lymphosarkom in Differentialdiagnose kommen. Die gleichmäßige Konsistenz der Knoten, das progrediente Wachstum und Übergreifen von einer Drüsengruppe auf die andere sprechen für eine der oben erwähnten Systemerkrankungen des Lymphapparates, während die Drüsentuberkulose oft lange auf eine Drüsengruppe beschränkt bleibt und von den einzelnen Drüsen einer Gruppe sich die einen, infolge der Einschmelzung, weicher, andere wieder sich derber anfühlen. Lymphdrüsentuberkulose mit Periadenitis kann andererseits mit carcinomatösen Lymphdrüsen verwechselt werden. Die bedeutende Härte der Drüsen, die innigen Verwachsungen mit der Umgebung, die ausstrahlenden Nervenschmerzen sprechen für maligne Neubildung. Bei der besonderen Häufigkeit der tuberkulösen Lymphdrüsen am Halse ist es klar, daß auch andere gutartige Prozesse (Kiemengangcysten, Atherome usw.) mit ihr in differentialdiagnostische Erwägung kommen; es wird bei Besprechung der angegebenen Prozesse noch die Differentialdiagnose gegenüber der Lymphdrüsentuberkulose zu erwähnen sein.

Der tuberkulöse Prozeß kann jederzeit zum Stillstand kommen, in den hyperplastischen Drüsen kann eine fibröse Umwandlung eintreten, die verkästen Herde können sich abkapseln und verkalken. Auch die aufgebrochenen Fisteln können unter Zurücklassung einer Narbe spontan ausheilen. Andererseits kann der tuberkulöse Prozeß ständig fortschreiten, immer neue Drüsenpakete ergreifen, so daß dann endlich alle Drüsenbezirke des Halses infiziert sind. Neben dieser lokalen Ausbreitung kann eine Ausschwemmung des

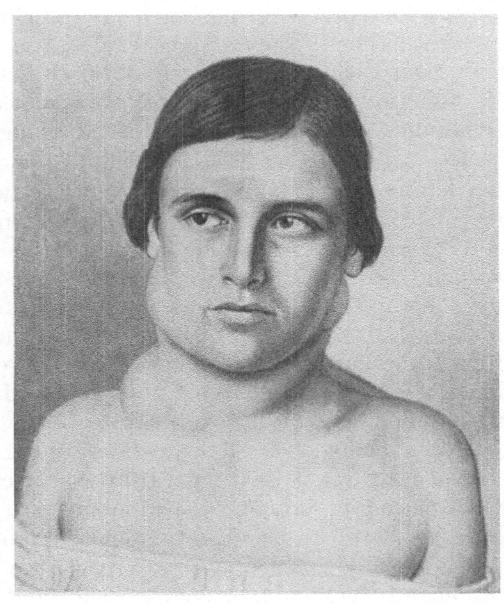

Abb. 44. Tuberkulöse Lymphome.
(Beobachtung der Klinik v. Eiselsberg in Wien.)

34*

tuberkulösen Prozesses im ganzen Körper stattfinden, wenn eine verkäste Drüse in eine Vene einbricht und auf diese Weise eine Weiterverbreitung des tuberkulösen Prozesses erfolgt.

Für die *Therapie der tuberkulösen Lymphome* wie für die Therapie der chirurgischen Tuberkulose überhaupt, ist die Erkenntnis, daß die chirurgische Tuberkulose keine lokale Erkrankung allein ist, sondern, daß wir es außerdem mit einer allgemeinen Erkrankung des gesamten Organismus zu tun haben, von der größten Wichtigkeit. Man muß sich wundern, daß diese Erkenntnis, welche bei der Behandlung der Lungentuberkulose seit langer Zeit allgemein anerkannt ist und zur klimatischen Behandlung der Lungentuberkulose geführt hat, solange Zeit brauchte, um auch für die chirurgische Tuberkulose sich Geltung zu verschaffen. Dementsprechend haben unsere therapeutischen Maßregeln nach zwei Richtungen hin sich zu erstrecken: 1. in einer Allgemeinbehandlung des tuberkulös infizierten, oder wenigstens zur Tuberkulose disponierten Individuums, 2. in einer lokalen Behandlung des tuberkulösen Prozesses.

Die *lokale Behandlung* der chirurgischen Tuberkulose überhaupt hat in den letzten Jahrzehnten eine sehr weitgehende Änderung erfahren. Die noch vor nicht so langer Zeit allgemein geübten radikalen chirurgischen Verfahren sind zugunsten der mehr konservativen chirurgischen Methoden verlassen worden. Diese Wandlung ist ganz besonders in der chirurgischen Behandlung der tuberkulösen Lymphome zu konstatieren.

Von C. Hueter (1872) inauguriert, war die operative Behandlung der Lymphdrüsentuberkulose Gemeingut der Chirurgen geworden und blieb es auch in den nächsten Jahrzehnten. Man hoffte durch Beseitigung des tuberkulösen Herdes den Organismus tuberkulosefrei zu machen. Wie wenig dies im allgemeinen gelingt wird noch weiter unten ausgeführt.

Noch im Jahre 1900 tritt Jordan entschieden für die radikale chirurgische Exstirpation tuberkulöser Lymphome ein; sie kommt, nach seiner Meinung, allein in Betracht bei den Lymphomen ohne Periadenitis. Bei den mit periglandulären Verwachsungen komplizierten Drüsen tritt die radikale Exstirpation mit der konservativen Incision und Excochleation in Konkurrenz.

Zur Exstirpation nicht verwachsener Drüsen und Drüsenpakete genügen meist kleine Schnitte, von welchen aus bis zur Drüsenkapsel vorgegangen wird. Die Kapsel wird eröffnet und die einzelnen Drüsen stumpf ausgeschält, der Eingriff ist ein relativ einfacher und ungefährlicher. Anders jedoch liegen die Verhältnisse bei den Lymphomen mit Periadenitis, bei welchen nicht selten mehrere Drüsengruppen ergriffen sind und Verwachsungen mit wichtigen Organen in der Nachbarschaft (große Halsgefäße) bestehen können. In solchen Fällen ist die weite Freilegung zur genauen anatomischen Präparierung stets notwendig. Je nach der Lage der ergriffenen Lymphdrüsen kommen verschiedene Schnitte in Betracht; zur Freilegung der oberen tiefen Halsdrüsen in der Regio inframandibularis empfiehlt sich der Schnitt nach Kocher, welcher vom Processus mastoideus beginnt und bogenförmig den Kieferwinkel umkreisend bis in die Mitte des Zungenbeins reicht. Indem man sich an den vorderen Rand des Musculus sternocleidomastoideus hält, gelangt man daselbst in der Tiefe zu den Lymphdrüsen, welche in der Umgebung der großen Gefäße liegen. Dabei ist das Operationsfeld nach rückwärts vom Kopfnicker, nach vorne vom hinteren Bauch des Musculus biventer begrenzt. Der Nervus accessorius, welcher an der Innenseite des Kopfnickers eintritt, wird samt dem Muskel nach hinten gezogen und geschont.

Handelt es sich um tuberkulöse Drüsen, welche den ganzen Hals längs der großen Gefäße einnehmen, so ist zur weiten Freilegung meist die Durchschneidung des Sternocleidomastoideus nötig. Küttner empfiehlt einen bogenförmigen Schnitt (Abb. 45) mit der Konvexität nach oben, wobei der Sterno-cleidomastoideus unterhalb des oberen Ansatzes durchschnitten wird. DE QUER-VAIN legt den Lappenschnitt so, daß der Bogen seine Konvexität nach unten hat, er durchschneidet den Kopfnicker nahe seiner unteren Insertion (Abb. 46).

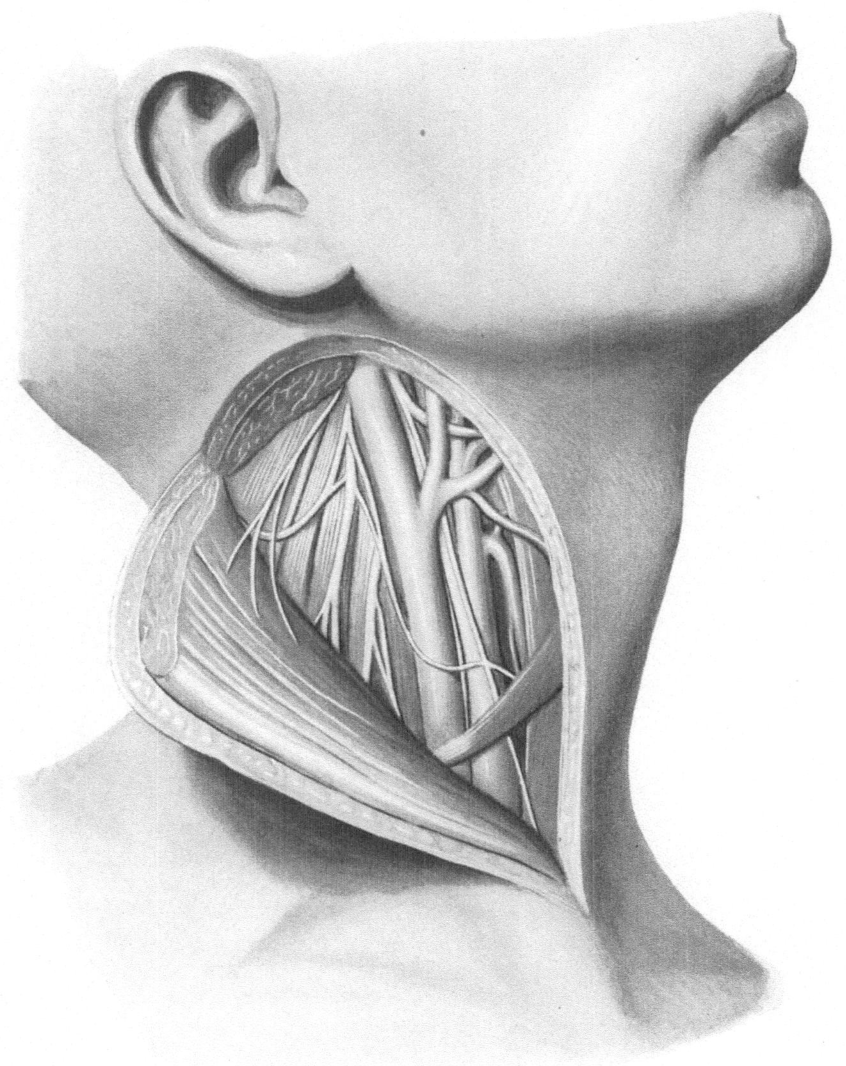

Abb. 45. Lappenschnitt nach KÜTTNER.
(Aus BIER-BRAUN-KÜMMELL, Bd. I/III. 1914).

So sehr diese Schnitte einen breiten Zugang und eine weite Übersicht über die tiefen Gebiete des Halses gewährleisten, so können sie doch andererseits kosmetisch verunstaltende Narben zurücklassen.

Es war daher begreiflich, daß man nach Operationsmethoden suchte um die kosmetischen Resultate, die ja namentlich bei Frauen besonders in die Wag-schale fallen, zu verbessern.

Schon der Kochersche Kragenschnitt, welcher etwa in Zungenbeinhöhe liegt, gibt ganz besonders, wenn er weit nach rückwärts verlegt wird, gute kosmetische Resultate. Most verwendet seinen sog. unteren Kragenschnitt, von welchem aus er nach ausgedehntem Abpräparieren des Platysmas von der

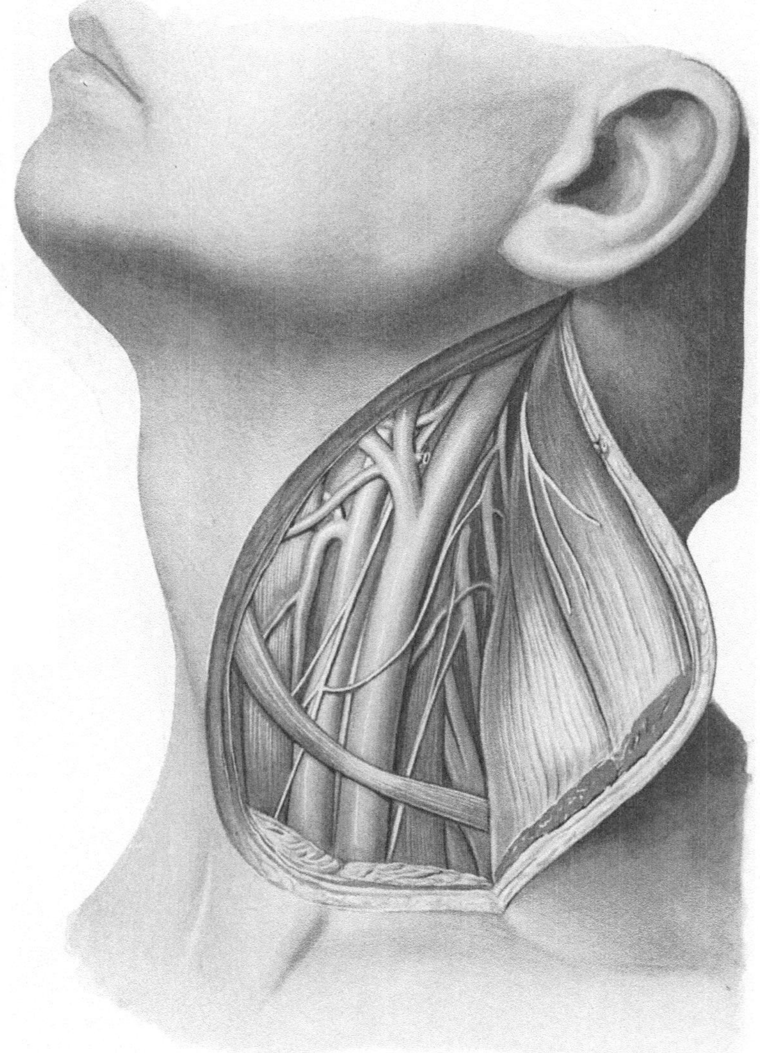

Abb. 46. Lappenschnitt nach de Quervain.
(Aus Bier-Braun-Kümmell, Bd. I/III. 1914.)

Fascie sämtliche Drüsen des Halses zugänglich macht. Dollinger legt einen etwa 5 cm langen Schnitt an der Haargrenze des Nackens, von wo aus er mit Hilfe einer tiefen Hauttasche die Drüsen aus der Tiefe herauspräpariert. Der Eingriff gibt allerdings ideale kosmetische Resultate, ist jedoch infolge des Arbeitens in der Tiefe technisch schwierig. Krüger empfiehlt einen Hakenschnitt, welcher eine Kombination vom Dollingerschen und Mostschen tiefen Kragenschnitt darstellt.

Nachdem nun von einem mehr oder minder ausgedehnten Schnitt die Drüsenpakete freigelegt sind, werden die tuberkulös erkrankten Lymphdrüsen sorgfältig und möglichst zart freipräpariert und exstirpiert. Da die Drüsen am Halse, wie schon oben besprochen, an vielen Stellen nahe den Gefäßen und Nerven liegen — ganz besonders sind die längs den großen Halsgefäßen herabziehenden Glandulae cervicales profundae zu nennen —, so ist es klar, daß diese Operationen oft große und technisch schwierige Eingriffe darstellen, besonders wenn es sich um Drüsen mit starken periglandulären Verwachsungen mit der Umgebung und Schwielenbildung handelt. Es ist daher nicht zu verwundern, daß die Verletzung der Vena jugularis kein so seltenes Ereignis bei der Exstirpation von tiefen Halsdrüsen darstellt. Oft muß von vornherein auf die Resektion der Vene, mit der die Drüsen verbacken sind, ausgegangen werden. Auch direkte Verschlechterungen durch miliare Aussaat wurde nach den Operationen beobachtet.

Man mußte sich daher fragen, ob die Endresultate auch die großen und nicht ungefährlichen Eingriffe rechtfertigen, die überdies in kosmetischer Hinsicht oft ungünstig sind. Dies trifft nun in vielen Fällen nicht zu. Die Zahl der Rezidiven nach Lymphdrüsenexstirpationen ist eine beträchtliche. FRITZ KÖNIG, der auf dem Chirurgenkongreß im Jahre 1921 für die chirurgische Tuberkulose im allgemeinen durchaus keinen konservativen Standpunkt einnimmt, beziffert die Zahl der lokalen Rezidive nach Exstirpation wegen Lymphdrüsentuberkulose auf $40^0/_0$, aber auch bei den Radikaloperationen zeigte die Statistik (TRZEBITZKY), daß mit der Wegnahme der tuberkulösen Drüsen durchaus nicht immer ein dauerndes Freisein von tuberkulösen Erkrankungen anderer Organe gewährleistet wird.

Die Endresultate der radikalen Operationen sind daher keine günstigen und stehen denen der Strahlentherapie nach.

Etwa das Jahr 1910 bedeutete einen Wendepunkt in der Behandlung tuberkulöser Lymphdrüsen. Seither haben die physikalischen Heilmethoden immer mehr Boden gewonnen und ist die radikale operative Behandlung des tuberkulösen Lymphoms heutzutage von den meisten Chirurgen immer mehr verlassen. 1912 erwähnt v. MUTSCHENBACHER, daß unter 1344 Fällen von tuberkulösen Halslymphomen an der RECZEYSCHEN Klinik nur in $9^0/_0$ operiert wurde. WILMS lehnte in einer im Jahre 1917 erschienenen Arbeit die operative Behandlung des tuberkulösen Lymphoms vollkommen ab und viele andere Chirurgen nehmen einen ähnlichen, wenn auch nicht so vollkommen ablehnenden Standpunkt gegen die Drüsenexstirpation ein. Auch an der v. EISELSBERGschen Klinik sind die großen Operationen wegen ausgedehnter Lymphdrüsentuberkulose, welche an der BILLROTHschen Klinik zu den häufigen Eingriffen gehörten, immer seltener geworden und in den letzten Jahren sind tuberkulöse Lymphdrüsen, von den solitären Lymphomen abgesehen, kaum mehr radikal operiert worden.

Damit soll natürlich nicht die operative Behandlung tuberkulöser Lymphome überhaupt abgelehnt werden, sondern nur die ausgedehnten Exstirpationen, bei denen sämtliche Drüsen einer oder mehrerer Drüsengruppen entfernt werden. Nach wie vor wird in einzelnen Ausnahmefällen die operative Entfernung von Solitärlymphomen Geltung haben, und zwar vorwiegend dann, wenn noch keine Periadenitis besteht. Die Exstirpation solcher vereinzelter, gut beweglicher Lymphome beseitigt mit einem Male den ganzen Krankheitsherd.

Im Gegensatz zu den eben erwähnten Radikaloperationen besteht die konservative operative Therapie bei allen Fällen mit Periadenitis, bei welchen es zur Einschmelzung und Abszeßbildung gekommen ist, nach wie vor zu Recht. Bei dieser ist die Punktion des Abscesses mit nachfolgender Injektion von

10%igem Jodoformglycerin oder Chlumskylösung zu empfehlen. Bei dick-bröckeligem Eiter ist die Incision des Eiterherdes mit Injektion von Jofodorm-glycerin und sofortigem Verschluß des Abscesses durch Naht (BILLROTH) zu machen. Die breite Freilegung der Abscesse und nachfolgende Tamponade sollte nur auf die Fälle mit Mischinfektion beschränkt bleiben.

Die eben erwähnte konservativ-chirurgische Therapie läßt sich zweck-mäßigerweise mit medikamentösen, diätetischen und physikalischen Maßnahmen verbinden.

Zur medikamentösen Behandlung zählt vor allem die Anwendung von Jod, sei es in interner Verabreichung, sei es lokal in Salbenform oder in Um-schlägen (HALLERsches Jodwasser), die Applikation von Jodsalzbäder (Dar-kauer Jodsalz) und Solbäder. Ferner die interne Medikation von Arsen und Eisenpräparaten und die äußerliche Anwendung der Schmierseife in Form von Einreibungen des Rumpfes.

Von diätetischen und physikalischen Heilmethoden ist neben roborierender Diät, Freiluftbehandlung und Liegekur ganz besonders die moderne Licht-therapie zu nennen. Dieselbe besteht in der Behandlung der tuberkulösen Prozesse: 1. mit Sonnenlicht, evtl. dessen Ersatz durch künstliche Höhensonne (Quarzlampe) und 2. mit Röntgenlicht.

Bei beiden kommt neben der lokalen Beeinflussung des tuberkulösen Pro-zesses durch die Strahlentherapie auch noch die immunisatorische Wirkung in Betracht, welche der durch die Strahlentherapie beeinflußte und zur Auf-lösung gebrachte tuberkulöse Herd im Sinne einer Resistenzerhöhung ausübt.

Die Heliotherapie zuerst zur offenen Behandlung der Wunden verwendet (BERNHARD), ist in den letzten Jahrzehnten ganz besonders durch ROLLIER zu einem wichtigen Heilfaktor der chirurgischen Tuberkulose geworden.

Die Sonnenbehandlung wird einerseits zur *Allgemeinbehandlung in Form des Sonnenbades,* andererseits zur *lokalen Behandlung* angewandt. Bei der Bestrahlung ist Vorsicht am Platz um eine Verbrennung zu vermeiden. Nach den Vorschriften von ROLLIER werden die Patienten, die anfangs durch einige Tage ohne Insolation nur Luftbäder genommen haben, nur langsam und schritt-weise dem Sonnenlicht ausgesetzt. Unbekümmert um den lokalen Prozeß wird zunächst die allgemeine Bestrahlung angewendet und zu diesem Zwecke die Bestrahlung der Füße, am nächsten Tage auch der Unterschenkel, dann der Oberschenkel, Bauch, Brust, Rücken vorgenommen, bis endlich der ganze Körper dem Sonnenlicht ausgesetzt wird. Auch die Bestrahlungszeit wird sehr vorsichtig gesteigert, mit 5 Minuten dreimal täglich begonnen und langsam in die Höhe gegangen, bis endlich nach vollkommener Angewöhnung der Kranken eine Zeit von täglich 6—8 Stunden erreicht wird. Natürlich ist der Kopf mit einem weißen Hut zu schützen und ist auf die Herzgegend eine feuchte Kom-presse aufzulegen.

Während ROLLIER von vornherein auf die Allgemeinbehandlung ausging, hat sich BERNHARD lange Zeit auf die lokale Besonnung beschränkt, ist jedoch später auch auf das Vollsonnenbad übergegangen. Allerdings mit dem Unter-schied, daß er zuerst eine lokale Behandlung durchführt (die kranke Stelle wird zuerst 10—20 Minuten besonnt und dann jeden Tag 10—15 Minuten länger, bis zu mehreren Stunden täglich) und dann erst auf die Allgemein-besonnung vorsichtig und allmählich übergeht.

Die richtige Anwendung der Heliotherapie erlernt sich durch Erfahrung; als Maximalzeit im Tag bezeichnet BERNHARD 8 Stunden. Einen genauen Meßapparat für die Bestrahlung hat vor kurzem V. HECHT empfohlen.

Natürlich ist streng individualisierend vorzugehen, bei Auftreten von all-gemeinen oder lokalen (Herd)Reaktionen ist mit der Dosis herabzugehen oder die Bestrahlung auf kurze Zeit zu unterbrechen. BIER sieht sogar in dem zeitweiligen kurzen Aussetzen der Sonnenbestrahlung eine gewisse Heilwirkung. Interessant ist auch die von ESMARCH schon hervorgehobene Tatsache, daß die sehr häufig verbreitete Tuberkulose an der Nordsee der Behandlung mit Seeklima und Seebäder viel mehr trotzt als die Tuberkulose von Kindern aus anderen Gegenden und auch SAUERBRUCH erwähnt Fälle, in welchen Kinder mit tuberkulösen Lymphomen nicht durch die Bestrahlung in ihrer Gebirgsheimat ausheilten, sondern daß die Lymphome sich erst in südlichem oder Seeklima rasch zurückbildeten.

Durch die Bestrahlung nach ROLLIERs Vorschriften wird nicht nur eine lokale Einwirkung auf den tuberkulösen Prozeß, sondern auch eine bedeutende Erhöhung der Widerstandskraft des Organismus gegen Infektionen erreicht, wobei ROLLIER und BERNHARD dem sich bildenden Pigment in der Haut eine wichtige Rolle im Sinne einer Schutzwirkung gegen die Infektion zuschreiben.

Je mehr ein Patient im Sonnenbad sich pigmentiert, desto bessere Aussichten bestehen nach Ansicht BERNHARDs und ROLLIERs für Heilung des tuberkulösen Prozesses. Dabei sieht man bei brünetten Personen im allgemeinen bessere Erfolge als bei blonden.

Über die bei der Bestrahlung wirksamen Agentien und Wirkung auf den Körper herrscht noch keine einheitliche Auffassung. Im allgemeinen wird angenommen (FINSEN, ROLLIER u. a.), daß die chemisch wirkenden kurzwelligen, ultravioletten Strahlen es sind, welche die Pigmentierung der Haut verursachen. BIER hält dagegen das gesamte Sonnenspektrum für wirksam. v. WIESNERS Untersuchungen zeigten, daß auch den roten langwelligen Strahlen eine bactericide Wirkung zukommt. Was den Heilfaktor in der Sonnenbehandlung anlangt, so wurde von FINSEN in erster Linie die bactericide Wirkung der Strahlen betont. Immer mehr macht sich jedoch die Anschauung BIERs geltend, daß die Hyperämie das eigentliche therapeutische Prinzip in der Sonnenbehandlung darstellte.

Was nun die günstigste *Wahl der Örtlichkeiten für die Sonnenbehandlung* anlangt, so ist trockene, staub- und windfreie Gegend Vorbedingung für die Freiluft- und Sonnenbehandlung. Es unterliegt keinem Zweifel, daß das Hochgebirgsklima in 1200—1500 m Höhe den Anforderungen der Heliotherapie am meisten entspricht. Die Trockenheit und Reinheit der Luft, das Fehlen des Nebels lassen die Wirkung der Sonnenstrahlen weit besser zur Geltung kommen als dies im Tal oder in der Ebene in der Regel der Fall ist. Es kommt noch dazu, daß die Anzahl der Sonnentage im Hochgebirge eine weit größere ist als in der Ebene und daß durch die reflektierende Wirkung des Schnees die Wirkung der Heliotherapie noch erhöht wird.

Damit soll jedoch nicht der Einfluß der bewährten Seebäder geschmälert werden. Seit langem ist die günstige Wirkung des Seeklimas und der Seebäder auf tuberkulöse Lymphome und chirurgische Tuberkulose überhaupt bekannt. Zahlreiche Erfolge derartiger Heilstätten im Norden und Süden lassen über die Wirksamkeit dieser Therapie keinen Zweifel. Wie weit neben den therapeutischen Einflüssen des Seewassers mit seinem Salz- und Jodgehalt und der Sonne auch die allgemeinen sanitären und hygienischen Maßnahmen in derartigen Heilanstalten für die Heilerfolge von Wichtigkeit sind, kann naturgemäß nicht genau abgeschätzt werden (ZADRO). Für die Verhältnisse im Hochgebirge haben allerdings die persönlichen Erfahrungen BERNHARDs einen interessanten Beitrag zu dieser Frage gebracht. BERNHARD verwandte 16 Jahre bei der Behandlung der chirurgischen Tuberkulose ausschließlich die Freiluftbehandlung (302 Fälle), während er in den nächstfolgenden 17 Jahren auch die direkte Sonnenbehandlung hinzufügte (760 Fälle). Ein Vergleich beider Perioden spricht, wie Bernhard sagt, „sehr klar für den großen therapeutischen Wert der direkten Insolation, indem durch sie nicht nur die Heilungsdauer abgekürzt wird, sondern was die Hauptsache ist, die operativen Eingriffe noch mehr eingeschränkt werden".

Beide Faktoren, Heliotherapie und Höhenklima zusammen, sind es also, welche für die Behandlung der chirurgischen Tuberkulose von ausschlaggebender Wichtigkeit sind, denn gerade durch die Kombination gelingt es, die Resistenz des Körpers gegen die tuberkulöse Infektion zu erhöhen.

Wenn auch Höhen- bzw. Seeklima in erster Linie bei der Sonnenbestrahlung in Frage kommen, so wäre es doch verfehlt in der Ebene dieses ausgezeichnete therapeutische Hilfsmittel nicht anzuwenden. Nicht überall ist es möglich, Heilstätten im Gebirge zu errichten und zu erhalten, und nicht jedermann kann aus äußeren Gründen ins Gebirge oder an die See gehen. So ist denn schon von diesem Gesichtspunkt aus notwendig, bei einer Volkskrankheit, wie es die chirurgische Tuberkulose darstellt, auch unter ungünstigeren Bedingungen in der Ebene die Sonnenbestrahlung durchzuführen. Die dabei erzielten Erfolge sind durchaus günstige (Tietze, Henle, Wilms, Bardenheuer, Schmerz u. a.). So kommt Bier auf Grund seiner Erfahrungen in der von ihm errichteten Heilanstalt Hohenlychen (Mecklenburg) zu dem Schlusse, daß die Erfolge seiner Behandlung daselbst genau so gute seien, wie sie im Hochgebirge erzielt werden. Auch in Wien werden ähnliche Erfahrungen gemacht. Jedenfalls ist bei der Behandlung mit Sonnenlicht das eine im Auge zu behalten, daß sich die Behandlung über eine lange Zeit hindurch erstrecken muß, was vom sozialen Gesichtspunkt immerhin von Wichtigkeit ist. Mit einigen Wochen ist nichts gemacht. Erst nach monatelanger Behandlung werden sich die allerdings dann sehr schönen Erfolge zeigen.

Über diese Erfolge kann heutzutage gar kein Zweifel mehr bestehen. Die Heliotherapie hat infolgedessen auch immer mehr Anhänger unter den Chirurgen gefunden, auch bei solchen, welche früher auf einen radikal operativen Standpunkt standen (Bardenheuer). Überall sind auch im Mittelgebirge in Deutschland und Österreich Anstalten entstanden, welche während des Krieges noch vermehrt wurden. Ich verweise in Österreich auf Grimmenstein (Jerusalem), Aflenz (Wittek) und andere. Leider ist die großzügige projektierte und vor dem Krieg in Vorbereitung gestandene Errichtung einer Höhen- und Sonnenheilstätte auf dem Palmschloß (Eiselsberg, Fränkel, Friedländer, Kutschera, Pirquet, Weichselbaum) bei Brixen (Tirol), 1800 m hoch, für Österreich verloren gegangen, doch ist in der Stolzalpe bei Murau (Steiermark) ein Ersatz gefunden (Wittek, Kutschera).

Für die Zeit, in welcher die natürliche Sonnenbehandlung nicht möglich ist, haben wir *in der künstlichen Sonnenbehandlung* einen, wenn auch nicht vollkommenen äquivalenten, so doch immerhin sehr wertvollen Ersatz. Es fehlt allerdings der künstlichen Sonnenbestrahlung die Freiluftbehandlung, welche ja an und für sich ohne Zweifel einen wichtigen Heilfaktor der natürlichen Heliotherapie darstellt. Außerdem enthält die künstliche Höhensonne nur einen Teil der wirksamen Strahlen des Sonnenspektrums, nämlich bloß die ultravioletten Strahlen (Budde).

Die künstliche Sonnenbestrahlung wird entweder lokal, vermittels der Kromayerschen Quarzlampe, oder allgemein, mittels der Bachschen Höhensonne angewendet. Auch hier ist ebenso wie bei der Heliotherapie Vorsicht am Platz, um Verbrennungen zu vermeiden. Schönbauer berichtet über die Behandlung der chirurgischen Tuberkulose mit Quarzlicht an der Klinik v. Eiselsberg, über welche schon Goldschmidt im Jahre 1914 auf Grund von 71 Fällen mitteilte, an der Hand eines großen Materiales von 1000 Fällen.

Er begann in seinen Fällen bei Anwendung der BACHschen Höhensonne (40 bis 50 cm Distanz) mit einer Belichtungszeit von 5 Minuten, die er allmählich auf 30 Minuten, bei Knochen- und Gelenkstuberkulose auf eine Stunde täglich erhöhte, wobei in den späteren Sitzungen auch die gesunden Partien des Körpers nach und nach mitbestrahlt wurden. Wenn nach mehreren Bestrahlungen mit der BACHschen Höhensonne ein Erfolg resultierte, blieb man dabei, in anderem Fall wurde diese Behandlung mit der KROMAYERschen Quarzlampe kombiniert.

Unter 535 Fällen von Drüsentuberkulose des oben erwähnten Autors konnte in 42,1% eine vollständige Heilung, in 10,7% eine wesentliche, in 38% eine Besserung erzielt werden, während 8% unverändert blieben und 1,2% sich verschlimmerten. Durchschnittlich war eine Behandlungsdauer von 3—4 Monat erforderlich, wobei etwa 30 Bestrahlungen mit der BACHschen Höhensonne und 20 Bestrahlungen mit der KROMAYERschen Lampe vorgenommen wurden.

Die dritte uns zur Verfügung stehende physikalische Heilmethode ist die *Röntgenbestrahlung der chirurgischen Tuberkulose*. Nach einzelnen günstigen Erfolgen, welche L. FREUND (1900) und später WETTERER (1906) mitteilten, ist die systematische Anwendung der Röntgenstrahlen auf ISELIN zurückzuführen, der die guten Erfolge der Röntgenbestrahlung bei chirurgischer Tuberkulose an dem Material der Basler chirurgischen Klinik nachwies. Seither ist diese Therapie an den verschiedensten Orten nachgeprüft worden und hat sich einen Platz als ein wichtiger Heilbehelf bei der chirurgischen Tuberkulose gesichert.

Es kann nicht hier der Ort sein, auf die genaue Technik der Röntgenbestrahlung bei tuberkulösen Lymphomen einzugehen. Dieselbe gehört heute in das Spezialgebiet des Röntgenologen. Nur einige kurze Hinweise, die ich der Liebenswürdigkeit des Dozenten Dr. SGALITZER, Leiter des Röntgenlaboratoriums der Klinik v. EISELSBERG verdanke, mögen hier Platz finden.

Die Bestrahlung der tuberkulösen Halslymphome stellt im allgemeinen eine recht dankbare Aufgabe dar. In sicher $^4/_5$ der Fälle tritt Heilung ein, in den restlichen Fällen gewöhnlich Besserung. Die günstigste Prognose bieten zellreiche, weiche Lymphome, während bindegewebsreiche gewöhnlich langsamer reagieren; allerdings gibt es auch Fälle, die durch die Bestrahlung gar nicht beeinflußt werden.

Die Dauer der Behandlung ist eine ganz verschiedene. Es gibt Fälle, die in wenigen Tagen vollständig verschwinden und wieder solche, die nur ganz langsam und allmählich durch eine viele Monate dauernde Behandlung zur vollständigen Rückbildung gebracht werden können.

Am zweckmäßigsten wird es erscheinen, bei einer Fokushautdistanz von etwa 25 cm, bei einer Röhrenhärte, die einer Parallel-Funkenstrecke von etwa 30 cm entspricht, pro Feld eine Dosis von 6—7 H durch 5 mm Aluminium zu verabreichen.

Sind mehrere Felder zu bestrahlen (dies hängt von der Ausdehnung des Prozesses ab), so wird am besten täglich nicht mehr als ein Feld zur Behandlung herangezogen werden, vielmehr an aufeinanderfolgenden Tagen je ein Feld bestrahlt werden. Ist auf diese Weise eine Bestrahlungsserie vollendet, so folgt eine Pause von 6—8 Wochen und dann Wiederholung der gleichen Behandlung. Die Zahl der Serien wechselt je nach Strahlenempfindlichkeit der betreffenden Lymphome. In vielen Fällen wird, wie bereits erwähnt, eine Serie genügen. Mehr als sechs Serien werden bei Patienten, die überhaupt auf die Bestrahlung reagieren, wohl kaum in Betracht kommen.

Als Folge der Bestrahlung tritt gewöhnlich als Frühreaktion einige Stunden nach der Bestrahlung eine gewöhnlich 24—36 Stunden andauernde Schwellung der bestrahlten Lymphome ein, die vollkommen harmlos ist. Es wird richtig sein, den Patienten vorher darauf aufmerksam zu machen, um ihm eine Beunruhigung zu ersparen. Auch mäßige Temperatursteigerungen werden in den der Bestrahlung folgenden Stunden nicht selten beobachtet. Bisweilen wird auch eine Schwellung der Submaxillaris vorkommen, sowie Trockenheit im Mund durch einige Tage den Patienten stören.

Während der Dauer der Röntgenbehandlung ist die so beliebte Behandlung der Haut mit Jodsalbe sowie auch Sonnenbestrahlung absolut zu vermeiden, da jede Reizung der Haut deren Empfindlichkeit gegen die Röntgenstrahlen steigert.

Bei Einhaltung der oben angegebenen Direktiven werden Röntgenschädigungen mit Sicherheit vermieden werden.

Neben amerikanischen und französischen Autoren haben sich in der deutschen Literatur besonders Kienböck, Wetterer, Iselin, Fritsch, v. Mutschenbacher, Schönfeld und Benischke, Schmerz u. a. mit der Röntgenbehandlung der tuberkulösen Lymphome befaßt. Aus der Klinik v. Eiselsberg wurden vor Jahren günstige Erfolge mit der Röntgenbehandlung von chirurgischer Tuberkulose überhaupt von Kapelusch und Orel, von tuberkulösen Halslymphomen von Philipowicz berichtet.

Baisch macht bezüglich der Erfolge der Röntgenbestrahlung bei den tuberkulösen Lymphomen Unterschiede nach den drei Formen der Krankheit: 1. einfache hyperplastische, 2. vereiterte und verkäste Lymphome, 3. ulcerierte und fistelnde Fälle. Die erste Gruppe ist die für die Röntgenbestrahlung günstigste; oft schon nach wenigen Bestrahlungen sieht man deutlichen Rückgang, allerdings zur Heilung braucht es oft monatelang, ja bis zu einem Jahre. In manchen Fällen verschwinden die Drüsen nicht vollständig, es bleiben zarte bis erbsengroße Drüsen zurück, welche mikroskpisch eine fibröse Umwandlung des Drüsengewebes erkennen lassen. In anderen Fällen kommt es nicht zu einer Rückbildung, sondern unter dem Einfluß der Röntgenstrahlen zur Einschmelzung der Drüse. Diese Fälle leiten zur zweiten Gruppe über, in welche diejenigen Fälle zusammengefaßt sind, bei denen schon verkäste Drüsen zur Behandlung kommen. Bei diesen erscheint es zweckmäßig, sobald deutliche Fluktuation nachzuweisen ist, durch Punktion bzw. Incision und Naht den Absceß zu entleeren und dann zu bestrahlen.

Am schlechtesten ist die dritte Gruppe der vereiterten und fistelnden Fälle zu beeinflussen. Infolge der häufigen Sekundärinfektionen werden oft Incisionen und Excochleationen notwendig. Die Bestrahlung kann hier wegen der in der Umgebung der Fisteln befindlichen Ekzeme oft nicht in voller Dosis gegeben werden, nichtsdestoweniger können auch hier unter Umständen gute Resultate erzielt werden.

Die Wirkung der Röntgenbestrahlung bei der Behandlung der Drüsentuberkulose ist eine zweifache. Zunächst eine lokale. Wie bekannt geht unter dem Einfluß der Röntgenstrahlen das lymphatische Gewebe zugrunde (Heinecke) und wird durch fibröses Gewebe, welches oft verkäste Herde einschließt, ersetzt. Neben dieser lokalen Wirkung können wir eine Fernwirkung, die sich klinisch in Beeinträchtigung des Allgemeinbefundes, Fieber, Kopfschmerzen, äußert, bemerken. Dieselbe ist, wie Iselin meint, dadurch eine Autovaccination, daß durch den Zerfall und Auflösung eines tuberkulösen Herdes die Antikörperbildung erhöht wird. In dieser Autotuberkulinisierung sieht Wilms trotz der längeren Dauer einen wesentlichen Vorteil der Röntgenbehandlung gegenüber der Exstirpation von Lymphomen und hält die operative Behandlung für nicht mehr angezeigt. Auch Krecke berichtet, daß er keine tuberkulösen Lymphome mehr operiert, sondern sie mit Röntgenlicht bestrahlt.

Neuere Erfahrungen mit der Röntgenbehandlung der Lymphome lauten sehr günstig, so führt MOST nach einer mündlichen Mitteilung ISELINs die ausgezeichneten Resultate dieses Autors an:

Unter 551 Patienten, welche ISELIN in den Jahren 1908—1914 bestrahlte, sind 390 = 70$^0/_0$ geheilt. Nimmt man nur die Fälle, deren Behandlung wirklich bis zu Ende durchgeführt werden konnte, so sind es 434 mit 390 Heilungen = 90$^0/_0$. Auch die Dauerheilungen sind über Erwarten günstig. Von 186 Nachuntersuchungen bei Patienten, welche in den Jahren 1908—1912 bestrahlt wurden, fand ISELIN 1—8 Jahre nach Abschluß der Röntgenbehandlung nur 11$^0/_0$ lokale Rezidive.

Als ein gewisser Nachteil der Röntgenbestrahlung muß die lange Dauer der Behandlung erwähnt werden (oft $^1/_2$ Jahr und länger), die jedoch wieder wenigstens bis zu einem gewissen Grad dadurch wettgemacht wird, daß die Behandlung ambulatorisch und ohne nennenswerte Berufsstörung durchgeführt werden kann. Die Gefahr von Röntgenschädigungen besteht allerdings, doch wird sich dieselbe bei sachgemäßer Übung und zunehmender Erfahrung auf ein Minimum reduzieren lassen, und dies um so mehr, als wir uns bei der Behandlung des tuberkulösen Lymphoms bei der Dosierung wohl nahe der Erythemdosis halten.

Jedenfalls sind diese Gefahren gewiß nicht größer als die, welche die operative Behandlung in sich birgt. Neben den besseren kosmetischen Resultaten hat jedoch die Röntgenbehandlung gegenüber der letzteren den Vorzug der besseren Dauerresultate, ganz besonders bei den ausgedehnten Fällen von Drüsentuberkulose. Die durch das Schwinden der Drüse nach Röntgenlicht entstehende immunisatorische Wirkung ist hierbei von gutem Einfluß auf die Allgemeininfektion des Körpers. Doch kann in Fällen, welche sich gegen die Röntgenbestrahlung refraktär verhalten, immerhin noch das operative Verfahren angewandt werden.

Gegenüber der Heliotherapie muß hervorgehoben werden, daß die Röntgenbehandlung überall angewandt werden kann und auch bei solchen Patienten — und diese sind gewiß in der überwiegenden Mehrzahl — bei denen aus sozialen Gründen ein Aufenthalt in einer Heilanstalt nicht möglich ist. Gerade dieser Punkt ist bei der Behandlung einer Volkskrankheit, wie es Tuberkulose ist, von großer Bedeutung.

Die erwähnten physikalischen Heilmethoden, Heliotherapie, Röntgenbehandlung und Höhensonnenbestrahlung, schließen jedoch keineswegs chirurgische und orthopädische Maßnahmen aus. Wir können uns durchaus nicht dem extremen Standpunkt ROLLIERs und CALOTs anschließen bei der Behandlung der chirurgischen Tuberkulose die operativen Eingriffe prinzipiell abzulehnen. Vielmehr erscheint eine kombinierte Behandlung wie sie O. BERNHARD, KOCHER, GARRÈ, GIRARD u. a. empfohlen, mehr am Platz zu sein, ganz besonders deshalb, weil auf diese Weise oft die Heilungsdauer wesentlich abgekürzt wird, was in sozialer Hinsicht von Wichtigkeit sein kann. Natürlich sollen sich die dabei angewandten Operationen auf rein konservativ-operative Eingriffe (Punktionen oder Incisionen, Injektion von Jodoformglycerin usw.) beschränken.

b) Spondylitis cervicalis.

Es würde den Rahmen dieser Arbeit weit überschreiten, hier das klinische Bild der Spondylitis tuberculosa im allgemeinen zu entwerfen. Doch erscheint auch für den Laryngologen die Kenntnis der von der Spondylitis cervicalis ausgehenden kalten Abscesse am Halse wichtig, so daß hier kurz auf dieses Krankheitsbild eingegangen werden soll.

Was zunächst die Häufigkeit anlangt, so steht die Spondylitis cervicalis unter den tuberkulösen Prozessen der Wirbelsäule an dritter Stelle (BILLROTH-

Menzel u. a.). Der Prozeß lokalisiert sich entweder im Knochen (Spondylitis) oder in den Gelenken (Spondylarthritis); von beiden können kalte Abscesse ihren Ursprung nehmen, welche eine sehr häufige Folgeerscheinung darstellen. So wurde von Bouvier in 86%, von Lannelongue sogar in 99% aller Fälle an der Leiche diese Komplikation gefunden.

Die kalten Abscesse breiten sich den anatomischen Gewebsspalten entsprechend aus; sie erstrecken sich nach derjenigen Richtung, in welcher der geringste Widerstand vorhanden ist, wobei sie nicht nur als Senkungsabsceß der Schwere nach folgen, sondern auch gelegentlich in höher gelegene Teile aufsteigen können. Die Faszienverhältnisse sind dabei von großer Wichtigkeit.

Wenn es auch immerhin möglich ist, daß der Absceß von einem anatomischen Spaltraum auf den anderen überspringt, so daß z. B. ein von einer Tuberkulose des Atlanto-Occipitalgelenkes ausgehender kalter Absceß nach langer Wanderung in der Gegend der Achillessehne zum Vorschein kommen kann (Wullstein), so gehört doch ein solches atypisches Verhalten zu den großen Seltenheiten, meist wandert der kalte Absceß durch bestimmte anatomische Spalträume der Oberfläche zu.

Bei der Spondylitis der Halswirbelsäule sind die verschiedenen Ausbreitungsbezirke der kalten Abscesse nach den primär erkrankten Partien der Wirbeln verschieden. Zunächst muß hier die Tuberkulose des Wirbelkörpers von der des Wirbelbogens geschieden werden. Bei der ersteren breitet sich der Absceß in den retrovisceralen Raum aus, von wo er dann weiter auf bestimmten Wegen fortschreiten kann, bei der Tuberkulose des Wirbelbogens wird sich der Eiter in den Weichteilen neben dem Dornfortsatz des erkrankten Wirbelbogens entweder einseitig oder doppelseitig ansammeln.

Weiters hängen die Ausbreitungen des kalten Abscesses ab von den einzelnen Wirbeln, welche primär erkrankt sind. Wir können hier drei Gruppen unterscheiden, je nachdem die oberen, mittleren oder unteren Halswirbeln erkrankt sind.

Was zunächst die oberen Wirbel anlangt, so handelt es sich häufig um eine tuberkulöse Erkrankung des Atlantooccipital- oder des Atlantoepistrophealgelenkes. Das dadurch bewirkte Krankheitsbild wird als *Malum suboccipitale* beschrieben. Im Anfangsstadium der Erkrankung fällt die steife Haltung des Kopfes auf. Der Patient vermeidet ängstlich jede Drehbewegung im erkrankten Gelenk, er dreht sich lieber mit dem ganzen Körper, als daß er den Kopf wendet. Bei jeder stärkeren Erschütterung stützt er den Kopf mit den Händen, um ihn vor Stoß zu bewahren. Mit dem Fortschreiten des tuberkulösen Prozesses nimmt die Stellung des Kopfes eine immer charakteristischere Haltung ein (Abb. 48). Die Folge der Zerstörung des Atlas und Epistropheus durch den tuberkulösen Prozeß ist einerseits ein Einsinken des Kopfes, andererseits gleitet der Kopf dadurch, daß der tuberkulöse Prozeß die vorderen Partien der Wirbel stärker ergreift als die hinteren, nach vorn. Diese pathologische Luxation nach vorne tritt seltener im Atlantooccipitalgelenk, häufiger im Gelenk zwischen Atlas und Epistropheus ein. Die Folge dieser Verschiebung ist, daß der ganze Kopf nach vorne sinkt, oft so stark, daß das Kinn die Brust berührt. Abb. 47 zeigt eine solche pathologische Luxation im Atlantoepistrophealgelenk, welche durch eine Caries des Dens epistrophei veranlaßt ist. Bei diesem Patienten kam es plötzlich zur pathologischen Luxation, welche zunächst symptomlos verlief, dann aber Lähmungserscheinungen an allen vier Extremitäten verursachte; nach drei Monaten Exitus. Befällt der tuberkulöse Prozeß nur das Gelenk der einen Seite, so wird der Kopf behufs Entspannung gegen die erkrankte Seite geneigt, oft so hochgradig, daß der Kopf der Schulter ganz genähert wird. Das Kinn wird dabei nach der erkrankten Seite gedreht, ein wichtiges differentialdiagnostisches Kennzeichen gegenüber dem muskulären Schiefhals (v. BERGMANN).

Die von einer Tuberkulose des Atlantooccipitalgelenkes ausgehenden Abscesse können sich nach rückwärts oder nach vorne erstrecken. Gehen sie nach rückwärts, so gelangt der tuberkulöse Eiter in einem dreieckigen Raum, welcher vom Musculus rectus capitis posticus major, Musculus obliquus capitis superior und Obliquus capitis inferior begrenzt wird. Er sammelt sich da, unterhalb der Nackenmuskulatur an. Von außen tastet man zunächst eine brettharte Infiltration, welche durch die in der Umgebung des Abscesses stattfindende tuberkulöse Exsudation bedingt ist.

Von hier kann sich der Eiter nach den Seiten zu gegen den Musculus splenius ausbreiten und dabei in oberflächlicher Schichten gelangen. Er erscheint dann endlich hinter dem Musculus sternocleidomastoideus und vor dem Musculus trapezius.

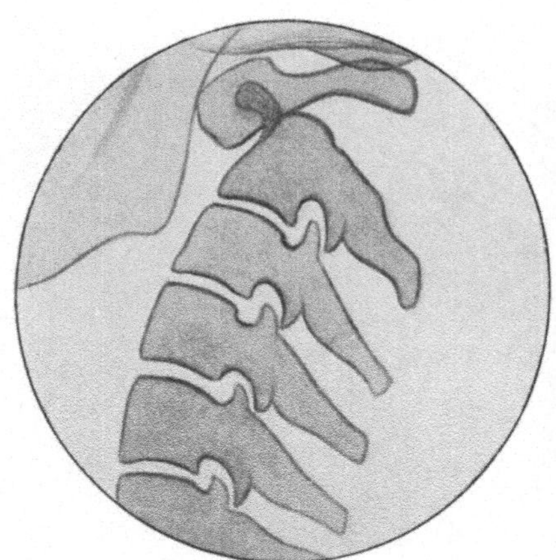

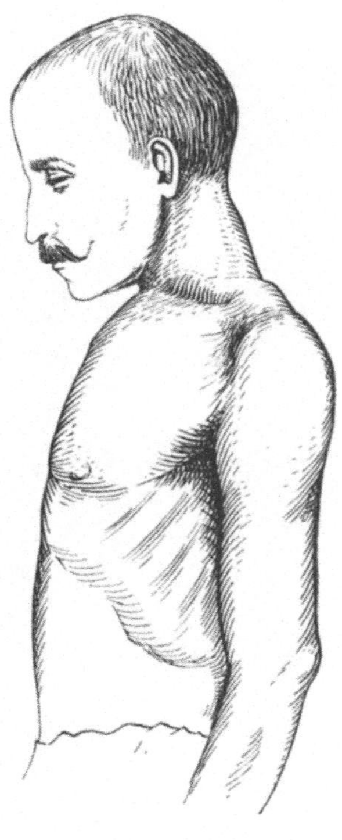

Abb. 47. Path. Luxation im Atlantoepistrophealgelenk infolge Caries des Dens epistrophei. (Röntgenskizze.) (Beobachtung der Klinik v. EISELSBERG in Wien.)

Abb. 48. Malum suboccipitale. (Nach HOFFA: Lehrbuch d. orthop. Chirurgie 1902.)

Geht die Ausbreitung des tuberkulösen Abscesses nach vorne vor sich, dann durchbricht er die Membrana obturatoria anterior, die tiefen Halsmuskeln und die Fascia praevertebralis und sammelt sich im retropharyngealen Spaltraum an. Nach oben wird die Ausbreitung des Abscesses durch die Schädelbasis begrenzt. Allerdings kann sich auch dorthin der Eiter ausnahmsweise ansammeln. Bekannt ist der Fall von BERGMANN, bei welchem der von einem Malum suboccipitale ausgehende Absceß sich an die Schädelbasis ausbreitete und durch das Foramen lacerum in das Schädelinnere drang, wo er eine Thrombose des Sinus transversus verursachte.

Folgender Fall, welchen ich konsiliariter auf der internen Station des Professors WEINBERGER sah, zeigte auch eine ganz ungewöhnliche Ausbreitung des Eiters.

Bei einer 29jährigen Patientin bestanden die Zeichen eines Malum suboccipitale mit vornübergebeugten, steif gehaltenen Kopfes, Druckschmerzhaftigkeit im Nacken und Stauchungsschmerz, ganz geringe Vorwölbung der hinteren Pharynxwand, Schluckbeschwerden, Parese der Zunge links. Die neurologische Untersuchung ergab leichte Ataxie der linken

Hand, Adiadochokinese, Nystagmus bei seitlicher Blickbewegung, weshalb einige Zeit differentialdiagnostisch an einen Tumor der hinteren Schädelgrube gedacht wurde. Die in der Prosektur der Krankenanstalt Rudolfstiftung von Dr. Koritschoner ausgeführte Obduktion ergab eine ausgedehnte tuberkulöse Zerstörung des Atlas, wobei der Eiter nur zum geringen Teil als prävertebraler Absceß sich ausbreitete, zum großen Teil jedoch extradural längs des Clivus aufsteigend sich hier in die Schädelhöhle ausbreitete. Die Symptome, welche eine Zeit lang an einen Kleinhirntumor denken ließen, sind durch die merkwürdige Lage des Abscesses erklärt.

Die Ausbreitung des Eiters im Retropharyngealraum nach den Seiten wird durch das Gefäßnervenbündel meist gehindert. Auffallend ist, daß sich der

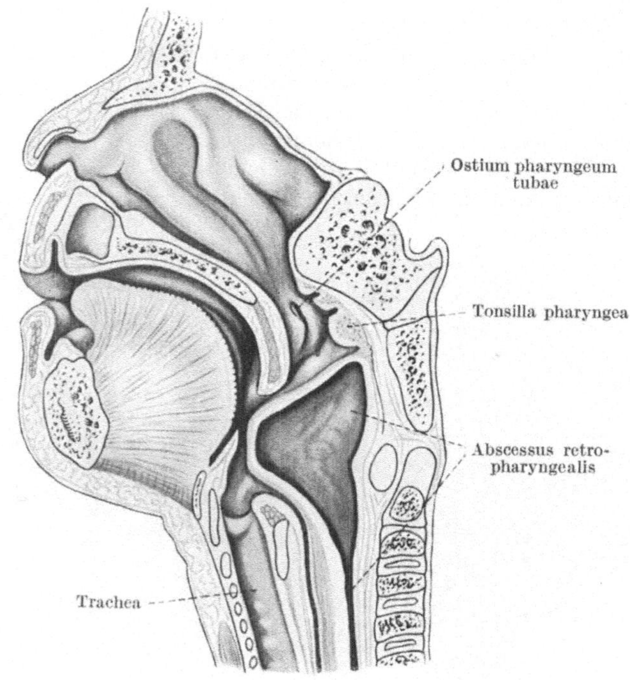

Abb. 49. Abscessus retropharyngealis nach Zuckerkandl.
(Aus Wullstein: Handbuch d. orthop. Chirurgie Bd. 1.)

Absceß nach abwärts nicht unter den dritten Halswirbel senkt. Die Ursache hierfür dürfte in dem Druck des Kehlkopfes auf die Wirbelsäule liegen. Auf diese Weise hat der Eiter die Tendenz die hintere Pharynxwand immer mehr gegen den Rachenraum vorzuwölben, bis es endlich zur Perforation kommt (Abb. 49).

Auch von den mittleren (3.—5.) Halswirbeln können prävertebrale Abscesse entstehen, welche die hintere Pharynxwand vorwölben. Abb. 50 zeigt das Röntgenbild einer beginnenden Spondylitis des 4. und 5. Halswirbels. Selten steigen diese Abscesse in den Mediastinalraum herab, da die Schilddrüse den Retrovisceralspalt einengt, meist gelangen sie, dem Verlauf der Arteria thyreoidea inferior folgend, zu dem seitlichen Gefäßspalt. Hier treten sie entweder am vorderen oder hinteren Rand des Kopfnickers an die Oberfläche, doch kann der Eiter auch den großen Armgefäßen folgen und in der Achselhöhle zum Vorschein kommen. Ein solcher im seitlichen Halsdreieck zutage tretender kalter Absceß ist in Abb. 51 abgebildet.

Was endlich die von den unteren Halswirbeln ausgehenden kalten Abscesse anbelangt, so verbreiten sich dieselben vornehmlich im retropharyngealen

Spaltraum und steigen von dort ins hintere Mediastinum ab. Von hier kommen sie teils am Thorax zum Vorschein, meistenteils jedoch senken sie sich in die Bauchhöhle und evtl. am Oberschenkel oder endlich sie perforieren in ein

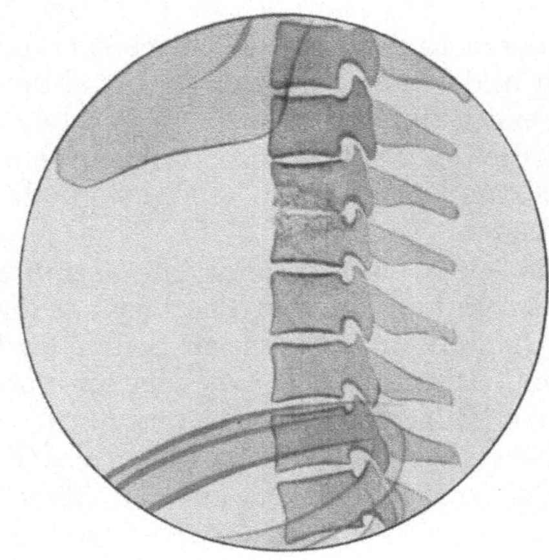

Abb. 50. Spondylitis cervicalis. (Röntgenskizze.) (Beobachtung der Klinik v. EISELSBERG in Wien.)

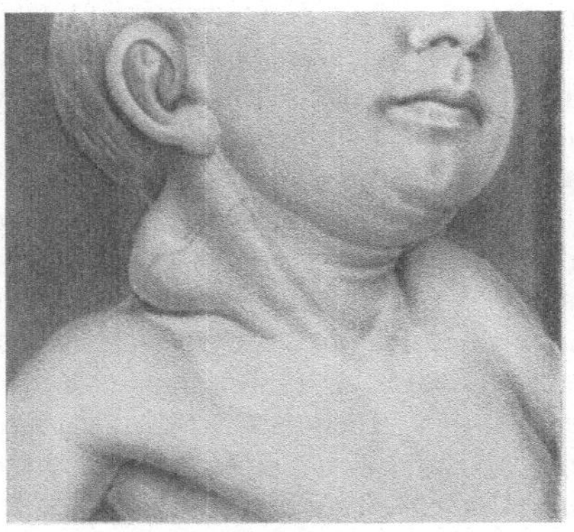

Abb. 51. Kalter Absceß im seitlichen Halsdreieck. (Beobachtung von v. EISELSBERG in der Chirurg. Univ.-Klinik Königsberg i. Pr.)

Thoraxorgan (Pleura, Lunge, Oesophagus usw.). Eine Verdrängung der Trachea nach vorn durch einen von den untersten Halswirbelnaus gehenden kalten Absceß ist in Abb. 52 dargestellt.

Differentialdiagnostisch ist es wichtig, daß Verwechslungen des beim Malum suboccipitale vorkommenden Infiltrates mit einem periostalen Sarkom der Schädelbasis stattfinden können.

In therapeutischer Hinsicht muß die Behandlung der tuberkulösen Wirbelerkrankung und die des kalten Abscesses, welcher infolge der Caries entsteht, gesondert besprochen werden. Was zunächst die erste anlangt, so wird die Behandlung der Tuberkulose der Halswirbelsäule, wenn man von den Fällen mit Rückenmarkskompression absieht, auf die hier nicht eingegangen werden kann, zumeist eine rein konservative sein. Ruhigstellung und Entlastung der Halswirbelsäule, sei es durch Zug mit GLISSONscher Schlinge beim bettlägerigen Patienten, sei es durch Anlegung von Gipskrawatten oder orthopädischen Apparaten (Lederkrawatte, HORSLEYsche Krawatte) bei ambulanten Patienten,

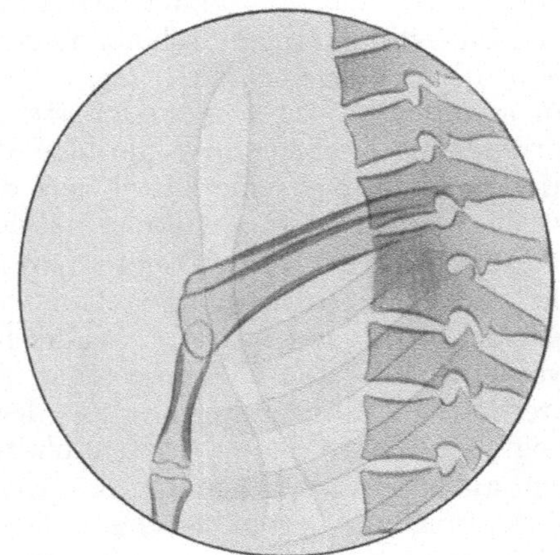

Abb. 52. Verdrängung der Trachea nach vorne durch einen von einer Spondylitis ausgehenden kalten Absceß (Röntgenskizze). (Beobachtung der Klinik v. EISELSBERG in Wien.)

bildet eine wichtige Grundlage für die Behandlung der Spondylitiden; daneben ist Heliotherapie und Röntgentherapie angezeigt. Die operative Fixation der Wirbelsäule durch transplantierten Tibiaspan nach ALBEE, spielt bei der Spondylitis der Halswirbelsäule eine geringere Rolle als bei der der Brust- oder Lendenwirbelsäule und wird nur bei der unteren Halswirbelsäule in Frage kommen.

Von Wichtigkeit ist die *Behandlung des Senkungsabscesses.* Im allgemeinen kommt breite Eröffnung eines kalten Abscesses nur unter gewissen Bedingungen in Frage, und zwar vor allem bei Mischinfektionen, bei lebensbedrohlichen Erscheinungen, die durch einen retropharyngealen Absceß hervorgerufen werden, ferner, wenn der Absceß die Haut schon zu perforieren droht (Hoffa), endlich dann, wenn Lähmungen bestehen, deren Rückgang nach Absceßincision zu erwarten ist (Joachimsthal). In allen anderen Fällen wird die Punktion und Entleerung des Abscesses mit nachfolgender Injektion von 10%igem Jodoformglycerin oder Chlumsky-Lösung der breiten Spaltung vorzuziehen sein. Nur beim bröckeligen Eiter ist das Billrothsche Verfahren (Incision, Jodoformglycerininjektion und Naht) zu verwenden.

Eine besondere Besprechung bedarf, wie schon oben erwähnt, die *operative Behandlung des retropharyngealen Abscesses.* Die Incision vom Pharynx hat die Gefahr der sekundären Infektion und der Aspiration. Von vielen Seiten wird daher die Incision vom Halse her empfohlen. Dieselbe kann entweder am vorderen Rand des M. sternocleidomastoideus (Burkhardt) oder am hinteren Rand dieses Muskels (Chiene) erfolgen. Der erstere Weg geht zwischen Gefäßnervenbündel einerseits und Larynx und Pharynx andererseits auf den Absceß ein. Der zweitgenannte Weg (Chiene) gelangt hinter den Gefäßen auf den retropharyngealen Absceß und vermeidet dadurch die Gefäße, welche nach vorne verzogen werden. Wieting rät bei Spondylitis der oberen Halswirbel nach Burkhardt, bei der der unteren Wirbeln nach Chiene einzugehen.

3. Aktinomykose des Halses.

Neben dem Gesicht stellt der Hals die häufigste Lokalisation der Aktinomykose dar. Die Eingangspforten für die Infektion bilden meist cariöse Zähne, seltener Schleimhautwunden oder Geschwüre des Mundes oder die Tonsillen. Vom Unterkiefer aus bildet sich zunächst ein Infiltrat, allmählich entwickelt sich eine diffuse, nicht schmerzhafte Anschwellung in der Submaxillargegend oder am Unterkieferwinkel. An einer Stelle erweicht die Geschwulst, während an anderen Stellen eine brettharte Infiltration besteht. An den Stellen der Erweichung bricht endlich die blau verfärbte und ganz verdünnte Haut durch und es bildet sich eine Fistel, aus der ein schleimig-eitriges Sekret ausfließt, welches schon häufig makroskopisch Aktinomyceskörnchen erkennen läßt.

Mit Sicherheit ist die Diagnose wohl nur durch den mikroskopischen Nachweis der Aktinomycesdrüsen zu stellen, doch sind die klinischen Symptome oft so deutlich, daß mit größter Wahrscheinlichkeit die Aktinomykose vermutet werden kann. Die Diagnose stützt sich hierbei, wie eben angeführt, auf das brettharte Infiltrat, welches an der einen oder anderen Stelle Erweichung zeigt, und dem Freisein der Lymphdrüsen. Dem letzten Moment kommt differentialdiagnostisch gegenüber den Lymphomen mit Periadenitis ganz besondere Bedeutung zu. Gegenüber den malignen Tumoren ist die Unterscheidung durch den ganzen Verlauf, das ausgedehnte Infiltrat, die charakteristische Verfärbung der Haut meist nicht schwer, dagegen kann die Differentialdiagnose gegen Syphilis Schwierigkeiten bereiten. Der Nachweis der Aktinomycesfäden einerseits, die positive Wassermannreaktion andererseits wird auch hier den richtigen Weg zeigen.

Die Aktinomykose ist eine ausgesprochene chronische Krankheit, die nur sehr selten unter akuten oder subakuten Erscheinungen verläuft. Die Ausbreitung des Prozesses kann, wenn nicht therapeutisch eingegriffen wird, oft eine sehr ausgedehnte sein. Das Infiltrat zieht sich oft am Musculus sternocleidomastoideus nach abwärts und kann dadurch eine Beweglichkeitseinschränkung des Kopfes bewirken, auch auf die andere Seite kann der Prozeß übergehen. Im ganzen hat die Aktinomykose mehr die Tendenz sich gegen die Oberfläche zu auszudehnen und nach außen durchzubrechen. Nur in seltenen Fällen steigt der Prozeß entlang der tiefen Halsfascie ins Mediastinum. Auch eine allgemeine Ausbreitung der Aktinomykose durch Einbruch in eine Vene mit nachfolgender aktinomykotischer Pyämie kommt vor, ist aber ein seltenes Ereignis.

Was die *Therapie* anlangt, so sind alle früher gemachten radikalen Eingriffe zugunsten von konservativen verlassen. Die oft große Ausdehnung des aktinomykotischen Processes bewirkt, daß auch sehr ausgedehnte Operationen doch nicht radikal das Übel zu beseitigen vermochten. Man ist daher von diesen großen Eingriffen heutzutage vollkommen abgekommen und begnügt sich mit der Incision und Excochleation derjenigen Stellen, welche eine Erweichung nachweisen lassen. Außerdem haben wir in der internen Behandlung mit Jod und in der Röntgenbestrahlung ein vorzügliches Mittel gegen die Aktinomykose.

4. Syphilis am Halse.

Syphilitische Erkrankungen der Lymphdrüsen kommen in allen drei Stadien der Lues vor. In der Primärperiode finden sich rasch entstehende Lymphdrüsenschwellungen, in der Submental-, Submaxillar- und Kieferwinkelgegend. Der Primäraffekt sitzt an der Lippe, Zunge oder Tonsille. Die Drüsen zeigen periadenitische Verwachsungen und können eine ziemliche Größe erreichen. Das plötzlich unter Schmerzen einhergehende Auftreten von derartigen lymphadenitischen Schwellungen wird stets auf Lues verdächtig sein und wird Veranlassung geben, nach dem Primäraffekt zu suchen.

Im sekundären Stadium finden sich kleine bis bohnengroße, bewegliche Drüsen in allen Gegenden des Halses. Ihre Unterscheidung gegenüber rein hyperplastischen Lymphomen wird, vorausgesetzt, daß man an die Möglichkeit einer luetischen Erkrankung denkt, keine großen Schwierigkeiten machen.

Im Spätstadium finden wir Gummen in den Lymphdrüsen, welche langsam zu nuß- bis walnußgroßen Tumoren heranwachsen, schmerzlos sind und eine derbelastische Konsistenz haben. Die Drüsen verwachsen im weiteren Verlauf mit der Umgebung und mit der Haut, brechen auf und zeigen die für Lues charakteristischen speckigen Geschwüre. Diagnostisch ist neben den klinischen Symptomen der positive Ausfall der Wassermannreaktion wichtig.

Therapeutisch sind die bei der Syphilis bewährten Heilmethoden anzuwenden.

E. Sonstige Erkrankungen des lymphatischen Apparates.

I. Leukämie und Aleukämie.

Unter den Drüsengeschwülsten des Halses im weiteren Sinne des Wortes sollen hier zunächst diejenigen angeführt werden, welche eine Teilerscheinung einer Erkrankung des lymphatischen Systems bilden. Diese Erkrankungen gehören eigentlich größtenteils in den Rahmen der internen Medizin; sie interessieren uns hier insoweit, als die im Verlauf dieser Krankheiten auftretenden Drüsengeschwülste mit anderen Tumoren des Halses in differentialdiagnostische Beziehungen kommen. Vor allem ist hier die *lymphatische Leukämie* (VIRCHOW) zu nennen, bei welcher in der seitlichen Halsgegend größere oder kleinere Drüsengeschwülste auftreten können. Die Drüsenschwellungen auch an anderen Körperstellen, die Milz- und Leberschwellung sowie die klinischen Zeichen der Leukämie, Blässe, Schwäche, hämorrhagische Diathese, vor allem jedoch der charakteristische

Befund einer nie zu unterlassenden Blutuntersuchung, werden die Diagnose *Leukämie* meist unschwer stellen lassen.

Anders in den Fällen, in welchen der Blutbefund die leukämischen Veränderungen vermissen läßt. Diese Fälle wurden früher meist mit dem Sammelnamen der *Pseudoleukämie* bezeichnet. Heute wissen wir auf Grund pathologisch-anatomischer und histologischer Untersuchungen, daß unter diesem Namen anatomisch differente Krankheitsprozesse bezeichnet werden.

Eine große Zahl von Namen, welche von den verschiedenen Autoren bald für den einen, bald für den anderen Krankheitsprozeß gebraucht wurden, trugen dazu bei, noch mehr Verwirrung in diesem Gebiete zu schaffen. Pseudoleukämie (Cohnheim, Wunderlich), Hodgkinsche Krankheit (Wilks), malignes Lymphom (Billroth), progressive multiple Lymphdrüsenhypertrophie (Wunderlich) u. a. m. Durch rein klinische Symptome ist vielfach eine exakte Trennung der verschiedenen pathologischen Prozesse, welche als *Pseudoleukämie* bezeichnet werden, nicht möglich, so daß sehr häufig nur die Probeexcision eine Diagnose stellen läßt. Dennoch müssen wir trachten, soweit es möglich ist, dem pathologisch-anatomischen Standpunkt auch für die Klinik gerecht zu werden.

Unter *Pseudoleukämie* (Cohnheim) im engeren Sinne oder *Aleukämie* bezeichnet man eine Erkrankung des lymphatischen Systems, welche sich anatomisch und histologisch der Leukämie anschließt und sich nur durch das Fehlen des für Leukämie charakteristischen Blutbefundes unterscheidet. Wir finden demnach eine mächtige Vergrößerung der Lymphdrüsen, einer Vergrößerung der Milz und lymphoide Einlagerungen in den verschiedenen Organen (Leber, Lungen, Nieren, Magen, Darm usw.). Wenn auch die Pseudoleukämie ebenso wie die Leukämie als eine universelle Erkrankung der lymphatischen Organe auftritt, so kommt es doch in manchen Fällen nur zu einem regionären Auftreten von Pseudoleukämie; ganz besonders finden wir am Anfang der Erkrankung einzelne Drüsengruppen, und zwar wieder die uns hier am meisten nteressierenden Halslymphdrüsen, zu mächtigen Tumoren vergrößert.

II. Lymphogranulomatose (Paltauf, Sternberg).

Während es sich in den Fällen der früheren Gruppe histologisch nur um eine reine Hyperplasie der Lymphdrüsen handelte, kommt es in anderen Fällen zur Bildung von mehr minder großen Lymphdrüsentumoren, vornehmlich am Hals, welche sich histologisch als Granulationsgeschwülste erweisen. Dieses Krankheitsbild war schon seit langer Zeit bekannt, aber mit anderen klinisch und auch pathologisch-anatomisch ähnlichen Krankheiten, vor allem mit der Aleukämie zusammengeworfen und mit den verschiedensten Namen bezeichnet. Erst C. Sternberg hat 1898 aus dem Institut Paltaufs das Krankheitsbild scharf umschrieben und es als *Lymphogranulomatose* benannt. Er faßt den ganzen Prozeß als eine eigenartige Tuberkulose des lymphatischen Apparates auf, eine Ansicht, welcher jedoch nicht allgemein zugestimmt wurde.

In der Folgezeit ist eine große Zahl Publikationen in der Literatur entstanden, welche sich mit der Frage beschäftigten, ob es sich bei der Lymphogranulomatose um eine tuberkulöse Infektion im Sinne C. Sternbergs handle oder ob ein zufälliges Zusammentreffen oder eine Sekundärinfektion mit Tuberkulose besteht. Trotz zahlreicher histologischer und experimenteller Arbeiten und genauen Untersuchungen von zahlreichen kasuistischen Fällen, ist diese Frage bis heute noch nicht einwandfrei geklärt, wenngleich manche Autoren sich der Anschauung Sternbergs angeschlossen haben (P. Baumgarten). Auch die Impfversuche Lichtensteins mit Milzstückchen von einer Lympho-

granulomatose, welche er auf Meerschweinchen verimpfte, sprachen zugunsten
von Sternbergs Ansicht. Sicher steht fest, daß es sich in den erwähnten Fällen
um eine infektiöse Granulationsgeschwulst mit besonderer Lokalisation im
lymphatischen Apparate handelte.

Klinisch zeichnet sich die Krankheit durch große Lymphdrüsengeschwülste
aus, welche zumeist in der seitlichen Halsgegend ihren Anfang nehmen und hier
oft längere Zeit, ja selbst jahrelang bestehen bleiben können bis eine Generali-
sierung auf andere Lymphdrüsengruppen des Körpers erfolgt. So berichtet

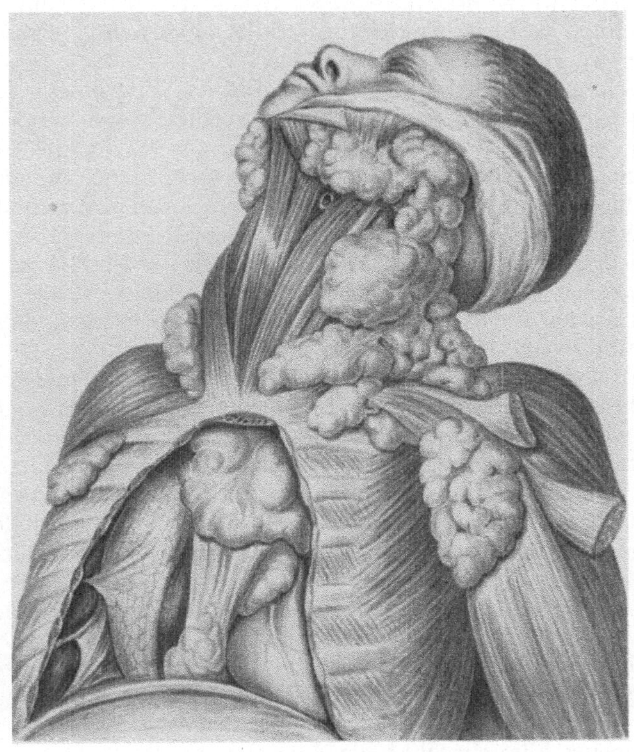

Abb. 53. Maligne Lymphome (Obduktionspräp.).
(Beobachtung von v. Eiselsberg in der Chirurg. Univ.-Klinik in Königsberg i. Pr.)

Maresch über ein Lymphogranulom, welches 18 Jahre bestand. Allmählich
werden immer neue Lymphdrüsengruppen am Halse ergriffen, so daß endlich
der ganze Hals von großen Drüsenpaketen eingenommen wird.

Während bis dahin das Allgemeinbefinden nicht oder nur wenig alteriert ist,
kommt es bei der weiteren oft raschen Ausbildung des Krankheitsprozesses
zu immer mehr fortschreitender Kachexie. Es bilden sich auch an anderen
Stellen, in der Axilla, Cubita oder in inguine ähnliche Drüsengeschwülste.
Mediastinale und bronchiale Drüsen werden ergriffen und unter allgemeinen
kachektischen Symptomen kommt es zum Verfall und Exitus. Nur selten
beginnen die ersten Drüsenschwellungen statt am Halse an anderen Stellen,
inguinal oder in der Axilla. Abb. 53 zeigt das Obduktionspräparat eines Falles
von „malignen Lymphomen" (Billroth).

Charakteristisch für die Drüsenpakete bei Lymphogranulomatose ist es,
daß die Erkrankung die Drüsenkapsel nicht überschreitet. Wir finden demnach

in den oft großen Drüsenpaketen die einzelnen Drüsen, welche von Bohnen- bis Apfelgröße schwanken, deutlich voneinander abgrenzbar und in ihrer Konfiguration erhalten.

Eine Verwachsung der einzelnen Drüsen miteinander erfolgt nur ausnahmsweise und immer erst in späteren Stadien. Eine Verwachsung der Drüse mit der Haut findet nie statt.

Die Drüsen bilden oft Pakete von beträchtlicher Größe bis zu Kindskopfgröße und darüber, welche auf die Nachbarorgane drücken und Kompressionserscheinungen machen können. So werden Fälle berichtet, in welchen diese Lymphdrüsengeschwülste des Halses durch Druck und Verdrängung der Trachea Atembeschwerden, ja sogar Erstickungsanfälle hervorriefen. Dasselbe gilt für die mediastinalen Drüsen.

Histologisch zeigt die Krankheit im Beginn das Bild einer reinen Lymphdrüsenhyperplasie. Nach diesem Stadium, welches meist rasch durchlaufen wird, beginnt ein zweites der Zellproliferation, an welcher die Follikelzellen, die Endothelien und das interstitielle Gewebe teilnehmen, es bildet sich ein polymorphzelliges Granulationsgewebe, welches reich an ein- und mehrkernigen sog. Sternbergschen Zellen ist. Daneben fallen die eosinophilen Zellen auf. Endlich schließt sich daran als drittes Stadium das der fibrös-hyalinen Induration an, in welcher die bindegewebige Wucherung immer stärker und stärker wird, um auf Kosten der freien Zellen endlich so zu überwiegen, daß die Drüsen von großen fibrösen Massen durchsetzt sind.

Diesen histologischen Veränderungen in den einzelnen Stadien der Krankheit entsprechen auch die klinischen Erscheinungen der Lymphdrüsengeschwülste. Zuerst zeigen die Drüsen eine außerordentlich weiche, fast zerfließende Konsistenz, die mit der zunehmenden Vergrößerung der Drüsen härter wird, um endlich entsprechend der fibrösen Entartung im dritten Stadium in eine derbe, fast knorpelharte Konsistenz überzugehen. In diesem Stadium findet durch die bindegewebige Schrumpfung nicht selten eine Verkleinerung der Drüsengeschwülste statt.

Neben den erwähnten lokalen Befunden an den Lymphdrüsen, sowie der Ausbildung von Granulationsknoten in inneren Organen, Leber, Lunge, Niere, Knochenmark, ganz besonders in der Milz, welche meist eine beträchtliche Vergrößerung aufweist, seien noch einige allgemeine Erscheinungen im klinischen Bild der Lymphogranulomatose hier hervorgehoben.

Das allgemeine klinische Bild der Lymphogranulomatose wird durch die Kachexie, die Anämie und durch Fiebererscheinungen charakterisiert. Zunächst fällt im äußeren Aspekt solcher Patienten die gelbe kachektische Hautfarbe auf, welche gegenüber der rein weißen Blässe bei Leukämie beträchtlich kontrastiert.

Ferner werden sehr häufig Fiebererscheinungen beobachtet, welche einen rezidivierenden Typus aufweisen, welcher manchmal an das Fieber bei Recurrens erinnert. Nach einer meist 10—20tägigen Periode von intermittierendem Fieber, oft bis 40⁰, kommt eine meist längere fieberfreie Zeit, der dann wieder eine neue Fieberperiode folgt.

Häufig wird gleichzeitig mit dem Temperaturanstieg auch ein stärkeres Wachstum der Drüsengeschwülste beobachtet. Wenig charakteristisch ist der Blutbefund, es finden sich die Zeichen der sekundären Anämie. Die Leukocyten sind teils mäßig vermehrt, teils findet sich eine Leukopenie, nicht selten besteht Eosinophilie.

Der Verlauf des ganzen Leidens ist ein chronischer, meist von zwei- bis dreijähriger Dauer, doch ist auch eine bedeutend längere Krankheitsdauer bekannt (18 Jahre und darüber). Andere Fälle verlaufen akut innerhalb weniger Monate.

In allen Fällen führt jedoch das Leiden unter kachektischen Erscheinungen zum Tode.

Die Diagnose kann, zumal in den Anfangsstadien, aus den klinischen Erscheinungen allein oft sehr schwer, ja selbst gar nicht zu stellen sein. Die Probeexcision wird hier sehr häufig zur Diagnosestellung herangezogen werden müssen. Sind die Lymphdrüsen weich und mäßig groß, so ist eine Verwechslung mit nicht vereiterten tuberkulösen Lymphomen leicht möglich. Sind dagegen die Drüsen derb, aber jede für sich deutlich tastbar, so spricht dieser Umstand für Lymphogranulomatose, während tuberkulöse Drüsen von solcher Derbheit stets ausgedehnte periadenitische Verwachsungen aufweisen.

Im allgemeinen werden knollige Tumoren von gleichmäßiger Konsistenz, welche gegeneinander und gegen die Umgebung gut verschieblich und abgegrenzt sind, für Lymphogranulomatose sprechen, während sich tuberkulöse

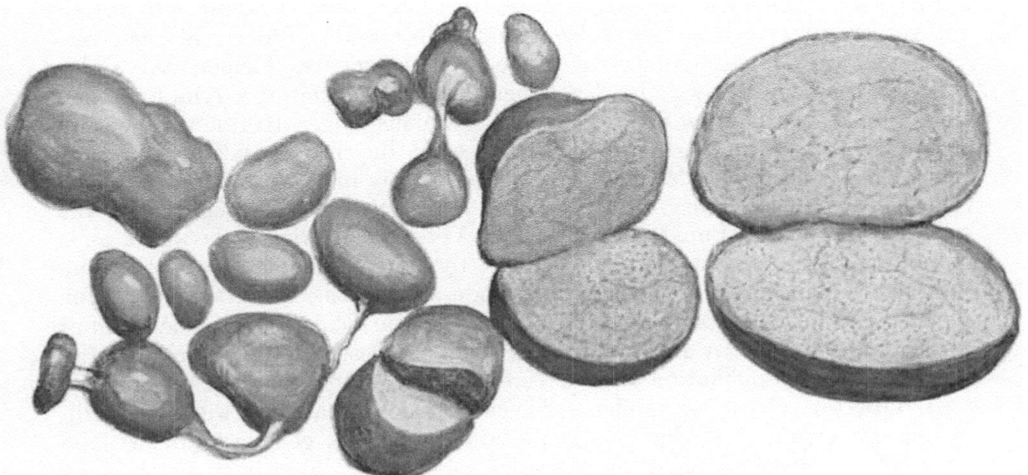

Abb. 54. Lymphogranulomatose der Halsdrüsen. (Operation.)
(Nach Most: Chirurgie der Lymphgefäße 1917.)

Lymphome meist als miteinander verwachsene Drüsenpakete präsentieren, an welcher man härtere und weichere und ganz erweichte Drüsen findet. Abb. 54 zeigt durch Operation gewonnene Halsdrüsen bei Lymphogranulomatose.

Mit der leukämischen und aleukämischen Lymphadenitis hat die Lymphogranulomatose insofern den lokalen Befund gemein, daß auch bei diesen Erkrankungen periadenitische Verwachsungen fehlen. Doch wird die Multiplizität der Drüsentumoren an den verschiedenen Körperstellen bei der Leukämie und Aleukämie den Verdacht auf diese Erkrankungen lenken. Blutbefund und die im Verlauf der weiteren Beobachtung sich ergebenden klinischen Symptome werden meist die Diagnose stellen lassen, doch kann bei beginnender Erkrankung die Probeexcision notwendig sein.

Gegenüber dem Lymphosarkom und dem Sarkom der Lymphdrüsen ist der lokale Befund entscheidend. Bei diesen Erkrankungen werden meist eine oder mehrere Drüsengruppen zu großen Tumoren umgewandelt, welche rasch wachsen und oft den ganzen Hals einnehmen. Einzelne dieser Drüsentumoren sind miteinander und mit der Umgebung verwachsen, fixiert, auch die Haut ist häufig herangezogen.

Die *Therapie* ist dem Leiden gegenüber ziemlich machtlos. Zur Stellung der Diagnose wird häufig, wie schon erwähnt, die Exstirpation einzelner

Drüsentumoren notwendig sein. Abgesehen von der Probeexcision ist von der operativen Entfernung der Drüsentumoren, welche sich beim Fehlen von Verwachsungen meist unschwer durchführen läßt, wenig zu erwarten; die Operation ist fast immer von Rezidiven gefolgt. Sie erscheint allerdings in Fällen mit Kompression von Trachea oder Oesophagus schon aus diesem mechanischen Moment berechtigt.

Bei den geringen Chancen der chirurgischen Behandlung ist es begreiflich, daß man auf andere Weise das Leiden therapeutisch zu beeinflussen suchte. Von Medikamenten ist vor allem das Arsen zu erwähnen, welches schon von Billroth bei malignen Lymphomen mit Erfolg angewendet wurde. Es wird entweder intern als Fowlersche Lösung oder in Form von Injektionen (1%ige Lösung von Natr. arsenicum) verabreicht. Über den therapeutischen Erfolg von Salvarsan lauten die Berichte nicht übereinstimmend. Neben der altbewährten Arsentherapie ist in neuerer Zeit die Strahlentherapie herangezogen worden. Von Senn wurden zuerst im Jahre 1903 pseudoleukämische Tumoren mit ausgezeichnetem Erfolg mit Röntgenlicht bestrahlt. Binnen Wochen verschwinden die Drüsengeschwülste entweder ganz oder es bleiben nur einige harte Drüsen zurück, was in der hohen Empfindlichkeit des lymphatischen Gewebes, die wir aus den experimentellen Untersuchungen Heineckes kennen, begründet ist. Nichtsdestoweniger entsprechen die Dauerresultate durchaus nicht den momentanen Erfolgen, indem das Rezidiv nicht ausblieb, wenngleich vielleicht die Lebensdauer für einige Zeit verlängert wird. Bezüglich der Beurteilung des letzten Punktes ist allerdings Vorsicht am Platze, da wir ja auch spontanen Stillstand des Leidens bei der Lymphogranulomatose beobachten. Man sieht nicht so selten ganz verblüffende anfängliche Resultate, die schon durch geringe Dosis erzielt werden, aber nicht von Dauer sind. Doch nimmt die Empfindlichkeit der Drüsentumoren gegen die Bestrahlung mit der Häufigkeit der Röntgenapplikation ab und verhalten sich manche Fälle zum Schlusse ganz refraktär. Auch die moderne Tiefentherapie hat an den wenig befriedigenden Dauerresultaten der Röntgenbehandlung nichts geändert. Ja es kam öfter infolge des raschen Eiweißzerfalles nach einer intensiven Bestrahlung zu so toxischen Symptomen, daß für einige Zeit mit der Bestrahlung ausgesetzt werden mußte. Daher ist vorsichtiges Vorgehen evtl. Probebestrahlung mit sehr kleiner Dosierung am Platz. Chaoul und Lange sind zu einer protrahierten Röntgenbestrahlung des ganzen Körpers in kleinen Dosen und mit großen Feldern übergegangen. Auf diese Weise gelang es früher schwerkranke Patienten durch $2^1/_2$ Jahre rezidivfrei zu bekommen und sie wieder arbeitsfähig zu machen. Ohne sich zu großen Hoffnungen bezüglich Dauerheilungen hinzugeben, erscheint doch ein Versuch mit Röntgenbestrahlungen einen gewissen temporären Erfolg zu versprechen.

III. Die bösartigen Neubildungen der Lymphdrüsen.

1. Primäre Tumoren (Lymphosarkom und Sarkom der Lymphdrüsen).

Während die Geschwulstbildung bei der Lymphogranulomatose und bei dem aleukämischen Lymphom strenge auf die Lymphdrüsen beschränkt bleibt, stellt das Lymphosarkom (Kundrat, Paltauf) eine Geschwulstbildung dar, welche sehr bald auf die Nachbarschaft übergreift. Sie geht zunächst von einer Gruppe von Lymphdrüsen oder Lymphfollikeln aus und bezieht immer weitere in sich ein, wodurch der Tumor rasch zur ansehnlichen Größe heranwächst. Sehr bald wird hierbei die Drüsenkapsel überschritten und nun wuchert der Tumor rücksichtslos in die Umgebung hinein, bezieht auch häufig die Haut ein, wo es zum Durchbruch des Tumors nach außen kommt. Die Ausbreitung des Lymphosarkoms geschieht also auf zweierlei Weise: 1. durch Mitbeteiligung der benachbarten und zugehörigen Lymphknoten und -follikel und 2. durch Übergreifen auf die Nachbarschaft (C. STERNBERG).

Das Lymphosarkom kann überall dort entstehen, wo lymphoides Gewebe vorhanden ist, also besonders von den Lymphdrüsen, von den Tonsillen, von dem lymphatischen Rachenring, von Lymphfollikeln des Magen- und Darmkanals. Am häufigsten geht es aber von den Lymphdrüsen des Halses aus (Abb. 55).

Histologisch zeigen die Lymphosarkome den Charakter des lymphoiden Gewebes. Jedoch ist das Bild gegenüber dem gewöhnlichen lymphoiden Gewebe ein verschiedenes. Neben der Atypie der Zellen unterscheiden KUNDRAT und PALTAUF diese Drüsentumoren wesentlich von dem gewöhnlichen Typus des lymphoiden Gewebes, indem das retikulare Grundgewebe in seiner Ausbildung „durch unregelmäßige Anordnung des Gerüstes, schwächere oder mehr fibröse Ausbildung desselben, Reichtum und Größe der Zellen erheblich vom Typus abweicht". Je nach der stärkeren oder geringeren Ausbildung des Stützgewebes unterscheidet KUNDRAT die fibröse von der medullären Form der Lymphosarkomatose.

Das Lymphosarkom steht in der Mitte zwischen Erkrankungen des lymphatischen Apparates und den eigentlichen Geschwülsten.

Es unterscheidet sich von den früher beschriebenen Systemerkrankungen des lymphatischen Systems (Pseudoleukämie, Lym-

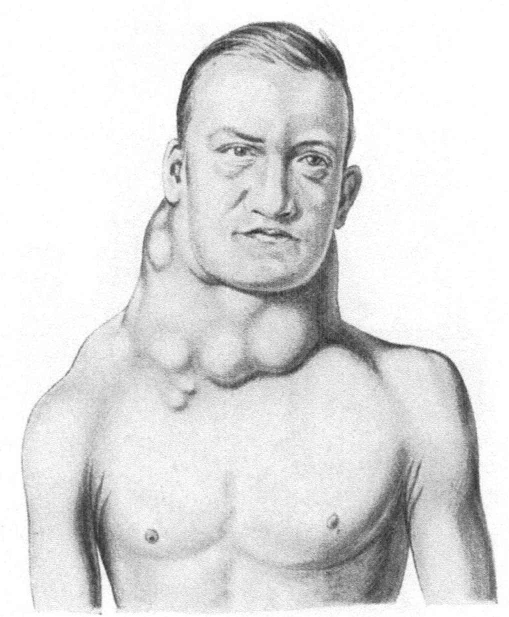

Abb. 55. Lymphosarkome des Halses.
(Nach E. LEXER: Allgemeine Chirurgie 1908.)

phogranulomatose) vor allem dadurch, daß es eine atypische Wucherung des lymphadenoiden Gewebes darstellt, welches schrankenlos in die Umgebung einwuchert; ferner auch dadurch, daß die Verbreitung des Lymphosarkoms nie eine so allgemeine ist wie die der Leukämie bzw. Pseudoleukämie, sondern, daß der Prozeß meist auf eine oder mehrere Regionen von Lymphdrüsen beschränkt bleibt, besonders Milz und Leber meist ausläßt.

Von den eigentlichen malignen Tumoren unterscheidet sich die Lymphosarkomatose durch die Art ihrer Entstehung und ihre Metastasierung (KUNDRAT).

Außer den Lymphosarkomen kommen jedoch in den Halslymphdrüsen auch *echte Sarkome* vor, welche von dem bindegewebigen Teil der Drüsen ihren Ausgang nehmen und histologisch als Spindelzellen-, Rundzellensarkom oder Alveolärsarkome sich präsentieren. Sie werden von einer Reihe von Autoren zum Unterschiede von den Lymphosarkomen als *Sarkom der Lymphdrüsen* beschrieben. Abb. 56 zeigt das Präparat eines Sarkoms der Lymphdrüsen, das durch Operation gewonnen ist.

So sehr wir pathologisch-anatomisch beide Prozesse auseinander halten müssen, so wenig läßt sich dies für den praktisch-klinischen Standpunkt aufrecht erhalten, so daß wir hier beide Prozesse aus diesem Grunde in klinischer Hinsicht zusammenfassen müssen.

Im Beginn der Erkrankung haben wir es mit einer derben, aber noch beweglichen Geschwulst zu tun; wächst dann der Tumor rasch heran und wird einmal die Drüsenkapsel durchbrochen, was meist bald der Fall ist, dann wird die Drüse immer mehr fixiert und der Tumor greift auf die Nachbarorgane über. Wir haben dann eine unbewegliche, sehr derbe Geschwulst vor uns, welche auch die Haut einbeziehen und zerfallen kann. Durch rasches Übergreifen auf die Umgebung kommt es nicht selten zur Ausbreitung in die Tiefe und zur Verwachsung mit den daselbst befindlichen Organen, zur Kompression und auch Einwuchern in den Pharynx, Trachea und Oesophagus, endlich zur Umscheidung der großen Gefäße sowie auch zur Kompression und Übergreifen auf die Halsnerven. Dadurch treten neuralgische Schmerzen in der seitlichen Halsseite mit Ausstrahlung in den Kopf aus, auch Sympathicuserscheinungen und Übergreifen auf den Nervus recurrens werden beobachtet. Auch ein Fortwuchern auf die Schädelbasis und ins Innere des Schädels kann zustande kommen.

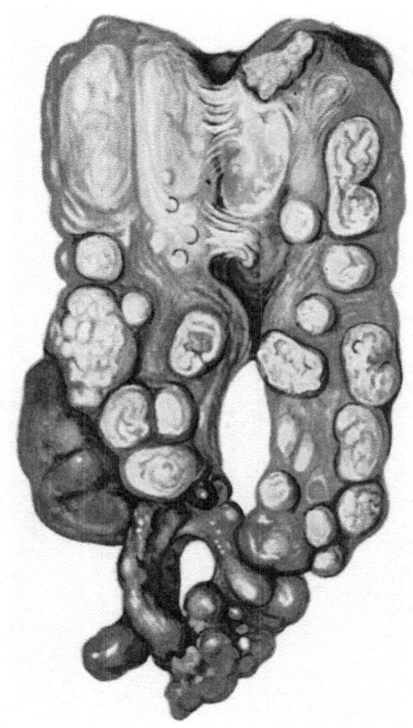

Abb. 56. Sarkom der Halslymphdrüsen.
(Operationspräparat.)
(Nach Most: Chirurgie der Lymphgefäße 1917.)

Bei der Stellung der Diagnose ist natürlich zunächst ein sekundäres Carcinom auszuschließen. Genaue Untersuchung des Pharynx, Larynx und Oesophagus auf einen Primärtumor hat unbedingt vorauszugehen. Auf die Unterschiede gegenüber tuberkulösen Lymphomen, sowie Leukämie und Pseudoleukämie, ist schon früher hingewiesen worden. Schwierig, ja sogar unmöglich ist die Differentialdiagnose gegenüber branchiogenen Carcinomen und Geschwülsten der Carotisdrüsen. Auch gegenüber sehr derben, tiefen, phlegmonösen Prozessen des Halses und gegenüber tiefliegenden Aktinomykosen können differentialdiagnostisch Schwierigkeiten entstehen. Es wird daher in manchen Fällen erst die histologische Untersuchung einer Probeexcision die Diagnose sichern.

Die Prognose, sowohl des Lymphosarkoms als auch des Sarkoms der Lymphdrüsen, ist eine schlechte, auch nach scheinbar gründlichster Exstirpation des Drüsentumors kommt es häufig zu Rezidiven. Nichtsdestoweniger ist in beginnenden Fällen, in welchen die Verwachsungen noch nicht so vorgeschritten sind, daß sie eine Radikaloperation unmöglich machen, die Exstirpation des Tumors zu empfehlen. Der Eingriff muß möglichst gründlich geschehen. Das gesamte Drüsengebiet mit dem umliegenden Bindegewebe, Fett und den zugehörigen Lymphgefäßen soll sorgfältig entfernt werden.

Auch Umwachsung der großen Gefäße bildet keine absolute Kontraindikation und ist evtl. (s. S. 472) die Ligatur der großen Halsgefäße vorzunehmen.

In inoperablen Fällen ist in erster Linie die Röntgen- und Radiumtherapie angezeigt, wobei gelegentlich rasche Rückgänge zu beobachten sind. Von internen Mitteln ist bei inoperablen Tumoren Arsen zu versuchen. Auch mit dem COLEYschen Serum wurden einige Male Erfolge erzielt.

2. Metastatische Tumoren (sekundäres Carcinom).

Von den metastatischen Geschwülsten sind vorzüglich die sekundären Carcinome des Halses zu erwähnen. Stets ist bei Vorhandensein von carcinomverdächtigen Drüsen nach einem primären Tumor im Quellgebiet dieser Drüsen zu suchen, der in der Mundhöhle, Zunge, Nase, Rachen, Oesophagus oder Kehlkopf sitzen kann. So sind bei Carcinomen der Lippen und Mundhöhle häufig die Submental- und Submaxillardrüsen, bei denen der Zunge auch die Drüsen an der Carotis ergriffen. Beim Carcinom des Pharynx und Larynx erkranken die tiefen Halsdrüsen; supraclaviculäre Drüsen werden Veranlassung geben auch die Mamma auf Carcinom zu untersuchen. Auch auf die diagnostische Bedeutung von linksseitigen Supraclaviculardrüsen beim Carcinom von abdominellen Organen, besonders des Magens, sei hier kurz hingewiesen.

Die carcinomatösen Lymphdrüsen sind meist kleine, harte, indolente Drüsen, welche in der Folge mit anderen Drüsen sich verbacken und auf die Umgebung übergreifen können. Durch ihr Wachstum auf die Umgebung und Einbeziehen von Nerven kann es zu heftigen neuralgischen Beschwerden kommen. Die Drüsenmetastasen von Plattenepithelcarcinom zeigen oft frühzeitig eine starke Neigung zur Erweichung und Verflüssigung. Die Größe der Drüsenmetastasen steht oft in gar keinem Verhältnis zur Kleinheit des primären Carcinoms.

Was die *Therapie* anlangt, so ist zunächst die Operabilität des primären Carcinoms und seiner Drüsenmetastasen zu erwägen. Sind beide operabel, so ist die Radikaloperation zu machen, wobei sämtliche Drüsen samt den sie verbindenden Lymphgefäßen sorgfältig auszuräumen sind. Im anderen Fall muß man trachten mit palliativen Mitteln, vor allem mit der Röntgentherapie, sein Auslangen zu finden.

F. Geschwülste des Halses
(mit Ausschluß der Lymphdrüsentumoren).
I. Benigne Tumoren.
1. Cystische Geschwülste.

a) Atherome.

Atherome kommen an allen Teilen des Halses und des Nackens vor. Sie sind cystische, langsam wachsende Geschwülste, welche entsprechend ihrer Genese, aus Talgdrüsen der Haut entstanden, an ihrer Kuppe mit der Haut verwachsen sind. Bei nennenswerter Größe zeigen sie recht deutliche Fluktuation. Ihre Diagnose macht kaum je Schwierigkeiten, nur in der Submaxillargegend kann eine Verwechslung mit erweichten und mit der Haut verwachsenen Lymphomen in Frage kommen.

Atherome sind unter elliptischer Umschneidung der verwachsenen Haut zu exstirpieren. Sind sie infiziert, dann ist das Atherom zu incidieren, der Balg möglichst radikal zu entfernen und das Wundbett zu drainieren.

b) Schleimbeutelcysten der Regio hyothyreoidea.

Normalerweise finden sich unter und über dem Zungenbein sowie vor der Incisur des Schildknorpels Schleimbeutel, von denen die Bursa subhyoidea, unterhalb des Zungenbeins auf der Membrana hyothyreoidea gelagert die konstanteste ist.

Durch mechanische oder entzündliche Reize kann es zu Cysten dieser Schleimbeutel kommen, welche dann klinisch von anderen vom Ductus thyreoglossus herrührenden Halscysten oder von einer aberrierten Strumacyste nicht zu unterscheiden sind. Erst die histologische Untersuchung des exstirpierten Sackes wird die Diagnose stellen lassen.

c) Echinokokkuscysten.

Die Lokalisation des Echinokokkus am Halse ist selten. Güterbock stellte im Jahre 1893 26 Fälle aus der Literatur zusammen. Die Echinokokkuscyste kann sowohl in der Muskulatur des Kopfnickers und des Nackens lokalisiert sein, als auch von der Scheide der großen Halsgefäße aus ausgehen. Dementsprechend liegt die Geschwulst meist unter dem Sternocleidomastoideus, ragt oft über dem vorderen, später auch über dem hinteren Rand des Muskels und kann dann eine zweilappige Gestalt haben (Tumor bilobatus). Die Cysten haben eine glatte oder höckerige Oberfläche und können eine große Ausdehnung erlangen, die ganze Halsseite einnehmen und auch weit in den Thorax hineinragen. Infolge der großen Ausdehnung kommt es zur Kompression von Gefäßen und Nerven. Auch über Arrosion der Gefäße durch den Druck der Cysten und Blutung nach Incision von Cysten wurde berichtet.

Die Diagnose eines Halsechinokokkus kann eine sehr schwierige sein; das beweist schon der Umstand, daß die meisten Fälle vor der Operation nicht als Echinokokkus erkannt werden. Bei der Seltenheit der Erkrankung ist dies nicht verwunderlich. Das gleichzeitige oder vorausgegangene Auftreten eines Echinokokkus an anderen Körperstellen wird gelegentlich auf die richtige Diagnose führen. Es können Verwechslungen mit anderen Tumoren mit erweichten Lymphdrüsenpaketen und mit Lipomen vorkommen. Die tiefe Lage der Echinokokkuscyste läßt nicht immer deutliche Fluktuation nachweisen. Auch die Transparenz kann fehlen, besonders wenn die Flüssigkeit trüb ist. Hydatidenschwirren wurde fast nie beobachtet. v. Bergmann führte das plötzliche Eintreten und das schubweise Wachstum des Echinokokkus als charakteristisches Zeichen an. In manchen Fällen wird die Probepunktion die Diagnose fördern, wenn sich in der Punktionsflüssigkeit charakteristische Haken finden. Doch ist dies häufig nicht der Fall, so daß der Probepunktion nur ein bedingter Wert zukommt.

In therapeutischer Hinsicht wird wie bei allen Echinokokken entweder die Incision mit nachfolgender Tamponade des Sackes oder die radikale Exstirpation in Frage kommen. Die großen Vorteile, welche die letztere Methode bietet, werden wieder durch die bedeutend größeren technischen Schwierigkeiten aufgewogen, welche bei der Exstirpation von weit in die Tiefe reichenden, mit den Gefäßen innig verwachsenen Echinokokkuscysten bestehen können. Man wird daher in jedem Fall individualisierend die Methode nach dem vorliegenden Befund wählen.

2. Lymphgefäßgeschwülste des Halses.

Die Geschwülste der Lymphgefäße kommen in drei Formen vor: als Lymphangioma simplex, cavernosum und cysticum. Das *Lymphangioma simplex* findet sich in der Haut oder im subcutanen Gewebe des Halses und unterscheidet sich in nichts von derartigen Geschwülsten an anderen Körperstellen. Es stellt eine Wucherung der Lymphgefäße eines beschränkten Bezirkes dar und besteht aus einem Konvolut von verzweigten, miteinander communicierenden Lymphgefäßen.

Sind die Lymphgefäße zu größeren kavernösen, miteinander communicierenden Räumen erweitert, so haben wir das Bild des *kavernösen Lymphangioms* vor uns. Diese Geschwülste sitzen auch in der Haut oder im Unterhautzellgewebe des Halses und sind bald mehr abgegrenzt, bald mehr diffus. Ihre Oberfläche ist meist höckerig, manchmal zeigen sie lappige Struktur und können dadurch zu Verwechslungen mit Lipomen Veranlassung geben. Ihre Konsistenz ist weich, schwammartig, oft schlotternd und undeutlich fluktuierend. Oft dringen die Geschwülste in die Tiefe zwischen Nerven und Gefäße und in die Muskulatur, was die Exstirpation unter Umständen recht erschwert.

Die dritte Form von Lymphgefäßgeschwülsten ist das *Lymphangiom cysticum*. Hier herrschen die größeren oder kleineren cystischen Hohlräume von Stecknadelkopf- bis Kindskopfgröße vor, wobei seltener nur einzelne, meist ein Konglomerat von Cysten vorhanden ist. Das kavernöse und das cystische Lymphangiom sind nicht streng voneinander geschieden und bilden oft fließende Übergänge, indem einerseits das cystische Lymphangiom häufig kavernöse Fortsätze und Stränge aufweist, welche sich in die Muskulatur hinein erstrecken, andererseits auch das kavernöse Lymphangiom größere Cysten enthalten kann. Von den Blutgefäßgeschwülsten des Halses unterscheiden sich die cystischen Lymphgefäßgeschwülste einerseits durch die Farbe, sofern die Geschwülste nahe an die Haut heranreichen — die Blutgefäßgeschwülste schimmern blau durch die zarte Haut durch, während die Lymphgeschwülste rötlich transparent sind.

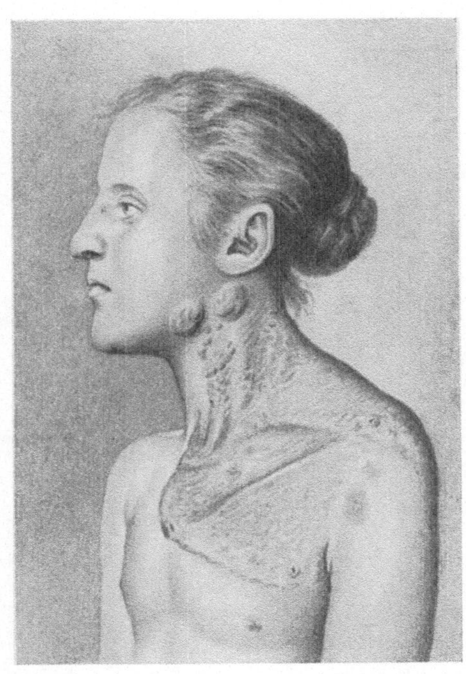

Abb. 57. Lymphangioma colli.
(Beobachtung von v. EISELSBERG in der Chirurgischen Univ.-Klinik in Königsberg i. Pr.)

Vor allem jedoch läßt sich der Inhalt bei den Lymphgefäßgeschwülsten im Gegensatz zu den Blutgefäßgeschwülsten nicht komprimieren. Differentialdiagnostisch kommen vor allem die seitlichen Halscysten in Betracht.

Die Lymphgefäßgeschwülste können an verschiedenen Stellen des Halses sitzen, im besonderen sollen hier zwei wohl charakterisierte Typen hervorgehoben werden: 1. *das angeborene cystische Lymphangiom* (Hygroma colli cysticum congenitum (Abb. 58) und 2. *die Lymphcyste des Erwachsenen*.

Das erstere ist stets ein angeborenes Leiden, sitzt meist im oberen Dreieck des Halses und kann sich ganz besonders, wenn es doppelseitig auftritt, kragenförmig über den Hals erstrecken. Meist geht die Geschwulst auch in die Tiefe und durchsetzt die Muskulatur. Sie kann Kompressionserscheinungen der benachbarten Organe (Oesophagus, Luftröhre) veranlassen.

Die zweite Form, die *Lymphcyste* (Abb. 59), kommt meist bei Erwachsenen vor und zeigt zum weitaus größeren Teil das Aussehen einer einkammerigen Cyste und nur zum geringeren Teil eines kavernösen Lymphangioms. Sie sitzt meist in der seitlichen Halsgegend.

Die operative Entfernung des kavernösen cystischen Lymphangioms kann unter Umständen recht schwierig sein. Das kavernöse Gewebe umgibt und durchsetzt häufig so innig die Muskulatur, daß ein exaktes Abpräparieren unmöglich ist. Von den zurückbleibenden Resten in der Muskulatur kommt es dann nicht so selten zu Rezidiven.

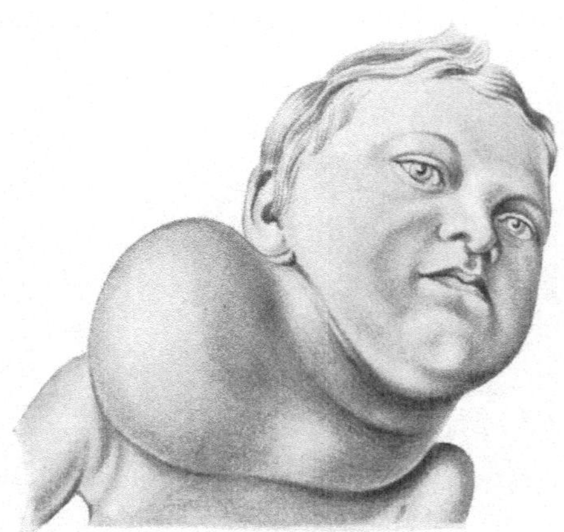

Abb. 58a. Lymphangioma cysticum congenitum.
(Cystenhygrom des Halses.)
Geheilt durch Exstirpation.

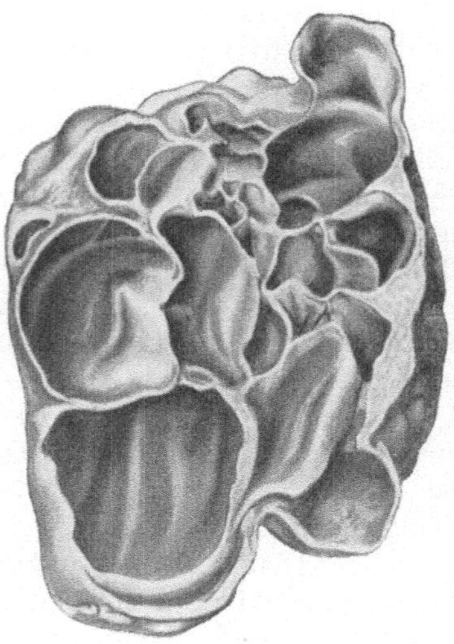

Abb. 58b. Präparat zu Abb. 58a.

(Nach LEXER: Allgemeine Chirurgie 1908.)

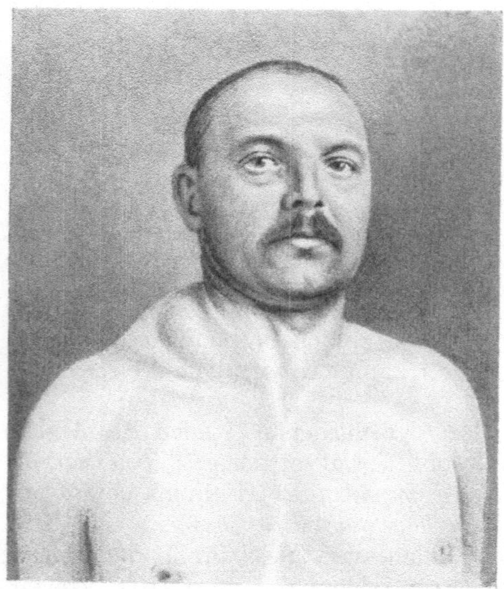

Abb. 59. Lymphcyste am Halse.
(Beobachtung der Klinik v. EISELSBERG in Wien.)

3. Blutgefäßgeschwülste.

Auch sie kommen ebenso wie die Lymphgefäßgeschwülste teils als Hämangioma simplex, teils als Kavernome und teils als Blutcysten vor. Die kavernösen Hämangiome (Abb. 60) sind höckerige, aus kavernösen Hohlräumen bestehende Tumoren und sitzen teils im subcutanen Gewebe, teils in der Tiefe in der Nähe der Gefäße. Die Beschaffenheit der Oberfläche scheidet das höckerige Kavernom von der runden glatten Blutcyste. Die Blutcysten sind von verschiedener Größe, teils apfel- bis kindskopfgroß, meist oval und sitzen unter dem Kopfnicker oder im seitlichen Halsdreieck, von wo sie sich je nach ihrer Größe über den ganzen Hals, ja selbst bis in die Axilla oder in den Thorax verbreiten können. Sie entstehen teils durch Cystenbildung aus einem Kavernom, teils aus kongenital abgeschnürten Venenabschnitten, teils aus varikösen Halsvenen.

Die Blutgeschwülste sind kompressibel. Durch direkten Druck mit der Hand läßt sich das Blut verdrängen, bei Aufhören des Druckes kehrt das Blut wieder zurück, dasselbe läßt sich bei Erhöhung des intrathorakalen Druckes durch Pressen, Husten usw. bewirken. Dieses Symptom und die Farbe (bläuliches Durchschimmern bei oberflächlich gelagerten Blutgefäßgeschwülsten) unterscheidet die Blutgefäßgeschwülste von den Lymphangiomen und vom tiefen Lipom. Auch ein Oesophagusdivertikel kann mit einer Blutgefäßgeschwulst in Differentialdiagnose kommen. Die Abhängigkeit der Füllung von der Nahrungsaufnahme, der Umstand, daß sich zwar der Tumor auspressen läßt, jedoch nicht automatisch wieder füllt, sowie die Schlingbeschwerden werden die Diagnose auf Oesophagusdivertikel sichern.

Die Therapie besteht in der Exstirpation, welche allerdings infolge der ausgedehnten Gefäße unter Umständen ein schwieriger Eingriff sein kann.

4. Feste Geschwülste.

a) L i p o m.

Der Lieblingssitz der Fettgeschwülste ist der Nacken. Daselbst kommen die Lipome in folgenden Formen vor:

1. Das *circumscripte abgekapselte Lipom* (Abb. 61) ist von weicher Konsistenz, gelappt und meist einseitig. Es ist gut abgekapselt, so daß bei der Exstirpation nach Durchschneidung der bindegewebigen Kapsel das Lipom förmlich herausspringt. Nicht selten erreichen diese Lipome bedeutende Größe und hängen gestielt am Rücken herab (Abb. 62).

2. Die zweite, wesentlich verschiedene Form sind die *symmetrischen Lipome* (Abb. 63). Es handelt sich hierbei um symmetrisch

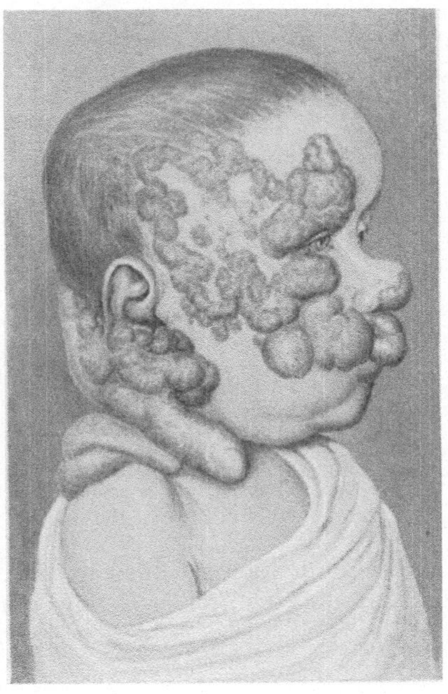

Abb. 60. Hämangioma cavernosum. (Beobachtung von v. EISELSBERG in der Chirurg. Univ.-Klinik in Königsberg i. Pr.)

neben der Mittellinie gelagerte, nicht gelappte Lipome, von mehr derber, kleinkörniger Konsistenz wobei manchmal unterhalb des einen Paares noch ein zweites tiefer unten am Nacken sitzt. Diese Fettgeschwülste sind meist mit der Umgebung verwachsen und reichen in die Zwischenräume der Muskulatur hinein, so daß ihre Entfernung auf nicht unbeträchtliche Schwierigkeiten stoßen kann.

3. Das *periganglionäre Lipom* (Abb. 64) kommt nicht nur am Nacken, sondern auch an anderen Stellen des Halses und am übrigen Körper vor und besteht in mehr minder circumscripten Fettanhäufungen in der Umgebung von Lymphdrüsen. Diese Lipome leiten über zu der DERCUMschen Krankheit oder *Adipositas dolorosa,* bei welcher sich über dem ganzen Körper verbreitet derartige, bald mehr umschriebene, bald mehr diffuse Fettmassen finden, die ebenso wie die periganglionären Lipome mit ausgesprochener Druckempfindlichkeit verbunden sind und neuralgische Beschwerden und anderweitige nervöse Erscheinungen aufweisen. Die Beziehungen dieser Krankheit zu den innersekretorischen Drüsen (Schilddrüse, Hypophyse) sind noch nicht vollkommen geklärt.

4. Endlich ist hier noch der MADELUNGsche *Fetthals* zu erwähnen. MADELUNG beschrieb eine diffuse Fettanhäufung am Nacken, welche in einer oft sehr mächtigen Fettentwicklung am Nacken und am Hals besteht; sie zieht sich kragenförmig um den ganzen Hals herum, wodurch sie dem Träger besonders durch

das feiste Doppelkinn, ein charakteristisches Aussehen verleiht. Die vom subcutanen Fett ausgehenden Massen ziehen häufig in die Interstitien der

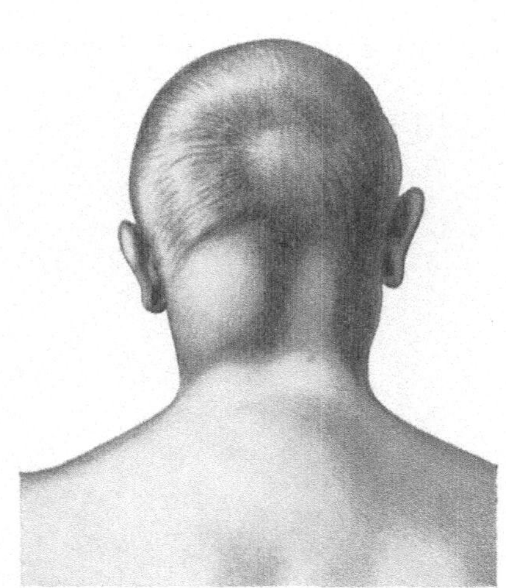

Abb. 61. Oberflächliches, linksseitiges Nacken-lipom. (Nach Wilms-Wullstein: Lehrbuch der Chirurgie Bd. 1, 1908.)

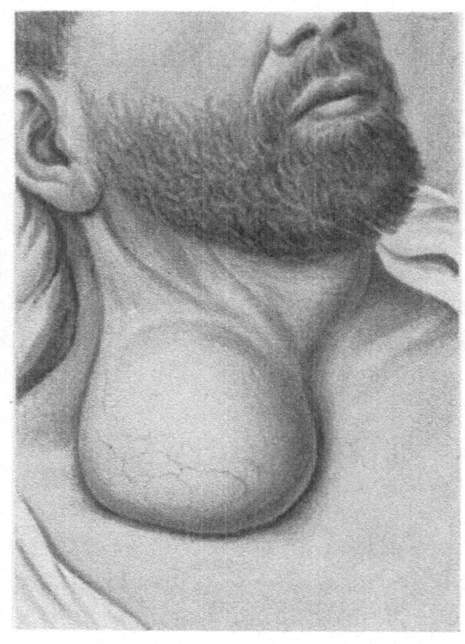

Abb. 62. Lipoma pendularum. (Beob. der Klinik v. Eiselsberg in Wien.)

Muskeln am Nacken; auch in die Gewebsspalten am Hals gegen Pharynx und Larynx und die großen Gefäße werden Fortsätze der Fettgeschwulst gefunden,

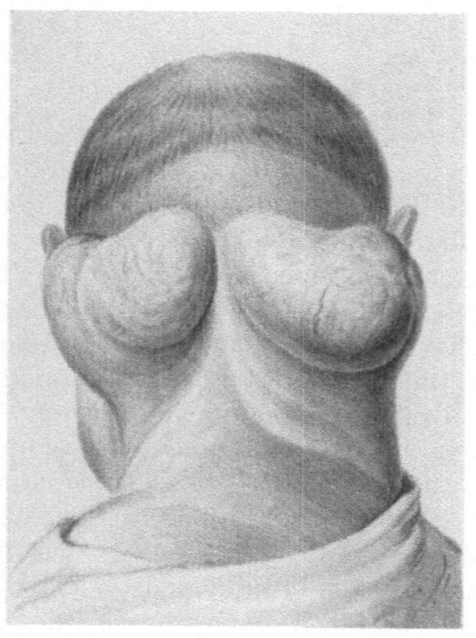

Abb. 63. Symmetrische Lipome. (Beob. der Klinik v. Eiselsberg in Wien.)

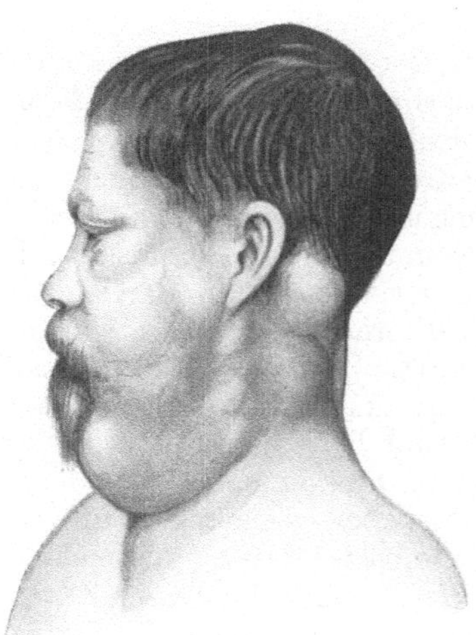

Abb. 64. Periganglionäres Lipom. (Aus der Chirurgischen Klinik in Bern.) (Aus Wilms-Wullstein: Lehrbuch der Chirurgie Bd. 1, 1908.)

wodurch die Exstirpation sehr erschwert sein kann. Der Fetthals tritt meist bei Männern in mittleren Lebensjahren auf, welche im übrigen Körper gar keine oder nur eine mäßige Fettentwicklung zeigen. Häufig wurde er bei Alkoholikern beobachtet. Meistens macht der Fetthals gar keine oder nur gering-

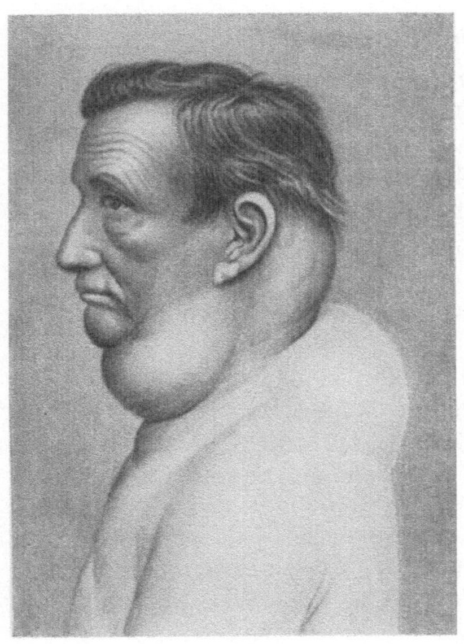

Abb. 65 a.

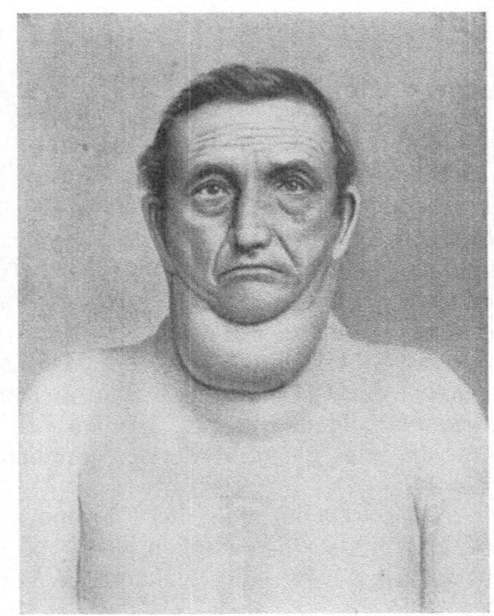

Abb. 65 b.

Abb. 65 a u. b. MADELUNGscher Fetthals.
(Beobachtung von v. EISELSBERG in der Chirurgischen Klinik Königsberg i. Pr.)

gradige Beschwerden. Schwere lebensbedrohliche Erscheinungen durch Druck auf die Atmungsorgane sind nur vereinzelt beschrieben.

5. Neben diesen oberflächlich gelegenen Lipomen kommen sowohl am Nacken als auch an der Vorderfläche des Halses *tiefe subfascial gelegene Lipome* vor. Sie sind gut abgekapselt, senden jedoch Fortsätze, die durch die Gewebsspalten zu den Gefäßen und Nerven oder zur Wirbelsäule ziehen und sogar Oesophagus und Trachea umgreifen können.

Sie sind häufig angeboren und kommen sowohl im vorderen als auch im seitlichen Halsdreieck vor. Differentialdiagnostisch kommen kavernöse Halstumoren oder auch tuberkulös erweichte Drüsen in Betracht.

Ein Fall, welcher für eine mediane Strumacyste gehalten wurde, bei der Operation sich jedoch als ein Lipom herausstellte, ist in Abb. 66 dargestellt.

Die Exstirpation ist bei den gut abgekapselten, oberflächlich gelegenen Lipomen eine sehr einfache Operation, bei den tiefen subfascialen Lipomen kann sich die Entfernung wegen der Fortsätze des Tumors in die Umgebung mühsam gestalten. Ebenso kann die Operation der symmetrischen Lipome,

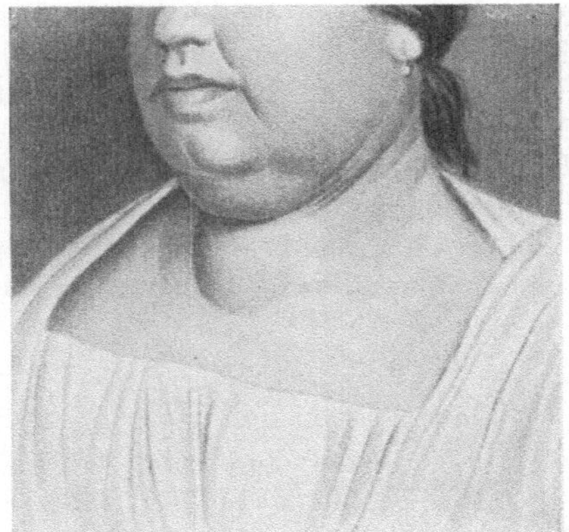

Abb. 66. Medianes Lipom des Halses.
(Beob. der Klinik v. EISELSBERG in Wien.)

ganz besonders des Madelungschen Fetthalses, infolge des Fehlens jeder Grenze des Lipoms so eingreifend werden, daß öfters die Operation in mehreren Sitzungen ausgeführt werden mußte.

b) Fibrome.

Die Fibrome teilen sich nach ihrem Sitz in oberflächliche und tief gelegene. Die ersteren gehen von der Haut oder dem Unterhautzellgewebe aus. Sie unterscheiden sich nicht wesentlich von der Elephantiasis an anderen Körperstellen.

Die tiefliegenden Fibrome sind seltene Geschwülste. de Quervain stellte 1899 23 Fälle von Halsfibromen aus der Literatur zusammen, deren er zwei eigene Beobachtungen beifügte. Sie kommen am Nacken und in der seitlichen und vorderen Halsgegend vor. Die Nackenfibrome sind die häufigsten. Sie gehen von der Aponeurose aus und können oft langsam wachsend einen ganz enormen Umfang erreichen.

Die Fibrome der seitlichen Halsgegend gehen von der bindegewebigen Scheide der Gefäße und Nerven aus und sind meistens vom Musculus sternocleidomastoideus bedeckt. In dem Fall Niehans-de Quervain handelte es sich um ein vom obersten Cervicalganglion des Sympathicus ausgehendes Neurofibrom.

Am seltensten sind die Fibrome an der vorderen Halsgegend, von denen de Quervain eine zwischen Kehlkopf und Submaxillargegend sitzende, eigroße Geschwulst beschreibt. Übergänge von Fibromen in Sarkome sind mehrfach beschrieben.

c) Neurome.

Neurome am Hals sind seltene Geschwülste; sie kommen entweder als oberflächliche Rankenneurome oder als tiefgelegene Neurome vor. Das oberflächlich gelegene Rankenneurom geht von den Nerven der Haut und des Unterhautzellgewebes aus und ist häufig mit Fibromatose der Haut und elephantiastischer Verdickung kombiniert. Es stellt eine Erscheinungsform der kongenitalen Elephantiasis dar (v. Bruns).

Das tiefe Neurom des Halses geht meist vom Nervus vagus aus, es sind dies äußerst seltene Geschwülste. Semel stellte (1911) aus der Literatur vier Fälle zusammen, denen er eine eigene Beobachtung aus der Klinik Lexer beifügte. Es handelte sich um pflaumen- bis hühnereigroße, harte Tumoren, welche vom Vagus ausgehen. In dem v. Brunsschen Fall handelte es sich um multiple Neurofibrome in beiden Vagi, am Plexus brachialis und Ischiadicus, welche mit Hautfibromen (Recklinghausen) und Rankenneurom der Schläfengegend verbunden waren.

Die Therapie besteht in der Entfernung der Geschwulst. Die Folge der dabei notwendigen Vagusdurchschneidung wurde bereits S. 508 erläutert.

d) Knochengeschwülste.

Wenn wir von den Halsrippen absehen, welche als knochenharte Tumoren am Halse in der Supraclaviculargegend sich darstellen, so kommen Osteome am Halse vor, die von der Wirbelsäule oder von der Clavicula ausgehen können. Sie sind seltene Geschwülste. Ein vom Schlüsselbein ausgehendes Osteom, welches zu schweren Nervenstörungen und zu Druck auf die Trachea führte, ist am Röntgenbild in Abb. 67 dargestellt.

Ganz selten sind Fälle, in welchen es sich um knochenharte Geschwülste am Halse handelt, welche durch eine Myositis ossificans verursacht sind. Abb. 68 und 69 zeigen die Röntgenbilder einer solchen von v. Eiselsberg beschriebenen Falles: Bei einem 13jährigen Kind waren vom 4. Lebensjahr an langsam fortschreitend Verknöcherungen in den verschiedensten Muskeln des Körpers eingetreten. Am Halse waren solche im M. sternocleidomastoideus, mylohyoideus und scalenus nachweisbar.

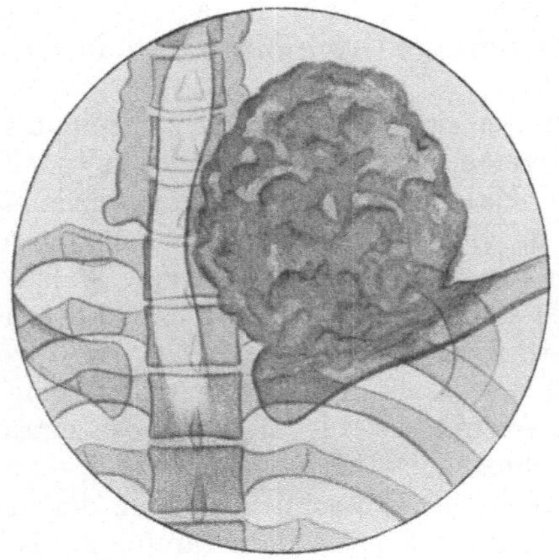

Abb. 67. Osteom der Clavicula. (Röntgenskizze.)
(Beob. der Klinik v. Eiselsberg in Wien.)

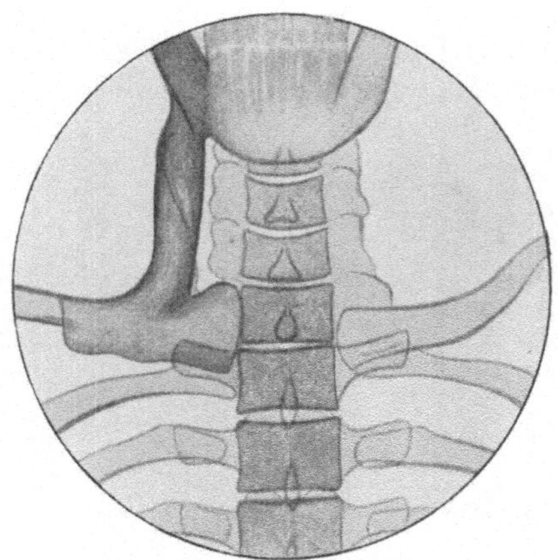

Abb. 68. Myositis ossificans am Halse.
(Röntgenskizze.) (Beobachtung der Klinik
v. Eiselsberg in Wien.)

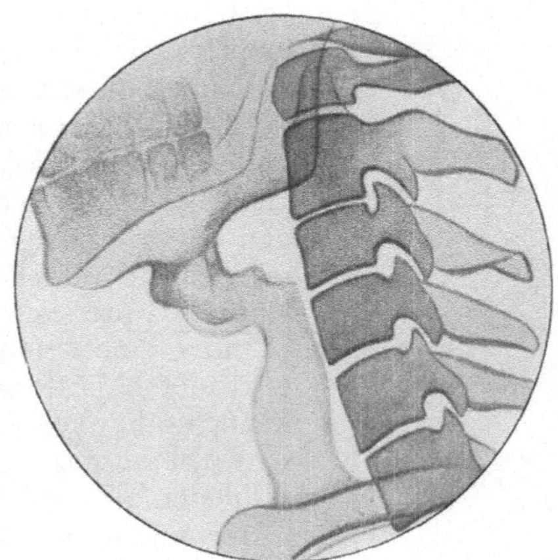

Abb. 69. Myositis ossificans am Halse. (Röntgenskizze.)
(Beobachtung der Klinik v. Eiselsberg in Wien.)

II. Bösartige Geschwülste.

1. Die primären Carcinome am Hals.

Die primären Carcinome gehen entweder von der Haut aus oder liegen in den tieferen Abschnitten des Halses. Die Hautcarcinome sind am Hals relativ selten, es sind durchaus Plattenepithelcarcinome und sie unterscheiden sich in nichts von denen an anderen Körperstellen. Abb. 70 zeigt ein Plattenepithelcarcinom des Halses, welches im Laufe von Jahren an einzelnen Stellen abgeheilt und vernarbt, an anderen wieder fortgeschritten ist. Alte Narben, lupöse Geschwüre, auch Atherome sind der Boden, auf welchen sie sich gelegentlich entwickeln.

Die in der Tiefe des Halses liegenden Carcinome wurden von Volkmann 1882 als *branchiogene Carcinome* gedeutet. Dieser Autor nahm an, daß sie von zurückgebliebenen Teilen von Kiemenspalten ihren Ausgang nehmen, eine Ansicht, die auch bis in die letzte Zeit allgemein anerkannt wurde und auch jetzt noch von vielen als richtig angesehen wird.

Da, wie oben erwähnt, durch neuere Untersuchungen die Theorie bezüglich der Ätiologie der Kiemengangcysten und -fisteln ins Wanken gekommen ist, so bedarf dadurch auch die oben erwähnte Deutung der Geschwülste als branchiogene Tumoren noch einer weiteren Klärung.

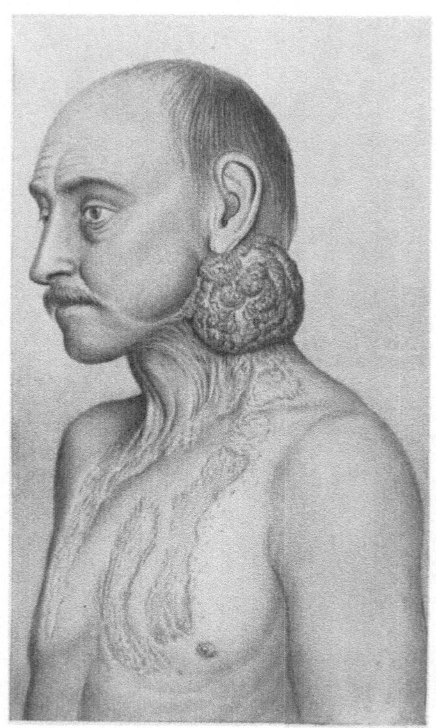

Abb. 70. Plattenepithelcarcinom des Halses. (Beobachtung der Klinik v. Eiselsberg in Wien.)

Neben der Entstehung des Carcinoms aus versprengten Keimen kann auch eine Halscyste carcinomatös degenerieren. Klinisch präsentieren sich diese Tumoren als Geschwülste von Faustgröße und darüber, welche im vorderen Halsdreieck sitzen und rasches, infiltratives Wachstum in die Umgebung zeigen. Von Wichtigkeit für die Diagnose eines branchiogenen Carcinoms ist, daß man mit Sicherheit ausschließen kann, daß es sich nicht um sekundäre carcinomatöse Lymphdrüsentumoren handle.

Joannovics, dem wir auf Grund eigener Erfahrungen eine eingehende kritische Studie über dieses Thema verdanken, erwähnt, daß unter 23 Fällen von branchiogenem Carcinom der Literatur nur 7 einer strengen Kritik standhalten. Er fordert für die sichere Diagnose eines branchiogenen Carcinomes, daß entweder die Obduktion keinen primären Herd aufdeckt, oder daß die histologische Untersuchung des exstirpierten Tumors einen von Plattenepithel ausgekleideten präformierten Hohlraum erkennen läßt, von dessen Epithel die Geschwulst ausgegangen ist.

Jedenfalls muß daher eine sorgfältige Untersuchung des Kehlkopfes, Pharynx, Oesophagus, Nase vorangehen, ob nicht daselbst ein primäres Carcinom zu finden ist. Dieses letztere kann unter Umständen so verborgen sitzen und so klein sein, während der sekundäre Tumor bereits groß ist, daß mit vollkommener Sicherheit nur eine längere Beobachtung oder die Sektion die Abwesenheit eines primären Tumors der Schleimhaut ergeben kann.

Neben carcinomatösen Lymphdrüsengeschwülsten kann das branchiogene Carcinom des Halses noch mit Lymphosarkom oder Sarkomen der Lymphdrüsen, ferner mit Carcinomen, welche von aberrierten Schilddrüsenläppchen ausgehen und endlich mit Tumoren der Carotisdrüse verwechselt werden. Auch tuberkulöse Lymphome mit fibröser Periadenitis sowie Aktinomykose können ein Carcinom vortäuschen. Häufig wird die Probeexcision erst Klärung bringen. Histologisch handelt es sich bei den branchiogenen Carcinomen um Plattenepithelkrebse.

Was die *Therapie* anlangt, so soll die Exstirpation in allen Fällen, in welchen dieselbe technisch möglich ist, durchgeführt werden. Auch die Ver- oder Umwachsung des Gefäßnervenbündels bildet keine absolute Kontraindikation gegen die Radikaloperation und kann, wie schon oben besprochen, die Resektion der großen Gefäße notwendig werden. Für die inoperablen Geschwülste ist die Röntgenbehandlung zu versuchen.

2. Tumoren der Glandula carotica.

Die Geschwülste der Carotisdrüse nehmen eine gesonderte Stellung ein. Wir verdanken H. KLOSE, dessen Ausführungen ich im wesentlichen folge, ein umfassendes Referat über diesen Gegenstand auf dem Chirurgenkongreß 1922. Eine Reihe von Zusammenstellungen der bekannt gewordenen Fälle finden wir in der Literatur (C. E. NEUBER, CHIARI, KAUFMANN, RUPPANNER, STEINDL u. a.). Aus dem letzten Jahr ist besonders eine zusammenfassende Arbeit von P. SCHMIDT (1927) und eine Zusammenstellung aller bis zum Jahre 1924 beobachteten Fälle (95) von BIRMAN über dieses Thema zu erwähnen.

KLOSE, der selbst über zwei einschlägige Beobachtungen aus der Frankfurter Klinik verfügt, hat 75 Fälle von Carotisdrüsengeschwülsten aus der Literatur zusammengestellt. BONIKOVSKY erwähnt im Jahre 1926, daß 96 Fälle bekannt sind. Diese Geschwülste, welche im Jahre 1891 von PALTAUF und gleichzeitig und unabhängig von MARCHAND beschrieben wurden, gehen von der Glandula carotica aus. Die letztere stellt bekanntlich ein kleines, an der Teilungsstelle der Carotis communis sitzendes, sehr blutgefäßreiches Organ dar, welches zahlreiche, dem Sympathicus entstammende Nervenfasern enthält und dem chromaffinen System zuzuzählen ist (KOHN). Wie Versuche von KLUG zeigten, ergab die doppelseitige Exstirpation der Carotisdrüsen keinerlei innersekretorische Störungen. Über die histologische Klassifikation der Tumoren herrscht keine Einigkeit. PALTAUF und MÖNCKEBERG bezeichnen die Tumoren als Peritheliome wegen den nahen Beziehungen der Tumorzellen zu den Zellen der Gefäßwand, MARCHAND als alveoläres Angiosarkom, KLOSE als Adenome, BEITZKE und v. GIERKE als Struma der Carotisknötchen, KAUFMANN und RUPPANNER wählen den Ausdruck alveolärer Tumoren der Glandula carotica.

Meist handelt es sich um Tumoren von derber Konsistenz mit deutlicher Verschieblichkeit in horizontaler, jedoch geringer in vertikaler Richtung, welche langsam wachsen, ohne dem Patienten Beschwerden zu machen, so daß nicht selten die Patienten aus kosmetischen Gründen den Arzt aufsuchen. Häufig sind die Tumoren gut abgekapselt, sie erreichen Eigröße und darüber, sitzen an der Teilungsstelle der Carotis communis und umgreifen sehr bald im weiteren Wachstum dieses Gefäß bzw. seine Äste, die Carotis externa und interna. Gleichzeitig werden die Gefäße langsam gedrosselt. Infolge dieser innigen Beziehungen zu den großen Gefäßen ist Pulsation und Gefäßschwirren zu beobachten, welche Symptome auf Kompression der Carotis, proximal vom Tumor, verschwinden. Daher ist eine Verwechslung mit Aneurysma leicht möglich. In den Tumor werden auch die benachbarten Nerven (Vagus, Sympathicus, Recurrens und Hypoglossus) einbezogen und können entsprechende Symptome verursachen.

Nicht immer ist jedoch der Verlauf ein so langsamer; teils vom Anfang an, teils im späteren Verlauf kann der Tumor eine erhöhte Wachstumstendenz haben, die Kapsel durchbrechen und infiltrativ in die Nachbarschaft eindringen.

Neben den Aneurysmen auf die schon hingewiesen wurde, können die Tumoren der Carotisdrüse mit Lymphosarkomen, Lymphomen, aberrierten Strumen, tiefliegenden Fibromen und branchiogenen Carcinomen in Differentialdiagnose kommen. Die Unterscheidung ist meist sehr schwer bzw. unmöglich. In den wenigsten Fällen ist vor der Operation die richtige Diagnose gestellt worden.

In *therapeutischer Hinsicht* ist möglichst frühzeitige Entfernung zu empfehlen. Trotz lange Zeit bestehenden gutartigen Charakters kann doch plötzlich ein destruierendes Wachstum einsetzen (PALTAUF). Nur im Frühstadium ist es möglich, die Geschwulst von den Gefäßen und Nerven freizupräparieren. Über eine solche ohne Carotisresektion mögliche Entstehung des Tumors hat in letzter Zeit GOEPEL berichtet. Sobald die Geschwulst weiter wächst, umfaßt sie die großen Gefäße, wodurch es notwendig ist, gleichzeitig die Carotis zu resezieren.

Die Wiedervereinigung der Carotis communis mit der Carotis interna durch Naht nach der Exstirpation des Tumors, wie dies ENDERLEN in seinem Fall mit Erfolg ausführte (J. E. SCHMIDT), wird nur selten möglich sein. Dieser Fall ist übrigens auch deshalb interessant, weil auf beiden Seiten Tumoren der Carotisdrüse bestanden, welche in zwei Sitzungen entfernt wurden.

In den meisten Fällen wurde die Carotis ligiert. Im Gegensatz zu den Schädigungen des Gehirns, welche sich bei Ligatur der Carotis communis aus anderen Indikationen (Verletzungen) häufig einstellen, sind Hemiplegien nach der Exstirpation von Tumoren der Carotisdrüse verhältnismäßig selten beobachtet worden. KAUFMANN und RUPPANNER erklären dies dadurch, daß infolge der durch das Wachstum bewirkten Drosselung der Carotis schon *vor* der Operation die Kollateralen sich soweit ausbilden konnten, daß die Ligatur vertragen wird. Immerhin wird es angezeigt sein, wenn die Kontinuität der Carotis nicht durch Naht oder Venentransplantation wieder hergestellt wird, die Unterbindung der Carotis nach dem Vorgang von JORDAN oder PERTHES auszuführen. Im Falle BONIKOVSKY, bei welchem die Carotis bei der Operation intakt blieb, jedoch ein von der Carotis zur Geschwulst gehender Ast ligiert wurde, kam es vermutlich infolge Thrombose zu schweren cerebralen Störungen, die sich allerdings wieder zurückbildeten.

Die Mortalität der Operation wird nach FLÖRKEN auf $27-30\%$ geschätzt.

In prognostischer Hinsicht ist wichtig, daß die Tumoren fast nie Metastasen setzen. Doch sind in mehreren Fällen Rezidive an der Operationsstelle beobachtet, weshalb die Operation möglichst radikal zu erfolgen hat.

Literatur.

I. Zusammenfassende Arbeiten.

BORST, M.: Einwirkung der Schußverwundungen und sonstiger Kriegsbeschädigungen auf die einzelnen Körpergewebe. Lehrbuch der Kriegschirurgie von BORCHARD und SCHMIEDEN, 2. Kap. Leipzig: Amb. Barth 1917.

FISCHER, G.: Krankheiten des Halses. Dtsch. Chir. 34. Liefg. Stuttgart: Ferd. Enke 1880.

GULEKE, N.: Hals im Lehrbuch der Kriegschirurgie von BORCHARD und SCHMIEDEN. Spez. Teil, 6. Kap. Leipzig: Amb. Barth 1917.

HÄRTEL, F.: Die Kriegsschußverletzungen des Halses. Erg. Chir. 11, 471 (1919). — HENLE, A.: Die Verletzungen und Erkrankungen des Rückenmarks und der Wirbelsäule. Handbuch der praktischen Chirurgie von BERGMANN, BRUNS, MIKULICZ. — HOFFA, A.: Lehrbuch der orthop. Chirurgie, 4. Aufl. Stuttgart: Ferd. Enke 1902.

JORDAN: Die angeborenen Mißbildungen, Verletzungen und Erkrankungen des Halses im Handbuch der praktischen Chirurgie von BERGMANN, BRUNS, MIKULICZ 2. Stuttgart: Ferd. Enke 1900. — JORDAN, M. und F. VOELCKER: Die Chirurgie des Halses. Handbuch der praktisch. Chirurgie v. BRUNS, GARRÈ, KÜTTNER, 4. Aufl. 2. Stuttgart: Ferd. Enke 1913.

KOCHER, TH.: Chirurgische Operationslehre, 5. Aufl. Jena: Gust. Fischer 1907. — KÖNIG, F.: Lehrbuch der speziellen Chirurgie. Berlin: Aug. Hirschwald 1898. — KÖNIG und RIEDEL: Die entzündlichen Prozesse am Halse und die Geschwülste am Halse. Dtsch. Chir. 36. Liefg. Stuttgart: Ferd. Enke 1882.

MOST, A.: Chirurgie der Lymphgefäße und der Lymphdrüsen. N. Dtsch. Chir. 24. Stuttgart: Ferd. Enke 1917.

NÄGELI: Blutkrankheiten und Blutdiagnostik. 1907, 388.

DE QUERVAIN, F.: (a) Spezielle chirurgische Diagnostik. Leipzig: F. C. W. Vogel 1907. (b) Die Chirurgie des Halses, in WULLSTEIN-WILMS, Lehrbuch der Chirurgie 1. Jena: Gust. Fischer 1908.

SAUERBRUCH, F.: Die Operationen am Halse in BIER-BRAUN-KÜMMELL: Chirurgische Operationslehre 2, 193. Leipzig: Amb. Barth 1923. — SCHMIEDEN: Die Operationen an der Wirbelsäule und am Rückenmark in BIER-BRAUN-KÜMMELL: Chirurgische Operationslehre 2, 324. Leipzig: Amb. Barth 1914.

TANDLER, J.: Topographische Anatomie dringlicher Operationen. Berlin: Julius Springer 1916.

WILMS, M.: Die Operationen am Halse. Chirurgische Operationslehre von BIER-BRAUN-KÜMMELL. Leipzig: Ambr. Barth 1914.

II. Mißbildungen und angeborene Erkrankungen des Halses.

BAUER, A.: Der Schiefhals. Erg. Chir. 5, 191 (1913). — BLAESEN, C.: Kongenitale, mediale und laterale Halsfisteln. Dtsch. Z. Chir. 167, 60 (1921).

DREHMANN, G.: Zur Anatomie der sog. Halsrippenskoliose. Verh. dtsch. Ges. Orthop. 2, 12 (1906).

v. EISELSBERG, Anz. d. Ges. Ärzte, Wien, 1888, Nr 7. — v. EISELSBERG: Rasche Ausbildung von Schädelasymmetrie infolge eines erworbenen Caput obstipum. Ver. f. wiss. Heilk. Königsberg 6. Dez. 1897. Med. d. Gegenw. 1898, 104. — ERDHEIM, S.: Über Cysten und Fisteln des Ductus thyreoglossus. Arch. klin. Chir. 85, 212 (1908).

FISCHER, G.: Exstirpation einer Halsrippe wegen Druck auf den Plexus brachialis. Dtsch. Z. Chir. 33, 52 (1892). — FÖRSTER: Operative Behandlung des Torticollis spasticus. Zbl. Chir. 1926, 2804. — v. FRISCH: Zur Frage der Therapie des angeborenen Schiefhalses. Z. orthop. Chir. 22, 589 (1908).

GROSS, W.: Die Operationen der kompletten Halsfistel. Zbl. Chir. 1926, H. 33, 2076. — GRUBER, K.: Ein Fall von branchiogenem Carcinom. Zbl. Path. 1908, 966. — GUSSENBAUER: Beiträge zur Kenntnis der branchiogenen Geschwülste. Festschrift f. BILLROTH 1892, 250.

v. HACKER: Exstirpation der kompletten seitlichen Halsfistel mittels Extraktion des oberen Strangendes von der Mundhöhle aus. Zbl. Chir. 1897, Nr 41, 1073. — HÄRTEL, F.: Fisteln am Halse, ihre Ursache, Diagnose und Behandlung. Z. ärztl. Fortbildg 19, 614 (1922). HENSCHEN, K.: Über Schiefhalsbildung und Wirbelsäulenverkrümmung bei dyspnoetischen Strumen. Arch. klin. Chir. 83, 860 (1907). — HILDEBRAND, O.: Über angeborene epitheliale Cysten und Fisteln des Halses. Arch. klin. Chir. 49, 167 (1895).

JOACHIMSTHAL, G.: Schiefhals im Handbuch der orthop. Chirurgie 1 II, 423. Jena: Gust. Fischer 1905—1907.

KENZIE, MC G. KENNETH: Intermeningeal division of the spinal accessory and roots of the upper cervical nerves for the treatment of spasmodic torticollis. Surg. etc. 39, 5 (1924). Ref. Zorg. Chir. 29, 441 (1925). — KÖNIG, F.: Über Fistula colli congenita. Arch. klin. Chir. 51, 578 (1896). — v. KOSTANECKI, K. und A.. v. MILECKI: Die angeborenen Kiemenfisteln des Menschen, ihre anatomische Bedeutung und ihr Verhältnis zu verwandten branchiogenen Mißbildungen. Virchows Arch. 120, 385 (1890). — KROGIUS, ALI: Zur Pathogenese des muskulären Schiefhalses. Acta scand. Chir. 56, 497 (1924). Ref. Zorg. Chir. 28, 144 (1924).

MATTI: Über einen Fall von Fistula colli mediana, hervorgegangen aus einem in ganzer Länge offen gebliebenen Ductus thyreoglossus. Arch. klin. Chir. 95, 112 (1911).

NUSSBAUM, JULIUS: Über Spätresultate nach Schiefhalsoperationen. Bruns' Beitr. 136, 573 (1926).

RANZI, E.: Zur Kasuistik der Halsrippen. Wien. klin. Wschr. 1903, Nr 10. — RICHARD, C. H.: Über die Geschwülste der Kiemenspalten. Beitr. klin. Chir. 3, 164 (1889).

SCHLANGE, H.: Über die Fistula Colli congenita. Arch. klin. Chir. 46, 390 (1893). — V. SCHMIEDEN: Hygroma colli cysticum congenitum. Dtsch. Z. Chir. 64, 585 (1902). — STREISSLER, E.: Die Halsrippen. Erg. Chir. 5, 280 (1913.)

TILMANN: Die klinische Bedeutung der Halsrippen. Dtsch. Z. Chir. 41, 330 (1895).

WEISS: Die Halsrippen und ihre klinischen Erscheinungen. Zbl. Grenzgeb. Med. u. Chir. 1900, 897. — WENGLOWSKI, R.: (a) Über die Entstehung der seitlichen Halsfisteln (sog. Kiemenfisteln). Zbl. Chir. 1908, Nr 14, 426. (b) Zur Frage von der Entstehung der mittleren Halsfisteln. Zbl. Chir. 1908, Nr 10, 289. (c) Über Halsfisteln und Cysten. Arch. klin. Chir. 98, 151 (1912); 100, 789 (1913). — WULLSTEIN, L.: Eine neue Operationsmethode des Caput obstipum. Zbl. Chir. 1903, Nr 33, 881.

III. Chirurgie der Halsgefäße.

BIER: Chirurgie der Gefäße, Aneurysmen. Verh. kriegschir. Tagg Brüssel 7. April 1915. Beitr. klin. Chir. 96, 556 (1915). — BORCHARD: Zur Frage der Pseudoaneurysmen. Ist das Gefäßschwirren als ein charakteristisches Symptom eines Aneurysma anzusehen? Zbl. Chir. 1916, Nr 27, 545.

Clairmont, P.: Zur Behandlung der Luftaspiration. Verh. dtsch. Ges. Chir. **2**, 356 (1910). Doberauer: Die Unterbindung großer Gefäßstämme mit Hilfe der allmähligen Zuschnürung. Verh. dtsch. Ges. Chir. **1**, 122 (1908).

Fischer, M.: Über die Gefahren des Lufteintritts in die Venen während einer Operation. Volkm. Slg klin. Vortr. **113**, Chir. H. 34 (1877). — Frey, Sigurd: Experimenteller Beitrag zur venösen Luftembolie, Todesursache und Behandlung. Verh. dtsch. Ges. Chir. **2**, 536 (1927). Arch. klin. Chir. **148**. — v. Frisch: Kriegschirurgische Erfahrungen über Aneurysmen. Beitr. klin. Chir. **91**, 186 (1914).

Gobiet, J.: Über operative Verletzungen des Ductus thoracicus. Wien. klin. Wschr. **1909**, Nr 23, 816. — Gold, E.: Ependymom am Boden der Rautengrube und cerebrale Luftembolie mit protrahiertem Verlauf. Arb. neur. Inst. Wien. **25**, 223 (1924). — Graff, E. v.: Zur Therapie der operativen Verletzungen des Ductus thoracicus. Wien. klin. Wschr. **1905**, Nr 1, 10. — Gruber und Werner: Zur Frage der Unterbindung der Carotis und ihrer Folgen auf das Gehirn. Dtsch. med. Wschr. **1919**, 1134. — Guleke: Zur Freilegung der Subclaviaaneurysmen. Zbl. Chir. **1916**, 660.

Haberland, H. F. O.: Die Entwicklung und Fortschritte der Gefäßchirurgie. Erg. Chir. **15**, 257 (1922). — v. Haberer: (a) Zirkuläre Naht der Carotis communis. Wien. klin. Wschr. **1914**, 1533. (b) Kriegsaneurysmen. Arch. klin. Chir. **107**, H. 4 (1916). (c) Schußverletzung mit Gefäßschwirren ohne Aneurysmabildung. Med. Klin. **1916**, Nr 17. (d) Gefäßchirurgie im gegenwärtigen Kriege. Arch. klin. Chir. **108**, H. 4 (1917). (e) Diagnose und Behandlung der Gefäßverletzungen. Münch. med. Wschr. **1918**, Nr 14, 363. — v. Hacker: Blutstillung bei Verletzung der großen Halsgefäße mit Hilfe der Aufklappung des Manubrium sterni. Beitr. klin. Chir. **88**, 231 (1914). — Halsted, W. S.: Der partielle Verschluß großer Arterien. Verh. dtsch. Ges. Chir. **2**, 349 (1914). — Hoffmann, A.: Arterienplastik nach Arterienresektion. Zbl. Chir. **1916**, Nr 49, 981. — Hotz, G.: Zur chirurgischen Behandlung der Aneurysmen. Münch. med. Wschr. **1915**, 239.

Jehn, W. und Th. Naegeli: Experimentelle Untersuchungen über Luftembolie. Z. exper. Med. **6**, Nr 1, 64 (1918). — Jordan, M.: Zur Ligatur der Carotis communis. Verh. dtsch. Ges. Chir. **2**, 83 (1907).

Kappis: Über Schußverletzungen der großen Gefäße. Dtsch. med. Wschr. **1914**, 2119. — Kleinschmidt, O.: (a) Experimentelle Untersuchungen über Luftembolie. Verh. dtsch. Ges. Chir. **1**, 32 (1912). (b) Experimentelle Untersuchungen der Luftembolie, Arch. klin. Chir. **106**, 782 (1915). — Kolisko, A.: Plötzlicher Tod aus natürlichen Ursachen. Handbuch der ärztl. Sachverständigentätigkeit von P. Dittrich. **6**, 701 (1913). — Kümmell jr.: Über Unterbindung des Ductus thoracicus und Chylusfisteln. Verh. dtsch. Ges. Chir. **1924**. Arch. klin. Chir. **133**, 223. — Küttner, H.: (a) Meine Erfahrungen in der Kriegschirurgie der großen Blutgefäßstämme. Berl. klin. Wschr. **1916**, Nr 5/6. (b) Über Pseudoaneurysmen. Med. Klin. **1916**, Nr 7. (c) Die Freilegung der großen Arterienstämme am Aortenbogen. Beitr. klin. Chir. **114**, H. 5 (1919). (d) Gefäßplastiken. Münch. med. Wschr. **1916**, 721. (e) Die Verletzungen und traumatischen Aneurysmen der Vertebralgefäße am Halse und ihre operative Behandlung. Beitr. klin. Chir. **108**, H. 1 (1917). (f) Blutstillung durch lebende Tamponade mit Muskelstückchen bei Aneurysmaoperationen. Zbl. Chir. **1917**, Nr 25, 545.

Landois, F.: Die Fettembolie. Erg. Chir. **16**, 99 (1923). — Leischner, H.: Aneurysmafälle. Wien. klin. Wschr. **1915**, 358. — v. Lesser: Oberkieferresektion. Vorherige Ligatur der Carotis communis. Zbl. Chir. **1883**, 156. — Lexer, E.: (a) Die ideale Operation des arteriellen und des arteriell-venösen Aneurysmas. Verh. dtsch. Ges. Chir. **2**, 215 (1907). (b) Gefäßplastik. Verh. dtsch. Ges. Chir. **1**, 132 (1912). (c) Ideale Aneurysmaoperation und Gefäßtransplantation. Verh. dtsch. Ges. Chir. **1**, 113 (1913). (d) Die Operation der Gefäßverletzungen und der traumatischen Aneurysmen, zugleich Beitrag zur Freilegung der Subclaviaaneurysmen. Dtsch. Z. Chir. **1916**, 135, 439. (e) Dauererfolg eines Arterienersatzes durch Venenautoplastik nach 5 Jahren. Zbl. Chir. **1917**, Nr 26, 569. — Linser: Über Zirkulationsstörungen im Gehirn nach Unterbindung der Vena jugularis int. Beitr. klin. Chir. **28**, 642 (1900).

Marburg, O. und E. Ranzi: Die Kriegsbeschädigungen des Rückenmarks und ihre operative Behandlung. Arch. klin. Chir. **111**, H. 1.

Neugebauer, F.: Seltene Gefäßveränderungen nach Schußverletzung. Zbl. Chir. **1915**, Nr 10, 145.

Oberst: Das Aneurysma der Subclavia. Beitr. klin. Chir. **41**, 459 (1904). — Orator, V.: Zur Chirurgie des Bulbus venae jugularis. Arch. klin. Chir. **140**, 299 (1926). — Ortenberg, H.: Aneurysma arterio-venosum zwischen Carotis interna, Vertebralis sinistra und Sinus transversus. Münch. med. Wschr. **1917**, 237.

Perthes: Über die Ursachen der Hirnstörungen nach Carotisunterbindung und über die Arterienunterbindung ohne Schädigung der Intima. Verh. dtsch. Ges. Chir. **2**, 54 (1920). — Pilz, C.: Zur Ligatur der Arteria carotis communis. Arch. klin. Chir. **9**, 401 (1868). —

PRIBRAM, E.: Über einen seltenen Fall von Aneurysma der Carotis interna. Arch. klin. Chir. 108, 680 (1917).

RANZI, E.: (a) Zur Ligatur der Arteria carotis. Wien. klin. Wschr. 1918, Nr 13. (b) Aneurysmaoperationen. Arch. klin. Chir. 110 (1918). — REHN, E.: (a) Zur Gefäßchirurgie im Felde speziell bei Schußverletzungen der Hals- und Schlüsselbeingefäße. Beitr. klin. Chir. 112, 535 (1918). (b) Die Freilegung der Arteria carotis interna in ihrem oberen Halsteil. Zbl. Chir. 1919, Nr 17, 305. — RIESE, H.: Ein neuer Weg zur operativen Freilegung der Art. carotis interna an der Schädelbasis. Arch. klin. Chir. 111, 556 (1919). — RITTER: Über Verminderung des Blutgehaltes bei Schädeloperationen. Verh. dtsch. Ges. Chir. 2, 314 (1913). — ROHRBACH: Gehirnerweichung nach Unterbindung der V. jugularis int. Beitr. klin. Chir. 17, 811 (1896). — RUBRITIUS, H.: Die chirurgische Behandlung der Aneurysmen der Art. subclavia. Beitr. klin. Chir. 76, 144 (1911).

SCHLANDER, E.: Die klinische Bedeutung der Anomalien am venösen Halsnetz. Mschr. Ohrenheilk. 61, 430 (1927). — SMOLER: Zur Unterbindung der Carotis communis. Beitr. klin. Chir. 82, 494 (1913). — STEINDL, HANS: Luftembolie auf paradoxem Wege. Wien. klin. Wschr. 1924, Nr. 9, 206. — STICH, R.: Gefäßverletzungen und deren Folgezustände im Lehrbuch der Kriegschirurgie von A. BORCHARD und V. SCHMIEDEN, Allg. Teil, 8. Kap. Leipzig: Amb. Barth 1917. — STICH, R. und A. FROMME: Die Verletzungen der Blutgefäße und deren Folgezustände (Aneurysmen). Erg. Chir. 13, 144 (1921). — STIERLIN und v. MEYENBURG: Die fortschreitende Thrombose und Embolie im Gebiete der Carotis interna nach Kontusion und Unterbindung. Dtsch. Z. Chir. 152, 1 (1920). — STOLZ: Über die Unterbindung der V. jugularis int. Korresp.bl. Schweiz. Ärzte 1918, 415. — SUCHANEK, E.: Wien. klin. Wschr. 1915, 75.

TANDLER, J.: Die Unterbindung der Arteria carotis externa am Ligamentum stylomandibulare. Arch. klin. Chir. 96, 533 (1911). — TIEGEL: Verh. dtsch. Ges. Chir. 1, 36 (1912). — TILMANN: Operationen an der Arteria anonyma und Carotis sinistra unter Blutleere. Zbl. Chir. 1916, 684.

VELEBIL, A.: Aneurysma der Art. carotis interna. Ref. Zbl. Chir. 1913, Nr 41, 1608.

WIETING: Zur Frage der traumatischen falschen Aneurysmen. Beitr. klin. Chir. 94, 1 (1914). — WILMS: Heilung der Fettembolie durch Drainage des Ductus thoracicus. Verh. dtsch. Ges. Chir. 1, 196 (1910).

ZAHRADNICKY: Die Behandlung der unechten Aneurysmen. Wien. klin. Wschr. 1915, Nr 37. — ZESAS, D. G.: (a) Die operativ entstandenen Verletzungen des Ductus thoracicus. Ihre Bedeutung. Ihre Behandlung. Dtsch. Z. Chir. 113, 197 (1912). (b) Die nicht operativ entstandenen Verletzungen des Ductus thoracicus. Dtsch. Z. Chir. 115, 49 (1912). — ZIMMERMANN: Über die Gehirnerweichung nach Unterbindung der Carotis communis. Beitr. klin. Chir. 8, 364 (1892).

IV. Chirurgie der Halsnerven.

BORCHARD, A.: Zur chirurgischen Behandlung der Angina pectoris. Arch. klin. Chir. 127, 212 (1923). — BRASCH: Neur. Zbl. 1898, 601. — BRAUN, H.: Über die Resektion des Halssympathicus bei Epilepsie. Verh. dtsch. Ges. Chir. 2, 534 (1901). — BRÜNING, F.: (a) Die operative Behandlung der Angina pectoris durch Exstirpation des Halsbrustsympathicus und Bemerkungen über die Operation der abnormen Blutdrucksteigerung. Klin. Wschr. 1923, Nr 17, 777. (b) Die Chirurgie des vegetativen Nervensystems. Med. Klin. 1923, Nr 20, 673. (c) Die Behandlung angiospastischer Zustände insbesondere der Angina pectoris durch Operationen am vegetativen Nervensystem. Verh. dtsch. Ges. Chir. 1923, 484. — BRUNN und MANDL: Wien. klin. Wschr. 1924, Nr 21.

DANIELOPULO: Betrachtungen über die Pathogenese der Angina pectoris und über die physiologischen Grundlagen ihrer chirurgischen Behandlung. Ges. inn. Med. Wien, März 1924.

EPPINGER: Ges. inn. Med. Wien 5./6. Mai 1924. Wien. klin. Wschr. 1924, 279. — EPPINGER, H. und G. HOFER: (a) Wien. klin. Wschr. 1923, Nr 18. (b) Zur Pathogenese und Therapie der Angina pectoris. Ther. Gegenw. Mai 1923. — ERLACHER, PH.: Experimentelle Untersuchungen über Plastik und Transplantation von Nerv und Muskel. Arch. klin. Chir. 105, 389 (1915).

FEDOROFF, S. P. und K. P. SAPOSCHKOFF: Zur Technik der operativen Behandlung der Angina pectoris mit Durchschneidung des Nervus depressor. Zbl. Chir. 1925, Nr 35, 1937. — FELIX: Anatomische, experimentelle und klinische Untersuchungen über den Phrenicus und die Zwerchfellinnervation. Dtsch. Z. Chir. 171, Nr 3/6, 283 (1922).

GEINITZ, R.: Die Nervenschüsse. Erg. Chir. 12, 421 (1920). — GJURGJEVIC, C.: Drei Fälle sekundärer Nervennaht. Ref. Zbl. Chir. 1912, 90. — GOETZE, O.: (a) Verh. dtsch. Ges. Chir. 1, 159 (1921). (b) Die radikale Phrenicotomie als selbständiger therapeutischer Eingriff bei der chirurgischen Lungentuberkulose. Verh. dtsch. Ges. Chir. 1922, 224.

v. HACKER: Direkte Nerveneinpflanzung in den Muskel und muskuläre Neurotisation bei einem Fall von Cucullarislähmung. Zbl. Chir. 1914, 881. — HEINEKE: Die direkte Einpflanzung der Nerven in den Muskel. Zbl. Chir. 1914, 465. — Heymann: Berl. klin. Wschr. 1919, 378. — Hofer, Gustav: (a) Ges. inn. Med. Wien 5./6. März 1924. Wien. klin. Wschr. 1924, 279. (b) Die chirurgische Behandlung der Angina pectoris. Wien. klin. Wschr. 1924, H. 28, Sonderbeilage. (c) Zur Chirurgie des vegetativen Nervensystems bei Angina pectoris und Asthma bronchiale. Wien. klin. Wschr. 1925, Nr 31 u. 44. (d) Zur Chirurgie der Angina pectoris. Wien. klin. Wschr. 1928, H. 11/12.

Jehn, W.: Die Behandlung schwerster Atemkrämpfe beim Tetanus durch doppelseitige Phrenicotomie. Münch. med. Wschr. 1914, Nr 40, 2048. — Jonnesc, Th.: Die Resektion des Halssympathicus bei der Behandlung der Epilepsie, des M. Basedow und des Glaukoms. Zbl. Chir. 1899, Nr 6, 161. — Jonnesco, T.: (a) Traitement chirurgical de l'angine de poitrine par la résection du sympathique cervico-thoracique. Presse méd. 28, 749. Ref. Z.org. Chir. 10, 528 (1921). (b) Gaz. Hôp. Ref. Z.org. Chir. 11, 357 (1921). (c) Presse méd. 29, 193. Ref. Z.org. Chir. 12, 391 (1921). (d) La résection du sympathique dans l'angine de poitrine. Presse méd. 31, 517. Ref. Z.org. Chir. 24, 10 (1923).

Kamnitzer: Die operative Behandlung der Angina pectoris durch Exstirpation des Hals-Brustsympathicus. Ther. Gegenw. 1923, Nr 6, 234. — Katzenstein: Über Heilung von Schultermuskellähmungen (M. trapezius bzw. serratus) durch combinierte Muskelplastik. Berl. klin. Wschr. 1909, 2184. — Kremer, H.: Über den Singultus. Erg. Chir. 15, 362 (1922). — Kroh, F.: Die künstliche ein- und doppelseitige Lähmung des Zwerchfells. Münch. med. Wschr. 1923, Nr 22, 807. — Kron: Neur. Zbl. 1898, 601. — Kümmell, H.: Die Ursachen des Asthma bronchiale und seine operative Behandlung. Verh. dtsch. Ges. Chir. 2, 592 (1924); Arch. klin. Chir. 133.

Lehmann, W.: Die Chirurgie der peripheren Nervenverletzungen. Berlin-Wien: Urban & Schwarzenberg 1921.

Öhler: Doppelseitige Phrenicusdurchschneidung bei Singultus. Münch. med. Wschr. 1922, Nr. 40, 1344 u. 1446.

Peyser, F.: Periphere Zungenlähmung nach Schußverletzung. Dtsch. Z. Chir. 158, 145 (1920). — V. Pleth: Cervical sympathectomy as a means of stopping the pains of angina pectoris. Amer. J. Surg. 36, 300. Ref. Z.org. 21, 348 (1923).

Reich:, A. Die Verletzungen des Nervus vagus und ihre Folgen. Beitr. klin. Chir. 56, 684 (1908). — Rotschild: Über funktionelle Heilung der Cucullarislähmung mittels freier Fascienplastik. Dtsch. med. Wschr. 1911, Nr 2.

Sauerbruch, F.: (a) Die Beeinflussung von Lungenerkrankungen durch die künstliche Lähmung des Zwerchfells (Phrenicotomie). Münch. med. Wschr. 1913, Nr 12, 625. (b) Kritische Bemerkungen zur Behandlung von Lungenerkrankungen durch künstliche Lähmung des Zwerchfells. Münch. med. Wschr. 1923, Nr 22, 693. (c) Die Chirurgie der Brustorgane. 1. Berlin: Jul. Springer 1920. — Sebileau, P. und A. Schwarz: Technique de la découverte et de la résection du sympathique cervical. Rev. de Chir. 27, H. 2. Ref. Zbl. Chir. 1907, 1324. Semel, H.: Ein Tumor des N. vagus. Exstirpation, Heilung. Beitr. klin. Chir. 73, 50 (1911). Stern-Lehmann: Münch. med. Wschr. 1923, Nr 2 u. 4, 68 u. 133. — Stuertz: Künstliche Zwerchfellähmung bei schweren chronisch einseitigen Lungenerkrankungen. Dtsch. med. Wschr. 1911, Nr 48.

Thost: Über Halsschüsse. Z. Ohrenheilk. 73, 207 (1915).

Wölfler, A.: Über die Naht des Nervus hypoglossus. Beitr. klin. Chir. 45, 294 (1905).

Zesas, Denis G.: Klinik und Therapie der Vagusverletzungen am Halse. Zbl. Grenzgeb. Med. u. Chir. 18, 587 (1915).

V. Entzündliche Prozesse am Hals.

Baisch, B.: Die Röntgentherapie der chirurgischen Tuberkulose. Erg. Chir. 7, 110 (1913). Bardenheuer: Die heliotropische Behandlung der peripheren Tuberkulosis besonders der Knochen und Gelenke. Dtsch. Z. Chir. 112, 135 (1911). — Bernhard, O.: Sonnenlichtbehandlung in der Chirurgie. Neue dtsch. Chir. 23. Stuttgart: Ferd. Enke 1917. — Bier, A.: Die konservative Behandlung der sog. chirurgischen Tuberkulose. Verh. dtsch. Ges. Chir. 2, 1 (1921). — Budde, W.: Die Quecksilber-Dampf-Quarzlampe „künstliche Höhensonne" in der Chirurgie. Erg. Chir. 13, 97 (1921). — Burkhardt, H.: Über die Eröffnung der retropharyngealen Abscesse. Zbl. Chir. 1888, 4, 57.

Chiene: Brit. med. J. 1877. — Clairmont, P.: Der lymphangitische Halsabsceß. Schweiz. med. Wschr. 1923, 18, 441.

Dollinger, J.: Die subcutane Entfernung tuberkulöser Lymphknoten des Halses, Nackens und der Submaxillargegend. Verh. dtsch. Ges. Chir. 1, 120 (1908).

Frisch, A.: Beitrag zur chirurgischen Therapie der Lungentuberkulose. Wien. klin. Wschr. 1921, Nr 37, 449.

Garrè, C.: Die Behandlung der Knochen- und Gelenktuberkulose. Verh. Ges. dtsch. Chir. 2, 15 (1913). — Girard: Korresp.bl. Schweiz. Ärzte 1914, 1639.

Hagemann: Über die Behandlung chirurgischer Tuberkulose mit künstlichem Licht. Dtsch. med. Wschr. 1913, Nr 30. — Hecht, V.: Über eine neue Methode exakter Heliotherapie. 'Kongreß inn. Med. Wien **1923**. — HOFFA: Die Schmierseifenbehandlung der tuberkulösen Lokalerkrankungen. Münch. med. Wschr. **1899**, Nr 9, 277. — HUETER, C.: Die Skrofulose und ihre lokale Behandlung als Prophylaxe gegenüber der Tuberkulose. Volkmanns Slg. klin. Vortr. **1872**, Nr 49.

ISELIN: (a) Die Behandlung der chirurgischen Tuberkulose. Volkmanns Slg klin. Vortr. N. F. **1913**, Nr 677. (b) Die konservative Behandlung der Drüsentuberkulose. Korresp.bl. Schweiz. Ärzte **1912**, H. 20.

KAPELUSCH, A. undP. OREL: Ein Beitrag zur Röntgentherapie der chirurgischen Tuber-kulose, besonders der Gelenk- und Knochenerkrankungen. Wien. klin. Wschr. **1917**, 562. — KOCHER: Korresp.bl. Schweiz. Ärzte **1914**, 1616. — KÖNIG, FRITZ: Die chirurgische Behand-lung der chirurgischen Tuberkulose. Verh. dtsch. Ges. Chir. **2**, 79 (1921). — KRECKE: Röntgenbehandlung der Lymphdrüsentuberkulose. Beitr. klin. Chir. **95**, 609 (1915). — KRÜGER: Kosmetische Operation der Halsdrüsentuberkulose. Dtsch. Z. Chir. **106**, 477 (1910). — KÜTTNER: Zur Technik ausgedehnter Lymphomexstirpationen am Halse. Beitr. klin. Chir. **24**, 822 (1899). — KUSNETZOFF, M. M.: Über die Holzphlegmone des Halses (Reclus). Arch. klin. Chir. **58**, 455 (1899). — KUTSCHERA-AICHBERGEN, A.: Heliotherapie in Österreich. Wien. klin. Wschr. **1924**, Nr 32, 785.

LÖFFLER, FRIEDRICH: Die Pathogenese und Therapie der Spondylitistuberkulose. Erg. Chir. **15**, 391 (1922). — LOTHEISSEN: Die chirurgische Behandlung der Drüsen- und Lungentuberkulose. Wien. med. Wschr. **1914**, Nr 17, 872.

MOST, A.: Über die Verhütung und Bekämpfung der Halsdrüsentuberkulose mit beson-derer Berücksichtigung ihrer Chirurgie. Dtsch. Z. Chir. **47**, 294 (1909). — MUTSCHEN-BACHER, V.: Über die konservative Behandlung der tuberkulösen Halsdrüsen. Beitr. klin. Chir. **80**, 157 (1912).

NAST-KOLB, A.: Die operative Behandlung der Verletzungen und Erkrankungen der Wirbelsäule. Erg. Chir. **3**, 347 (1911).

PHILIPOWICZ, J.: Beitrag zur Röntgentherapie der Lymphdrüsentuberkulose. Wien. klin. Wschr. **1913**, Nr 51, 2106.

DE QUERVAIN, F.: Zur Sonnenbehandlung bei chirurgischer Tuberkulose. Dtsch. Z. Chir. **114**, 300 (1912).

ROLLIER: (a) Höhen- und Sonnenkuren der chirurgischen Tuberkulose, deren Tiefen-einwirkung und Kontrolle durch die Röntgenstrahlen. Dtsch. Z. Chir. **116**, 643 (1912). (b) Die Sonnenbestrahlung der Tuberkulose. Wien. klin. Wschr. **1912**, Nr 28. (c) Die Helio-therapie der Tuberkulose mit besonderer Berücksichtigung ihrer chirurgischen Formen. Erg. Chir. **7**, 1 (1913).

SCHMERZ: (a) Die Röntgentherapie der chirurgischen Tuberkulose. Beitr. klin. Chir. **84**, 634 (1912). (b) Heliotherapie der chirurgischen Tuberkulose in der Ebene. Beitr. klin. Chir. **94**, 381 (1914). — SCHÖNBAUER, L.: Die chirurgische Tuberkulose in der Nach-kriegszeit und ihre Behandlung mit der BACHschen Höhensonne und der KROMAYERschen Quarzlampe. Mitt. Grenzgeb. Med. u. Chir. **33** (1921). — SCHÖNFELD und BENISCHKE: Röntgentherapie der tuberkulösen Halslymphome. Med. Klin. **1917**, Nr 40, 1062.

VULPIUS, O.: Über die Lichtbehandlung der chirurgischen Tuberkulose. Münch. med. Wschr. **1923**, Nr 20, 1079.

WIETING, J.: Über die Tuberkulose der Wirbelsäule besonders ihrer hinteren Abschnitte und über die Entstehung retropharyngealer Abscesse. Arch. klin. Chir. **71**, 479 (1903). — WILMS, A.: Halsdrüsentuberkulose und Lazarettbehandlung. Münch. med. Wschr. **1917**, Nr. 1. — WITTEK, A.: Zur Sonnenbehandlung der chirurgischen Tuberkulose. Beitr. klin. Chir. **94**, 694 (1914). — WULLSTEIN, L.: Die Wirbelentzündungen im Handbuch der orthop. Chirurgie von JOACHIMSTHAL 1, 2. Abt., Spez. Teil, 1. Hälfte, 1225. Jena: Gust. Fischer 1905—1907.

ZADRO, E.: Zur Frage der Heliotherapie. Wien. klin. Wschr. **1912**, 527.

VI. Sonstige Erkrankungen des lymphatischen Apparates.

BAUMGARTEN, P.: Über das Verhältnis der Lymphogranulomatose zur Tuberkulose. Münch. med. Wschr. **1914**, Nr 28, 1545.

CHAOUL, H. und K. LANGE: Über Lymphogranulomatose und ihre Behandlung mit Röntgenstrahlen. Münch. med. Wschr. **1923**, Nr 23, 725.

FABIAN, E.: Die Lymphogranulomatosis (PALTAUF-STERNBERG). Zbl. Path. **22**, Nr 4, 145 (1911).

LICHTENSTEIN, A.: Untersuchungen über die Ätiologie der Lymphogranulomatosis (STERNBERG). Frankf. Z. Path. **24**, Erg.-H. 529 (1921).

MARESCH, R.: Über ein plasmacelluläres Lymphogranulom. Verh. dtsch. path. Ges. **1909**, 257.

PALTAUF, R.: Lymphosarkom. Erg. Path. **3**, 652 (1896).

STERNBERG, C.: (a) Primärerkrankungen des lymphatischen und hämatopoetischen Apparates. Erg. Path. **9 II**, 360. (b) Über einen eigenartigen, unter dem Bilde der Pseudoleukämie verlaufende Tuberkulose des lymphatischen Apparates. Zsch. f. Heilk. **19** (1898). (c) Universelle Primärerkrankungen des lymphatischen Apparates. Zbl. Grenzgeb. Med. u. Chir. **2** (1899).

Ziegler, K.: Das maligne Lymphom (malignes Granulom, Hodgkinsche Krankheit). Erg. Chir. **3**, 37 (1911).

VII. Geschwülste des Halses (mit Ausschluß der Drüsentumoren).

Beitzke: Über einen Tumor der Carotisdrüse. Charité-Ann. **33** (1909). — Birman, A.: Über Strumen der Carotisdrüse. Dtsch. Z. Chir. **186**, 384 (1924). — Bonikowsky, H.: Über einen Fall von Struma der Carotisdrüse. Zbl. Chir. **1926**, Nr 39, 2455. — Bruns, P.: (a) Das branchiogene Carcinom des Halses. Beitr. klin. Chir. **1**, 369 (1883). (b) Über das Rankenneurom. Beitr. klin. Chir. **8**, 1 (1892).

Chiari, O. M.: Über einen Fall von Carotisdrüsentumor. Beitr. klin. Chir. **81**, 599 (1912).

Eigenbrodt: Verh. dtsch. Ges. Chir. **1**, 138 (1894). — v. Eiselsberg: Fall von Myositis ossificans. Wien. klin. Wschr. **1922**, Nr 12, 280. — Enderlen: Münch. med. Wschr. **1913**, 216.

Flörken: Ein Beitrag zu den Tumoren der Carotisdrüse. Münch. med. Wschr. **1927**, Nr 22, 931.

Gierke, E. v.: Das chromaffine System und seine Pathologie. Erg. Path. **10** (1904). — Goepel: Bericht über einen Fall von Carotisdrüsentumor. Tagg Ver. mitteldtsch. Chir. Leipzig Nov. **1925**. Zbl. Chir. **1926**, 1074.

v. Heinleth: Ein Fall von Carotisdrüsenperitheliom. Münch. med. Wschr. **1900**, 899.

Joannovics, G.: Über branchiogene Carcinome und auf embryonaler Grundlage zurückzuführende cystische Tumoren des Halses. Z. f. Heilk. **23**, 26 (1902).

Kaufmann, E. und Ruppanner: Über die alveolaren Geschwülste der Glandula carotica. Dtsch. Z. Chir. **80**, 258 (1905). — Klose, H.: Beitr. zur Chirurgie der sog. Carotisdrüse. Arch. klin. Chir. **121**, 687 (1922). — Klug: Über die Carotisdrüse. Beitr. klin. Chir. **131**, 531 (1924).

Madelung: Über den Fetthals (diffuses Lipom des Halses). Arch. klin. Chir. **37**, 106. (1888). — Mönckeberg: Tumoren der Glandula carotica. Beitr. path. Anat. **38** (1905).

Neuber, C. E.: Über Geschwülste der Carotisdrüsen. Arch. klin. Chir. **102**, 289 (1913).

Paltauf: Über Geschwülste der Glandula carotica. Beitr. path. Anat. **11** (1892).

Regnault, C.: Die malignen Tumoren der Gefäßscheide. Arch. klin. Chir. **35**, 50 (1887).

Steindl: Beitrag zur Kenntnis der Carotisdrüsengeschwulst. Dtsch. Z. Chir. **132**, 1 (1915). — Schmidt, J. E.: Beiträge zur Kenntnis der Glandula carotis und seiner Tumoren. Beitr. klin. Chir. 88, 301 (1914). — Schmidt, P.: Der jetzige Stand unserer Kenntnisse über die Glandula carotica. Zbl. Herzkrkh. **14**, Nr 19 (1922).

Volkmann, R.: Das tiefe branchiogene Halscarcinom. Zbl. Chir. **1882**, 49.

II. Die Krankheiten der Schilddrüse und der Epithelkörperchen[1].

Von

CARL ROHDE-Nordhausen (früher Düsseldorf).

Mit 44 Abbildungen.

A. Anatomie und Physiologie der Schilddrüse und der Epithelkörperchen.

1. Anatomische Vorbemerkungen.

a) **Entwicklungsgeschichte.** Die Schilddrüse entsteht nach den neueren Untersuchungen (GROSSER, ERDHEIM, GETZOWA, SOBOTTA) *aus einer einheitlichen, unpaarigen, medianen Anlage.* Diese bildet sich schon sehr früh (bei Embryonen von 1,38—1,7 mm Länge) als kleine mediane *Epithelausstülpung aus der ventralen Schlundwand zwischen der ersten und zweiten Schlundtasche.* Anfangs massig, als gestieltes Bläschen angelegt verliert die Anlage an ihrem Grund bald ihr Lumen und wird zu einer soliden, birnförmigen Epithelknospe, deren Stiel jedoch lange Zeit hohl bleibt *(Ductus thyreoglossus).* Zunächst in die Gabel des Truncus arteriosus eingelagert, verliert die Anlage im Laufe der Weiterentwicklung infolge der Caudalverschiebung des Herzens diese Lagebeziehung (Lageanomalie S. 598). Die stielförmige Verbindung mit dem Pharynxepithel verlängert sich, der Stiel obliteriert bis auf ein kleines, blind endendes Loch am ursprünglichen Ausgangspunkt der Anlage, das sog. Foramen caecum am Zungengrunde (s. Nebenkröpfe, Cysten S. 598, 624). Gleichzeitig mit der Obliteration des Schilddrüsenbläschens wird die Anlage zweilappig und stellt von diesem Zeitpunkt an (6 mm lange Embryonen) einen queren, etwa hufeisenförmig gestalteten Körper dar, der caudalwärts auswächst. Bei diesem Wachstum bilden sich die dorsokranial gerichteten, seitlichen Schenkel zu den späteren *Seitenlappen* aus, während der mittlere, ventrocaudal gerichtete Anteil zum *Isthmus* wird. An die Seitenlappen legt sich jederseits der aus der fünften Schlundtasche stammende *post-* oder *ultimobranchiale* Körper (GETZOWA), früher als laterale paarige Schilddrüsenanlage angesehen, an. Dieser beteiligt sich aber nicht an der Bildung des Schilddrüsengewebes und geht meist zugrunde. Gelegentlich sind die postbranchialen Körper Ausgangspunkt für Nebenkröpfe, Halsfisteln, -cysten und Tumoren (s. S. 598, 624). Wichtig ist weiter, daß in der Folgezeit die beiden

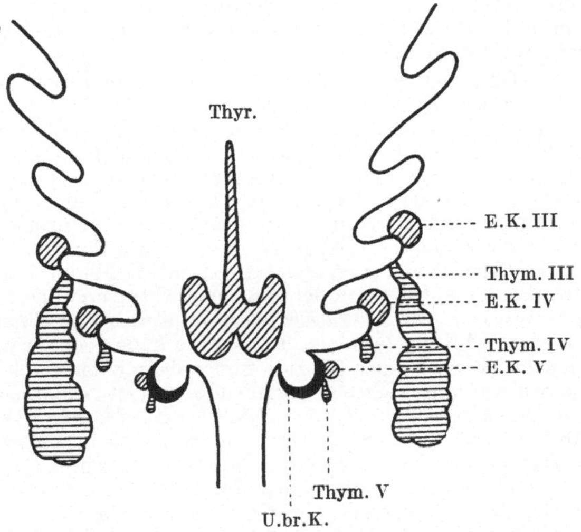

Abb. 1. Schema der branchiogenen Organe nach GETZOWA. Thyr. Thyreoidea (Schilddrüse). E.K. Epithelkörperchen (Parathyreoidea). Thym. Thymus. U.br.K. Ultimobranchialer (postbranchialer) Körper.

---

[1] In den Überschriften der Seiten 580, 584, 588 und 592 ist versehentlich ,,bzw. Anatomie'' gedruckt worden.

Seitenlappen stärker wachsen als der Isthmus, so daß schließlich die ausgebildete Schilddrüse aus einem verhältnismäßig schmalen Isthmus und zwei großen Seitenlappen besteht. Diese Seitenlappen sind meist verschieden groß und verschieden gestaltet. Auf dem ganzen Wege, den die Drüse in ihrem Entwicklungsgange nimmt, können Teile der Schilddrüsenanlage versprengt werden und, ohne Verbindung mit dem Hauptorgan zu erlangen, liegen bleiben; sie zeigen sich dann im postfetalen Leben als sog. Nebenschilddrüsen (Gl. thyr. access.) vom Zungengrunde bis herunter in die Brusthöhle; von ihnen gehen Nebenkröpfe (s. S. 598), Cysten und Tumoren (s. S. 624) aus. Außerdem sind gelegentlich einzelne Teile der Schilddrüse überhaupt nicht oder nur mangelhaft angelegt, häufig verbunden mit Gefäßanomalien (Thyreoaplasie und -hypoplasie). Nach Rohde wird besonders der linke Schilddrüsenlappen und die linke Art. thyr. inf. davon betroffen, eine Tatsache, die von Wegelin bestätigt wurde. Auch diese Zustände gewinnen Bedeutung für die Klinik des Kropfes (s. S. 599).

In den ersten Embryonalmonaten entstehen in der soliden Schilddrüsenanlage gefensterte, dünne, epitheliale Platten, die untereinander verbunden sind. Die beiden Epithellagen dieser Platten weichen auseinander, es bilden sich so die ersten *Drüsenbläschen (Primärfollikel)*. Aus den Resten der soliden Platten bilden sich weitere Follikel; ferner entstehen Bläschen durch Aussprossung oder Teilung der primären Follikel *(Sekundärfollikel)*. In den späteren Embryonalmonaten geht die Bildung der Follikel weiter; gleichzeitig tritt die sekretorische Tätigkeit der Schilddrüse durch Bildung von Kolloid mehr hervor, bleibt aber immerhin noch sehr spärlich.

Die *Epithelkörperchen* (Glandulae parathyreoidae) entstehen aus *dorsalen Divertikeln der 3. und 4. Schlundtasche*. Die Anlage des Epithelkörperchens III wandert mit der Schilddrüse nach abwärts, während die Anlage des Epithelkörperchens IV sich nur wenig caudalwärts verschiebt. Diese Verschiedenheiten in der Wanderung der beiden Anlagen haben zur Folge, daß das Epithelkörperchen III schließlich am unteren Rande der Schilddrüse liegt *(unteres Epithelkörperchen)*, während das Epithelkörperchen IV nicht weit vom oberen Schilddrüsenpole gefunden wird *(oberes Epithelkörperchen)*. Die Epithelkörperchen können sich spalten, so daß jederseits mehr als zwei vorhanden sind. Versprengte Epithelkörperchen werden fernab vom normalen Sitz im Mediastinum, in der Schilddrüsensubstanz und im Thymus gefunden. Auch sie haben große klinische Bedeutung (vikariierendes Eintreten bei Verlust der Epithelkörperchen, bei Tumoren!). Die Epithelkörperchen haben genetisch mit der Schilddrüse keine Beziehungen, sondern gewinnen sekundär nur räumliche Beziehungen zu ihr.

b) **Topographie und Anatomie.** Die Schilddrüse besteht aus zwei *seitlichen Lappen,* die durch den *Isthmus* verbunden werden. Die beiden, meist asymmetrischen Seitenlappen (rechter Lappen meist größer und schwerer als linker) laufen sehr häufig nach oben und unten in stumpfendigende Fortsätze aus, wodurch die Figur eines H entsteht. Hufeisenförmig gebogen schmiegt sich die Schilddrüse eng dem Kehlkopf, der Luft- und Speiseröhre an und steht in engster Nachbarschaft mit den Halsgefäßen und Nerven, nach unten unter Umständen mit Pleuren, Mediastinum und Mediastinalorganen. Durch Muskulatur (M. levator glandulae thyr.) ist sie gelegentlich mit Zungenbein und Schildknorpel, durch mittlere und seitliche Bänder (Lig. gland. thyr.) mit Kehlkopf und Luftröhre fest verbunden. Bedeckt wird die Schilddrüse von der Halsmuskulatur und den Halsfascien. Der *Isthmus* liegt meist *in Höhe des 2. und 3. Trachealknorpels,* etwa 2 Querfinger breit über der Incisura jugularis. Zuweilen fehlt der Isthmus. In anderen Fällen geht er in einen *Lobus pyramidalis* über, der gelegentlich nach oben bis zum Zungenbein reicht (Abkömmling des Ductus thyreoglossus). Die *Seitenlappen* reichen gewöhnlich *vom oberen Schildknorpelrand bis zum 6. Trachealknorpel.* Das *Durchschnittsgewicht der Schilddrüse schwankt stark* (geographische Lage, Alter, Ernährung usw. s. S. 581); die mittleren Werte liegen zwischen 30—60 g bei Erwachsenen.

Das normalerweise rotbraun-graurote, durchscheinende, verhältnismäßig derbe Organ (reichlich Stroma) ist von einer *derben äußeren Fascienhülle* (äußere Kapsel, Abkömmling der Fascia colli media) und einer *dünnen, inneren Fascienhülle* (innere Kapsel, Capsula propria), die durch Bindegewebszüge fest mit dem Drüsenparenchym verbunden ist, umgeben. Zwischen beiden Hüllen liegt ein von zartem Bindegewebe ausgefüllter Raum *(Spatium thyreoideum),* in dem die Drüse leicht verschieblich ist (Gleiten bei den einzelnen Bewegungen, z. B. beim Schlingakt), und aus dem sie sich leicht herausschälen läßt, sofern nicht entzündliche Vorgänge (Infektion, Stauungen, Jod, Röntgen) das zarte Gleitgewebe in schwielige Narbenmassen umgewandelt haben. Der grobanatomische Aufbau ist feinkörnig, lappig; interlobuläre bindegewebige Septen durchsetzen das Parenchym und fassen Gruppen von Follikeln als sog. *Lobuli* zusammen. Mehrere Läppchen werden von breiteren Bindegewebszügen, die von der Capsula propria einstrahlen (s. oben) umgeben.

Der feinere gewebliche Aufbau kann hier nur kurz gestreift werden; in der Hauptsache werden wir uns bei der Besprechung der einzelnen Erkrankungen mit ihm zu befassen haben. Im übrigen ist eine normale Histologie bei den zahlreichen geographischen und Altersunterschieden und den fließenden Übergängen zu krankhaften Veränderungen schwer zu geben. Das *Parenchym* besteht aus verschieden großen, kugeligen Hohlräumen *(Follikel),* die von einem *einschichtigen* kubischen, gelegentlich zylindrischen, bei großen Hohlräumen mehr oder weniger stark abgeplatteten *Epithel (Haupt- und Kolloidzellen)* ausgekleidet sind. Die Kolloidzellen enthalten eine homogene, glasige, stark lichtbrechende, klebrige, mit Eosin und van Gieson stark färbbare Masse, die in Form kleiner Tröpfchen als *Kolloid*

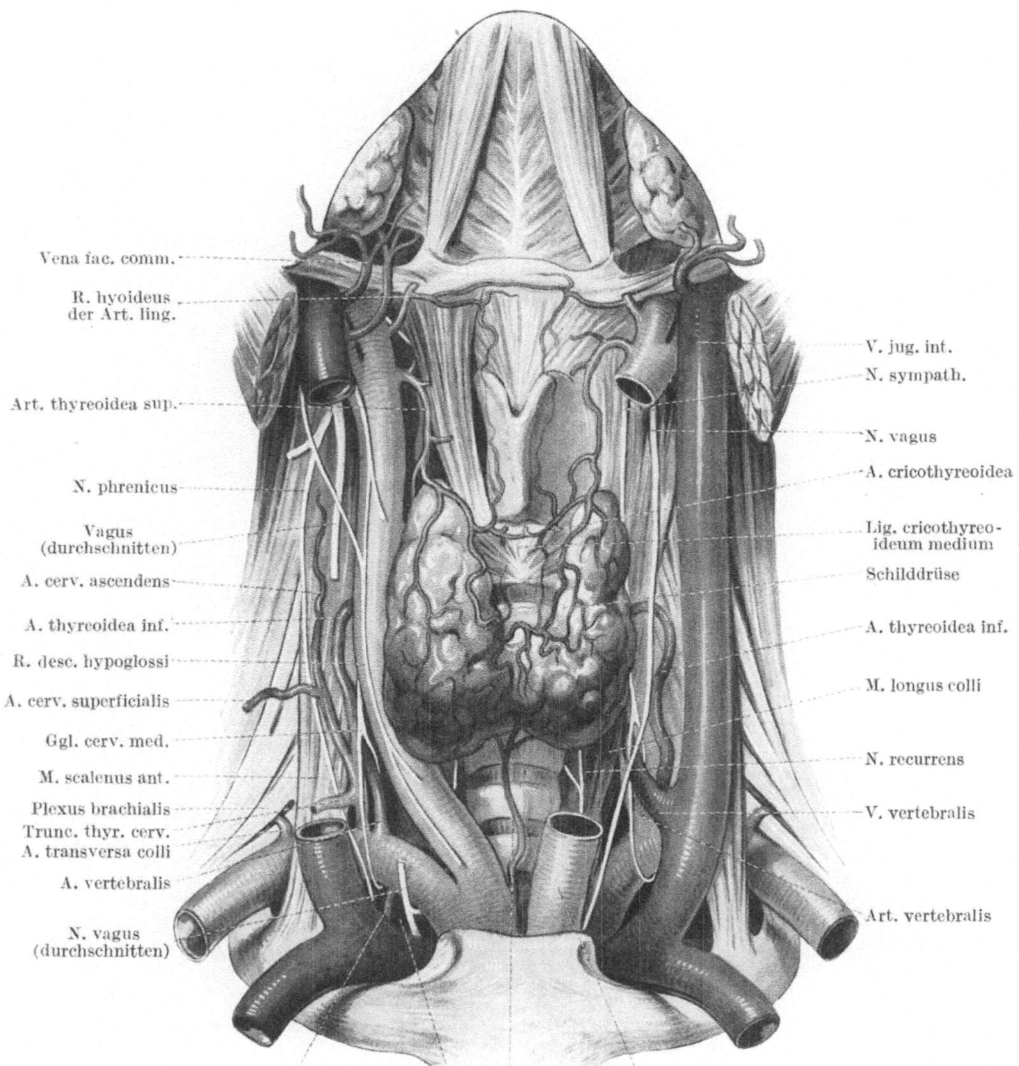

Abb. 2. Halssitus von vorn.
(Nach F. Sauerbruch in Bier-Braun-Kümmell, Chirurg. Operationslehre 1923, Bd. II, IV./V. Aufl.)

in das Lumen der Follikel ausgeschieden wird. Das Kolloid ist somit ein Sekretionsprodukt der Follikelepithelien. Teile des Kolloids werden durch die Follikelepithellage hindurch in die umspülenden Lymph- und Blutbahnen hineinsecerniert und können in diesen nachgewiesen werden. Außer diesen kolloidgefüllten Hohlräumen finden sich *kleinere und leere Gebilde,* sowie *solide,* jeder Lichtung entbehrende *Zellkomplexe,* die junge Parenchymabschnitte darstellen. Im Kindesalter findet man schlauchähnliche Gebilde *(Zentralkanäle),* die im späteren Alter zurücktreten; sie sind Reste der Verzweigungen des Ductus thyreoglossus.

Die an der Hinterfläche der Schilddrüse, in der Nähe der Einmündung der beiden Äste der Art. thyreoidea inferior gelegenen, nicht selten in Fettgewebe eingebetteten *Epithelkörperchen* sind schwer von Schilddrüsengewebe zu unterscheiden. Sie haben eine etwas

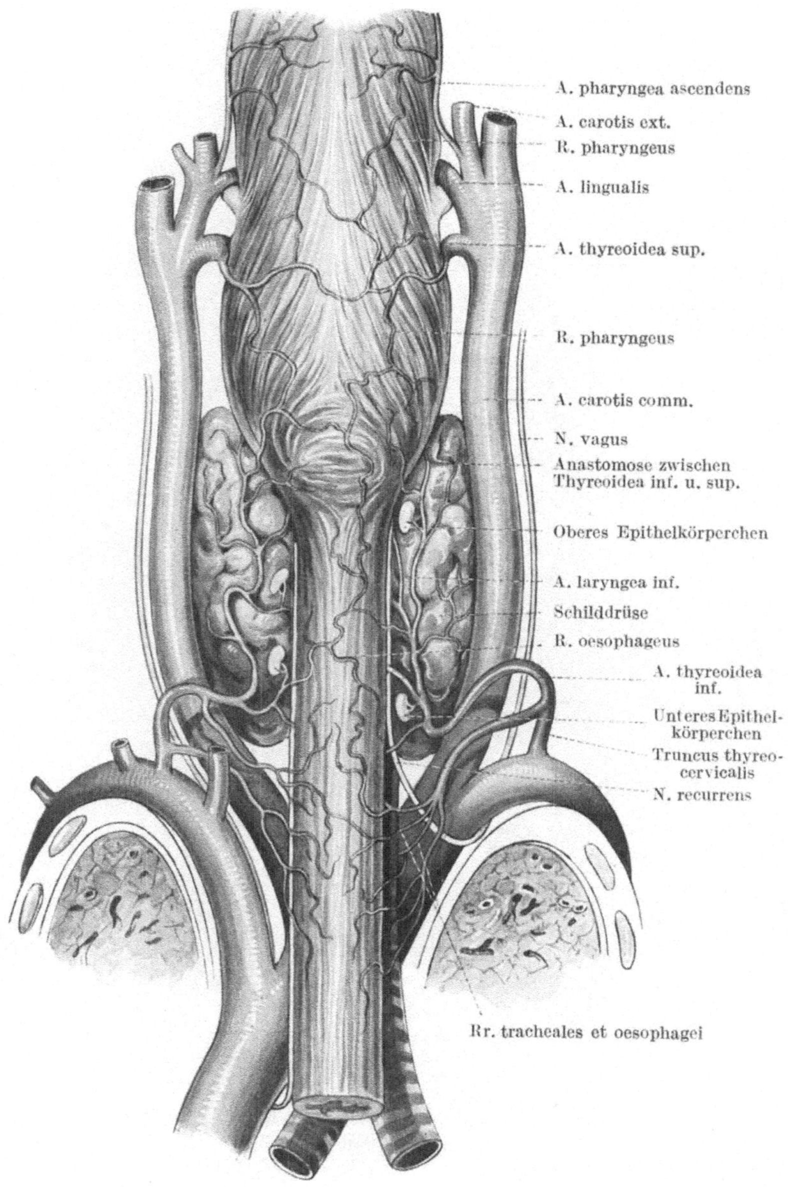

Abb. 3. Halssitus von hinten.
(Nach F. Sauerbruch in Bier-Braun-Kümmell, Chirurg. Operationslehre 1923, Bd. II, IV./V. Aufl.)

dunklere, mehr rote, im Alter gelbliche Farbe, sind roggenkorn- bis bohnengroß; sie sehen kleinen Lymphdrüsen sehr ähnlich und werden bei Betrachtung mit bloßem Auge leicht mit solchen, auch mit abgesprengten Schilddrüsenknötchen verwechselt. Sie liegen meist zwischen äußerer und innerer Schilddrüsenkapsel, gelegentlich auch zwischen innerer Schilddrüsenkapsel und Schilddrüse und auch im Schilddrüsengewebe selbst.

Die Epithelkörperchen bestehen aus *soliden* Epithelsträngen (großkernige, polygonale *Hauptzellen* und kleinkernige, *oxyphile Zellen*), lockerem Bindegewebe und Fettzellen. Manchmal findet man im Zentrum der Stränge kleine Lichtungen; Bläschen mit kolloidähnlichem Inhalt sind ebenfalls nur gelegentlich nachgewiesen worden. Ferner enthalten die Epithelkörperchen Glykogen.

c) **Gefäß- und Nervenversorgung.** Die *Schilddrüse* ist mit Ausnahme des Isthmus sehr *reichlich mit Blutgefäßen versorgt*; deshalb ist sie in Größe und Form leicht veränderlich. Die *Art. thyreoidea sup.* entspringt aus der Art. carotis externa, tritt vorn und seitlich am oberen Schilddrüsenpol ein und teilt sich in mehrere Äste; der wichtigste und größte ist der vordere Ast. Das Versorgungsgebiet der Art. thyr. sup. ist in der Hauptsache die Vorderfläche der Schilddrüse. Die *Art. thyr. inf.* entspringt aus dem Truncus thyreo-cervicalis, läuft auf der Fascia praevertebralis hinter der Carotis communis nach oben. Sie beschreibt dabei im Bindegewebe der Fascia colli einen Bogen, kreuzt hier den Grenzstrang des Sympathicus und tritt dann durch die äußere Schilddrüsenkapsel an den mittleren, hinteren Abschnitten der Drüse in das *Spatium thyreoideum* ein. In diesem Spatium *kreuzt sie sich mit dem Nervus recurrens*; ferner *liegen hier die Epithelkörperchen* (s. S. 576). Die Arterie spaltet sich im Spatium thyreoideum in ihre Verzweigungen auf, die nach kurzem Verlaufe in das Parenchym treten und in der Hauptsache die Hinterfläche der Drüse versorgen. Varietäten der Art. thyr. inf. sind nicht selten (ROHDE, s. S. 574, 599); desgleichen wird nicht selten (10%) eine *Art. thyr. ima* gefunden, die als unpaares medianes Gefäß vom Aortenbogen oder den großen Ästen der Aorta kommt und von unten her an den Isthmus herantritt. Wesentlich für die praktische Chirurgie sind die *zahlreichen Anastomosen* zwischen den einzelnen Gefäßgebieten, sowie mit den Gefäßen der Nachbarorgane (Luft- und Speisewege).

Die *Epithelkörperchen* werden aus einem Aste der Art. thyr. inf. oder einem Aste der Anastomose zwischen Art. thyr. sup. und inf. versorgt.

Der *venöse Abfluß* wird durch zahlreiche und weite Venen bewerkstelligt, die sich an der Oberfläche in größeren, plexusartig angeordneten Venennetzen sammeln. Diese fließen nach Durchbrechung der äußeren Kapsel im oberen Abschnitte zu den *Venae thyr. sup.* zusammen, die mit den gleichnamigen Arterien verlaufend das Blut zur Vena fac. communis abführen. Die Venen der unteren Abschnitte vereinigen sich zur *Vena thyr. inf.*, die nicht mit der gleichnamigen Arterie verläuft, sondern am unteren Pole die Drüse verläßt, vor der Trachea mit der Vene der anderen Seite ein Netz bildet (an dem sich meist noch eine *Vena thyr. ima* beteiligt) und dann in die Vena anonyma einmündet. Außerdem treten zuweilen in Höhe der Einmündungsstelle der Art. thyr. inf. Äste aus dem Venennetz zu einer *Vena mediana* zusammen; diese läuft vor der Art. carotis communis zur Vena jugularis.

Die *Lymphbahnen* der Drüse sammeln sich an ihrer Oberfläche zu einem engen Netz, das die ganze Drüse umspinnt. Sie ergießen sich in einzelne Lymphgefäße, die als ein oberes und ein unteres Lymphgebiet zu den Halslymphknoten und den obersten mediastinalen Lymphknoten die Lymphe abführen.

An der *nervösen Versorgung* beteiligt sich das *sympathische* und *parasympathische* (Vagus) *autonome System*; ferner nach BRÄUCKER auch der *Glossopharyngeus*. Die Vagusäste entstammen zum Teil direkt aus dem Vagusstamm, zum Teil aus dem N. laryngeus sup., inf., N. pharyngei und N. depressor; die sympathischen kommen aus den Cervicalganglien, N. cardiaci, den Gefäßgeflechten und dem Sympathicusstamm direkt. Alle bilden ein nervöses Kapselgeflecht, von dem aus auch die Epithelkörperchen versorgt werden. Die Ausläufer des nervösen Geflechtes gehen bis an die Follikelzellen heran und enden an deren basalen Flächen in kleinen Auftreibungen.

2. Physiologische Vorbemerkungen.

a) **Schilddrüse.** Die Schilddrüse ist *ein für den Organismus unentbehrliches Organ*, dessen spezifisch ausgerüstete Zellen bestimmte Stoffe bilden (s. S. 575), die zum Teil direkt, zum Teil über den Umweg der Lymphbahnen an die Blutbahn abgegeben werden und ganz charakteristische Wirkungen im Organismus zur Folge haben. Von den *Follikelepithelien gebildet* wird das Sekret der Schilddrüse als *Kolloid in den Schilddrüsenfollikeln* in wechselnder Menge *abgelagert*, hier *gespeichert und von da aus an den Organismus abgegeben.* Im jugendlichen Alter ist das Kolloid dünnflüssig und färbt sich mit Eosin rot; im Alter ist es dickflüssig und färbt sich mehr blaurot bis blau. BAUMANN fand 1895 *im Kolloid reichlich Jod* in organischer Bindung und stellte aus dem Kolloid einen jodhaltigen Eiweißkörper, *Jodothyrin*, mit 9,3% Jodgehalt dar. OSWALD fand ein Jodothyrin mit 14,2% Jodgehalt und das *Jodthyreoglobulin* mit einem Jodgehalt von 1,75%. Aus entfetteten und durch Hydrolyse aufgespaltenen Schilddrüsen isolierte KENDALL eine krystallinische Substanz, *Thyroxin*, mit einem Jodgehalt von mehr als 60%; als Muttersubstanz sieht er das Tryptophan an. Das *Thyroxin*, das KENDALL auch aus dem Thyreoglobulin isolieren konnte, wird als *das Hormon der Schilddrüse* angesehen. Den Thyroxingehalt der ganzen Schilddrüse berechnet

Kendall auf 7—8 mg, den des Blutes auf 2 mg, den des ganzen Körpers auf 25 mg; der tägliche Thyroxinverbrauch liegt zwischen 0,5 und 1 mg.

Das *Thyroxin* hat *in kleinsten Dosen die gleiche Wirkung wie die getrocknete Schilddrüsensubstanz* selbst (s. unten) und übertrifft bei weitem die Wirkung der anderen jodhaltigen Verbindungen der Schilddrüse. Das Thyroxin beeinflußt den gesamten Körperstoffwechsel, den Eiweißstoffwechsel, Fettstoffwechsel, die Wasserausscheidung, den Gasaustausch und das Wachstum (An- und Abbau). Bei Fehlen von Thyroxin sinkt die Energie des Stoffwechsels um die Hälfte; bei Zufuhr steigt sie sofort an. Bei normalen Menschen kann man durch Thyroxingaben den Stoffwechsel um $^1/_4$ steigern.

Charakteristisch für alle diese Körper ist ihr *verhältnismäßig hoher Jodgehalt.* Es sind zahllose Analysen über den *Jodgehalt der Schilddrüse* durchgeführt worden; sie enthält nach Baumann und Oswald etwa 2—9 mg reines Jod. Der Jodgehalt der Schilddrüse wechselt aber sehr; er ist abhängig von der geographischen Lage, in der der Träger lebt, von dem Jodgehalt des Bodens, hängt ferner von dem der Pflanzen und Tiere ab, von denen der Mensch sich ernährt. Die *Schilddrüse* hat vor allen Organen die *Eigenschaft, Jod aufzunehmen*; nach Jodgaben findet man sehr bald den größten Teil des Jods in der Schilddrüse wieder. Aus allen diesen Gründen kann man *aus dem Jodgehalt der Schilddrüse nichts Bestimmtes über ihren Funktionszustand aussagen,* entgegen der Ansicht einzelner Untersucher. Man weiß nur, daß chronischer Jodmangel eine gewisse Disposition zum Kropfleiden abgibt (s. Kropf, S. 585).

Die Bedeutung der Schilddrüse hat man im *Tierversuch* studiert. Nach *vollständiger Entfernung* kommt es bei jungen Tieren zu *Wachstumshemmungen*; es entstehen nicht proportionierte Zwerge. Die Knochenbildung in den Epiphysenknorpeln und Synchondrosen ist stark verzögert, während die periostale Knochenbildung kaum beeinflußt ist. Die Knochen bleiben dadurch im Längenwachstum zurück, desgleichen auch die Zähne. Frakturen zeigen verzögerte Callusbildung (umgekehrt kommt es zur Beschleunigung der Callusbildung bei normalen Tieren durch Fütterung mit Schilddrüsenpräparaten).

Die *Haut und ihre Gebilde* erleiden *trophische Störungen.* Die Tiere werden *apathisch* (Ganglienzellveränderungen), schwerfällig. fressen schlecht, Darmatonien stellen sich ein. Die Tiere magern ab, werden *kachektisch,* Wunden heilen schlecht, das *Regenerationsvermögen verringert* sich; *die Erythrocytenzahl* sinkt; nach Blutverlusten ist die Neubildung des Blutes stark verzögert. Gelegentlich kommt es zum *Myxödem.* Die Genitalien bleiben in der Entwicklung *zurück* infolge Minderfunktion und Entwicklungshemmung der Keimdrüsen. Der *Thymus* bleibt *groß*; Epithelkörperchen, Hypophyse und in geringem Grade auch die Nebennieren vergrößern sich.

Allen diesen Erscheinungen liegt eine *allgemeine Herabsetzung des gesamten Stoffwechsels* zugrunde; der Grundumsatz wird herabgesetzt. Gaswechseluntersuchungen zeigen verminderten Sauerstoffverbrauch und geringere Kohlensäureabgabe; dementsprechend ist der Energiewechsel eingeengt. Die Körpertemperatur ist niedrig. Stickstoff-, Fett- und Mineralstoffwechsel sind ebenfalls verringert; der Zuckerumsatz ist in dem Sinne gestört, daß die Assimilationsgrenze für Zucker erhöht ist und auch durch Adrenalininjektionen keine Glykosurie erzeugt wird. Diese allgemeine Stoffwechselherabsetzung (träger Stoffwechsel) führt zur Kachexie, die auch bei thyreoidektomierten erwachsenen Tieren sich einstellt *(Cachexia thyreopriva).* Ganz die gleichen Verhältnisse finden wir bei Menschen, bei denen die Schilddrüse eine herabgesetzte Funktion hat oder bei denen sie fehlt (siehe Kapitel D.).

Gegenüber diesen, auf mangelhafter Schilddrüsentätigkeit beruhenden Veränderungen am Gesamtorganismus findet man im Tierversuche bei längere Zeit fortgesetzter *Zufuhr von Schilddrüsensubstanz* eine Erhöhung des Gaswechsels (vermehrter Sauerstoffverbrauch, gesteigerte Kohlensäureabgabe), insbesondere auch des Stickstoff- und Fettstoffwechsels, Vermehrung der Kalk- und Phosphorausscheidung, im ganzen genommen eine *starke Steigerung des Gesamtstoffwechsels* (Grundumsatz wird gesteigert) und Zunahme des Energieumsatzes mit dem Erfolge einer *starken Abmagerung der Tiere;* beschleunigte Herztätigkeit und fallender Blutdruck, Lebhaftigkeit begleiten diese Zustände. Es kommt demnach zu einem Bilde, wie wir es aus der Klinik der Hyperthyreosen, besonders des Basedow kennen (s. Kapitel C.).

Hier sind tierexperimentelle Beobachtungen an Kaltblütlern zu erwähnen. Gunدernatsch fütterte Kaulquappen mit Schilddrüsensubstanz und fand Beschleunigung der Extremitätenentwicklung, der Kiemenrückbildung, der Lungenentwicklung und der Umwandlung des Darmrohres, kurz eine *überstürzte Metamorphose.* Die Tiere magern stark ab und gehen dann zugrunde. Die Erscheinungen sind die Folge eines stark gesteigerten Stoffwechsels. Umgekehrt konnte Gundernatsch bei Kaulquappen durch Vernichtung der Schilddrüse eine Verzögerung der Metamorphose erzielen.

Einwirkungen auf das Blut zeigen sich nach Thyreoidektomie in einer Oligocythämie, in Verschiebungen im weißen Blutbild, Störung der Reifungs- und Differenzierungsvorgänge im Knochenmark, Minderung des blutbildenden Gewebes. Bezüglich des Verhaltens bei Hyperthyreosen vgl. Abschnitt C. Die Viscosität des Blutes wird durch die Schilddrüse herabgesetzt, die Dispersität des Plasmas verfeinert. Bei Infektionen sollen von der Schilddrüse Schutzstoffe gebildet werden; ferner soll die Phagocytose durch die Schilddrüse erhöht werden.

Die *Schilddrüse* ist nach allem ein *innersekretorisches Organ,* das seine wirksamen Produkte *(Jodeiweißverbindungen,* besonders das Thyroxin) als *Hormone an den Organismus abgibt* und mit den *anderen endokrinen Drüsen in Wechselbeziehungen* steht. Die Schilddrüse hat auf die Tätigkeit dieser und auf die der übrigen Organe zum Teil fördernden, zum Teil hemmenden Einfluß. Für die Klinik ist von besonderer Bedeutung, daß die Schilddrüse mit Thymus, chromaffinem System, Keimdrüsen und Hypophyse in gegenseitig fördernder Beziehung, mit dem Pankreas in hemmender Beziehung steht, mit den Epithelkörperchen offenbar im Sinne eines gegenseitigen teilweisen Ersatzes (s. S. 580, 581). Die Schilddrüse *beeinflußt das Wachstum* (Verdoppelung des Schilddrüsengewichtes zwischen dem 10. und 20. Lebensjahr), die *Entwicklung des Zentralnervensystems,* den *Eiweiß-, Fett-, Kohlehydrat- und Mineralstoffwechsel, das Blut* und die *blutbereitenden Organe.* Sie ist eine *Wachstumsdrüse,* im besonderen ein *Organ der Differenzierung* (vgl. Abschnitt Thymus S. 645). Ihre spezifischen Sekrete wirken bei all diesen Vorgängen einmal unmittelbar auf die einzelnen Zellen, in Wechselwirkung mit den Sekreten der übrigen endokrinen Drüsen; zum anderen beeinflussen sie das sympathische und parasympathische Nervensystem, erhöhen deren Erregbarkeit und kommen auf diesem Umwege an den Zellen zur Wirkung. So kann z. B. ein elektrischer Strom, der zu schwach ist, um einen auf das Herz hemmend wirkenden Vagusreiz auslösen, nach Verabfolgung von Schilddrüsenextrakt wirksam werden (vgl. Übererregbarkeit des vegetativen Systems bei Basedow). Die Hormone bewirken über das Nervensystem (inkretorische Nerven) einen rascheren Ablauf des Stoffwechsels der einzelnen Zellen; Schilddrüsenextrakt sensibilisiert die Stoffwechselorgane (vgl. S. 578 und Kap. C.). Anhangsweise sei erwähnt, daß man früher (BLUM) und vereinzelt heute noch der Schilddrüse eine *Entgiftung intermediärer Stoffwechselprodukte* zuschreibt; dabei soll die Giftverankerung entweder in der Schilddrüse selbst erfolgen, oder die Gifte sollen durch ein Sekret der Schilddrüse in der Blutbahn oder in anderen Organen gebunden werden.

b) **Epithelkörperchen.** Nach Exstirpation der Epithelkörperchen wurden in früheren Jahren schon neben der eigentlichen Cachexia thyreopriva Zustände beobachtet, deren wesentliches Merkmal eine nervöse Übererregbarkeit verbunden mit Krämpfen war. Man führte auch diese Erscheinungen auf die Exstirpation der Schilddrüse zurück. GLEY (1891) erkannte als erster, daß nicht der Ausfall der Schilddrüse, sondern der der *Epithelkörperchen* (1880 von SANDSTRÖM entdeckt) Ursache des Krankheitsbildes war. Isolierte Exstirpation der Epithelkörperchen an Tieren (VASALLE, BIEDL u. a.) führte zur *Tetanie,* besonders bei Fleischfressern, die in wenigen Tagen den Tod der Tiere im allgemeinen tetanischen Anfall zur Folge hatte *(akute Tetanie).* Sind nicht alle Epithelkörperchen entfernt, so kommt es zur *chronischen Tetanie* (leichtere Krämpfe, unterbrochen von Pausen, in denen sich die Versuchstiere wieder erholen). In solchen Zuständen (Hypoparathyreose) bilden sich weitere Ausfallserscheinungen aus, wie *trophische Störungen,* Haarausfall, Linsentrübungen, Stö·rungen der Zahnbildung mit Brüchigkeit (Störung der Schmelzbildung und mangelhafte Verkalkung des Dentins), verzögerte und schlechte Callusbildung bei Frakturen; Durchfälle und hochgradige Kachexie bringen solche Tiere nach längerer Zeit erst zugrunde (chronische Tetanie). Die Ausfallserscheinungen können durch kalkhaltige Nahrung unterdrückt werden; jedoch besteht in solchen Fällen eine gewisse *Tetaniebereitschaft,* die sofort wieder zu tetanischen Zuständen Veranlassung gibt, wenn die Calciumzufuhr aufhört oder in der Brunst und der Schwangerschaft erhöhte Anforderungen an die Epithelkörperchen gestellt werden, bzw. erhöhter Kalkverbrauch vorliegt. Charakteristisch ist die rasche und starke *Senkung des Calciumspiegels im Blutplasma* (nach Exstirpation der Epithelkörperchen) auf 40%, beruhend auf einem Calciumverlust des Organismus (gesteigerte Calciumausscheidung durch den Dickdarm, weniger durch die Niere). Diese Calciumverarmung des Organismus, die nach der Exstirpation der Epithelkörperchen als Dauerzustand bestehen bleibt, ist die Ursache der *erhöhten Erregbarkeit,* der Krampfbereitschaft, der Tetanie und der oben geschilderten weiteren Folgeerscheinungen. In solchen Fällen fehlt der Kalk, der nötig ist, um die Übertragung der Nervenreize auf die Muskulatur zu dämpfen. Auf den Stoffwechsel und insbesondere auf den Gaswechsel hat die Entfernung der Glandulae parathyreoideae keinen eindeutigen Einfluß. Die *Epithelkörperchen regeln* somit durch ein Inkret den *Kalkstoffwechsel des Organismus,* wobei ein gewisser Antagonismus mit dem Thymus besteht. Fallen die Epithelkörperchen aus, so kommt es zur Kalkverarmung.

Neben der Verarmung des Blutplasmas an ionisierten Calcium sind für die Auslösung der Krämpfe bestimmte *Krampfgifte* verantwortlich gemacht, die sich aus dem normalerweise im Körper gebildeten Kreatin (Methylguanidinessigsäure) durch CO_2-Abspaltung bilden, aber unter normalen Verhältnissen durch die Epithelkörperchen unschädlich gemacht werden. Bei Hunden, denen die Epithelkörperchen entfernt sind, finden sich im Urin größere Mengen dieser Gifte, Guanidin und Dymethylguanidin; auch ihr Blut ist reicher an Guanidinderivaten. Mit diesen Verbindungen gelingt es außerdem, den tetanischen Anfall experimentell zu erzeugen; gleichzeitig sinkt bei derartiger Versuchsanordnung der Calciumspiegel. Somit ist eine *weitere Bedeutung der Epithelkörperchen die, durch bestimmte Inkretstoffe den* Organismus vor *Autointoxikation zu schützen.* Die entgiftende Wirkung der Parathyreoidea und ihre Wirkung auf den Kalkstoffwechsel sind eng gekoppelt.

Collip gelang es, aus Epithelkörperchen einen Extrakt zu gewinnen, durch den bei parathyrektomierten Hunden der Calciumgehalt des Blutes erhöht und die Hunde am Leben erhalten werden können. Bei normalen Hunden kann durch solche Extrakte der Calciumspiegel weit über die Norm gesteigert werden. Morel sah nach Gaben von Parathyreoidea bei jungen Kaninchen eine starke Vermehrung des Dickenwachstums der Femurcompacta und beschleunigte Callusbildung nach Frakturen.

Zum Schluß sei kurz angeführt, daß man Rachitis, Osteomalacie, Ostitis fibrosa als Kalkstoffwechselstörungen durch Erkrankungen und Veränderungen der Epithelkörperchen aufgefaßt hat. Die tetanischen Krämpfe rachitischer Kinder und die Veränderungen an den Zähnen sind auf Funktionsstörungen der Epithelkörperchen zurückgeführt worden. Die kindliche Tetanie, die Tetanie der Schwangeren und Stillenden, die tetanischen Erscheinungen bei Infektionskrankheiten und Intoxikationen (besonders Magen-Darmstörungen kleiner Kinder) beruhen auf Störungen im Kalkstoffwechsel; Funktionsstörungen der Epithelkörperchen mit folgender Calciumverarmung sind in vielen Fällen dafür die maßgeblichen Ursachen neben einer Calciumverarmung infolge zu hohen Kalkverbrauches (wachsende Kinder, Schwangere, Stillende) oder infolge Calciumverlustes (Durchfälle kleiner Kinder).

c) **Schilddrüse, Epithelkörperchen und endokrine Drüsen.** Zwischen *Schilddrüse und Epithelkörperchen,* die, wie auf S. 574 erwähnt, keine genetischen Beziehungen haben und nur sekundär in räumliche Beziehung treten, hat man früher eine funktionelle Gemeinschaft angenommen, insbesondere wegen der zuweilen günstigen Beeinflussung der parathyreopriven Tetanie nicht nur durch Einnahme von Parathyreoidea, sondern auch von Schilddrüse (Kocher, von Eiselsberg). Vor allem vertritt Biedl die funktionelle Gemeinschaft. Die Beobachtungen über Schilddrüsenvergrößerungen nach Parathyreoidektomie (Biedl) sind jedoch von anderen nicht bestätigt worden. Obwohl bezüglich eines Eintretens der *Schilddrüse* für die Epithelkörperchen sichere anatomische Beweise noch nicht erbracht sind, kann man eine *vikariierende Funktion* nicht völlig ablehnen, und zwar wegen des ähnlichen hemmenden Einflusses der Parathyreoidektomie und der Thyreoidektomie auf das Knochenwachstum (Iselin). Ferner steigern sowohl Thyreoidea wie Parathyreoidea nach Beccari die Erregbarkeit der Herzvagusfasern und des Nervus depressor gegenüber elektrischer Reizung, sowie die der Vasomotoren. Eine Umwandlung der Epithelkörperchen in echtes Schilddrüsengewebe (Vincent) tritt nicht nach Thyreoidektomie ein, wohl aber kann nach Viguier vorübergehend die Sekretion und Funktion der Epithelkörperchen stärker werden. Der von Wahlbaum, Rudinger und Ogawa angenommene Antagonismus zwischen Schilddrüse und Epithelkörperchen ist gänzlich unbewiesen.

Gemeinsamkeiten in der Beeinflussung von Wachstum und Entwicklungsvorgängen sprechen für *gegenseitige Beziehungen von Schilddrüse, Thymus und Hypophyse.* Die Beziehungen der *Schilddrüse* und der *Epithelkörperchen* zum *Thymus* werden bei Besprechung des Thymus geschildert werden (s. Thymus S. 645).

Schilddrüse und *Hypophyse* liefern Wachstumshormone, fördern den Stoffwechsel und erhöhen den Tonus des autonomen Nervensystems. Zum normalen Wachstum ist eine Zusammenarbeit von Schilddrüse und Hypophyse notwendig, wobei wahrscheinlich in den verschiedenen Wachstumsperioden der Einfluß der beiden Drüsen auf das Knochensystem quantitativ verschieden ist. Bei Insuffizienz des einen kann das andere Organ vicariierend eintreten (Viguier). Dagegen sind die Beziehungen zwischen Epithelkörperchen und Hypophyse noch nicht geklärt; sie sollen zum Teil antagonistisch, zum Teil synergetisch wirken.

Zwischen *Schilddrüse* und *Keimdrüse* bestehen weitgehende Beziehungen. Die Schilddrüse wirkt fördernd auf Wachstum und Differenzierung der Keimdrüsen und Geschlechtsorgane, sowie auf die Ausbildung der sekundären Geschlechtsmerkmale. Dabei wird die *Keimdrüse* als *Förderer der Schilddrüsentätigkeit* aufgefaßt. Wichtig sind die *physiologischen Einflüsse der weiblichen Keimdrüsen auf die Gl. thyreoidea* (starke Pubertätsvergrößerung beim Weibe [30,1 g] gegenüber geringer beim männlichen Geschlecht [16,8 g]; Beginn des echten Kropfes fällt nicht selten in die Pubertätszeit; gelegentlich menstruelle Schwellungen normaler Schilddrüsen, häufiger kropfiger Drüsen; Graviditätshyperplasien). Von Guleke u. a. wurde gefunden, daß bei teilweise *parathyreoidektomierten* Tieren unter gewöhnlichen Verhältnissen der Epithelkörperchenrest ausreicht, um das Tier vor dem Ausbruch der Tetanie zu schützen, während in der Gravidität und Laktationsperiode wegen der erhöhten Ansprüche Epithelkörpercheninsuffizienz mit Tetanie auftritt. Interessant sind ferner Beobachtungen von Melchior und Nothmann, die nach Kastration Übererregbarkeit des nervös-muskulären Apparates feststellten.

Kurz sei noch erwähnt, daß innige funktionelle Zusammenhänge zwischen *Nebenniere* und *Schilddrüse* bestehen; die *Schilddrüse fördert die Funktion des chromaffinen Systems* (EPPINGER u. a.). Zwischen *Epithelkörperchen* und Nebenniere soll antagonistisches Verhalten bestehen (GULEKE u. a.).

Mit dem *Pankreas* (Inselapparat) steht *in bezug auf den Kohlehydratstoffwechsel die Schilddrüse in Antagonismus* (FALTA), während die *Epithelkörperchen* die Tätigkeit des Pankreas im Hinblick auf den Kohlehydratstoffwechsel unterstützen (EPPINGER, FALTA, RUDINGER).

B. Der Kropf.

Für die Auffassung des Kropfes ist wichtig, daß schon die normale Schilddrüse von Gegend, Ernährung, Lebensperioden usw. abhängig ist wie kein zweites Organ unseres Körpers. Besonders sind Größen- und gewebliche Unter-

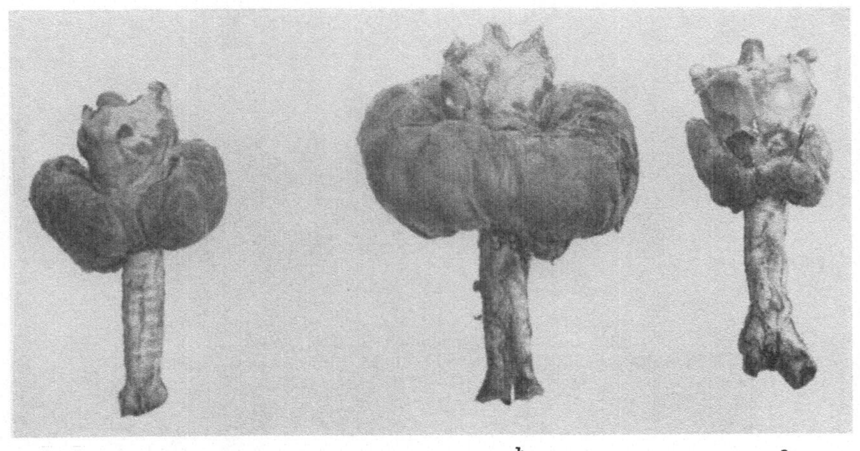

Abb. 4 a—c. Neugeborenenschilddrüse.
a Durchschnittsgröße, Schwarzwald. b Zum Tode führende Neugeborenenstruma, Schwarzwald.
c Durchschnittsgröße, Berlin.
(Präparat 1 der Kropfsammlung des Path.-anat. Instituts Freiburg i. Br.)

schiede in den Schilddrüsen der einzelnen Landstriche vorhanden. Die Küsten- und Flachlandschilddrüse ist kleiner als die Gebirgsschilddrüse. KOCHER fand schon histologische Unterschiede zwischen den Schilddrüsen Neugeborener und kleiner Kinder in Kropfländern und in kropfarmen Gegenden. Diese Größen- und morphologischen Unterschiede bestehen während des ganzen Lebens. Weiter sind nach ASCHOFF sowohl in kropfreichen wie kropfarmen Ländern in der Schilddrüse Geschwulstanlagen vorhanden; in Kropfländern gelangen diese auf dem Boden der allgemeinen Schilddrüsenhyperplasie zu stärkerem Wachstum. Schließlich ist hervorzuheben, daß fließende Übergänge bestehen in Größenverhältnissen und geweblichem Aufbau zwischen als normal anzusprechenden Schilddrüsen und kropfig veränderten.

1. Verbreitung.

Der Kropf ist eine über die ganze Erde verbreitete Erkrankung und scheint die gemäßigten und subtropischen Zonen zu bevorzugen. Besonders in Gebirgsländern, ihren Tälern und den dazu gehörigen Flußgebieten tritt der Kropf als sog. *endemischer Kropf* gehäuft auf (Alpen, Schwarzwald, Vogesen, Erz- und Riesengebirge, Harz, Thüringerwald u. a.); in manchen Gegenden der Schweiz sind bis zu $90^0/_0$ aller Schulkinder kropfkrank. In diesen Gegenden wird auch

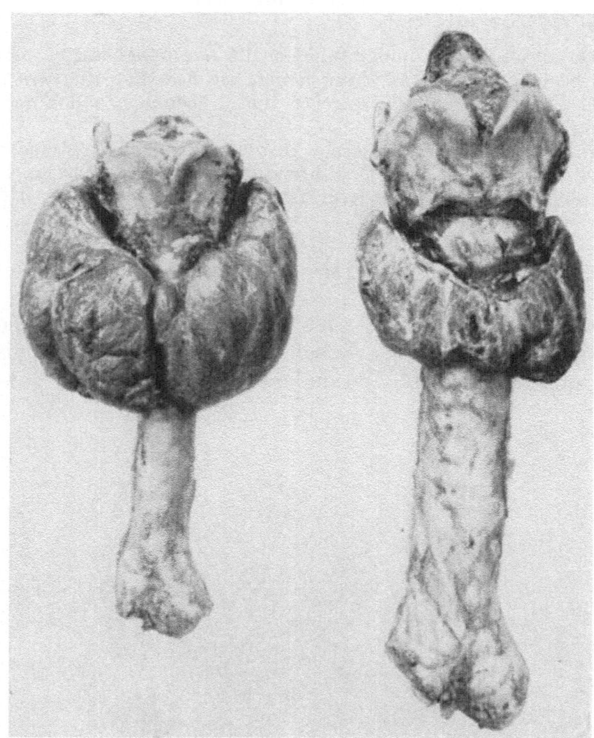

a　　　　　　　　　　b
Abb. 5a u. b. Beginnende Geschlechtsreife.
a 12 Jahre, weibl., Schwarzwald. b 15 Jahre, männl., Berlin.
(Präparat 3 der Kropfsammlung des Path.-anat. Instituts Freiburg i. Br.)

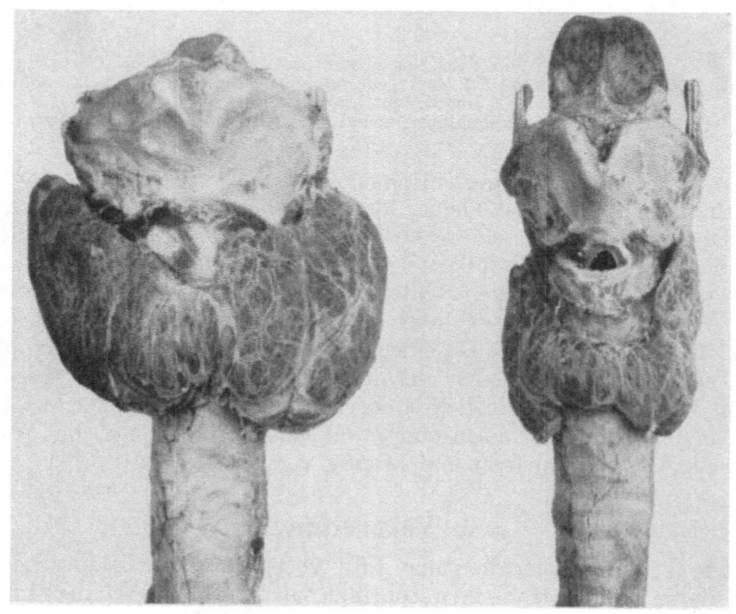

a　　　　　　　　　　b
Abb. 6a u. b. Normale Schilddrüse des III. Dezenniums.
a 24 Jahre, weibl., Schwarzwald. b 28 Jahre, männl., Danzig.
(Präparat 5 der Kropfsammlung des Path.-anat. Instituts Freiburg i. Br.)

der endemische Kretinismus häufig beobachtet. Der Kropf ist jedoch nicht auf diese Gebiete beschränkt, sondern findet sich in wechselnder Häufigkeit nahezu überall. Im Vergleich zu den Kropfländern ist der Kropf in anderen Gegenden (z. B. norddeutsche Tiefebene) verhältnismäßig selten (*sporadischer Kropf*). In kropfarmen Ländern kommt der Kropf im allgemeinen als allgemeiner

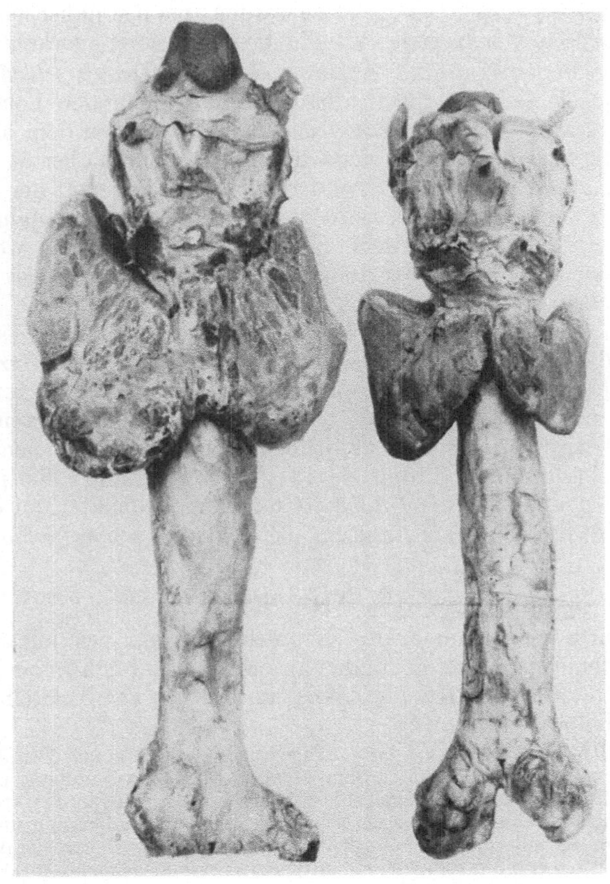

a   b

Abb. 7 a u. b. Normale Schilddrüse im Greisenalter.
a 71 Jahre, männl., Schwarzwald. b 68 Jahre, weibl., Berlin.
(Präparat 10 der Kropfsammlung des Path.-anat. Instituts Freiburg i. Br.)

Kropf (Struma diffusa) vor, in den eigentlichen Kropfländern als knotiger Kropf (Struma nodosa). Weiterhin herrschen in den *kropfarmen Gegenden* der norddeutschen Tiefebene die *Hyperthyreosen* mit verhältnismäßiger Zunahme des Basedow vor, während in den *Kropfländern* (Gebirge) die *Hypothyreosen* (mit Kretinismus) *und die mechanischen Störungen* im Vordergrunde stehen.

Interessant für die Ursachen des Kropfleidens sind Fälle von gehäuftem Auftreten von Kropf innerhalb kurzer Zeit bei bis dahin gesunden Menschen (*epidemischer Kropf*). Meist handelt es sich dabei um schilddrüsengesunde Individuen, die in ein Kropfland eingewandert sind (Pensionate, Kasernen). Man muß hier an infektiös-toxische Schädlichkeiten (Trinkwasser, Boden-formationen, s. u.) denken, die sich bei den nicht an die Gegend und den Boden gewöhnten Zugewanderten gleichzeitig auswirken. Liegen doch Beobachtungen vor, wo Kropfepidemien zurückgingen, nachdem ein bestimmter Trinkwasserbrunnen verboten und Trinkwasser von anderen Gegenden her zugeleitet wurde.

Zeitliche Schwankungen beim Kropfleiden bestehen insofern, als in unseren Breiten Kröpfe bei Kindern und Jugendlichen im Frühling und Vorsommer stark wachsen und im Winter zurückgehen oder stationär bleiben. *Rassenschwankungen* sind ebenfalls beschrieben worden; bei der jüdischen Rasse sollen die Hyperthyreosen viel häufiger als die Hypothyreosen vorkommen.

Von großer Bedeutung sind *Alters- und Geschlechtsunterschiede*. In Kropfländern entwickelt sich die Struma häufig schon im fetalen Leben (66—83% Struma congenita in Bern, Wegelin) und macht zwischen dem 5.—8. Lebensjahr eine stärkere Wachstumsperiode durch. Bis zur Pubertät erfolgt dann meist nur geringes Wachstum, während zur Zeit der Pubertät der Kropf wieder stark wächst (Pubertätskropf, Aschoff). In mittleren Lebensjahren kann das Wachstum zum Stillstand kommen, in anderen Fällen jedoch weiter vor sich gehen. Nach den 50er Jahren vergrößern sich Knotenkröpfe meist nicht, diffuse Strumen verfallen der Altersatrophie.

Aus den in den physiologischen Vorbemerkungen erwähnten Tatsachen wird verständlich, daß *beim weiblichen Geschlecht*, das bis zur Pubertätszeit in nahezu gleichem Prozentsatze vom Kropf befallen ist wie das männliche, *von der Pubertät an* durch die Generationsvorgänge (besonders gehäufte Geburten) das *Kropfleiden häufiger* wird *als beim Manne*, jedoch wieder wechselnd nach der geographischen Lage (Hamburg [kropffrei] 13 Frauen : 1 Mann; Bern [Kropfland] 1,6 Frauen : 1 Mann). Bei der Frau tritt mit dem Klimakterium ein Stillstand oder Rückgang im Kropfwachstum ein, beim Manne schon viel früher.

2. Ätiologie.

Das gehäufte Vorkommen des Kropfes in ganz bestimmten Gegenden (Gebirge), unter Umständen gebunden an bestimmte Trinkwasserbrunnen, war für Klebs, Bircher und Kocher die Veranlassung zur Aufstellung ihrer sog. *Boden- bzw. Wassertheorie.*

Nach dieser Theorie sind die *marinen Ablagerungen der Trias- und Tertiärzeit* mit ihrem reichen Gehalt an Kalk, Magnesium, Schwefeleisen, Silicaten und organischer Substanz (Kocher, Wilms) und ihrem geringen Phosphorgehalt die Träger der kropferzeugenden Stoffe; mit dem Quellwasser aus diesen Schichten nehmen Bevölkerung und Tiere (Kropf der Haustiere in Kropfländern) die schädlichen Stoffe auf. Neuere Tränkungsversuche (Wegelin, von Wagner-Jauregg u. a.) mit ungekochtem, gekochtem oder destilliertem Kropfwasser führten bei Versuchstieren — in der Kropfgegend angestellt — zu starken knotigen Schilddrüsenvergrößerungen (in gewisser Übereinstimmung mit ähnlichen älteren Versuchen von Wilms, Bircher u. a.). Nachprüfungen zeigten jedoch, daß eine Gesetzmäßigkeit in der Verteilung des Kropfes zu den oben erwähnten geologischen Formationen nicht besteht. Außerdem gelang es nicht, bei Tieren in kropffreier Gegend durch Tränkung mit Kropfwasser Kropf zu erzeugen (Hirschfeld, Klinger).

Anhangsweise sei erwähnt, daß erhöhter Radiumgehalt des Wassers (Répin, Ebbell), verringerter Radiumgehalt (Hesse, Bircher), andere aktinische Einwirkungen nach Art der Radium- und Thoriumwirkung (von Pfaundler), geringer (Rozan), auch zu hoher (Lizzoli) Sauerstoffgehalt der Luft, Mangel an Licht (Bernhard) mit seinen Folgen auf Flora, Fauna, Boden, Wasser, Luft und Mensch als Kropfursachen angeschuldigt sind.

Während man in der Bodentheorie ein anorganisches oder organisches lebloses Virus als Ursache des Kropfes ansah, sucht die *Infektionstheorie* die Entstehung des Kropfes durch lebende Mikroorganismen zu erklären.

v. Kutschera und Taussig halten den Kropf, insbesondere den endemischen Kretinismus, für eine contagiöse Krankheit, die in verschmutzten Wohnstätten bestimmter Gegenden (Tirol, Vorarlberg) bei enger Wohnungsgemeinschaft und schlechten hygienischen Verhältnissen von Mensch zu Mensch übertragen wird, auch auf die Haustiere. Nach Mac Carrison und Messerli ist der Kropf eine chronische Infektionskrankheit, die durch im Darm der Kropfträger lebende anaerobe Bakterien, besonders Darmbakterien, erzeugt wird; Übertragung erfolgt durch Trinkwasser und Nahrungsmittel, die durch die Ausscheidungen der Kropfträger verunreinigt sind. GAYLORD u. a. konnte diese *Verschmutzungstheorie* dadurch stützen, daß sie gesunde Fische in mit Absonderungen von kropfkranken Fischen verschmutzte Behälter brachten und so Kropf bei ihnen entstehen sahen. KAUFMANN, BAUER u. a. erzielten an Tieren, die mit Fäkalien gefüttert wurden, Kropfbildung. Dabei sollen nach MAC CARRISON und MESSERLI die *Kropferreger* sich *nicht in der Schilddrüse ansiedeln* (KOLLE u. a. fanden nie Erreger in der kropfigen Schilddrüse), sondern *vom Darme aus* eine *chronische Toxämie erzeugen, die ihrerseits die Schilddrüse zur Hypertrophie bringt,* in Übereinstimmung mit den von WEGELIN und BAYON beobachteten Schilddrüsenschwellungen nach Infektionskrankheiten. Es handelt sich, wenn man die BLUMsche Ansicht von der entgiftenden Funktion der Schilddrüse zugrunde legt, um eine Arbeitshypertrophie der Schilddrüse infolge übermäßiger Beanspruchung. Schließlich ist Bakterienübertragung durch Insekten (Zwischenwirt) verantwortlich für die Kropfentstehung gemacht; nach CHAGAS soll eine durch Wanzen übertragene Trypanosomenart Thyreoiditis mit folgender Sklerose, die oft zu Myxödem führt, veranlassen. R. KRAUS hält das Zusammentreffen von Chagaskrankheit und endemischem Kropf jedoch für ein zufälliges Zusammentreffen beider Erkrankungen. Auch für die Schweiz wird von KUTSCHERA Übertragung durch Zwischenwirte angenommen. Auf die von GAYLORD erhobenen Nematodenbefunde beim Schilddrüsenkrebs der Bachforellen sei in diesem Zusammenhange hingewiesen.

Schließlich ist die *wichtigste Theorie,* die *Jodmangeltheorie,* zu erwähnen. Die 1849 von PRÉVOST (Genf) zum ersten Male angedeutete und 1859 von CHATIN auf Grund eingehender chemischer Untersuchungen ausgearbeitete Theorie von der *Entstehung des Kropfes durch Jodmangel in der Nahrung* erhielt 1896 durch den Nachweis des Jodes als regelmäßigen Bestandteil der Schilddrüse durch BAUMANN ihre physiologische Bestätigung.

Seither ist durch unzählige Untersuchungen experimenteller und klinischer Art (Jodtherapie des Kropfes z. B.) die Bedeutung des Jodes für die Schilddrüsenfunktion immer mehr gefestigt worden: Mit allen Nahrungsmitteln, dem Wasser, der Luft wird das *Jod, das ein für das Leben notwendiges Element* ist, zugeführt. Der *Jodgehalt der Naturprodukte, auch des Wassers und der Luft, nimmt von der Meeresküste über die Tiefebene gegen das Gebirge zu ab.* So fanden von FELLENBERG und EGGENBERGER den Jodgehalt der Nahrungsmittel und des Trinkwassers in Kropfgegenden bis zu 20mal geringer als in kropffreien Ländern; nach BLEYER ist die Ursache der Jodverarmung der Gebirge darin zu suchen, daß das Jod aus dem Gebirge ausgelaugt, mit seinen Wasserläufen der Ebene und dem Meere zugeführt wird und in diesen Gegenden sich dadurch anhäuft. So entsteht in dem Gebirge jodarmes Wasser, jodarme Flora und dadurch Joddefizit im Tierorganismus; der Mensch, der sich von diesen Produkten ernährt, bekommt infolgedessen ebenfalls Joddefizit. Nach HUNZIKER und BAYARD paßt sich in jodarmen Gegenden bei der verringerten Jodzufuhr zum Organismus die Schilddrüse insofern an, als ihr Epithel wuchert, um genügende Mengen Jod *aus dem Blute aufzunehmen;* der *Kropf* wäre nach dieser Anschauung als eine *Anpassung der Schilddrüse an die verminderte Jodzufuhr* anzusehen: VON PFAUNDLER spricht in diesem Zusammenhange von Jodhungerkropf. Experimentell findet die Jodmangeltheorie ihre Stütze in den Untersuchungen von MARINE und LENHARDT, die bei Tieren nach jodarmer Nahrung Kropfbildung sahen, klinisch in den alten Erfahrungen (COINDET 1820, neuerdings insbesondere VON WAGNER-JAUREGG, HUNZINGER, KLINGER, KIMBALL, MARINE u. a.), daß kleinste Mengen von Jod die Kropfbildung verhüten bzw. bestehende Kröpfe zum Stillstand oder zur Rückbildung bringen können. Nach den neueren Untersuchungen von DE QUERVAIN ist Jodmangel nicht die einzige Ursache der Kropfentstehung. Das *Jod macht* nach DE QUERVAIN wahrscheinlich gewisse *alimentär-toxische Kropfursachen unschädlich; bei Jodmangel wirken sich diese dann in verstärktem Maße aus.* Mit WEGELIN *erschwert der Jodmangel* die *Sekretion der Schilddrüse;* er verhindert, daß ein Vorrat von wirksamem Sekret angelegt wird; *führen nun andere, äußere oder innere Einwirkungen zu einer stärkeren Beanspruchung* der Schilddrüse, so *hypertrophiert sie,* der Kropf entsteht.

Es sind hier Wechselbeziehungen zwischen Jod und *Calcium* zu erwähnen; WILMS fand, daß die Kröpfe bei Tieren, die mit entkalktem Wasser getränkt wurden, zurückgingen. Kalk bei gleichzeitigem Jodmangel förderte die Kropfbildung.

Weiterhin sind andere *alimentäre Faktoren* für die Kropfentstehung verantwortlich gemacht worden.

Reichliche Zufuhr von Eiweiß führte bei Salmoniden (MARINE, LENHARDT, GAYLORD, MARSH), Vögeln und Säugetieren zu Kropf, desgleichen *reichlich Fettzufuhr* (MAC CARRISON u. a.). Kleine Jodmengen können diese Hyperplasie verhindern (MAC CARRISON, TANABE).

Auch das gehäufte Auftreten des menschlichen Kropfes in den Alpenländern ist auf einseitige Eiweiß- und Fettnahrung (Milchwirtschaft) zurückgeführt worden.

Die Verbreitung des Kropfes zeigt aber, daß der Kropf auch ohne die oben geschilderten Voraussetzungen vorkommt, ja sogar in seiner Verbreitungsweise stellenweise mit den erwähnten Theorien im schroffsten Widerspruche steht.

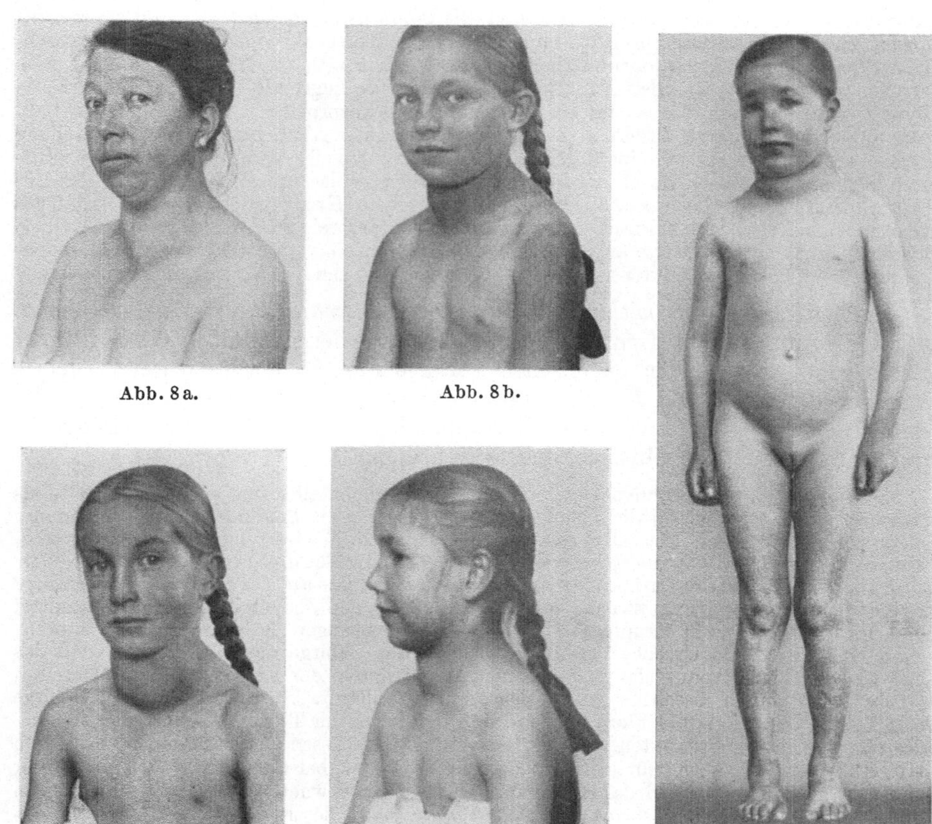

Abb. 8 a.   Abb. 8 b.

Abb. 8 c.   Abb. 8 d.   Abb. 8 e.

Abb. 8 a—e. Kropffamilie aus Horben (Schwarzwald) mit verschiedenen Kropfformen.
Abb. 8 a. Mutter (Struma nodosa, keine Thyreotoxikose, mechan. Störungen, nicht aufgeregt).
Abb. 8 b. 12jährige (Struma nodosa, nicht aufgeregt, keine Thyreotoxikose, Jod ohne Erfolg).
Abb. 8 c. 14jährige (weiche Pubertätsstruma ohne Knoten, ohne Thyreotoxikose, nicht aufgeregt
kompensatorische Hyperplasie wegen Menstruatio tarda. Jod mit Erfolg).
Abb. 8 d u. e. 10jährige (Kretin mit Ichthyosis).

Endogene Faktoren, die in *hereditärer Veranlagung* (Inzucht!) und insbesondere im *Wechselspiel mit den anderen innersekretorischen Organen* (s. S. 580, 581) gelegen sind, kommen hinzu, pfropfen sich auf die eben geschilderten exogenen Ursachen auf, verstärken sie und machen sie damit unter Umständen erst wirksam. Es *entsteht so aus endogenen und exogenen Ursachen der Kropf,* der sich häufig durch Störungen des Gesamtorganismus und Stoffwechsels über die Bedeutung eines lokalen Leidens weit heraushebt (vgl. Hypo- und Hyperthyreosen).

3. Pathologische Anatomie.

Nach den neueren Untersuchungen, die sich in enger Zusammenarbeit von Klinik, pathologischer Anatomie und Physiologie kennzeichnen und insbesondere durch ASCHOFF wesentlich gefördert wurden, steht bei der Einteilung des Kropfes nicht mehr das rein Morphologische im Vordergrunde; vielmehr hat man versucht, die *Veränderungen der Schilddrüse* an Parenchym, Stroma und Gefäßen

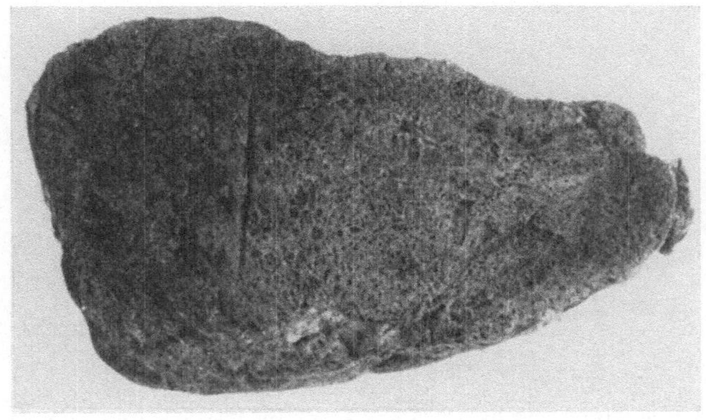

Abb. 9a. Struma diffusa colloides macrofollicularis proliferans. (Makroskopisch.)
(Aus dem Bildarchiv Freiburg i. Br. BÜRKLE-DE LA CAMP 1924.)

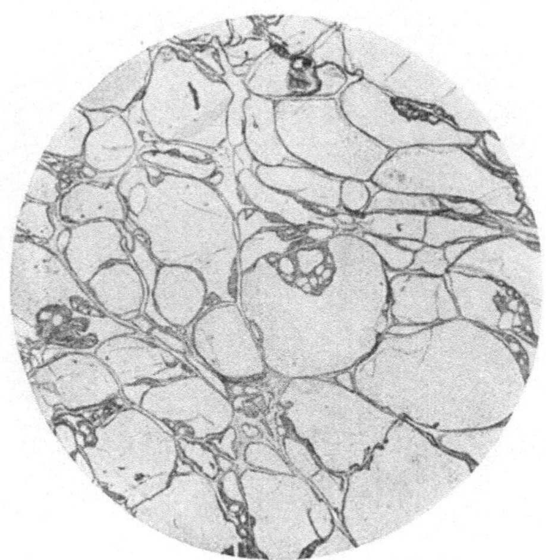

Abb. 9b. Struma diffusa colloides macrofollicularis proliferans. (Mikroskopisch.)
(Aus dem Bildarchiv Freiburg i. Br. BÜRKLE-DE LA CAMP 1924.)

mit ihren sekretorischen Leistungen, mit der funktionellen Wertigkeit der Drüse, den Einwirkungen auf den Gesamtorganismus und den klinischen Erscheinungen, kurzum *mit der biologischen Wertigkeit der Schilddrüsenfunktion* in Beziehung zu setzen. Man betrachtet heutzutage die Schilddrüsenerkrankungen vom *funktionell-klinisch-pathologisch-anatomischen Gesichtspunkte* aus. An geweblichen Veränderungen bilden Parenchymvermehrung (Hyperplasie) und Parenchymverminderung (Hypoplasie) die Extreme.

Die *Parenchymvermehrungen* zeigen sich in *Vermehrung der Follikel* und unter Umständen *Kolloideindickung,* bzw. in Vermehrung der *Follikel* verbunden mit starker

Vergrößerung derselben und gehen in letzterem Falle häufig mit *Abplattung oder Schwund der Epithelien* und *Kolloidverdünnung* einher *(gewöhnlicher Kolloidkropf)*. In anderen Fällen sind *tiefgreifendere Veränderungen an Zellen* (Zylinderform, Vermehrung und Mehrschichtigkeit der Epithelien, Papillenbildung) und am *Kolloid* (Verflüssigung) vorhanden, später bei fortschreitender Epithelwucherung und Aufhören der Kolloidspeicherung sogar Kolloidschwund, so daß die Follikel leer sind *(Basedowschilddrüsen)*. Schon makroskopisch zeigen sich deutliche Unterschiede. Der gewöhnliche Kolloidkropf ist auf der Schnittfläche weich, saftig, dunkelrot, der Basedowkropf dagegen fester, derb, trocken und graugelb. Weiterhin

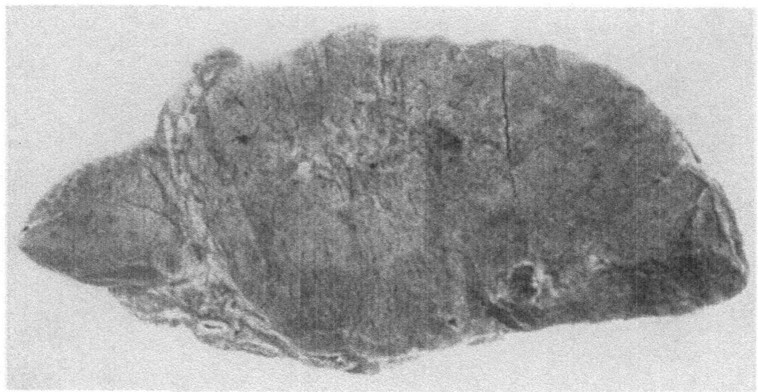

Abb. 10a. Struma diffusa microfollicularis (normale Gebirgsschilddrüse). (Makroskopisch.)
(Aus dem Bildarchiv Freiburg i. B.   Bürkle-de la Camp 1924.)

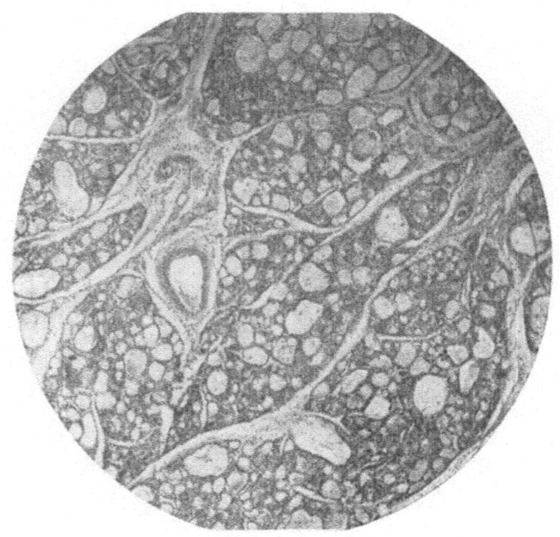

Abb. 10b. Struma diffusa microfollicularis (normale Gebirgsschilddrüse).   (Mikroskopisch.)
(Aus dem Bildarchiv Freiburg i. Br.   Bürkle-de la Camp 1924.)

sind *Veränderungen am Stroma* (Bindegewebshypertrophie, Gefäßneubildungen und -erweiterungen, Rundzellinfiltrationen) zu erwähnen. Die lymphocytären Einlagerungen werden hauptsächlich bei den mit starker Follikelneubildung und mit Vermehrung der Epithelien einhergehenden Kröpfen (hyperthyreotische Kröpfe, besonders Basedow, s. Thymus S. 580, 581) beobachtet. Diese Veränderungen können alle Schilddrüsenelemente (Epithelien, Follikel, Kolloid, Stroma) oder nur einzelne befallen; sie können sich auf die ganze Schilddrüse erstrecken *(Struma diffusa)* oder umschrieben vorhanden sein *(Struma nodosa)* oder schließlich gemischt sein *(Struma diffusa et nodosa)*. Zwischen den Knoten, die vom Bindegewebe meist kapselartig umgeben sind, liegen mehr oder weniger ausgedehnte Reste normalen Parenchyms. Die Knoten befallen in der Regel zuerst die unteren Pole der Seitenlappen und greifen im Verlaufe der Weiterentwicklung auf die oberen Abschnitte über. Dabei ist für die praktische Chirurgie die von L. Rehn immer wieder betonte Erfahrungstatsache wichtig, daß man besonders auf den linken unteren Schilddrüsenpol achten müsse, weil dieser am tiefsten nach abwärts reicht, so daß sich hier vorhandene Knoten schnell durch intrathorakales Wachstum dem Nachweis entziehen können. Für die praktische

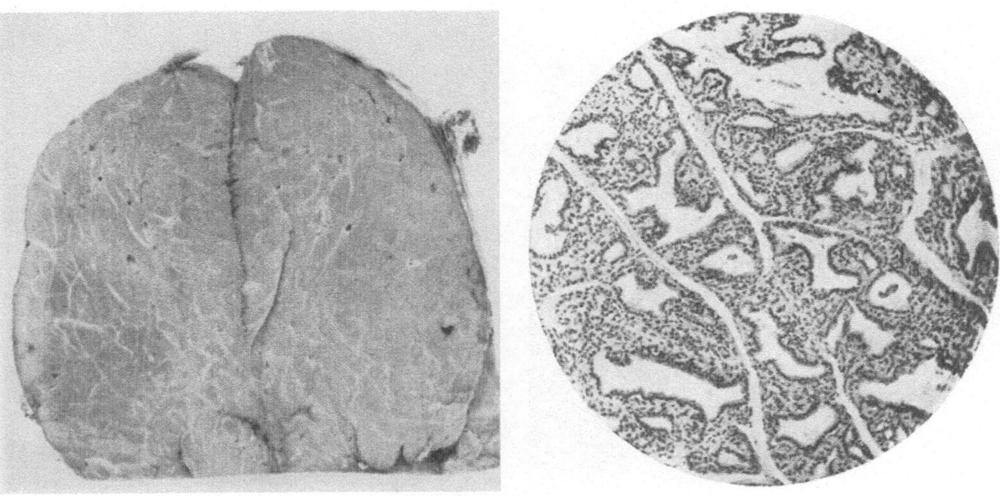

a   b

Abb. 11a u. b. Struma diffusa parenchymatosa basedowiana.
Abb. 11a. Makroskopisch. (Präparat 51 der Kropfsammlung des Path.-anat. Instituts Freiburg i. Br.)
Abb. 11b. Mikroskopisch. (Aus dem Bildarchiv Freiburg i. Br. BÜRKLE-DE LA CAMP 1924.)

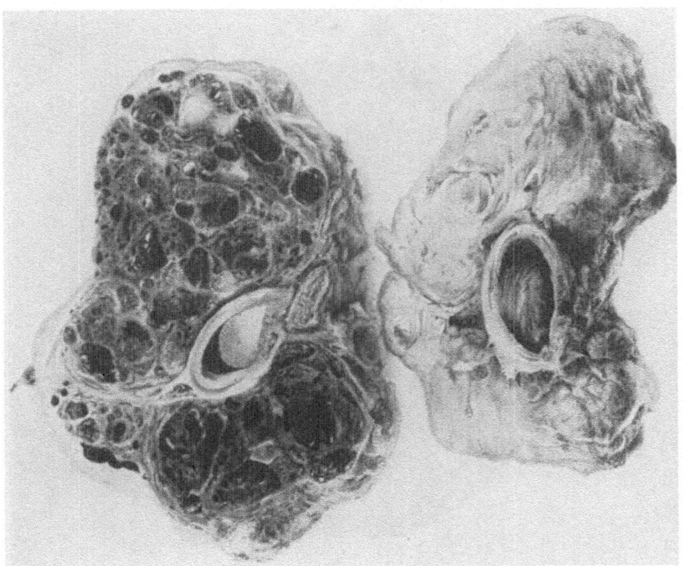

Abb. 12. Struma diffusa et nodosa colloides.
Säbelscheidenartige Verengerung der Luftröhre durch Kropf (Querschnitt).
(Präparat 49 der Kropfsammlung des Path.-anat. Instituts Freiburg i. Br.)

Chirurgie sind weiterhin wichtig Blutungen aus den Kapselgefäßen der Knoten oder aus den Gefäßen der dünnwandigen, leicht zerreißlichen Septen der Cysten; sie können durch plötzliche Anschwellung der Knoten und Cysten akute Einklemmungs- oder Verdrängungserscheinungen (Erstickung) zur Folge haben. Begünstigt werden derartige Blutungen durch die frühzeitig einsetzende Degeneration dieser Gefäße (atherosklerotische Gefäßveränderungen, die sich auf den Kropf beschränken, werden schon bei Kindern beobachtet) und ausgelöst durch venöse Stauung im Kropfe oder durch traumatische Einwirkungen auf den Kropf.

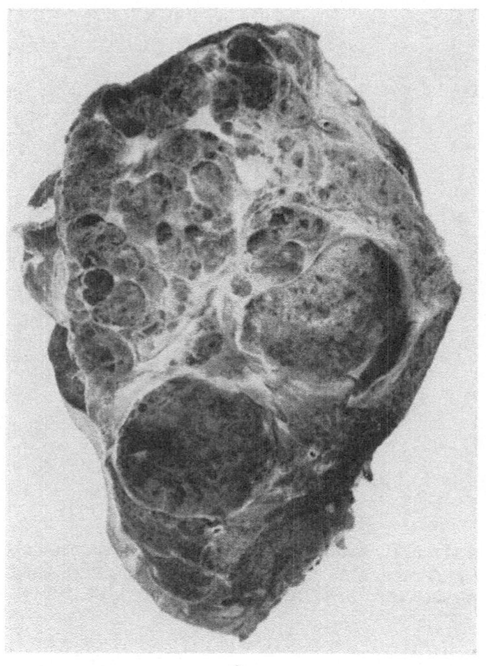

a

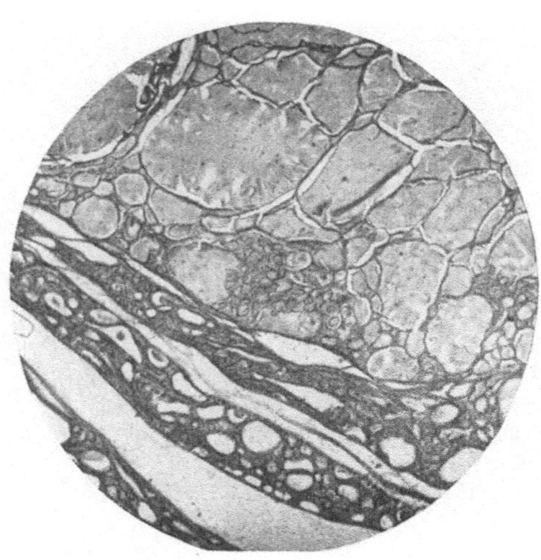

b

Abb. 13 a u. b. Struma nodosa colloides non proliferans.
Abb. 13 a. (Makroskopisch). Durchschnitt (Schwarzwald), 30 Jahre, weiblich.
(Präparat 37 der Kropfsammlung des path.-anat Instituts Freiburg i. Br.)
Abb. 13 b. (Mikroskopisch). (Aus dem Bildarchiv Freiburg i. Br., BÜRKLE-DE LA CAMP, 1924.)

Parenchymverminderungen und Degenerationsvorgänge zeigen sich in Epithelschwund durch Atrophie, *Cystenbildung* (hauptsächlich bei kolloidreichen Knoten), *bindegewebiger Vernarbung* (hauptsächlich bei parenchymatösen Knoten), Verkalkung, Verknorpelung und Verknöcherung. An *Veränderungen des Stromas* sind außer den eben erwähnten

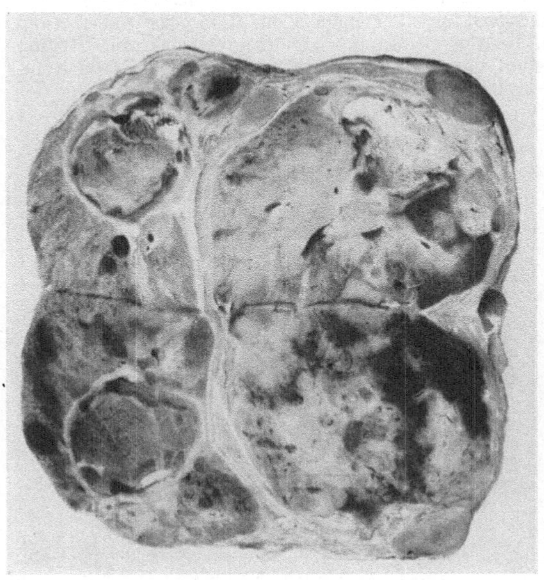 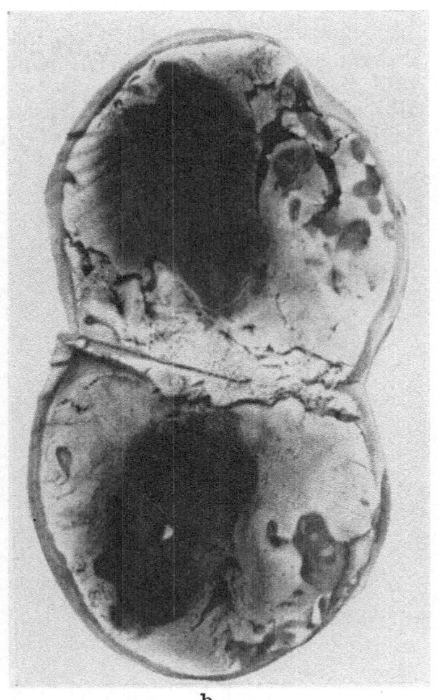

a b

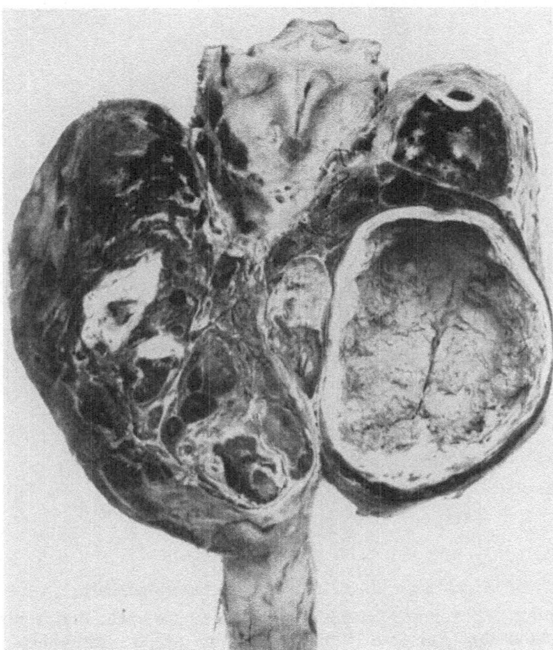

c

Abb. 14a—c. Knotenkröpfe und ihre Degenerationen.
Abb. 14a. Große knotige Schilddrüse bei einem Kretin. 13 Jahre, weiblich.
(Präparat 59 der Freiburger Kropfsammlung.)
Abb. 14b. Sogenannter blutiger Kropf; Durchschnitt (Schwarzwald), 14 Jahre, weiblich. Blutung.
(Präparat 42 der Freiburger Kropfsammlung.)
Abb. 14c. Sog. cystischer Kropf (Bern), Durchschnitt, 67 Jahre, männl. Höhlenbildung, Verkalkung.
(Präparat 46 der Freiburger Kropfsammlung.)

bindegewebigen Degenerationen noch solche zu erwähnen, die durch chronisch-entzündliche Vorgänge und Blutungen entstehen und sich in einer mächtigen *Bindegewebsvermehrung* (auf Kosten der zugrunde gegangenen Drüsensubstanz) zeigen (sog. Faserkropf, Struma fibrosa). Die Kretinenschilddrüsen stellen das typische Beispiel dieser mit Parenchymverminderung und Degeneration einhergehenden Formen dar.

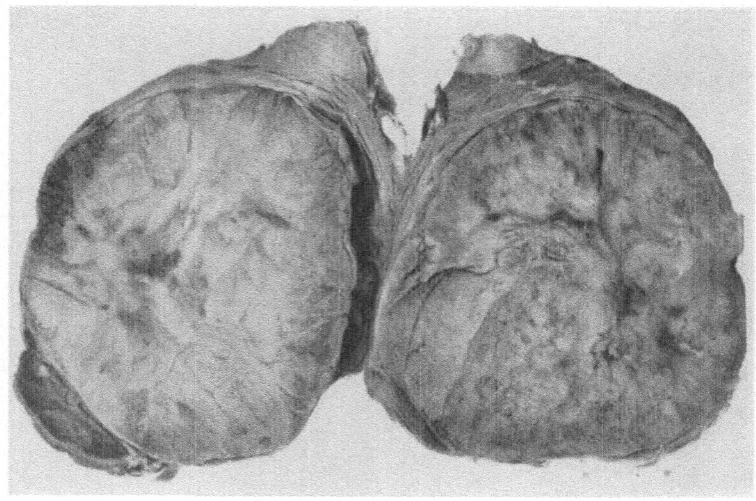

a

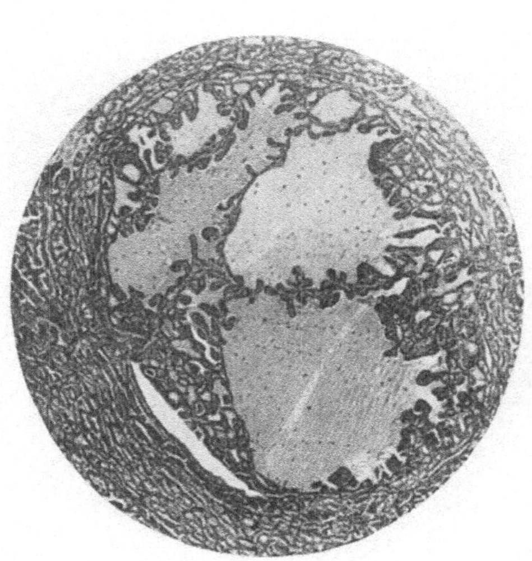

b

Abb. 15a u. b. Struma nodosa basedowificata.
Abb. 15a. Makroskopisch. (Präparat 52 der Kropfsammlung des Path.-anat. Instituts Freiburg i. Br.)
Abb. 15b. Mikroskopisch. (Aus dem Bildarchiv Freiburg i. Br. Bürkle-de la Camp 1924.)

Gegenüber den reinen Hyperplasien und reinen Hypoplasien sind *Mischformen,* bei denen progressive und regressive Prozesse nebeneinander in der gleichen Drüse sich abspielen, viel häufiger; hierher gehören die meisten Fälle des endemischen Kropfes. Die *funktionellen Störungen* hängen im Einzelfalle vom Überwiegen der einen oder anderen Form ab, bzw. davon ob genügend funktionsfähiges Parenchym überhaupt noch vorhanden ist; man findet gerade bei den Mischformen dementsprechend hyperthyreotische, wie hypothyreotische Zustände, unter Umständen auch als Zeichen eines gewissen Gleichgewichts zwischen beiden einen Normalzustand.

Von diesen Gesichtspunkten aus hat Aschoff eine Einteilung der strumösen
Erkrankungen der Schilddrüse gegeben, die das Morphologische und Funktionell-
klinische der Einzelformen erfaßt und damit auch den Bedürfnissen der Klinik
vollauf gerecht wird. Ich gebe die Aschoffsche Einteilung im Original nach der
Arbeit von Bürkle-de la Camp [1] wieder.

	Pathologisch-anatomisches Bild	Klinisches Bild
A. Hyperplasie der Schild-drüse (Struma diffusa)	Diffuser Kropf	—
1. Struma diff. paren-chymat. neonator.	Keine Kolloidbildung (Desquama-tion?)	Keine erkennbare Funk-tion
2. Struma diffusa col-loides macrofollicu-laris	Gleichmäßig vergrößerte Schild-drüse mit sehr gutem Blutgehalt. Große Follikel. Große Läppchen.	—
a) Proliferans	Proliferationen des Wandepithels in Form von Knospen oder Wärz-chen	Pubertätsstruma. — In späterem Alter Hyper-thyreose leichten bis schweren Grades. (Thy-reoidismus, Thyreose. Formes frustes. Basedo-woid. Thyreotische Kon-stitution)
b) Non proliferans	Ohne Proliferationsbilder (Über-gangszustand zur Ruhe)	Mehr indifferentes Ver-halten
3. Struma diffusa col-loides microfollicu-laris. (Normale Ge-birgsschilddrüse We-gelius)	Gleichmäßig vergrößerte Schild-drüse mit kleinen Follikeln. Keine Proliferation des Wandepithels	Meistens normales Verhal-ten, bisweilen leichte Hypothyreose
4. Struma diff. paren-chymatosa simplex (adultorum)	Deutliche Läppchenzeichnung. Vor-wiegend solide, anscheinend nicht entfaltete Follikel (ähnlich der Neugeborenenstruma)	Mehr indifferentes Ver-halten
Anhang: 5. Struma diff. paren-chymatosa basedo-wiana	Gleichmäßig vergrößerte Schild-drüse von rein parenchymatösem Aussehen. Starke Papillenbildung der Wandepithelien. Dünnes, nicht färbbares Kolloid	Hyperthyreose schweren Grades. a) Echter Basedow mit Basedow-Trias; b) Basedowoid, Formes frustes usw.
6. Struma diffusa col-loides basedowificat.	Gleichmäßig vergrößerte Schild-drüse. Fleckförmiges Hineinwu-chern von Basedowgewebe in eine Kolloidstruma. (Übergangsform zur klassischen Basedowstruma)	Wie bei 5
B. Hyperplastisch-adeno-matöse Form. Struma diffusa (colloides aut parenchymatosa) et no-dosa (colloides aut par-enchymatosa)	Diffuses mikro- oder makrofolliku-läres oder parenchymatöses Schilddrüsengewebe mit klarer Läppchenzeichnung. Dazwischen eingestreut Knoten und Knötchen aus kolloidhaltigem, follikulärem oder parenchymatösem Gewebe. Bisweilen Proliferationen im dif-fusen, makrofollikulären Gewebe oder in makrofollikulären Kol-loidknoten. Bisweilen regressiv-degenerative Veränderungen in den Knoten. Bisweilen Basedowi-fizierung des diffusen und des Knotengewebes	Normales Verhalten. Hy-perthyreose bei Prolife-rationen im diffusen, ma-krofollikulären Struma-gewebe oder bisweilen bei proliferierenden ma-krofollikulären Kolloid-knoten. Hyperthyreose schweren Grades bei Ba-sedowifizierung

---

[1] Bürkle-de la Camp: Arch. klin. Chir. **130**, 212/213, Tabelle I.

	Pathologisch-anatomisches Bild	Klinisches Bild
C. Rein adenomatöse Formen. Struma nodosa	Ein oder mehrere bis kindskopfgroße Knoten beherrschen das Bild. Der Rest der Schilddrüse sitzt noch haubenartig über dem oberen Pol oder ist als druckatrophisches Gewebe noch in der Kapsel vorhanden. Keine Läppchenzeichnung	Normales Verhalten bei genügend erhalten. Schilddrüsengewebe; sonst Hypothyreose
1. colloides a) proliferans b) non proliferans	Das Knotengewebe ist aus kolloidhaltigen Follikeln aufgebaut; mikro- oder makrofollikulär. In makrofollikulären Knoten bisweilen Proliferationen. Die Kolloidknoten entarten zumeist hämorrhagisch-cystisch. (Struma nodosa haemorrhagica, cystica)	Meist normales Verhalten. Bisweilen Hyperthyreose bei proliferierendem makrofollikulärem Knotengewebe
2. parenchymatosa simplex	Solide, oft tubuläre Anordnung der Epithelien. Keine erkennbaren Follikel. Kolloidarmut. Die parenchymatösen Knoten entarten zumeist fibrös-hyalin mit späterer Kalkeinlagerung oder Verknöcherung der Wachstumszentren	Normales Verhalten oder Hypothyreose
Anhang: 3. basedowificata	Hineinwuchern von Basedowgewebe in das Knotengewebe	Hyperthyreose

Auf Grund eigener Erfahrungen am Material der Frankfurter, Freiburger, Düsseldorfer und Nordhäuser chirurgischen Klinik habe ich diese außerordentlich klare und alles erschöpfende Aschoffsche Auffassung und Einteilung auch für die Klinik angenommen; sie sollte allgemein eingeführt werden.

4. Die Klinik des Kropfleidens.

Die klinischen Erscheinungen und Beschwerden des Kropfleidens sind bedingt 1. durch den *Druck des Kropfes auf die Nachbarorgane,* der seinerseits abhängig ist von Größe, Konsistenz und Form des Kropfes und Schnelligkeit seines Wachstums (rasche Vergrößerung bei Blutungen, nervösen Erregungszuständen, Entzündungen) und seinen Beziehungen zu den Nachbarorganen, 2. durch *kosmetische Verunstaltung des Trägers,* 3. durch die *funktionellen Auswirkungen des Kropfes* bzw. die *Einstellung des Gesamtorganismus.*

Im allgemeinen *wächst der Kropf langsam,* so daß die Nachbarorgane Zeit haben, sich den neuen Raum- und Druckverhältnissen anzupassen; klinische Erscheinungen treten bei solchen Formen erst verhältnismäßig spät auf. Als Perioden schnellen Wachstums sind die Kinderjahre (bis zum 8. Jahre), die Pubertätszeit und Gravidität bekannt. In anderen Fällen (Blutungen usw.) können plötzlich schwerste Erscheinungen auftreten mit unmittelbarer Lebensgefahr.

Die Entwicklung des Kropfes wird von den Kranken im allgemeinen ziemlich früh bemerkt. Leichte Anschwellung des Halses, besonders in den Pubertätsjahren, Engerwerden von Kragen, leichte Atembeschwerden bei körperlicher Arbeit, Herzklopfen und leichte nervöse Erregbarkeit sind Frühsymptome.

Bei der *diffusen Struma* erkennt man in der Schilddrüsengegend eine *gleichmäßige,* mehr oder weniger starke *Vergrößerung;* die Vergrößerung bewahrt die Form und Lage der Schilddrüse. Das gleiche ist häufig der Fall bei *Knotenkröpfen* mit *zahlreichen, gleichmäßig verteilten und sehr kleinen Knoten.* Beide

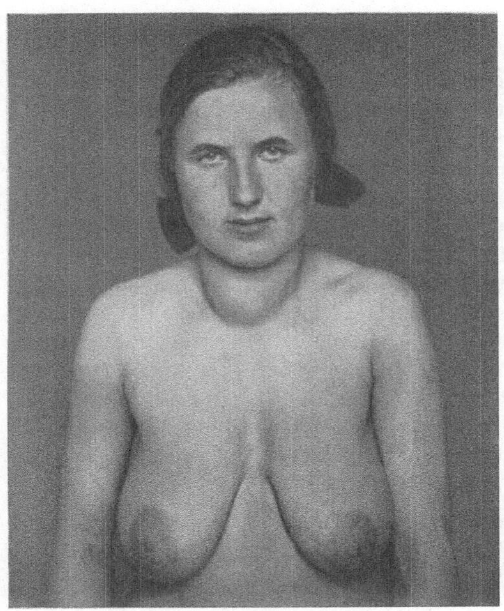 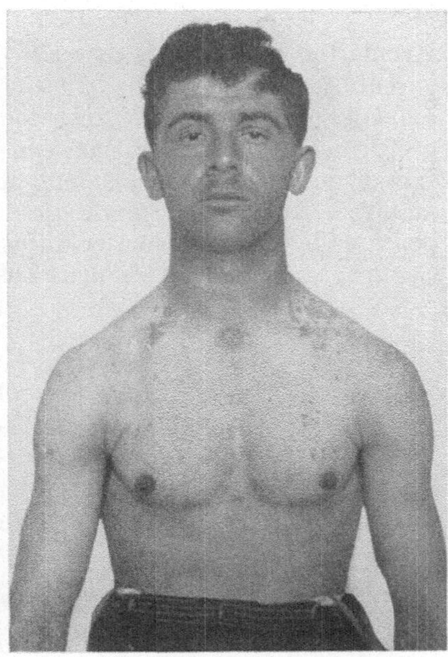

Abb. 16. Pubertätskropf, 17 Jahre, weibl.,
Freiburg i. Br.
Klinisch: Leichte Hyperthyreose, allgemeine
gleichmäßige Vergrößerung des Halsumfanges.
Histologisch: Struma diffusa colloides macrofollicularis
proliferans mit einigen Knötchen (vgl. Abb. 9).

Abb. 17. „Gebirgsschilddrüse" WEGELIN,
19 Jahre, männl., Schwarzwald.
Klinisch: Normales Verhalten, allgemeine
gleichmäßigeVergrößerung des Halsumfanges.
Histologisch: Struma diffusa microfollicularis
(vgl. Abb. 10).

(Fälle der Chirurg. Univ.-Klinik Freiburg i. Br.)

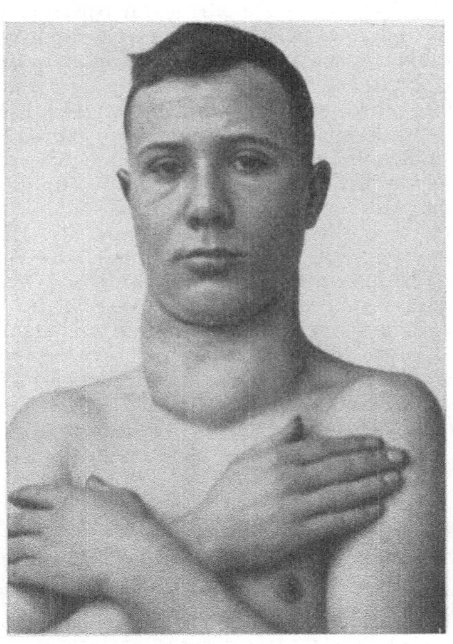 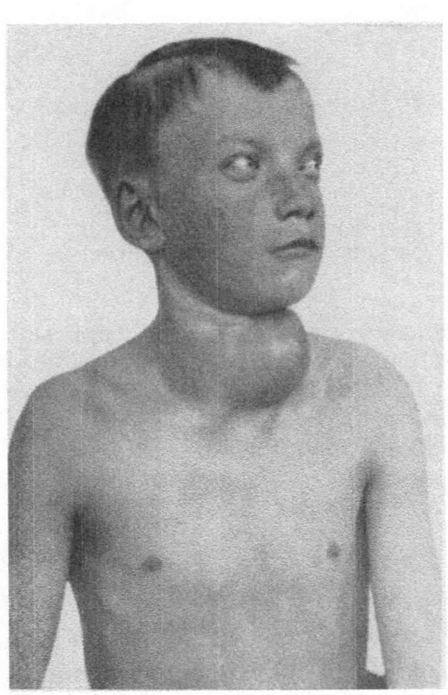

Abb. 18. Großknotiger Kropf, 19 Jahre, männl.,
Bergisches Land.
Klinisch: Normales Verhalten, ungleichmäßige
Vergrößerung der Schilddrüsengegend.
Histologisch: Struma diffusa colloides
et nodosa colloides (vgl. Abb. 12).
(Fall der Akad. chirurg. Klinik Düsseldorf.
Eigene Beobachtung.)

Abb. 19. Großknotiger, cystischer Kropf.
16 Jahre, männl., Schwarzwald.
Klinisch: Halbkretin, ungleichmäßige
Vergrößerung der Schilddrüsengegend.
Histologisch: Struma nodosa
parenchymatosa simplex et cystica.
(Fall der Chirurg. Univ.-Klinik
Freiburg i. Br.)

38*

Kropfarten haben *keine oder nur geringe Druckerscheinungen* zur Folge. Demgegenüber verändern die *großen Knotenkröpfe* in mannigfachster Weise die äußere Form des Halses; insbesondere tritt hier nicht eine gleichmäßige Vergrößerung der Schilddrüsengegend hervor, sondern größere und kleinere Höcker führen zu einer *Verzerrung* und *Asymmetrie der Halskonturen* und zu unregelmäßigem Aussehen. Gerade diese großknotigen Kröpfe haben nicht die mehr gleichmäßige Konsistenz der diffusen oder gleichmäßig verteilten kleinknotigen Struma, sondern je nach dem Zustande der Knoten findet man derbe, steinharte, prallelastische und auch weiche Knoten. Wegen dieser Ungleichmäßigkeiten in äußerer Form, in Anordnung, Aufbau und Beschaffenheit der einzelnen Knoten, dann besonders wegen ihrer Größe führen diese Formen *leicht* zu *Druckerscheinungen* seitens der Nachbarorgane, dies um so eher, als sie sich gern in abnormer Richtung entwickeln (s. unten!).

Für das Verständnis der Druckerscheinungen ist Kenntnis der Ausbreitung des Kropfes wichtig. L. Rehn hat eine *Topographie des wachsenden Kropfes* gegeben; aus dieser gehen ohne weiteres die mechanischen Folgen der einzelnen Kropfformen hervor. Die *Wachstumsrichtung* ist abhängig von der Form der Schilddrüse, ihrer Lagerung und der vorwiegenden oder alleinigen Erkrankung eines Schilddrüsenteiles; sie wird weiterhin bestimmt durch die Wachstumstendenz, die im Kropfgewebe selbst liegt und ferner gewissermaßen vorgezeichnet durch die Lage der Schilddrüse im Spatium colli medium und den Beziehungen dieses Raumes zu den Nachbarteilen. Im *Spatium colli medium* liegen *median Luftröhre, Kehlkopf* und *Speiseröhre*; die Luftröhre wird von der an ihr angewachsenen Schilddrüse hufeisenförmig umgeben, während die hinteren Abschnitte beider Lappen die Seitenteile der Speiseröhre erreichen. *Seitlich* in diesem Spatium, also auch seitlich von der Schilddrüse, befinden sich die *Gefäßnervenstämme* des Halses von einer eigenen Scheide umgeben. Der *Kropf überschreitet* in seinem Wachstum häufig die *Grenzen des Spatium colli medium und wächst* in die Verbindungswege, die vom Spatium colli medium in die Nachbarschaft führen, hinein. Das Spatium colli medium führt nach oben den großen Gefäßen entlang ins *Spatium praepharyngeale* bzw. in die *Fossa retromandibularis,* nach unten geht es breit in den *Mittelfellraum* über. Seitlich steht es mit den Bindegewebsspalten, die im *Scalenusschlitz* den Plexus brachialis umgeben, in Verbindung und läßt sich nach abwärts im *Scaleno*-Vertebraldreieck bis an die *Pleurakuppel* und mehr seitlich noch längs den Achselgefäßen bis in die *Achselhöhle* verfolgen.

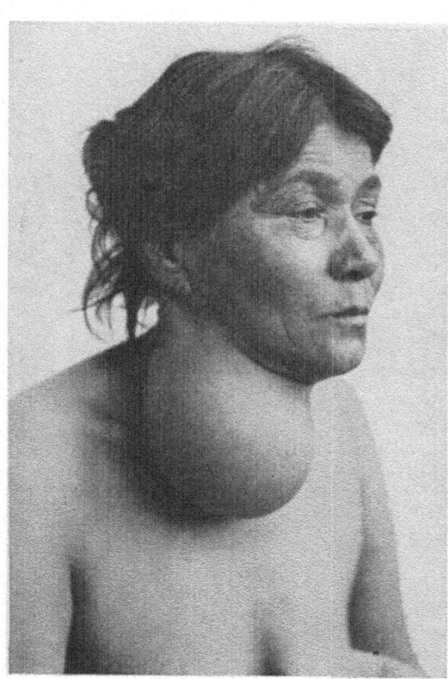

Abb. 20. Hängekropf, 39 Jahre, weibl., Westerwald.
Klinisch: Normales Verhalten.
Keine Atembeschwerden.
Histologisch: Struma nodosa colloides non proliferans et cystica.
(Fall der Akad. chirurg. Klinik Düsseldorf. Eigene Beobachtung.)

L. Rehn unterscheidet bezüglich des Wachstums *zwei große Gruppen*: Eine Gruppe, bei der *Oberflächenwachstum, und* eine Gruppe, bei der *Tiefenwachstum* vorherrscht. Bei der ersteren Gruppe wächst der Kropf im *mittleren Halsdreieck,* dehnt die vordere Bedeckung des Spatium colli medium (mittlere Halsfascie und gerade Halsmuskeln), drängt die Mm. sternocleidomastoidei zur Seite und kommt unter Umständen im *lateralen Halsdreieck* noch zum Vorschein (in ausgeprägter Form als sog. Hängekropf). In anderen Fällen leistet die vordere Bedeckung des Spat. colli medium dem wachsenden Kropf Widerstand; die Muskeln werden hypertrophisch und können dadurch starken Druck auf den wachsenden Kropf ausüben. Neben eigener Wachstumstendenz im Kropf selbst und Lagerung der Knoten an bestimmten Stellen sind diese Zustände in den bedeckenden Weichteilen Ursache, daß sich der *Kropf* dann *nach der Tiefe entwickelt*, wobei er sich an die oben beschriebenen Bahnen hält.

Mit L. Rehn unterscheiden wir auf Grund dieser topographisch-anatomischen Verhältnisse folgende Wachstumsformen:

1. Nach oben entlang den Gefäßstämmen in den parapharyngealen Räumen *(parapharyngealer Kropf)*;

2. nach hinten *retrotracheal, retroösophageal, retrovisceral,*

3. seitlich auf der Vorderfläche der *Mm. scaleni,* oder zwischen den genannten Muskeln, oder in den Angulus scaleno-vertebralis *gegen die Pleurakuppel* und in den *Thorax;*

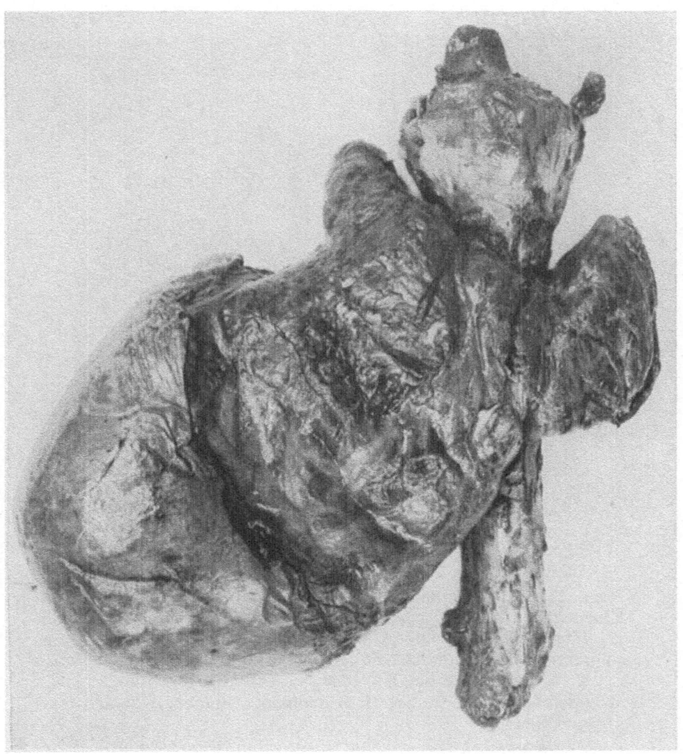

Abb. 21. Struma retrosternalis (Knotenkropf in die rechte Brusthöhle hängend.)
Schwarzwald, 47 Jahre, weibl.
(Präparat 34 der Kropfsammlung des Path.-anat. Instituts Freiburg i. Br.)

4. seitlich und nach unten entlang den Subclaviculargefäßen, wobei der Kropf hinter dem Schlüsselbein liegt und sich da vor oder hinter den Gefäßen ausbreitet und die Pleurakuppel einstülpt *(Struma retroclavicularis).*

5. Nach unten in den Mediastinalraum *(Struma substernalis und retrosternalis).* Diese Kröpfe liegen im vorderen Mediastinum hinter dem Thymus und drängen die großen Gefäßstämme nach unten, seitlich und meist nach hinten. Bei weiterem Wachstum wird die Pleura mediastinalis auseinandergedrängt; Druck auf die Gebilde des vorderen Mediastinums ist die Folge. Schließlich findet der Kropf unten am Aortenbogen und Herzbeutel einen gewissen Widerstand und breitet sich bei weiterem Wachstum dann eher auf Kosten der Lungen aus. In anderen Fällen können retrosternale Strumen auch hinter den großen Gefäßstämmen liegen und dann einen besonders starken Druck auf sie ausüben gegen das Sternum. Solche Kröpfe entwickeln sich mit Vorliebe in das hintere Mediastinum hinein (retrovisceral und auch zu beiden Seiten von Luft- und Speisewegen) und wachsen unter Umständen bis zum Zwerchfell, auch in die andere Pleurahöhle hinein.

Wir haben damit bereits abnorm gelagerte Kröpfe kennen gelernt, deren Ursache in der Wachstumsausbreitung einer an sich normal gelagerten Schilddrüse liegt. Es gibt aber weiterhin *abnorm gelagerte Kröpfe*, die von einer an sich schon tieferstehenden Schilddrüse (*Thyreoptosis*, Kocher) oder *von abnorm nach unten sich erstreckenden Unterhörnern* aus sich entwickeln. Der Verbindungsstiel kann bei allen Formen der intrathorakischen Kröpfe an der Stelle der oberen Thoraxapertur eingeschnürt oder gar zu einem dünnen, bindegewebigem Strange umgewandelt sein; auch am Halse können sich Kropfknoten abschnüren und nur durch einen dünnen Strang mit dem Hauptkropf in Verbindung stehen. Man bezeichnet diese Formen als *falsche Nebenkröpfe*. Von besonderer klinischer Bedeutung sind Kröpfe, die eine abnorme Beweglichkeit

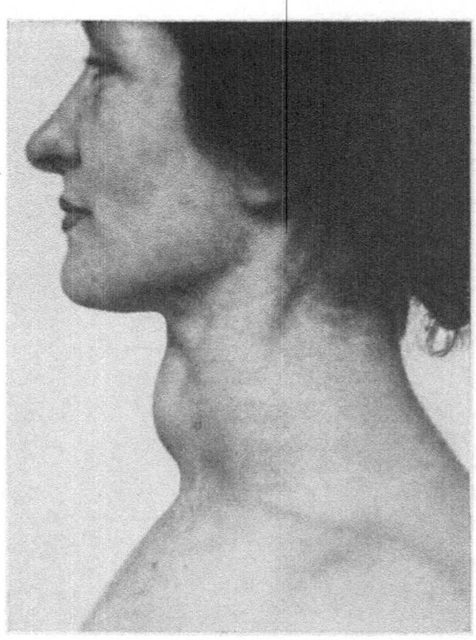
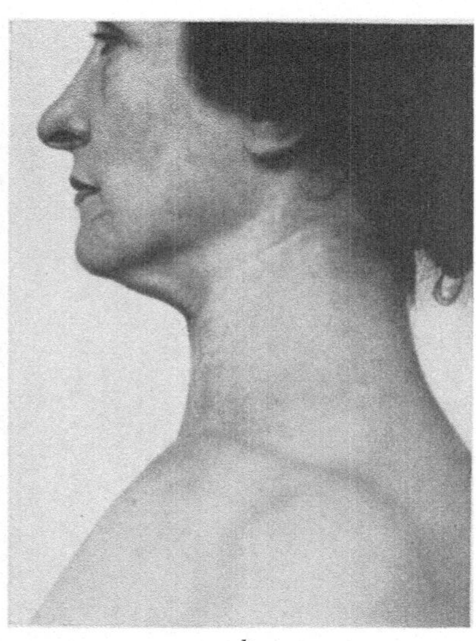

a   b

Abb. 22a, b. Tauchkropf, 40 Jahre, weibl. Bergisches Land.
Klinisch: Normales Verhalten; gelegentlich Erstickungsanfälle.
Histologisch: Struma nodosa parenchymatosa simplex.
a Vortreten des Knotens beim Schluckakt und bei Exspiration.
b Schwinden des Knotens bei tiefer Inspiration.
(Fall der Akad. chirurg. Klinik Düsseldorf. Eigene Beobachtung.)

besitzen und bei tiefer Inspiration in den Thorax eingesaugt, bei tiefer Exspiration oder beim Husten, beim Schluckakt oder bei bestimmten Kopfbewegungen wieder am Halse zum Vorschein kommen, unter Umständen förmlich vorgeschleudert werden *(Tauchkropf, Wanderkropf)*. Es kann dabei leicht zu Einklemmung des Knotens in die enge obere Brustapertur und schwersten Erstickungsanfällen kommen.

Schließlich sind Kröpfe zu erwähnen, die sich überall auf dem Wege, den die Schilddrüse in ihrer Entwicklung genommen hat, bilden, unter Umständen aus accessorischen Nebenschilddrüsen.

Hierher gehören Kropfbildungen im Proc. pyramidalis *(Struma pyramidalis)*, besonders gefährlich wegen Druckwirkung auf die Trachea, ferner nach v. Eiselsberg, Payr und Martina Kropfbildungen im Verlaufe des Ductus thyreoglossus am Zungengrunde *(Zungenkropf)*, am *Zungenbein, innerhalb des Thorax, unter der Hals- und Brusthaut, hinter dem Oesophagus*, in der *Regio submaxillaris*, im Verlauf der *großen Halsgefäße* und *innerhalb von Larynx, Trachea* und *Bronchien.* Diese Kröpfe, als angeborene *echte Nebenkröpfe* bezeichnet, werden zuweilen beobachtet bei nicht kropfiger Hauptschilddrüse. Zum anderen sind sie deshalb von besonderem praktischem Interesse, weil *gelegentlich* die Hauptdrüse ganz fehlen oder hypoplastisch sein kann, so daß der *Nebenkropf das einzig vorhandene und funktionstüchtige Parenchym darstellt* (Vorsicht bei Operation solcher Nebenkröpfe, vorher vergewissern, ob die Hauptdrüse funktionstüchtig ist!). Bei dieser Gelegenheit ist auf die *rudimentäre Entwicklung* einzelner Schilddrüsenteile hinzuweisen, die sehr häufig mit Gefäßanomalien (s. S. 574, 577) verbunden ist. Entwickelt sich in den normal angelegten anderen Schilddrüsenteilen Kropf, so muß man wegen der Gefahr der Ausfallserscheinungen bei der Entfernung der kropfigen Teile besonders vorsichtig sein und genügend Parenchym stehen lassen. ROHDE hat derartige Fälle gesammelt und 2 Brüder beobachtet, bei denen eine einseitige Hypoplasie des linken Lappens bestand, die Art. thyreoidea inferior sin. und ima fehlten und gleichzeitig der rechte Lappen kropfig war; die Epithelkörperchen waren rechts und links in normaler Größe vorhanden; Heilung durch teilweise Entfernung des rechten, kropfigen Lappens, keine Ausfallserscheinungen.

a) Druck der Kröpfe auf die Nachbarorgane.

Wir erwähnten auf S. 594, 596, 597 schon von welchen Faktoren die Druckerscheinungen abhängen. An dieser Stelle ist darauf hinzuweisen, daß die Beschwerden keineswegs immer von der Größe des Kropfes abhängig sind, sondern in vielen Fällen von seinem Sitze. So macht ein kleiner, retropharyngealer Kropf oder ein in der oberen Brustapertur gelegener die schwersten Erscheinungen, während die größten Hängekröpfe (S. 596) in vielen Fällen keinerlei Druckerscheinungen verursachen.

Die nahen Lagebeziehungen, die *Luftröhre und Kehlkopf* zur Schilddrüse haben (hufeisenförmige Umklammerung durch letztere) machen es verständlich, daß im Vordergrund die Erscheinungen seitens der Luftwege stehen. In über der Hälfte aller Kröpfe sind Veränderungen der Lage, Gestalt, Lichtung und Wandstärke der Luftröhre vorhanden. Bei günstigem Sitz

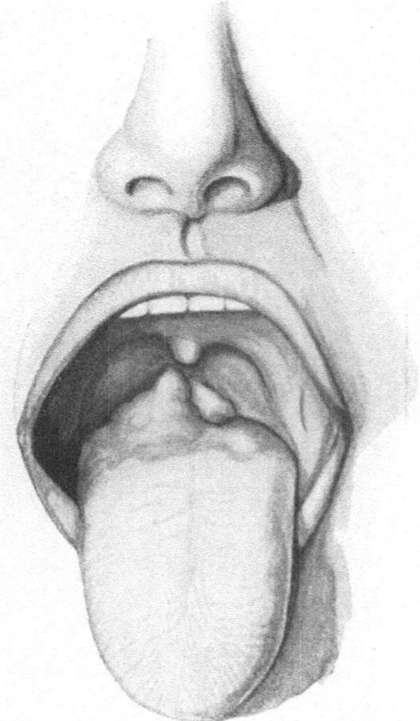

Abb. 23. Zungenkropf. (Nach VITO-MASSEI, Z. Laryng. I, [1909].)

der Kropfgeschwulst kann die *Luftröhre seitlich ausweichen, ohne daß Beschwerden* vorhanden zu sein brauchen. In derartigen Fällen geben gelegentlich außergewöhnliche äußere Anlässe, wie körperliche Anstrengungen, besondere Kopfbewegungen, Schreien, Husten usw. erst Veranlassung zu Atembeschwerden. Man kann die Verdrängung der Trachea und des Kehlkopfes (Schiefstand des Kehlkopfes) durch die Besichtigung, Betastung und insbesondere durch die Röntgenuntersuchung feststellen. Gerade für die Diagnostik der intrathorakalen Strumen ist der röntgenologische Nachweis einer Verdrängung der Luftwege diagnostisch sehr wertvoll.

In den meisten Fällen führt der Kropf, insbesondere der Knotenkropf, zu einer Verengerung der Tracheallichtung, zur *Trachealstenose*. (Genaueres s. Kapitel KAHLER, Kompressionsstenosen.) Meist handelt es sich dabei um eine durch doppelseitigen, unter Umständen gleichmäßigen Druck entstandene Verengerung der Trachea in sagittaler Richtung *(Säbelscheidentrachea)*. In anderen Fällen, in denen der Kropf ringförmig die Trachea umwächst, wie bei den zwischen Luft- und Speisewege einwachsenden Kröpfen und den retrovisceralen Kröpfen entstehen die besonders gefährlichen *konzentrischen Einengungen* der Tracheallichtung. Schließlich können, insbesondere durch Isthmus- und Lobus pyramidalis-Kröpfe, vor allem aber durch in die obere Brustapertur eingekeilte Kröpfe *Verengerungen in frontaler Richtung* zustande kommen. Neben der Verengerung der Lichtung kommt es durch den Druck des Kropfes,

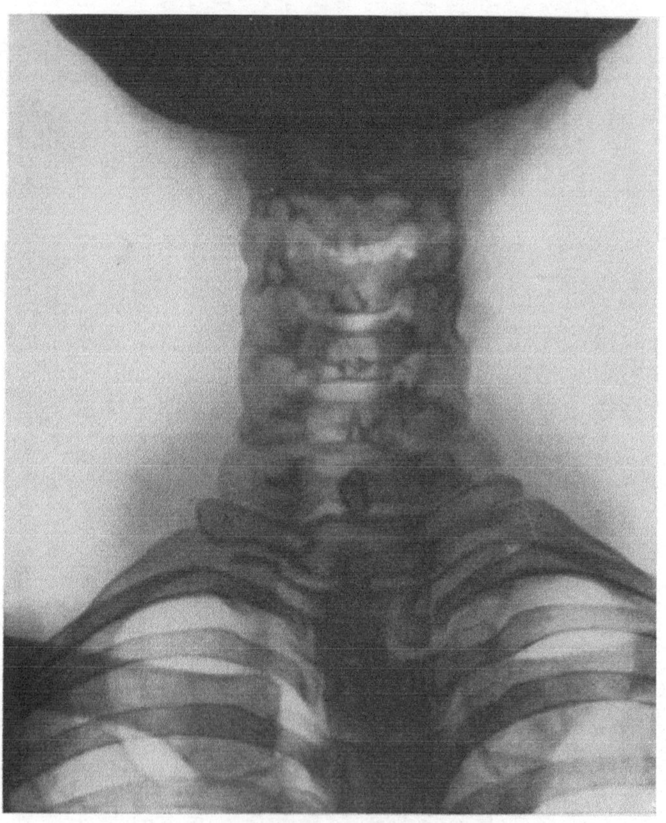

Abb. 24a. Luftröhre infolge einseitigen Kropfdruckes seitlich
ausgewichen, keine Stenose.
(Fall der Akad. chirurg. Klinik Düsseldorf. Eigene Beobachtung.)

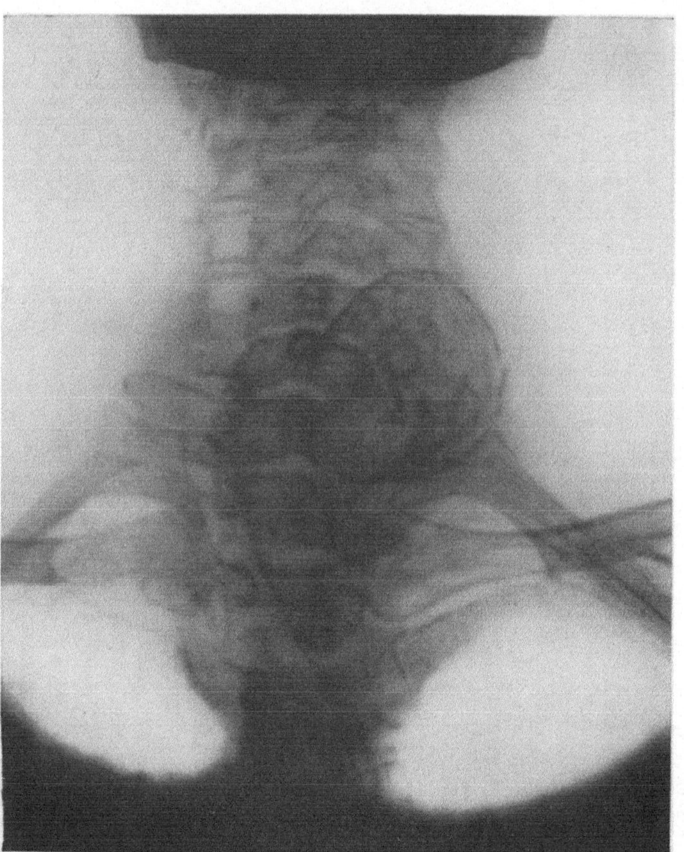

Abb. 24b. Luftröhre ausgewichen durch Kropfdruck infolge verkalkten
Knotens.
(Fall der Hals-Nasen-Ohrenklinik der Charité, Berlin.)

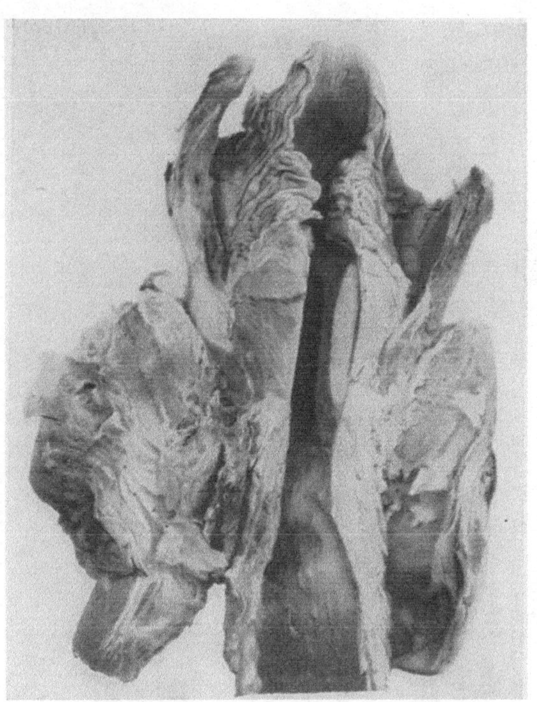

Abb. 25. Säbelscheidentrachea infolge doppelseitiger, symmetrischer Einengung der Luftröhre.
(Fall der Akad. chirurg. Klinik Düsseldorf. Eigene Beobachtung.)

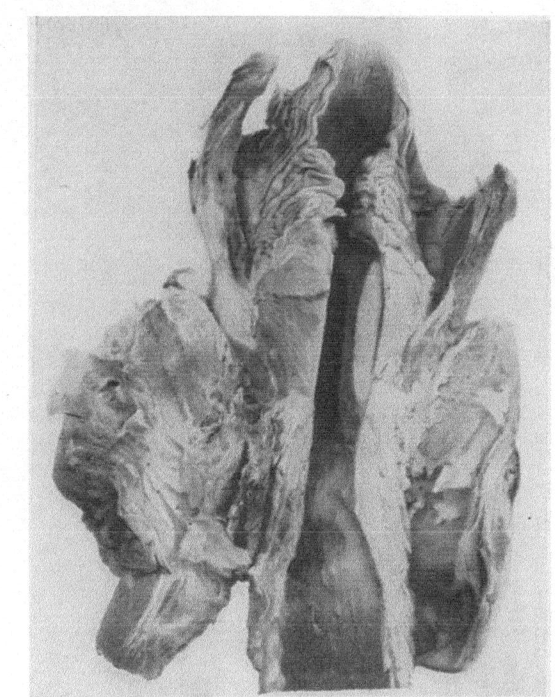

Abb. 26. Säbelscheidentrachea durch symmetrischen Kropfdruck.
(Trachea von hinten aufgeschnitten.) Tod an Erstickung.
15 Jahre, männlich. (Präparat 48 der Kropfsammlung
des Path.-anat. Instituts Freiburg i. Br.)

besonders bei einseitigem Wachstum, zu *Drehungen der Trachea*, wodurch die mechanischen Störungen noch vermehrt werden.

Einseitig entwickelte Knoten führen zu *Eindellungen der Luftröhre*; sind in wechselnder Höhe Knoten vorhanden, so finden sich die Eindellungen ebenfalls in verschiedenen Höhen abwechselnd rechts und links, vorn oder hinten, wodurch dann ein *welliger oder S-förmiger Verlauf* der Trachea zustande kommt. Wichtig ist die klinische Erfahrung, daß starke Trachealverengerungen unter Umständen nur geringgradige Erscheinungen machen; es liegt dies an der langsamen Ausbildung und der allmählichen Gewöhnung und Anpassung des Organismus an die allmählich zunehmende Verringerung der Atemluft.

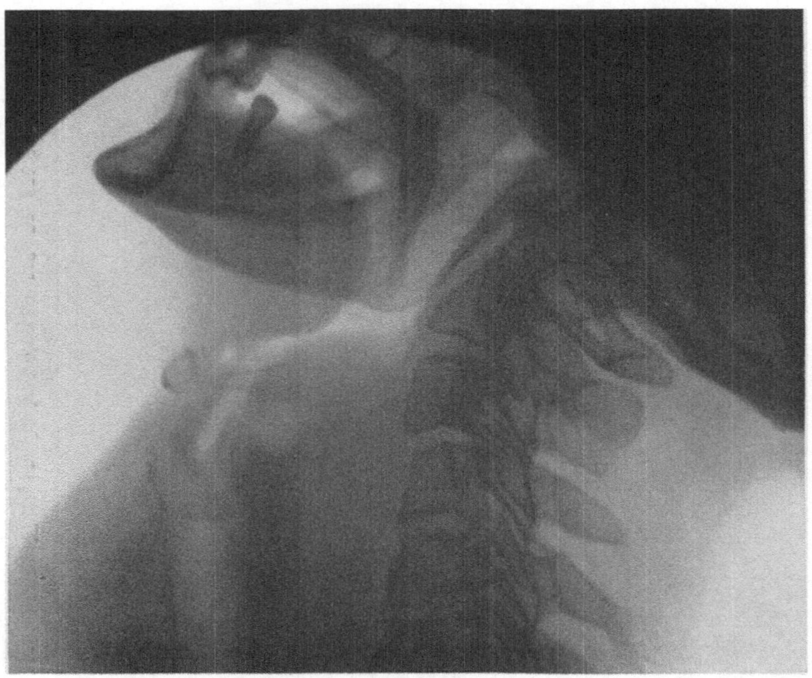

Abb. 27. Retropharyngeale Struma. Verdrängung der Trachea und des Kehlkopfes nach vorn, bogenförmiger Verlauf.
(Fall der Hals-Nasen-Ohrenklinik der Charité, Berlin.)

Am gefährlichsten sind die *Erweichungen der Trachea*. Infolge des dauernden Druckes des Kropfes kommt es zu Degeneration, Atrophie und Erweichung der die Wandfestigkeit und Starre der Trachea gewährleistenden Trachealknorpel *(Tracheomalacie)*. In solchen Fällen wird die dünnwandige, schlaffe Luftröhre nur noch durch ihre Verwachsung mit dem Kropf offen gehalten, klappt aber bei besonderen Anlässen (forcierte Einatmung, Kopfbewegungen, Stauungen im Kropf usw.) leicht zusammen.

Einen Fall dieser Art operierte ich in Freiburg. Vor der Poliklinik waren 2 Straßenpassanten in Streit geraten; dabei fiel der eine zu Boden und drohte zu ersticken. In schwerster Asphyxie wurde er in die Poliklinik eingeliefert; ein zweifaustgroßer rechtsseitiger Kropfknoten hatte die Trachea völlig erweicht und komprimiert. Sofortige Luxation des Kropfes nach außen mit anschließender typischer Kropfoperation. Heilung.

Auf dem Boden der sich langsam ausbildenden *chronischen Trachealstenose*, die unter Umständen durch zufällige Anlässe (Überanstrengung, forcierte

Atembewegungen, Kopfbewegungen, besonders beim Tauchkropf), durch Katarrhe der Luftwege und durch Stauungen am Halse (besonders im Kropf) akut verschlimmert werden kann, entstehen unterhalb der Stenose nicht selten *Erweiterungen des gesamten Tracheobronchialbaumes und Lungenemphysem*. Diese Veränderungen werden bei der sog. *exspiratorischen Ventilstenose* (PFANNER) gefunden und sind auf den erhöhten Innendruck in den Atemorganen unterhalb der Stenose bei der Exspiration zurückzuführen; im weiteren Verlaufe kommt es in solchen Fällen zu vermindertem Blutgehalt der Lungenvenen mit Rückstauung in Lungenarterien und rechtes Herz (Dilatation und Hypertrophie des rechten Herzens), geringer Füllung des linken Herzens und der Körperarterien *(mechanisch-dyspnoisches Kropfherz*, ROSE, MINNICH, s. S. 605). In anderen Fällen, bei denen eine inspiratorische Behinderung der Atmung vorliegt (*inspiratorische Ventilstenose* PFANNERs), kommt es nicht zu Drucksteigerung und Erweiterung der Luftwege; da wegen der Stenose das Einströmen der Luft erschwert ist, wird bei der Inspiration aus den Bauchorganen Blut in die Cava inferior, das rechte Herz, die Lungenarterien eingesaugt mit dem Erfolge einer Hyperämie der Lunge und ödematöser Schwellung. Auch hierdurch wird das rechte Herz überlastet und erweitert mit dem Erfolge allgemeiner peripherer Stauung (mechanisch-dyspnoisches Kropfherz, ROSE-MINNICH, s. S. 605).

Die *klinischen Erscheinungen der chronischen Trachealstenose* zeigen sich in zwei Formen. Bei den chronischen Fällen besteht Kurzatmigkeit (Kropfasthma), besonders nach körperlichen Anstrengungen; die Inspiration ist zuweilen, in anderen Fällen dauernd pfeifend (Stridor). Derartige, chronisch-dyspnoische Kranke sind, sobald Herz- und Kreislaufstörungen sich ausgebildet haben, cyanotisch; Gesicht und Hals sind gedunsen, Pulsunregelmäßigkeiten und Blutdrucksenkung treten hinzu, kurzum die Zeichen einer schweren Dekompensation des Kreislaufes (s. o. Kropfherz u. S. 605).

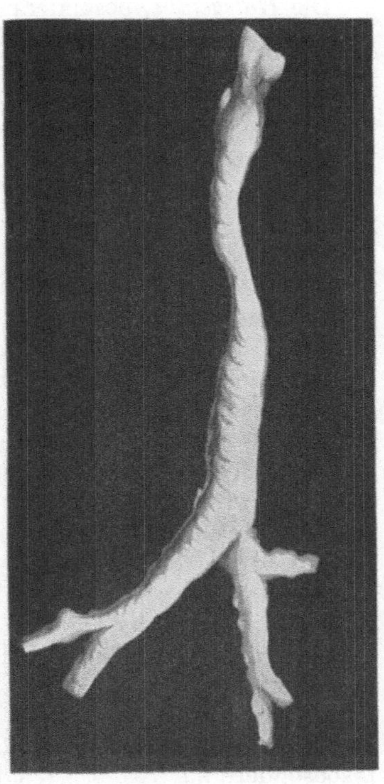

Abb. 28. Trachealstenose, S-förmiger Verlauf der Trachea und Erweiterung des Trachealbaumes unterhalb der Stenose durch Kropfdruck. (Nach OPPIKOFER, Arch. f. Laryngol. Bd. 27, 1913.)

Am schwerwiegendsten ist der *akute Trachealdruck*, der entweder unvorbereitet den Kropfträger, ohne daß er bis dahin Atembeschwerden hatte, befällt oder auf dem Boden des Kropfasthmas durch plötzliche Verschlimmerung des Druckes entsteht. Körperliche Überanstrengung, Kopfbewegungen, Lagewechsel, Katarrhe, Blutungen, besonders bei Cysten, Stauungen, Entzündungen im Kropf sind ihre Ursachen, besonders bei erweichter Trachea; der sogenannte Kropftod der Neugeborenen gehört hierher. In anderen Fällen ist nicht eine *Verlegung der Lichtung durch Druck* die Ursache der Erstickung, sondern der *Druck eines derben Knotens auf die Kehlkopfnerven,* der zu beiderseitiger Posticuslähmung oder zum Stimmritzenkrampf führt (L. REHN, SEITZ). Nicht selten werden die Kropfträger im Schlafe davon befallen, wenn sie einen besonders tiefen Atemzug tun oder einen Lagewechsel vornehmen, der für die Lagebeziehungen des Kropfes zur Trachea ungünstig ist; in dieser Beziehung sind besonders die intrathoracischen und Tauchkröpfe gefährlich. Diese akute Verlegung der Atemorgane führt in kürzester Zeit zum Erstickungstod (*Kropftod* Roses):

Verdrängung des *Oesophagus*, häufig gemeinsam mit Verdrängung der Luftwege, wird nicht selten beobachtet. *Druckerscheinungen* sind jedoch *selten*, da die bewegliche Speiseröhre leichter ausweichen und ihre Muskulatur das Hindernis eher überwinden kann, besonders wenn sie hypertrophiert. Nur der *Ringkropf*, der Trachea und Oesophagus umwächst, der *retroviscerale Kropf* und derbe, *große Knoten in Höhe der oberen Brustapertur* machen eher Schluckbeschwerden (Gefühl eines Kloßes im Halse, Steckenbleiben von Speisen, Regurgitieren, schließlich gänzliche Unmöglichkeit auch flüssige Speisen herunterzuschlucken).

Die *Halsgefäße*, besonders die *Karotiden*, werden durch den Kropf nach den *seitlichen und hinteren Halsteilen verdrängt* und liegen nicht selten außen am Hinterrande des Sternocleidomastoideus, unmittelbar unter der Haut. Wegen der Möglichkeit ausgiebigen Ausweichens und ihrer dickeren Wand wird die *Carotis bei gutartigem Kropf fast nie vom Druck betroffen*, im Gegensatz zu den häufigen Verengerungen durch bösartige Schilddrüsentumoren, die infolge Verwachsungen das Gefäß fixieren, unter Umständen einmauern. In seltenen Fällen kommen jedoch auch bei Kröpfen leichtere Beengungen der Carotis vor, die zur Folge haben, daß solche Kranken ihren eigenen Puls fühlen oder hören (besonders beim gefäßreichen Basedowkropf). Dagegen verursacht an den *dünnwandigen Venen* der Kropfdruck (besonders bei intrathoracalen Kröpfen) schon sehr früh *Stauungserscheinungen* in Gestalt starken Hervortretens und Erweiterung der Halsvenen, Cyanose und Gedunsensein des Halses und Gesichtes und der Schleimhäute der oberen Luftwege. Intrathorakische Knoten hindern den Abfluß aus den großen Venenstämmen zum rechten Herzen mit dem Erfolge einer Stauung der Brusthautvenen (Kollateralkreislauf, Caput medusae). Bei entsprechender Lage der Knoten sind Stauungen an Armen und an Zunge beobachtet worden. Die venösen Stauungen gehen auch auf das Gehirn über; solche Kranke klagen dann über Kopfdruck, Schwindelgefühl, Ohrensausen usw.; eine psychische Abstumpfung kann sich daraus entwickeln. Als weitere Folge der venösen Stauung bildet sich in schweren Fällen eine Dilatation und Hypertrophie des linken Ventrikels *(mechanisches Stauungskropfherz)* mit allen ihren Folgen (s. S. 605).

Durch *Nervenkompression* wird in der Hauptsache der *N. recurrens* (in 2—4% aller Fälle) befallen, da er enge räumliche Beziehungen zur Schilddrüse, insbesondere zur Art. thyreoidea inf. hat und dadurch nicht ausweichen kann. Bei einseitiger Drucklähmung *aller Recurrensfasern* ist die Stimme rauh-heiser, die Atmung nicht behindert; bei doppelseitiger besteht Aphonie, ebenfalls keine Atembehinderung, aber Unmöglichkeit auszuhusten mit ihren Gefahren der Schluckpneumonie. Bei einseitiger Lähmung *nur der Posticusfasern* des Recurrens bestehen keine schweren Stimmstörungen und keine Atemstörungen, während die doppelseitige Posticuslähmung schwerste, unter Umständen tödlich verlaufende Erstickungsanfälle zur Folge hat (unter Umständen sofort Tracheotomie!) Auch spastische Zustände am Nervus recurrens sind in seltenen Fällen beobachtet (vgl. S. 603).

Lähmungen des *Nervus laryngeus superior* kommen vor und haben Gefühllosigkeit des Kehlkopfes und Fehlen der Abwehrreflexe (Schluckpneumonie) zur Folge. *Vagusstammkompression* kommt bei Kröpfen selten vor (eher bei malignen Tumoren), da der Stamm leicht ausweichen kann (bei Vagusreiz Pulsverlangsamung und Stimmritzkrampf). *Hypoglossusdruck* (Störungen der Zungenbewegungen), *Phrenicusdruck* (Hustenkrampf, Druckgefühl in der Brust), Druck auf den *Plexus brachialis* (Neuralgien im Arm) sind selten. Etwas häufiger wiederum wird der N. *sympathicus* wegen seiner stärkeren Fixation durch seine zahlreichen Äste vom Kropfdruck befallen (1—5%); bei gewöhnlichem Kropf handelt es sich dabei meist um *Lähmung* (Hornerscher oculopupillärer Symptomenkomplex, verminderte Schweißbildung, Rötung der Gesichtshaut infolge Erweiterung der Hautcapillaren); beim Basedow liegt Sympathicusreiz vor (nicht aus mechanischer Ursache,

s. S. 613). Bei malignen Tumoren werden Sympathicusreize häufiger beobachtet (Umwachsung von Tumormassen).

Das Verhalten der *Halsmuskeln* wurde auf S. 596 schon besprochen. Erwähnt sei noch, daß bei Hyperthyreosen mit vermehrtem Blutzufluß zur Schilddrüse von PAYR oft Hypertrophie der geraden Halsmuskeln gefunden wurde. Weiter sind *Schiefhals* durch einseitigen Druck des Kropfes, *Halswirbelsäulenscoliose* und Umwandlung der normalen Lordose der *Halswirbelsäule* in eine *Kyphose* (bei retrosternalem Kropf infolge Vorneigung des Kopfes zur Entlastung der Luftröhre vom Druck) von PAYR beschrieben worden.

b) Kosmetische Verunstaltung des Trägers.

Einer besonderen Besprechung bedarf es nach dem Vorhergesagten nicht; es sei nur nochmals besonders darauf hingewiesen, daß der diffuse und der kleinknotige, gleichmäßig entwickelte Knotenkropf kosmetisch weniger störend wirkt als die großknotigen, asymmetrisch entwickelten Formen.

c) Funktionelle Auswirkungen des Kropfes und Einstellung des Gesamtorganismus.

Es sind hier zunächst die Einwirkungen auf *Herz und Kreislauf* zu besprechen. Wir lernten u. a. schon das *sog. mechanisch-dynamische Kropfherz* (ROSE, MINNICH, S. 603), auch *pneumonisches Kropfherz* (KOCHER) genannt und das mechanische Stauungskropfherz (S. 604) kennen. Es bestehen in solchen Fällen Beschleunigung der Herztätigkeit, Herzklopfen, unangenehme Empfindungen in der Herzgegend, geringe Leistungsfähigkeit und rasche Ermüdung des Herzens, besonders nach Anstrengungen; unter Umständen schon nach geringfügiger Mehrbelastung treten diese Erscheinungen stärker hervor. In hochgradigen Fällen versagt die Kompensationsfähigkeit (Hypertrophie des Herzens), myocarditische Veränderungen treten ein; klinisch zeigen sich kardiale Dyspnoe, Unregelmäßigkeit des Pulses, Störungen im großen Kreislauf, Stauungen in Leber und Niere und Milz, Ascites, Pleuraergüsse, Anasarca. Ferner werden Herzstörungen beobachtet auf dem Boden einer Schädigung des Gesamtorganismus, insbesondere des Kreislaufsystems durch vermehrte oder qualitativ veränderte Schilddrüsensekretion *(thyreotoxisches funktionelles Kropfherz* [KRAUS]*)*; es kommt unter ihrer Einwirkung zu vermehrter Tätigkeit des Herzens (Tachykardie), besonders bei körperlichen Anstrengungen und Erregungen, Irregularität des sonst gut gefüllten Pulses. Bei längerer Einwirkung erweitert und hypertrophiert der linke Ventrikel. In schwersten Fällen kommt es zu Myodegeneration; schließlich versagt das Herz. Diese thyreotoxischen Zustände werden hauptsächlich bei Basedow beobachtet (s. Basedow!), kommen jedoch auch bei anderen hyperthyreotischen Kröpfen vor. Es ist ohne weiteres verständlich, daß sich *mechanische und funktionelle Herzstörungen kombinieren* können. Charakteristisch ist die gute Beeinflußbarkeit mechanischer Herzstörungen durch Digitalis, das vollkommene Versagen von Digitalis bei thyreotoxischen Zuständen (s. S. 631). Durch rechtzeitige Kropfoperation nach entsprechender Vorbehandlung und mit entsprechender Nachbehandlung können sowohl die mechanischen wie funktionellen Herzstörungen günstig beeinflußt und geheilt werden.

Die anderen, auf Hyperfunktion beruhenden Zustände werden bei den Hyperthyreosen (Kap. C) geschildert, die auf Hypofunktion beruhenden bei den A- und Hypothyreosen (Kap. D). Auch wird dort auf die Wechselbeziehungen zu den übrigen endokrinen Drüsen und auf die Veränderungen am Allgemeinorganismus eingegangen werden. Es sei jedoch hier erwähnt, daß die *funktionellen Verschiedenheiten einmal* bedingt sind *durch die gewebliche Eigenart des einzelnen Kropfes;* wichtig ist, daß kleine Teile normal funktionierenden Gewebes genügen, um die Funktion der Schilddrüse aufrecht zu erhalten, trotz ausgedehnter geweblicher Veränderungen. Zum *anderen* ist die funktionelle Verschiedenheit *konstitutionell* begründet; des weiteren ist sie *Folge der wechselnden Beziehungen zum vegetativen Nervensystem.* Daraus erklärt es sich auch, daß beim gleichen Patienten funktionelle Umstellungen gelegentlich beobachtet werden (Hypothyreosen bei Degenerationsprozessen einer hyperthyreotischen Drüse, Hyperthyreosen bei der Basedowifizierung der Struma colloides diffusa oder nodosa, Einflüssen entzündlicher Art usw.).

An dieser Stelle sei unsere Auffassung kurz gestreift. Bei Besprechung der Kropfursachen sahen wir, daß die Schilddrüse kropfig entartet, wenn exogene und endogene Schäden auf den Gesamtorganismus einwirken. Der Kropf wäre demnach als Teilerscheinung einer den Gesamtorganismus treffenden Veränderung aufzufassen. Man kann infolgedessen die Veränderungen an der Schilddrüse nicht grundsätzlich als das Primäre der Kropfkrankheit und alle anderen Erscheinungen als sekundär auffassen. Vielmehr wird das *ganze Krankheitsbild* sich zusammensetzen aus einer *Vielheit von Erscheinungen,* bei denen einmal die Veränderungen am Gesamtorganismus das Primäre und der Kropf das Sekundäre ist, zum anderen der Kropf das Primäre ist und den Gesamtorganismus beeinflußt, schließlich beide gleichzeitig Folge bestimmter schädigender Einflüsse sind. Jeder einzelne Fall wird, was Ursache und Wirkung anbelangt, verschieden aufzufassen sein (Konstitution, Gesamtorganismus, Erbfaktoren, Umwelt, endokrines System, vegetatives System).

Die Fernwirkungen auf Bronchialbaum und Lungen wurden auf S. 599 bis 603 schon besprochen. In ihrem Gefolge kommt es leicht zu Bronchitiden und Pneumonie (Operationsprophylaxe!). Andererseits kann mechanische Verengerung des Tracheallumens ihrerseits wieder Kolloidanschoppung in der Schilddrüse nach sich ziehen und so das Kropfwachstum begünstigen (Blauel, Reich, Mansfeld, Müller). Gelegentlich werden Veränderungen am Thorax (emphysematöser, faßförmiger Thorax) beobachtet.

5. Die Diagnostik des Kropfleidens.

Die Diagnostik des Kropfes ergibt sich aus dem bisher Besprochenen. In der *Anamnese* ist auf die geographischen und Bodenverhältnisse, in denen der Kropfkranke gelebt hat, auf Heredität, körperlichen und seelischen Entwicklungsgang, insbesondere auf die Vorgänge am Allgemeinorganismus und am Kropf in den einzelnen Lebensabschnitten (Kindheit, Pubertät, Generationsvorgänge) und auf die Entwicklung der einzelnen Beschwerden zu achten. Beim *Status* geben Inspektion, Palpation, Messung, Perkussion, Röntgenuntersuchung (u. U. Kontrastbrei), Endoskopie und unter Umständen Schlundsonde Aufschluß über Art, Größe, Konsistenz, Gefäßreichtum (Schwirren bei Basedow- und Gefäßkropf) des Kropfes und seine Beziehungen zu den Nachbarorganen. Der *Schluckversuch* (Mitbewegung der Schilddrüse mit dem Kehlkopf beim Schluckakt) ist ein wesentliches, diagnostisches Hilfsmittel. Besonders zu erwähnen ist noch die Diagnostik der *intrathorakalen Kröpfe.* Verdacht auf derartigen Sitz erwecken solche Fälle, bei denen ein Mißverhältnis besteht zwischen geringer Größe einer sichtbaren Kropfgeschwulst (unter Umständen fehlt eine solche vollkommen) und Schwere der Druckerscheinungen seitens der Luftwege und des Herzgefäßsystems. Die auf S. 605 schon erwähnte Halswirbelsäulenkyphose mit Vorneigung des Kopfes und hochgezogenen Schultern, Drehung des Kopfes, Auftreten von Atemnot bei starkem Zurückbeugen des Kopfes, kissenartige, weiche Vorwölbungen der Supraclaviculargruben (Emphysem der Lungenoberlappen durch Trachealdruck), Stauungen an Brust, Hals,

Kopf und Armen, Dämpfungen hinter dem Sternum, Rechtsverbreiterung des Herzens lassen auf intrathorakale Kröpfe schließen. Gelegentlich kann man vom unteren Schilddrüsenpole (meist links) einen Fortsatz nachweisen, der in die obere Brustapertur verschwindet; häufig heben sich solche Knoten beim Schluckakt und werden dann der Palpation zugänglich. Besonders bei der *Röntgendurchleuchtung* kann man *Verschiebungen intrathorakaler Strumen beim*

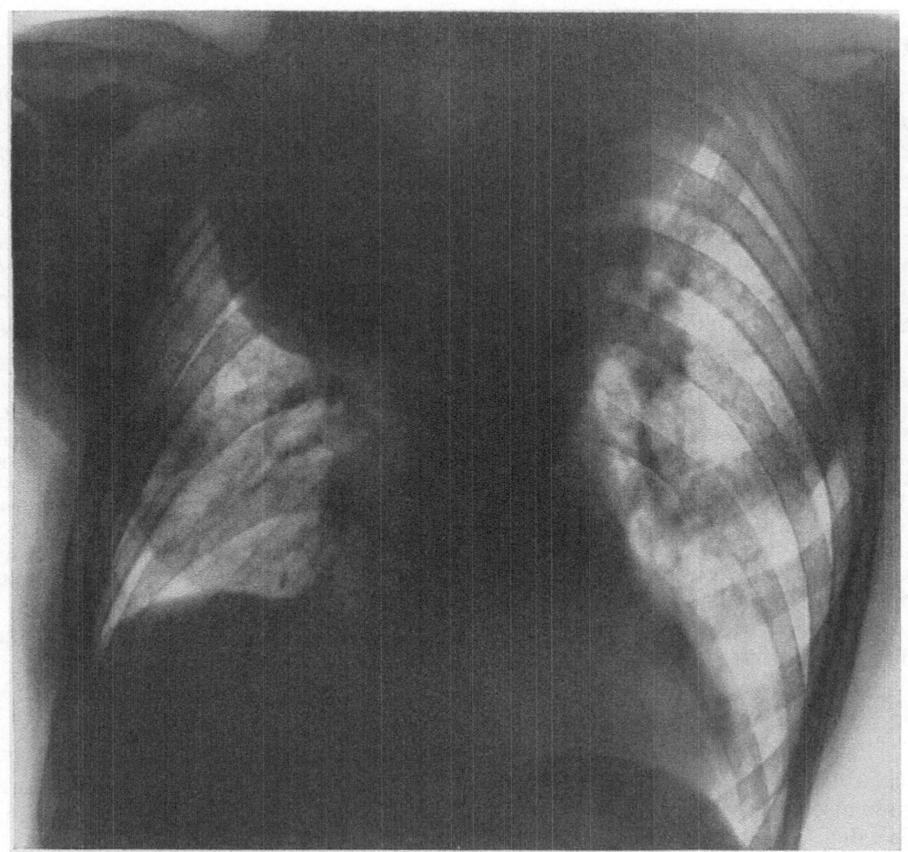

Abb. 29. Struma retrosternalis. Scharf umrissener, rundlicher Schatten.
(Trachea verdrängt und bogenförmig verlaufend.)
(Fall der Akad. chirurg. Klinik Düsseldorf. Eigene Beobachtung.)

Schluckakte sehen. Im Röntgenbild (Aufnahme von vorn und von schräg) erkennt man weiter die Verdrängung der Trachea, der Gefäße, des Herzens und die Knoten als nach unten konvexe, dichte, scharf umrissene, rundliche Schatten.

Von allergrößter Wichtigkeit ist die Konstitution, das Verhalten des *Allgemeinorganismus* und die *funktionelle Einstellung* desselben, die sich aus seinen Wechselbeziehungen zum Kropf und den übrigen endokrinen Drüsen und dem vegetativen Nervensystem ergibt. Die Verfolgung des *Grundumsatzes des Stoffwechsels* und des *Sauerstoffbedürfnisses* leisten dabei das meiste in der Erkennung der Schilddrüsenfunktion (sinkt die Tätigkeit der Schilddrüse, so ist Stoffwechsel und Sauerstoffbedürfnis gehemmt, und umgekehrt). Um Wiederholungen zu vermeiden, müssen wir hier auf die Kapitel C. Basedow (Hyperfunktion der

Schilddrüse, Hyperthyreoidismus) und D. Myxödem und Kretinismus (Hypofunktion der Schilddrüse, Hypothyreoidismus) verweisen. Auch bei gewöhnlichem Kropf finden wir, wie aus der Aschoffschen Einteilung und unseren Darlegungen auf S. 593, 605, 606 hervorgeht, Teilbeträge beider in wechselnder Form. Es sei nur nochmals kurz erwähnt, daß es Kropfkranke ohne jegliche Erscheinungen einer Hypo- oder Hyperfunktion der Schilddrüse und solche mit mehr oder weniger starkem hypo- oder hyperthyreotischem Einschlage gibt.

C. Die Hyperthyreosen und die Basedowsche Krankheit.

Im Mittelpunkte dieser Krankheitsbilder steht die *abnorm gesteigerte Tätigkeit der Schilddrüse, verbunden* mit einer *qualitativen Veränderung ihres Sekretes.* Zu den Kardinalsymptomen gehören die *Schilddrüsenvergrößerung,* die *Steigerung der Stoffwechselvorgänge,* die *Tachykardie,* der *Exophthalmus* und eine Reihe von anderen *Erscheinungen,* die ebenfalls *auf einem erhöhten Erregungszustande des vegetativen Systems und auf Wechselwirkungen mit den anderen endokrinen Drüsen* beruhen. 1843 hat Basedow als erster Schilddrüsenvergrößerung, Tachykardie und Exophthalmus als einen zusammengehörigen Symptomenkomplex *(Merseburger Trias)* zusammengefaßt, nachdem Graves 1835 ähnliche Fälle beschrieben und sie mit der Hysterie in nahe Beziehung gebracht hatte.

Gegenüber diesem klassischen Bilde mit voller Ausprägung aller Symptome (*Vollbasedow,* Kocher) gibt es Fälle, in denen das eine oder andere klassische Symptom weniger ausgeprägt ist oder gar fehlt; diese *unvollkommenen Formen des Basedow*: Pierre Maries und Charcots Formes frustes, Basedowoid (Stern), Hyper- (Krecke) und Dysthyreosen (Klose), Thyreotoxikosen (Strack), Thyreoidismus (Chvostek), thyreotoxisches Kropfherz (Kraus), sympathicotonischer und vagotonischer Basedow (Eppinger, Hess), thymogener Basedow (Klose) sind unter Umständen von anderen, rein nervösen Erkrankungen, die mit der Schilddrüse in keinem Zusammenhang stehen (Status neuropathicus, Sudeck in 17% aller Fälle des Hamburger Materials), schwer zu trennen.

Fließende Übergänge bestehen zwischen den einzelnen, auf Überfunktion der Schilddrüse beruhenden Zuständen, wie auch zum Normalzustande.

1. Vorkommen.

Bezüglich der Verbreitung der Basedowschen Krankheit besteht zunächst, wie auf S. 583 schon angedeutet, ein gewisser Antagonismus zum gewöhnlichen endemischen Kropf. Die Angaben fast aller Autoren gehen gleichlautend dahin, daß der *Basedow und die Hyperthyreosen in den kropfarmen Ländern (Tiefebene, Meeresküste) häufiger* vorkommen *als in den Kropfländern (Gebirge)*; in letzteren werden sie verhältnismäßig selten gefunden (Bircher, Kraus u. a.). In der kropfarmen Hamburger Gegend fand Sudeck von allen Kropfkranken über 50% mit hyperthyreotischem Einschlage (bei einer Häufigkeit des klassischen Basedow von 20% aller Fälle), und nur 2% mit hypothyreotischem Einschlage. Beim *weiblichen Geschlecht* werden Hyperthyreosen bei weitem *häufiger* beobachtet als beim männlichen; der klassische Basedow nach Kocher ist z. B. 9mal häufiger bei Frauen als bei Männern (stärkere Volumzunahme der normalen weiblichen Drüse in Pubertät, Gravidität und Laktation). Im Säuglingsalter ist der Basedow sehr selten, im Kindesalter selten; die meisten Basedowfälle betreffen junge Mädchen um die Pubertätszeit herum und in den nächsten Jahren. Von Bedeutung sind weiter familiäres Vorkommen, ferner Vorkommen in Familien mit Hypothyreosen, anderen Erkrankungen des endokrinen Systems, Erkrankungen des vegetativen Systems und Psychosen und schließlich beim gleichen Kropfkranken Übergänge von hypothyreotischen Zuständen oder Normalzuständen in Hyperthyreosen und umgekehrt (s. S. 606).

2. Symptomatologie.

Die für *Basedow* charakteristischen *geweblichen Veränderungen können entstehen* einmal in einer bis dahin *normalen,* zum anderen in einer *kropfig entarteten Schilddrüse.* Es ergeben sich daraus allein schon Vielgestaltigkeiten des histologischen, aber auch des klinischen Bildes. Es sollen zunächst die einzelnen Symptome gesondert besprochen werden.

a) Schilddrüse. Die Schilddrüse wird in seltenen Fällen nicht vergrößert gefunden, wenigstens nicht bei der klinischen Untersuchung. In den *meisten Fällen* jedoch stellt man schon klinisch eine mehr oder weniger starke, nicht schmerzhafte, meist polsterartig weiche, bei geringem Kolloidgehalt mehr derbe *Vergrößerung der Drüse* fest. Bei den meisten Fällen von klassischem Basedow ist die Vergrößerung gleichmäßig, die Form der Schilddrüse ist erhalten. In anderen Fällen, in denen sich die Basedowveränderung in einer vorher kropfig entarteten Schilddrüse entwickelte, sind knotige Veränderungen, unter Umständen unregelmäßig verteilt, nachzuweisen. Charakteristisch ist der *große Blutgehalt* der Basedowstruma (Struma vasculosa); sie macht infolgedessen pulsatorische und sonstige Volumschwankungen durch und ist durch Druck zu verkleinern. Die aufgelegte Hand fühlt *Schwirren,* mit dem Stethoskop hört man systolische, *sausende Geräusche* entweder über der ganzen Struma oder nur über den Schilddrüsenarterienstämmen (Kochers vasculäres Symptom). Gelegentlich kann sich die Schwellung der Basedowschilddrüse in kürzester Zeit entwickeln und unter Umständen ebenso schnell wieder zurückgehen.

b) Stoffwechsel. Im Vordergrunde der Stoffwechselstörungen steht für den Praktiker die *Abmagerung der Kranken,* die eine nahezu konstante Begleiterscheinung des Basedow ist (nach Kocher in $88^0/_0$). *Meist* schon als *Frühsymptom* vorhanden, schreitet sie gleichmäßig oder schubweise voran, wobei Perioden stärkerer Abmagerung mit Steigerung der übrigen Basedowsymptome verbunden sind; es kann sich in nicht wenigen Fällen schwerste Kachexie (*Cachexie thyreoidienne,* Gautier) herausbilden. Im Gegensatz zu dieser Abmagerung steht die häufig vorhandene *Appetitssteigerung,* die *im späteren Stadium* allerdings einer *Herabsetzung des Appetites* Platz macht. In ganz vereinzelten Fällen besteht Fettsucht. Ursache dieser Abmagerung ist nach von Müller eine *Steigerung der Kalorienproduktion infolge der Hyperfunktion der Schilddrüse;* dabei sinkt trotz reichlicher Kalorienzufuhr das Körpergewicht. Bestimmungen des *Grundumsatzes* (CO_2-Produktion und O_2-Verbrauch in nüchternem Zustand bei vollkommener Ausschaltung der Muskeltätigkeit) ergeben bei Basedow und den Hyperthyreosen *starke Vermehrung des Gaswechsels,* bei schwerem Basedow bis über $100^0/_0$ Umsatzsteigerung. Die Erhöhung des Grundumsatzes ist nach den modernen Untersuchungen deutscher und amerikanischer Kliniker als das *wichtigste Symptom jedweden Hyperthyreoidismus anzusehen;* der Grundumsatz ist der *Gradmesser für die Stärke der Hyperfunktion der Schilddrüse.*

Weiterhin haben Jaquet und Svenson fetsgestellt, daß der Grundumsatz bei Basedowikern durch Nahrungsaufnahme stärker in die Höhe getrieben wird als bei normalen Menschen. Die Gaswechseluntersuchung ist nicht nur diagnostisch, sondern auch für die Bewertung therapeutischer Maßnahmen wertvoll [Absinken bei Ruhemastkuren, Jodmedikation (Löwy, Zondek)]. Wichtig ist in diesem Zusammenhange der Effekt von Schilddrüsenpräparaten, die sowohl im Tierversuch, wie beim Menschen eine Steigerung des Grundumsatzes zur Folge haben (s. auch S. 578).

Was den *Eiweißstoffwechsel* im besonderen anbelangt, so zeigt der Basedowiker eine *Steigerung* desselben; er braucht also mehr Eiweiß oder mehr stickstofffreie Energie (besonders in Form eiweißsparender Kohlehydrate), um sich im Stickstoffgleichgewicht zu halten; die gleiche Steigerung des Eiweißstoffwechsels kann man künstlich durch Schilddrüsenpräparate erzielen. Dabei wird die Steigerung des Eiweißumsatzes von den meisten

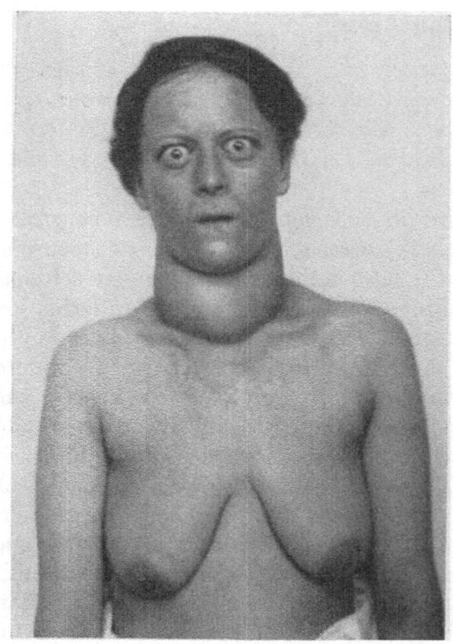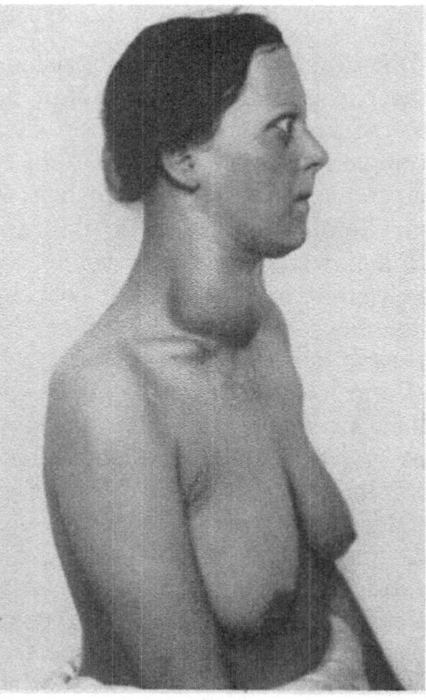

a   b

Abb. 30a, b. Basedow, 19 Jahre, weibl., Freiburg i. Br.
Klinisch: Typischer Basedow mit allen Erscheinungen; starke gleichmäßige Vergrößerung des Halsumfanges; Exophthalmus. *Histologisch:* Struma diffusa colloides basedowificata.
(Fall der Chirurg. Univ.-Klinik Freiburg i. Br.)

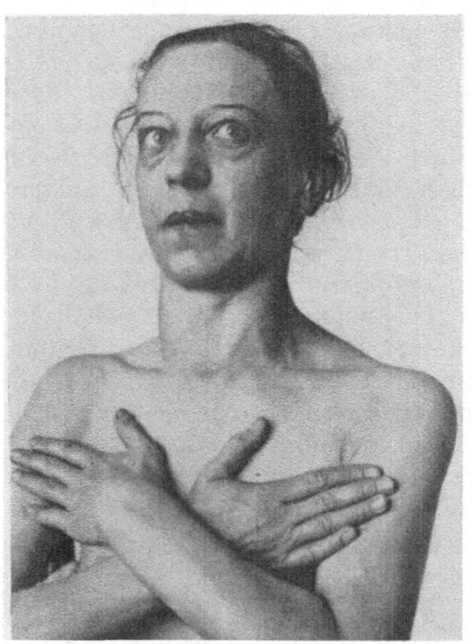

Abb. 31. Basedow, 36 Jahre, weibl., Düsseldorf.
Klinisch: Schwerster Basedow (Vollbasedow), Kachexie; geringe gleichmäßige Vergrößerung des Halsumfanges; Exophthalmus. *Histologisch:* Struma diff. parenchymatosa basedowiana; Thymushyperplasie.
(Fall der Akad. chirurg. Klinik Düsseldorf. Eigene Beobachtung.)

Untersuchern als direkte Folge des Hyperthyreoidismus angesehen, ist also toxisch bedingt (FALTA); andere sehen in ihr nur die Folge einer Steigerung des Kohlehydrat- und Fettumsatzes.

Die Störungen im *Kohlehydratstoffwechsel* bei Basedow sind einmal auf eine echte thyreogene Glykosurie, zum anderen auf eine Kombination von Hyperthyreoidismus und echtem Diabetes zurückzuführen. Jedenfalls bedingt der *Hyperthyreoidismus häufig* eine Disposition zur *Glykosurie,* die manifest (Glykosurie bei gemischter Kost schon) und okkult (Glykosurie nur bei Zufuhr größerer Mengen von Traubenzucker, dabei unter Umständen nur abnorm hohe oder langdauernde Hyperglykämie) sein kann. Nach KOCHER besteht bei $^1/_3$ aller Basedowfälle alimentäre Hyperglykämie und Glykosurie. FALTA deutet die echte thyreogene Glykosurie so, daß der Hyperthyreoidismus eine starke Mehrbelastung der innersekretorischen Tätigkeit des Inselapparates, vielleicht durch Erhöhung des Zuckerbedarfs, mit sich bringt; verfügt das Inselorgan nicht über die nötige Funktionsbreite, so tritt, besonders bei alimentärer Überbelastung, Glykosurie auf (s. S. 613). Mit der Besserung des Basedow schwindet die thyreogen bedingte Glykosurie. SEITZ aus der L. REHNschen Klinik führt die Glykämie und Hyperglykämie beim Basedow auf einen erhöhten Reizzustand des sympathischen Nervensystems zurück; dabei ist dieser Reizzustand Folge, nicht Ursache des Basedow (s. S. 614).

Beeinflussungen des *Salzstoffwechsels* bei Basedow zeigen sich in *Steigerung der Phosphat- und Calciumausscheidung* (besonders durch den Darm). Ferner sind *erhöhter Jodgehalt des Blutes* (VEIL, STURM), *Verschiebung des Blutes nach der alkalischen Seite* neben Herabsetzung der alveolären CO_2-Spannung (HOLLO, WEISS), Gefrierpunktserniedrigung im Blute, Herabsetzung der Eiweißkonzentration und *Verlangsamung der Gerinnung des Blutes* (s. auch S. 614), Sinken des Verhältnisses $\dfrac{\text{Brechungsindex}}{\text{Viscosität}}$ unter 1,0 (HELLWIG), Verschiebung des Albumin-Globulinquotienten nach der Globulinseite (DEUTSCH) gefunden worden. DE QUERVAIN fand das Blut von Basedowikern abnorm empfindlich gegen O-Mangel. Der *Cholesteringehalt* des Blutes ist *hoch* (JEDLICKA). Schließlich sind starke *Herabsetzung* der Kreatininmenge (FORCHBACH) und der endogenen und exogenen *Harnsäureausscheidung* (FLEISCHMANN) im Urin gefunden worden.

Das *Wärmegleichgewicht* ist in vielen Basedowfällen *sehr labil:* bei geringen Anlässen, gelegentlich auch ohne irgendwelchen Anlaß treten Temperatursteigerungen auf, die in schwersten, tödlich verlaufenden Basedowfällen bis auf 41^0 gehen bei gleichzeitiger stärkster Tachykardie (vgl. auch Hyperthermie nach Basedowoperation infolge Sekretresorption S. 638).

c) Tachykardie. Die Tachykardie ist von den sog. *kardiovasculären Symptomen des Basedow* das Hervorstechendste. Bei Vollbasedow ist sie ständig vorhanden. Die Pulsfrequenz beträgt häufig 100 und geht, besonders bei seelischen und körperlichen, unter Umständen nur leichten Erregungen, auf über 200 in die Höhe; darin zeigt sich die außerordentliche *Labilität* des *Basedowpulses.* Der Blutdruck schwankt sehr (KRAUS), ist in einigen Fällen erhöht, in anderen erniedrigt und wechselt überdies im Einzelfalle mehr als beim gesunden Menschen. Der *Herzstoß* ist verstärkt und verbreitert. Die Kranken empfinden starkes *Herzklopfen* „bis in den Hals hinauf", Druckgefühl auf der Brust, Atemnot, besonders nach seelischen und körperlichen, oft schon leichten Erregungen. Akzidentelle, systolische *Geräusche* sind *über dem Herzen* zu hören, gelegentlich auch fortgeleitete systolische Geräusche von den Schilddrüsenarterien über dem Manubrium sterni. Neigung zu *Extrasystolen,* Arythmia perpetua (GERHARDT u. a.), auffallende Erhöhung der Vorhofzacke und Nachschwankungen von abnormer Höhe bei oft relativ niedriger R-Zacke sind weitere Charakteristica. Im Verlaufe kann es zu *Verbreiterung* (Dilatation und Hypertrophie, MÜLLER) *des Herzens* kommen (s. S. 605 thyreotoxisches Kropfherz). An den *Arterien* (Schilddrüsenarterien, Karotiden, Bauchaorta) stellt man *starke Pulsation* fest, gelegentlich besteht Leber- und Milzpuls; im Gegensatz dazu ist der *Radialpuls oft klein,* der Blutdruck herabgesetzt; es besteht nach KRAUS ein *abnormes Gefälle vom Zentrum zur Peripherie,* welches auf abnormer Schlaffheit des Gefäßtonus der peripheren Gefäße beruht. Gelegentlich kommt es zum (penetrierenden) Schilddrüsenvenenpuls.

39*

Falta u. a. fanden nach Schilddrüsenfütterung bzw. Schilddrüsenpräparaten Tachykardie und Erhöhung des Blutdruckgefälles vom Zentrum zur Peripherie; durch die Erhöhung des Gefälles wird die Geschwindigkeit des Blutkreislaufs erhöht und dadurch dem gesteigerten Sauerstoffbedürfnis des Basedowikers entsprochen. Auf den geringeren Tonus der peripheren Gefäße ist auch die oft vorhandene *Rötung des Gesichts,* der Ohren, Fingerspitzen und Nagelbetten *(Erweiterung der Hautgefäße)* zurückzuführen (s. S. 613).

Die Tachykardie kommt durch *Acceleransreizung,* der geringe Tonus der peripheren Gefäße durch *Vasodilatatorenreizung,* die Erweiterung der Thyreoideagefäße durch *Depressorreiz* (Steigerung der Erregbarkeit des Nerv. depressor durch Schilddrüsenhormon, Asher, Flack) zustande. Daneben sind für die kardiovasculären Symptome (insbesondere die Tachykardie) *Steigerung der Tätigkeit des chromaffinen Systems,* bzw. größere Empfindlichkeit sympathischer Erfolgsorgane gegen Adrenalin verantwortlich. Schilddrüsen- und Nebennierenhormon reizen nach von Cyon gleichzeitig Vagus und Sympathicus, ferner erhöht die Schilddrüse die Wirksamkeit des Adrenalin (Asher, Flack). Von klinisch-diagnostischer Bedeutung ist in diesem Zusammenhange die von Goetsch u. a. gefundene stärkere Reaktion des kardiovasculären Systems auf Adrenalin bei Hyperthyreosen gegenüber geringerer beim normalen Menschen (danach können thyreotoxische von atoxischen Kröpfen abgetrennt werden).

d) Exophthalmus. Der *Exophthalmus* ist das *auffallendste,* wenn auch nicht stets vorhandene *Symptom des Basedow;* er ist meist doppelseitig ausgebildet, unter Umständen auf einer Seite stärker als auf der anderen. Von den geringsten Graden des Vorstehens der Augäpfel bestehen fließende Übergänge bis zu einer förmlichen Luxation der Bulbi aus der Augenhöhle, so daß der Lidschluß nicht möglich ist und Hornhautentzündungen entstehen.

Der Exophthalmus kann zustande kommen auf dem Boden von *Reizwirkungen im Nervus sympathicus* [abnormer Tonus des sympathisch innervierten M. palpebralis (Landström) mit Erweiterung der Lidspalte und des sympathisch innervierten M. protusor bulbi (Müller) mit Vordrängen des Bulbus; Erweiterung der Orbitalgefäße], zum anderen in Spätfällen auf dem Boden *von chronischem Ödem* und anderen *Veränderungen im orbitalen Fettgewebe* (Klose, Grunert).

Ein weiteres charakteristisches Zeichen, das zusammen mit dem Exophthalmus das charakteristische Aussehen des Basedow macht, ist das *Klaffen der Lidspalte* (Dalrymple-Stellwagsches *Symptom*).

Es wird auf eine vermehrte Öffnungsspannung des Auges (M. levator palpebrae, Bruns) zurückgeführt, also auf *abnormen Tonus des N. oculomotorius* (nach Eppinger und Hess das Zeichen parasympathischer Reizung).

Ferner sind an Augensymptomen das v. Graefesche *Symptom* (Zurückbleiben des Oberlides beim Blick nach unten), das Kochersche *Symptom* (Nachklappen des Oberlides beim Blick nach oben), das Moebiussche *Zeichen* (Insuffizienz der Konvergenz), das Stellwagsche Zeichen (verlangsamter, unvollkommener Lidschlag), übermittelweite Pupillen, Augenmuskellähmungen, Tränenträufeln oder abnorme Trockenheit des Auges, Lidschwellungen (Sänger), Oberlidzittern (Rosenbach, Kocher) beschrieben worden. Nach Kocher fehlen etwa in 20% der Fälle, besonders bei den Formes frustes, diese Augensymptome. Leichteste Form des Exophthalmus ist das sog. *Glanzauge* (Kraus):

Experimentell sind durch Thyreoidin (Kraus) bzw. durch Extrakte aus menschlichen Strumen (Klose) Augensymptome erzeugt worden.

Besserung oder Schwund der Augensymptome kommen nach Besserung des Basedow (z. B. nach Operation) zustande; der Exophthalmus bleibt als einziges Symptom gelegentlich zurück, wenn sich retrobulbär irreparable Veränderungen (s. oben) gebildet hatten.

e) Andere, auf erhöhten Erregungszuständen im vegetativen System und auf Wechselwirkung mit den endokrinen Drüsen beruhende Erscheinungen. Lernten wir schon Tachykardie und Augensymptome, besonders den Exophthalmus, als Ausdruck einer Erregbarkeitssteigerung im vegetativen System kennen, so sind noch eine große Anzahl von Erscheinungen zu besprechen, die auf gleicher Grundlage beruhen.

Zunächst ist hier das *Hitzegefühl*, über welches viele Basedowiker klagen, zu erwähnen; es besteht häufig, ohne daß meßbare Temperaturerhöhungen vorhanden sind, und ist fast stets mit einer *Rötung des Gesichts* verbunden; es ist als vasomotorische Störung aufzufassen (s. S. 612). *Vermehrte Schweißsekretion*, besonders nachts und nach psychischen Erregungen, ist eines der häufigsten und auffallendsten Symptome; schon in den Frühstadien ist sie vorhanden. Trotz innerlicher Hitze haben solche Kranke *feuchte, kühle*, oft bläulich verfärbte *Hände und Füße* (Sekretionsanomalie, gelegentlich auf einer Seite stärker). Der Leitungswiderstand gegenüber elektrischen Strömen ist durch die vermehrte Feuchtigkeit der Haut herabgesetzt (VIGOUREUX).

Ferner gehört zu den nervösen Reizsymptomen der *Tremor* der gespreizten Finger (CHARCOT, MARIE), ein Symptom, das den drei Kardinalsymptomen gegenüber an Häufigkeit nicht zurücksteht. Es besteht in einem feinschlägigen Zittern der vorgespreizten Finger, wird aber nicht selten auch am ganzen Körper beobachtet, besonders bei (unter Umständen nur kleinsten) seelischen Erregungen. Durch Verfütterung von Schilddrüse läßt sich der Tremor experimentell erzeugen. Weiter sind *Muskelschwäche, Paresen, neuralgiforme Schmerzen* beobachtet.

Seitens des Verdauungstraktes sind *Speichelfluß* (erhöhter Parasympathicustonus), *selten* abnorme *Trockenheit des Mundes* (erhöhter Sympathicustonus), selten leichte Hyperacidität (erhöhter Vagustonus), meist Hypacidität, *Erbrechen* und *Durchfälle* (unter Umständen blutig) bis zu 30mal am Tage zu erwähnen. Die Diarrhöen sind durch Medikamente kaum zu beeinflussen. *Erbrechen* und *Durchfälle* sind *besonders ernst* anzusehen. MOEBIUS faßt die Durchfälle als den Ausdruck eines Bestrebens des Organismus auf, das im Überfluß zirkulierende Schilddrüsensekret auszuschalten; auch gesteigerte Pankreassekretion ist anzunehmen (BALINT, MOLNER); EPPINGER und HESS halten die Diarrhöen für den Ausdruck einer Vagotonie. Künstlich lassen sich durch Schilddrüsenpräparate Durchfälle erzielen (FALTA). *Gelegentlich* besteht, besonders bei Formes frustes, *Obstipation* (FALTA). Von SCHMIDT, FALTA, SALOMON u. a. sind *Störungen der Fettresorption*, unter Umständen verbunden mit *Fettstühlen*, beschrieben worden; sie waren stets mit latenten Störungen im Kohlehydratstoffwechsel vergesellschaftet (s. unten). Seitens der Respirationsorgane sind *Klangloswerden der Stimme, Reizhusten*, Beschleunigung und geringe Exkursion der Respiration (gesteigerte Wärmebildung als Ursache), periodischer Atemstillstand (Vagustonus, HOFBAUER), seitens der Harnorgane *Albuminurie* zu erwähnen.

Nahezu regelmäßig finden sich *Veränderungen* im *Seelenleben*, wie abnorme Erregbarkeit, Reizbarkeit, Unruhe, Zerstreutheit, unmotivierte Heiterkeit, Depression, rascher Stimmungswechsel, manische und melancholische Zustandsbilder, unter Umständen echte Psychosen. Der Schlaf ist unruhig (schreckhafte Träume). Alle diese Zustände beeinträchtigen den Allgemeinzustand sehr und vermehren die Abmagerung (s. S. 609).

An weiteren innersekretorischen Störungen sind *Menstruationsstörungen* (meist Abnahme der menstruellen Blutung, frühes Aufhören der Regel), *Atrophie der Mammae* und häufig *Verschlimmerung des Basedow während der Gravidität* beobachtet worden; beim Mann kommt es in schweren Fällen zu Abnahme der Libido und zu Impotenz.

Atrophie des ganzen Genitalapparates kommt bei lange bestehendem Basedow vor (ASKANAZY). Alimentäre *Hyperglykämie* und *Glykosurie* beruhen auf *Veränderungen am Inselapparate* (s. S. 611). *Polyurie, Temperatursteigerungen, Hochwuchs* jugendlicher Basedowkranker haben ihren Grund wahrscheinlich in *Hypophysenveränderungen*. *Knochenveränderungen* in Gestalt beschleunigten Längenwachstums und verfrühten Epiphysenschlusses (HOLMGREN) treten nur auf, wenn der Basedow sich in jungen Jahren entwickelt.

Das *Skelet* ist meist *gracil*, die Endphalangen oft zugespitzt. Bezüglich der Beziehungen des *Thymus* zum Basedow siehe Kapitel Thymus (S. 661 ff.). Ferner kommen in etwa 50⁰/₀ *Pigmentanomalien* allgemein oder umschrieben, bräunliche Pigmentierungen, besonders an den Lidern, Mamillen, Linea alba, addisonähnliche Bronzeverfärbung (*Unterfunktion der Nebennieren*), meist *Haarausfall, rissige Nägel*, oft ödemartige lokale Schwellungen (*Trophoödeme*) und derbe Schwellungen (*Lipomatosen*) vor. Im *Blut* (s. auch S. 611) zeigt sich meist normaler Hämoglobingehalt und normale Erythrocytenzahl (gelegentlich Vermehrung, Zondek). Die Gerinnungsfähigkeit ist nach Kocher und Kothmann meist herabgesetzt (auch bei experimentellen Hyperthyreosen, Kostlivy), daher Neigung zu Haut- und Schleimhautblutungen und schwierige Blutstillung bei Basedowoperationen. Charakteristisch für viele Fälle ist das sog. Kochersche *Blutbild: Leukopenie* und *Mononucleose* = prozentuale Vermehrung der mononucleären Leukocyten (bis zu 80⁰/₀, statt normal 25⁰/₀) gegenüber den neutrophylen, polynukleären Leukocyten. In den Anfangsstadien kommt dies Blutbild durch abnorme Verteilung der Leukocyten im Gefäßbaum (plötzliche Überschüttung mit Schilddrüsensekret) zustande, im Spätstadium ist es Folge einer dauernden Veränderung des hämopoëtischen Systems (Hyperplasie des lymphatischen Apparates, vgl. die Schwellung des lymphatischen Apparates bei Basedow, die Rundzellinfiltrate der Basedowschilddrüse, Thymushyperplasie).

3. Pathologische Anatomie.

Es ist hier auf unsere Ausführungen (S. 587—594) zu verweisen. Wir stehen mit L. Rehn, Moebius u. a. auf dem Standpunkte, daß der *Schlüsselpunkt des Krankheitsbildes der Hyperthyreosen und des Basedow* die *Schilddrüse* ist, wenn auch Funktionsstörungen und gewebliche Veränderungen an anderen endokrinen Drüsen und Organen bestehen. Das Charakteristische ist eine quantitative *Parenchymvermehrung mit qualitativen Änderungen an Zellen, Follikelneubildung, Veränderungen am Kolloid* (Verflüssigung, Kolloidentmischung, Klose), später, da Kolloidstapelung in den Follikeln nicht mehr erfolgt, *Follikelschwund*; ferner findet man reichliche Gefäßentwicklung und Hyperämie. Daneben ist in etwa 80⁰/₀ lymphocytäre Infiltration vorhanden, die unter Umständen zur Bildung von Lymphfollikeln in der Schilddrüse führen kann. In gewissen Fällen finden sich Veränderungen in der Thymusdrüse (hoher Parenchymwert, s. Abschnitt Thymus). Außerdem sind mannigfache Veränderungen an den übrigen endokrinen Drüsen, an den inneren Organen (Herz, Leber, Pankreas, Nieren, Magendarmkanal, Respirationsorgane), an den blutbereitenden Organen, am Nervensystem, an der Muskulatur, am Skelet und der Haut vorhanden; auf den vorstehenden Seiten wurden diese Veränderungen bei der Symptomatologie zum Teil schon erwähnt.

4. Pathogenese.

Die älteste Theorie des Basedow ist die sog. *Bulbärtheorie,* die sich auf von Mendel gefundene Veränderungen in der Medulla oblongata stützt und ferner durch Tierexperimente von Filehne, Tedeski, Dourdoufi und Bienfait erhärtet wurde, nach denen Durchschneidung der Corpora restiformia zu Tachykardie, Exophthalmus und Hyperämie der Schilddrüse führte. Der primäre Sitz der Erkrankung ist nach diesen Autoren somit in der Medulla oblongata. Von der französischen Schule (Charcot, Gauthier), dann in Deutschland von Gerhardt und Buschan wurde der Basedow als eine *Neurose* aufgefaßt, bei der das ganze *vegetative Nervensystem* erkrankt sein soll. Mendel hat wegen der vielen, auf Reiz-, bzw. Lähmungserscheinungen des Sympathicus beruhenden Basedowsymptome Veränderungen im *sympathischen Nervensystem* als das ursächliche in den Vordergrund gestellt. Koeben und neuerdings Pulay verfechten die *Sympathicustheorie* wieder: das Primäre ist eine Sympathicusreizung, auf deren Boden sich sekundär eine Gleichgewichtsstörung aller endokrinen Drüsen (die dem Sympathicus untergeordnet sind) entwickeln soll (s. S. 611 Seitz). Vor allem wird der akute Basedow auf Sympathicuswirkung zurückgeführt.

Diesen Anschauungen ist die Fülle experimenteller, klinischer und anatomischer Beobachtungen entgegenzuhalten, die auf die Schilddrüse als den Schlüsselpunkt aller Veränderungen und Erscheinungen hinweisen (L. Rehn 1884, Moebius 1886); insbesondere ist in diesem Sinne auf die von L. Rehn (1883 im Frankfurter ärztlichen Verein) erstmalig betonte Beeinflussung des Basedow durch Kropfreduktion hinzuweisen. Nach dieser Theorie ist der *Basedow eine Vergiftung des Körpers durch übermäßige Produktion und überstürzte Abgabe* (S. 587, 588 und oben) des *Schilddrüsensekretes (Hyperthyreoidismus)*; die neurotischen Erscheinungen sind Folgen der Überschwemmung und Vergiftung durch Schilddrüsenprodukte (deshalb forderte L. Rehn die Schilddrüsenverkleinerung bei Basedow, 1881 erstmalig ausgeführt!). Abgesehen von dem Erfolge der Schilddrüsenverkleinerung bei Basedow findet diese Theorie ihre Stütze im Auftreten von thyreotoxischen Erscheinungen bei Menschen oder Versuchstieren, denen zu hohe Dosen von Schilddrüsenstoffen oder Jod zugeführt wurden, und umgekehrt in den Erfolgen der Schilddrüsenmedikation, bzw. -implantation bei Myxödem und Hypothyreosen.

Gegenüber dieser Ansicht, die in einer reinen Hyperfunktion der Schilddrüse die *Ursache des Basedow* sieht, bedeutet die Ansicht von OSWALD, KOCHER und KLOSE, nach der beim Basedow *ein verändertes, schadhaftes Schilddrüsensekret an den Organismus* abgegeben werden soll, einen Fortschritt, dies um so mehr, als nicht alle Erscheinungen der Thyreotoxikose auf Überproduktion zurückgeführt werden können. Nach diesen Autoren gibt die Drüse die wirksamen Jodeiweißverbindungen in einem ungenügend abgebauten Zustand an den Organismus ab und führt so zu Vergiftungserscheinungen *(Dysthyreoidismus)*. Alle Erscheinungen lassen sich nach KOCHER auf die Erkrankung der Schilddrüse zurückführen; das Nervensystem ist nur der Vermittler. Neben der Schilddrüse sind auch die übrigen endokrinen Drüsen (besonders Thymus, Nebenniere, Ovarien, Hypophyse, Pankreas) beteiligt, zum Teil sekundär, zum Teil primär und zum Teil gleichzeitig mit der Schilddrüsenerkrankung.

In gleicher Linie bewegt sich die CHVOSTEKsche Theorie, nach der der *Basedow konstitutionell auf dem Boden einer degenerativen Körperverfassung mit Störung des innersekretorischen Gleichgewichts* entsteht als *pluriglanduläre Konstitutionsanomalie*. Die Funktion der erkrankten Schilddrüse spielt dabei eine hervorragende Rolle, nicht aber die ausschlaggebende wie bei den bisherigen Theorien. CHVOSTEK sieht eine Stütze seiner Auffassung besonders darin, daß es nach seiner Ansicht auch Basedow ohne spezifische Schilddrüsenveränderungen gibt.

Die konstitutionelle Komponente spielt zusammen mit den bisher erwähnten Theorien heute eine große Rolle in der Auffassung des Basedow. Habitus und Stigmatisierung (Status thymicolymphaticus, asthenicus u. a.), Heredität, degenerative Anlage, familiäre und eigene Belastung durch Neurosen und Psychosen, Mitwirkung anderer endokriner Drüsen, Abhängigkeit der Schilddrüse von nervösen Einflüssen, von Störungen der zentralen Innervation, insbesondere von den zentralen Sympathicusbahnen und -kernen, sprechen für eine *Konstitutionsanomalie beim Basedow*. Auf degenerativ-neurotischer Anlage entwickelt sich gern der Basedow. Außer CHVOSTEK fassen VON HANSEMANN, HART, CAPELLE, OSWALD, KRAUS den Basedow vom konstitutionellen Gesichtspunkt an. Sonach ist der Basedow eine Konstitutionskrankheit, bei der gleichzeitig abnorme Beschaffenheit und Funktion der endokrinen Drüsen und abnorme Ansprechbarkeit des Nervensystems vorliegen. Dabei wirkt, wie schon des öfteren betont, einerseits die Schilddrüse auf die übrigen endokrinen Organe und das Nervensystem und umgekehrt die endokrinen Organe und das Nervensystem auf die Schilddrüsentätigkeit ein. In diesem Zusammenhange nannte MIKULICZ die *Schilddrüse* den *Multiplikator der nervösen Erkrankung*, desgleichen OSWALD (s. auch Thymus, S. 663).

Die *Schilddrüse*, ihre Hyper- und Dysfunktion — sei sie nun primär, sekundär oder mit anderen endokrinen und neurogenen Veränderungen und Erscheinungen parallel gehend —, ist nach der Ansicht der meisten Autoren und der unserigen das *Wesentliche* im Krankheitsbilde der *Hyperthyreosen und des Basedow*.

5. Ätiologie.

Die zum Kropf führenden Schädlichkeiten (siehe Kapitel Kropf) spielen beim Basedow eine untergeordnete Rolle, was schon daraus hervorgeht, daß er in Kropfländern selten ist. Degenerativ-neuropathische Veranlagung und nervöse Belastung disponiert zum Basedow, gewisse Lebensperioden, Pubertätsjahre (besonders beim weiblichen Geschlecht), Gravidität, Laktation und Klimakterium begünstigen seine Entstehung (s. S. 613), psychische und körperliche Schädigungen, Intoxikationen, akute Infektionskrankheiten (häufig Thyreoiditis acuta, auch Tuberkulose der Schilddrüse, s. S. 622, 624), wirken oft als auslösendes Moment. Schilddrüsenmedikation oder Jodgaben veranlassen ebenfalls nicht selten den Ausbruch der Basedowschen Erkrankung.

6. Verlauf.

Der Basedow *entwickelt sich oft* ohne erkennbare Ursache, bei bis dahin völlig gesunden oder neuropathisch belasteten Individuen, auch bei Kropfträgern *ganz allmählich.*

In anderen Fällen entsteht er *plötzlich* aus voller Gesundheit (äußere und innere Anlässe, s. unter 5, S. 615 u. 616) und kann ebenso schnell wieder verschwinden. Der Verlauf kann ein ganz akuter sein und in kurzer Zeit unter schwersten Basedowerscheinungen zum Tode führen *(akuter Basedow).* In anderen Fällen ist er *chronisch* und verläuft verschieden. Besonders bei den leichten, nicht sehr akut einsetzenden Fällen können Spontanheilungen vorkommen, bevor dauernde Schädigungen am Gesamtorganismus eingetreten sind. Meist jedoch wechseln in chronischem Verlaufe Stillstand, Besserung und akute Schübe ab. Schließlich entstehen irreparable Veränderungen an der Schilddrüse, an den anderen endokrinen Drüsen und am Gesamtorganismus (s. Symptomatologie). Solche Fälle gehen zugrunde an Basedowintoxikation, Kachexie, Herzinsuffizienz, anderen Basedowfolgen (s. Symptomatologie) oder zufälligen interkurrenten Erkrankungen (Tuberkulose usw.), denen der geschädigte Organismus keine genügenden Abwehrkräfte entgegenstellen kann. Auch die nicht klassischen Basedowfälle (*Hyperthyreosen aller Art* s. S. 608) können als leichte, rasch beginnende abortive Fälle verlaufen; meist aber entwickeln sie sich allmählich. Besonders bei den auf neuropathischer Grundlage entstandenen reicht der Beginn oft jahrzehntelang bis in die Jugend zurück; diese Fälle sind nach Stern meist nicht leicht therapeutisch zu beeinflussen. Im übrigen ist der Verlauf nicht nur zeitlich, sondern auch sonst ein außerordentlich wechselreicher, sowohl im Vorhandensein als auch in der Stärke der einzelnen Symptome (vgl. Symptomatologie).

7. Diagnose und Differentialdiagnose.

Die Diagnose ergibt sich aus dem bisher Besprochenen, insbesondere aus der Symptomatologie. *Der klassische Basedow ist leicht zu erkennen. Schwierigkeiten bereiten die unvollkommenen Formen;* man muß sich hier vor Verwechslungen mit Intoxikationen (Alkohol, Nicotin, Bleivergiftung), Trophoneurosen des vegetativen Systems, anderen Neurosen und rein neuropathischen Zuständen (Status neuropathicus Sudeck z. B.) hüten. Der *Grundumsatz,* Blutbild u. a. (s. Symptomatologie!) entscheiden. Weiter ist zu bemerken, daß Hypothyreosen im Beginn ähnliche nervöse Beschwerden (Herzschmerzen, Tachykardie, Kopfschmerz, Schwindelgefühl, Neuralgie, Mattigkeit) verursachen können wie die unvollkommenen Formen des Basedow; jedoch werden bei den Hypothyreosen die für sie charakteristischen Anzeichen (Frieren, trockene Haut, Trägheit, Gleichgültigkeit, s. Kapitel D.), unter Umständen Schilddrüsenmedikation die Diagnose sichern. Anämie, Chlorose, Herzleiden anderer Ätiologie können differentialdiagnostisch in Frage kommen und sind durch genaue Beobachtung und Anwendung aller diagnostischen Hilfsmittel (s. Symptomatologie!) auszuschließen. Wichtig ist die *richtige Einschätzung der Schwere des Einzelfalles,* besonders wegen der Indikationsstellung (s. Abschnitt G.).

D. Die Athyreosen und Hypothyreosen.

Die in den physiologischen Vorbemerkungen geschilderten Experimente zeigten, daß der *Ablauf der normalen Lebensvorgänge nach der Thyreoidektomie in schwerer und charakteristischer Weise gestört* ist. Die gleichen Erfahrungen ergaben Beobachtungen an Menschen mit *angeborenen Defekten der Schilddrüse* bzw. an Menschen, denen die *Schilddrüse total entfernt* worden war. *Ähnliche* Krankheitsbilder liegen vor, wenn kein Schilddrüsendefekt, sondern nur eine *Verringerung des Schilddrüsenparenchyms* unter ein bestimmtes Minimum vorhanden ist. Man bezeichnet die Zustände, die auf einem völligen Funktionsausfall der Schilddrüse beruhen, als *Athyreosen,* die auf einer Funktionsminderung beruhenden als *Hypothyreosen.* Störungen können weiter bedingt sein durch *krankhafte Veränderungen der Schilddrüse,* die zu einer *Unterwertigkeit ihrer Funktion führen*; hierher gehören vor allem die kropfige Entartung mit Verringerung der Parenchymwerte *(Kretinismus)* und *Zerstörungen durch entzündliche oder geschwulstbildende Prozesse* (auch Röntgenbestrahlung), die zu degenerativen Veränderungen im Parenchym Veranlassung geben. Von besonderem klinischem Interesse ist weiterhin, daß auch bei den gewöhnlichen Formen des *Kropfes* hypo- und auch athyreotische Krankheitsbilder bestehen können.

Die Auswirkungen auf den Gesamtorganismus sind, wie wir unter den physiologischen Vorbemerkungen schon kennen lernten, ganz verschieden, je nachdem die Schilddrüsenveränderung bzw. der -verlust angeboren und in früher Kindheit erworben ist, oder ob Erwachsene davon befallen werden. Für die Einteilung und Auffassung der einzelnen Krankheitsbilder sind diese Dinge zu berücksichtigen.

1. Thyreoaplasie, Athyreosen, kongenitales und infantiles Myxödem.

Diese Krankheitsbilder zeigen die Erscheinungen des Schilddrüsenmangels am ausgesprochensten. Angeborene Defekte der Schilddrüse sind selten und von ERDHEIM, RÖSSLE, PINELES, MARCHAND, WEGELIN u. a. beschrieben worden. Man darf in diese Kategorie nur diejenigen Fälle einreihen, bei denen auch tatsächlich die Drüse vollkommen fehlt, nicht etwa solche, bei denen sie nur an normaler Stelle fehlt und heterope, funktionstüchtige Schilddrüsen (Zungenbasis usw.) vorhanden sind. Neben dem *vollkommenen Fehlen* der Gl. thyreoidea werden Fälle beobachtet, bei denen es sich um *angeborene Entwicklungsanomalien* handelt (rudimentäre Schilddrüsenentwicklung, cystisch entartete Reste der embryonalen Anlage). Das Organ kann in solchen Fällen an normaler Stelle sitzen oder irgendwo im Verlauf des Weges, den die Schilddrüse in der Embryonalzeit genommen hat. Die einseitige rudimentäre Entwicklung (ROHDE) macht keine Störungen, sofern die andere Hälfte genügend funktionstüchtiges Parenchym hat (s. Kropf, S. 599).

Gegenüber diesen angeborenen Veränderungen, die je nach Fehlen oder Vorhandensein und Wertigkeit von Schilddrüsensubstanz zu Athyreosen oder Hypothyreosen (angeborenes Myxödem) führen, gibt es Fälle, in denen die bei der Geburt normale Drüse in den ersten Jahren aus endogenen Ursachen (Heredität, Blutsverwandtschaft der Eltern, Alkoholismus, angeborene Lues, nervös-degenerative Belastung) oder durch exogene Einflüsse (akute Entzündungen, Lues) geschädigt wird *(infantiler Kretinismus).* Das weibliche Geschlecht ist mehr beteiligt.

An *pathologisch-anatomischen* Veränderungen finden sich außer Schilddrüsenaplasie-, -hypoplasie oder anderen degenerativen Veränderungen (s. S. 587 ff.) wechselnde Veränderungen an den übrigen endokrinen Drüsen, besonders an Hypophyse, Thymus, Geschlechtsdrüsen, ferner Veränderungen am ganzen Körper (s. unten!).

Die ersten *klinischen Erscheinungen* treten meist am Ende des ersten Lebensjahres auf. Im Vordergrunde stehen die Veränderungen der Haut. Die *Haut* ist wachsgelblich, stark geschwollen und prall elastisch derb *(myxödematös).*

trocken, rauh, kühl, schuppend und neigt zu Ekzemen; die distalen Extremitätenabschnitte sind oft cyanotisch und marmoriert. Die *Schweißsekretion* und Talgsekretion *fehlt.* Der Leitungswiderstand der Haut ist beträchtlich gesteigert. Die *Haare* (insbesondere die Augenbrauen) sind spärlich, trocken struppig, fallen leicht aus; die Nägel sind rissig und brüchig. Die *Schleimhäute* sind dick und geschwollen. Die *Zunge* ist plump, groß und hängt aus dem Munde heraus. Die Zahnentwicklung ist verlangsamt, die *Zähne* neigen zu schneller Caries und fallen frühzeitig aus.

Zusammen mit diesen Veränderungen bestehen *hochgradige Wachs-*

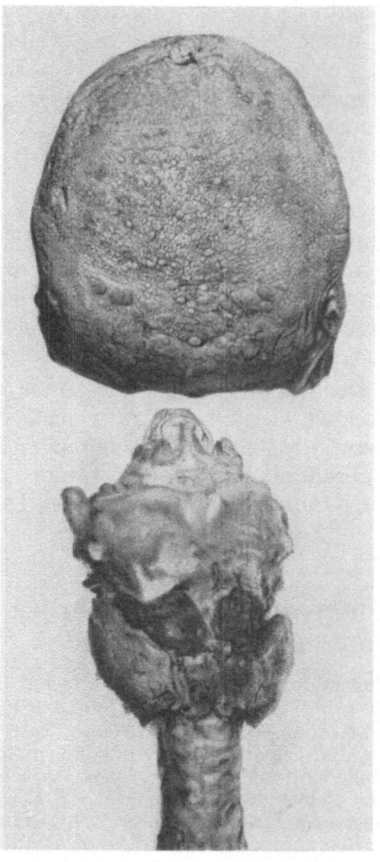

Abb. 32. Auffallend kleine Schilddrüse (Kretinendrüse, Hypoplasie), große plumpe Zunge bei einem Kretin, 18 Jahre, männl. (Präparat 57 der Kropfsammlung des Path.-anat. Instituts Freiburg i. Br.)

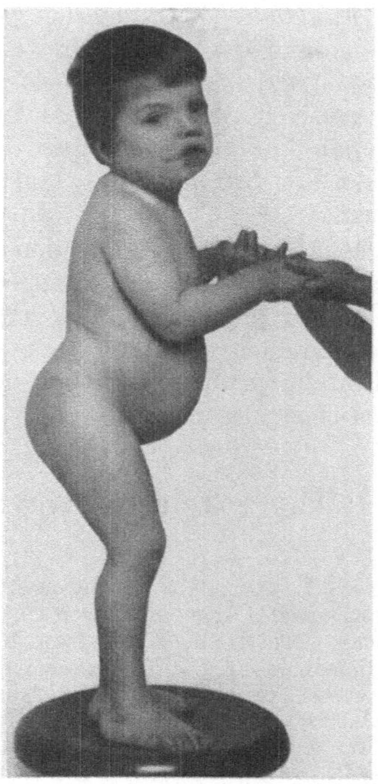

Abb. 33. Kongenitales Myxödem, 13³/₄ J., weibl. (Fall der Chirurg. Univ.-Klinik Frankfurt a. M. Eigene Beobachtung.)

tumsstörungen. Die Röhrenknochen sind kurz und plump infolge verspäteten Auftretens der Epiphysenkerne *(proportionierter Zwergwuchs)*; ihre Knorpelfugen bleiben abnorm lang erhalten. Durch schlechte Ausbildung der *Muskulatur,* die unterwertigen Tonus hat, wird die Plumpheit der Gliedmaßen noch erhöht. Die Gelenkkapseln sind weit, so daß abnorme Beweglichkeit in den Gelenken besteht. Durch die Wachstumsstörungen am Knochen und die Hautveränderungen erscheint das *Gesicht* plump, die Unterlippe ist groß und hängt herab, die Falten sind verstrichen, die Stirn vorgewölbt, die Nasenwurzel eingesunken. Infolge dieser Veränderungen und des Verlustes des Mienenspieles ist der Gesichtsausdruck blöde. Der ganze Rumpf ist plump, der Bauch vorgewölbt, der Hals kurz und dick. Der *Stoffwechsel ist stark herabgesetzt,* die Wärmeregulation gestört (Untertemperatur). Im *Blute* zeigt sich Verminderung der Erythrocyten und Leukocyten (relative Lymphocytose und geringer Hämoglobingehalt).

In der Entwicklung zeigen sich die Störungen in einer außerordentlichen *Herabsetzung der geistigen Fähigkeiten,* mangelhafter Leistungsfähigkeit, Trägheit, Stumpfsinn, schließlich völliger Verblödung; die Sprache wird nicht ausgebildet (nur Lallen und Brüllen). Gehen lernen die Kranken überhaupt nicht oder spät; ihre Bewegungen sind plump und unsicher. Die Entleerung von Blase, Mastdarm erfolgt unabhängig vom Willen, meist besteht starke Obstipation. Die geschlechtlichen Funktionen bilden sich meist überhaupt nicht, in seltenen Fällen verspätet aus; meist besteht Atrophie der Keimdrüsen und Genitalien. Ohne Behandlung (Organtherapie, Schilddrüsentransplantation, S. 629) gehen solche Kranke wegen des fortschreitenden Erlöschens aller geistigen und körperlichen Funktionen besonders leicht an interkurrenten Erkrankungen zugrunde, meist vor der Pubertätszeit schon.

2. Das spontane, erworbene Myxödem Jugendlicher und Erwachsener (idiopathisches Myxödem).

Übergänge zu den im vorigen Abschnitt besprochenen Formen des Myxödems kommen vor, da die geweblichen Veränderungen in der Schilddrüse schon im Kindesalter einsetzen können. Die zum Schilddrüsenausfall führenden Ursachen sind zahlreiche. *Psychische Traumen* werden von vielen angeschuldigt, von anderen nur als Gelegenheitsursache angesehen. Konstitutionell begründete *Disposition* ist nicht selten (konstitutionelle Hypothyreosen). Wichtig ist die Tatsache, daß das *weibliche Geschlecht* häufiger befallen ist als das männliche; die stärkeren Wechselbeziehungen zwischen weiblicher Keimdrüse und Schilddrüse erklären dies. Weiterhin spielen *entzündliche Prozesse* akuter und besonders chronischer Natur eine ätiologische Rolle, besonders Tuberkulose, Lues, ferner Intoxikationen (Alkohol), schließlich zerstörende *Tumoren.* Von besonderer Bedeutung sind ferner *strumöse Erkrankungen* der Schilddrüse, die das Parenchym in wenig oder gar nicht funktionsfähiges verwandeln, schließlich Übergang von Basedow in Myxödem infolge degenerativer Parenchymveränderungen. Bevorzugt ist das 4. Dezennium. Es muß dabei berücksichtigt werden, daß bei der langsamen Entwicklung des Mxyödems die auslösende Ursache (Infektion, Intoxikation) außerordentlich lange zurückliegen kann.

Pathologisch-anatomisch handelt es sich um sklerotisierende Prozesse, die zu einer fibrösen Atrophie der Drüse mit ausgedehnter Parenchymdegeneration und -verlust führen und mit Gefäßobliteration und Rundzelleninfiltration verbunden sind (s. S. 587 ff.).

Die *klinischen Erscheinungen* sind ganz ähnliche wie bei dem kongenitalen und infantilen Myxödem. Es kann auf das dort Gesagte verwiesen werden. Auch hier haben wir den starren, *stupiden,* jeder Mimik entbehrenden *Gesichtsausdruck.* Dicke Haut, besonders runzelige Stirn, schlaffe Wangen, aufgeworfene Lippen, plumpe Nase, *Haut-, Haar-* und *Nagelveränderungen* am ganzen Körper (wie bei 1), Gleichgültigkeit, *Teilnahmslosigkeit,* mangelnde Willenskraft, leichte Ermüdbarkeit, Reizbarkeit, Mißtrauen, Scheu vor anderen Menschen, gelegentlich Ausbildung von Psychosen; zuweilen bemerken die Kranken die Veränderungen ihres Wesens und bekommen melancholische Zustandsbilder. Unternormale Körpertemperaturen, Kältegefühl, *Sprachstörungen, Schwerhörigkeit,* Störungen des Geruch- und Geschmackssinnes, Erbrechen, hartnäckige Obstipation, schlechte Ausnutzung der Nahrung, Verminderung der Urinmenge, oft Albuminurie, vervollständigen das klinische Bild. Charakteristisch ist die *Herabsetzung des Stoffwechsels,* in schweren Fällen bis unter die Hälfte des Normalen. Wachstumsstörungen *(proportionierte Zwerge),* werden, sofern die Schädigungen sich erst nach dem Abschluß des Wachstums auswirken, natürlich nicht beobachtet. Der Verlauf ist im Einzelfalle verschieden und hängt von der Schnelligkeit und Ausdehnung der degenerativen Prozesse in der Schilddrüse, sowie der konstitutionellen Einstellung des Kranken und den Wechselbeziehungen zum endokrinen und vegetativen System ab. Meist äußerst chronisch verlaufend und zu starkem Verfall führend, gehen solche Fälle meist an interkurrenten Krankheiten zugrunde. Nur Organtherapie, unter Umständen Schilddrüsentransplantation hilft (s. S. 629).

3. Die Kachexia strumipriva (Myxoedema operativum).

Dieses Krankheitsbild, das in der ersten Zeit der Kropfoperationen den Operationserfolg schwerstens belastete (KOCHER, REVERDIN), ist *heute* dank der modernen Technik der Kropfoperation, die die Schilddrüse nicht gänzlich entfernt, genügend gesundes Parenchym erhält und Rücksicht auf Erhaltung einer gewissen Gefäßversorgung der Stümpfe nimmt, *kaum noch bekannt.* Die Kachexia strumipriva wird nur beobachtet, wenn man diese modernen Prinzipien der Technik nicht befolgt, oder wenn wegen maligner Tumoren die ganze Drüse entfernt werden muß. Hier muß auf Beobachtungen hingewiesen werden, in denen trotz Totalexstirpation keine oder nur geringfügige Ausfallserscheinungen beobachtet wurden; in solchen seltenen Fällen sind *accessorische Drüsen* vorhanden gewesen, die die Funktion dann übernahmen (s. auch S. 573, 574, 598, 599), oder kleine Reste der Drüse bei der Operation zurückgelassen wurden.

Die auf Funktionsausfall der Schilddrüse beruhende Erkrankung setzt *allmählich* ein; *schon wenige Tage nach der Operation* zeigen sich *die ersten Erscheinungen*; in ausgeprägter Form sind sie nach KOCHER u. a. nach 2—3 Monaten vorhanden, selten noch später. Die Erscheinungen decken sich in allem mit den unter 1 und 2 besprochenen. Am schwersten werden Jugendliche vor Vollendung der Wachstumsperiode befallen (Myxödem, Wachstumshemmungen und genitale Hypoplasie). Das Schicksal ist das gleiche wie bei 2, nur Organtherapie, unter Umständen Schilddrüsentransplantation hilft (s. S. 629).

4. Der Kretinismus.

Wir erwähnten beim Kropf schon, daß der Kretinismus an ganz bestimmte Gegenden gebunden ist *(endemischer Kretinismus)*, und zwar an solche, in denen der Kropf endemisch vorkommt; es sind dies die *Gebirgsländer.* Damit *gehört zum Kretinismus* unbedingt der *Kropf.* Infolgedessen deckt sich die Ätiologie des Kretinismus mit der des endemischen Kropfes (s. dortselbst S. 584). Die Boden- und Wassertheorie, die Infektionstheorie, die Jodmangeltheorie bestehen auch für den Kretinismus zu Recht. Dabei steht es noch nicht fest, ob die Schilddrüsenerkrankung die Ursache und der Kretinismus die Folge ist, oder umgekehrt, oder ob beide gleichgeordnete Folgen der gleichen Schädlichkeiten sind (BIRCHER). KOCHER hält den Kretinismus für eine Hypothyreose, nicht für eine Athyreose, da die Kröpfe stets noch funktionstüchtiges Parenchym aufweisen neben den schwer degenerierten Anteilen. BIRCHER weist auf die großen Unterschiede im Symptomenkomplex des Kretinismus gegenüber denen im Symptomenkomplex nach Schilddrüsenverlust hin und hält infolgedessen den Kretinismus für eine Allgemeinerkrankung mit Beteiligung der Schilddrüse. Schon FODÉRÉ stellte die Lehre auf, daß der Kropf das erste Zeichen einer Degenerationserscheinung ist, deren letzte Grade der Kretinismus darstellt. So fand FLINKER bei Juden, daß die kretinische Generation immer erst einer kropfigen folgt. Die Eltern von Kretins haben meist Kropf gehabt; kretinische Eltern erzeugen meist kretinische Kinder. *Erbanlage* und *konstitutionelle Faktoren* spielen somit eine große Rolle.

Pathologisch-anatomisch handelt es sich meist um eine *Struma nodosa* mit spärlichem Kolloid und *ausgedehnter Epitheldegeneration*; das spezifische Parenchym ist hochgradig verringert oder fehlt ganz (Atrophie und Sklerose der Schilddrüse, s. S. 587 ff.). Am *Gehirn* sind entzündliche Veränderungen, Zelldegeneration, Mikrogyrie, Entwicklungshemmungen ganzer Hirnlappen, Erweiterung der Ventrikel gefunden worden; die graue Substanz überwiegt die weiße; die Gehirne sind schwer, fühlen sich derb an. Die Dura ist mit dem Knochen verwachsen, Pia und Arachnoidea getrübt und verdickt. Am *Skelet* zeigen sich *Wachstumsstörungen,* die im Gegensatz zu dem proportionierten Zwergwuchs des kongenitalen, infantilen und idiopathischen Myxödems völlig ungleichmäßig sind (leicht gekrümmte, an den Enden aufgetriebene Knochen, großer Schädel mit niedriger, breiter, flacher Stirn, stark vortretende Jochbögen, kleine Hände und Füße), daher die Bezeichnung *unproportionierter Zwergwuchs* (BIRCHER).

Das *klinische Bild* weicht von den bisher besprochenen Hypo- und Athyreosen etwas ab. *Kropf, Wachstumsstörungen, Hör- und Sprachstörungen* und *Idiotie* sind die klassischen Symptome. Der Kropf zeigt sich meist in harter, knotiger Form; die Knoten sind klein, auch übermäßig groß; in seltenen Fällen läßt sich eine Schilddrüsenvergrößerung nicht feststellen. Der Kretin ist ein kleiner (meist unter 1 m) unproportionierter Zwerg mit plumpem Körperbau. Die Geschlechtsdrüsen und Genitalien sind meist infantil. Der *Stoffwechsel* ist *herabgesetzt*. Die Hörstörungen zeigen sich von leichter Schwerhörigkeit bis völliger Taubheit. Die Sprache ist lallend, schwer verständlich, in schweren Fällen besteht Taubstummheit. Die Hör- und Sprachstörungen sind zum Teil peripher, zum Teil zentral bedingt (Hör- und Sprachzentren, motorische Zentren, Verblödung usw.). Die psychischen Störungen finden sich, je nach Schwere des Einzelfalles: als Gedächtnisschwäche, mangelnde Urteilskraft, mangelhafte Intelligenz, Gleichgültigkeit, Trägheit, zuweilen Anfälle von Bosheit, schließlich völliges Erlöschen jeder geistigen Tätigkeit. Der *Gang* ist *unsicher,* taumelnd, langsam. Die Hautveränderungen sind nicht so regelmäßig vorhanden wie bei den übrigen Formen; in schweren Fällen fällt die *runzelige Gesichtshaut* auf.

In den *frühen Kinderjahren setzt* die Erkrankung *meist ein* und *verschlimmert* sich *bis zum Ende* der *Wachstumsperiode*; dann bleibt der Zustand in den meisten Fällen stationär. Wegen des Darniederliegens aller geistigen und körperlichen Funktionen werden die meisten Kretins nicht alt und gehen am Mangel an Pflege, an interkurrenten Erkrankungen, Tuberkulose zugrunde. Die Prognose ist schlecht, zumal Organtherapie meist versagt (s. S. 629).

E. Die Entzündungen der Schilddrüse und des Kropfes.
(Anhang: Blutungen und Verletzungen.)

1. Die akuten Entzündungen (Thyreoiditis und Strumitis acuta).

Die Entzündung kann sich in einer normalen Schilddrüse *(Thyreoiditis)* oder in einer strumösen Schilddrüse *(Strumitis)* abspielen. Dabei ist die Erfahrung wichtig, daß Entzündungen der Schilddrüse ungleich seltener vorkommen als in anderen Organen (nach KOCHER eine Folge des Gefäßreichtums und Jodgehaltes der Drüse, besonders der normalen). Die Thyreoiditis ist gegenüber der Strumitis viel seltener, weil die normale Schilddrüse Infektionen gegenüber resistenter ist als eine kropfig entartete, unter Umständen gefäßarme und cystisch degenerierte Drüse, deren Cysten absterbendes und abgestorbenes Material und Blut (guter Nährboden für Bakterien!) enthalten. Die akuten Entzündungen entstehen zumeist *metastatisch* bei *entzündlichen Erkrankungen* des Magendarmkanals wie Typhus, Dysenterie, Cholera, ferner bei Scharlach, Masern, Pocken, Erysipel, Gelenkrheumatismus, Angina, Bronchitis, Pneumonie, Influenza, Malaria, Osteomyelitis und akuten pyogenen und putriden Allgemeininfektionen (auch Gasbrand, eigene Beobachtung an der L. REHNschen Klinik in Frankfurt), ferner bei *chronischem Alkoholismus*. Weiter können entzündliche Prozesse *von den Nachbarorganen,* auch von infizierten Wunden der Nachbarschaft *fortgeleitet* werden, und schließlich gibt es Fälle, in denen die Entzündung *primär die Schilddrüse* befällt, gelegentlich auch nach Schilddrüsenverletzungen. Wichtig ist, daß zwischen primärer Infektionskrankheit und akuter Entzündung der Schilddrüse ein langer Zwischenraum bestehen kann; besonders in erweichten Knoten und Cysten können Erreger lange Zeit, ohne Erscheinungen zu machen, leben, um dann aus irgendeinem inneren (Hyperämie) oder äußeren Anlaß (Trauma, Blutung) zur akuten Entzündung zu führen.

a) Thyreoiditis acuta. Die Thyreoiditis tritt in zwei Formen, als *phlegmonöse bzw. eitrige, zur Abscedierung neigende,* und als *nicht eitrige (Thyreoiditis simplex)* auf. Meist

ist das spezifische Parenchym befallen; infolgedessen finden sich neben den üblichen morphologischen Veränderungen akuter Entzündungsvorgänge Epithelwucherungen mit Desquamation, Kolloidverflüssigung und Kolloidschwund (DE QUERVAIN).

Die Erkrankung tritt *häufig plötzlich* mit Fieber, oft Schüttelfrost, Mattigkeit, Appetitlosigkeit, Schmerz, unter Umständen ausstrahlend in Nacken, Kopf und Arme, und Spannungsgefühl auf; umschriebene Rötung, Vorwölbung einer oder beider Schilddrüsenhälften, Atem- und Schluckbeschwerden, gelegentlich Erscheinungen seitens des Recurrens infolge Druckes (Heiserkeit, Glottiskrampf, Hustenreiz) und seitens des Sympathicus infolge Druckes, ferner Aufhebung der Mitbewegung der Drüse beim Schluckakt (infolge entzündlicher Beteiligung der Nachbarschaft, Peristrumitis) sichern die Diagnose. Die *Thyreoiditis simplex* geht gewöhnlich bald *spontan zurück.* Bei länger dauernden Erscheinungen liegen *phlegmonöse Prozesse* vor; in solchen Fällen kommt es meist zu eitriger Einschmelzung (abscedierende Form), wobei die Gefahr besteht, daß der Prozeß *auf die Nachbarschaft* (auch Mediastinum) *übergeht;* auch Durchbruch in Trachea und Oesophagus ist möglich.

Die *Thyreoiditis simplex* geht auf Alkoholumschläge und warme *Umschläge* zurück; unter Umständen *spezifische Therapie* je nach der Grundkrankheit (Aspirin bei rheumatischer Infektion usw.). Die *phlegmonösen und eitrigen Formen* sind nach üblich *chirurgischen Grundsätzen rechtzeitig zu behandeln:* Freilegung der Schilddrüse, entlastende, breite Incision und Drainage der erkrankten Schilddrüsenabschnitte; unter Umständen, besonders bei schwerem Druck auf Trachea, Entfernung der erkrankten Abschnitte (Schilddrüsenexcision) und Drainage. Die Tracheotomie kommt nur als Notoperation bei schwersten Erstickungszuständen in Frage. Die Ligatur der Vena jugularis bei Thrombophlebitis zur Vermeidung weiterer Verschleppung von infektiösem Material in den Kreislauf muß gelegentlich ausgeführt werden.

b) Strumitis acuta. Bezüglich Ursachen und Formen gelten die bisherigen Ausführungen. Abgesehen von der größeren Häufigkeit akut entzündlicher Vorgänge in strumösen Drüsen (s. S. 621) besteht insofern noch ein Unterschied, als die *Knotenkröpfe,* insbesondere die *cystischen, häufiger* befallen werden als *die diffuse Struma* (Nekrosen, Blutungen in Knoten- und Cystenkröpfe s. S. 621). Deshalb sind *umschriebene Entzündungsprozesse häufiger als allgemeine*; häufig ist nur ein Knoten oder eine knotige Hälfte erkrankt. Phlegmonöse, abscedierende Formen sind häufiger wie Strumitis simplex; die entzündlich veränderten Knoten neigen sehr zur Einschmelzung wegen der geringen Gefäßversorgung der Knoten und der nekrobiotischen und nekrotischen Massen, die günstigen Mutterboden abgeben (s. S. 621).

Die *Erscheinungen* sind ähnlich denen der Thyreoiditis. Wegen der von Haus aus schon vorhandenen Schilddrüsenvergrößerung sind sie im allgemeinen *stärker* ausgeprägt, der *Verlauf* ist *akuter,* besonders bei Entzündungen großer Knoten; auch kommen *Komplikationen* (Druck auf Trachea und Oesophagus, Recurrens- und Sympathicuserscheinungen, Durchbruch in Nachbarschaft wie Trachea, Oesophagus, Mediastinum, Halsgefäße) *häufiger* vor. Bei dem häufig außerordentlich schnellen und ausgedehnten Zerfalle großer Abschnitte können infolge Resorption großer Kolloidmassen *hyperthyreotische Zustände* auftreten; andererseits werden bei eitrigen Einschmelzungen großer Teile auch Ausfallserscheinungen *(hypothyreotische Zustände)* beobachtet. Wichtig ist weiter, daß es nach Abscedierung degenerierter, besonders cystischer und verkalkter Knoten zu chronischen Dauerfisteln kommen kann (*Kropffisteln,* PAYR).

Die *Behandlung* deckt sich mit der der Thyreoiditis. Bei phlegmonösen und eingeschmolzenen Knoten und Cysten kommen *Enukleationen* des vereiterten Knotens oder *Resektionen* der erkrankten knotigen Abschnitte häufiger in Betracht als bei der entsprechenden Form der Thyreoiditis.

Die Strumitis acuta stellt kurz gesagt in allem das meist schwerere und stürmischer verlaufende Krankheitsbild dar als die Thyreoiditis acuta; auch die therapeutischen Maßnahmen sind deshalb im allgemeinen radikaler (Enukleation und Resektion von erkrankten Teilen und Kropfknoten unter Umständen mit ihrer Fistel, häufiger Ligatur der Vena jugularis).

Anhang: Blutungen, Verletzungen.

Anhangsweise seien *Kropfblutungen* erwähnt, die vornehmlich in Knoten, besonders in Cysten erfolgen und durch Traumen, Kongestionen, Drucksteigerungen am Hals und im Gefäßsystem beim Husten, Pressen usw. ausgelöst werden. Sie führen häufig *in kürzester Zeit* zu den *schwersten Druckerscheinungen*. Fehlen der entzündlichen allgemeinen und örtlichen Erscheinungen, gute Beweglichkeit der Geschwulst sichern die Diagnose gegenüber Strumitis. Die Behandlung hat in sofortiger *Freilegung der Schilddrüse, Eröffnung des Schilddrüsenhämatoms* und *Blutstillung,* am besten in *Resektion der kranken* Teile zu bestehen; bei Infektion, die leicht eintritt (Nekrosen und Bluterguß sind guter Nährboden) Behandlung wie bei Entzündungen.

Verletzungen der Schilddrüse können durch stumpfe und scharfe Gewalt zustande kommen; geschlossene und offene Verletzungen mit Beteiligung der Nachbarorgane sind auseinanderzuhalten. Typisch ist die *starke Blutung,* die unter Umständen zur Erstickung führt, wenn die Blutmassen nicht nach außen genügend abfließen können. Fieber durch Resorption zerstörten Schilddrüsengewebes und durch Kolloid kann vorhanden sein. *Sofortige Freilegung, exakte Blutstillung,* unter Umständen *Kropfoperation* kommen therapeutisch in Frage. Im übrigen entsprechende Maßnahmen gegen die Nebenverletzungen unter Umständen gegen die Infektion.

2. Die Strumitis chronica.

Sie entwickelt sich *aus einer akuten Entzündung oder primär ohne voraufgegangene akute Prozesse.* Chronische Veränderungen in *diffusen Strumen* kommen *häufiger* vor als in Knotenkröpfen. KOCHER hält die sog. primäre chronische Strumitis für eine Folge wiederholter, unbemerkt verlaufener akuter Infektionen in besonders disponierten Drüsen (Struma parenchymatosa, Gefäßveränderungen, vorgeschrittenes Alter).

Pathologisch-anatomisch handelt es sich um eine starke Vermehrung des Stromas mit ausgedehnten Rundzelleninfiltraten; Schrumpfungsprozesse folgen *(fibröse Atrophie).* Parenchymveränderungen sind wechselnd; häufig ist Atrophie der Drüsenläppchen mit kolloidarmen Follikeln. Bei der sog. „*eisenharten Struma*" RIEDELs sind neben diesen Veränderungen gleichartige in der Umgebung vorhanden, durch die die *Nachbarorgane schwielig* mit der Schilddrüse und untereinander *verwachsen* sind und *umklammert* werden.

Klinisch zeichnen sich diese Formen durch die *harte Konsistenz der Schilddrüse,* durch *Druckschmerzhaftigkeit* (unter Umständen nur geringe) und in fortgeschrittenen Fällen durch die zunehmende *Unbeweglichkeit* aus (Verwachsungen mit der Nachbarschaft). Die Verwachsungen, insbesondere die Umklammerung der Trachea durch gleichzeitig schrumpfende Schwielenmassen hat *heftigste Atembeschwerden,* die sich zu akuter Erstickungsgefahr steigern können, zur Folge. *Recurrensstörungen, Stauungen* an Hals und Kopf sind infolge Druck und Verwachsung nicht allzu selten. Schluckbeschwerden sind dagegen im allgemeinen selten. Diagnostische Schwierigkeiten macht die Abgrenzung gegen maligne Tumoren (harte Konsistenz, Unverschieblichkeit ist beiden gemeinsam). Ausfallserscheinungen (hypothyreoitische Zustände) treten ein, wenn viel Parenchym zugrunde gegangen ist.

Therapeutisch kommt besonders bei Druckerscheinungen *teilweise Entfernung* der erkrankten Drüse in Frage; wegen der Schwielen und Verwachsungen sind solche Operationen nicht leicht. Bei hypothyreotischen Zuständen sind Schilddrüsenpräparate zu verordnen. Jod und Röntgenbestrahlungen sind kontraindiziert, da beide die Bindegewebsbildung und damit anschließend die Schrumpfungsvorgänge nur noch vermehren.

3. Die Tuberkulose der Schilddrüse und des Kropfes.

Sie tritt in zwei Formen auf. Bei der einen Form ist das ganze Organ von miliaren Knötchen durchsetzt; diese Form kommt bei Miliartuberkulose vor und hat keine chirurgische Bedeutung. Bei der anderen Form, die auf die Schilddrüse beschränkt oder bei geringfügigem Befund an anderen Organen vorkommt, finden sich entweder verstreut einzelne Knötchen, die keine klinischen Erscheinungen machen und Zufallsbefunde darstellen, oder es handelt sich um *ausgedehnte herdförmige Knoten, die* unter Umständen in

Verkäsung übergehen; nur diese Form hat klinische Bedeutung. Die *Knotenkröpfe* werden *häufiger* als die diffuse Struma (auch als die Basedowstruma) *von Tuberkulose befallen*. Der Sitz der Tuberkulose ist meist in der Knotenkapsel oder in dem die Knoten umgebenden komprimierten Gewebe; nach Kocher wird diese Form als Struma nodosa oder diffusa mit Tuberkulose bezeichnet. Weiter faßt Kocher die Fälle, bei denen neben den tuberkulösen Veränderungen eine chronische Strumitis besteht, als Strumitis tuberculosa zusammen. Das letzte Stadium, die Struma tuberculosa Kocher, zeichnet sich aus durch massenhaftes Auftreten von Tuberkeln, die unter ausgedehnten Nekrosen die Follikel zum Schwinden bringen; hier sind *kalte Abscesse* häufig, besonders bei den Knotenkröpfen.

Die *klinischen Erscheinungen* ähneln denen der chronischen Strumitis. Bei den verkäsenden und abscedierenden Formen erfolgt oft rasch *Vergrößerung eines Schilddrüsenlappens*. Verhältnismäßig rasche Entwicklung, *hektische Temperaturen* sprechen eher für Tuberkulose als für chronische Strumitis, ebenso das Nebeneinander von erweichten, fluktuierenden, unter Umständen mit den bedeckenden Weichteilen verlöteten, oder gar fistelnden Stellen. *Tuberkulös veränderte regionäre Drüsen* oder Tuberkulose anderer Organe lenken die Diagnose ebenfalls in die Richtung einer tuberkulösen Schilddrüsenerkrankung. Erscheinungen von *Hyperthyreoidismus* (basedowähnliche Bilder) und *Hypothyreoidismus* sind beobachtet; jene beruhen auf Reizwirkungen des tuberkulösen Prozesses auf das Parenchym und vermehrter Bildung eines unter Umständen qualitativ veränderten Sekretes, oder auf reichlicher Resorption großer Kolloidmassen bei rasch fortschreitender Tuberkulose; diese auf Untergang, Atrophie und Sklerose spezifischen Parenchyms. *Therapeutisch* kommt *Excision der erkrankten Teile* in Frage. Punktion und Jodoformglycerininjektionen kalter Abscesse, Spaltung und Auskratzungen sind nur Notbehelf. Hypothyreotische Zustände erfordern Organbehandlung (Schilddrüsentabletten, unter Umständen Transplantation). *Allgemeinbehandlung* ist wesentlich, *Röntgenbestrahlungen* sind *zu verwerfen* (Erscheinungen von Basedow infolge Reizwirkung, später athyreotische Zustände infolge Parenchymschädigungen).

4. Lues

im frischen und Spätstadium (Gumma, Struma chronica fibrosa luetica), *Aktinomykose, Echinokokken* kommen in der Schilddrüse vor, aber selten. Die Bilder sind wechselnd, sowohl örtlich wie allgemein (hyperthyreotische oder hypothyreotische Bilder gelegentlich); auf das bisher Besprochene wird verwiesen. Die Therapie ist eine zum Teil ätiologische, zum Teil örtlich chirurgische.

F. Die Neubildungen der Schilddrüse.

1. Gutartige Tumoren, Cysten, Fisteln.

Echte *gutartige Geschwülste* sind *selten*. Sie kommen als Fibrome, Lipome, Enchondrome, Osteochondrome, seltener noch als Teratome vor. Die aus der Schilddrüsenanlage und den postbranchialen Körpern (Getzowa) sich ableitenden angeborenen Halscysten und -fisteln (s. S. 573, 574) seien hier erwähnt. Ihre Beziehungen zum Kropf wurden auf S. 598 schon gestreift. Praktisch kommen in Frage *Fisteln des Ductus thyreoglossus*, die als *mittlere Halsfistel* in der Mittellinie des Halses unterhalb des Zungenbeins bis zum Jugulum (selten oberhalb des Zungenbeins) ihre äußere Mündung haben und schleimigseröse Flüssigkeit entleeren. Fisteln mit nur innerer Mündung am Foramen coecum sind ebenfalls beschrieben worden. Als *unvollständige Fisteln* bezeichnet man solche mit nur äußerer oder nur innerer Mündung, als *vollständige* solche, die eine äußere und eine innere Mündung (Foramen coecum) haben. Es sind Fälle beschrieben, in denen der Gang vom Foramen coecum bis zur Spitze des Lobus pyramidalis der Schilddrüse reichte und hier nach außen mündete. *Angeborene, mediane Halscysten* gehen ebenfalls aus Resten des Ductus thyreoglossus hervor. Ferner sind in der Schilddrüse *Cysten und Fisteln* beschrieben worden, die *vom Epithel der Kiementasche* abstammen, weiter Cysten, die in der Schilddrüse *aus Teilen des Drüsenparenchyms* entstanden sind. Bezüglich pathologischer Anatomie, Klinik und Therapie sei auf die Ausführungen bei den lateralen Halsfisteln und -cysten, die vom Thymusparenchym ausgehen, verwiesen (Thymus, S. 647), da sie sich mit diesen decken, auch hinsichtlich ihrer Beziehungen zu malignen Tumoren *(maligne Degeneration)*.

2. Struma maligna.

Verhältnismäßig häufig, gegenüber den gutartigen Tumoren, kommen bösartige Geschwülste der Schilddrüse vor. Die *strumöse Schilddrüse,* besonders der Knotenkropf ist *häufiger* Sitz von malignen Tumoren *als die normale Drüse*;

deshalb findet man die malignen Tumoren vorwiegend in Kropfgegenden und bezeichnet — dem Mutterboden der Struma entsprechend — die malignen Tumoren der Schilddrüse als *Struma maligna*. *Carcinome* und *Sarkome* werden unter diesem Sammelbegriff zusammengefaßt. Der rechte Lappen ist bevorzugt. Was die Häufigkeit anbelangt, so schwanken die Angaben; jedenfalls ist sowohl das Verhältnis der Struma maligna zu dem gesamten Sektionsmaterial im allgemeinen, wie auch zum Kropf im besonderen in Gebirgsländern größer als in kropfarmen Gegenden:

$$\text{LIMACHER-Bern:} \ \frac{1 \ \text{Struma maligna}}{90 \ \text{Sektionen}}, \quad \text{KOCHER-Bern:} \ \frac{1 \ \text{Struma maligna}}{11 \ \text{Kropfoperationen}};$$

$$\text{STAEMMER-Berlin:} \ \frac{1 \ \text{Struma maligna}}{1000 \ \text{Sektionen}}, \quad \text{SCHÄDEL-Hamburg:} \ \frac{1 \ \text{Struma maligna}}{30 \ \text{Kropfoperationen}}.$$

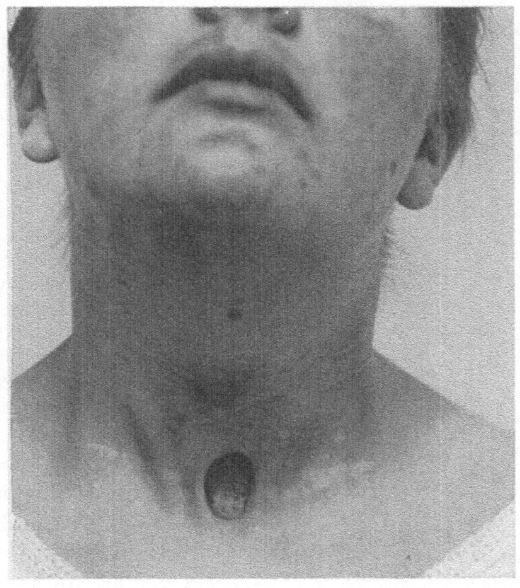

Abb. 34. Struma sublingualis, mediane Halscyste mit medianer Halsfistel, 18 J., weibl., Freiburg i. Br. (Fall der Chirurg. Univ.-Klinik Freiburg i. Br. Eigene Beobachtung.)

Metastatische Tumoren in der Schilddrüse und Übergreifen von Tumoren der Nachbarschaft sind selten (Ausnahme machen Melanosarkome). Bevorzugt ist das *fünfte Dezennium,* dann das vierte; maligne Tumoren werden jedoch *auch im Kindesalter* beobachtet und kommen schon angeboren vor (besonders teratomartige Tumoren). Das weibliche Geschlecht erkrankt häufiger an malignen Tumoren als das männliche. Bezüglich der Ätiologie gilt dasselbe wie für maligne Tumoren überhaupt; wichtig ist die erhöhte Disposition der Struma, besonders der Struma nodosa.

Pathologisch-anatomisch zeigen sich die *Sarkome* als meist knollige, überaus *rasch wachsende, äußerst maligne* Tumoren, die sehr *frühzeitig in die Venen einbrechen.* Sie kommen hauptsächlich bei jungen Leuten vor; ihr Verlauf erstreckt sich im allgemeinen nicht über ein Jahr. Auf der Schnittfläche sind sie heller und durchscheinender als die Carcinome. Sie kommen als Spindel-, Rundzell- und polymorphzellige Sarkome, seltener als Riesenzellensarkome, Melanosarkome und Periendotheliome, sowie Mischformen (Melanosarkome, Osteosarkome usw.) vor.

Das *Carcinom* findet sich etwa gleichmäßig verteilt als isolierter Knoten, als Erkrankung eines Lappens oder der ganzen Drüse. An *Häufigkeit übertrifft es das Sarkom.* Meist wächst es *sehr schnell,* die scirrhösen Formen langsamer. Die Kapsel wird frühzeitig durchbrochen, *frühzeitig* erfolgt *Einbruch in Venen und Lymphgefäße; Metastasen* treten *früh* auf. Bevorzugt wird das höhere Lebensalter. Der *Verlauf* ist verschieden, meist jedoch schnell, aber *langsamer als der der Sarkome.* Auf der Schnittfläche sind die Carcinome weißlich mit gelblichem oder rötlichem Einschlage (Verfettung und Blutreichtum). Es kommt als sog. Carcinoma sol. simplex, als medulläres und Adenocarcinom, selten als Scirrhus- und Plattenepithelcarcinom vor. Zu den Adenosarkomen gehört die *„gutartige" metastasierende Struma,* die sowohl im Primärtumor wie in den Metastasen große Ähnlichkeit mit gewöhnlicher Kolloidstruma haben kann, und die *wuchernde Struma Langhans,* die lange Zeit abgekapselt bleibt. Ferner werden nach LANGHANS die *Parastruma* (von Epithelkörperchen ausgehend, sehr glykogenreich, KOCHER), die *Struma postbranchialis* (vom postbranchialen Körper) und das *maligne Papillom* (cystisch-papillärer Tumor) unterschieden. *Maligne Tumoren der Nebenschilddrüse* und der *Nebenkröpfe* sind ferner beobachtet. Übergangsformen sind zahlreich, auch Carcinosarkome.

Sobald die Kapsel durchbrochen ist, *wachsen* sowohl Carcinome wie Sarkome *schrankenlos* nach allen Richtungen, *ummauern die Halsorgane* (Trachea, Oesophagus, Gefäße, Nerven), *brechen in sie ein* und *wachsen gegen Mediastinum* (Beteiligung von Herz und Lungen) und *Mundboden* vor. Die *regionären Drüsen* sind wegen des frühzeitigen Einbruches in Venen und Lymphbahnen *frühzeitig befallen,* vergrößert und derb. Ferner sind *frühzeitig Metastasen* ($90^0/_0$ nach KOCHER und ERHARDT) nachweisbar. Lieblingssitz der Metastasen sind das *Skelet* (Schädel) und die *Lungen;* dann folgen Leber, Milz, Nieren, Gehirn. Die Knochenmetastasen, die meist sehr langsam wachsen, sitzen vornehmlich in der Spongiosa. Sie führen zu umschriebenen Auftreibungen des Knochens, Spontanfrakturen und sind meist außerordentlich blutreich. Histologisch ändern sie häufig ihren Charakter und gleichen dann im Aufbau der normalen oder kropfigen Drüse.

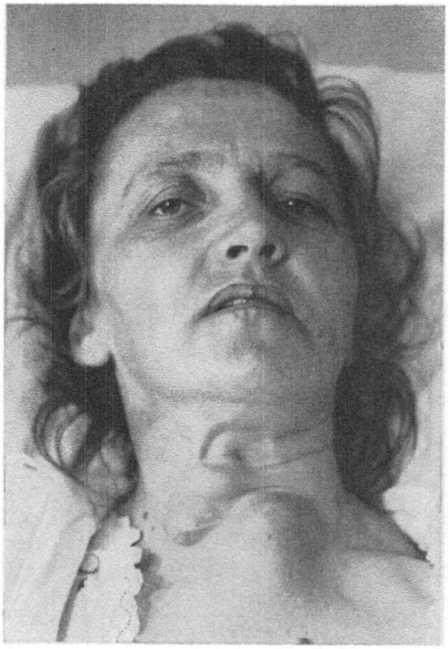

Die *klinischen Erscheinungen* ergeben sich aus der Größe, der frühzeitigen Verwachsung, Umwachsung und rapiden Verdrängung der Nachbarorgane, den frühzeitigen Metastasen und schließlich aus dem Durchbruch in die Nachbarorgane. Örtlich findet man sehr früh mehr oder weniger *starke Vergrößerung* der Schilddrüse, unter Umständen von gewaltigen Dimensionen; zuweilen wird aber auch erst bei der Sektion von an Carcinosen eingegangenen Patienten ein kleiner Primärherd in der Schilddrüse gefunden. Die *Konsistenz* der Schilddrüse wird *zunehmend härter,* und zwar schon sehr frühzeitig. Die Verwachsungen mit der Umgebung zeigen sich an der *Herabsetzung der Verschieblichkeit des Kropfes gegenüber den Nachbarorganen* und den bedeckenden Weichteilen und an der *Verminderung der Mitbewegung beim Schluckakt.* Sehr früh treten ferner *Schluckbeschwerden* auf, weniger infolge Druckes (s. Kropf!), sondern wegen der frühzeitigen ausgedehnten Verwachsungen mit dem Oesophagus (KOCHER). Weiter sind *ausstrahlende Schmerzen* ein Frühsymptom; sie werden geklagt im Nacken, Hinterkopf, Kiefer, Schultern. Bei größeren Tumoren, insbesondere bei Umwachsung und Umklammerung zeigen sich in fast allen Fällen *Druckerscheinungen seitens der Luftwege* (Dyspnoe), die oft zum *Erstickungstod* führen. Erscheinungen seitens der Halsnerven bestehen in *Heiserkeit* (Recurrenslähmung), sensiblen und motorischen Störungen seitens des *Plexus brachialis,* Reiz- oder Ausfallserscheinungen seitens des *Sympathicus* (siehe Kropfdruck, S. 604, 605). Frühzeitig treten *Stauungserscheinungen* seitens der großen

Abb. 35. Struma maligna, 45 J. ♀, Freiburg i. Br.
Klinisch: Hyperthyreose; Kachexie; steinharte, knollige Vergrößerung der Schilddrüse.
Histologisch: Adenocarcinom.
(Fall der Chirurg. Univ.-Klinik Freiburg i. Br.)
(Eigene Beobachtung.)

Halsgefäße auf, da diese von Tumoren frühzeitig fixiert bzw. ummauert werden, und da der Tumor frühzeitig in die Gefäße einbricht und zu Thrombosen (HAHN) Veranlassung gibt; Erweiterung der Hautvenen, Cyanose und Ödem an Hals und Gesicht sind ihre Folgen.

Die früh auftretenden Metastasen der *regionären Lymphdrüsen* finden sich als *harte Knoten* entlang den Halsgefäßen, am Nacken, in den Supraclaviculargruben und röntgenologisch unter Umständen im *Mediastinum* und den Bronchialdrüsen. Bezüglich der übrigen Metastasen (s. S. 626); die klinischen Erscheinungen hängen von ihrem Sitz ab. Nach KLOSE kann ausgesprochene Krebskachexie fehlen.

Wichtig sind die klinischen Erfahrungen, daß trotz hochgradiger Zerstörung des Parenchyms durch Tumormassen *Ausfallserscheinungen* nur *ausnahmsweise* beobachtet werden. Es beruht dies darauf, daß genügend Parenchymabschnitte die Fähigkeit der Kolloidbildung behalten; zum anderen ist die Beobachtung von EISELSBERG von allergrößter Bedeutung, wonach bei verloren gegangenen Schilddrüsen die *Metastasen* die *volle Funktion der inneren Sekretion* übernehmen können; EWALD wies in ihnen Jodothyrin nach. In nicht seltenen Fällen werden sogar Erscheinungen einer Hyperthyreose beobachtet (KOCHER, ERHARDT, MORI, SUDECK, KLOSE). Nach KLOSE sollen hyperthyreotische Erscheinungen zuweilen Frühsymptom eines malignen Schilddrüsentumors sein.

Zusammenfassend ergibt sich daraus für die *Diagnostik* kurz folgendes: Wenn *ein bis dahin symptomloser Kropf plötzlich zu wachsen* beginnt, *derb* wird, *seine Verschieblichkeit einbüßt,* wenn *austrahlende Schmerzen, Lymphdrüsenschwellungen* und *Druckerscheinungen* auftreten, besonders bei älteren Leuten (Sarkome auch bei jüngeren schon), so besteht der Verdacht auf maligne Geschwulst. Abmagerung, schlechtes Allgemeinbefinden und schlechtes Aussehen kommen dann bald hinzu. *Differentialdiagnostisch* ist vor allem an die *eisenharte Struma Riedel* zu denken.

Röntgenuntersuchung (Verdrängung und Verengerung der Luft- und Speisewege, intrathorakaler Sitz und intrathorakale Metastasen), *Endoskopie* (Verengerung, Durchbruch) müssen als diagnostische Hilfsmittel in jedem Falle hinzugezogen werden. Die *Prognose* ist absolut *infaust, sofern nicht frühzeitig erkannt und radikal eingegriffen wird.*

G. Die Therapie der Schilddrüsenerkrankungen.

Die gemeinsame Besprechung der Therapie am Schlusse des ganzen Abschnittes hat ihre Berechtigung. Einmal sahen wir, daß es neben den reinen Formen der Hypothyreosen und Hyperthyreosen zahlreiche Übergänge gibt, ja daß in nicht wenigen Fällen beim gleichen Kranken zeitliche Schwankungen zwischen hypo- und hyperthyreotischen Zuständen bestehen, bei anderen sogar gleichzeitig Zeichen beider vorhanden sein können; zum anderen gehen unsere prophylaktischen und therapeutischen Maßnahmen bei beiden Funktionsänderungen in vielem von gemeinsamen Grundlagen aus, und schließlich sind sie, was die Technik der Operation anbelangt, bei den einzelnen Formen des Kropfes oft die gleichen oder ähnliche.

1. Die Prophylaxe.

In *Kropfländern* ist heute die *Kropfprophylaxe* eine *dringende Notwendigkeit.* Sie fußt auf der ätiologischen Erkenntnis des Kropfleidens und besteht in allgemein hygienischen Maßnahmen, Besserung der Wohnungsverhältnisse und der Trinkwasserversorgung, unter Umständen Abkochen des Wassers.

Das Wesentliche aller dieser, schon alten Maßnahmen liegt nach den neueren Erkenntnissen (der Jodmangel ist die wesentliche Kropfursache) größtenteils in einer *Vermehrung der Jodzufuhr zum Organismus.* Anfangs in *zu hohen Dosen* zugeführt, wurden schwere Schädigungen beobachtet *(Jodbasedow).* Nach den Erfahrungen KOCHERS, DE QUERVAINS u. a., auch amerikanischer Autoren erfüllen *kleinste Joddosen* (entsprechend der physiologischen täglichen Jodzufuhr von $^1/_3$ mg nach Bourcet) ihren Zweck ohne, im allgemeinen wenigstens, zu schädigen. Um in Kropfländern bei der gesamten Bevölkerung den Jodmangel auszuschalten, hat Wagner von Jauregg 1898 empfohlen, ein Kochsalz dem allgemeinen Konsum zu übergeben, dem kleinste Dosen Jod zugefügt sind. Das heute auf Veranlassung von Wagner von Jauregg, de Quervain, Eggenberger u. a. in der Schweiz eingeführte *jodhaltige Kochsalz,* sog. „*Vollsalz*" enthält 0,005—0,01 mg Jod auf 1 kg Kochsalz. Leuten mit hyperthyreotischen Kröpfen darf natürlich dieses Jodsalz nicht verabfolgt werden; sie bekommen ein jodfreies Kochsalz.

Die Kropfprophylaxe wird in anderen Gegenden ohne allgemeine Einführung des Vollsalzes in anderer Form durchgeführt. Wesentlich ist die *Prophylaxe bei den Schulkindern,* weil bei ihnen die Kontrolle am besten möglich ist, weil ferner gerade in der Schulzeit der Kropf wächst und erfahrungsgemäß besonders günstig auf Jod anspricht. Die *Dosis* ist bei der Schulprophylaxe ebenfalls *kleinstmöglich*; Kocher gibt 0,1—0,3 mg Jod täglich während 3—4 Wochen mit Pausen von mehreren Monaten, bis die Schilddrüse keine Neigung zur Vergrößerung mehr zeigt; Hunziker und Wyss geben sogar nur 0,2 bis 0,4 mg pro Woche. *Ärztliche Kontrolle* ist *dringend notwendig.* Bleyer und Strobel schlagen vor, in Kropfgegenden durch *Joddüngung* der Wiesen und des Ackerlandes Prophylaxe zu treiben; Menschen und Tiere nehmen mit den Erzeugnissen des Landes das Jod auf (Gemüse, Kartoffeln, Korn, Milch, Fleisch).

Die Erfahrungen der Prophylaxe gingen weiter dahin, daß durch Jodmikrodosen schon vorhandene Kröpfe in vielen Fällen sich verkleinerten oder gar schwanden.

2. Die medikamentöse Therapie.

a) Jod. Jod wird seit Jahrhunderten schon als wirksames Mittel gegen den Kropf angewandt, äußerlich und innerlich. Das *Jod verflüssigt* das zugleich mit der Jodtherapie *jodhaltiger und wirksamer werdende Kolloid, begünstigt* damit seine *Ausfuhr* aus der Drüse und seine *Resorption* mit dem Erfolge einer Rückbildung des Kropfes, kehrt also den Prozeß um (vgl. S. 585: Kropf ist Anpassung der Schilddrüse an Jodmangel, Hunziker, Bayard). Aus dieser Wirkungsart des Jodes ergibt es sich, daß *Jod nur wirken kann, wenn noch funktionstüchtiges Schilddrüsenparenchym vorhanden* ist; *bei völliger Degeneration* der Drüse oder gar *Aplasie wirkt Jod nicht.* Bei diesen Zuständen, ferner bei den *großknotigen Formen,* insbesondere solchen mit degenerierten Knoten, ist *Jod zwecklos* (unter Umständen gefährlich wegen Schädigung der geringfügigen Reste gut arbeitenden Parenchyms). *Weitere Kontraindikation* sind *stärkere Druckerscheinungen* seitens der Nachbarorgane, alle mit organischen oder funktionellen Herzstörungen einhergehenden Formen, überhaupt *alle Fälle mit Anzeichen von Hyperthyreose, insbesondere der Basedow.* Ältere Erfahrungen der Jodbehandlung bei Basedow haben nur schlechteste Erfolge gezeitigt; fast jeder Basedowfall verschlechterte sich damit, einfache Kröpfe wurden leicht basedowifiziert. Neuerdings wird allerdings die Jodbehandlung der Hyperthyreosen, auch des Basedow, mit kleinsten Dosen wieder von einzelnen Autoren (Neisser u. a.) empfohlen; jedoch sind zur Zeit die Fragen noch in Fluß. Wegen der schweren Schäden, auch in neuester Zeit, müssen wir vorerst noch die Jodbehandlung der Hyperthyreose und des Basedow ablehnen.

Das *eigentliche Anwendungsgebiet der Jodtherapie* ist demnach *klein.* Der sog. *Jugendkropf* ist das *Hauptanwendungsgebiet* der Jodtherapie, sofern keine Anzeichen von Hyperthyreose bestehen. Von größter praktischer Bedeutung ist die Erfahrung, daß nach Krehl anscheinend normale Drüsen auf Jodzufuhr infolge der vermehrten Ausscheidung und Resorption des jodhaltigeren wirksameren Kolloids mit Hyperthyreosen (Jodbasedow) reagieren können, daß weiterhin nach Kocher, de Quervain u. a. bei gewöhnlichem Kropf nach Jodtherapie thyreotoxische Erscheinungen auftreten können. Diese Erfahrungen trüben die Erfolge der Jodtherapie wesentlich; nach Bircher können diese sog. latenten Hyperthyreosen an der Erhöhung des Grundumsatzes — der, wie schon oft erwähnt bei allen Schilddrüsenerkrankungen bestimmt werden muß — erkannt werden; in solchen Fällen darf kein Jod gegeben werden. Im übrigen muß die *Jodbehandlung unter dauernder ärztlicher Kontrolle* stehen (Grundumsatz, Gewicht, Nervensystem, Kreislauf usw.); bei eintretenden hyperthyreotischen Zuständen muß sie sofort abgebrochen werden. Gegenmittel sind dann Calcium (Afenil), Phosphor, Brom, Chinin, unter Umständen Operation.

Das *Jod* wird *stets nur für kurze Zeit* gegeben, dann *längere Pause,* dann *unter Umständen Wiederholung.* Die Dosen sind die gleichen wie bei der Prophylaxe. Mit Hunziker und Wyss genügt 1 *mg Jodkali pro Woche*; je nach Lage des Falles (Grundumsatzbestimmung!) wird man weniger, unter Umständen auch höhere Dosen (höchstens 2 mg Jodkali) geben, wenn kein Erfolg sichtbar ist und Hyperthyreose ausbleibt. Aufenthalt am Meere (stärkerer Jodgehalt der Luft, des Wassers und der Nahrungsmittel), Lebertran (Jodgehalt) und Jodbäder (Bad Hall) sind unter Umständen zweckmäßig. Die *innerliche Darreichung* ist

wegen der genauen Dosierungsmöglichkeit *jeder anderen Jodbehandlung vorzuziehen*. Jod-
inhalationen, Einreibungen mit Jodsalben, Pinselungen mit Jodtinktur oder gar Injektionen
von Jodtinktur in den Kropf sind deshalb (starke Hyperthyreosengefahr) und wegen der
dabei entstehenden mächtigen und gefäßreichen Verwachsungen der Drüse mit der Nachbarschaft (Erschwerung später nötig werdender Operationen) unbedingt zu verwerfen. Der
Jodbehandlung des Kropfes muß, um Rezidiven vorzubeugen, für lange Zeit mit großen
Pausen eine *prophylaktische Behandlung nachgeschickt* werden. Übermäßig lange Behandlungsdauer ist gefährlich (Hypothyreose infolge Erschöpfung des Parenchyms unter über-
langer Reizwirkung des Jods, Verwachsungen mit der Umgebung). Zeigt sich innerhalb
einiger Wochen kein Erfolg der Jodtherapie, so ist sie als nutzlos abzubrechen.

b) Andere Medikamente. Außer dem Jod spielt der *Phosphor* in der Kropfbehandlung
eine gewisse Rolle. KOCHER empfahl neutrales Natrium phosphoricum (bis 6 g pro Tag);
dadurch soll die Ausschwemmung jodhaltigen Sekretes aus der Schilddrüse hingehalten
werden; Phosphor wirkt dementsprechend in entgegengesetzter Richtung wie Jod. Das
Indikationsgebiet liegt bei *hyperthyreotischen Formen und bei Basedow*. PAYR verwendet
in solchen Fällen mit gutem Erfolge eine Phosphor-Eiweißverbindung, *Protylin* (3—9 Tabl.
tägl., 7 Wochen ansteigend, 7 Wochen abfallend). Ebenfalls in entgegengesetzter Richtung
wie das Jod wirken *Calciumpräparate (besonders Afenil, Kalzine), Chinin. hydrobromic.*
(PAYR), *Brom, Chlornatrium, Salmiak, Magnesiumsalze, Kieselsäure und ihre Salze.* In
neuer Zeit wird *Gynergen* (PORGES) bei Hyperthyreose erfolgreich angewandt. In der *Vorbereitung vor Operationen, besonders beim Basedow*, spielen diese Medikamente eine große
Rolle. Hier ist anhangsweise die *Galvanisation des Sympathicus* zu erwähnen, die eine
beruhigende Wirkung auf den Sympathicus ausüben und die Gefäße beeinflussen soll
(CHVOSTEK).

Bei Kropfepidemien sind Darmdesinfektionen (Thymol, Tierblutkohle, Salol, Kreosot)
empfohlen (siehe Kropfätiologie).

3. Die Organotherapie.

Die *Wirkung der Organotherapie* liegt *in der Richtung der Jodwirkung*; auch hier sind
kleinste Dosen anzuwenden, die im Einzelfalle je nach dem Wert des Grundumsatzes höher
oder niedriger gehalten werden; thyreotoxische Erscheinungen sind bei Überdosierung
nicht selten. Je nach dem Grade des Funktionsausfalles genügen beim Kropf 0,01—0,05 g
Thyreoidin täglich; dann 4 Wochen Pause. Bei thyreotoxischen Erscheinungen muß
sofort abgebrochen und Phosphor, Kalk usw. verordnet werden. Tritt nach mehrwöchent-
licher, unter Umständen wiederholter Behandlung keine Verkleinerung der Drüse auf oder
zeigen sich thyreotoxische Erscheinungen, so ist Operation indiziert.

Ein weiteres, viel wichtigeres Anwendungsgebiet der Organotherapie sind die Fälle,
in denen die Schilddrüse fehlt oder nicht genügend funktionstüchtiges Parenchym hat
*(Athyreose, Thyreoaplasie, kongenitales und infantiles Myxödem und Myxödem der Erwach-
senen, Cachexia strumipriva, Entzündung, Tumoren,* und allerdings mit geringem Erfolge
der *Kretinismus)*; Jod hat, da hier Mangel an Schilddrüsengewebe ist (s. S. 628), natürlich
keinen Zweck. Die Dosierung richtet sich nach dem Grad des Funktionsausfalles und
wird im Verlaufe der Behandlung der Wirkung entsprechend geändert (Grundumsatz usw.).
Jodothyrin, Schilddrüsentabletten und andere Schilddrüsenpräparate, auch frische tierische
Schilddrüsen sind dauernd zu verabfolgen. Je frühzeitiger die Behandlung einsetzt, um so
besser sind die Erfolge; die Behandlung ist eine Dauerbehandlung und muß kontrolliert
werden (Erfolg, Anzeichen von Thyreotoxikose, Grundumsatz!).

Eine weitere, für diese Fälle in Frage kommende Substitutionstherapie ist die *Schilddrüsentransplantation* (KOCHER, BIRCHER, WÖLFLER, v. EISELSBERG, PAYR). Besonders
geeignet sind übertige, operativ entfernte Schilddrüsen von Hyperthyreoitikern und Basedowkranken oder Schilddrüsen von Neugeborenen (die nicht infolge ansteckender oder All-
gemeinerkrankungen sub partu oder post partum ad exitum kamen). Das nicht zu kleine
Stück muß im ganzen oder geteilt sofort nach der Entnahme lebendfrisch in ein geeignetes
blutreiches Lager transplantiert werden. Nach den Erfahrungen PAYRS, KOCHERS u. a.
sind *Milz* und *Knochenmark* (Tibia) besonders geeignet. Wir transplantieren grundsätzlich
in das *große Netz,* das wir wie einen Beutel um das Transplantat mit einigen Situations-
nähten herumlegen. Das Transplantat (stets Homotransplantat) wird langsam resorbiert
und schwindet, ohne dauernd einzuheilen; seine *Wirkung* beruht also nicht auf einem
aktiven Funktionszustand des transplantierten Gewebes, sondern rein passiv auf *Resorption
des langsam zerfallenden Gewebes.* Deshalb muß die Transplantation meist nach kürzerer
oder längerer Zeit wiederholt werden.

Schließlich ist die Serumbehandlung der Hyperthyreosen (und des Basedow) zu erwähnen (Antithyreoidin Moebius = Serum thyreoidektomierter Tiere, Rodagen Lanz
= Milch thyreoidektomierter Tiere); Erfolge sind damit nicht erzielt.

4. Die Röntgentherapie.

Die Röntgenbehandlung des gewöhnlichen Kropfes, ganz besonders der Knoten- und fibrösen Kröpfe, ohne Erscheinungen des Hyperthyreoidismus ist wirkungslos und erschwert wegen der Verwachsungen (Lexer, von Eiselsberg, Kocher, Payr, Hochenegg), die infolge der Bestrahlung auftreten, später doch notwendig werdende Operationen. Die sog. *nichttoxische Struma* wird von uns im Einklang mit Jüngling u. a. *grundsätzlich nicht bestrahlt.*

Anders liegen die Dinge bei den Hyperthyreosen und dem Basedow. Unter dem Einfluß der Röntgenstrahlen tritt eine Verminderung der krankhaft gesteigerten Sekretion und eine Schrumpfung der wuchernden Epithelien und Gefäße ein. Gleichzeitig wird der Thymus spezifisch beeinflußt (s. Thymus). Jedoch sind bei unvorsichtiger Dosierung große Gefahren vorhanden; zum einen kann es infolge zu plötzlicher Ausschüttung von Kolloid zu einer akuten Verschlimmerung der thyreotoxischen Erscheinungen, unter Umständen zum Exitus kommen, zum anderen infolge Überdosierung und zu langer fortgesetzter Behandlung zu übermäßiger Schrumpfung und zum Myxödem; außerdem sind Schädigung der Epithelkörperchen und der empfindlichen Haut des Hyperthyreotikers beobachtet worden. Mit der Mehrzahl der Chirurgen lehnen wir die *Röntgenbehandlung des Basedow* ab und bestrahlen *nur in Ausnahmefällen, besonders* solchen mit *starker Beteiligung des Thymus* (s. Thymus, S. 665). Die Indikation zur Röntgenbehandlung bei Fällen mit starker Erhöhung des Grundumsatzes, schweren Herzerscheinungen usw. können wir nicht gelten lassen, da nach unserer Erfahrung solche Fälle durch geeignete Vorbehandlung fast stets operationsfähig werden. In jenen seltenen Fällen, wo Vorbehandlung ohne Erfolg ist, besonders bei Thymusbasedow, führen wir die Röntgenbehandlung *(kombinierte Schilddrüsen-Thymusbestrahlung)* aus; über die Technik und Dosierung s. Thymus, S. 665. Wir versuchen stets mit der kleinstmöglichen Dosis auszukommen. In schweren Fällen haben wir in letzter *Zeit vor der Basedowoperation eine prophylaktische Thymusbestrahlung* (von 30—40% der H.E.D. auf den Thymus, Technik s. Thymus, S. 664, 665) mit gutem Erfolge durchgeführt; unter Umständen kann man auch, wie eigene Erfahrungen lehrten, *nach der Basedowoperation* in Fällen, bei denen Anzeichen *schwerer thymogener Intoxikation* auftreten (s. Thymus, S. 663, 668, Schilddrüse S. 638), mit gutem Erfolge *Thymusbestrahlungen* mit kleinsten Dosen (30—40% H.E.D.) durchführen. Die Röntgenbestrahlung der Hyperthyreosen und des Basedow ist demnach nur in ganz bestimmten, seltenen Ausnahmefällen anzuwenden.

Die *Röntgenbehandlung der Struma maligna* ist *nur* auf die *nicht operablen Fälle* anzuwenden; hierher gehören alle Formen, bei denen die Erkrankung nach Durchbruch der Kapsel auf die Nachbarschaft übergegangen ist, besonders auf Trachea und Oesophagus, und solche mit Metastasen; hier ist die primäre Operationsmortilität 60%; der Rest von 40% geht über kurz oder lang an sekundären Folgen der Operation oder an Metastasen zugrunde. Besonders das Carcinom spricht gut an, das Sarkom weniger (Sudeck). Wir bestrahlten mit Klose und Hohlfelder schräg von rechts und links vorn auf den Hals (je 1 Feld), 30 cm Fokushautabstand, 0,5 mm Zink; dabei sollen 90% der H.E.D. räumlich homogen in der gesamten Schilddrüse zur Absorption gelangen. Wegen Gefahr des Myxödems dürfen höchstens 2 Nachbestrahlungen mit gleicher Dosis ausgeführt werden (nach 3 und 9 Monaten).

Operierte Schilddrüsencarcinome und -sarkome, insbesondere nicht radikal operierte, werden nach den eben erwähnten Grundsätzen *nachbestrahlt.*

5. Die Operationen an der Schilddrüse.

Die *Indikation* zur Kropfoperation liegt in den *mechanischen und funktionellen Schädigungen des Organismus;* kosmetische Störungen treten, was Indikation zur Operation anbelangt, zurück. Es werden *alle diejenigen Kropfformen operiert,* bei denen die *Jodbehandlung kontraindiziert, unzweckmäßig* oder *unwirksam* ist (s. Jodtherapie, S. 628), *also weitaus die meisten Kröpfe.* Bei den *Hyperthyreosen,* insbesondere *dem Basedow,* ist die *Schilddrüsenoperation* die *einzig kausale Therapie,* da die Hyper- und Dysfunktion der Schilddrüse im Vordergrunde des ganzen Krankheitskomplexes steht; interne Behandlungsversuche sollen sich nur auf die leichten Fälle beschränken; spricht die Hyperthyreose darauf nicht bald an, so soll operiert werden, nicht erst im Stadium schwerer Intoxikation. In gewissen Fällen (*Thymusbasedow,* s. Thymus, S. 661) sind *außerdem Operationen am Thymus* (Thymus, S. 666—668), unter Umständen

Vorbestrahlung (s. S. 630) notwendig. Die *Struma maligna* wird, *solange sie operabel ist, grundsätzlich operiert*; Durchbruch der Kapsel und Übergreifen auf die Nachbarorgane, Metastasen sind Kontraindikation; nur diese Fälle werden bestrahlt.

Jeder Kropfoperation hat nach genauer *Bestimmung der funktionellen Einstellung des Erkrankten* eine gründliche *Vorbehandlung* vorauszugehen, die bei den Hyperthyreosen (und Basedow) unter Umständen mehrere Wochen durchzuführen ist. Die Wechselbeziehungen, die zwischen erkrankter Schilddrüse und Allgemeinorganismus (endokrines System, vegetatives System usw.) bestehen, müssen richtig erkannt und eingeschätzt werden (Rohde); auch für andere Erkrankungen bei Hyperthyreosen ist dies wesentlich (Rohde). Bettruhe, Zahn- und Mundpflege, Beseitigung katarrhalischer Zustände, Beruhigungstherapie (3mal täglich 15 Tropfen Bromvalerian, unter Umständen Luminal 0,1—0,2 g täglich, Chinin. hydrobrom. 2—3mal täglich 0,25 g, Gynergen 2mal täglich 0,5 ccm in 2tägigen Pausen längstens 14 Tage lang, Calciumpräparate, besonders in Gestalt des Afenils, Natrium phosphoricum (bis 6 g täglich) oder Protylin 3mal täglich 1 Tablette). Wesentlich ist, daß, besonders bei Hyperthyreosen, keine Digitalispräparate verabfolgt werden (s. S. 605); andere Herztonica (Campherpräparate, Cardiazol) sind im Bedarfsfalle in kleinen Dosen unter größter Vorsicht erlaubt. Bei schwerem Basedow ist Eiskrawatte dauernd um den Hals, unter Umständen Eisbeutel zeitweise aufs Herz empfehlenswert. Thymusvorbestrahlung ist in gewissen Fällen zweckmäßig (s. S. 630). Alkohol, Kaffee, Tee, Nicotin sind verboten; zuviel tierisches Eiweiß und stark gewürzte Speisen ebenfalls. Eine kräftige Kost mit besonderer Bevorzugung lakto- vegetabilischer Nahrungsmittel ist zur Hebung des Allgemeinzustandes, besonders beim Basedowiker, wesentlich. Seelische Beeinflussung darf nicht vergessen werden (L. Rehn: Man muß den Kranken ganz in der Hand haben). *Selbst schwerste Hyperthyreosen* (Basedow) *lassen sich so in operationsfähigen Zustand überführen.* Die *Bestimmung des Grundumsatzes,* die in der Vorbehandlung mehrmals durchzuführen ist, zeigt in solchen Fällen an dem Sinken der zuvor gesteigerten Werte den Erfolg der Vorbehandlung an und ist ein wesentliches Mittel zur Bestimmung des Zeitpunktes der Operationsfähigkeit. *Erst nach erfolgreicher Vorbehandlung darf operiert werden!* Ausnahme machen *Fälle mit Erstickungsgefahr durch Druck*; hier haben alle Bedenken in den Hintergrund zu treten vor der Behebung des mechanischen Hindernisses; es wird *sofort und in jedem Stadium eingegriffen.*

Am Abend vor der Operation erhalten die Kranken 0,5 Veronal, besser Kombinationspulver (0,5 Veronal + 0,5 Bromural), sehr aufgeregte Patienten 0,2 Luminal. Am Operationstag 1 Stunde vor der Operation 1 ccm einer Lösung Morphium $1^0/_0$ + Atropin $1^0/_{00}$ subcutan und 1 Ampulle Afenil intravenös.

Die Operation wird *grundsätzlich in örtlicher Betäubung* ausgeführt; *selbst schwerste Basedowiker* sind nach sorgfältiger Vorbehandlung infolge der allgemeinen Beruhigung in örtlicher Betäubung zu operieren; unter Umständen gibt man zu Beginn der Operation oder in ihrem Verlaufe nochmals $^1/_2$ ccm obiger Morphium-Atropinlösung. Nur in jenen seltenen Ausnahmefällen, wo trotz Vorbehandlung keine genügende Beruhigung eingetreten ist, und bei Komplikationen (Sternumsspaltung, intrathorakale Eingriffe usw.) ist vorsichtige Äthernarkose anzuwenden. Die *Vorbereitung des Operationsfeldes* erfolgt nach Fürbringer (s. Thymus, S. 666).

Bei *schweren Hyperthyreosen und Basedow* wird die *Operation unter Umständen mehrzeitig* ausgeführt (Ligatur der Arterien, Verkleinerung der einen, dann Verkleinerung der anderen Hälfte), wechselnd je nach Lage des Falles.

Als typische Operation sei zunächst die Operation eines doppelseitigen Kropfes, *Resektion der Struma,* in kurzen Zügen geschildert: *Lagerung mit überstrecktem Kropf* in leicht sitzender Stellung. *Freilegung* durch queren Bogen- oder Kragen- oder Hakenschnitt nach Kocher. In der Richtung des Hautschnittes wird die *oberflächliche Halsfascie gespalten,* nach doppelter Ligatur der hier verlaufenden Venen, und zusammen mit dem Haut- und Platysmalappen *nach oben abpräpariert* (bei diesem Vorgehen braucht man die auf ihr laufenden Venen nur einmal zu durchtrennen) und an der Haut der Kiefergegend mittels Naht fixiert (Ersparnis von Assistenz!). *Durchtrennung der geraden Halsmuskeln* in der Richtung des Hautschnittes und stumpfes *Beiseitedrängen der Kopfnicker, Spaltung der äußeren Kropfkapsel* und stumpfes *Abschieben* derselben *vom Kropf* nach der Seite, nach oben und unten (oft schwierig bei Verwachsungen, Röntgenbestrahlungen, Jod, Entzündungen), *Luxation des Kropfes*; hierbei müssen einige Gefäße, die zwischen äußerer und innerer Kapsel verlaufen, unterbunden werden. Durch Einsetzen stumpfer Haken in den rechten oberen Wundwinkel wird die Eintrittsstelle der rechten *oberen Schilddrüsengefäße* sichtbar, noch besser, wenn man gleichzeitig den Kropf mit der Kropffaßzange faßt und nach unten medial verzieht. Die Gefäße werden anatomisch herauspräpariert und *doppelt unterbunden*; zwischen beiden Ligaturen

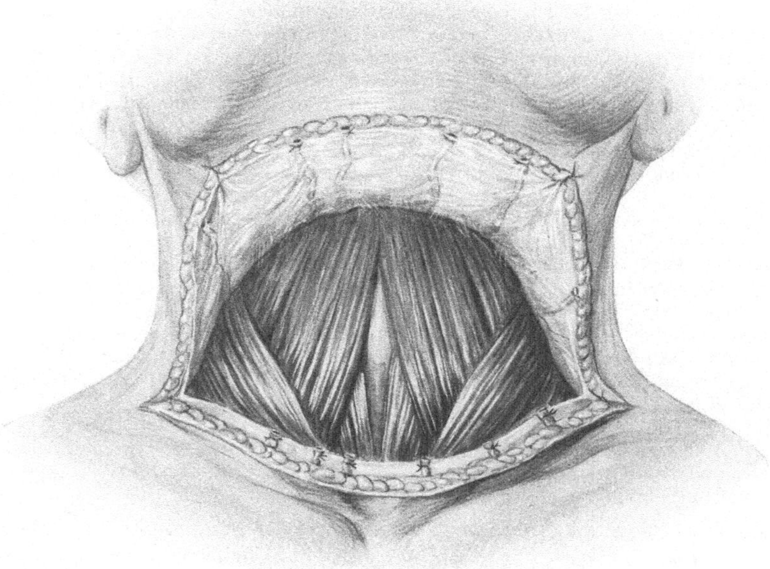

Abb. 36. Freilegung der Halsmuskulatur. Haut-Platysma-Lappen nach oben umgeschlagen.

wird *durchtrennt*. Dann wird die rechte *Art. thyreoidea inferior unterbunden, aber nicht durchtrennt*; zu diesem Zwecke wälzen wir die Schilddrüse nach der linken Seite und unterbinden die Art. thyreoidea inf. im Stamme (vgl. Abb. 38), oder in ihren einzelnen Ästen am Kropf unter Schonung des Recurrens und der Epithelkörperchen; während dieses Aktes der Operation kann man sich durch A-sagenlassen des Patienten vergewissern, daß man nicht in Kollision mit dem Recurrens gekommen ist. Danach werden die vom unteren Schilddrüsenpole und dem Isthmus nach unten ziehenden Gefäße *(Art. et Ven. thyr. ima) doppelt unterbunden* und *durchtrennt* (Vorsicht, starke und schwer zu stillende Blutungen, wenn die Ligatur nicht hält und die Gefäße in die obere Brustapertur zurückschlupfen!). In derselben Weise wird *auf der linken Seite die Art. thyr. sup. unterbunden* und *durchtrennt*, während wir die *linke Art. thyr. inf. grundsätzlich schonen und nicht unterbinden* (um die Versorgung des Schilddrüsenrestes und der Epithelkörperchen, die sonst nur auf die Anastomosen mit den Nachbarorganen angewiesen sind, nicht zu sehr zu gefährden und um dem Rest durch bessere Durchblutung eine größere Widerstandskraft etwaigen Wundinfektionen gegenüber zu erhalten); andere Kliniker unterbinden alle 4,

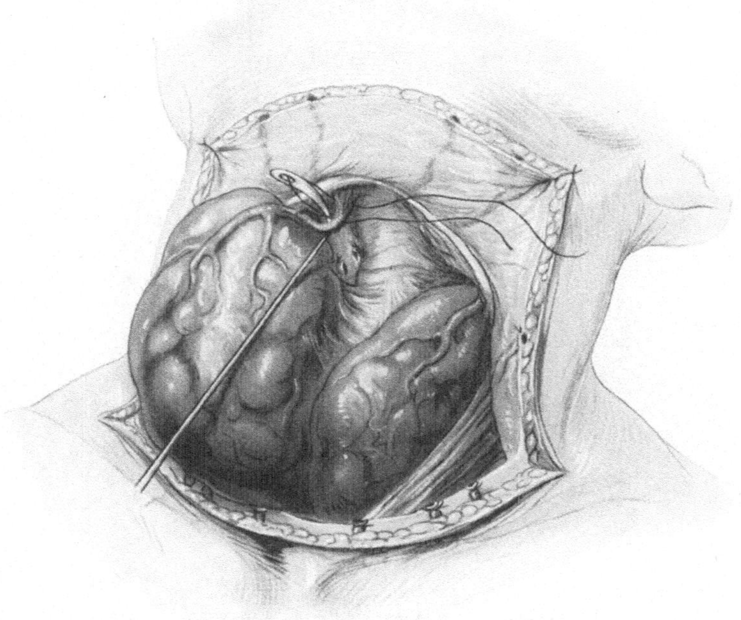

Abb. 37. Unterbindung der Art. thyreoidea superior.
(Unter Benutzung einer Abbildung von F. SAUERBRUCH
in BIER-BRAUN-KÜMMELL, Chirurg. Operationslehre Bd. 2, 4./5. Aufl. 1923.)

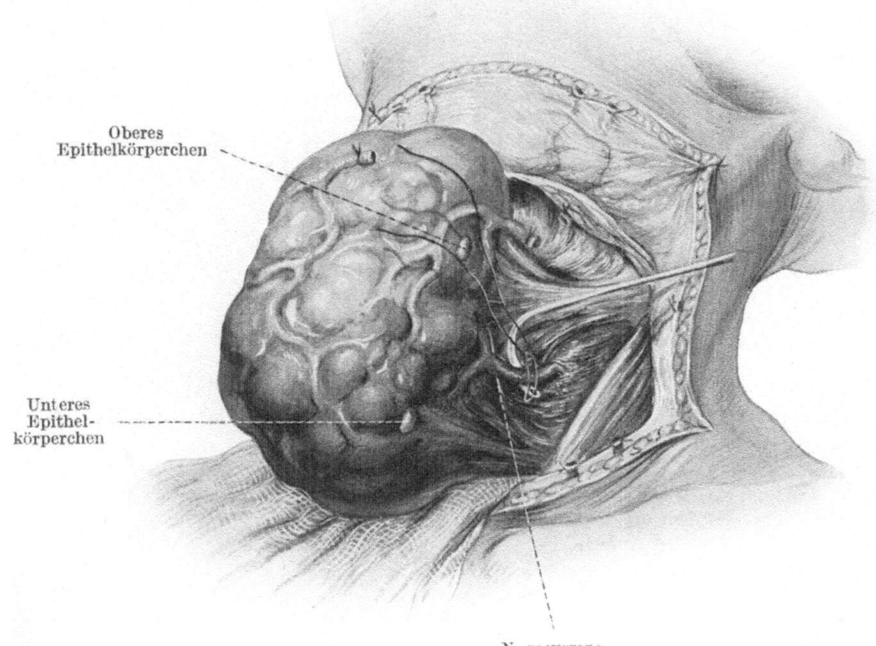

Abb. 38. Unterbindung der Art. thyreoidea inferior, kropfnahe.
(Unter Benutzung einer Abbildung von F. SAUERBRUCH
in BIER-BRAUN-KÜMMELL, Chirurg. Operationslehre Bd. 2, 4./5. Aufl. 1923.)

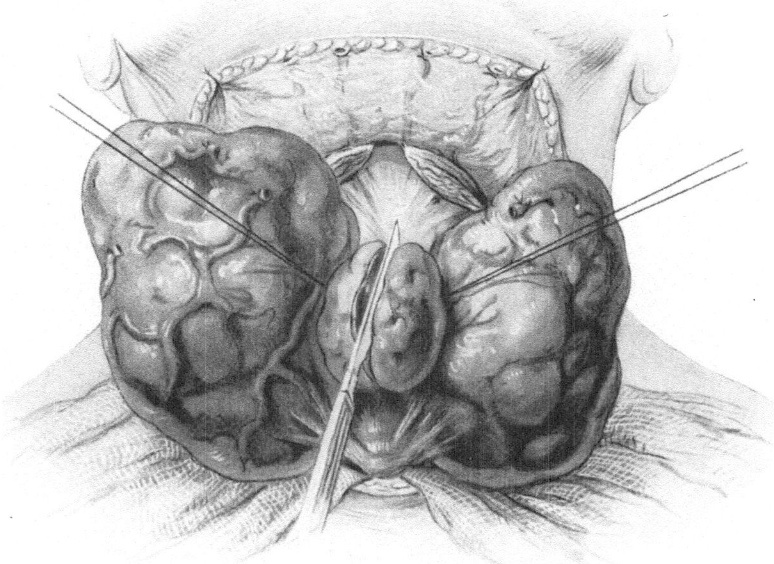

Abb. 39. Durchtrennung des Isthmus.
(Unter Benutzung einer Abbildung von F. SAUERBRUCH
in BIER-BRAUN-KÜMMELL, Chirurg. Operationslehre Bd. 2, 4./5. Aufl. 1923.)

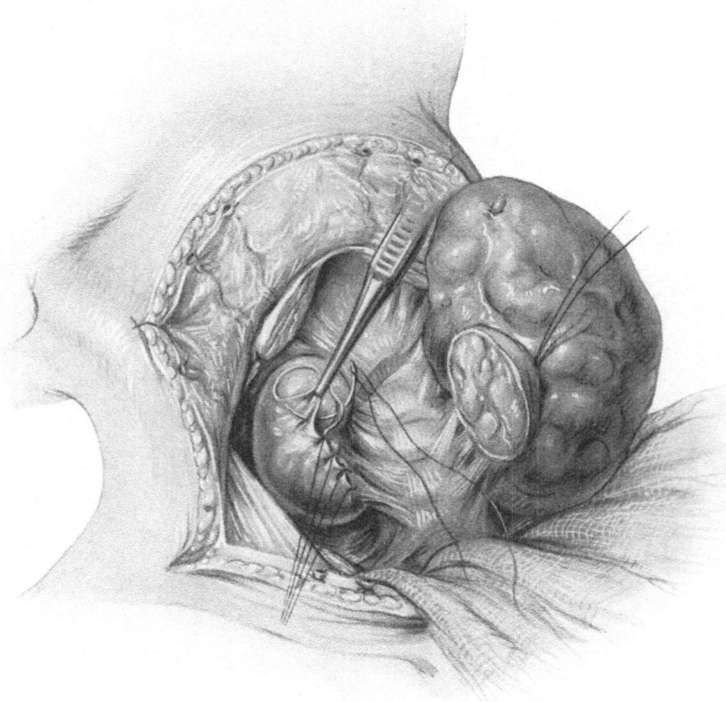

Abb. 40. Lösung des Kropfes von der Trachea.
(Unter Benutzung einer Abbildung von F. SAUERBRUCH
in BIER-BRAUN-KÜMMELL, Chirurg. Operationslehre Bd. 2, 4./5. Aufl. 1923.)

bzw. 5 Arterien und haben keine Störungen danach gesehen. Danach erfolgt die *Durchtrennung des Isthmus* nach Unterbindung der Gefäße an seinem oberen und unteren Rande und die *Lösung des Kropfes vorn von der Trachea*; dieser Akt ist sehr wichtig, besonders bei großem Isthmus, um die Vorderwand der Trachea vom Druck zu entlasten; bei Zufällen in operatione oder post operationem wird dadurch außerdem der Zugang zur Trachea und die Tracheotomie erleichtert. Als letzter Akt wird *aus beiden Schilddrüsenhälften soviel excidiert, daß rechts und links an der medialen und hinteren Seite des Kropfes je ein daumengroßer Parenchymrest mit äußerer Kapsel bedeckt zurückbleibt* (Vermeidung des Ausfalles der Schilddrüsenfunktion und der Epithelkörperchenfunktion, die so

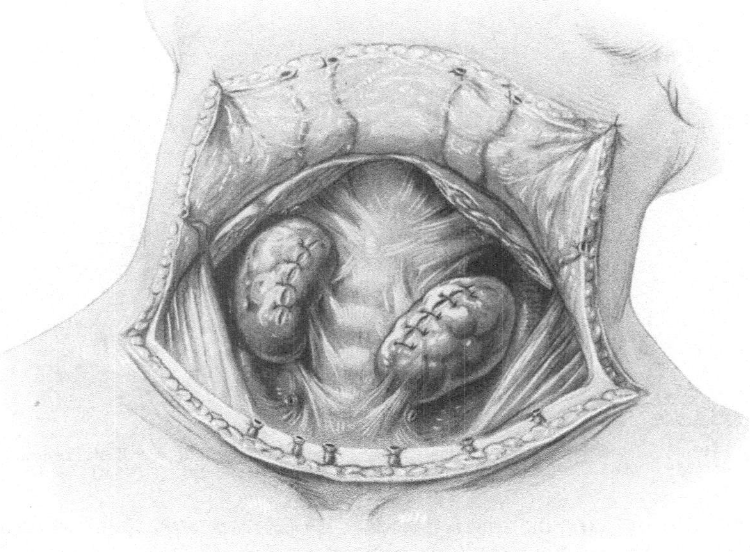

Abb. 41. Vernähung der Kropfreste in sich.
(Unter Benutzung einer Abbildung von F. SAUERBRUCH
in BIER-BRAUN-KÜMMELL, Chirurg. Operationslehre Bd. 2, 4./5. Aufl. 1923.)

geschont werden, und der Recurrensschädigung). *Vernähung der Kropfreste in sich.* Bei *Tracheomalacie* werden, um ein Zusammenklappen der Trachea zu vermeiden, die *Kropfreste* seitlich *an die Sternocleidomastoidei fixiert*; genügt dies nicht, so wird sofort, noch vor Beendigung der Operation, die Tracheotomie ausgeführt. Durch *Revision* des Operationsgebietes, bei Pressen und Husten des Patienten, überzeugt man sich, daß keine Gefäße mehr bluten. Dann erfolgt *Naht* der einzelnen Schichten und Hautnaht; wir *drainieren stets* mit dünnem Gummidrain für 24—48 Stunden (Druck durch etwa entstehende Hämatome wird vermieden, thyreotoxisch wirkende Sekrete werden nach außen abgeleitet und nicht resorbiert).

Bei einseitigen Kröpfen wird nur einseitig operiert *(Halbseitenexcision der Struma)*. Die *Enukleationsresektion* (KOCHER), die *Exenteration* (KOCHER) und die *Enukleation* (PORTA-SOCIN) werden bei großen Knotenkröpfen (ein großer oder wenige große Knoten und Cysten, die in beiden Hälften gleichmäßig verteilt sind) und bei Recidivoperationen (möglichste Schonung gesunden Drüsengewebes) gelegentlich Anwendung finden können. Einer Sonderbesprechung

bedarf es nicht. Diese Operationen haben größere Recidiv-, Nachblutungs-
und Infektionsgefahr. Ihr Indikationsgebiet ist mit L. Rehn, Sauerbruch u. a.
möglichst einzuengen.

Die Operation der Struma mediana und der Nebenkröpfe muß sich den
jeweiligen anatomischen Verhältnissen anpassen.

Intrathorakale Kröpfe lassen sich in vielen Fällen nach der gewöhnlichen
Technik entfernen. Nach Unterbindung der Gefäße an üblicher Stelle verkleinert sich infolge Abschnürung der Blutzufuhr der intrathorakale Kropfknoten derart, daß er vorsichtig mit dem Finger oder mittels Fadenzügeln
aus der Brusthöhle herausluxiert werden kann, unter Umständen nach vorheriger
Exenteration des Knotens oder Punktion der Cyste. Gelingt die Luxation
nicht, so muß das *Manubrium sterni* nach Sauerbruch *gespalten* werden;

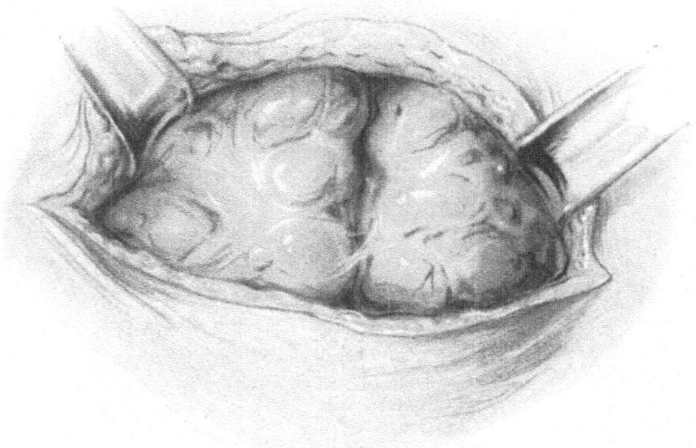

Abb. 42. Operation eines mediastinalen Kropfes. Freilegung der Kropfkapsel.
(Aus Sauerbruch: Chirurgie der Brustorgane Bd. 2, 1925.)

Billroth und Schloffer *resezierten das Manubrium sterni*; bei starken intrathorakalen Verwachsungen muß nach Kocher das *Mediastinum* von der Seite
her *breit eröffnet* werden. Alle diese Operationen sind unter *Druckdifferenz*
auszuführen.

Die Operation des Basedowkropfes wurde 1881 von L. Rehn begründet
(s. S. 614, 615). Beim *Basedowkropf* führt die Mehrzahl der Chirurgen heute die
typische Resektion des *Kropfes* (beidseitig) aus; es gelten bezügl. der Technik
die Bemerkungen auf Seite 631—636. Die alleinige Unterbindung der vier
Gefäße hat höchstens nur vorübergehenden Erfolg. *Je nach dem Zustande des
Patienten muß die typische Basedowoperation unter Umständen in mehrere Einzel-
handlungen zerlegt* werden (s. S. 631). Die Basedowoperation ist wegen der
weichen Beschaffenheit der Drüse, der reichlichen Gefäßversorgung, der Zer-
reißlichkeit der Gefäße, der herabgesetzten Gerinnbarkeit des Blutes und der
sonstigen thyreotoxischen Schäden eine sehr schwere, verantwortungsvolle
Operation. In gewissen Fällen (Thymusbasedow) wird gelegentlich die Thymusresektion angeschlossen (s. S. 630, 631 und Thymus S. 663), sofern nicht vor-
bestrahlt wurde (s. S. 630).

Die Operation bei *Struma maligna* besteht in einer *völligen Entfernung der
Schilddrüse,* ohne Rücksicht auf Ausfallserscheinungen; Substitutionstherapie
ist danach anzuwenden.

Als Notoperation sind die Vorlagerungsverfahren (Thyreopexie, Exothyreopexie),
Tracheotomie und Intubation zu erwähnen; abgesehen von der Tracheotomie finden sie heute
kaum noch Anwendung.

Die *Sympathicusoperation* bei Basedow (JABOULEY und JONNESCU, REINHARD) wird von den meisten Klinikern als zwecklos verworfen.

Von den Gefahren der Operation sind zunächst die *Recurrensschädigungen* zu erwähnen, die durch operative Verletzungen oder später durch Druck von Narben zustande kommen

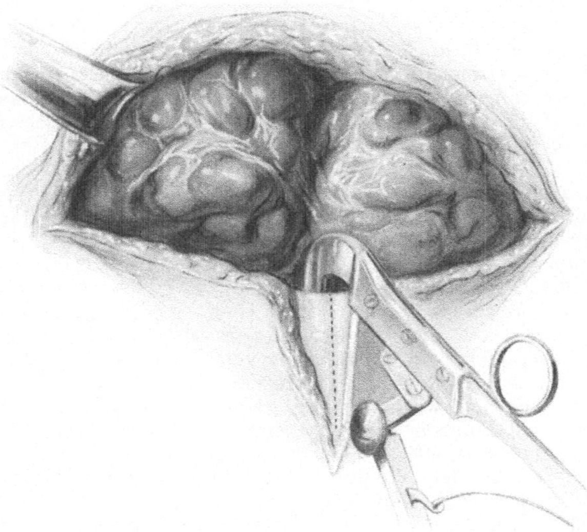

Abb. 43. Operation eines mediastinalen Kropfes. Einkerbung des Brustbeines in der Mittellinie.
(Aus SAUERBRUCH: Chirurgie der Brustorgane Bd. 2, 1925.)

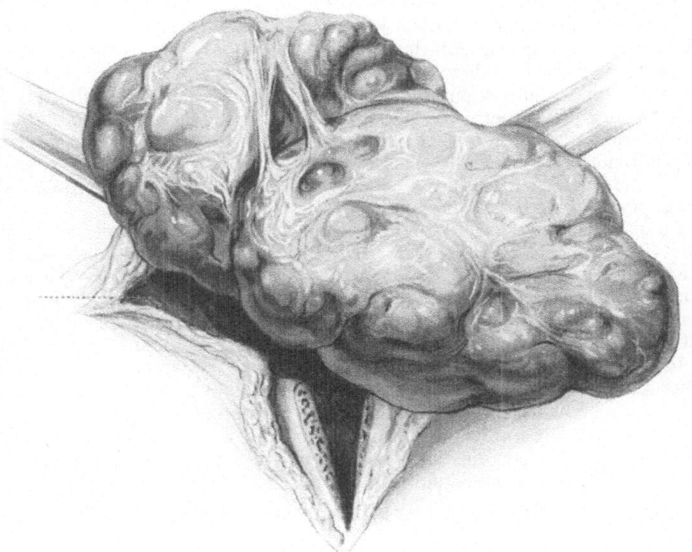

Abb. 44. Operation eines mediastinalen Kropfes. Der Kropf nach Entwicklung aus der Brusthöhle.
(Aus SAUERBRUCH: Chirurgie der Brustorgane Bd. 2, 1925.)

können; sie sind von AMERSBACH kürlich in zusammenfassender Bearbeitung besprochen worden; wir verweisen auf S. 604 dieses Kapitels und auf den Abschnitt Kehlkopf.

Die *Cachexia strumipriva* wurde auf S. 620 und ihre Therapie auf S. 629 besprochen.

Die Tetanie. Ausgedehnte *Schädigungen der Epithelkörperchen* (unbewußte Exstirpation bei Kropfoperationen, bewußte bei Operationen maligner Strumen, mechanische Schädigung bei der Operation, Spätschädigung durch schlechte Gefäßversorgung, Nachblutung, Eiterung, Narbenbildung) führen zu mehr oder weniger vollkommenem Ausfall der Epithelkörperchenfunktion, zur *Tetanie* (s. S. 579). Die Erscheinungen derselben zeigen sich in einer Übererregbarkeit des Nervensystems, Kribbeln in den Fingern, Zucken der mimischen Gesichtsmuskulatur beim Beklopfen des Fascialis (Chvostek), tetanischer Krampf der Finger bei Druck auf die Nervenstämme am Oberarm, Trousseausches Zeichen, Geburtshelferhand. In *leichten Fällen verlieren sich die Erscheinungen meist innerhalb einiger Wochen.* In *schweren akuten Fällen* gehen die tetanischen Krämpfe auf die gesamte Körpermuskulatur über, infolge *Krampf der Atemmuskulatur ersticken* solche Kranken; diese schwere akute Tetanie tritt meist bei völligem Verlust der Epithelkörperchen auf, und zwar schon in wenigen Stunden nach der Operation. Die leichten Fälle, die nur auf einer teilweisen Schädigung beruhen, schwinden, wie schon erwähnt, in wenigen Wochen, oder führen zu einem *chronisch-rezidivierenden Zustand,* in dem *neben der erhöhten Erregbarkeit* sich *trophische Störungen* (s. S. 579, 580) und schließlich Kachexie ausbilden. Ganz ähnliche Zustände kommen spontan vor (s. S. 580); sie beruhen auf Insuffizienz der Epithelkörperchen (mangelhafte Anlage, Geburtsblutungen in die Epithelkörperchen, Entzündungen, vermehrter Kalkverbrauch, vermehrte Ka'kausscheidung (s. S. 580).

Die *Behandlung der Tetanie* ist zunächst eine *symptomatische* (schmerzstillende, beruhigende Mittel wie Chloralhydrat, Morphium, Luminal). Den Übergang zur kausalen Behandlung bildet die *Calciumtherapie* (Calcium lacticum 15—25 g täglich per os, intravenös 25 ccm einer 10%igen Chlorcalciumlösung, insbesondere das Afenil nach v. Eiselsberg). Die eigentliche kausale Therapie ist die Darreichung von *Parathyreoideatabletten* für lange Zeit (v. Eiselsberg), die aber in ihren Erfolgen unsicher ist (Biedl, Sudeck); auch Schilddrüsentabletten haben hin und wieder Erfolg. Auch von der Transplantation von Epithelkörperchen (in das Netz) sind nur vorübergehende Erfolge zu erhoffen (Resorption, siehe Schilddrüsentransplantation S. 629); sie soll jedoch in schweren Fällen unbedingt versucht werden. Die Prophylaxe bei der Schilddrüsenoperation ist angesichts der schlechten Aussichten der Substitutionstherapie eine ernste Forderung.

Nachbehandlung. Wesentlich nach Kropfoperationen, vor allem nach Basedowoperationen, ist eine gründliche *Nachbehandlung.* Für die Nachbehandlung gelten die *gleichen Grundsätze wie für die Vorbehandlung;* durch die Operation wird zunächst nur eine plötzliche Verkleinerung des kranken Organs (Schilddrüse) erreicht, während das funktionelle Gleichgewicht des Gesamtorganismus sich natürlich nur langsam wieder herstellen kann. Lagerung mit *erhöhtem Oberkörper, Pneumonieprophylaxe* (Anhalten zu tiefen Atmen und Aushusten, Terpentininhalationen, Brustwickel, Afenil, Chinin-Urethan), *leicht verdauliche Kost* sind weiter anzuwenden. Auf den *Kreislauf* muß besonders geachtet werden, besonders bei Basedowikern. Beim Basedowiker stellen sich häufig *schwere Herzerscheinungen* (Arhythmien, 200 Pulse und mehr, kleiner Puls) ein als Folge einer massenhaften *Resorption* von Zerfallsstoffen des Wundbereichs, besonders *von Schilddrüsenzerfallsstoffen und Kolloid* in den Organismus (deshalb auch Drainage, S. 635). In solchen Fällen sind Digitalispräparate kontraindiziert (s. S. 605, 631); das beste Mittel in solchen Fällen ist vor Campher, Cardiacol, Coffein und Adrenalin das Strophantin neben der Darreichung der bei der Vorbehandlung erwähnten Beruhigungsmittel.

Neben den Herzstörungen bestehen in Fällen schwerster Intoxikationen häufig *Temperaturen* bis 40°, Cyanose, Unruhe, *Verwirrtheit,* Psychosen (Höhepunkt am 1. und 2. Tag); eine Anzahl solcher Fälle geht an der Intoxikation zugrunde *(Basedowtod, Thymustod,* s. Thymus S. 663, 664). In solchen Fällen *eröffnen* wir das *Wundbett breit und drainieren,* um die toxischen Sekrete nach außen abzuleiten; daneben die eben erwähnte Behandlung. Gleichzeitige Thymusoperation, Thymusvorbestrahlung (Thymus S. 663, 664, 665, Schilddrüse S. 630) setzt diese Gefahren wesentlich herab; Thymusnachbestrahlung ist uns in solchen Zuständen ebenfalls erfolgreich gewesen (s. S. 630). Alle Kropfoperierten, besonders die Basedowiker, bedürfen *langer, sorgfältiger Nachbehandlung* und Kontrolle des Verlaufes (Grundumsatz usw.). Die Funktionsstörungen und ihre Folgen gleichen sich erst langsam aus.

Die örtliche Behandlung des Operationsgebietes weicht von den üblichen Maßnahmen nicht ab; Komplikationen sind nach üblichen Grundsätzen zu behandeln.

Literatur s. S. 668 im Anschluß an das folgende Kapitel.

III. Die Krankheiten der Thymusdrüse.

Von

CARL ROHDE-Nordhausen (früher Düsseldorf).

Mit 10 Abbildungen.

A. Anatomie und Physiologie der Thymusdrüse.

I. Anatomische Vorbemerkungen.

a) Entwicklungsgeschichte. Aus der dritten, vierten und fünften Schlundtasche sprossen beim Menschen in der vierten Embryonalwoche je ein dorsales und ein ventrales Divertikel aus. Aus den dorsalen Divertikeln bilden sich die Epithelkörperchen (siehe voriger Abschnitt), aus den ventralen die Thymusanlagen, und zwar als paarig angelegte Gebilde (vgl. Abb. 1, Schilddrüse S. 573). Die Thymusanlagen der vierten und fünften Schlundtasche gehen beim Menschen in frühester Embryonalzeit zugrunde, während sich nur die der dritten Schlundtasche weiter entwickeln. *Die Thymusdrüse des Menschen* ist somit ein *Abkömmling der dritten Schlundtasche* (Variationen s. S. 646). Die Thymusanlagen verlängern sich im Laufe der Entwicklung in caudaler Richtung, wachsen lateralwärts an den seitlichen Schilddrüsenanlagen vorbei, schnüren sich gleichzeitig vom Schlundepithel ab und verlieren durch Wucherung ihrer Zellen ihren ursprünglichen Charakter eines Hohlorganes. Sie verwachsen in der Medianebene zuerst mit ihren caudalen Enden, dann infolge der weiteren Caudalwanderung und -verlängerung in nahezu ganzer Ausdehnung. So kommt infolge der Verschmelzung der paarigen Anlagen ein Organ zustande, das im dritten Embryonalmonat noch je ein rechtes und linkes oberes Thymushorn aufweist und mittels dieser bis zur Schilddrüse heraufreicht. Diese paarigen Hörner schwinden in der Regel im Verlaufe der Weiterentwicklung; damit vergrößert sich gleichzeitig der Abstand zwischen Schilddrüse und Thymus. Schließlich liegt der Thymus bei der Geburt im vorderen Mediastinum nach oben etwas über die Incisura jugularis reichend, nach unten bis zum Herzbeutel sich ausdehnend.

b) Anatomie und Topographie. Das beim Neugeborenen rötliche, im Kindesalter meh grauweißliche, weiche, sich deshalb der Form der Nachbarorgane leicht anpassende und auch von ihnen leicht in seiner Form beeinflußbare Organ besteht aus zwei asymmetrischen, äußerlich miteinander verschmolzenen Lappen *(Lobus dexter und sinister)*. Diese sitzen rechts und links mit breiter, zweizipfliger, nach hinten hakenförmig umgeschlagener *Basis* dem Herzbeutel auf. Mit ihren Spitzen, den sog. *Thymushörnern,* reichen sie bis zum unteren Halsteil der Trachea, unter Umständen noch höher.

Mittels einer an Fett und elastischen Fasern reichen *Bindegewebskapsel* ist der Thymus mit den Gebilden seiner Umgebung (s. unten und S. 640) mehr oder weniger fest verbunden, in seine Kapsel jedoch meist locker eingefügt. Deshalb läßt er sich aus der Kapsel leicht herausschälen, während die extracapsuläre Exstirpation sehr schwierig und ohne bedeutende Nebenverletzungen nicht ausführbar ist. Von der Kapsel gehen Ausläufer in die Drüse hinein und teilen das Parenchym in einzelne Läppchen, *Lobuli.* Die Läppchen bestehen aus der dunkel gefärbten *Rinde* und dem heller gefärbten *Mark.* Die Markabschnitte aller Läppchen sind durch den Markstrang, *Tractus centralis,* verbunden, der das Innere beider Thymuslappen in ganzer Ausdehnung durchzieht.

Der Thymus liegt im *oberen Teile des vorderen Mediastinalraumes* und ragt im allgemeinen rechterseits nach unten bis in den dritten Intercostalraum, linkerseits bis an die fünfte Rippe (RIEFFEL, LE MÉE). Seitlich ist er von der Pleura mediastinalis überzogen, mit dieser lose verwachsen und gleichzeitig bedeckt von den Lungenrändern und der seitlichen Brustkorbwand. Vorn ist er durch lockeres Bindegewebe an das von Pleura nicht überzogene Trigonum thymicum des Brustbeines und die benachbarten Rippenknorpel angeheftet und hat Berührung mit der Art. mamm. int. (dadurch zuweilen Rinne im Thymus, KLOSE). Ragt der Thymus über die Incisura jugularis nach oben, so werden diese Teile vorn von

der Fascia colli superficialis, den M. sternothyreoidei und sternohyoidei und der sie ein-
hüllenden Fascia colli media bedeckt. Gelegentlich reicht der Thymus bis nahe ·an den
unteren Schilddrüsenrand heran. Der Halsteil des Thymus gewinnt auf beiden Seiten
noch Lagebeziehungen zu den beiden Art. carot. communes und den Venae jugulares.
Die *hintere Fläche* des Thymus ist in ihren oberen Anteilen *mehr oder weniger fest* mit dem
Arcus aortae, der *Aorta descendens,* der *Art. anonyma,* der *Art. carotis commun. sinistra,*
den *Venae anonymae,* der *Vena cava superior* und den *Lungenvenen verlötet;* sie nimmt

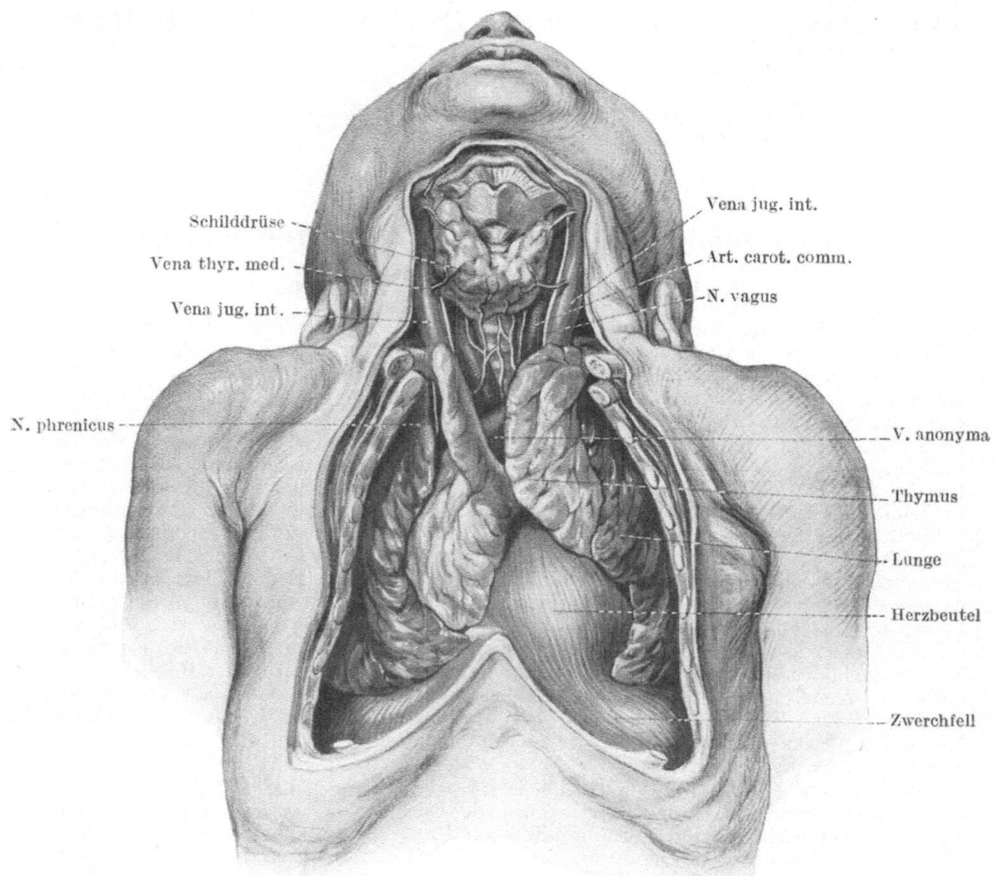

Abb. 1. Situs von vorn.
(Aus Sauerbruch: Chirurgie der Brustorgane Bd. 2, 1925.)

in ihren oberen Anteilen Berührung mit den Nervi vagi, Nervi recurrentes, den Grenz-
strängen des Sympathicus und der Vorderseite des thorakalen Abschnittes der Trachea.
Die *unteren Abschnitte* der Hinterfläche des Thymus sind *in breiter Ausdehnung* mit den
vorderen, oberen Abschnitten des *Perikards fest verwachsen* bzw. verdecken bei Tiefstand
die ganze vordere Fläche des Perikards; sie gewinnen ferner Berührung mit den Nn. phrenici
und den Aa. und Vv. pericard.-phrenicae. Zwischen Schilddrüse und Thymus bleibt ein
etwa 1 cm breiter Zwischenraum, das sog. *prätracheale Spatium,* in das der Thymus bei
starker Exspiration, bei Hustenstößen und beim Schreien hinaufrückt; er wird dann als
Vorwölbung im Jugulum sichtbar.

c) Gefäß- und Nervenversorgung. Der Thymus ist in enger Nachbarschaft der Aorta
angeschaltet und erhält seine *reichliche arterielle Gefäßversorgung* unmittelbar aus dem
Stamm der Art. mamm. int. oder aus ihren Ästen, den Arteriae mediastin. ant. und pericard.-
phren., weiter unmittelbar aus dem Stamm der Art. anonyma und schließlich aus den
Art. thyr. inf. und sup. Der venöse Abfluß geht— durch ein dem arteriellen Netze gegenüber weit *weniger ausgedehntes Venennetz* — in der Hauptsache unmittelbar zur Vena anonyma

sinistra; kleinere Äste münden in die, den oben erwähnten Arterien entsprechenden Begleit-
venen. Infolge dieses Mißverhältnisses zwischen reichlichem Arteriennetz und spärlichem
Venennetz können schon geringe Venenstauungen (s. S. 651) zu akuten Schwellungszuständen des Thymus und ihren Folgen (Erstickung) führen. Das Mark ist spärlicher mit
Gefäßen versorgt als die Rinde. — Die zahlreichen und weiten *Lymphgefäße* ziehen zu den
in der Nähe des Thymus gelegenen Lymphoglandulae mediast. ant. und post. (SEVERANU). —
Die *Nerven* stammen aus dem Vagus und Sympathicus; Phrenicus und Glossopharyngeus
geben außerdem Zweige an den Thymus ab. Nach BRAEUCKER gelangen die Vagus- und
Sympathicusäste in erster Linie von den Herznerven und vom Herzgeflecht aus, in zweiter
Linie durch Vermittlung einiger Gefäßnerven und bisweilen des N. phren. zum Thymus.

d) Histogenese und Histologie. Der Thymus wird von einem *Reticulum* durchzogen,
das in den Rindenabschnitten aus kleinen, protoplasmaarmen Zellen und reichlich Fibrillen,
in den Markabschnitten aus eng gelagerten, sternförmigen, durch Ausläufer miteinander
in Verbindung stehenden großen protoplasmareichen Zellen besteht. Das Reticulum ist
nach MAXIMOW und HAMMAR ein Abkömmling des *Schlundtaschenepithels*.

In das Reticulum sind in der *Rinde* Massen großkerniger, kleiner, in lebhafter Teilung
begriffener Rundzellen eingelagert, die die Maschen vollkommen ausfüllen; der Gehalt

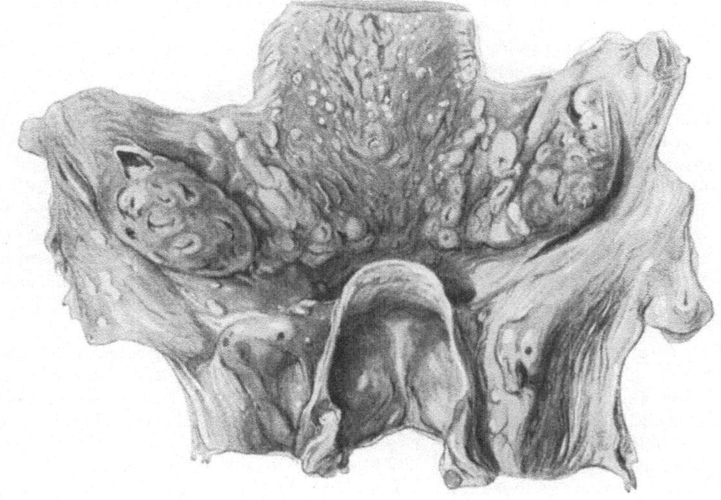

Abb. 2. Vergrößerung der Balgdrüsen des Zungengrundes und der Gaumenmandel
bei Status thymico-lymphaticus. (Nach einem Präparat des Münchener Path. Instituts.)
(Aus SAUERBRUCH, Chirurgie der Brustorgane Bd. 2, 1925.)

des Markes an diesen Rundzellen ist bedeutend geringer. Diese kleinen Rundzellen *(kleine
Thymuszellen* genannt*)* sind nach der *Immigrationstheorie* von HAMMAR und MAXIMOW
Lymphocyten, die in das epitheliale Thymusgerüst während der Entwicklungsperiode von
dem umgebenden Mesenchym und seinen Gefäßen aus- bzw. einwandern und so eine lym-
phoide Umwandlung des Organes zur Folge haben. Auch nach der von HIS vertretenen
Juxtapositions- oder Pseudomorphosentheorie, nach der die epitheliale Thymusanlage vom
Mesoderm umwachsen und schließlich verdrängt wird (bis auf Reste, die zu HASSALschen
Körperchen werden), sind die kleinen Thymuszellen als Lymphocyten anzusehen. Nach
diesen, heute allgemein gültigen Anschauungen ist der Thymus demnach ein Organ, in dessen
epitheliale Anlage von außen lymphatische Elemente während der Entwicklungsperiode
eingewandert sind; er wird deshalb auch als *lympho-epitheliales Mischorgan* bezeichnet.
Dagegen vertreten KÖLLIKER, MARCHAND, MAURER, STÖHR, SCHRIDDE in ihrer *Transfor-
mationstheorie* die Ansicht, daß der Thymus ein rein epitheliales Organ bleibt, daß epitheliale Elemente sich in kleine Thymuszellen umwandeln und nur lymphocytenähnlich
werden. Untersuchungen FULCIS aus dem ASCHOFFSCHEN Institut scheinen ebenfalls für
die epitheliale Natur der kleinen Thymuszellen zu sprechen. Nach WEILL können sich die
Thymusrindenzellen in Plasmazellen, Mastzellen und neutro- und eosinophyle Leukocyten
umbilden.

Charakteristisch ist für den Thymus, daß es *weder in Rinde noch Mark zur echten Follikel-
bildung kommt.* Zwischen Rinde und Mark ist eine schmale Schicht eosinophyler Zellen
eingeschaltet. Im Mark befinden sich außer den oben erwähnten großen Reticulumzellen
und den Lymphocyten noch Leukocyten, Myelocyten, Erythroblasten und Erythrocyten,

sowie große, schichtenförmig angeordnete Gebilde, Hassal*sche Körperchen*. Diese sind hyalin degenerierte, verfettete, verkalkte und verhornte Gebilde, Cancroidkugeln ähnlich. In ihrem Innern befindet sich eine Masse, die mikrochemisch dieselbe Reaktion zeigt wie das Schilddrüsenkolloid. Sie wurden früher für versprengte Epithelkörperkeime oder verödete Gefäße gehalten, von anderen vom Gefäßendothel oder den kleinen Thymuszellen abgeleitet, sind aber nach den neueren Ansichten von Hammar und Hart Abkömmlinge der Reticulumzellen und damit *Abkömmlinge der epithelialen Thymusanlage*. Als weitere epitheliale Abkömmlinge finden sich im Parenchym strangartige Zellverbände, ferner schlauch- oder cytsenartige, mit kubischem oder zylindrischem oder Flimmerepithel ausgekleidete Hohlräume, die mit homogenem Inhalt ausgefüllt sind.

II. Physiologische Vorbemerkungen.

a) Rückbildungsvorgänge. Beim Neugeborenen hat der Thymus nach Hammar ein Durchschnittsgewicht von etwa $4{,}2^0/_{00}$ (etwa 12 g) des Körpergewichtes und eine mehr kugelige Form. Nach Hammar geht infolge des mechanischen Einflusses der Lungenatmung die ursprünglich mehr kugelige Form in eine längliche über. Das Gewicht nimmt nach der Geburt noch weiter zu und erreicht den *Höchstwert* nach Hammar *im* 15. *Lebensjahr* (45 g). Der Thymus wächst in den letzten Jahren vor der Pubertät nur wenig weiter, und zwar nur in seinen Markanteilen, während bereits die Rindenanteile langsam abnehmen und durch Bindegewebe ersetzt werden. Im ganzen genommen nimmt der Thymus, auf das Gesamtkörpergewicht bezogen, stetig ab, so daß bei 20jährigen nur noch etwa $0{,}4^0/_{00}$ des Gesamtkörpergewichtes auf ihn entfällt. *Bis zur Pubertät* befindet er sich *in lebhafter Tätigkeit*. Die Hauptstätte der spezifischen Prozesse ist höchstwahrscheinlich das Mark (Gewichtszunahme im Mark gegenüber Gewichtsabnahme in der Rinde). Nach der Pubertät bildet er sich unter teilweisem Ersatz des Parenchyms zum sog. Waldeyerschen Thymusfettkörper um, in dessen Innerem zeitlebens kleine Thymusparenchyminselchen erhalten bleiben *(physiologische = Altersinvolution)*. Von der Involution wird besonders rasch und ausgedehnt die Rinde befallen, das Mark weniger. Kernteilungsfiguren in Lymphocyten und Reticulumzellen, Neubildung von Hassalschen Körperchen werden im späteren Alter noch beobachtet und beweisen nach Hammar u. a., daß der Thymus bis zuletzt Eigenleben und gewisse Funktion bewahrt.

Neben dieser Altersrückbildung wird noch eine sog. *„akzidentelle Involution"* beobachtet, bei Hunger, Infektions- und anderen zehrenden Krankheiten (besonders der Pädatrophie, Farret), bei Schwangerschaft und nach Röntgenbestrahlungen (s. S. 664, 665); bei Tieren zeigen sich Rückbildungsvorgänge beim Beginn des Winterschlafes. Die akzidentelle Involution ist, sobald die auslösenden Ursachen beseitigt sind, reversibel, sofern keine völlige Zerstörung des Parenchyms (z. B. zu starke Röntgendosen) zustande kam.

Die Rückbildungsvorgänge beruhen in der Hauptsache darauf, daß eine vermehrte Abwanderung von Lymphocyten aus der Rinde in Venen und Lymphbahnen erfolgt; die zurückbleibenden Lymphocyten zerfallen und unterliegen einer fettigen Infiltration. Der *Rückbildung* liegt also *Lymphocytenverlust des Organes* zugrunde. Umgekehrt findet man *nach Beseitigung der schädigenden Ursachen* in der Rinde *lebhafte Neubildung von Lymphocyten und Einwanderung* solcher aus den benachbarten Lymphdrüsen und aus dem umgebenden Gewebe; die Reticulummaschen sind dann vollgepfropft mit ihnen. Die rasche Verkleinerung und die rasche Vergrößerung des Thymus haben somit ihren Grund in Verschiebungen des Lymphocytengehaltes, besonders in den Rindenteilen. Wichtig ist die Feststellung, daß von allen diesen physiologischen und pathologischen Involutionsvorgängen das *Thymusreticulum nur wenig betroffen* wird; infolge Schwundes des lymphocytären Gewebes werden die Hassalschen Körperchen auf einen engeren Raum zusammengedrängt und erscheinen dadurch an Zahl vermehrt.

b) Blutbildung und Blutersatz. Weiterhin soll sich der Thymus an der *Lymphocytenversorgung des Organismus* beteiligen. Nach den Untersuchungen von Maximow, Naegeli u. a. ist er neben anderen Geweben und Organen, wie Tonsillen, Lymphdrüsen, Milz, Knochenmark u. a. eine Bildungsstätte für Lymphocyten, und zwar besonders in der Jugend. Ersetzend können in dieser Hinsicht die anderen lymphatischen Organ- und Gewebskomplexe einspringen, besonders die Milz (Maximow, Naegeli u. a.). Hierher gehören die Beobachtungen von Thymusvergrößerung nach Milzexstirpation. Nach Schridde, Klose, Gengo u. a. kommt der Thymus als Lymphocytenbildungsstätte nicht in Betracht, sondern steht nur insofern in Beziehung zur Lymphocytenversorgung des Gesamtorganismus, als von ihm *lymphocytenbildende Reize* auf die lymphatischen Organ- und Gewebskomplexe ausgehen sollen.

Klose, Lampé, Liesegang, Heimann, Capelle, Bayer, v. Haberer haben nach Thymektomie eine Abnahme der Lymphocyten des Blutes festgestellt, während Matti, Seiler, Asher, Matsuno, I. Bauer keine Änderungen, ja zum Teil sogar Lymphocytose fanden. Die erste Gruppe von Untersuchern (KLOSE usw.) fand weiterhin nach Verabfolgung von Thymus bzw. Thymuspreßsäften Blutlymphocytose, die jedoch KNIPPING und RIEDER auf die parenterale Eiweißinjektion zurückführen. Eine unspezifische Leukocytose überhaupt beobachteten schon GOLDSCHEIDER und JAKOB; sie machen aber keine Angaben über die prozentuale Beteiligung der einzelnen weißen Blutzellarten. ASHLEY und DELL'ACQUA stellten beim Menschen nach Thymusbestrahlungen einen Absturz der Lymphocytenzahl, nach Verabfolgung von Thymus per os keine Änderung des Lymphocytengehaltes fest. Eine auf innersekretorischem Wege vor sich gehende stimulierende Wirkung des Thymus auf die Bildungsstätten der Lymphocyten (wie SCHRIDDE, KLOSE usw.) lehnen sie ab.

In der Marksubstanz sollen nach BADERTSCHER auch eosinophyle Leukocyten gebildet werden. Auch soll der Thymus an der Erythrocytenbildung beteiligt sein. Nach HAMMAR, WASSERMANN, BARBÀRA u. a. sollen im Thymus neben Milz, Knochenmark, Lymphdrüsen, Leber usw. bei Infektionen und Intoxikationen Schutzstoffe gebildet werden.

c) Stoffwechsel und Wachstum. Der mit dem Zellreichtum verknüpfte Kernreichtum des Thymus ist Veranlassung gewesen, in dem Thymus das Organ der Kernsubstanz-(Nukleoproteid-)bildung und -speicherung zu suchen (DUSTIN, LIPSCHÜTZ); jedoch dürfte es sich bezüglich der Bildung dieser Stoffe nicht um eine Fähigkeit handeln, die dem Thymus allein zukommt. Von Bedeutung ist aber, daß nach IVAR BANG die Menge der Nukleinate im Thymus mindestens 5 mal so groß ist wie in den Lymphknoten. Wir werden bei Besprechung der Kalkstoffwechselstörungen hierauf zurückkommen (s. unten und S. 644).

Die Ansichten über eine spezifisch innersekretorische Funktion des Thymus sind noch geteilt. Auch die Frage, ob der Thymus ein lebenswichtiges Organ darstellt, ist ungeklärt. Jedenfalls scheint aber der Umstand, daß gerade zur Zeit des stärksten Wachstums die Thymusdrüse sich in lebhafter Zelltätigkeit befindet, daß zur Zeit der Pubertät mit der Reifung der Geschlechtsdrüsen ihre Altersinvolution beginnt, auf gewisse innersekretorische Funktionen hinzuweisen. Nach Exstirpationsversuchen von FRIEDLEBEN, LANGERHANS, GLUCK, SINNHUBER, FISCHL, HAMMAR, HART, NORDMANN, BAGGIO u. a. traten keinerlei Störungen in der Entwicklung der Tiere ein; nur FRIEDLEBEN beobachtete gelegentlich eine auffallende Biegsamkeit der Extremitätenknochen. Dagegen stellten HART, TARULLI, LO MONACO, THIROLOIX-BERNARD, COZZOLINO, BASCH, KLOSE, VOGT, TANDLER, RANZI, MATTI u. a. nach Thymusexstirpation schwere Störungen, insbesondere vorübergehende Wachstumshemmungen fest, die sich später wieder ausglichen. Wurde die *Thymektomie bei ganz jungen Tieren* vorgenommen, so blieben *schwerste Dauerschädigungen* zurück.

KLOSE exstirpierte jungen Hunden in den ersten Wochen den Thymus. Nach einem *Latenzstadium* von 2—4 Wochen, in dem sich das operierte Tier wie die Kontrolltiere aus dem gleichen Wurf entwickelt, bildet sich allmählich eine zweite Periode *(Stadium adipositas)* heraus, in der die Tiere *reichlich Fett* ansetzen, gefräßig sind, *pastös* werden, leicht ermüden; die *Muskulatur erschlafft,* der Gang wird unbeholfen; die Tiere bleiben im *Wachstum zurück.* Am Skelet zeigen sich auffällige Veränderungen; die Knochen werden brüchig und biegsam, die Epiphysenknorpel breit und unregelmäßig; die Epiphysenlinien bleiben erhalten und sind um ein mehrfaches verbreitert, ihre Verknöcherung geht nur langsam vor sich. Dadurch entstehen an *Rachitis* bzw. an *Osteomalacie* oder *Osteoporose* erinnernde Veränderungen an den Metaphysen und Knorpelknochengrenzen. Das ganze *Skelet,* besonders aber die langen Röhrenknochen bleiben stark *im Wachstum zurück* und sind *plump.* Der *Aschengehalt* (Kalksalze) der Knochen ist stark *vermindert,* nach BASCH in diesem Stadium auch die *Kalkausscheidung* bedeutend *erhöht.* Thymektomierte Hühner legen nach SOLI vorübergehend schalenlose Eier oder Eier mit kalkarmer Schale.

LIESEGANG stellt die Theorie auf, daß im Thymus die Nucleinsäuren und Phosphorsäuren zur Synthese des Nuclein verwendet (reichlicher Nucleingehalt s. oben) und damit für den Organismus unschädlich gemacht werden. Ist der Thymus entfernt, so kann diese Synthese und damit die Entfernung der schädlichen Säuren nicht erfolgen. Besonders die Phosphorsäure kann dann infolge ihrer Vermehrung in den Geweben, besonders im Knochen, ihre Schädlichkeiten entfalten, die am Knochen junger Tiere in der Hauptsache sich an vermindertem Anbau von Kalksalzen *(Rachitis),* am bereits verkalkten Knochen älterer Tiere in der Hauptsache an gesteigertem Abbau zeigen *(Osteomalacie, Osteoporose).* Danach ist mit KLOSE eine vermehrte *Säureüberladung des Organismus* die einheitliche Ursache der Knochenstörungen. Bei künstlich gesetzten Frakturen ist die *Callusbildung schlecht* oder bleibt aus; es entstehen bindegewebige *Pseudarthrosen.* Entsprechend diesen Veränderungen zeigt sich auch eine *Verzögerung der Dentition* (RANZI, TANDLER, KLOSE).

Nach 2—6 Monaten folgt das *Stadium cachecticum* ($2^{1}/_{2}$—19 Monate): Starke Abnahme des Körpergewichtes, *zunehmender Körper- und Kräfteverfall, stärkste Muskelschwäche,* ungeordnete Bewegungen, Zittern. In diesem Stadium kommt es häufig infolge der Veränderungen am Skelet zu *Spontanfrakturen,* die nicht knöchern, sondern bindegewebig ausheilen *(Pseudarthrose).* Der Hämoglobin- und Erythrocytengehalt des Blutes sinkt.

Das Fell wird struppig, die Haare fallen aus, es kommt leicht zu Hauteiterungen. Schließlich verblöden die Tiere *(Idiotia thymopriva* infolge organischer Veränderungen im Gehirn), hochgradige Myasthenie und Paresen treten auf; im *Coma thymicum* gehen die Tiere zugrunde. Bei der Autopsie findet man oft Herzdilatation. Basch, Soli, Klose, Vogt haben bei den thymektomierten Tieren eine *Steigerung der elektrischen Erregbarkeit* festgestellt (wie nach Exstirpation der Parathyreoidea). Sie ist wahrscheinlich Folge der Kalkverarmung des Organismus nach der Thymektomie. Basch konnte durch Verfütterung von Chlorcalcium diese Erregbarkeitssteigerung wieder herabsetzen.

In dieser Hinsicht sind klinische Beobachtungen von Bircher wertvoll, der bei Kindern nach Exstirpation oder Röntgenbestrahlung des Thymus Zurückbleiben im Wachstum feststellte, beruhend auf verspätetem Auftreten der Knochenkerne und Verzögerung der Ossifikation. Ferner ist wichtig ein Fall von Frontali, der bei einem 1 Monat alten Säugling bei der Sektion Thymusatrophie und hochgradig brüchige Knochen ohne jegliche Compacta fand. Garrè, de Lange und Decker fanden klinisch eine Cachexia thymica mit Wachstumsstörungen und mangelhaften Hirnfunktionen bzw. Idiotie bei Thymusatrophie.

d) Hyperthymisation. Scheinen diese Versuchsergebnisse für einen Zusammenhang der erwähnten Störungen mit der Thymusexstirpation zu sprechen, so gerät die Zusammenhangsfrage in ein gewisses Wanken einmal durch die eben erwähnten Ergebnisse anderer Untersucher, die keinerlei schädliche Folgen sahen [1], zum anderen aber besonders durch den völlig negativen Ausfall von Versuchen, mittels Transplantation oder Verfütterung von Thymussubstanz die oben erwähnten Störungen zu beseitigen. Jedoch ergaben Versuche Demels, Lebsches, Birks bei jungen Ratten (nicht thymektomiert!) mittels *Transplantation von Thymus* bemerkenswerte Ausblicke. Solche Tiere entwickeln sich zu kräftigen, lebhaften, großen Tieren und überragen in dieser Beziehung ihre Kontrollgeschwistertiere; besonders auffällig ist die *Anregung des Längenwachstums,* und zwar um so stärker, je jünger die Tiere waren. Miyagawa und Wada fanden nach *Injektion kleiner Dosen von Thymusextrakten* bei jungen Kaninchen *Steigerung des Körperwachstums* und Gewichtes, bei *größeren Dosen Wachstumshemmung.* Von Chiarello wurde experimentell *reichlichere periostale Callusbildung* nach Thymusfütterung festgestellt. Ähnliche Verhältnisse finden wir, wenn *Froschlarven* mit Thymus gefüttert werden; es entstehen *Riesenlarven,* aber die *Metamorphose bleibt aus* (Gundernatsch, Romeis u. a.). Thyreoidea ist hier von gegenteiliger Wirkung (s. Abschnitt Schilddrüse, S. 578). In vitro gezüchtetes Gewebe mit Thymusextrakt versetzt, zeichnet sich nach Katsura Hidezo durch starkes Wachstum aus.

Anhangsweise sei erwähnt, daß H. Müller und del Campo ermüdete Muskulatur durch Injektion von Thymusextrakten zur Erholung bringen konnten.

Nach Schwarz und Lederer soll der Thymus, wie Milz und Lymphdrüsen, reichlich Cholin enthalten; die von Bingel, Strauss, Parisot, Sokolof, Svehla u. a. *gefundene blutdruckerniedrigende Wirkung von Thymusextrakten* soll auf ihrem reichlichen Cholingehalt beruhen (Biedl). Svehla führte auf diese blutdrucksenkende Wirkung des Thymus die plötzlichen Todesfälle bei Thymusvergrößerung (Hyper- und Dysthymisation) zurück (s. auch S. 645, 649, 650, 653, 663). Von Popper, Basch, Fischl u. a. wurde diese Theorie verworfen und die Blutdrucksenkung nach Verabfolgung von Thymusextrakten als Folge der parenteralen Eiweißzufuhr angesprochen. Neueste Untersuchungen von Adler und Jokoyama lassen aber die Svehlasche Theorie in neuem Lichte wieder erscheinen. Diese Untersucher haben eine hypotonisierende Wirkung des Thymus *(Vagushormon des Thymus)* auf den Zirkulationsapparat festgestellt, die sich auch anatomisch in Herzerschlaffung und allgemeiner Venenstauung äußert. Popper fand nach Injektion von Thymusextrakten Beschleunigung der Blutgerinnung, Ott und Scott vermehrte Milchproduktion.

e) Thymus und endokrine Drüsen. Wir sahen auf Seite 642, 643 schon gewisse Beziehungen des Thymus zu den Vorgängen bei der Geschlechtsreife in dem Sinne, daß die Involutionsvorgänge in engem Zusammenhang stehen mit der Entwicklung und Funktion der Keimdrüsen. Nach Leupold soll der Thymus über die Nebennieren auf die Hodenentwicklung einwirken. Zusammenhänge zwischen *Thymus und Keimdrüsen* ergeben sich ferner aus den Beobachtungen Calzolaris, Solis, Gettins, Tandlers u. a., wonach Kastration bei jungen Tieren die Thymusrückbildung stark verzögert oder gar zur Hypertrophie des Thymus führt, und aus den Beobachtungen von Tandler und Gorss, die bei Eunuchen und bei Leuten mit hypoplastischen Hoden und Ovarien Thymuspersistenz fanden. Nach Thymektomie jugendlicher Tiere ist Gewichtszunahme der Keimdrüsen beobachtet worden (Paton, Klose), dagegen Gewichtsabnahme von Baggio u. a. Soli,

---

[1] Tschiskow stellte sogar bei Tieren nach Thymektomie großes Körperwachstum, großes Gewicht, raschen Zahnwechsel, ruhiges Verhalten fest; nach Hyperthymisation schwaches Körperwachstum, kleines Gewicht, verspäteten Zahnwechsel, bewegliches Verhalten.

Lucien, Parisot fanden dagegen keine Gewichtszunahme der Keimdrüsen, wohl aber eine starke Vermehrung der sog. interstitiellen Keimdrüse bei Fehlen der Spermatogenese bzw. Verringerung der Ovarialfollikel. Thymusverfütterung verzögert nach Hewer den Eintritt der Geschlechtsreife und bewirkt unter Umständen Keimdrüsenentartung. Durch stärkere sexuelle Betätigung soll die Thymusinvolution beschleunigt werden (Calzolari, Paton, Knipping, Rieder, Henderson, Squadrini).

Ferner sind nach Thymektomie Vergrößerungen des *Pankreas,* der *Milz,* der *Leber* von Klose, Vogt u. a. beobachtet worden; dagegen wurde von Baggio Gewichtsabnahme festgestellt. Klose und Vogt betrachten die Milzvergrößerung als Ersatz für den Ausfall des Thymus. In diesem Zusammenhang sind Beobachtungen wichtig, in denen bei etwas älteren Tieren nach Thymektomie nur vorübergehende Störungen auftraten; wurde jedoch gleichzeitig die Milz exstirpiert, so gingen die Tiere meist zugrunde. Diese Beobachtung wird dahin gedeutet, daß die Milz wenigstens einen Teil der Thymusfunktion übernimmt.

Weiterhin haben Beclard, Matti, Klose und Vogt nach Thymektomie *Schilddrüsen*- und *Nebenschilddrüsenhyperplasie* gefunden, während andere Untersucher keine Veränderungen, Baggio sogar Gewichtsabnahme des Thymus feststellten. Nach Schilddrüsenexstirpation fanden die ersterwähnten Untersucher zunächst Thymusvergrößerung, dann Thymusatrophie; bei Schilddrüsenfütterung stellten sie Thymusverkleinerung fest. Bei kongenitaler Hypo- und Athyreosis, Myxödem, Idiotie ist Thymushypoplasie bzw. sogar Thymusaplasie, bei operativer Schilddrüsenverkleinerung oder -exstirpation in jugendlichem Alter frühzeitige Thymusinvolution beobachtet. Demgegenüber sind bei den mit vermehrter Schilddrüsentätigkeit einhergehenden Kropfformen, besonders dem Basedow, Thymushypertrophie (Wegelin, v. Gierke, Matti, Hart, Kocher, Klose, v. Haberer, Bircher, Capelle u. a.) gefunden worden. Bei Thymushyperplasie hat Bergstrand in zwei Fällen Hypertrophie der Epithelkörperchen gesehen. Es bestehen demnach *zwischen Thymus und Schilddrüse weitgehende gegenseitige Beeinflussungen,* die nicht zum wenigsten aus ihrer gemeinsamen Abstammung aus dem Kopfdarmepithel der Schlundtaschen sich herleiten. Die neueren Ansichten (Wegelin) gehen dahin, daß Schilddrüse und Thymus zu verschiedenen Zeiten in verschiedenem Grade das Wachstum beherrschen, und zwar derart, daß bis zur Pubertät der Einfluß des Thymus (Wachstumsdrüse), von da an der Einfluß der Schilddrüse (Organ der Differenzierung) vorherrscht. Nach Basch stehen Schilddrüse und Thymus in einem gewissen funktionellen Parallelismus und wirken synergisch, ohne daß sie sich jedoch völlig vertreten könnten. Schilddrüse und Thymus haben beide eine sympathicotonische und vagotonische Zone; bei der Schilddrüse überwiegt im allgemeinen die sympathicotonische, beim *Thymus* die *vagotonische Wirkung* (s. S. 580, 581).

Weiterhin ist aus der menschlichen Pathologie die gelegentliche, starke Vergrößerung des Thymus bei *Akromegalie* bekannt. — Nach Injektion von *Nebennieren*präparaten sind degenerative Veränderungen, nach Nebennierenexstirpation hypertrophische Prozesse im Thymus histologisch festgestellt worden. Matti fand nach Thymektomie bei Tieren Hypertrophie des Nebennierenmarkes. Aus der menschlichen Pathologie ist die von Wiesel, Hart, Bartel, Rössle und Schridde gefundene Thymushyperplasie bei Hypoplasie des chromaffinen Systems und bei Addison zu erwähnen (s. S. 644, 650, 663).

In neuester Zeit ist von Brock eine über die Pubertätszeit hinausreichende Beziehung des Thymus zur *Haut* beschrieben worden; er führt die Psoriasis auf eine Hypofunktion des Thymus zurück (erfolgreiche Behandlung von Psoriasis mittels Thymusbestrahlung nach Hänisch, Hessmann, Braun).

f) Zusammenfassung der physiologischen Bestimmung des Thymus. Wenn auch die Ergebnisse der einzelnen Untersucher besonders bezüglich der Stoffwechsel- und Wachstumsstörungen zum Teil gegenteilig lauten, wenn insbesondere durch Transplantation oder sonstige Thymusverabfolgung der Ersatz verlorenen Thymus und seiner Funktionen bisher nicht geglückt ist, so ergibt sich doch kurz zusammengefaßt aus obigen Darlegungen folgende physiologische Bestimmung des Thymus. Der Thymus ist neben anderen Gewebs- und Organkomplexen die Bildungsstätte der Lymphocyten, vielleicht auch der Leukocyten und Erythrocyten, somit ein *Organ der Blutbildung und des Blutersatzes* bzw. *übt auf die blutbereitenden Organe einen stimulierenden Einfluß aus.* Bei *Infektionen* und Intoxikationen ist der Thymus neben anderen Geweben *Bildungsstätte von Schutzstoffen.* Weiterhin *beeinflußt er den Stoffwechsel und über diesen hinweg das Körperwachstum (Wachstumsdrüse),* besonders die Ossifikation und die Knochenregeneration. Neben der Glandula parathyreoidea reguliert er offenbar den *Kalkstoffwechsel.* Über den Kalkstoffwechsel und wahrscheinlich noch direkt durch bestimmte Thymusstoffe wirkt der Thymus auf das *neuromuskuläre System* ein. Ferner hat er eine ausgesprochen *hypotonisierende Wirkung auf das Herzgefäßsystem.* Schließlich bestehen *Wechselwirkungen* mit den Keimdrüsen, Schilddrüse, Epithelkörperchen, Pankreas, Milz, Leber, Nebennieren, Hypophyse, blutbereitenden Organen und der Haut.

B. Angeborene Mißbildungen an der Thymusdrüse.

I. Thymusaplasie und Thymushypoplasie; akzessorische Thymusdrüsen; angeborene Lageveränderungen, Gestaltsmißbildungen und Vermehrung der Lappen.

Bei sonst *normalen Neugeborenen* ist *Thymusaplasie* nur *vereinzelt* beobachtet worden (Bischoff, Clark, von Sury), wohl aber häufiger (Winslow, Bourneville, Katz, Bircher, Klose u. a.) im Verein mit anderen Körpermißbildungen, wie Thoraxspalte, Acephalie, Mißbildungen des Herzens, Thyreoaplasie, Nebennierenmangel, Chondrodystrophie und Osteoporose. Bei *geistig abnormen Kindern,* bei *kongenitalem Myxödem,* bei *Idioten* fanden Bourneville, Katz, de Lange und Decker, Kramer *Thymushypoplasie,* gelegentlich auch *Thymusaplasie.* Jedoch haben ihre Befunde mangels genauer mikroskopischer Untersuchungen, insbesondere auf accessorische Thymen, einmal keine große Beweiskraft, zum anderen ist nicht festgestellt, ob in diesen Fällen nicht eine hochgradige akzidentelle Involution vorgelegen hat. Bircher, Klose, Vogt u. a. haben bei Idioten histologisch Anomalien oder Erkrankungen des Thymus gefunden. Durch diese Beobachtungen rückt die Frage des Zusammenhanges beider Störungen in das Bereich der Möglichkeit, besonders wenn man an die von Beebe und Kerley berichteten Besserungen idiotischer Zustände nach Thymusverabfolgung denkt. Als Ursachen für diese Thymusveränderungen sind Heredität, Alkoholismus der Eltern, Blutsverwandtschaft, Lues verantwortlich gemacht.

Therapeutisch kann man in geeigneten Fällen mit Beebe und Kerley den Versuch mit *Thymuspräparaten* machen; weitere Erfahrungen liegen aber nicht vor, auch sind Versuche am Menschen mit Thymustransplantation noch nicht angestellt worden. Kalkpräparate, Adrenalin, vitaminreiche Nahrung könnten mit Klose auf Grund experimenteller Erfahrungen versucht werden.

Aus den entwicklungsgeschichtlichen Vorgängen ergeben sich verschiedene Anomalien, insofern Teile der Thymusanlagen der vierten und fünften Schlundtasche sich erhalten und als „*akzessorische Thymusinselchen*" fernab vom Hauptthymus sich entwickeln können, unter Umständen als „*inneres Thymusläppchen*" im Schilddrüsenparenchym. Weiter können Teile der Thymusanlage aus der dritten Schlundtasche bei der Caudalverschiebung des Thymus am unteren Schilddrüsenpole liegen bleiben und sich als „*akzessorische, cervicale Thymusläppchen*" entwickeln. Schließlich werden zuweilen auch im Thymus akzessorische Schilddrüseninseln und Epithelkörperchen gefunden. Die *akzessorischen Thymusdrüsen* fernab vom Hauptthymus, bzw. bei Fehlen desselben fernab von seinem normalen Sitze sind von großer Bedeutung für die Pathologie und Klinik des Thymus, da bei Aplasie, Hypoplasie oder Involutionsprozessen diese Nebenthymen funktionell einen mehr oder weniger vollkommenen Ersatz der Hauptdrüse abgeben können. Bei der Deutung von Krankheitsbildern nach solchen Störungen des Hauptthymus oder nach Thymektomie, aber auch bei der Deutung von experimentellen Ergebnissen (nach Thymektomie) muß an solche Variationen gedacht werden, um Fehlschlüssen aus dem Wege zu gehen. Es ist zudem durch experimentelle Untersuchungen festgestellt, daß solche Nebenthymen nach Entfernung der Hauptdrüse hypertrophieren und Ausfallserscheinungen vollkommen kompensieren können. Des weiteren gewinnen derartige Nebenthymen Bedeutung bei der Thymisation der Basedowschilddrüse (s. Schilddrüse S. 614); auch können sie zur Geschwulstbildung Veranlassung geben (s. S. 659).

Ferner sind angeborene *Lageveränderungen, Gestaltsmißbildungen und Vermehrung der Lappen* beschrieben worden. Sie ergeben sich aus dem Entwicklungsgang und Descensus des Thymus und gewinnen unter Umständen praktisches chirurgisches Interesse (s. S. 651, 654).

B. G. Gruber hat die Lageanomalien zusammengestellt. Bleibt der Descensus aus, so findet man den Thymus in Zungenbeinhöhe an den Halsgefäßen (Harman, Bien), wo er gelegentlich mit seinem oberen Pole in einer Schlinge des N. vagus eingelagert liegt (Bien). Erfolgt der Descensus unvollkommen, so entwickelt sich die Drüse ganz oder teilweise am Halse. Rieffel und Le Mée haben in einer Anzahl von Fällen den Thymus bis zur Schilddrüse reichend gefunden. Diesem *Hals- und Jugularthymus* (hoher Thymussitz) steht der sog. *Brustthymus* (Thymoptosis Klose) gegenüber; das Organ reicht in solchen Fällen gelegentlich bis zum Zwerchfell (Rieffel, Le Mée). Unter *Sanduhrthymus* versteht man nach Gruber, Schmincke, Hotz u. a. die Formen, bei denen die Vena anonyma sin. (statt normalerweise hinter dem Thymus) vor ihm oder durch ihn hindurch verläuft und dadurch eine Einschnürung am Übergang des Hals- zum Brustteil, unter Umständen völlige Trennung eines Lappens durch die durchtretende Vene in zwei Teile erzeugt (Gefahr der Venenkompression s. S. 654, Gefahr der Venenöffnung bei Operationen s. S. 668).

II. Angeborene Hohlraumbildungen (Fisteln und Cysten).

Auch diese sind auf Entwicklungstörungen zurückzuführen. Es handelt sich dabei einmal um liegengebliebene, unter Umständen cystisch umgewandelte *Reste der epithelialen Thymusanlagen*, bzw. um abgeschnürte, nicht vollkommen zurückgebildete *Reste der Schlundtaschen* (Ductus pharyngobranchialis und Ductus thymopharyngeus). Normalerweise atrophieren die Gänge, die die Thymusanlagen mit den Schlundtaschen verbinden, im zweiten Embryonalmonat. Erfolgt diese Atrophie nicht, so könnten sich Thymuspharyngealfisteln entwickeln; jedoch sind derartige Mißbildungen bei Menschen nicht beobachtet worden, wohl aber *Dermoidcysten* aus Resten des *Ductus thymopharyngeus* (WEGLOWSKI). Dagegen sind blind endende, *laterale Halsfisteln bei Halsthymen* beobachtet; sie werden zurückgeführt auf mangelhafte oder gar ausbleibende Rückbildung des Sinus cervicalis. Auch können sich Hohlräume aus *Resten des ursprünglichen Canalis centralis* entwickeln. In anderen Fällen sind *amniotische Abschnürungen, hereditäre Lues, intrauterine Entzündungen* als Ursache dieser Hemmungsbildungen verantwortlich gemacht. Schließlich entstehen Cysten durch *Verflüssigung* HASSALscher *Körperchen* oder *umschriebener Parenchymgebiete*.

Es handelt sich anatomisch um Hohlräume bzw. Gänge, die mit geschichteten Platten- oder niedrigem Cylinder- oder Flimmerepithel ausgekleidet sind, gelegentlich in der Wand epitheliale Schlauchbildungen, Schleimdrüsen und lymphoide Gebilde aufweisen. Ihr Lumen ist angefüllt mit serösem oder kolloidartigem, unter Umständen Cholesterinkrystalle beherbergendem Inhalt.

Über den Verlauf der Fisteln, unter Umständen ihre Verbindung mit dem Pharynx, gibt die Injektion von gefärbten oder schmeckenden Flüssigkeiten Auskunft. Die sichere anatomische Diagnose ist nur durch mikroskopische Untersuchung der Wandbekleidung möglich.

Solange keine Retention, keine Infektion oder Blutung in cystische Hohlräume (s. S. 656) erfolgt, sind die Hohlraumbildungen ohne große praktische Bedeutung. Die Fisteln sind wegen der *dauernden Sekretion* lästig und außerdem kosmetisch sehr störend. Schon aus diesen Gründen, insbesondere aber wegen der Möglichkeit einer späteren *malignen Entartung* (s. S. 659), erfordern Cysten und Fisteln Behandlung. Die Injektion ätzender Flüssigkeiten ist unzuverläßlich, führt nur zu stärkerer Sekretion und ist gefährlich bei kompletten Fisteln. Die *Fisteln* und *Cysten* müssen vielmehr *im ganzen sorgfältig exstirpiert* werden; zurückgelassene Reste geben zu Rezidiven Veranlassung. Die Technik deckt sich mit der an anderen Stellen beschriebenen Technik bei Halsfisteln und -cysten. Der Eingriff erfordert genaue Kenntnis der Topographie (Epithelkörperchenschonung) und ist unter Umständen ein sehr großer. Bei entzündlichen Zuständen ist zunächst durch Incision die Entzündung zum Stillstand zu bringen. Gelegentlich obliteriert im Verlaufe der Entzündung oder nach der Incision der Gang bzw. die Cyste, in den meisten Fällen muß jedoch die Radikaloperation nach einigen Monaten angeschlossen werden.

C. Die Erkrankungen der Thymusdrüse.

I. Thymushyperplasie.

Die Thymushyperplasie kommt als Konstitutionsanomalie innerhalb des Status thymicolymphaticus und als selbständige, isolierte Thymushyperplasie zur Beobachtung.

ANTON weist auf gleichzeitiges Vorkommen von Thymushyperplasie und Hirnhypertrophie hin; ferner wird bei Akromegalie, Dystrophia adiposo-genitalis, Eunuchoidismus, Basedow, Addison und anderen innersekretorischen Störungen zuweilen Thymushyperplasie gefunden (s. S. 644, 645).

a) Der Status thymico-lymphaticus.

Das Charakteristische dieses Krankheitsbildes ist entweder eine angeborene bzw. in frühester Zeit sich ausbildende Organvergrößerung oder eine mangelhafte Rückbildung des Organes im jugendlichen Alter. Diese Veränderungen können mehr oder weniger weit über die Pubertätszeit hinaus noch bestehen. Die Pathologen kennen eine wirkliche *Thymushyperplasie* und den sog. *Thymus persistens*, bzw. trennen je nach der Lebensperiode die Thymushyperplasie der Kinder von der der Erwachsenen (besonders der Jugendlichen) ab. In allen diesen Fällen handelt es sich um eine *Konstitutionsanomalie* (PALTAUF), bei der *neben übergroßen Parenchymwerten des Thymus Veränderungen des innersekretorischen*

Drüsenkomplexes (Minderentwicklung des Adrenalsystems[1] und der Keimdrüsen, Vergrößerung und kolloide Entartung der Schilddrüsen und Nebenschilddrüsen), *Hyperplasie des gesamten lymphatischen Apparates* und der Milz, Umwandlung des Fettmarkes der langen Röhrenknochen in rotes Mark, Kleinheit des Herzens (Tropfenherz), aber auch gelegentlich Hypertrophie und Dilatation, durch abnorme Überdehnungen bedingte Endokardtrübungen, lymphocytäre Infiltrate im Herzmuskel (CEELEN, RIESENFELD, FAHR, KUHLE

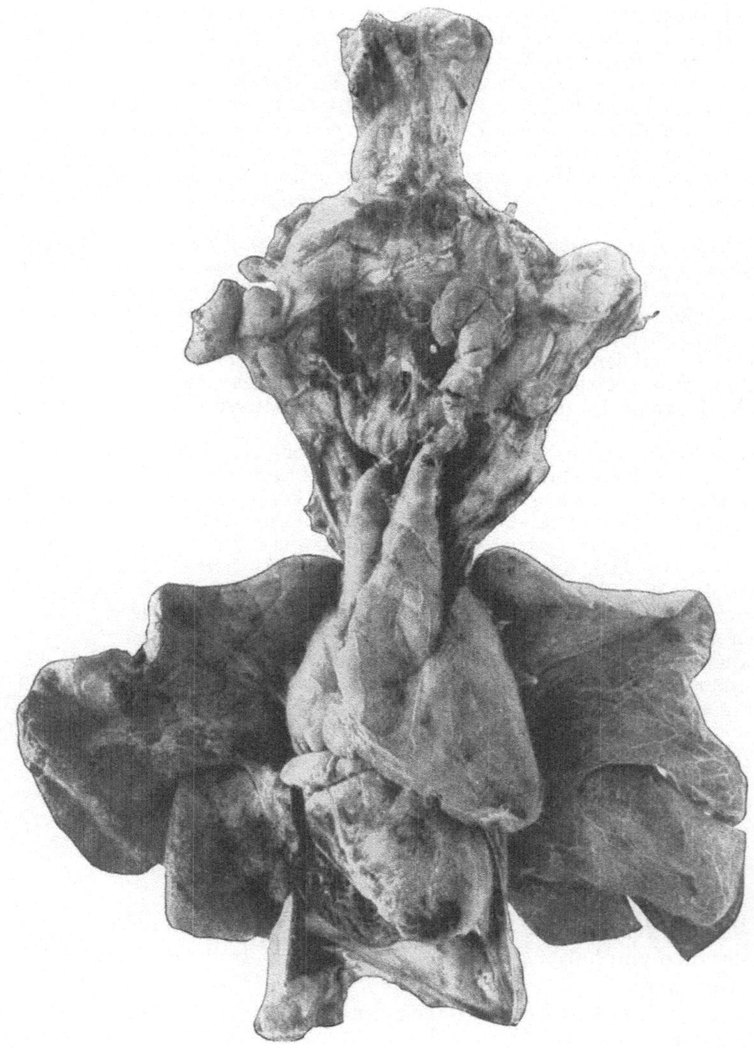

Abb. 3. Thymushyperplasie mit ausgeprägtem, bis zum Zungenbein reichendem Jugularzapfen.
(Originalpräparat von PEREZ-MONTANT.)
(Aus Ergebnisse der Chirurgie und Orthopädie Bd. 8 [Beitrag KLOSE] 1914.)

u. a.), Gehirn (LÖWENTHAL), Muskulatur und Schilddrüse, abnorme Enge der Aorta und der peripheren Gefäße, Armut des Gefäßrohres an Muskelzellen, juvenile Arterieninduration und die auf Seite 649 angeführten klinischen Merkmale bestehen.

Mit PALTAUF hat man diese Fälle als *Status thymicolymphaticus, Status thymicus, Status*

---

[1] Nach WIESEL, HEDINGER, VON SURY, SCHMORL tritt die Entwicklungshemmung des Adrenalsystems erst dann ein, wenn der Status thymicus (reine Thymushyperplasie) zum Status lymphaticus sich ausbildet.

lymphaticus bezeichnet [1]. Die *vergrößerte Thymusdrüse* stellt bei diesen Krankheitsbildern *nur einen Teilbetrag,* unter Umständen aber den wesentlichsten dar. Auf dem Boden konstitutioneller, im Keime begründeter (SCHRIDDES thymische Konstitution) Veränderungen (SCHMINCKE), ferner durch schon intrauterin in Wirksamkeit tretende Einflüsse (besonders der Ernährung), dann infolge fehlerhafter, einseitiger Ernährung der Kinder (Überernährung, besonders Vitaminmangel), im Gefolge von Infektionen aller Art und intestinal bedingter chronischer Toxämien entsteht eine *Anomalie des Gesamtorganismus,* die sich in ihrer vollen Ausbildung als *polyglanduläre Insuffizienz* mit Störung des endokrinen Gleichgewichts zeigt *(Dyshormonie).* Die Hyperplasie der lymphatischen Gewebs- und Organkomplexe wird nach den neueren Untersuchungen als der Thymushyperplasie nachgeordnete Veränderung aufgefaßt und auf eine vermehrte Funktion des hyperplastischen Thymus zurückgeführt. Ferner bestehen Beziehungen zu gewissen Formen der genuinen Epilepsie, zum Asthma bronchiale, zur Chlorose, und zwar teils auf mechanischem Boden, teils auf dem Boden einer Störung des innersekretorischen Gleichgewichtes.

Die *Thymusdrüse* selbst ist in allen diesen Fällen *vergrößert und verändert.* Man muß, um Fehlschlüssen aus dem Wege zu gehen, sich bezüglich der Größen- und Gewichtsverhältnisse, wie auch bezüglich des mikroskopischen Aufbaues streng an den für den Thymus speziell von HAMMAR ausgebauten Untersuchungsgang halten und stets den Gesamtkörper und seinen jeweiligen Zustand (Krankheit, Hunger führen zu Thymusatrophie, Mast zu Thymushypertrophie) berücksichtigen [2]. Nach den Untersuchungen SCHRIDDES beteiligt sich hauptsächlich das Mark an den hyperplastischen Vorgängen, während die Rinde Atrophie zeigt. Nach den HAMMERschen Untersuchungen dagegen betrifft die *Hyperplasie gleichmäßig Mark und Rinde;* die HASSALschen *Körper sind verringert.* Bezüglich der Veränderungen am übrigen Organismus s. S. 648.

Klinisch lassen sich beim Status thymico-lymphaticus Vergrößerung des Thymus (verbreiterte Dämpfung und verbreiterter Schatten im Röntgenbilde usw., s. S. 654, 655), Schwellungen der lymphatischen Apparate des Zungengrundes, der Nase und des Rachenringes, Schwellungen aller Lymphdrüsen (auch der Bronchial- und Mesenterialdrüsen), Milzschwellung, Rachitis, unter Umständen verminderter Adrenalingehalt im Blute, Lymphocytose, Eosinophylie (Folge erhöhten Vagustonus, EPPINGER, HESS, v. NEUSSER), niedriger Blutdruck nachweisen. Hochwuchs, aber auch Zwergwuchs gelegentlich, pastöser Habitus mit Blässe und Zartheit der Haut, Muskelschlaffheit, mangelhafte, häufig heterosexuelle Behaarung, geringe Entwicklung der sekundären Geschlechtsmerkmale (Mammae usw.), steiles Gaumendach, spröde Zähne, Steigerung der Schweißabsonderung vervollständigen das klinische Bild. Gelegentlich wird über Kopfschmerzen geklagt (Behinderung des venösen Blutabflusses aus dem Gehirn infolge der Thymusschwellung). Der Geschlechtstrieb setzt verspätet ein und ist gering; die Periode stellt sich spät ein.

Charakteristisch für diese Typen *(Status hypoplasticus,* BARTEL*)* sind weiter *Neigungen zu fibroplastischen Veränderungen* und *Bindegewebshyperplasien* (BAZIN-WIESELs bindegewebige Diathese). Auf diese Dinge hat besonders PAYR hingewiesen, der bei Entzündungsprozessen und Wundheilungsvorgängen solcher Thymolymphatiker Neigung zu starken Schwielenbildungen, ausgedehnten Abkapselungs- und Verwachsungsvorgängen und Keloidbildungen beobachtete.

Die *praktische Bedeutung* dieser Konstitutionsanomalie zeigt sich mit ASCHOFF u. a. in der *größeren Empfindlichkeit* solcher Menschen gegenüber Schädigungen aller Art (Verletzungen [3], psychische Einflüsse, Schreck, chirurgische Eingriffe, Injektionen, Narkose, örtliche Betäubung usw., s. S. 650); sie besitzen gegenüber Infektionen und Intoxikationen eine geringere Widerstandsfähigkeit, besonders auch gegenüber der Tuberkulose. In solchen Fällen liegt ein funktionell *erhöhter Vagustonus* (EPPINGER, HESS) *und gleichzeitig verminderter Sympathicustonus*

---

[1] GROLL, LÖWENTHAL, JAFFÉ (Wiesbaden) schränken diesen Krankheitsbegriff wesentlich ein, bzw. lehnen ihn mehr oder weniger ab.

[2] Vgl. HAMMAR: Z. Konstit.lehre 1 (1914).

[3] SCHRIDDE fand Todesfälle durch elektrischen Strom nur bei Leuten mit Status thymicus.

vor. Infolge dieser abnormen neuropathischen Veranlagung des vegetativen Nervensystems ist die nervöse *Herzregulation gestört*; das Herz reagiert abnorm auf verhältnismäßig leichte körperliche und seelische Reize; nach Paltauf tritt in solchen Fällen infolge fehlerhafter Herzinnervation gelegentlich *Herzstillstand* ein (s. unten und S. 663 Thymustod, der nach Perrin, Hedinger u. a. sogar familiär beobachtet ist). Die Auswirkungen dieser abnormen neuropathischen Veranlagung des vegetativen Systems werden noch erhöht durch *innersekretorische Störungen,* die sich aus der Minderentwicklung des Adrenalsystems ergeben (s. S. 645). Nach Wiesel, Hedinger, v. Sury gewinnt infolge der mangelhaften Lieferung des die Thymuswirkung hemmenden, sympathicus- (herz- und gefäß-)tonisierenden Adrenalins der *Thymus das Übergewicht;* es kommt zu *hypotonischen Zuständen* (Vagustonus). Schädlichkeiten, die unter normalen Verhältnissen nur vorübergehende Drucksenkungen veranlassen, führen infolge der Verarmung an sympathicustonisierendem Adrenalin in solchen Fällen unmittelbar zur Gefäßlähmung und zum Herzstillstand (s. unten u. S. 663) infolge akuter Vergiftung des Herzens durch blutdrucksenkende Stoffe des vergrößerten, veränderten Thymus (Vagushormon des Thymus, S. 644). Von Payr sind ferner Verringerung der Spontangerinnung des Blutes bei Operationen, erhöhte Fettemboliegefahr bei Frakturen und Operationen am Knochensystem beobachtet. Die Ursache all dieser Veränderungen und Störungen liegt in einer gesteigerten bzw. qualitativ veränderten inneren Sekretion des Thymus, die eine toxisch bedingte Labilität des Gesamtorganismus, insbesondere des Herzgefäßsystems schafft (Hyperthymisation und Dysthymisation, Paltauf, Hart, Hammar, Svehla, Klose).

Größte praktische Bedeutung gewinnen diese Zustände bei Einwirkung körperlicher oder seelischer, selbst unbedeutender Reize aller Art (s. S. 649 und oben), besonders bei *Narkosen,* und zwar spielt die Art und Menge des Narkoticums und die Narkosedauer gar keine Rolle. Es sind Todesfälle beobachtet vor Einleitung der Narkose, also bevor überhaupt Narkoticum gegeben wurde, wie ganz zu Beginn der Narkose, wie auch Spättodesfälle nach Tagen noch. Charakteristisch für solche Fälle ist eine plötzliche Veränderung der Pulszahl und -qualität: der Puls wird klein, jagend; unter Herzflimmern versagt das Herz (plötzlicher Tod durch Herzkammerflimmern = Sekundenherztod Herings). Ursachen des Narkosetodes sind die oben geschilderten Störungen. Der plötzliche Tod, besonders der *Narkosetod* auf dem Boden des Status thymico-lymphaticus, wird meist im 2.—3. Jahrzehnt, gelegentlich im Kindesalter, selten jenseits des 3. Jahrzehnts beobachtet.

Für die *Therapie* des Status thymicolymphaticus ist frühzeitige Erkennung und Prophylaxe das Wichtigste. Wir erwähnten auf Seite 649 die Gefahren übermäßiger, einseitiger Ernährung und Überfütterung. Die Erfahrungen der Kinderärzte gehen dahin, daß sich der Status thymicolymphaticus vorzugsweise bei Brustkindern um die Mitte des ersten Lebensjahres entwickelt. In solchen Fällen muß neben der Muttermilch vitaminhaltige, gemischte Kost (Milch-Haferschleimmischung, Griesbrühe, Gemüsesuppen) rechtzeitig gegeben werden. Danach sind Rückbildungen des Prozesses beobachtet worden. *Vor Narkosen und Operationen* solcher Thymicolymphatiker sind aus prophylaktischen Gründen zu empfehlen: Thymusbestrahlungen (zur Verkleinerung des Thymus), unter Umständen auch Milzbestrahlungen, Gelatineinjektion und hypertonische Kochsalzinjektion zur Erhöhung der Blutgerinnung (vgl. Payr, oben), Adrenalininjektionen mit Delbet und Klose, um die Blutdrucksenkung (s. oben) zu paralysieren.

Über die Behandlung der Thymushyperplasie bei Status thymicolymphaticus mit Röntgenstrahlen (s. S. 664, 665), über die operative Behandlung des Thymusdruckes bei vergrößerter Drüse, der auch im Rahmen des Status thymico-lymphaticus vorkommen und lebensbedrohlich werden kann, siehe nächsten Abschnitt (S. 655) und Abschnitt D, S. 665—668. Nach richtig dosierter Röntgenbehandlung, schlagartig nach operativer Thymusverkleinerung (S. 668) schwinden die Druckerscheinungen für immer; die Kinder blühen auf, der Allgemeinzustand wird günstig beeinflußt (pastöser Habitus, Rachitis usw., Lymphocytose schwindet).

b) Die isolierte Thymushyperplasie.

Gegenüber diesen Krankheitsbildern, bei denen die Thymushyperplasie einen Teilbetrag im Bilde des Status thymicolymphaticus darstellt, bedürfen vom praktisch-chirurgischen Standpunkte aus jene Zustände einer Sonderbesprechung, bei denen *Thymusvergrößerung ohne weitere Veränderungen am lymphatischen Apparat* besteht, oder bei denen *lymphatische Veränderungen der ausgesprochenen Thymusvergrößerung* und ihren unmittelbaren Folgen *gegenüber in den Hintergrund treten.* In diesen Fällen zeigen sich klinisch meist keine Schwellungen der lymphatischen Gewebe, kein Milztumor, jedoch meist Lymphocytose, normale Körperentwicklung und -ausbildung, eher magere als fette Kinder. KLOSE hat an der L. REHNschen Klinik in jahrelangen Beobachtungen aus solchen ,,isolierten Thymushyperplasien" nie einen Status thymicolymphaticus sich entwickeln sehen. Familiäres Vorkommen, unter Umständen in Verbindung mit Status thymicolymphaticus bei anderen Geschwistern, ist beschrieben worden. Knaben sollen häufiger an isolierter Thymushyperplasie erkranken als Mädchen. Nach dem 11. Lebensjahr wird sie nicht beobachtet. Am meisten gefährdet sind Kinder im 6.—16. Monat.

Im Gegensatz zu den im vorigen Abschnitt besprochenen Krankheitsbildern herrschen bei dieser Form die *mechanischen Störungen* seitens der vergrößerten Drüse vor, die sich in Druck- und Verdrängungserscheinungen der Gebilde des Mediastinums und der Halsorgane zeigen (s. S. 639—641). Neben der Größenzunahme im Längendurchmesser besteht regelmäßig eine Größenzunahme im Dickendurchmesser, die zu einer *Kugelform* führt. Diese Zunahme im Dickendurchmesser zusammen mit der stets vorhandenen *pralleren Konsistenz des blutstrotzend gefüllten Organs*[1] ist nach L. REHN schwerwiegender für den Druck als die absolute Größe des Thymus; *für lokale Störungen* ist das *Verhältnis der Form des Thymus zu dem sie beherbergenden Raum von ausschlaggebender Bedeutung* (L. REHN, KLOSE). Es sind an solchen Thymen Impressionen seitens der Nachbarorgane, besonders des Manubrium sterni festgestellt worden, die zeigen, wie eng an- und ineinander geschachtelt bei solchen großen Thymen die Organe des oberen Mediastinums sind. Die innigen Lagebeziehungen, die der *in die enge, obere Brustapertur wie ein Polster eingeschachtelte Thymus* hier zu Trachea, Gefäßen und Nerven nimmt, insbesondere die Verwachsungen des Thymus mit diesen Gebilden, ferner seine, *von den Blutfüllungszuständen des Kreislaufes* infolge des räumlich nahen Gefäßanschlusses an die Aorta *leicht beeinflussbare Konsistenz und Größe* (s. S. 641) gewinnen große praktische Bedeutung für die Klinik, insofern gerade bei hyperplastischer Drüse schon ein wenig vermehrter Blutgehalt zu schwersten mechanischen Folgen führen kann. Schließlich kommen noch *weitere Störungen* hinzu, die sich *aus abnormem Sitz* (s. S. 646) *eines hyperplastischen Thymus* ergeben und bei Brustthymen zu Kompression des Herzens und der Lungen (HAMMAR), bei Halsthymen zu Kompression der Halsgefäße, bei keilförmig nach hinten entwickelten Thymen besonders zu Druck auf Trachea und Oesophagus führen.

Trachealdruck. Umschriebene *Druckwirkungen* kommen *am häufigsten an der Trachea* zustande und führen zur *Tracheostenosis thymica* der Pathologen, zum *Stridor thymicus* und *Asthma thymicum* (KOPP) der Kliniker. Auf S. 641 erwähnten wir schon, daß ein Mißverhältnis besteht zwischen reichlichem arteriellem Zufluß und geringem venösem Abfluß; wird durch zufällige Ereignisse (Schreien, Pressen, Husten, Kopfbewegungen, besonders nach hinten, u. a.) das Mißverhältnis zwischen Zu- und Abfluß durch die im Gefolge jener Ereignisse eintretende venöse Stauung am Halse noch erhöht, so kommt es zu *akuten Stauungszuständen im Thymus,* die gerade beim hyperplastischen Thymus lebensbedrohlich werden. Es liegen weiterhin Beobachtungen vor, wo nach falsch dosierter Röntgenbestrahlung infolge starker, aktiver Hyperämie eine akute Vergrößerung des Thymus und Trachealkompression zustande kam.

---

[1] In fast allen diesen Fällen ist eine starke Blutfülle des Thymus gefunden worden, eine Folge der Blutstauung durch die veränderten intrathorakalen Druckverhältnisse.

Eine besonders *disponierte Druckstelle* ist zunächst die *Enge der oberen Thoraxapertur* (Grawitz), wo Trachea, Oesophagus, Gefäße und Nerven zusammen mit dem Thymus auf engstem Raum zusammengedrängt sind (vgl. Impressionen, S. 651) und bei Drucksteigerungen nur wenig nach oben oder unten, gar nicht nach den Seiten ausweichen können; *besonders* kommt dies *bei hohem Sitz* (Jugularthymus) in Frage (Dürck). Ein weiterer Gefahrenpunkt ist die *Kreuzungsstelle der Trachea mit der Art. anonyma;* bei Druck an dieser Stelle hindert der Aortenbogen ein Ausweichen der Drüse nach unten. Ein dritter Gefahrenpunkt ist die *Stelle des größten Dickendurchmessers des Thymus* (diese Stelle liegt *in Höhe der Herzbasis* und *in der Gegend der Bifurkation*, Hammar). Nach Hammar ist jedoch die rein *passive Wirkung des Thymus auf die Trachea* von nicht allzu großer Bedeutung, da die Luftröhre dem weichen Thymus gegenüber eine ganz wesentliche Druckfestigkeit hat.

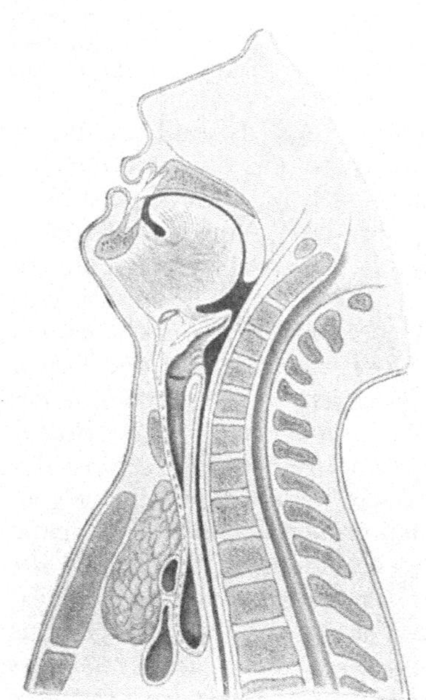

In solchen Fällen kommt nach Hammar nur eine belanglose Trachealkompression zustande, die durch entsprechende Kopfhaltung ausgeglichen werden kann. Dagegen wird mit Hammar der Thymusdruck gefährlich bei Kindern, bei denen es intrauterin oder extrauterin durch den dauernden Wachstumsdruck und die pulsatorischen Volumschwankungen des Thymus zu *Degenerationen und Erweichungen der Trachealknorpel,* scharfwinkeligen Einknickungen derselben und *Säbelscheidentrachea* mit spaltförmiger Verengerung des Lumens in ventro-dorsaler Richtung gekommen ist. Die Erfahrungen der L. Rehnschen Klinik und unsere eigenen gehen jedoch dahin, daß allein schon bei der geringen Elastizität der kindlichen Trachealknorpel und bei der im Kindesalter elliptischen, also von vorn nach hinten bereits abgeflachten Tracheallichtung ein großer Thymus zur Trachealkompression führen kann, daß aber die Trachealkompression besonders leicht bei malacischer Trachea zustande kommt (Parallele mit dem Kropfdruck auf die Luftröhre, s. Schilddrüse, S. 599—604). Nach den Untersuchungen von Christeller ist in vielen, besonders in die Breite entwickelten Fällen der Raummangel in der Brusthöhle und die dadurch bedingte *mechanische Beeinträchtigung der Lungen* (Atelektase) noch gefährlicher als der Druck auf die Trachea.

Abb. 4. Thymusdruckwirkung auf die Trachea beim Zurückbiegen des Kopfes. (Nach Ehrhardt-Beneke.) (Neue Deutsche Chirurgie Bd. 3, 1912.)

Der Trachealdruck zeigt sich *klinisch* daran, daß die Kinder entweder schon von der Geburt an oder später bei klarer Stimme eine beschleunigte, geräuschvolle, röchelnde, schnarchende, meckernde, glucksende (L. Rehn), an das Brodeln kochenden Wassers gemahnende (Hochsinger) Atmung haben *(Stenosenatmung),* die besonders laut wird am Ende des Inspiriums und bei Erregungszuständen *(Stridor thymicus, Thymusröcheln);* diese Art Atmung besteht Tag und Nacht. Als Folge der erschwerten Atmung zeigen sich *inspiratorische Einziehungen ober- und unterhalb des Brustbeines,* bei gleichzeitig bestehender und stärkerer Rachitis noch inspiratorische Einziehungen der unteren Thoraxpartien. Gleichzeitig besteht leichte *Cyanose* an Gesicht und Ohren und Fontanellenpulsation (besonders am Ende des Inspiriums und bei Erregungen). Sonst weisen die meist gut genährten Kinder ein leicht pastöses, blasses Aussehen auf.

Dieses *chronische Vorbotenstadium führt* bei einer kleinen Anzahl von Kindern allmählich *zum eigentlichen Erstickungsanfalle (Asthma thymicum),* der meist von einer gewissen Unruhe eingeleitet wird. In ganz vereinzelten Fällen tritt ohne dies Vorbotenstadium unvorbereitet der erste Erstickungsanfall auf; solche Kinder ersticken meist in diesem ersten Anfall.

Ausgelöst wird der Anfall oft durch äußere Anlässe: Baden, *Betten mit überstrecktem,* bei hochgradigen Hypertrophien schon mit horizontal gelagertem *Kopf,* starke lordotische Haltung der Brustwirbelsäule; hierbei wird der Thymus in die obere Brustapertur eingepreßt; Stauungen im Thymus und Kompression der Trachea sind die Folge. Ferner wird durch Überstreckung bei horizontal liegendem Körper infolge der Spannung und des Zuges nach hinten die beim Kinde an sich schon abgeflachte Tracheallichtung, besonders bei malacischer Trachea, völlig verschlossen und dadurch der Anfall veranlaßt (gelegentlich Todesursache bei Neugeborenen). Zuweilen kann *nach der Mahlzeit* der gefüllte Magen das Zwerchfell hoch drängen, damit die Atmung behindern und zu Thymusstauungen führen. Ferner bedingen *Schreck, Nahrungsaufnahme, Weinen, Hustenattacken* bei Erkältungen, *Infektionskrankheiten,* den *Respirationstrakt reizende Stoffe* (Narkotica, Jod usw.) Thymusstauungen.

Im Anfall selbst schnappen die Kinder nach Luft, jedoch verhindert der Thymusdruck ihr Einstreichen. Das *thymische Asthma ist meist inspiratorisch,* manchmal in- und exspiratorisch, nie rein exspiratorisch. Gleichzeitig schwellen die Halsvenen dick an, Gesicht und Hals werden tief cyanotisch, das Gesicht ängstlich verzerrt, die Bulbi treten vor, die Zunge wird zwischen die Kiefer geklemmt, schwillt an, wird unter Umständen fest gegen den harten Gaumen gepreßt, die respiratorischen Hilfsmuskeln arbeiten heftig, Schweiß bricht aus, die Herztätigkeit setzt aus, der Puls ist nicht zu fühlen, die Reflexerregbarkeit erlischt. Der Anfall dauert 1—2 Minuten und führt, wenn nicht seine auslösende Ursache (ungünstige Körperhaltung usw.) spontan oder durch Maßnahmen (Lagerung, Kopfhaltung usw.) beseitigt wird, unter röchelnder, verlangsamter Atmung zum *Erstickungstod.* Wird jedoch die auslösende Ursache beseitigt, so hebt sich die Atembehinderung langsam; nach einigen Minuten schwindet die Somnolenz und unter Schreien erwachen die Kinder wieder. Die Atmung bleibt eine Zeitlang beschleunigt, ist stöhnend und zeitweise mit krampfartigen Hustenstößen verbunden. Charakteristisch ist, daß nach dem Anfall nie bellender, tonloser Husten auftritt, daß die Stimme nie heiser klingt. In manchen Fällen häufen sich diese Erstickungsanfälle und machen das Leiden dadurch besonders gefährlich. Jedes Schreien, Schreck, Husten, Nahrungsaufnahme, Überstreckung des Kopfes löst den Anfall aus. Hier ist rasche Hilfe notwendig.

Bei *chronischem Thymusdruck* kommt es durch die Atembehinderung zu einer *Stauung* in den *Venenstämmen,* ferner zu Stauungen im rechten, dann auch im linken *Herzen* mit Dilatation und Hypertrophie. So entsteht eine mehr oder weniger schwere Störung des Herzens, wie sie auch experimentell von STRÖBEL bei Trachealstenosen jeder Art erzeugt werden konnte. KLOSE spricht bei diesen Zuständen in Analogie zum Kropfherzen von einem *Thymusherzen.* Todesfälle auf dem Boden solcher Herzschädigungen sind beobachtet worden; VON NEUSSER und WIESEL nehmen an, daß die aus dem Thymuscholin (S. 644) entstehenden Gifte, wie Neurin und Muscarin, besonders ungünstig ein bereits mechanisch behindertes und geschädigtes Herz beeinflussen.

Oesophagusdruck. Neben den Druckwirkungen auf die Trachea werden solche auf den Oesophagus beobachtet (HINRICHS, HÖNINGER, KLOSE, FINKELSTEIN). Der *Oesophagusdruck* ist nach KLOSE *meist mit chronischen Stenoseerscheinungen seitens der Trachea verbunden* und zeigt sich schon in den ersten Wochen post partum. Der Saugakt ist gestört, ohne daß Nasen- und Rachenatmung erschwert sind. Infolge der Schluckbehinderung verweigern die Kinder die Nahrung; Aufstoßen, Erbrechen, Regurgitieren wird häufig beobachtet; schnupfenähnliche Zustände bestehen. In derartigen Fällen schaltet das Fehlen entzündlicher oder adenoider Schwellungszustände im Hals-Nasen-Rachenraum entzündliche und adenoide Wucherungen aus und macht eine tymogene Oesophagusstenose wahrscheinlich, besonders bei vorhandener Thymusvergrößerung. KLOSE ist der Ansicht, daß die Saug- und Schluckbeschwerden und die ganze Dysphagie durch die gestörte Ökonomie der Atmung beim Saug- und Trinkakt zustande käme.

Druck auf die Nerven. Der *Druckwirkung* des vergrößerten Thymus *auf die Nervenstämme,* insbesondere dem Andrücken von Vagus und Sympathicus an die Halswirbelsäule wird von den meisten Untersuchern (FRIEDLEBEN u. a.) *keine allzugroße Bedeutung* beigemessen. Auch KLOSE kommt auf Grund eigener Erfahrungen und auf Grund einer Beobachtung W. KOCHs aus dem ASCHOFFschen Institut zu der Ansicht, daß Vagusdruck nur eine mitwirkende Ursache beim Erstickungstode durch Thymusdruck ist; infolge der Raumbeengung in der oberen Thoraxapertur geht einem Vagusdruck der Trachealdruck stets voraus. Aus diesen Gründen fällt nach Klose die Diagnose Vagusdruck mit der des Trachealdruckes zusammen. Für *Vagusdruck spricht* eine im Anfall eintretende, *auffallende Verminderung der Herzschläge,* verbunden *mit gleichzeitiger Herabsetzung ihrer Stärke.* Nach Sauerbruch können weiter infolge der innigen Verbindung der Thymusoberfläche mit dem Herznervengeflecht gefährliche Reflexwirkungen auch bei nur wenig vergrößertem Thymus zustande kommen,

Druck auf Gefäße und Herz. In nicht wenigen Fällen besteht dauernd leichte venöse Stase an Gesicht und Ohren, unter Umständen verbunden mit Kopfschmerzen infolge Behinderung des Blutabflusses vom Gehirn durch Druck des vergrößerten Thymus. Jedoch treten *schwerere Störungen an Häufigkeit gegenüber der Trachealkompression in den Hintergrund.* Sie sind aber nach Klose um so gefährlicher, weil in solchen Fällen nur selten gleichzeitig stärkere Druckwirkungen seitens anderer Organe (Trachea, Oesophagus) vorhanden sind. Besonders hoher Sitz *(Jugularthymus,* S. 646) und *großer Dickendurchmesser* (S. 651) sind Veranlassung zu Druckwirkungen auf Gefäße bzw. Herz. Der Druck auf das Herz wirkt sich hauptsächlich an den *dünnwandigen Vorhöfen* aus, auf denen ja der Thymus in der Hauptsache breit lastet; ferner wird bei chronischer Trachealstenose mittelbar das Herz betroffen und geschädigt (S. 653). Nach den Beobachtungen Morels werden vom Thymusdruck immer *zuerst der venöse Kreislauf,* und zwar nach Denecke weniger der Stamm der Cava sup. als die Venae anonymae betroffen. Besonders leicht treten nach Sauerbruch Kompressionserscheinungen auf bei *abnormem Verlauf der Vena anonyma sinistra* (Verlauf vor dem Thymus in einer Thymusrinne, Verlauf durch den Thymus hindurch (S. 646).

Klinisch sind *Bewußtseinsstörungen, intermittierend auftretende, umschriebene Venenschwellungen am Halse* mit Cyanose Anhaltspunkte für derartige Zustände, unter Umständen verbunden mit nachweisbarer Thymusvergrößerung und Stridor. Plötzliche Rück- oder Seitwärtsbewegungen des Kopfes (auch nachts im Schlafe) führen zu akuten venösen Stauungen, an deren Auswirkung solche Kinder akut zugrunde gehen (Hirn- und Lungenödem, Klose).

Bei dieser Gelegenheit sei erwähnt, daß Fischl in solchen Fällen für die Herzstörungen und Herzdilatationen (Kohn) und für das Lungenödem (von Taillens auf Kompression der Art. pulmonalis zurückgeführt) die von Ceelen und Riesenfeld gefundene lymphocytäre Infiltration des Herzmuskels (S. 648) mitverantwortlich macht.

Die *Diagnostik* stützt sich auf die oben (S. 651 ff.) erwähnten Anzeichen: Lymphocytose (im Säuglingsalter normal $51^0/_0$; hierbei $63-79^0/_0$) und auf die Drucksymptome. Die Bestimmung der *Perkussionsfigur* des Thymus ist ein wichtiges diagnostisches Hilfsmittel. Nach L. Rehn, Klose und Marfan ist eine absolute Dämpfung, die das Manubrium sterni einnimmt, sich *besonders nach links über den Sternalrand* erstreckt, daselbst *mit der Herzdämpfung verschmilzt* und so den Winkel zwischen linkem Sternalrand und linker Herzgrenze ausfüllt, beweisend für Thymusvergrößerung. Normalerweise ist zwischen Herzdämpfung und Thymusdämpfung eine zweiquerfingerbreite Zone hellen Schalles (Blumenreich), die bei Thymusvergrößerung schwindet; besonders das Verschmelzen von Herz- und Thymusdämpfung an dieser Stelle ist wichtig für die Diagnose der Thymushypertrophie. Gelegentlich überschreitet die absolute Dämpfung den rechten Brustbeinrand und geht nach oben bis an das Schlüsselbein. Es ist wichtig, darauf hinzuweisen, daß nach Jakobi in Rückenlage die Thymusdämpfung vollkommen verschwinden kann; deshalb soll man nach Jakobi bei vorgeneigtem Körper oder am horizontal gehaltenen, mit dem Gesicht nach unten gerichtetem Kinde perkutieren, was jedoch Fischl einmal für nicht nötig, zum anderen für erschwerend und gefahrvoll hält. Differentialdiagnostisch sind Aortenaneurysma, substernale Struma und BronchialdrüsenTumoren (Tuberkulose u. a.) auszuschließen.

Zuweilen kann man eine Vorwölbung des Manubrium sterni (Biedert; nach Fischl besonders bei sehr jungen oder stärker rachitischen Kindern mit nachgiebigem, weichem Brustkorb) oder eine *Vorwölbung im Jugulum* sehen und tasten, hervorgerufen durch die vergrößerte Thymusdrüse. Wichtig ist der von L. Rehn beschriebene Nachweis einer *exspiratorischen Anschwellung im*

Jugulum; besonders im Erstickungsanfall wird der Thymus stoßweise in das Jugulum vorgeschleudert. Legt man in derartigen Fällen die Finger auf diese Gegend, so fühlt man in der Exspiration den Anschlag einer kugeligen, weichen Geschwulst. *Tracheo- und bronchoskopisch* sind intrathorakale Verengerungen der Luftwege festgestellt (JACKSON), aber nie Veränderungen am Kehlkopf gefunden worden. Besonders wichtig ist die Tracheobronchoskopie differential-diagnostisch gegenüber Verengerungen durch Fremdkörper, Polypen, angeborenen Mißbildungen des Kehlkopfeinganges (Flötenschnabelform u. dgl.).

Ein wertvolles diagnostisches Hilfsmittel ist die *Röntgenuntersuchung*, besonders bei Kindern, während sie bei Erwachsenen häufig im Stich läßt.

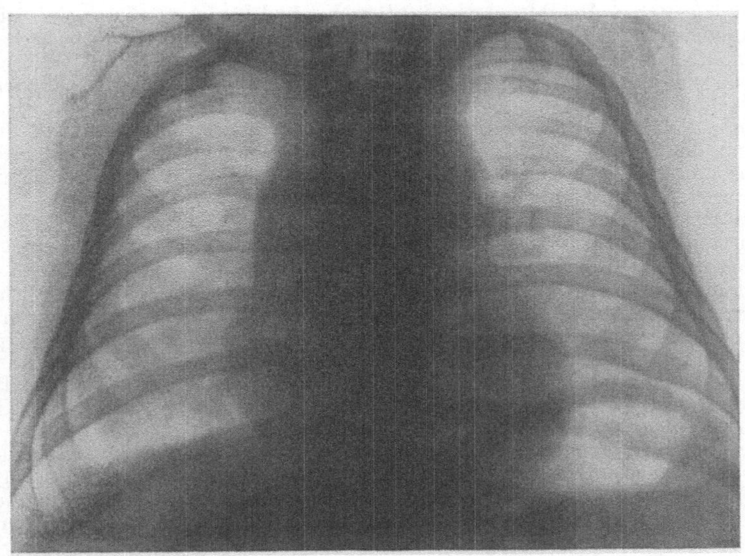

Abb. 5. Thymushyperplasie bei einem 4 Monate alten Säugling. Mäßiger Stridor bei der Atmung.
(Nach ASSMANN: Klinische Röntgendiagnostik, 3. Aufl. 1924.)

Es zeigt sich dabei ein bandförmiger, *verbreiterter Schatten im Mittelfellraum,* der die Brustbeinränder mehr oder weniger weit überragt (besonders nach links), und der nach HOCHSINGER dem Herzschatten aufsitzt wie der Flaschenhals dem Flaschenkörper, nach KLOSE unter Umständen breit und pelerinenartig dem Herzschatten aufliegt. Ist der Thymus mehr im Dickendurchmesser (von vorn nach hinten) vergrößert oder stärker von den seitlichen Lungenrändern überlagert, so zeigt sich unter Umständen keine Schattenverbreiterung im Röntgenbilde. Besonders wichtig ist das von L. REHN zuerst festgestellte *Hinabsteigen des Thymusschatten bei der Inspiration und Heraufsteigen bei der Exspiration;* der Thymus wird dabei ähnlich einem Kugelventil bei tiefer Inspiration angesaugt, bei starker Exspiration hervorgepreßt (vgl. S. 654 und die inspiratorische Hemmung der Atmung, S. 652, 653). Zuweilen kann man bei großen Thymen eine *intrathorakale Verschiebung der Trachea* röntgenologisch feststellen.

Der *Stridor thymicus* ist meist *prognostisch* günstig anzusprechen und durch *Röntgenbestrahlung* zu behandeln (s. S. 664). Dagegen ist das *Asthma thymicum* bei hochgradigen Verengerungen und bei Häufung der Anfälle stets bedenklich zu beurteilen und erfordert sorgfältige Beaufsichtigung, unter Umständen *schnellstens chirurgisches Vorgehen* (s. S. 665). Bezüglich der Wirkung der Röntgenbehandlung, bzw. Operation s. S. 650, 664, 665, 668.

II. Kreislaufstörungen, Blutungen, Entzündungen.

a) Kreislaufstörungen und Blutungen.

Hyperämie, als arterielle und venöse, findet sich zunächst bei entzündlichen Vorgängen im Thymus (s. unten), ferner bei entzündlichen Veränderungen der Nachbarorgane. Wichtiger sind Hyperämien, die als Teilerscheinungen allgemeiner Kreislaufstörungen (s. S. 651) entstehen. Bei großen Thymen kann unter Umständen die „physiologische Verdauungsvergrößerung" der Drüse zu stärkeren Schwellungszuständen Veranlassung geben (Klose). Von größerer *klinischer Bedeutung* sind *Zirkulationsstörungen im Thymus bei allgemeiner kardialer Stauung, Mediastinaltumoren, Lungenerkrankungen* (Pneumonie und Keuchhusten), *Infektionskrankheiten* (Masern usw.), *Allgemeininfektionen, Intoxikationen* (Phosphor), *hämorrhagischen Diathesen* (besonders Melaena neonatorum) Tetanie, *Rumpfkompressionen* und *Erstickungszuständen* aller Art (Larynxdiphtherie u. a.). Neben der Stauung (venöse) kommt es stets zu ödematöser Durchtränkung des Gewebes und häufig zu Blutungen. Diese Blutungen entstehen bei den auf Erstickung oder Rumpfkompression beruhenden Fällen per diapedesin infolge der starken intrathorakischen Blutdruckerhöhung, bei den übrigen ebenfalls zum Teil auf der gleichen Grundlage, zum Teil auf toxisch oder infektiös bedingter Wandundichtigkeit der Gefäße.

Die *Geburt* als solche hat *häufig Hyperämie oder kleinere, bedeutungslose Blutungen* in den Thymus im Gefolge (Tardieu). Bei Frühgeburten werden nach Yllpoe regelmäßig, unter Umständen sehr ausgedehnte kapsuläre Blutungen gefunden. Die sog. asphyktischen, punktförmigen Thymushämorrhagien Neugeborener sind nach den neueren Ansichten keineswegs mehr als pathognomonisch für Erstickungstod anzusehen, da sie bei Fällen von Erstickungstod gelegentlich vermißt, bei normalen Geburten gelegentlich beobachtet werden.

Die Blutungen zeigen sich *bei geringen Drucksteigerungen* nur *umschrieben* an den den Druckwirkungen am meisten ausgesetzten Stellen (Kompressionsring). Gelegentlich werden aber bei *stärkerem Druck und durch ausgedehntere Blutungen* mehr oder weniger große Abschnitte, *unter Umständen der ganze Thymus,* durchblutet gefunden, so daß das prall gespannte, mächtig durchblutete, vergrößerte Organ die ganze obere Brustapertur und das Jugulum, unter Umständen große Teile der Brusthöhle ausfüllt, Trachea, Gefäße, Herz und sogar Lungen (Atelektase) komprimiert *(hämorrhagische Infarzierung).* Hierdurch kommt es zu *schwersten Stenoseerscheinungen* und zum *Erstickungstod* (s. S. 651—654).

Größere Blutungen entstehen häufig *bei schweren, langdauernden Geburten,* bei denen der kindliche Hals lange im Geburtsschlauch komprimiert wurde, oder bei Zangengeburten oder bei Wendungen wegen Querlage; man bezeichnet sie als *traumatisches Geburtshämatom.* Sie sind meist mit anderen schweren Komplikationen (subdurale Hirnblutungen infolge Tentoriumrissen, Endokardblutungen, subepikardiale und subpleurale Blutungen, Nebennierenblutungen, Hodenblutungen) verbunden (Weber, Winkler, Hart, Perez-Montaut, Penkert, Veit).

Ist das äußerst gefahrvolle Stadium der Kompressionswirkung durch das reine Thymushämatom überstanden, so drohen die gleichen Gefahren *(Thymusdruck)* alsbald wieder *durch die traumatische Nekrose,* die *Erweichungsvorgänge* und die damit einhergehenden *ausgedehnten entzündlichen Exsudationsvorgänge* im *Thymus* und Mediastinum.

Von besonderer Gefahr sind all diese Zustände bei hyperplastischen Thymusdrüsen, und da wieder bei der Thmushyperplasie der Neugeborenen.

Im Anschluß hieran sind die *Thymusblutcysten* zu erwähnen. Diese Blutungen, von Friedleben als Apoplexie des Thymus, von Baginsky und Mendelsohn besser als Massenblutung in Reste embryonaler Thymushohlräume bezeichnet, werden nach Schlesinger fast ausschließlich *bei kongenital-luetischen Neugeborenen* beobachtet, bei denen geringe Änderungen der Blutzirkulation bei der Geburt infolge veränderter Kopfhaltung, Schreiens usw. besonders leicht Veranlassung zu Gefäßverletzungen geben.

Die *klinischen Erscheinungen* hängen von dem Zustand des Thymus vor Eintritt der Zirkulationsstörungen (Hyperplasie!), der Ausdehnung der Zirkulationsstörungen und ihren Folgen ab. Geringgradigere Stauungen und kleinere Blutungen machen, besonders bei nicht hyperplastischen Thymen, überhaupt keine Erscheinungen. Schwellungszustände durch stärkere Hyperämie, insbesondere durch große Blutungen, führen unter Umständen blitzartig zu den auf S. 651—654 beschriebenen Druckerscheinungen. Die *Diagnostik* dieser Zustände stützt sich auf die zunehmende Anschwellung im Jugulum in der Thymusgegend und auf Drucksymptome seitens der mediastinalen und Halsorgane (Erstickung, Schluckbeschwerden, Stauung, Vagussymptome), ferner auf Anzeichen von Kongenitallues (bei den Massenblutungen). Bei ausgedehnten

Geburtsblutungen sind von der Geburt an starke Cyanose, erschwerte Atmung vorhanden; alle Wiederbelebungsversuche sind dabei erfolglos, nur die sogleich zu schildernden Maßnahmen können helfen.

Die *Prognose* großer Zirkulationsstörungen und Blutungen ist *ungünstig*, da sehr schnell lebensbedrohliche Druckerscheinungen auftreten; *rechtzeitige Druckentlastung ist unbedingt notwendig.* Besonders bei Thymusdruck unter der Geburt hängt alles von der schnellsten Erkennung und Erfassung des Krankheitsbildes und der sofortigen Anwendung der zu seiner Behebung nötigen Maßnahmen ab.

Bei lebensbedrohlichem Druck ist der Thymus sofort vorzulagern, was bei älteren Kindern ausreicht; unter Umständen muß Sternumsspaltung oder -resektion angeschlossen werden. Bei *Erstickung unter der Geburt* ist der im Jugulum sichtbar vorquellende *Thymus* sofort durch *Incision* zu entlasten. Bei den *Thymusblutcysten* ist das Hämatom durch *Punktion* zu entleeren; im Anschluß daran muß die *Drüse unter Umständen* noch *vorgelagert* — bei tiefem Sitz nach Spaltung oder Resektion des Brustbeines —, *incidiert* und *tamponiert* werden (Technik s. S. 665 ff.)

b) Entzündungen.

Bei Infektionen aller Art ist Bakterieninvasion in den Thymus beschrieben worden (MENSI, RONCONI, BIEDERT, STEFFEN). In einer Anzahl von Fällen entwickelt sich im Anschluß daran eine *akute Thymitis.* Nach HUTINEL, TIXIER u. a. sind besonders bei den *akuten Infektionskrankheiten* (Scharlach, Masern, Variola, Diphtherie), bei *Erysipel,* ferner bei *Nabelinfektionen* der Neugeborenen und bei anderen *pyogenen und putriden Infektionen,* insbesondere der *Allgemeininfektion,* metastatische, akut entzündliche Thymusveränderungen festgestellt worden, unter Umständen ohne weitere Metastasen in anderen Organen. Außerdem können akut entzündliche Prozesse entstehen durch *Fortleitung* von akuten Entzündungen *der Nachbarschaft* aus, z. B. bei Mediastinitis, akuten Entzündungen der oberen Mediastinaldrüsen und bei Retropharyngealabscessen (SCHRIDDE). Akut entzündlich geschwollene, vergrößerte Thymen können die gleichen Druckerscheinungen auslösen wie die Thymushyperplasie (s. S. 651—654).

Größeres praktisches Interesse gewinnen akut entzündliche Einschmelzungsvorgänge, die zu mehr oder weniger großen (bis Walnußgröße), konfluierenden, meist multiplen *Thymusabscessen* führen (FRIEDLEBEN, WIESEL, WITTICH, DEMME, SCHMINCKE, TILLMANN, KOHN u. a.). Diese Abscedierungen greifen häufig *auf die Nachbarschaft über;* Phlegmonen und Eiterungen des Mediastinums, Perikarditis sind die Folge. Durchbrüche in den Herzbeutel und in den Trachealbaum sind beschrieben worden. Die große Gefahr dieser Abscedierungen liegt weiter darin, daß sie sich in den *tiefen Thymusabschnitten* entwickeln, zu starkem kollateralem Ödem der ganzen Drüse und ihrer Umgebung führen und dadurch schwerste, plötzlich eintretende Druckerscheinungen veranlassen.

Die *Erkennung* dieser akut entzündlichen Veränderungen und der Abscesse ist schwer; die Symptome sind im großen ganzen die mediastinaler Entzündungsprozesse. Stenoseerscheinungen und Thymusvergrößerungen, Rötung, Ödem, Schmerzhaftigkeit des Jugulum und der vorderen Brustwand bei den oben erwähnten Infektionen sprechen für akute Thymitis und ihre Folgen (Abscesse). KLOSE weist darauf hin, daß Eiterfieber bei jungen Säuglingen gelegentlich fehlt, dagegen stets starke Leukocytose besteht.

Die *Prognose* ist *absolut ungünstig,* besonders bei Beteiligung der Nachbarorgane (Mediastinum, Herzbeutel, Trachealbaum).

Therapeutisch ist von Vorlagerung der Drüse, Punktion vom Jugulum her oder von der Tracheotomie bestenfalls nur ein Augenblickserfolg zu erwarten. Da die Diagnose meist zu spät gestellt wird, die Kinder durch die Primärkrankheit an sich schon geschwächt sind, die Abscedierungen in den tiefer liegenden Thymusabschnitten sitzen und deshalb nur schwere Eingriffe (Sternumspaltung oder -resektion) an den Herd führen, da ferner die Verwachsungen mit den Mediastinalorganen die Gefahr des Pneumothorax (und Pyopneumothorax) und der Mediastinitis bei und nach der Operation heraufbeschwören, sind die Aussichten derartiger Eingriffe sehr schlechte; jedoch muß bei den absolut ungünstigen Aussichten konservativer Maßnahmen die *Incision* stets ausgeführt werden. Nur ganz vereinzelte Fälle sind erfolgreich operiert (Krüger).

Chronisch entzündliche Thymusveränderungen sind als *sklerosierende Thymusatrophie* (Schridde) bei kachektischen Kindern (Pädatrophie, schwere Darmerkrankungen, Athrepsie, Tuberkulose, Lues, Rachitis usw.), ferner als Teilerscheinung schwieliger Mediastinoperikarditis beobachtet worden, haben aber keine praktisch-chirurgische Bedeutung. Dagegen gewinnt die besonders von Winkler, Klose u. a. beschriebene *tumorartige Cirrhose* oder *Granularatrophie* des *Thymus* unter Umständen praktisches Interesse; infolge der tumorartigen derben Vergrößerung des Organes (bei Schwund des Parenchyms) kann sie gelegentlich zu Druckerscheinungen führen. Mikulicz hat nach Winkler einen derartigen Fall (13jähriger Knabe, 18 Monate lang Schmerzen und Druck in der Gegend des Manubrium sterni, später Atemnot und Herzklopfen) erfolgreich operiert (Exstirpation); der Thymus wog 89 g.

Die *Tuberkulose* des Thymus hat kein praktisches Interesse und kommt primär äußerst selten (Demme, Wildfang, Klose), etwas häufiger sekundär bei Tuberkulose der mediastinalen Lymphdrüsen, der käsigen Pneumonie und bei Miliartuberkulosen vor, und zwar in Form von miliaren Knötchen oder als verkäsende Form.

Die *Lues* der Thymusdrüse ist eine *nicht seltene Erscheinungsform kongenitaler Syphilis* (Schlesinger). Eine Anzahl von Thymusveränderungen bei kongenitaler Lues sind nicht spezifischer Natur, sondern Begleiterscheinungen der allgemeinen Unterentwicklung infolge der angeborenen Lues. Spezifische Veränderungen finden sich als diffuse, interstitielle Entzündung mit Rundzelleninfiltration und folgender Sklerose und Atrophie (Schlesinger, Ghika), als Gummata (Eberth, Hammar. Hart u. a.) und als die für den Thymus charakteristischen Duboisschen *Abscesse*.

Diese, zuerst von Dubois 1851 gefundenen und von ihm schon als spezifisch-luetisch angesprochenen Thymuseiterherde wurden von Chiari nicht für spezifisch-luetische Veränderungen gehalten; Chiari sah in ihnen mit Thymuszellen infiltrierte, cystisch entartete Hassalsche Körperchen. Nach den neueren Ansichten von Hammar und Hart handelt es sich um *spezifisch-syphilitische, durch Einschmelzung entstehende Hohlraumbildungen und Abscesse.* Ribbert, Eberle, Simmonds, Schmincke sehen in ihnen *fetale Hemmungsmißbildungen und Entwicklungsstörungen* auf luetischer Grundlage; die epithelialen Kanäle der Thymusanlage erhalten sich infolge der spezifischen Wachstumshemmung, wachsen weiter und erweitern sich. In diesen glattwandigen, scharf abgegrenzten Hohlräumen finden sich in eiterähnlicher Flüssigkeit Thymussequester, Massen von Lymphocyten, epitheloide Zellen, spärlich Leukocyten, Spirochäten (Simmonds, Schridde). Die Wandbekleidung besteht aus geschichtetem Plattenepithel und gefäßreichem Bindegewebe mit lymphatischen Bezirken. Sie kommen *meist multipel* vor, sind von Erbsen- bis Kirschkerngröße und fließen unter Umständen durch Einschmelzung der Wandbekleidung zu noch größeren, unregelmäßigen Hohlräumen zusammen. In derartigen Duboisschen Abscessen kann es *gelegentlich zu kleinen Blutungen* kommen.

Für die *Klinik* haben diese Duboisschen Abscesse *keine große Bedeutung,* um so weniger, als die Kinder sehr schnell an Kachexie (aus der Hereditätlues des Gesamtorganismus) zugrunde gehen. Unter Umständen, aber *sehr selten,* kann bei ausgedehnteren Abscessen der große Thymus *lebensbedrohliche Druckerscheinungen* veranlassen, die nach den Grundsätzen S. 665 ff. zu behandeln sind.

III. Geschwülste der Thymusdrüse.

Ihrer Herkunft als lymphoepitheliales Mischorgan entsprechend finden sich im Thymus sowohl *mesodermale* wie *epitheliale* Tumoren; außerdem sind *Dermoidcysten* beschrieben worden.

Die anatomische Diagnose der im vorderen oberen Mediastinum und im Jugulum sitzenden Tumoren ist meist nur aus dem Aufbau derselben (Thymusaufbau, Hassalsche Körper) zu stellen, wobei aber zu berücksichtigen ist, daß Mediastinaltumoren anderer Genese bei ihrem Wachstum Thymusgewebe in sich einschließen können. Mit Schridde ist der Thymus neben dem Knochenmarke das geschwulstärmste Organ des Körpers. Bei Lymphatikern werden nach Wiesel und Bartel verhältnismäßig selten Thymustumoren gefunden.

Gutartige Geschwülste sind verhältnismäßig *selten* und kommen sowohl im Kindes- wie auch höherem Alter vor.

Abgesehen von den auf S. 647 beschriebenen angeborenen, auf Entwicklungsstörungen beruhenden *epithelialen Cystenbildungen* (Schridde) und den auf der gleichen Basis entstandenen *akzessorischen Thymusläppchen* (S. 646) sind *Fibrome* (LANGE), *Myxome* (WINOGRADOW), *Lipome* (LANGE, HENNIG, MÜNCHMAYER, JAMANOI), *Lymph-* und *Hämangiome* (SEIDEL, HUETER, SICK, KLOSE), *Dermoidcysten* (MARCHAND, SIMMONDS, SCHMINCKE) beschrieben worden. KLOSE weist darauf hin, daß noch in höherem Alter sich im Thymusfettkörper multiple Cysten bilden können.

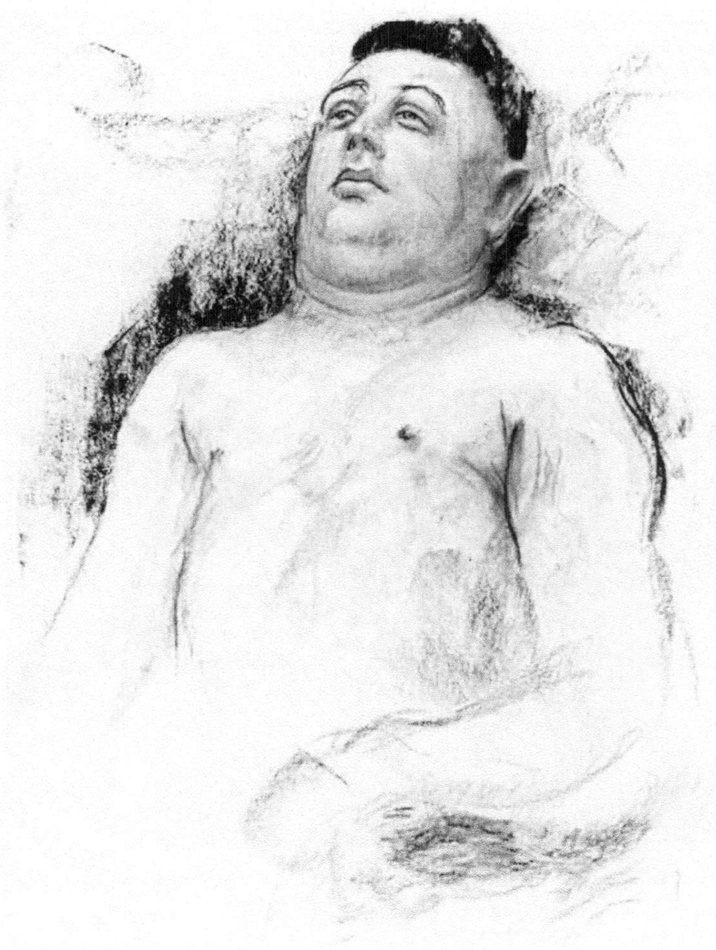

Abb. 6. Stauung an Kopf und Hals, Kollateralkreislauf der Brusthautvenen
bei Druck durch malignen Thymustumor. 30 Jahre, männl.
(Derselbe Fall wie Abb. 7.) (Akad. chirurg. Klinik Düsseldorf. Eigene Beobachtung.)

Die gutartigen Tumoren sind, sobald sie schon leichtere Druckerscheinungen machen, zu exstirpieren; im übrigen gelten bezüglich Indikation und Technik die auf S. 665 ff. aufgestellten Regeln.

Häufiger, besonders auch schon im Kindesalter, werden *bösartige Thymusgeschwülste* beobachtet. Es muß hier besonders auf die *angeborenen Anomalien* (distope Thymen, accessorische Thymen, angeborene epitheliale Cysten und Fisteln) hingewiesen werden, die zuweilen *Ausgangspunkt von bösartigen Tumoren* werden. Nach WIESEL *wachsen die Thymustumoren sehr langsam*; sie verschonen häufig die mediastinalen Drüsen mit Ausnahme der des vorderen Mediastinums,

42*

wachsen nach WEIGERT mit Vorliebe *in die großen Venenstämme* ein und neigen *frühzeitig* zu *Fernmetastasenbildungen* in Nieren, Leber, Pankreas und Milz.

An Häufigkeit überwiegen die *Sarkome* (RUBASCHOW). Unter diesen sind die *lymphoplastischen Sarkome* (sog. Thymuslymphosarkome) am häufigsten, die lymphadenoid gebaute, stark infiltrierend wachsende Geschwülste darstellen, sehr häufig in die Venen der oberen Thoraxapertur einbrechen und auf Pleura, Perikard, Sternum und die Mediastinaldrüsen übergreifen (GRANDHOMME, WIESEL, BRAND, GERLACH, NICOL, SIMMONDS). Außer dieser Sarkomform sind *reine Rundzellsarkome* (LETULLE u. a.), *Spindelzellsarkome* und *Fibrosarkome* (NICOL, SIMMONDS, DE LA CAMP, BRAND), *großzellige Sarkome* (HAUSCH, ERDTMANN) und *Angiosarkome* (HAHN u. a.) beobachtet worden. Ihren *Ausgangspunkt* nehmen die

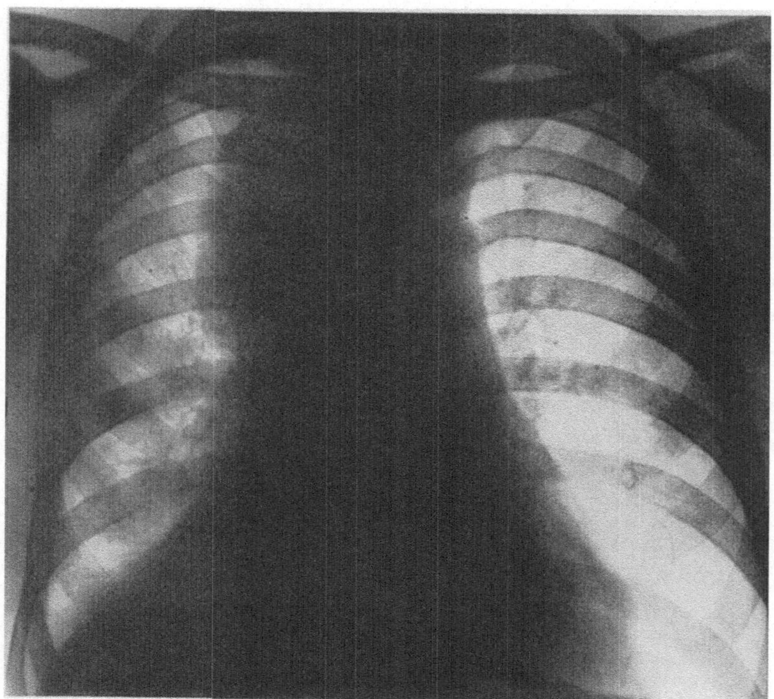

Abb. 7. Maligner Thymustumor, 30jähr. Mann. Scharf begrenzter, zum Teil rundlicher Schatten im Mediastinum, dem Herzen aufsitzend. (Derselbe Fall wie Abb. 6.) (Akad. chirurg. Klinik Düsseldorf. Eigene Beobachtung.)

Sarkome von den *Zellen der Rindenschicht* (Lymphoblast- und Rundzellsarkome) bzw. vom *interlobulären Bindegewebe* (Spindelzellensarkome und Fibrosarkome). Letztere beiden bevorzugen das spätere Alter, die anderen Formen die ersten drei Dezennien.

Die *Carcinome* leiten sich *von den Reticulumzellen der Markschicht* oder den HASSALschen *Körperchen* ab; erstere wachsen als *kleinzellige*, letztere als *flach-* und *großzellige* Formen. Jedoch hält SCHMIDTMANN diese Trennung nicht für begründet und leitet *alle Krebse* von *unausdifferenzierten Epithelzellen* ab. Das Carcinom bevorzugt das höhere Alter. Zuweilen finden sich Carcinom- und Sarkombestandteile vermengt.

Die *Klinik und Symptomatologie* der bösartigen Geschwülste *ist die der Mediastinaltumoren.* Bei dem verhältnismäßig *langsamen*, unter Umständen *jahrelang symptomlosen Wachstum* haben die *Organe des Mediastinums Zeit, sich dem langsam zunehmenden Drucke anzupassen.* Es liegen eine ganze Anzahl von Beobachtungen vor, wo bei mächtig ausgedehnten, malignen Thymustumoren stärkere Verdrängungs- und Druckerscheinungen seitens der Luftwege, Gefäße, Herz, Lungen, Nerven und Oesophagus fehlten (KLOSE und RUBASCHOW). *Bei schneller wachsenden Tumoren* zeigen sich *Verdrängungs- und*

Druckerscheinungen natürlich früher (Heidenhein). Im Vordergrunde steht die *Dyspnoe* durch thymogene Trachealkompression. Sind Phrenicus, Vagus und Sympathicus in die Tumorbildung einbezogen, so entstehen *asthmatische Zustände, Singultus, Erbrechen, Verdauungsbeschwerden;* desgleichen bei Oesophagusbeteiligung. Die Verengerung der Venen (Jugularis, Cava superior, Vena anonyma) führt zu *Stauungen an den oberen Extremitäten,* am *Kopf, Hals,* unter Umständen mit Entwicklung eines *Kollateralkreislaufes* der Brust- und Bauchhautvenen, sobald die Vena cava superior völlig obliteriert ist (L. Rehn und eigener Fall, Abb. 6 u. 7). Störungen seitens der arteriellen Gefäße sind bei ihrer größeren Wandfestigkeit nicht beobachtet. Dagegen sind *Perforationen des Sternums* durch Tumormassen, Beteiligung der *Pleura (Erguß), Lungen* und des *Herzbeutels (Erguß)* nicht selten. *Röntgenologisch* stellen sich die Thymustumoren als rundliche, häufig scharf begrenzte, nicht pulsierende Schatten dar; bei seitlicher Aufnahme erscheinen sie abgeflacht und liegen dem Sternum dicht an.

Während diese Symptome für Thymustumoren nichts Charakteristisches haben, sondern Symptome von Mediastinalgeschwülsten überhaupt sind, ergeben sich aus der Veränderung und Zerstörung des Thymusgewebes eine Anzahl von Erscheinungen, die teils Folgen veränderter bzw. aufgehobener Funktion des kranken Thymus sind, teils auf einer Störung des innersekretorischen Gleichgewichtes infolge der Thymuserkrankung beruhen und als *funktionelle Allgemeinerscheinungen* (Sahli) zusammengefaßt werden. Es können dadurch basedowähnliche Zustandsbilder entstehen (Sahli, Klose). Weiter sind Genitalhypoplasie, auffallender Längenwuchs der Gliedmaßen (Klose, Lebsche, v. Neusser, Falta), Adynamie und Erscheinungen der Myasthenia gravis pseudoparalytica (s. unten) beobachtet worden.

Die *Prognose* ist eine *absolut ungünstige;* die *Therapie meist deshalb machtlos, weil die Tumoren, wenn sie klinische Erscheinungen machen, bereits inoperabel sind.* Meist kommt deshalb nur Tracheotomie oder als entlastende Operation die Sternumspaltung mit Freilegung des Tumors und Röntgenbestrahlung bei inoperablen Fällen in Frage. *Falls* doch noch *operabel,* ist *Exstirpation* zu versuchen; bösartige Mediastinaltumoren sind von Sauerbruch u. a. durch Exstirpation *geheilt; deshalb Frühdiagnose!*

Anhangsweise sei auf die *geschwulstmäßige Beteiligung* (lymphocytäre Infiltration und Hyperplasie) *des Thymus* bei *Leukämien* (Virchow, Orth, Poensgen, Ceelen, Rabinowitsch, Schmincke, Fischer)[1], *Chlorom* (Dock) und bei der *Myasthenia gravis pseudoparalytica* (Weigert u. a.) verwiesen. Bei letzterer finden sich außer den tumorartigen Veränderungen im hyperplastischen Thymus in der Skeletmuskulatur perivaskulär angeordnete Lymphocytenansammlungen (Weigert, Wiesel, Hart u. a.). Sauerbruch hat einen solchen Fall (Basedow + Myasthenie) durch Exstirpation des großen Thymus geheilt; Pierchalla und Bauer sahen nach Röntgenbehandlung des Thymus Besserung.

IV. Thymusdrüse und Basedowsche Krankheit.

Die Beziehungen des Thymus zur Schilddrüse sind auf S. 580 und 645 schon gestreift worden. Wir sahen, daß bei *Kröpfen, die mit vermehrter Schilddrüsenfunktion* einhergehen, *häufig Hyperplasie* bzw. Persistenz, Reviveszenz oder Subinvolution des Thymus besteht (v. Hansemann, Kaufmann, Hedinger, Virchow, Roesle, Hart, Wegelin, v. Haberer, Klose, Matti, Bircher), wobei der Zusammenhang in derartigen Fällen nach Basch wahrscheinlich über die Keimdrüsen vermittelt wird. Für die Klinik ist wichtig, daß bei gewöhnlichen Strumen (nicht Basedowstrumen) zuweilen *derart große Thymusdrüsen*

---

[1] Andere Untersucher (Schridde, Hammar) fanden dagegen den Thymus frei von Infiltraten, sogar akzidentelle Involution.

vorhanden sind, daß *Druckerscheinungen* weniger durch den Kropf als durch *den großen Thymus* hervorgerufen werden.

Besondere Bedeutung gewinnen die Thymusvergrößerungen, zuweilen verbunden mit Status thymicolymphaticus, bei den *Hyperthyreosen,* insbesondere der *Basedowschen Krankheit* (s. S. 608—616).

Markham hat 1858 schon auf dies Zusammentreffen hingewiesen; seither sind von vielen Untersuchern (Möbius, v. Hansemann, Schnitzler, Bonnet-Lyon, v. Gierke, Rössle, Simmonds, Hart, Hammar, L. Rehn, Kocher, Sauerbruch, Garrè, v. Haberer, Klose, Bircher, Matti, Capelle, *uns* u. a.) diese Befunde für eine mehr oder weniger große Zahl aller Basedowfälle bestätigt worden, so daß die Angaben von Thymusvergrößerungen bei Basedow zwischen 20% (Schultze) und 95% (Capelle) schwanken. Als *Ursache* für diese *Thymusvergrößerung* werden heute verantwortlich gemacht: 1. *funktionelle, kompensatorisch bedingte Vermehrung des Thymusparenchyms* (Rössle, Hart, Matti, Basch u. a.); 2. *spezifische, thymusanregende Einflüsse der überwertigen Schilddrüse* (Utterström, Courrier), die nach Klose, Lampè und Liesegang über interstitielle Keimdrüsenschädigung durch diese Stoffe, nach Matti u. a. über das chromaffine System sekundär auf den Thymus einwirken; 3. *gegenseitige ausgleichende Wirkung beider Organe* im Sinne einer Unschädlichmachung thyreotoxischer Stoffe durch den Thymus (v. Gierke, Bircher, Gebele und Hart); und schließlich 4. *Einflüsse,* die sich *aus der engen Nervenverbindung zwischen Thymus und Schilddrüse* (Braeucker) ergeben (Klose, Hellwig).

Nach Chvostek entsteht der *Basedow konstitutionell auf dem Boden einer degenerativen Körperverfassung mit Störung des innersekretorischen Gleichgewichts;* die *Thymusvergrößerung* ist ein *wesentlicher Teilbetrag dieser Konstitutionsanomalie,* nach Hart, Rössle und Simmonds sogar ein wesentliches Vorstadium des eigentlichen Basedow [1]. *Folgen der Thymusvergrößerung* und der damit verbundenen *Hyper- und Dysthymisation* sind die *Lymphocytose,* die *Hyperplasie des lymphatischen Apparates,* die *Adynamie und die myasthenischen Erscheinungen,* die *Störungen der Herzfunktion* (operativer Herztod bei Basedow = Thymustod!), die *Tachykardie,* die *Störungen im vegetativen Nervensystem* (vago- und sympathicotonische Symptomenkomplexe). Im übrigen vergleiche Basedow im Abschnitt Schilddrüse.

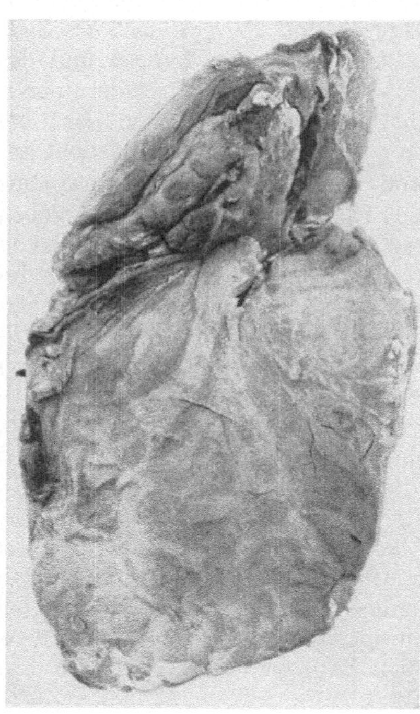

Abb. 8. Auffallend großer fleischiger Thymus bei Basedow, 23 Jahre, männl. (Präparat 56b der Kropfsammlung des Path.-anat. Instituts Freiburg i. Br.)

Beim Basedow weist der Thymus nach den Untersuchungen von Schridde, Klose und Hart ähnliche Veränderungen auf wie die Schilddrüse. Nach diesen Untersuchern ist *Hyperplasie des Thymusmarks mit Verminderung der Rinde* das Charakteristische des Basedowthymus. Neuerdings hat Hammar jedoch bei *übergroßen Basedowthymen Vermehrung der Rindenteile* und häufig auch der *Markteile* festgestellt; bei *normalen und unternormalgroßen Thymen* dagegen waren *Mark und Rinde meist verringert,* in einigen Fällen aber Mark noch vermehrt und Rinde allein verringert; die Zahl der Hassalschen *Körperchen* ist nach den Untersuchungen von Hammar in allen Basedowthymen *stets hoch,* meist übernormal.

Bezüglich der Beteiligung des Thymus am Basedow sind von L. Rehn und Klose drei Typen aufgestellt worden:

1. Der *thyreogene Basedow* beruht hauptsächlich auf Schilddrüsenveränderungen, während der *Thymus nicht verändert* ist. Je nach der geographischen Lage sind diese Formen häufiger oder seltener (5%, nach L. Rehn und Klose 20%).

---

[1] Hierher gehören die Versuche von Bircher, der Hunden pathologisch veränderten Thymus implantierte und dadurch eine derartige Störung des pluriglandulären Systems erzeugen konnte, daß basedowähnliche Erscheinungen auftraten.

2. Der *thymo-thyreogene Basedow* beruht auf einer gleichartigen *Erkrankung beider Organe* (s. S. 662). Diese Form wird nach L. Rehn und Klose in 70—80% aller primären Basedowerkrankungen gefunden und hat *besonders jenseits der Pubertät größte praktische Bedeutung,* insofern der *veränderte und funktionell überwertige Thymus* (Hyper- und Dysthymisation) schwerste Störungen, besonders des Herzens (Herztod) veranlassen kann. Es sind in solchen Fällen *Hypoplasien* des *chromaffinen Systems* gefunden worden.

3. Beim rein *thymogenen Basedow* (Hart) finden sich höchstens vergrößerte Schilddrüsen ohne histologische Veränderungen. Der *Thymus* weist die auf S. 662 erwähnten *Veränderungen* auf, ferner besteht *Hypoplasie des chromaffinen Systems.* Dabei können, wie v. Haberer, Hart, Hammar, Klose zeigten, nicht vergrößerte Drüsen mit unternormalen Parenchymwerten, aber obigen histologischen Veränderungen *schwerste* klinische Erscheinungen erzeugen *(Dys- und Hyperthymisation).* Diese *Basedowform ist selten* und wird *beim kindlichen und Pubertätsbasedow häufiger* als bei den Basedowformen des späteren Lebensalters beobachtet.

Ob im Einzelfalle mehr der *Thymus oder die Schilddrüse* für die Basedowkrankheit *verantwortlich* ist, läßt sich *nicht mit Sicherheit* erkennen: Herzstörungen, sehr starke Lymphocytose (Kochersches Blutbild!), Adynamie und myasthenische Zustände, perkutorisch und röntgenologisch verbreiterter Thymus, verminderter Adrenalingehalt im Blute, der bei Basedow sonst erhöht ist, geben unter Umständen Hinweise; auch Thymusdruckwirkungen können gelegentlich vorhanden sein. Die *Art und der Umfang der Beteiligung des Thymus am Basedow trübt die Prognose,* und zwar um so mehr, je stärker beteiligt der Thymus ist. Derartige Fälle sind besonders bösartig, insofern bei Einwirkung psychischer Affekte, ferner während und nach Narkosen und Operationen aller Art (auch Kropfoperationen) *plötzlich* unter den Erscheinungen der *Herzinsuffizienz* der *Tod* eintritt (Thymustod, s. S. 644, 649, 650, 653). Bei der Sektion solcher Basedowtodesfälle finden sich regelmäßig Thymushyperplasie und oft Status lymphaticus. Deshalb lehnte seinerzeit Delore-Lyon bei Kombination von Basedow mit Thymushyperplasie jeden operativen Eingriff ab.

Aus dieser Erkenntnis heraus hat L. Rehn 1899 *zuerst die Verkleinerung (Resektion) der erkrankten Thymusdrüse bei Basedow empfohlen,* ein Eingriff, der seither von seinem Entdecker, von Garré, Sauerbruch, Enderlen, v. Haberer, Bircher, Klose und *uns* nach eigenen, an der L. Rehnschen Klinik gesammelten Erfahrungen in derartigen, auf Thymusbeteiligung verdächtigen, schweren Basedowfällen (Hyper- und Dysthymisation, Thymusdruck) mit bestem Erfolge durchgeführt wird *gleichzeitig mit der Schilddrüsenoperation,* sofern man nicht durch Vorbestrahlung den Thymus zerstört hat (s. Schilddrüse S. 630, 631, 638). Jedoch vertreten wir mit Sauerbruch, v. Eiselsberg, Naegeli, Flörcken, Melchior den Standpunkt, nicht grundsätzlich den Thymus zu verkleinern; wir verkleinern nur bei den eben erwähnten Formen (Hyper- und Dysthymisation, insbesondere Thymusdruck). In derartigen Fällen wirkt der kranke Thymus, wie v. Mikulicz und Sauerbruch sich ausdrücken, wie ein Multiplikator im Gesamtkomplex des Basedow, ähnlich wie die Schilddrüse; entfernt man den kranken Thymus, so ist eine wesentliche Ursache des Basedow beseitigt. Riedel, Kausch, Sudeck haben dagegen von Thymusresektion bei Basedow keinen günstigen Einfluß auf die Basedowoperation gesehen; Gluck führte sie nie aus und sah keine schlechten Resultate.

Bei jedem Basedowfall soll man sich nach L. Rehn durch Palpation, Perkussion und Röntgenuntersuchung *über den Thymus und seine Größe orientieren.* Allerdings kann ein großer Thymus sich dem palpatorischen Nachweis selbst bei der Operation entziehen. Die einfache Thymusresektion ohne gleichzeitige Schilddrüsenoperation hat in den oben zitierten Fällen nicht im entferntesten die günstigen Erfolge wie die kombinierte Operation an Thymus (bzw. Zerstörung des Thymus durch Vorbestrahlung) und Schilddrüse, wenn auch Bier, L. Rehn und v. Haberer basedowähnliche Krankheitserscheinungen allein nach

Thymektomie schwinden, Garrè und Sauerbruch sich wesentlich bessern sahen. Die *Gefahr des sog. Thymustodes,* die bei solchen schwersten Basedowikern nach einfacher Schilddrüsenoperation droht und sich auswirkt im numittelbaren Anschluß an die Operation, ist seit Anwendung der *kombinierten* L. Rehn*schen Operation* (bzw. Thymusvorbestrahlung und nachfolgende Operation des Basedow-kropfes) *nahezu beseitigt.* Sowohl der *Verlauf unmittelbar nach der Operation,* wie *der ganze spätere Heilverlauf kombiniert operierter, schwerer Basedowfälle* zeichnet sich durch eine *schnelle Besserung* des Allgemeinbefindens, durch *gelinderen Verlauf* und *raschere Erholung* aus. Interessant ist dabei auch das *Schwinden* der *Basedowlymphocytose,* die nach einfacher Strumektomie bekannt-lich trotz Schwindens der übrigen Basedowerscheinungen weiter besteht. Nach Klose sind 80% Dauerheilungen bei derart operierten schwersten Basedowikern erzielt; die Erfolge v. Haberers (100% Heilungen) sind um so bemerkens-werter, als in einer Anzahl seiner Fälle Rezidivkröpfe auftraten ohne Base-dowerscheinungen.

D. Therapie der Thymuserkrankungen.

Es sollen hier nur die Maßnahmen, die sich unmittelbar gegen die erkrankte Drüse richten, besprochen werden, während Allgemeinbehandlung (antiluetische Maßnahmen bei syphilitischen Thymuserkrankungen und ihren Folgen, allgemein internistische Behandlung beim Status thymicolymphaticus usw.) nicht behandelt werden.

1. Die Röntgenbehandlung.

Die Behandlungsmethode gründet sich auf die experimentellen Erfahrungen von Hei-neke, Rudberg, Linser, Klose, Arella, Eggers u. a., die zeigten, daß der *Thymus auf Bestrahlungen in gleicher Weise,* wenn auch langsamer *reagiert wie das lymphatische System.* Es kommt zunächst zu einer *kurzen,* durch *Hyperämie bedingten Schwellung* und dann zu einer, nach Hammar auf Zellzerfall und Phagocytose durch die Reticulumzellen (nicht wie bei der physiologischen Involution auf Auswanderung) beruhenden (akzidentellen) *Involution der Drüse mit Verkleinerung* der Läppchen und *Verminderung der Parenchym-werte;* nach einiger Zeit setzen Regenerationsvorgänge ein. Irgendwelche Ausfallserschei-nungen nach richtig ausgeführten Thymusbestrahlungen sind im Tierversuch nicht beob-achtet worden. Will man die Regenerationsphase verhindern, so müssen nach Rudberg höhere Dosen zur Anwendung kommen.

Für die Klinik muß von der Röntgenbehandlung *verlangt* werden, daß sie *in kurzer Zeit den Thymus zu erheblicher Rückbildung* bringt, und zwar *ohne stärkere Schwellung* bei oder nach der Bestrahlung, daß sie — infolge zu geringer Dosis — *keinen Wachstumsreiz* ausübt, und daß sie — infolge zu hoher Dosis — das *Thymusgewebe nicht völlig vernichtet.* In früheren Zeiten sind mangels einwandfreier Dosierung sowohl nach der einen wie anderen Seite Schädigungen beobachtet (Tod durch Röntgenanschwellung, schwere Rezidive infolge starker Regeneration nach anfänglicher Besserung, schwere Störungen infolge völliger Zerstörung des Thymus). Deshalb haben sich L. Rehn und Klose bei Thymushyperplasie zunächst gegen die Röntgenbestrahlung ausgesprochen und die operative Verkleinerung vorgezogen. Birk, Friedländer, Sidney-Lange, Klose, Holfelder, Jüngling, Grier, Pordes, Veau sind jedoch nach Verbesserung der therapeutischen Technik dazu über-gegangen, *bei der kindlichen Thymushyperplasie im allgemeinen die Röntgenbestrahlung* anzuwenden; *nur bei akut bedrohlichen Druckwirkungen wird operativ eingegriffen.* Wir *bestrahlen* mit Klose und Holfelder unter der eben erwähnten Einschränkung die *iso-lierte Thymushyperplasie,* dagegen den *Status thymicolymphaticus nur, wenn eine damit verbundene Thymusvergrößerung zu Druckerscheinungen* führt *(akut bedrohliche Druck-erscheinungen* werden auch bei dieser Form *natürlich chirurgisch behandelt).*

Bezüglich der *Technik* besteht nach anfänglichen Differenzen zwischen Klose und Holfelder auf der einen Seite, Birk, Schall, Jüngling und Lange auf der anderen Seite jetzt ziemliche Einigung. Wir folgen in unseren Darstellungen der von Klose und Holfelder ausgebauten Technik, die wir auch in unseren Fällen mit kleinen Abände-rungen anwenden. Nach unseren Erfahrungen genügt bei der *Thymushyperplasie* eine einmalige Verabfolgung eines Kegels schwergefilterter (0,5 mm Cu) Röntgenstrahlen aus einem Fokushautabstand von 30 cm unmittelbar auf die vordere Brustwand gerichtet mit einer kleinstmöglichen Feldbegrenzung von 4 : 6 cm. Die erforderliche Dosis beträgt unter diesen Bedingungen 30—40% der H.E.D. (150—200 R.) auf die Haut; demnach beträgt die Herddosis ungefähr 20—30% der H.E.D. Unter Umständen kann man mit KLOSE und HOLFELDER diese Dosis auf 2—3 hintereinander folgende Tage verteilen, um die Gefahr der primären Thymusschwellung bestimmt zu vermeiden. Danach ist nach 24—48 Stunden ein Schwinden der klinischen Erscheinungen (Atemnot usw.), sowie eine Verkleinerung des Thymus klinisch und röntgenologisch nachzuweisen, die in der 2. Woche ihren Höhepunkt erreicht. Jedoch treten nach dieser Dosis meist in der 3.—4. Woche Regenerationsprozesse im Thymus auf, die aber nur in wenigen Fällen derart sich ausdehnen, daß eine erneute Röntgenbestrahlung nötig wird. Zeigen sich dann wieder schwerere Erscheinungen, so wird eine nochmalige Bestrahlung ausgeführt. Sorgfältige klinische Beobachtung ist deshalb gerade nach Röntgenbestrahlungen dringendes Erfordernis; wir führen derartige Bestrahlungen grundsätzlich nicht ambulant aus! Im übrigen s. S. 650 und 655.

Die Röntgenbestrahlung des *Basedow* (s. Abschnitt Schilddrüse) soll hier nur vom Gesichtspunkte der Thymusbeteiligung am Basedow besprochen werden. Die Erfahrungen der letzten Jahre lehren, daß die *Erfolge der Röntgenbehandlung von Basedowfällen mit starker Beteiligung des Thymus* (insbesondere des eigentlichen *Thymusbasedow*) den *chirurgischen Erfolgen überlegen* sind. Wir geben mit KLOSE, HOLFELDER und ROTHER in solchen Fällen, je nach der Schwere des Einzelfalles verteilt auf 2—14 Tage, eine Dosis von 50 bis 70% der H.E.D. (250—350 R.) mittels paarigen Feldes auf Schilddrüsengegend und oberste Teile des Mediastinums unter Verwendung von mit Bolus alba gefüllten Säckchen zur Ausfüllung der überstehenden Strahlenkegelteile, bei Schwermetallfilterung (0,5 mm Cu), Fokushautabstand von 30 cm und Feldgröße von 10 : 15 cm. Danach mindestens 3 Monate Pause, dann unter Umständen je nach Besserungsgrad Wiederholung mit mehr oder weniger stark herabgesetzter Dosis. Bezüglich Thymusvor- und -nachbestrahlung bei Operation der Basedowschilddrüse s. Schilddrüse S. 630, 631, 638.

Die Bestrahlung der *bösartigen Thymustumoren* ist nach den für bösartige Tumoren geltenden Regeln auszuführen. Wir gehen mit KIENBÖCK bei diesen *radiosensiblen Tumoren* zunächst mit *sehr schwachen Bestrahlungen vorsichtig tastend* vor; etwa 2—4 Bestrahlungen (von ebensoviel Hautfeldern), 30—40 cm Fokushautabstand, Schwermetallfilterung (0,5 mm Cu) mit je 10—25% der H.E.D. (50—125 R.); Wiederholung bei ungenügender Wirkung, dann aber energischere Behandlung. Jedoch muß man bei den Tumoren des Kindesalters und frühen Jugendalters berücksichtigen, daß im Anschluß an große Dosen zufolge der meist hohen Radiosensibilität dieser Tumoren rasch ausgedehnte Reaktions- und -zerfallsvorgänge im Thymus auftreten können, die akut bedrohliche Stenoseerscheinungen (Röntgenschwellung) und Allgemeinerscheinungen (infolge Vernichtung der Rundzellen, unter Umständen auch des Reticulums) zur Folge haben. Deshalb verteilen wir mit WERNER gerade bei malignen Tumoren des Kindes- und Jugendalters die Bestrahlung auf kleine Einzeldosen und mehrere Tage.

2. Palliativoperationen.

Entsprechend dem *tiefen Sitze der durch Thymusdruck erzeugten Trachealstenosen* ist die *Intubation aussichtslos* und abzulehnen. In den bisher so behandelten Fällen blieb auch der Erfolg jedesmal aus.

Die *Tracheotomie* ist nur ein *Notbehelf ohne jeglichen Dauereinfluß*. Einen vorübergehenden Erfolg kann sie nach L. REHN im thymischen Erstickungsanfalle dadurch haben, daß die inspiratorische Ansaugung und Einkrempelung der Stimmbänder beseitigt wird und damit die Luftwege frei werden; unter Umständen kann bei sehr tiefem Hindernis von der Tracheotomiewunde aus mittels Hummerschwanzkanüle oder Katheter die Stenose passiert und die Atmung freigemacht werden. Es handelt sich aber stets nur um Maßnahmen bei dringender Lebensgefahr und um vorübergehende Erfolge, die getrübt werden durch *erschwertes Dekanülement* (große Neigung der malakischen Trachea zu verengernden Granulationswucherungen) und durch die außerordentlich *hohe Gefahr der Mediastinitis* bei nachfolgender Thymusoperation. Die Tracheotomie soll deshalb nur als Notoperation in momentaner Lebensgefahr von chirurgisch nicht ausgebildeten Ärzten ausgeführt werden; der *chirurgisch ausgebildete Arzt darf sie nicht ausführen, sondern hat am Thymus selbst anzugreifen* (s. unten).

3. Direkte Operationen am Thymus.

Veranlassung zu Operationen am Thymus werden gegeben einmal durch *Thymusdruck*; insbesondere geben das *Asthma thymicum* infolge isolierter Thymushyperplasie (gelegentlich auch infolge Thymushyperplasie beim Status thymico-lymphaticus), infolge Stauungen, Blutungen und Abscedierungen, ferner *schwerer Druck auf Oesophagus* mit starker Schluckbehinderung, Nahrungsverweigerung und Gewichtsabnahme, weiter *Druck auf Gefäßsystem* und *Herz* Indikation zu chirurgischem Eingreifen. Weiterhin wird die Thymusdrüse bei *schwersten, auf Thymusbeteiligung verdächtigen (Dys- und Hyperthymisation, Druck) Basedowfällen* und bei *malignen Tumoren* operativ angegriffen.

Punktion, Incision bei Blutungen und Abscedierungen sind in den betreffenden Kapiteln schon erwähnt worden. Hier sollen die eigentlichen Thymusoperationen im Zusammenhang besprochen werden. Nach den Erfahrungen L. Rehns, Sauerbruchs, Garrés, v. Haberers, Königs, Hinrichs, Denekes, Ollivers, Körtes und Kloses *genügt es, in vielen Fällen von Thymusdruck* die Thymusdrüse freizulegen, nach oben zu ziehen, zu verlagern und an der Fascia sternalis mittels Naht zu fixieren *(intracapsuläre Dislokation* mit *Exopexie)*. So wurde 1896 von L. Rehn der erste Fall von schwerstem Thymusdruck bei einem $2^1/_2$ Jahre alten Kinde erfolgreich operiert, nachdem Tracheotomie und Einführen eines Luftröhrenkatheters erfolglos waren. *Führt dies nicht zu Erfolg,* so werden Teile des Thymus excidiert *(intracapsuläre Excision* oder *Enukleation* meist des linken Lappens, der meist der größere ist und daher am ehesten Vagusdruck erzeugt, Klose) *und unter Umständen Exopexie* angeschlossen.

Bei sehr großen und tief sitzenden, schwer zugänglichen *Thymen* muß als *Voroperation* die *Resektion des Manubrium sterni* (Horse-Murphy, d'Oelsnitz, Prat), die *mediane Sternumspaltung* oder bei breit dem Herzen und den großen Gefäßen aufsitzenden und sie umklammernden Thymen (vgl. Einbettung der Vena anonyma in Thymussubstanz, unter Umständen sogar völlige Umwachsung von Thymus, s. S. 646, 654), die Sauerbruchsche *Mediastinotomia longitudinalis* vorausgeschickt werden; in der gleichen Sitzung ist die eigentliche Thymusoperation durchzuführen. Diese *Voroperationen beseitigen gelegentlich allein schon* wegen der mit ihnen verbundenen Entlastung die *Augenblicksgefahr,* so daß bei schlechtem Allgemeinzustand der Eingriff mit dieser Voroperation abgebrochen und die eigentliche Thymusoperation in einer zweiten Sitzung nachgeholt werden kann. Diese Ausführungen gelten sowohl für die eigentliche Hyperplasie, wie für den Basedow, wie insbesondere für die *malignen Tumoren.* Bei letzteren ist wegen der meist vorhandenen Inoperabilität die *Voroperation,* unter Umständen mit *Verlagerung und Exopexie,* der *einzige Eingriff,* dem dann *Röntgenbestrahlungen nachgeschickt* werden.

In *Fällen,* wo *keine akut lebensbedrohlichen Druckerscheinungen vorliegen,* ist *sorgfältige Vorbehandlung* von etwa 2—4 Wochen dringend notwendig, besonders *bei den Basedowikern.* Die Vorbehandlung deckt sich mit der beim Basedow (s. Schilddrüse, S. 631).

Die *Thymusoperationen bei Kindern* sind wegen der Erregungszustände in *vorsichtiger Äthernarkose,* bei Asphyxie unter Umständen *auch ohne Narkose* auszuführen. *Bei Jugendlichen und Erwachsenen* kann *im allgemeinen* die Thymusoperation nach Morphiumatropinvorbehandlung (1 Stunde vor der Operation, s. Schilddrüse, S. 631) in *örtlicher Betäubung* durchgeführt werden, auch bei Basedow (s. Schilddrüse, S. 631). Komplikationen, wie Sternumspaltung usw., sowie intrathorakale Eingriffe erfordern selbstverständlich Äthernarkose.

Das Operationsfeld wird nach Fürbringer (Heißwasserseifen-Alkoholdesinfektion), nur in Notfällen mit 2—5% Jodtinktur vorbereitet. Wegen der großen Hautempfindlichkeit dieser Patienten und der Gefahr der Jodintoxikation bei Basedowikern (Jodbasedow) *vermeiden wir Joddesinfektion* nach Möglichkeit.

Der *eigentliche Eingriff am Thymus* vollzieht sich folgendermaßen: *Lagerung mit überstrecktem Kopf.* Freilegung durch medianen *Längsschnitt* (L. Rehn) *oder* tiefen Kocherschen *Kragenschnitt,* der in leicht nach unten konvexem Bogen in der Incisura jugularis verläuft (Sauerbruch, Garré). *Spaltung der*

Fascia superficialis colli in der Längsrichtung (L. REHN), Querrichtung (SAUER-BRUCH). Man gelangt damit in die *Fossa jugularis,* die von einem mehr oder weniger stark entwickelten Fettkörper, den meist strotzend gefüllten Venae jugulares ant. und dem sie verbindenden Arcus venosus in jugulo ausgefüllt wird. Die Gefäße werden sorgfältig zur Seite gezogen, unter Umständen doppelt

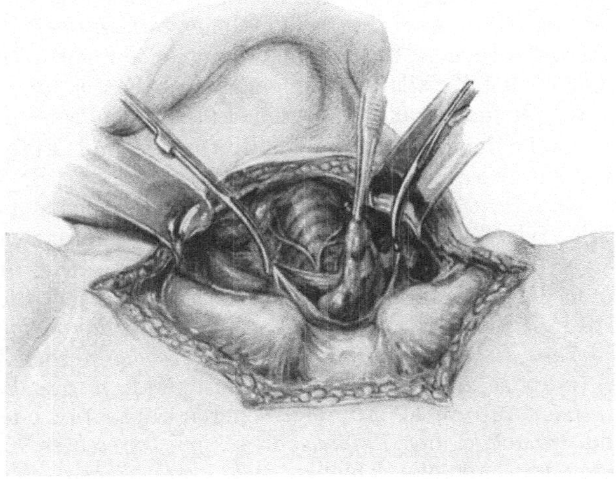

Abb. 9. Thymektomie I. Hervorziehen des Thymus aus dem mediastinalen Bindegewebe. (Aus SAUERBRUCH: Chirurgie der Brustorgane Bd. 2, 1925.)

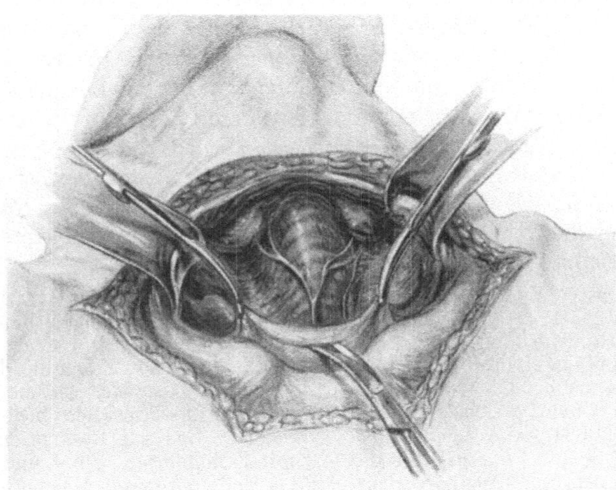

Abb. 10. Thymektomie II. Spaltung des mediastinalen Bindegewebes. (Aus SAUERBRUCH: Chirurgie der Brustorgane Bd. 2, 1925.)

unterbunden und durchtrennt. Nach Präparation gelangt man am Boden dieser Grube auf die Mm. sternohyoidei und sternothyreoidei, die durch eine Fascie in der Mitte verbunden sind. Nach *Spaltung* dieses Fascienblattes in der Mitte, der sog. *Linea alba colli,* und *Verziehung der* unter Umständen einzukerbenden *Mm. sternohyoidei* nach den Seiten gelangt man in den *prätrachealen Raum* und seine Fortsetzung nach unten *(Cavum mediastinale anterius).* In *diesem Raum* liegt von lockerem Bindegewebe, Fett, Lymphdrüsen und dem ebenfalls meist strotzend gefüllten Plexus thyreoideus impar umgeben in der Tiefe vor der Trachea die von *ihrer Kapsel überzogene Thymusdrüse*. Entweder ragen beide obere Pole oder nur der linke in das Spatium praetracheale herauf, werden bei der Inspiration in das Mediastinum angesaugt, bei der Exspiration nach oben in die Fossa jugularis vorgepreßt.

Bei der Präparation muß auf *sorgfältigste Schonung der Gefäße* Obacht gegeben werden (auch in Rücksicht auf die häufigen Gefäßvariationen, s. S. 646), da wegen der großen Nähe des Thorax bei Venenverletzungen die Gefahr der Luftembolie außerordentlich groß ist. Deshalb doppelte Ligatur vor dem Durchtrennen der Gefäße; bei Zufallsverletzungen sofort Fassen mit dem Schieber und Unterbindung; keinen Schieber liegen lassen, sondern sofort abbinden.

Wegen der Gefahr lebensbedrohlicher Blutungen und Luftembolien darf der *Thymus nicht mit seiner Kapsel exstirpiert* werden (s. S. 639, Todesfall Röpke). Die *Thymuskapsel* wird *gefaßt,* mit ihr der Thymus nach oben gezogen, mit zwei Haltfäden oder kleinen Kugelzangen versehen *und* dazwischen *eröffnet.* Das *Thymusgewebe wölbt* sich danach *weit* aus der Kapsel *vor*; in *vielen Fällen* von Stenose hören damit die *lebensbedrohlichen Erscheinungen* (Stridor, Asthma usw.) *auf,* so daß in derartigen Fällen *ohne weitere Operation lediglich nach Naht der Thymuskapsel an die Halsfascie der Eingriff beendet* werden kann. *In den anderen Fällen* (grundsätzlich bei der Thymusoperation des Basedow) wird *von der Kapselincision* aus mittels stumpfer Scherenpräparation oder dem kleinen Finger zart und *vorsichtig das Thymusparenchym von seiner Kapsel gelockert* und soviel Parenchym mittels Schieber und Pinzette *herausluxiert* und *abgetragen* wie im gerade vorliegenden Fall erforderlich ist (Schwinden der Drucksymptome, Verkleinerung wegen Thymusintoxikation). Der *Thymus* darf wegen der oben erwähnten Ausfallserscheinungen (schwerste Ernährungs-, Stoffwechsel- und Wachstumsstörungen, Idiotie usw.) bei kindlichen und jugendlichen Personen *nicht vollständig entfernt* werden, bei Erwachsenen nicht mit seiner Kapsel (s. S. 639 und oben). Geht man bei der Lösung und Abtragung zart und vorsichtig vor, so erlebt man gar keine oder nur ganz unbedeutende Blutungen. *Nach Excision oder Enukleation* wird die *Thymuskapsel vernäht* und durch einige Nähte *an die Fascia sternalis* bzw. das Periost des Sternums *fixiert.* Danach *Weichteil- und Hautnaht* und Einlegung eines *Gazestreifens für zwei Tage,* der die regelmäßig auftretenden reichlichen Sekrete nach außen ableitet (s. unten).

Der postoperative Verlauf zeichnet sich zunächst dadurch aus, daß die *lebensbedrohlichen Druckerscheinungen sofort und dauernd schwinden.* Die gelegentlich in den ersten Tagen noch vorhandene röchelnde Atmung — eine Folge inspiratorischer Ansaugung der Trachealwände bei erweichter Trachea — läßt allmählich mit Zunahme der Wandfestigkeit der Trachea nach. Die *gefährlichen postoperativen Zustände,* wie sie bei (nicht vorbestrahlten oder) nicht gleichzeitig thymektomierten Basedowfällen beobachtet werden, fehlen (s. S. 663, 664), die *Lymphocytose schwindet.* Das auf Resorption von Thymuszerfallstoffen beruhende *Thymusfieber* (Klose) mit Erhöhung der Puls- und Atemfrequenz, Angstgefühl und nervöser Unruhe verliert sich bis Ende der ersten Woche, wird im übrigen verringert durch sorgfältiges, zartes Operieren (keine Quetschung, keine Blutung) und durch die Gazedrainage (s. oben). Herzmittel, kleine Dosen von Beruhigungsmitteln sind in den ersten Tagen deshalb zu verordnen; auf Pneumonieprophylaxe (Atemgymnastik, Calciumpräparate usw.) ist besonders zu achten. Im übrigen gelten auch hier die gleichen Richtlinien wie sie bei der Nachbehandlung des Basedow geschildert sind (s. Schilddrüse, S. 638). Nach der ersten Woche sind die Erscheinungen der *Hyper- und Dysthymisation beseitigt,* und zwar *für immer.*

Literatur: Erster Teil.

Die Literaturangaben vor 1926 finden sich hauptsächlich in folgenden größeren Zusammenfassenden Bearbeitungen:

W. Falta: Die Erkrankungen der Blutdrüsen. 2. Aufl. Berlin: Julius Springer 1928.

HERXHEIMER: Epithelkörperchen. Ebenda.
SCHMINCKE: Thymus. Ebenda.
WEGELIN: Schilddrüse, im Handbuch der spez. pathol. Anatomie u. Histologie, herausgegeben von HENKE-LUBARSCH, Bd. 8. Berlin: Julius Springer 1926.

Es wird auf diese Werke bezüglich der Literatur vor 1926 hingewiesen. Im übrigen finden sich weitere Literaturangaben vor 1926 in einer großen Zahl der folgenden Bearbeitungen. Das Literaturverzeichnis ist ergänzt bis 1. März 1927.

ABDERHALDEN: Lehrbuch der Physiologie. Berlin: Urban & Schwarzenberg 1925. — AMERSBACH: Recurrensschädigung. Z. Ohrenheilk. 6 (1923). — DERSELBE (2): Elektrophysiologische Untersuchungen an der Kehlkopfmuskulatur. Z. exper. Med. 28 (1922). — ASCHNER: Erbkonstitutionelle Veranlagung zur Struma. Bruns' Beitr. 135, H. 3 (1926).

BAUER: Umfrage über Behandlung des Hyperthyreoideustoxins. Med. Klin. 1926, Nr 50; 1927, Nr 1, 6. — DERSELBE (2): Erbkonstitutionelle Veranlagung zur Struma. Bruns' Beitr. 135, 512 (1926.; 137, 179 u. 181 (1926). — BEYKIRCH: Klinik und Histologie der Struma. Bruns' Beitr. 135, 165 (1925). — BICKEL et FROMMEL: Les troubles cardiaques chez les basedowicus. Schweiz. med. Wschr. 1926, Nr 11. — BIEDL: Innere Sekretion. Berlin-Wien: Urban & Schwarzenberg 1922/1923. — BIER-BRAUN-KÜMMELL: Chirurgische Operationslehre. 3. Aufl. 2 (1920), Abschnitt L. REHN; 4. u. 5. Aufl., 2 (1924), Abschnitt SAUERBRUCH. Leipzig: Barth. — BIER: Zur Jodbehandlung des Kropfes. Zbl. Chir. 1926, 2930. — BLEYER: Jod als biogenes Element. Zbl. Chir. 1926, 3186. — BOATTINI: L'innesto tireoideo. Arch. ital. chir. 1926. Ref. Zbl. Chir. 1926, 2253. — BOKASTOW: Histologischer Bau des Basedowkropfes. Vestn. Chir. (russ.). 16 Ref. Zbl. Chir. 1926, 2248. — BRÄUCKER: Die Nerven der Schilddrüse und der Epithelkörperchen. Anat. Anz. 56 (1922). — BRANOVACKY (1): Neutralisation der Drüsen von Basedowkranken durch der von Kretinen. Schweiz. med. Wschr. 1926, Nr 19. — DERSELBE (2): Der physiologische Wert der verschiedenen Kropfarten. Mitt. Grenzgeb. Med. u. Chir. 37 (1924). — BRAUS: Anatomie des Menschen. 2 (1924). Berlin: Jul. Springer. — BREITNER (1): Zur Jodbehandlung des Kropfes, Zbl. Chir. 1926, 2930. — DERSELBE (2): Schilddrüsenerkrankungen. Acta chir. scand. (Stockh.) 57, 207 (1924). Ref. Zbl. Chir. 1926, 755. — DERSELBE (3): Operative Behandlung der Jugendstruma. Zbl. Chir. 1926, 51. — BREITNER, NOBEL, ROSENBLÜTH: Schilddrüsenfunktion nach Strumektomie. Mitt. Grenzgeb. Med. u. Chir. 39 (1926). — BROMAN: Normale und abnorme Entwicklung des Menschen. Wiesbaden 1911. — BÜCHNER: Tieflandschilddrüse. Arch. klin. Chir. 130 (1924). — BÜRKLE-DE LA CAMP: Einteilung der strumösen Erkrankungen. Arch. klin. Chir. 130 (1924). — BUNDSCHUH: Zur Jodbehandlung des Kropfes. Zbl. Chir. 1926, 2930.

CAPELLI: Epilessia e secrez. inf. Riv. sper. Freniatr. 1925. Ref. Zbl. Chir. 1927, 299. — CAPORALI: Sul gozzo calcificata dell osseo. Arch. ital. Chir. 1926. Ref. Zbl. Chir. 1926, 2760. — CHARITONOW: Art. des symp. Systems. Vestn. Chir. (russ.) 1926. Ref. Zbl. Chir. 1926, 2053. — CLUTE: Iodin-exophthalm. goitre. J. amer. med. Assoc. 82. Ref. Zbl. Chir. 1926, 1835. — COLLIP: Ormone paratiroide-tetania paratiroidea. Arch. of Path. 1926. Ref. Zbl. Chir. 1926, 2759. — COLLO: Ancona sui rapporti tèreo surrenali. Osp. magg. 1926. Ref. Zbl. Chir. 1926, 2250. — COVARRUBIAS: Yodo-bocio exoftal. Cir. Chil. 12. Ref. Zbl. Chir. 1926, 1548. — CRAVERI, K.: Il carcinoma della tiroide. Ann. Surg. 82. Ref. Zbl. Chir. 1927, 299. — CURSCHMANN: Magenstörungen und Gelenkerkrankungen bei Basedow Dtsch. Z. Chir. 192, 13 (1925).

DARTIGUES: Goître et frattur par métastan. Gaz. Hôp. 1926. Ref. Zbl. Chir. 1926, 2764. — DOERFLER: Plötzliche Todesfälle nach Strumektomie. Bruns' Beitr. 137, 465 (1926). — DUNHILL: Surg. treatment of exoph. goitre. Brit. med. J. 1926. Ref. Zbl. Chir. 1926, 2253.

v. EISELSBERG (1): Schilddrüse. Handbuch der prakt. Chirurgie (GARRÈ, KÜTTNER, LEON). 2 (1924). Stuttgart: F. Enke. — DERSELBE (2): Erkrankung der Schilddrüse. Dtsch. Z. Chir. 38. Lief. Stuttgart: F. Enke 1901. — ENDERLEN: Zur Jodbehandlung des Kropfes. Zbl. Chir. 1926, 2930. — ERHARDT: Zur Jodbehandlung des Kropfes. Zbl. Chir. 1926, 2930.

FEDELI: I tumori a struttura tiroid. Arch. ital Chir. 1925. Ref. Zbl. Chir. 1926, 1547. — FERRATA (1): La crura del Morbo Based. Morgagni 1925. Ref. Zbl. Chir. 1926, 1547. — DERSELBE (2): Basedow. Morgagni 1925. Ref. Zbl. Chir. 1926, 1547. — FIEDLER: Statistischer Beitrag zur Strumektomie. Dtsch. Z. Chir. 198, 82 (1926). — FIORI: Die Basedowsche Krankheit in der Chirurgie. Dtsch. med. Wschr. 1926, 1803. — FISCHER: Position dorsali de l'art. thyr. inf. Ann. Anat. path. méd.-chir. 1926. Ref. Zbl. Chir. 1926, 2251. — FISCHL: Thymus. Handbuch der Kinderheilkunde (v. PFAUNDLER-SCHLOSSMANN). 1 (1923). Leipzig: F. C. W. Vogel. — FRUGONI, SCIMONE, COMOLLI: Tétanie-transpl. de parthyroides humaines. Presse méd. 1926. Ref. Zbl. Chir. 1926, 2760.

GARELLON et SANTENOIRE: Appareil thyr. et choc. pepton. Presse méd. 1926. Ref. Zbl. Chir. 1926, 2760. — GARRÉ-BORCHARD: Lehrbuch der Chirurgie. Leipzig: C. F. W. Vogel 1920. — GEBELE: Zur Jodbehandlung des Kropfes. Zbl. Chir. 1926, 2930. — v. GIERKE:

Drüsen mit innerer Sekretion. Pathologische Anatomie (Aschoff) 2 (1923). Jena: Gust. Fischer. — Geiger (1): Anämische Infarktbildung der Schilddrüse; Gefäßunterbindung. Bruns' Beitr. 136, 758 (1926). — Derselbe (2): Blutversorgung der Schilddrüse nach Strumektomie. Bruns' Beitr. 133, 583 (1925). — Gmelin und Nowitz: Funktionsveränderungen der erkrankten Schilddrüse. Arch. klin. Chir. 137, 340 (1925). — Gold: Mediastinalemphysem nach Strumektomie. Mitt. Grenzgeb. Med. u. Chir. 37 (1924). — Graham: Exophthal. goitre. J. amer. med. Assoc. 87. Ref. Zbl. Chir. 1927, 694. — Gravazzeni et Jona: Terapia fiscia-Basedow. Morgagni 1925. Ref. Zbl. Chir. 1926, 752. — Greene: Quists dermoides del tiroides. Cir. chil. 1925. Ref. Zbl. Chir. 1926, 1546. — Groover, Christie, Merrit, Coe: Röntgen-ray diag. et trat. of thymoma. J. amer. med. Assoc. 85. Ref. Zbl. Chir. 1926, 751. — Grünberg: Chronische Thyreoiditis. Frankf. Z. Path. 33. — Guleke: Chirurgie der Nebenschilddrüse. Neue Dtsch. Chir. 9 (1913). Stuttgart: F. Enke.

Hahn: Chronische Thyroiditis. Arch. klin. Chir. 137, 549 (1925). — Hammer: Der Menschenthymus in Gesundheit und Krankheit. Leipzig: Akademische Verlagsges. 1926. — Hartsock: Jodized selt-goitre. J. amer. med. Assoc. 86. Ref. Zbl. Chir. 1926, 2762. — Hellwig: Die diffuse Kolloidstruma. Mitt. Grenzgeb. Med. u. Chir. 32, 508 (1920). — Helmholz: Exoph. goitre in childhood. J. amer. med. Assoc. 87. Ref. Zbl. Chir. 1927, 694. Holzweissig: Morbus Basedow-Blutdrüsen. Dtsch. Z. Chir. 193, 276 (1925). — v. Hösslin: Arythmia perpetua, Kropfoperation. Münch. med. Wschr. 1927, 186. — Hotz: Zur operativen Behandlung des Basedow. Dtsch. med. Wschr. 1926, 604. — Hueck: Parallelismus zwischen klinischem und histologischem Bild der Struma. Dtsch. Z. Chir. 197, 66 (1926). — Hymann and Kessel: Exophthalmie goitre and involuntary nervous system. J. amer. med. Assoc. 84, 85. Ref. Zbl. Chir. 1926, 299 u. 752.

Isler: Chirurgische Behandlung der Basedowstruma. Schweiz. med. Wschr. 1925.

Jalcowitz: Vikariierende Menstruation als Strumanachblutung. Dtsch. Z. Chir. 198, 101 (1926) — Jarois, Clough, Clark, Salomn: Prophyl. of goiter. J. amer. med. Assoc. 86. Ref. Zbl. Chir. 1926, 2762. — Jessen: Gaswechselergebnisse bei Erkrankungen der Schilddrüse. Münch. med. Wschr. 1925, 851. — Jüngling: Röntgenbehandlung. Chirurgische Erkrankung. Leipzig: Hirzel 1924.

Kaspar und Sussig: Atypischer Hyperthyreoidismus und Pseudohyperthyreosen. Bruns' Beitr. 133, 120 (1925). — Kaspar: Zur Jodbehandlung des Kropfes. Zbl. Chir. 1926, 2930. — Kausch: Todesursachen nach Basedowkropfoperation. Zbl. Chir. 1926, 1769. — Kiyono: Sympathicusexstirpation. Schilddrüse. Virchows Arch. 257, 430 (1925). — Kleinschmidt: Vor- und Nachbehandlung des Basedow mit Chinin. hydrobrom, Zbl. Chir. 1923, 1784 — Klose (1): Thymus. Handbuch der prakt. Chirurgie (Garrè, Küttner Leon) 2 (1924). Stuttgart: F. Enke. — Derselbe (2): Chirurgie der Thymusdrüsen. Neue Dtsch. Chir. 3 (1912). — Derselbe (3): Chirurgie der Thymusdrüsen. Erg. Chir. 8, 274 (1914). — Derselbe (4): Die pathologisch-anatomischen Grundlagen der Basedowkrankheit. Bruns' Beitr. 102, 1 (1916). — Klose und Hellwig (1): Der thymogene Basedow. Arch. klin. Chir. 128, 175 (1924). — Dieselben (2): Bau und Funktion der künstlichen Schilddrüsenhyperplasie. Arch. klin. Chir. 124 (1923). — Kolibas: Verbreitung des Kropfes in der Draugegend. Lijecn. Vjesn. (serbo-kroat.) 1925. Ref. Zbl. Chir. 1926, 1807. — Krehl: Zur Jodbehandlung des Kropfes. Zbl. Chir. 1926, S. 2930. — Kroschinski: Basedow. Fortschr. Med. 1925, Nr 22. — Kurtzahn: Chirurgische Röntgenologie. Berlin: Urban & Schwarzenberg 1927. — Kutscha: Callus-Schilddrüse. Arch. klin. Chir. 140, 276 (1926).

Labbé (1): Basedow-Jod. Gaz. Hôp. 1926. Ref. Zbl. Chir. 1926, 2763. — Derselbe (2): Diag. des synd. thyr. Presse méd. 1926. Ref. Zbl. Chir. 1927, 297. — Ladwig: Nachuntersuchung an Basedowoperierten. Arch. klin. Chir. 137, 367 (1925). — Laemmer: L'oıaine-Basedow. Gaz. Hôp. 1925. Ref. Zbl. Chir. 1926, 1548. — Lang: Kropfbehandlung. Klin. Wschr. 1926, Nr 5. — Landau: Basedow-Jod. Gaz. Hôp. 1926. Ref. Zbl. Chir 1926, 2763. — Liek (1): Zur Basedowfrage. Dtsch. Z. Chir. 193, 246 (1925). — Derselbe (2): Häufigkeit der großen Schilddrüsen in der norddeutschen Tiefebene. Dtsch. med. Wschr. 1925, 1779. — Lisser et Stepordson: Tetania parathyreoid. Endocrinology 1925. Ref. Zbl. Chir. 1926, 2425. — Loeper et Mougeot: Goitre simple et insuffisance mitrale functionelle. Presse méd. 1926. Ref. Zbl. Chir. 1926, 2760. — Lueg: Elektrokardiogramm des Myxödemherzen. Dtsch. med. Wschr. 1927, 319.

Madlener: Zur Jodbehandlung des Kropfes. Zbl. Chir. 1926, 2930. — Maier: Schilddrüsenproblem. Zbl. Chir. 1926, 52. — Maltynow: Histologischer Bau des Basedowkropfes. Vestn. Chir. (russ.) 16. Ref. Zbl. Chir. 1926, 2248. — Maurer: Wachstum junger Ratten bei jodangereicherter Kost des Muttertieres. Zbl. Chir. 1926, 3186. — Meisel: Ist der Kropf durch Jodmangel bedingt? Schweiz. med. Wschr. 1926, Nr 12. — Melchior und Nothmann: Tetanische Reaktion nach Kropfoperationen. Zbl. Chir. 1926, 2002. — Merk: Neues über die Sporen- und Rostzellen im menschlichen Kropf. Mitt. Grenzgeb. Med. u. Chir. 37 (1924). — Merke: Jodbehandlung der Hyperthyreosen. Schweiz. med. Wschr. 1926, Nr 4. — Metzkes: Diagnostische und therapeutische Schwierigkeiten bei Schilddrüsentumor mit intratrachealem Wachstum. Z. Laryng. 14, H. 5. — Meyer: Die

Röntgentherapie. **1, 2, 3** (1924, 1925, 1926). Berlin: Urban & Schwarzenberg. — Michel-mann: Bösartige Geschwülste der Schilddrüsen. Vestn. chir. (russ.) **16.** Ref. Zbl. Chir. **1926,** 2248. — Moritsch: Amyloidkropf. Dtsch. Z. Chir. **191,** 361 (1925). — Münger: Serumtherapie bei Basedow und bei Akromegalie. Fortschr. Med. **1926,** Nr 25.
Nicolaysen: Jodbehandlung des Basedow. Dtsch. med. Wschr. **1926,** Nr 15.
Partsch: Sympathicusresektion — Basedow. Dtsch. Z. Chir. **192,** 28 (1925). — Payr und Ladwig: Schilddrüse. Lehrbuch der spez. Chirurgie (Hochenegg-Payr) **1** (1927). Berlin: Urban & Schwarzenberg. — Pemberton: Surg. treatment of diseases of the thyroid gland. J. amer. med. Assoc. **85.** Ref. Zbl. Chir. **1926,** 1807. — Philippi: Zur Jodbehandlung des Kropfes. Zbl. Chir. **1926,** 2930. — Pulay: Mineralstoffwechsel—Schilddrüse. Zbl. Chir. **1926,** 3056.
de Quervain (1): Kropfverblutung. Zbl. Chir. **1926,** 3185. — Derselbe (2): Endo-thelien der Schilddrüse. Dtsch. med. Wschr. **1926,** 605.
Ranzi: Jodbehandlung des Kropfes. Zbl. Chir. **1926,** 54. — v. Redwitz: Zur Jod-behandlung des Kropfes. Zbl. Chir. **1926,** 2930. — Rehn, E.: Chirurgie und Organfunktion. Arch. klin. Chir. **142,** 228 (1926). — Rehn, L. (1): Die Medizin der Gegenwart in Selbst-darstellung. Leipzig: Meiner 1923. — Derselbe (2): Pathologie und Therapie der Basedow-schen Krankheit. Dtsch. med. Wschr. **1911,** Nr 47. — Derselbe (3): Trachealstenosen und Thymustod. Arch. klin. Chir. **80,** 468 (1906). — Derselbe (4): Exstirpation des Kropfes bei Morbus Basedow. Berl. klin. Wschr. **1884.** — Riese: Todesursache nach Basedow-kropfoperation. Zbl. Chir. **1926,** 1767. — Rogers: The treatment of graves' disease by ligation. Brit. med. J. **1926.** Ref. Zbl. Chir. **1926,** 2253. — Rohde (1): Rudimentäre Schild-drüsenentwicklung. Klin. Wschr. **1922,** Nr 35. — Derselbe (2): Thyreotoxicose und operativer Eingriff. Verh. dtsch. Ges. Chir. **1927** (im Arch. f. klin. Chir. **148,** S. 22, 1927). — Rösch: Zur Jodbehandlung des Kropfes. Zbl. Chir **1926,** 2930. — Rühl: Struma pap. cyst. lat. Dtsch. Z. Chir. **198,** 90 (1926).
Sauerbruch (1): Thoraxchirurgie. Berlin: Julius Springer 1925. — Derselbe (2): Zur Jodbehandlung des Kropfes. Zbl. Chir. **1926,** 2930. — Scalini: Sulla patog. dell' esoftalmo. Morgagni **1926.** Ref. Zbl. Chir. **1927,** 296. — Derselbe (2): Pathogenesi dell' Basedow. Morgagni **1926.** Ref. Zbl. Chir. **1927,** 296. — Scharrer: Joddüngungs- und Fütterungsversuche. Zbl. Chir. **1926,** 3187. — Schmitz-Moormann: Zur Strumafrage. Mitt. Grenzgeb. Med. u. Chir. **39** (1926). — Schneidar: Recurrensschädigung bei Kropf-operation. Dtsch. Z. Chir. **191,** 369 (1925). — Schönbauer: Basedow-Gynergen. Dtsch. Z. Chir. **198,** 99 (1926). — Schridde: Thymus. Patholog. Anatomie (Aschoff). **2** (1923). Jena: Gust. Fischer. — Derselbe (2): Der elektrische Stromtod. Klin. Wschr. **1925,** 2143. — Derselbe (3): Die thymische Konstitution. Münch. med. Wschr. **1924,** Nr 48. — Seulberger: Postoperatives Myxödem nach Basedow. Bruns' Beitr. **135,** 624 (1926). — Shaw and Smith: Riedels chron. thyreoditis. Brit. J. Surg. **49.** Ref. Zbl. Chir. **1926,** 755. — Sielmann: Die Strahlentherapie des Hyperthyreoidismus. Münch. med. Wschr. **1926,** Nr 11. — Six: Anesthesia of thyr. surg. Anaesth. a. analg. **125.** Ref. Zbl. Chir. **1926,** 754. — Sobotta (1): Anatomie der Schilddrüse. Handbuch der Anatomie des Menschen **6** (1915). Jena: G. Fischer. — Derselbe (2): Anatomie der Thymusdrüse. Jena: G. Fischer 1914. — Sonnenschein: Basedow-Gynergen. Čas. lék. česk. **1926.** Ref. Zbl. Chir. **1927,** 295. — Ssakajan: Blutcalciumgehalt. Innere Sekretion. Vestn. chir. (russ.) **1926.** Ref. Zbl. Chir. **1926,** 2064. — Strobel: Joddüngungs- und Fütterungsversuche. Zbl. Chir. **1926,** 3187.— Suchanek: Submuköse Exstirpation intratrachealer Strumen. Arch. klin. Chir. **140,** 266 (1926). — Sudeck (1): Drüsen mit innerer Sekretion. Die Chirurgie (Kirchner-Nordmann) **3** (1925). Berlin: Urban & Schwarzenberg. — Derselbe (2): Totalexstir-pation der Schilddrüse. Bruns' Beitr. **133,** 533 (1925). — Sullivan: Parathyreoid tetany-parathyreoid extract. Bull. Buffalo gen. Hosp. **1925.** Ref. Zbl. Chir. **1926,** 2253. — Susani (1): Endemischer Kropf, Tuberkulose. Mitt. Grenzgeb. Med. u. Chir. **40,** 146 (1927). — Der-selbe (2): Sekretionssteuerung der Schilddrüsen. ... Mitt. Grenzgeb. Med. u. Chir. **40,** 154 (1927).
Tammann: Teratom der Schilddrüse. Bruns' Beitr. **134,** 230 (1925). — Trench: Para-thyreoid., Thyreoid., Myxödem. Ann. Anat. path. méd.-chir. **1926.** Ref. Zbl. Chir. **1926,** 2250. Voges: Thymuscarci nom. Frankf. Z. Path. **33.**
Wagner v. Jauregg: Zum Kropfproblem. Zbl. Chir. **1926,** 3186; Münch. med. Wschr. **1927,** Nr 1 u. 7. — Wieland: Pathologie der Schilddrüse. Handbuch der Kinderheilkunde (v. Pfaundler-Schlossmann) **1** (1923). Leipzig: C. F. W. Vogel.
Zorn: Wirkung des Gynergens auf Blutdruck und Puls. Klin. Wschr. **1927,** 204.

Literatur: Zweiter Teil.

Abderhalden, Emil: Beitrag zur Kenntnis der Folgen der Schilddrüsenexstirpation. Pflügers Arch. **208,** H. 3/4, 476—486 (1925). — Adlersberg, D. und O. Pgores: Über die Behandlung des Morbus Basedow mit Ergotamin. Klin. Wschr. **4,** Nr 31, 1489 (Gynergen) bis 1493 (1925). — Aleman, Oskar: Two cases of anterior mediastinotomy for struma intra thorax. Acta chir. scand. (Stockh.) 69, H. 1/2, 135—142 (1926). Ref. Z.org. Chir. 35, 550 (1926). — Anbriot, P.: Formes chirurgicales de la tuberculose thyreoidienne. Presse méd. 33, Nr 72, 1207—1209 (1925). Ref. Z.org. Chir. 34, 79 (1926). — Arnold, Lloyd: Symposium on goiter, pathological viewpoint. Illinois med. J. 48, Nr 6, 449—451 (1925). Ref. Z.org. Chir. 34, 696 (1926). — Aschner, Berta: Bemerkungen zu K. H. Bauers „Untersuchungen über die Frage einer erbkonstitutionellen Veranlagung zur Struma nodosa colloides" in 135, H. 3 dieser Beiträge. Bruns' Beitr. 137, H. 1, 179—181 (1926).

Badylkes, S.: Die experimentelle Thyreotoxikose, die Schilddrüse und ihr Einfluß auf die Magensekretion. Russk. Klin. 3, Nr 10, 199—210 (1925) (russ.). Ref. Z.org. Chir. 33, 239 (1926). — Bailey, H. T.: Infected consils as the cause of thyrotoxicosis. Laryngoscope 35, Nr 9, 711—715 (1925). Ref. Z.org. Chir. 34, 147 (1926). — Bálint, Rezsô: Neues Verfahren in der Therapie der Basedowschen Krankheit. Orv. Hetil. (ung.) 69, H. 16, 349—350 (1925). Ref. Z.org. Chir. 33, 101 (1926). — Bálint, Rudolf: Neues diätetisches Verfahren bei Basedowkranken. Klin. Wschr. 4, Nr 26, 1263/1264 (1925). — Bamberger, J.: Über die Jodtherapie und Jodschädigung. Med. Klin. 22, Nr 41, 1569—1571 (1926). — Barber, W. Howard: Observations on effects of iodine administration in dogs following hemithyroidectomy and unipolar ligation. Proc. Soc. exper. Biol. a. Med. 23, Nr 3, 167 bis 169 (1925). Ref. Z.org. Chir. 36, H. 6, 353. — Barclay, A. E.: Hyperthyroidism. Radiology 6, Nr 1, 14—22 (1926). Ref. Z.org. Chir. 35, 811 (1926). — Barker, Howard B.: The injection of absolute alcohol into the thyroid gland. Experimental observation of a suggested clinical procedure. Arch. Surg. 11, Nr 2, 180—199 (1925). Ref. Z.org. Chir. 33, 211 (1926). — Bartlett, Willard: Recognition of the exophthalmie goiter patient unsuited to thyroidectomy. J. amer. med. Assoc. 87, Nr 16, 1279—1282 (1926). Ref. Z.org. Chir. 37, H. 2, 98. — Bartlaett, Willard: Six patients in whom a thyreoidectomy and a second major operation are indicated. Surg. Clin. N. Amer. 5, Nr 5, 1143—1158 (1925). — Baryšnikov, K.: Zur Frage über symmetrische Knochenerkrankungen endokrinen Ursprungs. Nov. chir. Arch. (russ.) 8, H. 4, Nr 32, 532—539 (1925). Ref. Z.org. Chir. 35, 551 (1926). — Bauer, K. H.: Untersuchungen über die erbliche Veranlagung zur Struma nodosa colloides. Zbl. Chir. 53, Nr 20, 1283 (1926). — Derselbe (2): Erwiderung: Bruns' Beitr. 137, H. 1, 181—186 (1926). — Derselbe (2): Untersuchungen über die Frage einer erbkonstitutionellen Veranlagung zur Struma nodosa colloides. Bruns' Beitr. 135, H. 3, 512—568 (1926). — Bauer: Zur Prophylaxe und Therapie postoperativer Tetanieanfälle. 50. Tag. dtsch. Ges. Chir. Berlin, Sitzg v. 7.—10. IV. 1926. Arch. klin. Chir. 142, 27 (1926). Beard, J. Howard: The prevalence of goiter in Illinois. Illinois med. J. 48, Nr 4, 306 bis 311 (1925). Ref. Z.org. Chir. 34, 696 (1926). — Becker, Richard: Beitrag über Riesenzellensarkome der Schilddrüse. Bruns' Beitr. 138, H. 1, 76—81 (1926). — Bedrua, Jaw.: Grundmetabolismus bei Struma. Rozhl. Chir. a Gynaek. 4, H. 2, 72/73 (1926) (tschech.). Ref. Z.org. Chir. 34, 576 (1926). — Bekkenev, W.: Der Blutdruck bei den Kropfkranken in der Baikalgegend. Irkutsk. med. Z. 3, Nr 13, 38—45 (1925). Ref. Z.org. Chir. 34, 501 (1926). — Beloušov, N.: Zur Frage von der topographischen Anatomie der parathyroiden Drüsen beim Rind und Schwein und von der Transplantation dieser Drüsen zum Menschen bei Erscheinungen von Hypoparathyreoidismus. Vestn. Chir. (russ.) 6, 4, H. 17/18, 164 bis 172 (1926). Ref. Z.org. Chir. 37, H. 5, 329. — Bennhold, Hermann: Ein Fall von tödlicher Herzinsuffizienz bei Thyrotoxikose nach Genuß von „Halkajod". Münch. med. Wschr. 72, Nr 28, 1148—1150 (1925). — Berry, James: Some clinical aspects of simple goitre, with remarks on its causation. Lancet 210, Nr 6, 269—272 (1926). Ref. Z.org. Chir. 34, 502 (1926). — Beykirch, A.: Klinik und Histologie der Struma in ihrem Verhältnis zueinander. Bruns' Beitr. 135, H. 1, 165—184 (1925). — Bircher: Klinisches zur wuchernden Struma Langhans. Zbl. Chir. 53, Nr 41, 2601 (1926). — Blanco, Soler et Martin Calderin: Kropf und rezidivierende Amygdalitis. An. Acad. méd.-quir. españ. 12, 539—545 (1926). Ref. Z.org. Chir. 34, 773 (1926). — Bleyer: Zur Kenntnis des Jods als biogenes Element. Zbl. Chir. 53, Nr 50, 3186/3187 (1926). — Blum, F. (1): Studien über die Epithelkörperchen, ihr Sekret, ihre Bedeutung für den Organismus, die Möglichkeit ihres Ersatzes. Jena: Gust. Fischer 1925. — Derselbe (2): conf. Schilddrüse Nr 326. Z.org. Chir. 33, 209 (1926). — Boattini, Giorgio: L'innesto tiroideo. Arch. ital. Chir. 15, H. 1, 1—14 (1926). Ref. Z.org. Chir. 35, 367 (1926). — Bokastova, O.: Der histologische Bau des Kropfes bei H. Basedow. Verh. 17. russ. Chir.-Kongr. Leningrad 25.—31. V. 1925. 1926, 183. Ref. Z.org. Chir. 37, H. 6, 422. — Borak, J.: Jod und Basedow. Wien. klin. Wschr. 39, Nr 13, 355—356 (1926). — Boyd, T. E., W. C. Austin and E. F. Ducey: Attempts to control parathyroid tetany by the oral administration of ammonium chloride. Amer. J. Physiol. 77, Nr 1, 225—232 (1925). Ref. Z.org. Chir. 36, H 14, 805. — Bram, Israel: Goiter: Current ewors in etiology and treatment. Endocrinology 10, Nr 2, 181—187 (1926). Ref. Z.org. Chir. 37, H. 2, 96. — Derselbe (2): Goitre: Use and abuse of thyroidectomy and iodiae. Med. J. a. record. 123, Nr 11, 746—748 (1926). Ref. Z.org. Chir. 35, 813 (1926). — Branvoacky, Wiluta (1): Beiträge zur Pathologie der Schilddrüse mit besonderer Berücksichtigung des endemischen Kretinismus. Die Neutralisation des Blutserums von Basedow-kranken durch das Blutserum von Zwergkretinen mit atrophischer Schilddrüse. Mitt. Grenzgeb. Med. u. Chir. **39**, H. 4/5, 593—608 (1926). — DERSELBE (2): Die Neutralisation des Blutserums von Basedowkranken durch das Blutserum von Zwergkretinen mit atro-phischer Schilddrüse. Schweiz. med. Wschr. **56**, Nr 19, 453 (1926). — BRANOVACKY-PELECH: Beiträge zur Pathologie der Schilddrüse mit besonderer Berücksichtigung des endemischen Kretinismus. Über den funktionellen Wert der LANGHANSschen wuchernden Struma. Mitt. Grenzgeb. Med. u. Chir. **39**, H. 4/5, 609—625 (1926). — BREITNER, B.: Die Erfolge der operativen Behandlung der Jugendstrumen. Arch. klin. Chir. **140**, 250—265 (1926). — BREITNER, BURGHARD: Die Chirurgie des Kropfes. Wien. med. Wschr. **76**, Nr 19, 580 bis 581; Nr 26, 790—793 (1926). — DERSELBE (2): Kropfprophylaxe durch Vollsalz. (I. chir. Univ.-Klin. Wien.) Wien. med. Wschr. **39**, Nr 2, 42—47 (1926). — BREITNER, B., E. NOBEL und R. ROSENBLÜTH: Über die Schilddrüsenfunktion nach Strumektomie. Mitt. Grenzg. Med. u. Chir. **39**, H. 1, 45—50 (1926). — BREITNER, B.: Die Strumenfrage im Tierexperiment. Bruns' Beitr. **134**, H. 3, 380—390 (1925). — BREITFUSS: Ein Fall von Tetanie parathyreopriva geheilt durch homoplastische Transplantation der Nebenschilddrüse. Perm. med. Z. **3**, Nr 5/6 (1925). Ref. Z.org. Chir. **37**, H. 7, 508. — BRODERSEN, N. H. und H. FR. HARBITZ: Morbus Basedowii und Ergebnisse seiner operativen Behandlung im Krankenhause Drammen. Acta chir. scand. (Stockh.) **61**, H. 2/3, 107—169 (1926). — BRODERSEN, N. H.: Tetanie nach Operationen an der Schilddrüse. Norsk. Mag. Laegevidensk. **86**, Nr 12, 1293—1304 (1925). Ref. Z.org. Chir. **34**, 360 (1926). — BURROWS, HAROLD: Pulsating goitre accom-panied by recurrent dislocation of the eyeballs. Brit. J. Surg. **13**, Nr 51, 578—579 (1926). Ref. Z.org. **34**, 431 (1926).

CANTERO, ANTONIO: Bacteriology of the thyroid gland in goiter. Surg. etc. **42**, Nr 1, 61—63 (1926). Ref. Z.org. Chir. **34**, 429 (1926). — CAPORALI, ELVIRA: Sul gosso calcificato ed osseo. Arch. ital. Chir. **15**, H. 6, 673—684 (1926). Ref. Z.org. Chir. **35**, 812 (1926). — CARMONA, LUIGI (1): Innesti di ghiandola tiroide. Ric. sper. Ann. ital. Chir. **5**, H. 3, 244 bis 288 (1926). Ref. Z.org. **35**, 740 (1926). — DERSELBE (2): Gli innesti tiroidei e la sensi-bilizzazione negli animali. Rif. med. **40**, Nr 47, 1116 (1924). Ref. Z.org. Chir. **33**, 715 (1926). ČASSOWNIKOV, P.: Zur Chirurgie des Morbus Basedowi. Verh. 2. Chir.-Kongr. Gouvernem. Odessa. Jekaterinoslaw 12.—15. IX. 1924. **1925**, 136—138. Ref. Z.org. Chir. **34**, 431 (1926). CATTELL, RICHARD B. (1): The elimination of the iodine in the urine in normal persons and in exophthalmie goiter. Boston med. J. **195**, Nr 2, 69—71 (1926). Ref. Z.org. Chir. **37**, H. 5, 329. DERSELBE (2): The effect of iodin on the pathology of exophthalmie goiter. Surg. Clin. N. Amer. **6**, Nr 3, 597—603 (1926). Ref. Z.org. Chir. **36**, H. 6, 356. — DERSELBE (3): The relation of iodine to the human thyroid gland in certain of its pathological states, with especial reference to the changes in exophthalmic goiter after Lugols administration. Proc. N. Y. path. Soc. **25**, Nr 6/8, 128—161 (1926). Ref. Z.org. Chir. **36**, H. 3, 189. — DERSELBE (4): The pathology of exophthalmie goitre. A histological and chemical study of the changes following the administration of iodin (Lugols solution). Boston med. J. **192**, Nr 21, 989 bis 996. Ref. Z.org. Chir. **33**, 212 (1926). — CHANEY, WILLIAM C.: Practical points in the diagnosis of goiter. New Orleans med. J. **78**, Nr 11, 737—741 (1926). Ref. Z.org. Chir. **35**, 741 (1926). — CHARVÁT, JOSEPH: Basedow mit Diabetes. Dissoziierte Insulinwirkung. Čas. lék. česk. **65**, Nr 39, 1492—1494 (1926). Ref. Z.org. Chir. **37**, H. 7, 507. — CIŽEO, J.: Ergebnisse der Exstirpation und Transplantation der Thymus. Verh. 16. russ. Chir.-Kongr. Moskau 3.—8. V. 1924. **1925**, 188—193 (russ.) Ref. Z.org. Chir. **35**, 742 (1926). — CLUTE, HO-WARD M. (1): Hyperthyreoidism persisting after thyroidectomy. The necessity for postopera-tive examinations in toxic goiters. Surg. Clin. N. Amer. **6**, Nr 3, 691—694 (1926). Ref. Z.org. Chir. **36**, H. 9, 505. — DERSELBE (2): Effect of compound solution of iodin and rest in sur-gery of exophathalmie goiter. J. amer. med. Assoc. **86**, Nr 2, 105—109 (1926). Ref. Z.org. Chir. **34**, 503 (1926). — CLUTE, HOWARD M. and ROBERT L. MASON (1): Medical manage-ment of patients before operation for hyperthyroidism. Surg. Clin. N. Amer. **6**, Nr 3, 583 bis 591 (1926). Ref. Z.org. Chir. **36**, H. 6, 356. — DIESELBEN (2): The medical treatment of hyperthyroidisme. Ann. clin. Med. **4**, Nr 8, 673—681 (1926). Ref. Z.org. Chir. **35**, 618 (1926). COLLER, FREDERICK A.: The incoitable damage consequent upon goiter. Boston med. J. **193**, Nr 12, 545—550 (1925). Ref. Z.org. Chir. **34**, 147 (1926). — COLLER, FREDERICK A. and C. B. HUGGINS: Tuberculosis of the thyroid gland. A review of the literature and report of five new. cases. Ann. Surg. **84**, Nr 6, 804—820 (1926). Ref. Z.org. Chir. **37**, H. 8, 586. — COLLER, FREDERICK A. and HOWARD B. BARKER: Epidemie goiter, a praecancerous lesion. J. Michigan State med. Soc. **24**, Nr 8, 413—416 (1926). Ref. Z.org. Chir. **34**, 147 (1926). — COLP, RALPH and HENRY W. LOURIA: Dysperea following thyroid operations. Arch. Surg. **11**, Nr 2, 200—218 (1925). Ref. Z.org. Chir. **33**, 211 (1926). — DE COURCY, JOSEPH L. (1): The prevention of postoperative thyrotoxicosis by postoperative iodinization. Ann. Surg. **83**, Nr 6, 768/769 (1926). Ref. Z.org. Chir. **35**, 813 (1926). — DERSELBE (2): Improved goiter technic. Ann. Surg. **82**, Nr 2, 215—219 (1925). Ref. Z.org. Chir. **33**, 211 (1926). — CRAMER, W.: Fever, infections and the thyroid-adrenal apparatus. Brit. J. exper. Path.

7, Nr 3, 95—110 (1926). Ref. Z.org. Chir. **37**, H. 7, 507. — CRAVES, LLOYD F.: Cancer of the thyroid and its present-day treatment. Ann. Surg. **82**, Nr 6, 833—853 (1925). Ref. Z.org. Chir. **34**, 504 (1926). — CRAWFORD, J. HAMILTON and J. N. J. HASTLEY (1): The influence of the autonomie nervous system on the function of the thyroid gland. J. of exper. Med. **42**, Nr 2, 179—191 (1925). Ref. Z.org. Chir. **33**, 714 (1926). — DIESELBEN (2): The histological changes in the thyroid gland of the ratbit following lobectomy. J. of exper. Med. **42**, Nr 2, 193—200 (1925). Ref. Z.org. Chir. **33**, 714 (1926). — CRILE, G. W.: Surgery of the glands of internal secretion. Endocrinology **9**, Nr 4, 301—309 (1925). Ref. Z.org. Chir. **34**, 359 (1926). — CUNNINGHAM, RUBY: Enlarged thyroids in university of california women students. Studies in incidence as related to residence. California Med. **25**, Nr 5, 617—619 (1926). Z.org. Chir. **37**, H. 5, 329. — CUSTEX, HUGO: Zur Kenntnis des Teratoms der Schilddrüse. Frankf. Z. Path. **33**, H. 2, 125—140 (1925).

DELHERM et LAQUENIÈRE: La traitement électrique du syndrome de graves. Paris méd. **15**, Nr 51, 526—528 (1925). Ref. Z.org. Chir. **34**, 149 (1926). — DEUCHER, WALTER G.: Sauerstoffmangel in seiner Wirkung auf die Histologie der Schilddrüse. Mitt. Grenzgeb. Med. u. Chir. **38**, H. 3, 362—390 (1925). — DINSMORE, ROBERT S.: The case of the handicapped goiter patient. Surg. etc. **42**, Nr 2, 177—179 (1926). Ref. Z.org. Chir. **34**, 772 (1926). DIWNOGORSKIJ, B. F.: Die weiße Blutformel bei den Kropfkranken in der Baikalgegend. Irkutsk. med. Z. **3**, Nr 13, 53—61. Ref. Z.org. Chir. **34**, 501 (1926). — DOERFLER, HERMANN: Über plötzliche Todesfälle nach Strumektomien aus einem Material von 1000 Kropfoperationen. Bruns' Beitr. **137**, H. 3, 465—492 (1926). — DOERFLER, HANS: Die Strumaoperation ohne direkte Unterbindung der Arteriae thyreoideae. Münch. med. Wschr. **73**, Nr 16, 655—658 (1926). — DREESMANN: Über Strumametastase. Med. Klin. **21**, Nr 50, 1871 bis 1872 (1925). — DUNHILL, T. P. (1): Operative treatment of exophthalmie goitre. Proc. roy. Soc. Med. **19**, Nr 8, sect. of surg., med., electro-therapeut. a. therapeut. 9. III. 1926. **1926**, 111—117. Ref. Z.org. Chir. **36**, H. 3, 190. — DERSELBE (2): The treatment of exophthalmie goitre. II. Surgial treatment of exophthalmic goiter. Brit. med. J. **1926**, Nr 3404, 557—560. Ref. Z.org. Chir. **36**, H. 1, 28. — DUBOIS, M.: Beiträge zur Pathologie der Schilddrüse mit besonderer Berücksichtigung des endemischen Kretinismus. Vergleichende Untersuchungen über den biologischen Wert des Kretinenkropfes. Mitt. Grenzgeb. Med. u. Chir. **39**, H. 4/5, 543—562 (1926).

EGGENBERGER: Zur Kropffrage. Zbl. Chir. **52**, Nr 30, 1634—1636 (1925). — EISELSBERG, A.: Dauernde Einheilung eines in die Bauchhöhle verpflanzten Schilddrüsenadenoms. Arch. klin. Chir. **138** (Kongreßbericht), 342—350 (1925). — ELSE, J. EARL (1): A simple classification of goiter. J. amer. med. Assoc. **87**, Nr 18, 1465—1466 (1926). Ref. Z.org. Chir. **37**, H. 3, 170. — DERSELBE (2): Adenomatosis, or the diffous adenomatous goiter. J. amer. med. Assoc. **85**, Nr 24, 1878—1882 (1925). Ref. Z.org. Chir. **34**, 503 (1926). — ELSE, J. EARL, HORACE M. GROW and CHARLES W. LEMERY: Regeneration of the thyroid, an experimental srudy. Endocrinology **10**, Nr 2, 165—174 (1926). Ref. Z.org. Chir. **37**, H. 3 ,170. — EMIER, KARL: Über die Gefahren der Jodbehandlung. (Ein Beitrag zur Kenntnis des Jodbasedow.) Münch. med. Wschr. **72**, Nr 28, 1147—1148 (1925). — ENGEL, WERNER: Zur Innervation der Schilddrüse. Pflügers Arch. **211**, H. 3/5, 433—439 (1926). — ENGLÄNDER, MARTIN: Zur Therapie des Myxödem forme fruste (Erwachsener) mit Mikrojoddosen zugleich zur biologischen Bedeutung des Jods im Schilddrüsenhormon. II. Teil. Wien. klin. Wschr. **38**, Nr 12, 327—330 (1925). — ETIENNE, G., G. RICHARD, KRALL et F. CLAUDE: A propos d'un nouveau test du fonctionnement thyreoidin. La réaction de KOTTMANN. Rev. franç. Endocrin. **4**, Nr 3, 175—180 (1926). Ref. Z.org. Chir. **36**, H. 14, 806. — EVERT, J. A.: Malignant tumors of the thymus; with the report of a case. Minnesota med. **8**, 730 (1925). Ref. Z.org. Chir. **35**, 743 (1926).

FEDELI, F.: Contributo alla conoscenza dei tumori (Adenoma proliferante) e adenoma paratiroidea maligno della tiroide). Ann. ital. Chir. **4**, H. 7, 623—647 (1925). Ref. Z.org. Chir. **33**, 717 (1926). — FELBERBAUM, DAVID and BENJAMIN FINESILVER: Substernal thyroid Amer. J. med. Sci. **171**, Nr 2, 218—227 (1926). Ref. Z.org. Chir. **35**, 154 (1926). — FELDMANN: Demonstration zur vergleichenden Pathologie des Tieflandkropfes in Danzig. 50. Tag. dtsch. Ges. Chir. Berlin, Sitzg v. 7.—11. IV. 1926. Arch. klin. Chir. **1926**, 142, S. 41. — FERRER, V., e G. SACERDOTE: Tumori tiroidei e paratireoidei nelle osa. Arch. ital. Chir. **14**, H. 3, 274—288 (1925). Ref. Z.org. Chir. **34**, 149 (1926). — FIEDLER, G.: Statistischer Beitrag zur Strumektomie. Dtsch. Z. Chir. **198**, H. 1/2, 82—89 (1926). — FINKELSTEIN: Über die nicht endemischen Schilddrüsenvergrößerungen im Kindesalter. Jkurse ärztl. Fortbildg **16**, H. 6, 1—9 (1925). — FIORI, PAUL: Die BASEDOWsche Krankheit in der Chirurgie. Dtsch. med. Wschr. **52**, Nr 43, 1803—1805 (1926). — FIORI, PAOLO e A. FERRATA: Il gozzo esoftalmico in chirurgia. Folia med. **11**, Nr 23, 914—917 (1925). Ref. Z.org. Chir. **34**, 697 (1926). — FLORIN, OSKAR, W.: Struma aberrans. Cluj. med. (rum.) **7**, Nr 3,/4 182—184 (1926). Ref. Z.org. Chir. **36**, H. 6, 354. — FOOT, N. C.: Concerning „malignant thymoma" with a report on a case of primary carcinoma of the thymus. Amer. J. Path. **2**, Nr 1, 33—45 (1926). Ref. Z.org. Chir. **37**, H. 1, 28. — FRANK-KAMENEZKIJ, A. und N. WACHSBERG: Wasseruntersuchungen des Baikalsees und des Flusses Sljudjanka. Irtkutsk. med. Z. **3,** Nr 13, 32—37 (1925). Ref. Z.org. Ch.r. **34,** 501 (1926). — FRASER, FRANCIS R. (1): General management of exophthalmie goiter. Proc. roy. Soc. Med. **19,** Nr 8, sect. of surg., med., electro-therapeut., 9. III. 1926, 107—111 (1926). Ref. Z.org. Chir. **36,** H. 3 (1926). — DERSELBE (2): The treatment of exophthalmie goiter. I. General management of cases. Brit. med. J. Nr 3404, 555—557 (1926). Ref. Z.org. Chir. **36,** H. 1, 27. — FRASIER, CHARLES H. and W. BLAIR MOSSER (1): Treatment of recurrent laryngeal nerve paralysis by nerve anastomosis. Surg. etc. **43,** Nr 2, 134—139 (1926). Ref. Z.org. Chir. **36,** H. 12, 694. — DIESELBEN (2): A system of control and treatment in the toxic goitre. Ann. Surg. **84,** Nr 1, 51—56 u. 122—123 (1926). Ref. Z.org. Chir. **36,** H. 9, 504. — FREY: Wie ist nach dem heutigen Stand der Wissenschaft die Bekämpfung des endemischen Kropfes einzurichten? Klin. Wochenschr. **4,** Nr 10, 460—465 (1925). — FRISEE, RUDOLF: Über die Möglichkeit eines Jodbasedow nach Spülungen mit PREGLscher Lösung. Z. Stomat. **24,** H. 7, 641—645 (1926).

GAMOV, M.: Die Erythrocyten und das Hämoglobin bei den Kropfkranken der Baikalgegend. Irkutsk. med. Z. **3,** Nr 13, 47—52 (1925). Ref. Z.org. Chir. **34,** 501 (1926). — GASPARIAN, G.: Morbus Basedow. Verh. 17. russ. Chir.-Kongr. Leningrad 25.—31. V. 1925. **1926,** 183—191. Ref. Z.org. Chir. **37,** H. 6, 423. — GAUDUCHEAU: La radiothérapie dans les formes graves de la maladie de Basedow. J. belge Radiol. **15,** H. 3, 163—167 (1926). Ref. Z.org. Chir. **37,** H. 8, 573. — GAVAZZENI, SILVIA, e AUGUSTO JONA: La terapia fisica nel morbo di Flaiani Basedow. Riv. Idrol. ecc. **36,** Nr 6, 223—229 (1925). Ref. Z.org. Chir. **33,** 477 (1926). — GEBELE: Zur Jodbehandlung des Kropfes. Zbl. Chir. **53,** Nr 46, 2930 bis 2933 (1926). — GEIGER, H. (1): Über anämische Infarktbildung der Schilddrüse infolge Gefäßunterbindungen wegen BASEDOWscher Krankheit. Bruns' Beitr. **136,** H. 4, 758—763 (1926). DERSELBE (2): Über das Schicksal der Blutversorgung in Schilddrüsen nach Strumektomien. Mit Bemerkungen über die Bildung der neuen Schilddrüsenkapsel. Bruns' Beitr. **133,** H. 4, 583—606 (1925). — GERLACH, WALTER: Strumaoperation ohne direkte Unterbindung der großen Arterien. Münch. med. Wschr. **73,** Nr 32, 1325 (1926). — GIORDANO, ALFRED S. (1): Histologie changes following administration of iodine in exophthalmie goiter. Arch. of Path. **1,** Nr 6, 881—888 (1926). Ref. Z.org. Chir. **37,** H. 7, 506. — DERSELBE (2): Jodine in the treatment of exophthalmic goitre. Histologie changes observed in the thyroid gland. J. Indiana State med. Assoc. **19,** Nr 2, 63—65 (1926). Ref. Z.org. Chir. **34,** 898 (1926). — GLEY, E.: A propos de l'influence du système nerveux sur les fonctions de l'appareil thyroidien. Etat actuel de la question. Rev. Neur. (tschech.) **23,** Nr 5/6, 141—144 (1926). Ref. Z.org. Chir. **36,** H. 12, 691 (1926). — GMELIN, E.: Wie beurteilt man die Schwere eines Morbus Basedow-Falles vor der Operation? Münch. med. Wschr. **73,** Nr 36, 1476 (1926). — GMELIN, E. und H. L. KOWITZ: Die Funktionsänderungen der erkrankten Schilddrüse unter dem Einfluß chirurgischer Therapie, gemessen durch respiratorische Stoffwechseluntersuchungen. Arch. klin. Chir. **137,** H. 2, 340—355 (1925). — GOODALL, J. STRICKLAND and LAMBERT ROGERS: Thyroid operations and goiter-heart (Kropfherz). Internat. J. of Med. **39,** Nr 1, 6—9 (1926). Ref. Z.org. **34,** 577 (1926). — GRAHAM, ALLEN (1): Exophthalmic goiter and toxic adenoma. Clinical variations of a single disease. J. amer. med. Assoc. **87,** Nr 9, 628—631 (1926). Ref. Z.org. Chir. **37,** H. 5, 330. — DERSELBE (2): Malignant tumors of the thyroid. Epithelial types. (Dep. of surg. a of pathol., Lakeside hosp. a school of med., Western reserve naiv. Cleveland.) Ann. Surg. **82,** Nr 1, 30—44 (1925). Ref. Z.org. Chir. **34,** 80 (1926). — GRAHAM, ALLEN and ELLIOT C. CUTTER: Exophthalmic goiter and toxic adenoma similarity of reponse to iodine. Ann. Surg. **84,** Nr 4, 494—508 (1926). Ref. Z.org. Chir. **36,** H. 14, 806. — GRAM, CHR.: Myxödem (Hypothyreoidismus) nach BASEDOWscher Krankheit (Hyperthyreoidismus) infolge exzessiver Röntgenbehandlung. Ugeskr. Laeg. (dän.) **87,** Nr 51, 1128—1130 (1925). Ref. Z.org. Chir. **34,** 300 (1926). — GRAWITZ, ERNST ROBERT: BASEDOWsche Krankheit und Antithyroidin. Klin. Wschr. **5,** Nr 4, 140 bis 142 (1926). — GROEDEL, F. M. und G. HUBERT: Die Artdiagnose thyreogener Funktionsstörungen mit Hilfe der interferometrischen Blutuntersuchungen. Schweiz. med. Wschr. **56,** Nr 39, 949—950 (1926). — GUTHRIE, DONALD: The advantages of the primary superior polarattack in the removal of substernal thyreoids. Ann. Surg. **84,** Nr 2, 251—255 (1926). Ref. Z.org. Chir. **37,** H. 3, 172. — GUTZEIT, K.: Über einen Fall von Insuffizienz der Schilddrüse infolge Schwangerschaft bei Kolloidkropf. Zbl. Gynäk. **50,** Nr 33, 2143—2145 (1926).

HABEIN, H. C.: The management of cases of colloid goiter. Minnesota med. **8,** 734 (1925). Ref. Z.org. Chir. **35,** 619 (1926). — HAHN, G.: Ein Beitrag zur nicht eitrigen chronischen Thyreoiditis. Arch. klin. Chir. **137,** H. 3/4, 549—554 (1925). — HANSEN, ADOLF M.: The hormone of the parathyroid gland. Proc. Soc. exper. Biol. a. Med. **22,** Mai-H., 560 bis 561 (1925). Ref. Z.org. Chir. **33,** 714 (1926). — HARTSOCK, C. L.: Jodized salt in the prevention of goiter. Is it a safe measure for general use? J. amer. med. Assoc. **86,** Nr 18, 1334 bis 1338 (1926). — HATHAWAY, J. C.: The prevention of simple goiter. Amer. J. med. Sci. **170,** Nr 1, 1—10 (1925). Ref. Z.org. Chir. **33,** 98 (1926). — HEID: Ein Beitrag zur Kropfbehandlung mit Jod bei Kinder. Münch. med. Wschr. **73,** Nr 7, 287—288 (1926). — HEINECK, AIMÉ, PAUL (1): Complications incident to the operative treatment of simple goiter. Med.

Tim. **53**, Nr 9, 221—225 (1925). Ref. Z.org. Chir. **35**, 440 (1926). — Derselbe (2): Operative and postoperative complications of subtotal thyroidectomy. Amer. med. **31**, Nr 9, 529 bis 535 (1925). Ref. Z.org. Chir. **34**, 300 (1926). — Helmholz, Henry F.: Exophthlamie goiter in childhood. J. amer. med. Assoc. **87**, Nr 3, 157—162, (1926). Ref. Z.org. Chir. **37**, H. 5, 330. — Hepner, Joseph und F. Niki-in: Stoffwechsel, Sympathicus, Parasympathicus bei Morbus Basedowi. Biol. Listy (tschech.) **11**, Nr 5, 333—339 (1925). Ref. Z.org. Chir. **34**, 148 (1926). — Hercus, Charles E., W. Noel Benson and Charles L. Carter: Endemie goitre in New Zeland, and its relation to the soli-iodine. J. of Hyg. **24**, Nr 3/4, 321—402. 1925. Ref. Z.org. Chir. **34**, 576 (1926). — Herfarth, H.: Die Kropffrage im Hinblick auf den Kropf in Schlesien. Bruns' Beitr. **134**, H. 3, 364—379 und 387—390 (1925). — Herlöghe, E.: Medical treatment of exophthalmie goiter. Internat. J. of Med. **39**, H. 1, 16—18 (1926). Ref. Z.org. Chir. **34**, 504 (1926). — Hertzler, Arthur E.: Classification of goitres on a pathological and clinical basis. Amer. J. Surg. **39**, Nr 9, 211—213 (1925). Ref. Z.org. Chir. **33**, 310 (1926). — Heyd, Charles Gordow: Some surgical aspects of hyperthyroidism. Internat. J. of Med. **39**, Nr 1, 18—22 (1926). Ref. Z.org. Chir. **35**, 440 (1926). — Hinlön, S. William: The classification and treatment of hyperthyreodism. Amer. J. Surg. **39**, Nr 9, 209—211 (1925). Ref. Z.org. Chir. **33**, 309 (1926). — Higgins, William H.: Incipient hypothyroidism. A clinical study. J. amer. med. Assoc. **85**, Nr 14, 1015—1017 (1925). Ref. Z.org. Chir. **34**, 148 (1926). — Hoffmann, P.: Beitrag zur Entstehung und Behandlung des Kropfes. Münch. med. Wschr. **73**, Nr 36, 1476—1477 (1926). — Holtzinger, H.: Zur Methodik der Kropfmessung. Dtsch. med. Wschr. **52**, Nr 47, 1994 (1926). — Holzweissig, Hans: Das Krankheitsbild des Morbus Basedowi und die dabei beobachteten pathologisch-anatomischen Veränderungen in der Schilddrüse und einigen Blutdrüsen. Dtsch. Z. Chir. **193**, H. 3/6, 276—285 (1925). — Hördemann, Robert: Ein Fall von Teratom der Schilddrüsengegend. Frankf. Z. Path. **32**, 245—258 (1925). — Hoskin, Jenner, Lionel Notburg, W. Langdon Brown, J. W. Mc Nee, Thursfield, H. E. B. Calvert, F. R. Fraser and R. W. H. Salmond: Discussion of the treatment of exophthalmie goiter. Sodine therapy of exophthalmie goiter. Proc. roy. Soc. Med. **19**, Nr 8, sect. of surg., med., electro-therapeut. a therapeut. 10. III. 1926. **1926**, 125—132. Ref. Z.org. Chir. **36**, H. 3 (1926). — Hotz, G.: Zur operativen Behandlung des Basedow. Dtsch. med. Wschr. **52**, Nr 15, 604—605 (1926). — Hubmann: Ein Beitrag zur Epithelkörperverpflanzung. Zbl. Chir. **53**, Nr 20, 1294 (1926). — Hueck, Hermann: Ein Beitrag zur Frage des Parallelismus zwischen klinischem und histologischem Bau der Struma. Dtsch. Z. Chir. **197**, H. 1/6, 66—70 (1926). — Hunziker, Heinrich: Die Prophylaxe der großen Schilddrüse, gleichzeitig ein Stück vergleichender Klimatologie der Schweiz und ein Leitfaden für systematische naturwissenschaftliche Forschungen. Mit einem Beitrag von Hans Eggenberger. Bern und Leipzig: Ernst Bircher A.-G. 1924. — Hymann, Harold Thomas and Leo Kessel: Exophthalime goiter (Graves' syndrome) and involuntary nervous system. XII. Pathogenesis. J. amer. med. Assoc. **85**, Nr 14, 1017—1022 (1925). Ref. Z.org. Chir. **34**, 577 (1926).

Isler, Walter: Die chirurgische Behandlung der Basedowstruma. Schweiz. med. Wschr. **55**, Nr 41, 938—940 (1925).

Jackson, Arnold S. (1): Thyreodectomy under local anaesthesie. North west med. **24**, 617 (1925). Ref. Z.org. Chir. **35**, 212 (1926). — Derselbe (2): Jodin hyperthyroidism. An analysis of fifty cases. Boston med. J. **193**, Nr 25, 1138—1140 (1925). Ref. Z.org. Chir. **35**, 228 (1926). — Derselbe (3): Exophthalmie goiter. A review of 100 primary thyroidectomies. Long Island med. J. **20**, Nr 4, 120—122 (1926). Ref. Z.org. Chir. **35**, 367 (1926). Derselbe (4): The diagnosis and treatment of goitre. Med. J. a. Rec. **123**, Nr 11, 748 bis 750 (1926). Ref. Z.org. Chir. **35**, 812 (1926). — Derselbe (5): Jodin hyperthyroidism. Conclusions based an a study of 38 cases. Amer. J. med. Sci. **170**, Nr 2, 271—283 (1925). Ref. Z.org. Chir. **33**, 900 (1926). — Jalcowitz, A.: Ein Beitrag zum Tetanieproblem. Mitt. Grenzgeb. Med. u. Chir. **40**, H. 1, 120—123 (1926). — Jalcowitz, Aurel und Fritz Starlinger: Die postoperative Krampfbereitsschaft. Arch. klin. Chir. **140**, 43—55 (1926). — Jalcowitz: Vikariierende Menstruation als Strumanachblutung. Dtsch. Z. Chir. **198**, H. 1/2, 101—104. (1926) — Jaroslavzev, B.: Zum Verhalten der Gl. thymus zur unteren Tracheotomie. Kazan. med. Z. **1926**, Nr 8, 923—927. Ref. Z.org. Chir. **37**, 503. — Julisch: Morb. Bas. und Schwangerschaft. Med. Klin. **21**, Nr 25, 1925. — Jeny, W. J.: Goiter. J. Jowa state med. Soc. **15**, 544 (1925). Ref. Z.org. Chir. **35**, 153 (1926). — Josefson, Arnold: Weitere Bemerkungen zur Jodprophylaxe der Struma. Hygiea **87**, H. 11, 445—448 (1925) (Stockh.). Ref. Z.org. Chir. **33**, 310 (1926). — Jessen, Harald: Gaswechselergebnisse bei Erkrankungen der Schilddrüse. Münch. med. Wschr. **72**, Nr 21, 851/852, Ref. Z.org. f. Chir. **37**, 503 (1925).

Kaartinen, Foivo: Zur Klinik der Präpubertätsstruma nebst mikroskopischen Capillaruntersuchungen bei derselben. Acta Soc. Medici fenn. Duodecim 7, H. 2, Nr 5, 1—127 (1926). Ref. Z.org. Chir. **36**, H. 6, 354. — Kassler, Alexander: Kurzer Beitrag zur Kasuistik des Jodbasedow. Münch. med. Wschr. **73**, Nr 34, 1400—1401 (1926). — Kast, J.: Katarakt nach Strumektomie. Z. Augenheilk. 59, H. 6, 357—363 (1926). — KATAYAMA, SCHIRO: Diagnostic value of the KOTTMANN reaction in thyroid dysfunctions. Amer. J. med. Sci. 172, Nr 1, 84—96 (1926). Ref. Z.org. Chir. 36, H. 12, 691. — KENTZLER, GYULA und PÁL, KALLÓS: Beiträge zur Physiologie der Schilddrüse und der Blutbildung. Therapia (Budapest) 2, Nr 12, 446—448 (1925). Ref. Z.org. Chir. 34, 429 (1926). — KERL, FRITZ (1): Zur Frage der Epithelkörperchenhyperplasien bei Osteomalacie und Osteoporose. Dtsch. med. Wschr. 51, Nr 31, 1271—1273 (1925). — DERSELBE (2): cf. Schilddrüse Nr 253. — KESSEL, LEO and HAROLD THOMAS HYMAN: Exophthalmie goiter (Graves syndrome) and involuntary nervous system. XI. Canses of death, with especial reference to pathologenesis and treatment by thyroxia of „acute crises". J. amer. med. Assoc. 84, Nr 23, 1720—1722 (1925). Ref. Z.org. Chir. 33, 583 (1926). — KEY, J. ALBERT: The secretion antecedents and nutochondria in pathologic thyreoids. A theory of the mode of secretion in the thyroid gland. Arch. Surg. 11, Nr 2, 254—303 (1925). Ref. Z.org. Chir. 33, 715 (1926). — KHOOR, ÖDÖN (1): Fall von Hyperthyreoidismus durch operative Kastration geheilt. Orv. Hetil. (ung.) 69, H. 38, 907—909 (1925). Ref. Z.org. Chir. 35, 153 (1926). — DERSELBE (2): Über einen geheilten Fall von Hyperthyreoidismus nach operativer Kastration. Zbl. Gynäk. 50, Nr 6, 343—345 (1926). — KIRSCH, OSKAR: Zur Frage der „Hypothyreosis" der Ernährungsfaktor in der Ätiologie des Kropfes. Vorl. Mitt. Wien. klin. Wschr. 39, Nr 33, 943—946 (1926). — KITCHEN, H. D.: Goitre in children. A study of treatment. Canad. med. Assoc. J. 16, Nr 8, 923—931 (1926). Ref. Z.org. Chir. 37, H. 8, 585. — KLEIN: Kropf und soziale Lage. Münch. med. Wschr. 73, Nr 29, 1199—1200 (1926). — KLEIN, O.: Über Insulinbehandlung des Morbus Basedowii. (Med. Univ.-Klin. R. JAKSCH-WARTENHORST, Prag.) Med. Klin. 22, Nr 7, 248 (1926). — KLEWITZ, FELIX: Die Behandlung der BASEDOWschen Krankheit. Klin. Wschr. 4, Nr 36, 1734—1736 (1925). — KLOSE, J.: Gefahren der Kropfoperationen. Zbl. Chir. 53, Nr 27, 1691—1692 (1926). — KLUGE, ENDRE (1): Struma und Jod. Therapia (Bratislava). 5, Nr 1, 2—6 (1926). Ref. Z.org. Chir. 36, H. 12, 692. — DERSELBE (2): Struma und Jod. Therapia (Budapest) 2, H. 11, 421—425 (1925). Ref. Z.org. Chir. 34, 299 (1926). — KOLODNY, ANATOLA: Hypernephroma of thyroid, with clinical picture of exophthalmic goiter. Arch. of Path. 1, Nr 1, 37—40 (1926). Ref. Z.org. Chir. 37, H. 2, 99. — KOOPMANN, J.: Über konjugale und luetische BASEDOWsche Krankheit. Wien. klin. Wschr. 38, Nr 43, 1159—1160 (1925). — KOSSIZYN, J.: Die Verbreitung des Kropfes unter den Schulkindern in der Baikalgegend. Irkutsk. med. Z. 3, Nr 13, 28—31 (1925). Ref. Z.org. Chir. 34, 501 (1926). — KUTSCHA-LISSBERG, ERNST: Hat die Callusbildung einen Einfluß auf das morphologische Bild der Schilddrüse. Arch. klin. Chir. 140, 276—284 (1926). — KUTSCHERA-AICHBERGEN, ADOLF: Kropf und Kretinismus, endemische Dystrophie. Wien. klin. Wschr. 39, Nr 26, 741—744 (1926).

LADWIG, ARTHUR: Nachuntersuchungen an Basedowoperierten. Ein Beitrag zum Basedowproblem. Arch. klin. Chir. 137, H. 2, 367—388 (1925). — LÄMEL, CARL: Über das gehäufte Auftreten von Schilddrüsenschwellungen unter der Schuljugend. III. Mitt. Med. Klin. 22, Nr 32, 1226—1227 (1926). — LAHEY, FRANK H. (1): A method of palpating the lobes of the thyroid. J. amer. med. Assoc. 86, Nr 12, 813—814 (1926). Ref. Z.org. Chir. 35, 548 (1926). — DERSELBE (2): Management of toxic goiter. Surg. Clin. N. Amer. 6, Nr 3, 605—610 (1926). Ref. Z.org. Chir. 36, H. 6, 355. — DERSELBE (3): The transplantation of parathyroids in partial thyroidectomy. Surg. etc. 42, Nr 4, 508—509 (1926). Ref. Z.org. Chir. 35, 441 (1926). — DERSELBE (4): Abnormally located goiters. Illinois med. J. 49, Nr 1, 11—14 (1926). Ref. Z.org. Chir. 34, 502 (1926). — LAHEY, FRANK H. and HOWARD M. CLUTE: Persistent and recurrent hyperthyroidism. Ann. Surg. 83, Nr 2, 199—205 (1926). Ref. Z.org. Chir. 35, 293 (1926). — LANG, KÄTHE: Die Ergebnisse einer einjährigen Kropfbehandlung in den Pforzheimer Schulen. Klin. Wschr. 5, Nr 5, 182—185 (1926). — LAPIDUS, R.: Der Kropf in Weißrußland (Vorl. Mitt.) Belorussk. med. mysl. (russ.) 2, 1, Nr 4/5, 91—97 (1925). Ref. Z.org. Chir. 34, 500 (1926). — LASKOWNICKI, STANISLAW: Zur sog. Exothyreopexie. Polski Przegl. chir. 5, H. 1, 156—162 (1926). Ref. Z.org. Chir. 36, H. 1, 27. — LAWRENCE, CHARLES H.: Thyroid failure without myxedema. Med. Clin. N. Amer. 8, Nr 6, 1779—1788 (1925). Ref. Z.org. Chir. 33, 310 (1926). — LEMOINE, G.: Syndrôme de Basedow et système autonome. Le Scalpel 79, Nr 21, 457—468 u. Nr 22, 477—489 (1926). Ref. Z.org. Chir. 37, H. 1, 27. — LENK, E. und P. LIEBESNEY: Über den Jodgehalt der Schilddrüsenpräparate und ein neues auf Jodgehalt standardisiertes Thyreodinpräparat. Wien. klin. Wschr. 39, Nr 27, 782 bis 785 (1926). — LEVI, LEOPOLD: Apothérapie et syndrom de Basedow. Evolution méd.-chir. 6, Nr 4, 122—127 (1925). Ref. Z.org. Chir. 33, 476 (1926). — LEVIN, SIMON: Comparative study of 100 subtotal thyroidectomies from a single goitre zone. J. Michigan State med. Soc. 24, Nr 10, 527—534 (1925). Ref. Z.org. Chir. 33, 804 (1926). — LEWISOHN, RICHARD: Symmetrical lateral aberrant thyroids. Ann. Surg. 84, Nr 5, 675—677 (1926). Ref. Z.org. Chir. 37, H. 6, 420. — LEWIT, W.: Über den Kropf in der Umgebung des Baikalsees. Irkutsk. med. Z. 3, Nr 13, 3—27 (1925). Ref. Z.org. 34, 500 (1926). — LIEK, E. (1): Über die Häufigkeit der großen Schilddrüse in der norddeutschen Tiefebene. Dtsch. med. Wschr. 51, Nr 43,

1779—1780 (1925). — Derselbe (2): Zur Basedowfrage. Dtsch. Z. Chir. 193, H. 3/6, 246 bis 275 (1925). — Liljestrand, G. and N. Stenström: Clinical studies on the work of the heart during rest. I. Blood flow and blood pressure in exophthalmie goiter. Acta med. scand. (Stockh.) 63, H. 1/2, 99—129 (1925). Ref. Z.org. Chir. 35, 155 (1926). — Lissizyn, M.: Zur Frage der endokrinen Formel bei Morbus Basedow. Verh. 17. russ. Chir.-Kongr. Leningrad 25—31. V. 1925. 1926, 191—194. Ref. Z.org. Chir. 37, H. 6, 422. — Lizzitzin, M. S.: Zur Frage der Glykosurie bei gewissen endokrinen Erkrankungen. Sovrem. chir. (russ.) (Arb. d. chir. Klin. Prof. Appels.) 1, 49—55 (1925). Ref. Z.org. Chir. 35, 365 (1926). — Loeb, Leo (1): Further observations on autotransplantation and homiotransplantation of thyroid gland in the guinea-pig. Amer. J. Path. 2, Nr 2, 99—110 (1926). Ref. Z.org. Chir. 35, 552 (1926). Derselbe (2): Studies on compensatory hypertrophie of the thyroid gland. VII. Further investigation of the influence of iodin on hypertrophy of the thyroid gland with an interpretation of the differences in the effeets of iodin on the thyroid gland under various pathologic conditions. Amer. J. Path. 2, Nr 1, 19—32 (1926). Ref. Z.org. Chir. 35, 365 (1926). Lund, Charles C. and E. P. Richardson: Variations in blood sugar in relation to operation on the thyroid gland. Arch. Surg. 11, Nr 2, 172—179 (1925). Ref. Z.org. Chir. 33, 211 (1926).

Maclean, H. J.: Observations on the treatment of goiter. J. Jowa State med. Soc. 15, 653 (1925). Ref. Z.org. Chir. 35, 228 (1926). — Maingot, Rodney: Malignant thyroid tumour of the manubrium sterni. Brit. med. J. 1926, Nr 3395, 140. Ref. Z.org. Chir. 35, 230 (1926). — Maloff, G. A.: Über die physiologischen Eigenschaften der Substanzen der isolierten Schilddrüse. Pflügers Arch. 208, H. 3/4, 335—342 (1925). — Manninger, Vilmos: Über Strumitis. Gyogyászat (ung.) 66, Nr 51/52, 1151—1153 (1925). Ref. Z.org. Chir. 35, 292 (1926). — Marine, David: Simple goiter and its prevention. J. amer. med. Assoc. 87, Nr 18, 1463—1464 (1926). Ref. Z.org. Chir. 37, H. 3, 171. — Martin, Kirby A.: Symptoms associated with iodin deficiency in simple goiter. A clinical study. Amer. J. med. Sci. 172, Nr 2, 237—243 (1926). Ref. Z.org. Chir. 37, H. 2, 97. — Masima, Hiroshi: Über die Regeneration der Schilddrüse und des Epithelkörperchens. Trans. Japan. Path. Soc. Tokyo 15, 127—128 (1925). Ref. Z.org. Chir. 37, H. 10, 736. — Mason, J. Tate: Exophthalmio goiter in the Pacific Nordwest. Surg. etc. 42. Nr. 5, 663—666 (1926). Ref. Z.org. Chir. 35, 441 (1926). — Mattei, Guiseppe: La reazione di Kottmann in bambini distiroidei neuro e psicopatici. Clin. pediatr. 8, H. 5, 280—297 (1926). Ref. Z.org. Chir. 37, H. 2, 97. — Maurer: Über das Wachstum junger Ratten bei jodangereicherter Kost des Muttertieres. Zbl. Chir. 53, Nr 50, 3186 (1926). — Maurer, Ernst: Zur Methodik der Kropfmessung. Dtsch. med. Wschr. 52, Nr 24, 994—996 (1926). — Mayo, Charles H.: The use of iodine uin the treatment of goitre. Irish J. med. Sci., s. 5, 1925, Nr 46, 530—532. Ref. Z.org. Chir. 34, 696 (1926). — Meisel: Ist der Kropf wirklich durch Jodmangel bedingt? Schweiz. med. Wschr. 56, Nr 12, 265—266 (1926). — Melchior, Eduard und Martin Nothmann: Zur Frage der tetanischen Reaktion nach Kropfoperationen. Zbl. Chir. 53, 32, 2002—2004 (1926). — Mellanby, Eduard. J. W. Mc Nee, Gustava Monod, Françis R. Fraser and J. A. Ryle: Discussion on the treatment of exophthalmic goiter. Jodine therapy of exophthalmie goitre. Proc. roy. Soc. Med. 19, Nr 8, sect. of surg., med., electr.-therapeut. a. therapeut., 3, III. 1926. 1926, 101—107. Ref. Z.org. Chir. 36, H. 3, 191. — Menne, Frank B., Thomas M. Soyce and A. P. von Hungen: Thyroid disturbances. Clinicopathologie study of three hundred instances. Arch. Surg. 13, Nr 3, 329—342 (1926). Ref. Z.org. Chir. 36, H. 6, 354. — Merke, F. (1): Die Jodbehandlung der Hypothyreosen. Schweiz. med. Wschr. 56, Nr 4, 78—84 (1926). — Derselbe (2): Die Grundumsatzbestimmungen bei Kropfpatienten mit dem Kroghschen Apparat. Schweiz. med. Wschr. 55, Nr 22, 488—489 (1925). — Messerli, Fr. M.: Contribution à l'étude de l'étiologie du goitre endémique. Goitres expérimentaux produits chez des rats blanes pur alimentation avec l'eau infectée. Zbl. Bakter. I Orig. 98, H. 5/6, 378—391 (1926). — Metzkes, W.: Über diagnostische und therapeutische Schwierigkeiten bei einem Falle von Schilddrüsentumor mit intratrachealem Wachstum. Z. Laryng. 14, H. 5, 351—355 (1926). — Meyer, A. W. und E. Sulger: Das Kropfherz vor und nach der Operation. Med. Klin. 22, Nr 22, 838—840 (1926). — Mezô, Adalbert v.: Beiträge zur Strumafrage. Wien. klin. Wschr. 39, Nr 12, 326—327 (1926). — Mezö, Béla: Beiträge zur Strumafrage. Orv. Hetil. (ungar.) 70, Nr 2, 37/38 (1926). Ref. Z.org. Chir. 34, 299 (1926). — Michelsohn, G.: Zur Frage über die Ätiologie der Beckschen Krankheit und des endemischen Kropfes. Moskov. med. Ž. 1925, Nr 6, 75—80. Ref. Z.org. Chir. 35, 227 (1926). Mijuškovič, J.: Speiseröhrenspasmus nach Resektion der Struma. Serb. Arch. Med. 27, Nr 12, 719—720 (1925). Ref. Z.org. Chir. 34, 502 (1926). — Milani, Eugenie: La radioterapia del morbo di Flajani-Basedow. Fol. med. (Napoli) 11, Nr 23, 917—920 (1925). Ref. Z.org. Chir. 34, 696 (1926). — Miller, H. P.: Toxic abd exophrhalmie goiter. Necessity of clear differentiation before iodine therapy. Illinois med. J. 49, Nr 6, 466—468 (1926). Ref. Z.org. Chir. 37, H. 6, 424. — Miller, Charles Conrad (1): Sharp dissection technics to miaimise the danger and difficulties of subtotal thyreoidectomies. Amer. med. 32, Nr 9, 587—589 (1926). Ref. Z.org. Chir. 37, H. 3, 172. — Derselbe (2): Safe guarded thyreoidectomy. Amer. J. Surg. 40, Nr 5, 105—107 (1926). Ref. Z.org. Chir. 35, 813 (1926). — MILLER: Über Parastruma (21. Tag. d. deutsch-pathol. Ges. Freiburg i. Br. Sitz. v. 12.—14. IV. 1926). Zbl. Path. 37, Erg.H., 291—292 (1926. — MONTGOMERY, T. R.: The application of physical therapy to goiter and associated diseases. Arch. physic. Ther. 7, Nr 8, 481—484 (1926). Ref. Z.org. Chir. 37, H. 10, 736. — MOORHEAD, EDWARD L.: Symposium on goiter from the viewpoint of the surgeon. Illinois med. J. 48, Nr 6, 444—447 (1925). Ref. Z.org. Chir. 34, 299 (1926). — MOUTIER, FRANÇOIS: La part du système endocrine en sémiologie digestive. Bull. méd. 40, Nr 48, 1303—1310 (1926). Ref. Z.org. Chir. 37, H. 6, 419. — MOWBRAY, F. B.: Some aspects of the goiter problem, with special reference to adenomata. Internat. J. of Med. 39, Nr 1, 12—16 (1926). Ref. Z.org. Chir. 34, 898 (1926). — MÜLLER, JOSEPH LUDWIG: Strumaoperation ohne direkte Unterbindung der Arteriae thyreoideae. Münch. med. Wschr. 73, Nr 23, 954—955 (1926). MURPHY, LEO: Goiter surgery; series of consecutive thyreoidectomies. Minnesota med. 9, Nr 7, 369—372 (1926). Ref. Z.org. Chir. 37, H. 1, 26. — MUSSER, J. H.:Exophthalmie goiter and tuberculosis. Ann. Clin. Med. 4, Nr 8, 620—627 (1926). Ref. Z.org. Chir. 36, H. 14, 807.

NASH, J. T. C.: Goiter and rheumatism and iodin deficiency. Internat. J. of Med. 39, Nr 1, 11/12 (1926). Ref. Z.org. Chir. 34, 772 (1926). — NEWTON, FRANÇIS C. (1): Quantitative measurementes of the excitability of the central nervous system after thyreoidectomy and thymectomy. Amer. J. Physiol. 71, Nr 1, 12—18 (1924). Ref. Z.org. Chir. 33, 582 (1926). — DERSELBE (2): conf. Schilddrüse Nr 355. — NEUWEILER, W.: Zum Verhalten des Schilddrüsenkolloids bei verschiedenen Funktionszuständen der Schilddrüse. Zbl. Path. 36, Nr 6/7, 145—150 (1925). — NICOLAYSEN, JOHANN (1): Die prä- und postoperative Jodbehandlung bei M. Basedowi. Dtsch. med. Wschr. 52, Nr 15, 616—618 (1926). — DERSELBE (2): Die Jodprophylaxe der Struma. Norsk Mag. Laegevidensk. 86, Nr 6, 582—589 (1925). Ref. Z.org. Chir. 33, 98 (1926). — NIKOLAJEFF, M.: Zur Frage der sog. Polyarthritis thyreogenes. Russk. Klin. 3, Nr 10, 217—240 (1925). Ref. Z.org. Chir. 33, 240 (1926). — NISSEN, W.: Ein neues Kropfmittel. Fortschr. Ther. 2, H. 20, 667—670 (1926). — NOEHREN, ALFRED H.: Intratheorie goiter. Amer. J. Surg. 39, Nr 8, 192—195 (1925). Ref. Z.org. Chir. 33, 716 (1926).

ODELBERG, AXEL: Jodbehandlung bei Basedowscher Krankheit. Sv. Läkartidn. 23, Nr 3, 79—88 (1926). Ref. Z.org. Chir. 36, H. 9, 506. — OGAWA, SHIGESHI: Experimentelle Untersuchungen über die Funktionen der Epithelkörperchen. II. Mitt.: Epithelkörperchen als wärmeregulierendes Organ. Arch. f. exper. Path. 109, H. 5/6, 300—317 (1925). — OKAMURO, TOKUNOSUKE: Über die Vakuolenbildung im Kolloid der Schilddrüse. Trans. Japan Path. Soc. 14, 62—64 (1924). Ref. Z.org. Chir. 37, H. 5, 329. — OPPEL, V. A.: Über die Wechselbeziehungen in den Funktionen der endokrinen Drüsen. Vestn. chir. (russ.) 5, H. 14, 10—14 (1925). Ref. Z.org. Chir. 35, 551 (1926).

PAMPERL, ROBERT: Zur Genese der intralaryngotrachealen Struma. Z. Ohrenheilk. 14, H. 1/2, 173—181 (1926). — PATON, D. NOËL: The relationship of the thymus and testes to growth. Edinburgh med. J. 33, Nr 6, 351—356 (1926). Ref. Z.org. Chir. 37, H. 1, 28. PEMBERTON, JOHN D. S. (1): Modern management of exophthalmie goiter. Califormia Med. 25, Nr 5, 619—622 (1926). Ref. Z.org. Chir. 37, H. 5, 331. — DERSELBE (2): Present-day surgical treatment of diseases of the thyroid gland. J. amer. med. Assoc. 85, Nr 24, 1882 bis 1888 (1925). Ref. Z.org. Chir. 34, 503 (1926). — PETÉNYI, GÉSA (1): Über die Jodtherapie bei substernalen Strumen im Kindesalter. Mschr. Kinderheilk. 30, H. 5, 149 bis 421 (1925). — DERSELBE (2): Über die Jodtherapie bei substernalen Strumen im Kindesalter. Mschr. Kinderheilk. 30, H. 5, 419—421 (1925). — PETÉRN, KARL (1): Jod und BASEDOWsche Krankheit. Sv. Läkartidn. 23, Nr 21, 609—624 (1926). Ref. Z.org. Chir. 36, H. 6, 356. — DERSELBE (2): Jod und Morbus Basedowii. Ugeskr. Laeg. (dän.) 88, Nr 15, 363—369 (1926). Ref. Z.org. Chir. 36, H. 3, 190. — PFLÜGER: Wachstum und Kropf. Münch. med. Wschr. 73, Nr 14, 566—568 (1926). — PIATOT, A.: Treatment hydrominéral du goître exophthalmie. Evolution méd.-chir. 6, Nr 4, 128—134 (1925). Ref. Z.org. Chir. 33, 477 (1926). — PIAZZA, MISSORICI, ANTONIO: Rapporti topografici fra istmo della glandola tiroide e anelli tracheali. Ricerche di anatomia umana normale con particolare riguardo alla medicina operativa. Valsalva 2, H. 7, 299—306 (1926). Ref. Z.org. Chir. 35, 811 (1926). POLLITZER, HANS und ERNST STOLZ: Die Gaswechselreaktionen und ihre Bedeutung für die Pathologie und die Indikationen der Therapie des Morbus Basedowii. Klin. Wschr. 4, Nr 44, 2114—2115 (1925). — POOL, EUGENE H.: Surgical aspects of hyperthyroidism. Amer. J. of Electrotherap. a. Radiol. 42, Nr 7, 269—270 (1924). Ref. Z.org. Chir. 34, 148 (1926). — POPOVA-BLUM, A. N.: Erkrankung der Schilddrüse bei Luetikern. Russk. Vestn. Dermat. 3, Nr 9, 772—779 (1925). Ref. Z.org. Chir. 36, H. 5, 309. — PROTOPOPOV, W.: Über die motorischen Reflexe nach Entfernung der Parathyreoidea. Vrač. Delo (russ.) 8, Nr 24/26, 1939—1940 (1925). Ref. Z.org. Chir. 35, 441 (1926).

QUERVAIN, F. DE (1): Beiträge zur Pathologie der Schilddrüse mit besonderer Berücksichtigung des endemischen Kreitnismus. Rück- und Ausblicke in der Schilddrüsenpathologie. Mitt. Grenzgeb. Med. u. Chir. **39**, H. 4/5, 415—466 (1926). — Derselbe (2): Kropfverhütung. Zbl. Chir. **53**, Nr 50, 3185—3186 (1926). — Derselbe (3): Zur Pathogenese und Klinik des Endothelioms der Schilddrüse. Dtsch. med. Wschr. **52**, Nr 15, 605—607 (1926). — Derselbe (4): Einige Fragen aus der Schilddrüsenphysiologie vom Standpunkt der Schilddrüsenpathologie aus beurteilt. Erg. Physiol. **24**, 701—717 (1925). — Quervain, F. de and George M. Cutis: The operative traitement of goiter. Surg. etc. **43**, Nr 4, 498 bis 504 (1926). Ref. Z.org. f. Chir. **37**, 586. — Quervain, F. de und F. Pedotti: Beiträge zur Pathologie der Schilddrüse mit besonderer Berücksichtigung des endemischen Kretinismus. Klinische Beobachtungen über den respiratorischen Grundumsatz. Mitt. Grenzgeb. Med. u. Chir. **39**, H. 4/5, 646—676 (1926).

Rasumowskij, W.: Zur chirurgischen Behandlung bei Erkrankungen der endokrinen Drüsen. Klin. Med. (russ.) **5**, 2, Nr 5, 163—166 (1924). Ref. Z.org. Chir. **34**, 642 (1926). — Rausch, Zoltán: Kropfbehandlung mit kleinen Joddosen in Trinkkurform. Orv. Hetil. (ung.) **69**, Nr 48, 1169—1170 (1925). Ref. Z.org. Chir. **34**, 146 (1926). — Ravina, A.: Une nouvelle conception étiologique du goître endemique. Presse méd. **33**, Nr 87, 1442—1444 (1925). Ref. Z.org. Chir. **34**, 359 (1926). — Read, J. Manon: Prognosis in exophthalmie goiter. Amer. J. med. Sci. **171**, Nr 2, 227—239 (1926). Ref. Z.org. Chir. **35**, 814 (1926). — Redlich, Fritz: Über die Gefahren der Jodtherapie des Morbus Basedow und der Hyperthyreosen. Wien. klin. Wschr. **38**, Nr 41, 1102—1106 (1925). — Richardson, Edward P.: The value of iodine in the surgical treatment of exophthalmie goiter. Boston med. J. **194**, Nr 23, 1066—1071 (1926). Ref. Z.org. Chir. **35**, 741 (1926). — Richter, Sôlve (1): Bemerkungen über die Jodbehandlung des Morbus Basedowii. Sv. Läkartidn. **22**, Nr 47, 1321—1326 (1925). Ref. Z.org. Chir. **35**, 293 (1926). — Derselbe (2): Weitere Bemerkungen über die Jodbehandlung des Morbus Basedowii. Sv. Läkartidn. **23**, Nr 7, 185—189 (1926). Ref. Z.org. Chir. **35**, 294 (1926). — Richter, P. F.: Über die Insulinbehandlung des Morbus Basedowii. Med. Klin. **21**, Nr 39, 1454 (1925). — Rienhoff, jr., William Francis (1): Involutional or regressive changes in the thyroid gland in cases of exophthalmic goiter and their relation to the origin of certain of the so-called adenomas. Arch. Surg. **13**, Nr 3, 391—425 (1926). Ref. Z.org. Chir. **36**, H. 6, 355. — Derselbe (2): The histological changes trought about in cases of exophthalmic goitre by the administration of iodine. Bull. Hopkins Hosp. **37**, Nr 5, 285—306 (1925). Ref. Z.org. Chir. **34**, 79 (1926). — Riese, H.: Über die Todesursachen nach Basedow-Kropfoperationen. Med. Klin. **22**, Nr 24, 909—911 (1926). Zbl. Chir. **53**, Nr 28, 1767—1770 (1926). — Rogers, John: The treatment of the acute postoperative toxaemia of hyperthyroidism. Surg. etc. **42**, Nr 4, 567—568. Ref. Z.org. Chir. **36**, H. 3, 189. — Rogers, Lambert: The treatment of Graves' disease by ligation. Brit. med. J. **1926**, Nr 3404, 561—562. Ref. Z.org. Chir. **35**, 441 (1926). — Rohrböck, József: Jod-Atoxyl in der Therapie der Basedowkrankheit. Orvosképzís (ung.) **15**, Sonderh., 29—36 (1925). Ref. Z.org. Chir. **34**, 300 (1926). — Rossenbaum, B.: Die Blutplättchen bei Kropfkranken in der Baikalgegend. Irkutsk. med. Ž. **3**, Nr 13, 62—73 (1925). Ref. Z.org. Chir. **34**, 501 (1926). — Rowan, C. J.: The thyroid: Surgical considerations. J. Sowa State med. Soc. **16**, 107 (1926). Ref. Z.org. Chir. **37**, H. 6, 422. — Roy, Ashutosh: The biochemistry of the thyroid. Indian med. Rec. **45**, Nr 5, 133—139 (1925). Ref. Z.org. Chir. **34**, 298 (1926). — Rütz, A.: Über Vorbereitung und Nachbehandlung von Basedowoperationen mit Gynergen (Sandox). Med. Klin. **22**, Nr 19, 736 bis 738 (1926).

Sainton, Paul: La tétanie post-opératoire. J. méd. franç. **14**, Nr 10, 371—377 (1925). Ref. Z.org. Chir. **34**, 645 (1926). — Sanger, Bertram J.: Exophthalmic goiter. A follow-up study of cases streated with the Roentgen ray. Arch. int. Med. **37**, Nr 5, 627—640 (1926). Ref. Z.org. Chir. **36**, H. 5, 310. — Sapožkov, K. (1): Anatomisch-physiologische Begründung einer neuen Operation bei Morbus Basedow. Verh. 17. russ. Chir.-Kongr. Leningrad 25 bis 31. V. 1925. **1926**, 194—196. Z.org. Chir. **37**, H. 6, 423. — Derselbe (2): Aussprache zu den Vorträgen über endokrinologische Chirurgie. Verh. 17. russ. Chir.-Kongr. Leningrad 25.—31. V. 1925. **1926**, 201—206. Z.org. **37**, Chir. H. 6, 423. — Scharrer: Über Joddüngungs- und Fütterungsversuche, als Voraussetzung von biologisch gesicherter Kropfverhütung durch Nahrungsjod. Zbl. Chir. **53**, Nr 50, 3187 (1926). — Scheurlen, v.: Der Kropf und seine Bekämpfung in Württemberg. Z. Hyg. **105**, H. 1, 45—66 (1925). — Schimak, A.: Beitrag zur Kenntnis des „Jodbasedow". Wien. klin. Wschr. **39**, Nr 14, 382—386 (1926). — Schmitz-Moormann, Paul: Zur Strumafrage. Mitt. Grenzgeb. Med. u. Chir. **39**, H. 1, 82—116 (1926). — Schneider, Friedrich: Über die Recurrensschädigungen bei den Kropfoperationen an der Würzburger Chirurg. Universitätsklinik von 1919—1923. (Chir. Univ.-Klin. Würzburg.) Dtsch. Z. Chir. **191**, H. 5/6, 369—375 (1925). — Schönbauer, L.: Zur Behandlung des Morbus Basedow mit Ergotamin (Gynergen). Dtsch. Z. Chir. **198**, H. 1/2, 99—100 (1926). — Schultze, Kurt (Jena): Eitrige Strumitis nach Grippe. Zbl. Chir. **53**, Nr 36, 2258—2260 (1926). — Searls, H. H.: The technique of partial thyreodectomy. Surg. etc. **43**, Nr 2, 191—195 (1926). — Searls, H. H. and E. J. Bartlett: Thyroiditis. California Med. **24**, Nr 5, 639—642 (1926). Ref. Z.org. Chir. **35**, 552 (1926). —

Seelig, M. G.: Bone formation in the thyroid gland. Surg. etc. 41, Nr 6, 794—797 (1925). Ref. Z.org. Chir. 34, 149 (1926). — Seifert, E.: Über Bestrebungen zur Kropfverhütung. Verh. physik.-med. Ges. Würzburg 49, Nr 4, 195—204 (1924). — Senty, E. G.: The Thyroid: Diagnosis and treatment, medical considerations. J. Jowa state med. Soc. 16, 103 (1926). Ref. Z.org. Chir. 37, H. 6, 421. — Shephard, John Hunt: Factors influencing the morbidity and mortality of exophthalmic goiter. California Med. 23, Nr 9, 1146—1149 (1925). Ref. Z.org. 33, 478 (1926). — Simpson, Walter M. (1): A clinical and pathological study of fifty five malignant neoplasms of the thyroid gland. Ann. of clin. Med. 4, Nr 8, 643—667 (1926). Ref. Z.org. Chir. 35, 553 (1926). — Derselbe (2): Three cases of thyroid metastasis to bones; with a discussion as to the existence of the so-called „benign metastasixing goiter". Surg. etc. 42, Nr 4, 489—507 (1926). Ref. Z.org. Chir. 35, 368 (1926). — Šipatčeo, V.: Über den Aschegehalt in der Struma colloides und der Struma parenchymatosa einiger Ortschaften Ostsibiriens. Irkutsk. med. Ž. 3, 3, Nr 5/6, 127—134 (1926). Ref. Z.org. Chir. 37, H. 6, 418. — Sloan, E. P.: Prevention of goiter. Illionois med. J. 48, Nr 4, 290—293 (1925). Ref. Z.org. Chir. 33, 803 (1926). — Smith, Lawrence Weld and Howard M. Clute: Chronic ligneous thyreoiditis (Riedels Struma). Five cases reports with pathologic notes. Amer. J. Med. Sci. 172, Nr 3, 403—416 (1926). Ref. Z.org. Chir. 36, 12, H. 691. — Sloan, E. P.: Prevention of goiter. Illinois med. J. 48, Nr 4, 290—293 (1925). Ref. Z.org. Chir. 33, 803 (1926). — Snell, Albert M.: Parathyroid extract in treatment of a case of tetany. (Div. of med., Mayo clin, a. Mayo found., Rochester.) J. amer. med. Assoc. 85, Nr 21, 1632—1633 (1925). Ref. Z.org. 35, 294 (1926). — Stephani, Jeanne: Recherches sur le métabolisme basal. Schweiz. med. Wschr. 55, Nr 32, 732—741 (1925). — Strobel: Joddüngungs- und Fütterungsversuche als Voraussetzung der Ermöglichung natürlicher Kropfverhütung durch Nahrungsjod. Zbl. Chir. 53, Nr 50, 3187 (1926). — Sturgis, Cyrus and Walter B. Whiting: The treatment and prognosis in myxedema. J. Amer. med. Assoc. 85, Nr 26, 2013—2017 (1925). Ref. Z.org. Chir. 35, 155 (1926). — Sturgis, Cyrus C. and James A. Greene: Nutritional changes in exophthalmie goiter. The effect of Lugols solution. Arch. int. Med. 36, 561—578 (1925). Ref. Z.org. Chir. 34, 360 (1926). — Suchanek, E.: Die submuköse Exstirpation intratrachealer Strumen. Arch. klin. Chir. 140, 266—275 (1926). Sülich, W.: Morbus Basedow und Schwangerschaft. Med. Klin. 21, Nr 25, 928—930 (1925). Sundelin, Frederic: Über Jodbehandlung des Morbus Basedowi. Sv. Läkartidn. 22, Nr 52, 1465—1469 (1925). Ref. Z.org. Chir. 34, 577 (1926). — Syring, Bernhard: Untersuchungen über den Jodgehalt der Schilddrüsen. Z. Kinderheilk. 42, H. 1/2, 113—123 (1926). — Szarvas, Andréas (1): Tetanische Krämpfe traumatischen Ursprungs. Orv. Hetil. (ung.) 70, Nr 11, 275 (1926). Ref. Z.org. Chir. 36, H. 1, 26. — Derselbe (2): conf. Schilddrüse Nr 174.

Takahasi, Yosizo (1): Zur Physiologie der Schilddrüse und der Epithelkörperchen (I. Mitteilg.) Beziehungen zwischen Schilddrüse und Epithelkörperchen in Verbindung mit ihrem Einfluß auf dem Gaswechsel. Okayama Igakkai Zasshi 1926, Nr 436, 503—530. Ref. Z.org. Chir. 37, H. 6, 418. — Talley, James E.: Hyperthyroidism followed by hypothyroidism. Med. Clin. N. Amer. 10, Nr 1, 75—77 (1926). Ref. Z.org. Chir. 37, H. 1, 26. — Tissin, C. C.: Some experimences in local anaesthesia in goiter surgery. Northwest 24, 614 (1925). Ref. Z.org. Chir. 35, 212 (1926). — Tokumitsu, Yoshitomi: Versuche über das Wesen der Schilddrüsenhormone und deren Ausscheidungswege. Beitr. path. Anat. 73, H. 3, 585—597 (1925). — Troell, Abraham (1): Über die Vorbehandlung von Basedowkranken zur Verringerung der Operationsgefahr bei Strumektomie. Sv. Läkartidn. 23, Nr 18, 513—530 (1926). Ref. Z.org. Chir. 35, 813 (1926). — Derselbe (2): Erfahrungen über die Diagnose und die Behandlung der Basedowschen Krankheit. Hygiea (Stockh.) 87, H. 11, 417—436 (1925). Ref. Z.org. Chir. 33, 477 (1926). — Derselbe (3): Diagnostic et traitement de la maladie de Basedow, specialement au point de vue chirurgical. J. de Chir. 26, Nr 4, 369—384 (1925). Ref. Z.org. Chir. 33, 806 (1926).

Underhill, Marschall S.: The diagnosis and treatment of the most frequent types of goiter. Illinois med. J. 49, Nr 6, 464—466 (1926). Ref. Z.org. Chir. 37, H. 6, 421.

Vallery-Radot, Pasteur, P. Hillemand et B. Chomereau-Lamotte: Maladie de Basedow, myxoedème, puis sclérodermie généralisée, avec état sclérodermique du voile du palais. Bull. Soc. méd. Hôp. Paris 42, Nr 23, 1149—1154 (1925). Ref. Z.org. Chir. 36, H. 1 (1926). — Venetianer, Piroska: Akute Schilddrüsenentzündung bei einem 10jährigen Mädchen. Gyógyászat (ung) 66, Nr 14, 322 (1926). Ref. Z.org. Chir. 35, 552 (1926). — Verebély, Tibor: Struma callosa. Orvosképzés (ung.) 15, H. 2, 89—93 (1925). Ref. Z.org. Chir. 33, 582 (1926). — Villa, Luigi: Applicazioni cliniche della sicerca del metabolismo basale. II. Il metabolismo basale nel campo delle ghiandole endocrine. Problemi d. Nutriz. 2, H. 2/5, 128—140 (1925). Ref. Z.org. Chir. 36, H. 12, 691. — Vogel, Klaus: Über isolierte laterale Hubenkröpfe. Z. Ohrenheilk. 14, H. 3, 463—467 (1926).

Wagner v. Jauregg: Zum Kropfproblem. Zbl. Chir. 53, Nr 50, 3186 (1926). — Wagner-Jauregg, Julius (1): Kropfprophylaxe durch Vollsalz. Wien. klin. Wschr. 38, Nr 48, 1277—1280 (1925). — Derselbe (2): Kropf und Vollsalz. (Moderne Hygiene. Volkstüml.

Vortr. führender Ärzte.) Wien u. Leipzig: Moritz Perles 1925. — Derselbe (3): Kropfprophylaxe in Österreich, statistische Erhebungen über Kretinismus und Taubstummheit. Mitt. Volksgesundheitsamtes Wien 1925, Nr 6, 255—260. — Wahlberg, Johannes: Das Thyreotoxikosesyndrom und seine Reaktion bei kleinen Joddosen. Acta med. scand. (Stockh.) Suppl.-Bd. 14, 1—148 (1926). Ref. Z.org. Chir. 35, 887 (1926). — Walchshofer: Jugendschilddrüsen und -kröpfe in Steiermark. Zbl. Chir. 53, Nr 51, 3248—3250 (1926). — Walder, Emil: Beiträge zur Pathologie der Schilddrüse mit besonderer Berücksichtigung des endemischen Kretinismus. Ein Beitrag zur Kottmannschen Reaktion. Mitt. Grenzgeb. Med. u. Chir. 39, H. 4/5, 626—645 (1926). — Wattkins, John Taylor: Inflammations of the thyroid gland. Ann. clin. Med. 4, Nr 8, 628—642 (1926). Ref. Z.org. Chir. 37, H. 8, 586. — Weber: Die vorbeugende Kropfbehandlung an den Schulen des Amtsbezirkes Waldkirch. Soz.hyg. Mitt. 10, H. 3, 68/69 (1926). — Weill, René: Traitement du goître exophthalmique pur les agents physiques. Ouvre méd. 3, Nr 10, 296—298 (1925). Ref. Z.org. Chir. 34, 431 (1926). — Weir, James F.: The thyroxin and tryptophane content of the diseased thyroid gland, and the iodin compounds in desicated thyroid. Amer. J. med. Sci. 169, Nr 6, 860—865 (1925). Ref. Z.org. Chir. 33, 475 (1926). — Westerborn, Andreas: Über präoperative Jodbehandlung bei Morbus Basedowii. Sv. Läkartidn. 23, Nr 1, 1—17 (1926). Ref. Z.org. Chir. 34, 897 (1926). — Wheeler, W. J. de C.: Observations on the surgical treatment of Graves' disease. Irish J. med. Sci., s. 6, 1926, Nr 5, 216—222. Ref. Z.org. Chir. 35, 441 (1926). — White, R. K.: Potassium chlorate and congenital goiter. Brit. med. J. 1926, Nr 3423, 302. Ref. Z.org. Chir. 37, H. 1, 22. — Wiesel, J.: Über Zunahme des Morbus Basedow und von Thyreosen in Wien nebst Bemerkungen über die Jodtherapie obiger Syndrome. Med. Klin. 21, Nr 39, 1445—1448 (1925). — Williamson, George Scott: The applied anatomy and physiology of the thyroid apparatus. Brit. J. Surg. 13, Nr 51, 466—496 (1926). Ref. Z.org. Chir. 34, 576 (1926). — Williamson, G. Scott and Innes Hope Pearse: The pathology of endemie goiter and the iodine question. J. Indiane State med. Assoc. 34, Nr 11, 621—626 (1926). Ref. Z.org. Chir. 37,H. 3, 170. — Wolfson, William L.: Foreign body in the thyroid. J. amer. med. Assoc. 87, Nr 20, 1645/1646 (1926). Ref. Z.org. Chir. 37, H. 5, 330. — Wydler, Albert: Beiträge zur Pathologie der Schilddrüse mit besonderer Berücksichtigung des endemischen Kretinismus. Die Histologie der Kretinenstruma mit Berücksichtigung der Klinik des Kretinismus und der funktionellen Untersuchung. Mitt. Grenzgeb. Med. u. Chir. 39, H. 4/5, 467—542 (1926).

Zeckwer, Isolde T.: Fibrosarcoma of the thyroid. Arch. Surg. 12, H. 2, 561—570 (1926). Ref. Z.org. Chir. 34, 577 (1926). — Zeller, Friedrich: Resultate des ersten Jahres der freiwilligen Kropfbekämpfung in Appenzell a. Rh. Schweiz. med. Wschr. 55, Nr 13, 274—279 (1925). — Zetterqvist, Anders und Einar Perman: Über einige mit Jod behandelte Fälle von Basedowkrankheit. Sv. Läkartidn. 23, Nr 3, 85—88 (1926). Ref. Z.org. Chir. 36, H. 9, 506. — Žolondze, A. K.: Zur Kasuistik des Kropfes bei Kindern. Kazan. med. Ž. 21, Nr 12, 1279—1283 (1925). Ref. Z.org. 35, 440 (1926).

Namenverzeichnis.

Die schrägen Zahlen beziehen sich auf die Literaturverzeichnisse.

ABADIE *401.*
ABBÉ 316, 321, 331, *401.*
ABDERHALDEN *669, 671.*
ABEL 16, *17, 268, 272,*
ABOULKER 320, 321.
ABRAND 167, 168, 177, *196, 197,* 204, 266, *267.*
ACH 47, 76, 77, 248, *273,* 321, 341, 342, 346, 352, 365, 366, 371, 373, 377, 385, 386, 433, 434.
ACKERMANN 145, *194.*
ADAMS 316, 327.
ADELMANN 312, 323, 328, 369.
ADJELLO 43.
ADLER 244, *271,* 644.
ADLERSBERG *671.*
AFANASIEFF 328, *401.*
AICHBERGEN *571, 677.*
ALBANUS 244.
ALBEE 545.
ALBERS 172, *197.*
ALBERT 334, 366, 394, *401.*
ALBRECHT 36, 37, 38, 45, 46, 47, 53, 65, 77, 149, 209, 210, *268,* 308, 319, 329, 330, 334, 341, 355, 365, 377, 387, *401,* 408.
ALEMAN *672.*
ALEXANDER 316, 323, 325.
ALKSNIS 264, *273.*
ALLEN 369, *401.*
ALSBERG 327, 390, 391.
AMERSBACH 393, 394, *401,* 637, *669.*
ANDERSON *141.*
ANDREW 328.
ANEL 500.
ANGELELLI *140.*
ANGERER 341, 346.
ANITSCHKOW 203, *267.*
ANSALDO *273.*
ANSCHÜTZ *197,* 395, *401.*
ANTON 647.
ANTONIO *679.*
ANTONOW 327, 328, *401.*
ANTYLLUS 498, 500.
APPELS *678.*
AQUAPENDENTE 307.
ARAS 316, 321, 328, 334, *401.*
ARELLA 664.
ARKIN 134, 135, *139.*
ARLAUD 309, 334, 366, *401.*
ARNAUD 345.

ARNOFF *401.*
ARNOLD 135, *139, 672.*
ARNOTT 316.
ARROWSMITH 316, 328, 380, *401.*
ASCHNER *669, 672.*
ASCHOFF 166, *196,* 213, *267,* 268, 581, 586, 593, 594, 653.
ASHER 612, 642.
ASHLEY 643.
ASHURST *273.*
ASKANAZY *195,* 613.
ASSMANN *112,* 655.
ASTRUC 166, *196.*
AUBRIOT *273, 672.*
AUER *34.*
AUERBACH 135.
v. AUFSCHNAITER 13, *17.*
AUSSANT *268.*
AUSTIN *672.*
AUSTONI *197,* 266, *273.*
AUTENRIETH 133, *139.*
AVICENA 212.
AXHAUSEN 318.

BACALEINIK *401.*
BACHEM 88.
BACHMANN 327, *401.*
BACIGALUPO 117, *140.*
BADYLKES *672.*
BAGGIO 643, 644, 645.
BAGINSKY 656.
BAILEY *672.*
BAILLIE 214.
BAISCH 540.
BALACESCU 325, 326, 327, 328, 363, 366, 390, 391, 395, *401.*
BALFOUR 119.
BALINT *198,* 613, *672.*
BALK 364, *401.*
BALUJEW 312, 316, 320, 331.
BAMBERGER 520, *672.*
BANG 643.
BARBÀRA 643.
BARBER *672.*
BARBERA 316.
BARBEZIER *269.*
BARBON 343.
BARCLEY *672.*
BARDELEBEN *17.*
BARDENHEUER 538, *570.*
BARDY 344.
BARJOU 327, 328.

BARKER *672, 673.*
BARRAND 325, 327, *401.*
BÁRSONY *112,* 285, 297, *298.*
BARTEL 645, 649, 658.
BARTELS 523.
BARTLETT 162, *195, 672, 680.*
BARYŠNIKOV *672.*
BASCH 643, 644, 645, 661, 662.
BASEDOW 607, 608.
BASHFORD 213.
BASS 191, 192, 193, *198,* 260, 263, 264, *273.*
BASTANIER 317, 328, 333, 418.
BATSCH 378.
BAUER, *112,* 165, *195,* 363, *456, 567,* 585, 642, 661, *669, 672.*
BAUERMEISTER *112.*
BAUM 19, *33.*
BAUMANN 577, 578, 585.
BAUMGARTEN 136, 548, *571.*
BAUR 94, 212, *268.*
BAYARD 585, 628,
BAYER 642.
BAYFORD 133, *139.*
BAYLEY 369.
BAYON 585.
BAZIN 649.
BAZY 317, 326.
BEADT 363.
BEARD *672.*
BEATTY *140.*
BECCARI 580.
BECK 161, *195, 198,* 244, *269,* 293, 294, *298,* 328, 369, 454, 513.
BECKER *672.*
BECLARD 645.
BEDRUA *672.*
BEEBE 646.
BEHIER 213.
BEITZKE *572.*
BEJACH 213, 223, 224, *269.*
BEKKENEV *672.*
BELFRAGE 145, 146, *194.*
BELL 213, 326.
BELVUŠOV *672.*
BENDA 411.
BENEK *113.*
BENISCHKE 540, *571.*
BENJAMINS *298,* 317.
BENNEKE 414.
BENNET 328.
BENNHOLD *672.*

Sachverzeichnis.